3rd

Clinical Obstetrics
and Gynecology

临床妇产科学

第 3 版

主　编　魏丽惠　戴钟英　顾美皎

副主编　王建六　冯　玲　滕银成

人民卫生出版社

·北京·

图书在版编目（CIP）数据

临床妇产科学 / 魏丽惠，戴钟英，顾美皎主编 . —
3 版 . —北京：人民卫生出版社，2022.8
ISBN 978-7-117-33284-2

I.①临…　II.①魏…②戴…③顾…　III.①妇产科
学　IV.①R71

中国版本图书馆 CIP 数据核字（2022）第 107270 号

临床妇产科学
Linchuang Fuchankexue
第 3 版

主　　编	魏丽惠　戴钟英　顾美皎
出版发行	人民卫生出版社（中继线 010-59780011）
地　　址	北京市朝阳区潘家园南里 19 号
邮　　编	100021
印　　刷	三河市宏达印刷有限公司（胜利）
经　　销	新华书店
开　　本	889×1194　1/16　印张：60　插页：16
字　　数	1774 千字
版　　次	2001 年 5 月第 1 版　2022 年 8 月第 3 版
印　　次	2022 年 9 月第 1 次印刷
标准书号	ISBN 978-7-117-33284-2
定　　价	248.00 元

E－mail　pmph@pmph.com

购书热线　010-59787592　010-59787584　010-65264830

打击盗版举报电话：010-59787491　E-mail：WQ@pmph.com
质量问题联系电话：010-59787234　E-mail：zhiliang@pmph.com
数字融合服务电话：4001118166　E-mail：zengzhi@pmph.com

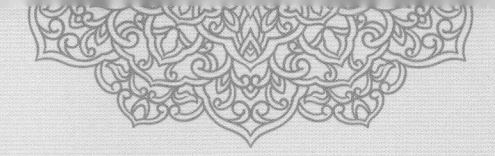

编 者 名 单

（按姓氏汉语拼音排序）

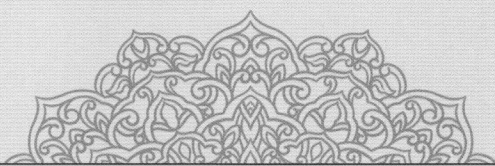

艾志宏　上海交通大学附属第六人民医院
白文佩　首都医科大学附属北京世纪坛医院
曹斌融　复旦大学附属妇产科医院
陈如钧　同济大学附属第一妇婴保健院
陈素华　华中科技大学同济医学院附属同济医院
陈新忠　浙江大学医学院附属妇产科医院
程利南　上海市计划生育科学研究所
崔　恒　北京大学人民医院
戴钟英　上海交通大学附属第六人民医院
邓东锐　华中科技大学同济医学院附属同济医院
狄　文　上海交通大学医学院附属仁济医院
樊尚荣　北京大学深圳医院
冯　玲　华中科技大学同济医学院附属同济医院
冯炜炜　复旦大学附属中山医院
高庆蕾　华中科技大学同济医学院附属同济医院
顾美皎　华中科技大学同济医学院附属同济医院
关　菁　北京大学人民医院
郭红燕　北京大学第三医院
韩彤妍　北京大学第三医院
贺豪杰　北京大学第三医院
贺子秋　上海交通大学附属第六人民医院
洪素英　上海交通大学附属仁济医院
黄亚绢　上海交通大学附属第六人民医院
黄振宇　清华大学附属北京清华长庚医院
蒋荣珍　上海交通大学附属第六人民医院
李　天　华中科技大学同济医学院附属同济医院
李　艺　北京大学人民医院
李华萍　上海交通大学附属第六人民医院
李静然　北京大学人民医院
李科珍　华中科技大学同济医学院附属同济医院
李明珠　北京大学人民医院
李儒芝　复旦大学附属妇产科医院

李小平　北京大学人民医院
李豫峰　华中科技大学同济医学院附属同济医院
梁梅英　北京大学人民医院
廖秦平　清华大学附属北京清华长庚医院
刘　嵘　华中科技大学同济医学院附属同济医院
刘伯宁　上海交通大学附属第六人民医院
刘春兰　北京大学人民医院
刘燕燕　华中科技大学同济医学院附属同济医院
马　丁　华中科技大学同济医学院附属同济医院
马彩虹　北京大学第三医院
濮德敏　华中科技大学同济医学院附属同济医院
钱小虎　同济大学附属第一妇婴保健院
乔　杰　北京大学第三医院
沈　浣　北京大学人民医院
沈丹华　北京大学人民医院
石一复　浙江大学医学院附属妇产科医院
史　宏　上海交通大学医学院附属国际和平
　　　　妇幼保健院
孙　红　复旦大学附属妇产科医院
孙路明　同济大学附属第一妇婴保健院
孙秀丽　北京大学人民医院
陶　霞　北京大学第一医院
陶敏芳　上海交通大学附属第六人民医院
滕银成　上海交通大学附属第六人民医院
王　悦　北京大学人民医院
王常玉　华中科技大学同济医学院附属同济医院
王德芬　同济大学附属第一妇婴保健院
王建六　北京大学人民医院
王山米　北京大学人民医院
王世宣　华中科技大学同济医学院附属同济医院
王彦林　上海交通大学医学院附属国际和平妇幼
　　　　保健院

王志启　北京大学人民医院　　　　　　　　赵　彦　北京大学人民医院
魏　俊　北京大学人民医院　　　　　　　　赵　昀　北京大学人民医院
魏丽惠　北京大学人民医院　　　　　　　　赵扬玉　北京大学第三医院
魏玉梅　北京大学第一医院　　　　　　　　曾万江　华中科技大学同济医学院附属同济医院
温宏武　北京大学第一医院　　　　　　　　张　超　北京大学人民医院
吴瑞芳　北京大学深圳医院　　　　　　　　张　蕾　清华大学附属北京清华长庚医院
吴尚纯　国家卫生健康委科学技术研究所　　张　岩　北京大学第一医院
奚　玲　华中科技大学同济医学院附属同济医院　张慧娟　上海交通大学医学院附属国际和平
徐晓燕　华中科技大学同济医学院附属同济医院　　　　　　妇幼保健院
杨慧霞　北京大学第一医院　　　　　　　　张晓红　北京大学人民医院
杨书红　华中科技大学同济医学院附属同济医院　章小维　北京大学第一医院
于传鑫　复旦大学附属妇产科医院　　　　　钟　刚　华中科技大学同济医学院附属同济医院
应　豪　同济大学附属第一妇婴保健院　　　朱　涛　华中科技大学同济医学院附属同济医院
原鹏波　北京大学第三医院　　　　　　　　朱洁萍　上海交通大学附属第六人民医院
岳　静　华中科技大学同济医学院附属同济医院　庄依亮　复旦大学附属妇产科医院
赵　超　北京大学人民医院

编写秘书：
岳　静　华中科技大学同济医学院附属同济医院
蒋荣珍　上海交通大学附属第六人民医院
李明珠　北京大学人民医院

主 编 简 介

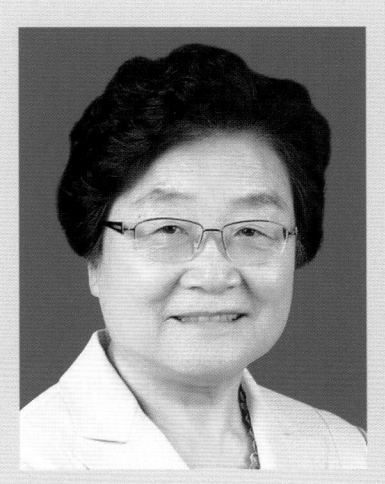

魏丽惠 教授

　　1967年毕业于首都医科大学医疗系,后在甘肃临夏回族自治州人民医院工作,1975年调入北京医科大学人民医院工作。现为北京大学人民医院妇产科教授、北京大学妇产科学系名誉主任、中国医师协会妇产科医师分会副会长、中国优生科学协会阴道镜和宫颈病理学分会(CSCCP)主任委员、全国卫生产业企业管理协会妇幼健康产业分会主任委员。担任《中华妇产科杂志》副总编辑、《中国妇产科临床杂志》主编等。曾任中华医学会妇产科学分会副主任委员、中华医学会妇科肿瘤学分会副主任委员、中国女医师协会副会长、北京大学人民医院妇产科主任。获多项国家教育部、中华医学会、中华预防医学会、北京市等科学技术奖一等、二等、三等奖。获第三届中国医师协会中国医师奖等。发表论文三百余篇。主编、参编专业书籍十余部。培养博士研究生68名。

戴钟英　教授

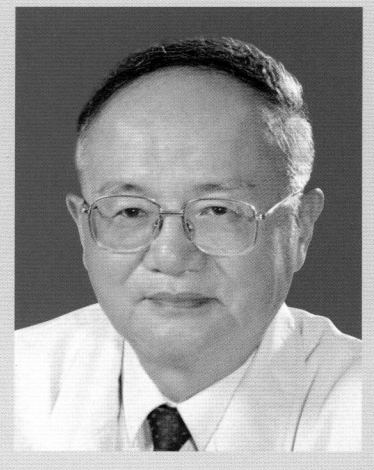

1955 年毕业于上海第一医学院。1957—1983 年在重庆医学院附属第一及第二医院工作,任第二附属医院副院长、妇产科副主任。1983 年至上海市第六人民医院工作,任妇产科主任,为上海第二医科大学妇产科教授。曾任中华医学会妇产科学分会副主任委员,上海市医学会副主任委员,《中华妇产科杂志》常务编委,《中华围产医学杂志》《中国妇产科临床杂志》《现代妇产科进展》等杂志编委。现任《实用妇产科杂志》副主编,《上海医学》常务编委。为司法部司法鉴定科学技术研究所司法鉴定中心司法鉴定专家、上海市医学会司法鉴定中心司法鉴定咨询委员会专家、复旦大学上海医学院法学系司法鉴定专家。

曾获卫生部、上海市科技成果奖等,并于 2010 年获中华医学会妇产科学分会突出贡献奖。

主编《妇产科学新进展》《妇产科疑难病例会诊》,并为《实用妇产科学》(第 2 版)、《临床妇产科学》(第 2 版)副主编,参加《中华妇产科学》《高危妊娠的监护与处理》《围产与难产》等 20 部专著的编写。发表论文一百二十余篇。

顾美皎　教授

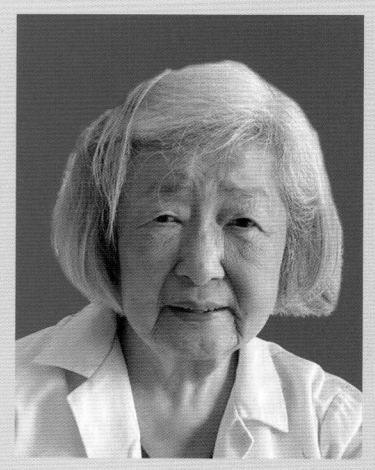

1955 年从中南同济医学院医疗系本科毕业后留校工作至今。现任华中科技大学同济医学院附属同济医院妇产科教授,主任医师。曾任同济医科大学附属同济医院妇产科主任,中华医学会武汉分会妇产科学会主任委员、名誉主任委员,《中国实用妇科与产科杂志》副主编、顾问等职。

从事医疗、教学、科研工作 63 年,曾有十余项科研成果达国内领先水平或国际先进水平,获卫生部或省市级科技进步奖二等或三等奖。并获中华医学会妇科肿瘤学分会杰出贡献奖和武汉医学会终身成就奖。

发表论文八十余篇,编写专著二十余本,为《临床妇产科学》第 1 版、第 2 版主编,《英汉医学词汇》第 2 版副主编、第 3 版顾问。并参加编写全国高等医学院校教材《妇产科学》第 3~5 版,《中华妇产科学》《中国妇科肿瘤学》等。

第 3 版序

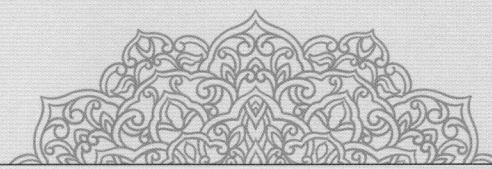

　　我欣喜地看到《临床妇产科学》(第 3 版)问世。二十余年前我曾为《临床妇产科学》第 1 版作序。二十余年过去了,伴随全球科技的飞速发展,在临床医学中更新和增加了大量新的理念和新的知识。本书作者们从临床实践出发,结合新进展再版了本书。

　　在这部书中,三位主编与德高望重的老一辈专家继续合作,并联合了一批在一线工作的中青年资深专家,根据临床工作的需要,在保持基本知识和理论的同时,作者们引入了大量国内外最新进展,完成了第 3 版的编写工作。在该版中特别注意结合了我国国情,加入了当代新的妇产科热点,如在产科篇中加入了剖宫产率升高后带来的相关疾病的问题和挑战;我国实施的"三孩"政策,以及特殊人群,包括青少年以及高龄女性妊娠需要关注的问题;新产程理念、引产及催产素使用等问题;遗传咨询诊断、宫内治疗等问题。在妇科篇中加入了生殖内分泌、感染的内容,更新了妇科肿瘤从预防到治疗的理念、保留生育功能的理念,以及发展迅速的微创手术等。并根据观念的进展,将"计划生育"改为"生育调节"。

　　在本书中将基本理论与临床实践结合,特别对知识和理念进行更新,无疑对妇产科临床医生,以及基层医生的临床工作具有指导意义。对临床医学生以及相关医学专业人员也会有学习和参考的价值。

　　当今时代,知识更新速度加快,知识传播迅速,相信本书的出版将推动妇产科临床的发展,活跃学术氛围。

　　再次祝贺《临床妇产科学》(第 3 版)出版!

曹泽毅

原华西医科大学校长

原中华医学会常务副会长

原中华医学会妇产科学分会　主任委员

原中华医学会妇科肿瘤学分会　主任委员

2022 年 8 月

第 3 版前言

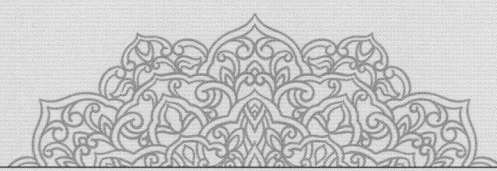

时光飞逝,距离第 1 版《临床妇产科学》出版已过去二十余年了。二十余年前,我们三位教授合作,本着以学术严谨、注重理论与实践相结合的精神,共同编写了这本以基本理论为依据,以临床实用性为导引的《临床妇产科学》。2011 年我们三位教授再度合作出版了本书的第 2 版,深受妇产科医生欢迎。

随着科学的进步、社会的发展、知识技术不断更新,在妇产科领域里已有了不少新理念、新概念,并开发及应用了多种新技术。三位主编经过商议,尽管年事已高,愿意再度合作,并保留了一批资深老专家继续担任编委,同时联合多名工作在一线的中青年资深专家们,再次编写了第 3 版《临床妇产科学》。

在第 3 版的编写中,编者从临床实用出发,既不同于教科书,又保留了一些基础知识和基本概念。绪论中介绍了妇产科发展史,重点介绍了中国现代妇产科发展史以及当前关注的妇产科热点问题。在产科篇中,更新了不少内容,特别结合在新产程应用中存在的一些不同观点和争议,主编以"拓展阅读"的形式,补充了在新产程应用中值得关注和探讨的问题。另外,结合我国国情,增加了特殊人群(青少年和高龄妇女)妊娠相关问题,以便引起临床医师关注;增加了遗传咨询、产前筛查诊断及宫内治疗相关内容;结合母胎医学的进展,将胎儿医学单列为一章,并特邀了儿科教授撰写新生儿疾病相关章节;对产科临床最常遇到的风险问题,增加了引产与催产章节,其中特别强调了催产素的使用。在妇科篇中,针对人口生育力下降,增加了"卵巢储备下降与早发性卵巢功能不全""男性不育的诊断和治疗""辅助生殖技术"等内容。在妇科恶性肿瘤章节中,介绍了《第 5 版 WHO 女性生殖器官肿瘤分类》(2020)病理分类的内容和 FIGO 的最新分期。结合当前关注的热点,在宫颈癌中加入了 HPV 疫苗的最新内容;增加了"肿瘤与生殖相关问题";为便于读者查找,我们还增加了"化疗副作用及防治"的内容。在生育调节篇中,突出介绍了 WHO 提出的流产后避孕服务(PAC)内容及在我国的实施现状。本书同时介绍了各种新技术、各种内镜的使用,特别介绍了机器人在妇科手术中的应用,以及腹腔镜在宫颈癌手术应用的现状及国际焦点。

总之,在第 3 版的编写工作中,编者们尽可能地融入了国内外最新理论、新技术,并结合多年丰富的临床经验,完成了这部书。在当前的信息社会,知识传播迅速,编写的内容跟不上知识更新的速度,为了进一步提高本书的质量,以供再版时修改,诚恳地希望各位读者、专家提出宝贵意见。

在编写过程中,要特别感谢副主编王建六教授、冯玲教授、滕银成教授和全体编者的努力,正是因为大家一丝不苟的编写及敬业精神,我们才得以顺利完成这部专著。在此还要特别感谢岳静、蒋荣珍副教授和李明珠博士三位编写秘书的努力。感谢各大院校领导的大力支持。

希望本书对广大临床医师以及医学生有所帮助。本书出版之际,恳切希望广大读者在阅读过程中不吝赐教,如有疑问欢迎发送邮件至邮箱 renweifuer@pmph.com,或扫描右侧二维码,关注"人卫妇产科学",对我们的工作予以批评指正,以期再版修订时进一步完善,更好地为大家服务。

扫码关注"人卫妇产科学"

新书速递 最新资讯

魏丽惠 戴钟英 顾美皎

2022 年 8 月

第 2 版前言

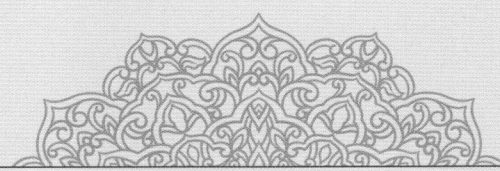

《临床妇产科学》自 2001 年面世以来，颇受读者欢迎，多次加印均迅速售罄。时光荏苒，现代医学技术不断发展，第 1 版中某些内容相对陈旧，不足以反映当前学科发展水平和现状，修订再版已为迫切任务，以紧跟学科的发展和满足读者的需求。

本书的编写宗旨始终立足于"精湛、实用"，在反映妇产科的最新进展基础上，又重点突出临床应用部分，为临床医师提供基础理论和实践能力知识，并拓展新的知识和先进技术。

本书邀请在全国有影响的学者或某一领域有卓有成就的专家撰稿，因此，可以认为本书凝聚了众人的智慧，并发挥了各家所长，使得本书内容丰富、充实、新颖而实用。

第 2 版历经整整三年的努力终于面世。新版增添了部分章节和图表，对妊娠期高血压疾病、妊娠合并糖尿病、妊娠合并恶性肿瘤、妊娠合并深静脉血栓和肺栓塞、青春期、绝经期、性传播疾病、女性生殖系统损伤性疾病以及妇科恶性肿瘤等内容作了较大幅度的修改，面目为之一新。新版加深了对母婴健康危害较大的疾病如剖宫产切口部妊娠、巨大儿、新生儿缺血缺氧性脑病、产后出血的诊治方法和预防措施的描述。新版对不同孕龄妇女超声检查及青春期女孩身高、体重发育等增加了国人参考数据。新版对过去悬而未决的问题有了认识，确定高危型人乳头瘤病毒感染是引起宫颈癌及其癌前病变的最重要原因，从而成为筛查宫颈癌的重要方法之一。新版充分涵盖了最新内容，及时列入 FIGO（2009）外阴癌、子宫内膜癌、子宫颈癌新分期，以及首次制定的 FIGO（2009）子宫肉瘤分期，以利于和国际接轨。因此，希望本书能为一线的医护人员提供新的资料，解决临床实际问题；同时，也希望能对致力于妇产科、妇女保健及与之相关学科中的临床医师和科研人员有所裨益。

总之，本书在各大院校领导的支持及人民卫生出版社的精心策划下，经众多专家全力以赴，终于将国内外资料及经验汇集并奉献给读者。组稿中具体事务得到北京大学人民医院李静然、张果、江静和华中科技大学同济医学院附属同济医院李科珍等医生的无私帮助，一并致谢。还要特别感谢刘伯宁教授的指导与帮助。

由于编者学识有限，不足之处敬请指正。

顾美皎　戴钟英　魏丽惠
2011 年 3 月

第1版序

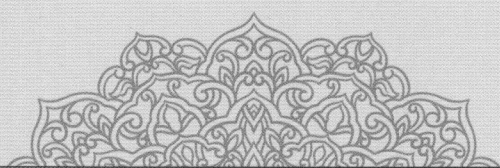

科学技术日新月异,医学基础研究不断深入,使临床工作也不断发展创新,新的理论、新的技术不断问世,对这些新的进展进行总结,很有必要。

妇女占我国总人口的一半,妇产科学是一门重要的临床学科,几十年来,已发展成为多个专业的综合学科,如妇科肿瘤学、妇科学、围产医学、生殖医学、妇女保健学等。编写一本既能反映妇产科最新进展,又具临床实用性的妇产科参考书是很有必要的。

顾美皎教授、戴钟英教授和魏丽惠教授会同国内数十位妇产科专家学者,集他们多年丰富的临床经验和各地之所长,融集体智慧于一体,编写了《临床妇产科学》,该书内容丰富,系统地论述了妇产科常见病及多发病的病因、诊断及治疗,临床实用性较强。相信该书的出版,对广大妇产科工作者有较大的帮助,对妇产科学的发展也有重要作用。

2001 年 2 月

第1版前言

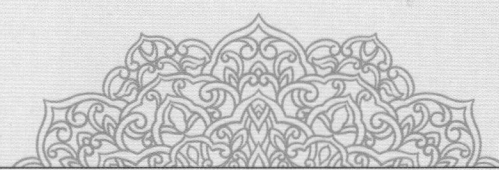

妇产科学是临床医学中具有特殊性的一门学科。它涉及内、外两大学科，又将妇、儿科融合于一体。随着医学的飞速发展，妇产科学领域中的知识和技术也不断更新。妇女人数约占我国人口总数的一半，从事妇产科的医护人员近10万，是一支庞大又亟需提高和培养的队伍，尤其是中、青年医师。因此，在此基础上编写一本适合于妇产科临床医师的参考书可谓是当务之急。

我们聘请了全国六所医学院校40余位专家，共同编写了《临床妇产科学》。本书共有51章，170万字，内容全面，包括围产医学、生殖医学、普通妇科及妇科肿瘤。它在一定的理论知识基础上，重点突出了临床实践部分，内容反映了我国妇产科临床前沿水平，并在学术上提出了一些新的理论和见解；编排格式新颖，将解剖生理与临床部分融会贯通，便于读者理解和记忆；关键部分配合一些图表说明，以求图文并茂；书后附有实用性强的表格及中、英文索引，以飨读者。

本书在人民卫生出版社策划下精心编排。在编写过程中全国众多著名妇产科教授全力以赴，无私奉献宝贵资料。尤其是得到北京大学人民医院的大力支持，在此一并感谢。

顾美皎　戴钟英　魏丽惠

2001 年 2 月

目　录

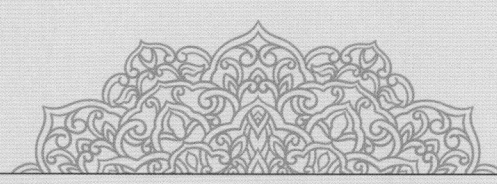

产　科　篇

妇 科 篇

生育调节篇

附　　录

绪　论

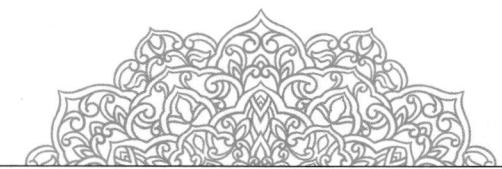

第一节　妇科学的历史回顾与发展

产科学的最早形成源于人类的起始;妇科学的发展则可追溯至古代关于生育奥秘的探索。其实妇产科学是一个整体,其发展是不可分割的。国外妇产科学的发展最早可能始于公元前近千年。在中国古代则记录得更早、更完善,公元前 1300—公元前 1200 年,甲骨文已有记载"育疾"。《黄帝内经·素问》中,以生殖为基线,详尽且正确地描述了妇女一生的各个时期:"女子七岁,肾气盛、齿更、发长;二七而天葵至,任脉通,太冲脉盛,月事以时下,故有子……七七任脉虚,太冲脉衰少,天葵竭,地道不通,故形坏而无子矣。"

西方医学之父古希腊 Hippocrates(公元前 460—公元前 377 年)是将民间迷信法术引向医学医术的第一人,而希腊 Aristotle(公元前 384—公元前 322 年)和 Hippocrates 认识到女性体内存在卵巢、子宫、阴道和外阴,Aristotle 又首先记载了妊娠的发生必须通过性交才能完成的理念。

妇科诊治最早始于公元前 1200 年,埃及 Ebers Papyrus(埃伯斯纸草文稿)记载包括对外阴症状的治疗、对流产的处理以及对子宫脱垂的简单治疗。直至 19 世纪早期,Josef Recarnier(1774—1852)在巴黎引入早年曾受排斥的阴道窥器,很快就被用作常规检查,考虑到患者的道德感受,检查时应尽量保护患者的隐私和尊严。

公元 13~16 世纪,西方医学飞跃发展,开始建立医院和学校。随着 Hendrick van Roonhyze 于 1916 年所著的《现代妇产科学》和基础医学的发展,妇产科被列入现代医学中"内外妇儿"四大学科之一。我国直至 18 世纪初才引进西方医学,很多学子回国后纷纷发展医学事业,北京协和医院林巧稚于 1942 年在中国人自行筹资建设的第一所医院"中和医院"(1918 年建院,北京大学人民医院前身)创建了由中国人在北方开办的第一个妇产科,成为我国妇产科学科的开拓者之一。上海复旦大学附属妇产科医院前身是在英国医学传教士 Elizabeth Reifsnyder 协助下在 1885 年建立的

Margaret Wiillianson 医院,中文名为上海西门妇孺医院,是上海地区最早的妇产科医院。1960年王淑贞主编的《妇产科学》出版,是我国第一部高等医学院校的妇产科教科书。

17世纪,有人认为卵子含有形成人类雏形的物质,即生物预成论(preformation theory),以后又称后成论(epigenesis),即人体新的结构在发育过程中完成。Leeuwenhoek(1632—1723)发现精子,Karl Ernst Von Baer(1827)验证出卵子,从而真正明确了自然生殖过程。1978年,英国Patrick Steptoe和Robert Edwards通过体外受精-胚胎移植术(in vitro fertilization and embryo transfer,IVF-ET)诞生首例女婴Louise Brown。此后IVF-ET如雨后春笋在各国开展,我国张丽珠于1988年研究成功诞生出首例试管婴儿。目前,新的助孕技术蓬勃发展,包括胚胎植入前遗传学诊断等。

妇科分为多个专科方向,每个专科方向均有其发展历史,尤其妇科手术方向发展迅速。最早的妇科手术是锁阴术,因早被批判而禁用。最早的腹部手术是Robert Houston(1678—1734)于1701年在英国格拉斯哥为58岁的Margaret Miller因卵巢肿瘤迅速生长压迫腹部脏器,致使呼吸极度困难而做的手术,结果是患者完全恢复。在美国,1809年,Ephraim McDowall(1771—1830)首先施行巨大卵巢囊肿手术,无麻醉,也无抗生素,仅有一名助手,一边手术一边讲述圣经,做一9寸(1寸=0.033m)长的下腹部左旁正中切口,排空囊液,取出重22磅(1磅=0.45kg)的肿瘤,关闭腹腔,整个手术仅25分钟,患者恢复良好,她的寿命甚至超过为她做手术的医师。进入19世纪后,卵巢切除术更为人们所接受,尤其Thomas Spencer Wells(1818—1897)发明了血管钳,Joseph Lister(1827—1912)建议术中应用苯酚预防感染,以及在现代细菌学之父Louis Pasteur(1822—1895)的帮助下,使腹部手术过程明显变得安全。

据考证,最早的子宫切除术可能发生在公元120年,Soranus对一例脱垂感染的坏死子宫经阴道进行切除。文献上明确记载的是G.B.da Capi(1480—1550),讲述其父为一名子宫坏疽患者行经阴道子宫切除术。第一例子宫切除术意外发生于米兰,1812年,GB Poletta为一名妇女经阴道切除宫颈,意外地发现竟已切除整个子宫,该患者术后3天不幸死于腹膜炎;1822年,又报道了首例经阴道子宫切除术。首例腹式子宫切除术可

能由英国Charles Clay于1863年完成,于是腹式子宫切除术开始流行,适用于治疗大型子宫肌瘤(hysteromyoma)、横位难产胎儿上肢脱垂。至19世纪末,腹式和阴式子宫切除术治疗肌瘤平分秋色,同样受到重视和应用。Osiander(1759—1822)对一例宫颈癌患者进行经阴道子宫切除术。1888年英国曼彻斯特市(Manchester)的Archibald Donald开始以阴道前、后壁修补加宫颈部分切除术来治疗子宫脱垂。1908年Fothergill加以改进。1933年Shaw将此手术定名为曼彻斯特手术(Manchester Operation),术式保持至今。

在大批妇科手术的开拓者中,必须特别提示的有三位,因其获得世人公认。第一位是美国James Marion Sims(1813—1883),创导了阴道瘘修补术,成功的关键基于让患者取骑马式俯伏位,用弯曲90°的银匙牵开阴道后壁,并证明用银线做修补缝合是最合适的材料。第二位是出生于奥地利的Ernst Wertheim(1864—1920),鉴于临近19世纪末,宫颈癌尚无有效治疗方法,提出:"虽然宫颈癌似乎表现为局部疾病,为寻求真正治愈希望,必须行根治性切除术"。他建议扩大手术范围,游离输尿管足够长度使能切除子宫旁组织并切除盆腔淋巴结。虽然当时没有训练有素的麻醉师,也不具备输血条件,但在他一生中共施行1 300例,并达到较高的生存率。1911年,法国Marie Curie(1867—1934)因发现并分离了镭而荣获诺贝尔化学奖,随即用以治疗宫颈癌(cervical carcinoma)。目前对上述两种治疗方法的评价被认为早期宫颈癌行Wertheim子宫切除术优于放射治疗。第三位是英国的William Francis Victor Bonney(1872—1953),被认为是最伟大的妇科手术医师,他曾施行500余例Wertheim手术,也提出保守性手术,包括切除肌瘤后重建子宫,剥除囊肿后重建卵巢;他设计很多器械至今仍沿用于妇科手术;他也是熟练的胃肠道和泌尿道的外科医师;他著有《妇科手术图解》一书,很多图解出自他本人手迹,至今仍适用。

我国西医妇科学虽然起步较晚,但后来迅速跟进。1935年,北京协和医院王逸慧引入宫颈癌Wertheim手术及放射治疗,并提出早期诊断的重要性。20世纪50年代初,康映蕖、林元英等开展宫颈癌手术,林元英编著《宫颈癌根治术》一书。20世纪80年代此手术逐渐普及地市级医院,其5年生存率Ⅰ期为95%,Ⅱ期为80%,达国际先进水平。20世纪以来,妇科内镜手术迅速发展。1925年,德国

Hans Hinselmann 发明了阴道镜,因其简便实用,随即传播至全球。1869 年,Pantaleoni 借用膀胱镜施行首例宫腔镜子宫内膜息肉摘除术,但宫腔电切镜直至 1989 年才被美国食品药品监督管理局(Food and Drug Administration,FDA)批准。至于腹腔镜,则在 1910 年由瑞典 Jacobaeus 首先用于腹水患者观察脏器,此后随着腔镜设备及技术的发展,包括 Fourestiere 开发冷光源,使腹腔镜手术成为可能。1936 年,Boesch 最先进行腹腔镜输卵管绝育术;我国则在 1958 年由上海广慈医院首先报道进行腹腔镜检查,至 1980 年北京协和医院郎景和首次报道腹腔镜手术经验,此后即呈跨越式进展,广泛用于卵巢囊肿及子宫肌瘤手术,并且也已成为妇科恶性肿瘤的常用方法。尽管如此,但腹腔镜并不对所有妇科大手术占绝对优势,应根据患者情况及医院条件选择应用。

进入 21 世纪,机器人辅助腹腔镜手术(robotic assisted laparoscopic surgery)已开始盛行,2005 年获得 FDA 批准的达芬奇机器人手术系统用于妇科,2007 年起已有陆续报道。优点是提高了机械手的灵巧度和精细度,并有三维成像,使损伤更小;缺点是不能触摸,不能阴道操作,机器庞大,费用昂贵。近年来,我国北京、上海、重庆、武汉等地也已开展,虽方兴未艾,但无疑是外科手术的一次革命性进展。

20 世纪中期,妇科学发展中最突出的成就当推宫颈癌的筛查和绒毛膜癌的根治性化疗。希腊 Papanicoloau GN 于 1890 年起致力于动物和人类的阴道细胞学研究,1941 年确定其诊断价值,1943 年与 Traut 合著《以阴道涂片诊断宫颈癌瘤》,此后逐渐普及宫颈癌筛查,使宫颈癌能早期诊断。我国杨大望于 1951 年即引进阴道细胞学,推广巴氏涂片法行大面积普查,使宫颈癌发病率明显下降。1996 年,FDA 批准将液基细胞学技术(liquid-based cytology,LBC)推向临床,2 年后引入中国,大大降低了巴氏涂片的假阴性率。1976 年,德国 zur Hausen 确定人乳头瘤病毒(human papilloma virus,HPV)感染为宫颈癌发生的主要病因,于 2008 年获诺贝尔生理学或医学奖。目前,推荐 HPV 与 TCT 联合筛查宫颈癌,以及将 HPV 检测成为首选的筛查方法。2006 年,预防宫颈癌的 HPV 疫苗已被 FDA 批准,目前已制出 2 价、4 价与 9 价疫苗,在欧美对 9~26 岁女孩应用长达 10 余年,证明可明显降低宫颈癌前病变的发生。

绒毛膜癌是恶性度极高的肿瘤,20 世纪 50 年代开展化疗后取得了惊人效果,这应归功于抗代谢药用作治疗。1948 年,被誉为现代化疗之父的 S.Farber 在哈佛大学医学院研究叶酸对白血病的作用时,发现叶酸能刺激急性淋巴细胞白血病(acute lymphoblastic leukemia,ALL)瘤细胞的增殖,于是采用叶酸拮抗剂氨甲蝶呤(MTX)治疗 ALL,使患儿症状短暂缓解,此文刊登于 *The New England Journal of Medicine*。此后发现白血病合并妊娠患者用 MTX 后出现胎盘内大片绒毛组织坏死,遂将 MTX 移用于治疗绒毛膜癌获得成功。1956 年,美籍华人 Min Chiu Li 报道 MTX 治疗的 2 例绒毛膜癌及 1 例恶性葡萄胎均有肺转移,结果 3 例尿 hCG 下降,肺转移临床症状缓解,肺部病灶缩小。1958 年,Roy Hertz 和 Min Chiu Li 证实单药 MTX 能治愈绒毛膜癌。我国宋鸿钊于 1959 年创用 6- 巯基嘌呤(6-MP),尤其此后的 5- 氟尿嘧啶(5-FU)联合放线菌素 D(actinomycin D)等化疗,使绒毛膜癌的 5 年内死亡率由 90% 降至 20%~30%,甚至晚期患者也能根治,而且单纯化疗可不切除原发子宫病灶,治愈后仍能生育正常子女。

以上妇产科的历史回顾与发展反映了各个领域创始人的杰出贡献,显示了他们的天赋,尤其是他们坚持不懈的努力,值得后辈景仰,是医者们终生学习的榜样。

(顾美皎)

第二节　产科学的发展史与现状

一、产科发展简史

(一)史前时期

20 世纪初,在欧洲发现了公元前两万余年前被早期人类制成的一个乳房丰满腹部隆起的妊娠妇女的小型雕像,被称为韦伦道夫的维纳斯像,在欧洲等地的洞穴(如法国的劳塞尔洞穴)发现壁画上,女性以坐姿分娩并在其双足之间有个小孩,反映了当时人们对妊娠与分娩的认识。现在人们在非洲原始部落观察到妇女是以跪着的姿态分娩,可以视为史前人类分娩场景的再现。

(二)古埃及时期

妇女分娩采取下蹲式,产后将新生儿洗净后断脐，并以哺乳来判断新生儿是否健康，古埃及草纸上还记载以盐、洋葱、油敷薄荷等作为刺激分娩的药物，这些都体现了产科的萌芽。

(三) 古希腊时期

古希腊文明的出现是人类文明的一次飞跃。米诺（Minor）的索莱诺斯（Soranus）用希腊文撰写了一本《妇产科学》，他认为胎儿在子宫内可以有各种姿态，他还介绍了子宫有一个狭窄的颈部，并且讨论了一些产科问题，他还认为助产士应该热爱自己的职业、受到人们的尊重等，该著作对后来的医师有很大的影响。

(四) 中世纪时期

中世纪是个黑暗的时期，落后、倒退，乏善可陈。

(五) 文艺复兴时期

文艺复兴时期的来临，达·芬奇、牛顿、哥白尼等的出现，带动了科学的重新繁荣。解剖学也获得重生，著名的解剖学家维萨里乌斯（Vesalius）的朋友法洛匹乌斯（Falloppuis）发现了输卵管（fallopian tube），并以其名命名。而 Robert Horke 发明了显微镜，格拉夫（Graaf，1641—1673）于 1665 年发现了卵泡，一度命名为 Graaf 泡。Leeuwenkoeh 则在显微镜下发现精子。这一些发现，为现代生殖医学奠定了基础。在产科方面，Peter Chamberlin 在 1628 年发明了双叶产钳，以后又经过人们多次改造，成为具有胎儿头部和骨盆的弯曲度的产钳，以及出现了各种双叶产钳交锁的、多种样式的产钳，它们挽救过无数新生儿的生命。这是产科工作的一个重要贡献。进入 18 世纪，英国和美洲大陆纷纷建立起了产科医院。

(六) 19 世纪

19 世纪产科学有了巨大进展，首先是预防感染。在当时，成千上万的产妇死于产褥热（puerperal fever），它是一种可怕的疾病。Holmes（1809—1894）及 Semmelweis（1818—1865）通过仔细的观察，都提出感染是导致死亡的主要原因。伟大的细菌学家 Pasteur（1822—1895）分离出产生产褥期脓毒血症的链球菌。5 年后，外科学家 Lister（1827—1912）介绍用石炭酸法消毒手术室等区域的抗感染概念和方法，大大地减少了由于感染而引起的死亡。19 世纪产科的另一进展是剖宫产逐步进入临床。剖宫产在历史上记载已久，但是缺乏真实性。直至 1876 年意大利的 Porro 医师在剖宫产时用优质的铁丝圈绕扎宫颈，扎紧后切除子宫体部及两侧附件以控制出血和感染，产妇及新生儿均存活。同年，他著文报告该法，此后，英、法、德等国同行施行该手术 53 次，母亲死亡率降至 56% 左右；1882 年，Sauger 及 Kehrer 以丝线缝合切口保留子宫，产妇死亡率降至 30% 左右。1921 年，Munno Kerr 在美国第一次施行子宫下段剖宫产术，至此，目前常用的剖宫产术式就此确立。1846 年，Simpson（1811—1877）成功地将氧化亚氮用于分娩镇痛，此后麻醉正式进入产科包括剖宫产的镇痛领域。

(七) 20 世纪

抗生素的发现和应用是 20 世纪医学界的一个重要里程碑。1928 年，Fleming（1945 年诺贝尔生理学或医学奖获得者）发现了青霉素，在第二次世界大战中挽救了无数受伤的士兵，而在预防和治疗产褥感染中也发挥了巨大的作用。以后一系列抗生素的问世，使产科感染得到更为有效的控制，孕产妇死亡率大幅度下降；另一方面，Karl Landsteiner（1868—1943，1930 年诺贝尔生理学或医学奖获得者）对血型及其亚型的发现，使输血技术得到了有效的应用，因此成功地解决了产科大出血问题。进入 20 世纪 60 年代，对胎儿的监护技术迅猛发展，"胎动"进入人们的视野，至 1973 年 Sadovsky 详细研究孕妇自己感知胎动次数，建立了孕妇对胎儿的自我监护的方法，因其简便，至今仍在应用。对胎心率的认识始于 17 世纪末，直至 19 世纪初 Kergaradec 用听诊器听胎心，并在产程中用以判断胎儿是否正常，之后此法广为传播，直到 20 世纪后半期才逐步被以超声原理制作的胎心率监护仪所替代。在 20 世纪 70 年代，临床上曾利用测定尿及血中雌激素的水平判断胎儿在子宫内的安危，由于方法繁复且准确性不高而被淘汰。胎儿电子监护从研究胎心率与子宫收缩的关系开始，即刺激子宫收缩的同时观察胎心率的变化，来判断胎儿是否有缺氧的表现，此即所谓的催产素激惹试验（oxytocin challenge test, OCT），1976 年 Lee 等又发展了无应激试验（non stress test, NST），即在自然状态下没有任何刺激时的胎心率的变化，根据胎心率的基线、振幅等来判断胎儿的宫内状态，因其简便、安全，现已取代 OCT。也就在 20 世纪 70 年代，B 超出现于临床医学界，超声诊断是用超声诊断仪的探头向人体组织发送超声波，经过一系列的处理成为灰阶图像，并利用多普勒效应原理做成超声探头在荧光屏上显示为高品位的彩色血流图，作为对疾病诊断的依据。在产科它已成为产科诊断不可缺少的工具。现在可利用胎儿头的双顶径及股骨长度的测量以估计胎儿的大小并做出胎龄的测定,也可利用羊水的最大垂直深度(Manning,1981)、羊水指数(Phelan,1986)来估计羊水量,常用于胎儿畸形的筛查;随着20世纪80年代彩色多普勒超声检查的出现,对子宫血流、脐带血流、胎儿脑部血流(如大脑中动脉血流)及各脏器的血流测定,可以协助临床医师对胎儿的宫内状态获取更多的信息,目前,B超已向立体三维方向发展并已取得成效。

19世纪60年代奥地利修道士孟德尔(Gregor Mendel)于1866年通过豌豆杂交发现了性状遗传规律,现已发展成一门全新的科学——遗传学。当时的遗传学家选择的传承某种性状的最小单位称为基因。20世纪初,摩尔根(Thomas Morgan)通过果蝇繁殖研究证明遗传信息由染色体携带,为此他获得了1933年的诺贝尔生理学或医学奖。现在已经明确染色体是基因的载体,随着物理学和生物化学的进展、各种仪器的发明,对染色体、基因的结构和它们的作用过程也逐渐明确。1953年,沃森(James D.Watson)及克里克(Francis Crick)揭示了DNA的分子结构,这又是一个里程碑式的巨大贡献,同时也为医学遗传学的发展奠定了基础,为此,他俩获得了1963年的诺贝尔生理学或医学奖。

关于染色体,1956年Tjio和Leven率先确定了人类正常体细胞染色体数目为46条,在染色体数目上,1959年Lejeune通过对三例先天性愚型(唐氏综合征)染色体分析,证实多了一条染色体,此为第一次确定的染色体病,从而极大地推动了染色体的研究。1960年,在丹佛召开了首届国际细胞遗传学会议,确定了正常人染色体的核型。1971年巴黎会议和1972年的爱丁堡会议上,确定了单个染色体的命名、染色体区带的命名及染色体结构重排和变异的描述。1976年墨西哥会议上,《国际人类细胞遗传学命名标准委员会》正式成立,1978年建立人类细胞遗传学国际命名系统,制定人类中期染色带型命名法的扩展,区分高分辨显带(high resolution banding)人染色体区、带的系统标准,并统一了符号和术语的使用。这些规定从对染色体数量的研究进一步发展到对常染色体的显性、隐性,染色体连锁性异常,线粒体,分子病及先天性代谢异常的研究。随着细胞遗传学和分子遗传学技术的不断进步,人类细胞遗传学命名国际标准委员会对ISCN进行了多次的修订和完善,现行最新版本为ISCN(2020)。

医学遗传学的发展对产科工作者提出了新的任务——产前诊断。因此,各种产前诊断的方法应运而生。产前诊断(prenatal diagnosis)可以分为侵入性和非侵入性两大类,非侵入性方法有B超、CT、MRI及孕妇血清检测。B超的应用最广,它可检测胎儿的外形及内脏的结构是否正常。而胎儿某个部位的改变提示可能有染色体异常,例如胎儿颈项部透明层的增厚提示先天愚型综合征的可能性增加。建议孕妇做进一步检查,可用孕妇血液作AFP筛查神经管畸形,并可用AFP、hCG及非结合雌三醇的三联筛查以估计胎儿先天愚型综合征的风险。怀疑有胎儿染色体异常时,需行侵入性方法,包括羊膜腔穿刺法、绒毛取样法、脐带穿刺法、胎儿镜等方法以获取胎儿细胞做进一步检查以明确诊断。但这些方法都有一定的风险。20世纪90年代开始,学者们研究无创性产前基因诊断,他们抽取血液,用各种方法以富集和分离细胞作基因诊断,这些方法简便,风险小,而且快捷。近来,更有学者在孕妇血浆或血清中利用胎儿游离的DNA作为无创性基因诊断的胎儿物质来源。总之,基因诊断技术不断发展和提高,它有可能成为产前诊断的常规手段之一。

二、孕产妇死亡率与围产儿死亡率

(一)孕产妇死亡率

妊娠和分娩是人类繁衍后代的必然过程。大多数的妊娠和分娩是一个生理过程,但部分孕妇在妊娠和分娩过程中逐步发展成为病理性的,而少数一开始就是病理性的,其中一部分妇女在妊娠、分娩过程中不幸以死亡为结局。目前,应用孕产妇死亡率(maternal mortality rate)来计算孕产妇死亡。孕产妇死亡率不仅是产科范畴内的一个专有名词,它已经成为代表一个国家或地区的政治、经济、文化及卫生工作水平的一个重要的综合性指标。

1. 孕产妇死亡率的计算 孕产妇死亡率是以100 000次活产作为分母,把自妊娠开始至产褥期42天以内死亡的孕产妇均计算在内(包括异位妊娠、流产,但意外事故除外)作为分子进行计算的。其计算式为:

孕产妇死亡率(1/10万)= 1年中孕产妇死亡数 × 10^5/ 当年活产数。

2. 孕产妇死亡率发展历史 1778年,Bland在英国伦敦西敏斯特诊所的有关贫穷地区孕产妇死亡数低于私人诊所的报告是首篇有关孕产妇死亡率的报道。至1837年英国议会首次通过在英格兰及威尔士实行孕产妇死亡登记的法规，是世界上第一个实行孕产妇死亡登记制度的国家，1840年开始执行。自此，每年均有孕产妇死亡率的数据发表，此方法普及欧洲，后来又被世界卫生组织（WHO）所采用。一百多年来，医学在抗感染、抗休克、输血技术等领域取得巨大进步，同时各个国家对国民卫生政策不断改进、加强和完善，孕产妇死亡率在不断下降，虽然它经历了一个漫长的过程。

从历史资料和一些丛林原始部落推测，人类历史早期的孕产妇死亡率为(1 500~2 000)/10万。公元1600年以来，科学逐步替代了愚昧。19世纪中叶至末叶，对细菌和感染有了初步认识。自19世纪末李斯特消毒法推行后，发达国家的孕产妇死亡率开始下降。直至1940年青霉素等抗生素陆续被发现并进入临床使用，同时输血技术及剖宫产普遍实施，孕产妇死亡率明显下降。以英国为例，1847—1850年孕产妇死亡率高达580/10万，感染死亡专率为190/10万；至1946—1950年，孕产妇死亡率下降至109/10万，感染死亡专率降至14/10万。1950年以后，世界各地的发达国家都开展了产前检查，对产科的各种并发症和合并症的处理技术不断改进，使孕产妇死亡率不断下降。根据2000年联合国千禧年首脑会议提出全球千禧年发展目标要求，1990—2015年孕产妇死亡率应降低75%，各个国家都在朝这个方向努力。至2013年，英国的孕产妇死亡率已降至6.1/10万，中欧和东欧各国已达到(6~20)/10万的水平，而北欧的瑞典、挪威、芬兰、丹麦和冰岛在进入21世纪以后至2013年，孕产妇死亡率一直保持在(2~4)/10万，堪称典

范。但是各大洲、各个国家的政治、经济基础的发展不平衡，有些国家的卫生设施十分匮乏，卫生工作人员水平很低，特别是在战争与贫穷的国家，严重地影响了人们的生活健康，他们要依靠其他国家的援助。如亚洲中东地区的阿富汗，非洲的中非共和国，战乱不断，2013年的孕产妇死亡率各为885/10万及910/10万，而非洲地区经济落后，人民贫困，在撒哈拉沙漠周边的国家，如厄立特里亚、埃塞俄比亚、南苏丹、布隆迪、喀麦隆等国，2013年的孕产妇死亡率仍高达(350~600)/10万。2015年全球孕产妇死亡率216/10万，较1990年385/10万下降了43.9%，WHO官网发布了《2020世界卫生统计报告》（World Health Statistics 2020）：2017年，全球估计仍有29.5万女性在孕期或分娩时（或之后）死亡，撒哈拉以南非洲和南亚约占全球孕产妇死亡总数的86%，全球孕产妇死亡率为211/10万，自2000年以来下降了38%，期望2030年全球孕产妇死亡率下降到70/10万以下。

3. 我国孕产妇死亡率的变化与现状 近10余年来，我国孕产妇死亡率呈明显的下降趋势，无论城市还是农村的孕产妇死亡率均较过去有较大的改善，尤以农村更为明显。1990年我国孕产妇死亡率为89/10万，2000年为53/10万。2010年为30/10万，2020年已降至16.9/10万，比2010年降低43.7%（表0-1），我国东部经济、卫生发达，部分城市孕产妇死亡率达到国际领先水平，如上海2021年孕产妇死亡率为1.6/10万，中部较差，西部则比较落后，尤其2010年到2020年10年中，中部及西部均有很大进步，孕产妇死亡率与东部差距逐步缩小。随着西部大开发，西部的孕产妇死亡率的进一步降低是可以预期的。

表0-1 2000年、2010—2020年全国孕产妇死亡率(1/10万)

	2000	2010	2011	2012	2013	2014	2015	2016	2017	2018	2019	2020
全国	53	30	26.1	24.5	23.2	21.7	20.1	19.9	19.6	18.3	17.8	16.9
城市	28.9	29.7	25.2	22.2	22.4	20.5	19.8	19.5	16.6	15.5	16.5	14.1
农村	67.2	30.1	26.5	25.6	23.6	22.2	20.2	20	21.1	19.9	18.6	18.5

引自：国家统计局数据统计。

1987年，在肯尼亚内罗毕会议上正式启动"母亲安全"项目，其核心策略是通过有熟练技术的人员接生、改善产前保健等措施来改善孕期健康。各国纷纷开展降低自己国家孕产妇死亡率的活动。2001年1月，我国在卫生部（现称为国家卫生健康委员会）等的领导下在中西部12个省、自治区、直辖市的378个县实施了"降低孕产妇死亡率和消除新生儿破伤风"项目（以下简称"降消"项目），主要通过专业技术培训、配备必要的产科设施、社会动员、提高住院分娩率，最终降低孕产妇死亡率。

在实施中特别注意到贫困孕产妇。国家级专家督导覆盖了 1/4 项目县,省级驻点专家驻点天数人均为 36 天,378 个项目县自"降消"项目实施以来,孕产妇死亡总数从 1999 年的 1 963 人至 2001 年下降为 1 410 人,下降了 28.17%。根据这两年的工作,没有设立"降消"项目的全国 31 个省市孕产妇死亡率平均下降 7.92/10 万,但设立"降消"项目的项目县孕产妇死亡率下降 34.99/10 万。这对其他非项目县也是很大的推动,以深圳市为例,他们受全国开展"降消"项目的影响,2006 年以来从市、区、街道和社区联动,以"住院分娩,母婴安全"为主题,开展全人口孕期健康教育活动,并对贫困孕产妇住院分娩进行限价措施,同时联合公安等多部门打击非法接生活动,在 2005—2011 年分娩人数增加 1 倍的情况下,孕产妇死亡率从 2005 年的 49.72/10 万降至 2011 年的 9.89/10 万,其中流动人口的孕产妇死亡率自 67.91/10 万降至 2011 年的 12.74/10 万。因此,"降消"项目在我国实施的效果显著,它不但对实施的项目地区带来深刻的变化,而且影响了全国。在孕产妇的保健和住院分

娩、提高基层的产前保健和产时的处理水平等方面,都起到了积极的推动作用,使孕产妇死亡率显著下降。

从 1996—2019 年全国孕产妇死亡的原因变化趋势(表 0-2 与表 0-3)可以看到,无论是城市或农村,产科出血仍是第一位死亡原因,1996—2010 年产科出血约占死亡原因的近 40%,2019 年数据显示产后出血死因构成比仍高达 16.9%,虽然北京、上海孕产妇死亡病因中产科出血的比例下降为 0,但部分地区如西藏产后出血占孕产妇死因构成仍高达 53%,它仍是产科工作的重点。妊娠期高血压疾病特别是子痫或子痫前期的并发症所导致的死亡依然是需要重视的工作重点。值得注意的是,羊水栓塞所导致的死亡率无论是在城市还是在农村都已成为直接导致产科死亡的原因的第二位,这与剖宫产率的增加以及引产方法不当有直接的因果关系,应加以注意。在间接产科死亡原因中,除心脏和肝脏疾病外,产科血栓性疾病的死亡率不但没有下降,反而有上升趋势,这和食物的改变以及过多的休息有较密切的关系,也是需要关注的。

表 0-2　1996—2010 年全国城市及农村孕产妇主要死亡原因对应的死亡率(1/10 万)及其变化趋势

		城市			农村		
	因素	1996—2000	2001—2005	2006—2010	1996—2000	2001—2005	2006—2010
产科原因	产科出血	7.1	6.7	6.0	29.5	27.7	9.6
	妊娠期高血压疾病	3.2	3.1	2.1	4.5	3.3	2.0
	羊水栓塞	5.2	2.5	2.5	10.4	6.5	3.2
	产褥感染	0.9	0.5	0.3	1.8	1.2	0.7
非产科原因	妊娠合并心脏病	2.2	1.6	1.7	5.5	5.3	5.7
	妊娠合并肝脏病	1.7	1.3	0.9	3.6	1.8	0.3
	静脉血栓及肺栓塞	0.8	0.5	1.2	0.5	1.1	1.2

引自:周远洋,朱军,王艳萍,等.1996—2010 年全国孕产妇死亡率变化趋势.中国预防医学杂志,2011,45(10):934-939.

表 0-3　2000—2019 年间全国及城乡孕产妇主要死亡原因对应的死亡率(1/10 万)

		城市		农村		全国	
	因素	2000	2019	2000	2019	2000	2019
产科原因	产科出血	5.6	1.5	31.4	3.8	20.8	3.0
	妊娠期高血压疾病	3.0	1.5	10.4	2.2	7.6	2.0
	羊水栓塞	4.7	1.0	6.2	1.8	5.6	1.5
	产褥感染	1.3	0.3	3.5	0.4	2.6	0.3
非产科原因	妊娠合并心脏病	3.0	2.2	5.3	3.3	4.3	2.6
	妊娠合并肝脏病	2.2	0.3	2.9	0.5	2.6	0.4

引自:蒲杰.我国孕产妇死因构成的变迁.实用妇产科杂志,2021,37(3):161-165.

因此，对进一步降低我国孕产妇死亡率，我们提出如下建议：

（1）继续并加强"降消"项目的实施："降消"的积极推行对我国中西部孕产妇死亡率的下降起到了十分积极的作用，在增加卫生经费的基础上，推动加强对孕产妇的管理，如增加孕产妇的产前检查率，特别是住院分娩率。根据统计，全国住院分娩率已从1992年的52.7%升至2020年的99.9%。通过政府、各地卫生部门的努力以及广大群众的积极支持，孕产妇死亡率从1992年的76.5/10万，2021年为16.1/10万，较1992年下降了78.3%。目前我国东部的孕产妇死亡率已接近西方发达国家水平，但是中西部较西方发达国家还有相当大的差距（表0-4）。最近，我国决定将致力于加强中西部开发，必定增加对中西部经费上的投入。根据专家研究，政府增加卫生支出对降低孕产妇和围产儿死亡率以及减少婴儿死亡有明显效果，因此，我国孕产妇死亡率及围产儿死亡率将会进一步下降。但是，工作绝不能放松，特别是做"降消"项目的专家指出，对农村的工作不能懈怠，要建立一个能发挥积极作用的农村卫生网络是很不容易的，要经常督促、检查。否则就会松懈，以致丧失其原应有的作用。2016年国家公布的《"健康中国2030"规划纲要》明确提出，2030年降低至12.0/10万，2021年全国孕产妇死亡率16.1/10万，2020年国家卫生健康委发布关于印发母婴安全行动提升计划（2021—2025年）要求到2025年，全国孕产妇死亡率下降到14.5/10万，为如期实现"健康中国2030"主要目标奠定坚实基础。要如期实现目标，中国仍需做艰苦、细致的努力，争取到2030年，更进一步缩小我国与发达国家的差距。世界各国孕产妇死亡率见表0-5。

表0-4　全国东部、中部、西部孕产妇死亡率（1/10万）1996—2018年的变化情况

年份	全国	东部	中部	西部
1996—2000	59.31	27.97	59.62	125.17
2001—2005	47.75	19.25	54.40	87.39
2006—2010	26.93	14.32	25.55	42.92
2018	18.3	10.9	20.0	25.2

引自：陈敦金，贺芳.中国孕产妇死亡率极大程度降低——对世界的最大贡献.中国实用妇科与产科杂志，2019，35（10）：1076-1080.

表0-5　世界各国1990、2003及2013年孕产妇死亡率（1/10万）

洲	国家	1990	2003	2013	洲	国家	1990	2003	2013
亚洲	新加坡	10.4	8.8	4.5		俄国	64.9	39.6	16.8
	日本	14.6	8.2	6		奥地利	10.3	5.0	3.2
	韩国	20.7	15.4	12		丹麦	7.4	5.8	4.8
	朝鲜	136.3	100.5	77.4		芬兰	7.2	6.4	3.9
	中国	141.7	64.1	17.2		法国	15.6	11.0	8.8
	印度	480.8	382.0	281.8		德国	18	8.3	6.5
	阿富汗	501.0	716.3	885.0		爱尔兰	6.3	3.9	3.3
	菲律宾	116.3	81.5	80.9		瑞典	7.6	4.9	3.7
	泰国	42.6	89.6	69.5		英国	10.4	7.7	6.1
澳洲	澳大利亚	7.0	5.1	4.8	非洲	埃及	83.7	44.8	32.6
北美洲	美国	12.4	17.6	18.3		刚果	397.2	482.8	287.3
	加拿大	7.1	9.2	8.2		南苏丹	763.8	872.9	956.8
南美洲	古巴	71.1	60.6	39.8		中非共和国	788.7	999.4	910.5
	海地	492.4	495.7	333.0		马里	573.0	506.7	488.3
	巴西	73.1	66	58.7		南非	154.0	341.8	171.1
	玻利维亚	382.4	229.9	179.6		乌干达	296.3	461.5	324.9
	智利	47.8	22	18.7		喀麦隆	438.4	614.4	564.6
欧洲	捷克	18.1	7.0	5.3	西亚	伊朗	40.1	26.6	13.5
	波兰	34.0	8.6	4.8		也门	342.6	322.2	308.8

引自：Kassebaum NJ，Bertozzi-Villa A，Coggeshall MS，et al.Global regional，and national levels and causes of maternal mortality during 1990-2012：a systematic analysis for the Global Burden of Disease Study 2013.Lancet，2014，384（9947）：980-1004.

（2）降低剖宫产率：近年来全世界的剖宫产率（cesarean section rate）都在升高，但是我国的剖宫产率呈现为异常升高。根据张文远等对全国三级及二级医院大范围的抽样调查，我国 2011 年的剖宫产率是 54.77%，而产钳助产率在三级及二级医院仅为 1.26% 及 0.1%，胎头吸引器使用率及臀位助产率在三级及二级医院均不足 0.1%。因此，阴道助产技术已经受到明显影响，不少年轻医师尚未掌握阴道助产技术。至于剖宫产率的升高，在国内主要是因为人们认为剖宫产快、安全、无痛，其次是可以保持妇女完美的身材和减少对性生活的影响，同时，由于母亲提出要求做剖宫产，医方也难以拒绝，所以剖宫产率不断升高。世界卫生组织早在 1985 年就提出"世界上任何区域没有理由让剖宫产率高于 10%~15%"，2020 年北京大学生殖健康研究所研究员刘建蒙等在 *JAMA* 杂志上发表数据：中国剖宫产的出生率从 2008 年的 28.8% 增加到 2018 的 36.7%，明显高于世界卫生组织推荐数值。近几年来，由于卫生部门的督促，各医院比起以前已经加强了产前教育，严格掌握剖宫产指征。剖宫产率已经开始下降，但任重而道远。产科工作者需要充分了解骨盆情况，准确估计胎儿大小，认真观察产程，做好无痛分娩，不断提高接产技术，需要经过一定时间，剖宫产率才能降到一定水平。

（3）认真对待"三孩"问题：国家已经正式公布"三孩"政策，有不少夫妇期待家庭中第二或第三个小孩的诞生。妊娠和分娩第二个或第三个小孩对一位不久前经阴道分娩过一/二次正常婴儿的年轻妇女并不是一件困难的事，可对一位多年前有分娩史，现已年近 40 岁再次妊娠和分娩的妇女就有很多高危因素。面对一批年龄较大，可能还有剖宫产后多年再次妊娠的妇女，应该详细询问她们的妊娠史、分娩史，如果做过剖宫产，还要了解当时剖宫产的指征、在什么医院做的手术、新生儿的情况和体重、手术后有没有发热等，如果有过去的病史要借阅病历，在检查方面，特别要注意有剖宫产史者需作 B 超以了解剖宫产瘢痕部愈合情况。不少学者提出孕妇随其年龄的增长，围产儿死亡率将升高。Irene 等报告年龄 40 岁以上孕妇的围产儿死亡率是年龄 25~40 岁孕妇的 2 倍。主要原因是早产增加，31 周左右时死产增加。

（4）处理好异位妊娠：近年来，在世界范围内，异位妊娠的发病率有明显增高的趋势，如美国 1970 年异位妊娠共 11 000 例，1990 年上升至 88 400 例。我国文献报道贵州遵义地区 1994—1996 年异位妊娠数与分娩数之比为 142:4 280，即 1.0:30.1，至 2000—2002 年增长为 389:4 583，即 1:11.8，9 年之间，增长了 2.6 倍，而且发病年龄有年轻化的趋势。尽管目前诊断方法先进，血 β-hCG 定量报告迅速，B 超的灵敏度明显提高，但异位妊娠仍然是构成孕产妇死亡的重要原因之一。北京地区在 2001—2010 年，在同一时期，孕产妇死亡率为 18.7/10 万，异位妊娠死亡共 15 例，死亡率为 1.2/10 万，该 15 例中就诊延误 13 例（发病 2 小时以上），误诊 8 例，15 例中外来务工人员占 60%，其中有 3 例在私人诊所就诊。众所周知，异位妊娠的发病绝大多数与感染有关。近年来，婚前性行为的发生增多、缺乏避孕知识及自我保护意识，会导致流产、引产增多，宫腔手术增多，其中包括在私人诊所被错误诊断或处理者；目前剖宫产率增长，由于手术导致的亚临床感染，发生输卵管炎、盆腔炎，均增加了发生异位妊娠的机会，而且剖宫产手术的增加也必然使剖宫产瘢痕部妊娠增多。因此，加强女性特别是年轻女性的性知识和如何避免异位妊娠的教育是刻不容缓的任务。

（5）羊水栓塞和妊娠并发肺栓塞：1996—2010 年全国孕产妇死亡率变化一文中可以看到羊水栓塞（amniotic fluid embolism）和妊娠并发肺栓塞是孕产妇的主要死因，羊水栓塞已经上升为仅次于产后出血的第二位主要死因，妊娠并发肺栓塞已从 1996 年的 0.8/10 万上升至 2010 年的 1.2/10 万。羊水栓塞和妊娠并发肺栓塞均系产科急症，死亡率高，必须认真对待。北京市 1996—2010 年共发生羊水栓塞死亡 67 例，其中 8 例尸检证实，2 例子宫切除病理证实，7 例深静脉血见羊水内容物证实，6 例右心血涂片见羊水内容物证实，40 例根据临床表现诊断，4 例死后分析推断，67 例均经专家评审断定；关于高危因素：67 例中用缩宫素引产、催产者 44 例（65.67%），胎膜早破 37 例（55.22%），剖宫产 15 例（22.39%），前列腺素制剂引产 8 例（11.91%）。近年来，有关羊水栓塞的论文不少，包括经司法鉴定论证者，其中应用缩宫素引产、催产或前列腺素引产的比例均较高。由于一些社会因素，分娩干预越来越多，尤其是缩宫素引产的使用很不规范，因此，要强调正规使用引产方法，预防和警惕羊水栓塞的发生，特别是有诸多高危因素时，要选择最恰当的引产方法，并由专人守候观察，防止羊水栓塞的发生，同时要熟悉羊水栓塞的处理方法，如有发生，应及时采取积极措施，挽救母儿生命。

(二) 围产儿死亡率

从对孕产妇和胎儿及新生儿的安危来看，人们对前者的安全更为关心，随着计划生育工作的开展，出生率逐步下降，母亲的安全基本上得到了保障，因此从20世纪50年代以来，胎儿和新生儿的安全和健康受到了重视。产科医师和儿科医师对胎儿和新生儿的发育及其疾病和死亡做了大量的研究，自此，儿科医师中出现了一个新的称呼——新生儿科医师，儿科也成立了一个新的亚科——新生儿科。在统计胎儿和新生儿死亡时，开始使用死胎率 (fetal death rate) 及早期新生儿死亡率 (early neonatal death rate)。自20世纪70年代以来，各地习惯于将此两者合并称之为围产儿死亡率 (perinatal mortality rate, PMR)，并以之作为反映该国或地区产科工作质量的指标之一，实际上它也反映了该国或地区的政治、经济和文化水平的状况。

1. 围产儿死亡率的计算 围产儿死亡率是指一年内每1 000例活产婴儿中在围产期内的死亡数。对围产儿死亡率的计算，目前国际上较为常用的统计方法有三种：①妊娠满28周(或体重1 000g以上)到新生儿未满7天；②妊娠满20周(或体重500g以上)至新生儿生后未满28天；③妊娠满28周(或体重1 000g以上)至新生儿生后未满28天。为了便于国际间的比较，世界卫生组织建议采用第一种统计方法。世界卫生组织对此定义为出生体重≥1 000g的胎儿或新生儿(出生后7天内)，如无出生体重则将妊娠满28周及以上或身长≥35cm者列入计算范围。

$$围产儿死亡率 = 当年胎儿、新生儿死亡数 / 当年实际分娩数 \times 10^3/1\ 000$$

由于技术上的进步，500g以上的新生儿的存活率已有明显提高，美国的Parkland医院500~750g的新生儿的存活率为41%，750~999g的新生儿存活率已达85%，因此，不少发达国家将体重500g(相当于20周)作为计算的起点，也有国家将新生儿产后28天作为计算范围的终点，有时在他们的年度报告中分别将几种计算方法的结果分别表达，但是在目前发展中国家还无法做到这一点。所以，国际上仍通用世界卫生组织的定义进行计算。

在发展中国家要取得比较准确的围产儿死亡率绝非易事，特别是在贫穷或边远地区，限于文化水平的低下及卫生结构的缺乏或效能低下，围产儿死亡的漏报是个很大的问题，死胎、死产以及早产婴死亡往往未被计算在内，只有在经济条件和卫生水平改善、基层机构行政效能提高的情况下才会有较大的改善。

围产儿死亡率中又分死胎、死产及新生儿死亡三种：死胎是指妊娠28周后产程尚未开始胎儿已死亡者；死产为胎儿在产程开始后但尚未娩出时已死亡；新生儿死亡即新生儿娩出后7天内死亡。其中死胎最多见，新生儿死亡次之，死产较少见。近年来，我国各地围产儿死亡率已有明显下降(表0-6)。

表0-6 我国一些地区围产儿死亡率、死胎、死产及新生儿死亡的分布

地区	年份	围产儿总数	起始年份 PMR	终末年份 PMR	死胎	死产	新生儿死亡	总PMR[*]
奉化	2003—2012	44 670	16.64‰	4.99‰	215	19	125	8.04‰
如皋	2009—2014	73 250	4.77‰	2.99‰	166	12	83	3.56‰
苏州	2003—2012	381 390			1839	210	871	5.83‰
无锡	2006—2012	352 367	7.94‰	3.97‰	1325	137	59	45.83‰

注：[*]PMR，围产儿死亡率。

2. 围产儿死亡率的变化与现状 20世纪30年代，有统计记录的国家，如美国、英格兰及威尔士、瑞士、日本等围产儿死亡率尚在45‰~65‰，但自20世纪50年代以来无此类报道；目前已降至5‰~8‰，其中以日本围产儿死亡率的下降进步尤为迅速，1950年，其围产儿死亡率尚在46‰，至2009年，已降至2.9‰。取得这些进步，主要与医学科学的进步和采取以下措施有关：

(1) 积极提高住院分娩率 (hospital delivery rate)：如日本，在1950年住院分娩率仅为4.6%，围产儿死亡率为46.6‰；至20世纪60年代，住院分娩率升至50.1%，围产儿死亡率降至41.4‰；至20世纪70年代，住院分娩率达96.1%，围产儿死亡率降至21.7‰；至2009年，住院分娩率达99.8%，围产儿死亡率降至2.9‰，新生儿死亡率为1‰，这是全世界最低的新生儿死亡率。同时，随着住院率的提高，孕产妇死亡率也逐年下降至2010年的4.1/10万。这也反映在我国执行"降消"项目的地区内，随着住院分娩率的上升（从2000年的72.9%增加到2016年的99.8%），孕产妇死亡率明显降低（从2000年53.0/10万下降至2016年的19.9/10万），围产儿死亡率也明显降低（新生儿死亡率从2000年22.8‰下降到2016年4.9‰）。因为只有住院分娩，孕产妇分娩过程得到监护，孕产妇和围产儿的安全才得到保障。

（2）加强监护手段：20世纪70年代以后，各种监护仪器和监护方法陆续出现，人们开始对子宫收缩与胎心率的关系、在没有子宫收缩时对胎心率瞬间变化进行研究，以估计胎儿在宫内的安危。B型超声的出现则显示了胎儿的大小、胎盘的位置、羊水的多少等，使过去胎儿在宫内的情况逐步地显示在产科医师眼前，当胎儿处于危急情况时，医师可以作出果断的决定以挽救胎儿的生命。在这一阶段时间内，一个重大的里程碑式的发现，就是对肺表面活性物质的认识，从而挽救了很多早产儿的生命。

（3）开展严格定期的产前检查：在产前，对孕妇进行严格的全面的病史询问和体格检查能及早了解孕妇的情况，是否伴发心脏病、甲状腺功能亢进（简称甲亢）、糖尿病等合并症以及产科并发症，如妊娠期高血压疾病、前置胎盘等，及时处理，保证孕产妇和胎儿的安全。

（4）重视建立新生儿科：20世纪80年代以来，新生儿科除了对正常和有并发症的新生儿加强处理外，特别是对低体重儿（low birth weight infant）和极低体重儿（very low birth weight infant）的存活率的提高起了十分重要的作用。

（5）产前诊断的开展：B超技术的进步和对胎儿染色体的研究使人们可及时发现胎儿畸形和胎儿的某些染色体疾病，以便及时进行人工流产或引产。

由于以上的工作逐步进入临床，如前文介绍，发达国家的围产儿死亡率已经降至很低的水平；我国沿海地区的围产儿死亡率也明显降低，取得了较好的成绩。但事物的发展总是不平衡的，发展中国家的围产儿死亡率仍然比较高，虽然近年来有所进步，但与发达国家比较仍有较大的差距。现将世界各大区2000年及2012年的新生儿死亡率列表（表0-7）。

表0-7 全球各大区2000年及2012年新生儿死亡率

地区	2000年/‰	2012年/‰	下降/%
发展地区	8	4	54
发展中地区	36	23	37
北非	30	13	58
非洲撒哈拉南地区	45	32	28
拉丁美洲及加勒比海地区	22	10	56
高加索及中亚	25	15	40
东亚	24	8	65
南亚	50	31	39
东南亚	27	15	45
西亚	27	13	51
大洋洲	26	22	17
全球	33	21	37

引自：Guerrera G. Neonatal and pediatric healthcare worldwide：A report from UNICEF.Clinica chimica acta：international journal of clinical chemistry，2015，451（Pt A）：4-8.

从以上数字可以说明，决定围产儿死亡率高低的最重要的因素是社会因素，凡经济、政治不稳定的国家，文化和卫生状况落后，人们所受的教育少，又缺乏基本的卫生保健设施，加上社会上的不稳定因素，如战争、饥荒、瘟疫频发，围产儿死亡率必然很高。

3. 围产儿死亡的主要原因　确定围产儿死亡的原因是十分重要的工作，对死亡原因的确定和进一步降低围产儿死亡率有密切的关系。一般而言，多数的围产儿死亡的原因是明确的，但有部分围产儿死亡，其病情复杂，应该争取做胎盘、脐带的病理检查及死亡的围产儿的尸体解剖，以明确死因。对于可能是多重因素死亡的案例应该由专家评审的方式来确定主要死亡因素。对死亡已久的宫内死胎已经浸软、变形，由于技术上的原因无法确定死因的只得归于原因不明。

对围产儿死亡原因分类的方法甚多，根据近年产科的发展结合临床及病理进行分类较为务实，建议如下分类：

（1）以胎儿及新生儿病因为主要死亡原因：①胎儿未成熟及胎儿生长受限；②先天性畸形，遗传性疾病；③产伤；④缺氧、出生时窒息及其呼吸道感染；⑤胎儿及新生儿溶血、出血性疾病；⑥围产期感染,包括胎膜早破的羊膜腔感染;⑦胎盘及脐带异常;⑧其他。

(2)以母体原因为主的胎儿、新生儿死亡原因:①母体并发症:妊娠期高血压疾病、羊水过多、妊娠期肝内胆汁淤积症、双胎、过期妊娠、羊水过少、前置胎盘、胎盘早剥;②母体合并症:妊娠合并心脏病、妊娠合并肝炎、妊娠合并慢性肾炎、妊娠合并糖尿病等;③产时并发症:急产、滞产、肩难产等。

(三)降低我国孕产妇死亡和围产儿死亡应采取的策略

1. **加大对孕产妇保健及医疗方面的投入** 多年来,国内外很多学者致力于国家的支出和国内生产总值(GDP)的增长对预期寿命、妇幼保健、婴儿死亡率的影响的研究,很多学者都认为 GDP 是健康消费的积极因素,国家对卫生经费的增加对以上所提的各项指标起积极的影响。李飞等对我国 31 个省级行政区 2003—2010 年相关数据进行数学分析,发现政府卫生支出的增加明显地降低了围产儿死亡率。前文已提到我国财政部、卫生部(现称为国家卫生健康委员会)、妇女工作委员会在我国中西部 378 个国家级贫困县实施"降消"项目,各项目地区投入贫困救助金 1 418.9 万元,有 11.73 万名孕产妇在项目资金的帮助下接受住院分娩安全接生服务,并应有专家定期至贫困县进行指导,使孕产妇死亡率明显下降。"十二五"期间,上海市先后出台上海市妇女、儿童健康服务能力建设两个专项规划(2016—2020 年),包括基础保障类、惠民服务类、创新提升类等共计 60 个项目,市级财力累计投入近 10 亿,孕产妇与围产儿死亡达世界先进水平。这就是政府资金的投入所起的积极作用。

2. **健全各级妇幼保健系统** 要降低孕产妇死亡率和围产儿死亡率,在广大农村和城市,农村农民和城市外来务工人员的住院分娩是关键,住院分娩才能实施新法接生、减少产后出血、避免产褥感染,对窒息的新生儿抢救和避免破伤风的感染等。在我国广大的农村和边远地区,只有依靠基层的妇幼保健系统来完成任务。根据参加"降消"项目专家的工作经验,完整的农村妇幼保健网是完成农村孕产妇的产前检查和住院分娩的保证,而经常的督促、检查才能使基层的妇幼保健网保持完整,起到积极的作用。同时要打击非法的无证接生人员的接生,历来的孕产妇死亡评审中,往往有因非法无证接生人员接生酿成的惨剧,这在城市也应该保持

警惕。

3. **孕产妇妊娠风险评估体系的建立与规范化管理** 对所有就诊孕产妇检查结果进行妊娠风险预警分级,并进行动态评估,根据预警分级进行分级分类诊疗,增加对高危孕妇的监测频率与监测力度。组建危重孕产妇与新生儿会诊抢救网络,对危重孕产妇与新生儿进行规范化集中转诊与救治,降低孕产妇与新生儿死亡发生。2007 年,上海市成立 5 家危重孕产妇与 6 家新生儿会诊抢救中心工作网络,并建立一支由妇产科、儿科、急救科、麻醉科、心内科、血液科等专家组成的急救队伍,开展孕产妇与新生儿的会诊、转诊与急救工作,2009 年制订孕产妇风险预警分类管理方案,"五色法"分类管理已被纳入基本公共卫生服务项目,覆盖全市孕妇,为其免费提供全程 9 次的系统保健与动态评估,孕产妇与围产儿死亡率赶超发达国家水平,2021 年孕产妇死亡率 1.6/10 万,新生儿死亡率 2.3‰,2017 年起上海市孕产妇分类管理与危重孕产妇救治网络建设模式已经全国推广。

4. **加大基层妇女卫生工作人员的培养力度,提高业务水平** 近 30 多年来,虽然对各地的妇幼工作人员的培训力度在不断加大,在城市中,由于有定期的学习、交流制度,三甲及二甲医院的医师常有外出学习的机会,业务水平也不断提高,而在广大农村,基层妇幼卫生工作人员的水平仍不高,对她们除了提高为人民服务的意识外,应定期阶段性地组织学习,例如请专家讲学、专题讨论、手术示范等适宜的方式进行教育,使产前检查方法、新法接生的技巧、产后出血的处理、新生儿窒息的抢救等技术水平提高,在群众信任的基础上住院分娩率也自然就上去了。前文已介绍"降消"项目所取得的成绩和加强基层人员水平有很大关系,在培训工作中应使基层卫生人员认识妊娠并发症和妊娠合并症的早期症状,能做到及时作好初步处理以保证孕产妇和围产儿的安全。

5. **开展有关孕产妇及新生儿的健康教育** 开展有关孕产妇及新生儿的健康教育,从广义上说,它和提高全民健康密切相关,其目的不仅是使孕产妇和她们的家属得到正确有益的知识,也使相关的管理人员和社会群众有正确的认识,从而建立起有利于保护孕产妇和新生儿健康的政策。无论城市或农村,都要宣传如何正确地摄取营养,减少巨大儿的发生率;正确认识剖宫产的作用,降低剖宫产率。同时要宣传做好避孕工作,减少意外妊娠,降

低人工流产率以减少异位妊娠和其他的并发症。在农村,由于农民的文化水平较低,要开展多种多样的通俗易懂的宣传,宣传的重点是新法接生和住院分娩的好处,使她们有较好的自我保护意识。

6. 认真实施孕产妇死亡和围产儿死亡评审制度 认真实施孕产妇死亡和围产儿死亡的评审制度对孕产妇死亡率和围产儿死亡率的下降起到了指导和监督的积极的作用。20 世纪 50 年代以来,北欧和英国都严格地实施这项制度,其中英国的英格兰和威尔士收集资料最为完整,评审最为详细,每年由专家评审 1 次,每 3 年公布 1 次结果,其成果是直接孕产妇死亡率自 1952—1964 年的 53/10万降至 2013 年的 6.1/10 万。我们实施该项制度亦已多年,上海在 1978 年开始按照国际的统一标准进行评审,每年对上一年的孕产妇死亡逐一进行严格评审,2012 年实施《上海市孕产妇保健工作规范》,要求产科医疗机构实行每月 1 次的院级评审和每季度 1 次的区、市级评审。根据所发现的具有共性的问题通过行政部门、妇幼保健所、医学会系统进行宣传、教育,对个别的案例则依据制定的制度执行处罚,使上海的孕产妇死亡率从 1980 年的80/10 万降至 2021 年的 1.6/10 万。对这两个评审的要求是:力求公正、严格、准确和实事求是,这样才能真正起到评审的作用。

(戴钟英)

第三节　妇科恶性肿瘤诊治的发展现状

一、妇科肿瘤的流行病学

近年来,全球人口增加,分子水平信息的正确使用使医学更精准。老龄化,环境污染,癌症患者逐年增加。肿瘤已成为现代社会威胁人类生命最严重的疾病之一。癌症是发展中国家首位死因,是发达国家第二位死因。癌症在老年人中更为常见,65 岁及以上人群占所有初诊癌症患者的 56%,占所有癌症死亡的 71%。癌症的年轻化趋势也更加明显。到 2010 年为止,世界每 250 个成年人中就有 1 人曾是未成年的癌症患者。

WHO 预测全球癌症死亡在 2007—2030 年将增加 45%,2030 年将有癌症新发病例 2 640 万例,死亡 1 700 万。

我国恶性肿瘤发生现状也不容乐观,根据国家癌症中心 2022 年发表的《2016 年中国癌症发病率和死亡率》,显示我国居民 2016 年全国新发恶性肿瘤 406.4 万,其中女性 183.0 万。全国女性因恶性肿瘤死亡 88.3 万。全国每分钟有 7.5 人被诊断为恶性肿瘤。随年龄增长,恶性肿瘤发病率快速升高:35~39 岁发病率为 87.07/10 万,40~44岁为 154.53/10 万;>50 岁发病占全部发病的 80%以上,80 岁年龄组达到最高。我国肿瘤死亡率为170.05/10 万,估计每年因癌症死亡病例达 270 万例。我国居民因癌症死亡为 13%,癌症在城市已成为首位死亡病因,占死亡总数 25%。在妇科肿瘤中,宫颈癌、子宫内膜癌和卵巢癌仍然是威胁女性健康最重要的女性生殖道恶性肿瘤。宫颈癌发病率仍然位于女性肿瘤的第 6 位(11.34/10 万),在农村,仍位于第 8 位死亡原因。子宫内膜癌面临发病率占第 8 位(6.64/10 万),有增加和年轻化的趋势,在北京及上海等大城市,已成为女性生殖道恶性肿瘤的第 1 位。

二、对肿瘤治疗需要更新几个理念

(一) 树立肿瘤防治的理念

目前对恶性肿瘤已从单纯治病走向防治。作为肿瘤医师应建立肿瘤三级预防理念。

1. 一级预防(primary prevention) 即在人群中普及健康知识,指导健康生活;加强防癌理念和自觉接受健康检查;其次是应用预防性疫苗。目前在妇科恶性肿瘤中仅有针对宫颈癌的预防性疫苗——人乳头瘤病毒疫苗(human papilloma virus vaccine),从抗 HPV 感染起到预防宫颈癌发生。HPV 疫苗在全球上市后已应用 10 余年,在将其开展计划免疫接种的国家已见到人乳头瘤病毒(human papillomavirus,HPV)相关亚型感染率下降及由 HPV 相关亚型感染引起的相关宫颈、阴道、外阴癌前病变等均有下降。最新的研究观察到15 岁以下女孩接种 2 剂(常规应接种 3 剂疫苗)疫苗者体内抗体水平也可达到接种 3 剂的标准。针对 HPV 疫苗供应不足及需要尽快实现 2030 年世界卫生组织(WHO)提出的《加速消除宫颈癌全球战略》,2022 年 3 月 WHO 免疫战略咨询专家组(SAGE)对来自临床试验、观察性研究和模型分析的数据进行评估,对 1 剂次 HPV 疫苗接种的证据进行了审议。结论为:只接种 1 剂次 HPV 疫苗,可以产生和2~3剂次同样的免疫效果,有效预防由HPV感染引起的宫颈癌。建议采用以下免疫程序:9~14岁女性(最优先人群)接种1剂次或2剂次;15~20岁女性接种1剂次或2剂次;21岁及以上女性接种2剂次(间隔6个月)。目前在我国均按被国家药品监督管理局(National Medical Products Administration)批准方案接种。

2. 二级预防(secondary prevention) 即开展对妇科恶性肿瘤的筛查和对筛查出的癌前病变予以规范的治疗。筛查的重点是筛查出无症状但有患肿瘤风险的高危妇女及癌前病变的患者。在筛查中最为成熟的是对宫颈癌的检查体系。已建立的规范的宫颈癌筛查(cervical cancer screening)方案,通过对宫颈细胞学的检查和高危型HPV检测并通过阴道镜活检病理学检查确诊,使宫颈癌能够在早期,甚至在癌前病变期被发现,及时诊断并处理,使宫颈癌死亡率大为下降。对卵巢癌和子宫内膜癌尽管已初步建立通过血清学肿瘤标志物、经阴道彩色多普勒超声检查、影像学检查以及基因检测进行筛查,但至今尚无成熟有效的人群筛查方法。

3. 三级预防(tertiary prevention) 即对发现的恶性肿瘤予以治疗,将癌症早诊早治作为癌症控制的主要策略之一。对早期癌的治疗,主要目标是手术彻底治疗,如发现有高危因素辅以放化疗,以及靶向治疗和生物治疗等辅助治疗,以防复发。对年轻患者有条件的则应进行保留生育功能的治疗。对中晚期患者则以延长生存为目标,选择最有效的治疗方法。

（二）肿瘤是慢性病

多年来,人们普遍将恶性肿瘤作为致死性疾病,肿瘤治疗的目标是将所有肿瘤细胞完全杀灭以"根治"肿瘤,在这种治疗理念指导下,有时远远超越了肿瘤细胞侵犯的范围以及患者可能承受的限度。近年来,伴随科学技术的更新,经济的快速发展,临床医学也得到了飞快发展。很多治疗理念和治疗原则发生了很大的变化。2006年,世界卫生组织(WHO)等国际权威机构纷纷作出纠正,把原来作为"不治之症"的癌症重新定义为可以调控、治疗,甚至治愈的慢性病。另一方面,随着诊断技术的进步,恶性肿瘤得以早期诊断、早期治疗。即使是晚期肿瘤,也可以经过各种综合治疗得到一定的疗效。当前癌症治疗方法,约50%患者可以治愈,另50%尽管最终死于癌症,但改善治疗后,相当多的以往致命的癌症,可以像慢性病一样得到治疗。对恶性肿瘤的认识转变为"慢性病"的概念,更加重视患者的生活质量。

（三）肿瘤生殖学的建立

肿瘤生殖学(oncofertility)对早期年轻的肿瘤患者在决定治疗时应对其生育能力的影响进行评估,给予患者进行保留生育功能的治疗。2006年,在美国临床肿瘤学会(American Society of Clinical Oncology,ASCO)上提出,在对生育年龄的肿瘤患者治疗时,应告知治疗对其生育功能的影响,并应加以指导。多年来在临床上对年轻的早期妇科恶性肿瘤患者已建立成熟的治疗方法。

（四）多种治疗方法的建立

根据循证医学制定肿瘤治疗常规;转化医学在肿瘤治疗学中的应用,即由进行靶向治疗到肿瘤通过基因检测的个体化治疗;晚期癌的支持治疗、姑息治疗;肿瘤患者的心理治疗。以及伴随肿瘤生殖学对妇科恶性肿瘤,如宫颈癌、子宫内膜癌和卵巢癌,均已有较成熟的治疗方案。

三、妇科恶性肿瘤分期

（一）妇科恶性肿瘤分期原则

根据个体内原发肿瘤及播散程度来描述妇科恶性肿瘤的严重程度和受累范围而进行的分期。能够协助诊断、制订治疗计划和评估预后;并且采取统一的分期后有助于交换信息。目前在妇科恶性肿瘤中应用最广的是国际妇产科联盟(International Federation of Gynecology and Obstetrics,FIGO)分期,其次是原发灶 - 淋巴结 - 远处转移恶性肿瘤分期(tumor node metastasis,TNM)。

（二）国际妇产联盟分期标准

国际妇产科联盟(FIGO)制定的妇科肿瘤分期标准,是目前世界上最广泛采用的妇科恶性肿瘤分期。由FIGO妇科肿瘤委员会起草,征得国际抗癌联盟(Union for International Cancer Control,UICC) TNM委员会、美国癌症联合委员会(American Joint Committee on Cancer,AJCC)和世界卫生组织(WHO)发表: I 期指肿瘤局限于原发部位, II 期指肿瘤侵犯邻近器官或结构, III 期肿瘤进一步侵犯, IV 期为远处转移。最早是根据临床检查进行妇科肿瘤分期,也称为临床分期。以后加入了以病理检查结果作为分期证据,成为手术病理分期。分期证据包括肿瘤所在的解剖部位、临床表现和病理组织类型及肿瘤组织病理学分级(细胞分化)。通过FIGO分期可以评估肿瘤的严重程度和预后,更好地指导临床制定合理的治疗方案,争取最大限度地得到好的疗效。在 FIGO 分期制定后,根据临床循证医学结果,不断更新。

宫颈癌是最早开始应用的 FIGO 分期。1953年,FIGO 开始制定宫颈癌的临床分期,期间经过几次更新,但由于宫颈癌是女性最常见的生殖道肿瘤,在经济不发达地区晚期癌多见,往往患者失去手术机会,故长期以来一直以临床检查结果作为分期依据。直到 FIGO 2018 年的宫颈癌新分期,宫颈癌分期开启了由临床分期转向临床 - 手术 - 病理分期:对微小浸润癌忽略水平浸润宽度,对浸润癌强调了肿瘤大小、淋巴结转移状态,强调盆腔和腹主动脉旁淋巴结转移是重要的分期依据,对患者生存及预后的影响,而且在治疗前可以根据影像学检查进行术前分期。

1971 年 FIGO 制定了子宫内膜癌临床分期,到1988 年开始应用手术病理分期,将癌灶侵犯子宫肌层深度,腹腔冲洗液有无癌细胞,以及淋巴有无转移纳入分期。2009 年 FIGO 对子宫内膜癌分期进行了较多改动,简化了肌层和宫颈浸润深度的分类,在一定程度上降低了术前评估的难度,有利于术前对子宫肌层和宫颈受累的正确判断。另外强调盆腔和腹主动脉旁淋巴结转移是重要的分期依据。至今临床采用的仍然是 FIGO 2009 年分期。

由于子宫肉瘤发病率低,组织病理多样,而肿瘤分期又是子宫肉瘤最重要的预后因素。长期以来,对子宫肉瘤一直应用子宫内膜癌分期,直到2009 年 FIGO 开始进行了子宫肉瘤分期,强调病理诊断和手术病理分期的重要性,但癌肉瘤的分期仍沿用子宫内膜癌的分期标准。

卵巢癌分期始于 1973 年开始制定 FIGO 分期,此后在 1988 和 2013 年两次修订,目前采用的2013 年分期于 2014 年 1 月正式发表,是手术和病理分期。2013 年卵巢癌 FIGO 分期主要对包膜破裂、淋巴结转移等相关分期进行修正。因原发性腹膜癌和输卵管癌罕见,且与卵巢癌有许多相似特性,故在 2014 年分期中将输卵管癌、原发性腹膜癌合并成为卵巢癌 - 输卵管癌 - 原发腹膜癌 FIGO分期。

阴道癌目前采用 2009 年 FIGO 临床分期,基于治疗前的体格检查、活检和影像学结果确定分期。影像学可以评估肿瘤大小和范围,作为临床分期的补充,用于指导治疗,但不可更改初始分期。

1988 年开始制定了外阴癌手术病理分期,

2009 年制定新分期,应用至今。根据病灶大小,是否局限于外阴,有无邻近器官侵犯,以及有无淋巴结转移和远处转移等进行分期。

(三)原发灶 - 淋巴结 - 远处转移恶性肿瘤分期标准

原发灶 - 淋巴结 - 远处转移恶性肿瘤分期(tumor node metastasis,TNM)在 1943~1952 年间首先由法国人 Pierre Denoix 提出,后来美国癌症联合委员会(American Joint Committee on Cancer,AJCC)和国际抗癌联盟(Union for International Cancer Control,UICC)共同开始,逐步建立国际性的分期标准。

1. **原发灶(Tumor,T)** 指肿瘤原发灶的情况,随着肿瘤体积的增加和邻近组织受累范围的增加,依次用 T1~T4 来表示。

2. **淋巴结(Node,N)** 指区域淋巴结(regional lymph node)受累情况。淋巴结未受累时,用 N0 表示。随着淋巴结受累程度和范围的增加,依次用 N1~N3 表示。

3. **转移(Metastasis,M)** 指远处转移(通常是血道转移),没有远处转移者用 M0 表示,有远处转移者用 M1 表示。

在此基础上,用 TNM 三个指标的组合划出特定的分期。分期越高提示肿瘤恶性程度高。为了便于临床应用,在 2000 年在第 9 届 FIGO 大会上,开始将 FIGO 和 TNM 分期进行对照、统一。

四、恶性肿瘤的疗效评估

对恶性肿瘤的疗效评估常用几种表示方法,通常由恶性肿瘤诊断治疗开始(如为临床试验,则从随机化入组开始)计算,到对肿瘤患者的随访日或患者死亡日截止。

(一)生存率

总生存率(overall survival rate,OS)是肿瘤临床诊断治疗中最佳的疗效终点;当患者的生存期能充分评估时,OS 是首选终点。无瘤生存率(relapse-free survival,RFS),从诊断治疗(或随机化)开始至肿瘤复发或(因任何原因)死亡之间的时间。无进展生存率(progression-free survival,PFS)从诊断(或随机化)开始到肿瘤发生(任何方面)进展或(因任何原因)死亡之间的时间。

(二)WHO 实体瘤治疗后的评价标准

1. **实体瘤治疗后的评价标准** 实体瘤治疗疗效评价标准的进展已有 40 余年的历史。1979 年,世界卫生组织（WHO）确定了实体瘤双径测量的疗效评价标准。WHO（1979）标准规定疗效需在4周后确认：二维（双径）测量：以最大径（A）及其最大垂直径（B）的乘积代表肿瘤面积，以此变化来代表体积的变化。

WHO实体瘤疗效分为：完全缓解（complete response，CR）：所有可见病灶完全消失，至少维持4周以上；部分缓解（partial response，PR）：所见肿瘤两个最大垂直径的乘积之和减少50%以上，维持4周以上，无任何病灶进展，无任何新病灶出现；轻度缓解（minor regression，MR）：肿瘤缩小≥25%，但<50%，无新病灶出现；病情稳定（stable disease，SD）：肿瘤缩小或增大均<25%，无新病灶出现；稳定（no change，NC），后RECIST法取消此项评价；疾病进展（progressive disease，PD）。WHO标准一直应用了20年，作为肿瘤疗效评价标准。

2. RECIST评价标准　1999年，首次在美国的ASCO会议上提出了实体瘤疗效评价标准（response evaluation criteria in solid tumors，RECIST）；主要是该标准简化了测量的步骤，提高了准确性。与WHO标准不同点在于不用面积代表肿瘤大小。2009年，RECIST（1.1版）公布修订版，主要提出运用基于肿瘤负荷的解剖成像技术进行疗效评估，其中肿瘤病灶分为可测量和不可测量病灶。2010年，RECIST修订（mRECIST）建议以存活肿瘤作为评估对象。

RECIST评价标准：应用一维测量方法（或称单径测量法），以靶病灶肿瘤最长径代表肿瘤大小，反映肿瘤治疗疗效。对测量的要求：①用直尺或测量器进行测定，用国际单位记录；②所有的基线评价应尽可能接近治疗开始日期，最多不能超过4周；③对于每一个选定的病灶，在基线和随访中的评价都应采用同一种检查手段；④在整个研究过程中，建议由同一位医师进行肿瘤的测量；⑤应测量肿瘤靶病灶的数目：应代表所有累及器官，每个脏器最多2个，如果有几个脏器同时受累，应选择至少2~5个靶病灶作为评价对象，总共不超过10个。疗效评估时，应计算各靶病灶最长径之和。

（三）测量肿瘤大小的方法

1. 测定方法　主要是通过以下方法测定：①电子计算机断层扫描（computed tomography，CT）或磁共振成像（magnetic resonance imaging，MRI）。②胸X线片。③超声检查（ultrasonography，US）：一般不作为评价手段。但是，如果有可以触及的病变，或者表浅病变完全消失，超声检查可作为触诊（有标尺的彩照）的补充。④口服钡剂X线摄片。⑤内镜和腹腔镜：仅用于证实病理CR。⑥肿瘤标志物（tumor marker）：CR需全部恢复正常。⑦细胞学和病理组织学：可鉴别CR或PR，残存病变的良恶性。⑧正电子发射计算机断层显像（positron emission tomography-computed tomography，PET-CT）等：判定抗肿瘤效果的价值尚缺乏数据支持。

2. 对淋巴结转移（lymphatic metastasis）疗效　提出：短径<10mm的淋巴结视为正常淋巴结，不必记录和随访；短径≥10mm和<15mm的淋巴结被视为有病理意义的不可测量非靶病灶；CT扫描中短径≥15mm的淋巴结可作为有病理意义的可测量靶病灶，疗效评估时靶病灶总数目可将其包括进去。

3. 对特殊病灶的测量方法　①皮肤表浅病灶：只有可扪及的临床表浅病灶才能作为可测量病灶，如皮肤结节及浅表淋巴结。可以拍摄照片（建议拍彩色照）作为依据，为了正确测量和具有可比性，拍摄时应有标尺在旁示意病灶长径。②不规则病灶：应测量病灶2个最远点的距离，但这条线不应穿出病灶外。③融合病灶：测量融合病灶的最长径，作为最长径的总和记录。④分裂病灶：分别测量，然后相加，作为一个病灶记录，注明是分裂病灶。

以上疗效评估方法，为恶性肿瘤治疗效果提供了统一的标准。

总之，随着妇科肿瘤发病率的增加和年轻化的趋势，需要妇科肿瘤医师建立对肿瘤全过程的关注，重视各级预防，重视肿瘤临床中心的理念及新观点，来指导临床，提高医疗质量。

（魏丽惠）

参考文献

1. 曹泽毅. 中华妇产科学. 3版. 北京: 人民卫生出版社, 2014.
2. 连利娟. 林巧稚妇科肿瘤学. 4版. 北京: 人民卫生出版社, 2006.
3. 徐丛剑, 华克勤. 实用妇产科学. 4版. 北京: 人民卫生出版社, 2018.
4. 郭豫斌. 诺贝尔生理学或医学奖明星故事. 西安: 陕西人民出版社, 2009.
5. 赵彦艳, 孙开来. 人类发育与遗传学. 3版. 北京: 人民卫生出版社, 2017.
6. 王红, 赵光临, 刘卫华, 等. "降消"干预对孕产妇死亡的

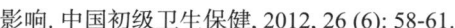

影响. 中国初级卫生保健, 2012, 26 (6): 58-61.

7. 王慧霞, 沈汝棡, 杨慧娟, 等. 北京地区 2001—2010 年异位妊娠妇女死亡分析. 中华流行病学杂志, 2011, 32 (11): 1178-1179.

8. 蒲杰, 我国孕产妇死因构成的变迁. 实用妇产科杂志, 2021, 37 (03): 161-165.

9. 石慧峰, 陈练, 王晓霞, 等. 2016—2019 年中国严重产后出血的流行病学现状和变化趋势. 中华妇产科杂志, 2021, 56 (7): 7.

10. 刘凤洁, 沈汝棡, 杨慧娟, 等. 1996 年至 2010 年北京市羊水栓塞孕产妇死亡分析. 中国妇产科临床杂志, 2013, 14 (4): 212-214.

11. 董志伟, 彭玉. 中国癌症筛查及早诊早治技术方案. 北京: 人民卫生出版社, 2009.

12. 林结敏. 奉化市近十年围产儿死亡情况分析. 上海预防医学, 2014, 26 (2): 76-77.

13. 张小燕, 丁燕. 2009—2014 年如皋市围产儿死亡情况分析. 社会医学杂志, 2015, 13 (24): 29-31.

14. 王惠英, 刘菊凝, 徐蓉. 2003—2012 年苏州市围产儿死亡率情况分析. 江苏妇幼保健, 2014, 16 (5): 58-59.

15. 顾燕芳, 于亮. 2003—2009 年无锡市围产儿死亡分析. 中国妇幼保健, 2014, 27 (32): 5099-5102.

16. 周远洋, 朱军, 王艳萍, 等. 1996—2010 年全国孕产妇死亡率变化趋势. 中国预防医学杂志, 2011, 45 (10): 934-939.

17. 陈敦金, 贺芳. 中国孕产妇死亡率极大程度降低——对世界的最大贡献. 中国实用妇科与产科杂志, 2019, 35 (10): 1076-1080.

18. Kassebaum NJ, Bertozzi-Villa A, Coggeshall MS, et al. Global, regional, and national levels and causes of maternal mortality during 1990-2013: A systematic analysis for the Global Burden of Disease Study 2013. Lancet, 2014, 384 (9947): 980-1004.

19. Alkema L, Chou D, Hogan D, et al. Global, regional, and national levels and trends in maternal mortality between 1990 and 2015, with scenario-based projections to 2030: a systematic analysis by the UN Maternal Mortality Estimation Inter-Agency Group. Lancet, 2016 Jan 30, 387 (10017): 462-474.

20. Guerrera G. Neonatal and pediatric healthcare worldwide: A report from UNICEF. Clinica chimica acta, international journal of clinical chemistry, 2015, 451 (Pt A): 4-8.

21. Luo XL, Zhang WY. Obstetrical disease spectrum in China: An epidemiological study of 111 767 cases in 2011. Chinese Medical Journal, 2015, 128 (9): 1137-1146.

22. Irene MD, Matthias S, Susanne JK, et al. Perinatal mortality and advanced age. Gynecol Obstet Investigation, 2014, 77: 50-57.

23. Maeda K. Highly improved perinatal states in Japan. J Obstet Gynecol Res, 2014, 40 (8): 1968-1976.

24. James Drife, Brian Magowan. Clinical Obstetrics and Gynecology. Edinburgh: Saunders, 2004.

25. Yim GW, Kim SW, Nam EJ, et al. Perioperative complications of robot-assisted laparoscopic surgery using three robotic arms at a single institution. Yonsei Med J, 2015, 56 (2): 474-481.

26. Jemal A, Bray F, Center MM, et al. Global cancer statistics. CA Cancer J Clin, 2011, 61 (2): 69-90.

27. Dobson SR, McNeil S, Dionne M, et al. Immunogenicity of 2 doses of HPV vaccine in younger adolescents vs 3 doses in young women: a randomized clinical trial. JAMA, 2013, 309 (17): 1793-1802.

28. Jaffee EM, Dang CV, Agus DB, et al. Future cancer research priorities in the USA: a Lancet oncology commission. Lancet Oncol, 2017, 18: e653-706.

29. Burger RA, Brady MF, Rhee J, et al. Independent radiologic review of the Gynecologic Oncology Group Study 0218, a phase III trial of bevacizumab in the primary treatment of advanced epithelial ovarian, primary peritoneal, or fallopian tube cancer. Gynecol Oncol, 2013, 131 (1): 21-26.

30. Zheng R, Zang S, Zeng H, et al. Cancer incidence and mortality in China, 2016. GNCC, 2022.

产科篇

第一章 妊娠生理

本章关键点

1. 妊娠始于受精卵的形成,胚胎和胎儿在子宫内生长发育,最终随着胎儿及其附属物从母体排出而结束。
2. 母体、胎儿及胎盘分泌的激素可影响细胞分化及胚胎和胎儿的生长发育,并可影响胎盘功能和分娩的发动。
3. 胎儿不被母体免疫系统排斥,依赖于精细而复杂的母-胎免疫调节。
4. 胎儿-胎盘循环是母胎之间物质交换的基础。

妊娠期孕妇体内各系统为适应胎儿的生长发育和为分娩做准备,在解剖结构、生理功能以及生化方面发生一系列复杂的变化。妊娠结束或停止哺乳后,这些变化将逐渐消失,并可完全恢复至妊娠前的状态。

一、妊娠期母体各系统的变化

(一) 生殖系统的变化

1. 子宫

(1) 子宫外观的改变:妊娠期子宫肌壁变薄,子宫总容量约 5 000ml,是非孕期的 500~1 000 倍。其重量至足月时增至约 1 100g。

妊娠期以宫底部增大最为显著,主要为肌细胞肥大所致,其数量并不明显增多。弹性组织也显著增加,肌壁间血管和淋巴数量及体积明显增加。

在非妊娠及妊娠最初几周,子宫呈倒置的梨形。随妊娠的进展,子宫的形态逐渐变成球形,然后为卵圆形。妊娠 12 周后,子宫增大逐渐超出盆腔,在耻骨联合上方可触及,呈现右旋状态。

(2) 子宫收缩力:自孕早期开始子宫就有不规则的生理性子宫收缩(Braxton Hicks contraction),其强度为 5~25mmHg,不会导致宫颈扩张。而到了孕晚期,子宫收缩频率增加,可达到 10~20 分钟 1 次,并呈现一定程度的节律性,可能造成孕妇的不适感或假临产。

(3) 子宫胎盘血流:妊娠期子宫血管扩张、增粗,胎盘灌注主要由子宫动脉与卵巢动脉提供。妊娠期子宫胎盘血流进行性增加,至孕晚期为 450~650ml/min。由于子宫肌纤维相互交错,子宫收缩时可致血管受压,血流量明显减少,使胎盘剥离面迅速止血。

(4) 宫颈:宫颈在妊娠一个月后开始软化,呈紫蓝色。宫颈管内腺体增生、肥大。宫颈结缔组织重排使分娩时宫颈管能顺利扩张,并在分娩后能恢复至妊娠前状态。

妊娠后宫颈黏液分泌增多,形成宫颈黏液栓,有保护宫腔免受外来感染的作用。在分娩开始时,黏液栓的去除导致见红。

2. 卵巢 在妊娠的前 6~7 周卵巢中的妊娠黄体产生大量雌激素及孕激素,妊娠 10 周以后黄体功能由胎盘取代。妊娠期间卵巢表面常发生蜕膜样反应,表现为卵巢表面片状突出的易出血的组织和显著增宽的卵巢静脉。

3. 输卵管 妊娠期间输卵管伸长,黏膜层上皮细胞呈扁平状。其内膜肌层中可能出现蜕膜细胞生长,但不形成连续的蜕膜层。

4. 阴道和会阴 妊娠期会阴皮肤和肌肉的血管增生、充血,阴道黏膜充血水肿呈紫蓝色(Chadwick 征),结缔组织软化,大小阴唇色素沉着。阴道壁黏膜层厚度增加,结缔组织松弛及平滑肌细胞肥大。阴道内分泌物也显著增多,呈白色黏稠状,pH 3.5~6.0。

(二)乳房

妊娠期间乳腺腺管及腺泡在雌激素和孕激素的作用下发育,导致乳房增大。自妊娠 8 周开始,乳房和乳头增大并色素沉着,乳头周围结缔组织更加疏松,可出现增生的皮脂腺形成的结节状隆起,称为蒙氏结节(Montgomery's tubercles)。

(三)皮肤

妊娠期孕妇皮肤会出现色素沉着,多见于腹中线,有时面部、颈部也会出现大小不等的褐色斑点,即妊娠黄褐斑。有的孕妇腹部、乳房和大腿皮肤出现淡红色略凹陷的纹路,即妊娠纹。

(四)血液学的变化

1. **血容量** 妊娠期母体血容量显著增加,妊娠 32~34 周时血容量较非孕期增加 40%~50%,为 1 500~1 600ml。妊娠期高血容量可满足妊娠子宫显著增生的血管系统的需求、保护母体和胎儿,也可减少母体在分娩过程中失血的不良反应。

2. **血液成分**

(1)红细胞、血红蛋白及血细胞比容:妊娠期由于血液稀释,红细胞计数由 4.2×10^{12}/L 降至 3.6×10^{12}/L。足月时大多数孕妇的血红蛋白平均浓度为 125g/L,极少数低于 110g/L。血细胞比容由 0.38~0.47 降至 0.31~0.34。妊娠期血红蛋白水平降低多由缺铁性贫血所致,应适当补充铁剂。

(2)白细胞:妊娠期白细胞计数增加,主要为中性粒细胞,孕早期平均白细胞计数为 8×10^9/L,中晚期平均为 8.5×10^9/L,在分娩过程中和产褥期早期,白细胞可明显增高到 25×10^9/L。

(3)血小板:妊娠期间血小板计数可由 250×10^9/L 下降至 213×10^9/L。血小板计数低于 100×10^9/L 称为血小板减少症。

(五)心血管系统

1. **心脏** 妊娠期间增大的子宫将横膈上推,心脏向左、前方移位。由于血容量的增加,心脏收缩末期和舒张末期的体积相应增大。左室壁、舒张末期容积、心率、每搏输出量及心排血量均增加。心音也会产生变化:第一心音加重、分裂,两心音响度增加,第三心音响亮;可有收缩期杂音。

2. **心排血量** 正常妊娠时,由于平均动脉压和血管阻力的降低以及血容量、孕妇体重及代谢率的增加,心排血量会出现一系列变化,以保证子宫、胎盘和乳房的血供。妊娠 5 周时心排血量增加约 10%,12 周时增加 34%~39%,在孕 25~30 周之间,

心排血量达到峰值。在分娩的第一阶段,心排血量中度增加;第二阶段,心排血量显著增加。在分娩完成后,由妊娠导致的心排血量增加多数能迅速降低。

3. **血压** 在妊娠不同阶段血压的平均值也不同,在妊娠 24~26 周时达到最低值,之后逐渐上升。有的孕妇在仰卧位时由于增大的子宫压迫大静脉,可出现低血压,即仰卧位低血压。而且仰卧位时子宫动脉压及血流会明显降低,会导致胎心率的变化。妊娠妇女侧卧位或妊娠终止时增高的静脉压多会降低。

(六)呼吸系统

妊娠期横膈抬高 4cm,胸廓横径增加 2cm,胸廓周长增加约 6cm,会导致孕妇肺功能发生一系列变化:①功能残气量:降低约 20%;②补呼气量:降低 15%~20%;③残气量:降低 20%~25%;④吸气量:吸气量增加 5%~10%;⑤肺总量:降低约 5%。妊娠妇女的呼吸频率多保持不变。

(七)泌尿系统

1. **肾脏** 妊娠期肾脏体积轻度增加,肾小球滤过率(glomerular filtration rate,GFR)和肾血浆流量在孕早期时增加。GFR 在妊娠第二周时增加约 25%,孕中期增加约 50%。肾血浆流量在妊娠 16 周时增加 75%,至 34 周降低约 25%。

2. **输尿管** 妊娠期妇女的输尿管处于扩张状态,且右侧扩张更为明显,常导致肾盂和输尿管积水。输尿管在妊娠期增长并呈屈曲状。

3. **膀胱** 妊娠 12 周后,随着子宫增大及盆腔脏器充血、肌肉和结缔组织的增生,膀胱三角升高。到孕晚期,膀胱三角显著增厚、增宽。膀胱压力从孕早期的 8cmH$_2$O(1mmHg=0.133kPa)升至足月时的 20cmH$_2$O。与此同时,尿道内压从 70cmH$_2$O 增到 93cmH$_2$O。

(八)消化系统

1. **胃肠道** 胃排空时间在妊娠期间无明显变化。在分娩过程中,特别是使用麻醉药之后,胃排空时间会明显延长。妊娠期妇女因酸性分泌物反流入食管下部可有胃灼热感,是由于妊娠期胃的位置改变、食管下部括约肌张力降低导致。

2. **肝脏** 妊娠期肝动脉和门静脉血流明显增加。妊娠妇女的血清转氨酶、γ-谷氨酰转移酶和胆红素水平出现轻度下降。妊娠期血浆白蛋白浓度降低,到孕晚期,白蛋白浓度平均为 3.0g/dl,但白蛋白总量增加。

3. **胆囊** 妊娠期胆囊的收缩功能受损、剩余容积增加，排空时间延长，胆固醇饱和度增加，引起妊娠期胆石症、胆囊炎发生率增高。

（九）内分泌系统

1. **垂体** 妊娠期在雌激素作用下，催乳素细胞增生、肥大，使垂体体积增大 1/3。

（1）生长激素：从妊娠 10 周开始，血清生长激素水平从 3.5ng/ml 缓慢增加，至 28 周后达到并维持在 14ng/ml。羊水中的生长激素水平在 14~15 周后缓慢下降，到妊娠 36 周时至基线水平。

胎盘生长激素由合体滋养层细胞分泌，其生理功能可能与胎儿生长及子痫前期的发展有关。在孕中期之后，胎盘生长激素与母体的胰岛素抵抗有关，且其母体血清的浓度与新生儿体重相关。

（2）催乳素：妊娠过程中，母体血浆催乳素水平明显升高。至足月时，孕妇的催乳素水平增加了 10 倍，约 150ng/ml，分娩后降低。在哺乳早期，催乳素呈与吸吮相关的脉冲样分泌。

羊水中的催乳素浓度较高，在妊娠 20~26 周时约 10 000ng/ml，之后下降，到 34 周后达最低点。

（3）甲状腺：妊娠妇女甲状腺激素分泌量增加了 40%~100%，腺体和血管也中度增生。在碘摄入充足时甲状腺总体积保持不变或仅轻度增大。

孕早期甲状腺结合球蛋白开始增加，到孕 20 周时达到高峰。血清总甲状腺激素水平在孕 6~9 周迅速上升，在孕 18 周时达到平台期。孕早期后，血清游离 T_4 恢复至正常。而 T_3 总水平在孕 18 周上升更为显著，之后到达平台期。

（4）甲状旁腺：妊娠早期血浆甲状旁腺素的水平降低，之后随孕周增加而逐渐增多。在妊娠晚期，胎儿骨骼钙化需要约 30g 钙，母体通过增加钙吸收率来满足这一需求。妊娠中母体每天钙吸收量逐渐上升，在孕晚期接近 400mg/d。

2. **肾上腺**

（1）皮质醇：妊娠妇女肾上腺的皮质醇分泌量较非妊娠期不变甚至有所降低，其清除率降低。孕早期母体循环中促肾上腺皮质激素水平明显降低。随妊娠进展，促肾上腺皮质激素和游离皮质醇水平逐渐增加。

（2）醛固酮：孕 15 周开始，孕妇肾上腺醛固酮分泌增加，孕晚期约 1mg/d。醛固酮可抵抗孕酮和心房钠尿肽的促尿钠排泄作用，也可能参与调节滋养层细胞生长及胎盘大小。

（3）脱氧皮质酮：妊娠母体脱氧皮质酮水平明显上升，妊娠早期妇女的血浆脱氧皮质酮水平相似，均低于 100pg/ml，至晚期其浓度上升至 1 500pg/ml。

（4）雄激素：妊娠期雄烯二酮和睾酮水平增加，母体血浆中的雄烯二酮和睾酮在胎盘中转换成雌二醇，使其清除率增加。相反，母体血浆中性激素结合球蛋白数量的增加，又阻碍了睾酮的清除。

（十）骨骼、肌肉系统

妊娠期妇女脊柱前凸，重心移到下肢上，骶髂关节、骶尾关节和耻骨联合活动度增加。在分娩后关节强度迅速增加，在产后 3~5 个月恢复至妊娠前水平。

（十一）中枢神经系统

妊娠期及产后妇女可有早期注意力和记忆力的问题。妊娠期记忆力减退多为暂时性，产后迅速恢复。

二、妊娠期母体代谢变化

妊娠期为适应胎儿和胎盘的需求，到孕晚期，母体基础代谢率增加 10%~20%。妊娠前 6 个月能量需求并没有明显增加，在妊娠最后 3 个月平均每天约增加 200kcal。

（一）体重

由于妊娠期子宫增大及其内容物的生长，以及乳房增大、血容量增加等原因，孕妇体重随孕周而增加，妊娠期妇女平均体重增加 10.0~16.7kg。

（二）代谢变化

1. **水代谢** 妊娠期在血管升压素的作用下，孕妇血浆渗透压下降，导致水潴留。足月时，胎儿、胎盘和羊水含水量约 3.5L，母体血容量约增加 3.0L。

2. **蛋白质代谢** 孕妇对蛋白质需求增加，其体内储存的蛋白质主要供胎儿生长发育、生殖器官发育的需要，并为分娩期做准备。胎儿体内的氨基酸浓度因胎盘的调节要高于母体氨基酸浓度。

3. **碳水化合物** 正常妊娠时母体的代谢可出现类似糖尿病前状态。胎盘产生的代谢激素（胎盘生长素、瘦素、胎盘催乳素和胰岛素样生长因子 -1）可导致一过性的血糖平衡变化，并降低胰岛素敏感性，导致代偿性的胰岛 β 细胞增殖。由于妊娠期间胰岛素分泌量增加，胎盘产生的胰岛素酶、激素等物质相对不足，孕妇可有空腹血糖略低、餐后高血糖及高胰岛素血症。孕妇体内胰岛素对葡萄糖的反应增加，葡萄糖外周摄取下降，糖原反应受到抑制,导致胰岛素组织抵抗,可能与孕激素和雌激素的调节作用有关。

4. 脂肪代谢 妊娠中血浆脂类、脂蛋白和载脂蛋白浓度显著增加。在孕早期和中期,由于脂类合成以及进食量的增加,母体脂肪累积。到了孕晚期,由于脂肪分解代谢增强、脂蛋白脂肪酶活性减弱,脂肪组织从循环中摄取甘油三酯减少,脂肪囤积减少甚至停滞。脂肪代谢的变化使得母体将脂肪作为主要的能量来源,将更多的葡萄糖和氨基酸输送给胎儿。

三、妊娠期母体止血机制

在正常妊娠过程中,凝血和纤溶机制都被激活。正常妊娠妇女中,因子Ⅰ、Ⅶ、Ⅷ、Ⅸ、Ⅹ显著增加,Ⅱ、Ⅴ、Ⅻ水平不变或略增加,因子Ⅺ和ⅩⅢ水平下降。由于妊娠期血浆容量的生理性增加,这些促凝物质的浓度变化反映其前体物质显著增加。

正常妊娠中,纤维蛋白原(因子Ⅰ)在孕早期浓度开始上升,至孕晚期其浓度增加约50%。纤维蛋白原增加与红细胞沉降速率显著提升相关。

凝血的终产物是纤维蛋白,纤溶系统的主要功能是清除过多的纤维蛋白。组织纤溶酶原激活物(tPA)将纤维蛋白溶解酶原转变成为纤维蛋白溶解酶,后者导致纤维蛋白溶解及纤维蛋白降解产物如D-二聚体的形成。正常妊娠中纤溶活性降低,纤维蛋白溶解酶原激活物抑制物1型(PAI-1)和2型(PAI-2)的浓度增加,这两者能通过纤维蛋白溶解酶抑制tPA活性和调节纤维蛋白降解。

(一)血小板

正常妊娠会引起血小板浓度的变化,血小板计数较非妊娠妇女降低。因孕妇血液稀释及血小板消耗增加,幼稚血小板比例增加、血小板体积增大。在孕中期,可引起血小板聚集的 TXA_2 浓度增加。妊娠期脾脏体积增大,脾脏功能亢进也可导致血小板计数降低。

(二)调节蛋白

妊娠早期开始,天然抗凝物质蛋白S水平明显下降,但蛋白C和抗凝血酶Ⅲ无明显变化。但尚不清楚蛋白S水平与活化蛋白C(activated protein C)/蛋白S的比值的改变是否与孕期高凝状态相关。若在孕期凝血功能检查时发现这些值异常,需谨慎判断。

凝血因子Ⅴa和凝血因子Ⅷa有促凝作用,从而达到抗凝效果。妊娠中对蛋白C的抵抗作用显著增强,同时伴随游离蛋白S浓度降低和凝血因子Ⅷ浓度升高。在妊娠早期和晚期,活化的蛋白C浓度由2.4U/ml降至1.9U/ml,游离蛋白S浓度由0.4U/ml降至0.16U/ml。抗凝血酶的浓度在整个孕期及早期产褥期保持相对稳定。

(三)分娩止血机制

在胎盘剥离过程中,胎盘剥离面释放大量致血栓形成物质,导致凝血因子活性增加。凝血因子和血小板浓度在胎盘剥离后迅速达到峰值,而纤溶系统的活性在正常产后3小时达到峰值。凝血因子和纤溶系统的浓度变化差异可保证在分娩过程中凝血功能达到最大值,减少产时出血。

四、妊娠期内分泌

妊娠期母体、胎儿及胎盘分泌的激素影响了胎儿的生长发育和细胞分化及其代谢过程,并可影响子宫胎盘的血流,还可能影响分娩的发动。胎儿-胎盘单位是以胎儿和母体激素相互作用为基础,在很大程度上控制了妊娠期的内分泌变化。

(一)人绒毛膜促性腺激素

1. 化学结构及特性 人绒毛膜促性腺激素(human chorionic gonadotropin,hCG)是主要由胎盘的合体滋养细胞产生的、由 α 和 β 两个亚基组成的糖蛋白激素。β-hCG 亚基羧基端有 24 个特有的氨基酸片段,故可在临床中测试母体血清 β-hCG。少数情况下,肺、肾上腺或肝等肿瘤也可产生异位 hCG。在月经中期排卵前 LH 峰之后 7~9 天,孕妇血浆中即可检出,之后浓度迅速上升。在 hCG 水平低于 2 000mU/ml 时,约每 48 小时浓度就增加1 倍,当升高至 2 000~6 000mU/ml 时,翻倍时间约72 小时,而高于 6 000mU/ml 后,翻倍时间>96 小时。妊娠 60~80 天时达高峰(100 000mU/ml)。妊娠 10~12 周时 hCG 水平开始下降,在 16 周达最低值并维持至分娩。

2. 生理作用 hCG 的主要生理功能是维持月经黄体寿命,持续产生孕酮以维持妊娠,直至滋养细胞本身能产生足够的孕激素以维持妊娠蜕膜。hCG 也可通过刺激胎儿睾丸间质细胞复制及睾酮合成,从而促使男性性分化,还可能通过 LH/hCG 受体及 TSH 受体刺激孕妇甲状腺功能,并且可作用于黄体,使子宫血管扩张及子宫平滑肌松弛。

3. 临床意义

(1)hCG 水平异常升高:可提示多胎妊娠以及葡萄胎等妊娠滋养细胞疾病等。孕有唐氏综合征胎儿的孕妇在孕中期时 hCG 水平也相对较高，唐氏综合征胎儿血 hCG 水平的异常变化，使其成为一种在孕中期唐氏筛查的生化指标。

（2）hCG 水平异常降低：异位妊娠和先兆流产的孕妇血浆 hCG 水平相对较低。

（二）雌激素

1. 化学结构及特性 雌激素（estrogen）为甾体激素，妊娠期浓度明显增加，10 周后胎儿 - 胎盘单位取代卵巢黄体成为主要来源（图 1-1）。近足月时，孕妇处于高雌激素状态。妊娠末期，雌三醇值为非孕妇女的 1 000 倍，雌二醇及雌酮值为非孕妇女的 100 倍（图 1-2）。

2. 生理作用 17β- 雌二醇具有生物学活性，在子宫内膜和其他雌激素敏感组织中发挥作用，促进雌激素作用的持续性以及组织对孕酮的敏感性，并促进子宫内膜产生类似于受类固醇激素刺激后的典型反应。

3. 临床意义

（1）胎儿生长受限：雌三醇值可以反映胎儿体重，但因其每天波动较大，因此在一段时间内应测定 4~5 次，若连续测定雌三醇曲线平坦，则提示胎儿生长受限。

（2）过期妊娠：连续测定血浆雌三醇量可估计孕期。若该值继续上升，则为未足月；若连续维持在同样水平，则提示已足月；若下降，则为过期妊娠。

（3）死胎：妊娠 35 周后，血浆游离雌三醇量 <4ng/ml（14nmol/L）提示胎死宫内可能，但应与胎儿肾上腺发育不全和胎盘缺乏硫酸酯酶鉴别。

（4）无脑儿：无脑儿无下丘脑，故腺垂体（垂体前叶）及肾上腺发育不良，使脱氢表雄酮产生受影响。因此，孕妇的尿雌三醇降低，仅为正常的 10% 或更低。

（三）孕激素

1. 化学结构及特性 孕激素（progestogen）在正常妊娠时血浆孕酮水平逐渐上升，主要来自妊娠黄体和胎盘滋养层。孕早期卵巢妊娠黄体产生少量孕激素。

妊娠期间孕酮的分泌有明显的个体差异，且同一孕妇每天、每时都发生着变化。正常单胎妊娠晚期，每天产生的孕酮量约为 250mg。胎盘不仅能将胆固醇转化为孕酮，还可将孕烯醇酮转化为孕酮（图 1-3）。合成孕酮的前体物质完全由母体提供，因此胎死宫内后孕酮可暂时保持较高水平。

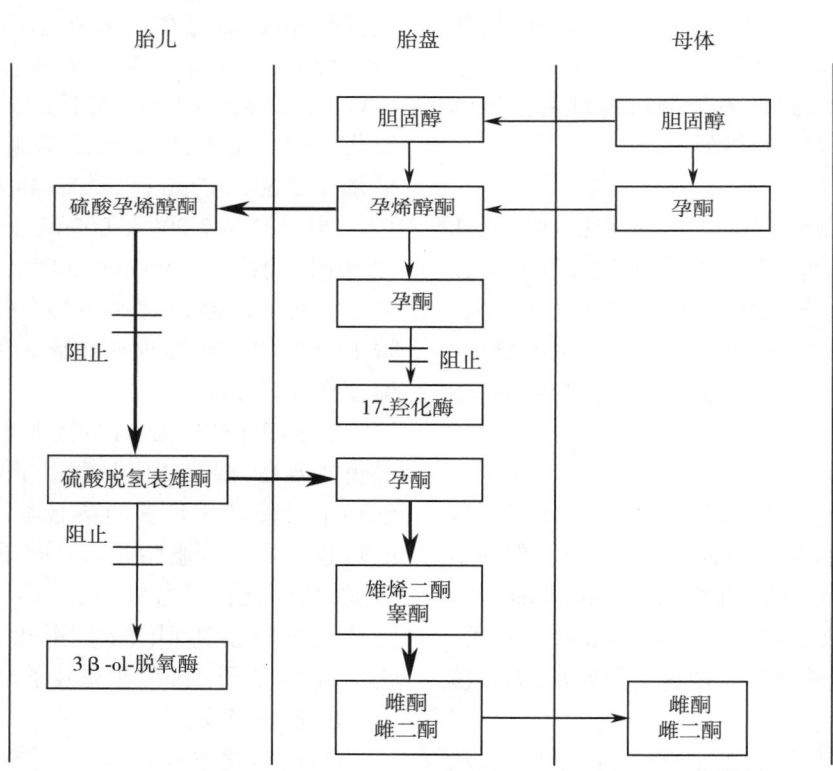

图 1-1　妊娠早期雌激素的合成

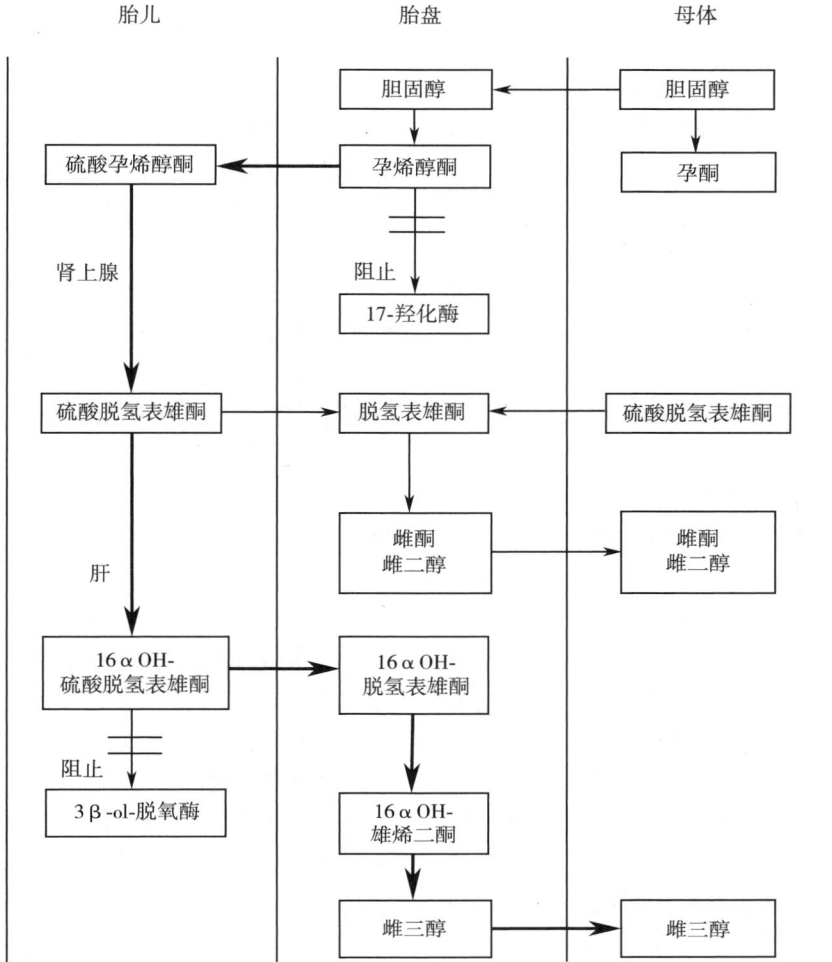

图 1-2　妊娠后期雌激素的合成

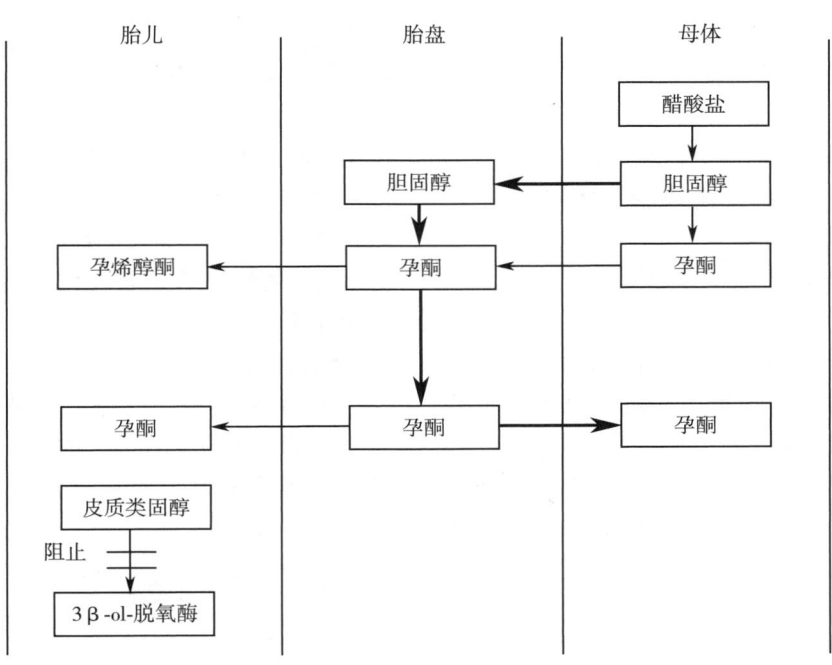

图 1-3　妊娠期孕激素的合成

2. **生理作用** 孕激素通过弥散进入细胞,在敏感组织中与孕酮受体结合。孕酮-受体复合物促进基因转录。孕酮可降低雌激素受体分子的合成,还增加雌激素硫化,促进雌激素灭活,削弱雌激素作用。

3. **临床意义** 血清孕酮的水平与妊娠结局具有明显的相关性,其增量可反映妊娠质量。

(1)判断胎盘功能:母血中孕酮水平的测定可作为衡量胎盘功能的指标。

(2)死胎:足月妊娠时孕妇血清孕酮水平高达318~636nmol/L(100~200ng/ml),如果单次血清孕酮水平 ≤ 15.9nmol/L(5ng/ml),则可提示为死胎。

(3)异位妊娠:异位妊娠时孕酮水平较低,若孕酮水平 ≥ 79.5nmol/L(25ng/ml),可排除此诊断。

(四)人胎盘催乳素

1. **化学结构和特性** 人胎盘催乳素(human placental lactogen,hPL)是一种不含糖分子的单链蛋白激素,由191个氨基酸组成,分子量约为22 300D,其化学结构与生长激素和催乳激素相似。

hPL主要由胎盘的合体滋养层细胞产生。在受孕后5~10天即可在胎盘发现,3周时血清中即可测出,母体血浆浓度稳定上升,至34~36周母体血hPL浓度与胎盘体积呈正比。因此母血hPL的浓度是衡量胎盘功能状态的一个指标。hPL半衰期为10~30分钟,在血流中呈单体形式,具有相当的促生长和生乳作用。

2. **生理作用**

(1)促进乳腺腺泡发育,刺激乳腺上皮细胞合成乳白蛋白、乳酪蛋白和乳珠蛋白,为产后泌乳做准备。

(2)促进胰岛素生成,使母血胰岛素值增高。

(3)通过脂解作用提高游离脂肪酸、甘油的浓度,以保证胎儿的能量来源。

(4)抑制母体对胎儿的排斥作用。

3. **临床意义**

(1)判断胎盘功能:hPL与胎盘和胎儿重量有关,可间接反映胎儿生长情况。足月妊娠时低于4mg/L提示胎盘功能低下。

(2)观察先兆流产:在妊娠早期连续测定hPL,测定值低或下降,提示妊娠将要或已经终止;测定值上升或正常,提示妊娠在继续。因其半衰期短,故较hCG更敏感。

(3)多胎妊娠母体hPL值升高,且与多胎妊娠的数目呈正比,可用于观察人工诱发排卵而妊娠的

病例。

(4)由胎盘病变引起的高危妊娠可通过连续测定hPL来监护。hPL随妊娠周数的增加而逐渐上升提示胎儿预后良好,反之则提示胎儿预后不良。

(5)母体血清hPL水平可作为妊娠9~13周筛查唐氏综合征的一个指标。

(五)催产素

1. **生物合成和特性** 催产素(oxytocin)是一种多肽类脑神经垂体激素,在下丘脑的视上核和脑室旁核合成,沿神经束储存在脑神经垂体,在产道的扩张和乳房的刺激等情况下释放入血液循环。

2. **生理作用**

(1)对子宫的作用:催产素主要引起子宫收缩。孕早、中期催产素只能引起子宫局限性宫缩活动,不能传播及整个子宫或使宫颈扩张。近足月时,子宫肌细胞趋向协调,催产素才能发挥其催产作用。

(2)对乳腺的作用:妊娠17周后乳腺腺泡周围的平滑肌细胞对催产素的敏感性增高。催产素可促使这些平滑肌细胞收缩,有利于乳汁排出。

(六)催乳素

1. **化学结构及特性** 催乳素(prolactin,PRL)是一种蛋白激素,在月经周期中的分泌模式相对稳定,月经中期轻度上升,黄体期PRL水平稍高于卵泡期。PRL有四种不同的形式,以分子量23 000D的PRL最具生物学和免疫学活性。

2. **生理作用** PRL的主要功能为参与乳汁生成和促使泌乳,同时还影响下丘脑-垂体-卵巢轴的功能。

(七)甲胎蛋白

1. **生物合成和特性** 甲胎蛋白(alpha-fetoprotein,AFP)是一种由胎儿卵黄囊或胎儿消化道和肝脏产生的糖蛋白,通过渗透的方式穿过胎膜进入母体循环,也可通过胎盘循环进入母体循环。妊娠13周之前的胎儿血液循环及羊水中AFP浓度逐渐上升,随后迅速下降。而在母体血中,在妊娠12周之后AFP浓度仍继续上升。

2. **生理作用** 母体血清AFP的水平升高至正常人群中位数(MOM)的2.5倍时,说明胎儿患神经管畸形和其他结构异常的风险大,需进一步检查。

五、妊娠与免疫

正常妊娠中胎儿能够在母体内生长发育而不被排斥,这种现象被认为是一种特殊类型的外周免

疫耐受机制——妊娠免疫耐受。妊娠期母胎在3个层面产生接触：合体滋养叶与母血交界面；绒毛膜与蜕膜交界面；绒毛外细胞滋养叶与母体蜕膜交界面。绒毛外细胞滋养叶与母体蜕膜交界面是最具代表性的母胎免疫部位。在妊娠不同时期，炎症反应的状态也不相同：在孕早期、胚胎植入和胎盘形成时，处于炎症前状态；在孕中期为抗炎环境；在孕晚期及妊娠终止时处于炎症前状态。

蜕膜自然杀伤细胞、蜕膜基质细胞和侵袭性的滋养层细胞的免疫特殊性与胎盘着床以及胎儿和胎盘的生长发育有关。滋养层细胞是唯一由胎儿产生的、与母体组织直接接触的细胞，它能适应不良的免疫环境，在母胎免疫耐受中起至关重要的作用。

（一）滋养层细胞的免疫原性

免疫稳态使得胎儿能够在母体内生长发育而不被排斥。胎盘是一种免疫惰性器官，不对母体免疫反应做出应答。人类白细胞抗原（human leukocyte antigen，HLA）是人类源性的主要组织相容性复合体（major histocompatibility complex，MHC），MHC-Ⅰ和MHC-Ⅱ在绒毛滋养层细胞中不表达，使其处于免疫无应答状态。

（二）滋养层细胞的HLA-Ⅰ表达

HLA是人类的MHC类似物，HLA-Ⅰ共有17种亚型。子宫自然杀伤细胞（uterine natural killer cell，uNKs）在绒毛外滋养细胞中与HLA-Ⅰ C/E/G结合，可能参与调控滋养层细胞侵袭，从而保证胎盘侵袭能达到足够程度以保证胎儿正常生长发育。仅在蜕膜细胞和uNKs表达的HLA-G抗原可能参与母-胎抗原错配，并通过调节uNKs功能来保护绒毛外滋养层细胞不受免疫排斥。而在子痫前期孕妇的绒毛外滋养层细胞中HLA-G表达可能降低。

（三）子宫自然杀伤细胞

子宫自然杀伤细胞（uNKs）是一种特殊的淋巴性的、骨髓来源的自然杀伤细胞，只在着床的黄体中期大量存在。在孕酮的作用下uNKs的浸润性增加，并可通过蜕膜基底层细胞产生IL-15和蜕膜催乳素。表面有高密度CD56或神经细胞黏附分子的uNKs细胞可调节滋养层的侵袭过程。

在囊胚着床后，uNKs大量持续存在于蜕膜，但足月蜕膜中只有很少的uNKs。uNKs分泌大量粒细胞/巨噬细胞集落刺激因子（GM-CSF），GM-CSF的主要功能可能是控制滋养细胞凋亡。uNKs表达的血管生成因子也提示其在蜕膜血管重塑中的作用。因此，uNKs在蜕膜免疫监视中起主要作用。

（四）树突状细胞

树突状细胞（dendritic cells，DCs）是一种重要的抗原呈递细胞，在初次免疫应答中发挥重要作用，其生理性免疫调节作用与母胎免疫耐受有重要关联。

（五）调节性T细胞

调节性T细胞（regulatory cell，Treg）是一种由胸腺中的Treg淋巴细胞产生的与妊娠免疫耐受有关的 $CD4^+CD25^+$ 的T细胞，具有抑制免疫应答和阻止自身免疫反应的作用。

六、胎盘输送

母血中的营养物质必须经过合体滋养层细胞、绒毛内间隙的基质和胎儿毛细血管壁到达胎儿血。这一屏障并非简单的机械屏障，在妊娠期间，合体滋养层细胞主动或被动允许、促进和调节转运到胎儿体内的物质的数量和速率。

合体滋养层细胞的母体面以复杂的微绒毛结构为特征，而胎儿面的细胞膜是胎儿毛细血管经过的绒毛内间隙的转运部位。在由绒毛内间隙到达胎儿血或者相反的运输过程中，胎儿毛细血管是作为一个辅助的运输部位。胎盘的运输效率与以下十点有关（表1-1）。

表1-1　母体-胎儿物质转运变量

该物质在母体血浆中的浓度及其与转运蛋白结合的程度
绒毛间隙内母体血流速度
可供交换的绒毛合体滋养细胞上皮的面积
物质经扩散运输，绒毛间隙内的血与胎儿毛细血管间组织屏障的物理性质
如物质经主动运输，胎盘生化结构影响转运的能力
转运过程中经胎盘代谢的物质的量
胎盘内可供交换的胎儿毛细血管面积
胎儿血中该物质的浓度
胎儿和母体血液循环中特殊的结合和运载蛋白
绒毛毛细血管中胎儿血流速度

（一）转运的机制

分子量<500D的物质（氧分子、二氧化碳、水、大部分电解质和麻醉气体）可经母体和胎儿循环之间的胎盘组织扩散。合体滋养层细胞主动促使多种小分子复合物运输。

胰岛素、类固醇激素和甲状腺激素也可以通过胎盘，但速度很慢。在滋养层细胞原位合成的激素可进入母体和胎儿血液循环，但量并不相同。分子量很高的物质通常不能通过胎盘。但分子量约为160 000D的IgG,可通过一种特殊受体介导的机制转运。

(二) 氧气和二氧化碳的转运

胎盘运输氧气受血流限制,并为胎儿提供约8ml/(min·kg)的氧气。由于O_2不断由绒毛间隙的母体血到达胎儿,胎儿血氧饱和度近似于母体毛细血管。绒毛间隙内平均血氧饱和度为65%~75%,氧分压为30~35mmHg,脐静脉血氧饱和度与之类似,但氧分压略低。

胎盘对CO_2高度通透,其运输通过扩散完成。近预产期时,脐动脉PCO_2平均为50mmHg。胎儿血比母体血CO_2亲和力低,因此CO_2易由胎儿转向母体。且孕妇轻度过度换气导致PCO_2下降,有利于CO_2从胎儿到达母体血内。

(三) 选择转运和易化扩散

滋养层细胞和绒毛膜绒毛单位在运输方面有极高的选择性,以保持不同物质在绒毛两侧的不同浓度。有些胎儿不能合成的物质在胎儿血中的浓度会高于母体血,如抗坏血酸。孕妇血浆中铁的浓度要比胎儿的浓度低,严重的缺铁性贫血的孕妇,其胎儿的血红蛋白仍在正常水平。

(邓东锐 樊瑶)

参考文献

1. Pantham P, Rosario FJ, Nijland M, et al. Reduced placental amino acid transport in response to maternal nutrient restriction in the baboon. Am J Physiol Regul Integr Comp Physiol, 2015, 309 (7): R740-R746.

2. Iversen DS, Støy J, Kampmann U, et al. Parity and type 2 diabetes mellitus: a study of insulin resistance and β-cell function in women with multiple pregnancies. BMJ Open Diabetes Research & Care, 2016, 4 (1): e237.

3. Umazume T, Yamada T, Morikawa M, et al. Platelet reactivity in twin pregnancies. Thromb Res, 2016, 138: 43-48.

4. Guibourdenche J, Leguy MC, Tsatsaris V. Biology and markers of preeclampsia. Ann Biol Clin (Paris), 2013, 71: 79-87.

5. Gong X, Chen Z, Liu Y, et al. Gene expression profiling of the paracrine effects of uterine natural killer cells on human endometrial epithelial cells. Int J Endocrinol, 2014, 2014: 393707.

6. Gibson DA, Greaves E, Critchley HO, et al. Estrogen-dependent regulation of human uterine natural killer cells promotes vascular remodelling via secretion of CCL2. Hum Reprod, 2015, 30 (6): 1290-1301.

7. Lima PD, Zhang J, Dunk C, et al. Leukocyte driven-decidual angiogenesis in early pregnancy. Cell Mol Immunol, 2014, 11 (6): 522-537.

第二章　正常分娩及正常产褥

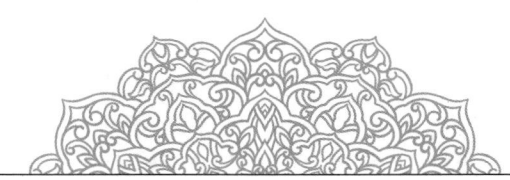

本章关键点

本章关键点

1. 胎儿通过衔接、下降、俯屈、内旋转、仰伸、复位和外旋转、肩娩出等一系列相对于骨盆径线的适应性转动,最终以最小径线通过产道,完成分娩过程。
2. 不同产程有不同的观察内容和处理要点,目前采用新产程标准,临床处理较前不同。
3. 母体全身各系统基本在产后 6 周恢复至非孕期水平。子宫复旧主要是子宫肌纤维缩复、子宫内膜再生和宫颈的复原。
4. 母乳喂养对母体和新生儿均有益,鼓励母乳喂养。如存在母体用药,需要关注药物的母乳喂养等级。

第一节　正常分娩

妊娠满 28 周(196 天)及以后的胎儿及其附属物,从临产发动至从母体排出的过程称分娩(delivery)。妊娠满 28 周至不满 37 足周(196~258 天)期间分娩称早产(premature delivery);妊娠满 37 周至不满 42 足周(259~293 天)期间分娩称足月产(term delivery);妊娠满 42 周及其后(294 天及 294 天以上)期间分娩称过期产(post term delivery)。

一、子宫及宫颈在分娩过程的适应性改变及分娩动因

妊娠分娩过程中母体和胎儿发生多种结构与功能的适应性变化,最为重要的是母体子宫与宫颈的变化。分娩发动是由母体及胎儿通过多种因素、多种途径、交互作用的过程。多因素中包含了复杂的内分泌或 / 及旁分泌因素、机械性因素、免疫因素或 / 及感染因素等;多途径涉及多种细胞内、外信息传导通路等,最终诱发子宫平滑肌收缩,宫颈扩张,发动分娩。分娩发动的确切原因目前仍不清楚,分娩动因的各种学说互相关联,较有代表性的有激素控制学说、宫颈与子宫下段成熟学说、机械学说和免疫学说等。

(一) 子宫及宫颈适应性改变及调节

根据分娩过程中子宫肌层和宫颈的主要生理变化,可人为地将分娩过程分为 4 个相互重叠的阶段:第一阶段,指从受精卵形成至妊娠晚期,为分娩前奏,也称为子宫静止期;第二阶段,通常为妊娠最后 6~8 周,为分娩前准备阶段,也称为子宫激活期;第三阶段,指产程过程,也称为子宫兴奋期;第四阶段,指分娩恢复期,也称为子宫复旧期,通常需要 4~6 周。

1. 子宫及宫颈适应性功能变化

(1)第一阶段:在此阶段子宫处于静止状态,特点为子宫平滑肌松弛,子宫肌层收缩被抑制,并且对于通常的刺激无反应。妊娠期的子宫平滑肌可以出现 Braxton-Hicks 收缩,为正常的生理性的宫缩活动,宫缩不引起宫颈扩张,通常不规律、间断发作,持续时间较短,强度低,其强度在 5~25mmHg 之间,这种生理性宫缩在分娩前 1~2 周时明显增多。

妊娠期间宫颈始终保持解剖结构形态完整性,同时发生宫颈软化、组织顺应性增加等适应性改变。

(2)第二阶段:子宫肌中与收缩相关的蛋白表达改变:缩宫素受体、前列腺素受体和间隙连接蛋

白43均显著增加；前列腺素受体和缩宫素受体在子宫底部肌细胞的表达较子宫下段增多。至妊娠足月时子宫峡部已经逐渐拉长形成子宫下段。

宫颈从软化到成熟发生于临产前数天至数周，最终在临产开始时宫颈容受和扩张。调节宫颈成熟的因素可能包括胶原结构变化、基质中葡萄糖胺聚糖和蛋白聚糖的总量和组成改变、细胞外基质炎症细胞浸润等。

（3）第三阶段：

1）子宫收缩变化：临产后子宫收缩具有节律性、对称性和极性。第一产程开始时，宫缩间歇3~5分钟，而到第二产程，逐渐缩短为不足1分钟。在活跃期，每次宫缩持续30~90秒，平均约60秒。宫缩间歇对胎儿宫内安危至关重要，无间歇的宫缩可减少子宫胎盘有效血流而导致胎儿缺氧。

2）子宫宫颈形态变化：子宫体部肌纤维不断收缩过后并不会恢复至原来长度，而是相对缩短，称为缩复；宫缩时子宫下段及宫颈较软，不断被拉伸变薄，被动扩张形成胎儿娩出的宽阔通路。已经成熟的宫颈在宫缩的作用下，宫颈管消失并扩张。宫颈内口的肌纤维被牵拉向上成为子宫下段，而宫颈外口暂时没有变化。随着宫缩的作用，宫颈外口不断被牵拉扩张，足月胎儿分娩时宫颈外口完全扩张至约10cm。

3）盆底的变化：盆底由数层组织构成，最重要的是肛提肌及被覆于其上下的肌纤维结缔组织，支撑并功能性关闭产道。在妊娠期间，肛提肌通常变得肥大，承托子宫增大带来的压力。产程中在宫缩及胎先露的作用下，肛提肌受牵拉，会阴体变薄，使得妊娠期约5cm厚的盆底组织变为非常薄的膜样结构。

4）胎儿胎盘娩出：胎儿娩出以后，子宫腔体积骤然减小而强烈收缩，胎盘与子宫壁发生剥离。胎盘剥离后，胎膜也随之剥离并娩出。子宫肌层继续强烈收缩得以闭合子宫肌壁血管，同时子宫腔闭合。

（4）第四阶段：产程结束后，子宫肌层仍然持续收缩和缩复。子宫复旧和宫颈修复使子宫和宫颈恢复至非孕状态，同时子宫内膜恢复对激素的反应性，为再次妊娠做准备。

2. 子宫平滑肌细胞功能的调控途径 目前已知的参与调控途径主要包括钙离子、钠钾泵和钾通道、缝隙连接、细胞表面的受体、细胞内环磷酸鸟苷等。这些因素通过调节肌动蛋白和肌球蛋白相互作用、子宫肌层细胞的兴奋性、细胞间相互沟通使肌细胞同步活动等途径来调控子宫收缩与舒张。

3. 妊娠分娩各阶段子宫及宫颈适应性变化的调节 涉及多种因素、多种途径的相互作用，包括多种抑制及激活子宫收缩活动的激素及其受体，如孕酮、松弛素、P-内啡肽和甲状旁腺激素相关蛋白等抑制性激素，前列腺素、缩宫素和内皮素等激活激素，以及具有双重作用的雌激素及其受体，胎盘促肾上腺皮质激素释放激素（corticotropin releasing hormone，CRH）及其受体等；细胞因子如生长因子、一氧化氮等；母体自身状态如交感-副交感神经、氧供、pH的变化；胎儿羊水逐渐生长的机械性调节等。

（1）第一阶段：子宫肌层静止的调节影响因素可能包括雌孕激素通过子宫肌层细胞内受体发挥作用；子宫肌层细胞膜受体介导的cAMP增加；cGMP的生成；以及包括子宫肌层细胞离子通道的修改等。

1）孕激素和雌激素：孕激素可通过抑制细胞间隙连接蛋白43和子宫肌层缩宫素受体而维持子宫肌层相对静止和宫颈完整性。雌激素可能通过促进孕激素反应性而增强孕激素的作用，但同时也可以促进缝隙连接形成和增加肌层缩宫素受体表达而刺激分娩。孕酮/雌激素（主要是雌二醇）的比值增加可维持妊娠状态，而比值下降可促进分娩。

2）G蛋白耦联受体：β肾上腺素受体，促黄体激素（LH）和绒毛膜促性腺激素（hCG）受体，松弛素，肾上腺皮质激素释放激素（CRH），前列腺素，心房钠尿肽和脑利钠肽及一氧化氮等，通过介导G蛋白刺激的腺苷酸环化酶增加，cAMP水平增加，调节肌层细胞松弛。

3）刺激子宫收缩物质降解或灭活加快：刺激子宫收缩物质降解或灭活的酶类活性显著增加，例如前列腺素、缩宫素酶和缩宫素；血管紧张素酶和血管紧张素Ⅱ等。

（2）第二阶段：

1）孕激素：孕酮的功能性撤退与人类分娩的发动有关。孕激素的功能性撤退存在多种途径，包括孕激素受体（progesterone receptor，PR）异构体PR-A与PR-B相对比例改变、受体激活水平降低，以及宫颈孕激素分解代谢酶的变化导致局部雌激素水平增加和孕激素水平下降等。

2)缩宫素受体:子宫肌层、子宫内膜和蜕膜的缩宫素受体增加,后者通过增加磷脂酶C活性和细胞质内钙浓度以及刺激前列腺素产生等途径加强子宫收缩。

3)松弛素:通过基质金属蛋白酶诱导调解糖胺聚糖和蛋白聚糖的合成以及基质蛋白大分子如胶原的降解,使得子宫、宫颈、阴道、耻骨联合的细胞基质发生重塑;松弛素还可以促进细胞外基质细胞增殖和抑制细胞凋亡。

4)胎儿因素的调节作用:胎儿可能通过多种途径调节子宫收缩,包括胎儿生长造成子宫肌层受牵拉、胎儿下丘脑-垂体-肾上腺胎盘轴的激活、胎儿肺表面活性物质增加等。

(3)第三阶段:刺激子宫收缩物质的数量是保证产程顺利的重要部分。包括缩宫素、前列腺素、血清素、组胺、血小板活化因子(PAF)、内皮素-1、血管紧张素Ⅱ、肾上腺皮质激素释放激素(CRH)等。

1)缩宫素:妊娠末期子宫肌层和蜕膜组织中缩宫素受体的数量明显增加,缩宫素还可以作用于蜕膜组织促进前列腺素释放。

2)前列腺素:主要在子宫肌层和蜕膜内产生,胎膜和胎盘也产生前列腺素并释放入羊水。随着妊娠周数的增加,羊水中的前列腺素水平逐渐增加,至临产后达高峰,使得宫颈扩张和蜕膜组织暴露。

(二)分娩动因学说

目前人类个体分娩受多因素作用,确切动因并不清楚,存在多种学说,多种因素可能单独或协同相互作用启动分娩过程。

1. 激素控制学说　目前认为孕酮撤退,孕酮/雌激素比例(P/E_2)下降,孕酮受体的减少导致孕酮的生物活性降低等可能在分娩发动中起重要作用。此外,胎儿下丘脑-垂体-肾上腺胎盘轴的激活,胎儿皮质醇与胎盘CRH形成正反馈循环,使子宫收缩增加进而发动分娩。

2. 宫颈与子宫下段成熟学说　宫颈的成熟和子宫下段的形成与发育是分娩发动的必要条件,与分娩的发动有明显的时相关系。

3. 机械学说　随胎儿胎盘羊水的生长以及药物应用、异常疾病状态等引起子宫张力的增加,使缩宫素释放而引起宫缩,是分娩发动的必需条件。

4. 免疫学说　妊娠期间母体免疫排斥反应受到抑制,随妊娠进展母体对胎儿抗原识别的能力改变,可能导致分娩的发动。

二、决定分娩的因素

决定分娩的因素有4个方面:产力、产道、胎儿及孕产妇的精神心理因素。子宫收缩力是临产后的主要产力;腹压是第二产程胎儿娩出的重要辅助力量;肛提肌收缩力是协助胎儿内旋转及胎头仰伸必需的力量。骨盆3个平面的大小和形状、子宫下段形成、宫颈管消失与宫口扩张、会阴体伸展直接影响胎儿通过产道。胎儿大小和胎方位也是分娩难易的影响因素。精神鼓励和心理安慰有助于产妇顺利分娩。

(一)产力

将胎儿及其附属物从子宫内逼出的力量称产力,产力包括子宫收缩力(简称宫缩)、腹肌及膈肌收缩力(统称腹压)和肛提肌收缩力。

1. 子宫收缩力　是临产后的主要产力,贯穿整个分娩过程中。临产后的子宫收缩力能使宫颈管消失、宫口扩张、胎先露部下降、胎儿和胎盘娩出。正常子宫收缩力有以下特点:

(1)节律性:宫缩的节律性是临产的标志。每阵宫缩都是由弱至强(进行期),维持一定时间(极期)(一般30~40秒),随后从强逐渐减弱(退行期),直至消失进入间歇期,每个周期一般5~6分钟(图2-1)。当宫口开全时,间歇期仅1~2分钟,宫缩可持续达60秒。宫缩如此反复,直至分娩结束。宫缩时,子宫肌壁血管及胎盘受压,子宫血流量减少,胎盘绒毛间隙的血流量减少;宫缩间歇时,子宫血流量恢复到原来水平,胎盘绒毛间歇的血流重新充盈。子宫收缩这种节律性的特点对胎儿血流灌注有利(图2-1)。

(2)对称性和极性:正常宫缩起自两侧子宫角部,迅速向子宫底中线集中,左右对称,再以2cm/s速度向子宫下段扩散,约15秒均匀协调地遍及整个子宫,此为宫缩的对称性(图2-2)。宫缩以子宫底部最强最持久,向下逐渐减弱,子宫底部的收缩力的强度是子宫下段的2倍,此为子宫收缩的极性。

(3)缩复:每次宫缩都会引起子宫体部肌纤维短缩变宽,宫缩间歇期肌纤维虽然松弛变长变窄,但不能恢复到原来的长度,经反复宫缩,子宫体部的肌纤维越来越短,这种现象为缩复(retraction)。子宫体肌纤维的缩复作用使宫腔容积逐渐缩小,迫使胎先露部下降,宫颈管消失及宫口扩张。

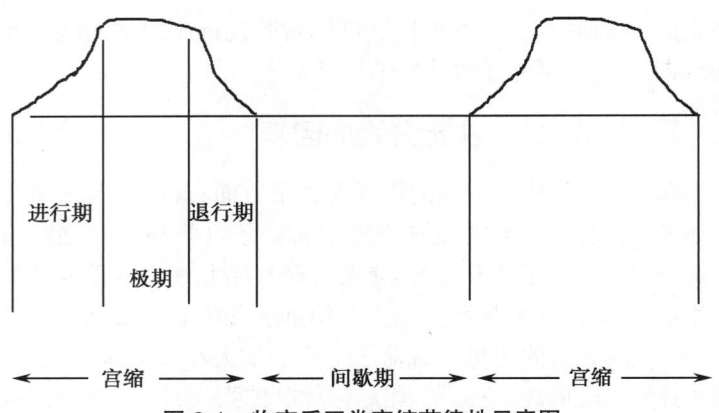

图 2-1 临产后正常宫缩节律性示意图

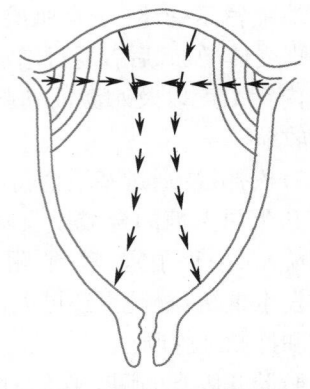

图 2-2 子宫收缩力的对称性和极性

2. **腹壁肌及膈肌收缩力** 腹壁肌及膈肌收缩力(简称腹压)是第二产程时娩出胎儿的重要辅助力量。宫口开全后,每当宫缩时,前羊水囊或胎先露部压迫骨盆底组织和直肠,反射性引起排便的动作,产妇屏气向下用力,腹壁肌及膈肌强有力的收缩使腹压增高。在第二产程末期配以宫缩时运用腹压最有效,能迫使胎儿娩出,过早加腹压易使产妇疲劳和造成宫颈水肿,致使产程延长。腹壁肌及膈肌收缩力在第三产程还能迫使已剥离的胎盘娩出。

3. **肛提肌收缩力** 肛提肌收缩力有协助胎先露部在骨盆腔进行内旋转的作用。当胎头枕部位于耻骨弓下时,能协助胎头仰伸及娩出。胎儿娩出后,当胎盘降至阴道时,肛提肌收缩力有助于胎盘娩出。

(二) 产道

产道是胎儿娩出的通道,分骨产道与软产道两部分。

1. **骨产道** 骨产道指真骨盆,其大小、形态与分娩有密切关系。骨盆腔可分 3 个假想平面。

(1) 骨盆入口平面(plane of pelvic inlet):呈横椭圆形,其前方为耻骨联合上缘,两侧为髂耻缘,后方为骶岬上缘。该平面有 4 条径线:

1) 入口前后径:即真结合径。耻骨联合上缘中点至骶岬前缘正中间的距离,平均长约 11cm,其长短与分娩关系密切。

2) 入口横径:两髂耻缘间的最大距离,平均长约 13cm。

3) 入口斜径:左右各一。左侧骶髂关节至右侧髂耻隆突间的距离为左斜径;右骶髂关节至左髂耻隆突间的距离为右斜径,平均长约 12.75cm。

(2) 中骨盆平面(plane of midpelvis):为骨盆最小平面,在产科临床有重要意义。此平面呈前后径长的纵椭圆形,其前方为耻骨联合下缘,两侧为坐骨棘,后方为骶骨下端。有两条径线:

1) 中骨盆前后径:耻骨联合下缘中点通过两侧坐骨棘连线中点至骶骨下端间的距离,平均长约 11.5cm。

2) 中骨盆横径:也称坐骨棘间径。为两坐骨棘间的距离,平均长约 10cm,是胎先露部通过中骨盆的重要径线,此径线与分娩有重要关系。

(3) 骨盆出口平面(plane of pelvic outlet):由两个在不同平面的三角形所组成,两个三角形共用的底边为坐骨结节间径:前三角平面顶端为耻骨联合下缘,两侧为耻骨降支,后三角平面顶端为骶尾关节,两侧为骶结节韧带。有 4 条径线:

1) 出口前后径:耻骨联合下缘至骶尾关节间的距离,平均长约 11.5cm。

2) 出口横径(transverse of outlet):两坐骨结节间的距离,也称坐骨结节间径,平均长约 9cm。是胎先露部通过骨盆出口的径线,此径线与分娩关系密切。

3) 出口前矢状径:耻骨联合下缘中点至坐骨结节间径中点间的距离,平均长约 6cm。

4) 出口后矢状径(posterior sagittal diameter of outlet):骶尾关节至坐骨结节间径中点间的距离,平均长约 8.5cm。当出口横径稍短,而出口横径与后矢状径之和 ≥ 15cm 时,一般正常大小胎儿可以通过后三角区经阴道娩出。

(4) 骨盆轴与骨盆倾斜度:

1) 骨盆轴(pelvic axis):为连接骨盆各假想平面中点的曲线。此轴上段向下向后,中段向下,下段向下向前。分娩时,胎儿沿此轴娩出。

2) 骨盆倾斜度(inclination of pelvis):妇女直立

时,骨盆入口平面与地平面所形成的角度,一般为60°。若骨盆倾斜度过大,常影响胎头衔接和娩出。

2. 软产道 软产道是由子宫下段、宫颈、阴道、外阴及骨盆底组织构成的弯曲管道。

(1)子宫下段形成:子宫下段由非孕时长约1cm的子宫峡部形成。子宫峡部于妊娠12周后逐渐扩展成为宫腔一部分,至妊娠末期逐渐被拉长形成子宫下段。临产后的规律宫缩进一步拉长子宫下段达7~10cm,肌壁变薄成为软产道的一部分。临产后,由于子宫肌纤维的缩复作用,子宫上段肌壁越来越厚,子宫下段肌壁被牵拉越来越薄。由于子宫上下段的肌壁厚薄不同,在两者间的子宫内面有一环状隆起,称生理性缩复环(physiological retraction ring)。正常情况下,此环不易在腹部见到。

(2)宫颈的变化:

1)宫颈管消失(cervical effacement):临产前的宫颈管长2~3cm,初产妇较经产妇稍长。临产后的规律宫缩牵拉宫颈内口的子宫肌纤维及周围韧带,以及胎先露部前羊水囊呈楔状,致使宫颈内口向上向外扩张,宫颈管形成漏斗状。随后宫颈管逐渐变短直至消失。初产妇多是宫颈管先消失,宫口后扩张;经产妇多是颈管消失与宫口扩张同时进行。

2)宫口扩张(cervical dilatation):临产后,宫口扩张主要是子宫收缩及缩复向上牵拉的结果。胎先露部衔接使前羊水于宫缩时不能回流,由于子宫下段的蜕膜发育不良,胎膜容易与该处蜕膜分离而向宫颈管突出形成前羊水囊,协助扩张宫口。胎膜多在宫口近开全时自然破裂。破膜后,胎先露部直接压迫宫颈,扩张宫口的作用更明显。产程继续进展,当宫口开全(10cm)时,妊娠足月胎头才能通过。

(3)骨盆底组织、阴道及会阴的变化:前羊水囊及胎先露部先扩张阴道上部,破膜后胎先露部下降直接压迫骨盆底组织,使软产道下段形成一个向前弯的长筒形,前壁短、后壁长,阴道外口开向前上方,阴道黏膜皱襞展平,阴道扩张。肛提肌向下及向两侧扩展,肌纤维拉长,使约5cm厚的会阴体变成2~4mm,以利于胎儿通过,分娩时若保护会阴不当,易造成裂伤。阴道及骨盆底的结缔组织和肌纤维于妊娠期肥大、血管增粗,血运丰富,产后容易发生会阴血肿。

(三)胎儿

胎儿能否顺利通过产道,还取决于胎儿大小、胎位及有无畸形。

1. 胎儿大小 分娩过程中,胎儿大小是决定分娩的一个重要因素。分娩时,虽然骨盆大小正常,但由于胎儿过大致胎头径线过大,可造成相对性头盆不称导致难产。

(1)胎头颅骨:由顶骨、额骨、颞骨各两块及枕骨一块构成。颅骨间缝隙称颅缝,两顶骨间为矢状缝,顶骨与额骨间为冠状缝,枕骨与顶骨间为人字缝,颞骨与顶骨间为颞缝,两额骨间为额缝。两颅缝交界空隙较大处称囟门:位于胎头前方菱形称前囟(大囟门),位于胎头后方三角形称后囟(小囟门)。颅缝与囟门之间均有软组织遮盖使骨板有一定的活动余地,使胎头具有一定的可塑性。在分娩过程中,通过颅骨轻度重叠使头颅变形,缩小头颅径线,利胎头娩出。过熟儿胎头较大,颅骨较硬,胎头不易变形,有时可导致难产。

(2)胎头径线,主要有四条:①双顶径(biparietal diameter,BPD):为两顶骨隆突间的距离,妊娠足月时平均值约9.3cm。临床以B型超声测此值判断胎儿大小。②枕额径(occipito-frontal diameter):为鼻根至枕骨隆突的距离。胎头以此径线衔接,妊娠足月时平均值约为11.3cm。③枕下前囟径(sub-occipito bregmatic diameter):又称小斜径,为前囟中央至枕骨隆突下方的距离。胎头俯屈后以此径线通过产道,妊娠足月时平均值约9.5cm。④枕颏径(occipitomental diameter):又称大斜径,为颏骨下方中央至后囟顶部间的距离。妊娠足月时平均值约13.3cm。

2. 胎位 产道为一纵行管道。纵产式时,胎体纵轴与骨盆轴一致,容易通过产道。头先露是胎头先通过产道,较臀先露易娩出。但需触清矢状缝及前后囟,以便确定胎位。矢状缝是确定胎位的重要标志,囟门对判断胎位也很重要。头先露在分娩过程中颅骨重叠,使胎头变形,周径变小,有利于胎头娩出。臀先露时,胎臀先娩出,胎臀较胎头周径小且软,产道不能充分扩张;当后出胎头时又无变形机会,使胎头娩出困难。肩先露时,胎体纵轴与骨盆轴垂直,妊娠足月活胎不能通过产道,对母儿威胁极大。

3. 胎儿畸形 胎儿发育异常,如脑积水(hydrocephalus)及连体儿(conjoined twins)等,由于胎头或胎体过大,通过产道困难。

(四)产妇的精神心理因素

产妇的精神心理因素可以影响产力。对分娩有顾虑的产妇,往往在分娩的早期就出现子宫收缩乏力。产妇的疼痛、惧怕、劳累等,直接影响产程的进展。应该对产妇进行分娩前的健康教育,让产妇了解各种分娩方式及其特点,了解分娩过程及其影响,让产妇树立信心。开展家庭式产房,导乐(Doula)分娩,以精神上的鼓励、心理上的安慰、体力上的支持有助于帮助产妇度过分娩全过程。

三、枕先露的分娩机转

胎儿通过衔接、下降、俯屈、内旋转、仰伸、复位及外旋转、肩娩出等一连串适应性转动,以其最小径线通过产道。下降贯穿分娩全过程,是胎儿娩出的首要条件。

分娩机转(labor mechanism)是指胎儿先露部随骨盆各平面的不同形态,被动的进行一连串适应性转动,以其最小径线通过产道的全过程。临床枕左前位最多见,故以枕左前位的分娩机转为例说明。

(一) 衔接

胎头双顶径进入骨盆入口平面,胎头颅骨最低点接近或达到坐骨棘水平,称为衔接(engagement)。胎头以半俯屈状态以枕额径进入骨盆入口,由于枕额径大于骨盆入口前后径,胎头矢状缝坐落在骨盆入口右斜径上,胎头枕骨在骨盆左前方。经产妇多在分娩开始后胎头衔接,部分初产妇在预产期前1~2周内胎头衔接。

(二) 下降

胎头下降是胎儿娩出的首要条件。胎头沿骨盆轴前进的动作称为下降(descent)。下降动作贯穿于分娩全过程。促使胎头下降的因素有:①宫缩时通过羊水传导,压力经胎轴传至胎头;②宫缩时宫底直接压迫胎臀;③胎体伸直伸长;④腹肌收缩使腹压增加。

(三) 俯屈

当胎头以枕额径进入骨盆腔降至骨盆底时,原处于半俯屈的胎头枕部遇肛提肌阻力,借杠杆作用进一步俯屈(flexion),使下颌接近胸部,变胎头衔接时的枕额径为枕下前囟径,以适应产道,有利于胎头继续下降。

(四) 内旋转

胎头围绕骨盆纵轴向前旋转,使其矢状缝与中骨盆及骨盆出口前后径相一致的动作称为内旋转(internal rotation)。内旋转从中骨盆平面开始至骨盆出口平面完成,以适应中骨盆及骨盆出口平面前后径大于横径的特点,有利于胎头下降。枕先

露时,胎头枕部到达骨盆底最低位置,肛提肌收缩力将胎头枕部推向阻力小、部位宽的前方,枕左前位的胎头向前旋转45°。胎头向前向中线旋转45°时,后囟转至耻骨弓下。胎头于第一产程末完成内旋转动作。

(五) 仰伸

完成内旋转后,当完全俯屈的胎头下降达阴道外口时,宫缩和腹压继续迫使胎头下降,而肛提肌收缩力又将胎头向前推进。两者的共同作用使胎头沿骨盆轴下段向下向前的方向转到向前,胎头枕骨下部达耻骨联合下缘时,以耻骨弓为支点,使胎头逐渐仰伸,胎头的顶、额、鼻、口、颏由会阴前缘相继娩出。当胎头仰伸时,胎儿双肩径沿左斜径进入骨盆入口。

(六) 复位及外旋转

胎头娩出后,为使胎头与胎肩恢复正常关系,胎头枕部向左旋转45°称为复位(restitution)。胎肩在盆腔入口继续下降,前(右)肩向前向中线旋转45°时,胎儿双肩径转成骨盆出口前后径相一致的方向,胎头枕部需在外继续向左旋转45°以保持胎头与胎肩的垂直关系,称为外旋转(external rotation)。

(七) 胎肩及胎儿娩出

胎头完成外旋转后,胎儿前(右)肩在耻骨弓下先娩出,随即后(左)肩从会阴前缘娩出。胎儿双肩娩出后,胎体及胎儿下肢随之顺利娩出。至此,胎儿娩出过程全部完成。

分娩机转的各个动作虽然是分别介绍,但却是连续进行的,下降动作始终贯穿分娩全过程。

四、先兆临产、临产和产程

规律且逐渐增强的子宫收缩为临产开始的标志,同时伴有进行性宫颈管消失、宫口扩张和胎先露下降。分娩过程分为3个产程,初产妇第一产程一般需11~12小时,第二产程一般不超过2小时,均较经产妇长。

(一) 先兆临产

出现预示不久将临产的症状,称为先兆临产(threatened labor)。

1. **假临产(false labor)** 孕妇在分娩发动前,常出现假临产。其特点是:宫缩持续时间短(<30秒)且不恒定,间歇时间长且不规律,宫缩强度不增加;宫缩时宫颈管不缩短,宫口不扩张;常在夜间出现,清晨消失;给予强镇静药物能够抑制宫缩。

2. **胎儿下降感(lightening)** 又称轻松感。多数孕妇自觉上腹部较前舒适，进食量较前增加，呼吸较前轻快，系胎先露部进入骨盆入口，使宫底位置下降而致。

3. **见红(show)** 大多数孕妇在临产前24~48小时内(少数1周内)，因宫颈内口附近的胎膜与该处的子宫壁剥离、毛细血管破裂，有少量出血并与宫颈管内黏液栓相混，经阴道排出，称为见红，是分娩即将开始的比较可靠的征象。若阴道流血量较多，超过平时月经量，不应视为见红，应考虑妊娠晚期产前出血，如前置胎盘、胎盘早剥等。

(二)临产的诊断

临产(in labor)开始的标志是规律且逐渐增强的子宫收缩，持续约30秒，间歇5~6分钟，同时伴随进行性宫颈管消失，宫口扩张和胎先露部下降。临产的宫缩用强镇静药物不能抑制。

(三)总产程及产程分期

总产程(total stage of labor)即分娩全过程，指从开始出现规律宫缩直到胎儿胎盘娩出的全过程。分为3个产程。

1. **第一产程(first stage of labor)** 又称宫颈扩张期。指临产开始直至宫口完全扩张即宫口开全(10cm)为止。初产妇的宫颈较紧，宫口扩张缓慢，一般需11~12小时；经产妇宫口较松，宫口扩张较快，需6~8小时。

2. **第二产程(second stage of labor)** 又称胎儿娩出期。从宫口开全到胎儿娩出的全过程。初产妇需1~2小时，一般不超过2小时，经产妇通常数分钟完成，一般不超过1小时。

3. **第三产程(third stage of labor)** 又称胎盘娩出期。从胎儿娩出到胎盘胎膜娩出的全过程，需5~15分钟，一般不超过30分钟。

五、不同产程的临床经过和处理

(一)第一产程的临床经过和处理

1. **临床表现** 产程开始时子宫收缩力可能会比较弱，间歇5~6分钟，持续25~30秒；随产程进展，间歇期逐渐缩短为2~3分钟，持续50~60秒，强度增加；宫口开全时，宫缩间歇仅1分钟或稍长，持续时间可达1分钟以上。在此期间宫颈进行性展平和扩大，胎头随之入盆衔接，直至宫口开全。宫颈边缘和阴道壁穹窿的界限消失，胎膜多在宫口开全时破裂，流出羊水。将宫口扩张度、胎头下降位置、胎心率及宫缩间隔时间与持续时间绘制成产程图，

可以一目了然地观察分娩各产程经过及变化。根据宫颈口扩张曲线将第一产程分为潜伏期和活跃期。

(1)潜伏期(latent phase)：指从临产后规律宫缩开始，至宫口扩张至3cm的时间。此期宫颈扩张速度缓慢，平均2~3小时开大1cm，约需8小时，最大时限为16小时，超过16小时为潜伏期延长，胎头在潜伏期下降不明显。

(2)活跃期(active phase)：指从宫颈口扩张3cm至宫口开全。此期宫颈扩张速度显著加快，约需4小时，最大时限为8小时，超过8小时为活跃期延长。活跃期分为3个时期：加速期，指宫颈口扩张3~4cm，需1.5~2小时；最大加速期，指宫颈口扩张4~9cm，约需2小时，在产程图上宫颈口扩张曲线呈直线倾斜上升；减速期，指宫颈口扩张9~10cm，约需30分钟，胎头于活跃期下降加快，平均每小时下降0.86cm。

2. **处理** 第一产程在宫缩间歇期可自由体位，适量活动，鼓励少量多次进食高热量易消化的食物，注意摄入足够的水分。2~4小时排尿1次。严密观察血压、胎心、宫颈口开大程度、胎先露部下降情况、宫缩强弱及持续时间，绘制产程图，产程图出现异常，应及时寻找原因，及时处理。

(二)第二产程的临床经过和处理

1. **临床表现** 第二产程是指宫口开全至胎儿娩出，胎膜多已自然破裂，此时宫缩间歇期1~2分钟，每次可持续1分钟以上。先露部降至骨盆出口压迫盆底组织时，产妇有排便感，并不自主地产生向下用力屏气动作。随着胎先露下降压迫会阴及盆底，会阴体逐渐膨隆变薄，肛门松弛。胎头于宫缩时露出阴道口，宫缩间歇期又回缩到阴道内，称为胎头拨露。当胎头双顶径越过骨盆出口，宫缩间歇期胎头也不再回缩，称为胎头着冠。胎头娩出，然后胎肩、胎体娩出。

2. **处理** 第二产程要严密观察胎心和宫缩变化，指导产妇排空膀胱及屏气用力。第二产程超过2小时为第二产程延长，应寻找原因是，如是否为持续性枕横位或枕后位，及时处理，避免胎头在盆底受压缺氧，长时间压迫盆底组织，会阴、膀胱、直肠有可能发生损伤。

3. **接产** 保证胎儿安全娩出，减少产道损伤。接产要领是：协助胎头俯屈，让胎头以最小径线(枕下前囟径)在宫缩间歇期缓慢通过阴道口，协助胎肩胎体娩出。在会阴延展不足有严重撕裂风险时，要注意保护，必要时做会阴侧切。

接生时产妇取膀胱截石位有利于操作,也可根据医院实际情况及产妇意愿采取其他体位。助产者站在产妇右侧。胎头拨露而胎膜未破者应在宫缩间歇期人工破膜。保护会阴方法是:会阴部覆盖消毒巾,接生者的右手拇指与其余四指分开,利用手掌大鱼际肌在宫缩时向上向内轻轻托压,同时左手应轻轻下压胎头枕部,协助胎头俯屈和缓慢下降。注意避免过度压迫会阴,引起局部水肿及阻碍胎先露下降。当胎头枕骨在耻骨弓下露出时,左手协助胎头仰伸。胎头即将娩出时让产妇在宫缩间歇期稍向下屏气,使胎头缓慢娩出;若宫缩过强可嘱产妇张口哈气解除腹压作用,避免胎头娩出过快。胎头娩出后,以左手自鼻根向下颌挤压,挤出口鼻内的黏液和羊水,然后协助胎头复位及外旋转,使胎儿双肩径与骨盆出口前后径相一致。右手仍应注意保护会阴,左手将胎儿颈部向下轻压,使前肩自耻骨弓下先娩出,继之再向上托胎颈,使后肩从会阴前缘缓慢娩出。双肩娩出后,双手协助胎体及下肢相继娩出。

4. 新生儿处理

(1)清理呼吸道:胎儿娩出断脐后,用洗耳球或新生儿吸痰管继续清理呼吸道黏液及羊水。当确定呼吸道通畅仍未啼哭时,可轻拍足底或轻抚背部。待新生儿大声啼哭,表示呼吸道已通畅。

(2)处理脐带:络合碘消毒断脐处脐带,在距脐轮处 0.5cm 用气门芯扎紧或用粗丝线结扎,如用丝线结扎脐带可在结扎线外 0.5cm 处结扎第二道。脐带断端用络合碘消毒,3% 碘酊烧灼。

(3)Apgar 评分及其意义:根据新生儿出生后的心率、呼吸、肌张力、喉反射及皮肤颜色 5 项体征对新生儿进行评分,满分为 10 分,属正常新生儿;7 分以上只需进行一般处理;4~7 分缺氧较严重,需清理呼吸道、人工呼吸、吸氧、用药等措施才能恢复;3 分以下缺氧严重,需紧急抢救,行喉镜在直视下气管内插管并给氧。应在出生后 5 分钟、10 分钟时再次评分。1 分钟评分反映在宫内的情况,而 5 分钟及以后评分则反映复苏效果,与预后关系密切(表 2-1)。

表 2-1　新生儿 Apgar 评分标准表

体征	生后 1 分钟内应得分数		
	0 分	1 分	2 分
每分钟心率	0	<100	≥100
呼吸	0	浅表,哭声弱	佳,哭声响
肌张力	松弛	四肢稍屈曲	四肢活动好
对刺激反应	无反射	有些动作,如皱眉	反应好,如咳嗽、呕吐、打喷嚏
皮肤颜色	全身苍白	躯干红,四肢青紫	全身红润

Apgar 评分敏感性高、特异性低、主观性较强,在诊断新生儿窒息时存在局限性:评分异常常会导致窒息诊断扩大化,单独采用 Apgar 评分新生儿窒息误诊率高达 50%~80%;虽能识别新生儿有无抑制表现,但不能识别其病理生理;评分中没有突出呼吸抑制;评估早产儿的准确性受到胎龄的影响等。反映缺氧酸中毒最简便、准确、可靠的指标是脐动脉血气分析,出生时脐动脉血气是反映胎儿出生前瞬间血气和酸碱情况的金指标。

建议在有条件的医院使用 Apgar 评分与脐动脉血气 pH 结合诊断新生儿窒息与否。新生儿生后除做 Apgar 评分外,同时即刻做脐动脉血气分析:①轻度窒息,Apgar 评分 1 分钟 ≤7 分,或 5 分钟 ≤7 分,伴脐动脉血 pH<7.2;②重度窒息,Apgar 评分 1 分钟 ≤3 分或 5 分钟 ≤5 分,伴脐动脉血 pH<7.0。未取得脐动脉血气分析结果的,Apgar 评分异常,可称之为"低 Apgar 评分"。考虑到目前国际、国内的疾病诊断编码的现状,对于"低 Apgar 评分"的病例,Apgar 评分 ≤3 分列入严重新生儿窒息(severe);Apgar 评分 ≤7 分列入轻度新生儿窒息(mild or moderate)的诊断。

(三)第三产程的临床经过和处理

1. 临床表现　胎儿娩出后子宫容积显著缩小,胎盘与子宫壁发生错位而剥离,最终胎盘完全剥离而排出。表现为子宫底降至脐水平,宫缩暂时停止,几分钟后再次出现。

胎盘剥离征象:①子宫体变硬呈球形,胎盘剥离后降至子宫下段,子宫下段被扩张,子宫体呈狭长形被推向上,子宫底升高达脐上;②剥离的胎盘降至子宫下段,阴道口外露的一段脐带自行延长;

③阴道少量流血；④用手掌尺侧在产妇耻骨联合上方轻压子宫下段时，子宫体上升而外露的脐带不再回缩。

胎盘剥离及排出有两种方式：①子面式，较多见，胎盘从中央开始剥离，而后向周围剥离，其特点是胎盘面先排出，后见少量阴道流血；②邓氏（Duncan）式，较少见，从胎盘边缘开始剥离，血液沿剥离面流出，其特点是先有较多的阴道流血，胎盘后排出。

2. **处理** 正确协助胎盘娩出，减少产后出血的发生。在胎盘尚未完全剥离之前，切忌用手按揉、下压子宫底或猛烈牵拉脐带，避免引起胎盘部分剥离而出血或拉断脐带，甚至造成子宫内翻。当确定胎盘已完全剥离时，宫缩时将左手握住子宫底，拇指放于子宫前壁，其余四指放于子宫后壁按压子宫底部，同时右手轻拉脐带，协助胎盘娩出。当胎盘娩出至阴道口时，接生者用双手捧住胎盘，向一个方向旋转并缓慢向外牵拉，协助胎膜完整剥离排出。若在胎膜排出过程中，发现胎膜部分断裂，可用血管钳夹住断端，再继续向原方向旋转，直至胎膜完全排出。胎盘胎膜娩出后，按摩子宫刺激其收缩，减少出血。

检查胎盘胎膜是否完整：将胎盘辅平，母体面向上，注意各叶能否对合，有无缺损，然后将胎膜提起，检查是否完整，同时注意有无异常血管通过胎膜，如有血管断端者，说明可能有"副胎盘"残留在宫内。如胎盘不完整或大部分胎膜残留，须在严密消毒下，徒手或用器械进入宫腔取出，以防产后出血或感染。如有小部分胎膜残留，可于产后使用宫缩剂促其自然排出。

检查宫颈、阴道壁软产道有无裂伤，若有裂伤，应立即缝合。注意阴道出血量、会阴及阴道壁是否有血肿，注意子宫收缩、子宫底高度、膀胱充盈否，发现异常情况及时处理。

（四）新产程标准及处理

2020年，中华医学会妇产科学分会产科学组更新了产程标准及处理，以指导临床实践。新产程标准的制定主要依据 Zhang 等于2010年发表的基于美国19所医院中62 415例单胎、头位、自然临产并阴道分娩，且新生儿结局正常的产妇的产程，其研究结果颠覆了临床应用50多年的 Friedman 产程图。该研究显示如下：

第一产程，又称子宫颈扩张期，指临产开始直至宫口完全扩张，即宫口开全（10cm）。临产的重要标志为有规律且逐渐增强的子宫收缩，持续30秒或以上，间歇5~6分钟，同时伴随进行性子宫颈管消失、宫口扩张和胎先露下降。第一产程分为潜伏期和活跃期。潜伏期是指从规律宫缩至宫口扩张<5cm。活跃期是指从宫口扩张 5cm 至宫口开全。

第一产程处理：潜伏期每4小时进行1次阴道检查，活跃期每2小时进行1次阴道检查。对于产程进展顺利者，不推荐常规行人工破膜术。一旦胎膜破裂，建议立即听诊胎心，观察羊水颜色、性状和流出量，必要时行阴道检查，同时记录。采用多普勒间断听诊胎心并结合电子胎心监护的方式对胎儿宫内状况进行评估。以宫缩频率评估宫缩情况。宫缩过频是指宫缩频率>5 次 /10min，持续至少 20分钟。当发现宫缩过频时，建议停止应用缩宫素，必要时可给予宫缩抑制剂。根据孕妇的疼痛情况，鼓励采用非药物方法减轻分娩疼痛，必要时根据其意愿使用椎管内镇痛或其他药物镇痛。

潜伏期延长定义：初产妇>20 小时，经产妇>14 小时。在除外头盆不称及可疑胎儿窘迫的前提下，缓慢但有进展（宫口扩张和胎先露下降）的潜伏期延长不作为剖宫产术的指征。

活跃期停滞诊断标准：当破膜且宫口扩张≥5cm 后，如果宫缩正常，宫口停止扩张 ≥ 4 小时可诊断活跃期停滞；如宫缩欠佳，宫口停止扩张 ≥ 6 小时可诊断为活跃期停滞。活跃期停滞可作为剖宫产术的指征。

第二产程，又称胎儿娩出期，是指从宫口开全至胎儿娩出的全过程。

第二产程处理：监测胎儿宫内状态，并对产力、胎先露下降程度进行评估。当胎先露下降缓慢时，要注意除外宫缩乏力，必要时给予缩宫素加强宫缩，同时还需对胎方位进行评估，必要时手转胎头至合适的胎方位。

第二产程延长定义：初产妇，如未行椎管内镇痛，第二产程超过3 小时；如行椎管内镇痛，超过4小时可诊断。经产妇，如未行椎管内镇痛，超过2小时可诊断；如行椎管内镇痛，超过3 小时可诊断第二产程延长。不推荐在第二产程采用宫底加压的方式协助胎儿娩出。经阴道分娩的孕妇不推荐常规行会阴切开术，但应采取会阴保护以减少损伤。采用椎管内镇痛的初产妇在第二产程开始时即在指导下用力。

第三产程，又称胎盘娩出期，是指从胎儿娩出后至胎盘胎膜娩出,即胎盘剥离和娩出的全过程,需 5~15 分钟,不应超过 30 分钟。

第三产程处理:监测产妇的生命体征、评估子宫收缩情况、检查胎盘和软产道,准确估计出血量、及早识别产后出血等情况。第三产程超过 30 分钟,或未超过 30 分钟胎盘未完全剥离而出血多时,在做好预防产后出血的准备下,建议行手取胎盘术。建议对不需要复苏的正常足月儿延迟脐带结扎。延迟脐带结扎是指在新生儿出生后至少 60 秒后,或等待脐带血管搏动停止后再结扎脐带。对于有条件的医疗机构建议常规行脐动脉血血气分析。

"新产程专家共识"提供的是一种理念,建议给予产妇更多的试产时间,在母儿安全的前提下,密切观察产程的进展,应该"有所为"(产程异常还是要积极处理)、"有所不为"(不轻易实施产时剖宫产),在保障母儿安全的前提下,增加阴道分娩的机会,降低剖宫产率。在应用"新产程专家共识"指导阴道分娩时,需要结合我国的产科实际情况,结合所在医院的能力和技术水平,结合每个产妇的情况(个体化),要在保证母儿安全的情况下灵活运用,不能机械、教条地应用。

【拓展阅读】关于新产程

随着时代发展,关于产程问题,总产程时间的限定已经明显缩短,但关于第二产程时间限定,近来有"新产程标准及处理的专家共识"一文出现,将第二产程时间作适当延长,目的是减少人为的干预并降低剖宫产率。其主要依据来自 Zhang J 的"Contemporary patterns of spontaneous labor with normal neonatal outcomes"这篇文章。该文是从美国 62 415 次阴道分娩的产程,主要是第二产程的表现总结而形成的。仔细阅读本文可以看到,进入分析的 6 万余例产妇中,高加索人种、拉丁美洲裔人种和黑色人种总计占 90% 以上,而亚裔及太平洋岛屿的人种仅占 4%,可以说华裔人种的比例更小。从当今考古学者的发现,目前世界上的人类均系非洲的一支或一支古智人的后裔,这些古智人在 6 万~8 万年前走出非洲逐步分散在世界各地,经历几千年数万代的传递,虽然是从一个祖先而来,由于地理环境、气候和温度、食物结构、基因突变等影响,各地人类的外貌、体型,特别是身高、体重都有很大不同,可以看

到白种人皮肤白、毛发多,尤其是身材明显高于黄种人,尽管身体的一些结构基本相同,但不是绝对相同,所以"新产程标准"可能更适合于美国人,不一定适合于中国人。即使在美国,直到现在,对新产程仍有争议。从 20 世纪中期以来,很多学者对第二产程的时限进行探讨,根据对母亲和即将出生的胎儿安危,将第二产程定为 2 小时。Hellmax 经过研究,产程>2 小时,婴儿死亡率将增加。1977 年,Gohen 的研究认为第二产程稍>2 小时胎儿死亡率不受影响,但 ≥3 小时,1 分钟及 5 分钟 Apgar 评分(5 项指标)均明显增加。当时,已有很多人用硬膜外麻醉解决阵痛,1989 年美国妇产科医师学会允许在用区域麻醉镇痛时,第二产程增加 1 小时。目前,又有新的第二产程延长时限的规定出现,目的是为了减少人为干预,降低剖宫产率。近年来,我国产科对产程的人为干预,特别是剖宫产率的增加是有其特殊原因的,要想降低剖宫产率需要依靠多方面的努力,要排除一切干扰,准确掌握剖宫产指征,并不是简单地用新产程标准就可以解决的。Leveno 在 2016 年发表论文提出:婴儿的安全是最重要的,在临床上要走一条新路以前,需要有充分可靠的证据。所以编者十分期望:产科工作者在第二产程时限方面进行大数据(big data)的研究,做好设计,有对照组,以求证我国产妇最合理、最安全的第二产程时间。

(戴钟英)

第二节　正常产褥

从胎盘娩出至产妇全身各器官除乳腺外恢复至正常未孕状态所需的一段时间,称为产褥期(puerperium),通常为 6 周。生殖系统在产褥期的变化最大,其中以子宫最显著。

一、生殖系统的变化

1. **子宫**　子宫复旧(involution of uterus)是指胎儿娩出后子宫逐渐恢复至未孕状态的过程,一般为 6 周,主要变化是宫体肌纤维缩复和子宫内膜再

生,子宫血管的变化,子宫下段和宫颈的复原等。

（1）子宫体肌纤维缩复：子宫复旧不是宫体肌细胞数目的减少,而是肌细胞体积的缩小,表现为多余的肌细胞胞质变性自溶,蛋白质被分解排出,裂解的蛋白及代谢产物通过肾脏排出体外。宫体随着肌纤维不断缩复而逐渐缩小,产后1周子宫缩小至约妊娠12周大小,在耻骨联合上方可触及。产后10天,子宫降至骨盆腔内。产后6周左右子宫恢复至非妊娠期大小。分娩结束时子宫重量约1 000g,产后1周约500g,产后2周约300g,产后6周一般恢复至非妊娠期重量,约50g。

（2）子宫内膜再生：胎盘娩出后蜕膜表层随后坏死脱落,形成恶露的一部分。保留的子宫内膜基底层逐渐再生新的功能层,子宫的新生内膜缓慢修复。产后第3周宫腔表面除胎盘附着部位外均由新生内膜修复,产后6周时胎盘附着部位全部修复。

（3）子宫血管的变化：子宫复旧使得子宫螺旋动脉和静脉窦压缩变窄,数小时后血管内形成血栓,出血量逐渐减少直至停止。若在新生内膜修复期间,胎盘附着面因复旧不良出现血栓脱落,可导致晚期产后出血。

（4）子宫下段及宫颈变化：产后子宫下段肌纤维缩复,逐渐恢复为非孕时的子宫峡部。胎盘娩出后的宫颈外口呈环状如袖口,产后2~3天宫口仍可容纳2指,产后1周宫颈内口关闭,宫颈管复原。产后4周宫颈恢复至非孕时形态。分娩时宫颈外口3点及9点处常发生轻度裂伤,使初产妇的宫颈外口由产前圆形（未产型）,变为产后"一"字形横裂（已产型）。

产褥早期,因子宫收缩引起下腹部阵发性疼痛,称产后宫缩痛,于产后1~2天出现,持续2~3天消失。哺乳时反射性缩宫素分泌增加使疼痛加重,无需特殊处理。

2. 阴道及外阴 产褥期阴道紧张度逐渐恢复,产后3周阴道皱襞较多,但仍不能恢复至非孕状态。分娩后外阴充血和水肿,产后2~3天消失,会阴及处女膜裂伤,一般3~4天内愈合。处女膜在分娩时被撕裂形成残缺不全的痕迹,称为处女膜痕。

3. 盆底组织 分娩过程中,盆底肌肉和筋膜过度伸展及肌纤维的部分撕裂;第二产程延长和阴道助产手术;产后过早进行较强的重体力劳动等,

都会导致盆底障碍性疾病,如压力性尿失禁、阴道壁脱垂和子宫脱垂等。产后盆底功能训练可以在一定程度上帮助盆底功能的恢复,减少盆底障碍性疾病的发生。

二、乳房的变化

妊娠期由于体内激素水平的变化,雌激素、孕激素、胎盘生乳素升高,使乳腺发育和初乳形成。分娩后孕妇血中胎盘生乳素在6小时内消失,孕激素在几天后下降,雌激素则在产后5~6天内下降至基线,这些激素水平的急剧下降抑制了催乳激素抑制因子的释放,在催乳素的作用下,乳房腺细胞开始分娩乳汁。

初乳指产后7天内分泌的乳汁,因含β-胡萝卜素呈淡黄色,含较多有形物质,质稠。初乳中含蛋白质及矿物质较成熟乳多,还含有多种抗体。脂肪和乳糖含量较成熟乳少,极易消化,是新生儿早期最理想的天然食物。产后7~14天的乳汁称为过渡乳,产后14天以后的乳汁称为成熟乳。

由于乳汁分泌量与产妇营养、睡眠、情绪和健康状况密切相关,需保证产妇休息、足够睡眠和可口、营养的丰富饮食,避免精神刺激以保证乳汁分泌。

三、循环系统及血液的变化

产后由于子宫收缩及胎盘循环终止,大量血液回至母体体循环,组织间液进入血液,72小时内血容量增加15%~25%,在产后2~3周恢复正常。

产褥早期,由于凝血活酶、凝血酶原增加,使血液处于高凝状态,有利于胎盘剥离创面形成血栓,减少产后出血。产后血液高凝状态、长时间卧床使血流缓慢、一些血栓形成倾向的妊娠合并症及并发症以及分娩时血管内皮细胞损伤等,使得产妇下肢静脉血栓形成风险增加,应提高警惕并注意预防。

产后红细胞计数和血红蛋白逐渐增多,产褥初期白细胞可增到15~20×10⁹/L,中性粒细胞增多,淋巴细胞稍减少,2周后恢复正常;血小板计数增多,于产后2天恢复正常;凝血因子多于产后2~3周内降至正常。

四、消化系统的变化

妊娠期胃肠肌张力及蠕动减弱,胃液中盐酸分泌量减少,产后1~2周逐渐恢复。产褥期前几天产

妇常感口渴,食欲缺乏,喜进流食或半流食。由于产后活动量减少,腹肌及盆底肌肉松弛,胃肠蠕动减弱,或因会阴裂伤及痔疮,易发生便秘。

五、泌尿系统的变化

妊娠晚期及分娩使得膀胱受压加重、膀胱黏膜充血水肿及肌张力下降、产后膀胱迅速充盈、加之外阴切口疼痛、不习惯卧床排尿、器械助产、区域神经阻滞麻醉等因素,产妇易发生尿潴留。产后2小时内要鼓励产妇自行排尿,及时发现尿潴留并处理。妊娠期由于孕激素作用和子宫的压迫,使肾盂和输尿管发生生理性扩张,一般产后2~6周内恢复。

六、内分泌系统的变化

产后体内雌孕激素水平急剧下降,解除了对下丘脑、垂体、甲状腺和肾上腺的影响,于产后1周恢复至未孕状态。而外周血人胎盘催乳素产后6小时就不能测出。血催乳素水平因是否哺乳而异:哺乳产妇体内催乳素水平产后下降,但仍高于非妊娠水平,吸吮乳汁时催乳素分娩明显增加;不哺乳产妇体内催乳素水平于产后2周恢复正常。

月经复潮及排卵时间受哺乳影响。不哺乳产妇一般产后6~10周月经复潮,产后10周左右恢复排卵。哺乳产妇月经复潮延迟,平均产后4~6个月恢复排卵。产后较晚月经复潮者,首次月经来潮前多有排卵,故哺乳期产妇月经虽未复潮,仍有受孕可能,要做好避孕。

七、腹壁的变化

妊娠期出现的下腹部正中线色素沉着,在产褥期逐渐消退,紫红色妊娠纹逐渐变为白色妊娠纹。腹壁皮肤妊娠期由于受增大子宫的影响,部分弹力纤维断裂,腹直肌出现不同程度的分离,产后腹肌松弛,腹壁紧张度下降,一般产后6~8周恢复。

八、生命体征的变化

1. **体温** 产后体温常在正常范围内。产后24小时,体温可略升高,一般不超过38℃,可能与产后疲劳相关。产后3~4天由于乳房血管、淋巴管充盈引起的发热,称为泌乳热,体温一般不超过38℃,24小时可自行消退,但需与其他原因尤其是感染引起的发热相鉴别。

2. **脉搏** 由于胎盘循环停止,卧床休息及迷走神经的作用,脉搏较前减慢,每分钟60~70次/min,一般产后1周恢复。

3. **呼吸** 分娩后腹压降低,膈肌下降,由妊娠时的胸式呼吸转变为胸腹式呼吸,呼吸频率较前减慢,为14~16次/min。

4. **血压** 产褥期血压大多在正常范围内,合并妊娠期高血压疾病的患者产后血压明显下降,逐渐恢复正常。

九、恶露

恶露(lochia)是产后子宫蜕膜脱落,其内含有血液、坏死蜕膜、宫颈黏液等组织,经阴道排出。正常恶露量为250~500ml,随着子宫复旧,恶露量逐渐减少,一般持续4~6周。根据颜色、内容物及时间,恶露分为3种:

1. **血性恶露(lochia rubra)** 含大量血液,色鲜红。镜下见多量红细胞、坏死蜕膜及少量胎膜。一般持续3~4天,出血逐渐减少,浆液增加,变为浆液恶露。

2. **浆液恶露(lochia serosa)** 含较多浆液,色淡红。镜下见较多坏死蜕膜组织,宫腔渗出液、宫颈黏液,少量红细胞和白细胞,且有细菌。一般持续10天,浆液逐渐减少,白细胞增多,变为白色恶露。

3. **白色恶露(lochia alba)** 含大量白细胞,色较白,质黏稠。镜下见大量白细胞、坏死蜕膜组织、表皮细胞及细菌等,一般持续3周。

十、褥汗

产后皮肤汗腺排泄功能旺盛,排出大量汗液,以夜间睡眠和初醒时明显,一般1周内逐渐好转,属于正常现象,不是病态。

第三节 哺 乳

一、泌乳生理

乳房是一个复杂的内分泌器官,乳汁的合成和泌乳受各种内分泌调节。下丘脑、垂体、卵巢、胎盘、甲状腺、肾上腺及胰腺都参与这个调节过程。妊娠期乳房受雌激素、孕激素、人胎盘催乳素、催乳素、生长激素及胰岛素的作用使乳腺发育,为泌乳作好准备。

1. 泌乳反射 胎盘娩出后,体内雌孕激素水平明显下降,解除了对下丘脑和垂体的抑制,使催乳素分泌增加,催乳素抑制激素分分泌减少,胰岛素、皮质激素、甲状旁腺激素及生长激素分泌增多,促进乳汁的合成与释放。同时,由于婴儿的吸吮动作,反射性使催乳素的合成与释放增多,也促进乳汁的合成和分泌。

2. 排乳反射 婴儿吸吮刺激乳头神经末梢,通过下丘脑 - 垂体轴作用使垂体合成和释放催产素,从而促进乳头肌纤维收缩,乳头勃起;腺泡和腺管周围的肌上皮细胞收缩使乳汁从腺泡和小乳导管进入输乳导管和乳窦而喷出,称为立乳反射和喷乳反射。产妇的精神、神经状态会直接影响排乳反射。

二、母乳喂养

世界卫生组织已将保护、促进和支持母乳喂养作为卫生工作的重要环节。母乳喂养对母婴健康均有益。

1. 对婴儿有益 ①提供营养和促进发育:母乳中所含营养物质最适合婴儿消化吸收,生物利用率高,其质与量随婴儿生长和需要发生相应改变。②提高免疫功能,抵御疾病:母乳喂养能明显降低婴儿腹泻、呼吸道和皮肤感染率,母乳中含有丰富的免疫蛋白和免疫细胞,前者如分泌型免疫球蛋白、乳铁蛋白、溶菌酶、纤维结合蛋白、双歧因子等,后者如巨噬细胞、淋巴细胞等。③有利于牙齿的发育和保护:吸吮时的肌肉运动有助于面部正常发育,且可预防因奶瓶喂养引起的龋齿。④母乳喂养时,婴儿与母亲皮肤频繁接触,母婴间情感联系对婴儿建立和谐、健康的心理有重要作用。

2. 对母亲有益 ①有助于预防产后出血:吸吮刺激使催乳素产生的同时促进缩宫素的产生,缩宫素使子宫收缩,减少产后出血。②哺乳期闭经:哺乳者的月经复潮及排卵较不哺乳者延迟,母体内的蛋白质、铁和其他营养物质通过产后闭经得以储存,有利于产后恢复,有利于延长生育间隔。③降低母亲患乳腺癌、卵巢癌的风险。④母乳温度适宜,喂养方便。

三、哺乳期用药

母乳是婴儿最理想的食物,但是几乎所有的药

物都可以通过乳汁排泄,对婴儿产生一定的影响。因此,哺乳期用药时应考虑到新生儿药代动力学特点及药物对婴儿的影响。

1. 新生儿药代动力学特点 药物在新生儿体内吸收、分布、受体的敏感性、与蛋白的结合量、代谢及排泄与成人不同。新生儿期胎盘循环中断,肺开始呼吸,内脏循环建立,胃肠道充血,通透性增加。新生儿细胞外液量多,血液中 pH 中性或偏酸,可减少药物的失活,血浆中药物浓度相对较高。弱碱性药物如红霉素、林可霉素及异烟肼易从母乳进入新生儿血液,而酸性药物如青霉素不易通过血浆乳汁屏障。新生儿血浆蛋白含量低,与药物结合能力低,相对血中游离型药物浓度增加,可达成人的 1.2~2.4 倍。新生儿转氨酶系统发育不完善,对药物的分解和代谢能力差,而肾脏的排泄功能尚不完善,药物代谢较成人慢,易发生蓄积中毒。

2. 药物对婴儿的影响 几乎所有母体服用的药物都能在乳汁中出现,但其中很少超过母体摄入量的 1%~2%,故一般不会对婴儿造成危害。哺乳期妇女用药对婴儿的影响主要取决于以下 3 个方面:

(1)药物因素:药物的分子量<200D、半衰期长、脂溶性、弱碱性、游离型的易通过血 - 乳屏障,影响婴儿。

(2)母体因素:药物要通过毛细血管、内皮细胞外液及乳腺腺细胞膜进入乳汁,与乳房细胞通透性和乳汁与血浆药物浓度之比有关,血浆中游离型、低分子量、高脂溶性药物,易被动扩散入乳汁。离子化水溶性药物易通过细胞膜进入乳汁。与蛋白结合的药物需要以主动转运方式进入乳汁。哺乳期乳房的通透性增加,且具有双向性,进入乳汁的药物能够排出,乳汁中的药物处于高峰期,过一段时间乳汁中检测不到。当药物在乳汁中处于低谷时哺乳,婴儿受到药物的影响明显减小。如果母体分解与排泄能力降低,乳汁分泌量多,乳汁成分中脂肪含量增多,从母血向乳汁转运的药物量也相应增多,而在乳汁中的药物浓度可与母体血浆浓度相同或更高。

(3)婴儿因素:婴儿对药物较成人更敏感,其肝脏线粒体酶系统的葡糖醛酸转化酶功能不全,影响葡糖醛酸与药物结合,易使药物在体内蓄积。血浆蛋白中白蛋白比例较低,使游离型药物在血浆中增多,而其肾排泄功能不全,因此婴儿易发生蓄积

中毒。

3. 哺乳期用药分级　目前最常用的哺乳期药物分级是 Thomas W. Hale 提出的。分为 5 级：

（1）L1 级：最安全。哺乳母亲服药后，没有观察到会增加对婴儿的副作用。在哺乳妇女的对照研究中，没有证实对婴儿有危险，或可能对婴儿的危害甚微。

（2）L2 级：较安全。在有限数量的对哺乳母亲用药研究中，没有证据显示其副作用增加，和／或哺乳母亲使用该种药物有危险性的证据很少。

（3）L3 级：中等安全。没有在哺乳妇女进行对照研究，但喂哺婴儿出现不良反应的危害性可能存在；或者已经进行对照研究，仅显示有很轻微的非致命性的副作用。本类药物只有在权衡对婴儿的利大于弊后方可应用。没有发表相关数据的新药自动划分至该等级，不管其安全与否。

（4）L4 级：可能危险。有对喂哺婴儿或母乳制品的危害性的明确证据。但哺乳母亲用药后的益处，大于对婴儿的危害，例如母亲处在危及生命或严重疾病的情况下，而其他较安全的药物不能使用或无效。

（5）L5 级：禁忌。对哺乳母亲的研究已证实，对婴儿有明显的危害，或者该药物对婴儿产生明显危害的风险较高。本类药物禁用于哺乳期妇女。

除了"L"分级，关于哺乳期用药还有一些其他的分级系统，都可以作为临床工作或药物咨询的参考。但是我们在临床实践中涉及哺乳期用药问题时，需权衡具体药物的危险等级，不能采取消极方式一味拒绝使用药物或用药期间停止哺乳，同时，在利用各种哺乳期药物分级系统时，应注意其局限性，与患者进行沟通，做到知情选择。

（赵扬玉　李博雅　杨慧霞）

参考文献

1. 沈铿, 马丁. 妇产科学. 3 版. 北京: 人民卫生出版社, 2015.
2. 谢幸, 孔北华, 段涛. 妇产科学. 9 版. 北京: 人民卫生出版社, 2018.
3. 曹泽毅. 中华妇产科学. 3 版. 北京: 人民卫生出版社, 2014.
4. 中华医学会围产医学分会新生儿复苏学组. 新生儿窒息诊断的专家共识. 中华围产医学杂志, 2016, 1: 3-6.
5. Zhang J, Landy HJ, Branch DW, et al. Contemporary patterns of spontaneous labor with normal neonatal outcomes. Obstet Gynecol, 2010, 116 (6): 1281-1287.
6. Schaefer C, Peters P, Miller R. Drugs during pregnancy and lactation: treatment options and risk assessment. 3rd ed. New York: Elsevier, 2015.
7. Cunningham FG, Leveno KJ, Bloom SL, et al. Williams Obstetrics. 24th ed. New York: McGraw-Hill Professional Publishing, 2014.
8. Leveno KJ, Nelson DB, McIntire DD. Second-stage labor: how long is too long? . Am J Obstet Gynecol, 2016, 214 (4): 484-489.
9. 中国妇幼保健协会助产士分会. 中国妇幼保健协会促进自然分娩专业委员会. 正常分娩临床实践指南. 中华围产医学杂志, 2020, 23 (6): 371-375.

第三章　产前监护与保健

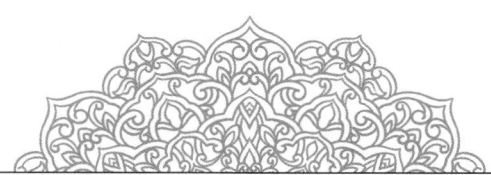

本章关键点

1. 孕妇需遵循平衡膳食模式合理补充营养。常吃含钙、铁丰富的食物,选用碘盐,孕早期开始补充叶酸,持续整个孕期。
2. 围产期用药时应考虑对药物胎儿与新生儿的不利影响,根据围产期用药的基本原则进行。
3. 临床上估计胎儿生长发育最简便的方法是测量孕妇的宫高和腹围与超声。胎动是孕妇居家通过胎动了解宫内胎儿状态的最简易的方法。
4. 准确判别胎心监护(胎心率基线、基线变异包括加速与各类减速、正弦波形)与多普勒血流(脐带血流、子宫动脉血流以及胎儿大脑中动脉血流)在防止不良围产儿结局有重要的临床意义。

第一节　妊娠期营养

孕育生命是一个奇妙而愉悦的历程,为适应胎儿在体内生长发育,生理和代谢上发生一系列变化;而胎儿期作为生命早期的起始,受精卵发育成胎儿是生命中生长发育最迅速的阶段。妊娠期营养作为最重要的环境因素,对母子双方的近期和远期健康都将产生至关重要的影响。孕妇需遵循平衡膳食模式合理补充营养,以满足自身及子代的营养需求,而避免营养缺乏或过剩等孕期营养失调的发生。

一、正常孕妇

怀孕期间,为了胎儿的生长发育,母体对能量和营养素的需求量增加。

(一)妊娠期热能需要

妊娠期总热能需要量是根据胎儿生长、胎盘及其母体器官(子宫)组织(乳腺)以及代谢计算;热能分配主要是三大供能营养素的配比不同,无机盐、微量元素、水等方面则基本相同。正常孕妇可参照本节孕期营养需要量进行相应饮食调整。

1. **热能需要量**　怀孕初期,胎儿生长速度相对缓慢,所需热能与孕前无太大差别;孕中期开始,胎儿生长发育逐渐加速,孕妇基本代谢率较前增加10%~20%且各种营养素和热能需要量急剧增加,增加能量200kcal/d,双胎妊娠再增200kcal/d。

2. **热能分配**　热能主要来源于膳食中的蛋白质、脂肪和碳水化合物。三大供能营养素要有适当的比例,碳水化合物占60%~70%,蛋白质12%~14%,脂肪20%~25%。

3. **热能分布**

(1)碳水化合物:无明显早孕反应者应继续平衡膳食。早孕反应较明显或食欲不佳的孕妇可少食多餐,选择清淡或适合口味的膳食,保证每天摄入含必要量130g碳水化合物的食物。首选易消化的粮谷类食物,如米、面、烤面包、饼干等,另外薯类、各种根茎类蔬菜和一些水果中也含有较多碳水化合物,如200g左右的全麦粉;170~180g精制小麦粉或大米;或者大米50g + 小麦精粉50g + 鲜玉米100g + 薯类150g的食物组合,预防因碳水化合物摄入不足而动员脂肪产能形成酮血症对胎儿神经系统的损害。

(2)蛋白质:孕中期需增加15g/d、孕晚期增加

20g/d 以满足胎儿生长发育需要,故蛋白质摄入量为孕早期 65~70g/d、孕中期 80g/d、孕晚期 90g/d。推荐动物性蛋白至少占 1/3,即需要孕中期每天增加鱼、禽、蛋、瘦肉共计 50g,孕晚期再增加 75g/d(合计增加 125g/d),以满足对优质蛋白、钙、铁等营养素的增加需要。建议每周食用 2~3 次深海鱼类,以提供对胎儿大脑和视网膜发育有重要作用的多不饱和脂肪酸。

(3)脂肪:一般情况下由脂肪提供的能量不超过总能量的 30%。饱和脂肪酸摄入量不应超过总能量的 7%,多不饱和脂肪酸不应超过 10%,单不饱和脂肪酸在总能量摄入中应达到 10%~20%。反式脂肪酸对胎儿生长发育有抑制作用,不饱和脂肪酸可降低血中胆固醇和甘油三酯,烹调油可选用橄榄油等。脂肪的类型和食物来源(表 3-1)。

表 3-1 脂肪的类型和食物来源

脂肪类型	主要来源
单不饱和	橄榄油、茶籽油、花生油;腰果、杏仁、花生等坚果
多不饱和	玉米油、大豆油、鱼油;鱼
饱和	全脂牛奶、黄油、巧克力、冰激凌、红肉、椰奶
反式	黄油、炸土豆片、快餐油炸品、烘烤食品

(二)无机盐和微量元素

1. **钙(calcium)** 钙是构成胎儿骨骼与牙齿、维持细胞正常生理状态、参加凝血过程、降低神经和肌肉兴奋性的重要因子,也是多种酶的激活剂。孕 20 周后胎儿骨骼生长加快,孕 28 周胎儿骨骼牙齿开始钙化,钙沉积。孕中期钙的适宜摄入量为 1 000mg/d,孕晚期为 1 200mg/d。钙的来源包括奶类和日常膳食,从孕中期开始需要每天摄入奶类,至少全脂牛奶 250ml/d 及额外补充 300mg 的钙,或低脂牛奶 450~500ml/d;同时仍需增加摄入膳食钙 200mg/d,使总量达到 1 000mg/d。充足的钙摄入除了保证胎儿的生长发育,亦可降低妊娠期高血压疾病等的发生。

孕期钙摄入不足,母体会动用自身骨骼中钙,以满足胎儿骨骼生长发育的需求,而自身出现骨质疏松,直接对母体的健康带来危害和隐患。

2. **铁(iron)** 铁是构成血红蛋白的原料,是氧的运输和利用不可缺少的物质。胎儿、胎盘组织的生长亦额外需要铁 600~800mg。孕中、晚期每天的推荐摄入量在孕前 20mg/d 的基础上应分别增加到 24mg/d 和 29mg/d。建议孕中、晚期每天增加 20~50g 红肉可提供铁 1~2.5mg,每周摄入 1~2 次动物血和肝脏,每次 20~50g,可提供铁 7~15mg,以满足孕期增加铁的需要。

3. **碘(iodine)** 推荐碘摄入量为围孕期女性 150μg/d,孕早期 200μg/d,孕中晚期 230μg/d。常规每天摄入 6g 含碘盐,可获取 120μg 碘,仅可获得推荐量的 50% 左右,为满足孕期需要,建议每周摄入 1~2 次富含碘的海产品,如鲜海带(100g)、干海带(0.5g)、紫菜(干,2.5g)、裙带菜(干,0.7g)、贝类(30g)、海鱼(40g)均可提供 110μg 碘。

4. **叶酸(folic acid)** 叶酸对预防神经管畸形、促进红细胞成熟和血红蛋白合成极为重要。摄入量应达到每天 600μg 膳食叶酸当量(dietary folate equivalence,DEF)。每天摄入 400g 各种蔬菜,其中 1/2 以上为新鲜绿叶蔬菜,可提供叶酸约 200μgDEF/d;除常吃叶酸丰富的食物外,还应补充叶酸 400μgDEF/d。提供叶酸的蔬菜类食物一天搭配举例:小白菜+甘蓝+茄子+四季豆各 100g,可提供叶酸 208μg;韭菜+油菜+辣椒+丝瓜各 100g,可提供叶酸 224μg。

(三)妊娠期合理膳食营养素摄入量

1. **合理膳食** 妊娠晚中期胎儿生长发育较快,需要大量的热能,食物中应含有丰富的蛋白质、脂肪、钙、铁等营养素,此时合理膳食非常重要。我国 2016 年推荐的每日膳食量如表 3-2。

表 3-2 每日膳食能量营养素推荐供给量
(2016 年,中国营养学会)

	孕中期	孕晚期
总热能 /kcal	2 100	2 250
蛋白质 /g	78	93
脂肪 /g	64	71
碳水化合物 /g	303	311
钙 /mg	1 041	1 150
铁 /mg	24	31
锌 /mg	13	14
硒 /μg	50	83
维生素 A/μgRE	1 026	963
维生素 B₁/mg	1.2	1.3
维生素 B₂/mg	1.6	1.6
烟酸 /mg	1.37	1.52
维生素 C/mg	198	284

2. **中国膳食指南** 孕中晚期适量增加奶、鱼、禽、蛋、瘦肉的摄入。下面是 2016 中国居民膳食指南推荐孕期一天食物摄入量（表 3-3）。

表 3-3　孕中、晚期孕妇一天食物建议量 /(g·d⁻¹)

食物种类	建议量	
	孕中期	孕晚期
谷类 / 薯类	200~250/50	200~250/50
蔬菜类	300~500	300~500
水果类	200~400	200~400
鱼禽蛋瘦肉类（含动物内脏）	150~200	200~250
牛奶	300~500	300~500
大豆类	15	15
坚果类	10	10
烹调油	25	25
食盐	6	6

《中国妇幼人群膳食指南（2016）》提出孕期膳食关键推荐：

（1）补充叶酸，常吃含铁丰富的食物，选用碘盐。

（2）孕吐严重者，可少量多餐，保证摄入含必要碳水化合物的食物。

（3）孕中期适当增加奶、鱼、禽、蛋、瘦肉的摄入。

（4）适宜增重，重视体重测量和管理，孕早期每月测量 1 次，孕中晚期每周测量 1 次。

（5）适量身体运动：身体活动是唯一能自我调节的能量消耗，充分重视运动，才能达到吃动平衡。推荐每周至少 150 分钟活动，户外散步最好，最简单的每餐后 10~15 分钟步行亦可改善血糖；或每周至少 5 次，每次不少于 30 分钟，包括快走、游泳、跳舞、孕妇瑜伽、各种家务劳动在内的中等强度 2 种身体活动方案。

（6）忌烟、酒、浓茶和咖啡，愉快孕育新生命。

二、妊娠期高血糖孕妇

妊娠期高血糖包括妊娠期糖尿病（gestational diabetes mellitus，GDM）和孕前糖尿病（pregestational diabetes mellitus，PGDM）。其中约 90% 为 GDM，而大部分的 GDM 可通过饮食和运动得到满意的血糖控制。其营养治疗总则是个体化医学营养治疗。

热能需要量既保证孕妇和胎儿能量需要，又能维持血糖在正常范围，而且不发生饥饿性酮症。目前，有关高血糖孕妇最佳能量摄入量的研究仍然有限，其膳食指导主要依据膳食参考摄入量（dietary reference intakes，DRI），应控制全天所需总能量，按 30~35kcal/kg 标准体重计算。一般妊娠早期所需总热能不低于 1 600kcal/d，妊娠中晚期增加 200~300kcal/d，每天需能量 1 800~2 200kcal。对于孕前超重和肥胖的妇女，应减少 30% 的热量摄入，不建议孕期过度限制能量和减重，因少于 1 500kcal/d 会发生酮症，对孕妇和胎儿都会产生不利影响。

（一）热量分配

在 2017 年美国妇产科医师学会（American College of Obstetricians and Gynecologists，ACOG）发布的妊娠期糖尿病防治指南中提及过去推荐的碳水化合物的摄入量占总热量的 50%~60%（200~300g/d）会导致 GDM 孕妇体重增加和餐后高血糖，建议碳水化合物限制在 33%~40%，蛋白质摄入（80~100g/d）不变，占总热量的 20%，剩余为脂肪（40%）。进餐规律上建议少量多餐，每天分 5~6 餐，即 3 次主餐外，可有 2~3 次加餐，安排在主餐之间，减少餐后血糖波动。

（二）热量分布

1. **碳水化合物** 是饮食中能量供应的最主要来源，摄入不足可能导致酮症的发生，因此，每日摄入不应低于 175g，应优先选择多样化、血糖生成指数（glycemic index，GI）较低、对血糖影响较小的食物。①谷类：选用低 GI 的复合型碳水化合物最佳，如糙米、五谷饭或面、全谷类面包等粗粮及其制品，含可溶性膳食纤维多。推荐每天摄入 25~50g 膳食纤维。②蔬菜：绿叶蔬菜类不限量，而土豆、南瓜、莲藕、胡萝卜等淀粉类蔬菜 GI 偏高需要控制。③水果：草莓、柚子和猕猴桃等水果因可溶膳食纤维、维生素和矿物质含量高，应优先适量选用，而红枣、甘蔗、龙眼、西瓜和榴莲等含糖量较高故不宜多吃。④其他：尽量避免各类含糖饮料、甜食等含糖量高的食物，严格限制精制糖的摄入量。

2. **蛋白质** 每日摄入量不应低于 70g，建议适量奶类、蛋、鱼和瘦肉等优质蛋白质的摄入，对已有蛋白尿的孕妇，推荐蛋白质 0.6g/（kg·d）的低蛋白饮食。

3. **脂肪** 过度摄入会使体重增加，糖尿病的病情难以控制。应强调单不饱和脂肪和多不饱和脂肪（如橄榄油、山茶油等），同时限制饱和脂肪和避免反式脂肪（如动物油脂、红肉类、全脂奶制品、油炸食品等），不超过总能量摄入的 7%。

4. 膳食指导 高血糖孕妇宜食用低 GI、高膳食纤维含量、易消化的食物，避免因担心血糖升高而过分限制进食，导致摄入无法满足机体代谢需要和胎儿生长发育。孕妇通过了解常见食物的 GI，合理安排膳食，有利于血糖控制。GI ≤ 55 为低 GI 食物，蔬菜豆类为主；56~69 为中等 GI 食物，肉类为主；≥ 70 为高 GI 食物，各种主食为主。一般来说，将高 GI 替换成低 GI 食物，就能显著改善控糖效果。还可以通过食物交换来增加饮食结构多样化，按同类食物互换的原则下制定食谱，如 25g 饼干和 25g 燕麦片互换、50g 瘦肉和 100g 北方豆腐互换、25g 燕麦片和 200g 橘子互换。

食物 GI 的高低除了食物本身，还受多方面的影响，比如食物的物理状态、烹饪方式、进食顺序、咀嚼程度、混杂其他食物一起食用等。比较简单、实用地降低 GI 方法，就是调整进餐顺序：先吃蔬菜，再喝汤，再吃蛋白质，最后吃主食。在物理状态方面，食物加工得越精细、加工时间越长、温度越高，GI 就越高，升糖越快，反之就越低。

高血糖孕妇在控制饮食的同时，需有计划地增加富含铁、叶酸、钙、维生素 D、碘等的食物，如瘦肉、家禽、鱼、虾、奶制品、新鲜水果和蔬菜等，以保证维生素和矿物质的摄入。

【经验分享】

妊娠期平衡膳食的理念至关重要，需加强孕期营养知识培训和指导。鼓励和陪伴孕妇坚持中等强度身体活动（比如：每餐后 30 分钟愉快散步 30 分钟，步速稍快，微微出汗，可以轻松交谈），每周 5 天。重视体重测量和管理，随时调整"吃"与"动"平衡，孕期合理体重增加。

（李华萍）

第二节　妊娠期用药

孕产妇患病用药，既要考虑对孕产妇本人有无明显的不良反应，还要考虑对胚胎、胎儿及新生儿有无不良影响。孕产妇若用药不当，不仅给本人造成痛苦，还会危及胚胎、胎儿，甚至导致胎儿畸形，造成下一代终生残疾。可见产科用药要将母婴安全放在首位，要合理用药。

产科合理用药是指在给孕产妇用药之前，做到充分考虑在妊娠期、分娩期或产褥期出现的异常情况，或发生的妊娠合并症、分娩并发症，做到兼顾孕产妇和胎儿两方面，正确选择对胚胎、胎儿无损害又对孕产妇所患疾病最有效的药物，制订给药方案时能够重视产科特点，避免千篇一律，要因人而异，特别强调随病情变化及时更换用药，用药时必须考虑药物对胚胎、胎儿的影响。药物对胎儿、新生儿产生不良影响的主要因素包括药物本身的性质、药物的剂量、使用药物的持续时间、用药途径以及胎儿或新生儿对药物的亲和性，其中最重要的是用药时的胎龄。受精后 1 周内，受精卵未种植于子宫内膜，一般不受孕妇用药的影响；受精后 8~14 天，受精卵刚种植于子宫内膜，胚层尚未分化，药物的影响除可致流产外，并不致畸；受精后 3~8 周是胚胎器官发生的重要阶段，各器官的萌芽都在这阶段内分化发育，最易受药物和外界环境的影响而产生形态上的异常。孕龄 9~27 周胎儿器官已分化并继续发育，药物的毒性作用主要是引起胎儿的发育异常。妊娠晚期，药物对胎儿的影响主要是药物的毒性作用，尤其是有些药物与胆红素竞争血浆蛋白的结合点，导致新生儿黄疸甚至核黄疸。目前孕期用药建议参照美国食品药品监督管理局（Food and Drug Administration，FDA）制定的孕期常用药物对妊娠危害性的等级（附录 1）。

一、孕产妇用药遵循的原则

（一）尽量避免不必要的用药

妊娠期即使是维生素类药物也不宜大量使用，以免对胎儿产生不良影响。例如孕期服用大量维生素 A 会导致胎儿骨骼发育异常或先天性白内障；过量维生素 D 摄入可导致胎儿智力障碍或主动脉狭窄。

（二）在医师指导下用药

孕期用药强调在医师指导下用药，孕妇切勿擅自用药，以免误服对胎儿有害的药物而造成遗憾。

（三）尽量避免在妊娠早期随意进行药物治疗

妊娠早期是胚胎、胎儿各器官处于高度分化、迅速发育、不断形成的阶段，此时用药，其毒性能干扰胚胎、胎儿组织细胞的正常分化，任何部位的细胞受到药物毒性的影响，均可能造成某一部位的组织或器官发生畸形。若仅为解除一般性的临床症状或病情轻微容许推迟治疗者，尽量到孕中、晚期再服药治疗。

（四）分娩前忌用药

有些药物在妊娠晚期服用可与胆红素竞争蛋白结合部位，引起游离胆红素增高，易导致新生儿黄疸。有些药物则易通过胎儿血脑屏障，导致新生儿颅内出血，故分娩前一周应注意停药。

（五）谨慎选择治疗药物

妊娠期能用一种药就避免联合用药，能用疗效肯定的老药就避免用尚难确定对胎儿有无不良影响的新药，能用小剂量药物就避免用大剂量药物，若病情必需，在妊娠早期孕妇必须应用对胚胎、胎儿有害甚至可能致畸的药物，应先终止妊娠，然后再用药。如需用药可参照美国 FDA 拟定的药物在妊娠期应用的分类系统，在不影响临床治疗效果的情况下，选择对胎儿影响最小的药物。

（六）充分权衡用药利弊

有些药物虽可能对胎儿有影响，但治疗危及孕妇健康或生命的疾病，则应于充分权衡利弊后使用。用药时应根据病情随时调整用量，及时停药，必要时进行血药浓度监测。

（七）不要"延误用药"

"延误用药"是指孕妇需要进行药物治疗时，因担心药物对胎儿产生影响而耽误用药，导致病情恶化，危及母儿生命。如严重的感染性疾病，没有及时使用有效的抗生素导致败血症、感染性休克；甲状腺功能亢进（简称甲亢）未及时进行治疗，出现甲状腺危象危及患者生命；抗癫痫药物大多对胎儿有影响，但癫痫发作频繁如不及时使用抗癫痫药物，对胎儿的影响可能更大。

二、哺乳期使用药物

产后用药是否哺乳也是大众所关心的问题。一般情况下，母乳中药物的含量很少超过母体用药量的 1%~2%，其中又仅仅有部分被婴儿通过母乳吸收，通常不至于对婴儿造成明显危害，故除少数药物外无需停止哺乳。但为了减少或消除药物对婴儿可能造成的不良影响，应注意以下一些事项：①乳母用药应具有明确指征；②在不影响治疗效果的情况下，选择进入乳汁量少、对新生儿影响最少的药物；③可在服药后立即哺乳，并尽可能推迟下次哺乳时间，有利于乳儿吸吮母乳时避开药物高峰期，还可根据药物的半衰期来调整用药与哺乳的最佳间隔时间；④乳母应用的药物剂量较大或疗程较长，有可能对婴儿产生不良影响时，应检测婴儿的血药浓度；⑤若乳母必须用药，又不能证实该药对新生儿是否安全时可暂停哺乳；⑥若乳母应用的药物也能用于治疗新生儿疾病时，一般不影响哺乳（附录 2）。

综上所述，应该强调孕产期合理用药，必须考虑孕产妇和胎儿两方面因素，权衡利弊，做到合理用药，确保母婴安全，进一步降低孕产妇死亡率和围产儿死亡率。

（王 娟 戴钟英）

第三节 胎儿生长发育的监测

受精卵在宫腔内发育后，胎儿就已经是有生命的生物。20 世纪 60 年代后，随着医学的发展，人们对生命的认识进一步深化。对妇女妊娠后胎儿的一系列的监测技术也有了很大的进步。胎儿的生长发育及出生后新生儿的生长发育都与成人后的健康状态有密切关系。

监测胎儿生长发育主要有两种，一种是腹部子宫高度、腹围等的监测，再有一种是近 50 年发展起来的 B 超对胎儿头、股骨等主要径线的监测。

一、腹部测量

（一）子宫高度

在孕期需要监测子宫高度（height of uterus），子宫随着胎儿的生长逐渐增大。孕 18~30 周时，宫高与孕周有明显的相关性，平均每周增加约 1cm，通常认为子宫底高度达到 30cm 以上表示胎儿已成熟。若宫高明显小于孕周，则需要考虑胎儿生长受限的可能。

（二）腹部测量的胎儿体重预测

对于近足月的胎儿，可以通过腹部测量来估计胎儿体重。根据宫高、腹围、子宫宽度估计胎儿体重的公式很多，但准确性均不理想，可用于初步预测。袁东生等 1984 年提出 4 种预测体重的方法：

多元回归法：84×宫高 + 67×子宫宽度（脐水平的子宫横径）–105.5 = 胎儿预测重（323 例）

宫高 × 子宫宽度（width of uterus）× 4.5 = 胎儿预测重（258 例）

子宫宫高 × 腹围 +200 = 胎儿预测重（258 例）

子宫高度（垂直高）× 子宫宽度 × 5.8 = 胎儿预测重（255 例）

以上四种方法中以第二种最为准确、简便、容易记忆。这四种方法当体重在正常范围时符合率较高,而在低体重儿中预测的体重较新生儿实测的大,在巨大儿预测的较新生儿实测的小。在特大巨大儿差异就更为明显,其他方法亦有相似缺点。

1995年,罗来敏等报道应用2步判断胎儿体重。根据1989年927例单胎纵产式妊娠,其中巨大儿57例,用多参数逐步回归分析法,凡宫高×腹围(abdomen circumference)≥3 770(109例),其计算式为:2 900+0.3×宫高×腹围=胎儿预测重。应用该计算式计算了488例单胎纵产式孕妇胎儿的预测体重,巨大儿的符合率达78%,标准差为250g。这样,通过分段计算,提高了巨大儿体重预测的准确性。

二、超声监测

(一)超声检测胎儿大小

1. **双顶径(biparietal diameter,BPD)** 双顶径是临床应用最早、使用最广的测量参数。中期妊娠时BPD的增长几乎与孕周呈直线相关,晚期妊娠时则相对比较缓慢。38周后生长速度明显减慢,甚至停止生长。胎儿双顶径易于测量,但胎儿头颅受遗传影响,大小有差异,个别胎儿颅骨先天性变异明显,而且颅骨形状也可能受外力影响而发生改变。另外,如果胎头朝向正前方或正后方,则双顶径可能难以准确测量。

2. **头围(head circumference,HC)** 头围的测量平面也是双顶径平面,然后用超声仪的椭圆测量功能。也可以先测得双顶径和枕额径后进行换算。

$$头围=(双顶径+枕额径)×1.62$$

头围较双顶径能更准确地反映胎头生长的情况。有的胎儿呈圆头形,双顶径与枕额径差距小,而有的胎头呈长头形,双顶径与枕额径差距大。如果仅测双顶径,就不能全面反映胎头的实际大小。

3. **腹围(abdominal circumference,AC)** 腹围是晚期妊娠评价胎儿生长发育、估计体重、观察有无胎儿生长受限的最佳指标。孕晚期,肝脏增长迅速,肝糖原储存,皮下脂肪积累。35周后,腹围≥头围。可以用头围/腹围之比来观察胎儿的生长情况是否协调对称。GDM的胎儿处于高糖、高胰岛素环境,肝脏有大量糖原存入,肝脏体积明显增大,而且糖原合成脂肪增加,所以腹围增大。而在FGR的胎儿中,肝脏缺血缺氧,缺乏营养,肝脏体积小,胎儿瘦小,皮下脂肪薄,腹围/头围明显小于正常。

(二)超声检测胎儿体重

用超声测量的指标来预测胎儿体重,多参数估计胎儿体重比采用单参数要准。国内已发表多篇可用以预测胎儿的体重的计算式。沈国芳等报道,应用多参数计算式预测胎儿体重:

(1)W=22.5×AC+14.8×BPD+17.1×FL+8.5×TD-4 777.8

计算式内字母分别代表以下含义:W:胎儿体重。AC:胎儿腹前后径与左右径之和,即腹前后径+腹横径。TD:胎儿胸前后径。BPD:胎儿双顶径。FL:股骨长。

(2)测量的各参数均与体重相关,其中腹围与体重最相关。单用腹围的计算公式为:W=29.6×AC-2 918.6。

(3)临床可疑胎儿生长受限时用:W=27.3×AC+20.3×FL-3 814.6。

这3个计算式对2 500~3 900g体重的胎儿预测符合率均很高,为86%左右。

(4)对巨大儿体重的估计可用2步法:

当腹围≥223mm时采用:W=25.2×AC-1 713.3。

当腹围<223mm时采用:W=23.2×AC+14.0×BPD-2 567.7。

多参数估测能提高胎儿体重估测的准确性,但尚无一个公式能准确估测所有胎儿体重。多种因素影响超声估测胎儿体重的准确性,如羊水量、孕妇肥胖、图像质量、超声医师操作的标准化和熟练程度等。朱洁萍等通过建立多维非线性函数模型,应用人工神经网络法进行综合分析,在一定程度上减少超声测量公式计算中的误差。从多种变量计算中发现对体重预测有重要影响的参数是AC、FL、BPD,而其他有的灵敏度虽高,但测量难度大,不宜作为常规测量指标,如LL(肝脏长度);有的对体重预测影响不大,如HD(头径)。

临床上常常需要估计胎儿体重以确定对胎儿的诊断和处理。如先兆早产、胎儿宫内生长受限、巨大儿等。估计体重可以帮助判断胎儿出生之后的存活率,然后制订下一步治疗方式及分娩方式。当然,首先要有对孕龄的准确估算。然后要考虑母亲、种族及胎儿的个体情况。超声是很好的估计体重的方法,但对于4 000g以上的胎儿,超声不一定比临床估计的精确性高。因为巨大儿的体重主要是由器官的大小和脂肪的储存决定,如果超声能准确测量到特定部位的皮肤厚度或者联合计算胎儿体积,可能在更为准确预测巨大儿中起到一定的作用。

预测胎儿体重在临床上有重要意义，特别是巨大儿，容易发生肩难产，至今仍是临床棘手的难题。产科医师已经使用多种测量计算方法，但至今仍未找到一项满意的计算式，目前人工简单的方法包括腹围×宫高；当宫高＋腹围>140cm时，宫高×宫宽（脐水平）×4.5等，利用B超测量双顶径>100cm，胎儿腹围也是一个重要的径线；近来人们注意到体重指数这一指标，对肥胖的孕妇来说，这是项有意义的指标，当BMI>30kg/m^{2}时，就有巨大儿的可能。关于胎儿体重的预测，可能需要多指标综合的预测，目前产科学界仍在继续研究更准确的预测方法。

（史 宏 戴钟英）

第四节 胎儿宫内安危的监测

一、胎动

胎动（fetal movement）是胎儿存活的象征，是胎儿情况良好的一种表现。各个学者报告的计数方法各有不同，缺乏统一的标准，也没有前瞻性研究制定统一标准。若胎动急剧后停止，提示胎儿因急性宫内缺氧而死亡，常见于脐带严重受压、重型胎盘早剥等情况。胎动消失是胎儿危重的信号，当胎动消失12小时，提示胎儿死亡的可能性增大。

胎动计数目的是：在胎儿受损时，提示孕妇及医务人员给予必要的干预处理，从而减少围产儿死亡。最近的 *Cochrane Review* 总结了5个研究，共71 458个病例，认为没有足够的证据表明胎动计数能用于表明胎儿宫内状况良好。而且研究的方法和数量都不足以评估胎动计数可以减少死胎的发生。但是在临床上，由于胎动减少或消失而急诊就诊确实也成功抢救了不少的濒危胎儿。

二、胎心率电子监护

（一）胎心监护的方法

胎心监护的方法有内监护和外监护两种。内监护是在孕妇临产，宫口开2cm后，予人工破膜，把螺旋形的电极置于胎儿头皮上，记录胎心率。同时将宫腔压力探头置于羊膜腔内，直接测定宫腔压力。内监护准确、稳定，但为介入性、损伤性的检查方法，有引起感染和损伤的可能。且监护时间受限，故现已少用。

外监护是在孕妇腹壁上探测胎心率，同时根据腹壁压力的变化间接反映子宫腔压力的方法。缺点是有可能受干扰，记录不稳定。不过，由于操作方便、简单安全、可重复，可用于产前、产时的监护，目前我国普遍采用外监护。

（二）监护的基本原理

调节胎儿心率的有：交感神经、副交感神经、压力及化学感受器、中枢神经系统。当胎动或胎儿躯干受压时，交感神经兴奋，心跳加快，胎头受压，颅内压升高时，副交感神经兴奋而使心率减慢。脐带或胎盘受压时，血流受阻，血压升高，通过颈动脉窦压力感受器，使胎心率反射性减慢。胎儿缺氧时，儿茶酚胺增加，主要是去甲肾上腺素增加，胎儿心脏传导系统阻滞，及缺氧抑制心肌代谢使心率下降，同时也刺激了主动脉化学感受器，间接兴奋压力感受器，心率下降，这几方面共同作用导致胎心率减速。

（三）监护的基本波形和少见的异常波形

1. **胎心率基线** 胎心率基线（baseline heart rate，BHR）是在无胎动和无宫缩影响时，10分钟以上的胎心率平均值。正常基线水平为110~160次/min。如胎心率>160次/min持续10分钟以上为胎儿心动过速，多见于未成熟儿、孕妇发热、宫内感染、孕妇用交感神经药物或自主神经阻滞药物（如阿托品）、早期胎儿宫内缺氧等。如胎心率<110次/min持续10分钟以上为胎儿心动过缓。多见于胎儿缺氧、孕妇用拟交感神经阻断药、宫缩过强或过频、胎儿先天性传导阻滞、脐带受压、孕妇仰卧位低血压综合征等。

2. **胎心基线变异** 基线变异又称基线摆动（baseline oscillation），指胎心率基线存在的振幅和频率的波。按胎心率基线的振幅波动分为：消失型（缺乏变异）、微小变异（变异幅度 ≤ 5 次/min）、中等变异（变异幅度 6~25 次/min）和显著变异（变异幅度 > 25 次/min）。变异幅度减少或波动周期减少，多见于胎儿宫内缺氧，以变异幅度减少更为重要。尚需除外睡眠周期、胎儿极不成熟、孕妇用麻醉药物、迷走神经阻滞剂、胎儿心脏传导阻滞、胎儿缺乏大脑皮质（无脑儿）等情况。胎心率基线变异增加见于频繁胎动、急性缺氧早期、脐带因素等。胎心率基线高而变异小提示胎儿有宫内窘迫的可能。

胎心率每一次心跳与下一次心跳之间差异的瞬间变化,称为短变异,需通过胎儿心电图或计算机分析才能获得。30周后正常值为(7.8±3.0)毫秒,<4毫秒定义为异常。发现短程变异异常时,需除外睡眠周期、孕妇用麻醉、镇静、安眠药物等情况,若在3~4毫秒之间,可短期连续观察,若不能恢复正常,则需剖宫产终止妊娠,若短程变异<2.5毫秒,是胎儿极度危险的信号,如胎儿孕龄已达娩出后能存活,应即刻剖宫产。郑秀芬等报道,短变异<4毫秒的病例中,羊水过少、羊水Ⅱ~Ⅲ度以及围产儿死亡的发生率明显增高。短变异参数的引入,能克服长程变异分析结果主观性等缺点,是对目测胎心率曲线评分的有效补充,有极为实际的临床应用。正常胎心率基线与摆动(图3-1)。

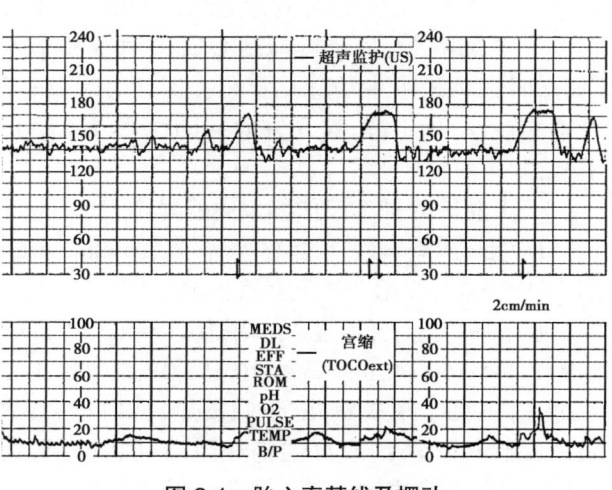

图3-1 胎心率基线及摆动

3. 胎心加速 指胎心率突然显著增加。孕32周以后胎心加速标准:胎心加速≥15次/min,持续时间>15秒。但不超过2分钟。孕32周以前胎心加速标准:胎心加速≥10次/min,持续时间>10秒。

但不超过2分钟。延长加速:胎心加速持续2~10分钟。胎心加速≥10分钟则考虑胎心率基线变化。

4. 胎心减速

(1)早期减速(early deceleration,ED):指伴随宫缩,胎心率同步的渐进的减慢及恢复。渐进性的减慢指从开始到胎心率最低点的时间≥30秒。胎心率减速与宫缩同步出现,宫缩达最高峰时胎心率同步下降到最低点,宫缩结束后胎心率回到原水平。下降幅度<40次/min,一般认为属生理性,多发生在第一产程后期,是胎头受压颅内压暂时增高,脑血流一过性减少,反射性引起心率减慢。也可能是脐带受压,血流短暂中断引起。若减速幅度过大、过早或持续出现应予重视。提示可能有脐带受压或羊水过少(图3-2)。

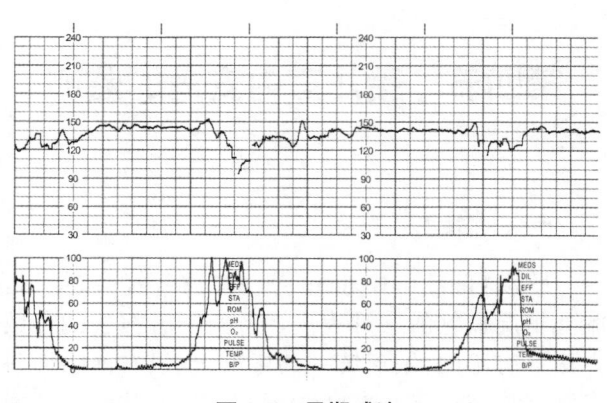

图3-2 早期减速

(2)晚期减速(late deceleration,LD):指伴随宫缩的胎心率渐进的减慢,发生于宫缩后,其下降缓慢,历时常≥30秒。胎心率最低点明显晚于宫缩高峰,达30~60秒。胎心下降幅度在30~40次/min,恢复亦缓慢。晚期减速多提示胎盘功能不良,胎儿缺氧(图3-3)。

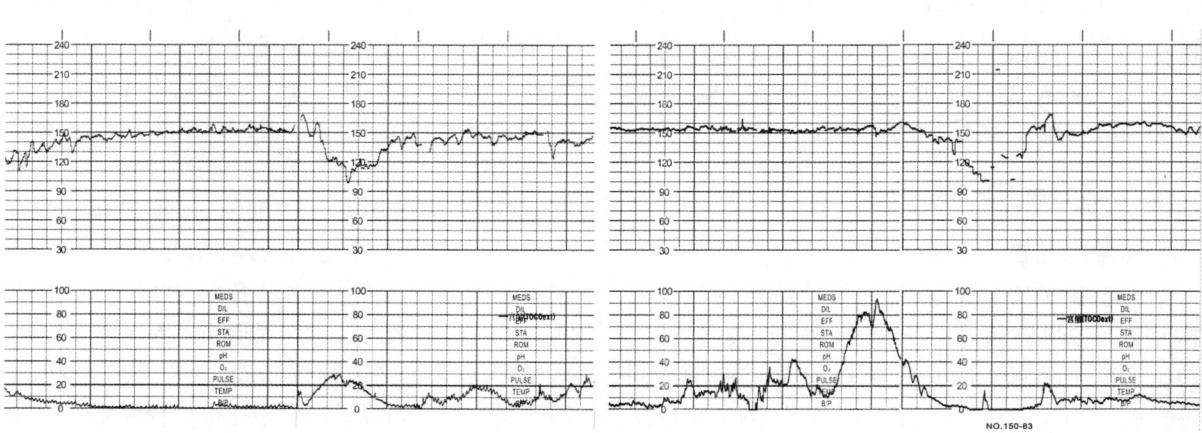

图3-3 晚期减速

（3）变异减速（variable deceleration，VD）：胎心减速与宫缩无固定关系，下降迅速且幅度大，可至60~80次/min。持续时间长短不一，但恢复迅速。一般认为变异减速是由于脐带受压，胎儿氧供减少及血压增高，通过压力和化学感受器反射性引起迷走神经兴奋所致。如时间短暂，不反复出现，胎儿储备能力好，可在母体翻身、胎儿自动旋转中解除，如持续及反复出现 VD，将会发生低氧血症及代谢性酸中毒，严重威胁胎儿（图 3-4）。

（4）延长减速（prolonged deceleration，PD）：胎心率显著减慢，胎心率减速幅度≥15次/min，持续 2 分钟以上。常见的原因有：严重的变异减速和晚期减速的发展，严重的胎盘功能减退，体位性

（或麻醉引起）的低血压，较长时间的阴道检查，胎头下降迅速，子痫抽搐期，缩宫素应用不当等。如上述病因消除后，胎心率即可恢复到基线水平的，胎儿预后良好。而严重的变异减速和反复晚期减速后出现的延长减速，往往是胎儿预后不良的征兆（图 3-5）。

自发性胎心率减速：在常规监护中，出现无明显原因的胎心率减速，胎心率下降 40 次/min，或下降到 90 次/min，持续时间>1 分钟，称自发性胎心率减速。这种减速与脐带受压、胎儿生长受限和各种原因造成的胎盘功能减退有密切关系，有较高的胎儿异常的阳性预告价值，与宫缩时出现的晚期减速有相同的意义（图 3-6）。

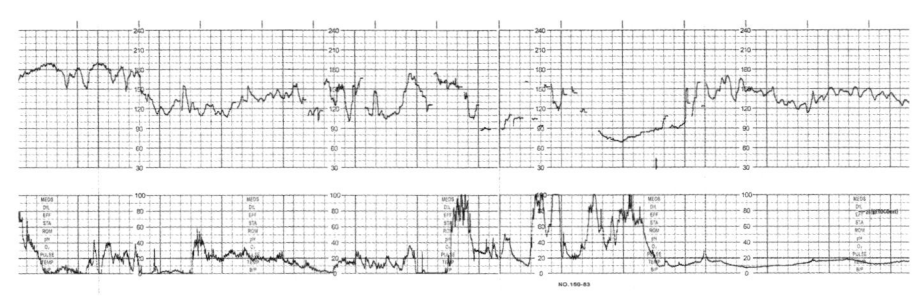

图 3-4　变异减速

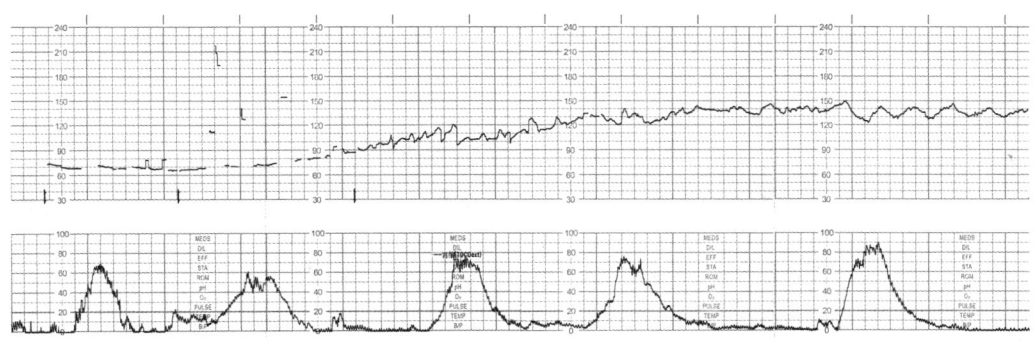

图 3-5　延长减速

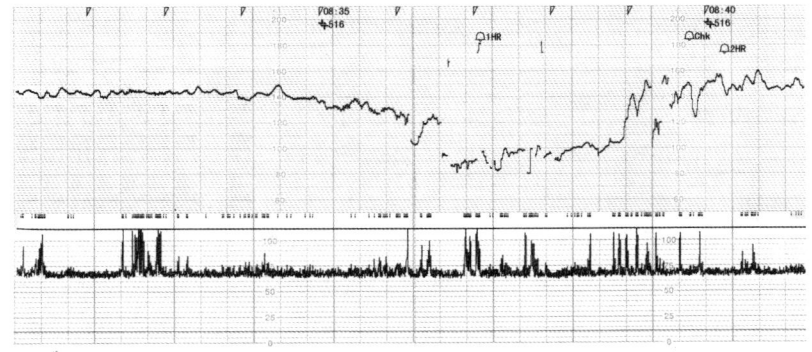

图 3-6　自发性胎心率减速

（5）正弦图形：指无胎动反应的基础上，胎心率基线保持在正常范围内，出现极度规律的周期性正弦波形摆动，其波形光滑，缺乏短程变异，无胎动。频率固定，3~5 次 /min，持续 ≥20 分钟。常见于胎儿重度贫血（Rh 血型不合的胎儿溶血或双胎输血综合征），也可见于严重的胎儿窘迫、胎儿濒死，胎儿水肿，重度子痫前期等。一旦确诊为正弦波，应急诊剖宫产术。临床上真正的正弦波非常少见，需要辨别波形的真伪，避免因假正弦波而误行手术。

（四）动力学试验

运用胎心电子监护仪，观察胎动、自然宫缩或药物刺激等引起的宫缩对胎心率有无影响，以了解胎儿储备能力和胎盘功能。

1. NST 的判读（表 3-4）　无应激试验（non stress test，NST）：在无外来刺激的自然状态下，观察胎心率及胎动时胎心率的变化，了解胎儿的储备能力。理论上，孕 28 周后胎儿的加速中枢发育完善，就可以进行 NST 检查了，但典型图形一般在 32 周后出现。凡妊娠期高血压疾病、ICP、过期妊娠、高龄孕妇、珍贵儿、妊娠合并糖尿病、心脏病等均可用 NST 以了解胎儿的宫内情况。

2. CST 或 OCT 的判读　宫缩应激试验：通过子宫收缩造成胎盘一过性缺氧来测定胎盘功能和胎儿储备能力。宫缩应激试验包括自然宫缩应激试验（contraction stress test，CST）和催产素激惹试验（oxytocin challenge test，OCT）两种。CST 为自然发生的宫缩应激试验，而 OCT 是用缩宫素诱导发生的子宫收缩的应激试验。OCT 适用于疑有胎盘功能不良者，禁忌证有妊娠晚期出血、有剖宫产史、多胎妊娠、羊水异常、严重胎儿窘迫、胎位异常、合并严重内科疾病等。

判断标准：参照 2009 年美国妇产科医师学会（ACOG）指南分为 3 类。

Ⅰ类：胎心率基线 110~160 次 /min；基线变异为中度变异；无晚期减速及变异减速；存在或缺乏早期减速；存在或缺乏加速；此类情况提示胎儿酸碱平衡正常，可常规监护，不需采取特殊措施。

Ⅱ类：除了第Ⅰ类和第Ⅲ类的其他情况。此类电子胎心监护结果尚不能说明存在胎儿酸碱平衡紊乱，但是应该综合考虑临床情况、持续胎儿监护、采取其他评估方法来判定胎儿有无缺氧，可能需要宫内复苏来改善胎儿情况。

Ⅲ类：有两种情况：

（1）胎心率基线无变异并且存在下面任何一种情况：①复发性晚期减速；②复发性变异减速；③胎心过缓（胎心率基线 <100 次 /min）。

（2）正弦波形，提示胎儿存在酸碱平衡失调即胎儿缺氧，应该立即采取相应措施纠正胎儿缺氧，包括改变孕妇体位、吸氧、停止缩宫素使用、抑制宫缩、纠正孕妇低血压等措施，如果这些措施均无效，应紧急终止妊娠。

表 3-4　NST 的结果判读及处理

参数	正常 NST（有反应型）	不典型 NST（可疑型）	异常 NST（无反应型）
基线	110~160 次 /min	100~110 次 /min；>160 次 /min，<30 分钟；基线上升	胎心过缓 <100 次 /min，胎心过速 >160 次 /min，超过 30 分钟；基线不确定
变异	6~25 次 /min（中等变异）；≤5 次 /min，<40 分钟	40~80 分钟内 ≤5 次 /min	≤5 次 /min，≥80 分钟；≥25 次 /min，持续 >10 分钟；正弦波
减速	无减速或偶发变异减速持续短于 30 秒	变异减速持续 30~60 秒	变异减速持续时间超过 60 秒；晚期减速
加速（≥32 周的胎儿）	40 分钟内 2 次或 2 次以上加速超过 15 次 /min，持续 15 秒	40~80 分钟内 2 次以下加速超过 15 次 /min，持续 15 秒	>80 分钟 2 次以下加速超过 15 次 /min，持续 15 秒
加速（<32 周的胎儿）	40 分钟内 2 次或 2 次以上加速超过 10 次 /min，持续 10 秒	40~80 分钟内 2 次以下加速超过 10 次 /min，持续 10 秒	>80 分钟 2 次以下加速超过 10 次 /min，持续 10 秒
处理	观察或进一步评估	需要进一步评估	积极处理；全面评估胎儿状况 BPP 评分；及时终止妊娠

注：本表引自 2007 年加拿大妇产科学会（Society of Obstetricians and Gynaecologists of Canada，SOGC）指南。

3. 胎心率电子监护的评价　从 20 世纪 70 年代开始，电子监护广泛应用于临床，挽救了不少围产儿，胎儿死亡率从 3‰ 下降到 0.5‰，但也增加了许多不必要的干预，尤其使剖宫产率大幅度提高。Cochrane 关于产程中持续胎心率电子监护的系统评价（包括 13 个研究超过 37 000 名孕妇）结果表明：与间断胎心听诊组相比，持续电子监护组总的围产儿死亡率、脑瘫发生率没有显著差异，但剖宫产率及阴道助产率明显增加。

NST 作为胎儿宫内情况的筛查方法，其价值在于"有反应性"，阳性预测值在 90% 以上。而 OCT 则以"阴性"的意义更大。胎心率监护需要与其他监护手段如胎动、羊水量和性状、脐血流、胎儿生物物理评分、胎儿血氧饱和度、胎儿头皮血 pH 等，进行综合分析。

三、超声多普勒血流测定

（一）脐动脉血流

最为常用，正常妊娠时孕 12~14 周出现舒张末期血流。随着孕周增加，胎盘血流阻力逐渐减小，舒张期脐血流速度逐渐增加，S/D 比值、PI 和 RI 逐渐下降。24 周前，S/D 比值为 4.0，妊娠晚期降至 <3.0。多数学者以妊娠晚期（40 周）下限 S/D 比值（2.2 ± 0.3），上限 3.0 作为正常值。

孕晚期监测脐动脉（umbilical artery，UA）血流，尤其是高危妊娠，可以降低围产儿发病率和死亡率。血流受阻与胎儿生长受限、酸中毒、不良围产儿结局有关。吴方银等报道，以 S/D ≥ 3.0 作为异常，异常组的孕妇合并症和并发症发病率明显高于对照组，羊水含胎粪、低体重儿、胎儿窘迫、新生儿窒息与对照组比较均有显著差异。

（二）大脑中动脉血流

正常妊娠时，孕 11~12 周后出现舒张末期血流，之后 PI 数值基本没有变化，直到 32~34 周，PI 开始下降，在妊娠 40 周时为 1.4 左右，提示有更多的血液供应脑部。当胎儿缺血缺氧时，启动胎儿体内"脑保护效应"，脑血管阻力降低，舒张期血流速度增快。

罗支农等 2000 年报道，检测 215 例 16~31 孕周正常胎儿大脑中动脉（middle cerebral artery，MCA），其最大流速及平均流速随孕周的增加而加快。阻力指数在孕 16~24 周时随孕周的增加而升高，孕 24~31 周时保持高水平。高新茹等（2011 年）检测 495 例 20~43 孕周正常单胎胎儿，测量大脑中动脉心室收缩期峰值流速、心室舒张期末血流速度、PI、RI、S/D。获得正常孕中、晚期胎儿 MCA 各参数正常值范围。在孕 20~43 周胎儿 MCA 血流速度随孕周的增加呈线性增加，孕 28~43 周其 PI、RI、S/D 随孕周增加呈线性减低。

（三）静脉导管血流

静脉导管（ductus venosus，DV）是连接胎儿脐静脉与下腔静脉的血管，是胎儿血液循环系统的一个主要调节器，起自脐 - 门静脉窦，止于下腔静脉将入右心房处。是胎儿期运输含氧血流的重要通道，在保证脐静脉内含氧丰富的血液充分供应胎儿的颅脑和心肌方面起着重要作用。当出现 A 峰明显减低、消失或倒置时可提示胎儿右心功能显著恶化、对缺氧已无法代偿，不良结局发生率明显增高。

（四）子宫动脉血流

子宫动脉（uterine artery，UA）血流随着孕周的增加而增加，S 与 D 都降低，S/D 比值在 20 周前变化不大，26~30 周以后，S/D 比值下降至 3.0 以下。当子宫动脉的血流阻力明显增高和舒张期切迹持续存在时，则提示子宫胎盘循环血流不足，常常会导致妊娠合并症和不良围产儿预后。在孕晚期用子宫动脉血流监测高危妊娠时，如妊娠期高血压疾病、FGR 的患者中，子宫动脉血流阻力异常增高与围产期不良预后（如脐动脉血气 pH 降低、低 Apgar 评分、早产、小于胎龄儿）等明显相关。

四、生物物理评分

1980 年首先由 Manning 提出，胎心率电子监护和 B 超联合对胎儿进行监测。胎心率电子监护是对胎儿储备能力和胎盘功能的实时、有效的观察手段，是目前妊娠晚期筛选胎儿窘迫的首选检测项目。B 超具备了图像显示和血流检测的功能，能及时可靠地评价胎儿的发育情况、胎儿 - 胎盘循环、胎盘 - 子宫循环的血流动力学状态。

Manning 评分法广泛用于临床，内容包括：胎心率监护的无应激试验（NST），超声显像观察胎儿呼吸样运动（FRM）、胎动（FM）、胎儿肌张力（FT）和羊水量（AFV）（表 3-5）。

结果评定：

1. 正常——Manning 评分为 8~10 分。

2. 可疑——Manning 评分为 4~7 分。

3. 宫内缺氧——Manning 评分 ≤ 3。

表 3-5　Manning 评分法

指标	2分（正常）	0分（异常）
NST（20分钟）	≥2次胎动，加速振幅≥15次/min，持续≥15秒	<2次胎动，加速振幅<15次/min，持续<15秒
FBM（30分钟）	≥1次，持续时间≥30秒	无FBM，或持续时间<30秒
FM（30分钟）	≥3次躯干和肢体活动	≤2次躯干和肢体活动
FT	≥1次躯干伸展后恢复到屈曲，或手指摊开合拢	无活动，肢体完全伸展或伸展缓慢，部分恢复至屈曲
AFV	≥1个羊水暗区，最大羊水池垂直直径≥2cm	最大羊水池垂直直径<2cm

在这5个指标中，NST对缺氧最敏感，FT预测胎儿预后不良价值最高，FBM、FT是急性缺氧指标，AFV是慢性缺氧指标。生物物理活动还受胎儿生理性醒睡周期、胎龄、药物等影响。为区分生理性还是缺氧所致的生物活动缺如，可用不同方法来唤醒胎儿。如手推胎头、口服或静脉用葡萄糖等，或延长观察时间。

五、羊水量测定

超声测量羊水量是最好的可重复的方法。有两种测量方法：羊水池最大直径和羊水指数（AFI）。1981年，Manning首先提出以羊水最大暗区的垂直最大径线<1cm为羊水过少。但该标准过于严格，很多学者寻找其他比较恰当的界限。1987年，Phelan提出羊水指数法 AFI>8cm为正常，5~8cm为警戒值，<5cm为羊水过少，≥20cm为羊水过多。

六、胎儿心电图

胎儿心电图（fetal electrocardiograph，FECG）可分为直接法和间接法。直接法是宫口开大2cm并破膜后，将电极置于胎儿先露部。直接法不受母体心电干扰，但由于只能用于分娩期，且操作要求高易引起感染，临床应用受到限制。间接法是通过母体腹壁检测胎儿心电活动，操作简便、无创、无时间限制，但易受外界因素干扰。

可用于诊断胎儿心律失常、胎儿窘迫、初筛胎儿心脏病。

七、振动声音刺激试验

早在20世纪20年代，就注意到胎儿对声音刺激有反应。20世纪80年代以来NST广泛应用，但NST假阳性率较高，据报道有50%左右。振动声音刺激试验（vibratory acoustic stimulation test，VAS-T）可改变胎儿睡眠觉醒周期和引起胎心率改变，减少NST假无反应性，缩短试验时间，提高预测新生儿窒息的敏感性。VAS-T可单独使用或与NST联合应用。

八、胎儿血氧饱和度测定

在宫口开大2cm并破膜后，在宫缩间歇期将探头沿宫颈内口缓慢置入宫腔，使探头贴于胎儿面颊或颞部，获得胎儿血氧饱和度（fetal oxygen saturation）的信息。可在产程中连续检测胎儿血氧饱和度。分娩期FSO₂波动范围较大，原因可能在于胎儿血氧饱和度的正常范围（30%~70%）位于氧离曲线的中间部分，当pH或PO₂有轻微改变时，胎儿血氧饱和度即可产生比较明显的相应改变。许多研究发现，FSO_2持续（10分钟以上）低于30%与不良围产儿预后显著相关。Bloom等（2006年）对5 341个单胎初产妇随机对照研究发现，与单用胎心监护相比，FSO_2联合胎心监护并不能降低剖宫产率，新生儿的预后也没有明显改变。

九、特殊检查

（一）胎儿肺成熟度检查

以往通过检测羊水中卵磷脂/鞘磷脂比值（L/S）、磷脂酰甘油（PG）含量、中板层体（LB）计数以及泡沫试验来判断胎肺的成熟度。目前，由于预产期估算准确，皮质醇运用适当，医师可适时把握早产终止妊娠的时机，故已逐渐不用羊水分析来评估胎肺的成熟度。

（二）胎儿头皮血 pH 测定

1960年代开始应用于临床，通过采集胎儿头皮毛细血管的血样测定pH，有助于发现处于严重缺氧状态的胎儿。pH>7.25，可继续观察；pH 7.20~7.25，胎儿窘迫可能，30分钟内复查；pH<7.20，即刻重复采集血样，若pH确实低，即刻结束分娩。由于这是有创检查，一次测定只能反映当时的胎儿情况，难以作动态观察，目前已未见使用。

（三）生化检测

目前已很少应用。雌三醇（E₃）测定需收集24小时尿液，且方法繁复。尿雌素/肌酐比值（E/C）能较准确地反映胎儿-胎盘功能，方法也简单。但有其他简便方法反映胎儿情况，该法已不应用。

（四）MRI 检查

MRI 的优点是软组织分辨率高，无放射性，多方位成像。MRI 在显示神经系统结构和分析实质性病灶的解剖结构、位置、与周围组织的关系方面有无可比拟的优势。诸多研究表明，胎儿脑部各种异常，MRI 诊断优于超声。面部畸形中单纯硬腭裂、舌增生、内耳畸形，MRI 诊断优于超声。颈部异常中，MRI 可显示颈部异常对气道的压迫程度、食管闭锁的袋装盲端、显示颈部动静脉及其相关异常。MRI 检查适用于胸部和腹部各种异常。基因异常有关的综合征，MRI 可以通过整个胎儿的全面成像判别综合征是否存在；宫内生长受限时 MRI 可测量肺体积预测肺发育程度。

胎儿以外的异常，MRI 可以评价脐带血管数量、脐带长度及弯曲度，羊水内是否有出血，胎盘大小、形态及内部结构，母体脊髓改变，母体子宫肌瘤。诊断胎盘植入亦明显优于超声。

【经验分享】

目前了解胎儿宫内安危已有多种方法，就简便而言，胎动是孕妇居家也可应用的方法。随着孕期的进展，各种监测方法更深化，对胎儿宫内安危的识别是一个动态观察的过程，羊水量的逐渐减少提示胎盘功能有所减退；进入产程后，胎儿电子监护更进一步发挥其功能，从正常的波形，逐渐出现早期减速、变异减速甚至晚期减速，说明胎儿已处于明显的窘迫状态中，需立即终止妊娠；至于超声多普勒血流测定，在各阶段都具有参考作用。

（史 宏 戴钟英）

参考文献

1. 中国营养学会. 中国居民膳食指南 (2016). 北京: 人民卫生出版社, 2016: 169-189.
2. 中国营养学会膳食指南修订专家委员会妇幼人群膳食指南. 孕期妇女膳食指南. 中华围产医学杂志, 2016, 19 (9): 641-648.
3. 中国营养学会. 中国居民膳食营养素参考摄入量 (2013 版). 北京: 科学出版社, 2014: 652.
4. 中华医学会糖尿病学分会. 中国 2 型糖尿病防治指南 (2020 版). 中华糖尿病杂志. 2021. 13 (4): 315-409.
5. Management of Diabetes in Pregnancy: Standards of Medical Care in Diabetes-2021. Diabetes Care, 2021. 44 (Suppl. 1): S200-210.
6. 中华医学会妇产科学分会产科学组. 妊娠期高血糖诊治指南 (2022)[第一部分]. 中华妇产科杂志, 2022, 57 (1): 3-11.
7. 杨慧霞. 妊娠合并糖尿病实用手册. 2 版. 北京: 人民卫生出版社, 2018.
8. 唐慧霞, 李胜利. 超声估测胎儿体重的研究进展. 中华医学超声杂志 (电子版), 2014, 11 (5): 9-12.
9. 朱洁萍, 戴钟英, 沈国芳, 等. 超声预测胎儿体重方法的选择. 上海医学, 1999, 22 (6): 339-342.
10. 高新茹, 王颖金, 张喻, 等. 中晚孕脐正常胎儿大脑中动脉血流动力学研究. 中国医学影像学杂志, 2011, 19 (5): 341-345.
11. 娄志峰, 腾想. 静脉导管频谱在胎儿窘迫监测中的应用. 中国实用医药, 2015, 10 (5): 25-26.
12. 李天刚, 杨磊, 王艺璇, 等. 胎儿脐动脉及大脑中动脉血流参数及其比值在诊断胎儿宫内缺氧中的价值. 临床超声医学杂志, 2013, 15 (5): 311-314.
13. 覃亦伟, 张晓丽. 胎儿血氧饱和度监测在产程中的临床意义分析. 中国计划生育学杂志, 2015, 23 (8): 550-552.
14. 中华医学会围产医学分会. 电子胎心监护应用专家共识. 中华围产医学杂志, 2015, 18 (7): 486-490.
15. Bulletins Obstetrics COP. Practice Bulletin No. 180: Gestational Diabetes Mellitus. Obstetrics and Gynecology, 2017, 130 (1): e17-e37.
16. East CE, Begg L, Colditz PB, et al. Fetal pulse oximetry for fetal assessment in labour Cochrane Database of Systematic Reviews 2014, Issue 10. Art. No.: CD004075. DOI: 10. 1002/14651858. CD004075. pub4.
17. Mangesi L, Hofmeyr GJ, Smith V, et al. Fetal movement counting for assessment of fetal wellbeing. Cochrane Database of Systematic Reviews 2015, Issue 10. Art. No.: CD004909. DOI: 10. 1002/14651858. CD004909. pub.
18. Morris RK, Malin G, Robson SC, et al. Fetal umbilical artery Doppler to predict compromise of fetal/neonatal wellbeing in a high-risk population: systematic review and bivariate meta-analysis [J]. Ultrasound Obstet Gynecol, 2011, 37 (2): 135-142.
19. Alfirevic Z, Devane D, Gyte GML. Continuous cardiotocography (CTG) as a form of electronic fetal monitoring (EFM) for fetal assessment during labour. Cochrane Database of Systematic Reviews 2013, Issue 5. Art. No.: CD006066.

第四章　早期妊娠疾病

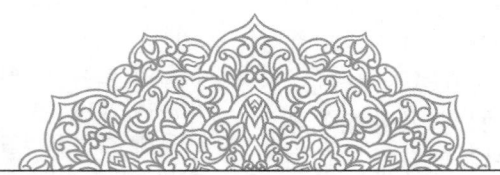

第一节　流　产

自然流产(spontaneous abortion)是妊娠最常见的并发症之一。有作者认为人类的妊娠是一个低效的过程,因为据估计 70%~80% 的妊娠是不能成功的,50% 的妊娠在第一次月经延迟后丢失。

自然流产是指孕 20 周前经临床确诊的妊娠丢失。国内将自然流产定义为孕 28 周前经临床确诊的妊娠丢失。孕 12 周前终止者,称为早期流产;孕 12 周以后流产者,称为晚期流产,其中 80%

为早期流产。临床上估计自然流产的发生率为 10%~15%。但有作者认为真实的发生率远高于临床观察到的发生率。有作者对种植前的胚胎进行形态学检查发现 34 个胚胎中仅 24 个胚胎形态为正常。另有作者运用敏感的 hCG 测定法检测后认为,种植后妊娠丢失的发生率为 30%~40%。

【分类及定义】

1. **分类**　自然流产可分为先兆流产、难免流产、不全流产、完全流产、过期(稽留)流产、复发性(习惯性)流产及流产合并感染。

2. **定义**

(1) 先兆流产(threatened abortion):是指宫内存活的妊娠伴随由于子宫内的原因引起的出血。

(2) 难免流产(inevitable abortion):是指有阴道流血的同时有宫颈内口的扩张,尤其是由于破膜引起的羊水的流出。

(3) 不全流产(incomplete abortion):是指部分胎儿或胎盘组织排出宫腔,部分残留于宫腔内或堵塞于宫颈口处。

(4) 完全流产(complete abortion):是指胎儿和胎盘组织全部排出宫腔。

(5) 过期(稽留)流产(missed abortion):是指孕 20 周前的胎儿宫内已死亡,滞留宫腔内未能及时排出者,并不一定出现阴道流血。患者妊娠的症状如恶心、乳房触痛、疲劳等在胎儿死亡后可以继续存在,也可能不存在。妇科检查和超声检查常可作出正确的判断。"空孕囊"常被称为无胚胎的妊娠。诊断可通过孕 6 周时超声检查未见胚芽也未见原始心管搏动而确定。

(6) 复发性流产(习惯性流产)(recurrent spontaneous abortion,RSA):既往曾定义为连续发生 3 次及 3 次以上的自然流产,发生率大约为 1/300 次妊娠,目前已将其定义改为连续2次及2次以上的自然流产,此定义对35岁以上的妇女、受孕困难的夫妇及迫切要求尽快妊娠的夫妇更为适合。

(7)流产合并感染:多见于阴道流血时间较长的流产患者,也常发生于不全流产或不洁流产。常为厌氧菌及需氧菌混合感染。

【病因及发病机制】

1. 染色体异常或其他遗传因素

(1)胚胎染色体异常:此为早期流产最常见的原因。孕8周前流产的妊娠物中60%为非整倍体妊娠。在自然流产中最常见的异常核型为三倍体,在早期妊娠中16-三体几乎占据了所有染色体异常的1/3;而最常见的单体染色体的异常为单体X,45X。嵌合体也常引起自然流产。

(2)流产夫妇的染色体异常:王树玉曾对309对反复流产的夫妇进行了染色体的检查,检出异常染色体核型13例,检出率为2.1%,其中女性9例,男性4例;平衡易位型9例,同源罗伯逊易位型3例,染色体数目异常1例为45,X/46,XX/47,XXX。有报道,染色体异常出现于3%~6%反复流产夫妇中,造成反复流产的最常见的染色体异常为平衡易位,常发生于反复流产夫妇中的女性。染色体6、7、9、16和22是最常见发生平衡易位的部位,而染色体13、14、15、21和22常发生罗伯逊易位,58%罗伯逊易位发生于染色体13和14的长臂(13q,14q)。细胞分子遗传学技术在将来也许会提供更新的方法对反复流产的夫妇的遗传异常进行检测和确定。

2. 生殖器官解剖异常 由于生殖器官解剖原因引起的流产占10%~15%。解剖因素引起者可划分为先天性和获得性两大类。

(1)先天性生殖器官解剖异常:

1)先天性副中肾管(米勒管)的异常与复发性流产有关。导致先天性米勒管异常的原因有米勒管融合的失败,或者纵隔的重吸收不全。米勒管的异常引起流产的原因是:血供受到限制,如子宫隔的病例。另外覆盖于隔上或其他米勒管缺陷的蜕膜组织对激素反应的同步化困难,导致种植异常。先天性米勒管发育异常有多基因或多因素的遗传现象,有报道,家族的聚集性和常染色体隐性遗传与此有关。

2)子宫动脉发育异常也是导致流产的原因之一。子宫血供异常使内膜组织的血流受到影响,导致蜕膜化不同步和种植异常。Burchell等发现,

一些复发性流产妇女子宫一侧有两根上行性子宫动脉。

(2)获得性生殖器官解剖异常:包括宫腔粘连、子宫肌瘤、子宫内膜异位症/子宫肌腺症。

1)宫腔粘连(Asherman综合征):常常由于宫内感染或既往宫腔手术造成。其发生的可能机制为由于粘连的存在阻碍了正常蜕膜化和胎盘种植。Schenker报道,40%未经治疗的Asherman综合征的患者发生了流产,但随后再次流产率下降至25%。

2)子宫肌瘤常与流产有关,引起流产的可能机制为血供减少导致缺血和静脉扩张,蜕膜化不同步,种植异常,子宫易激惹造成子宫收缩和宫腔内容物的排出。肌瘤患者胱氨酸氨肽酶的量呈下降状态,此酶为催产素的抑制剂,这也是造成子宫易激惹的原因。此外,肌瘤变性、胚胎种植于黏膜下肌瘤的部位,大肌瘤的妇女常发生胎盘早剥及由于肌瘤而造成激素的改变也会引起妊娠的失败。

3)子宫内膜异位症/子宫肌腺症与流产的关系目前尚不明确,许多学者提出内异症患者的流产率为22%~51%。实验研究提示活性巨噬细胞、T淋巴细胞和自然杀伤细胞的数量和浓度在轻度内异症的妇女比中度-重度内异症的妇女要高,这些因子均为生殖毒性因子。此外,有研究发现前列腺素的增加引起子宫收缩和孕激素分泌的改变。子宫肌腺症可通过解剖的机制造成妊娠的失败,其他的机制相似于子宫肌瘤,如血流异常、子宫易激惹和胎盘早剥。

4)有报道提示了子宫和输卵管手术后自然流产的危险性增加。

3. 内分泌异常 在流产原因中内分泌因素占10%~20%。

(1)黄体功能不足:有报道复发性流产妇女中黄体功能不足的发生率高达50%。另有研究表明17%的复发性流产的妇女有内分泌异常,其中大多数为黄体功能不足。黄体功能不足定义为黄体功能异常并伴有孕激素产生的不足。黄体分泌的孕激素对胚胎的存活很重要,但至今尚不清楚使妊娠成功所需要的孕激素的确切水平。黄体功能不足在传统上以黄体期短和黄体发育不全为特征,常与下丘脑、垂体、卵巢和内膜功能有关。

(2)胚胎促性腺激素刺激物:近年研究证实,种植前的胚胎会产生一种促性腺激素刺激物以促使卵巢甾体激素分泌。如果胚胎不能产生这种刺激

物或卵巢对这种刺激物无反应,也可能造成黄体功能不足和妊娠丢失。

(3)甲状腺功能异常:母体的甲状腺功能异常与复发性流产有关,甲状腺功能减退(简称甲减)最可能与胚胎丢失有关,但目前尚缺乏对这种预后关系的配对研究。

(4)糖尿病:糖尿病也与复发性流产有关。最近的研究提示:如糖尿病被很好地控制,流产的发生率并不增加;如在妊娠前或早期妊娠时,血糖未很好控制,同时又有糖化血红蛋白ALC水平升高,则与流产有关。由于糖尿病的血管病变而使流产的危险性增加,尤其是在影响子宫动脉血流的患者中。

(5)高雄激素:雄激素改变如多囊卵巢综合征与复发性流产有关。有报道44%~82%复发性流产患者行超声检查时提示卵巢多囊性改变,而多囊卵巢综合征的特征之一为LH升高,LH分泌异常导致流产的直接原因是卵泡和内膜发育不良,间接原因是睾酮和雌激素的增加。此外,在多囊卵巢综合征的妇女子宫内膜中前列腺素合成的异常也是造成流产的一个机制。

(6)催乳素异常:催乳素异常和复发性流产的关系仍有争议。催乳素水平的升高可影响正常促性腺激素分泌和黄体分泌,目前认为高泌乳素血症:①可抑制促性腺激素释放激素的合成和释放,使促性腺激素分泌减少;②抑制雌激素对下丘脑-垂体的正反馈,降低垂体对GnRH的敏感性;③PRL可直接作用于卵巢,影响颗粒细胞功能,使孕酮合成减少。

4. 感染因素 细菌性、病毒性、寄生虫、真菌性和动物传染病均可引起流产。最近报道的复发性流产的病因中大约5%由感染因素造成,分别影响母亲、胎盘和胎儿。

(1)支原体、衣原体:

1)支原体:包括人型支原体及解脲支原体,是与复发性流产有关的最常见的病原体。由于支原体上行性感染常造成子宫内膜炎和输卵管炎,也有报道引起绒毛膜炎及死产。

2)沙眼衣原体:宫颈的衣原体感染常与中期妊娠流产和胎膜早破有关,也有报道复发性流产的妇女血清中衣原体抗体的水平升高。

(2)细菌:

1)β溶血性链球菌与胎膜早破有关,并可能影响胎儿、胎盘组织而造成流产。

2)淋病奈瑟球菌或其他性传播性疾病引起的子宫内膜炎/输卵管炎引起的自然流产率可达29%左右。

(3)病毒:巨细胞病毒可引起神经损害,感染此种病毒可增加自然流产的危险性。有报道血清疱疹病毒抗体滴定度升高的妇女过期流产的发生率增加3倍。另外风疹病毒感染也可引起自然流产。此外,还有乙肝病毒、柯萨奇病毒、HIV等。

(4)梅毒螺旋体:梅毒螺旋体感染可以引起早、中期妊娠的丢失。

(5)弓形虫的感染也与流产有关。

5. 免疫功能异常 近年来有关免疫与流产的关系研究较多,已有多种免疫学的理论用于解释流产。对体液免疫来说,有四种机制与流产有关。

(1)抗磷脂抗体(antiphospholipid antibody,APA):是一种IgG和IgM的自身抗体,与复发性流产有较密切关系的是抗心脂和抗磷脂-丝氨酸,抗磷脂抗体是以体磷脂依赖凝集试验延长、血栓形成、血小板减少和流产为特征。有人将此命名为抗磷脂抗体综合征。引起的产科并发症包括早、中期的复发性自然流产、早产、胎膜早破、死产、胎儿生长受限和子痫前期。在复发性流产的妇女中,抗磷脂抗体综合征的发生率为3%~48%。抗磷脂抗体导致胎儿预后不良的可能机制为:①抑制血管内皮前列环酸的产生,导致血管收缩和血栓形成;②通过抗体结合于磷脂抗原决定簇,形成第二信使分子,干扰信息传导过程;③由于抗磷脂抗体作用使血小板受损,而使血小板结合于血管内皮细胞,进一步导致血小板聚集及局部血栓形成;④通过抗磷脂抗体影响C蛋白活性,导致纤维蛋白溶解作用的受损。C蛋白是一种内源性抗凝因子,在循环状态下处于非活性形式。

(2)抗精子抗体:有报道血液中有抗精子抗体存在的妇女自然流产的发生率增加。已有研究提示自然流产与对其丈夫精子尾部产生的IgG抗体有关。

(3)抗甲状腺抗体:目前有报道31%的复发性流产妇女抗甲状腺抗体呈阳性。有学者认为抗甲状腺抗体与滋养细胞有共同的抗原决定簇,从而通过抗体介导机制导致流产。

(4)母体封闭抗体的缺乏:Rocklin等首先提出血清中封闭因子的缺乏与复发性流产有联系,可能原因:①在妊娠时,人体存在一种抗胎儿及母体的细胞介导的免疫反应,必须将其封闭;②封闭抗体产生使妊娠得以成功,并能预防抗胎儿及母体的细胞介导的免疫反应。

另外,还有4种细胞免疫机制来解释流产的发生:

(1)TH1:细胞免疫反应所牵涉的因子包括γ-干扰素及肿瘤坏死因子的异常是最新的有关免疫性流产的假说,而γ-干扰素及肿瘤坏死因子为胚胎和滋养细胞毒性因子。有报道,60%~90%未找到原因的复发性流产的妇女中存在异常的TH1细胞免疫反应的证据,而正常妊娠中有此种反应者仅为3%。

(2)TH2:免疫反应、生长因子及癌基因的异常导致流产。

(3)抑制细胞和因子的缺乏是导致流产的另一机制。

(4)主要组织相容性抗原的表达也与复发性流产有关。

6. 其他因素 包括环境因素、创伤、过多接触化学物质、母体用药、夫妇双方吸烟、酗酒、毒品、运动量过大及性生活过多与流产也有一定的关系。

【病理】

1. 胎盘

(1)肉眼观形态:孕8周以后流产的标本可与出血量多少、出血时间长短和胚胎死亡的时间长短有关,可见到下列表现:

1)血肿样胎块(blood mole):妊娠物被血块样物质所包围,包膜厚薄不均,羊膜囊被压缩,其内充满血块,常见于流产过程迁延的病例。

2)结节性胎块(breus mole):在绒毛膜下形成结节状血块向羊膜腔突出,羊膜表面仍保持光滑。过期流产常呈此表现。

3)微囊型胎盘(microcystic placenta):如胎儿为45,XO染色体异常者,常见巨大绒毛膜下血栓;三倍体异常者,可见绒毛水肿或呈水疱状改变,使胎盘切面呈微囊的表现;四倍体异常者,见空囊,其蜕膜及胎盘内有出血,并可见轻度局灶性小囊变,但无弥漫性微囊型的改变。

(2)组织形态:

1)绒毛形态学正常,与孕龄相符:占自然流产中40%~50%。

2)绒毛形态学正常,但显示胎儿死亡后的变化:占自然流产中20%~30%。其表现为绒毛退变、绒毛或干绒毛血管硬化和闭锁、纤维蛋白样坏死绒毛增多、合体结节增多等。

3)绒毛水疱样变:20%~40%有绒毛水肿,这种水肿绒毛血管稀少或无血管,绒毛直径很少超过10~12mm,也不合并滋养细胞增生,系绒毛的退行性变。

4)绒毛发育不良:绒毛显示生长抑制,绒毛小,血管形成差,绒毛间质细胞较幼稚,绒毛被覆一层薄而发育不良的滋养细胞,染色体为45,XO的流产胎盘常显示此种改变。

5)炎症性改变:绒毛膜羊膜炎、绒毛板炎、脐带炎、绒毛炎,常见于晚期流产。

2. 孕卵

(1)流产内容物中只有绒毛而无胚囊,有两种可能:一种是胚囊未发育;另一种是不全流产,胚囊已排出。

(2)流产内容物中见到胚囊及绒毛,但胚囊内无物,囊壁光滑。

(3)流产物中有胚囊,囊内有异常发育胚胎,呈白色结节或圆柱状,此为孕卵发育迟缓或异常所致。

(4)流产物中有胚囊,囊内的胚胎发育属正常,这类流产可能是由于孕卵以外的原因引起的。

【临床表现】

1. 停经 仔细询问病史,患者常有长短不一的停经时间。有些患者月经较规律,有较明确的停经时间;而另外一些患者可能主诉月经失调,月经淋漓不尽,而无明显的停经,需医师详细地了解,以明确月经情况。

2. 阴道流血 不同类型的流产,阴道流血的情况也不同。如先兆流产,阴道少量流血。不完全流产,阴道流血较多,如月经量或较月经更多,可伴有组织物的排出,当胚胎或胎儿完全排出后,子宫收缩,出血减少或停止。另外,还需注意流血的颜色和有无异味,合并感染者可混有异味同时伴有发热。

3. 腹痛 以下腹部疼痛为主,先兆流产时,下腹部常隐痛;难免流产时,下腹部疼痛较剧,伴有较多的阴道流血,当胚胎组织完全排出,则疼痛又缓解。

【诊断】诊断应根据患者的病史、临床表现、体格检查、妇科检查及辅助检查来确定。

1. 病史 必须详细询问病史,包括年龄,有无患内科、外科、精神及遗传病史;药物使用、吸烟、饮酒、接触放射或环境污染等;详细的月经与生育史;以往子宫手术史、盆腔感染史,家族病史。

2. **体格检查** 包括身高、体重和血压,注意患者体态、毛发的分布情况、其他高雄激素的体征。乳房检查有无溢乳。注意有无发热、贫血面貌。

3. **妇科检查** 双合诊及三合诊检查了解子宫大小、形态、活动度、压痛以及附件情况。注意阴道流血的量和颜色,有无异味;宫口是松弛的还是关闭的,宫口处有无血块或组织物嵌顿。

4. **辅助检查** 血常规、血凝功能、尿 hCG 的检测,必要时血 β-hCG 的连续动态观察,孕激素测定。超声检查了解子宫、附件情况与宫内胚胎发育情况。对怀疑感染者,需行宫颈分泌物培养病原体检查。

5. **对复发性流产患者** 需行:①血液的检查,如夫妇双方染色体核型、抗磷脂抗体、封闭抗体、外周血抗精子抗体、病毒抗体的检测。②生殖器官解剖异常检查:子宫输卵管造影了解有无子宫畸形或粘连,有无宫颈功能不全,必要时可行宫腔镜、腹腔镜检查。③内分泌检查:性激素、黄体功能、甲状腺及胰岛功能测定等。

6. **各种类型流产的诊断** 见表 4-1。

表 4-1 不同类型流产的诊断

流产类型	临床表现			妇科检查	
	出血量	下腹痛	组织物排出	宫颈口	子宫大小
先兆流产	少	无或轻	无	关闭	与孕周相符
难免流产	增多	加重	无	松弛或扩张	相符或略小
不全流产	多	减轻	有	松弛扩张、有组织堵塞	略小
完全流产	少	无	全部排出	关闭	基本正常

【**鉴别诊断**】需与异位妊娠、葡萄胎、异常子宫出血(abnormal uterine bleeding)、盆腔炎性疾病及外科的急性阑尾炎进行鉴别。

【**妊娠后评估**】

1. 一旦发生妊娠,首先应确定是否为宫内妊娠。有报道复发性流产的患者异位妊娠的发生率比正常人群高 2.2 倍,葡萄胎发生率在复发性流产的患者中升高。复发性流产的妇女胎儿生长受限、

早产、低体重儿和子痫前期的危险增加。

2. **妊娠早期的内分泌情况** 正常妊娠 6~8 周时 β-hCG 平均每 1.4~2.2 天增加一倍。超声检查仍是探查有无早期妊娠的有效工具,B 超检查有 2 个目的:①胎儿是否存活;②如果未见到胚芽或胎儿心管搏动,可尽早提供处理意见。

3. **早期观察胎儿心管搏动是估计妊娠成功与否的预后指标** 在观察到胎儿心管搏动的妇女,发生自然流产率仅为 2%~5%,在孕 6 周测得胎儿心管搏动其流产率为 2%~3%,如在孕 7 周以后测得胎儿心管搏动,其流产率增至 29.9%。如在孕 7 周时仍未测到胎儿心管搏动或胚芽,则应作空孕的诊断。如孕囊>15mm,或头臀长>5mm,而未见胎儿心管搏动,则应诊断为过期流产。

4. 测定胎儿核型的技术有原位绒毛培养和羊膜穿刺(详见第十九章第三节)。

【**治疗**】

1. **各类流产的处理原则**

(1)先兆流产:注意休息,必要时给予镇静剂。对黄体功能不足的患者可应用黄体酮,口服黄体酮片(地屈孕酮片 10~20mg,每天 2 次),或肌内注射黄体酮针 20~40mg,每天 1 次;也可肌内注射 hCG 5 000U,隔天 1 次;可同时口服维生素 E 100mg,每天 1 次;如治疗后出血增多,腹痛加剧,应行 B 超检查及血清 hCG 测定,决定胚胎存活的情况,以决定继续保胎或终止妊娠。

(2)难免流产:一旦确诊,应尽早行清宫术,刮出物应仔细检查,并送病理检查。酌情应用抗生素。

(3)不全流产:应及时清除宫内残留组织。如有休克应及时输血和补液抗休克治疗。流血时间长者,应给予抗生素治疗。

(4)完全流产:一般不需特殊处理。可给予 B 超检查,以明确宫腔无妊娠残留物。

(5)过期流产:过期流产的处理需注意两点:①机化的组织与子宫粘连紧密,造成刮宫困难;②坏死组织可使凝血机制发生障碍,导致 DIC,造成严重出血。因此,处理前应常规检查血常规、凝血功能。若凝血功能正常,则可应用雌激素 3~5 天后,行刮宫术,如一次刮不净宫内妊娠产物,1 周后可再行刮宫,手术时应防止子宫穿孔;若凝血功能异常,则应尽早应用肝素、纤维蛋白原及输新鲜血,待凝血功能好转后,再行刮宫术。

(6)复发性流产:针对病因进行治疗,同时给予

心理治疗,解除思想负担,必要时可给予中西医结合治疗。

(7)流产合并感染:治疗原则为迅速控制感染,尽快清除宫内残留物。如出血较多,而感染不严重,可在静滴抗生素的同时行清宫术。如出血不多,而感染较重,则先进行有效的抗感染治疗后再行清宫术。如出血较多且感染较严重,可在抗感染治疗的同时先用卵圆钳夹出大块感染组织以减少出血,但暂不作宫腔搔刮术,以防感染扩散。如为严重感染又无生育要求,必要时应用抗生素并切除子宫。

2. 针对病因进行治疗

(1)染色体异常:详见与第十八章第二节与第十九章第一节。

(2)解剖因素异常:以往常采用剖腹探查或腹腔镜手术来纠正生殖道解剖异常。近年来,宫腔镜的应用已逐渐取代了剖腹探查术,可在宫腔镜下行黏膜下肌瘤摘除术、宫腔粘连分解术、子宫纵隔切除术及其他子宫内的病变的治疗。也有报道在超声引导下经宫颈子宫成形术也是安全和有效的。

对所有行宫腔镜切除子宫内病变的患者术前应预防性应用抗生素,术后用激素治疗。范围较大的粘连分解术后应给予雌激素,而对子宫纵隔切除的患者根据具体情况选择应用。雌激素的用法是:手术后每天口服戊酸雌二醇片 4 片,每天 1 次,2 周后 2 片,每天 1 次,共 21~28 天,最后 10 天加用口服孕激素 10mg/d。一般在术后 3 个月经周期后可考虑妊娠。经腹子宫成形术的患者妊娠必须在 6~9 个月以后,以保证子宫愈合。宫颈松弛者可在孕 12~14 周行宫颈环扎术。

(3)内分泌异常:黄体功能不足的治疗可通过刺激卵泡生长进而刺激黄体功能或在黄体期补充孕激素。可应用枸橼酸氯米芬、人类绝经期促性腺激素(HMG)或外源性孕激素。枸橼酸氯米芬可增加促性腺激素分泌、刺激卵泡生成和黄体期孕酮的产生。但枸橼酸氯米芬也可导致黄体期异常,其机制为枸橼酸氯米芬在子宫内膜与雌激素受体结合产生的抗雌激素作用。有报道认为应用枸橼酸氯米芬诱导排卵后流产率增高的原因为黄体期异常。此外,枸橼酸氯米芬的抗雌激素作用也影响宫颈黏液的质和量。因此,在应用枸橼酸氯米芬治疗的准备受孕的周期中应该考虑行性交后试验。

轻度的黄体功能不足可补充孕酮纠正。可应用黄体酮 10mg,1 天 2 次,在排卵后 3 天一直到妊娠 8~9 周。

诱导排卵对严重的黄体不足造成流产的患者是有治疗作用的,可应用促性腺激素和促性腺激素释放激素。此外也有应用 hCG(1 500~5 000U),自 LH 峰后每 2~5 天给予肌内注射直至孕 8 周。但如果 hCG 应用太早会使卵泡闭锁,应用太晚则黄体生成减少。

高雄激素和高 LH 分泌异常的妇女促排卵常常有效,其机制为抑制 GnRH 诱导垂体释放 LH。对多囊卵巢综合征(polycystic ovarian syndrome, PCOS)妇女应用 GnRH 类似物治疗可减少流产发生率(表 4-2)。有报道腹腔镜下卵巢电灼可降低 PCOS 妇女的自然流产率(16% *vs.* 30%~40%)。也有报道促排卵治疗的妇女由于染色体异常引起的自然流产的发生率增高。

表 4-2 PCOS 妇女应用 GnRH 激动剂诱发排卵的流产率

	枸橼酸氯米芬和 / 或 hCG(%)GnRH 脉冲	FSH 或 HMG(%)
Johnson,等(1990)	11/20(55)	2/20(10)
Abdalla,等(1990)	5/14(36)	3/33(9)
Balen,等(1993)	51/108(47)	15/74(20)
Homburg,等(1993)	37/97(38)	17/97(18)
合计	104/239(44)	37/224(17)

对甲状腺功能减退,尤其是伴月经和排卵异常的患者可用甲状腺素片治疗,必须用药以达到正常甲状腺功能的水平。对高泌乳素血症患者可用溴隐亭治疗,直至泌乳素水平正常。

(4)感染:有一项研究表明,在 237 例流产病史的妇女中,84.5% 分离到支原体,应用多西环素 100mg,1 天 2 次,共 28 天,人型支原体 100% 治愈,而解脲支原体治愈率为 87.6%,如既培养到人型支原体又有解脲支原体,则有效率为 61.3%。治疗与不治疗患者相比较发现,经治疗后流产率明显减少。如果能找到感染病原体,夫妇双方均应给予治疗,且在治疗后应行培养以证实感染是否已经治愈。

(5)免疫因素:表 4-3 显示了各种免疫治疗方法。

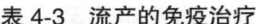

表 4-3 流产的免疫治疗

免疫治疗	方法
A 刺激免疫	白细胞输注法
B 抑制免疫	免疫球蛋白结合于 T 细胞受体,阻碍 Fc 受体,使补体活性下降,抑制 B 细胞功能,抑制性 T 细胞功能增强
	可的松抑制大多数的免疫 / 炎症反应
	阿司匹林抑制血小板粘连和炎症反应
	肝素抑制血小板聚集
	环孢菌素抑制免疫反应
	孕激素抑制巨噬细胞和淋巴细胞增殖

一些常用的免疫治疗介绍如下:

1)白细胞输注法:可应用供者白细胞或配偶白细胞,对女方行皮内免疫治疗,其作用机制为封闭在妊娠时可能存在的胎儿抗原。有研究表明,经 3~5 次白细胞免疫后,患者封闭抗体及其独特型抗体水平明显升高,其升高的封闭抗体作用于母胎界面局部,从而发挥保护胎儿及胎盘的作用。用法:输注红细胞血型一致的红白细胞混悬液 4U,每次白细胞总数 2.74×10^7,间隔 4 周免疫 1 次,3 次为 1 个免疫疗程。配偶白细胞:抽取配偶新鲜外周血 50ml,分离单核白细胞,$(2~3) \times 10^7$,对女方进行多点皮内注射,每 4 周免疫 1 次,3 次为 1 个疗程。在发现患者封闭抗体升高后,安排受孕,如妊娠,则于妊娠 35 天加强免疫 1 次,以后每隔 4 周加强免疫 1 次,直至孕 16 周。国外报道应用白细胞输注法的疗效如表 4-4。

表 4-4 白细胞输注法的疗效

	配偶白细胞活胎 / 总(%)	对照组(自身细胞或生理盐水)活胎 / 总(%)
Mowbray(1993)	17/22(73)	10/27(37)
Ho(1991)	31/42(79)	32/47(65)
Cauchi(1991)	13/21(62)	19/25(70)
Gatenby(1993)	13/19(68)	9/19(47)

2)小剂量阿司匹林、皮下注射肝素的应用:有作者推荐联合应用小剂量阿司匹林和皮下注射肝素,因其副作用较低,而且对复发性流产有预防作用。小剂量阿司匹林 50mg/d,一旦确定为妊娠,则开始给予肝素 10 000U,皮下注射,2 次 /d,剂量根据抗凝作用调整。

3)孕激素:研究表明高剂量(10^{-5}mol/L)孕酮有免疫抑制作用,可抑制巨噬细胞、淋巴细胞的增殖,并抑制自然杀伤细胞活性,因而,对正常妊娠起到一个自然的免疫抑制作用。此外,高剂量孕酮还能抑制 TH1 对滋养细胞的免疫反应。

4)其他方法:①静脉注射免疫球蛋白:理论上,免疫球蛋白对由于 TH1 导致的复发性流产的治疗是有益的。因为免疫球蛋白结合于 T 细胞受体,阻碍 Fc 受体与抗原呈递细胞的结合,补体成分活性下降,并诱导 T 抑制细胞的功能,下调 B 细胞功能。②环孢素:虽然在理论上有效,但在妊娠时药物的危害性限制了它的应用。

(6)除上述之外,还需注意流产患者的身心治疗及妊娠后指导,还可应用中西医结合治疗。

【预后】

妊娠后胎儿存活的可能性见表 4-5。

表 4-5 流产情况与胎儿存活

流产情况	本次妊娠胎儿存活可能性 /%
1 次流产史	76
2 次流产史	70
3 次流产史	65
4 次流产史	60

综上所述,对流产患者首先应查明原因,然后对因治疗。经治疗后成功率还是相当高的,因此,流产夫妇尤其是复发性流产的夫妇应有战胜疾病的信心。

(孙 红 曹斌融)

第二节 异位妊娠

异位妊娠(ectopic pregnancy)是指受精卵种植在子宫体腔以外部位的妊娠,又称宫外孕(extrauterine pregnancy)。严格地讲,两者是有一定区别的,前者含义较广,应包括后者,如宫角妊娠、宫颈妊娠、残角子宫妊娠为异位妊娠,但仍属子宫的一部分。

异位妊娠的确切发生率较难估计,国内外文献报道发生率为 1/(50~300)次妊娠或 1/(67~121)次活产,国内报道与同期妇科住院人数之比为

1/(43~50)。近年来国内外报道发生率均呈上升趋势。复旦大学附属妇产科医院资料(2000年)显示:异位妊娠与同期分娩数之比由 1987—1988 年的 1:42.4 上升为 1995—1996 年的 1.0:6.6,2007 年度进一步上升为 1.0:4.92。

近年来,异位妊娠死亡率明显下降,据 Creanga 报道 2003—2007 年的美国异位妊娠的死亡率比 1980—1984 年的死亡率下降了 60.4%。主要与医疗单位急救医疗体制改进、高敏感度的放射免疫测定 β-hCG、超声技术的普及和腹腔镜的广泛临床应用有关,使一些未破裂的异位妊娠得以早期诊断和及时治疗。

异位妊娠发生于生育年龄妇女,以 30~40 岁最多见。异位妊娠可有下列数种情况,可发生在输卵管部位:①间质部;②峡部;③壶腹部;④漏斗部;⑤伞端。发生在子宫部位:①宫颈;②憩室及子宫囊;③肌壁内;④宫角部;⑤双角子宫。发生在其他部位:①卵巢;②阔韧带内;③输卵管、卵巢;④腹腔等(图 4-1)。

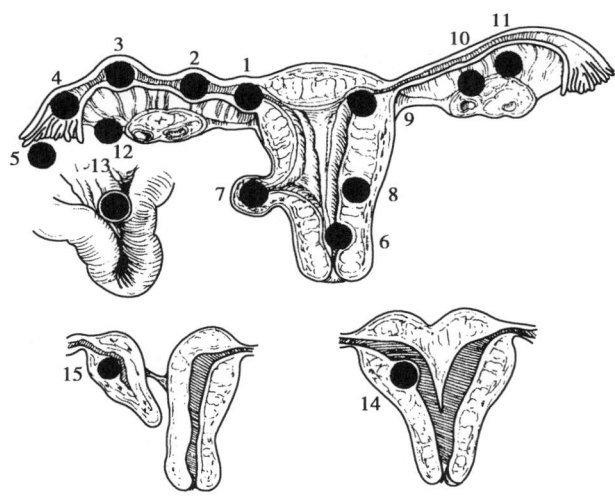

图 4-1　不同部位的异位妊娠示意图

一、输卵管妊娠

输卵管妊娠(tubal pregnancy)是指受精卵在输卵管腔内着床并发育。最常见,占异位妊娠 90% 以上。按其种植输卵管部位不同可分为:壶腹部妊娠,占 50%~70%;峡部妊娠,占 30%~40%;伞部及间质部妊娠,占 1%~2%。

【病因】任何影响受精卵运行、干扰受精卵发育、阻碍受精卵及时进入宫腔的因素及促进输卵管黏膜具有接受孕卵种植的因素,均可导致输卵管妊娠。

1. 输卵管炎症　是输卵管妊娠最常见的原因,约占 50%。炎症致输卵管黏膜破坏或损伤,黏膜皱襞粘连,致管腔狭窄,阻碍孕卵运行。

输卵管粘连、伞端破坏最常见的病因是衣原体、淋病奈瑟球菌、需氧菌 - 厌氧菌的混合感染。有研究表明沙眼衣原体(chlamydia trachomatis,CT)感染可能是异位妊娠的主要病原体。此外,产后或流产后的感染,阑尾炎引起的盆腔腹膜炎,均可致输卵管周围炎,产生输卵管周围粘连,引起输卵管扭曲及管腔狭窄。

2. 输卵管手术史　输卵管整形手术、输卵管吻合术及输卵管妊娠的保守性手术,均可造成输卵管腔部分阻塞或输卵管周围粘连。Swolin 报道伞端造口术后输卵管妊娠率为 18%,其他学者报道显微外科输卵管造口术(salpingostomy)后宫外孕率高达 27%。

3. 输卵管绝育手术　输卵管绝育术后发生异位妊娠屡有报道。一般来说,越是破坏性绝育手术,如伴电凝,异位妊娠发生率越高。McCausland 复习文献指出,腹腔镜电凝绝育术后发生的妊娠,51% 是异位妊娠,而非腹腔镜电凝术后异位妊娠仅占 12%。可能与电凝术破坏了较广的组织,发生了子宫腹腔瘘、输卵管瘘及输卵管内膜炎有关,且这种妊娠多数位于电凝输卵管的远端。

4. 输卵管解剖异常　输卵管发育不良者输卵管细长,其壁的肌纤维发育较差,内膜纤维缺乏。输卵管发育畸形包括憩室、双输卵管口、多孔或有发育不全之副输卵管。这些解剖上的异常可影响输卵管的输送功能。

5. 宫内节育器(intrauterine device,IUD)　上海庄留琪对宫外孕的多因素研究表明 IUD 并不直接增加宫外孕的危险性,但 IUD 失败而妊娠时,宫外孕与宫内妊娠的比例增加,IUD 放置>2 年者,宫外孕危险性较放置≤2 年而失败者高。一般认为使用 IUD 的妇女发生妊娠时,异位妊娠与宫内妊娠比例增加 7 倍,特别是使用 IUD 超过 2 年者。有学者认为使用 IUD 的妇女发生异位妊娠的危险性与 IUD 的成分可能有关。Snowden Diaz 等指出,用含孕酮 IUD 者与用非孕酮释放 IUD 者相比,前者异位妊娠发生率增加 6~8 倍,与未避孕妇女相比,发生率增加 3 倍,但机制不明。

6. 促使输卵管黏膜具有接受孕卵种植的一些因素　内分泌环境可影响生殖道功能。排卵、孕卵通过输卵管、孕卵植入到宫腔内膜，均依赖于适当的激素环境，不管是外源性或内源性因素(DES、诱发排卵、孕酮浓度)改变了此种环境，就可导致植入异常，发生异位妊娠。

7. 子宫肌瘤或卵巢肿瘤　可压迫输卵管管腔或致输卵管扭曲、移位，子宫内膜异位症引起的输卵管周围粘连，也与异位妊娠发生率增加有关。文献报道，ART异位妊娠发生的风险较自然妊娠高2~5倍，尤其是一些罕见的异位妊娠类型(如宫内合并宫外妊娠)更是显著增加。肖红梅等报道IVF术后异位妊娠发生率为4.05%，输卵管妊娠发生率为3.86%。

【病理】

1. 输卵管变化

(1)肉眼形态：输卵管肿大，常为中段膨大呈不规则圆柱形，表面呈暗红色。切面可见管腔充满血液、血块及胚胎组织，因内膜出血坏死，皱襞常消失，结构模糊不清，输卵管妊娠破裂时破坏的内膜和绒毛血块可由破口排入腹腔。

(2)组织形态：输卵管组织中所见的滋养细胞排列与宫内妊娠相同。有时输卵管妊娠的绒毛随血液排入腹腔，包埋于血块中，以致切除的输卵管组织没有明确的妊娠变化，而腹腔血块中却可找到绒毛。

2. 子宫内膜的变化　无阴道流血病例，诊断性刮宫的内膜往往为致密层，呈蜕膜组织；若已有阴道流血，但流血时间在2周内者，诊断性刮宫的内膜往往取自海绵层，呈高度分泌相或呈Arias-Stell(A-S)反应，镜下见腺体增生，内膜腺体细胞增大，细胞边界消失，腺细胞排列成团，突入腺腔，细胞极性消失，细胞核大、深染，胞质有空泡，此现象并非仅见于异位妊娠，在早期宫内妊娠流产时也可见到；若流血时间持续2周以上，致密层和海绵层内膜已相继脱落，而基底层内膜对激素反应不够敏感，故内膜呈分泌欠佳反应或呈增生期变化。

3. 输卵管妊娠结局　输卵管妊娠发展可产生输卵管胎块、输卵管流产、输卵管破裂、子宫周围血肿、继发性腹腔妊娠。

(1)输卵管胎块：输卵管妊娠时包蜕膜很薄弱，由输卵管黏膜及纤维蛋白形成内包膜，它将孕卵与输卵管腔隔离，一般在孕30~40天当内压增高时，输卵管肿胀而包膜破裂，血块与孕卵落入腔内，称为输卵管胎块。

(2)输卵管妊娠流产：多发生在输卵管壶腹部或伞端妊娠，常在妊娠6~12周发生。若胚胎全部完整地自输卵管壁流入腹腔，流血量常较少。有时胚胎与管壁分离后仍滞留于输卵管内，血液充满管腔，形成输卵管血肿。胚胎死亡后多数被吸收，少数形成输卵管血样胎块或肉样胎块。

(3)子宫后周围血肿：当输卵管壶腹部妊娠不全流产时，残留的滋养细胞可继续生长而侵蚀输卵管组织引起出血。由于反复出血，血液聚集在伞端及输卵管周围，形成输卵管周围血肿，甚至血液聚集在子宫后陷凹形成血肿。

(4)输卵管破裂：多为孕卵种植在输卵管黏膜皱襞之间的结果。孕卵基底部绒毛直接附着于输卵管壁并侵蚀输卵管肌壁，后者逐渐发生变性、坏死，最终致输卵管壁破裂而发生腹腔内出血，出血常较严重，特别是发生在峡部和间质部的妊娠，前者发生破裂的时间较早，后者发生破裂的时间较晚，常在孕3~4个月才发生破裂，但出血往往是致命的。

(5)继发腹腔妊娠：输卵管妊娠流产或破裂时，胎儿从输卵管伞端或破裂口排出，而胎盘仍然附着于输卵管壁或从破口处向外生长，附着于子宫、输卵管、阔韧带、盆壁等处而形成继发性腹腔妊娠。若破裂口在阔韧带前后叶两层腹膜之间，胚胎继续生长可发展成为阔韧带妊娠。

(6)输卵管妊娠的自发性退化：有些输卵管妊娠胚胎早期死亡，未引起明显临床症状即自发性退化吸收。输卵管妊娠自发性退化约占10%左右。

(7)输卵管妊娠合并宫内妊娠：极少见，发生概率约1：(10 000~30 000)。随IVF技术的开展，输卵管妊娠与宫内妊娠并存的机会有所增加。复旦大学附属妇产科医院资料提示2007年宫内合并输卵管妊娠46例，占同期异位妊娠总数的3.78%。

【临床表现】输卵管妊娠的临床表现与孕卵着床部位、有无流产或破裂、内出血量多少及出血速度有关。

1. 症状

(1)停经：70%的患者有停经史，在35~60天；但有20%~30%患者无明显停经史，可能是将不规则阴道流血误认为末次月经或因输卵管妊娠的绒毛组织所产生的人绒毛膜促性腺激素不足以使子宫内膜达到停经的反应程度。输卵管间质部妊娠由于周围肌层组织较厚，常在妊娠3~4个月时发生破裂，故常有较长时间停经史。

（2）腹痛：腹痛常是输卵管妊娠患者就诊的主要症状之一，90%以上患者主诉腹痛。腹痛性质及其程度与内出血量及出血速度有关。输卵管妊娠尚未发生流产或破裂前，由于胚胎在输卵管内生长致输卵管膨胀而表现为下腹一侧隐痛或酸胀痛。当发生输卵管妊娠流产或破裂时，患者突然感到下腹一侧撕裂样痛，呈持续性或间歇性，常伴恶心、呕吐。当血液局限于病变区时，主要表现为下腹部疼痛，当血液积聚在直肠子宫陷凹处时，可有肛门坠胀而有便意。当腹腔大量积血时，出现全腹疼痛，血液刺激膈肌可引起肩胛部放射性疼痛，腹痛可先于阴道流血或与阴道流血同时发生，亦可发生在阴道流血出现之后。

（3）阴道流血：常常是在短期停经后出现少量不规则阴道流血，少数患者无明显停经史，仅表现为少量不规则阴道流血，少数患者阴道流血量较多，类似月经。流血呈持续性或间歇性，可伴有蜕膜管型或蜕膜碎片排出。阴道流血系因蜕膜剥离与脱落所致，一般在病灶去除后方能停止。

（4）晕厥与休克：由于腹腔内急性出血和剧烈腹痛，患者可出现头晕、眼花、出冷汗、心悸，甚至晕厥、休克。休克程度取决于出血量和出血速度，出血越多越快，症状出现越快越严重。

2. 体征

（1）一般情况：内出血较多时呈贫血面貌、面色苍白、脉搏细而弱、血压下降。

（2）腹部检查：腹部压痛、反跳痛，以患侧显著，腹肌紧张一般较轻。内出血多时可出现腹部移动性浊音。少数患者输卵管妊娠流产或破裂所形成的血肿时间较久，血液凝固，与周围组织或器官发生粘连而形成包块，若肿块较大或位置较高，则在下腹部可扪及包块。较瘦而腹壁很薄的妇女，若腹腔积血较多，有时可见到脐周皮肤呈蓝紫色，称为Cullen征。

（3）盆腔检查：后穹窿常较饱满，有触痛。子宫正常大或略大，宫颈举痛，将宫颈轻轻上抬或向左右拨动时，由于加重了对腹膜的刺激而引起剧烈腹痛。约半数患者在子宫一侧或其后方可扪及肿块，大小不等，边界多不清楚，触痛明显。内出血多时，检查子宫有漂浮感。输卵管间质部妊娠时，可发现子宫不对称，一侧宫角部突出伴压痛。

【诊断】典型病例常在短期停经后有少量不规则阴道流血，伴急性腹痛、内出血以致出血性休克。根据典型的病史及体征，异位妊娠的诊断一般不困

难。但有时病史、症状不典型而难以确诊，需借助一些辅助检查以明确诊断。

1. 人绒毛膜促性腺激素测定 宫内妊娠时人绒毛膜促性腺激素（human chorionic gonadotropin，hCG）尤其β-hCG的水平与妊娠周数相关，85%的早期宫内妊娠β-hCG倍增时间为1.4~2.2天。异位妊娠时，由于输卵管肌层非常薄，血供差，滋养细胞的氧合程度差，或合体滋养细胞少，或发育不良，同时部分滋养层细胞坏死，使合体滋养细胞分泌β-hCG量显著减少，因此倍增时间显著延长，为4~6天。动态观察β-hCG的增长速率，如果倍增时间延长且升高幅度小，或连续数次测定β-hCG均低于2 000U/L，应高度怀疑异位妊娠可能。

2. 超声诊断 近年来，随高分辨力阴道超声和多普勒彩色超声的应用，使其诊断准确率进一步提高。超声诊断异位妊娠的主要依据为宫腔空虚，子宫外有混合性肿块，有时可见异位妊娠环、盆腔积液。

（1）宫内超声图像：正常妊娠时，孕5周可见宫内妊娠囊，孕6周时检出率近于100%，孕6~7周时可见胚芽或原始心管搏动。异位妊娠时宫内无妊娠囊、无胚芽及原始心管搏动，但有时宫内出现假妊娠囊（系妊娠所致子宫内膜蜕膜化和宫腔内少量血液潴留所致），发生率约20%左右。妊娠囊与假孕囊的鉴别为前者是双环，位置偏于宫腔一侧，随孕周而增大，而假孕囊轮廓一般不清楚，层次不完全，边缘不规则，位于中央，不随孕周增大，有时反而缩小。

（2）宫旁包块或/和盆腔积液：①输卵管妊娠破裂前：宫旁可见到一大小不等的低回声区，形态不规则，边界欠清，有时在低回声区内可见到妊娠囊暗区，发生率约为20%左右，少数病例甚至可见到囊内胚芽及原始心管搏动，发生率为4%~12%；②输卵管妊娠破裂：由于出血宫旁可见高回声包块，内部回声紊乱，回声增强，极少数情况可见到妊娠囊或胚芽包裹在血肿内，同时可有盆腔积液；③输卵管妊娠流产：在彩色多普勒超声下于伞部可观察到阵阵血流喷射现象，直肠子宫陷凹或/和髂窝内有游离液体；④间质部妊娠：未破裂者可见妊娠囊包埋于宫角部肌层内，有时可见原始心管搏动。

若hCG阳性而子宫内空虚，但有附件肿块或/和盆腔游离液体，约95%机会为异位妊娠；若超声检查子宫内空虚、无附件肿块或盆腔游离液

体,但 hCG 阳性,约 63% 的机会为宫外孕,且往往是很早期的宫外孕。Kadar 等提出,当血 hCG 6 000~6 500mU/ml 时,超声检查即可见到宫内妊娠囊,当血 hCG 超过此水平而宫内未见到妊娠囊者应考虑异位妊娠可能。

3. 后穹窿穿刺　是诊断异位妊娠常用的一种简单而又较可靠的辅助诊断方法,适用于腹痛疑有内出血的病例。异位妊娠所致盆腔积血一般不凝,即抽出不凝血为阳性。其机制不十分清楚,有学者认为血液流入腹腔后能刺激腹膜,产生一种促使纤维蛋白溶解的激活因子——纤维酶原活化因子,使血中的纤溶酶原转变为纤溶酶,从而使已经凝固的纤维蛋白重新裂解为流动的分解产物,纤溶酶活性很大,同时可水解很多血浆蛋白,如纤维蛋白原、凝血酶以及其他凝血因子,以致血液不再凝固。也有学者认为是由于腹腔内血液与光滑的腹膜接触移动的结果。当出血量少或出血缓慢时,腹腔内出血亦会渐渐凝结。若抽出陈旧不凝血或抽出小血块,结合病史仍有诊断价值。若穿刺针头刺入静脉,则血较红且放置后较快出现凝结。若抽出为脓液或浆液性液体,则可排除异位妊娠。

后穹窿穿刺有一定假阳性或假阴性。当输卵管妊娠未流产或无破裂,无内出血或内出血少,或血肿位置较高或直肠子宫陷凹有粘连时,可能抽不出血,故后穹窿穿刺阴性时不能否定输卵管妊娠。穿刺阳性者要除外黄体破裂、滤泡囊肿破裂或出血性输卵管炎甚至穿刺入出血的宫腔之可能。

当内出血量多,腹部检查有移动浊音者,亦可做腹腔穿刺。

4. 诊断性刮宫　一般用于阴道流血多者或血、尿 β-hCG 阳性,B 超未发现宫旁肿块而阴道流血时间较长,不能排除流产者。刮宫见绒毛或底蜕膜则证实是流产,如刮宫见蜕膜无绒毛或内膜呈 A-S 反应,应怀疑异位妊娠可能。随阴道流血时间延长,蜕膜组织常在 10 天内排净,故超过此期限子宫内膜可呈现增生期、分泌期变化,协助诊断意义不大。

5. 腹腔镜检查　腹腔镜广泛应用于临床,通过腹腔镜检查可明确异位妊娠的部位、大小、范围,且可以在确诊的情况下同时予以治疗。腹腔镜下见输卵管妊娠部位肿胀、膨隆,呈暗红色,表面血管增生怒张,有时可见血自输卵管伞端流出。有内出血者盆腔有积血,输卵管周围可有血块包绕。

6. 孕酮测定　孕 8 周内,孕酮主要由卵巢黄

体产生,孕 8 周后,由胎盘分泌,孕 12 周前血孕酮维持在一定的水平。孕酮水平反映滋养细胞的功能是否正常,孕早期所有的异位妊娠及不能存活的宫内妊娠患者血清孕酮水平均低于 5ng/ml,当血清孕酮水平>25ng/ml 时,97% 的情况为存活的宫内妊娠。

【鉴别诊断】

1. 流产　输卵管妊娠,尤其是早期未破裂的输卵管妊娠常易与流产混淆诊断。下列几点有助于鉴别诊断:①先兆流产者子宫大小与停经时间相符,B 超检查可见宫内妊娠囊或胚芽;②先兆流产者腹痛常较轻,为阵发性,输卵管妊娠破裂时呈突然发作的下腹一侧剧痛,呈痉挛性或撕裂样;③输卵管妊娠时常有宫颈举痛;④阴道排出之血块或组织物中找到绒毛则为流产。

2. 黄体破裂　黄体破裂引起腹痛及内出血,但多发生在月经前期,且常常发生在性交之后,无停经史及早孕反应,妊娠试验阴性。

3. 急性输卵管炎　患者无停经史及早孕反应,腹痛往往为双侧性,伴发热,白细胞及中性粒细胞增高,妊娠试验阴性。出血性输卵管炎患者除出现上述症状外,有时可出现腹部移动性浊音,后窟窿穿刺可抽出新鲜血液,术前常难以鉴别,常在腹腔镜或剖腹探查术后才能明确诊断。

4. 其他　宜与阑尾炎、卵巢内膜异位囊肿破裂、囊肿扭转、盆腔炎、月经失调等进行鉴别。

【治疗】近年,由于高敏感度放射免疫测定 hCG,高分辨力 B 超和腹腔镜广泛用于临床,使未破裂的输卵管妊娠得到早期诊断,从而为保留输卵管功能的手术或药物治疗提供了条件。

输卵管妊娠的处理包括以下几个方面:

1. 紧急处理　如输卵管妊娠已破裂引起腹腔内大量出血时应立即纠正贫血及休克,尽快建立静脉通道,备血、输血、给氧、抗休克的同时尽快手术。

2. 手术治疗:

(1)输卵管切除术:常用于年龄偏大,不再需要保留生育功能的输卵管妊娠的妇女,或输卵管妊娠破裂口较大、出血较多,生命体征处于严重状态时。在有内出血时,进入腹腔后应首先止血,迅速找到患侧输卵管,用卵圆钳夹住子宫侧输卵管及其下方的阔韧带,待休克好转后再做患侧输卵管切除术,正常卵巢应予保留。切除输卵管之残端以腹膜覆盖以防粘连。对侧输卵管若有病损应根据患者具体情况做相应的处理。若为输卵管间质部妊娠,应

做子宫角部楔形切除及输卵管切除术。

若破裂时间不长，无明显感染且未做过阴道后穹窿穿刺者，腹腔游离血可做自体输血，尤其在血源缺乏情况下自体输血对抢救失血性休克甚为重要。用作自体输血的血显微镜下红细胞破坏应不超过30%，一般每100ml血液中加3.8%枸橼酸钠10ml，输血500ml以上应给10%葡萄糖酸钙10~15ml。

(2) 保守性手术：指去除输卵管内妊娠产物而保留输卵管功能的手术。保守手术的指征为：①无子女，希望生育者；②输卵管妊娠是首次妊娠；③过去已切除一侧输卵管；④孩子小，要求保留输卵管的年轻妇女。凡出血多、一般情况差、输卵管大范围已破坏者、盆腔感染者，一般不作保守性手术。术式的选择由受精卵种植的部位、着床范围大小、输卵管妊娠中断时情况（发育中、破裂或流产）决定。

输卵管伞部妊娠：该部妊娠常表现为流产型，可小心地钝性将胚囊及血块从伞端剥离，未破裂的输卵管伞部或近伞端的壶腹部妊娠，可做伞端挤出术，使妊娠产物自伞端排出。因此法易有组织残留及由于输卵管损伤而致管腔粘连，再次输卵管妊娠率高，目前对此手术有异议，多主张废弃。

输卵管壶腹部妊娠：可做输卵管线形切开术或输卵管造口术。前者系指在受精卵种植的输卵管段，对着输卵管系膜的一侧做一小直线切口，取出妊娠产物并用生理盐水或平衡液连续冲洗。如胎盘剥离面出血可用细头电凝止血或压迫止血。切口用0/4尼龙线或可吸收外科缝线间断缝合。术中严禁搔刮输卵管黏膜以免造成损伤。输卵管造口术之术式相同，只是切口不予缝合，待其Ⅱ期愈合，术后3~4个月做子宫输卵管造影（hysterosalpingography，HSG）发现多数造口自行愈合。

输卵管峡部妊娠：因峡部管壁较厚，切开管壁可能出血较多，且术后输卵管通畅度较差，故主张做输卵管节段切除，随后做输卵管端-端吻合或以后做Ⅱ期吻合术。

输卵管间质部妊娠：切除输卵管间质部及宫角，行输卵管子宫角植入术。

最近，有保守治疗间质部妊娠成功的报道。Tamarit报道联合应用子宫动脉栓塞术和局部注射MTX保守治疗3例患者取得了成功。

防止术后粘连是保留输卵管功能的重要措施之一，同时，术后治疗对将来恢复生育功能亦非常重要，常采用术后1周、1个月及3个月分别用输卵管药物注射一次。

有关保守手术后妊娠率，Hallartt（1986）曾报道200例保留输卵管功能的手术，随后的妊娠80%为宫内妊娠，20%为重复输卵管妊娠，患侧及对侧输卵管各占1/2，Sherman等对比了151例妊娠手术治疗后的妊娠情况：保守手术47例，随后39例宫内妊娠（83%），3例重复异位妊娠（6.4%），不孕5例（10.6%）；患侧输卵管切除术104例，随后75例宫内妊娠（72.1%），6例重复异位妊娠（5.8%），不孕23例（22.1%）。说明保守性手术并不增加随后的异位妊娠发生率。

(3) 腹腔镜手术：腹腔镜手术因其创伤小、出血少、手术时间短、术后恢复快，已成为生命体征稳定的非休克状态的输卵管异位妊娠患者的首选手术方式。而随着技术的成熟，即使休克型输卵管妊娠患者行腹腔镜手术也是安全的，也取得了良好效果。绝大部分输卵管妊娠均可行腹腔镜手术，大致可通过下列途径来完成：①输卵管线形切开：适用于较早期的壶腹部妊娠。先做腹腔镜检查确定妊娠部位，用爪钳提起孕侧输卵管近端，以点状电极或电刀沿孕卵种植部位输卵管系膜对侧做一约2cm长线形切口，经第二穿刺点取出妊娠产物。输卵管切口出血处电凝止血。②电凝：适用于峡部或壶腹部近峡部的输卵管妊娠。③输卵管节段切除：适用于<3cm直径的输卵管峡部或壶腹部近1/2部的妊娠。④输卵管吸引术：适用于输卵管壶腹部妊娠。目前多主张废弃此手术。⑤输卵管部分或全部切除：适用于输卵管妊娠破裂或输卵管明显破坏者。

当前伴随生殖外科的发展，开展输卵管损伤修复手术，从而保留了输卵管，完成生育（详见第三十一章第七节生殖外科）。

3. **药物治疗** 药物治疗的失败率为2.5%~13.6%，输卵管间质部妊娠药物治疗失败率相对较高，文献报道其失败率为35%。为提高药物保守治疗成功率，选择病例须符合下列条件：①无药物治疗的禁忌证；②未破裂的输卵管妊娠；③输卵管妊娠处直径<3cm；④无活动性出血，腹腔内出血<100ml，生命体征稳定；⑤β-hCG<2 000mU/ml。

(1) 氨甲蝶呤（methotrexate，MTX）：为治疗输卵管妊娠最常用的药物，常用方案为0.4mg/（kg·d）肌内注射，共5天，失败率为10%；或MTX 1mg/kg

单次肌内注射,据报道成功率为96%。还可在阴道B超指引下,用MTX 20~50mg做局部注射或在腹腔镜直视下吸出孕囊液,然后注入MTX,如注射后1周血β-hCG不下降,可再追加注射一次或改行手术治疗。近年有MTX 50mg/m² 单次肌内注射、每7天重复成功治疗异位妊娠的报道,成功率78.0%~96.7%。Novak-Markwitz报道这种治疗方法的成功率与患者治疗前和单次注射1周后hCG的值密切相关。Guven用4~6个月后HSG检查比较了MTX单剂注射治疗与多剂量MTX治疗后输卵管通畅程度的差异,发现单次注射者输卵管通畅率为83.9%,而后者为56.7%。

(2)前列腺素PGF-2α局部注射:Lindblom报道9例PGF-2α 0.5~1.5mg注射于输卵管妊娠部,8例于10天恢复正常,1例因hCG下降不满意再次注射。前列腺素增强输卵管活动,将胚胎排入腹腔而分解吸收。1990年,他又报道26例经腹腔镜将PGF-2α 1~3mg注入孕囊或黄体,其中24例hCG值迅速下降,其中19例有生育要求者17例妊娠,宫内孕11例,再次异位妊娠6例。

(3)5-氟尿嘧啶(5-fluorouracil,5-FU):5-FU 10mg/(kg·d)加入5%葡萄糖溶液500ml,静脉滴注,6~8天为一疗程。

(4)天花粉:国内有用天花粉成功治疗输卵管妊娠的报道,现已少用。

4. **期待疗法** 鉴于少数异位妊娠可自发吸收而仅表现为轻度临床症状,故有人提出期待处理。期待疗法只适合于少数病例,即主诉症状轻、β-hCG水平低(β-hCG<1 000U/L)且继续下降;未破裂、无内出血、肿块直径<2cm的异位妊娠,有条件住院严密观察的患者,期待治疗过程中应严密观察,若患者β-hCG水平下降不明显或又升高者,或患者出现内出血征象,应及时行药物治疗或手术。

【预后】随着诊断技术和治疗水平的提高,异位妊娠的死亡率已经明显下降,异位妊娠最常见的直接死因是出血、感染和麻醉并发症。死于出血的妇女常未经手术,这些妇女中少数是因误诊所致,这些误诊患者半数是由他科医师延误诊断,这足以引起临床医师的重视。

输卵管妊娠治疗后的生育问题:未破裂输卵管妊娠流产较破裂型输卵管妊娠的预后更理想,后者较前者术后不育机会大。Hidlebnugh(1997)报道剖腹术后与腹腔镜手术后宫内妊娠率并无明显差异,分别为66%和77%,重复异位妊娠发生率分别

为17%和7%。但Vermesh和Pouly认为腹腔镜手术较开腹手术有更高的宫内妊娠率,差异有显著性。Bruhat提出腹腔镜手术因减少术后粘连的形成而提高的妊娠率,并降低了重复异位妊娠的发生率。王海英(2007)等报道对于没有不良病史及输卵管病变的患者,腹腔镜手术和开腹组宫内妊娠率分别为78%和52.8%,重复异位妊娠率分别为7%和36.1%。而对于有各种输卵管手术史(如曾因不孕症行输卵管粘连分解、整形术、造口术或复通术,或因异位妊娠行输卵管切除术)以及有输卵管粘连的患者,腹腔镜手术或剖腹术后宫内妊娠率分别为25.5%和28.8%,重复异位妊娠率为20.2%和28.0%。这支持许多学者的观点:输卵管妊娠术后生殖状态的好坏主要取决于患者是否合并各种不良病史、对侧输卵管的情况,其次才是手术的途径和方法。

Krag Moller对所处理的输卵管妊娠随访10年,发现单次注射MTX和腹腔镜保守手术的成功率、宫内妊娠率和重复异位妊娠率分别为74%和87%、73%和62%、9.6%和17.3%,两种治疗方法的远期效果相似。

二、宫颈妊娠

宫颈妊娠(cervical pregnancy)是指受精卵种植在宫颈管内,其发病率约占异位妊娠的1%,与足月活产数之比为1:6 000。复旦大学附属妇产科医院2003年1月1日—2008年12月31日收治异位妊娠6 438例,其中宫颈妊娠31例,占异位妊娠的0.48%。近年来,随人工流产率的增加,其发病率有所上升。由于宫颈组织是以纤维结缔组织占优势,平滑肌组织仅占15%,收缩力差,血窦开放时常常无法自动止血,因此宫颈妊娠一旦误诊误治,常引起危及生命的大出血。近年来现代超声技术的发展为宫颈妊娠的早期诊断提供了技术基础,极大地改善了患者的预后,其病死率已由40%~50%降至6%以下。

【病因】病因尚不清楚,可能与下列因素有关:

1. 子宫内膜缺陷 人工流产术、刮宫术、中期引产、放置宫内节育器、剖宫产等宫腔手术及慢性子宫内膜炎损伤了子宫内膜,甚至引起瘢痕或宫腔粘连,致宫腔内膜不适合胚胎种植而发生宫颈妊娠。

2. 子宫内膜成熟延迟 受精卵到达宫腔时,因子宫内膜发育晚于孕卵发育,受精卵无法植入宫

腔,而至宫颈管内种植。

3. 受精卵运行过快或发育过缓 受精卵运行速度过快,或当受精卵到达宫腔时,尚未发育至囊胚期,无植入能力,而当其发育至囊胚期具有种植能力前已进入宫颈管,在宫颈管内种植、生长和发育。

4. 辅助生殖技术的应用 随辅助生殖技术的广泛开展,包括宫颈妊娠在内的异位妊娠的发病率似有上升。

5. 卵子在宫颈管内受精。

6. 其他因素 多次分娩、子宫或宫颈畸形、子宫肌瘤等,可能与发生宫颈妊娠也有一定关系。

【临床表现】停经后不规则阴道流血为其常见的临床表现,与一般流产相似。阴道流血同时常无明显痉挛性腹痛为其特点。双合诊检查或刮宫时常诱发出血。

妇科检查宫颈软而大,宫颈大于宫体,有时宫颈外口见血块堵塞。宫颈外口稍扩张而内口紧闭呈小孔状为其特征。

【诊断】宫颈妊娠的早期诊断常有困难,常在拟诊为不全流产或难免流产行刮宫时才做出诊断。以下特点有助诊断:

1. **病史及临床表现** 宫颈妊娠在临床上有以下特点:①停经后出现无痛性不规则阴道流血,流血量多少不一,先为淡血性或血性,以后逐渐增加为大量出血。流血时间一般在妊娠5~12周,多数在6~8周。②妇科检查:宫颈膨大、充血变软,呈紫蓝色,不成比例地增大,甚至大于宫体,宫颈和宫体相连呈"葫芦"状。③胚胎完全种植在宫颈管内。④宫颈内口紧闭,而外口部分扩张。

2. **超声检查** B超检查,特别是阴道超声的应用,使许多宫颈妊娠得以在手术操作之前做出诊断,Ushakor(1997)报道,可使治疗前的诊断率上升至81.8%。宫颈妊娠的二维超声诊断标准是:①宫腔内无胚囊;②宫颈管异常增大,宫颈内见不规则低回声区或见胚囊、胚芽;③宫颈内口紧闭。彩色多普勒超声可显示胚胎着床后特征性的滋养层血流,如胚胎存活,胚囊内可见原始心管搏动的彩色图像,胚囊着床部位的宫颈肌层内可查见丰富血流,局部呈环状或条索状,多普勒显示为低阻血流;如胚胎死亡,而绒毛未退化,则局部回声紊乱,周边仍可见丰富低阻血流;如绒毛已退化,局部仍可能查血流,但多普勒显示血流阻力无明显降低。

最后确诊应根据病理检查,其病理诊断标准是:①胎盘附着部位必须有宫颈腺体;②宫腔内无妊娠产物;③全部或部分胎盘组织必须位于宫颈内口水平以下。

【鉴别诊断】主要应与流产鉴别。流产者子宫体增大而宫颈并不增大,B超检查见宫内胚囊甚至有原始心管搏动。难免流产或不全流产时,宫颈内口及外口均扩张。而宫颈妊娠时宫体增大不明显,宫颈不成比例地增大,外口稍扩张但内口紧闭,B超提示宫腔内无妊娠产物。

【治疗】处理原则是一经诊断应即终止妊娠,以往常用刮宫术清除妊娠产物,但刮宫后常引起难以控制的出血甚至子宫切除术。20世纪80年代以前宫颈妊娠的子宫切除率高达70%~90%。近年来,保守治疗逐渐用于临床,使部分妇女有保留生育功能的机会。

1. **无出血时可用保守疗法**

(1)MTX治疗:为目前最常用的药物。Hung等总结了MTX的适应证:①血β-hCG<10 000U/L;②孕龄<9周;③胎儿顶臀长<10mm。如果原始心管搏动存在,MXT治疗最好与B超引导下局部杀胚治疗联合应用。常用方案为MTX 20mg肌内注射,共5天,或MTX 50mg/m² 单次肌内注射,若心管搏动未消失、胚囊未缩小或血β-hCG无明显下降,间隔6天可给第二疗程治疗。也有以MTX 20~50mg作羊膜腔内注射治疗宫颈妊娠的报道,经MTX治疗后,胚胎死亡,周围绒毛组织坏死,再行刮宫可明显减少出血。

(2)氯化钾+MTX治疗:主要用于有原始心管搏动的宫颈妊娠。在阴道超声引导下先向羊膜腔内注入10%氯化钾1ml,待原始心管搏动消失后吸出羊水,再注入MTX 1mg/kg,次日给甲酰四氢叶酸钙0.1mg/kg以拮抗毒性,术后2周超声随访胚囊退化情况。

做羊膜腔内注射需注意操作过程中有引起大出血的危险。

2. **刮宫+宫颈填塞** 宫颈妊娠出血时或在药物治疗中出血,应做刮宫术清除妊娠产物,刮宫后用碘仿纱条填塞宫颈压迫止血,同时给前列腺素或麦角局部注射,促进宫颈收缩以利止血。也可用环扎宫颈,双侧髂内动脉结扎等法止血。

3. **子宫动脉栓塞术**(uterine artery emboliz-ation) 1996年,Maston首次报道全身应用MTX联合双侧子宫动脉栓塞术治疗宫颈妊娠取得成功。还可血管介入向子宫动脉灌注MTX。国内兰为顺等应用子宫动脉灌注化疗加栓塞术治疗4例宫颈妊娠，术后患者阴道出血立刻停止，β-hCG下降迅速，术后1周行钳刮术，出血少，所有患者术后均恢复正常月经。

4. **宫腔镜** 1996年，Ash首次报道应用宫腔镜切除妊娠组织，治愈1例宫颈妊娠。近年来，有文献报道，使用腹腔镜下先结扎子宫动脉，再联合宫腔镜切除异位妊娠病灶治疗宫颈妊娠取得满意疗效。单纯使用宫腔镜治疗宫颈妊娠，仅适合孕4~6周左右、血β-hCG水平不高、阴道出血不多的患者；联合腹腔镜，则可将适应证扩展至妊娠9周左右的患者。

5. **全子宫切除术** 在大出血、出血无法控制的紧急情况下，需做全子宫切除术。

宫颈妊娠保守治疗后宫颈功能完全恢复需时较长，一般约需8个月左右，故考虑再次妊娠至少需间隔相应的时间，尚应注意有无再次宫颈妊娠的可能。

三、卵巢妊娠

卵巢妊娠（ovarian pregnancy）是指受精卵在卵巢内种植和生长发育，较罕见。1682年，Maurice报道了首例卵巢妊娠，此后相继有病例报道。文献报道其发病率约占异位妊娠的1%~6%。

【病因】卵巢妊娠病因不明，可能与下列因素有关：

1. **阻碍卵巢排卵** 卵巢周围炎、盆腔粘连、卵巢白膜炎性增厚，使卵巢排出卵子受到阻碍。

2. 某种原因使卵巢表面环境有利于受精卵种植。

3. ART广泛应用，异位妊娠发生率有所增加，其中有部分为卵巢妊娠。

【分类】

1. **原发性卵巢妊娠** 指孕卵在卵巢内发育，卵巢组织包裹胚胎。

2. **继发性卵巢妊娠** 指孕卵发育于卵巢表面或接近卵巢，孕卵之囊壁一部分为卵巢组织。

【临床表现与诊断】卵巢妊娠的临床表现与输卵管妊娠一样，75%病例常在卵巢妊娠早期发生破裂，出现腹痛与内出血，也有持续较长时间而无症状者，甚至有卵巢足月妊娠的个案报道。

B超检查在卵巢内见到孕囊而宫腔内无孕囊，若能见到原始心管搏动则可确诊。若B超检查附件部位有孕囊，输卵管正常而卵巢增大，即应考虑卵巢妊娠的可能。

腹腔镜检查镜下见输卵管正常，卵巢增大且较充血，有时可见到卵巢表面有破口。

原发性卵巢妊娠的诊断必须符合下列标准：①患侧输卵管必须完整且与卵巢分离；②孕囊位于卵巢内；③孕囊由卵巢子宫韧带与子宫相连；④胚囊壁上有卵巢组织。

【治疗】以手术为主，剖腹手术或腹腔镜手术均可。手术时除卵巢组织严重破坏而无法修补者做卵巢切除外，原则上做卵巢楔形切除或部分切除术，并应连同盆腔内可疑组织一起送病理检查。

对于未破裂的卵巢妊娠还可以行药物保守治疗，MTX为首选药物，常用剂量为1mg/kg，用法同输卵管妊娠药物治疗。在保守治疗期间hCG持续升高，或发生内出血，仍需手术治疗。

四、宫角妊娠

宫角妊娠（cornual pregnancy）是指受精卵种植在子宫角部，较罕见，发生率约占异位妊娠的0.2%~2.0%，宫角妊娠也是引起异位妊娠大出血的常见原因之一。

【临床表现】患者常有与输卵管妊娠相似的临床表现，但宫角妊娠的患者停经时间往往较长。不少患者常在妊娠3个月左右发生严重腹痛，可伴有或不伴有阴道流血。因种植部位异常，孕早期常发生流产，且因该部血供丰富，出血往往较为活跃。因受精卵种植在子宫角部而致子宫呈不对称性扩大，甚至发生破裂。亦有少数患者妊娠可持续到妊娠晚期，此时患者多可自然分娩，但往往胎盘潴留在宫角部而剥离困难。

【诊断】诊断标准至今尚未统一，目前采用Jansen等提出的诊断标准。

1. 腹痛伴有子宫不对称性增大，继之流产或阴道分娩。

2. 直视下发现子宫角一侧扩大，伴该侧圆韧带外侧移位。

3. 胎盘潴留在子宫角部。

符合上述任何一项即可考虑为宫角妊娠。

临床上妇科检查发现子宫不对称性增大，人工流产时未刮出绒毛，而妊娠试验仍为阳性，妊娠反应持续存在等情况时，即应想到有宫角妊娠可能。B超检查有助于诊断，提示子宫角突出一包块，内见胚芽及原始心管搏动。腹腔镜检查可发现宫角一侧扩大突起，表面血供丰富，该包块位于圆韧带内侧方。

【治疗】如在早期妊娠已确诊为宫角妊娠,且局部肌层较厚无破裂征象,可择期手术。如宫角妊娠有破裂可能或有急性破裂现象,需立即做剖腹手术或腹腔镜行宫角切除及患侧输卵管切除术。

若孕囊部分偏向宫腔可在B超或腹腔镜监视下行刮宫术,操作要轻而慎重,避免造成穿孔。

药物保守治疗也可应用于经过选择的病例。Dilbazs报道了3例宫角妊娠经MTX单次注射至宫角处保守治疗成功。

五、残角子宫妊娠

残角子宫妊娠是指受精卵种植和生长发育在残角子宫的一种罕见的异位妊娠。其发生机制与精子或受精卵外游有关,即经单角子宫而进入该侧输卵管的精子,经腹腔外游,与残角子宫侧的卵巢所排出的卵子结合成为受精卵,后者再经残角子宫侧输卵管进入残角子宫宫腔;或单角子宫侧输卵管内的受精卵经腹腔外游,经残角子宫侧输卵管进入残角子宫宫腔而生长发育。

【临床表现】停经、下腹疼痛及不规则阴道流血为其主要症状。停经时间常较输卵管妊娠者长,有的患者停经可超过3个月,甚至有达妊娠晚期。腹痛多为下腹胀痛,但残角子宫肌壁较薄弱,发生破裂的机会甚高,一旦发生残角子宫妊娠破裂则有急腹痛伴严重腹腔内出血的临床表现。

妇科检查发现子宫正常大小或略大于正常,在子宫一侧扪及似妊娠子宫质地的圆形或椭圆形包块,其大小往往较停经月份小。

【诊断】残角子宫妊娠为罕见的一种异位妊娠,不易术前诊断。下列情况及辅助检查有助于诊断:

1. 疑为宫内早期妊娠而做人工流产,但术时宫腔大小与停经时间不符,术时未见绒毛,病理报告为“蜕膜组织”或“子宫内膜腺体呈A-S反应”,“人工流产”后仍有早孕反应,且“子宫”继续增大。

2. 疑为异位妊娠,但停经时间较长。

3. 子宫与停经时间不符,而在子宫一侧上方扪及质地似妊娠子宫之肿块。

4. B超检查提示宫腔内无妊娠征象,但在子宫一侧上方之肿块内见到孕囊、胚芽,甚至胎心(管)搏动,肿块壁为较厚肌壁回声。

5. 腹腔镜检查有助于诊断,可见到单角子宫

及妊娠增大的残角子宫。

6. 经后穹窿穿刺或腹腔穿刺证实有腹腔内出血者,应立即做剖腹探查术。若为早、中期妊娠,则做残角子宫切除术;若为晚期妊娠且胎儿存活,则先做剖宫产,继之行残角子宫切除,同时切除该侧输卵管为宜;若残角子宫妊娠已破裂,手术同时必须尽快补充血容量,积极治疗休克。

六、腹腔妊娠

腹腔妊娠(abdominal pregnancy)是指妊娠位于输卵管、卵巢、残角子宫及阔韧带以外的腹腔内。腹腔妊娠有原发性和继发性两种,大多数是继发性的。其发生率约为1/5 000次分娩。

【病因】原发性腹腔妊娠是指卵巢排出之卵子在腹腔内受精,种植而生长发育。原发性腹腔妊娠的诊断应符合以下诊断标准:①双侧输卵管和卵巢均正常,无近期妊娠的证据;②子宫与腹腔间无瘘存在;③孕卵附着在腹膜等处,不与子宫、输卵管、卵巢相连。

继发性腹腔妊娠较多见的是发生于输卵管妊娠破裂或流产之后,妊娠产物排入腹腔,种植在腹膜上或其他脏器的表面,继续生长发育。少见的是继发于卵巢妊娠破裂后,或有子宫腹膜瘘的宫内妊娠,妊娠产物从破口挤入腹腔,继续生长发育而形成。

腹腔妊娠由于胎盘附着异常,血供不足,故胎儿能存活至足月者罕见,但亦偶有存活的个案报道。

【临床表现】患者常有输卵管妊娠流产或破裂病史,即停经后可有早孕反应并曾有腹痛及阴道流血等症状,患者呈贫血貌,以后腹部渐渐增大,常伴腹痛,若胎儿存活,可伴胎动,胎动时腹痛明显。胎儿死亡后,时间良久,偶有致腹壁疝、腹部穿孔,有血流出或有成为石胎者。

腹部检查子宫轮廓不清,但可清楚扪及胎体、胎位异常且可经常变化,胎儿成活,则胎心听诊十分清晰。双合诊检查在胎儿一旁可扪及子宫。

【诊断】根据典型病史及临床表现常能确诊,有疑问者可做下列辅助检查:

1. B超检查 可提示:①子宫增大,但与停经月份不符,宫腔内无妊娠物;②子宫外见胚囊、胎心搏动,停经月份大者可见胎儿,有时胎儿已死亡而浸软、变形;③宫腔外可见胎盘;④羊水常较少。

2. **腹部X线摄片** 缺乏正常妊娠子宫所显示

的软组织阴影。可显示异常胎位，胎头形状不规则，胎儿肢体伸展，胎先露高。侧位片可见胎儿部分盖在母体脊柱前，腹壁下可清楚见到胎儿部分。胎儿死亡良久，偶有成为石胎者。

3. **催产素试验** 给孕妇静滴小剂量催产素，观察子宫有无收缩，若子宫有收缩且形状更加明显则为宫内妊娠，若为腹腔妊娠则无上述变化。

【治疗】腹腔妊娠确诊后需做剖腹手术，取出胎儿。至于手术时间的选择，一般倾向于确诊后尽早手术，以免增加出血和感染机会。如胎儿死亡不做处理，数年后形成石胎钙化或尸蜡，死亡胎儿的骨骼及毛发可经直肠、直肠子宫陷凹、膀胱或腹壁如脐部排出，形成瘘。胎儿组织还可感染、坏死、化脓，形成脓肿。

腹腔妊娠时胎盘多数种植在腹腔或其他脏器，胎盘种植处血供丰富，强行剥离胎盘可造成脏器损伤无法控制的大出血，故胎盘的处理可根据胎盘附着部位、胎儿存活与否、胎儿死亡时间长短来决定取出或暂留腹腔内，以后再考虑是否手术。

1. 如胎儿已死亡数周、血管多已闭塞，而且胎盘种植面积不大，可试以剥离取出，一般出血不多。

2. 如胎盘附着在输卵管及阔韧带、子宫等处，患者已有子女不再要求保留生育功能，则可连同附着器一并切除。

3. 若胎盘种植面广，估计切除时有出血可能或不能全部切除，或胎盘附着于肝、肠管上，则不应强行剥离，以免引起严重出血，可在靠近胎盘处结扎脐带，留下胎盘，等待胎盘机化吸收，必要时手术清除。

亦有用 MTX 治疗以破坏残留在腹腔内的胎盘，用法为 MTX 10mg，肌内注射，每天 1 次，5 次为一疗程。

术后应给抗生素控制感染，特别是胎盘留置腹腔者，更需注意防止感染。

七、宫内妊娠合并异位妊娠

罕见，以往报道其发病率约为 1/30 000 次妊娠。近 20 年来，随性传播疾病发病率上升与辅助生殖技术（assisted reproductive technique，ART）开展，宫内妊娠合并异位妊娠的发展率明显上升，20世纪 80 年代后有报道高达 1/1 000 次妊娠。文献报道，ART 异位妊娠发生的风险较自然妊娠高 2~5 倍，宫内合并宫外妊娠更是显著增加。

宫内妊娠合并异位妊娠最常见的是输卵管妊娠（约占 90%），其他少见部位有卵巢妊娠、腹腔妊娠和宫颈妊娠。宫内妊娠合并异位妊娠的临床表现以同时兼有宫内妊娠和异位妊娠的表现为其特点。主要临床特点如下：

1. 子宫大小与停经月份相符。

2. 宫内妊娠同时有附件肿块伴腹痛，甚至伴不明原因的腹腔内出血、休克。

3. 异位妊娠手术治疗后无撤退性阴道流血，仍可有早孕反应，尿妊娠试验仍持续阳性。

4. B 超提示宫内外均有孕囊，甚至胎心（管）搏动或提示宫内妊娠，但同时有附件肿块和盆腔积液。

5. 宫内妊娠流产后或人工流产后，突然发生腹痛、腹腔内出血。

临床上碰到上述情况后应想到宫内妊娠合并异位妊娠的可能，目前主要诊断手段是超声检查和手术探查、病理学诊断。

宫内妊娠合并异位妊娠的主要危险在于异位妊娠，故其处理原则是一旦确诊立即治疗异位妊娠。若不需保留胎儿，可行人工流产后按异位妊娠处理；若希望保留胎儿，可手术治疗异位妊娠后予以保胎治疗。如为输卵管妊娠合并宫内妊娠，现多采用腹腔镜手术切除患侧输卵管，再予保胎治疗。如为宫角妊娠合并宫内妊娠，多先行人工流产再行宫角部分切除。如果保留宫内胎儿，则妊娠晚期子宫破裂风险大，应充分告知。宫内妊娠合并宫颈妊娠，一般不宜保留胎儿。Gyamfi（2004）等报道 1 例体外受精胚胎移植术（*in vitro* fertilization and embryo transfer，IVF-ET）术后宫颈妊娠合并宫内妊娠的患者，在对宫颈部位妊娠施行氯化钾胚囊注射后，虽然孕囊被吸收，但滋养层组织仍持续生长，并最终导致产时大出血。

八、持续性异位妊娠

1977 年，Kelly 首次报道了持续性异位妊娠（persistent ectopic pregnancy，PEP）。PEP 是指输卵管妊娠行保守治疗后，人绒毛膜促性腺激素滴度不下降或反而上升，其特点为仍有滋养细胞存活，β-hCG 保持一定水平，阴道有不规则出血。由于滋养细胞对周围组织的破坏，可继续腹腔内出血。目前，多数学者认为 PEP 是指异位妊娠保守性手术时未将异位妊娠组织完全去除，或妊娠物未完全破坏，致使剩余滋养细胞仍保留功能继续生长，可再次出现腹痛、盆腔包块破裂、腹腔内出血，严重者可危及生命。开腹手术 PEP 发病率为 3%~5%，腹腔镜手术为 5.1%~29.0%。

【病因及高危因素】

1. 受精卵在子宫腔以外的部位着床时，多数滋养细胞可侵入输卵管壁肌层、浆膜层，甚至扩展到输卵管外或血管内，因此，再细致的保守性手术也可能残留滋养细胞。

2. 在首次手术时仅处理输卵管最膨大处，但此处主要含血块和妊娠物，而有些输卵管妊娠，真正着床部位通常在该处的近子宫端。

3. 早期异位妊娠滋养细胞植入处界限不清，保守手术清除时很容易残留部分滋养细胞。

4. 保守性手术治疗时，在腹壁切口处、腹膜、大网膜出现滋养细胞种植。PEP 发生的高危因素包括：停经时间短，孕龄小，异位妊娠病灶的体积较小，盆腔粘连。手术前后评估发生 PEP 的风险非常重要。

【临床表现】 无特异性，主要是异位妊娠经保守性手术或药物治疗后仍旧表现为下腹疼痛，有时可有腹腔内继续出血、阴道出血，腹部体征和盆腔体征与异位妊娠相同。

β-hCG 的变化特点：异位妊娠治疗后动态监测 β-hCG 值有助于早期诊断 PEP。β-hCG 值下降主要表现在两期：早期（2 天），β-hCG 呈快速下降，半衰期（$T_{1/2}$）为（29.6 ± 3.6）小时；晚期（3~7 天），$T_{1/2}$ 为（64.3 ± 7.7）小时。这一规律现用于随诊手术、药物及自然流产型的异位妊娠。保守性治疗异位妊娠组织完全清除后，早期血清 β-hCG 值会降至术前 20% 以下，甚至更低，如此后持续下降，提示治疗满意，发生 PEP 的概率极小。如呈现平台状或再度上升提示 PEP 可能。

PEP 与成功治疗的异位妊娠相比，晚期 β-hCG $T_{1/2}$ 存在明显差异，与术前 β-hCG 水平无关。晚期 β-hCG 下降明显延长可作为 PEP 的指标。

用 MTX 药物治疗后 10%~15% 的患者因 PEP 而再次接受手术治疗。33.3% 的患者药物治疗后 β-hCG 滴度呈下降趋势，60.0% 的患者 β-hCG 滴度在药物治疗后的第 3 天，出现 β-hCG 值一过性升高现象，28.6% 的患者呈稳定不降的平台状。药物治疗 1 周可反映治疗的真实情况。

【诊断】 术前 β-hCG、临床表现、超声及术中的发现都无法预测输卵管保守手术后 PEP 的发生。多数病例是通过术后动态监测 β-hCG 变化做出诊断的。若在手术 12 天后，血清 β-hCG 仅降至原来

的 10% 以内，则诊断可成立。还有学者认为，每 72 小时下降 <20%，则诊断成立。

【治疗和预防】 应视患者具体情况采取个体化治疗方案，通过评价临床症状、β-hCG 变化选择具体方法，包括手术、药物治疗和期待疗法。约半数患者需再次手术治疗，少数无症状者可用期待疗法自愈。

保守性手术后如患者出现腹痛经治疗无缓解，或发生内出血且出血量较多，可行二次腹腔镜探查。

药物治疗多采用全身给药，一次肌内注射 MTX 50mg/m²，可获得较好的治疗效果。

PEP 的预防：①手术中尽量吸净所有的血凝块及残存组织碎片，并充分冲洗腹腔。②减小术中头低足高位的角度，尽量避免滋养细胞种植到上腹腔。③仔细取出滋养细胞组织或切除的输卵管，确保无滋养细胞组织残留。对于异位妊娠体积较大并行输卵管切除术的患者，腹腔镜手术时最好用收集袋取出组织。④术中充分冲洗盆腹腔并探查病变部位近子宫侧，以防残留滋养细胞组织。⑤术中予患侧输卵管浆膜下预防性注射 MTX，Shigto（2008）报道，术中输卵管局部注射 MTX 50mg 组无一例发生 PEP，而未注射组 17.5% 发生 PEP。⑥术后 MTX 预防性化疗，Graczykowski 等研究，术后 24 小时内肌内注射 MTX 1mg/kg，PEP 发生率为 1.9%，对照组则为 14.5%，差异显著。

九、剖宫产术后瘢痕部位妊娠

伴随剖宫率的增加，剖宫产术后瘢痕部位妊娠（cesarean scar pregnancy，CSP）成为一种罕见的异位妊娠。详见第九章第二节。

（冯炜炜　曹斌融）

第三节　妊娠剧吐

妊娠早期 50%~90% 的孕妇会出现恶心、呕吐，其中 2% 的孕妇为晨吐，80% 的孕妇主诉有全天的恶心、呕吐。这些症状多始于孕 4 周，孕 9 周时最为严重，大部分孕妇孕 20 周后缓解。然而，约 20% 的孕妇恶心、呕吐会持续至分娩。这种情况一般被称为妊娠期恶心、呕吐（nausea and vomiting during pregancy，NVP），对孕妇并不会产生病理性

结局。但是严重的 NVP 则会发展为妊娠剧吐,其发生率为 0.5%~2.0%,可对母胎产生不良影响。

【定义】妊娠剧吐(hyperemesis gravidarum,HG)指妊娠期间孕妇出现严重、频繁的恶心、呕吐(每天呕吐>3 次),不能进食,体重减轻>3kg 或超过 5%,出现酮尿、体液失衡及新陈代谢障碍,并排除其他疾病引发的呕吐。其严重程度分两度:1 度,恶心、呕吐不伴有代谢失衡;2 度,严重的呕吐伴代谢失衡。

【病因】病因未明。妊娠剧吐的高危因素包括多胎、初孕、肥胖、代谢性疾病、前次妊娠剧吐史、滋养细胞疾病、心理疾病(如神经性厌食或异嗜癖)和幽门螺杆菌感染。

1. **人绒毛膜促性腺激素(human chorionic gonadotropin,hCG)** 一直被认为是引起妊娠剧吐的内分泌因素,因为在水疱状胎块或多胎妊娠以及孕 9 周时 hCG 值显著增高,此时妊娠剧吐的发生率也最高,妊娠终止后症状随之消失。

2. **幽门螺杆菌感染** 有荟萃分析表明妊娠剧吐的患者其幽门螺杆菌的感染率高于对照组。

3. **激素因素** 雌激素、孕激素、促肾上腺皮质激素、糖皮质激素、生长激素和泌乳素的升高都可能与妊娠剧吐有关。

4. **心理因素** 妊娠剧吐患者的心理特点不仅在于妊娠的生理变化,还包括日常的社会生活改变。

5. **胎盘功能异常** 妊娠中期的妊娠剧吐与胎盘功能异常导致的早发型子痫前期、胎盘早剥及小于胎龄儿均相关,其风险率分别为 2.09、3.07 和 1.39。

6. **遗传妊娠剧吐** 患者生育的女儿其妊娠时发生妊娠剧吐的风险是正常妊娠后代的 2.9 倍,而非妊娠剧吐母亲生育的女儿,当母亲在孕育前一胎或后一胎时有妊娠剧吐的病情,则该女儿发生妊娠剧吐的风险升高 3.2 倍和 3.7 倍。

【诊断与鉴别诊断】根据病史、临床表现及相关检查,诊断并不困难,但必须在排除了其他导致呕吐的疾病后才能诊断为妊娠剧吐,其中包括产科的多胎、水疱状胎块、子痫前期、内科的胃肠炎、消化不良、胃食管反流疾病、胆囊炎、胰腺炎、中枢神经系统恶性肿瘤、假性脑瘤、甲状腺功能亢进、糖尿病酮症酸中毒、肾盂肾炎以及药物中毒。应特别询问是否伴有上腹部疼痛及呕血或其他病变(如胃溃疡)引起的症状。

1. **临床表现** 妊娠剧吐患者呕出大量胃内食物加之摄食量的减少或严重不足,机体动用脂肪组织供给能量,使脂肪代谢的中间产物酮体大量蓄积,引起代谢性酸中毒;呕吐的同时导致大量胃酸丢失,进而出现代谢性碱中毒;患者往往情绪紧张,过度通气,导致呼吸性碱中毒;进食不足加之呕吐导致患者丢失大量电解质,极易出现电解质失衡。

(1)症状:几乎大多数的妊娠剧吐均发生于孕 9 周以前,这对鉴别诊断尤为重要。典型表现为孕 6 周左右出现恶心、呕吐,并随妊娠进展逐渐加重,至孕 8 周左右发展为持续性呕吐,不能进食,极为严重者出现嗜睡、意识模糊、谵妄,甚至昏迷、死亡。

(2)体征:孕妇体质量下降,下降幅度甚至超过发病前的 5%,出现明显消瘦、极度疲乏、口唇干裂、眼球凹陷及尿量减少等症状。

2. **辅助检查**

(1)尿液检查:尿酮体检测阳性;尿量减少,尿比重升高。

(2)血常规:因血液浓缩致血红蛋白水平升高,可达 150g/L 以上,血细胞比容达 45% 以上。

(3)生化指标:血清钾、钠、氯水平降低,呈代谢性低氯性碱中毒,转氨酶升高(<300U/L),血清胆红素升高(<4mg/dl),血清淀粉酶或脂肪酶升高,血清甲状腺刺激素下降,血清游离甲状腺素升高;若肾功能不全则出现尿素氮、肌酐水平升高。

(4)动脉血气分析:二氧化碳结合力下降至 <22mmol/L。上述异常指标通常在纠正脱水、恢复进食后迅速恢复正常。

(5)心电图检查:了解心肌情况及有无高血钾或低血钾影响。

(6)眼底检查:妊娠剧吐严重者可出现视神经炎及视网膜出血。

【特殊并发症】

1. **甲状腺功能亢进** 60%~70% 的妊娠剧吐孕妇可出现短暂的甲状腺功能亢进,这种变化由 hCG 刺激所致,因为 hCG 和 TSH 有非常相似的蛋白结构,使 hCG 可以扮演类似 TSH 的角色而刺激甲状腺,表现为促甲状腺激素(thyroid-stimulating hormone,TSH)水平下降或游离 T_4 水平升高。妊娠剧吐的一过性甲状腺功能亢进(transient hyperthyroidism of hyperemesis gravidarum,THHG)可能持续至妊娠 18 周,属于自限性改变,无需特殊治疗。确诊 THHG 需要满足以下条件:①仅在妊娠剧吐期间出现血清学的病理性升高;②妊娠前没有甲状腺功能亢进的病史；③缺乏甲状腺抗体。应在孕 20 周复查甲状腺功能，甲状腺激素水平通常会恢复正常。

2. **韦尼克脑病（Wernicke's encephalopathy，WE）** 是一种罕见的神经系统疾病，由硫胺素（维生素 B_1）缺乏引起。该病由 Carl Wernicke 于 1881 年发现，60% 患者表现为三联症，包括脑病、眼球运动障碍和共济失调。妊娠剧吐导致的 WE 最初报道于 1914 年。约 10% 的妊娠剧吐患者并发该病，一般在妊娠剧吐持续 3 周后发病，为严重呕吐引起维生素 B_1 严重缺乏所致。临床表现为眼球震颤、视力障碍、步态和站立姿势受影响，个别可发生木僵或昏迷。静脉输入右旋糖制剂时如不补充足量的维生素 B_1，则可使问题加重。患者经治疗后死亡率仍为 10%，未治疗者的死亡率高达 50%。剧吐还可能引起高钠血症、低钾血症、低磷酸盐所致的脑桥中央髓鞘溶解等致命状态。由于胎儿及胎盘的屏障又可使维生素难以进入胎儿体内导致自然流产、胎儿死亡。

妊娠剧吐患者如出现脑症状，即应考虑本病。约半数患者有脑电图异常，表现为弥漫性轻中度慢波活动。CT 表现为双侧间脑、中脑、脑室旁对称性低密度病变，可强化。MRI 更敏感，典型表现为导水管旁、第三脑室旁、内侧丘脑和乳头体区长 T_1 长 T_2 信号，相应区域 MRI 水成像呈现弥漫性异常表现。脑脊液检查正常或有轻度蛋白升高。此外，在三联症不明显的患者中，补充维生素 B_1 可进行诊断性治疗。

【治疗】持续性呕吐合并酮症的妊娠剧吐孕妇需要住院治疗，包括静脉补液、补充多种维生素、纠正脱水及电解质紊乱、合理使用止吐药物、防治并发症。

1. **一般处理及心理支持治疗** 应尽量避免接触容易诱发呕吐的气味、食品或添加剂。避免早晨空腹，鼓励少量多餐，两餐之间饮水、进食清淡干燥及高蛋白的食物。妊娠剧吐经积极治疗 2~3 天后，病情多迅速好转，仅少数孕妇出院后症状复发，需再次入院治疗。

2. **纠正脱水及电解质紊乱**

（1）每天静脉滴注葡萄糖液、葡萄糖盐水、生理盐水及平衡液共 3 000ml 左右，其中加入维生素 B_6 100mg、维生素 B_1 100mg、维生素 C 2~3g，连续输液至少 3 天（视呕吐缓解程度和进食情况而定），维持每天尿量 ≥1 000ml。可按照葡萄糖 4~5g +

胰岛素 1U+10% 氯化钾 1.0~1.5g 配成极化液输注补充能量，但应注意先补充维生素 B_1 后再输注葡萄糖，以防止发生韦尼克脑病。如常规治疗效果不能维持正常体质量者可考虑鼻胃管肠内营养。

（2）补钾：一般补钾 3~4g/d，严重低钾血症时可补钾至 6~8g/d。注意观察尿量，原则上每 500ml 尿量补钾 1g 较为安全，同时监测血清钾水平和心电图，以调整剂量。根据血二氧化碳水平适当补充碳酸氢钠或乳酸钠溶液纠正代谢性酸中毒，常用量为 125~250ml/ 次。

（3）韦尼克脑病：当可疑该疾病时，应及早开始治疗，尽早肠外途径补充维生素 B_1。对于妊娠剧吐患者，为预防该病，建议每天口服维生素 B_1 50mg，若患者不耐受，改为每天静脉输注 100mg，共 3~4 天。体内维生素 B_1 的储存量可满足 18 天的生理需要。欧洲神经病学联合会（EFNS）的指南建议，对于 WE 患者需每天静脉补充维生素 B_1 200mg，每天 3 次，直到症状消失并不再进展，以后普通患者可每天补充 100~200mg。

（4）止吐治疗：由于妊娠剧吐发生于妊娠早期，正值胎儿易致畸的敏感时期，因而止吐药物的安全性备受关注。

1）维生素 B_6 或维生素 B_6- 多西拉敏复合制剂：研究证实，孕早期妊娠剧吐应用安全有效，于 2013 年通过美国 FDA 认证，推荐作为一线用药，但我国尚无多西拉敏。

2）甲氧氯普胺：妊娠期用药为 B 类药，多中心前瞻性研究显示，孕早期应用甲氧氯普胺并未增加胎儿畸形、自然流产的发生风险。

3）昂丹司琼（又名恩丹西酮）：为 5- 羟色胺 3 型受体拮抗剂，孕早期应用昂丹司琼有增加自然流产、胎死宫内等风险。最近美国妇产科医师学会（American College of Obstetricians and Gynecologists，ACOG）认为它属于妊娠期用药的 B 类药，其绝对风险是很低的，可权衡利弊使用。另一方面，昂丹司琼有增加患者心脏 Q-T 间期延长引发尖端扭转型室性心动过速的潜在风险，故美国 FDA 建议单次使用量不应超过 16mg，有 Q-T 间期延长、心力衰竭、低钾血症、低镁血症个人及家族史的患者在使用昂丹司琼时，应监测电解质及心电图。

4）异丙嗪：异丙嗪的止吐疗效与甲氧氯普胺基本相似，但甲氧氯普胺的副作用发生率却低于异丙嗪。还有文献报道，孕早期应用异丙嗪止吐虽然未增加出生缺陷发生率，但在妊娠晚期持续使用可能致新生儿发生戒断效应和锥体外系反应。

5）糖皮质激素：研究报道，甲泼尼龙可缓解妊娠剧吐的症状，但鉴于孕早期应用与胎儿唇裂相关，ACOG 建议避免在孕 10 周前作为一线用药，仅作为顽固性妊娠剧吐患者的最后止吐方案。

【预后和预防】最近一项大样本量研究报道，孕早期发生妊娠剧吐的孕妇发生子痫前期的风险轻微升高，在孕中期（12~21 周）因妊娠剧吐入院者，孕 37 周前发生子痫前期的风险上升 2 倍，胎盘早剥风险增高 3 倍，小于胎龄儿风险增高 39%，提示在妊娠中期仍然持续剧吐可能与胎盘功能异常有关。另有作者报道了 1 例因妊娠剧吐引起维生素 K 缺乏，从而导致胎儿发生鼻骨发育不良的胚胎病。

绝大多数妊娠剧吐患者经治疗后预后良好，个别病例经积极治疗，病情不见好转者需终止妊娠。终止妊娠的指征为：①体温持续高于 38℃；②卧床休息时心率>120 次 /min；③持续黄疸或蛋白尿；④出现多发性神经炎及神经性体征；⑤有颅内或眼底出血经治疗不好转者；⑥出现韦尼克脑病。

妊娠剧吐具有很高的复发率，文献报道，在一项对 100 例有一次妊娠剧吐病史患者的研究中发现，57 例患者再次妊娠，其中 81% 再次妊娠后发生严重恶心、呕吐。

预防：孕早期服用复合维生素可能降低妊娠剧吐的发生率及其严重程度。

【经验分享】

对妊娠剧吐的治疗应及时、迅速补液，补足所需要的能量与维生素，加强心理辅导，而且氯丙嗪的疗效极佳。对有神经症状、定向及记忆障碍的患者，应考虑 WS，给予维生素 B_1 静脉补充，可获良效。

（李 勤 曹斌融）

参考文献

1. 中华医学会妇产科学分会产科学组. 复发性流产诊治的专家共识. 中华妇产科杂志, 2016, 51: 3-9.
2. 殷丽丽, 杨清. 剖宫产瘢痕妊娠研究进展. 中国实用妇科与产科杂志, 2015, 31 (4): 361-365.
3. 刘玉洁, 宗利丽. 剖宫产后子宫瘢痕妊娠的研究现状. 国际妇产科学杂志, 2016, 43 (1): 102.
4. 向阳, 李源. 剖宫产瘢痕妊娠的现状及研究进展. 实用妇产科杂志, 2014, 30 (4): 241-243.
5. 张国瑞, 李宁, 马良坤. 妊娠剧吐致 Wernicke 脑病两例报道及文献复习. 中华围产医学杂志, 2015, 18 (10): 789-790.
6. 中华医学会妇产科学分会产科学组. 妊娠剧吐的诊断及临床处理专家共识 (2015). 中华妇产科杂志, 2015, 50 (11): 801-804.
7. Smith ML, Schust DJ. Endocrinology and recurrent early pregnancy loss. Semin Reprod Med, 2011, 29: 482-490.
8. Remandeep Kaur, Kapil Gupta. Endocrine dysfunction and recurrent spontaneous abortion: An overview. Int J Appl Basic Med Res, 2016, 6: 79-83.
9. Coomarasamy A, Williams H, Truchanowicz E, et al. A randomized trial of progesterone in women with recurrent miscarriages. N Engl J Med, 2015, 373: 2141-2148.
10. Dendrinos S, Sakkas E, Makrakis E. Low-molecular-weight heparin versus intravenous immunoglobulin for recurrent abortion associated with antiphospholipid antibody syndrome. Int J Gynaecol Obstet, 2009, 104 (3): 223-225.
11. Parker VL, Srinivas M. Non-tubal ectopic pregnancy. Arch Gynecol Obstet, 2016, 294 (1): 19-27.
12. Song T, Kim M, Kim ML, et al. Single-dose versus two-dose administration of methotrexate for the treatment of ectopic pregnancy: a randomized controlled trial. Hum Reprod, 2016, 31 (2): 332-338.
13. Kanat-Pektas M, Bodur S, Dundar O, et al. Systematic review: What is the best first-line approach for cesarean section ectopic pregnancy? Taiwan J Obstet Gynecol, 2016, 55 (2): 263-269.
14. Cardaropoli S, Bolfo A, Todros T. Helicobacter pylori and pregnancy-related disorders. World J of Gastroenterology, 2014, 21, 20 (3): 654-664.
15. Li L, Li L, Zhou X, et al. Helicobacter pylori infection is associated with an increased risk of hyperemesis gravidarum: a meta-analysis. Gastroent Res Pract, 2015: 278905.
16. Johnson A, Cluskey B, Hooshvar N, et al. Significantly elevated serum lipase in pregnancy with nausea and vomiting: acute pancreatitis or hyperemesis gravidarum? Case reports in obstetrics and gynecology, 2015: 359239.

第五章　晚期妊娠出血

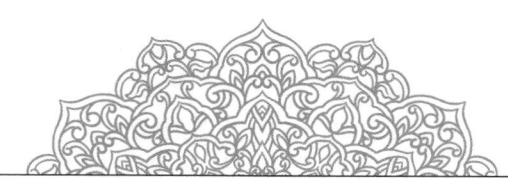

本章关键点

1. 前置胎盘是产前出血最常见的原因。其诊断主要依靠超声的检查。临床处理综合考虑孕周、胎儿大小及前置胎盘的类型。
2. 胎盘早剥是产科中的急症,重视临床表现不典型的子宫后壁的胎盘早剥及早期胎盘早剥的诊断。警惕胎盘早剥后凝血功能障碍的发生。
3. 前置血管是帆状胎盘脐血管出血的产前出血疾病,常被误诊为前置胎盘而延误治疗。B超为有效的诊断工具,疑为前置血管,28~32周再次用B超评估判别是否为前置血管。如有前置血管破裂出血,应立即行剖宫产抢救新生儿。

晚期妊娠出血(bleeding in late pregnancy)指妊娠满28周后至第二产程结束前的出血,总的发生率占分娩数的3%~4%。有产科原因和非产科原因,产科原因包括前置胎盘、胎盘早剥、子宫破裂、胎盘边缘血管窦破裂、帆状胎盘血管前置、见红、凝血功能障碍等;非产科原因包括来源于宫颈的疾病如宫颈炎、宫颈息肉、宫颈癌,来源于阴道的疾病,如阴道损伤、阴道静脉曲张破裂及肿瘤等。Hibbard(1988)分析600例晚期妊娠出血,其中前置胎盘占22%,胎盘早剥占31%,见红占20%,局部因素占4%,其余为原因不明或诊断未能肯定。前置胎盘和胎盘早剥的两项产科原因占半数以上。

第一节　前置胎盘

正常的胎盘附着于子宫体部的前壁、后壁或

侧壁,远离宫颈内口。妊娠28周后,胎盘仍附着于子宫下段,其下缘达到或覆盖宫颈内口,位置低于胎儿先露部,称前置胎盘(placenta previa)。前置胎盘的发生率国内报道为0.24%~1.75%,国外报道为1%左右。

【病因】确切病因尚不清,已知与下列因素有关:

1. **受精卵滋养层发育迟缓**　受精卵到达子宫底、体部时,滋养层尚未发育到可以着床的阶段,受精卵继续向下移动,着床于子宫下段而发育成前置胎盘。

2. **子宫内膜病变**　多产、多次刮宫、剖宫产、子宫肌瘤剥出术或黏膜下子宫肌瘤在宫腔镜下电切等,使子宫内膜留有病变者。据报道五胎以上经产妇的发生率为初产妇的5倍以上;诊断性或流产刮宫都与前置胎盘的发生密切相关,而负压吸宫或子宫内膜活组织检查则无相关性。一次剖宫产后,再次妊娠时前置胎盘的发生率由0.26%上升为0.65%,连续二次剖宫产后增为1.8%,三次剖宫产后增为3%,四次剖宫产后更增为10%。

3. **胎盘面积过大**　如双胎时前置胎盘的发生率较单胎高一倍,其他为副胎盘等。

4. **其他因素**　Hibbard(1988)报道62例前置胎盘,下次妊娠时有5例仍为前置胎盘,重演率为8%。

【分类】目前以决定分娩时胎盘与宫颈内口的关系而分为下列四类:完全性前置胎盘、部分性前置胎盘、边缘性前置胎盘、低置胎盘。妊娠中期超声检查发现胎盘接近或覆盖宫颈内口时,称为胎盘前置状态。

1. **完全性前置胎盘**　胎盘组织完全覆盖宫颈内口。

2. 部分性前置胎盘 胎盘组织部分覆盖宫颈内口。

3. 边缘性前置胎盘 胎盘附着于子宫下段,边缘达到宫颈内口,但未超越。

4. 低置胎盘 胎盘附着于子宫下段,边缘距宫颈内口的距离<20mm(国际上尚未统一,多数定义为距离<20mm),此距离对临床分娩方式的选择有指导意义。也有文献认为,当胎盘边缘距宫颈内口 20~35mm 时称为低置胎盘;将胎盘边缘距宫颈内口的距离<20mm 而未达到宫颈内口时定义为边缘性前置胎盘。由于低置胎盘可导致临床上的胎位异常、产前及产后出血,对母儿造成危害,临床上应予重视。前置胎盘的程度可随妊娠及产程的进展而发生变化。诊断时期不同,分类也不同。建议以临床处理前的最后一次检查来确定其分类。

根据病情的严重程度,前置胎盘又可分为凶险性前置胎盘和非凶险性前置胎盘。凶险性前置胎盘指前次有剖宫产史,此次妊娠又为前置胎盘者,发生胎盘植入的概率增加。

【临床表现】

1. 典型症状 妊娠晚期或临产时,发生无痛性、反复的阴道流血。妊娠晚期子宫下段逐渐伸展,牵拉宫颈内口,宫颈管缩短;临产后规律宫缩使宫颈管消失成为软产道的一部分。宫颈口扩张,附着于子宫下段及宫颈内口胎盘前置部分不能相应伸展而与其附着处分离,血窦破裂出血。前置胎盘出血前无明显诱因,初次出血量一般不多,剥离处血液凝固后,出血停止;也有初次即发生致命性大出血而导致休克。由于子宫下段不断延伸,前置胎盘的出血常反复发生,出血量也越来越多。阴道流血发生孕周迟早、反复发生的次数、出血量的多少与前置胎盘的类型相关。完全性前置胎盘初次出血的时间多在妊娠 28 周,称为"警戒性出血";边缘性前置胎盘出血多发生在妊娠晚期或临产后,出血量较少;部分性前置胎盘的出血时间、出血的次数及出血量介于两者之间。

前胎盘出血除自发性以外,人为的干扰,如性交、肛门检查、阴道检查、外倒转术等不可忽视。

2. 体征 全身情况与出血量呈正比,大量出血时可有血压下降、心率增快等休克症状。注意偶有在急性大出血所致的休克时,由于自身保护机制,迷走神经兴奋以保持血液在心脏中的充盈而出现心率减慢者。由于出血频繁,常有贫血貌。

腹部检查时,子宫底高度与孕周数相符,因前置的胎盘阻碍胎头入盆,常发生胎位不正,如臀位、横位等,或虽为头位但胎头高浮,远离耻骨联合。相反如胎头已入盆,则前置胎盘的机会较少,这时的出血要考虑其他原因,如胎盘早剥、宫颈息肉等。反复出血或一次性出血量过多可使胎儿宫内缺氧,严重者胎死宫内。

【辅助检查】自 20 世纪 70 年代起开始采用 B 超诊断前置胎盘以来,现已被公认为准确有效的常规检测方法。其他检查如 X 线胎盘软组织摄片检查、胎盘血管造影、放射性核素锂胎盘造影等已被淘汰。

1. B 超检查 前置胎盘的诊断主要依靠 B 超检查,B 超对胎盘定位的正确率高达 95% 以上,约有 25% 的病例在未出现阴道流血之前,即被常规的 B 超检查发现。

(1)B 超胎盘定位:有经腹超声法(trans abdominal sonography,TAS)、经阴道超声法(trans vaginal sonography,TVS)和经会阴超声法(trans perineal sonography,TPS)三种,一般常用 TAS 法。

TAS 法的正确率约为 93%,缺点是:①确定胎盘下缘时需适度充盈膀胱,有时过度充盈的膀胱可压迫子宫下段,使子宫下段的前后壁接贴,造成人为的宫颈内口,出现胎盘覆盖宫颈内口的假象,把边缘性前置胎盘误认为完全性前置胎盘;有时会把子宫下段误认为宫颈,而将正常位置的胎盘误诊为前置胎盘。②位于后壁的胎盘,由于被胎头阻挡,超声束通过胎头后衰减,不足以使后壁种植的胎盘显示出来,使胎盘图像模糊不清而遗漏诊断。TVS 的主要缺点是由于受胎头阻挡,图像显示的深度、广度不够,难免有触动宫颈而诱发大出血的危险,故很少采用。

(2)B 超检查与孕周:妊娠中期时做 B 超检查,因宫腔较小,胎盘相对较大,且子宫下段尚未形成,约 25% 的正常孕妇可发现为前置胎盘。随着孕周增加,子宫肌纤维逐渐肥大和伸展、子宫峡部逐渐被拉长形成子宫下段、宫颈管逐渐容受,可使胎盘种植位置离开宫颈内口而上移,即所谓胎盘移位(placental migration),至妊娠晚期时仅少数病例仍为前置胎盘。故妊娠中期时 B 超诊断为前置胎盘者,必须于妊娠晚期时复查,才能予以确定或否定。

(3)胎儿大小估计:B 超可根据胎儿双顶径、股骨长度、头围、腹围等估测胎儿体重。在决定分娩时与孕周及四步手法经触摸估计所得的胎儿体重相辅,对胎儿出生后的存活率做出估计。

2. **磁共振**（magnetic resonance imaging, MRI）**检查** 与超声检查相比，MRI检查具有视野大、软组织分辨率良好和多平面成像的特点，且不受胎盘位置、羊水量、脂肪、骨骼的影响，尤其是对子宫后壁胎盘植入的显示优于超声。其次，MRI对于胎盘与子宫肌层的关系及邻近组织器官的改变，如有无膀胱植入有很好的显像。磁共振快速成像在胎盘位置异常的诊断方面有较高的诊断价值。选择正确的成像序列有利于提高胎盘植入的灵敏度，是超声检查胎盘异常定位、定性的重要验证和补充手段。

3. **双重准备下的阴道检查** 如无B超设备，对怀疑为前置胎盘而又急需终止妊娠时，可于手术室做阴道窥视及穹窿扪诊检查，但必须有能迅速进行剖宫产的准备，包括麻醉、输血等，以备因检查可能引起的大量阴道流血时，能立即采取应急措施，这种检查方法称双重准备检查（double set up examination）。

方法为经消毒外阴后，在直视下边看边轻轻推入阴道扩张器，避免触及宫颈，仅需暴露宫颈即可，观察有无宫颈息肉、宫颈糜烂或癌肿出血。然后逐渐退出阴道扩张器，观察阴道壁有无静脉曲张破裂或性交所引起的撕裂等。随后做穹窿扪诊，用示、中两指，在宫颈周围的阴道穹窿部轻轻地触摸，若能清楚地扪及胎儿先露部分，宫颈管与胎先露之间无海绵体样软组织夹杂其间，提示无前置胎盘；若有海绵样组织相隔，则应考虑为前置胎盘。虽然谨慎使用双重准备法，仍有发生阴道出血的危险，在现今已广泛拥有超声设备的情况下，目前已很少使用。

4. **产后胎盘及胎膜检查** 如胎膜破口距胎盘边缘的四周均≥7cm时，可除外前置胎盘；如部分有裂口<7cm，则无诊断意义，不能据此诊断为前置胎盘，因该裂口可由分娩时撕裂所造成。

【处理】低置胎盘的分娩方式和无前置胎盘者相似，而部分及完全性前置胎盘则不同。近数十年来，由于期待疗法的普遍采用，在不影响或较少影响孕妇健康的前提下尽量推迟孕周。处理原则为：妊娠34周前，胎儿体重<2 000g，胎儿存活，婴儿宫内无缺氧表现，母体情况良好，估计胎儿于出生后存活力较差时，用期待疗法；妊娠36周后，估计胎儿于出生后有较高存活力时，行剖宫产分娩。

1. **期待疗法** 我国主张住院治疗。孕妇可于首次出现阴道流血或妊娠32周后入院，入院后给予卧床休息，血止后可轻微活动，取左侧卧位，严禁性生活、阴道检查及肛门检查。密切注意阴道出血量。电子监护仪及超声监护胎儿宫内情况，包括胎动的计数等。为提高胎儿的血氧供应，每天间断吸氧3次，每次1小时。积极纠正贫血，保持血红蛋白在100g/L以上，血细胞比容在30%以上。贫血可降低孕妇在再次出血时对失血的耐受性，也可因胎儿缺氧及酸中毒，加重新生儿尤其是早产儿发生呼吸窘迫综合征（respiratory distress syndrome, RDS），故应适当放松输血指征。为避免RDS，可对孕35周前的胎儿用地塞米松（氟美松）6mg肌内注射，每天2次，连用2天，或倍他米松注射液12mg肌内注射，24小时再重复1次，以提高胎儿肺成熟度。若孕妇存在不规则宫缩，可用药物抑制，尽量延长孕周。期待治疗过程中若孕妇不规则出血时间长，可应用广谱抗生素预防感染。在期待疗法期间如一次出血量超过500ml时，或为活动性出血，一般以剖宫产终止妊娠为宜。

妊娠35周以后，子宫生理性收缩频率增加，前置胎盘的出血率随之上升，可适时终止妊娠。

无医疗条件处理前置胎盘的医院，建议在未出血前即转至上级医院，如患者阴道出血多，怀疑凶险性前置胎盘，应建立两路静脉通道，输血、输液、抑制宫缩，由有经验的医师护送至上级医院。

2. **分娩时机的选择** 孕妇反复多量出血甚至休克，无论胎儿成熟与否，为了孕妇的安全，应立即终止妊娠；胎龄在妊娠34~36周出现胎儿窘迫的征象，或胎心监护提示胎心异常者，立即终止妊娠；胎儿已死亡或难以存活的胎儿立即终止妊娠；部分性或完全性，尤其是完全性前置胎盘，妊娠达36周及以上，B超估测胎儿体重在2 500g以上，多提示胎儿肺成熟，此时胎儿出生后RDS的发生率<4%，可考虑行剖宫产终止妊娠，最迟不宜超过孕38周。

3. **分娩方式的选择** 低置胎盘，无头盆不称，无产前出血可选择阴道分娩；完全性前置胎盘，持续大量阴道出血，部分和边缘性前置胎盘的出血量较多，先露高浮，胎龄达妊娠36周以上，短时间内不能结束分娩，或有胎心或胎位的异常者以手术终止妊娠为宜。

对于需要剖宫产的病员术前的检查及准备十分重要。手术前如情况许可，手术者宜与B超人员共同观察胎盘种植位置，以设计剖宫产时的子宫切口,并估测胎儿体重。胎盘种植在子宫后壁者,仍可行子宫下段横切口术;种植在子宫前壁,偏于左侧壁者,做横切口时先从右侧无胎盘附着处切开,向左迅速剪切胎盘种植处之子宫下段,在最薄弱处向上分离胎盘,刺破胎膜,娩出胎儿,偏于右侧壁者则相反;种植在子宫前壁正中者,也可做低位的子宫下段直切口。

手术应该由熟练的医师实施。术前积极纠正贫血、预防感染等,备血,做好处理产后出血和抢救新生儿的准备。

充分的术前准备十分重要。首先透彻的术前谈话,告知家属相关的风险。明确患者的血型,选择择期手术。术前超声明确胎盘覆盖的位置及厚薄,胎儿产式及胎方位。通知输血科室备多量相同血型的血液,血制品紧张时提前通知家属献血以防需要用血时束手无策。子宫收缩药物及子宫B-Lynch缝合线带至手术室。患者入手术室后,需打开两路静脉通道,其中一路为中心静脉,若高度怀疑合并胎盘植入,术前即取红细胞悬液2U至手术室备用。

取腰椎麻醉或连续硬膜外麻醉,取下腹正中直切口切进腹腔,根据胎盘覆盖的部位采用子宫下段横切口或纵切口,原则上应尽量避开胎盘,术者应在术前参考超声的胎盘定位情况考虑子宫切口。术中根据子宫下段的长度和宽度、与胎先露之间是否有胎盘组织夹杂及血管的充盈分布情况来选择。子宫切口应达到10cm,尽量避开粗大充盈的血管和胎盘,若无法避开胎盘则先切开子宫的切口后再行胎盘打洞以减少出血。娩出胎儿后,可行子宫动脉结扎后再剥离胎盘以减少出血,我们的经验是在胎儿娩出后,不剥离胎盘,先将子宫托出腹腔,用一次性硅胶导尿管暂时性捆绑子宫下段。该方法的优点是快速、暂时性地而非永久性地阻断子宫的血供,其效果较确切,使出血速度明显减缓,创面暴露,易于缝合,从容止血,避免不必要的损伤。不等胎盘自行剥离,人工剥离胎盘,取胎盘与子宫之间的间隙明显处逐步剥离胎盘。在子宫下段,胎盘附着部位,剥离面活动性血窦出血可采用可吸收线"8"字缝合,浆肌层热盐水纱布压迫止血,局部可喷凝血酶和立止血,对宫颈出血止血困难者,可切开子宫下段前壁暴露出血点,在直视下缝扎止血,具有较好效果。对于胎盘打洞取出的新生儿,因胎盘打洞有可能损伤胎盘脐带血管,要观察有无贫血,若贫血严重需立即输血。

胎盘剥离前,强烈而持续的子宫收缩剂十分重要。可以将催产素与卡前列素氨丁三醇联合使用,催产素起效快但持久的收缩作用差,卡前列素氨丁三醇是含有天然前列腺素F2a的(15S)-15甲基衍生物的氨丁三醇盐溶液,具有强而持久的刺激子宫平滑肌收缩的作用,两者配合使用互补所短,大大减少了出血量,降低产后出血率。

随着剖宫产率的上升,凶险性前置胎盘的发生率上升,对于有前次剖宫产病史的同时为前壁胎盘的中央型前置胎盘,要考虑到膀胱粘连及术中大出血,暴露不清,膀胱损伤的可能,术前需要联系一位经验丰富的泌尿外科医师,以防不时之需。

对于子宫下段或宫缩乏力出血,还可考虑使用球囊止血。Bakri子宫填塞球囊导管沿着子宫形态膨胀,可对整个子宫进行有效压迫,减少术后出血,提高治疗效果。研究显示,Bakri子宫填塞球囊导管在前置胎盘剖宫产术后止血效果可达到70%~100%,止血效果较为显著。Bakri子宫填塞球囊导管应用于前置胎盘剖宫产术止血效果明显,在有效止血的情况下可缩短手术时间。术后有效止血可提高手术治疗效果,降低子宫次全切的发生率。

也有学者报道对凶险性前置胎盘在术前以介入法将有球囊的导管置入腹主动脉,在剖宫产过程中可用球囊阻断远端腹主动脉血流也可达到有效的止血效果。

【经验分享】

前置胎盘终止妊娠的时机视患者具体情况而定。对于低置胎盘,无头盆不称,无产前出血可选择阴道分娩。对于完全性前置胎盘,持续大量阴道出血;部分和边缘性前置胎盘的出血量较多者,应以手术终止妊娠为宜。术前备足够量的血液至关重要。患者术中出血量大者,术前需打开两路静脉通道,其中一路为中心静脉,若高度怀疑胎盘植入,术前就需取红细胞悬液至手术室。术中仔细操作,分清解剖,胎儿娩出后、胎盘娩出前,先用硅胶导尿管暂时性、一过性地阻断子宫血流,再剥离胎盘,缝合出血部位。术前与术中要准确地统计出血量及补液入量,对需要切除子宫者,应当机立断,不可犹豫。严重出血患者需多科协作,共同抢救。

(李 明 戴钟英)

第二节　胎盘早剥

胎盘早剥（placental abruption）指正常种植位置的胎盘在胎儿娩出前已有部分或全部剥离者。一般发生在妊娠28周以后，也可发生在妊娠20周以后，发病率占分娩总数的0.44%~1.29%，一旦发生胎盘早剥，围产儿死亡率高达19%~43%，发生死胎时5%~8%的孕妇可出现凝血功能障碍，并可因出血性休克而致急性心、肾衰竭。胎盘早剥时孕产妇的死亡率高达0.5%~5.0%。如能早诊、早治，防治产后出血和急性心、肾衰竭，则孕产妇死亡率可降至0.5%~1.0%。上海市胎盘早剥调查协作组于2003年调查上海市1993—2002年间胎盘早剥的发病情况：胎盘早剥的发病率为0.231%，围产儿死亡率为15.93%。

【病因】确切原因尚不清楚，已知与下列因素有关：

1. **高血压**　包括原发性高血压或继发性高血压合并妊娠，以及妊娠期高血压疾病。高血压时胎盘种植处蜕膜中的螺旋动脉痉挛、血管内膜变性、远端毛细血管缺血坏死而破裂，血液流入底蜕膜层形成血肿，随着血肿的增大，剥离面亦进一步扩大。血压越高，则越容易发生胎盘早剥，且越严重。

2. **宫腔内压力骤减**　羊水过多胎膜破裂时，羊水大量涌出，使子宫腔内压力骤减，可于2~3小时内发生胎盘早剥；双胎分娩，第一胎儿娩出后，子宫突然缩小，子宫腔内压力骤减，亦可发生胎盘早剥。

3. **胎盘脐带因素**　胎盘发育异常如轮廓状胎盘，脐带异常如过短、绕颈、绕体等，当胎先露下降时因脐带长度不足，过度牵拉胎盘造成胎盘早剥。

4. **外伤**　包括胎位不正做外倒转术以及摔跤、撞击等。Higgin等报道外伤原因虽然仅占胎盘早剥中的2%左右，但严重外伤如车祸则胎盘早剥率可上升至6.6%~66.0%，因子宫有一定的伸缩性，可以扩大或缩小，而胎盘缺乏伸缩性，于是两者错位发生胎盘早剥。外伤引起的胎盘早剥一般都发生在24小时内，在此时期内应加强对母儿的观察和监护。

5. **仰卧位低血压综合征**　约有11%的孕妇于足月妊娠时仰卧数分钟，可以发生低血压，这是由于沉重的子宫压迫下腔静脉，使血液回流受阻、回心血量减少所致。Mengert报道2例足月妊娠，在剖宫产时用手压迫下腔静脉而发生胎盘早剥。在孕狗的实验中，结扎下腔静脉可发生胎盘早剥。

6. **子宫畸形**　宋素英等报道单角子宫扭转导致胎盘早剥的报道。

7. **其他**　有人提出与吸烟有关；热量、蛋白质、维生素A、钙的供应不足与之相关，经济收入低下的人群容易发生胎盘早剥。病毒感染也可导致胎盘早剥。

8. **重演率**　Macheku GS报道在39 993例分娩中，胎盘早剥的发生率为0.3%；前次妊娠发生胎盘早剥者，下次妊娠胎盘早剥的发生率增至4%，接近10倍之多；连续发生两次胎盘早剥者，再次妊娠时胎盘早剥的发生率更增至19%，并且可以在远离预产期时突然发生。

【病理及病理生理】剥离区可发生在胎盘的任何部分，包括在胎盘的中央或边缘；剥离的面积亦大小各异，由此而出现不同的临床症状和体征。例如中央剥离时血液积聚在子宫腔内，可无阴道流血，仅有子宫激惹现象，如腹痛、子宫压痛及强直性收缩；边缘剥离时血液常外流，可仅有阴道流血而无子宫激惹现象。剥离面小，可以不发生临床症状，或症状轻微仅于产后常规检查胎盘时发现胎盘的母体面有陈旧性血块黏附，血块下的胎盘受压凹陷而做出诊断，也常被漏诊；剥离面大，胎儿得不到足够的血氧供应，则发生死胎。

胎儿未排出前，伸展延长的子宫肌纤维不能有效收缩以关闭开放的血窦而止血，血液积聚后压力升高，血液可侵入子宫肌层，甚至穿透子宫肌壁渗入浆膜下，使该处子宫表面显示紫蓝色，称子宫胎盘卒中（uteroplacental apoplexy）。此种现象由Couvelaire首先描述，故亦称Couvelaire子宫。过去曾认为这种子宫在产后不易收缩，须做子宫切除以防产后出血，现认为这种现象并非少见，在胎盘早剥所做的剖宫产中发生率有5%~20%，一般并不影响子宫收缩，只要不发生难以控制的产后出血，不是切除子宫的指征。

胎盘早剥后坏死蜕膜及梗死胎盘可释放大量凝血活酶，通过开放的蜕膜血窦进入孕妇血液循环中，发生血管内血液凝固，出现弥散性血管内凝血（disseminated intravascular coagulation，DIC），随后激活纤溶系统，使所生成的纤维蛋白溶解，分离出纤维蛋白降解产物（fibrin degradation product，

FDP），FDP 有抗凝作用，更加重了血不凝现象。有人认为足月妊娠时子宫腔内可积留 2 500ml 的血液，如胎盘与宫壁间积血>150ml 时可有子宫受激惹现象，>500ml 时可使胎儿死亡，>1 000ml 时可诱发 DIC。Sher 报道约 16% 的胎盘早剥孕妇并发 DIC，严重的 DIC 可并发急性肾衰竭。

【临床表现】胎盘早剥的诊断主要依靠临床表现，特点为有痛性阴道流血。

1. **阴道流血**　80%~90% 的病例有阴道流血，量可多可少。流血量多时，如血液很快由薄弱处经剥离胎膜后向外流出，则血色鲜红；流血量中等时，血液在子宫腔内积留一段时间后流出，则血色暗红；如积留在胎盘后并凝成血块，可仅有血清流出，易误认为羊水；如血液穿破胎膜进入羊水中去，则可排出血性羊水，如红色葡萄酒样。

2. **子宫受激惹**　胎盘早剥后，由于宫腔积血、子宫受激惹，而出现一系列症状和体征。子宫受激惹后出现高张性收缩而有腹痛，常为持续性，检查时子宫呈强直性收缩，硬如木板，甚至无法摸清胎儿部分，子宫肌壁有血液浸润而有压痛。约 65% 的病例有上述典型症状和体征。其余的 35% 病例有各种不同的变异，Golditch 报道在 130 例中，9 例仅有阴道流血而无腹痛，和前置胎盘不易鉴别。有时为阵发性子宫收缩酷似临产；有时剥离的胎盘位于子宫后壁，可仅有腰酸而无子宫压痛，因此难以察觉胎盘早剥的存在，故对有腰酸的患者需要警惕子宫后壁的胎盘早剥。

3. **胎心音和胎心率改变**　胎盘剥离面超过 1/2 以上者常致胎儿死亡、胎心音消失；胎盘剥离面较少。胎儿可因缺氧而有胎儿窘迫表现，包括胎心率的变化及胎心监护仪所示的异常；有时因子宫强直性收缩而使胎心音无法听出，甚至用胎心监护仪做外监护也难以检出，这时 B 超检查观察有无胎心搏动，可对胎儿的存活与否做出诊断。

4. **休克和 DIC**　正常孕妇的血容量比非孕时增加 1 500ml 左右，为 4 500~5 000ml，失血量在 20%~40%，即 1 000~2 000ml 时可发生休克，由于常有内出血，故外出血量和休克的发生常不成比例。遇有出血倾向，如注射处的皮肤针孔出血，鼻、牙龈出血，血尿或手术时有广泛性渗血不易止血时，要警惕 DIC。

【辅助检查】

1. **B 超检查**　B 超可协助诊断，但常不能据此而确定诊断。做 B 超检查的目的主要在于与前置胎盘相鉴别。出血早期，胎盘后所积留的血液呈流动状态时有诊断意义。当血液已凝集成血块时，其图像与胎盘、绒毛膜血管瘤、子宫肌瘤相似，改做彩色多普勒超声检查有帮助。妊娠晚期时胎盘的平均厚度为 3~4cm，如过度增厚，可怀疑为胎盘早剥。胎盘早剥超声检出率的高低与患者的临床表现是否典型及检出者的经验相关。

胎盘早剥的超声表现多样：①若出血时间短，积血量少，表现为胎盘后方小的无回声区，形态不规则，当积血形成血块，表现为胎盘后方低回声，形状为较规则的圆形或类圆形，回声较周边胎盘稍低；②部分胎盘较周围组织增厚，内部回声不均或增强，胎盘与子宫壁之间无异常回声；③胎盘后方窄带状低回声，形似眉笔；④当胎盘剥离面积大，胎盘卒中，胎盘明显增厚，内部回声不均、紊乱。但超声对胎盘早剥的诊断率不到 50%，其漏诊和误诊的原因多种，其中胎盘剥离的部位及严重程度影响较大。后壁、侧壁及宫角部位的胎盘容易漏诊。

2. **全血凝块观察及溶解试验**　抽取静脉血 5ml，放入 15ml 试管内，将试管倾斜，凝血功能正常者试管内的血液在 6~12 分钟内凝集，且凝血块保持 24 小时不变。若血液在 6 分钟内凝固，血块硬，提示体内血纤维蛋白原含量在 1.5g/L 以上；虽凝固但轻轻摇动后血块又溶解，或 30 分钟仍未凝集，提示体内血纤维蛋白原含量在 1.0g/L 以下，有凝血功能障碍。此法由临床医师自己观察，简单可靠，对重症病例可每小时 1 次，以及时了解凝血功能的动态改变。

3. **实验室检查**　包括血型测定、了解贫血程度及凝血功能状态。急性出血以后，由于血流动力学的改变，血中红细胞和血红蛋白含量的改变要经 4 小时后才较稳定，此时才能真正反映贫血及其程度。凝血功能状态包括血小板计数、凝血酶原时间测定、凝血酶时间、部分凝血活酶时间、纤维蛋白原含量测定、D- 二聚体含量测定、乙醇胶试验或优球蛋白溶解试验。注意血小板及纤维蛋白原的减少，并不一定提示 DIC，也可由于大量失血后的稀释结果。

【诊断与鉴别诊断】按临床症状和体征可分轻度、中度、重度。

1. **诊断**

（1）轻度：胎盘剥离面积<1/6，出血量少，约 250ml 左右，且主要为外出血，血压稳定，子宫可有

轻度激惹,胎心监护无异常。

(2)中度:胎盘剥离面积在 1/6~1/2 之间,出血量在 250~1 000ml 之间。血压可有降低,伴心率增快,子宫激惹较明显,血纤维蛋白原含量减少,胎心监护示胎儿窘迫。

(3)重度:胎盘剥离面积>1/2,出血量>1 000ml,血压降低,子宫呈强直性收缩,常有凝血功能障碍,伴明显的胎儿窘迫或已死亡。

简言之,轻度时仅有阴道流血而无明显子宫激惹;中度时仅有子宫激惹而胎儿存活;重度时则胎儿死亡。

2. **鉴别诊断** 需要与前置胎盘鉴别(表 5-1)。

此外,尚需与子宫破裂、子宫静脉曲张破裂、子宫肌瘤红色变性等鉴别。有时鉴别诊断极为困难,需经剖腹探查后才能明确。

表 5-1 胎盘早剥与前置胎盘的鉴别

临床特点	胎盘早剥	前置胎盘
阴道出血	血色较暗红 持续性 常激发临产 内外出血同时存在	血色较鲜红 间歇性 与临产关系不密切 外出血为主
子宫检查	有收缩痛和压痛 张力高	无收缩痛和压痛 松弛
胎儿检查	约 45% 为死胎 常为头位	存活 常为胎位不正
B 超检查	胎盘种植位置正常	胎盘种植位置低下

【治疗】

1. **一般处理** 对中重度病例,入院后应紧急处理:首先开放两条静脉通路,静脉注射复方林格液,以保证输血输液畅通,抽血行生化相关检查。胎儿已死亡者可能会出现 DIC,更须积极准备,包括:①应备血 2 000ml;②面罩吸氧;③注意生命体征,每 15 分钟监测血压和心率;④留置导尿管,每小时测尿量,要求>30ml/h;⑤休克或尿少者,测中心静脉压,借以指导输液输血量的补充。

2. **产科处理** 分娩的时间与方式应根据诊断时的孕周、孕妇一般情况、是否临产、宫颈口开大情况、估计胎儿大小、胎儿是否存活以及胎盘早剥的严重度等,经综合考虑后作出决定。

(1)轻度胎盘早剥而孕周<34 周者:如尚未进入活跃期,可试用药物抑制子宫收缩。Combo 等报道按此有可能在不影响母儿健康的情况下,推迟

分娩 1 周以上,但须密切观察,因可能胎盘早剥继续进行,而致失血增多及胎儿死亡。如已进入活跃期,则人工破膜可减少子宫内压,防止胎盘后血液向子宫肌壁渗透,以及凝血活酶进入血液循环,且有加速产程的作用,但对极低体重儿来说,则保持羊膜囊的完整,有利于减少胎头受压及促进宫颈口的扩张。

(2)中重度胎盘早剥:过去曾认为一经诊断应于 6 小时内结束分娩,以保障母亲安全。现认为治疗的关键不在于结束分娩的时间间隔,而在于及早纠正休克及迅速补足血容量,如快速输血。在补充血容量的同时如胎儿存活,估计于出生后按胎龄及估计胎儿体重有较高存活力时,以剖宫产为宜。Golditch 和 Boyec 报道入院时胎儿存活者,剖宫产组的围产儿存活率为 92%,而经阴道分娩组为 67%。剖宫产手术时常可见到子宫呈紫蓝色甚至累及输卵管系膜或阔韧带,只要不影响子宫收缩,不发生因子宫收缩不良所致的阴道流血,不须特殊处理。伴有出血性休克时的麻醉方式以快速诱导、气管插管、全身麻醉为宜,手术时要注意仔细止血。对已临产、估计于短期内即将分娩或为死胎,产妇一般情况良好者,才考虑经阴道分娩,此时可行人工破膜及静脉滴注小剂量催产素,如催产素 2.5U 加入 5% 葡萄糖液 500ml 静滴,以加速产程,由于此时子宫较为敏感,滴注时更要加强观察以防子宫破裂。

产后要注意因子宫收缩乏力、软产道撕裂或凝血功能障碍所致的产后出血。并用催产素 20~40U 加入 5% 葡萄糖液 500ml 静脉滴注,维持 4~6 小时,以防子宫收缩乏力所致的产后出血。

3. **凝血功能障碍的处理** 凝血功能障碍较多发生于重度胎盘早剥时,此时主要为 DIC 所致的凝血物质耗损,尤其是纤维蛋白原的减少,血中纤维蛋白原含量常<2.0g/L,故另称去纤维蛋白原综合征(defibrinogenation syndrome),此时常伴有凝血功能障碍所致的出血性休克。治疗主要为输血及补充凝血物质,包括新鲜血、冷沉淀物、新鲜冷冻血浆、纤维蛋白原及血小板等。休克时输血的速度极为重要,快速输血 800~1 000ml 为一次冲击剂量,可使血压暂时有所回升,越早、越快输入则预后较好。要求收缩压>100mmHg、心率<100 次/min、尿量>30ml/h。纤维蛋白原含量低下时如<1.5g/L,输注冷沉淀,每袋 15ml,系从 100ml 新鲜血浆中提取,按 1 袋/10kg 的剂量输入,沉淀物中含有纤维

蛋白原、凝血因子Ⅷ、Ⅸ等主要凝血物质。必要时输注纤维蛋白原制剂，每输注入 1g 可提高血中纤维蛋白原浓度 0.25g/L，可输注 4.5~6g，但输注纤维蛋白原的缺点是有可能感染乙型肝炎或丙型肝炎的隐患。血小板 $<50\times10^9$/L 时可输注血小板浓缩液，每袋 25ml，系从 200ml 新鲜血液中单纯提取血小板，一次输注 8~12 袋。现多输注单采血小板（血细胞分离机制备的血小板），系从 2 000ml 新鲜血液中提取，其余血液成分回输给献血者，一个单元相当于 10 袋浓缩血小板，输注一个单元单采血小板可提升血小板计数 20×10^9/L。产后如一般情况良好，血中纤维蛋白原含量以每小时 100ml 血中增加 9mg 的速度迅速上升，产后 24 小时内常能自行纠正。

肝素在胎盘早剥所导致的 DIC 时被列为禁忌，因它可使子宫内胎盘附着处或手术创面出血不止，以致难于收拾。

DIC 所致的出血性休克，可发生急性肾衰竭，原先存在的高血压也是促成急性肾衰竭的诱因，故在处理过程及产后，要注意尿量及检测血液肌酐值等以了解肾脏功能。若尿量 <30ml/h，经补充血容量后仍未能得到纠正，要考虑急性肾衰竭，经诊断后可行血液渗析治疗，所幸发病者中以肾小管坏死居多，肾皮质坏死者少，故 80% 左右的病例有望逆转。

【经验分享】

胎盘早剥的诊断主要靠临床表现。超声检查的准确性与患者的表现是否典型及检查者经验有关。对于怀疑胎盘早剥，无胎儿窘迫的表现，严密观察。对轻度胎盘早剥而孕周 <34 周者，胎心良好，严密监护下可待产，延长孕周。对中重度病例，无论胎儿存活或死亡，均应立即终止妊娠，开放两条静脉通路，以保证输血输液畅通；检查血常规及凝血功能及备血，监测生命体征及尿量。若已临产，短期内可阴道分娩者，在严密监护下阴道分娩，对不能短期内阴道分娩者，或未临床但已足月者，建议立即行剖宫产术，注意宫缩乏力及凝血功能异常引起的产后出血。对 DIC 患者需要成分输血；对肾功能损害患者，通常补充血容量后情况逐渐改善，严重者需要血液透析。

（李 明 戴钟英）

第三节 前置血管

前置血管（vasa praevia）是一种十分少见的产科疾病，其表现是妊娠中、晚期无痛性的阴道流血，易误诊为前置胎盘或胎盘早剥，延误处理而使胎儿死亡。

正常情况下，脐带附着于胎盘中心或偏中心部位，但有少数脐带附着于靠近胎盘边缘的胎膜上，脐血管可以分散成数支在羊膜及绒毛膜之间经过，附着于胎盘的边缘部分；这分散的血管包括两支脐动脉，有时仅为一支，即单脐动脉（single umbilical artery）及一支或两、三支汇合而成的脐静脉，这种附着称为脐带帆状附着（velamentous insertion of cord），这些血管周围无脐带胶质（Wharton jelly）保护。1773 年，Wrisber 首先报道这一发现。如果脐带帆状附着发生在子宫下段，在头儿先露前有血管横行穿过宫颈内口，称为前置血管。

前置血管的危险在于先露部下降时，可直接压迫血管，导致胎儿窘迫，更危险的是胎膜的自然破裂或人工破膜时由胶原纤维固定于胎膜上的前置血管亦可被撕伤而出血，这种出血纯粹是胎儿的出血，对母体无害，但对胎儿危险极大。

1801 年，Lostien 报道了脐带帆状附着导致胎儿死亡，而正式的第一次"前置血管"是 1813 年 Benckiser 报道的，至今这种致死性的出血仍常冠以 Benckiser 的名字。

【发生率】自 1831 年以来，文献上报告的前置血管已有多例。1971—1981 年，Paulino、Quck、Tan 等学者报告了较大系列的分娩数中前置血管的发生率，在 1∶(1 000~8 333)间。2011 年，我国陈秀兰等报道 141 568 例产前诊断并经确诊的前置血管共 38 例，发生率为 0.027%。2015 年，曹晓焱等报道 45 238 例产前超声检查并经产后病理检查确诊的前置血管共 18 例，发生率为 0.04%。2014 年，Rebarber 等报道在 27 537 例产前检查中共发现前置血管 31 例，其中 5 例随妊娠进展血管移位而不再是前置血管，故最终诊断为前置血管者 26 例，其发生率为 0.094%，亦即 1∶1 061。

【病因及危险因素】前置血管的病因尚不明确，以下均系学者们未经证实的假设。1902 年 Strusman 提出呈帆状附着的脐带，在开始时胎盘种植于底蜕膜,以后由于胎盘向血液灌注更好的区域伸展,而原来附着于中央部位的脐带逐步变为偏心以至于边缘附着,而围绕于附着部位的胎盘子叶退化成为平滑绒毛膜,终于发展成脐带帆状附着,以后 Benischke 和 Driscoll(1967)所持的观点基本相同。

前置血管相伴的危险因素常与胎盘大体解剖与位置异常有关,在前置胎盘、胎盘低置、双叶或多叶胎盘、副胎盘及多胎妊娠中易发生前置血管,特别是在双胎中脐带帆状附着者约占 10%,故易伴前置血管,亦有报告认为前置血管中胎儿畸形增多,例如尿路畸形、脊柱裂、心室间隔缺损、单脐动脉等。

【临床表现】在发展到用超声诊断以前,常因阴道出血才知道有胎盘病变存在。而且十分容易被误诊为前置胎盘,由于胎儿足月时血容量约为 250ml,如出血量超过 20%~25%,即大约相当于 50ml,即可发生出血性休克,失血更多而未及时处理将不可避免地发生胎儿死亡。这往往是普遍使用 B 超诊断前,前置血管胎儿的结局。

但根据大量文献的记载,前置血管的临床表现也不是一成不变的,有一些前置血管的血管破裂发生在胎膜破裂之前,可在产前或产程中发生。有时在血管破裂处发生凝血块,于是出血停止,可能是小支静脉破裂,因出血后胎儿出现低血压,血流减缓而出现凝血块,出血停止。但以后还可以再次出血。如一次出血量少,胎心率可以无改变,但出血量稍多,胎心率往往有改变,此时应疑及前置血管的存在,若抓紧时机证实为本病,立即处理,常有拯救胎儿的可能。在人工破膜时突然发现出血,怀疑有前置血管可能时,应抓紧证实是否为胎儿血;有时人工破膜后当时并无出血,但以后又发生出血,此系开始时胎膜破裂并未伤及前置血管,但当胎膜破裂扩大时,撕裂前置血管而出血,极少数情况下,出现时间长达数小时仍有存活者,胎心率尚可表现为正弦胎心率(sinusoidal fetal heart rate,SFHR)。

先露部下降压迫帆状附着的血管也是导致胎儿窘迫和死亡的原因之一,这一点往往为人们所忽略,先露部对帆状血管的压迫可以发生胎心率减速、心动过缓,Curl 等(1968)曾以手指压迫前置血管,发现在 30 秒内即发生心动过缓,根据学者估计,在前置血管中由于血管压迫使 50%~60% 的胎儿死亡。

胎心率改变并不是前置血管的特异性变化,但它的出现,应该使产科医师意识到前置血管的可能

性,应尽快做出诊断,立即处理。

阴道检查有时偶尔可以发现前置血管,例如世界上首次报道前置血管的 Benckiser 就是在阴道检查时发现无搏动的血管,若扪及有搏动的血管,更可以明确此诊断,如 Carp 等(1929)就是在一例三胎妊娠中诊断了前置血管,在剖宫产术后,胎儿均存活。

根据 Dougall 和 Baind(1989)总结前置血管的出现方式,以及近日发展起来的 B 超和彩色多普勒超声检查方式,可以归纳为以下六种:

1. 经超声检查发现前置血管(未破裂)。
2. 阴道检查扪及前置血管(未破裂)。
3. 胎膜未破而前置血管破裂。
4. 胎膜自然破裂时前置血管破裂。
5. 人工破膜时前置血管破裂。
6. 前置血管受压。

【诊断】

1. 诊断影像学检查

(1)超声检查:1987 年,Gianopoulos 等首次报道用超声扫描诊断前置血管以来,B 超扫描已成为诊断前置血管的主要工具。Gianopoulos 诊断的这一例是低置胎盘,在宫颈内口上方可见血管搏动,用超声多普勒证实为胎儿血管,经数次扫描该血管位置不变,后经剖宫产得一活婴,并证实确为前置血管。Nelson 等于 1990 年首次用经阴道超声并伴超声检查前置血管,其超声显像较腹部超声更为清晰,并可确定血管与内口的关系。Lee 等于 2000 年报告 1991—1998 年对 93 874 例孕妇于孕中期及孕晚期经腹做宫颈内口部的超声检查,凡疑有前置血管者再经阴道作阴道超声加以确定,结果发现 18 例前置血管,发现孕周最早的 1 例为 15.6 周,有 8 例显示原胎盘靠近内口至分娩前出现前置血管,有 3 例在孕晚期再查转为正常而阴道分娩,其余 15 例以剖宫产终止妊娠,胎盘病理可见 10 例有脐带帆状附着,双叶胎盘 3 例,副胎盘 2 例,脐带胎盘边缘附着 2 例。该文特点是说明中期妊娠就可以经 B 超发现前置血管,但胎盘可以发生“位移”,它的上移,可以使原本处于边缘的帆状血管暴露于宫颈内口,也可能使原本位于宫颈内口的帆状血管的前置血管上移而消除了危险。国内曹晓焱等报道的 15 例中 11 例就是在中期妊娠时发现的。我国 2011 年陈秀兰、李胜利等对 2006—2010 年 141 568 例孕妇用产前超声检查,最后诊断为前置血管者为 36 例,漏诊 2 例(5.3%),其方法为先经腹

后经阴道超声检查。产前超声检查的切面中胎盘脐带入口切面及宫颈内口矢状切面是诊断前置血管的重要切面。经腹部超声诊断的为 28 例；漏诊的 2 例均因胎头的位置未能显示宫颈内口情况所致。胎盘的位置及形态：该 38 例中含有帆状脐带入口为 34 例，合并低置胎盘者 24 例，副胎盘 2 例，多叶胎盘妊娠 1 例，双胎妊娠 1 例；经产前检查诊断的 36 例中 35 例均经剖宫产，新生儿均存活，分娩时孕 34~39 周（平均 36.6 周 ±1.2 周），1 例因合并畸形经阴道引产。未能经产前检查诊断的 2 例经阴道分娩，均死亡。

曹晓焱等 2015 年报道于 2009—2013 年对 45 238 例孕妇作中晚期妊娠产前超声检查，发现前置血管 15 例，漏诊 3 例。产前检出率为 83.3%。检出的 15 例中 11 例为孕中期所诊断，该 15 例均行剖宫产，新生儿均存活，漏诊 3 例，胎儿均死亡。根据国外及国内的文献报道，产前超声检查已成为诊断前置血管的主要手段。

（2）磁共振检查：磁共振影像（magnetic resonance imaging，MRI）亦为检查前置血管的方法，准确率高，但价格昂贵，难以推广。

2. 确定阴道出血系胎儿血液的方法 要确定孕期阴道出血来源于母亲或胎儿是诊断前置血管的方法之一。尽管有一定难度，不少学者在这方面做了尝试和努力。目前基本方法有以下几种：

（1）显微镜下观测红细胞的来源：一般用观察有核红细胞来区别出血的来源。若有较多有核红细胞提示来自胎儿的可能性大，但其特异性较差。

（2）化学法：用化学法的有好几种，以 Ogita 法敏感性和特异性最好。方法如下：置阴道血 1 滴于试管内，加 5 滴碱液（0.1mol/L KOH），摇 2 分钟，加 10 滴预先制备的溶液（400ml 的 50% 饱和硫酸铵及 1ml 的 10g 分子量盐酸），其混合液以毛细管滴于滤纸上成为直径 20mm 的圆圈，在 30 秒内，如为变性成人血红蛋白及细胞碎片则仍位于中心，而抗碱性的胎儿血红蛋白在周围形成带色的圈。本法胎儿血浓度仅 20% 即可呈阳性，试验时间仅 5 分钟即可。需注意试剂需每月更换 1 次。

（3）蛋白电泳法：本法先以 Beckman 溶血试剂将阴道血稀释 1 倍，再以顺丁烯二盐酸缓冲液稀释 5 倍，然后将溶血物进行电泳，需要 1 小时。本法敏感性高，但需有一定设备，且需时长，不利于抢救。

【处理】 在中期妊娠已诊断为前置胎盘而后又

消除者，或诊断为胎盘低置者以及已怀疑有血管前置者均应在妊娠 28~32 周做阴道超声检查，以再次评估前置血管是否存在。

如在产前已经 B 超确诊为前置血管，应劝告休息并避免一切刺激发生早产的因素。如有早产先兆，应及时抑制早产并给以地塞米松以预防新生儿呼吸窘迫综合征，并避免胎膜早破前置血管破裂及胎头下降对前置血管的压迫。

一般都劝告提前在 30~34 周住院，给以地塞米松，在 34~37 周行选择性剖宫产终止妊娠，手术应在有新生儿科的医院进行。

如发生前置血管破裂，胎儿预后较差，应立即行剖宫产，术后积极抢救新生儿，立即输血，输入途径之一为脐静脉，紧急时可用 O 型血。如胎儿死亡，则经阴道分娩。

（戴钟英）

参考文献

1. 林剑军，黄卫保. 磁共振快速成像序列对产前胎盘位置异常的诊断价值. 中国临床医学, 2015, 22 (5): 679-683.
2. 罗方媛，陈锰，张力，等. 难治性生产后出血的五种止血手术疗效的比较及止血失败原因分析. 中华妇产科杂志, 2012, 47 (9): 641-645.
3. 中华医学会妇产科学分会产科学组. 前置胎盘的临床诊断与处理指南. 中华妇产科杂志, 2013, 48 (2): 148-150.
4. 赵欣，戴钟英. 上海市 10 年胎盘早剥的发病情况的研究. 上海医学, 2003, 26 (10): 699-701.
5. 中华医学会妇产科学分会产科学组. 胎盘早剥的临床诊断与处理规范（第 1 版）. 中华妇产科杂志, 2012, 47 (12): 957-958.
6. 叶雪梅. 胎盘早剥的病因研究进展. 中国医学研究, 2016, 16 (5): 161-162.
7. 曹晓焱，王林，程晓林，等. 产前彩色多普勒超声诊断血管前置的临床分析. 中国妇幼健康研究, 2015, 26 (1): 76-78.
8. Marshall NE, Fu R, Guise JM. Impact of multiple cesarean deliveries on maternal morbidity: a systematic review. Am J Obstet Gynecol, 2011, 205 (3): 262-268.
9. Lerner JP, Deane S, Timor-Tritsch IE. Characterization of placenta accrete a using transvaginal sonography and color Doppler imaging. Ultrasound Obstet Gynecol, 2009, 11 (5): 198-201.
10. Lyu B, Chen M, Liu XX. Risk factors of peripartum hysterectomy in placenta previa: a retrospective study of 3 840 cases. Zhonghua Fu Chan Ke Za Zhi, 2016, 51 (7): 498-502.
11. Abduljabbar HS, Bahkali NM, Al-Basri SF, et al. Placenta previa. A 13 years experience at a tertiary care center in

Western Saudi Arabia. Saudi medical journal, 2016, 37 (7): 762-766.

12. Arnold DL, Williams MA, Miller RS, et al. Iron deficiency anemia, cigarette smoking and risk of abruptio placentae. J Obstet Gynaecol Res, 2009, 35: 446-452.

13. Ananth CV, Cnattingius S. Influence of maternal smoking on placental abruption in successive pregnancies: a population-based prospective cohort study in Sweden. AJE, 2007, 166 (3): 289-295.

14. Kawabe A, Takai Y, Tamaru J, et al. Placental abruption possibly due to parvovirus B19 infection. Springerplus, 2016, 5 (1): 1280.

15. Suzuki S. Clinical significance of adverse outcomes of placental abruption developing at home. J Obstet Gynaecol, 2015, 35 (4): 433-434.

16. Tikkanen M. Placental abruption: epidemiology, risk factors and consequences. Acta Obstet Gynecol Scand, 2011, 90 (2): 140-149.

17. Rebarber A, Dolin C, Fox NS, et al. Natural history of vasa previa across gestation using a screening protocol. J Ultrasound Med, 2014, 33: 141-147.

18. Rachel G, Sinkey, Odibo AO, et al. Diagnosis and management of vasa previa. Amer J Obstet Gynecol, 2015, 213 (5): 615-619.

第六章　妊娠时限异常

本章关键点

1. 早产是围产儿死亡的主要原因,加强孕期保健,对有妊娠合并症和并发症的孕妇做好宫内转运,尽量减少医源性早产;宫颈长度的测量对防治早产有一定的临床价值。
2. 宫缩抑制剂使用的目的是为使用糖皮质激素、硫酸镁(作为神经保护剂,以减少新生儿脑瘫发生的风险)和孕妇转运争取时间,以降低围产儿死亡率和患病率。除非具有产科剖宫产指征,不首选剖宫产作为终止妊娠的方式。
3. 过期妊娠的胎儿围产期患病率和病死率增高,并随妊娠期的延长而进一步加剧。应防止过期妊娠的发生。

第一节　早　产

早产(premature delivery)是围产医学中的一个重要、复杂而又常见的妊娠并发症,早产的发生率波动在 5%~15% 之间,并未因为对早产的认识提高而下降。由于早产儿各器官系统发育不成熟,死亡率达 15%,占围产儿死亡率的首位。早产儿可能出现多种并发症,如呼吸窘迫综合征、脑室内出血、坏死性小肠结肠炎、支气管肺不张、败血症、动脉导管未闭等,其中呼吸窘迫综合征是导致早产儿死亡的最主要原因。

随着助孕技术的应用和普及,早产发生率甚至呈上升趋势。虽然早产的发病率有增加的趋势,但是不同类型早产的发生率及其结局不同,Cande 等

报道美国总的早产发生率已经从 1989 年的 10.0% 增加到 2000 年的 10.4%,胎膜早破性早产率从 1.3% 降为 0.9%;医源性早产率从 2.6% 增加为 3.8%,自发性早产率从 6.1% 降为 5.7%。早产率的增加是因为医源性早产的增多,这种干预伴随的是围产儿死亡率的下降,这也是我们对其处理的最终目的之一。

【定义】1935 年美国儿科学会(American Academy of Pediatrics,AAP)提出,凡活产新生儿的体重等于或小于 2500g 者为早产。由于胎儿生长受限时孕龄和胎儿实际体重之间可以有较大差异,1961 年世界卫生组织规定:妊娠周数不足 37 周(孕 259 天)分娩者定为早产,但没有规定低限。目前我国对早产的定义为自末次月经第 1 天计算,妊娠满 28 周至不足 37 周分娩者,或新生儿出生体重 ≥ 1 000g 为标准。对于早产的低限,国际上目前仍然没有统一。1993 年,Copper 等收集 3 386 例(1982—1986 年)孕 20~37 周分娩的活产婴儿,新生儿死亡率在孕 23 周时为 100%,至孕 30 周时已降至 10%,因此,孕 23 周可视为一个极限。也有学者认为孕 26 周以前其死亡率超过 75%,故以孕 26 周为界限。有些发达国家,由于其医疗技术先进,使得更小孕周、更低体重的新生儿可以在宫外存活,将早产定义的期限提前至 24 周甚至 20 周。

【分类】研究显示早产儿的孕龄与预后关系更为密切。孕龄为 24 周时围产儿死亡率高达 80%,孕龄 30 周时死亡率降为 10%,直到孕龄满 34 周后围产儿死亡率才有十分明显的降低。

1. **按孕龄进行分类**　能更准确地反映出不同阶段新生儿的存活率,并可预测加强新生儿护理治疗所需要的技术要求及费用,以及对评估早产儿远期健康与功能障碍的影响。因此,根据孕龄将早产分为 3 个亚类:①发生在妊娠 20~28 周的为

极早早产(extremely preterm birth),占5%;②<32孕周的为早期早产(early preterm birth, EPB),占10%;③妊娠在32~36周的早产为轻型早产(mild preterm birth),占85%,也有学者又将32~36周进一步划分成两个亚组,将32~34周前称为中型早产(moderate preterm birth),而将34~36周的早产才称作轻型早产(mild preterm birth)。极早早产和早期早产(EPB<32孕周)仅占所有分娩者的1%~2%,但其中近1/2 EPB儿中出现远期神经系统疾病。

2. 按早产发生的可能原因 由于分娩的动因尚未完全阐明,因此早产的原因仍不十分明了,按照发生原因将早产分为以下2类。

(1)自发性早产:约占早产总数的75%,自发性早产往往是自然临产,有70%~80%的自发性早产无法控制,其原因有前次早产、先兆早产、低体重指数、工作紧张繁重、环境因素、精神因素、子宫异常、生活方式、吸毒、吸烟、酗酒、孕妇年龄<18岁以及不明原因等,其中最重要的是未足月胎膜早破、感染、胎膜病变以及宫颈功能不全。正常情况下,妊娠中、晚期宫颈内口处于关闭状态,对胎膜的完整起保护作用。如因先天发育不全、多次人工流产或前次产时宫颈裂伤,宫颈内口的括约作用丧失,随孕周的增加,宫内压力逐渐增大,胎膜突入已松弛的宫颈内口,容易引起早产。

(2)干预性早产或医源性早产:指妊娠并发前置胎盘、胎盘早剥等产前出血、产科并发症、子痫前期、子痫等妊娠期特有疾病、妊娠合并内外科疾病、胎儿窘迫、胎儿生长受限、胎儿畸形、多胎妊娠等母婴原因,必须立即终止妊娠而导致的早产者,平均为25%。

【原因】

1. 感染 最常见原因是下生殖道及泌尿道感染,如B族溶血性链球菌、沙眼衣原体、支原体的感染、急性肾盂肾炎等。80%的30周前的早产是由感染引起的。与早产有关的感染包括系统性感染(全身感染)和宫内感染,但绝大多数与早产相关的还是宫内感染。宫内感染包括羊水、胎膜(绒毛膜、羊膜)和胎盘及胎儿的感染。宫内感染的病原菌主要是细菌,多数病原菌来源于阴道,提示下生殖道感染与上行性的羊膜腔感染有关。主要病原体为:B族链球菌、大肠埃希氏菌、解脲支原体、类杆菌属、阴道加德纳菌、梭形杆菌和人型支原体等,多数是毒力相对较低的条件致病菌。发生在24~28周的早产90%以上与感染有关,30周前的早产80%是由于感染所致,而34~36周的早产因感染所致者只占15%。

2. 胎膜早破 30%~40%早产与此有关,是早产的主要原因。大多数胎膜早破与感染有关。

3. 子宫膨胀过度及胎盘因素 如羊水过多、多胎妊娠、前置胎盘、胎盘早剥等。

4. 妊娠合并症与并发症 如妊娠期高血压疾病,妊娠期肝内胆汁淤积综合征,妊娠合并心脏病、慢性肾炎、病毒性肝炎、急性肾盂肾炎、急性阑尾炎、严重贫血、重度营养不良等。

5. 子宫畸形 如纵隔子宫、双角子宫等。

6. 宫颈功能不全 大多数宫颈功能不全是由于宫颈的外科创伤,如宫颈锥切术、环形电切术、人工流产过度扩张宫颈及产科裂伤所致;其他可能的病因包括先天性米勒管畸形、宫颈胶原蛋白和弹性蛋白缺乏以及胎儿期暴露于己烯雌酚。

7. 吸烟≥10支/d,酗酒。

【早产的预防措施】

1. 孕前宣教 避免低龄(<17岁)或高龄(>35岁)妊娠;提倡合理的妊娠间隔(>6个月);戒烟、酒,提倡合理饮食;孕期应做胎儿畸形筛查,并详细了解有无高危因素。

2. 特殊类型孕酮的应用 已有证明下列药物可以预防早产:微粒化孕酮胶囊、阴道孕酮凝胶、17α-羟己酸孕酮酯。

3. 选择性地进行预防性宫颈环扎术 传统观念认为,宫颈外部存在明显的先天或后天缺陷,或有宫颈功能不全典型病史的患者可选择择期宫颈环扎术,但手术效果仍存在争议。预防性宫颈环扎术宜在妊娠12~14周实施,主要针对有因宫颈功能不全造成流产及早产的患者。4项随机临床试验中3项研究表明因上述指征而接受宫颈环扎术者,妊娠结局无明显改善。医学研究会/皇家妇产科医师学院进行了大规模的国际性的随机干预治疗试验,将1 292例有早产危险的单胎孕妇分为6个组:①1次中期妊娠流产或早产史,无锥切活检或宫颈切除术史;②2次中期妊娠流产或早产史,无锥切活检或宫颈切除术史;③≥3次中期妊娠流产或早产史,无锥切活检或宫颈切除术史;④有锥切活检或宫颈切除术史;⑤早期妊娠自然流产史,检查发现子宫或宫颈畸形,或有终止妊娠史;⑥双胎妊娠。第三组107例,宫颈环扎术仅对降低这组患者孕33周前的早产率有显著性意义(环扎组15%,对照组32%, $P \leq 0.05$)。另外5组中,宫颈环扎术既不能改善新生儿结局也不能降低早产率(相关内容详见第二十一章第十二节)。

【临床表现】早产属于妊娠时限相关疾病，根据早产的临床阶段，按宫缩、宫颈扩张及宫颈管消失程度可以将早产分为先兆早产、早产临产和难免早产。其概念如下：

1. **先兆早产** 妊娠 28~36 周 $^{+6}$ 孕妇出现下腹坠胀、腰背痛、阴道分泌物增多等自觉症状，监护发现每小时宫缩 ≥ 4 次（除外压力 <10~15mmHg 的生理性宫缩）。

2. **早产临产** 在先兆早产的基础上，如子宫收缩较规则，间隔 5~6 分钟，持续 30 秒钟以上，伴以宫颈管消退 ≥75% 以及进行性宫口扩张 ≥2cm，则可诊断为早产临产。

3. **难免早产** 规则的宫缩不断加强，宫口扩展至 3cm。

【诊断】子宫收缩与产程进展仅仅意味着妊娠即将结束，至于判断是否属于早产范畴，关键还在于确定孕周及胎儿大小。临床可从以下几方面推算孕周及估计胎儿大小。

1. **临床推算** 详细了解以往月经周期，询问末次月经日期、早孕反应开始出现时间及胎动开始时间；根据孕早期妇科检查时子宫体大小是否与停经月份相符合；参照目前耻骨联合上子宫长度和腹围推算孕周。

2. **超声检查** 根据超声测量值，如头臀长、胎儿头径、头围、腹围、股骨长度等与胎龄密切相关，可估计孕周与胎儿大小。

【鉴别诊断】妊娠进入晚期，子宫敏感度、收缩性逐渐增高，常在劳累、多行走后发生收缩，然而稍事休息，转瞬即逝，与先兆早产的临床表现不同。

难免早产则需与假性子宫收缩相鉴别。假性子宫收缩的特点是宫缩间歇时间长且不规则，持续时间短且不恒定，宫缩强度不增加，常在夜间出现而于清晨消失。此种宫缩仅引起下腹部轻微胀痛，宫颈管长度不缩短，宫颈口无明显扩张，可被镇静剂抑制。与其他引起腹痛的内外科疾病鉴别，如与合并阑尾炎、肾结石等鉴别。

【治疗】早产临产的治疗包括卧床休息、糖皮质激素、宫缩抑制剂、广谱抗生素的应用及母胎监护等。

1. **左侧卧位** 理论上推测可以提高子宫胎盘血流量，降低子宫活性，使子宫肌松弛，从而减少自发性宫缩。但现有的研究表明卧床休息并不能延长孕周和改善围产儿结局，反而长时间卧床会增加血栓性疾病的风险。

2. **促胎肺成熟** 糖皮质激素的作用是促胎肺成熟，同时也能促进胎儿其他组织发育。对于治疗性早产前及有早产风险的孕妇应用糖皮质激素可降低新生儿呼吸窘迫综合征、脑室出血、新生儿坏死性小肠结肠炎等风险，降低新生儿死亡率，并不增加感染率。糖皮质激素的应用方法：地塞米松 6mg，肌内注射，每 12 小时 1 次连续 2 天，或倍他米松 12mg，肌内注射，每天 1 次，连续 2 天。多胎妊娠则适用地塞米松 6mg 肌内注射，每 12 小时 1 次，连续 2 天，或倍他米松 6mg 肌内注射，每 24 小时 1 次，连续 2 次。2014 年中国《早产的临床诊断与治疗指南（2014）》推荐所有妊娠 28~34 周 $^{+6}$ 的先兆早产应当给予 1 个疗程的糖皮质激素，但最新研究表明孕 34~36 周 $^{+6}$ 使用糖皮质激素也能改善围产儿结局。糖皮质激素的副作用：①孕妇血糖升高；②降低母、儿免疫力。多疗程应用可能对胎儿神经系统发育产生一定的影响，所以，不推荐产前反复、多疗程应用。

3. **宫缩抑制剂**

（1）应用条件：凡符合以下条件者，可应用宫缩抑制剂以延长妊娠数天，为肾上腺皮质激素促胎肺成熟争取时间；甚至延长数周，使胎儿能继续在宫内发育生长，以降低新生儿死亡率及发病率：①难免早产诊断明确；②除外明显胎儿畸形；③无继续妊娠的禁忌证；④宫颈扩张 ≤3cm，产程尚处于潜伏期，或即将进入活跃期。

（2）药物的选择及作用机制：目前常用的药物有以下几种：宫缩抑制剂能使孕周延长 2~7 天，但并不降低早产率。有助于将胎儿在宫内就能及时转运到有新生儿重症监护室设备的医疗中心，并能保证产前糖皮质激素应用。常用的宫缩抑制剂包括：硫酸镁、β- 肾上腺素能受体激动剂、吲哚美辛、硝苯地平和缩宫素拮抗剂等。如不能阻止产程进展，应立即停用。常见抗早产药见表 6-1。

1）钙拮抗剂：主要作用在于阻止钙离子进入细胞膜，阻止细胞内肌纤维膜释放钙及增加平滑肌中的钙逐出，使细胞质内钙含量降低，子宫肌因而松弛。这类药物中，药效最强的是硝苯地平（心痛定，nifedipine）。①用法：起始剂量 20mg，然后每次 10~20mg，每天 3~4 次，根据宫缩情况调整，可持续 48 小时。虽舌下含服作用较快，但不推荐使用。②副作用：可致外周血管扩张、房室传导减慢及随后的反射性心动过速、头痛、皮肤潮热以及降低子宫胎盘血流量。③禁忌证：心脏病、低血压和肾脏病。

表 6-1　临床常见抗早产药物的比较

	类别	作用机制	用药途径	用药剂量	耐受性	不良反应
硝苯地平	钙离子通道阻滞剂	抑制钙离子进入子宫肌细胞膜,抑制催产素及前列腺素的释放	口服	起始剂量 20mg,然后每次 10~20mg,每天 3~4 次,根据宫缩情况调整,可持续 48 小时	好	减少胎盘灌注、外周血管扩张、房室传导减慢
吲哚美辛	前列腺素抑制剂	抑制前列腺素合成	口服	主要用于妊娠 32 周前的早产,起始剂量为 50~100mg,经阴道或直肠给药,也可口服,然后每 6 小时给 25mg,可维持 48 小时	好	胎儿动脉导管早闭、减少羊水量
硫酸镁	肌松剂	直接作用于子宫肌细胞,抑制钙离子对子宫收缩	静脉	硫酸镁 5g 稀释后于 5~10 分钟静脉滴注,此后每小时 2g,宫缩抑制后维持 4~6 小时	一般	潮热、呕吐、镁中毒、呼吸抑制
利托君	β- 肾上腺素能受体激动剂	激动子宫平滑肌中的 $β_2$ 受体,抑制子宫收缩	静脉	起始剂量 50~100μg/min,静脉滴注,每 10 分钟可增加剂量 50μg/min,至宫缩停止,最大剂量不超过 350μg/min,共 48 小时	一般	恶心、呕吐、头昏、心动过速甚至肺水肿等
阿托西班	催产素受体拮抗剂	竞争催产素受体,抑制催产素的作用	静脉	6.75mg 稀释至 1:10 静脉推注,之后以 300μg/min 静脉滴注,持续 3 小时,此后 100μg/min 静脉滴注,至宫缩消失 4~6 小时	较好	偶见头痛、恶心、呕吐、食欲下降

2)吲哚美辛(消炎痛):为非甾体抗炎药,前列腺素(prostaglandin,PG)合成酶抑制剂,有使 PG 水平下降、减少宫缩的作用,孕期用药属于 B/D 类。①用法:起始剂量为 50~100mg,经阴道或直肠给药,也可口服,然后每 6 小时给 25mg,可维持 48 小时。限于妊娠 32 周前短期内应用。②副作用:对于孕妇,主要是消化道症状,恶心、呕吐和上腹部不适等,阴道出血时间延长,分娩时出血增加;对于胎儿,如果在妊娠 34 周后使用,PG 水平下降使动脉导管收缩狭窄,胎儿心力衰竭和肢体水肿,肾脏血流减少,羊水过少等。③禁忌证:消化道溃疡、吲哚美辛过敏、凝血功能障碍及肝肾疾病。

3)硫酸镁(magnesium sulfate):镁离子可与钙离子竞争进入肌质网,并可直接作用于肌细胞,使肌细胞膜的电位差降低而不产生肌肉收缩,抑制作用与剂量有关。血清镁浓度为 2~4mmol/L(4~8mEq/L)时,可完全抑制子宫肌的自然收缩和缩宫素引起的宫缩。孕期用药属于 B 类。①用法:硫酸镁的首次剂量为 5g,30 分钟内静脉滴入,此后以静滴 2g/h 的速度滴入,宫缩抑制后继续维持 4~6 小时后改为 1g/h,宫缩消失后继续点滴 12 小时,同时监测呼吸、心率、尿量、膝反射。有条件者监测血镁浓度。血镁浓度 1.5~2.5mmol/L 可抑制宫缩,但

血镁浓度过高可抑制呼吸,严重者可使心跳停止。②禁忌证:重症肌无力、肾功能不全、近期心肌梗死史和心脏病史。③副作用:对于孕妇,可能有发热、潮红、头痛、恶心、呕吐、肌无力、低血压、运动反射减弱、严重者呼吸抑制、肺水肿、心跳停止;对于胎儿,可能有无应激试验无反应型增加;对于新生儿,可能有呼吸抑制、低 Apgar 评分、肠蠕动降低、腹胀。④监测指标:孕妇尿量、呼吸、心率、膝反射、Mg^{2+} 浓度;应用硫酸镁时需准备 10% 葡萄糖酸钙 10ml 作为解毒备用。

4)$β_2$- 肾上腺素能受体兴奋剂:$β_2$- 受体主要在子宫、血管、支气管及横膈平滑肌内。药物直接作用于平滑肌细胞膜上的受体,与相应受体结合后,激活腺苷环化酶而使平滑肌细胞中的环磷酸腺苷(cAMP)含量增加,抑制肌质网释放钙,细胞质内钙含量减少,使子宫肌松弛而抑制宫缩。目前用以治疗早产的有羟苄羟麻黄碱(ritodrine)。孕期用药属于 B 类。①用法:将利托君 100mg 溶于 500ml 葡萄糖液体中,开始起始剂量 50~100μg/min 静滴,每 10 分钟可增加剂量 50μg/min,至宫缩停止,最大剂量不超过 350μg/min,共 48 小时。如心率 ≥ 140 次应停药。②绝对禁忌证:孕妇心脏病、肝功能异常、子痫前期、产前出血、未控制的糖尿病、心动过速、

低血压、肺动脉高压、甲状腺功能亢进、绒毛膜羊膜炎。③相对禁忌证：糖尿病、偏头痛、偶发心动过速。④副作用：但该类药物有恶心、头晕、头痛，致心跳加快、心律失常、低血压等不良反应，并可引起高血糖、低血钾、低血钙、低血镁等。孕妇：心动过速、震颤、心悸、心肌缺血、焦虑、气短、头痛、恶心、呕吐、低血钾、高血糖、肺水肿；胎儿：心动过速、心律失常、心肌缺血、高胰岛素血症；新生儿：心动过速、低血糖、低血钙、高胆红素血症、低血压、颅内出血。⑤监测指标：心电图、血糖、血钾、心率、血压、肺部情况、用药前后动态监测心绞痛症状及尿量，总液体限制在 2 400ml/24h。

5）阿托西班（atosiban）：阿托西班为催产素类似物，分子式为 1- 巯基丙酸 - 右旋酪氨酸（2- 乙基）-4- 苏氨酸 -8- 鸟氨酸催产素，在催产素分子结构上的 1、2、4、8 的位置进行了修正。阿托西班于 2001 年正式在欧洲上市，和其他药物相比，催产素受体拮抗剂对子宫具有更高特异性，对母体及胎儿的副作用均较其他抗早产药物为少。目前认为可能的作用机制：①阿托西班可直接与催产素竞争催产素受体，抑制催产素和催产素受体结合，从而直接抑制催产素作用于子宫，抑制子宫收缩；②阿托西班可以抑制磷脂酰肌醇的水解作用，阻断第二信使的生成以及钙离子的活动，从而间接抑制了子宫对催产素的反应，使子宫收缩得到抑制。

阿托西班的单药应用方法有以下三种：① 6.5mg 静脉推注 + 300μg/min 静脉滴注（持续 3 小时）+100μg/min 静脉滴注（持续）；② 2mg 静脉推注 + 100μg/min 静脉滴注（持续）；③ 300μg/min 静脉滴注（持续），并均在完全有效抑制宫缩后 4~5 小时停用。这三种方案均可有效地抑制子宫收缩，其中以第一种方案最为常用，治疗效果更值得肯定。阿托西班可以迅速有效地抑制子宫收缩，阿托西班延迟分娩 48 小时有效率达 88.1%，延迟分娩七天有效率可达 79.7%。其有效性和目前最常用的利托君类似，但临床不良反应较少，目前观察到的有：恶心，食欲减退，头痛，呕吐，以及长期注射后局部皮肤的硬结，但这些不良反应的程度均较轻，不影响患者的继续治疗，也不需要特殊处理。

4. 硫酸镁降低早产儿脑瘫的作用　硫酸镁能降低早产儿脑瘫的风险，硫酸镁使用时机和使用剂量尚无一致意见，加拿大妇产科学会（Society of Obstetricians and Gynaecologists of Canada，SOGC）指南推荐孕 32 周前的早产临产，宫口扩张后用药，

负荷剂量 4.0g 静滴，30 分钟滴完，然后以 1g/h 维持至分娩（Ⅱ级 B）。ACOG 指南无明确剂量推荐，但建议应用硫酸镁时间不超过 48 小时。推荐妊娠 32 周前早产者常规应用硫酸镁作为胎儿中枢神经系统保护剂治疗（Ⅰ级 A）。

5. 抗生素　虽然早产的主要原因是感染所致，但研究显示，抗生素并不能延长孕周及降低早产率。①对有早产史或其他早产高危因素的孕妇，应结合病情个体化地应用抗生素；②对胎膜早破的先兆早产孕妇建议常规应用抗生素预防感染（见第十一章第一节）。

6. 急症（补救性）宫颈环扎术　是针对 28 周前无宫缩而宫颈扩张或宫颈管展退（伴有或不伴有胎膜膨出），有报道其成功率（50%~59%）较预防性环扎术的成功率（81%~86%）明显降低，胎儿存活率 22%~100%，是否优于期待治疗仍不清楚。

一项 61 例的随机研究比较孕 16~24 周超声证实有宫颈内口扩张，接受 McDonald 环扎者（n=31）与未接受环扎者（n=30），在随机分组前，所有患者都行羊膜腔穿刺术取羊水、泌尿生殖道分泌物细菌培养，同时用吲哚美辛和抗生素治疗。两组的分娩孕龄和围产儿结局差异无显著性。多个宫颈功能不全预防性环扎随机试验的最终结果各不相同。对 35 例患者的研究显示，16 例单纯卧床休息的患者中，7 例（44%）孕 34 周前发生早产；19 例接受 McDonald 环扎加卧床休息者，无 1 例孕 34 周前发生早产（P=0.002）。另外，单纯卧床休息组的新生儿发病率（8/16）显著高于环扎加卧床休息组（1/19，P=0.005）。但由于样本量小限制了这些研究的可信性。另外，由于合理设计的紧急宫颈环扎术随机研究的数量有限，超声发现宫颈缩短或宫颈内口漏斗状改变患者的处理仍值得推敲，宫颈环扎手术的决定应该谨慎。未临产或无胎盘早剥而出现进行性宫颈扩张，是急诊宫颈环扎的指征。尚未经随机研究证实。尽管有大量的回顾性研究，但是由于选择偏倚，样本量不足，选择标准不一致，研究结果可信性有限。

对于预防性宫颈环扎术，任何一种术式都能取得良好效果。然而 Shirodkar 手术在操作上有一定的难度，McDonald 手术操作起来较容易，当羊膜囊膨出宫颈外口并脱入阴道时首选 McDonald 手术。与原始的 Shirodkar 手术相比，改良的 Shirodkar 手术具有创伤小、出血少的优点，尤其在宫颈条件不具备 McDonald 手术，施行改良的 Shirodkar 手术

是很有必要的。当羊膜囊膨出宫颈外口,抬高臀部、充盈膀胱或经腹行羊水穿刺降低宫内压,有助于羊膜囊还纳环扎术的实施。必要时1周后在第一结扎线的上方再行McDonald手术。

环扎术的并发症往往随孕周的增加及宫颈的扩张而增多,近期并发症(48小时之内)主要是胎膜早破、出血多、流产。远期并发症(48小时以后)主要是宫颈管裂伤(3%~4%)、绒毛膜羊膜炎(4%)、宫颈管狭窄(1%)等。

7. 分娩时机的选择 包括:①对于不可避免的早产,应停用一切宫缩抑制剂。②当延长妊娠的风险大于胎儿不成熟的风险时,应选择及时终止妊娠。③妊娠<34周时根据个体情况决定是否终止妊娠。如有明确的宫内感染则应尽快终止妊娠。对于妊娠≥34周的患者可以顺其自然。

8. 分娩方式的选择 分娩方式的选择应与孕妇及家属充分沟通。

(1)有剖宫产指征者可行剖宫产术结束分娩,但应在估计早产儿有存活可能性的基础上实施。

(2)阴道分娩:重点在于避免创伤性分娩、新生儿窒息以及为出生后的复苏与保暖做好充分准备。①吸氧;②第一产程中,使临产妇取左侧卧位以增加胎盘灌注量;③避免应用镇静剂和镇痛剂;④肌内注射维生素 K_1 10mg,以降低新生儿颅内出血发生率;⑤进入第二产程后,适时在阴部神经阻滞麻醉下做会阴切开术,以减少盆底组织对胎头的阻力,必要时施行预防性产钳助产术,但操作须轻柔,以防损伤胎头;⑥早产儿出生后适当延长30~120秒后断脐,可减少新生儿输血需要,大致可以预防50%的新生儿脑室内出血。

9. 早产预测 一般从早产高危因素、宫颈形态和长度、实验室检查结果来预测早产的发生。

(1)高危因素:①早产史,或有晚期流产史;②年龄<18岁或>40岁;③患有躯体疾病和妊娠并发症;④体重过轻(体重指数≤18kg/m²);⑤无产前保健,经济状况差;⑥孕期长期站立,特别是每周站立超过40小时;⑦吸毒或酗酒者;⑧有生殖道感染或性传播感染高危史,或合并性传播疾病,如梅毒等;⑨多胎妊娠;⑩生殖系统发育畸形以及助孕技术后妊娠。

(2)宫颈形态和长度:指检法,包括肛查及阴道检查,以阴道检查为多。在25~31周,指检发现宫颈管长度≤1cm;宫颈内口张开能容纳指尖时,往往数周后发生早产。指检仅能触及宫颈阴道部,

不能准确测量宫颈长度,更无法评价宫颈内口的改变,且宫颈软硬、长短和宫颈外口开大程度的判断多带有主观性,可重复性差。宫颈的超声检测,目前研究较多的是经阴道探查宫颈长度和宫颈内口漏斗的宽度。超声检测宫颈长度及宫颈内口有无开大:利用宫颈长度预测早产应首选经阴道测量,但在可疑有前置胎盘和胎膜早破及生殖道感染时,应选择经会阴测量或经腹测量。妊娠期宫颈长度的正常值为:经腹测量为3.2~5.3cm;经阴道测量为3.2~4.8cm;经会阴测量为2.9~3.5cm。对先兆早产孕妇或具有早产高危因素孕妇的早产预测认为:宫颈长度>3.0cm是排除早产发生的较可靠指标。对有先兆早产症状者应动态监测宫颈长度。漏斗状宫颈内口可能是暂时的,伴有宫颈长度的缩短才有临床预测意义。在孕30周,如果宫颈内口呈漏斗状,且漏斗部的长度超过5mm,早产发生的阳性预测值可达33%。超声下宫颈容受或消失即形成漏斗状,表现为宫颈管上端两侧壁明显分离,产生一个楔形空间。非侵入性压力技术,包括按压宫底、咳嗽、站立,可产生超声所见的宫颈变化。妊娠24~28周进行系列超声评估宫颈长度,发现宫颈长度与早产有关,早产的相对危险随宫颈长度的缩短而增加。对低危孕妇连续超声评估宫颈的结果表明其预测早产的敏感性及阳性预测值均较低,意味着B超检测出1例宫颈缩短早产的病例,可能伴随很多例假阳性的结果。因此,对于低危孕妇不必进行用于宫颈常规的超声筛查。

(3)实验室检查:

1)胎儿纤维结合蛋白(fetal fibronectin,fFN)是子宫绒毛膜细胞外的基质成分,存在于绒毛膜和蜕膜之间,主要由滋养层细胞产生。由于孕21周以后,绒毛膜与蜕膜的融合阻止了fFN的释放,而使正常的孕妇在22~35孕周时,fFN的含量极低,只有在绒毛膜与蜕膜分离、绒毛膜与蜕膜界面的细胞外基质遭到机械损伤或蛋白水解酶的降解时,fFN才可见于宫颈阴道分泌物中。因此,在孕22~35周之间,宫颈阴道分泌物中fFN的水平与是否发生早产有很大的相关性。一般采用灵敏免疫测定妊娠后期宫颈或阴道分泌物和羊水,fFN>50ng/ml即为阳性。fFN在24小时有性交史或阴道检查、阴道流血和子宫收缩情况下可出现假阳性。阴性实验有助于排除(2周内)分娩,然而阳性结果对于预测早产的敏感度较低。美国FDA批准,fFN检测用于有早产症状的孕妇和有高危因素

孕妇的早产风险性评估，用于22~30孕周无症状孕妇的常规筛查和24~35孕周有早产症状孕妇检查。fFN检测是ACOG推荐的常规用于早产诊断的项目。预测早产的敏感度为50%左右，特异度为80%~90%。1周内分娩的敏感度为71%，特异度为89%。孕22~35周有先兆早产症状，但fFN阴性，1周内不分娩的阴性预测值为98%，2周内不分娩为95%。其重要意义在于它的阴性预测值和近期预测的意义。

2）胰岛素样生长因子结合蛋白-1（insulin-like growth factor binding protein-1，IGFBP-1）：破膜前宫颈阴道分泌物中磷酸化IGFBP-1的含量如果>50μg/L即为阳性。Paternoster等对孕28~34周先兆早产孕妇进行研究，发现其预测早产的敏感性、特异性、阳性预测值及阴性预测值分别为69.2%、90.5%、50.0%、95.6%。有研究者将经阴道测宫颈长度和检测宫颈阴道分泌物中磷酸化IGFBP-1的含量结合起来，发现其特异性和阳性预测值有很大的提高。

3）基质金属蛋白酶（matrix metalloproteinase，MMP）：Nien等对331例妊娠中期胎膜完整妊娠妇女的羊水进行MMP-8检测，发现羊水中MMP-8越高，至分娩发动的间隔时间越短，对14天内发生分娩的阳性预测值达到94%。

（4）早产预测手段发展存在的问题：目前早产的发病机制尚未完全明了，不同研究中的敏感性、特异性和阳性、阴性预测值差别较大，且有些并不理想，而某些界值的不确定性，检查项目的增加导致医疗资源的浪费，对患者而言存在检查项目的繁琐，费用的增加，收集标本的潜在的危险性，并可由此带来各种心理负担。所以寻求一种特异性和敏感性都高的预测手段显得十分重要。

【经验分享】

早产儿并发症最常见的是呼吸窘迫综合征，最严重的是脑瘫。关于早产，重在预防，要做好孕前教育，提倡适宜年龄妊娠和妊娠间隔时间要>6个月，同时要保持阴道的清洁度，以避免感染发生胎膜早破。要识别早产高危人群，特别是对前次晚期自然流产或早产史，妊娠24周前阴道超声测量宫颈长度有一定意义。推荐给予特殊类型的孕酮或行选择性宫颈环扎术。对孕中期早产临产、宫口开大、胎膜完整且突出的孕妇，实施紧急治疗性宫颈环扎术有利于改善围产儿结局。如果早产难免，处理中的要点是促胎肺成熟，给予宫缩抑制剂以延长妊娠时间，硫酸镁应用可减少脑瘫的发生。早产儿出生后适当延长30~120秒后断脐，可减少新生儿输血与新生儿脑室内出血的发生。

第二节　过期妊娠

妊娠达到或超过42周，称为过期妊娠（prolonged pregnancy）。发生率为妊娠总数的5%~10%。过期妊娠的胎儿围产期患病率和死亡率增高，孕43周时围产儿死亡率为正常妊娠的3倍，孕44周时为正常妊娠的5倍。

【病因】

1. 雌、孕激素比例失调　可能与内源性前列腺素和雌二醇分泌不足以及孕酮水平增高有关，导致孕激素优势，抑制前列腺素和缩宫素，使子宫不收缩，延迟分娩发动。

2. 胎儿畸形　无脑儿畸胎不合并羊水过多时，由于胎儿无下丘脑，垂体-肾上腺轴发育不良，胎儿肾上腺皮质产生的肾上腺皮质激素及雌三醇的前身物质16α-羟基硫酸脱氢表雄酮不足使雌激素形成减少，孕周可长达45周。

3. 遗传因素　个别家族、个别人常反复发生过期妊娠，提示过期妊娠与遗传因素可能有关。胎盘硫酸酯酶缺乏症是罕见的伴性隐性遗传病，可导致过期妊娠，系因胎儿肾上腺与肝脏虽能产生足量16α-羟基硫酸脱氢表雄酮，但胎盘缺乏硫酸酯酶，使其不能脱去硫酸根转变成雌二醇及雌三醇，从而血中雌二醇及雌三醇明显减少，致使分娩难以启动。

4. 子宫收缩刺激发射减弱　头盆不称或胎位异常，胎先露对宫颈内口及子宫下段的刺激不强，可致过期妊娠。

【病理】

1. 胎盘　过期妊娠的胎盘主要有两种类型，一种是胎盘的外观和镜检均与足月胎盘相似，胎盘功能基本正常；另一种表现为胎盘功能减退，如胎盘绒毛内的血管床减少，间质内纤维化增加，以及合体细胞结节形成增多；胎盘表面有梗死和钙化，组织切片显示绒毛表面有纤维蛋白沉淀、绒毛内有血管栓塞等。

2. 胎儿

（1）正常生长：过期妊娠的胎盘功能正常，胎儿继续生长，约25%体重增加成为巨大儿，颅骨钙化明显，不易变形，导致经阴道分娩困难，使新生儿患病率相应增加。

（2）成熟障碍：由于胎盘血流不足和缺氧及养分的供应不足，胎儿不易再继续生长发育。可分为3期：第Ⅰ期为过度成熟，表现为胎脂消失，皮下脂肪减少，皮肤干燥松弛多皱褶，头发浓密，指/趾甲长，身体瘦长，容貌似"小老人"。第Ⅱ期为胎儿缺氧，肛门括约肌松弛，有胎粪排出，羊水及胎儿皮肤黄染，羊膜和脐带绿染，围产儿患病率及围产儿死亡率最高。第Ⅲ期为胎儿全身因粪染历时较长广泛着色，指/趾甲和皮肤呈黄色，脐带和胎膜呈黄绿色。此期胎儿已经历和度过Ⅱ期危险阶段，其预后反较Ⅱ期好。

（3）胎儿生长受限小样儿可与过期妊娠共存，后者更增加胎儿的危险性。过期妊娠的诊断首先要准确核实预产期，并确定胎盘功能是否正常。

【母儿影响】

1. 胎儿窘迫 胎盘功能减退、胎儿供氧不足是过期妊娠时的主要病理变化，同时胎儿越成熟，对缺氧的耐受能力越差，故当临产子宫收缩较强时，过期胎儿就容易发生窘迫，甚至在子宫内死亡。过期妊娠时胎儿窘迫的发生率为13.1%~40.5%，为足月妊娠的1.5~10倍。过期妊娠围产儿死亡率是孕40周孕妇的2倍。新生儿早期癫痫发作的发生率为5.4‰，而足月产新生儿仅为0.9‰。

2. 羊水量减少 妊娠38周后，羊水量开始减少，妊娠足月羊水量约为800ml，后随妊娠延长羊水量逐渐减少。妊娠42周后约30%减少至300ml以下；羊水胎盘粪染率明显增高，是足月妊娠的2~3倍，若同时伴有羊水过少，羊水粪染率增加。

3. 分娩困难及损伤 过期妊娠使巨大儿的发生率增加，达6.4%~15%；胎儿过熟，头颅硬、可塑性小，因此过期妊娠分娩时易发生困难，使手术产的机会增加。

【诊断】

1. 核实预产期

（1）认真核实末次月经。

（2）月经不规则者，可根据孕前基础体温上升的排卵期来推算预产期；或根据早孕反应及胎动出现日期推算，或孕早期妇科检查子宫大小情况，综合分析判断。

（3）B超检查：早期或孕中期的超声检查协助明确预产期。

（4）临床检查子宫符合足月孕大小，但孕妇体重不再增加，或稍减轻，宫颈成熟，羊水逐渐减少，均应考虑过期妊娠。

2. 判断胎盘功能

（1）胎动计数：每个孕妇自感的胎动数差异很大，但一般12小时内的累计数不应<10次。胎儿缺氧时胎动减少。

（2）无应激试验（non-stress test，NST）及宫缩应激试验（contraction stress test，CST）：如NST为有反应型，表示胎儿无缺氧；NST无反应，则需做进一步检查，如生物物理评分或CST。

（3）胎儿超声生物物理相的观察：超声观察胎动、肌张力、胎儿呼吸运动及羊水量是否正常。

【处理】

1. 产前处理 过预产期应更严密地监护宫内胎儿的情况，每周应进行两次产前检查。凡妊娠过期尚不能确定，胎盘功能又无异常的表现，胎儿在宫内的情况良好，宫颈尚未成熟，可在严密观察下待其自然临产。妊娠确已过期，并有下列任何一种情况时，应立即终止妊娠：①宫颈已成熟；②胎儿体重>4 000g；③每12小时内的胎动计数<10次；④羊水中有胎粪或羊水过少；⑤有其他并发症者；⑥妊娠已达43周。

根据宫颈成熟情况和胎盘功能以及胎儿的情况来决定终止妊娠的方法。如宫颈已成熟者，可采用人工破膜；破膜时羊水多而清，可在严密监护下经阴道分娩。宫颈未成熟者可地诺前列酮栓引产。如胎盘功能不良或胎儿情况紧急，应及时行剖宫产。

目前促宫颈成熟的药物有：PGE_2制剂，如阴道内栓剂（可控释地诺前列酮栓）；PGE_1类制剂，如米索前列醇。地诺前列酮栓已通过美国FDA和国家食品药品监督管理总局批准，可用于妊娠晚期引产前的促宫颈成熟。而米索前列醇被广泛用于促宫颈成熟，证明合理使用是安全有效的，2003年美国FDA已将米索前列醇禁用于晚期妊娠的条文删除。其他促宫颈成熟的方法：包括低位水囊、Foleys管、昆布条、海藻棒等，需要在阴道无感染及胎膜完整时才能使用。但是有潜在感染、胎膜早破、宫颈损伤的可能。

2. 产时处理 临产后应严密观察产程进展和胎心监测，如发现胎心率异常，产程进展缓慢，或羊水混有胎粪时，应即行剖宫产。产程中应充分给氧。胎儿娩出前做好一切抢救准备，当胎头娩出后即应清除鼻腔及鼻咽部黏液和胎粪。过期产儿患病率及死亡率高，应加强其护理和治疗。

【经验分享】

过期妊娠重在预防，一旦出现，应及时处理：核对真实的孕龄，加强产前监护，包括胎动计数、NST及OCT、B超动态监测胎儿生长情况及羊水量，根据检查结果，综合结果，做出是否应该终止妊娠及如何终止妊娠的决定。

（应 豪 王德芬）

参考文献

1. 胡娅莉. 早产临床诊断与治疗指南 (2014). 中华妇产科杂志, 2014,(7): 481-485.
2. 曹泽毅. 中华妇产科学. 上册. 3 版. 北京: 人民卫生出版社, 2014.
3. 中华医学会妇产科学分会产科学组. 妊娠晚期促宫颈成熟与引产指南 (草案). 中华妇产科杂志, 2008, 43 (1): 75-77.
4. 中华医学会妇产科学分会产科学组. 妊娠晚期促宫颈成熟与引产指南 (2014). 中华妇产科杂志, 2014, 49 (12): 881-885.
5. Jolley JA, Wing DA. Pregnancy management after cervical surgery. Curr Opin Obstet Gynecol, 2008, 20 (6): 528-533.
6. Berghella V, Hayes E, Visintine J, et al. Fetal fibronectin testing for reducing the risk of preterm birth. Cochrane Database Syst Rev, 2019, 7 (7): D6843.
7. Authors N. Practice Bulletin No. 159: Management of Preterm Labor. Obstet Gynecol, 2016, 127 (1): e29-38.
8. American College of Obstetricians and Gynecologists; Committee on Practice Bulletins—Obstetrics. ACOG practice bulletin no. 127: Management of preterm labor. Obstet Gynecol, 2012, 119 (6): 1308-1317.
9. National Institute for Health and Care Excellence: Clinical Guidelines. Preterm Labor and Birth. London: National Institute for Health and Care Excellence (UK), 2015.
10. Sarri G, Davies M, Gholitabar M, et al. Guideline Development Group. Preterm labour: summary of NICE guidance. BMJ, 2015, 23; 351: h6283.
11. American College of Obstetricians and Gynecologists: Society for Maternal-Fetal Medicine. ACOG Obstetric Care Consensus No. 3: Periviable Birth. Obstet Gynecol, 2015, 126 (5): e82-94.
12. Cunningham FG, Gant NF, Leveno KJ, et al. Williams Obstetrics. 24th ed. New York: McGraw-Hill, 2013: 537-539.

第七章 妊娠期高血压疾病

本章关键点

1. 妊娠期高血压疾病的基本病理变化是全身小动脉痉挛,因此影响全身各器官。发病与临床表现异质性,主要表现为高血压、蛋白尿与水肿,严重时可致多器官功能损害,甚至发生抽出、HELLP综合征、脑血管意外等并发症。
2. 病因不明,阿司匹林对高危人群有一定的预防作用。只能对症治疗:以降压、解痉、镇静治疗为主,终止妊娠是最终治愈手段。
3. 重视睡眠不佳、头痛、体重增长过快的孕妇妊娠期高血压的诊断与鉴别,对于及早发生的妊娠期高血压,需要警惕合并免疫性疾病。

妊娠期高血压疾病(hypertensive disorders in pregnancy)是妊娠与高血压并存特有的疾病,是引起孕产妇及围产儿患病率和死亡率的严重疾病,病因不明。世界卫生组织(WHO)系统地回顾全球的孕产妇死亡率,在发达国家有16%的孕产妇死亡是由于高血压疾病(Khan,2006)。Berg等(2010)报道在美国1998—2005年的4 693例与妊娠有关的孕产妇死亡的12.3%是由子痫前期或子痫引起的。此死亡率与Saucedo(2013)报道的法国2003—2007年的10%相接近。Berg(2005)认为最重要的是有1/2以上的与高血压有关的死亡是可预防的。

我国2006—2010年全国城市与农村的孕产妇死亡率调查,妊娠期高血压疾病居死亡原因的第三位,为2/100 000。

妊娠期高血压疾病包括妊娠期高血压(ges-tational hypertension)、子痫前期(preeclampsia)、子痫(eclampsia)、慢性高血压并发子痫前期(chronic hypertension with superimposed preeclampsia)和妊娠合并慢性高血压。

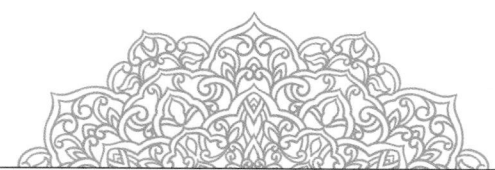

第一节 妊娠期高血压疾病的病因及病理生理变化

一、病因学

(一)胎盘滋养细胞侵入能力障碍

正常妊娠时,受精卵进入宫腔后,其外围的滋养层细胞伸入周围子宫蜕膜,与静脉窦、螺旋动脉和腺体接触,螺旋动脉末端被细胞滋养层细胞突破,滋养细胞侵入血管壁中,并逆行扩展至蜕膜-子宫层交界处,继续发展,浸润到子宫肌层的内1/3深度。螺旋动脉管壁由于滋养细胞浸润,逐渐取代了血管内皮,并使血管肌肉弹性层为纤维样物质所取代,以致血管腔扩大,阻力下降,血流量明显增加。这种变化称螺旋动脉的"生理变化",在妊娠18~20周时全部完成。而在妊娠期高血压疾病时滋养叶细胞浸润和胚泡的种植较浅,螺旋动脉的生理变化仅限于蜕膜层内部分血管,因而导致胎盘缺血。

近年来,普遍认为子痫前期的发病与胎盘滋养细胞缺血、缺氧有关。子痫前期的病理生理机制可能是由于子宫-胎盘血流减少导致胎盘缺血、缺氧,使得基因表达上调,其编码的一些细胞因子和血管活性物质也相应增多,从而导致了子痫前期相应的临床症状。

（二）遗传与免疫学说

大量的临床观察和实验研究表明,妊娠期高血压疾病存在着明显的遗传倾向。有妊娠期高血压疾病家族史的孕妇,妊娠期高血压疾病发病率明显高于无家族史的孕妇,遗传方式上目前多倾向于妊娠期高血压疾病为单基因隐性遗传。单基因遗传可能来自母亲、胎儿,也可能由两基因共同作用。胚胎是由继承了父亲和母亲双重组织特性的受精卵发育而来的。故对母体来说具有"自己"和"非己"的抗原特性。胚胎组织在母体中能够生长发育,直到足月而不被排斥,这其中有着很复杂的免疫调节过程。一旦由于某种因素的影响,免疫平衡失调,则可导致妊娠期高血压疾病的发生。

资料报道 2 110 例妊娠晚期孕妇中,有妊娠期高血压疾病家族史者 270 例,其中 237 例发生妊娠期高血压疾病,发生率为 87.8%;其余 1 840 例无家族史者,仅 186 例发生妊娠期高血压疾病,发生率为 10.1%。故有家族史者是无家族史者的 8.7 倍。据上海市医科大学附属妇产科医院调查资料,在妊娠期高血压疾病 17 个家庭及正常妊娠对照组 14 个家庭中,发现妊娠期高血压疾病夫妻 HLA-DR$_4$(histocompatibility antigen D region 4)阳性率有增高趋势。在中、重度妊娠期高血压疾病夫妻中,HLA-DR$_4$ 较正常对照组明显增加($P<0.05$)。所以 HLA-DR$_4$ 为妊娠期高血压疾病的可能易感基因。

（三）血管内皮损伤学说

越来越多的证据表明,妊娠期高血压疾病的发病与血管内皮功能失调有关。妊娠期高血压疾病的基本病理改变为全身小动脉痉挛,动脉内皮肿胀,脂肪变性,局部形成急性粥样坏死,子宫胎盘血管表现为广泛的内皮细胞肿胀,内皮下纤维素沉积。内皮细胞肿胀使血管腔狭窄,影响胎盘血供。血管内皮细胞能合成分泌许多重要的活性物质,在调节血管张力、物质转运、信号传递、抗血栓形成等诸方面发挥着重要作用。一旦血管内皮受损可导致血管通透性增加,体液与蛋白外渗,抗凝血因子和血管扩张因子减少,在受损部位引发促凝血因子合成和激活凝血系统,导致血小板凝聚、血栓形成和血管收缩等妊娠期高血压疾病的一系列病理变化。血管内皮系统受损学说已被广大的学者证实,至于引起内皮细胞受损的原因,1988 年 Rodgers 首先提出细胞毒性因子,通过研究提示,在子痫前期孕妇血清中含有一种或一些因子能引起内皮细胞形态与功能的改变,这些血浆细胞毒性因子可能为:氧自由基与脂质过氧化物;极低密度脂蛋白;纤维连接素降解物;血管内皮生长因子;肿瘤坏死因子和白细胞介素 -8 等。这些细胞毒性因子在子痫前期的发生、发展中起重要作用。

氧自由基和脂质过氧化物与妊娠期高血压疾病:自由基是指独立的带有不成对电子的原子、分子或离子。氧自由基是指含有氧,而且有不成对电子位于氧原子上的自由基。正常情况下,机体在多种物质的代谢过程和酶促反应中均不断地有氧自由基生成,但并不对机体造成不良后果,其原因是体内同时存在着清除氧自由基的酶系统,如超氧化物歧化酶(superoxide dismutase,SOD)、过氧化氢酶(catalase,CAT)及谷胱甘肽过氧化物酶(glutathione peroxidase,GSH-Px)等,两者保持相对的平衡状态,当两者平衡失调时,氧自由基就会影响脂质、蛋白质、糖和核酸等的代谢,对机体造成损害并引起各种疾病。脂质过氧化物(lipid peroxides,LPO)是自由基对脂类损害的结果。上海市医科大学附属妇产科医院资料显示,妊娠期高血压疾病孕妇血清 LPO 水平较正常妊娠组明显升高,而自由基的清除剂 SOD 在妊娠期高血压疾病组则明显下降,并且随妊娠期高血压疾病的病情加重,LPO 水平上升,SOD 水平下降更加显著(P 值均 <0.001)。因此,体内 LPO 水平升高与妊娠期高血压疾病的发病有一定关系。

总之,目前公认妊娠期高血压疾病可由于某种遗传因素导致胎儿 - 母体免疫平衡失调,从而依次引起子宫 - 胎盘血管的发育受阻和免疫损伤,胎盘缺血,胎盘释放血浆细胞毒性因子增加,全身程度不同的血管内皮受损和多系统、多脏器的损伤,最终导致妊娠期高血压疾病的发生。

二、病理生理变化

全身小动脉痉挛是妊娠期高血压疾病的基本病理生理变化。Volhard(1918)最早通过指甲、眼底和球结膜的直接观察,以及其他学者在各种受影响器官的组织学变化观察,推测妊娠期高血压疾病的基本病理生理变化是血管痉挛。血管狭窄引起血流阻力增加而发生了动脉血压升高。血管痉挛本身也造成血管损伤。而且血管紧张素 Ⅱ 引起内皮细胞收缩。这些改变可能导致内皮细胞受损以及内皮细胞间血液成分的渗出,包括血小板和纤维蛋白原,沉积于内皮细胞下。血管改变和周围组织缺氧,引起出血、坏死,有时在严重妊娠期高血压疾病时也可见到感觉神经末梢(end-organ)的功能紊乱。

（一）心血管的变化

严重妊娠期高血压疾病的主要表现是血压升高。血压是由心排血量和总周围阻力所组成。正常妊娠时，孕早期心排血量增加，超过非妊娠期的30%~50%，维持增加达妊娠晚期。在子痫前期心排血量维持增加并进一步升高。正常妊娠时，总周围阻力下降25%，而在妊娠期高血压疾病时则升高。妊娠期高血压疾病时，周围血管阻力增加是血压升高的主要原因。

（二）内分泌的变化

在子痫前期，血管对内源性激素（血管紧张素Ⅱ、儿茶酚胺和血管升压素）敏感性的改变对血管阻力增加和血压升高起重要的作用。正常妊娠妇女对血管紧张素Ⅱ的加压作用不起反应。子痫前期患者对这些升压激素敏感性增加，也证实了对这些激素敏感性增加的妇女以后在妊娠时要发生子痫前期。在妊娠第17周和临床出现妊娠期高血压疾病之间获得异常的敏感性。血管紧张素Ⅱ可能通过血管内皮前列腺素合成来控制血管张力和血压。使用前列腺素抑制剂，吲哚美辛（indomethacin）和阿司匹林可以降低血管对血管紧张素Ⅱ的反应性。正常妊娠时前列环素（prostacyclin）和血栓素A$_2$（thromboxane A$_2$）产生增加，有利于前列环素的微弱平衡。前列环素由血管内皮产生，是一种强的血管扩张剂和抗血小板聚集剂。血栓素由血小板和滋养层所产生，是一种强的血管收缩剂和血小板聚集剂。在子痫前期，随着胎盘产生前列环素明显减少和血栓素明显增加，血栓素/前列环素比率增加。此外，妊娠期高血压疾病时，在母体、胎盘和脐血管前列环素代谢产物6-Keto-PGF$_{1\alpha}$量也下降。推测妊娠期高血压疾病时，受损的内皮细胞引起血管壁产生前列环素减少，而血小板激活转而释放了血栓素。这样可能引起血栓素/前列环素比例的增加，使血管张力增加和血压升高。

（三）血液学的变化

正常妊娠时，在孕中期末总血容量增加50%。血浆增加多于红细胞增加，导致妊娠期生理性贫血。妊娠期高血压疾病时，血容量增加减少（16%），妊娠期高血压疾病血液浓缩使区域性灌注减少；临床上严重妊娠期高血压疾病时就出现血细胞比容增加。

血管痉挛是妊娠期高血压疾病病理生理的一部分，可能是内皮受损之故。Dadak证实妊娠期高血压疾病孕妇存在脐动脉内皮的严重受损。内皮受损可能是妊娠期高血压疾病伴有微血管溶血的原因，其表现为血小板减少、贫血和血细胞碎裂。

妊娠期高血压疾病伴有高水平的纤维连接蛋白和低水平的抗凝血酶Ⅲ和α$_2$-抗纤维蛋白溶酶。这些改变分别反映了内皮受损、凝血和纤维蛋白溶解。这些因子水平的改变有助于子痫前期的诊断并与慢性高血压进行鉴别诊断。

（四）其他器官的变化

1. 脑部的变化 妊娠期高血压疾病时，大脑血流和氧的代谢往往没有改变。但与正常妊娠比较，大脑血管阻力明显增加。死于子痫的患者中1/3有大脑出血，自瘀点到大血肿不等。在子痫患者头部CT扫描最常见的发现是皮质区域密度变浅，此符合于出血和局部水肿。

2. 肾脏的变化 正常妊娠时肾血流和肾小球滤过率增加。妊娠期高血压疾病妇女与接近足月的正常妊娠妇女相比较，肾灌注平均下降20%，肾小球滤过率平均下降32%。子痫前期妇女肾活检，可见包括肾小球毛细血管内皮肿胀伴有纤维蛋白原的衍生物在内皮细胞内及其下沉积。这种病灶堆积是由于肾小球毛细管内皮增殖。肿胀的内皮细胞阻塞毛细血管腔。在产后几周内恢复了肾小球的变化。

3. 肝脏的变化 门静脉周围的出血性坏死是引起血清转氨酶升高最常见的病灶。这种包膜出血能导致肝包膜下血肿，严重时可发生包膜破裂，引起致死性腹腔内出血。在子痫前期时，可伴有溶血、转氨酶升高和血小板减少的HELLP综合征。

（五）子宫胎盘的变化

正常妊娠胎盘床螺旋动脉由于滋养层进入其壁移动而丧失了其肌肉弹性组织。这种滋养层引起的改变累及绒毛间隙到子宫肌层内1/3的螺旋动脉的全长。这一过程增宽了螺旋动脉，引起低阻、低压、高流量，增加了妊娠子宫的血供。这种改变的第一阶段累及螺旋动脉的蜕膜部位，发生在孕早期；而第二阶段在孕16周开始，这种蜕膜变化的过程也进入子宫肌层。

在妊娠期高血压疾病、小于胎龄儿以及糖尿病孕妇，这种滋养层引起的变化只限于蜕膜动脉。子宫肌层的螺旋动脉仍停留在肌肉弹力结构并对血管舒缩剂的作用敏感。

妊娠期高血压疾病患者的子宫胎盘的某些组织学改变是其特殊的病征，并称之为急性粥样硬化。显微镜下的血管变化包括内皮细胞受损、基底膜断裂、血小板聚集、血管壁血栓形成、类纤维蛋白坏死、内膜细胞增生、肌内膜增生、平滑肌细胞增生、肌内膜和平滑肌细胞的广泛脂质坏死,随着血管痉挛平滑肌细胞增多导致血管腔的缩小。

第二节　妊娠期高血压疾病临床分期及诊断

一、临床分期标准

妊娠期高血压疾病由于病因和发病机制目前尚未完全阐明,现在的根据是美国国家高血压教育项目工作组(NHBPEP,2000)及我国《妇产科学》(第 9 版)(2018)制定的妊娠期高血压疾病诊治指南的分类与临床表现(表 7-1)。

表 7-1　妊娠期高血压疾病分类与临床表现

分类	临床表现
妊娠期高血压	妊娠期出现高血压,收缩压 ≥140mmHg 和 / 或舒张压 ≥90mmHg,于产后 12 周内恢复正常;尿蛋白(−);少数患者可伴有上腹部不适或血小板减少
子痫前期	妊娠 20 周出现收缩压 ≥140mmHg 和 / 或舒张压 ≥90mmHg 伴尿蛋白 ≥0.3g/24h 或随机尿蛋白(+) 或虽无蛋白尿,但合并系列任何一项者: 血小板减少(血小板 $<100 \times 10^9$/L) 肝功能损伤(血清学转氨酶水平为正常值 2 倍以上) 肾功能损伤(血肌酐水平>1.1mg/dl 或为正常值 2 倍以上) 肺水肿 新发生的中枢神经系统异常或视觉障碍
子痫	在子痫前期基础上发生不能用其他原因解释的抽搐
慢性高血压并发子痫前期	慢性高血压妊娠前无蛋白尿,妊娠 20 周后出现蛋白尿;或妊娠前有蛋白尿,妊娠后蛋白尿明显增加,或血压进一步升高,或出现血小板减少 $<100 \times 10^9$/L,或出现其他肝肾功能损害、肺水肿、神经系统异常或视觉障碍等一种表现
妊娠合并慢性高血压	妊娠 20 周前收缩压 ≥140mmHg 和 / 或舒张压 ≥90mmHg(除外滋养细胞疾病),妊娠期无明显加重,或妊娠 20 周后首次诊断高血压并持续到产后 12 周以后

引自《妇产科学》(第 9 版)。

二、临床表现

(一)高血压

测量血压时如有升高,需休息 0.5~1 小时后复测,才能较正确地反映血压。正常孕妇于孕 20 周前血压多处于正常偏低范围,或相当于孕前水平。如血压 ≥140/90mmHg,测量间隔超过 6 小时以上,有两次达标,才可诊断为高血压。测量时应排除影响血压的因素,每次固定测一侧上臂。对收缩压升高30mmHg 或舒张压升高 15mmHg 要密切观察。

(二)蛋白尿

测量清洁中段尿标本。排除泌尿系统疾病,凡24 小时尿蛋白定量 ≥300mg 为异常。若常规检查尿蛋白经常有(±)或(+),说明肾小动脉痉挛已造成肾小管细胞缺氧及其功能受损。尿蛋白的程度与妊娠期高血压疾病病情及预后明显相关,应予以重视。如无血压升高,仅有尿蛋白或 / 和水肿,则应注意原有的肾脏病变。尿蛋白为子痫前期的一个重要临床表现,当 24 小时尿蛋白超过 300mg,或随意尿持续尿蛋白 30mg/dl(+)时,诊断为明显尿蛋白。而高血压加重尤其伴有尿蛋白时,是不祥的征兆。

(三)水肿

水肿不作为妊娠期高血压疾病的诊断标准。但国内许多产科医师的临床经验认为体重异常增加或水肿是该病的首发症状或子痫前期的信号,应加以重视。但妊娠后期发生水肿,应排除由于下腔静脉受增大子宫压迫使血液回流受阻、营养不良性低蛋白血症以及贫血等原因引起。水肿可分为隐性水肿和显性水肿。若孕妇每周体重增加超过0.5kg,说明体内有水分潴留,有隐性水肿。显性水肿多由踝部开始,渐延及小腿、大腿、外阴部、腹部和全身。凡踝部及小腿有明显凹陷性水肿,经休息后不消退者为"+";延及大腿为"++";延及外阴及腹部者为"+++";全身水肿或伴腹水者为"++++"。应早期诊断和治疗水肿,以防妊娠期高血压疾病病情发展到重度。

(四)自觉症状

当脑血管发生痉挛,颅内压升高,说明妊娠期高血压疾病病情加重,患者可出现头痛、眼花、恶心、呕吐、视物障碍等症状。头痛多在前额部或枕部。如肝脏充血水肿或肝包膜下出血,可发生右上腹部疼痛。这种特征性疼痛常伴以血清转氨酶水平升高。

(五)血小板减少

血小板减少是子痫前期病情加重的特征,可能是因血小板激活、聚集以及因严重血管痉挛引起的微血管溶血所致。大量溶血的证据,例如血红蛋白血症、血红蛋白尿,或者血胆红素过高,提示病情严重。

(六) 抽搐与昏迷

在子痫前期的基础上,患者发生抽搐与昏迷,则为子痫。少数病例病情进展迅速,子痫前期的征象不显著,骤然发生抽搐,全身肌肉痉挛,典型特征表现为强直性抽搐,抽搐临发作前及抽搐期间患者神志丧失。子痫多发生在妊娠晚期或临产前,为产前子痫;少数发生于分娩过程中,为产时子痫;偶尔发生于分娩后 24 小时内,为产后子痫。

三、诊断和鉴别诊断

(一) 诊断

孕妇在孕前及孕 20 周前无高血压、蛋白尿等症状,于妊娠 20 周后出现上述症状,并伴有头痛、头晕、视物模糊、恶心及呕吐等症状,严重时可出现抽搐、昏迷,可诊断妊娠期高血压疾病。

1. **病史** 询问妊娠前有无高血压、肾炎、糖尿病等,另需注意了解自觉症状出现的时间和程度。在病史询问中要注意下列容易发生妊娠期高血压疾病的好发因素。

(1) 年轻初产妇及高龄初产妇。

(2) 体型矮而胖者。

(3) 营养不良,特别伴有严重贫血者。

(4) 双胎、羊水过多。

(5) 气候变化与妊娠期高血压疾病发病关系密切,冬季及初春寒冷季节和气压升高情况下易于发病。

(6) 家族史,如孕妇之母曾有妊娠期高血压疾病,则发病之可能性较大。

2. **主要体征** 妊娠期高血压疾病的主要体征特点是妊娠 20 周以后,孕妇出现血压升高、蛋白尿,并伴有不同程度的重要脏器改变及一系列自觉症状。

3. **辅助检查**

(1) 血液检查:血常规检查,贫血患者容易发生妊娠期高血压疾病。全血黏度及血细胞比容的测定,主要是了解有无血液浓缩。重症患者应做血小板计数及凝血酶原时间、纤维蛋白原等测定以了解有无凝血功能障碍。

(2) 肝功能检查:重度子痫前期常伴有不同程度的肝功能损害。应测定谷丙转氨酶、总胆红素及碱性磷酸酶。

(3) 肾功能检查:正常妊娠时,肾小球滤过率增加,血清尿酸浓度下降到 178.4~268.2μmol/L (3.0~3.5mg/100ml) 左右。重度子痫前期由于肾功能受损,使血中尿酸水平升高,增高程度与病情严重度呈正相关。尿素氮和肌酐的测定对了解肾功能亦有重要参考价值。

(4) 眼底检查:眼底改变是观察妊娠期高血压疾病严重程度的一个重要标志,对于决定处理和估计病情均有重要意义。轻症者眼底可无变化;重症者主要变化为视网膜小动脉痉挛,小动脉与静脉之比由正常的 2∶3 变为 1∶2、1∶3,或 1∶4。严重时可出现视网膜水肿、视网膜脱离、棉絮样渗出物及散在出血点,或火焰状出血,此时患者有视物模糊或突然失明。这些病变于产后可逐渐恢复,视力也可随之好转。

(5) 心电图检查:重症患者应常规做心电图检查,了解有无心肌损害、高血钾或低血钾的改变等。

(6) 其他检查:重症患者应做血清电解质及二氧化碳结合力测定。此外,定期做 NST、B 超生物物理评分及多普勒脐动脉血流测定以了解胎儿生长及宫内安危。

(二) 鉴别诊断

妊娠期高血压疾病主要与慢性肾炎、原发性高血压、癫痫、脑出血等疾病鉴别。

1. **慢性肾炎** 多见于年轻妇女,有急慢性肾炎史,症状以蛋白尿为主,尿液中常有各种管型,或伴有水肿、高血压,多见于妊娠 20 周前。重症者血浆蛋白低,尿素氮、肌酐增高。因此诊断并不困难。在孕晚期慢性肾炎常合并有子痫前期,病情重笃,应给以积极处理,以免危及母儿生命健康。

2. **原发性高血压** 本病以 40 岁以后发病率高。病情发展缓慢。在高血压早期,尿中一般不出现蛋白、管型及血液化学变化。肾功能不减退,眼底检查常以动脉硬化为主。

3. **子痫患者**尚应与癫痫、脑出血、糖尿病酮症酸中毒、高渗性昏迷、低血糖昏迷等进行鉴别。

第三节　妊娠期高血压疾病的治疗

一、治疗目标

妊娠期高血压疾病治疗要达到以下几项目标:

1. 预防子痫　子痫是妊娠期高血压疾病最严重的情况之一，严重威胁母儿生命安全，根据世界各国治疗妊娠期高血压疾病的情况及统计，因子痫导致孕产妇死亡的发生率不同，高者可达 20% 左右；其围产儿死亡率的范围为 130‰~300‰。因此，预防子痫发生是防治妊娠期高血压疾病的主要目标之一。

2. 预防妊娠期高血压疾病严重并发症的发生　妊娠期高血压疾病防治的另一重要目标是预防妊娠期高血压疾病严重并发症的发生，如脑出血、肺水肿、心力衰竭、HELLP 综合征、肾衰竭及胎儿宫内死亡。

3. 经过治疗，要求对母体以最小之创伤娩出活婴。

二、妊娠期高血压的治疗

（一）胎儿未成熟，主要采取期待疗法

1. **门诊治疗**　每周二次高危门诊随访，具体措施包括：①减轻工作，注意休息，如果血压不稳定则应给全天休息，卧床休息，取左侧卧位；②饮食上，应多食新鲜蔬菜、水果，摄入足够的优质蛋白质，全身水肿者应限制食盐；③孕妇应定期测体重、血压和进行尿蛋白检查；④定期进行胎儿监护，包括 NST、B 超、多普勒脐动脉血流测定。

2. **住院治疗**　血压有上升趋势者，应住院治疗。具体措施包括：①全面体格检查；②每 4 小时测量血压，观察临床症状与体征，如有无头痛、视力情况等；③实验室检查包括每 2 天尿液分析 1 次，定期测定血肌酐、血细胞比容、血小板及肝功能等；④胎儿监护，包括 NST、B 超、B 超生物物理评分，尤其是羊水量的评估及多普勒脐动脉血流测定。

（二）足月或胎儿已成熟

1. 宫颈成熟，可考虑终止妊娠，给予引产阴道分娩，但需防止子痫的发生；继续加强孕妇及胎儿的监护。

2. 宫颈未成熟，应继续住院期待疗法，注意对孕妇及胎儿的监护，包括对孕妇症状及体征的观察、肝肾功能及凝血机制的检查等。

3. 在期待疗法中，如果宫颈未成熟，胎儿监护正常，孕妇血压稳定者，可住院观察过孕 37 周。

4. 在期待观察过程中，动态观察以下指标，如母体血压 ≥160/110mmHg，血小板 <100×10⁹/L，血清纤维蛋白原 <1.5g/L，转氨酶升高，尿素氮 ≥10.71mmol/L（30mg/dl），肌酐 ≥106μmol/L

（1.2mg/dl），肌酐清除率 <50ml/min；在胎儿监护过程中，如 NST 无反应、OCT 阳性、B 超生物物理评分异常或有胎儿生长受限，或脐动脉多普勒异常者，应考虑终止妊娠。

三、子痫前期的处理

（一）住院治疗

防止子痫的发生：有头痛、视物模糊、上腹部痛，提示子痫即将发生，尿量少也提示孕妇病情较为严重。治疗首先着重预防子痫、防止颅内出血以及避免损伤孕妇重要的生命器官，和娩出健康的婴儿。

（二）治疗方案

根据病情严重程度、胎龄、母儿情况决定立即终止妊娠或继续期待治疗。如胎儿未成熟可考虑期待治疗，一旦病情进行性加重，或胎儿基本成熟，应予终止妊娠，如决定终止妊娠，可按具体情况采取阴道分娩或剖宫产。

预防子痫发生，使用硫酸镁解痉，但硫酸镁不能用于降低血压。

1. **解痉**　硫酸镁（magnesium sulfate）：作用于周围血管神经肌肉交接处，抑制运动神经纤维的冲动，减少乙酰胆碱的释放，使血管舒张。有预防和控制子痫发作的作用，同时硫酸镁对中枢神经系统也有抗惊厥作用。

（1）国内硫酸镁应用剂量为 20g/24h，总量不超过 25g/24h。首次负荷剂量 25% 硫酸镁 20ml 加于 10% 葡萄糖注射液 20ml 中，缓慢静脉注入，5~10 分钟推完；继之 25% 硫酸镁 60ml 加入 5% 葡萄糖注射液 500ml 静脉滴注，滴速为 1~2g/h。国外使用硫酸镁预防及治疗子痫发作，剂量都较大。

子痫发作时：硫酸镁 2.5~5g 溶于 10% 葡萄糖溶液，静脉推注（15~20 分钟），继而 1~2g/h 静脉滴注，24 小时总量不超过 25~30g。如果再发生抽搐，可使用异戊巴比妥钠（amobarbital sodium）250mg，缓慢静脉注射，3 分钟以上。也可使用硫喷妥钠（thiopental sodium）。

（2）应用硫酸镁时，需预防镁中毒，使用时必须膝反射存在；尿量 >30ml/h；呼吸次数 >16 次/min；血镁水平在 1.6~3.29mmol/L（4~8mg/dl）。为避免硫酸镁长期应用对胎儿（婴儿）钙水平和骨质的影响，建议及时评估病情，病情稳定者在使用 5~7 天后停用硫酸镁；在重度子痫前期期待治疗中，必要时间歇性应用。

（3）镁中毒急救：10% 葡萄糖酸钙缓慢静脉注射和吸氧可使镁毒性作用消退。如果毒性作用一时不能消退，应维持呼吸功能直到血镁水平下降。

2. 降压　预防心脑血管意外和胎盘早剥等严重母胎并发症。收缩压 ≥160mmHg 和 / 或舒张压 ≥110mmHg 的高血压孕妇应进行降压治疗；收缩压 ≥140mmHg 和 / 或舒张压 ≥90mmHg 的高血压患者也可应用降压药。

目标血压：孕妇未并发器官功能损伤，收缩压应控制在 130~155mmHg 为宜，舒张压应控制在 80~105mmHg；孕妇并发器官功能损伤，则收缩压应控制在 130~139mmHg，舒张压应控制在 80~89mmHg。降压过程力求血压下降平稳，不可波动过大，且血压不可低于 130/80mmHg，以保证子宫 - 胎盘血流灌注（Ⅲ-B）。在出现严重高血压或发生器官损害如急性左心室功能衰竭时，需要紧急降压到目标血压范围，注意降压幅度不能太大，以平均动脉压（mean arterial pressure，MAP）的 10%~25% 为宜，24~48 小时达到稳定。在药物选择上以不影响心排出量、肾血流量与胎盘灌注量为原则。拉贝洛尔、硝苯地平、肼屈嗪，这三种药是最常用的降压药。

（1）拉贝洛尔（labetalol）：是水杨酸氨衍生物，对 α、β 肾上腺素能受体有竞争性拮抗作用。拉贝洛尔具有作用快，而无反射性心跳过快，同时对未足月之胎儿有促胎肺成熟作用。Lanell 等研究发现拉贝洛尔可增加子宫灌注及降低子宫血管阻力。剂量为 50~100mg + 5% 葡萄糖液 500ml，一天 2 次静脉滴注，20~40 滴 /min，每 30~60 分钟调整滴速。静脉给药后约 5 分钟可见最大作用。用药 3~5 天后血压稳定后可改口服，100mg，1 天 3 次。

（2）硝苯地平（nifedipine）：是钙通道阻滞剂，其药理作用是使全身小血管扩张。开始口服剂量为 10mg，必要时 30 分钟后可重复；10~20mg，每 6~8 小时 1 次，口服。硝苯地平与硫酸镁同时应用时，必须注意，因有可能加重低血压反应。在妊娠期高血压危象中，应用硝苯地平是安全的，但尚需进一步研究。

（3）肼屈嗪（hydralazine）：能扩张周围小血管，使外周阻力降低，可增加心排出量。此药有引起心动过速、心悸等副作用。在使用肼屈嗪时应同时静脉补液，不然可突然及明显地使血压下降，而影响胎盘灌注。肼屈嗪一般用于血压过高，防止脑血管意外及胎盘早剥。当舒张压>110mmHg

时，使用肼屈嗪 2.5~5mg，静脉推注，20 分钟以上，使用量应直到血压得到控制，使舒张压维持在 90~100mmHg，使用过程中应每 2~5 分钟测量一次血压。

（4）盐酸尼卡地平（nicardipine）注射液：尼卡地平属于较新的静脉降压药，为钙通道阻滞剂，其反射性所致心跳加快的副作用较硝苯地平少见。用法用量：用生理盐水或 5% 葡萄糖注射液稀释，配成浓度为 0.01%~0.02%（1ml 中含盐酸尼卡地平 0.1~0.2mg）后使用；高血压急症：以每分钟 0.5~6μg/kg（体重）的剂量给药，根据血压调节滴注速度。静脉滴注，一般 10~20 分钟起效，其最常见的副作用是头痛。

（5）酚妥拉明（regitine）：为 α 受体拮抗剂，可使小动脉舒张，降低心脏后负荷，使用此药时必须在血容量补足的基础上，常见的副作用有直立性低血压、鼻塞、眩晕、恶心、呕吐等。

（6）硝酸甘油（nitroglycerin）：主要松弛静脉，但也松弛动脉及血管平滑肌。它是一种快速作用的强效降压药，因其血流动力学半衰期很短，使用无创血流动力学监护。通过输入泵给予硝酸甘油，开始剂量为 10μg/min，每 5 分钟加倍剂量可达所要求的降压作用。大剂量静脉给药［>70μg/（kg·min）］可引起正铁血红蛋白血症（methemoglobinemia）。

（7）甲基多巴（methyldopa）：是母儿长期安全的唯一降压药物。甲基多巴经过 α- 甲基 - 去甲肾上腺素（甲基多巴的活性型）兴奋中枢 α₂ 受体降低血压，甲基多巴降低全身血管阻力而不引起心率或心排血量的明显生理性改变而维持了肾血流量。孕晚期用甲基多巴短期治疗（平均 24 天）不影响子宫胎盘或胎儿的血流动力学。孕期甲基多巴长期使用对胎儿、新生儿无影响，对婴儿也无长期的影响。剂量每天 1~2g，分 4 次服用，最大剂量为每天 4g。

（8）硝普钠（sodium nitroprusside）：又名硝铁氰化物，一氧化氮供体，为强有力的血管扩张剂，扩张周围血管使血压下降，作用迅速，给药 5 分钟即见效。剂量 25~50mg，先用 5% 葡萄糖液 5ml 溶解后，加入 5% 葡萄糖液 500ml，使浓度成为 50~100μg/ml，开始滴速 10~20μg/min，每隔 5 分钟可增加 10μg/min，直至出现满意效果，但要防止血压骤降。该制剂溶液对光敏感，故应用箔纸覆盖注射瓶，24 小时要换药。

3. 镇静　对子痫前期或子痫患者，或精神紧张、睡眠不足时可使用镇静剂。

（1）地西泮（diazepam）：属苯二氮䓬类，具有镇静、抗惊厥、催眠、肌肉松弛等作用。副作用是嗜睡、肌肉软弱无力，对胎儿的呼吸中枢有一定的抑制作用。剂量为口服 5mg，每天 3 次或睡前服。对于子痫或严重子痫前期患者，可用西地泮 10mg 加 25% 葡萄糖液 20ml，静脉缓慢推注 5~10 分钟。

（2）Ⅰ号冬眠合剂（hibernate mixture）：由氯丙嗪 50mg、异丙嗪 50mg、哌替啶 100mg 组成，称为全量冬眠合剂。该合剂可解除血管痉挛，改善微循环，降压作用较迅速，有利于控制子痫抽搐。常用半量冬眠合剂加入 5%~10% 葡萄糖液 250ml 中，静脉滴注。

4. 利尿　利尿剂能导致孕妇血液浓缩，血容量减少，使胎盘血流量减少和微循环灌注不良，故利尿药已不常规应用，只用于全身水肿、肺水肿、脑水肿、血容量过高或有心力衰竭者。

（1）呋塞米（furosemide）：为强效利尿剂，其作用部位可能在肾小管髓袢厚壁段。该药作用快而短促，剂量为 20~40mg，静脉缓慢推注。

（2）甘露醇（mannitol）：为渗透性利尿药。注入体内后由肾小管滤过，极少由肾小管再吸收，甘露醇经尿排出时，带出大量水分，但同时可丢失大量钠离子，主要用于脑水肿。20% 甘露醇 250ml，静脉滴注（30~60 分钟滴完）。甘露醇主要用于脑水肿，甘油果糖适用于肾功能有损害的孕妇。

5. 扩容治疗　血液浓缩、低血浆容量是子痫前期患者的主要病理生理变化之一。患者全身小动脉痉挛使微循环灌注不良，血液黏稠度增加，血液浓缩。在仔细控制下，给以 500~1 000ml 平衡液，静脉滴注，能扩张血管，改善血液浓缩，增加尿量，并能较平稳地逐渐降压，并可预防突然及明显的血压下降。因此在血液浓缩、低血容量患者中，采用扩容治疗是合理的，但应防止输液量过多、过速引起肺水肿。需谨慎使用。

（1）指征：①血细胞比容>0.35；②血容量降低；③全血黏度比值>3.6；血浆黏度比值>1.6。

（2）禁忌证：心功能不全、肺水肿、全身水肿。

（3）扩容剂：有多种扩容剂可供选择，根据患者不同情况选择使用。有血浆、人血白蛋白；血液浓缩者给低分子右旋糖酐 500ml 加 5% 葡萄糖液 500ml，静脉滴注，或平衡液 500~1 000ml，静脉滴注。

6. 产科处理

（1）加强对母儿的监护，注意血压的变化，每天至少测 2 次血压；注意体重的变化，每周 2 次测体重；注意尿量及出入水量，每周 1~2 次测尿常规及尿蛋白，重度子痫前期每周测 2~3 次。

（2）定期测肝功能、肾功能及血液学检查，胎儿 B 超监护及生物物理评分，孕 32 周后做 NST，以及多普勒脐血流测定。

（3）终止妊娠时间：①妊娠期高血压疾病、病情未达重度的子痫前期孕妇可期待至孕 37 周以后。②重度子痫前期孕妇：妊娠不足 26 周孕妇经治疗病情危重者建议终止妊娠。孕 26 周至不满 28 周患者根据母胎情况及当地母儿诊治能力决定是否可以行期待治疗。孕 28~34 周，如病情不稳定，经积极治疗病情仍加重者，应终止妊娠；如病情稳定，可以考虑期待治疗，并建议转至具备早产儿救治能力的医疗机构。>孕 34 周孕妇，可考虑终止妊娠。③子痫：控制病情后即可考虑终止妊娠。

（4）终止妊娠的指征：①重度子痫前期发生母儿严重并发症者，需要稳定母体状况后尽早在 24 小时内或 48 小时内终止妊娠，不考虑是否完成促胎肺成熟；②蛋白尿及其程度虽不单一作为终止妊娠的指征，却是综合性评估的重要因素之一，需注意母儿整体状况的评估：如评估母体低蛋白血症、伴发腹水和 / 或胸腔积液的严重程度及心肺功能，评估伴发存在的母体基础疾病，如系统性红斑狼疮、肾脏疾病等病况，与存在的肾功能受损和其他器官受累情况综合分析，确定终止妊娠时机。

（5）终止妊娠的方法：①宫颈成熟，可人工破膜引产，静脉滴注催产素；②宫颈未成熟，估计短期阴道分娩有困难者，可以剖宫产终止妊娠；③产后仍应加强监护，以防子痫的发生。

四、早发型重度子痫前期的期待治疗

重度子痫前期发病越早，预后越差。重度子痫前期发生于孕 24~34 周者称之为早发型重度子痫前期（early onset severe preeclampsia），而达到孕 34 周后发生者称之为晚发型重度子痫前期（late onset severe preeclampsia）。建议在三级医院并有围产儿重点监护设施的医疗机构对早发型严重子痫前期的孕妇进行期待疗法，以期延长胎龄，降低围产儿的死亡率。

Hall 等（2000）总结了 340 例无严重的合并症和并发症的早发型重度子痫前期的期待治疗。一旦妊娠达孕 34 周时即终止妊娠。结果延长胎龄平均为 11 天，无 1 例孕产妇死亡，围产儿（28 周到产后7天,或胎儿出生体重≥1000g)死亡率为24‰,新生儿存活率为94%。

但另一方面,期待疗法延长胎龄会增加孕产妇的病率。钮慧远等(2014)回顾性分析140例早、晚发型重度子痫前期孕妇的临床基本资料,结论是早发型子痫前期孕妇产后持续性高血压、蛋白尿的发生率均高于晚发型子痫前期孕妇,且其恢复时间更长。自2005年起有8篇关于重度子痫前期(孕24~34周)的期待治疗的资料归纳:发生胎盘早剥的占20%,肺水肿占4%以上,还有的发生子痫、脑出血,有1例孕产妇死亡。而由于延长胎龄平均为1周,围产儿的结局有明显的改善。Cunningham等(2013)认为重度子痫前期终止妊娠的压倒性理由是为了孕产妇的安全。迄今无资料提示期待治疗对孕妇有益;故在采取期待疗法时,除应加强母儿监护,还应与孕妇和家属沟通,一旦发现某一个或多器官功能障碍、胎儿窘迫或妊娠已达孕34周时应及时终止妊娠。

五、子痫的处理

子痫是重度子痫前期的严重表现,预防子痫的发生是防治子痫前期的主要目标之一。一旦发生抽搐(子痫)则子痫前期严重并发症的发病率将随之增加,严重威胁母儿的生命。及时正确的处理能改善子痫的预后,其基本处理与重度子痫前期相同,但需注意以下几个环节:

1. 控制抽搐 立即给地西泮10mg缓慢静注,或半量冬眠合剂加入5%~10%葡萄糖液250ml中,静脉滴注;或用25%硫酸镁20ml加5%~10%葡萄糖液20ml,缓慢静脉滴注,继之硫酸镁静脉滴注,以1~2g/h速度维持。

2. 降压治疗 如血压过高则加用降压药物,如拉贝洛尔等静脉滴注。

3. 如并发妊娠期高血压疾病性心脏病、心力衰竭,则在使用扩血管药物基础上加用毛花苷丙0.4mg + 25%葡萄糖液10~20ml,缓慢静脉注射;有脑水肿、少尿者可用呋塞米20~40mg缓慢静脉注射。

4. 减少刺激、防止受伤 室内应置帘幔遮光,保持环境安静,避免声、光、触动等刺激诱发抽搐;对子痫神志不清者需专人护理,床沿置挡板,以防跌落。如有义齿,应取出,并用缠以纱布的压舌板,置于上下白齿之间,以防咬伤舌头。

5. 严密监护 监测血压、脉搏、呼吸、体温及尿量、记出入水量;定时定期做尿常规、血液生化检查、眼底、心电图、血凝系统、肝肾功能等测定,及时发现胎盘早剥、心力衰竭、肺水肿、脑出血及急性肾衰竭,并采取积极的相应处理。

6. 终止妊娠 子痫患者如已临产、产程进展好、无胎儿缺氧,在积极控制抽搐后,在严密观察下可经阴道分娩,并缩短第二产程。如未临产,胎儿已成熟,目前多数学者认为抽搐控制6~12小时,应考虑终止妊娠,以免再次发生抽搐。

第四节　妊娠期高血压疾病的预测和预防

妊娠期高血压疾病病因未明,目前还不能完全预防它的发生,但可通过下列措施早期诊断,控制其发展及减少母儿的并发症。

一、妊娠期高血压疾病的预测

1. 孕中期平均动脉压的测定(mean arterial blood pressure,MAP) 于孕18~26周测血压,计算公式为MAP = 舒张压 + 1/3脉压。如MAP≥90mmHg,约50%孕妇于妊娠晚期发展为妊娠期高血压疾病。相反MAP<90mmHg者,其中91.3%孕妇将保持正常血压而不发生妊娠期高血压疾病。这是因为有妊娠期高血压疾病倾向者,由于血管对内源性血管紧张素的敏感性增高,MAP多>90mmHg。

2. 翻身试验(roll over test,ROT) 于孕28~32周进行。让正常血压的孕妇取左侧卧位,每隔5分钟测血压一次。待血压稳定后,突然改为仰卧位,再测血压。如仰卧位时舒张压较左侧卧位>20mmHg为阳性。阳性者说明该孕妇对血管紧张素高度敏感,提示有发生妊娠期高血压疾病的倾向。

3. 血液流变学试验 在孕24~26周测量,如血细胞比容≥0.35,血液黏度高者(全血黏度≥3.6,血浆黏度比值≥1.6),提示有妊娠期高血压疾病倾向。

4. 体重指数(body mass index,BMI) 孕中期如BMI>24kg/m² 者则妊娠期高血压疾病发生的可能性增加。

5. 血浆纤维连接蛋白(fibronectin,Fn)测定 Fn是一种高分子糖蛋白,测定血浆Fn是一种具有高度敏感性的预测妊娠期高血压疾病的方法。

据报道,有 76% 的病例在血压升高前 1 个月,Fn 已开始增高,其测定值 $\geqslant 400\mu g/L$ 时,将有 94% 的孕妇日后将发展为妊娠期高血压疾病。

二、预防

1. **产前检查** 要重视做好产前保健工作。围产保健工作者要严格执行孕产妇围产期保健制度,做好妊娠开始 3 个月的调查登记工作,测量基础血压,进行孕期保健宣教,对具有妊娠期高血压疾病好发因素的孕妇进行重点监测,早期发现妊娠期高血压疾病。

2. **饮食管理预防妊娠期高血压疾病** 对孕妇采用"三高一低"饮食,即高蛋白、高钾、高钙、低钠饮食。高蛋白食物可以改善机体动脉血管的弹性。增加高钾食物,可促进钠盐排泄,调节细胞内钠与钾的比值,补钙的意义在于因母体钙摄取量不足,使甲状旁腺激素代偿性分泌增加,它能使钙离子向细胞内流动,导致细胞兴奋性增强,血管平滑肌收缩,出现高血压。

3. **左侧卧位预防妊娠期高血压疾病** 左侧卧位不仅能增加肾血浆流量,且因降低机体对血管紧张素 Ⅱ 的敏感性而降低血压,对有妊娠期高血压疾病倾向的孕妇,能起到防止妊娠期高血压疾病的效果。

4. **口服小剂量阿司匹林预防妊娠期高血压疾病** 由于小剂量阿司匹林可抑制血栓素(TXA_2)的产生,进而抑制血小板凝集,防止血管内皮受损,故自 20 周起,每天口服 60~80mg 阿司匹林可达到防止妊娠期高血压疾病发生的作用。

第五节 妊娠期高血压疾病并发症和处理

一、妊娠期高血压疾病并发脑出血昏迷

(一)症状

在发病前数天或数小时常有前驱症状,如头痛、眩晕、运动或感觉障碍及视物模糊等。脑出血发生时,则突然眩晕、头痛加剧,继之迅速进入昏迷状态并伴呼吸深沉、呕吐、大小便失禁,血压升高,瞳孔缩小或两侧不等大,对光反射消失,四肢软瘫或偏瘫。

(二)诊断

根据以上病史及症状,诊断并不困难。为明确诊断,有条件者做 CT 检查,脑出血确诊率可达 100%。

(三)防治

1. 在正常情况下的血压变化,脑循环能自动调节小动脉水平的脑血管阻力,实验证明 MAP 控制在 130mmHg 或舒张压为 108mmHg,是预防妊娠期高血压疾病脑出血的重要标志。

2. 发生妊娠期高血压疾病高血压急症时,应在 1 小时内,使血压降到安全范围内,以防止脑血管意外及恢复脑血流的自动调节。

3. 发生脑出血时,要绝对卧床休息、不可使用吗啡等呼吸抑制药。

4. 降低颅内压极为重要,首先应使用脱水剂,因为颅内压升高可导致脑疝发生。

5. 降压、止血药物的应用,如肼屈嗪、拉贝洛尔、硝普钠等降压药;6- 氨基己酸、止血环酸等止血药。

6. 分娩方式的决定 诊断确定后,应立即行剖宫产结束分娩,术后行开颅术,常可挽救生命。

二、妊娠期高血压疾病心脏病的防治

1. **发病的主要原因** ①全身小动脉痉挛,冠状动脉受影响以致心肌血供不足;②血管阻力增加,左心负荷加重;③肾素 - 血管紧张素 - 醛固酮系统平衡失调,致体内水钠潴留加重心脏负担;④贫血、低蛋白血症致血浆胶体渗透压降低,更易诱发心力衰竭。

2. **临床表现** 该症易发生在孕晚期及产后 10 天之内。患者血压可在 $\geqslant 160/110mmHg$,水肿 (+++)~(++++),蛋白尿 (++)~(++++)。突然出现心慌、气短、咳嗽、咳血性泡沫痰、端坐呼吸、夜间呛咳等。检查心脏扩大、心率 $\geqslant 120$ 次 /min,有时可达 160~180 次 /min;有收缩期 Ⅱ~Ⅲ级杂音或舒张期奔马律,肺底部有湿啰音,肝区压痛;心电图为心肌损害,ST 段压低,T 波倒置。

3. **预防** 为防止妊娠期高血压疾病心力衰竭,应注意以下几点:①预防上呼吸道感染;②避免不适当的扩容;③纠正重度贫血。

4. **治疗** 改善心肺功能;降压、解痉、纠正低排高阻,减轻心脏前后负荷。①面罩吸氧以提高血氧分压,吸氧时予以去泡剂的氧(经 20%~30% 酒精过滤)。②扩血管药物:选用酚妥拉明 10~

20mg+5% 葡萄糖液 100ml，静脉滴注，可使小动脉，尤其肺小动脉扩张，改善肺高压，或用硝普钠 25mg+5% 葡萄糖液 500ml，5 滴 /min 开始。慎用硫酸镁静脉滴注。③控制心衰：在扩血管基础上使用毛花苷丙 0.4mg+25% 葡萄糖液 10~20ml，缓慢静脉推注。④利尿：呋塞米 20~40mg 静脉推注。⑤镇静剂：使用吗啡 10mg 或哌替啶 50~100mg，皮下注射。⑥心衰控制后 24~48 小时终止妊娠。如未临产或产程估计不能短期内结束者，以剖宫产为宜。

三、妊娠期高血压疾病与弥散性血管内凝血

(一) 概述

在正常妊娠期，随孕周增加，一些凝血因子增加，包括纤维蛋白原、因子 Ⅱ 等因子，可达非孕时 2 倍或以上。故正常妊娠晚期，孕妇血液处于高凝状态。胎盘和蜕膜是富于凝血激酶的来源。但血凝及纤溶两系统在正常妊娠期保持动态平衡，临床无异常表现。

在重度子痫前期患者，全身小动脉痉挛，引起血管壁缺氧损伤，血小板及纤维蛋白可黏附其上，同时由于胎盘缺血、绒毛坏死，释放凝血物质，使血管内微血栓形成，加重血管内凝血，使患者凝血因子消耗，可出现弥散性血管内凝血 (disseminated intervascular coagulation，DIC) 状态。

(二) DIC 的实验室诊断

实验室检查是 DIC 诊断的一项重要依据。初步的化验项目中包括血小板计数、活化凝血活酶时间 (activated partial thromboplastin time，APTT)、凝血酶原时间 (prothrombin time，PT)、纤维蛋白原含量的测定及凝血酶时间 (thrombin time，TT)。

1. **血小板计数** 在 DIC 中，血小板被消耗后减少。但是，血小板减少临床上见于不少的疾病。因此，对本病诊断的特异性不高。如果血小板不减少，计数>150×10⁹/L，表示 DIC 的可能性不大。

2. **凝血酶原时间 (PT) 测定** 在 DIC 早期即可出现延长，阴性率高。对诊断本病的特异性不大。

3. **活化凝血活酶时间 (APTT)** 反映体内内源性凝血过程，在 DIC 中 APTT 延长，如果同时测得 PT 及 APTT 均延长，对 DIC 诊断意义则更大。

4. **纤维蛋白原含量测定** 血浆中纤维蛋白原含量降低<1.5g/L，对 DIC 的诊断才能有意义。

5. **凝血酶时间 (TT)** 在 DIC 中 TT 延长表示可能由于纤维蛋白原被消耗或溶解后减少，或是由于纤维蛋白原或纤维蛋白裂解产物增多。如果化验结果全部符合诊断，DIC 诊断就可以确定。但如果化验并不全部符合，就要考虑到假阴性或假阳性的可能，则应做进一步的化验。

6. **纤溶活性的检测** 纤维蛋白降解产物的检测包括 FDP、纤维蛋白肽 A、D- 二聚体 (D-dimer)、D-dimer-E 复合物等。D- 二聚体可直接证实凝血酶对纤维蛋白原的作用和存在纤维蛋白降解的产物。此足以证实 DIC 继发性纤溶的存在。

(三) 防治

1. 防治妊娠期高血压疾病 DIC 的出现，关键在于防治妊娠期高血压疾病，并控制妊娠期高血压疾病勿使进入严重阶段。

2. 重度子痫前期合并试验室 DIC 指标阳性时，应以解痉、降压、疏通微循环，终止妊娠为原则。肝素的应用必须慎重，尤其临产者，肝素可引起产后大出血而不易控制。对未临产者，血液为高凝期，为预防急性 DIC 发生，可酌情给以小剂量肝素静脉滴注。

3. 发生 DIC，可输新鲜血及鲜冻血浆及纤维蛋白原、冷沉淀等。

四、妊娠期高血压疾病并发 HELLP 综合征

溶血、转氨酶升高、血小板减少综合征又名 HELLP 综合征 (haemolysis，elevated liver enzymes and low platelets syndrome，HELLP syndrome) 是重度子痫前期的并发症。1982 年，Weinstein 认为这种病症是重度子痫前期的特殊类型，并根据其实验室异常，称之为 HELLP 综合征。

(一) 发病率

HELLP 综合征发病率约为重度子痫前期的 20%。在双胎和单胎之间，HELLP 综合征的严重度及发病率无不同。不论 HELLP 综合征是一种独立疾病还是作为妊娠并发症的一部分，它一般出现在足月前，对母儿有明显的不良后果。

(二) 发病机制

HELLP 综合征的发病机制仍然不清。1994 年，Sibai 等提出，包括 HELLP 综合征、栓塞性血小板减少性紫癜、溶血性尿毒症性综合征、妊娠期急性脂肪肝和急性肾衰竭等疾病可能均是同一疾病过程范围内的一部分。虽然发病机制可

以类似，但不是同一疾病。共同的环节是内皮细胞损伤，接着血管痉挛，血小板激活，异常的血小板前列环素血栓素比率以及内皮衍生的松弛因子释放的减少，所有这些均对这些疾病的发病机制起主要作用。被激活的蛋白C阻抗引起凝血因子V的突变，现在认为这是妊娠期血栓形成的主要原因。新近资料认为HELLP综合征有因子VR506Q突变。

（三）临床表现

临床表现往往模糊不清。多数患者有上腹部或右上腹痛，所以开始会认为是胆石绞痛、胆囊炎、胰腺炎、消化道溃疡穿孔等疾病。较少见的情况如妊娠期急性脂肪肝。约有1/2孕妇有恶心、呕吐。有的像非特异性流感样的症状。起病仅有数天。也可无高血压、蛋白尿，或仅有轻度高血压和蛋白尿。所以，不论有无高血压孕妇，如出现以上症状均应做全血计数以及血小板和转氨酶测定。在子痫前期保守治疗时，有些孕妇可以发生这些症状，所以应定期测定血小板计数和转氨酶水平。

HELLP综合征可以出现抽搐、黄疸、胃肠道出血、血尿、牙龈出血、肾区、胸部及肩部疼痛。Sibai等提出由于这种模糊症状可以使HELLP综合征的正确诊断平均延迟8天（范围为3~22天）。故应提高对该病的警惕。

约有1/3 HELLP综合征出现在产后。在分娩后数小时到6天开始，大多数在48小时内出现。

（四）诊断和分级

以往该综合征的名称及诊断标准混乱而不一致。但诊断主要应根据有异常的外周血涂片，出现揭示微血管病溶血性贫血的纯锯齿状红细胞或碎裂红细胞或网织细胞计数升高。低珠蛋白水平也是一项溶血的有用指标。

在诊断该综合征的肝功能异常方面虽没有一致的意见，但大多数文献认为转氨酶升高。其中AST、ALT及LDH具有参考价值。同时提出肝功能异常一般与肝损程度不一致。但如果ALT和LDH水平极度升高时，则孕妇极为危险。

传统认为血小板减少的定义是血小板计数低于$150 \times 10^9/L$。我国目前定义为$\leq 100 \times 10^9/L$。

妊娠期血小板减少的鉴别诊断，除了HELLP综合征外，还包括免疫性血小板减少性紫癜，妊娠血小板减少，子痫前期伴血小板减少，妊娠急性脂肪肝，栓塞性血小板减少性紫癜，以及溶血性尿毒症性综合征。

（五）治疗

1. 支持疗法 HELLP综合征诊断确立后，应该积极给予支持疗法，务必使病情稳定。贫血严重者应输血。纠正水与电解质平衡。注意血压、呼吸与脉搏。入院后应测定肝肾功能及凝血功能。

2. 胎儿监护 注意胎儿在宫内的安危，行B超生物物理评分、NST、多普勒脐动脉血流测定。

3. 分娩时间及方式的决定

（1）严重HELLP综合征者$\leq 50 \times 10^9/L$，控制血压后，立即行剖宫产终止妊娠。

（2）中度HELLP综合征者，如胎龄已>34周，应立即终止妊娠。

（3）如距足月尚远，病情稳定后，应立即转送三级医院。如胎龄<34周，而病情不能迅速控制者，亦应立即终止妊娠。

（4）如无立即终止妊娠的指征，给地塞米松10mg，1天2次，肌内注射，促胎肺成熟，共2天。如在观察期间，孕妇病情转坏，应立即终止妊娠。

（5）轻度HELLP综合征，分类Ⅲ级，可继续妊娠，达足月和经阴道分娩。经保守支持治疗后，母儿情况可明显改善。在治疗过程中应密切监护母儿情况，尤其应注意胎儿生长发育。

（6）阴道分娩者，如行会阴切开及产钳助产，可给哌替啶止痛，会阴局部浸润麻醉。如血小板计数低于$100 \times 10^9/L$以及凝血功能异常，则不宜硬膜外麻醉。

4. 产后流血，除血小板计数外，还与其他因素有关，HELLP综合征孕妇如果血小板计数维持在$40 \times 10^9/L$以上，临床上不易发生产后流血；严重血小板减少的孕妇，血小板计数$<20 \times 10^9/L$者，必须输血小板以纠正，尤其在剖宫产前特别重要，因血小板很快消耗，输入的血小板仅起短暂作用；如无出血，不必重复输入血小板，因分娩后血小板减少可以恢复。凝血功能障碍的孕产妇，血浆成分缺乏，可补充冷冻新鲜血浆、红细胞及抗凝血酶Ⅲ。

5. HELLP综合征产后必须仔细监护，至少48小时，有条件者应在重症监护室监护。大多数患者在分娩后48小时内恢复，无并发症的产妇，在产后第4天开始血小板计数上升、乳酸脱氢酶浓度下降。

6. 定期测定肝、肾和凝血功能。

7. 发生弥散性血管内凝血的患者将会延迟恢复，甚至病情恶化，这种患者可考虑血浆交换，有治疗成功的希望。

8. **肾上腺皮质激素**　应用肾上腺皮质激素可促使胎肺成熟和改善 HELLP 综合征的严重程度。Heyborne 等报道使用低剂量阿司匹林和肾上腺皮质激素使妊娠延长 4 周,暂时缓解 HELLP 综合征。Magann 等报道在妊娠 24~37 周间使用地塞米松 10mg,每 12 小时 1 次,静脉推注,与对照组比较在实验室检查和临床表现上均得到稳定和明显改善,治疗组平均延长妊娠 41 小时,而对照组为 15 小时,这种治疗对安全地转运患者到三级医院特别有帮助;同时用大剂量肾上腺皮质激素治疗,患者产后恢复也比对照组快。

（六）母儿预后

妊娠合并重度子痫前期和 HELLP 综合征,母儿预后差。围产儿死亡率高达 77‰~370‰;孕产妇患病率和死亡率也较高。孕产妇并发症常见并威胁母儿生命安全。常见的并发症有弥散性血管内凝血、胎盘早剥、急性肾衰竭,以及肝脏血肿、梗死和破裂等。有 6 组研究报道 HELLP 综合征总数 746 例患者,29 例死亡(3.9%)。因此,如充分了解 HELLP 综合征的疾病过程,加强母儿监护和处理,当能改善孕产妇及围产儿的预后。

这种病例少见,关于 HELLP 综合征的复发。1994 年,Sullivan 等通过对 481 例、长达 12 年的回顾性分析,HELLP 综合征复发的危险性约为 20%。

五、妊娠期高血压疾病与产后溶血性尿毒症性综合征

产后溶血性尿毒症性综合征(hemolytic uremic syndrome,HUS),简称产后 HUS,是一种极少见、病死率甚高的疾病。该病曾有多种命名,如"产后溶血性尿毒症""产后肾硬化"等。多发生在流产、引产或分娩后,极少数可发生在孕末期或临产时,是以急性微血管病性溶血性贫血、血小板减少及急性肾衰竭三大症状为主的综合征。

（一）病因与发病机制

产后 HUS 的病因尚不十分明了,可能与下列因素有关:

1. **机械因素**　妊娠及产褥早期孕产妇血液处于相对高凝状态,易有局限性微血栓形成;如在流产、引产或分娩中又使用了子宫收缩剂,可使肾小动脉痉挛,动脉壁受损;当红细胞以高速通过受血管壁内膜的机械性阻碍,使红细胞变形、碎裂,造成血管内溶血与凝血活酶的释放,加速凝血因子与血小板损耗,促进血管内凝血。于是纤维素沉积于肾小球毛细血管与小动脉内,使肾小球的血流灌注量减少,最终导致肾衰竭。

2. **免疫系统的变化**　妊娠期免疫系统的变化,使红细胞获得抗原性,由于抗原 - 抗体复合物的形成,抗原 - 抗体反应,激活体内原有的补体,使红细胞溶解。

3. **感染因素**　近年有些学者提出,产褥感染了耐药的某些血清型大肠埃希氏菌,由于细菌过度繁殖产生大量内毒素,而肾小球表面存在这种大肠埃希氏菌产生的内毒素的表面受体 Gb_3,内毒素与 Gb_3 结合后抑制内皮细胞蛋白合成,进而引起细胞损伤,诱发了 HUS 的产生。

（二）诊断

1. **临床表现**　产后当天或数周内突然发生进行性溶血性贫血与黄疸,尤其在妊娠期高血压疾病患者中更易发生此症。开始时患者有高血压、发热及上呼吸道和胃肠道症状,并伴有阴道流血和瘀斑、瘀点。有些患者接着有心律不齐、心包炎、心力衰竭、心肌梗死、支气管肺炎、抽搐发作等。同时有一过性血尿及血红蛋白尿,尿量逐渐减少,由于急性肾衰竭而致少尿或无尿。

2. **实验室检查**

（1）末梢血象:红细胞及血红蛋白低下,血红蛋白<100g/L,但常降至 70g/L 以下;红细胞大小不等,形态异常,出现裂细胞、锯齿细胞及细胞碎片;网织细胞增多。

（2）血小板数减少,常降至 100×10^9/L 以下。

（3）黄疸指数升高,血清胆红素及转氨酶增高。

（4）凝血机制检查:纤维蛋白原降低至 ≤1g/L(100mg/dl);凝血酶原、凝血酶及部分凝血活酶时间延长;纤维蛋白原降解产物增多。

（5）血红蛋白尿或血尿;蛋白尿及各种管型。

（6）血尿素氮、肌酐及非蛋白氮增高;尿肌酐清除率下降。

3. **病理**　产后 HUS 的主要病变在肾脏,肾脏活检可见:①肾小球丛毛细血管和入球小动脉内,肾小动脉内皮增生有广泛性纤维蛋白微血栓形成;②肾小管上皮细胞坏死。

根据以上临床表现与实验室检查可做出诊断。

（三）鉴别诊断

产后 HUS 需与下列情况进行鉴别:

1. **单纯性妊娠期高血压疾病**　单纯性妊娠期高血压疾病不出现 HUS 的进行性溶血、血小板降低等临床表现。

2. **HELLP 综合征** 是重度子痫前期的严重并发症,它是在全身血管严重痉挛性收缩的基础上出现的血小板减少并发微血管病性溶血。所以具有妊娠期高血压疾病的典型症状:高血压、蛋白尿。故其发生的原因与产后 HUS 不同,可助于鉴别。

3. **与系统性红斑狼疮肾炎型鉴别** 妊娠期并发红斑狼疮肾炎型少见,可根据该病产前病史以及检查抗核抗体阳性鉴别。

4. **妊娠期急性脂肪肝** 起病急、病死率高。患者常由于急性肾衰竭及 DIC 而死亡。B 超可见典型的脂肪肝波形,同时无进行性血管内溶血现象以鉴别。

(四) 产后 HUS 的处理

1. 专人护理,做好特殊护理记录 准确记录出入水量,每天进入体内的总量不应超过每天的总排出量:每天补液量 = 显性失水(尿量、出汗、呕吐)+ 不显性失水(呼吸消耗及皮肤蒸发 700ml – 内生水 400ml)。过多水分进入可导致水中毒,出现肺水肿、脑水肿或充血性心力衰竭。

2. 饮食 于肾实质损伤期开始 2~3 天内,由于组织分解代谢旺盛,可引起尿素及蛋白代谢终末产物剧增,为了减轻肾脏负担,限制蛋白质摄入,应以糖类补给热量为主,如果每天能保证摄入葡萄糖 100g,即可减轻蛋白质负平衡。进食有困难者,可给予 20%~50% 葡萄糖液 400~600ml,或葡萄糖、脂肪乳剂静脉滴注或用全营养静脉滴注。

病情稳定后可给予低蛋白饮食,每天 20g 左右。供给的蛋白质质量宜高,如蛋类和乳类。同时注意补充多种维生素,包括 A、B、C、D 等。

3. 肝素治疗 明确诊断后,应及早使用肝素,以阻止微血栓形成。肝素 50mg 加入 5% 葡萄糖溶液 100~200ml 中缓慢滴注,使试管内凝血时间维持在 15~30 分钟为宜。以后每 4~6 小时静脉滴注肝素 50mg,并根据病情调整滴速及用量。

4. 氢化可的松 200~300mg/d,静脉滴注。

5. 输入新鲜血、血浆 输入人血白蛋白可纠正低蛋白血症。

6. 降低血压 血压过高易出现高血压脑病,如惊厥、抽搐等表现,因此宜适当降压。利血平、肼屈嗪及甲基多巴,为其常用降压药。如果血压显著增高,或患者有早期高血压脑病或充血性心力衰竭

出现,则持续静脉滴注硝普钠可迅速控制血压而不会明显增加心脏负荷。

7. 若患者有急性肺水肿表现,则宜给洋地黄类药物,如毛花苷丙静脉注射。由于患者的心力衰竭属高输出量型,同时有高血压,因此静脉缓慢注射酚妥拉明 5mg,以后以 10~20mg 加入 5% 葡萄糖溶液 200ml 中静脉滴注,以扩张血管,减轻心脏后负荷,同时减少回心血量。

8. 透析疗法 急性肾衰竭经利尿无效时使用,用于有下列情况者:①血清尿素氮>28.56mmol/L(80mg/dl),肌酐>530.4μmol/L(6mg/dl);②血清钾>6.5mmol/L;③二氧化碳结合力持续在 13.47mmol/L 以下;④体液过多所致的肺水肿、心力衰竭或脑水肿;⑤显著尿毒症症状。

9. 纠正酸中毒及电解质紊乱,尤应防止高血钾的发生。

10. 用抗生素预防感染。

(庄依亮)

参考文献

1. 中华医学会妇产科学分会妊娠期高血压疾病学组. 妊娠高血压疾病诊断指南 (2015). 中华产科急救电子杂志, 2015, 4 (4): 206-213.
2. 张惠. 子痫前期滋养细胞功能障碍病因学研究进展. 中国实用妇科与产科杂志, 2012, 28 (4): 305-308.
3. 钮慧远, 孙丽洲, 戚婷婷, 等. 早发型、晚发型重度子痫前期孕妇产后短期预后比较. 山东医药, 2014, 54 (45): 10-12.
4. Creanga AA, Berg CJ, Syverson C, et al. Pregnancy-related mortality in the United States, 2006 to 2010. Obstet Gynecol, 2015, 125 (1): 5-12.
5. Cunningham FG, Leveno KJ, Bloom SL, et al. Williams Obstetrics. 24th ed. McGraw-Hill education, 2014: 728-779.
6. Sibai BM, Ramadan MK, Usta I, et al. Maternal morbidity and mortality in 442 pregnancies with hemolysis, elevated liver enzymes, and low platelets (HELLP syndrome). Am J Obstet Gynecol, 1993, 169 (4): 1000-1006.
7. Society for Maternal-Fetal Medicine, Sibai BM. Evaluation and management of severe preeclampsia before 34 weeks'gestation. Am J Obstet Gynecol, 2011, 205 (3): 191.
8. Thornton S, Dahlen H, Korda A, et al. The incidence of preeclampsia and eclampsia and associated maternal mortality in Australia from population-linked datasets: 2000-2008. Am J Obstet Gynecol, 2013, 208 (6): 476. e1-5.

第八章　多胎妊娠

1. 双胎妊娠是流产、早产、出生缺陷及围产儿患病率和死亡率增加的重要原因。
2. 早期判别绒毛膜性,加强孕期监护,早期诊治双胎特别是单绒双胎并发症(包括孕妇与胎儿),减少不良围产结局发生。
3. 重视胎儿孕期超声影像学畸形筛查,不建议行血清学筛查。羊膜腔穿刺或绒毛穿刺取样前,要对每个胎儿做好标记,依情况进行单胎或双胎的取样。
4. 双胎不是剖宫产指征,根据绒毛膜性,并结合每个孕妇及胎儿的具体情况制订个体化的分娩方案。
5. 双胎妊娠延迟分娩过程中存在发生严重母儿感染的风险,需向患者及其家属详细告知风险利弊,慎重决定。

凡一次妊娠有一个以上生长的胎儿称为多胎妊娠。哺乳类动物繁衍子代一般是多胎妊娠的方式,但进化至灵长类,常常是单胎妊娠。人类一般都是单胎妊娠,而多胎妊娠则是作为一种特殊妊娠方式。

Hellin 根据大数量资料计算出人类多胎发生率为 $1/89^{n-1}$,n 代表一次妊娠的胎儿数。以此公式计算自然条件下:三胎妊娠的发生率大约为 1/8 000 分娩,四胎妊娠为 1/700 000 分娩(Sheppard,1992),五胎妊娠则为 1/65 610 000(Crane,1994)。近年来,随着促排卵药物的应用以及人类辅助生殖技术的广泛开展,该计算方式已经失去意义。以美国为例,1993 年美国历史上多胎妊娠第一次超过 100 000 例,其中 96 000 例为双胎妊娠,三胎妊娠为 3 834 例,四胎妊娠为 277 例,五胎妊娠 57 例。

第一节　双胎妊娠

一、定义

一次妊娠有 2 个胎儿生长称为双胎妊娠。双胎妊娠是人类最为常见的特殊妊娠方式。双胎妊娠分:

(一) 双卵双胎

双卵双胎(dizygotic twins 或 fraternal twins)是指由两个卵子分别受精形成的双胎妊娠,约占双胎妊娠的 2/3,双卵双胎的发生与种族、遗传、胎次及促排卵药物的应用有关。双卵双胎在生长过程中会形成两个独立的胎盘和胎囊,两个胎囊之间的中隔由两层羊膜及两层绒毛膜组成。双卵双胎特殊现象包括:

1. **异期复孕(superfetation)** 一次受精后于下一个排卵周期后再次受精妊娠称异期复孕。从理论上来说,只要第一次受精卵发育成的孕囊未完成封闭宫腔,异期复孕的可能总是存在的,目前在母马中证明有异期复孕现象,在人类妊娠中并未得到证实。而有专家认为在双胎妊娠中两个胎儿大小存在明显差异时,或者自然分娩 2 个胎儿前后娩出的间隔时间较长时,很可能是异期复孕的结果,但未得到循证医学的支持。

2. **同期复孕(superfecundation)** 较短时间内的两次性交使两个卵子受精发育,这种受孕称为同期复孕。同期复孕可以是同一个人的精子,也可以不是同一个人的精子。Harris(1982)曾报告一名妇女在月经周期的第10天遭到强奸,一周后与其丈夫有性生活,近足月时分娩一名血型为A型的黑色婴儿及一名血型为O型的白色婴儿,该女性及其丈夫均为O型。同期复孕十分少见,但它确实存在。

由于双卵双胎的两个胎儿各有其自己的遗传基因,因此2个胎儿的性别、血型、容貌均不同。

(二) 单卵双胎

单卵双胎(monozygotic twins)是指由一个受精卵分裂而成的双胎妊娠,约占双胎妊娠的1/3,其发生不受种族、遗传、年龄或胎次影响,也与促排卵药物的应用无关。两胎儿的基因相同,因此性别相同,容貌极相似。单卵双胎卵子受精后分裂成两个胚胎的时间不同可以表现为不同类型的单卵双胎:

1. 双羊膜囊双绒毛膜单卵双胎 在受精后72小时内的桑葚期前分裂成两个胚胎,为双羊膜囊双绒毛膜单卵双胎,有两个羊膜囊及双层绒毛膜。双羊膜囊双绒毛膜单卵双胎约占单卵双胎的18%~36%,它们有各自的胎盘,但相靠很近,甚至融合。

2. 双羊膜囊单绒毛膜双胎 受精后72小时至6~8天,囊胚期内细胞块已形成,绒毛膜已分化,但羊膜囊尚未出现前形成的双胎为双羊膜囊单绒毛膜单卵双胎,在单卵双胎中占70%。双羊膜囊单绒毛膜双胎共有一个胎盘,但各有自己的羊膜囊,两者间仅隔一层绒毛膜和两层羊膜。极少数情况下,由于内细胞块分裂不对称,形成一大一小两个胚胎,小的胚胎在发育过程中因与大而发育正常胚胎的卵黄囊静脉吻合,逐渐被包入体内,成为包入性寄生胎,俗称胎中胎或胎内胎。

3. 单羊膜囊单绒毛膜双胎 在受精后8~12天分裂为双胎者,两个胎儿共同拥有一个胎盘,处于一个羊膜囊内,但无羊膜分隔。在生长发育过程中两个胎儿由于相互运动可发生脐带缠绕、打结,以致一个胎儿死亡。单羊膜囊单绒毛膜双胎仅占单卵双胎的1%~2%,为数极少,但死亡率极高。

4. 连体双胎 分裂发生在受精的13天以后,可导致连体畸胎,发生率约占单卵双胎的1/1 500。

单卵双胎的胎儿在性别、血型、容貌等方面极为相似,在大多数正常情况下,大小也近似。

二、双胎的发生率

大数量统计估计双胎妊娠的自然发生率在10‰~12‰。按照Hellin计算,自然条件下计算多胎妊娠发生率为$1:89^{n-1}$(n代表一次妊娠的胎儿数),计算双胎妊娠发生率应为1/89。英格兰和威尔士1938—1989年(1981年因故未入)统计显示,在36 134 938次分娩总数中,双胎共402 499次,发生率为11.1‰。美国Parkland医院1994年全年分娩单胎13 772例,双胎为163例,单、双胎之比为1:84。然而不同的地区,双胎妊娠的自然发生率也存在着差异,巴西一项对7 997次分娩的调查显示双胎妊娠193次,双胎妊娠的发生率为2.41%。尼日利亚一项调查显示双胎妊娠发生率为1/43分娩。

近年的多项调查发现双胎妊娠的发生率曾上升趋势。挪威1967—1987年统计双胎妊娠率则稳定在1.0%,然而从1988—2004年双胎妊娠率由1.1%上升到1.9%,排除辅助生殖技术的因素,则该时期双胎妊娠的发生率由1.1%上升到1.6%。与1976—1987年相比,1988—2004年双胎妊娠的发生率明显增加。另外不同类型双胎的发生率也存在着差异。一般来说,单卵双胎的发生率较恒定,在3‰~5‰之间。双卵双胎的发生率差别较大,而且在不同的地区发生率变化也很大,亚洲为6/1 000,美国和欧洲在(10~20)/1 000,非洲高达40/1 000。

三、影响双胎发生率的有关因素

1. 血清促性腺激素的水平 血清促性腺激素水平与双胎,特别是双卵双胎的发生率有极大的关系。血清促性腺激素高的妇女双胎妊娠的发生率也增加。例如尼日利亚双胎高发的伊巴丹地区妇女的血清促性腺激素水平较高,而日本妇女血清促性腺激素水平较低,其双胎发生率较低。因为血清促性腺激素水平增加可以使一个月经周期有超过一个的卵泡发育成熟,因而使双卵双胎的发生概率增加。

2. 年龄 巴西一项研究显示初孕妇年龄超过30岁其双胎妊娠率非常高(45.02‰);30岁以下的初孕妇双胎妊娠率和经产妇相似,为每1 000次分娩有20例双胎。年龄超过30岁的经产妇中单卵双胎为7.04‰。荷兰一项研究显示双卵双胎的发生率随年龄的增加而增加。年龄与双胎妊娠高发的关系可能与年龄较大妇女卵巢激素对血清促性腺激素副反馈作用的减弱,使促性腺激素水平升高,卵泡发育频率增加有关。

3. **营养** 有动物实验证实增加营养可以增加双胎妊娠的发生率；一些关于妇女身体成分与双胎妊娠关系的研究也显示双胎妊娠与妇女身体成分有关。身高的增加与自然双胎妊娠增加有关（相对危险性为 1.6；95% 置信区间：1.5~1.8），随体重指数（body mass index，BMI）的增加而增加（相对危险性 1.3；95% 置信区间：1.1~1.4），美国一项研究也认为随 BMI 的增加双胎妊娠的发生率也增加，但是单卵双胎与 BMI 没有相关性，而双卵双胎与 BMI 显著相关。

4. **遗传因素** 尼日利亚的约鲁巴人被称为"双胎之壤"，该地区（尼日利亚的西部地区）双胎妊娠的发生率占分娩总数的 5%，而西欧仅为 1.2%，日本为 0.8%。有学者对分娩 2 次或 2 次以上双胎的妇女进行家族性研究发现这些妇女中本身即为双胎之一者占 4.5%，姐妹中有 5.5% 曾分娩双胎，兄弟的子女 6.5% 属双胎。连获双胎的父亲中有 4.2% 本人即为双胎之一，其姐妹中有 8.2% 曾分娩双胎，其兄弟的子女 6.5% 属双胎。这些数字表明了双胎的家族优势，其发生双胎的频率较一般家族高 4~7 倍。家族遗传倾向一般存在双卵双胎。

5. **促排卵药物** 促排卵药物，如人类绝经期促性腺激素（human menopausal gonadotropin，hMG）或氯米芬（clomiphene）等导致多个排卵使多胎妊娠发生率增加已经是毋庸置疑的，其多胎发生率将增加 20%~40%。促排卵药物诱导排卵后双卵双胎及单卵双胎的发生率均增加。Derom 等研究了比利时东佛兰德的近 1 000 例单卵双胎，发现在诱导排卵后合子的分裂率增加了一倍。

6. **辅助生殖技术** 随着辅助生殖技术的不断成熟和推广，由此引起的多胎妊娠现象以及多胎妊娠的不良结局应该进一步重视。美国 2011 年、2012 年体外受精（in vitro fertilization，IVF）及配子输卵管内移植（gamete intrafallopian transfer，GIFT）每次输入受精卵的数均在 3 个以上，因此发生多胎妊娠的机会明显增加。而多胎妊娠的不良结局发生率显著高于单胎妊娠。Mcfaul 等（1993）调查 IVF 及 GIFT 成功的 148 名妊娠妇女，其中 45 例（30%）在妊娠 24 周内出现自发性流产、过期流产、异位妊娠等而妊娠终止，其余的 103 例妊娠中有 25% 以早产为结局。这些结果与多胎妊娠是相关的。与欧洲相比，美国辅助生育多胎妊娠的发生率达 50%。目前认为 33% 的多胎妊娠比率是可以接受的，因此近年来在确定胚胎植入的数量上有了

不少研究。Trondheim 从 1991 年开始选择 2 个胚胎植入，使得 3 胎妊娠的发生率由 7% 下降到 1%，但是双胎妊娠的发生率仍然很高。2002 年开始在 90% IVF 中选择 1 个胚胎植入，使得三胎妊娠率降到 0，而双胎妊娠率降到 10% 以下。2012 年美国报道在 456 个诊所 157 635 例辅助生育中，双胎妊娠率 41%，三胎及以上妊娠率 2%。

四、双胎妊娠胎盘的组织学表现

1. **双胎胎盘类型** 检查如果是两个完全分开的完整胎盘，则可以直接确定为双卵双胎；如果是融合的胎盘时，则需要仔细检查两个胎盘间的隔膜，如隔膜仅由两层羊膜组成，通常呈透明状，如果在两层羊膜间尚有两层绒毛膜，则透明度变差，往往需要做显微镜下检查以明确是双羊膜囊双绒毛膜、双羊膜囊单绒毛膜还是单羊膜囊单绒毛膜。

2. **双胎胎盘的血管吻合** 单卵双胎两个胎盘间的血管吻合率很高，达 85%~100%，吻合可在胎盘胎儿的浅表面，亦可在组织的深部。浅表部的吻合多为较大的血管，以动脉 - 动脉方式吻合，少数是静脉 - 静脉的吻合；具有较大意义的是在组织深部的动脉 - 毛细血管 - 静脉的吻合，吻合部在共同的胎儿小叶，血液从一个胎儿的动脉通过多种的吻合方式经绒毛的毛细血管流至另一胎儿的静脉，在胎盘中的多个共同的胎儿小叶血液从动脉 - 毛细血管 - 静脉的交通，有甲胎儿至乙胎儿的，也有乙胎儿至甲胎儿的。两个胎儿的胎盘间是否有血管吻合，除应注意两个胎盘的胎儿面的交界处的动静脉吻合，还可以采用造影剂、有色液体或有色塑料注入脐动脉或脐静脉内做进一步检查，如有交通支存在，则为单卵双胎。

3. **双胎胎盘的病理表现** 双胎胎盘中，脐带帆状附着发生率较普通胎盘高 9 倍，并合并前置血管（vasa previa），单脐动脉（single umbilical artery）在双胎胎盘中发生率也较高，多发于单卵双胎的胎儿之一。另外，双胎胎盘之一可变成水疱状胎块，这种变化十分罕见，与单胎胎盘的部分水疱样变性不易区别。双胎输血综合征（twin-twin transfusion syndrome，TTTS）在双羊膜单绒毛膜胎盘中占 15%~30%。在胎盘变化上是供血胎儿的胎盘体积大，苍白，镜下可见绒毛粗大、水肿，绒毛毛细血管小而不明显；但受血胎儿胎盘呈暗红色，多血，质较韧，镜下则见绒毛毛细血管普遍扩张充血。

五、双胎妊娠的诊断

随着超声技术在产科领域的广泛应用以及产前检查的正规开展,双胎妊娠的诊断不再困难。但对未接受正规产前检查的孕妇,分娩前的误诊依然可能存在。因此临床应从以下几个方面诊断:

1. **临床表现** 早期妊娠时妊娠反应较重。对有双胎家族史、应用 hMG 或氯米芬促排卵而妊娠者尤其应注意双胎的可能。妊娠 10 周起子宫体积大于单胎妊娠,体格检查发现子宫大小大于子宫妊娠月份应有的大小,或宫底高度大于妊娠月份应有的高度;腹部触诊如扪及过多的小肢体,或扪及两个胎头,应疑有双胎可能。为排除由于充盈的膀胱造成的子宫底上升,检查前应排空膀胱;还要排除因末次月经有误,羊水过多,合并子宫肌瘤、附件肿块、葡萄胎等引起的子宫不符合妊娠月份的可能。此外,胎心听诊时如能同时听到两个速率不同且相差 10 次 /min 以上的胎心时可以确定为双胎妊娠。

2. **B 超** B 超检查是诊断双胎妊娠的重要手段,它还有鉴别胎儿生长发育,观察胎儿有无畸形及有无羊水过多或羊水过少等功能。

(1)早期妊娠时双胎的诊断:腹部 B 超检查最早在停经 6 周左右可以诊断,经阴道超声较腹部超声可更早发现双胎妊娠(D'Alton 和 Mercer,1990),阴道超声最早可在停经 38 天左右诊断。超声可见:宫内有 2 个胚囊。虽然双卵双胎的 2 个胚囊可分别着床于子宫腔内的不同部位,但在绝大多数情况下是 2 个胚囊并列在宫底或宫腔的其他部位,与周围蜕膜形成具有特征性的液体光环,随后出现胚芽及原始心血管搏动;原始心血管搏动一般在 7 周末见到。单卵双胎的胚囊为一较大的双环囊腔,腔内有一羊膜光带将胚囊分隔成两个小房,各有胚芽及心血管搏动。由于两个胚芽的原始心血管搏动的出现时间可不一致,因此在妊娠 9 周时胎儿已初具人形并出现胎动时诊断更为确切。至妊娠 9~13 周时 2 个胎囊、胎儿及其胎动均已清晰可辨。

(2)中晚期双胎妊娠的诊断和监护:B 超在中晚期妊娠双胎诊断的正确率达 100%。超声在双胎妊娠中晚期时对胎儿生长的监测作用更加符合临床需要;妊娠 16 周以后通过测量胎儿径线观察胎儿的生长情况。主要从两方面检测:①通过估计胎儿体重观察胎儿的生长发育。由于双胎妊娠早产的发生率较高,了解胎儿的生长发育及成熟度

对帮助临床选择恰当的处理,提高双胎妊娠的围产儿结局具有重要的意义。与单胎妊娠相比,超声在双胎妊娠体重判断的错误率较高(8.9% vs. 6.8%),而对第二个胎儿估计的准确性低于第一个胎儿。②对双胎不良结局的判断:比利时一项研究显示超声在早期妊娠及妊娠 16 周对胎儿危险结局预测准确率分别为 29% 和 48%,假阳性率为 3% 和 6%;早期妊娠和 16 周联合预测胎儿并发症的准确率为 58%,假阳性率为 8%。③双胎畸形的诊断:双胎的胎儿畸形明显高于单胎,常见的畸形有脑积水、无脑儿、脑脊膜膨出、脐膨出及内脏外翻、双联畸形及无心畸形等,均可经 B 超而诊断。

3. **X 线诊断** X 线检查曾经是诊断双胎的重要方法,但与 B 超相比,其诊断必须用于骨骼形成以后,而且母亲过度肥胖、羊水过多及胎儿的运动均影响诊断的正确性,且放射有一定的伤害性,不如 B 超可以通过多个切面观察胎儿的各部分结构,测量其径线,并可反复使用。随着超声技术在产科的广泛应用,X 线检查已经被 B 超取代。

4. **生化检测** 由于双胎胎盘比单胎大,在生化检测中,血绒毛膜促性腺激素(hCG)、人类胎盘泌乳素(hPL)、甲胎蛋白(AFP)、雌激素、碱性磷酸酶的平均水平及尿雌三醇和雌二醇确实高于单胎,但这些检测并无诊断价值。

六、双胎妊娠对母儿的影响

(一)母体影响

1. **循环系统负荷增加** 主要表现为母体血容量比单胎妊娠多增加 500ml。由于血容量的剧增以及 2 个胎儿的发育,对铁及叶酸的需要剧增,因此母体更易发生贫血。Veille 等(1985)以心动超声估计双胎孕妇的心功能并与单胎比较,心排血量增加,但舒张期末心室容积仍相同。双胎妊娠对母体循环系统的影响不会增加母体以后患心血管疾病的风险。

2. **母体变化** 双胎妊娠的子宫体积及张力明显增大,其容量将增加 10L 或更多,重量将增加至少 9kg,特别是在单卵双胎,其羊水量可以迅速增加,发生急性羊水过多,除压迫腹腔脏器,甚至发生移位外,还可能有横膈抬高,肾功能损害。Quigley 及 Cruikshank(1977)曾报道 2 例双胎妊娠并发急性羊水过多,发生氮质血症及尿少。

3. **妊娠期高血压疾病** 妊娠期高血压疾病是双胎的主要并发症之一,其发生率较单胎妊娠

高 3~5 倍,初产妇尤为多见。妊娠 37 周前发展成妊娠期高血压疾病约为 70%,而单胎妊娠仅为 6%~8%,其发生时间亦早于单胎妊娠,且病情重,易发展成子痫;小于胎龄儿的发生率亦增加。另外,有妊娠期肝内胆汁淤积症者更易发生妊娠期高血压疾病。

4. 妊娠期肝内胆汁淤积症(intrahepatic cholestasis of pregnancy,ICP) ICP 是我国孕妇妊娠期常见的并发症之一,其发病原因与妊娠期雌激素水平异常增高有关;双胎妊娠因有 2 个胎盘,因此雌激素水平增高更加明显。主要症状是瘙痒,转氨酶升高,或伴胆红素升高,出现黄疸;对胎儿的主要威胁是早产及胎儿窒息,以致突然死亡。上海市第六人民医院 1985—1995 年共分娩 12 886 次,单胎妊娠 12 796 例,发生 ICP 540 例,发生率为 4.2%;同期的双胎妊娠为 90 例,记录完整者 80 例,ICP 24 例,发生率为 30%;双胎妊娠 ICP 发生率为单胎妊娠的 7 倍;产后出血量亦增加。一项对 159 197 例分娩的研究显示 376 例(0.2%)出现妊娠瘙痒,其中双胎妊娠与瘙痒的发生具有相关性;双胎合并 ICP 的危险对孕产妇主要是产后出血,对胎儿主要是胎儿窘迫及早产。

5. 产后出血 详见第十六章第一节。

(二)对胎儿的影响

1. 围产儿死亡率 与单胎妊娠相比,双胎妊娠围产儿的死亡率明显增高,有报道其死亡率增加 4 倍。死亡的主要原因是早产造成的低体重儿和极低体重儿。Gardner 等(1995)及 Kilpatrick 等(1995)曾比较同胎龄的双胎早产新生儿和单胎早产新生儿的内在危险因素发现,呼吸窘迫综合征、脑室内出血、坏死性小肠炎的发生率两者是相同的,长期随访亦未显示前者的危险度有所增加。所以,与单胎相比,双胎妊娠本身并未比单胎妊娠对胎儿带来更大的危害,但是双胎早产发生率远较单胎为高却是主要的危险。单卵双胎的围产期发病率和死亡率均高于双卵双胎,单羊膜囊双胎的胎儿丢失率和围产儿死亡率为 52% 和 19.4%。

2. 早产 双胎妊娠的子宫过度膨胀使得早产的发生率增高。早在 1958 年 McKeown 即报道了双胎的平均孕期为 260 天,双胎胎儿中有 1/2 体重 <2 500g;早产部分是自然发生的,部分发生于胎膜早破以后。单卵双胎的胎膜早破发生率高于双卵双胎,但原因不明。因双胎中胎位不正发生率高,故破膜后脐带脱垂的发生率亦高于单胎。

3. 羊水过多 双胎妊娠在中期妊娠时与单胎妊娠一样常可见羊水过多,但随后又逐渐减少,最终发展为羊水过多者约为 12%,而急性羊水过多在单卵双胎中较多见,而且常出现于胎儿可以存活之前,因此对胎儿是极大的威胁。

4. 胎儿生长受限 胎儿生长受限及早产是造成双胎的低体重儿的两大原因。从中期妊娠开始胎儿就有生长受限的趋势,胎儿生长受限在双胎妊娠中的发生率为 12%~34%,其发生率及严重程度随孕龄的增加而增加;而单卵双胎较双卵双胎更为明显,特别是伴发双胎输血综合征者,两个胎儿的体重差异更大;此外,合并妊娠期高血压疾病者亦易发生胎儿生长受限。

5. 流产 双胎的流产率高于单胎,孕早期时经 B 超诊断为双胎者约 20% 于孕 14 周前自然流产,为单胎妊娠的 2~3 倍。流产可能与胚胎畸形、胎盘发育异常、胎盘血液循环障碍、宫腔容积相对狭窄等因素有关。

6. 呼吸窘迫综合征(respiratory distress syndrome,RDS) 双胎妊娠新生儿呼吸窘迫综合征的发生主要与双胎早产的高发生率有关,以致低及极低体重儿的发生率更高。

7. 胎儿畸形 双胎妊娠的畸形发生率为单胎妊娠的 2 倍,而单卵双胎的畸形为双卵双胎的 22 倍,如脑积水、无脑儿、内脏外翻、脐膨出等。双胎妊娠特有的畸形包括连体双胎、无心畸形、胎内胎等。

(1)连体双胎(conjoined twins):单卵双胎受精卵分裂发生在受精的 13 天以后,由于胚盘上的两个生发中心没有完全分开,使两个胚胎共享中间区域而没有完全分开,导致连体双胎,其在单卵双胎的发生率为 4%~5%。根据胚胎发生分裂的起点和分裂的程度,通常可分为三种类型:①已分裂成两个发育完整的个体,仅为浅表区域的连接;②为部分躯干的重复,连接在一个个体上;③分裂成一个正常的个体和一个部分的躯体或无定型的团块,附着于正常胎儿的体表。目前,B 超可以较早地诊断连体双胎,根据其连体的部位及程度以决定处理办法。

(2)无心畸形(acardius):无心畸形是一种以没有心脏为特征的畸形,发生在单卵双胎中的一个胎儿,比较罕见,发生率为 1:(30 000~40 000),其原因不明,推测在孕早期时两个胎儿血供互相交通,当正常胎儿的心功能较强,而使另一胎儿心脏停止发育,终于形成畸形。这种双胎的胎盘中常可见正常胎儿与无心胎儿的胎盘间至少有一支动脉及一支静脉的交通支。因此,无心畸形的胎儿是依靠正常胎儿心脏的动力将血液反向灌注而获得生存的,反向血流的血氧及营养成分较低。无心畸形的脐带常合并单脐动脉。由于正常胎儿要负担两个胎儿的血供,其负荷过重,如不及时处理,正常胎儿可发生慢性高血压、心力衰竭而死亡。本病常与 TTTS 合并存在,无心畸形可并发严重的组织水肿,如存在泌尿系统畸形可合并羊水过多。笔者曾报道两例无心畸形,其中 1 例系于妊娠 27 周时以 B 超明确诊断,保守治疗至 32 周发生胎膜早破,剖宫产得一活男婴,重 1 550g,喂养至 3 500g 出院,另一胎儿为无心畸形,重 3 500g,无头,无心,无胸廓,仅存躯干和下肢,极度水肿(戴钟英,1985)。近年也有少许报道(曾美琳,2008)。

(3)寄生胎:在囊胚期时内细胞块分裂不对称,发育差的内细胞块与正常发育胚胎卵黄囊静脉吻合,渐被包入体内,成为寄生胎,或称胎内胎,寄生胎大部分位于正常胎儿的上腹部腹膜后部位,其表面有结缔组织包裹胎体,胎体的发育不完整,有发育不全的脊柱、肋骨、骨盆及四肢,有时有部分的头盖骨及发育不全的内脏。

8. **脑瘫** 由于早产及双胎输血综合征,双胎中发生脑瘫较单胎高 4~6 倍,故应提高警惕,因此精神异常、语言延迟、认知障碍等在多胎妊娠中要多于单胎妊娠。

七、双胎妊娠特殊并发症

双胎输血综合征(twin-to-twin transfusion syndrome,TTTS)是双胎妊娠中一种严重而特殊的并发症,文献报道其发生率为 4%~35%,TTTS 绝大多数发生在双羊膜囊单绒毛膜双胎。双胎输血综合征绝大多数发生在双羊膜囊单绒毛膜双胎,其发生率占单绒毛膜双胎的 10%~15%。2002—2005 年首都医科大学附属北京妇产医院所有的双胎妊娠中有 24 例(6.8%)发生 TTTS。

(一)TTTS 的病理基础

发病机制与两个胎儿的胎盘血管吻合方式密切相关,单绒毛膜双胎胎盘血管吻合率高达 85%~100%,主要吻合形式有动脉 - 动脉(A-A)吻合、静脉 - 静脉(V-V)吻合、动脉 - 静脉(A-V)吻合,其中 A-V 吻合由于存在压力差直接导致双胎输血综合征的发生。病变主要在两个胎盘的融合

部位的绒毛小叶深部,一般情况下两个胎儿中的一个的血液流向对方胎儿是相等的,但在单位时间内甲胎儿流向乙胎儿的血流量多于乙胎儿流向甲胎儿的血流量时,甲胎儿成为供血儿,乙胎儿成为受血儿。供血儿由于不断地向受血儿输送血液,就逐渐地处于低血容量、贫血,其个体小,体重轻,类似胎儿生长受限。同时因贫血、红细胞减少、血细胞比容低,有可能有轻度水肿,常因低血容量、尿少而发生羊水过少。受血儿往往个体大,其肝、肾、胰及肾上腺均增大,血细胞比容明显高于供血儿,可出现高血容量、高胆红素血症,高血容量使胎儿尿量增多以致发生羊水过多。Nageotte 等发现 TTTS 的受血儿体内心房肽激素(atriopeptin)较供血儿增多,心房肽激素是一种由心房特殊细胞分泌的肽激素,可促进肾脏排出水和电解质,这是导致羊水过多的原因之一。在 TTTS 的发病因素中,脐带帆状附着也可能是发病原因之一,因帆状附着的脐带被固定于子宫壁上的一段较长而易于受压,以致使一个胎儿血流减少而发生 TTTS。双胎中的无心畸形是一种少见畸形,亦常伴发 TTTS,它常与单脐动脉共存。它常利用另一个胎儿的供血而不断长大,因此受血儿常伴有水肿及羊水过多,而正常胎儿为供血儿,个体发育小而贫血,羊水过少。

(二)TTTS 的围产期结局

双胎妊娠合并双胎输血综合征时母儿的各种并发症的发生率明显增加,包括子痫前期、早产,特别是围产期胎儿和新生儿死亡率明显增加。北京一项调查报道,双胎合并 TTTS,羊水过多发生率[37.5%(9/24) *vs.* 2.1%(7/328),*P* < 0.01],妊娠期高血压疾病[20.8%(5/24) *vs.* 7.0%(23/328),*P* = 0.043],早产[66.7%(16/24) *vs.* 36.3%(119/328),*P* = 0.003],围产期胎死宫内[18.8%(6/32) *vs.* 1.1%(7/640),*P* < 0.01],新生儿窒息[73.1%(19/26) *vs.* 3.0%(19/632),*P* < 0.01],入住 NICU[88.5%(23/26) *vs.* 23.4%(148/632),*P* < 0.01],新生儿死亡率[15.4%(4/26) *vs.* 1.7%(11/632),*P* = 0.002],围产期死亡率[31.2%(0/32) *vs.* 2.8%(18/632)]。

(三)TTTS 诊断

1. **产前诊断** 双胎输血综合征的先决诊断条件为单卵双胎,B 超是产前诊断 TTTS 的重要手段,受血胎儿的多尿、羊水过多,供血胎儿的少尿、羊水过少是超声诊断的关键。TTTS 的诊断标准目前尚未统一。目前常用的 B 超诊断 TTTS 的主要依据如下:

（1）有胎盘血管交通的单绒毛膜双胎，同性别胎儿。

（2）胎儿间腹围相差>18~20mm，预测胎儿体重相差20%。

（3）大胎儿有羊水过多（最大垂直暗区>8cm）伴膀胱大，小胎儿有羊水过少（最大垂直暗区<2cm）伴膀胱小或未见。

（4）两个胎儿的脐带直径或脐带血管的数目有差异，两胎儿间脐动脉S/D>0.4。受血儿的脐带粗于供血儿，有时受血儿的脐带伴有单脐动脉。

（5）脏器的差异：Lachapalle（1997）在产后证实为TTTS的5例双胎中，孕期B超发现受血儿的心室壁均增厚，供血儿的左心室部缩短，其心排血量均明显增加，说明心脏活动处于过度状态，而以后者更有助于诊断。Robert等（1997）发现受血儿及供血儿肝脏长度均明显大于作为对照组的双绒毛膜双胎胎儿，故有诊断价值。

（6）两个胎儿的脐带血的血红蛋白水平有助于诊断，主要采用的是脐穿刺技术，在B超引导下取得血样本对诊断TTTS有较大帮助，一可诊断单卵双胎，二可测血红蛋白水平的差异及胎儿的贫血状态。如Ckamura曾对5例TTTS抽脐血，证实供血儿为9.2g/dl，受血儿为15.4g/dl。脐血管穿刺技术有一定损害性，特别是双胎妊娠本身早产率也较高。

2. 产后诊断

（1）胎盘：供血儿的胎盘色泽苍白、水肿，呈萎缩貌。因羊水过少，羊膜上有羊膜结节。受血儿则胎盘色泽红而充血。

（2）血红蛋白水平：一般TTTS的受血儿和供血儿血红蛋白水平相差5g/dl以上，甚至为27.6g/dl vs.7.8g/dl。故目前以相差5g/dl为诊断标准，但亦有相差不大于5g者。

（3）体重差异：新生儿体重差异的标准一般定为20%，但亦有认为以15%为宜者。

（四）TTTS的预后及处理

TTTS出现越早，预后越差。未经处理的TTTS的预后不佳，如不治疗，围产儿死亡率几乎是100%。如在28周以前诊断并进行处理，围产儿死亡率仍在20%~45%。产前诊断TTTS后处理方法有以下几种：

1. 羊水过多的处理 如羊水过多而进行羊膜腔穿刺是必要的切实可行的办法。Elliott等（1991）即用此法多次放液，34例围产儿27例存活，

存活率达79%，Dickinson对10例严重的TTTS做多次穿刺放液，放液次数是1~9次，放液量3 200~14 000ml，孕期延长46天，围产儿存活率近65%。

2. 选择性灭胎 Wittmann等曾报道一例严重的TTTS。孕妇于孕28周时灭活供血儿，使受血儿于孕37周时成功分娩，重2 890g。关于灭胎的方法，Chitkara认为用心脏穿刺或填塞法较注射空气或药物方法安全，以免影响另一胎儿。但20世纪90年代以来，该类报告甚少。

3. 强心剂及心包穿刺放液 当受血儿出现持续性心力衰竭时，Delia等曾经宫内给予地高辛，结果使一发生心力衰竭的受血儿得到完全缓解，最终以剖宫产结束妊娠，2个胎儿均存活。Zosmer等（1994）对5例伴有羊水过多的TTTS，除放液外，并予以地高辛及心包穿刺放液而使患儿病情缓解；因此，凡受血儿心脏增大、心力衰竭时可用上法。

4. 胎儿镜激光对胎盘间血管吻合支的处理 Delia等于1985年首次报道用胎儿镜以铋、铱石榴石（Nd:YAG）激光对4例胎盘血管吻合支照射证实可以阻断胎盘间的血流。1990年及1995年他又报道各3例及26例严重的TTTS获得良好效果，病理上亦证实阻断的有效性。Senat MV等对72例患者采用激光治疗，并与70例放羊水组比较，发现激光组有较高的至少一胎的存活率（76% vs. 56%；2个胎儿死亡的相对危险度为0.63（95%置信区间：0.25~0.93；P=0.009）。目前有较多的研究认为采用胎儿镜激光阻断吻合支是对严重TTTS的第一线有效治疗。

八、双胎妊娠对产程的影响

1. 胎位异常 与单胎相比，双胎的异常胎位明显增加。双胎的两个胎儿以头-头胎位属完全正常胎位，在各种有关双胎胎位的统计中仅占38%~42%。第一胎的为臀位者占18%~25%。在第一胎儿娩出后，第二胎的胎位异常仍占很高比例。因此，在双胎妊娠分娩中除了重视第一个胎儿的胎位以决定选择正确的分娩方式外，在第一个胎儿娩出后应及时判断并纠正不良胎位。

2. 产后出血 双胎妊娠时，由于子宫过度膨胀，产后常伴有子宫收缩乏力，容易发生产后出血。经阴道分娩的双胎妊娠平均产后出血竟高达935ml，特别是当患者伴有妊娠期高血压疾病、妊娠期肝内胆汁淤积症及产程延长时出血量更多，严重

地影响患者的生命。

3. **胎膜早破(premature rupture of membrane, PROM)** 双胎妊娠由于子宫张力过大等原因, PROM 的发生率也较高,其处理原则与单胎相同,所不同的是双胎妊娠异常胎先露发生率高,PROM 发生早。Morcer 等(1993)曾比较单胎和双胎的 PROM,发生破膜后至分娩的时间的中位数各为 1.7 天和 1.1 天。无论单胎或双胎大约 90% 在 1 周内娩出。

九、双胎妊娠的高危监测和处理

随着对围产保健的重视,临床处理上有很多改进,围产儿死亡率进一步下降。双胎处理应重视以下几个重要关键:①应尽早确诊双胎妊娠,了解是哪一种双胎,为之创造最好的宫内环境;②对母亲及胎儿做好监护工作,及时发现并处理妊娠并发症;③重视胎儿生长发育;④尽量避免或推迟早产的发生;⑤根据孕妇的情况、胎儿的大小及胎位,选择最合适的分娩方式。具体处理如下:

(一)妊娠期处理

1. **营养** 应保证足够的热量、蛋白质、矿物质、维生素和脂肪酸以适应两个胎儿生长发育的需要。热量除原定的每天 2 500cal,铁每天从 30mg 加至 60~100mg,叶酸自每天 400μg 增至 1mg,以防止贫血,钠盐的限制不一定有利于孕妇。

2. **预防妊娠期高血压疾病的发生** 双胎可使妊娠期高血压综合征的发生率增加,特别是初产妇,如 Hardardottir 等报告多胎妊娠更易发生上腹疼痛、溶血及血小板减少,发生时间早、程度重,因此预防十分重要。对双胎妊娠早期妊娠时应测定基础血压及平均动脉压,以便在中、晚期妊娠对照。

3. **产前密切监视胎儿的生长** 应用 B 超系统地监测两个胎儿的双顶径及腹周径的增加速度,同时注意两个胎儿生长的不一致性。如两个胎儿的腹周径相差 20mm 或以上,则体重将相差 20% 或以上,如为同一性别,应考虑 TTTS 的可能性,凡体重相差越大,围产儿死亡率将成比例地增加。另外尚有用多普勒测定双胎脐静脉及脐动脉血液流速的不同,以区别双胎生长的不一致性,Gorson (1987)及 Shak(1992)均有相类似的报道。双胎的羊水量也是应予以注意的。Magann 等(1995)对 47 例无并发症的孕 27~38 周的双胎妊娠以染料稀释测得一个胎儿的羊水量为 215~2 500ml,平均为 877ml,其结果与单胎妊娠相同,这个结果尚表明双

羊膜囊双胎的羊水恰为单胎的一倍。B 超可以用以测量双胎的羊水量,Perter 等已提供了双胎妊娠的羊水指数值,但 Magann 等(1995)认为用 B 超有时难以确定双胎的羊水过少<500ml)。关于产前胎儿电子监护,Gallagher 等(1992)观察到双胎的两个胎儿的醒睡周期常是同步的,而胎动和胎心率是不一致的,如估计胎儿宫内情况,NST 及生物物理评分均可用于双胎,但因有两个胎儿,难以精确地测定,不过有一定的参考价值。

4. **预防早产**

(1)卧床休息:卧床休息是预防早产的一个重要方法,但对它的认识有一个渐变的过程。20 世纪 50~70 年代,根据多个国家统计数字的比较,产前住院卧床休息及产前自由活动的双胎孕妇的围产儿死亡率绝大多数的数据表明前者明显低于后者,其中瑞典的 Pertson 等(1979)报告 1973—1977 年围产儿死亡率产前在医院孕 28~36 周休息组与不休息组比较,各为 6‰ 及 105‰,其结论是产前休息的:①平均孕期为 255 天;②早产及<1 500g 早产婴发生率明显降低;③如妊娠已达 38 周,即引产(根据瑞典统计,该时期围产儿死亡率最低),该组的剖宫产率为 17%;④围产儿死亡率为 6‰,与该时期的单胎围产儿死亡率相同。近年来,由于生活和医疗条件的改善,家庭保健护士可按时做产前监护,以及就诊的方便,不少医师认为除有高血压、先兆早产等特殊情况需住院观察外,其余可在家中休息,其结果与住院相同。此外,也有医师提出折中的方案:孕 24 周开始要少活动,孕 30~35 周住院以预防早产,孕 36 周以后回家休息待产。

(2)预防早产药物的应用:β 型拟肾上腺能药物。曾有不少学者如 O'Conner 等(1979)、Cetrido 等(1980)用双盲法进行 β 型拟肾上腺能药物以预防早产的研究,但无论是利托君(ritodrine)还是其他药物均不能显示有延长怀孕期间增加胎儿体重的结果。Ashworth(1990)用 Salbutamol 的结果亦相同,对此类药物的研究报告不多,对此尚无定论。Johnson 等(1975)报告已用己酸羟孕酮(hydroxyprogesterone caproate)于孕 16~20 周开始每周肌内注射 250mg 可能对预防早产有效。皮质类激素有促进胎儿肺成熟的功能,目前使用较多的是地塞米松,为预防早产所致的 RDS。对妊娠已达 26 周有早产表现者可用地塞米松 10mg,每天静脉注射,连续 3 天。

(3)宫颈环扎术:如有前次早产史,B 超证实宫

颈内口关闭不全,可做宫颈环扎术以预防早产;如无上述情况,仅为预防双胎的早产而行宫颈环扎术,Der 等(1982)以及 Grant(1991)都认为无助于改善围产儿的死亡率,有的学者还认为它可能诱发早产、胎膜早破,甚至发生绒毛膜羊膜炎,其弊可能大于利,故不宜作为常规应用。

5. **特殊问题的处理**

(1)双胎中一个胎儿已死亡:双胎中一个胎儿已死亡可发生在妊娠早期,该种情况通常在分娩前认为是单胎妊娠者、在分娩后发现有纸样儿,或在胎盘上发生有小的压痕而察觉原来有另一个胎儿的存在,方诊断为双胎。在中期妊娠亦可发生一胎死亡,若在单卵双胎,特别是在单羊膜囊双胎,则可见脐带打结、缠绕而死亡,但甚为少见,所以常常是原因不明的。从理论上来说,胎儿死亡一段时间后因血管内的血栓形成而发生所谓的双胎血管栓塞综合征(twin embolization syndrome),引起母体或另一个存活胎儿形成血栓或发生 DIC 的危险。文献上确有双胎均死亡后 8 周引起母亲发生 DIC 的记载,但一个胎儿死亡后胎盘血管闭塞及胎盘表面大量纤维素的沉积,阻止凝血激酶向活胎和母体的释放,所以这种危险很小[Benirschki 等(1986)及Wenter 等(1988)]。因此处理上完全不同于单胎妊娠胎儿死亡。但是发生 DIC 的可能仍然存在,应该定时做凝血功能的监测,Romero 等(1984)曾观察到双胎中一个胎儿死亡后出现低纤维蛋白血症,于是给孕妇注射肝素以纠正之,当停止肝素治疗,低纤维蛋白血症重现,再次治疗后未再发。在理论上单绒毛膜双胎中出现一胎死亡对另一活胎的危险较大,但因缺少活胎的血液凝血功能变化的资料,至今尚难确定其对另一活胎的影响。Santema 等(1995)对 531 例双胎中有一胎于孕 20 周以后死亡的 29 例(5%)进行分析,其死因不明,常伴发的有重度妊娠期高血压疾病,无一例有胎儿损害,亦无一例有孕妇或新生儿凝血异常,他们认为在发生一胎死亡后,另一胎继续妊娠的危险低于早产的危险。所以在一胎死亡后对另一胎做保守治疗是比较恰当的。国内近期有报道孕周<28 周,做终止妊娠处理;31~34 周根据双胎之一死亡发生时间、发现的时间及入院时母体的并发症及另一活胎的宫内情况来定处理方式,活胎预后与上述因素有关。34 周以后,及时终止妊娠,活胎预后良好。

(2)双胎中的两个胎儿的死亡:该种情况极为罕见。Rydhofroem(1996)总结于 1993—1989 年在瑞典分娩的双胎 15 066 例,两个胎儿均已死亡者68 例(0.45%),死亡原因是单羊膜囊双胎及两个胎儿的生长不一致,其处理原则是尽快引产。

(3)双胎输血综合征:已如前述。

(二)分娩期处理

1. **分娩方式的选择** 双胎妊娠分娩方式的决定应根据孕妇的健康情况、既往分娩史、目前孕周、胎儿大小、胎位以及孕妇有无并发症和什么并发症而定。双胎妊娠与单胎妊娠分娩的不同在于双胎妊娠的并发症多,产程长,产后出血多。国外一项针对双胎妊娠分娩方式的调查显示选择阴道分娩的占大多数,尤其是经产妇和双胎第一个胎儿是头先露的母亲。因此上述都是分娩方式选择必须考虑的因素,而胎儿体重和胎位常是最重要的决定因素。其目的是产妇的安全,力求围产儿死亡率降低。

2. **剖宫产** 双胎妊娠选择剖宫产为分娩方式的有增加的趋势。Chervenak(1995)报告剖宫产率为 35%,提出双胎妊娠相关处理方案(图 8-1),Parkland 医院 1993 年报告近 50%,而 1994 年则为53%。在手术指征中主要为非头位,包括第一胎和第二胎,其次为子宫收缩乏力、妊娠期高血压疾病、胎儿窘迫。

当胎儿的孕周在 34 周或体重在 2 000mg 以上,胎位是决定分娩方式的主要因素。如两个胎儿均为头位,或第一胎是头位均可先考虑经阴道分娩;若第一胎为臀位或其他胎位时则以剖宫产为宜,因为当第一胎儿娩出后,第二胎儿若经阴道分娩,无论是内倒转还是臀位助产,新生儿死亡率均比头位高 6 倍;如果第二个胎儿为臀位,在第一个胎儿分娩后也可在 B 超引导下,找到胎儿的双脚进行臀位牵引手术分娩第二胎,该分娩方式引起的围产儿死亡率与剖宫产接近,而助产医师的技术熟练程度,尤其是内倒转或臀位牵引的经验是成功的关键,否则建议以剖宫产为主。

对极低体重儿,体重<1 500g 双胎的分娩方式,受不同地区、医疗水平不同的影响,学者的意见也不尽相同;在发达地区国家,极低体重儿的存活率很高,体重 1 000~1 500g 的新生儿存活率可在 90% 以上;经阴道分娩因受胎位、产程长短等因素的影响,围产儿死亡率将有所增加,剖宫产可以降低其死亡率,因此剖宫产者甚多。在欠发达地区,新生儿死亡率较高,因此对极低体重儿的剖宫产宜取谨慎态度。对于双胎的两个胎儿体重接近 3 000g 或 3 000g 以

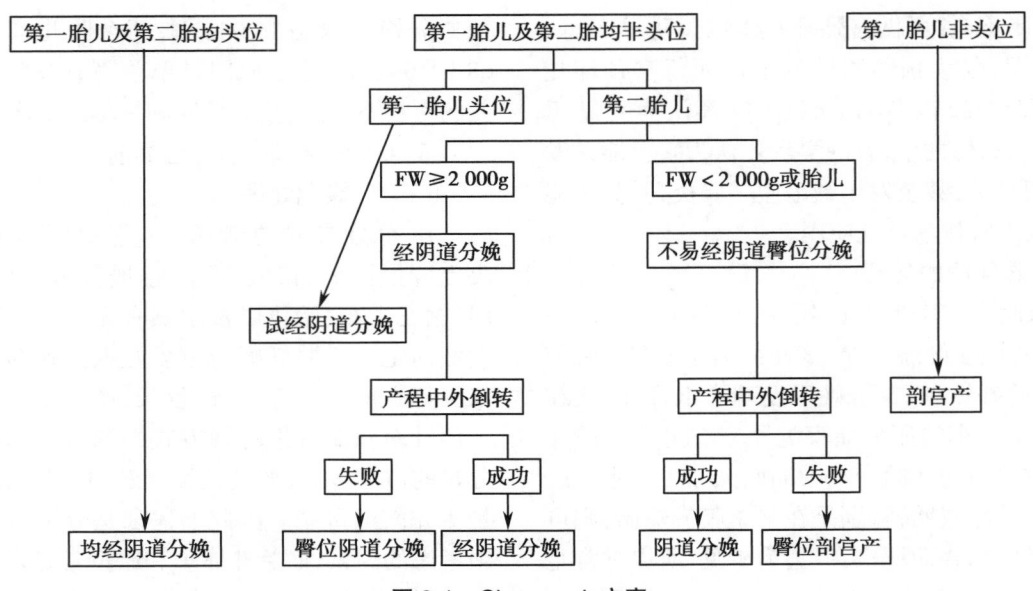

图 8-1　Chervenak 方案

上者,正确判断头盆情况以及第二胎的先露是关键;尤其是第二胎儿为臀位,做内倒转的难度也较大,所以用剖宫产终止妊娠较安全。

少数阴道分娩情况下第一胎娩出后发觉第二胎明显大于第一胎或突然发生窘迫,或宫颈收缩变厚而不扩张,短时间内不能经阴道分娩时也可以考虑剖宫产。Thompson 等(1987)报道第一胎儿经阴道分娩后第二胎儿需行剖宫产分娩者约占 5%,共 29 例。该 29 例中 19 例为胎位异常,5 例为胎儿窘迫,4 例为脐带脱垂,1 例为产程停滞。

剖宫产手术的麻醉仍以硬膜外为好,对胎儿影响小。目前剖宫产手术切口均以下段横切口为主,剖宫产最常见的术中并发症是产时出血,主要原因是双胎使子宫过度扩张致产后子宫收缩乏力,对此在取出胎儿的同时静脉中可推注催产素 10U,并静脉持续点滴催产素,子宫肌层可注催产素 10U,麦角 0.2mg,必要时可用 PGF2α 1mg。宫腔内填塞纱条也是一种止血方式,填塞要紧,不留缝隙,纱条一段通过宫颈留置阴道内,以便在 24 小时后取出;宫腔内填塞纱条,一要注意是否有效,否则会因"隐性"出血造成血止的假象;二是要注意填塞纱布的量,过度的填塞也会影响子宫收缩。

3. **阴道分娩**　两个胎儿的先露以及体重是决定分娩方式的重要考虑指标。凡双胎均为头位或第一胎为头位而胎儿为中等大小都可经阴道试产。由于双胎分娩产程较一般单胎为长,及时补充能量,适时休息,使产妇保持良好体力和产力使产程正常进展。产程中严密监护胎心变化。一旦产程延长而胎头不下降时,要及时识别。如两个胎头下降时,有可能第二胎头挤压于第一胎儿的胸颈部而阻碍下降,会发生胎儿窘迫等,应予以及时处理。

进入第二产程后,由于双胎胎儿一般偏小,且常为早产,不宜受过多的压力,可做会阴切开助娩。第一胎儿娩出后,宫内环境已有改变,往往第二新生儿的 Apgar 评分、脐动脉及静脉的 PO_2 及 PCO_2 均比第一胎差,所以应掌握好其分娩时间及分娩方式,包括在第一胎儿娩出后,助手应在腹部将胎儿维持在纵产式,同时警惕脐带脱垂及胎盘早剥等。如为头位或臀位已固定于骨盆腔内,阴道检查无脐带先露,则行破膜,并经常监听胎心变化。如有胎心变慢后阴道出血,提示有脐带脱垂或胎盘早剥,均可用产钳或臀位助产结束分娩。如第一胎儿娩出后一切正常,人工破膜后 10 分钟内无正规宫缩,则可用催产素静滴,以再次启动并加强宫缩,促使阴道分娩。亦有医师在第一胎儿娩出后,在 B 超监视下迅速抓住胎儿的足部做内倒转及臀位牵引而使第二胎儿娩出,但要强调的是熟练的手法是成功的关键。

第一胎儿到第二胎儿的娩出,传统的规定时间是 30 分钟。Raybure 等(1984)报告孕 34 周或以上的 115 例双胎,平均两个胎儿娩出的时间间隔为 21 分钟,其范围为 1~134 分钟,约 60% 少于 15 分钟,但间隔时间超过 15 分钟,胎儿窘迫或外伤的发生率并未增加;但间隔 15 分钟以内的剖宫产为 3%,超过 15 分钟则增加至 18%。Saacks 等(1995)统计 1952—1993 年双胎阴道分娩是两个胎儿娩出间隔有逐步延长的趋势,平均增加 11 分钟,可能与等待其自然阴道分娩有关。极少数情况下，一胎娩出后，如宫内胎儿过小，亦有延长数天至数周分娩的，Wittman复习文件并附加4例，其间隔在41~143天间。

不论哪种分娩方式，RDS容易发生在第二胎。Arnold（1987）对孕27~36周分娩的221对双胎的分娩证实了这一点，人们怀疑和第二胎受压有关，但未得到证实。对于双胎分娩中出现的特殊情况虽然少见，但应予注意。交锁（locking）发生率极低，Cohen（1965）在817例双胎中发生1例，其条件是第一胎儿为臀位，第二胎儿为头位，发生后第一胎儿常在数分钟内死亡；为娩出第二胎以剖宫产为上策。挤压则发生在两个胎儿为头位时，一个已入盆，另一个部分入盆挤压在第一胎儿的颈部下胸部上；前文已述，如产程无进展，则应疑及此可能。B超可以协助诊断，并以剖宫产为上策。至于一头一横，第一胎儿头部嵌于横位的颈部或腹部而不能下降，或两个臀位，第二胎儿的腿落于第一胎儿的臀部以下，发现后均以剖宫产终止妊娠。

第二节　三胎及三胎以上妊娠

一、三胎及三胎以上妊娠的发生率和死亡率

按照Hellin计算多胎妊娠发生率的公式计算自然条件下三胎妊娠大约为1:8 000分娩，而四胎及以上的发生率更低。随着辅助生殖技术应用的推广，多胎妊娠特别是三胎及以上的妊娠由于不良的妊娠结局受到广泛关注。单胎与双胎在近50年中并无大变化，但三胎及以上的数量明显增加，三胎增加1倍，四胎及四胎以上增加近10倍，自500 000:1上升至57 000:1，这种倾向主要在发达国家中多见。Macfarlane（1990）的信访资料显示不孕症用药所致的三胎、四胎以上的孕妇中，曾用氯米芬者各为65.04%及42.82%，曾用hMG者各为48.45%及92.85%，在53 174次分娩中，双胎586次，三胎15次，各为11.2%及0.002 8%。Collins等（1990）报道的71例四胎中，有记录的69例，其中诱导排卵和GIFT及IVF者占94%，GIFT及IVF占25%。

单胎、双胎、三胎及四胎以上的围产儿死亡率比较完整的仍是英格兰及威尔士1975—1986年的资料（表8-1）。

表8-1　英格兰及威尔士1975—1986年（缺1981年）单胎及多胎死亡率

	胎儿分娩总数	新生儿死亡率/‰	围产儿死亡率/‰
单胎	4 845 382	7.4	13.8
双胎	95 312	43.9	63.2
三胎	1 812	135.0	164.5
四胎或四胎以上	164	207.0	219.5

Wildschat等（1995）的报道，荷兰Leiden医院1974—1992年的三胎围产儿死亡率，若自孕龄≥22周的三胎共30例，若以体重<500g开始计算围产儿死亡率则为210‰，若以体重1000g开始计算，则为71.4‰，特别是近年来三胎预期的存活率可达95%。

针对辅助生殖技术导致的多胎妊娠数量的增加，许多研究通过对胚胎植入的数量进行研究以减少多胎妊娠，特别是三胎以上妊娠的发生。体外受精（in vivo fertilization，IVF）的执照管理机构为避免多胎给家庭及社会造成负担，规定在做IVF时一次只能植入3~4个胚胎，1989年，这项规定也被用于输卵管内配子移植术（gamete intrafallopian transfer，GIFT）amete intrafallopian transfer的技术中。现今已经在胚胎植入数量上减少到2个，单胚胎植入已经受到鼓励。在降低三胎及以上妊娠的发生率方面取得了良好的效果。

二、三胎及三胎以上妊娠的诊断

Daw（1987）认为18~20孕周是诊断多胎较为合适的时间。B超对三胎及四胎诊断的正确率分别达到70%及65%左右，随孕周的增加，诊断准确率也上升。

血清甲胎蛋白（alpha-fetoprotein，αFP）测定亦有助于多胎妊娠的诊断。Macfarlane的多胎资料表明血清αFP在双胎中明显升高者仅占29.3%，三胎为44.8%，四胎及四胎以上则达80%。因此孕妇血清αFP的筛查有助于发现多胎妊娠。

三、三胎及三胎以上的妊娠产科并发症

三胎及三胎以上的妊娠产科并发症较明显增多，先兆流产、早产、贫血、中度妊娠期高血压疾

病及羊水过多的发生率均随妊娠胎儿数量的增加而增加，但前置胎盘及原发性高血压的发生率变化不大，其中早产是最主要的并发症。单胎孕龄在37周以上者为89%，双胎在30~37孕周者占82.1%，其中32~35孕周占52%，三胎及三胎以上30~35孕周者占70%，在30~33孕周者占60%。适时住院进行保胎治疗是三胎及以上多胎妊娠预防早产的重要手段。卧床休息、保胎及增加胎儿肺成熟度；至于妊娠期高血压疾病，尤其是中及重度妊娠期高血压疾病的发生率随多胎胎儿数的增加而明显升高。

四、分娩方式

多胎妊娠剖宫产分娩明显增加。Macfarlane的资料显示同时期单胎剖宫产率为10%，但三胎、四胎及四胎以上孕妇的剖宫产率远较此为高，见表8-2。

表8-2　双胎、三胎、四胎及四胎以上妊娠的分娩方式

分娩方式	双胎 (n=300)	三胎 (n=312)	四胎及四胎以上 (n=28)
自然产	46.8%	20.9%	8.9%
器械产或手法	24.7%	14.3%	17.0%
剖宫产	28.4%	64.8%	74.1%

三胎中做选择性剖宫产者约为10%，自然临产者为64.3%。但无论自然临产还是引产者最终以剖宫产结束分娩均有较大比例。Wildschut等（1995）比较了荷兰莱顿大学医学院及阿姆斯特丹大学医院1974—1992年两个医院的三胎的材料，两个医院各有三胎30例及39例，孕期各为225天及229天，前者80%剖宫终止妊娠，后者87%经阴道分娩，围产儿死亡率各为221%及85%（按孕龄>22周计算）。Wildschut认为剖宫产终止妊娠者更易发生新生儿感染、呼吸窘迫综合征及坏死性小肠炎。

五、三胎及三胎以上妊娠的胎盘

对243例三胎胎盘的肉眼观察，三个胎盘完全分离者占23.5%，两个胎盘融合、另一个胎盘分离者占41.6%，三个胎盘完全融合者占32.9%。但单凭肉眼观察尚难定为单卵三胎、单卵双胎及一卵一胎，或其他的妊娠方式，当需借助对绒毛膜、血型及

其他方法检测，才能有比较准确的结论。

六、三胎及三胎以上妊娠的围产儿结局

1. **围产儿体重**　三胎及三胎以上妊娠的围产儿体重与每胎胎儿的个体数呈反比，单胎体重在2 501~4 500g者约为85%，而双胎为51.4%；三胎仅为6.2%，三胎的主要体重在1 000~2 500g之间，又以1 501~2 000g为多见，四胎及四胎以上则均<2 500g，主要分布在1 000~2 000g，而501~1 000g占17.5%，因此导致围产儿死亡率必然升高，低体重新生儿的监护和喂养就成为首要问题。

2. **新生儿疾病**　多胎妊娠新生儿疾病的发生率与多胎胎儿的个数呈正比，双胎为32%，三胎为53%，四胎及四胎以上为68%，但双胎和单胎的第一胎儿均较其余胎儿的发病率低。

多胎的新生儿疾病中以呼吸系统疾病发生率最高，发生RDS等病在三胎中达1/3，在四胎或以上则近1/2。在喂养中，吸吮反射差，容易呕吐也成为喂养中的一个重要问题。贫血、高胆红素血症及TTTS都成为重要问题之一，正确处理好这些并发症是降低围产儿死亡率的关键。

胎儿或新生儿畸形主要是心血管畸形和泌尿系统畸形，三胎明显多于双胎，三胎的双胎连体畸形亦高于双胎，而且在双胎中，畸形同时累及两个胎儿常见，但三胎中同时累及两个甚至三个者明显增多，例如有3例三胎三个新生儿均有先天性动脉导管未闭的报道。1例三胎三个胎儿均有泌尿生殖系统畸形的报道。各种新生儿疾病发生率见表8-3。

表8-3　多胎新生儿各种疾病发生率

疾病分类	双胎 (n=485)	三胎 (n=756)	四胎及 四胎以上 (n=92)
呼吸系统疾病（RDS、缺氧等）	11.9%	31.4%	47.8%
吸吮反射差、呕吐	5.7%	10.7%	18.5%
先天性畸形	3.3%	6.1%	10.9%
早产、低体重儿、体温中枢发育差	7.0%	15.6%	30.4%
贫血、双胎输血综合征、高胆红素血症	15.2%	22.2%	39.1%
其他	10.4%	29.9%	39.1%

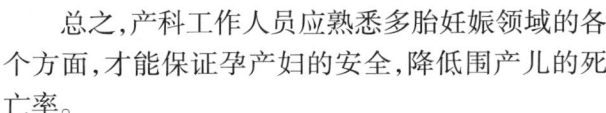

总之,产科工作人员应熟悉多胎妊娠领域的各个方面,才能保证孕产妇的安全,降低围产儿的死亡率。

(陶敏芳　戴钟英)

参考文献

1. 中华医学会围产医学分会胎儿医学学组, 中华医学会妇产科学分会产科学组. 双胎妊娠临床处理指南 (第一部分) 双胎妊娠的孕期监护与处理. 中华妇产科杂志, 2015, 50 (8): 561-567.
2. 中华医学会围产医学分会胎儿医学学组, 中华医学会妇产科学分会产科学组. 双胎妊娠临床处理指南 (第二部分) 双胎妊娠并发症的诊治. 中华妇产科杂志, 2015, 50 (9): 641-647.
3. Lecointre L, Sananès N, Weingertner AS, et al. Fetoscopic laser coagulation in 200 consecutive monochorionic pregnancies with twin-twin transfusion syndrome. J Gynecol Obstet Hum Reprod, 2017, 46 (2): 175-181.
4. Papanna R, Block-Abraham D, Mann LK, et al. Risk factors associated with preterm delivery after fetoscopic laser ablation for twin-twin transfusion syndrome. Ultrasound Obstet Gynecol, 2014; 43 (1): 48-53.
5. Takano M, Nakata M, Murata S, et al. Chorioamniotic membrane separation after fetoscopic laser photocoagulation. Fetal Diagn Ther, 2018, 43 (1): 40-44.
6. Akkermans J, de Vries SM, Zhao D, et al. Placenta—What is the impact of placental tissue damage after laser surgery for twin-twin transfusion syndrome? A secondary analysis of the Solomon trial [J]. Placenta, 2017, 52: 71-76.
7. Lanna MM, Faiola S, Consonni D, et al. Increased risk of placental abruption after solomon laser treatment of twin-twin transfusion syndrome. Placenta, 2017, 53: 54-56.
8. Spruijt MS, Tameeris E, Zhao DP, et al. Incidence and causes of intentional fetal or neonatal demise in twin-twin transfusion syndrome. Fetal Diagn Ther, 2018, 43 (1): 19-25.
9. Murata S, Takano M, Kagawa Y, et al. The experience of modified sequential selective laser photocoagulation of communicating vessels technique for twin-twin transfusion syndrome. J Matern Fetal Neonatal Med, 2017, 16: 1-5.

第九章　瘢痕子宫妊娠相关问题

1. 对首诊孕妇充分了解前次子宫手术指征、手术方式、手术经过、术中术后并发症等详细情况。
2. 通过影像学包括 B 超或 MRI 早期排查瘢痕子宫妊娠及凶险性前置胎盘情况，制定比较周密的围产期监护与分娩方案。对不宜妊娠者应尽早终止妊娠，对于植入性前置胎盘可能，选择合适的止血方法与团队合作。
3. 严格掌握瘢痕子宫妊娠阴道分娩指征，产程中严密监护，早期识别子宫破裂的临床征象，并及时处理。
4. 对于有生育需求的女性，生育前尽量减少子宫手术，包括子宫肌瘤剥除或剖宫产术等，减少瘢痕子宫妊娠。

第一节　瘢痕子宫妊娠

瘢痕子宫（scar uterus）是指包括剖宫产术（caesarean section，CS），子宫肌瘤剥除术，子宫穿孔、破裂、外伤等经手术修复后形成的有瘢痕的子宫，其中剖宫产尤其是子宫下段剖宫产术后瘢痕子宫最多见。2010 年，WHO 对孕期和围产期保健全球调查（2007—2008）结果发现，拉丁美洲与非洲平均剖宫产率为 25.7%，其中亚洲为 27.3%，中国的剖宫产率高达 46.5%，其中无指征剖宫产占 11.7%。张为远等于 2014 年对中国 14 个省、市、自治区 39 家医院（二、三级）112 414 例孕妇调查结果显示，剖宫产率为 54.5%，其中无指征剖宫产占总剖宫产的 24.6%，个别医院高达 55.9%，二级医院显著高于三级医院。近年随着生育政策的调整，瘢痕子宫妊娠孕妇逐年增加，瘢痕子宫妊娠（scar uterine pregnancy）的安全问题已经放在产科医师面前。

一、瘢痕子宫形成原因

剖宫产术是子宫瘢痕的主要原因，还包括子宫肌瘤剥除术、流产、取环、宫腔镜等手术操作可造成子宫穿孔、宫角妊娠，输卵管间质部妊娠行宫角部切开取胚，尤其腹腔镜手术、输卵管妊娠切除输卵管紧靠宫角部，过度电凝残端止血、有梗阻性难产子宫破裂修补术形成瘢痕子宫；刀伤、车祸伤等外伤经手术修复后形成的瘢痕子宫（详见第十五章第一节）。

二、瘢痕子宫妊娠的诊断

1. **详细询问病史**　尤其是孕产史及手术史，包括手术时间、手术原因、手术医院、手术方式（宫腔镜、腹腔镜、开腹），若非剖宫产，需了解子宫手术部位；手术是否穿透肌壁全层，术后愈合情况，前次手术与此次妊娠间隔时间，最好见到上一次手术的详细记录。
2. **体格检查**　腹壁有纵行或横行瘢痕或腹腔镜手术切口愈合瘢痕。
3. **辅助检查**　B 超评估胎儿大小，并了解胎盘着床位置，判别胎盘与原子宫瘢痕间关系，原瘢痕部位厚度，是否有瘢痕部位憩室存在，以评估再次妊娠风险，如果原瘢痕部位有憩室或胎盘种植于原瘢痕部位，妊娠过程中警惕子宫破裂或胎盘植入的可能。但对风险的评估不能完全依靠 B 超对子宫癫痕部位尤其宫体部瘢痕位置与厚度的评价。

三、瘢痕子宫妊娠不良妊娠结局

1. **对孕妇的影响** 瘢痕子宫妊娠主要的不良妊娠结局包括围产期子宫破裂，胚胎着床于子宫下段瘢痕处引起的瘢痕妊娠，部分发展为凶险性前置胎盘，胎盘植入导致分娩期严重的产时产后大出血、DIC，危及孕产妇生命。

2. **对胎儿的影响** 瘢痕妊娠与凶险性前置胎盘引起流产、胎位异常、早产、围产儿死亡等并发症。

四、瘢痕子宫妊娠的处理

(一)孕早期终止妊娠

1. **前次子宫手术时间** 子宫肌层至少需要 6个月才能达到瘢痕稳定，再次妊娠在 6 个月内，子宫破裂发生风险增加 3 倍，可建议终止妊娠。

2. **前次子宫手术部位** 多处穿透宫壁手术尤其宫体部手术史、古典式剖宫产史、子宫破裂修补术史，再次妊娠子宫破裂风险大，建议孕早期终止妊娠。

3. **子宫下段瘢痕部位妊娠** 由于胚胎种植于子宫下段瘢痕处，血供不足，胎盘形成过程中可能植入子宫肌层，甚至膀胱，导致分娩时胎盘剥离困难，子宫下段收缩不良，引起致命的产后大出血，可建议终止妊娠。

(二)孕中、晚期加强监护

告知孕妇妊娠过程中的可能风险，加强孕期监护，孕早、中期 4 周 1 次 B 超，孕晚期 2~4 周 1 次 B超，了解子宫瘢痕处厚度与胎儿胎盘等相关情况。

(三)分娩时机与分娩方式

应根据前次子宫手术时间、方式、部位，此次妊娠胎儿、胎盘、瘢痕处子宫肌壁厚度等情况制定个体化分娩时机与分娩方式。

五、非子宫下段横切口瘢痕子宫再次妊娠

子宫下段直切口子宫破裂 1%~7%，古典式子宫破裂 4%~9%(足月前或分娩期均可发生)。子宫下段破裂史：6%，宫体破裂史：32%，破裂后果往往是灾难性的，围产儿死亡率 50%~70%，孕产妇大失血、子宫切除甚至孕产妇死亡(0.2%)，因此，宫体部瘢痕子宫、古典式剖宫产后再次妊娠，严密监护下，尽量期待足月后，择期剖宫产终止妊娠。

六、子宫下段横切口瘢痕子宫妊娠

(一)选择性再次剖宫产

1. **选择性再次剖宫产(elective repeat cesarean section,ERCS)指征** ①有产科剖宫产指征；②孕妇不接受阴道分娩者。

2. **手术时机** 可选择 39 周后择期剖宫产终止妊娠，但必须根据 B 超检查子宫下段厚度、是否早产临产、胎儿成熟度等情况个体化处理。

(二)剖宫产术后再次妊娠阴道试产

剖宫产术后再次妊娠阴道试产(trial of labor after cesarean section,TOLAC)在分娩前子宫破裂发生率接近 0，分娩期子宫破裂发生率为 0.5%~1.0%，而且很少是灾难性的。20 世纪 50 年代，有剖宫产史者再次妊娠尝试阴道分娩增多。1988年，美国妇产科医师学会(American College of Obstetricians and Gynecologists,ACOG)推荐大部分有剖宫产史孕妇接受阴道分娩。随着剖宫产术后再次妊娠阴道分娩(vaginal birth after cesarean section,VBAC)增加，子宫破裂与围产儿发病率逐渐增加，尝试剖宫产术后阴道分娩孕妇减少。2002年剖宫产术后阴道分娩者为 12.7%，2007 年为8.5%，2010 年为 10%。多数临床数据显示，曾行低位子宫横切剖宫产并且无阴道分娩禁忌证者大多适合阴道试产，但是，一旦发生子宫破裂，孕妇输血率、子宫切除率和围产儿发病率、死亡率明显增加。因此，产科医师应充分评估 VBAC 的风险、严格筛选适应证，临产后持续胎心监护，严密监测胎心变化及产程进展，并及早发现子宫破裂的征象，为此应有一支训练有素的快速反应团队，以便一旦发生子宫破裂实施紧急剖宫产，确保母儿安全。少数几项研究报告 2 次剖宫产史孕妇阴道试产子宫破裂的危险为 1.0%~3.7%。有一项研究发现 2 次剖宫产者与只有 1 次剖宫产史者相比，前者在阴道分娩期间发生子宫破裂的危险是后者的 5 倍，在 1 次剖宫产后又有过 1 次阴道分娩的妇女，阴道试产期间发生子宫破裂的危险只有 1/4。因此，ACOG 建议在曾行 2 次剖宫产的妇女中，只有曾行 1 次阴道分娩者才考虑行阴道试产。

2016 年，中华医学会妇产科学分会产科学组根据近年来国内外的研究经验以及美国、加拿大、英国、法国等国家的相关指南，结合我国目前的现状，制定了"剖宫产术后再次妊娠阴道分娩管理的专家共识"。

1. **TOLAC 的适应证** ①孕妇及家属有阴道分娩意愿,是 TOLAC 的必要条件;②医疗机构有抢救 VBAC 并发症的条件及相应的应急预案;③既往有 1 次子宫下段横切口剖宫产史,且前次剖宫产手术顺利,切口无延裂,如期恢复,无晚期产后出血、产后感染等;④除剖宫产切口外子宫无其他手术瘢痕;⑤胎儿为头位;⑥不存在前次剖宫产指征,也未出现新的剖宫产指征;⑦2 次分娩间隔≥18 个月;⑧B 超检查子宫前壁下段肌层连续;⑨估计胎儿体重不足 4 000g。

2. **TOLAC 的禁忌证** ①医疗单位不具备施行紧急剖宫产的条件;②已有 2 次及以上子宫手术史;③前次剖宫产术为古典式剖宫产术、子宫下段纵切口或 T 形切口;④存在前次剖宫产指征;⑤既往有子宫破裂史,或有穿透宫壁的子宫肌瘤剔除术史;⑥前次剖宫产有子宫切口并发症;⑦超声检查胎盘附着于子宫瘢痕处;⑧估计胎儿体重为 4 000g 或以上;⑨不适宜阴道分娩的内外科合并症或产科并发症。

3. **提高 VABC 成功率的因素** ①有阴道分娩史,包括前次剖宫产术前或后的阴道分娩史;②妊娠不足 39 周的自然临产;③宫颈管消失 75%~90%、宫口扩张;④本次分娩距前次剖宫产>18 个月;⑤孕妇体重指数(body mass index,BMI)<30kg/m²;⑥孕妇年龄<35 岁。

4. **分娩期的监护及管理** 为 TOLAC 孕妇提供严密的母儿监护、严格的产程管理、迅速的应急处理及新生儿复苏,以保障母儿安全。

(1)自然临产者:①备血、留置导尿,开放静脉通路,做好紧急剖宫产的术前准备;②建议行持续电子胎心监护,观察胎心率变化,判断胎儿宫内状态;③注意产妇主诉,监测生命体征变化、子宫下段是否存在压痛、血尿等情况;④产程进展缓慢,需要用缩宫素静滴加强宫缩时,尽量使用小剂量;⑤当产程停滞或胎头下降停滞时,可放宽剖宫产指征;⑥第二产程时间不宜过长,应适当缩短第二产程,必要时可行阴道手术助产,助产前需排除先兆子宫破裂;⑦发现胎心异常、先兆子宫破裂或子宫破裂等征象时应实施紧急剖宫产,尽快娩出胎儿,手术中请新生儿科医师到场协助抢救新生儿。

(2)TOLAC 的引产:TOLAC 孕妇的引产指征同非剖宫产术后再次妊娠的孕妇,但引产方式的选择及引产过程的监测与围产期预后密切相关。关于引产的安全性,目前尚缺少循证医学证据。因此,需要由高年资医师通过评估母儿状态、引产条件及方式,并与孕妇及家属沟通后再决定引产。

5. **分娩镇痛** 计划 TOLAC 的孕妇应早期采用椎管内麻醉,可以减轻孕妇疼痛,或满足手术产的麻醉需求,不增加 TOLAC 产妇并发症的发生率。

七、并发症的处理

子宫破裂诊治详见第十五章第一节;剖宫产瘢痕妊娠诊治详见本章第二节;凶险性前置胎盘详见本章第三节。

对首诊瘢痕子宫妊娠孕妇,详细且充分地了解前次子宫手术的指征、手术时间、手术方式、手术部位、术后愈合情况,充分告知病情,孕期加强监护,谨慎选择分娩时机与手术方式,防止不良围产结局发生。

第二节 剖宫产术后瘢痕部位妊娠

剖宫产术后瘢痕部位妊娠(cesarean scar pregnancy,CSP)是一种罕见的异位妊娠,不规则子宫出血及子宫破裂是这类异位妊娠的严重并发症。

一、定义

对 CSP 的诊断与治疗在国内外均无统一的标准和指南以及较好的循证医学证据,缺乏大样本量的随机对照研究。2016 剖宫产术后瘢痕部位妊娠诊治专家共识:剖宫产术后瘢痕部位妊娠(cesarean scar pregnancy,CSP)是指受精卵着床于前次剖宫产子宫切口瘢痕处的一种异位妊娠,是一个限时定义,仅限于孕早期(≤12 周);孕 12 周以后的孕中期 CSP 则诊断为"宫内中孕,剖宫产术后瘢痕部妊娠,胎盘植入",如并发有胎盘前置,则诊断为"宫内中孕,剖宫产术后子宫瘢痕妊娠,胎盘植入,胎盘前置状态",到了孕中、晚期则为胎盘植入及前置胎盘,即形成所谓的凶险性前置胎盘(pernicious placenta previa,PPP)。

国外报道剖宫产术后瘢痕部妊娠发生率为 1/(1 800~2 216)妊娠,占异位妊娠的 6.1%,2006 年北京协和医院向阳等报道剖宫产术后瘢痕部妊娠发病率为 1/1 368,占异位妊娠的 1.1%,近年有增加趋势,2012—2015 年上海市第六人民医院有剖宫产史的孕妇 CSP 发病率为 2.54‰（68/26 730）。由于 CSP 可以造成清宫手术中及术后难以控制的大出血、子宫破裂、周围器官损伤，甚至切除子宫等，严重威胁妇女的生殖健康甚至生命，已引起临床上的高度重视。

二、病因与发病机制

其病因与发病机制可能与以下因素有关：

（一）子宫壁破坏

任何涉及子宫的手术均有可能破坏子宫壁，使子宫肌层连续性中断，术后瘢痕部位有可能形成通向宫腔的微小裂隙或窦道，当再次妊娠时受精卵穿透瘢痕处的微小裂隙并在此着床，由于底蜕膜发育不良或缺损，绒毛的滋养细胞可直接侵入此处的子宫肌层，并不断生长，导致绒毛与子宫肌层粘连，甚至穿透宫肌层。超声显示正常子宫下段全层厚度为 2.0~3.6mm，如果子宫下段瘢痕部位肌层厚度为 1.4~2.0mm，提示子宫瘢痕缺陷可能，警惕瘢痕妊娠发生。

（二）滋养细胞行为假说

剖宫产术后子宫瘢痕中纤维结缔组织增生，血液供应减少，血氧饱和度降低，恰能符合滋养细胞增生的条件，故有利于滋养细胞植入。

（三）损伤与炎症假说

剖宫产后子宫切口的愈合与异物反应使得局部的慢性炎症反应持续存在，促炎症因子的分泌、炎症细胞的募集、黏附分子的表达使受精卵更倾向于植入瘢痕结缔组织也可能是发生 CSP 的机制之一。

三、临床分型

2016 剖宫产术后瘢痕部位妊娠诊治专家共识：根据超声检查显示的着床于子宫前壁瘢痕处的妊娠囊的生长方向以及子宫前壁妊娠囊与膀胱间子宫肌层的厚度进行分型。此分型方法有利于临床的实际操作。

Ⅰ型：①妊娠囊部分着床于子宫瘢痕处，部分或大部分位于宫腔内，少数甚或达宫底部宫腔；②妊娠囊明显变形、拉长、下端成锐角；③妊娠囊与膀胱间子宫肌层变薄，厚度>3mm；④ CDFI：瘢痕处见滋养层血流信号（低阻血流）。

Ⅱ型：①妊娠囊部分着床于子宫瘢痕处，部分或大部分位于宫腔内，少数甚或达宫底部宫腔；②妊娠囊明显变形、拉长、下端成锐角；③妊娠囊与膀胱间子宫肌层变薄，厚度 ≤3mm；④ CDFI：瘢痕处见滋养层血流信号（低阻血流）。

Ⅲ型：①妊娠囊完全着床于子宫瘢痕处肌层并向膀胱方向外凸；②宫腔及宫颈管内空虚；③妊娠囊与膀胱之间子宫肌层明显变薄甚至缺失，厚度 ≤3mm；④ CDFI：瘢痕处见滋养层血流信号（低阻血流）。

其中，Ⅲ型中还有 1 种特殊的超声表现 CSP，即包块型，包块型多见于 CSP 流产后（如药物流产后或负压吸引术后）子宫瘢痕处妊娠物残留并出血所致。其声像图的特点：①位于子宫下段瘢痕处的混合回声（呈囊实性）包块，有时呈类实性；包块向膀胱方向隆起。②包块与膀胱间子宫肌层明显变薄甚至缺失。③ CDFI：包块周边见较丰富的血流信号，可为低阻血流，少数也可仅见少许血流信号或无血流信号。

四、病理过程与临床表现

（一）胚胎早期停止发育，胚囊剥离

1. **子宫出血**　胚囊剥离可引起子宫出血，因着床处肌层薄弱且为瘢痕组织，肌壁收缩不良，断裂的血管不易闭合，出血淋漓或持续，时多时少，或突然大量出血，甚至迅猛如泉涌，导致血压下降、休克。

2. **出血局部淤积**　出血与停止发育的胚囊混合形成包块，包块随出血增加而增大，最终导致子宫破裂，腹腔内出血。

3. **出血流入宫腔**　出血流向宫腔扩展可导致宫腔积血，容易误诊为胚胎停育、难免流产、不全流产及葡萄胎等。

4. **出血淤积宫颈管**　出血未及时流出而淤积在宫颈管内，宫颈膨大，可误诊为宫颈妊娠、难免流产等。

（二）胚胎继续发育

1. **早期子宫破裂**　孕卵在瘢痕裂隙深处着床发育，由于囊腔扩张，突破非常薄的肌层，甚至浆膜层，导致子宫破裂及腹腔内出血。

2. **中、晚期出血**　若胚囊继续发育并向峡部及宫腔生长，将会发生胎盘前置、胎盘植入及一系列与之相关的妊娠中晚期和分娩期并发症，如晚期流产、子宫破裂、分娩后胎盘不剥离或剥离面大出血等。

五、诊断要点

CSP 的临床表现因胚囊种植深浅、胚胎发育情

况而不同。经阴道彩色多普勒超声检查 CSP 是目前最常用且有效的检查方法,敏感性为 84.6%。

（一）病史

有剖宫产史,发病时间与剖宫术后年限及患者年龄无关。

（二）症状

1. **早孕反应** 与宫内妊娠早孕反应相同。

2. **阴道出血** 约 1/2 患者以阴道出血就诊,阴道出血表现为以下几种不同形式:①停经后阴道出血淋漓不尽,出血量不多或似月经样,或突然增多,也可能一开始即为突然大量出血,伴大血块,血压下降,甚至休克。②人工流产术中或术后:表现为手术中大量出血不止,涌泉状甚至难以控制,短时间内出现血压下降甚至休克。也可表现为术后出血持续不断或突然增加。③药物流产后:用药后常无明显组织排出或仅有少量膜样组织排出。药流后阴道出血持续不净或突然增加,行清宫手术时发生大出血。张英等报道阴道出血量与子宫病灶直径以及治疗前血 β-hCG 水平均呈正相关关系。阴道出血越多,病灶越大,β-hCG 越高,患者病情越凶险。

3. **伴随症状** 多无腹痛,少数为轻微腹痛。如短时间出血较多,可出现失血性休克症状。

（三）体征

大多数无特殊体征,个别病例妇科检查时子宫可明显增大,宫颈口无明显扩张,子宫峡部增粗,前壁膨出。

（四）实验室检查及影像学

1. **血清 β-hCG** 对于 CSP 的诊断并无特异性,有胎心的 CSP 血清 β-hCG 水平可以高过 100 000U/L。对于异常升高的 β-hCG 也要警惕是否合并妊娠滋养细胞肿瘤。β-hCG 在治疗后的随诊中评价治疗效果时非常重要。

2. **B 超** ①宫腔内、宫颈管内空虚,未见妊娠囊;②妊娠囊着床于子宫前壁下段肌层(相当于前次剖宫产子宫切口部位),部分妊娠囊内可见胎芽或胎心搏动;③子宫前壁肌层连续性中断,妊娠囊与膀胱之间的子宫肌层明显变薄甚至消失;④彩色多普勒血流显像(color Doppler flow imaging,CDFI)显示妊娠囊周边高速低阻血流信号。

3. **MRI 检查** MRI 检查矢状面及横断面的 T_1、T_2 加权连续扫描均能清晰地显示子宫前壁下段内的妊娠囊与子宫及其周围器官的关系。

（五）腹腔镜与宫腔镜

腹腔镜可在原剖宫产瘢痕处可见外凸病灶,

浆膜表面光滑,子宫下段膨大呈紫蓝色,病灶部位血管丰富;宫腔镜可见子宫腔内无妊娠囊,子宫下段病灶凸向宫腔,病灶处可见糟脆蜕膜组织及绒毛组织。

（六）病理检查

手术切除病灶病理组织学可有以下表现者:①妊娠物不在宫体部或输卵管内,周围被肌层包围而子宫无畸形及憩室、小囊等;②滋养叶细胞种植于瘢痕处;③切除标本中有正常妊娠的宫颈内膜及宫颈子宫下段,前壁可见血管破裂及坏死组织。

刮宫术刮出组织行病理切片检查,组织内可见滋养细胞和子宫平滑肌肌束。子宫切除标本病理检查:前次剖宫产瘢痕处的纤维肌组织间可见滋养细胞,着床于瘢痕部位的胎盘组织周围没有底蜕膜及子宫肌肉组织,仅可见一些结缔组织。

六、鉴别诊断

1. **子宫峡部妊娠** 泛指所有孕卵着床于子宫峡部包括侧壁或后壁的妊娠,因此可以没有剖宫产史。胚囊向宫腔生长,峡部肌层连续性多无中断,子宫形态基本正常。

2. **宫颈妊娠** 宫颈妊娠可无剖宫产史,B 超检查见宫颈均匀性膨大使整个子宫呈上小下大的葫芦状,病变局限于宫颈,不超过内口,宫颈内口闭合,峡部无膨大,宫颈管内可见胚囊样回声,有出血者可为不均质中、低回声团,宫腔内膜线清晰而无胚囊,子宫峡部肌层的连续性及结构正常。早期妊娠鉴别诊断较容易,随着妊娠月份的增大,有剖宫产史的宫颈妊娠、CSP 或种植在子宫下段的峡部妊娠之间的鉴别诊断有一定困难。

3. 与其他疾病,如宫腔内妊娠的难免流产、不全流产、滋养细胞疾病相鉴别。

七、治疗

治疗目标为终止妊娠、去除病灶、保障患者的安全。治疗原则为早期发现,早期治疗,减少并发症,避免期待治疗和盲目刮宫。治疗方法如下:

（一）药物治疗

指征:①生命体征平稳,血常规肝肾功能正常;②不愿意或不适合手术治疗的早期 CSP 患者,孕周越小,β-hCG 越低,效果越好;③Ⅱ 或 Ⅲ 型 CSP 行清宫术或清除妊娠物术前预处理;④手术治疗后 β-hCG 下降缓慢或再次升高不适合手术者。对肌壁间孕囊直径 <3cm,药物治疗疗效好;块物大,血

供丰富,药物治疗疗效差。治疗效果满意:包块明显缩小,血流明显减少甚至消失;治疗效果不满意:血 β-hCG 下降缓慢或高速低阻血流信号持续存在,应增加药物治疗次数或剂量,或改变治疗方法,同时应注意随时有大出血的可能性。

1. MTX MTX 是目前公认的治疗药物。①全身单剂 MTX 50mg/m² 体表面积;隔日 1 次肌内注射 MTX 1mg/(kg·d),1 周复查血 β-hCG,如果下降>50%,停药观察。全身给药妊娠组织吸收非常缓慢,成功率为 71%~83%。②局部用药:常在超声引导下妊娠囊内注射 MTX,剂量为 1mg/kg,或双侧子宫动脉注射 50mg(每侧 25mg),据报道成功率 85.7%。③ MTX 疗程平均>60 天以上,有治疗失败的可能。治疗期间随时可能发生严重子宫出血。

2. 米非司酮 常将米非司酮与 MTX 联合使用,两药联合应用能更有效地抑制滋养细胞增长促进绒毛变性坏死,从而缩短治疗时间,减少子宫瘢痕部位妊娠者子宫大出血的发生。

3. 天花粉与氯化钾 天花粉可迅速引起绒毛组织坏死,前列腺素合成增加,宫缩增强,促进流产。氯化钾在临床上应用报道很少。

保守治疗患者,血 β-hCG 下降到 50U/L 或正常后可在超声引导下清宫术,缩短治疗时间,单纯药物治疗不作为治疗 CSP 的首选方案。

(二)手术治疗

1. B 超引导下清宫术 指征:①生命体征平稳,孕周<8 周的 I 型 CSP;②孕周>8 周的 I 型 CSP、II 型及 III 型 CSP 多在药物保守治疗或介入治疗的基础上进行。清宫手术应在有输血和急诊开腹手术条件的医院进行。

术中大出血处理措施:①垂体后叶激素:宫颈局部注射垂体后叶激素止血效果较好;②欣母沛:局部宫颈注射的同时在阴道后穹窿填塞纱布局部压迫止血效果好;③改良式 B-Lynch 缝合术;④球囊压迫法:超声引导下植入球囊,压迫 24 小时待局部血栓形成后行清宫术。

2. 子宫动脉栓塞术 + 清宫术 指征:① CSP 需要终止妊娠手术时或自然流产大出血需要紧急止血;② II 型及 III 型 CSP 手术前预处理。方法:①经股动脉插管向子宫动脉单纯注入栓塞剂;②栓塞剂与 MTX 联合应用。栓塞后清宫术最好在术后 72 小时内进行,以免侧支循环形成,降低止血效果。

3. B 超监测下宫腔镜手术 用于 I 型 CSP 有

一定效果,可直视下清除妊娠物,但对术者要求较高,且无法修复薄弱的子宫前壁瘢痕组织。

4. CSP 妊娠物清除 + 瘢痕修补术 包括腹腔镜、开腹或经阴道子宫下段切开取胚术 + 子宫缺陷修补术。指征:II 型及 III 型 CSP,特别是 III 型包块型 CSP,孕囊侵入较深或几乎穿透瘢痕全层,已在局部形成较大包块、血管丰富的患者,有再生育要求并要求修复子宫瘢痕缺陷患者,可预防性行子宫动脉栓塞后行此手术。

(1)腹腔镜手术:主要用于治疗妊娠组织向腹腔和膀胱生长且生命体征平稳的病例。

(2)开腹:子宫局部切开取囊及缝合术:直视下取出胚囊,直接缝合伤口或将原瘢痕切除后重新缝合。

5. 经阴道手术 该术式治疗 CSP 的优点是手术时间短,微创,同时也可以达到修补子宫瘢痕的目的,但若妊娠包块较大、孕囊凸向腹腔甚至侵及膀胱、包块位置高或患者有急性妇科炎症时,则为该术式的禁忌。

6. 局部穿刺 以 16~18G 穿刺针穿刺胚囊,可以单纯吸取囊液;或直接针刺胎心搏动处,也可注入适量的 MTX 或氯化钾,促使胚胎停止发育。此法更适用于同时合并宫内孕,要求继续妊娠者。

7. 全子宫切除术 对于出现大量阴道出血伴失血性休克的患者,为抢救患者生命,限于条件,无其他办法可行而采取的紧急措施。抗休克治疗的同时立即开腹行全子宫切除术。

第三节 剖宫产瘢痕部位子宫妊娠合并前置胎盘

早期 CSP 如果处理不当,延误诊断,继续妊娠至中晚期,胎盘附着原有瘢痕部位,则形成前置胎盘,胎盘植入,分娩时胎盘不易剥离,往往导致难以控制的严重的产科出血。1993 年,Chattopadhyay 等首次将既往有剖宫产史,再次妊娠为前置胎盘,且胎盘附着于原子宫瘢痕部位者定义为凶险性前置胎盘(pernicious placenta previa,PPP),近年更多学者认为,PPP 定义为:既往有剖宫产史的孕妇,此次妊娠为前置胎盘,伴或不伴胎盘植入。

社会因素导致中国近年的高剖宫产率,自"三孩"政策实施后,瘢痕子宫再次妊娠率将逐年增高,PPP也呈逐年增加的趋势。上海市第六人民医院2011—2015年住院分娩孕妇前次剖宫产史再次妊娠占比10.89%(1 783/16 360),前次剖宫产史再次妊娠PPP发生率为4.2%,一次剖宫产史PPP发生率为4.02%,二次剖宫产史孕妇PPP发生率为5.6%,三次剖宫产史孕妇PPP发生率为33.3%。大样本数据分析发现胎盘植入妊娠总发病率0.02%~0.04%(美国0.3%、加拿大0.2%、北欧五国0.4%、土耳其0.2%、以色列0.2%),有剖宫产史孕妇前置胎盘伴植入发生率是无剖宫产史孕妇的2~3倍。CLARK等也报道1次剖宫产史的孕妇再次妊娠前置胎盘的胎盘植入发生率为1/50;2次剖宫产史的孕妇胎盘植入发生率上升为1/6;3次剖宫产史的为1/4,4次剖宫产史的为1/3,5次剖宫产史的高达1/2。

前置胎盘伴胎盘植入是严重产后出血与子宫切除的主要原因,前置胎盘特别是PPP在终止妊娠时常发生致命性大出血,文献报道平均出血量3 000~5 000ml,约90%的患者术中出血量超过3 000ml,10%的患者超过10 000ml,孕产妇死亡率高达7%以上,发展中国家更高。2014年,Fitzpatrick报道美国221家单位134例PPP,36%~40%出血量达2 500ml以上。2015年,加拿大Azar Mehrabadi等分析2009—2010年5 570 637例分娩孕妇发现:胎盘植入率0.14%(819/5 570 637),子宫切除率22.6%,孕产妇死亡率0.12%,严重产后出血50%,产后出血子宫切除率29%。PPP诊治已经成为产科领域的重点问题之一。

一、病因

病因不明,有研究者提出子宫下段瘢痕、子宫下段瘢痕愈合不良、蜕膜缺失是大部分前置胎盘发生的主要因素。子宫下段蜕膜组织稀少,蜕膜脱落可能促使已经存在一个或多个瘢痕,导致滋养细胞浸入这个位置的子宫肌层。研究报道,既往剖宫产史孕妇前壁胎盘发生率比既往子宫肌瘤剔除史组前壁前置胎盘发生率显著增加;既往剖宫产再次妊娠前置胎盘中前壁胎盘比后壁胎盘的发生率高,支持子宫下段瘢痕对受精卵有趋化作用。前置胎盘孕妇新生儿男性明显高于女性,提示胎儿性别与前置胎盘有一定的关系。

二、分类

根据胎盘边缘与宫颈口的位置,将PPP分为4类,具体见前置胎盘章节。

中华医学会围产医学分会与中华医学会妇产科学分会产科学组2015年胎盘植入诊治指南,根据胎盘与子宫肌层关系进行分类:胎盘粘连(placenta accreta)——胎盘侵入子宫浅肌层;胎盘植入(placenta increta)——侵入子宫深肌层;穿透性胎盘植入(placenta percreta)——穿透子宫壁达子宫浆膜层,甚至侵入子宫毗邻器官。依据植入面积分为完全性和部分性胎盘植入。

三、临床表现

(一)症状

孕早期表现同剖宫产瘢痕妊娠,中晚期妊娠妇女可有少量多次无诱因、无痛性阴道出血,或突发大量无痛性阴道出血,或突破子宫下段肌层引起子宫破裂,出现胎死宫内、失血性休克表现。

(二)体征

子宫增大,与孕周相符,可扪及胎儿先露高浮或胎位异常,闻及胎心等晚孕体征,宫体软无压痛,阴道出血时可触及弱宫缩。若有阴道出血,则孕妇全身情况与阴道出血量及出血速度有关,反复出血可有贫血貌,急性大出血可出现休克体征。如果胎盘位置不清,不建议阴道检查,禁止肛查。

(三)辅助检查

B超是主要辅助检查手段,必要时行MRI检查。

1. B超检查

(1)灰阶超声成像标准:①胎盘后低回声区的完全消失;②不规则的胎盘后低回声区;③子宫和膀胱分界处高回声区变薄或破坏;④局部外生性赘生物侵及膀胱;⑤异常胎盘缺损。

(2)彩超成像标准:①局限或弥散的彩色血流信号;②超声表现高速和低阻血流信号(收缩期峰值流速415cm/s);③在子宫和膀胱界面出现连接子宫和膀胱的异常血管;④在胎盘后区域出现异常粗大的血管。

(3)3D多普勒超声诊断标准:①胎盘内血管增生;②无分支的绒毛间及绒毛叶间循环;③扭曲的血管及混乱的血管分支。3D多普勒超声目前被认为是最好的影像诊断检测技术,敏感度为97%,特异性为92%。在超声学诊断方法阳性预测值率中,3D多普勒超声最高(76%),灰阶超声次之(51%),彩色超声多普勒最低(47%)。

2. MRI检查 子宫肌层变薄、不规则或破坏,胎盘外部异常隆起,胎盘内部的异常信号强度和在 T_2 加权像明显的黑色胎盘内信号带等均提示可能存在胎盘植入。子宫肌层内增强的结节、子宫壁异常强化信号和 / 或膀胱壁异常强化信号提示极可能存在胎盘植入。

四、诊断

对于植入型 PPP 的高风险孕妇,超声是诊断的首选方法,MRI 可作为重要的辅助手段。

1. **B 超检查** 经阴道超声检查是评估胎盘状况的金标准,其敏感度、阳性率、准确度均高于经腹部超声检查及经会阴超声检查,中华医学会妇产科学分会产科学组发布的《前置胎盘的临床诊断与处理指南》推荐经阴道超声检查,但对已有阴道出血的患者应谨慎使用。

2. **MRI** 诊断胎盘植入有较大的诊断价值,对胎盘植入深度、周围脏器受侵的情况、后壁胎盘诊断价值优于超声;对胎盘是否植入膀胱及植入程度的评估较超声准确。

五、治疗

治疗原则为止血与补血,抑制宫缩,预防感染,适时终止妊娠。临床上可根据前置胎盘类型、有无胎盘植入证据、孕周、既往剖宫产次数或子宫手术史情况、产前阴道流血量、有无合并休克、胎儿是否存活、胎方位及是否临产等情况决定治疗方案。

（一）期待治疗

1. **期待治疗目的** 在保证孕妇安全的情况下,尽可能延长孕周,提高围产儿的存活率。

2. **期待治疗指征** ①一般情况良好,生命体征平稳,无明显宫缩,胎儿存活,阴道出血不多或无明显阴道出血。②孕周 <36 周胎盘植入可能性低患者;高度怀疑胎盘植入者孕周 <34 周。

3. **一般处理** 阴道出血期间绝对卧床,建议侧卧位,定期吸氧。禁忌性生活,禁止阴道检查、肛查、灌肠等任何刺激,做好血常规及凝血功能检查并备血,严密进行胎儿监护,包括胎动、胎心、胎儿发育等情况。阴道出血停止后可适当下床活动。

4. **纠正贫血** 维持血红蛋白于 110g/L,血细胞比容 30% 以上,维持正常血容量,改善胎儿宫内环境。根据贫血程度补充铁剂或适当输血。

5. **抑制宫缩** 如出现宫缩,可酌情使用宫缩抑制剂,防止进一步出血,为促胎肺成熟创造条件。

6. **预防感染** 出血时间长或反复出血孕妇,建议用抗生素预防感染。

（二）终止妊娠

终止妊娠方式是采取剖宫产。

1. **紧急剖宫产** 在期待治疗过程中,突发阴道大出血,无论孕周大小,立即行剖宫产终止妊娠。如胎儿已经能成活,出现胎儿窘迫或宫缩不可抑制等产科指征,可行剖宫产术。

2. **择期剖宫产** 胎盘植入可能性低的孕妇选择孕 36~37 周,前置胎盘合并胎盘植入高风险者选择孕 34~36 周,充分术前准备,择期剖宫产。应有充分的术前评估与准备:① PPP 患者及时转诊至综合实力强的医院进行诊治。② PPP 处理需要产科、影像学科、麻醉科和血液科、泌尿外科、输血科、检验科、ICU 等多个科室的共同配合。③术前评估胎盘植入风险;由经验丰富的产科医师操作,经验丰富的麻醉科医师麻醉监护;建立静脉通道(必要时在颈静脉穿刺置管),充分备血,备宫腔压迫球囊或长纱条、热盐水、子宫捆绑线。英国皇家妇产科医师学会指南指出对有剖宫产史的女性,再次妊娠时必须明确胎盘位置,并排除有无胎盘植入。如有胎盘植入,剖宫产术前依情况行特殊准备:

（1）血管内血流阻断术:其目的是防止胎盘植入患者严重的产后出血。但对血管栓塞介入有一定的设备与技能要求。选用何种方法应综合考虑患者的具体情况、各方法的治疗效果、并发症、对胎儿的影响以及医院实际水平进行个体化选择。

1)子宫动脉或髂内动脉球囊血流阻断栓塞:凶险性前置胎盘高度怀疑胎盘大面积植入,可能导致产时产后大出血患者剖宫产前先行动脉球囊植入,胎儿娩出后予球囊内注入生理盐水,间歇压迫阻塞血流,减少处理胎盘过程中的出血,如压迫止血效果不佳,则再行明胶海绵栓塞,达到双重止血的同时也尽可能地减少介入栓塞并发症。

2)髂总动脉或腹主动脉血流临时行球囊阻断术:由于子宫侧支循环供血影响子宫动脉或髂内动脉栓塞效果,有学者在剖宫产术前行髂总动脉或腹主动脉临时球囊阻断动脉血供减少胎盘植入患者术中、术后出血。因髂总动脉或腹主动脉阻断可使出血量大幅减少,同时亦使更多器官的血供阻断,其相关并发症仍如盆腔脏器缺血、感染、子宫坏死、下肢缺血、臀部坏死、继发不孕等并发症的发生风险,栓塞术有效性仍有争议。

（2）膀胱镜检查或双侧输尿管支架置管:前壁、侧壁凶险性前置胎盘,侵入肌层较深,可疑侵及膀胱者,于膀胱镜下观察胎盘植入膀胱的程度,防止剖宫产术中分离胎盘或子宫切除过程中输尿管的损伤。但输尿管支架置管增加患者血尿、腰腹痛及尿路刺激症状等并发症的发生率。因此,手术前输尿管支架置管应根据患者病情,权衡利弊,防止术中输尿管损伤。

(三)减少术中出血与术中大出血处理原则

1. 子宫手术切口的选择 原则上应尽量避开胎盘,以免增加孕妇和胎儿失血。后壁胎盘或前侧壁胎盘,常规取子宫下段横切口,侧壁胎盘可选择子宫下段非胎盘附着侧切口,充分分离子宫膀胱腹膜反折,下推膀胱,迅速取出胎儿;前壁胎盘有明显胎盘植入者,应行子宫体部剖宫产术。找到胎盘边缘,在胎盘上缘破膜;尽量避免胎盘打洞(需有丰富经验者)。

2. 胎儿娩出后用宫缩剂预防产后出血 胎儿娩出后,20U 催产素宫体注射,20U 静脉滴注;卡前列素氨丁三醇:250μg 宫体注射,或卡贝缩宫素100mg 宫体注射或静脉滴注,依情重复使用;或垂体后叶激素 10~20U 静脉滴注。加拿大妇产科学会(Society of Obstetricians and Gynaecologists of Canada,SOGC)推荐:选择性剖宫产,卡贝缩宫素100μg 静脉注射代替静脉滴注缩宫素,可以减少治疗性宫缩剂的应用。

3. 止血带捆绑子宫下段止血 纱布压迫子宫下段及切口,将子宫托出腹腔,12 号导尿管捆绑子宫峡部下方止血,钳夹子宫切缘。

4. 处理胎盘剥离面渗血 如胎盘自行剥离或因粘连人工剥离胎盘后,检查胎盘剥离面,如有渗血,八字缝扎止血,松开子宫下段止血带,如剥离面无渗血,缝合子宫,如剥离面有渗血,八字缝合止血,可局部应用催产素促进局部平滑肌收缩止血。

5. 处理胎盘剥离后大出血 建立 2 条以上静脉通道,迅速补充血容量,维持血氧饱和度,查血生化及凝血功能,充分配血与输血,同时根据病因快速止血,并启动产后出血抢救团队与程序。

6. 宫缩乏力的处理

(1)按摩子宫及应用催产素:宫缩乏力引起患者,子宫按摩与缩宫素可有效促进子宫收缩,按摩子宫至子宫正常持续收缩状态,快速缝合子宫切口,子宫完整性有助于加强宫缩。缩宫素可宫体或静脉滴注,如用量超过 60U,子宫收缩不明显可选用其他药物,如卡前列素氨丁三醇注射液、卡贝缩宫素、卡前列甲酯栓、米索前列醇等。

(2)子宫缝扎捆绑止血:B-Lynch 外科缝合术适合宫缩乏力,按摩子宫及药物处理无效产妇,详见第二十一章第八节。

7. 胎盘剥离面渗血

(1)缝合出血部位:子宫局部创面或胎盘剥离面活动性出血,常规用可吸收线"8"字或连续螺旋式缝扎止血,常规缝合后仍有活动性渗血或剥离面广泛渗血者,可依情参考以下方法缝扎止血:①子宫下段局部前后壁贯穿缝合止血。②Ying 等提出子宫下段横行环状压迫缝合法,成功率高达97.2%,从子宫切口左下缘 3cm、左边缘内侧 2cm处进针,从前壁到后壁贯穿缝合,然后从同一水平于第 1 进针点内侧 1cm 处由后壁到前壁贯穿缝合;同法处理右侧。③2015 年,杨慧霞等提出子宫下段环形蝶式缝扎术治疗凶险性前置胎盘伴胎盘植入,止血效果较好。④Saad A 等将宫颈外口向上反折缝合于子宫切口下缘压迫止血可减少因下段胎盘剥离面广泛渗血病例的出血量,并降低子宫切除率。⑤2017 年,华中科技大学同济医学院附属同济医院采用子宫下段多方位螺旋式缝合成形术缝合胎盘剥离面具有较好的止血效果。

(2)子宫腔填塞止血:包括纱布与球囊压迫止血。近年,球囊压迫止血较宫腔纱布填塞简单、有效,已被广泛应用。胎盘剥离面缝扎止血后仍有广泛或宫颈内口活动性出血,宫腔球囊压迫有较好的治疗效果,目前主要有 Bakri 球囊,文献报道止血率为 80%~100%。另有 Foley 导管、三腔两囊管、Rusch 球囊、避孕套导管及自制水囊导管等止血水囊可依情选用。

(3)盆腔动脉结扎止血:对于子宫广泛出血不适合局部缝扎或凶险性前置胎盘大出血患者可行子宫动脉上行支与下行支结扎或子宫动脉结扎,必要时可行髂内动脉结扎,可有效减少术中出血,降低子宫切除率,详见第二十一章第十节。

(4)髂内动脉或子宫动脉栓塞止血:1979 年,Brown 报道了经动脉栓塞治疗产后出血,子宫动脉栓塞优于髂内动脉栓塞术,子宫动脉栓塞术已成为治疗难治性产后出血、胎盘植入及宫颈妊娠的有效方法之一。该方法止血成功率可达 90%,2~3 周血栓吸收,血管再通。

对于大出血患者,临床往往需要联合多种外科手术,如子宫 B-Lynch 缝合、胎盘剥离面缝扎、宫腔压迫、结扎子宫动脉上行支、髂内动脉结扎术可以有效地减少术中出血,降低子宫切除率。

(四) 分娩后胎盘植入处理

1. 保留子宫 包括动脉栓塞加整块胎盘切除或胎盘原位保留,整块胎盘切除优于胎盘原位保留。

(1) 胎盘与胎盘床整体切除修补术:适用于胎盘植入肌层,范围 <5cm×5cm,能整块切除且切除后能充分缝合止血的患者,不适用于广泛侧壁与宫颈管植入患者。在子宫血流暂时阻断的情况下,谨慎行胎盘剥离,可以沿植入部位贴近子宫肌层切除胎盘组织或部分胎盘床,压迫创面,"8"字缝合止血,然后行子宫缝合和/或子宫重建,必要时行子宫下段环行缝扎术。文献报道利用子宫动脉结扎+植入胎盘床切除术子宫保存率 73%(50/68);利用髂内动脉球囊血流阻断+子宫动脉栓塞,2 例部分胎盘切除,3 例完整切除胎盘组织,产时出血 1 200ml(400~4 000ml),无子宫切除病例。

(2) 保留胎盘于子宫附着部位:胎儿娩出后高位结扎脐带,保留胎盘于子宫附着部位,待其自然脱落与吸收,同时使用宫缩剂、子宫缝合、球囊压迫、子宫动脉栓塞、髂内动脉结扎/子宫动脉结扎,减少产后出血,加速胎盘吸收、脱落、排出。

胎盘原位保留并发症:有晚期产后出血(51%)、DIC、子宫内膜炎、感染(5.9%~63%)、败血症、肺栓塞、子宫坏死,也有发生动静脉瘘、绒癌合并动静脉瘘,子宫保守失败需切除子宫(22%~58%)。故 2012 年 ACOG 专家共识不推荐胎盘植入患者胎盘原位保留。胎盘原位保留时应充分告知患者该方法的局限性。中华医学会围产医学分会、中华医学会妇产科学分会产科学组胎盘植入诊治指南(2 015)指出胎盘原位保留指征:①患者强烈要求保留生育功能;②具备及时输血、紧急子宫切除、感染防治等条件;③术中发现胎盘植入,但不具备子宫切除的技术条件,可在短时间内安全转院接受进一步治疗者。

胎盘完整保留产后处理:①感染监测与抗生素使用:在术前 0.5~2.0 小时内或麻醉开始时给予抗生素。如果手术时间超过 3 小时,或失血量 >1 500ml,可在手术中再次给抗生素预防感染。抗生素预防用药时间为 24 小时,必要时延长至 48 小时。但污染手术可依据患者感染情况延长抗生素使用时间。对手术前已形成感染者,应根据药敏结果选用抗生素,一般宜用至体温正常、症状消退后 72~96 小时。对感染不能控制者,宜尽早行子宫切除术。②化疗药物:氨甲蝶呤为胎盘植入患者保

守治疗的辅助用药,但治疗效果有争论,近期文献均不支持氨甲蝶呤用于胎盘植入患者的保守治疗。③部分胎盘滞留者自然吸收时间为产后 6 个月,完整留置者吸收时间为产后 6~14 个月。④术后宫腔镜下切除残留胎盘组织,可加快残留组织排出、减少晚期产后出血、缓解盆腔痛。

(3) 保留子宫远期风险评估:胎盘植入保留子宫治疗方法对以后妊娠的影响仅限于个案报道,尚缺乏足够的临床随诊资料,胎盘植入保留子宫治疗方法的有效性、近期与远期并发症、再次妊娠的成功率有待进一步观察与研究。

2. 子宫切除术 各种保留子宫治疗失败,或者无条件保留子宫的情况下的措施。子宫切除指征:①剖宫产术中宫缩乏力,经各种子宫保守性治疗无效;②胎盘大面积植入、子宫壁薄、胎盘穿透、子宫收缩差、短时间大量出血(数分钟内出血 >2 000ml)、保守治疗无效;③严重复杂的子宫裂伤,裂口不整齐、范围较大;④羊水栓塞病情严重;⑤剖宫产术后宫缩乏力,DIC,经保留子宫的各种处理,病情继续恶化;⑥剖宫产术后子宫切口坏死、感染,经抗感染、止血等各种保留子宫处理方法治疗无效,反复大出血感染者。PPP 子宫保守性治疗患者的子宫切除率国外报道为 22%~50%,国内报道为 15%~50%,因此有学者提出产前诊断胎盘植入患者,36 周内计划性剖宫产加子宫切除术可减少不良妊娠结局。但由于子宫切除将使患者永久丧失生育能力,所以子宫切除应根据病情及患者意愿个体化考虑。ACOG 建议剖宫产时行子宫切除术,除非孕妇有强烈再生育要求且愿意承担保留子宫带来的一切风险与代价。

切除子宫的手术方式:单纯全子宫切除术、单纯次全子宫切除术以及全子宫切除+部分膀胱切除术,为减少出血,需快速"钳夹、切断、下移"直至钳夹至子宫动脉水平以下,然后打结。一般提倡次全子宫切除时,缩短手术时间,减少出血量。如果出血点位于子宫下段或宫颈行全子宫切除术。子宫膀胱腹膜反折粘连紧密或子宫前壁胎盘植入严重甚至累及膀胱,导致粘连无法分离者,应注意分清膀胱与子宫。当胎盘植入累及膀胱时,需要泌尿外科医师共同处理。

凶险性前置胎盘属产科处理较为棘手的问题,CSP 最好孕早期终止妊娠,对于孕中、晚期患者,术前必须明确诊断,充分术前准备,重在预防产后大出血,对于胎盘广泛植入患者,应根据当地医疗条

件与患者意愿,选择最佳的手术方式,防止严重产后出血的发生,减少孕产妇死亡的发生。

(蒋荣珍　戴钟英)

参考文献

1. 中华医学会妇产科学分会产科学组. 剖宫产术后再次妊娠阴道分娩管理的专家共识. 中华妇产科杂志, 2016, 51 (8): 561-564.

2. 侯磊, 李光辉, 邹丽颖, 等. 全国剖宫产率及剖宫产指征构成比调查的多中心研究. 中华妇产科杂志, 2014, 49 (10): 728-737.

3. 李明, 杜菲, 滕银成, 等. 凶险性前置胎盘的妊娠结局及其与产后出血的高危因素分析. 实用妇产科杂志, 2017, 33 (10): 755-759.

4. 中华医学会计划生育学分会. 剖宫产瘢痕妊娠诊断与治疗共识. 中华医学杂志, 2016, 92 (25): 1731-1733.

5. 杨慧霞, 余琳, 时春艳, 等. 止血带捆绑下子宫下段环形蝶式缝扎术治疗凶险性前置胎盘伴胎盘植入的效果. 中华围产医学杂志, 2015, 18 (7): 497-501.

6. 中华医学会妇产科学分会产科学组. 产后出血预防与处理指南 (2014 年版). 中华妇产科杂志, 2014, 49 (9): 641-646.

7. 中华医学会围产医学分会, 中华医学会妇产科学分会产科学组. 胎盘植入诊治指南 (2015). 中华围产医学杂志, 2015, 18 (7): 481-485.

8. 石一复. 剖宫产瘢痕妊娠及相关问题. 北京: 人民军医出版社, 2016.

9. Scott JR. Intrapartum management of trial of labour after caesarean delivery: evidence and experience. BJOG, 2014, 121 (7): 157-162.

10. Mehrabadi A, Hutcheon JA, Liu S, et al. Maternal Health Study Group of Canadian Perinatal Surveillance System (Public Health Agency of Canada). Contribution of placenta accreta to the incidence of postpartum hemorrhage and severe postpartum hemorrhage. Obstet Gynecol, 2015, 125 (4): 814-821.

11. Mar WA, Berggruen S, Atueyi TU, et al. Ultrasound imaging of placenta accreta with MR correlation. Ultrasound Quarterly, 2015, 31: 23-33.

12. Fitzpatrick KE, Sellers S, Spark P, et al. The management and outcomes of placenta accreta, increta, and percreta in the UK: a population-based descriptive study. BJOG, 2014, 121: 62-70.

13. Du X, Xie X, Wang Yi. Uterine artery suture: a preventive approach for pernicious placenta previa. Cell Biochemistry Biophsics, 2014, 68 (2): 407-410.

14. Jie Yan, Chun Yan Shi, Lin Yu, et al. Folding sutures following tourniquet binding as a conservative surgical approach for placenta previa combined with morbidly adherent placenta. CMJ, 2015, 128 (20): 2818-2820.

15. Saad AA, Gelany El, Ahmed R, et al. The cervix as a natural tamponade in postpartum hemorrhage caused by placenta previa and placenta previa accreta: a prospective study BMC Pregnancy and Childbirth, 2015, 15: 295-312.

16. Fox KA, Shamshirsaz AA, Carusi D, et al. Conservative management of morbidly adherent placenta: expert review. Am J Obstet Gynecol, 2015, 213 (6): 755-760.

17. Pather S, Strockyj S, Richards A, et al. Maternal outcome after conservative management of placenta percreta at caesarean section: a report of three cases and a review of the literature Austr N Z J Obstet Gynaecol, 2014, 54: 84-87.

18. Clausen C, Lonn L, Langhoff-Roos J. Management of placenta percreta: a review of published cases. Acta Obstet Gynecol Scand, 2014, 93: 138-143.

19. Legendre G, Zoulovits FJ, Kinn J, et al. Conservative management of placenta accreta: hysteroscopic resection of retained tissues. J Minim Invas Gynecol, 2014, 21: 910-913.

第十章 特殊人群的妊娠相关问题

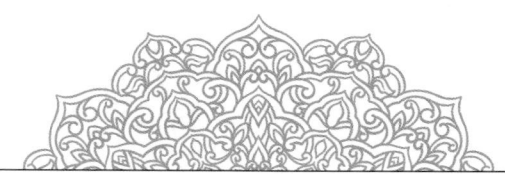

本章关键点

1. 未婚青少年的非意愿妊娠和人工流产率有逐年上升和低龄化趋势,青少年妊娠母儿并发症相对较多,应强化社会保护机制,重视青少年妊娠的围产期保健。
2. 随着中国内地"三孩"政策的实施,高龄孕产妇在总孕产妇中的占比迅速攀升,瘢痕子宫妊娠、前置胎盘合并胎盘植入、重度子痫前期、产后出血、胎儿染色体病等严重并发症增多。
3. 高龄妇女妊娠前应接受系统体检及妇科专科检查,评估妊娠的安全性。妊娠后应加强围产期保健,预防出生缺陷,减少母儿严重并发症。

青少年孕妇及高龄孕妇乃是特殊的孕妇群体,子痫前期、早产、产后出血以及子代严重出生缺陷等妊娠并发症风险升高。随着中国内地实施"三孩"政策后,有剖宫产史的女性再次妊娠率增多,瘢痕子宫妊娠、前置胎盘合并胎盘植入等可能引起严重产科出血的并发症增多。

第一节 青少年妊娠

WHO 将 10~19 岁人口界定为青少年,此年龄段女性妊娠称青少年妊娠(adolescent pregnancy)。2014 年,WHO 报道全球每年约 1 600 万 15~19 岁少女、约 100 万 15 岁以下少女怀孕并分娩,占全球年分娩量的 11%,其中 95% 发生在低中收入国家。青少年妊娠是孕产妇死亡和儿童死亡的主要原因之一,妊娠及分娩并发症是全球 15~19 岁女性死亡的第二位原因。

一、青少年妊娠主要原因

1. **青少年性心理成熟落后于性生理成熟** 青少年身体发育迅速,性生理逐渐成熟,可受孕年龄随月经初潮年龄普遍提前而提前。但是,青少年性心理成熟落后于性器官成熟,性探索意识强烈,性保护意识淡薄,性诱惑抵御能力和自我约束能力较弱。

2. **社会保护功能缺位** 社会保护功能缺位,青少年难以获得科学的性知识、性观念,避孕相关知识知晓率低,对性传播疾病和少女妊娠的危害认识不足,无保护性行为增加,非意愿妊娠增加。

3. **部分青少年对人工终止妊娠技术认识错位** 人工流产术或中期妊娠引产术是避孕失败或非意愿妊娠的补救措施,可能出现大出血、感染、继发性不孕症、肠管等盆腔器官损伤等并发症,严重影响妇女身心健康。部分青少年对人工终止妊娠技术的并发症缺乏认识,将人工流产及其镇痛技术视为"无伤害技术",误将人工流产术视为避孕方法,忽视避孕措施。

4. **其他** 流动人口、偏远地区、文化程度及社会经济地位低下的青少年群体,自主获取避孕知识的意识和途径更少,获得的社会保护措施更少,无保护性行为和非意愿妊娠相对更多。此外,性侵害、不当家庭教养方式、儿童期不良经历、部分地区或民族的早婚早育传统等,也是青少年妊娠的原因。

二、诊断

有早孕反应的少女,应在保证其个人隐私的

条件下仔细询问月经史、性生活史,检测血或尿人绒毛膜促性腺激素(human chorionic gonadotropin, hCG)水平,超声扫描子宫、附件等变化,及时诊断青少年妊娠。伴有头晕、疲倦、食欲缺乏、腹痛或难以描述的全身不适等不典型表现,也应进行妊娠诊断。青春期少女常出现月经紊乱,应注意与妊娠鉴别诊断。

三、对母儿影响

(一)对母体的影响

1. **妊娠期高血压疾病** 青少年女性生殖系统发育不够成熟,妊娠后易于出现子宫螺旋小动脉重铸不良、胎盘形成不良、胎盘缺血缺氧、胎盘因子释放增加,激活系统性炎症反应,损伤血管内皮细胞,妊娠期高血压疾病发病率升高。青少年营养素缺乏也与妊娠期高血压疾病风险增高相关。常青等研究显示,青少年孕妇的高血压疾病发生率为6.5%,高于19~35岁组,接近高龄组。Kongnyuy等对265个19岁以下青少年孕妇及832个20~29岁正常孕妇的研究也显示,妊娠期高血压疾病是青少年妊娠的主要并发症之一(OR=3.18)。

2. **贫血** 青少年孕妇多数无固定职业,文化程度和社会经济地位较低,家庭支持和营养支持欠佳,难以获得规范的围产期保健,贫血发生率高。贫血影响胎盘、胎儿发育,可引起胎盘结构及功能异常,导致急性或慢性胎儿窘迫、胎儿低血糖等。

3. **早产** 包括胎膜早破早产。除孕期保健不规范、营养缺乏或不均衡、母体贫血等因素外,也与不良生活习惯、生殖道感染、胎盘功能不良、宫颈功能不全等因素有关。早产是青少年妊娠早产儿、低体重儿和新生儿死亡率增加的主要原因。

4. **软产道裂伤** 青少年女性的子宫、阴道、会阴等软产道尚未完全发育成熟,合并营养不良、贫血、会阴水肿等疾病时,经阴道分娩软产道裂伤和产后出血相对更多。Kongnyuy等报道,青少年孕妇阴道分娩会阴撕裂(OR=1.45;95% 置信区间为1.06~1.99)及会阴侧切(OR=1.82;95% 置信区间为1.20~2.73)与不良妊娠结局相关。

5. **其他** 大部分青少年妊娠是非意愿妊娠。由于个人、家庭及社会压力,青少年孕妇可能选择缺乏资质的医疗机构堕胎,手术并发症风险较高。心理及环境压力也常引起妊娠青少年人际关系紧张、情绪反应异常、自杀倾向等。妊娠少女辍学,影响其受教育程度和生存能力。子痫前期等妊娠并发症、不规范医疗处理以及社会、经济、精神心理压力等,是青少年孕妇死亡的重要原因。

(二)对围产儿的影响

早产、低出生体重、先天畸形以及新生儿死亡率增加,胎死宫内、新生儿窒息、NICU 入住率增高。可能原因包括缺乏规范的围产期保健、缺少家庭支持及均衡营养、生殖道感染、妊娠期高血压疾病等妊娠并发症。Kramer 报道,月经初潮 2 年内妊娠是围产期不良结局的高危因素,年龄不足 15 岁的孕妇,年龄越小,患病率越高,早产率、极低体重儿和婴儿死亡率越高。

四、处理原则

Granja 指出,青少年孕产妇死亡病例中,妊娠期高血压疾病、产后败血症、流产合并脓毒血症占75%,如果给予规范医疗,大部分青少年孕产妇死亡是可以避免的。为了降低母儿死亡率,处理青少年妊娠应重视以下几点:①尽早确诊妊娠,与孕妇本人或其法定监护人充分沟通,讨论是否继续妊娠;②做好围产期保健,加强孕期监测,严密观察母体妊娠并发症及胎儿生长发育状况、宫内安危,及时发现问题并妥善处理;③根据孕妇和胎儿情况,综合选择最合适的分娩时机和方式。确诊青少年妊娠后处理方案如下:

1. **人工终止妊娠** 合并较严重的心脏病等不适合继续妊娠者、孕妇及其法定监护人决定不再继续妊娠者,可选择合适的时间和方式施行人工终止妊娠术。

2. **加强围产期保健** 一旦发现妊娠,应仔细询问相关病史,完善体格检查和必要的辅助检查。给予营养、运动等生活模式指导,适当使用矿物质、维生素等补充剂,预防贫血。

向孕妇及其法定监护人告知围产期保健的必要性及注意事项。及时诊断妊娠并发症及合并症,给予相应处理。监测胎儿生长发育状况,完善胎儿染色体非整倍体等重大出生缺陷的产前筛查与产前诊断。

3. **合理选择分娩方式和时间** 综合评估孕龄、母体产道、胎儿大小与胎位、妊娠期并发症或合并症、妊娠少女精神心理等因素,选择合适的分娩时间及分娩方式。应注意青少年孕妇生殖器官发育不成熟,易出现子宫收缩力异常及产道异常,应加强观察及处理。青少年孕妇心理发育不够成熟,应加强疏导,预防意外。

五、预防

1. **加强性健康教育** 针对青少年性生理逐渐成熟而性心理发育不成熟的特点，家长、社区、政府、民间团体以及教育机构多方合作，建立科学的性与生殖健康教育体系，加强性知识、性健康、性保护教育，普及相关法律知识和避孕、妊娠、分娩相关知识，传授健康的性观念。

2. **建立青少年性保护体系** 未婚青少年的非意愿妊娠和人工流产率呈逐年上升和低龄化趋势。据 WHO 统计，每年约有 300 万 15~19 岁少女不安全堕胎。因此，应强化政府及社会的青少年性保护功能，加强健康教育，为青少年提供安全、可靠、易于获得的性保护服务，设立专业的青少年性与生殖健康咨询门诊或工作室，提供个人或家庭咨询服务，延迟初次性行为，提倡有保护的性行为，预防性传播疾病以及非意愿妊娠。重视留守青少年等边缘群体的保护工作。

3. **避免青少年女性再次妊娠** 青春期女性的再次妊娠率很高。Baldwin 报道，25% 的青少年在分娩后 1 年内再次妊娠、35% 的青少年在分娩后 2 年内再次妊娠。再次妊娠的青少年女性的围产期结局较差，极度早产和死产的发生率比第一次妊娠高。有妊娠史的青少年群体是加强性健康教育和提供性保护措施的重点人群。

第二节　高龄妊娠及"三孩"政策相关问题

高龄孕产妇多指预产期年龄达到或超过 35 岁者。随着中国内地"三孩"政策实施，高龄孕产妇在总孕产妇中的占比从 2011 年的 10.1% 上升到 2016 年的 19.9%。与高龄妊娠及再次分娩相关的瘢痕子宫妊娠、前置胎盘合并胎盘植入、重度子痫前期、产后出血、胎儿染色体病等危及母儿健康甚至生命安全的病例也迅速增多。

一、高龄备孕妇女生殖能力变化特点

生育能力下降是高龄妇女的生殖能力变化最主要特点，主要原因如下：

（一）卵泡数量减少，卵子质量下降

1. **卵母细胞数目减少** 女性的卵母细胞数在胎儿期达到高峰，出生后持续减少，性成熟期平均每月减少 1 000 个原始卵泡，37 岁后减少速度更快，围绝经期残余卵泡数不足 1 000。随年龄增长，卵母细胞数减少，生育能力也逐步下降。Smith 等报道，每个月经周期的自然妊娠率 30 岁为 20%、38 岁为 13.2%、42 岁后仅 6.6%，绝经前 8 年基本丧失生育能力。在辅助生殖技术中，40 岁以上妇女的卵巢低反应率达到 50%。接受体外受精胚胎移植术妇女的临床妊娠率 35 岁以下为 60%~70%，40 岁以上仅 8%~10%。

2. **卵母细胞减速分裂异常** 高龄妇女卵母细胞减速分裂易出现纺锤体异常、染色体不分离，形成子代染色体非整倍体疾病。Battaglia 等报道，卵母细胞减数分裂纺锤体异常的 20~25 岁妇女为 17%，40~45 岁女性达 79%。24 岁孕妇的子代 21- 三体综合征发病率为 1/1 300，35 岁孕妇则为 1/350，49 岁孕妇达 1/25。在体外受精 - 胚胎移植病例中，35 岁以下妇女的卵裂期胚胎非整倍体的发生率为 53%，42 岁以上妇女达到 93%。

（二）卵巢以外的生殖器官老化及疾病

与人体其他系统类似，卵巢等生殖器官也会随年龄增加而退行性变或老化。一般认为，卵巢以外的生殖器官的老化以及与年龄相关的一些疾病也会影响高龄备孕妇女的生育能力，宫颈疾病、子宫内膜疾病、子宫肌瘤、子宫内膜异位症、慢性盆腔炎等生殖器官疾病发病率随年龄增加而增加，病情进展到一定程度可引起子宫、输卵管等卵巢以外的生殖器官的解剖异常或宫腔内环境改变，影响着床。也有观点认为，卵巢可能是生殖系统中影响女性生育能力的决定性器官，例如，高龄妇女接受年轻女性的卵子捐赠受孕后，其活产率与年轻孕妇接近。

二、高龄孕产妇常见生殖系统疾病

（一）子宫肌瘤

常见的女性生殖道良性肿瘤，年龄越大发病率越高，40 岁左右发病率最高，在女性不孕的原因占比为 1%~3%。肌壁间肌瘤或黏膜下肌瘤可能出现宫腔形态异常，影响着床，引起不孕、生化妊娠、早期妊娠流产等；也可能增加子宫平滑肌对子宫收缩因子的敏感性，出现晚期流产、早产等。位于子宫下段、体积较大、突向宫腔的肌瘤，可能压迫胎儿，长期受到压迫的胎儿部位可能出现生长发育异常；也可能引起软产道梗阻，增加手术产风险。此外，肌壁间肌瘤还可能影响分娩期和产褥期子宫收缩及复

旧,引起宫缩乏力、产程异常、子宫复旧不良或产后出血。在胎盘留体激素的刺激下,妊娠期肌瘤生长迅速,可能出现红色变性,孕妇突发急性腹痛,可伴腹膜刺激征、发热、白细胞计数及中性粒细胞比例升高,多数病例通过抗生素、中药等保守治疗可使病情缓解,部分病例需急诊手术甚至终止妊娠。

(二)卵巢肿瘤

早期多无临床表现,常于妇科检查或超声诊断时偶然发现。高龄备孕妇女发现卵巢肿瘤,应尽快确定肿瘤性质,必要时在妊娠前手术治疗。子宫内膜异位症常引起盆腔粘连及不孕,妊娠后停止排卵可使囊肿萎缩变小,产后恢复月经后病情可能复发。在合并卵巢囊肿的孕妇中,10%~30% 可能出现卵巢囊肿蒂扭转、破裂、出血或分娩梗阻等并发症,增加早产、手术产等风险。

(三)宫颈上皮内病变

30 岁左右是该病好发年龄。发展中国家妊娠期浸润性宫颈癌发病率约 1.2/ 万。尚未发现妊娠对浸润性宫颈癌有不良影响。宫颈冷刀锥切术、激光电切术、环形电切术均可增加早产、低体重儿风险,宫颈激光、电灼术等治疗方法对妊娠结局的不良影响相对较小。宫颈重复治疗是早产的独立危险因素,1 次锥切史的妇女围产儿死亡率增高 2.8 倍,2 次锥切史的妇女早产风险增高 10 倍。有生育愿望的宫颈上皮内病变女性,应兼顾宫颈疾病与术后妊娠分娩,掌握适度的宫颈锥切深度,避免反复手术。

(四)子宫瘢痕憩室

剖宫产术后子宫瘢痕憩室发生率为 4%~9%,主要特征是剖宫产后反复月经淋漓不尽或不规则少量出血,超声诊断及宫腔镜可确诊。妊娠后憩室部位蜕膜发育不良或缺失,可出现胎盘植入。妊娠前憩室深度与局部残留肌层厚度比值可预测再次妊娠后晚期妊娠阶段子宫瘢痕分离的风险,据报道,比值达到 0.785 时预测的敏感度 71%、特异度 94%,比值达到 1.303 5 时瘢痕分离率超过 50%。临产后子宫破裂风险与子宫瘢痕残留肌层深度相关,深度不超过 2.5mm 的大憩室的风险为 42.9%,深度超过 2.5mm 的小憩室的风险为 5.3%。对于备孕妇女是否需要在妊娠前手术治疗子宫瘢痕憩室,尚有争议。

三、高龄孕产妇常见内科疾病

(一)心血管疾病

年龄是心血管疾病的重要风险因素,雌激素的心血管保护作用因卵巢功能下降而减少。妊娠合并心脏病是中国孕产妇死亡的前三位原因,其中,先天性心脏病占比 35%~50%,右向左分流型先天性心脏病孕妇的母胎死亡率高达 30%~50%。妊娠 32~34 周、分娩阶段以及分娩后 72 小时内是心脏病孕妇发生心力衰竭的高危阶段。心功能异常者胎儿丢失、胎儿生长受限、胎儿窘迫、新生儿窒息、围产儿死亡等风险增加。心脏病病程较长的 35 岁以上妇女,妊娠后心力衰竭风险较高,需慎重对待妊娠、分娩。

(二)肾脏疾病

随年龄增长肾脏出现退行性变,功能良好的肾小球数目逐渐减少,肾小球节段性硬化,肾小管脂肪变性,肾间质纤维化,最终影响肾脏功能。肾脏疾病妇女妊娠后,肾脏负荷加重,高龄孕产妇较易出现妊娠期高血压疾病、糖尿病、脂代谢异常等,肾脏等血管硬化,更易加重肾脏负荷和损害。蛋白尿、低蛋白血症以及子宫胎盘血管病变、胎盘物质交换功能下降等,可使胎儿生长受限、胎盘早剥、早产发病率升高,围产儿死亡率升高。有慢性肾脏疾病史的高龄备孕妇女,应认真进行孕前咨询,评估肾脏对妊娠、分娩的耐受能力。一般认为,慢性肾病Ⅲ~Ⅳ级妇女妊娠后可能出现致命性母儿损伤,孕前肾小球滤过率(glomerular filtration rate,GFR)不足 40ml/(min·1.73m^2)或蛋白尿超过 1g/24h 者不宜妊娠。

(三)糖尿病

年龄增长是糖尿病患病率增加的独立危险因素,可能与胰岛素敏感性下降相关。40 岁以后,机体退行性变,糖脂代谢能力下降,糖尿病发病风险升高。孕前糖尿病或妊娠期糖尿病,均可增加母儿并发症,妊娠期高血压疾病、羊水过多、流产、早产、心血管系统等发育异常,脑损伤、胎儿体重异常等发病率升高,胎肺成熟延迟,子代代谢综合征患病率升高。

(四)甲状腺疾病

王有菊等报道,随年龄增长,甲状腺功能呈现减退趋势,FT$_3$、FT$_4$ 逐渐下降,TSH 逐渐升高。甲状腺激素具有促进胎儿生长发育,尤其是脑发育的作用。甲状腺功能减退可能引起流产、死胎、循环系统畸形、低体重儿以及神经智力发育落后等子代异常。妊娠期甲亢病情控制不良时,流产、早产、死产、低体重儿、胎儿生长受限以及孕妇子痫前期、甲状腺危象、充血性心力衰竭等发病率升高,子代出生后惊厥及神经行为功能紊乱风险增加,胎儿甲亢和出生后新生儿甲亢风险升高。分娩、手术、产后出血、感染等因素可能诱发甲状腺危象(也称甲亢危象)。甲状腺功能减退孕妇应继续服用左旋甲状腺素。妊娠期甲亢患者,早期妊娠阶段可优先选择丙基硫氧嘧啶(propylthiouracil,PTU),中、晚期妊娠阶段是否转换为甲巯咪唑(methimazole,MMI)尚无证据。

四、高龄孕产妇的产科并发症及其预防

(一)妊娠并发症

由于机体退行性变等原因,高龄孕产妇出现妊娠期高血压疾病、妊娠期糖尿病、胎膜早破、胎盘早剥、手术产、产后出血等风险升高。

(二)剖宫产后再次妊娠

随着"三孩"政策实施,剖宫产后再次妊娠人群数量快速增加。

1. **剖宫产后再次妊娠间隔时间** 子宫平滑肌属于稳定细胞,再生能力欠佳。动物实验显示,高龄妊娠存在基因甲基化、印记基因表达失衡,子宫平滑肌反应延迟,影响瘢痕修复过程。组织学检查显示,剖宫产术后 6 个月内妊娠者,大部分病例的子宫瘢痕组织为纤维结缔组织及变性的平滑肌纤维,少数病例出现瘢痕肌肉化。术后 0.5~1 年妊娠者,瘢痕处可见嫩肉芽组织和普遍生长的纤维组织。术后 1~2 年妊娠者,瘢痕处肌纤维与纤维结缔组织掺杂融合。术后 2~3 年瘢痕肌肉化最佳。此后,瘢痕退化,瘢痕组织失去原有器官结构,剖宫产 5 年后瘢痕完全被纤维组织取代。高龄孕产妇平滑肌肌丝含量减少,瘢痕的伸展性、抗张力下降,再次妊娠后妊娠晚期或分娩阶段瘢痕破裂风险升高。一般认为,剖宫产后间隔 2~3 年再次妊娠,子宫瘢痕愈合最佳,妊娠及分娩安全性最高。

2. **子宫瘢痕孕期监测** 根据 Chaoman 诊断标准,子宫下段厚度达到 3mm,瘢痕处肌层回声连续,判断为 I 级瘢痕;下段厚度不足 3mm,瘢痕处肌层回声不连续,局部肌层缺失,加压时羊膜囊不膨出,判断为 II 级瘢痕;下段厚度不足 3mm,局部可见羊膜囊或胎儿隆起,或子宫前壁内见胎脂强光点,判断为 III 级瘢痕。其中,I 级瘢痕显示愈合良好,II 级及 III 级瘢痕显示愈合不良,III 级瘢痕应尽早终止妊娠。

3. **再次妊娠主要风险**

(1)剖宫产术后瘢痕部位妊娠(cesarean scar pregnancy,CSP):指受精卵着床于前次剖宫产的子宫切口瘢痕处,妊娠时限不超过 12 周。发生率 1/2 216~1/1 800,占所有有剖宫产史再孕妇女的 1.15%。发病机制不详。诊断及治疗尚无统一标准。一般认为,经阴道与经腹联合超声诊断价值较高。明确诊断后应尽早终止妊娠,清除妊娠物,治疗方法包括药物治疗、手术治疗、联合应用药物与手术治疗,并可辅以子宫动脉栓塞术(uterine artery embolization,UAE)。其中,氨甲蝶呤(methotrexate,MTX)的最佳治疗方案有待权威循证医学证据,临床报道方法有单剂全身用药、超声引导下孕囊内注射用药、双侧子宫动脉注射用药并栓塞等,成功率为 71%~83%。药物治疗存在严重子宫出血的风险,须严密观察。手术方法包括清宫术(超声引导下清宫术及宫腔镜下妊娠物清除术等)、妊娠物清除术及子宫瘢痕修补术,严重出血时可选用子宫切除术挽救患者生命。治疗后再次 CSP 风险较高,无生育愿望者应严格避孕,有生育愿望者应间隔 6 个月后再妊娠。

(2)胎盘植入(placenta increta):指胎盘绒毛侵入子宫肌层,严重时可表现为穿透性胎盘植入(placenta percreta),胎盘绒毛穿透子宫壁侵入膀胱组织。胎盘植入部位多位于子宫下段前壁。剖宫产史是胎盘植入最常见的高危因素,有剖宫产史且合并前置胎盘时发病率更高,剖宫产次数越多发病率越高。CSP 孕周超过 12 周称子宫瘢痕妊娠、胎盘植入,CSP 达到中晚期妊娠且合并前置胎盘称前置胎盘合并胎盘植入,常引起严重的产后出血,是产科子宫切除的重要原因。

(3)子宫瘢痕破裂:两次分娩间隔时间不足 12 个月和孕妇年龄超过 40 岁是子宫瘢痕破裂的潜在风险因素。子宫下段肌层厚度 2.1~4.0mm 是子宫瘢痕破裂的阴性预测指标,0.6~2.0mm 则是子宫瘢痕破裂的阳性预测指标。剖宫产史 2 次或 2 次以上、前次剖宫产包含体部或下段子宫纵切口(包括 T 形切口)、有子宫破裂史、前次剖宫产曾出现子宫切口并发症、本次妊娠胎盘附着于子宫瘢痕者,不宜阴道试产。孕妇年龄<35 岁时阴道试产成功率相对较高,超过 40 岁时阴道试产的安全性和有效性不够明确,阴道试产应慎重。

五、高龄孕产妇的子代风险

孕妇年龄越大,流产及出生缺陷风险越高。35 岁以下妇女自然流产率为 10%~15%,35 岁以上妇

女自然流产率为25%,40岁及以上妇女自然流产率为35%。35岁及其以上妇女的早产、围产儿死亡、低体重儿、染色体病等风险升高。体外受精胚胎移植术后活产率40岁以下为32.3%、40~42岁为12.3%、42岁以上仅4%。

1. 染色体病 高龄孕产妇常出现粘连素复合体功能下降、纺锤体异常等细胞分离减速期重组错误,导致子代染色体非整倍体疾病。

2. 非孟德尔疾病 包括先天性心脏病、腭裂、神经管畸形、先天性髋关节脱位等。高龄孕妇发病率升高。发病机制可能是遗传因素(2个或2个以上的基因异常)与环境因素共同作用。

3. 精神疾病 孤独症、精神分裂症、双相情感障碍等精神疾病与孕妇高龄相关。

4. 恶性肿瘤 白血病、淋巴瘤、中枢神经系统肿瘤、神经母细胞瘤、肾母细胞瘤、骨肿瘤、软组织肉瘤等与孕妇高龄相关。

(陈素华)

参考文献

1. 吴晶, 邢爱耘. 221例青少年妊娠结局分析. 现代预防医学, 2014, 41 (9): 1591-1596.
2. 蔡惠芬, 刘小燕, 王江, 等. 232例青少年初产的围产结局分析. 第三军医大学学报, 2017, 39 (15): 1574-1577.
3. 中华医学会妇产科学分会产科学组. 剖宫产术后再次妊娠阴道分娩管理的专家共识 (2016). 中华妇产科杂志, 2016, 51 (8): 561-564.
4. 王有菊, 史虹莉. 甲状腺激素和年龄相关性研究. 中国临床保健杂志, 2008, 11 (1): 51-53.
5. 中华医学会妇产科学分会计划生育学组. 剖宫产术后子宫瘢痕妊娠诊治专家共识 (2016). 中华妇产科杂志, 2016, 51 (8): 568-572.
6. Azevedo WF, Diniz MB, Fonseca ES, et al. Complications in adolescent pregnancy: systematic review of the literature. Einstein (Sao Paulo), 2015, 13 (4): 618-626.
7. Leftwich HK, Alves MV. Adolescent Pregnancy. Pediatr Clin North Am, 2017, 64 (2): 381-388.
8. Kramer KL, Lancaster JB. Teen motherhood in cross-cultural perspective. Ann Hum Biol, 2010, 37 (5): 613-628.
9. Baldwin MK, Edelman AB. The effect of long-acting reversible contraception on rapid repeat pregnancy in adolescents: a review. J Adolesc Health, 2013, 52: S47-53.
10. Harton JL, Munne S, Surrey M, et al. Diminished effect of maternal age on implantation after preimplantation genetic diagnosis with array comparative genomic hybridization. Fertil Steril, 2013, 100 (6): 1695-1703.
11. Pomorski, Fuchs, Zimmer. Prediction of uterine dehiscence using ultrasonography of cesarean section scar in the non-pregnant uterus: a prospective observational study. BMC Pregn Childbirth, 2014, 14: 365.
12. Smith KE, Tilling K, Nelson SM, et al. Live-birth rate associated with repeat in vitro fertilization treatment cycles. JAMA, 2015, 314 (24): 2654-2662.

第十一章　妊娠并发症

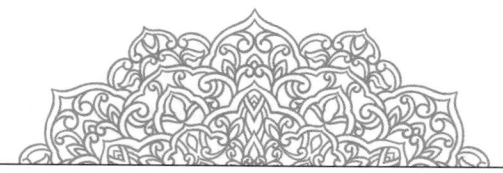

第一节　胎膜早破

临产前发生的自发性胎膜破裂,称为胎膜早破(premature rupture of membrane,PROM)。妊娠20周以后,未满37周在临产前发生的胎膜破裂,称为未足月胎膜早破(preterm premature rupture of membrane,PPROM)。胎膜早破可引起早产、胎盘早剥、羊水过少、脐带脱垂、胎儿窘迫以及新生儿呼吸窘迫综合征,孕产妇和胎儿的感染率与围产儿死亡率显著升高。

【病因】胎膜早破往往是多种因素相互作用的结果。生殖道感染是胎膜早破的主要原因;双胎、羊水过多、巨大儿导致的羊膜腔压力增高;头盆不称、胎位异常(臀位、横位)以及由于手术创伤(如宫颈环扎术后、宫颈锥切术后)或先天性宫颈组织结构薄弱,宫颈功能不全,宫颈内 IL-6、LI-8、TNF-α 等表达的升高均与胎膜早破相关。

【对母儿的影响】

1. **对母体的影响**　绒毛膜羊膜炎是最常见的并发症,发生率为 8%~28%,败血症为 2%。胎膜早破不仅在产前可导致感染的发生,而且产后可导致子宫内膜炎、盆腔炎、伤口感染,同时胎盘早剥和剖宫产率明显增加。

2. **对胎儿的影响**　胎膜早破常诱发早产,早产儿易发生呼吸窘迫综合征,胎肺发育不成熟,胎儿发育不良。如破膜时间过长,羊水严重减少,可导致胎儿感染、胎儿骨骼畸形;如大量羊水突然流出,可导致脐带脱垂。因此,围产儿的发病率和死亡率显著升高。

【诊断与评估】胎膜早破的诊治,尤其是未足月胎膜早破的处理一直是产科临床工作中的棘手问题。首先需要判断是否存在胎膜早破,其次要了解孕周以及胎位,估计胎儿体重,评估孕妇是否临产;是否存在胎儿窘迫;是否存在继发性感染;胎肺是否成熟等问题,才能做出准确的判断。

1. **胎膜早破的诊断**

(1)临床表现:90% 的病例有突然出现的阴道排液或不能控制的"漏尿",扩阴器检查见阴道后穹窿有羊水积聚或有羊水自宫颈口流出,即可明确诊断。有时液体中可见胎脂样物质或胎粪样物质。

(2)辅助检查：

1）阴道液 pH 测定：pH≥6.5，或 pH 试纸变蓝提示胎膜早破。pH 诊断 PROM 的敏感度为 90%，假阳性率为 17%。

2）阴道液涂片检查：显微镜下见羊齿状结晶，用 0.5% 硫酸尼罗蓝染色，可见橘黄色胎儿上皮细胞，用苏丹 Ⅲ 染色可见黄色脂肪颗粒，均可确定为羊水。其诊断 PROM 的敏感度为 51%~98%，假阳性率为 6%。

3）生化指标检测：对于上述方法仍难确定的可疑 PROM，可采用胎儿纤连蛋白（fFN）、胰岛素样生长因子结合蛋白 -1（IGFBP-1），或胎盘 α 微球蛋白 -1（PAMG-1）检测阳性提示胎膜早破。

4）超声检查：如超声提示羊水量持续减少，在排除其他原因导致的羊水过少的前提下，应高度怀疑 PROM。

2. 胎膜早破的评估

（1）了解孕周及胎位，估计胎儿体重：根据末次月经、早孕反应时间、孕早期检查、胎动时间等重新确认孕周，并根据超声提示的胎儿大小、胎盘成熟度验证孕周；同时根据超声测量的胎儿各径线大小估计胎儿体重，推测胎儿的成熟度，预测新生儿的存活率与生存状况。根据产科体检和超声检查了解胎位，臀位和横位往往因衔接不良易发生脐带脱垂。

（2）是否临产：研究表明胎膜早破到临产的潜伏期与孕周大小呈反比。90% 足月胎膜早破患者在破膜后 24 小时内临产。约 50% 妊娠 30~34 周的胎膜早破患者，潜伏期为 4 天，约 50% 妊娠 26 周前发生胎膜早破的患者，潜伏期为 1 周。

另有研究表明，阴道超声检查患者的宫颈长度与羊水指数，有助于评价胎膜早破患者的临产时间。对于妊娠 22~33 周的胎膜早破，患者宫颈长度≤2cm，羊水指数≤5cm 可作为 7 天内临产的独立预测指标。

（3）胎肺是否成熟：胎肺不成熟所致新生儿呼吸窘迫综合征仍是新生儿发病率和死亡率的主要原因，因此评估胎肺成熟度（fetal lung maturity，FLM）对预测和预防新生儿呼吸窘迫综合征至关重要。预测胎肺成熟度，现倾向于多个试验联合使用（平行试验）或序贯使用的策略，以期能通过产前快速、准确地判断胎肺成熟情况。

目前临床上评估 FLM 主要是依靠羊膜腔穿刺抽羊水进行生化检测。包括分析羊水卵磷脂 / 磷脂（lecithin/sphingomyelin，L/S）、检测磷脂酰甘油（phosphatidylglycerol，PG）、泡沫试验和分光光度计测量羊水在 650nm 时的光密度值（OD650）等。L/S 和 PG 测定是判断 FLM 的"金标准"。当羊水中卵磷脂 / 鞘磷脂比值>2 时，提示胎肺成熟。羊水泡沫试验，是一种快速而简便的测定羊水中表面活性物质的方法，可作为预测胎肺成熟度的指标，但因其存在不能定量、假阳性率高等缺点而受到一定限制，适用于紧急处理及基层医院使用。成熟羊水中含有高浓度的表面活性物质，能够产生光散射，羊水 OD650≥0.15 可作为 FLM 的指标，但由于胎粪或羊水污染物的非特异性光密度会造成假阳性结果。

另外，超声在评估胎肺成熟度的作用越来越受到关注，其中包括测量胎儿各器官径线值、胎儿胎盘熟度分级、胎肺形态及回声、肺动脉血流测定等。胎儿时期由于流经肺的血流少，肺组织呈塌陷状态，肺内无气体干扰，肺动脉血流的显示较成人容易，因此，定量超声分析法可以有效地进行胎肺成熟度测定。MRI 为胎儿肺发育不良的诊断提供了一种全新的手段。研究表明，肺与肝脏信号强度比值<2 可以作为提示肺发育不成熟的指标。

3. 胎膜早破的并发症

（1）胎儿窘迫：胎动减少是胎儿缺氧的主要表现，胎心监护异常可提示胎儿缺氧可能，胎儿生物物理评分 6 分胎儿可能缺氧，≤4 分提示胎儿窘迫。羊水胎粪污染不是胎儿窘迫的征象，但如果胎心监护异常，存在宫内缺氧的情况，会引起胎粪吸入综合征，造成不良胎儿结局（具体详见第三章第四节）。

（2）宫内感染：足月 PROM 的主要并发症为宫内感染，破膜时间越长，绒毛膜羊膜炎的风险越大，进而导致母体的产褥感染、新生儿感染、败血症。伴羊膜腔感染时，阴道排液有臭味，并有发热、母胎心跳加快，子宫压痛，白细胞计数增加，C 反应蛋白及降钙素原升高。隐匿性羊膜腔感染时，虽无明显发热，但常出现母胎心率增快。

羊膜腔感染检测：①羊水细菌培养；②羊水革兰氏染色涂片；③羊水白细胞 IL-6≥7.9ng/ml，可提示羊膜腔感染；④血 C 反应蛋白>8mg/L，可提示羊膜腔感染；⑤降钙素原≥0.5ng/ml，可提示感染的存在。

绒毛膜羊膜炎的诊断：母体心率≥100 次 /min、胎儿心动过速≥160 次 /min、母体发热≥38℃。

子宫激惹、阴道分泌物异味、母体外周血白细胞≥15×10⁹/L，中性粒细胞≥90%。出现上述任何一项表现应考虑有绒毛膜羊膜炎（具体详见第十三章第一节与本章第四节中"绒毛膜羊膜炎"部分）。

（3）有无其他合并症或并发症，如胎盘早剥等（见第五章第二节）。

【治疗】

1. **足月胎膜早破的处理** 足月胎膜早破往往是即将临产的征兆，一般在破膜后 12 小时内自然临产。若破膜后 12 小时内未临产，如无明确剖宫产指征，可予以药物引产。对于宫颈条件成熟的足月 PROM，首选缩宫素静脉滴注；对于宫颈条件不成熟同时没有促宫颈成熟以及阴道分娩的禁忌证者，可应用前列腺素制剂促宫颈成熟，但要注意预防感染。

2. **未足月胎膜早破的处理** 需要依据孕周、母胎情况、当地的医疗条件以及孕妇和家属的意愿进行综合判断与决策。

（1）期待疗法：适用于妊娠 28~33 周⁺⁶ 胎膜早破，无感染征象，羊水池深度 ≥3cm 者。对于妊娠 24~27 周⁺⁶ 胎膜早破进行期待疗法时需要考虑母儿双方的危险，包括宫内感染可能导致的脓毒血症、胎肺发育不良、肢体压迫畸形等。有研究表明该部分患者延迟分娩的围产儿结局并不是令人满意的，与胎膜完整的自发性早产儿比较，其围产儿中度或重度神经发育障碍的风险明显增加。对于妊娠 34~34 周⁺⁶PPROM，由于有约 5% 以上的新生儿发生 RDS，目前国内外学术界对该部分患者是否延长孕周尚无统一的意见。

1）一般处理：绝对卧床，保持外阴清洁，避免不必要的肛门及阴道检查，密切注意体温、心率、宫缩、阴道排液的性状、定期超声监测、胎心监护，以及感染指标监测。

2）预防感染：破膜 12 小时，应给予抗生素预防感染。对于抗生素的选择应根据阴道细菌培养结果及药敏试验。在感染微生物不明确或培养结果未知的情况下，可预防性应用广谱抗生素。首选青霉素类和头孢菌素类。青霉素 G 首次剂量 480 万 U 静脉滴注，然后 240 万 U/4h 滴注直至分娩；或氨苄西林，负荷量 2g 静脉滴注，然后 1g/4h 滴注直至分娩；对青霉素过敏者可选用头孢唑林，首次剂量 2g 静脉滴注，然后 1g/8h 滴注直至分娩。对头孢菌素类过敏者可选用红霉素或克林霉素。红霉素 500mg/6h 滴注；克林霉素 900mg/8h 滴注。抗生素

应用时间长短尚无定论，建议首先静脉应用抗生素 2~3 天，然后改口服抗生素维持，一般用药时限不超过 7 天为宜。

3）抑制宫缩：使用宫缩抑制剂的最大益处在于能延长孕周，为促进胎儿肺成熟赢得时间，但过分延长孕周会增加母儿并发症，因此应根据孕周大小、有无感染征象、胎儿宫内安危情况、胎儿发育及胎儿存活的可能性等因素综合评价以决定宫缩抑制剂的疗程。

可使用宫缩抑制剂的条件是：早产诊断明确；妊娠 24~34 周；对药物无禁忌；无延长妊娠的禁忌；宫颈扩张不超过 4cm。临床上不推荐 35 周以后的 PPROM 常规使用宫缩抑制剂。抑制宫缩的药物有硫酸镁、β 肾上腺素受体激动剂、钙离子阻滞剂、吲哚美辛等（具体用法详见第六章第一节）。

4）促胎肺成熟：目前应用的促胎肺成熟药物主要有糖皮质激素、盐酸氨溴索（ambroxol）和肺表面活性物质（pulmonary surfactant，PS）3 类。

A. 糖皮质激素：糖皮质激素不仅可促进胎肺成熟，减少新生儿呼吸窘迫综合征的发生，还可以减少新生儿脑室内出血、脑室周围皮质软化、动脉导管未闭及坏死性小肠炎的发生率，因而在改善早产儿的预后中至关重要。妊娠<34 周，1 周内有可能分娩且无临床感染证据的 PPROM 孕妇，应使用糖皮质激素促进胎儿肺成熟。常用药物是倍他米松 12mg，肌内注射，24 小时 1 次，共 2 次，或地塞米松 5mg，肌内注射，每 12 小时 1 次，共 4 次。妊娠 32 周后建议选用单疗程治疗。妊娠 32 周前使用了单疗程糖皮质激素治疗后 2 周未分娩患者，估计短时间内分娩，而孕周仍未达 32 周⁺⁶，可再次应用 1 个疗程糖皮质激素。

B. 盐酸氨溴索：为溴苄环己胺的代谢物，能增加呼吸道黏膜浆液腺的分泌，减少黏液腺分泌，促进肺表面活性物质的分泌。研究表明产前应用盐酸氨溴索 1g 静脉滴注，每天 1 次，连用 3~5 天，可明显改善新生儿的肺顺应性，气道分泌物中卵磷脂的含量增加，呼吸能力增强，有效降低围产期 NRDS 发病率和死亡率。同时，由于氨溴索具有抗感染作用，对于胎膜早破伴感染因素诱发早产者更安全。

C. 肺表面活性物质：肺表面活性物质（pulmonary surfactant，PS）具有降低肺泡表面张力，维持肺泡容量相对稳定，阻止肺泡毛细血管中液体向肺泡内滤出的作用。对 PPROM 急需在 24 小时内

终止妊娠者,可在超声引导下经羊膜腔穿刺直接将PS注入靠近胎儿口鼻处的羊水中,由胎儿吞食羊水使药物进入肺泡中;或在新生儿娩出后第1次呼吸前,将PS直接注入新生儿气管中。

5)纠正羊水过少:羊膜腔内灌注术是20世纪80年代以后开展的技术,其有效性与安全性还存在一定的争议。有研究表明羊水池深度≤2cm,妊娠≤35周,可行羊膜腔内灌注补充羊水量,改善胎儿的生存环境,有助于胎肺发育,避免产程中脐带受压。但2010年RCOG、2013年ACOG、2015年中华医学会妇产科学分会均在胎膜早破的诊断与处理指南中不推荐在羊水过少时行羊膜腔灌注。

6)羊膜腔封闭疗法:近年来,不少研究试图采用生物材料通过羊膜腔封闭疗法使羊膜腔重新处于封闭状态,以降低孕妇羊膜腔感染,减少羊水流出。但该疗法尚不十分成熟,目前国际上无统一的适应证,我国相关病例报道较少。

(2)立即终止妊娠,放弃胎儿:妊娠<24周的无生机儿,早产儿不良结局的发生率高,母儿感染风险大,多不主张继续妊娠,以引产为宜。妊娠24~27周 $^{+6}$ 尚未进入围产期者,可以根据孕妇及家属的意愿终止妊娠。

3. 分娩方式的选择 当分娩不可避免时,需根据孕周、破膜时间、胎儿情况以及当地新生儿抢救条件,综合考虑分娩方式。根据我国的国情,妊娠不足25周,多放弃对新生儿的抢救。个别特别珍贵的胎儿,在具备抢救条件的情况下,仍以阴道分娩为宜。妊娠25~28周,新生儿易发生多种合并症,成活率低,应侧重于减少对孕妇的创伤,阴道分娩是理想的选择。妊娠28~32周,胎儿胎肺已有一定的成熟,经阴道自然分娩容易,但同时也要考虑阴道分娩可能给胎儿带来不利影响,可适当放宽剖宫产的指征。妊娠32~34周,胎儿对阴道分娩的挤压已有相当的耐受性,阴道分娩的危害性比妊娠32周前明显降低。妊娠35周后分娩方式的选择可依足月妊娠的选择原则。阴道分娩时不必常规会阴切开,亦不主张预防性产钳助产;臀位时应首选剖宫产分娩,但也要注意孕周、当地医疗条件等权衡。

综上所述,发生胎膜早破,尤其是未足月胎膜早破后对母儿影响很大,同时因其发病机制复杂,给治疗带来了很多困难。因此,我们应对孕妇做好宣教工作,积极预防,尤其是要加强妊娠中晚期泌尿生殖道感染的防治,尽量减少胎膜早破的发生,在发生后及时准确诊断,为孕妇及胎儿选择最佳治疗方案,尽可能减少各种并发症的发生,提高新生儿存活率。

(马 莉 戴钟英)

第二节 羊水异常

在不同妊娠时期孕妇的羊水量和成分各不相同,妊娠早期羊水是由母体血浆通过胎膜进入羊膜腔的透析液;妊娠中期以后羊水主要由胎儿的尿液生成,为胎儿提供适当的宫内环境。羊水具有防止胎儿遭受外伤、预防感染的作用,胎儿吞咽羊水有助于增强胃肠道的发育以及促进胎肺的膨胀和发育。正常情况下,母体、胎儿和羊水三者之间通过胎盘保持液体平衡,上述因素中任何改变都会引起羊水量的异常。

一、羊水过少

妊娠晚期羊水量少于300ml,称羊水过少(oligohydramnios),是常见的妊娠期并发症之一,其发生率为0.4%~4.0%。

【病因】

羊水过少的原因可能是羊水生成减少、吸收增加、外漏;或与胎盘的功能减退、胎盘血流灌注下降、母体血容量不足等有关。

1. 胎儿畸形 以胎儿泌尿系统畸形为主。其他如染色体异常、脐膨出、膈疝、法洛四联症、小头畸形、甲状腺功能减退等也可引起羊水过少。

2. 胎盘功能减退 过期妊娠、胎儿生长受限以及胎盘退行性变均可导致羊水过少。

3. 羊膜病变 羊膜通透性改变,炎症以及宫内感染、胎膜破裂等可导致羊水过少。

4. 母体因素 妊娠期高血压可导致胎盘血流减少,胎盘功能下降。孕妇脱水、血容量不足以及服用某些具有抗利尿作用的药物时,可发生羊水过少。

【对母儿的影响】

1. 对胎儿的影响 羊水过少时,围产儿的病死率明显增加。其死因主要是胎儿缺氧和胎儿畸形。妊娠早期的羊水过少可造成胎膜与胎体的粘连,甚至肢体短缺;妊娠中晚期的羊水过少可造成胎儿肌肉骨骼的畸形。先天性无肾所致的双侧肾不发育综合征,多数患儿娩出后即死亡。羊水过少常会引起子宫非协调性痉挛,从而易造成围产儿发生宫内窘迫、窒息,甚至死亡。

2. 对孕妇的影响 手术分娩率和引产率均增加。

【诊断】

羊水过少的临床症状多不典型,超声检查是判断产妇是否存在羊水过少的主要方法。超声诊断的测量指标为最大羊水暗区的垂直径(maximal vertical pocket,MVP)与羊水指数(amniotic fluid index,AFI)。目前对于晚期羊水过少的诊断标准尚无一个统一的指标,目前大多定义为:MVP≤2cm,提示羊水过少,≤1cm为严重羊水过少;AFI≤8cm作为羊水过少的临界值,≤5cm作为羊水过少的绝对值。

【处理】

处理原则:根据胎儿有无畸形和孕周大小选择治疗方案。

1. 羊水过少合并胎儿畸形 明确诊断胎儿畸形应尽早终止妊娠。

2. 羊水过少合并正常胎儿

(1)终止妊娠:对妊娠足月或胎儿可宫外存活者,应及时终止妊娠。对胎儿贮备功能好,无宫内缺氧表现,羊水清亮者,可阴道试产。试产过程中需加强胎心监护,密切观察产程进展。如合并胎盘功能不良,胎儿窘迫,羊水性状变化,估计短时不能结束分娩的,应剖宫产终止妊娠。

(2)期待治疗:对未足月、胎肺不成熟者,可在严密监护下通过增加羊水量,延长孕周。目前治疗羊水过少的方法包括母体水化疗法以及羊膜腔内灌注。

1)母体水化疗法:近年来,母体水化疗法治疗晚期羊水过少取得了较好疗效并获得了较大发展,可分为饮水疗法及静脉补液两种方式。

大量饮水增加了母体胃肠道吸收水进入血液循环,从而增加母体有效血液循环量和降低血浆渗透压,导致胎盘胎儿面的羊膜灌注量增加和渗透压降低,相应促进胎儿肾脏产生尿液增加,最终导致羊水量增多。一般建议除日常饮水外,增加每天2小时内饮水2L。

静脉输液治疗法增加羊水量的机制与饮水疗法相似,只是补液的途径改为静脉输液,让液体直接进入母体血液循环,增加母体有效血液循环量。

目前一些研究显示,单独静脉输液及饮水疗法的治疗效果并不一定理想,主张两者联合应用并配合一些药物,如低分子右旋糖酐、丹参注射液、小剂量肝素等治疗以提高疗效。需要指出的是,短时间内输入较多液体容易使患者心、肺功能负荷增加,应用母体水疗的患者应无明显妊娠合并症。

2)羊膜腔内灌注:羊膜腔内灌注可增加妊娠晚期羊水容量,延长胎膜早破或胎肺发育不全胎儿的孕龄,提高围产期结局,目前主要用于治疗羊水过少、胎粪污染、胎肺发育不全、胎膜早破及临产时胎心异常。临床上可经宫颈或经腹穿刺行羊膜腔内灌注,但由于经宫颈羊膜腔内灌注发生子宫内膜感染概率较大,近年来经腹羊膜腔内灌注的临床应用趋于增多。

经腹羊膜腔内灌注法是通过在产妇分娩前输入温热的晶体液,以达到补充羊水的目的。但长时间进行经腹羊膜腔内灌注可能容易对产妇的子宫内膜以及胎儿脐带产生负面影响,如胎儿心动过速、产妇白细胞与C反应蛋白升高等,因此需控制治疗时间与治疗剂量。

由于羊水过少发生机制复杂,至今尚无一种疗法可以从根本上纠正羊水过少,且很多疗法尚缺乏大宗资料证实,相信随着对羊水过少发生机制的深入研究,将会出现更多更有效的治疗方法。

二、羊水过多

妊娠期间,孕妇的羊水量超过2 000ml,称为羊水过多(polyhydramnios)。羊水过多是一种常见的妊娠期并发症,发病率为0.5%~1.0%。大多数患者在数周内出现羊水量缓慢增加,称为慢性羊水过多,常发生在妊娠晚期。少数患者羊水量在数天内急剧增加,称为急性羊水过多,有明显的压迫症状与体征。

【病因】

1. 胎儿因素 22%~51%的羊水过多合并有胎儿畸形,是引起羊水过多的常见原因。其中以神经管缺陷最常见,主要为无脑儿和脊柱裂所致的脑脊膜膨出,大量液体经裸露的脑脊膜进入羊膜腔,加之中枢神经系统受到刺激不断引起排尿,造成羊水过多。其次以消化道畸形多见,如食管和十二指肠闭锁,胎儿因不能吞咽羊水导致羊水积聚。当胎儿腹壁存在缺陷(如脐膨出、腹裂)时,液体也可以经裸露的腹膜进入羊膜腔。

胎儿肿瘤如先天性甲状腺囊肿、肺囊性腺瘤样异常、胎儿纵隔肿瘤等,可压迫颈部中隔影响羊水的吞咽和吸收。胎儿骶尾部畸胎瘤、肾脏肿瘤等腹部肿块,可导致胎儿胃肠道梗阻影响羊水的吸收。胎儿先天性强直性肌萎缩症等神经肌肉功能障碍,可影响胎儿吞咽活动。代谢性疾病,如遗传性假性低醛固酮症因肾小管对醛固酮的反应性减退、Batter综合征因近端肾小管转运障碍,均可使胎儿尿液显著增加。部分羊水过多患者伴有染色体或遗传基因异常,其中以21-三体、18-三体、13-三体常见。

2. **胎盘因素** 双胎妊娠中羊水过多的发病率约10%,其中以单绒毛膜双胎最多。双胎输血综合征时,血流经供血胎儿侧流向受血胎儿侧,使得受血胎儿呈高血容量,多尿而发生羊水过多。

胎盘绒毛血管瘤直径>1cm时,15%~30%可合并羊水过多。

3. **母体因素** 糖尿病是引起羊水过多最常见的母体并发症,发病率为10%~25%。其引起羊水过多的可能原因是母体高血糖状态造成胎儿血糖升高,进而发生胎儿渗透性利尿。同种免疫或母儿Rh血型不合可致胎儿溶血、严重贫血,甚至水肿,影响液体交换,羊水过多。孕妇高龄、多产、吸烟及滥用毒品等,也是增加发生羊水过多的风险因素。

4. **其他** 除上述病因外,尚有40%~60%的羊水过多病因未明,称之为特发性羊水过多。近年来,对这部分患者病因和发病机制的研究主要集中在羊水的膜内转运对羊水量的调节方面,如胎膜表面水通道蛋白的缺陷等。

【对母儿的影响】

1. **对母体的影响** 子宫张力增高,妊娠期高血压疾病、胎膜早破、早产的发生率显著增加;羊水突然流出易发生胎盘早剥;子宫过度扩张可造成子宫收缩乏力及产后出血。

2. **对胎儿的影响** 羊水过多的程度越严重,围产儿死亡率越高。胎儿畸形、早产、胎儿窘迫、胎位异常增多。胎儿有核红细胞增多症、糖尿病等妊娠合并症可影响新生儿预后。

【诊断】当产前检查发现孕妇宫高和腹围大于相应孕周,腹壁紧张,不易扪及胎儿或胎心遥远时,都应怀疑合并羊水过多。超声检查提示羊水暗区垂直深度(AFV)≥8cm,或羊水指数(AFI)≥25cm诊断羊水过多。

全面系统的超声检查可发现多数胎儿的结构畸形(消化系统、中枢神经系统等)。考虑胎儿染色体异常时,可经膜腔穿刺取脐血或羊水进行细胞培养与核型分析。一些常规的产前检查,如葡萄糖筛查、同种免疫、孕妇血清筛查(AFP、hCG、uE$_3$等)也

有一定的参考价值。必要时也可以考虑对孕妇进行先天性感染、母婴自发性出血及遗传性贫血等疾病进行筛查。

【处理】羊水过多的处理取决于胎儿有无畸形、孕周大小以及孕妇自觉症状的严重程度。

1. **羊水过多合并正常胎儿妊娠** 轻度羊水过多(AFI 25~30cm),甚至一些中度羊水过多(AFI 30~35cm)的患者,没有明显自觉症状,可在门诊严密随访,予以休息、镇静,维持妊娠至足月或近足月。对严重的羊水过多患者,伴有明显的腹痛、呼吸困难等,可以采取一些积极的处理方式以缓解孕妇的症状。对部分胎儿(如合并双胎输血综合征、胎儿贫血等)进行相应治疗后,患者的羊水量也可以随之减少。

吲哚美辛是目前治疗羊水过多的主要药物。它通过减少胎儿尿液以及肺液的产生,增加胎膜和胎肺对羊水的吸收,起到治疗羊水过多的作用。剂量一般为25mg,每6小时1次或每天3次,从开始用吲哚美辛到羊水量恢复正常需4~20天。但有研究指出吲哚美辛能明显增加胎儿动脉导管狭窄的发生率,因此在使用过程中要注意观察胎儿动脉导管的收缩情况及羊水量的变化。

羊膜腔穿刺放液,可以缓解孕妇的症状,对于尚未足月的严重羊水过多患者可延长其胎儿孕龄,为促胎肺成熟争取时间,放出的羊水还可用于检测胎儿肺发育是否成熟。但羊膜腔穿刺放液常需反复进行,有发生胎膜早破、胎盘早剥、早产、绒毛膜羊膜炎的潜在风险。放液速度应控制在500ml/h左右,每次放液总量为1 500~2 000ml。

2. **羊水过多合并胎儿畸形** 一般考虑终止妊娠,终止妊娠的方法可根据具体情况进行选择。对于羊水量严重增多的患者,可先缓慢释放适量羊水,降低宫腔内压力后再行引产。

总之,这些治疗羊水过多的方法都存在潜在的风险,迄今尚无较大样本的随机对照研究比较各种不同治疗方法的疗效及不良反应。因此,临床治疗羊水过多,还比较棘手。

(马 莉 戴钟英)

第三节 脐带异常

正常足月胎盘脐带附着于胎盘的中央或侧方

（偏心性），脐带长度一般为 30~80cm，脐带直径为 1~2.5cm。脐带表面为羊膜所覆盖，光滑、湿润、色透明，内有两条动脉和一条静脉，在血管周围有半透明的基质，称脐带胶质（Wharton jelly）。由于脐血管比脐带本身长，在基质中弯曲、纡回，常使局部的脐带隆起呈结节状形成假结。各种脐带异常在死胎中的发生率占 4%~15%。最新研究表明 1/3 的中晚期孕死胎与脐带病理密切相关。

一、脐带发育异常

（一）脐带长度异常

脐带如短于 30cm 称为脐带过短，其发生率为 0.4%~0.9%，最短者仅 1cm。如超过 80cm 则称为脐带过长，脐带长于 100cm 的发生率约为 0.5%，甚至长达 140cm。脐带过长常与脐带真结、脐带超螺旋、脐带缠绕和脐带血栓有关，胎儿生长受限、胎儿窘迫和死胎的发生率显著增高，长期随访儿童神经系统并发症较多。胎儿宫内运动的强弱与脐带发育长短有关。活动过少的唐氏综合征胎儿、骨骼和神经发育不良胎儿常呈脐带过短，而男性胎儿和贝-维综合征（Beckwith-Wiedemann syndrome）过度生长胎儿可呈脐带过长。无脐带（achordia）极罕见，此种发育异常导致胎盘直接与胎儿腹壁相连，合并内脏外翻（无脐带综合征），是一种致死性畸形，由胚胎发育过程中胚盘合拢失败、体蒂发育异常所致，常伴有多种先天性缺陷。Giacoia（1992）报道 1 例孕 29 周产前经超声诊断为无脐带者，腹内脏器肝、脾、胃、小肠、胰、子宫均包裹于一侧由胎盘组成的膜状囊中，而羊膜则在另一侧。

（二）单脐动脉

人类正常脐带中有两根动脉和一根静脉，脐带中仅有一根脐动脉者称为单脐动脉（single umbilical artery，SUA）。关于 SUA 的发生有的学者认为是先天性未发育，从胚胎发育开始就只有一支脐动脉；另一些学者则认为胚胎开始发育时存在两支脐动脉，但在以后的发育过程中，一支脐动脉继发性萎缩而逐渐消失。Fox 认为此两种可能性都存在，因为在显微镜下，有些只见一支脐动脉，完全看不到第二支脐动脉的痕迹，但少数病例则可见到一支十分细小而萎缩的血管，其管腔闭锁，甚至有时仅见血管壁或弹力纤维的残痕。

SUA 的发生可能与母体吸烟、药物（如维生素 A、苯妥英、左旋甲状腺素）和精神类药物滥用有关。致畸药如沙利度胺（反应停）等与早期胚胎即呈现 SUA 有关。SUA 的发生率文献报道为 0.2%~11.0%，差异很大，可能与人种（白色人种中的发病率高于黑色人种）、研究人群（如母体是否高龄、是否多胎、是否有妊娠期糖尿病、是否有妊娠期高血压疾病和产前子痫等）、脐带检查方法和取材部位等多种因素有关。

戴钟英等报道（1988）连续检查 1 018 例脐带，距新生儿脐轮 3cm 处取材，做肉眼和显微镜观察，发现 SUA 6 例，发生率为 0.59%。由于脐动脉在将进入胎盘前，可有吻合支（Hyrtl 吻合支）或融合成一支主干后再分成两支，故取材部位过低，在距胎盘的胎儿面 3cm 以内，可能有误诊。SUA 胎儿染色体异常和胎儿畸形的发生率显著增高。单纯性 SUA 如不伴有各种胎儿异常的称为孤立性 SUA（isolated SUA）。Murphy-Kaulbeck 等（2010）对加拿大 Nova Scotia 地区 1988—2002 年间 203 240 个胎儿和新生儿的研究发现，SUA 的发生率为 0.44%，ISUA 为 0.37%。SUA 发生染色体异常和先天性畸形的危险度分别增加 6.77 倍和 15.35 倍。孤立性 SUA 中胎盘异常、羊水过多和羊水穿刺的发生率显著增高。Rinehart 等（2000）超声检查 7 000 例胎儿发现 27 例 SUA（0.38%），18 例（67%）合并其他结构畸形，7 例（26%）有染色体异常，1 例（3.7%）胎儿死亡，4 例（19%）死于出生后 1 年内。SUA 最常见的先天畸形为泌尿生殖道畸形、心血管畸形和肢端发育异常。染色体异常可变现为三倍体、单倍体、性染色体异常、非平衡移位等，以三倍体最常见。50% 孤立性 SUA 表现为胎儿生长受限（fetal growth restriction，FGR），新生儿的平均体重较低，除 SUA 早产率较高等原因外，导致低体重儿发生率增高的原因，可能是胎盘部分面积萎缩，回流血量减少，使胎儿发育不良。由于 SUA 常伴发胎儿畸形及胎儿生长迟缓，围产儿死亡率较高，故在产前检查时，常规应用 B 超检测脐动脉，及时做出诊断，提高围产期诊疗质量。有的 SUA 胎儿和婴儿可能是完全正常者，在染色体、B 超或 MRI 检查排除异常后，应选择在严密监护下继续妊娠。

二、脐带附着异常

脐带一般附着于胎盘中央和侧方（即偏心性），侧方附着者占 48%~75%。非中央附着的胎盘绒毛板血管分布较少，即使非中央附着的胎盘形态正常，其血管的血流传输能力也明显减弱。胎盘的趋营养化生长（placental trophotropism）是导致胎盘发育及脐带附着异常的根本原因。脐带附着于胎盘边缘者称球拍状胎盘，发生率为 1.9%~15%。脐带附着于胎膜上者称帆状胎盘，发生率为 0.1%~13.6%，在足月分娩单胎中的发生率平均为 1%。球拍状胎盘和帆状胎盘常较小，可与双胎或多胎及单脐动脉并发，在早产、流产、胎儿生长迟缓中发生率较高。帆状胎盘的并发症主要是胎膜上血管破裂及血管前置。帆状胎盘脐带附着部位一般多接近胎盘边缘，在胎膜囊顶端者罕见，后者血管在胎膜上走行的距离长、易受损。应指出，并非胎儿血管经过胎膜都是帆状胎盘，如脐带边缘附着时，就可能有胎儿血管在胎膜上走行，在此种情况下，其并发症与帆状胎盘者相似。帆状胎盘胎膜上的血管走行位于宫颈口上、在先露前方者称为血管前置。血管前置不仅限于帆状胎盘，脐带附着胎盘边缘者，亦可能有畸形分支的血管走行于胎膜上，而形成血管前置。当血管前置、宫颈口扩张时，则可能损伤血管，引起胎儿出血，导致胎儿死亡。文献报道产前前置血管破裂、大量出血，胎儿可在 3 分钟内死亡，死亡率达 58%~73%；或先露下降血管受压，胎儿循环障碍，导致胎儿窘迫甚至死亡。产前未出血时，血管前置的诊断可借助于彩色多普勒超声检查。

三、机械性疾病

（一）脐带真结

脐带真结是胎儿在运动时穿过一圈脐带形成的，发生率 0.05%~1.00%，多见于脐带过长、羊水过多、单羊膜囊双胎及胎动频繁者。真结较松时对胎儿可无影响或可引起胎心监护异常及胎粪污染。但真结一旦拉紧即影响胎儿血液循环，可使胎儿迅速死亡。文献报道尚有造成胎儿严重脑瘫者。其围产儿死亡率 8%~11%。显微镜观察，老的真结处有压迹，脐带胶质少，常伴有脐静脉血栓形成，甚至脐带真结松解后脐带仍维持其弯曲状的表现，可借以与新形成的真结相鉴别。

（二）脐带扭曲、缩窄

脐带扭曲、缩窄或两者并存的现象，往往发生于浸软胎儿、伴有较长且重度盘旋脐带的腹部段，变细的部位多见于胎儿端脐带根部。脐带扭曲、缩窄的原因可能是脐带胶质原发性缺陷所致，偶可引起胎儿循环障碍和胎儿死亡。如能找到脐血管内血栓形成，则可以推测是引起胎儿死亡的原因。但脐带根部扭曲、缩窄变细更多见于其他原因引起的

胎儿宫内死亡者，应注意鉴别。

（三）脐带缠绕

脐带常常缠绕胎儿肢体或颈部，而脐带绕颈更多见，前者发生率约 2%，后者发生率约 17%。脐带过长者更易缠绕胎儿颈部或肢体。正常妊娠分娩脐带绕颈 1 周者约 21%，绕颈 2 周者约 2.5%，绕颈 3 周者约 0.5%。Rayburn 等对 536 例足月分娩者，进行胎心率监护与脐带长短关系的观察发现，脐带长度 <35cm 或 >80cm 者中，32 例伴有脐带意外，20 例（62.5%）系脐带过长；有的学者报道孕 38 周后，或因胎动频繁、或因羊水容积减少，脐带绕颈的发生率急剧上升。脐带缠绕偶可造成胎儿产前死亡，脐带紧紧缠绕颈部而致死者，可见胎头极度充血，估计为胎盘的静脉回流受阻所致。脐带紧紧缠绕肢体而致死者，可见肢体及脐带上都有明显的缩窄部位。临产后或分娩过程中、胎儿下降时，脐带牵拉更紧，影响血液循环或致死者更多见。文献报道非致死性者，新生儿 1 分钟 Apgar 评分低，而 5 分钟 Apgar 评分则无甚影响。但亦有报道新生儿需监护者增多。不过产前诊断脐带绕颈后，剖宫产率增高。

四、血管性疾病

（一）脐带血肿

脐带血肿多发生于较短的或受损伤（如羊膜穿刺损伤脐血管）的脐带。发生于脐动脉者较发生于脐静脉者多，且多在近胎儿端。偶见血肿发生于脱垂脐带的脐动脉或脐带真结的胎儿端。发生率为 1/12 000~1/5 000。围产儿死亡率甚高，可达 40%~50%。文献报道产前超声检查发现 9cm × 6cm × 3cm 大小的脐带血肿者，估计含血液 100ml。发病原因可能与局部血管壁脆弱、脐带胶质减少有关；发生于临产后或第三产程中者，则可能是先露下降脐带被牵扯，或过急过猛牵拉脐带，造成脐带撕裂、脐血管断裂出血而形成血肿。

（二）脐血管血栓

脐动脉和脐静脉均可发生血栓，较少见，多发生于近足月妊娠时，发生于孕早期者可导致 SUA 的形成。脐血管血栓在分娩中的发生率为 1/1 300，在围产儿尸检中的发生率为 1/1 000，在高危妊娠中的发生率为 1/250。其形成原因多系脐带受压（如脐带真结和超螺旋），脐带附着异常如帆状附着时，在胎膜上走行的血管因缺乏脐带胶质的保护，更易受压而形成血栓；脐带严重感染可导

致附壁血栓形成。脐血管血栓可破裂；栓子可进入胎儿导致梗死，如心肌梗死、截肢、DIC而广泛出血，或进入胎盘导致绒毛干血管闭锁；甚至血栓广泛导致胎儿死亡。脐血管血栓常同时合并绒毛板血管血栓和大干绒毛血栓，三者合称近端大血管胎儿血栓性血管病（large vessel-fetal thrombotic vasculopathy，LV-FTV），当大血管呈完全性闭塞或在绒毛板/干绒毛血管中见到2个及以上血栓时称为重度LV-FTV。重度LV-FTV时胎盘较小，胎儿生长受限，围产儿死亡率很高。随访至12个月，新生儿脑瘫、认知和发育延迟发生率增高，且常合并中枢神经系统和全身血栓血管性病变。脐血管血栓形成可能是由于其他原因引起胎儿死亡后的继发性变化，而不是胎儿直接致死的原因。孕妇发生DIC或缺乏C蛋白、S蛋白者，也会在脐带等大血管和远端胎盘血管中形成血栓。脐血管血栓的病理变化：脐血管中血栓可有钙化，有时伴再通。

（三）脐带水肿

文献报道水肿的脐带中水分含量可达93.5%，而起皱的脐带中水分含量89.2%。随着妊娠的进展，羊水量逐渐减少，脐带中的水分亦相应地减少。10%的新生儿脐带有水肿，早产儿中较多，这种单纯的脐带水肿对胎儿没什么影响。不过，脐带水肿往往是胎儿水肿的合并症，此种情况常见于母胎Rh或ABO血型不合、Hb Bart胎儿水肿综合征、母亲有糖尿病或重度子痫前期合并HELLP综合征、早产和浸软胎儿。在胎儿全身水肿的情况下，水肿液可扩展到脐带。肉眼观察水肿的脐带增粗、反光增强，显微镜观察水肿液呈弥漫性或局限性分布，脐带胶质内有大小不等的空泡，并可伴有炎症细胞浸润及血栓形成。24孕周前影像学如发现脐带重度水肿，应建议染色体检测。如染色体18-三体胎儿，脐带水肿常是其最初的表现。极度脐带水肿可见于尿囊和卵黄囊残留，Kita等（2009）报道1例50cm长近胎儿端范围内脐带极度增粗至7cm者，胎儿膀胱顶部有未闭合的脐尿管，组织形态学发现尿囊移行上皮与卵黄囊小肠形上皮相连，提示膀胱中尿液从残留的尿囊流向卵黄囊，不断进入脐带间质，造成脐带从近端至远端的逐步水肿。

（四）无盘绕脐血管

由于脐静脉较脐动脉长，脐血管又比脐带长，故在脐带脐带胶质中，不仅脐静脉围绕脐动脉，且脐血管还呈弯曲、纡回状。若脐血管直，与整个脐带平行则为无盘绕脐血管。Strong等（1993）观察894例胎儿，其中38例（4.3%）为无盘绕脐血管。无盘绕脐血管组胎儿窘迫、产时胎心反复减缓、早产、死胎、因胎儿窘迫而行剖宫产、羊水胎粪污染、核型异常等均显著高于脐血管有盘绕组。文献报道无盘绕脐血管的胎儿宫内死亡率达10%。围产儿病率及死亡率增高的原因，可能是由于这种脐血管的结构，使其对外来压力的抗压强度减弱，系一病理过程。产前可经超声检查辅助诊断。

五、脐带肿瘤

（一）脐带囊肿

脐带中残留的尿囊、卵黄囊或肠系膜管均偶可形成囊肿。残留物衍化的囊肿一般均很小，有的可无管腔，没有特殊临床意义，偶有达鸡蛋大小，则可压迫脐带血管。

1. **卵黄囊囊肿**　来源于残留的卵黄囊，有肌层，上皮可分泌黏液，且可成对，周围往往有小的卵黄囊血管网。

2. **尿囊囊肿**　来源于残留的尿囊管，可无上皮或有移行、扁平和立方上皮，无平滑肌。

3. **肠系膜管囊肿**　肠系膜管连接胎儿回肠和卵黄囊，当原肠旋转并退回到腹腔时，肠系膜管萎缩，一般在妊娠第7~16周内完全萎缩。若未完全萎缩退化，则残留在胎儿体内形成回肠的梅克尔憩室；罕见残留于脐带内形成囊肿，若形成囊肿，则囊肿内可含胎儿的肝、胰、胃及小肠组织。扩张的肠系膜管残留还可伴有小肠闭锁，故在钳夹粗大脐带时，应注意此种异常情况。

4. **其他**　羊膜上皮包涵囊肿较罕见、囊肿多很小、囊内被覆羊膜上皮。脐带胶质退变形成的囊肿为非真性囊肿，而是脐带胶质黏液样退变形成的空腔，内含黏液，没有上皮。

（二）脐带血管瘤

脐带血管瘤一般均较小，文献报道偶有直径达17cm者。显微镜观察为毛细血管型肿瘤或海绵状血管瘤。有的与脐动脉相连，有的与脐静脉相连，有的与两者都相连。直径>3cm的血管瘤会因对脐带的压迫造成脐带水肿，甚至胎儿水肿和胎儿生长受限。有血管瘤破裂造成脐带血肿和胎死宫内的报道。

（三）畸胎瘤

由于妊娠早期原肠陷入脐带，使原始生殖细胞有可能从原肠游走到脐带结缔组织内，而发生畸胎瘤。

六、脐带炎

详见本章第四节中"胎盘感染"部分。

（张慧娟　刘伯宁）

第四节　胎盘异常

一、胎盘形状异常

胎盘形状异常的病因及发病机制至今仍未充分了解，不过受精卵和子宫环境两方面的因素对胎盘形成和形状均有影响。

1. 胎盘形状异常的种类　正常胎盘为盘状，多呈卵圆形或圆形。胎盘形状异常的种类繁多，其中有些并无特殊临床意义，且属罕见。现将较有临床意义的胎盘形状异常列举如下：

（1）环状胎盘：胎盘围绕孕卵形成一个环状，宫底及宫颈两极均为胎膜者称为环状胎盘。若系不完全的环，则胎盘在平面上展开呈肾形。这种胎盘系孕卵着床过深或过浅的返祖现象，在食肉类和奇蹄类动物属正常。国内仅见数个报道，可合并前置胎盘和羊水过多，对胎儿生长无影响。

（2）膜状胎盘或弥漫性胎盘：系异常伸展的胎盘，直径可达 35cm，而厚度却仅 0.5cm。膜状胎盘时，胎囊周围全部或几乎全部被绒毛组织覆盖，应该变成平滑绒毛膜的那部分绒毛依旧保留着，而应该变成叶状绒毛膜的那部分绒毛又发育不良。膜状胎盘是猪和驴等动物的正常胎盘形态，但在人类，膜状胎盘往往与子宫内膜异常有关，如多次刮宫后内膜非常薄、子宫内膜炎和子宫内膜发育不全等。膜状胎盘时胎盘粘连、低置和前置常见。在极罕见情况下，胎盘中央区局部非常薄仅见胎膜而无绒毛，称为有窗胎盘，发生可能与胎盘发育早期该部分绒毛因平滑肌瘤或输卵管开口处等原因不能锚定于子宫内膜而逐步萎缩有关。Linhart 等报道 1 例有窗胎盘合并胎儿多发畸形及三倍体染色体（69，XXX）。

（3）有缘胎盘及轮廓胎盘：当平滑绒毛膜不是附着在胎盘边缘，而是附着于内侧时，可形成有缘胎盘及轮廓胎盘，这些胎盘的胎儿面有一宽约 1cm 由纤维蛋白组成的黄白色环，与胎盘边缘的距离不等，环外侧的胎盘缺乏羊膜和绒毛膜覆盖。有缘胎盘和轮廓胎盘的区别在于后者的纤维蛋白在附着处可形成细的皱褶（纤维蛋白嵴）而前者没有。在临床上轮廓胎盘的意义大于有缘胎盘，常见产前出血及早产，有轮廓状胎盘因边缘血窦破裂大量出血而导致胎儿死亡的报道。有缘胎盘的发生率可高达 25%，对胎儿无影响或影响轻微。

（4）多叶胎盘：系一个胎盘分成两叶、三叶或更多，但有一共同的部分互相连在一起。

（5）多部胎盘：由大小几乎相等的两叶、三叶或多叶胎盘组成，这些叶的血管汇合入一个叶的血管后进入脐带。

（6）多个胎盘：由完全分开的两个、三个或多个叶构成，每个叶的血管很清晰，这些血管仅在进入脐带时才汇合。

（7）副胎盘和假叶胎盘：副胎盘中一个或数个母体叶（往往每个副胎盘只有一个母体叶）与主要的胎盘分开，并由中等大小的绒毛膜血管，经副叶和主要胎盘间的胎膜，接受其胎儿的血液循环。若副叶和主胎盘之间无血管相连，则称为假叶胎盘。副胎盘和假叶胎盘多附着于子宫下端或侧壁，可被误诊为前置胎盘。这类胎盘的形成，可能是由于局部包蜕膜与真蜕膜在非常早的时期就融合，因而有较好的血供，使部分应该退化的平滑绒毛膜没有退化。

2. 胎盘形状异常的临床意义　部分形状异常的胎盘并无特殊的临床意义，其产前、产时和产后出血或胎盘滞留的发生率并不比形状正常的胎盘多。不过膜状胎盘常有部分滞留而需徒手剥离；有缘胎盘和轮廓胎盘常有产前出血，其产后出血量也显著增加，需要徒手剥离胎盘者也增多，且常并发晚期流产或早产，可能系边缘胎膜血肿形成所致；多个胎盘、副胎盘及假叶胎盘等，往往由于一个母体叶滞留于宫腔，而导致产后出血或晚期产后出血和宫腔感染。因此此类形状异常的胎盘娩出时，要特别注意胎盘边缘部有无断裂的血管，胎膜上有无圆形的绒毛膜缺损区。

二、胎盘种植异常

（一）前置胎盘

胎盘附着在子宫下段，其位置低于胎先露部，称为前置胎盘（placenta previa）。按胎盘与宫颈内口的关系，将前置胎盘分为三种类型：完全性（中央性）前置胎盘，宫颈内口全部为胎盘组织覆盖；部分性前置胎盘,宫颈内口部分为胎盘组织覆盖;边缘性前置胎盘,胎盘附着于子宫下段,达宫颈内口边缘,不超越宫颈内口。前置胎盘与多次刮宫流产有关,更有研究发现瘢痕子宫与无瘢痕子宫相比,前置胎盘的发生率增高了近一倍(10.67% vs. 5.70%)。前置胎盘常并发胎盘早剥、胎位异常和产后出血,剖宫产率增高。胎盘的低置部分偶见萎缩或梗死灶。由于子宫下段蜕膜形成不良,特别是缺乏蜕膜海绵层,故易导致前置胎盘与肌层粘连,形成粘连性前置胎盘,常会引起产时急性大量出血而切除子宫。产前超声联合磁共振可帮助诊断粘连性前置胎盘,以利于临床医师做出正确的分娩和手术方式。

(二)侵入性胎盘

1937年,Irving与Hertig对侵入性胎盘(placenta accreta)界定为"产后整个或部分胎盘异常附着于其下的子宫壁",随着"侵入性胎盘"概念的不断丰富和延伸,广义的侵入性胎盘建议用"placenta creta"表示,根据绒毛和子宫平滑肌关系分为:粘连性胎盘(placenta accreta)、植入性胎盘(placenta increta)、穿透性胎盘(placenta percreta),一项研究表明三者在植入性胎盘中的百分比分别为81.6%、11.8%和6.6%。

妊娠时正常胎盘种植部位的子宫内膜产生蜕膜化,在底蜕膜甚至子宫平滑肌的内1/3层中有许多绒毛外滋养细胞(extravillous trophoblast,EVT)及由EVT和蜕膜间质细胞共同分泌的尼氏(Nitabuch)纤维蛋白样物质,但却没有绒毛种植。EVT呈圆形或多边形,单个或成群,有多形性、深染或不规则的核和双染性的胞质,有时可见较多的嗜酸性胞质;细胞核主要为单核,但也可见双核、三核和多核的巨细胞,此处的多核巨细胞亦称为胎盘部位巨细胞。EVT分进入螺旋动脉的血管内EVT(endovascular EVT)和进入蜕膜间质和平滑肌的间质EVT(interstitial EVT)。正常妊娠时EVT的增殖和侵袭能力受时空调控,在螺旋动脉重塑中扮演着重要作用,与尼氏纤维蛋白样物质一起为妊娠营造合适的母胎界面,侵入性胎盘时EVT功能异常,间质EVT显著增多,且纤维蛋白样物质中的成分也会发生改变,如表现为金属基质酶蛋白MMP2和MMP6显著增多等。

在正常妊娠中,种植部位的蜕膜即底蜕膜可视为一个抑制整体绒毛侵入的屏障。在侵入性胎盘中,正常的蜕膜形成失败,至少是局部的子宫内膜

有缺陷而未能蜕膜化,未能阻止固定绒毛的侵入。输卵管妊娠时因管壁黏膜缺乏蜕膜化而未能阻止绒毛的侵入,故异位妊娠本质上就是输卵管的侵入性胎盘,常贯穿输卵管壁成为穿透性胎盘。类似情况也发生于子宫下段、宫角及宫颈管上段,因为这些部位的内膜也往往没有充分蜕膜化。随着生育政策的更改,剖宫产术后的瘢痕子宫成为侵入性胎盘的高危因素。

剖宫产切口的缺损部位缺乏肌层的修复,仅有一薄层近似肌层的纤维性的瘢痕,因此,再次妊娠时该处的纤维性瘢痕不能随着妊娠的增长而像子宫平滑肌那样变得肥大,故有裂开的可能,也有侵入性胎盘或子宫破裂的可能。

Irving与Hertig认为侵入性胎盘的组织病理学是胎盘种植处子宫内膜缺乏蜕膜化。虽然2002年Gielchinskya等的报道称侵入性胎盘基本的组织病理学是底蜕膜和尼氏纤维蛋白样物质两者的缺乏,但目前国内外病理医师,包括对胎盘病理研究资深的学者Fox、Benirschke和Kufmann等普遍采用的诊断标准仍为胎盘种植处子宫内膜缺乏蜕膜化。

1. **粘连性胎盘** 绒毛膜的绒毛紧贴在没有蜕膜介入的子宫肌层,但在子宫肌层与绒毛之间有纤维蛋白样物质和EVT。绒毛种植于纤维蛋白样物质上,其中尚可见EVT,而并非直接种植于子宫肌层上,镜检显示正常的蜕膜化形成失败,至少是局部的子宫内膜有缺陷,缺乏蜕膜,故粘连性胎盘可以有完全性、部分性和局灶性者。胎盘粘连时往往会发生胎盘组织残留,故临床评估胎盘母体面是否完整时,要查清有无缺失的胎盘组织留置于子宫内。很多肉眼观察描述为胎盘"完整"的病例,后来都发现了宫内胎盘组织的残留,而当胎盘母体面不完整时,胎盘组织残留的可能性明显增加。胎盘组织残留有多种原因,也可能是分娩时整个胎盘的排出不当所致。局灶性粘连性胎盘可呈现为息肉样的胎盘组织碎片,镜下由纤维蛋白样物质和成层的血块包围的退变绒毛所组成,称为胎盘息肉。有时因刮宫时间距分娩时间较长胎盘息肉退变坏死严重而难于诊断。病理医师在因疑有胎盘残留而送检的刮宫标本中如仅见到数个游离绒毛,建议仅做描述性诊断,不要轻易做出胎盘粘连或胎盘残留的诊断。

粘连性胎盘漏诊的原因多数是由于病理医师不能区分组成胎盘底板的细胞群所致。首先,绒

毛直接锚定在子宫肌层上并非诊断粘连性胎盘所必备的条件。因此，若绒毛邻近纤维蛋白样物质或 EVT，即邻近子宫肌层，且无蜕膜介入，则可诊断为粘连性胎盘。若坚持一定要具有绒毛直接锚定在子宫肌层上的证据，则将导致诊断过少。其次，将 EVT 与蜕膜混淆，种植部位总是有 EVT 存在，正常情况下这些 EVT 邻近子宫肌层和绒毛组织，如果将 EVT 误诊为蜕膜细胞，则可能对粘连性胎盘漏诊。若怀疑种植部位细胞的性质，可做细胞角蛋白 CK 免疫组化检测，滋养细胞是上皮来源，CK 呈强阳性反应，而蜕膜细胞是间质来源，CK 呈阴性反应。

2. **植入性胎盘** 绒毛在粘连的基础上进一步侵入至子宫肌层内。若确系植入性胎盘，在分娩时胎盘往往会断裂，或有绒毛叶缺失，因此应仔细检查胎盘母体面的完整性。植入性胎盘在全子宫标本中不难做出诊断，但在刮宫标本中诊断常有一定难度，若送检的刮出物包括子宫肌层和胎盘组织，镜下见肌层组织与绒毛交叉混杂，并见部分绒毛插入平滑肌中，则可确诊为植入性胎盘。应注意在粘连性胎盘中子宫肌层内有胎盘部位滋养巨细胞，不能将之误认为绒毛而诊断植入性胎盘。

3. **穿透性胎盘** 绒毛组织更进一步贯穿子宫浆膜。必须确保在检查前不会因标本的粗心处理而损坏浆膜。结合临床病史有助于对这些病例的诊断。穿透性胎盘甚至可在盆腔的其他组织上，如前腹壁、膀胱等处。镜检可见绒毛组织已生长到或进入到子宫肌层并长入浆膜外，子宫内膜也缺乏蜕膜化。

病理诊断时应注意的事项：若临床送检的标本是胎盘，应特别仔细检查胎盘母体面的完整性，检查有无象征子宫肌层附着的坚实、白色组织的存在。胎盘后的刮出物应全部提交镜检。若送检的标本是切除的全子宫，则胎盘侵入的部位应很明显，特别是胎盘留置于原位者。切片应包括子宫肌层变薄或胎盘牢固附着部位的胎盘及子宫肌层；子宫下段前壁及前次剖宫产处是侵入性胎盘最多见的部位，若侵入部位不明显或未附有胎盘，应从最可能显示侵入性胎盘的部位、子宫下段及宫颈处多做切片。多数出血、粗糙的部位最有可能是种植部位及/或胎盘组织滞留的部位。病理报告应指出胎盘侵入的部位及侵入的深度和广度等。对其他可能与侵入性胎盘危险性增加的病理所见如子宫瘢痕、双角子宫等亦应予以注释。

三、胎盘病变

胎盘是体内短暂存在的器官，作为生命发生发展的平台，它承载了"胎儿宫内日记"的功能，通过检查胎盘我们可以解释不良妊娠结局产生的原因、了解母体孕期乃至孕前的身体状况、追溯儿童发育异常及成人慢性疾病的起因等。在因死胎死产、脑瘫和不同程度神经损害及发育迟缓等引起的医患纠纷中专业的胎盘检查还能成为医疗司法鉴定的重要参考依据。然而，胎盘是人们了解得最少的一种人类器官，长久以来胎盘检查和研究的重要性被低估甚至忽略了，有些医院从来不做胎盘病理检查，即使送检也缺乏专业的胎盘病理学家做诊断，从而遗漏了很多重要信息。2014 年、2015 年美国国立卫生研究院（National Institutes of Health，NIH）连续两年巨额拨款资助人类胎盘研究计划（human placenta project，HPP）的举措将人们对胎盘的关注度推向前所未有的高度，2015 年 9 月在中国广州召开了首届中国胎盘医学研究暨中国人类胎盘研究计划（CHPP）启动大会，旨在改变胎盘的被忽略状态，回归它应有的被重视地位。为解决胎盘病理诊断长期缺乏统一标准且重复性较差的状态，2014 年 9 月 26 位来自世界各地的胎盘病理学家于荷兰阿姆斯特丹召开专题研讨会，就胎盘取材、病理诊断分类、标准和诊断术语达成共识。共识规定取材至少包括一个胎膜卷（从胎膜破口卷至胎盘边缘并卷入部分边缘区胎盘）、2 块脐带横断组织（1 块取自胎儿侧，1 块取自距离脐带附着处约 5cm 处）、3 块全层胎盘组织（自绒毛板至蜕膜板全层，取材部位位于胎盘的内 2/3 区域，其中至少 1 块邻近脐带附着处。如全层过厚，可将组织对分为 2 或均分为 3 块分别行石蜡包埋）。病理诊断根据胎盘血管（placental vascular processes）、胎盘炎症免疫反应过程（placental inflammatory-immune processes）和胎盘其他病理过程（other placental processes）异常三大部分进行划分：

（一）胎盘血管异常

1. **胎盘床母体血流灌注不良**（maternal vascular malperfusion，MVM） MVM 直接原因是母体壁蜕膜和底蜕膜中的螺旋动脉孕期生理性重塑不足或缺失。正常妊娠孕 10~20 周，螺旋动脉在绒毛外中间型滋养细胞的浸润及其分泌的酶和细胞因子的作用下重塑，管壁肌性和弹力成分消失变成松弛易扩张的管腔，随孕期进展，终末最大直径可增加5~10倍,浸润绒毛间隙的血液流量增加,流速减缓。MVM时滋养细胞对螺旋动脉的浸润表浅、浸润能力减弱,螺旋动脉生理性重塑失败而产生一系列病理改变。产前子痫、胎儿生长受限和胎盘早剥常见MVM。MVM时大体检查胎盘常较小,并可见梗死和胎盘后血肿。镜下可见远端绒毛发育不良(distal villous hypoplasia)和绒毛加速成熟(accelerated villous maturation)等组织学改变。

(1)胎盘梗死:常见于子痫前期、慢性肾炎、原发性高血压及糖尿病伴小血管病的孕妇胎盘中。发生于胎盘边缘者稍多。梗死灶往往为多发性,直径从数毫米至数厘米不等。罕见整个胎盘或其大部分呈急性梗死者,此种情况仅见于产妇分娩时突然死亡、暴发性子痫、子宫胎盘卒中等,母体循环在胎盘剥离前骤减甚至完全中断所致。从胎盘切面观察,梗死灶边界清晰、为颗粒状质地坚硬的圆形实质区,常与底板相连,很少延伸至绒毛板。新近形成者呈细颗粒样、深红色,显微镜观察显示绒毛互相紧密挤压,绒毛间隙几乎完全消失,绒毛毛细血管极度扩张、充血,故亦称红色梗死。迁延性梗死(chronicity of infarction)时显微镜下观察大量挤压的绒毛滋养细胞逐步退变、核碎裂或凋亡,绒毛内毛细血管逐步闭锁甚至消失,病灶呈现黄白色,故亦称白色梗死。若梗死时间更久,则形成包含许多玻璃样变的嗜伊红绒毛阴影组织,称为绒毛鬼影(ghost villi)。有时在梗死灶中可见血肿,称为梗死性血肿(infarction hematoma),形成机制可能与螺旋动脉闭塞先形成梗死灶,螺旋动脉如有再通,血液进入梗死灶中央但梗死绒毛阻碍血液回流入静脉,逐步积聚成血肿。

(2)胎盘后血肿:亦称底蜕膜血肿,位于胎盘底板和子宫壁间,系正常种植的胎盘早剥的结果。发生率约为4.5%,并发子痫前期时,其发生率增高3倍。小的底蜕膜血肿直径1~2cm,大者可占据整个胎盘的母体面。根据血肿的大小及是否合并胎盘梗死,围产儿的死亡率在30%~60%间。底蜕膜血肿在胎盘的母体面一般呈圆形。新鲜的血肿质软、色鲜红、容易与胎盘分离,多系分娩时形成者。陈旧的血肿呈棕黑色、附着于边缘带或中央带母体叶的母体面,质较硬,与胎盘粘连不易分离。血肿压陷胎盘的母体面形成深度不等的杯形。经血肿处取材切片,可见血肿与周围正常组织间有暗红色、坚硬组织将其截然分开;血肿像一个边界清晰的纤维蛋白网状结构,其中有皱缩的红细胞聚集,在血

肿附近的蜕膜细胞及滋养细胞有含铁血黄素。病灶处底板的细胞结构可完全被破坏,并有明显的退行性变。邻近血肿的绒毛组织被互相挤压在一起,并显示毛细血管极度扩张,有时甚至会出现早期的合体滋养细胞退行性改变,类似急性或亚急性胎盘梗死。底蜕膜血肿应与分娩中形成的胎盘后血肿或边缘蜕膜血肿鉴别。底蜕膜血肿临床表现为隐性出血的病例,血液不能自子宫排出,而向子宫肌层渗入,严重者子宫肌层及浆膜呈紫红色,称子宫卒中(apoplexy uteri)。

(3)远端绒毛发育不良:与MVM时母血对胎盘下2/3绒毛的滋养不够有关,常见于<32孕周的胎盘,镜下见干绒毛或中间型绒毛周围被细疏的绒毛环绕,这些绒毛细而长,合体结节增多,远端绒毛发育不良可呈局部和弥漫性,后者常出现在早发型胎儿生长受限的胎盘中。

(4)绒毛加速成熟:常见于胎儿生长受限、产前子痫和早产等非足月胎盘。跟同孕龄绒毛相比,加速成熟的绒毛小而短,绒毛间质有时甚至仅有1个或2个扩张的毛细血管,但绒毛合体结节增加(>33%)且血管合体滋养膜形成良好。属于MVM后胎盘绒毛的一种代偿性反应。

(5)蜕膜小动脉病变(decidual arteriopathy):见于胎膜卷和/或蜕膜底板的螺旋小动脉,可呈急性粥样改变、伴随或不伴随泡沫细胞存在的纤维蛋白样坏死、管壁增厚、动脉血栓和缺乏重塑等一系列改变。

(6)其他病变:包括一些绒毛周围大量纤维蛋白沉积、绒毛板下及绒毛间血栓、胎盘隔囊肿、绒毛膜假囊和坏死等。由胎盘边缘静脉血窦破裂造成的边缘蜕膜血肿虽然不归在MVM的范畴,但也反映了母体血液循环障碍,可在分娩过程中或胎盘剥离前发生,边缘蜕膜血肿的发生率仅占分娩总数的0.74%,主要表现为产时出血或产前数天无痛性显性出血,而不伴发子宫增大或子宫张力增加,亦无蛋白尿或高血压,出血量一般不太多,对母体的危害不大。

2. 胎儿血流灌注不良(fetal vascular malperfusion,FVM) 是指由一系列因素如脐带因素、血液高凝状态和胎儿心功能异常下引起的胎儿血管血流不畅或阻塞,包括血栓、无血管绒毛和绒毛间质血管核碎裂、血管壁纤维素沉积、血管扩张淤血、干绒毛血管闭塞或管壁肌纤维硬化等。

(1)胎儿血栓性血管病(fetal thrombotic vasculopathy，FTV）：FTV是一种由于上游胎儿血管血栓栓塞导致下游胎盘绒毛血管树逐步慢性闭塞并最终成为无血管绒毛的疾病，分为非闭塞性和闭塞性FTV，发生率在0.3%~6.4%之间。FTV反映了脐血流的淤积或停滞，常与脐带脱垂、脐带真性结节、脐带切迹、脐带超螺旋、脐带帆状附着、脐带狭窄和脐带胶质减少有关，FTV偶见于胎儿先天性凝血功能失调。轻度FTV和血管血栓再通后的FTV可对妊娠结局无影响，但重度FTV，即血栓位于脐带、多灶血栓见于绒毛板和干绒毛的FTV以及≥2个视野中见到>15个无血管绒毛者，常与死胎、FGR、缺血缺氧性脑病、颅内出血、脑瘫、哮喘、儿童认知能力和生长迟缓等不良结局有关。Parast M.M.等联合多家医院对128例FTV胎盘相关的临床合并症进行研究，发现FTV胎盘小于正常对照者，前者死胎、羊水过少、FGR和胎心监护不正常的发生率分别9倍、6倍、2倍和2倍于后者。FTV胎盘相关的心脏畸形也大幅度增高，包括心房/心室间隔缺损、法洛四联症、主动脉及主动脉瓣狭窄、心肌肥大、右位心等。临床医师要提高对FTV这个疾病的敏感性，对一些有可能发生法律医疗纠纷的病例应先行对脐带和胎盘胎儿面的大血管进行肉眼和触摸检查，对可疑血栓者必须送胎盘病理。胎儿血管中的血栓多发生于胎盘浅表的血管及其绒毛的分支中，更常见于胎盘胎儿面的静脉和胎盘内的静脉中。有时胎儿血管中的血栓是由脐带的血栓伴发的。仔细地巨检就能辨认表面的血栓，当血管极度扩张时血栓形成更易识别。新鲜的血栓表现为血管轻度扩张呈黄褐色或白色，不像正常血管的蓝色和有光泽；在未固定的胎盘中，用手指不能推动其血管中的血液。当一根较大的胎儿的血管闭塞时，巨检可见下游绒毛的变化为一轮廓清晰、色苍白的三角形区域，其底部在母体面。

（2）出血性血管内膜炎（hemorrhagic endovasculitis，HEV）：HEV是一种胎儿血管破坏性病变，表现为血管壁非渗出性坏死或破裂、绒毛间质内出血、内皮细胞和血细胞的核碎裂。HEV可发生于各级绒毛血管。广义上，HEV属特殊类型的FTV，因为除以上变化外常伴随绒毛膜血栓和无血管绒毛。HEV在死胎胎盘中的发生率显著增高，对HEV究竟是属于死胎后的变化还是HEV是致死性因素至今仍未明确。Sander等（2005）认为有显著出血和细胞碎片的活跃型HEV可能发生于胎儿死亡前，而出血和碎片较少的温和型HEV则

在胎儿死后逐步发生。研究发现活胎胎盘也可见HEV，但常呈非弥漫性局部或节段性改变，与胎儿生长受限及婴幼儿的神经发育障碍有关。在阿姆斯特丹共识中建议用绒毛间质血管核碎裂（villous stromal-vascular karyorrhexis）替代HEV，因为HEV并非真正炎症性病变。

（3）绒毛膜血管病及绒毛膜血管瘤病：绒毛膜血管病（chorangiosis）指终末绒毛毛细血管异常增多，经典性诊断标准基于光学显微镜下苏木素和伊红染色中终末绒毛中毛细血管数，在数个胎盘部位有10个以上的终末绒毛中有10个以上的毛细血管即可诊断，Mutema等（1999）指出如采用免疫组化CD34标记血管内皮细胞，因为增加了辨认度应将毛细血管数的诊断标准增加至20个以上。绒毛膜血管瘤病（chorangiomatosis）则指三级绒毛干弥散性、多灶性毛细血管异常增多。绒毛中血管增多反映了胎盘绒毛对低氧或过氧化应激环境的一种适应性改变，适应越好对胎儿越有利。在高原妊娠和母体贫血等子宫前缺氧情况（preuterine hypoxic pattern）下病灶常较为弥漫，绒毛膜血管病及绒毛膜血管瘤病的存在与胎儿不良预后无关。在由螺旋动脉粥样硬化和重塑不足/失败造成的子宫缺氧情况（uterine hypoxic pattern）中，病灶呈局灶存在，常合并其他胎盘缺氧性病变，如合体结节增多和绒毛梗死等。

上述所有循环的异常情况可能协同胎儿的血栓形成倾向引起胎盘血栓形成、胎儿的血栓栓塞及/或血栓-炎性的介质释放进入胎儿和母体的循环，导致多种不良妊娠结局，包括胎儿生长受限、死胎、癫痫发作、截肢坏死、新生儿卒中、大脑退行性变、脑瘫及神经系统长期的不良结局等，值得进一步研究。

（二）胎盘炎症免疫反应

感染性炎症病变 是由病原体感染胎盘及其附属物脐带、胎膜引起的一系列改变。其感染途径：①胎膜已破裂，病原体从阴道、宫颈部上行，经破裂的胎膜裂隙进入宫腔；②胎膜未破裂，病原体从阴道、宫颈部上升横向侵入蜕膜、平滑绒毛膜、羊膜，继而进入宫腔；③母体菌血症或病毒血症时，病原体经血流侵入绒毛间隙；④子宫内膜或肌层的局部感染灶侵入并突破蜕膜再进入绒毛间隙；⑤腹腔内感染灶通过输卵管经宫腔侵入蜕膜再进入绒毛间隙；⑥中、晚期妊娠羊膜腔穿刺，子宫内输血或羊膜腔内注射药物时将病原体带入羊膜腔；⑦宫内胎

儿输入污染的血液后,从胎儿逆行播散等。

根据感染途径,结合形态学特点、病原体的不同、临床表现及对围产儿的影响等因素,胎盘感染可分上行性感染与血行性感染两大类,前者主要表现为急性绒毛膜羊膜炎,后者主要表现为急性或慢性绒毛炎。

1. **急性绒毛膜羊膜炎** 急性绒毛膜羊膜炎(acute chorioamnionitis, ACAM)反映了上行性感染至羊膜囊时母体和胎儿对细菌感染的炎症反应,在病理学上表现为中性粒细胞在胎膜和绒毛板中不同程度的浸润。ACAM 时培养出的致病细菌包括有 B 族链球菌、加德纳菌、肠球菌、变形菌、大肠埃希氏菌、克雷伯菌属和葡萄球菌等。根据 Redline R.W. 等(2003)建议,ACAM 病理诊断标准分母体炎症反应(M)和胎儿炎症反应(F)两类各 3 期:M1 期(早期),急性绒毛膜下炎/急性绒毛膜炎,镜下见中性粒细胞浸润在绒毛板下纤维蛋白中或平滑绒毛膜的滋养细胞中;M2 期(中期),急性绒毛膜羊膜炎,镜下见多量中性粒细胞在绒毛板和/或胎膜绒毛和/或羊膜浸润;M3 期(晚期),坏死性绒毛膜羊膜炎,镜下见中性粒细胞固缩坏死、羊膜坏死、羊膜基膜增厚或高度嗜伊红。如见到 ≥3 个绒毛微脓肿灶或融合的中性粒细胞浸润占了绒毛板下纤维蛋白的 1/2 或整个胎膜卷则为重度母体炎症反应。F1 期(早期):绒毛膜血管炎/脐静脉炎,中性粒细胞在绒毛板或脐静脉血管壁浸润;F2(中期):脐血管炎(1 个或 2 个脐动脉,伴或不伴脐静脉受累)或脐血管周围炎(所有脐血管累及);F3(晚期):坏死性脐带炎或在脐血管周围同心空晕带中见到坏死碎屑组织。如中性粒细胞浸润融合伴管壁平滑肌细胞退变坏死则为重度胎儿炎症反应。脐带炎时,脐静脉是最早受累的血管,然后才是脐动脉。炎症细胞首先从脐静脉迁移出来,然后才从脐动脉迁移出来,并向羊膜表面迁移,很少向脐带的中央迁移。在迁移过程中虽有许多细胞死亡,但仍有不少炎症细胞到达羊水中。故新生儿伴发脐带炎者,往往亦伴发绒毛膜羊膜炎,胎儿肺及胃内可吸入中性粒细胞与鳞状上皮,而且,有时羊膜穿刺可吸到脓液。胎盘表面死亡的炎症细胞常大量聚集在羊膜下、绒毛膜与羊膜的潜在腔隙中。脐带炎的渗出偶可经肉眼观察到,必须强调脐带炎(脐血管炎)并不预示胎儿败血症的存在。在产前细菌性感染中,微生物先经肺和肠道侵入后,才导致胎儿败血症,故胎儿败血症相对发生较晚。胎儿的中性粒细胞与

成人者有相似的超微结构特征,当其经脐静脉壁迁移时,可见血管内弹力层退化。有些感染如白色念珠菌,脐带表面可见小灶性中性粒细胞聚集,肉眼形态为典型的颗粒状。陈旧性渗出在脐带中可聚集成血管周围的同心环状,脐带中的陈旧性渗出较胎盘胎儿面的渗出更易发生钙化。故脐带脆而不易钳夹。ACAM 中不能纳入母体或胎儿炎症反应的还包括脐带周围炎、急性绒毛炎和急性绒毛间隙炎/间隙脓肿。

引起 ACAM 的危险因素包括过期妊娠、胎膜早破和早产,ACAM 的临床提示症状为母体发热伴白细胞增高、阴道分泌物中培养出致病菌、宫颈抹片见细菌性阴道病和羊水恶臭等。ACAM 是早产、围产期疾病和围产儿死亡的主要原因。Blackwell S. 等报道 44 例宫内死胎中 ACAM 的组织学发现率为 20.9%,因此建议对不明原因的死胎常规送胎盘检查。ACAM 与早产儿脑部受损和神经发育迟缓之间是否存在相关性,学术界尚有争议,尽管有学者统计大部分 ACAM 相关文章均不支持 ACAM 可导致神经损害,但仍有结果提示对两者之间的相关性要引起足够的重视。研究发现脑瘫病例中 ACAM 的发生率占 11%,ACAM 时产生的炎症介质和免疫反应产物会损伤发育中的少突胶质细胞、激活小胶质细胞而导致白质受损和脑瘫,另外 ACAM 还与婴幼儿精神发育和认知障碍有关。ACAM 极低体重儿脑室内出血的发生率显著增加。病理提示胎儿炎症反应的较仅有母体炎症反应的出现神经损伤的比例增大,另有新生儿脑卒中胎盘检查发现坏死性脐带炎的个案报道。ACAM 增加了发生新生儿支气管肺泡炎的危险性,ACAM 炎症介质对胎儿肺泡毛细血管的损害是导致围产儿死亡率增加的重要因素。用 ACAM 早产儿的支气管肺泡液处理肺上皮细胞株 A549,发现 A459 细胞活动和增殖能力明显降低,且角质细胞生长因子和血管生长因子的生成显著降低,说明 ACAM 抑制了肺泡毛细血管功能单位修复能力。

对怀疑有 ACAM 的标本,原则上至少应取 2个胎膜卷(1 个胎膜卷取自环绕胎盘边缘胎膜组织,另 1 个胎膜自远端卷向胎盘边缘,如能分清胎膜破口的,自胎膜破口卷向胎盘边缘)、2 个脐带(1 个靠近胎盘,另 1 个靠近胎儿)和 3 个胎盘组织块。由于围产医学的发展,绒毛膜羊膜炎的发生率有下降趋势。Fox 与 Langley(1971)发现1 000 例连续活产分娩中,绒毛膜羊膜炎达 24.4%;

Salafia 等(1989)报道无并发症足月分娩中,4% 有绒毛膜炎,1.2% 的绒毛膜羊膜炎是无临床症状的。早产及胎膜早破的病例中,胎膜和脐带的感染较多。Hillier 等(1988)报道早产中绒毛膜羊膜炎的发生率为 67%,而足月产为 21%。Guzick 与 Winn (1985)对 2 774 例分娩的研究发现:早产的发生率为 5.4%,无胎膜早破者绒毛膜羊膜炎的发生率为 11.0%,而胎膜早破者绒毛膜羊膜炎的发生率为 56.7%。并认为 25% 的早产是由于绒毛膜羊膜炎所致。Newton 等(1989)大量资料研究指出:"破膜持续的时间是羊膜内感染的危险因素"。Bengtson 等(1989)报道 59 例孕 26 周前破膜者,45.8% 有绒毛膜羊膜炎(49.1% 围产儿死亡),但也发现破膜时间极长者感染率反而有降低的倾向。

上行性感染的三个病理变化特点:胎膜炎往往伴发严重的、急性坏死性蜕膜炎,且蜕膜炎常超过绒毛膜羊膜炎的程度;双胎妊娠时往往是双胎的第一个有绒毛膜羊膜炎,或其感染更严重;当胎膜卷将胎膜的自然破口处卷在里面时,则胎膜卷的里面部分即胎膜破口的近端炎症程度最显著。

2. **急性绒毛炎** 当细菌从母体血流经子宫动脉感染胎盘时可引起急性绒毛炎,血行性的细菌性感染远较上行性的细菌性感染少见,病原体多为凝固酶阳性的葡萄球菌、链球菌、肺炎双球菌等。其病变主要表现为脓毒性的梗死灶和绒毛间化脓性栓塞,肉眼观察虽难以和非炎症性胎盘区别,但显微镜观察可见急性绒毛间血栓性炎症或绒毛周围炎,有时尚可见绒毛坏死、小脓肿形成。

3. **慢性绒毛炎及绒毛间隙炎**(chronic villitis and intervillositis) 常由母体病毒和其他微生物经血行性感染胎盘引起。

(1)病毒性感染:病理变化——肉眼形态很不一致。许多血行性胎盘炎可无异常发现,典型的梅毒、微小病毒感染的胎盘可有水肿、胎盘大而重。弥漫性慢性病变区因大量绒毛纤维化使局部胎盘变薄、质地变硬,胎膜及绒毛膜板透明度降低,脐血管可因炎症而管壁增厚。此外,血行性感染时可伴有胎儿窘迫,因而可见到羊膜胎粪污染。组织形态病变主要在胎盘实质,如感染进一步发展可累及胎膜。

(2)血行性感染的标志是炎症发生在绒毛内,形成绒毛炎。炎症细胞来源于胎儿,母体的细胞并未累及。炎症可发生在个别绒毛内,或限于局部区域,也可以是弥漫性的,累及较多的区域,但大多数都是局部累及,有时仅极少数绒毛有炎症,因此,应在胎盘多处取样,否则可被漏诊。绒毛炎的组织学变化可分为四类:①增生性绒毛炎:绒毛内有炎症细胞,但无组织坏死;②坏死性绒毛炎:绒毛内有炎症细胞,并有组织坏死;③修复性绒毛炎:绒毛炎症修复机化,有肉芽组织形成及成纤维细胞增生;④间质纤维化:绒毛已无活动性炎症的表现,绒毛间质纤维化、皱缩。

以上的分类是根据绒毛所处疾病阶段划分的,在慢性胎盘炎症中,数种形态可同时并存。为表明炎症的严重程度,Russell(1980)将绒毛炎分为三级:Ⅰ级,即轻度绒毛炎,在胎盘全厚切片中偶见少量病变,每个低倍视野不超过一个炎症病灶;Ⅱ级,即中度绒毛炎,从多个炎症病灶至 25% 胎盘实质组织受累;Ⅲ级,即重度绒毛炎,炎症病变广泛而弥漫,受累区域超过胎盘实质组织的 25%。Knox 和 Fox(1984)将绒毛炎分为四级:Ⅰ级,即极轻度绒毛炎,在 4 张切片中仅见 1~2 个炎症病灶,每个病灶中仅少数绒毛累及;Ⅱ级,即轻度绒毛炎,在 4 张切片中有 3~6 个炎症病灶,每个病灶中累及绒毛可达 20 个;Ⅲ级,即中度绒毛炎,每个病灶占低倍视野的 1/2;Ⅳ级,即重度绒毛炎,多数切片中均有大片的炎症表现。上述两种分级方法,作者认为在实践中第一种方法更适用。

由于胎盘娩出时炎症证据可能已不明显,而围产儿受害的后果却很严重,如畸形、死胎等,但尸检及胎盘的检查中已不易找到活动性炎症病变,故应善于寻找慢性绒毛炎的线索,提高绒毛炎的检出率,以明确疾病本质。肉眼观察时注意胎盘母体面色泽、硬度、水肿范围以及胎盘厚度和胎盘隔的清晰度是否均匀一致,在所见的不同区域分别取材;镜检观察时注意有无局灶性绒毛形状不一致,特别是有无数个绒毛聚集灶,此系绒毛滋养细胞炎症性损害后,相邻绒毛间纤维蛋白粘连所致,这类绒毛中常有炎症痕迹;在观察晚期妊娠胎盘时,注意有无发育不成熟的绒毛,绒毛炎时部分绒毛常显示成熟障碍,表现为局灶性绒毛大小不一,轮廓不规则,绒毛间质血管形成差,有的小血管壁结构不清,有时可见血管内血栓形成,或血管管腔消失并有钙化,绒毛干内的钙化灶往往呈线形。这些情况都提示绒毛炎的可能,应仔细寻找有无绒毛炎的存在。

4. **几种特殊的绒毛炎**

(1)巨细胞病毒感染:虽然胎盘的实验已证实 CMV 有感染和破坏滋养细胞的能力,但 CMV 感染的胎盘并没有一致的肉眼形态变化,有的胎盘肉眼观察无异常,有的可为一个较重、较大而苍白的胎盘。常见胎盘较小且伴有胎儿生长迟缓及血栓存在。文献曾报道某些已知产前感染(羊水培养阳性)者,其结局正常。但亦有报道未怀疑 CMV 感染而因其他原因做胎盘检查时发现典型的 CMV 包涵体者,诊断主要靠显微镜观察。胎盘的 CMV 感染组织学特点为:慢性淋巴细胞浆细胞性绒毛炎,虽然有关浆细胞是母体或胎儿来源的问题尚未完全解决,但有的作者认为当绒毛内出现浆细胞时,胎儿感染的程度较淋巴细胞反应时更为严重;绒毛毛细血管血栓形成,间质内可见核碎屑,并可见含铁血黄素沉积,绒毛组织和滋养细胞坏死,晚期绒毛间质纤维化。绒毛毛细血管内皮细胞及绒毛间质中找到鸽眼样 CMV 包涵体,这种包涵体也可在蜕膜和羊膜中找到,亦有文献报道 CMV 包涵体可在脐带的上皮内发现;绒毛膜血管的血管炎可导致血栓形成及钙化;由于鸽眼样 CMV 包涵体不易找到,确诊 CMV 感染的手段,可采取聚合酶链反应(polymerase chain reaction,PCR)技术做病原体 DNA 检测及原位杂交等证实。免疫组化显示病毒抗原多数在绒毛间质内,偶见于合体细胞和内皮细胞内。

(2)弓形虫感染:弓形虫病的胎盘苍白、增大,像有核红细胞增多症的胎盘一样。显微镜观察可见绒毛的霍夫包尔细胞、胎儿循环中的成红细胞明显增多,胎盘绒毛中血管增生,淋巴细胞浆细胞性绒毛炎,绒毛坏死及绒毛内弓形虫囊肿,有的囊肿甚至在滋养细胞内,弓形虫囊肿是一种假性囊肿,并无真正的囊肿壁,内含大量弓形虫。羊膜下或绒毛膜的组织中可有典型的囊肿,但往往无明显炎症,只有当囊肿破裂,局部才有浆细胞反应和坏死。有的病例有明显的浆细胞性蜕膜炎或肉芽肿性绒毛炎。在弓形虫病中,也常见绒毛膜血管的血栓,栓子和血管壁可钙化,甚至脐带的血管也可钙化。弓形虫病是否会在下次妊娠中复发的问题尚未完全解决。

(3)肝炎病毒感染:有关肝炎病毒经胎盘的传播,Altshuler 等早已报道。由于甲型肝炎病毒血症时间短,且无甲型肝炎病毒携带者,故胎儿感染者罕见;无症状的乙型肝炎感染在低危人群中的发生率为 0.66%;丙型肝炎病毒虽有从母体慢性感染传染给胎儿者,但较少见,文献尚无报道。与甲型肝炎相反,成人中乙型肝炎病毒携带者发生

率很高,对许多胎儿均有潜在危险,产时及产后都有可能感染。乙型肝炎病毒经胎盘传播已得到证明。Mitsuda 等(1989)报道 10 例脐血阳性的患者,用 PCR 技术证实 8 例初乳中有病原体;从病毒携带者的流产物 48 例中证实 4 例被感染(8%)。早期对胎盘的研究仅发现绒毛相对不成熟、胎盘功能不全,用直接或间接免疫荧光法提示抗原存在于绒毛的基膜上,但未肯定胎盘功能不全是感染所致。Lucifora 等(1988)用免疫细胞化学技术研究 3 例无症状的乙型肝炎表面抗原(HBsAg)携带者,其霍夫包尔细胞及绒毛毛细血管的内皮细胞均呈强阳性表达,但无其他病理变化。近代,Lucifora 等(1990)已在所有无症状携带者的胎盘中检出乙型肝炎核心抗原(HBcAg),位于滋养细胞和霍夫包尔细胞中,也见于绒毛毛细血管内皮细胞和成纤维细胞中,绒毛有水肿、充血等轻度病理变化。Khudr 与 Benirschke(1972)报道 2 例活动性肝炎,唯一的异常是霍夫包尔细胞和绒毛膜的巨噬细胞内有大量胆红素,该处既无退变亦无炎症;显微镜观察切片时,色素易漂退。Benirschke 与 Kaufmann(1995)曾报道 1 例乙型肝炎病流产的胎盘和胎儿,患者有黄疸,绒毛组织呈深黄绿果酱色,但胎儿、脐带和胎膜均正常而无黄染。显微镜观察见绒毛间质内有许多胆红素深染的巨噬细胞,似霍夫包尔细胞,合体滋养细胞和胎膜有少数细胞着色,局灶性合体细胞坏死,但无炎症或明显的绒毛坏死;胎儿有严重肠炎,黏膜下胎粪沉积及嗜伊红白细胞浸润,并有几处肠溃疡,有的部位几乎穿孔;作者推测胎儿可能吞食羊水后发生感染。此例进一步提示胆红素可穿过胎盘的屏障,然后被绒毛的霍夫包尔细胞吞噬。文献亦报道除胎膜和绒毛有广泛胆红素沉积外,尚可见局灶性或弥漫性绒毛炎,绒毛间质中有单核细胞和淋巴细胞浸润。

(4)单纯疱疹病毒感染:单纯疱疹病毒感染的胎盘,肉眼观察有的无特殊改变,有的显示胎膜色暗,有胎粪污染,绒毛膜及绒毛有坏死区,脐带表面可见渗出物;显微镜观察可见羊膜广泛坏死而无炎症反应,亦可见坏死性蜕膜炎及羊膜炎,绒毛膜血管炎及脐带炎,羊膜、绒毛膜及绒毛间质有浆细胞、淋巴细胞浸润,绒毛滋养细胞和间质坏死,间质内出血及纤维化,偶见绒毛膜血管内血栓形成及许多"毛玻璃核"包涵体。电镜观察可见绒毛的间质细胞内有典型的疱疹颗粒。原位杂交及 PCR DNA 检测可协助诊断。

（5）风疹病毒感染：风疹病毒是感染致畸中研究得最多、最早的，早在 20 世纪 60 年代已用病毒学方法在胎盘、羊水及流产物中找到病毒。有的作者认为许多胎儿宫内死亡系由于胎盘感染后，病毒损害绒毛血管内皮细胞，血管栓塞导致胎儿死亡，而不是胎儿本身感染致死；有的作者认为系由于染色体受损所致。感染的早孕绒毛可见滋养细胞坏死，绒毛毛细血管损害，蜕膜的血管周围圆细胞浸润明显，感染时间较长者可见绒毛坏死、纤维化及肿胀的霍夫包尔细胞，血管炎症也明显。Horn 等（1992、1993）证实风疹病毒感染病例，约 40% 的绒毛干血管有闭塞性动脉内膜炎，Driscoll 描述为硬化性绒毛炎，并认为可导致胎儿生长受限。必须指出，单靠内皮细胞异常不能确诊风疹病毒感染，病毒学证实为风疹的所有病例并非均有此病变，而且上述的变化亦可见于与病毒感染无关的死胎胎盘。至于绒毛滋养细胞及绒毛间质内是否有包涵体，文献报道意见尚不一致。

（6）人类免疫缺陷病毒（human immunodeficiency virus，HIV）感染：胎儿先天性 HIV 感染已有报道，从羊水或胎盘中也分离出这种病毒。欧洲协作组（1988）报道 HIV 的垂直传播率估计为 24%。Ehrnst 等（1991）报道在 44 例 HIV 病毒血症中，27 例新生儿无经胎盘的 HIV 感染；7 例胎盘中仅 1 例证实有病毒存在。不过 HIV 感染的胎盘肉眼观察及显微镜观察均无特异性改变，电镜观察 HIV 感染流产胎盘，可见合体滋养细胞显示"逆病毒样颗粒"。近代用免疫细胞化学及原位杂交技术，在流产标本中已证实蜕膜的白细胞、滋养细胞、霍夫包尔细胞及胚胎的血细胞前身有 HIV 病毒存在。虽然在滋养细胞表面未证实有特异性 CD4 受体，但在滋养细胞培养的实验中证实有 CD4 的存在，提示系直接传播，无需母体白细胞的作用。培养的早孕绒毛感染 HIV 者，证实有 CD4 及 HIV 抗原存在。文献报道胎盘中有罕见的肿瘤转移时，提示 HIV 感染的存在。Pollack 等（1993）报道 1 例因胎儿窘迫而行剖宫产者，胎盘的肉眼观察除母体面有白色颗粒状区域外，无特殊异常，显微镜观察可见绒毛内片状小圆形肿瘤细胞浸润，诊断为非霍奇金淋巴瘤。后来母亲发展为获得性免疫缺陷综合征（acquired immunodeficiency syndrome，AIDS），但婴儿却正常。

（7）李斯特菌感染（Listeria infection）：李斯特菌是一种厌氧性杆菌，可散发流行，一旦感染往往

呈典型的急性炎症，氨苄西林治疗对母胎均有较好疗效。肉眼观察李斯特菌胎盘炎，可见新鲜胎盘的切面有典型的多发性脓肿，从这些淡黄色病灶处做涂片，经革兰氏染色常可找到病原体。显微镜观察的特征性病灶为：绒毛脓肿，绒毛坏死，坏死性绒毛炎，羊膜表面有很多细菌生长，往往伴发绒毛膜羊膜炎及脐带炎。脓肿中央系大量中性粒细胞浸润的坏死区。绒毛膜羊膜炎往往很严重，炎症深入至绒毛组织。急性期表现为坏死性绒毛炎，以中性粒细胞浸润为主，大脓肿周围可出现栅栏状排列的组织细胞，其后为肉芽肿性炎症，经治疗后胎盘脓肿可形成瘢痕。由于李斯特菌胎盘炎往往同时伴有绒毛膜羊膜炎，故至今尚未完全清楚是上行性感染还是血行性感染，或两者同时存在。

（8）微小病毒 B19 感染：该病毒可引起孕妇的传染性红斑，病毒并可经胎盘传播至胎儿，是引起胎儿水肿的一种重要疾病。胎盘亦可呈现弥漫性绒毛水肿，绒毛血管周围白细胞浸润，绒毛组织中可找到病毒包涵体，包涵体常见于胎儿血管中的幼稚红细胞的核内，呈嗜酸性玻璃样。用原位杂交可做特异性检查确诊。

（9）梅毒感染：性传播性疾病发生率有增高趋势，梅毒性感染的可能亦不应忽视。对梅毒感染的胎盘，肉眼观察胎盘水肿、较大，此系绒毛相对不成熟所致；显微镜观察绒毛干和绒毛的血管炎显著，血管内皮细胞增生，有时甚至可以阻塞血管腔，出现灶性增生性绒毛炎，可有淋巴细胞、浆细胞、粒细胞浸润，但主要是大量浆细胞浸润。用 Levaditi 特殊染色检出梅毒螺旋体，可做出特异性诊断。

（10）原因不明慢性绒毛炎（villitis of unknown etiology，VUE）：慢性感染性绒毛炎中常能检测到梅毒螺旋体、巨细胞病毒、弓形虫和风疹等病原体，而 VUE 是指在绒毛中见到淋巴细胞和组织细胞浸润（无浆细胞浸润），并见到纤维蛋白样坏死区域，但即使用 PCR 等分子检测手段也不能发现病原体的存在。现在观点倾向 VUE 与母胎免疫耐受缺陷引起的迟发性高敏反应有关，在系统性红斑狼疮、自发性血小板减少性紫癜和系统性硬化孕妇胎盘中易见到 VUE 也支持了这个观点。与 VUE 同时发生的组织病理包括绒毛血管闭塞、绒毛出血性血管病变、绒毛膜血管病和绒毛间质纤维化。与感染性慢性绒毛炎集中在某个区域的病理学特征不同，VUE 常散在分布于不同的绒毛树，且即使重度 VUE（>10 个绒毛累及 / 每个区域）其病变占整个

胎盘绒毛的比例也不超过 10%。VUE 一个很重要的临床特征是会在以后的妊娠中重复发生。VUE 最常见的临床症状是胎儿生长受限（fetal growth restriction，FGR），VUE 越严重，胎儿发育越受抑制。当重度 VUE 合并绒毛周围大片纤维蛋白沉积、绒毛血管闭塞和绒毛血管病变时，死胎、脑瘫、新生儿癫痫发作和脑卒中的发生率显著增高。近期研究表明，VUE 发生时常伴随慢性绒毛膜羊膜炎、淋巴浆细胞性蜕膜炎和嗜酸性 T 细胞性胎儿血管炎。

对母体有自身免疫缺陷性疾病、前次妊娠存在 FGR 的一定要加强胎盘送检，由于 VUE 分布弥散，要在胎盘中央区和四个象限各取 1 个组织块做检查。

（三）其他不能归类胎盘病变

1. 羊膜下的绒毛膜囊肿 羊膜下的绒毛膜囊肿位于胎盘的胎儿面，在羊膜和绒毛膜血管下。有的囊肿位于脐带附着处附近，像残留的卵黄囊。囊肿往往系单个，直径数毫米至数厘米不等，囊肿壁由细胞滋养细胞构成，这些细胞往往有退变，与这些细胞滋养细胞成分混在一起的纤维蛋白样物质多少不等，囊腔内含黄色透明液体，有时可凝集并有出血，液体中富于人绒毛膜促性腺激素，这种小囊肿多不影响胎盘功能。

2. 胎盘隔囊肿 隔囊肿位于母体叶间隔中，往往在隔的绒毛膜端，是胎盘组织中常见的小囊肿，11%~20% 的胎盘均有此种囊肿，多见于水肿的胎盘、糖尿病或母胎 Rh 血型不合的胎盘。囊肿呈圆形或卵圆形，直径数毫米至 1cm 大小，囊肿内壁为细胞滋养细胞，含不同厚度的黄色物质及 PAS 阳性颗粒，用免疫组化方法证实在这些 PAS 阳性颗粒内有大量人绒毛膜促性腺激素。隔囊肿形成原因不明，一般对胎盘功能无不良影响。

3. 钙化灶 肉眼可见的足月胎盘钙化灶发生率为 14%~37%，但产后胎盘 X 线摄片显示钙化灶的发生率可达 75%~90%。胎盘上的钙化灶多数为生理性者，在妊娠 36 周后逐渐增多，故钙化灶的出现也是 B 超诊断胎盘成熟度的标志之一。胎盘上的钙化灶主要在母体面，呈小而硬的微粒，散在分布，范围可以很广，切割时有沙粒感，多位于底板和胎盘隔。绒毛膜板的钙化灶很少见。在时间较久的白色梗死、绒毛膜下纤维蛋白沉积和绒毛周围大量纤维蛋白沉积的基础上也可发生钙化。钙化灶为无结构的嗜碱性物质，呈细颗粒状或片状。死胎

胎盘及胎儿血液循环障碍、血氧浓度降低的胎盘如无心畸形胎盘中，绒毛滋养细胞基膜和绒毛毛细血管有钙盐沉积，钙盐甚至可沉积于个别绒毛的大部分间质内。不过正常活产婴儿的胎盘偶尔亦可见钙化的绒毛。

（四）胎盘肿瘤

胎盘肿瘤有原发性与继发性或转移性肿瘤两大类。原发性肿瘤包括绒毛膜血管瘤（或胎盘血管瘤）、妊娠滋养细胞肿瘤和畸胎瘤；继发性肿瘤多为恶性黑色素瘤、淋巴瘤、白血病、乳腺癌及胃癌等，仅极少数病例，肿瘤细胞可经胎盘屏障转移至胎儿，而个别胎儿神经母细胞瘤等可转移至胎盘。

1. 原发性肿瘤 原发性肿瘤包括绒毛膜血管瘤、妊娠滋养细胞肿瘤和畸胎瘤。妊娠滋养细胞肿瘤将在第四十五章中介绍，本节仅叙述绒毛膜血管瘤及畸胎瘤。

（1）绒毛膜血管瘤：

1）发病率：自 20 世纪 50 年代以来，国外文献中凡经连续检查胎盘 500 例以上者，绒毛膜血管瘤的发病率为 0.7%~1.6%，个别作者报道达 4%，但所检查的胎盘仅 100 例。根据国内外文献资料，说明发病率的高低与胎盘的来源和检查方法有关。若对胎盘的检查仅限于外表肉眼观察，可能不少绒毛膜血管瘤会漏诊，而在选择性送检的胎盘中，血管瘤的发病率必然较高。只有在连续地对大量胎盘进行肉眼检查（将胎盘常规地切成 1cm 厚的薄片观察其切面）和显微镜检查后，方可获得其真正的发病率。

2）病理变化：肉眼观察绒毛膜血管瘤常为单个，少数为多个。大小不一，大的血管瘤常隆起于胎儿面，而位于母体面或实质中者往往较小。肉眼能辨认的血管瘤常呈紫红色或灰白色，圆形、卵圆形或肾形，包膜薄，切面较正常胎盘组织为实，与周围正常胎盘组织界限清楚。弥漫性者肉眼观察呈灰红色斑块，似梗死灶或绒毛间血栓，但不呈分层状。显微镜观察肿瘤主要由血管及结缔组织构成，镜下可见血管瘤与周围正常绒毛间被一滋养细胞上皮包膜分开。根据绒毛膜血管瘤组成成分比例及分化程度的不同，可分为三种类型：①血管瘤型：疏松的间质组织中，除少量纤维组织外满布血管，血管的大小如毛细血管，毛细血管则由 2~3 个内皮细胞围成小腔，或含 1~2 个红细胞，但也有扩张成海绵状者，海绵状者管壁厚薄不一、管腔扩大。此型实际包括毛细血管型和海绵状型。②富细胞型：

肿瘤由大量血管内皮细胞及疏松的、较不成熟的间叶组织组成，仅有少量发育较差的血管，系良性绒毛膜血管瘤。③退变型：血管瘤显示黏液样变、玻璃样变、坏死或钙化，罕见病例可有脂肪变性。肿瘤周围病变可有绒毛间血肿、纤维蛋白样物质沉积等。

3）诊断：血管瘤的诊断并不难，个别误诊病例系弥漫性内皮细胞成分的富细胞型血管瘤被误诊为肉瘤。实际上许多血管瘤往往不止一种类型，同一瘤体内可有三种类型的成分，且相互间尚可有过渡，只要多取材切片，仔细寻找富于毛细血管的部分，则诊断即可确定。

4）发病机制及临床意义：胎盘血管瘤的发生，可能系早期胎盘的原始成血管组织发育异常所致。富细胞型血管瘤与初级绒毛干血管形成相似，多数情况下可能累及一个绒毛干。Reshetnikova 等（1996）报道 22 例位于海拔高度 3600m 以上的足月胎盘中，绒毛膜血管瘤 5 例，对照组 59 例位于海拔高度 760m 以下者未发现血管瘤。刘伯宁等报道的 10 例胎盘血管瘤中 6 例伴发绒毛膜血管病，说明胎盘血管形成异常，支持成血管组织发育畸形的学说。

绒毛膜血管瘤是良性肿瘤，但血管瘤能改变胎盘血流，破坏正常血液供应，是导致胎儿生长发育受阻的主要原因，且超限的血液循环可使胎儿心脏负担加重，导致胎儿窒息，甚至死亡。李玉先等（1996）报道 12 例经 B 超和病理证实的绒毛膜血管瘤，直径<5cm 者对孕妇和胎儿发育无明显影响，直径>5cm 者可引起孕妇压迫症状，胎儿生长受限和羊水过多症，应考虑终止妊娠。绒毛膜血管瘤合并羊水过多的发病率可高达 48.7%，胎儿丢失率约 40%；文献报道若将胎儿畸形者除外，绒毛膜血管瘤合并羊水过多的发生率为 14%~22%。近代应用彩色多普勒心动超声检测，可在产前查出绒毛膜血管瘤。Hirata 等报道 1 例孕 28 周，经彩色多普勒心动超声确诊为绒毛膜血管瘤，由于未成熟胎儿水肿，乃经脐血管取样并经脐血管为贫血胎儿输血，以缓解胎儿水肿，延长妊娠期。Quintero 等（1996）报道 1 例经超声诊断的绒毛膜血管瘤，并发胎儿水肿、心力衰竭；脐带穿刺证实胎儿贫血、红细胞生成显著及低蛋白血症。经胎儿镜分离肿瘤的动脉并予以缝扎，手术经过顺利，术后第 3 天胎儿死亡。不过，B 超诊断胎盘肿瘤时应注意与胎盘早剥相鉴别。

（2）畸胎瘤：胎盘畸胎瘤极罕见。肿瘤多位于胎盘胎儿面、羊膜和绒毛膜之间，亦可位于胎盘边缘的胎膜上。肿瘤呈圆形或卵圆形，表面光滑。肿瘤直径多为 3~8cm，偶见巨大畸胎瘤直径可达 14~16cm 者。部分畸胎瘤可借短蒂与胎盘相连。肿瘤血液多由胎儿动脉供应，极少数来自脐动脉分支。肿瘤呈实质性者较多，但亦有呈囊性者。肿瘤中可见 3 个胚层的组织，各种组织均分化成熟，属良性肿瘤。阮虹等（1994）报道 1 例胎盘巨大畸胎瘤，肿瘤 16cm×14cm×9cm，重 1 240g，切面见一大囊腔，病理证实为成熟性畸胎瘤。实质性者间质为无结构间充质，各种组织成分分散在间充质中。不过，胎盘畸胎瘤被某些学者认为是无定形无心畸形（acardius amorphus），而不是真正的畸胎瘤。

2. 继发性肿瘤 继发性肿瘤有两种，一种系母体恶性肿瘤转移至胎盘，另一种系胎儿肿瘤转移至胎盘。

（1）母体肿瘤胎盘转移：妊娠期母体恶性肿瘤的发生率约为 1‰，而继发性恶性肿瘤累及胚胎产物者甚罕见。Dildy 等（1989）复习文献共报道 53 例，其后尚有个别病例报道。此种情况多见于恶性肿瘤有广泛转移的孕妇，主要是经血行转移。转移至胎盘的母体恶性肿瘤有：

1）黑色素瘤：在 Dildy 等复习文献报道的 53 例中，黑色素瘤占首位，约 30%，16 例黑色素瘤中 12 例累及胎盘，4 例累及胎儿。

2）白血病：在 Dildy 等报道的 53 例中，白血病的发病数仅次于黑色素瘤。白血病孕妇胎盘显微镜观察显示绒毛间隙有白血性原始细胞及幼稚细胞，绒毛则未见有浸润。

3）其他：乳腺癌、直肠癌、肺癌、胰腺癌、髓母细胞瘤、非霍奇金淋巴瘤等均可转移至胎盘。Pollack 等（1993）报道 1 例胎盘转移性霍奇金淋巴瘤合并 HIV 感染，该孕妇产前未发现特殊异常，因胎儿窘迫于孕 41.5 周行剖宫产，胎盘病检发现绒毛间隙有成片小而圆的瘤细胞，免疫组化检测显示白细胞共同抗原（leukocyte common antigen，LCA）及 B 细胞标记 L26 均呈阳性，证实为非霍奇金淋巴瘤，数月后产妇及婴儿均证实 HIV 阳性。是否 HIV 感染后免疫抑制而利于恶性细胞转移至胎盘尚不清楚，不过随着生育年龄妇女 HIV 感染有增多的趋势，应注意检查有 HIV 感染的胎盘。

（2）胎儿肿瘤胎盘转移：胎儿肿瘤播散到胎盘者更为罕见。文献报道神经母细胞瘤、白血病及巨大色素痣可转移至胎盘。

（张慧娟　刘伯宁）

参考文献

1. 谢幸, 孔北华, 段涛. 妇产科学. 9 版. 北京: 人民卫生出版社, 2018.

2. 曹泽毅. 中华妇产科学. 3 版. 北京: 人民卫生出版社, 2014.

3. 刘伯宁. 宫内感染的病因学及发病机制研究进展. 中国实用妇科与产科杂志, 2003, 19 (12): 761-763.

4. 赵学军, 刘伯宁. 侵入性胎盘的组织病理学. 实用妇产科杂志, 2008, 24 (12): 707-709.

5. 刘伯宁. 妊娠期易栓症的胎盘病理. 实用妇产科杂志, 2009, 25 (3): 4-6.

6. Hackney DN, Kuo K, Petersen RJ, et al. Determinants of the competing outcomes of intrauterine infection, abruption, or spontaneous preterm birth after preterm premature rupture of membranes. J Matern Fetal Neonatal Med, 2016, 29 (2): 258-263.

7. Esteves JS, de Sá RA, de Carvalho PR, et al. Neonatal outcome in women with preterm premature rupture of membranes (PPROM) between 18 and 26 weeks. J Matern Fetal Neonatal Med, 2016, 29 (7): 1108-1112.

8. Xie A, Zhang W, Chen M. Related factors and adverse neonatal outcomes in women with preterm premature rupture of membranes complicated by histologic chorioamnionitis. Med Sci Monit, 2015, 21: 390-395.

9. De Waal K, Kluckow M. Prolonged rupture of membranes and pulmonary hypoplasia in very preterm infants: pathophysiology and guided treatment. J Pediatr, 2015, 166 (5): 1113-1120.

10. Bonet-Carne E, Palacio M, Cobo T, et al. Quantitative ultrasound texture analysis of fetal lungs to predict neonatal respiratory morbidity. Ultrasound Obstet Gynecol, 2015, 45 (4): 427-433.

11. Oka Y, Rahman M, Sasakura C, et al. Prenatal diagnosis of fetal respiratory function: evaluation of fetal lung maturity using lung-to-liver signal intensity ratio at magnetic resonance imaging. Prenat Diagn, 2014, 34 (13): 1289-1294.

12. Tsafrir Z, Margolis G, Cohen Y, et al. Conservative management of preterm premature rupture of membranes beyond 32 weeks'gestation: Is it worthwhile? J Obstet Gynaecol, 2015, 35 (6): 585-590.

13. Wolf MF, Miron D, Peleg D, et al. Reconsidering the current preterm premature rupture of membranes antibiotic prophylactic protocol. Am J Perinatol, 2015, 32 (13): 1247-1250.

14. Ganor-Paz Y, Kailer D, Shechter-Maor G. Obstetric and neonatal outcomes after preterm premature rupture of membranes among women carrying group B streptococcus. Int J Gynaecol Obstet, 2015, 129 (1): 13-16.

15. Brookfield KF, El-Sayed YY, Chao L, et al. Antenatal corticosteroids for preterm premature rupture of membranes: single or repeat course? Am J Perinatol, 2015, 32 (6): 537-544.

16. Papanna R, Mann LK, Tseng SC, et al. Cryopreserve human amniotic membrane and a bioinspired underwater adhesive to seal and promote healing of iatrogenic fetal membrane defect sites. Placenta, 2015, 36 (8): 888-894.

17. Pensabene V, Patel PP, Williams P, et al. Repairing fetal membranes with a self-adhesive ultrathin polymeric film: evaluation in mid-gestational rabbit model. Ann Biomed Eng, 2015, 43 (8): 1978-1988.

18. Gizzo S, Noventa M, Vitagliano A, et al. An Update on maternal hydration strategies for amniotic fluid improvement in isolated oligohydramnios and normohydramnios: evidence from a systematic review of literature and meta-analysis. PLoS One, 2015, 10 (12): e0144334.

19. Lallar M, Anam Ul Haq, Nandal R. Perinatal outcome in idiopathic polyhydramnios. J Obstet Gynaecol India, 2015, 65 (5): 310-314.

20. Odibo IN, Newville TM, Ounpraseuth ST, et al. Idiopathic polyhydramnios: persistence across gestation and impact on pregnancy outcomes. Eur J Obstet Gynecol Reprod Biol, 2016, 199: 175-178.

21. Cunningham FG, Leveno KJ, Bloom SL, et al. Williams Obstetrics. 25th ed. New York: McGraw Hill Education, 2018.

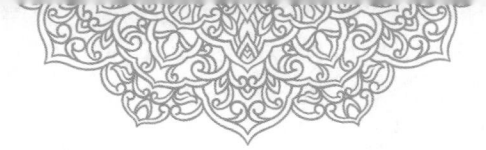

第十二章 妊娠合并症

第一节 妊娠合并心脏病

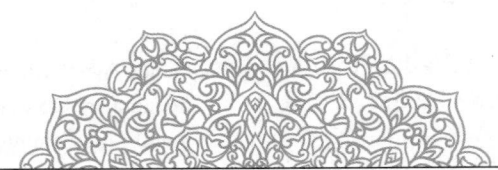

本节关键点

1. 产科医生要重视病史,关注心功能不良的症状和体征,再进一步通过心脏超声、心电图和 BNP 等辅助检查明确心脏病的种类及心功能状态,避免心脏病的漏诊。严重的心脏病患者要及时终止妊娠。

2. 继续妊娠的心脏病患者要避免贫血、高血压、低蛋白血症和感染等影响心功能的高危因素,孕期定期评估心脏功能。妊娠晚期、分娩期和产褥期好发心力衰竭,识别早期心力衰竭,及时诊断、早期干预、正确治疗,降低孕产妇死亡率。

3. 根据心脏病疾病性质和心功能选择合适的分娩时机和分娩方式。

妊娠合并心脏病(pregnancy with heart disease)是导致孕产妇死亡的重要原因之一,其发生率为 0.2%~4.0%。近年来我国孕产妇死亡率统计,心脏病所致的孕产妇死亡成为产科间接死亡原因的首位。妊娠合并心脏病包括既往有心脏病史的妇女合并妊娠,常见先天性心脏病、瓣膜性心脏病和心肌病等结构异常性心脏病以及非结构异常性心律失常等;也可以是妇女妊娠期间新发生的心脏病,如妊娠期高血压心脏病和围产期心肌病等。妊娠和分娩期血流动力学的改变会增加心脏负担;贫血、低蛋白血症和感染等不良因素可以导致心功能

下降;双胎、羊水过多和妊娠期高血压疾病等产科因素可诱发心脏病加重,出现心力衰竭、恶性心律失常、肺动脉高压危象、心源性休克和栓塞等危及母胎生命的严重心脏并发症。因此,关注孕产妇的心脏功能是孕期保健的重要内容。

【病理生理】

1. **妊娠期血流动力学** 血容量增加:妊娠期血容量增加,是妊娠期最主要的血流动力学改变。非孕期时人体血容量 3 500~4 000ml,孕 6 周开始血容量逐渐增加,至孕 32~34 周达高峰,平均增加 35%~45%。

2. **心排血量变化** 由于妊娠期血流动力学改变,在孕期心排出量持续增加,平均较孕前增加 30%~50%,从 14 周开始孕期心率每分钟增加 10~15 次。心排出量增加在孕 32~34 周达高峰,但妊娠晚期增大的子宫压迫下腔静脉使回流受阻,心排出量又有所下降。

3. **血压的变化** 下肢静脉压可因增大的子宫压迫而升高。仰卧位时压迫更明显,下肢静脉回流受阻,回心血量减少,可引起仰卧位低血压综合征,心排血量降低 1.2L/min。因此,鼓励孕妇孕晚期侧卧休息。

4. **分娩及产后对血流动力学的影响** 临产后,由于宫缩时对子宫血窦的挤压,回心血量增加,每次宫缩时有 300~500ml 血液进入体循环,心脏负荷加重。能量及氧消耗均增加,心脏做功也增加。第二产程时除子宫收缩外,腹肌和骨骼肌都参加活动,使周围循环阻力增加,当用力屏气时,肺循环压力增高;另一方面,腹压加大时,使内脏血液涌向心脏;因此第二产程中,心脏负担更加重,心排出量较孕期增加 60%。由于在分娩过程中血流动力学的急骤改变,患有心脏病的产妇易在此阶段发生心力衰竭。产后 72 小时之内,孕前增加

的水分从组织间隙内大量回到体循环,此时期也是血容量增加高峰期,心脏病者也易在此时期内发生心力衰竭。

【心功能分级】目前临床上妊娠妇女心功能的判断仍然以纽约心脏病协会(New York Heart Association, NYHA)的分级为标准,依据患者对一般体力活动的耐受情况,将心功能分为四级:Ⅰ级,一般体力活动不受限制;Ⅱ级,一般体力活动略受限制;Ⅲ级,一般体力活动显著受限;Ⅳ级,一般体力活动严重受限制,不能进行任何体力活动,休息时有心悸、呼吸困难等心力衰竭表现。

1. **心功能不全** 妊娠合并心脏病时,由于心脏的代偿能力差容易引起心功能不全。心率增快主要使心室舒张期缩短。心率过快时,心肌耗氧量增加,而心室舒张期过短,心室充盈不足,心排出量减少;心肌过度肥厚,不仅增加氧耗量,亦减弱心肌收缩力和减少心排出量,引起体循环不足而出现左心衰竭。左心衰竭又导致肺循环淤血,血氧交换障碍,低氧血症,可以继发肺动脉高压,出现右心衰竭。另外,左心衰竭引起左心房扩张,尤其在有心瓣膜病变如二尖瓣狭窄时更为明显;体循环不足时,循环血液重新分布,肾脏血液减少最明显,其次为四肢及腹腔器官;最后心脑血流减少。右心衰竭时,引起全身静脉淤血,出现颈静脉怒张、肝大、肝区压痛、下垂部位甚至全身水肿。如同时出现心律不齐可加重肺淤血,并促使左心房内附壁血栓形成。血栓脱落可引起脑、肾等重要器官的栓塞。

2. **正常妊娠期的生理变化与心脏病的病理体征的区分** 正常妊娠时可有下肢水肿,过度活动后可有轻度心悸、气短,心浊音界轻度扩大;肺动脉瓣区、心尖区及锁骨下区可闻及收缩期杂音,第一心音亢进,第二心音分裂(妊娠晚期),不要误诊为心脏病。妊娠合并心脏病者:①严重的进行性的呼吸困难,甚至为端坐呼吸;夜间阵发性呼吸困难;②咯血;③劳力性晕厥;④发绀和杵状指;⑤舒张期杂音;⑥收缩期杂音Ⅲ度以上,粗糙而时限较长;⑦严重的心律失常;⑧局限性或弥漫性心界扩大;⑨出现肺动脉高压征象。NYHA 心功能分级方法的优点是简便易学,不依赖任何设备,但妇女孕期生理性心跳加快、孕晚期胸闷、气促等因素可能会干扰心功能的准确判断。临床医师要仔细分析,既不能过多考虑妊娠生理变化而忽略了心脏病及心功能下降,也要避免过度诊断。

【早期诊断】孕妇早期心力衰竭的症状:①轻微活动即感胸闷,气急和心悸,休息也不能恢复;②休息时心率>110 次/min,呼吸>20 次/min;③夜间睡眠中胸闷、气短憋醒无心外原因可解释;④肺底出现小水泡音,咳嗽后仍存在;⑤辅助检查:心电图异常,心脏超声见房室充盈改变,应考虑为早期心力衰竭。

【病因】

1. **急性心力衰竭原因** ①急性的机械性阻塞,引起心脏阻力负荷加重,排血受阻,如严重的瓣膜狭窄、心室流出道梗阻等;②急性弥漫性心肌损害,引起心肌收缩无力,如急性心肌炎等;③急性心脏容量负荷加重,如主动脉窦动脉瘤破裂入心腔,以及输血或输入含钠液体过快或过多等;④急性的心室舒张受限制,如急性大量心包积液或积血、快速的异位心律等;⑤急性心律失常(室性心动过速、心室颤动、心房颤动或心房扑动,或室上性心动过速),使心脏暂停排出或排出量显著减少。

2. **慢性心力衰竭原因** ①心肌病变引起的心肌收缩力减低,如心肌炎、扩张型心肌病、围产期心肌病等;②压力负荷(后负荷)过重,如严重高血压,二尖瓣狭窄、主动脉瓣狭窄、梗阻性肥厚型心肌病等;③容量负荷(前负荷)过重,如主动脉瓣关闭不全、二尖瓣关闭不全、左至右分流的各种先天性心血管病等。

【诱因】

1. **妊娠本身就是一个最明显的诱因** 妊娠、分娩和产褥期的血流动力学改变,如血容量增加、心排血量增加、心率增加,导致心肌耗氧量增加;子宫增大、膈肌上升、心脏向左移位、大血管扭曲,导致右心室压力增加;分娩期子宫收缩,回心血量增加,使心排血量、动脉压和中心静脉压增加;产后胎盘血液循环中断,潴留于组织间水分的回流,体循环量的增加等因素均加重了心脏负担。心脏病孕产妇心脏代偿能力降低,往往不能承受这些变化而失代偿发生严重心力衰竭。

2. **合并贫血和低蛋白血症** 更加重心脏负担和心肌缺氧,低营养状态,耐受力差,心脏泵功能减退,更容易发生心力衰竭。

3. **呼吸道感染** 因肺循环阻力增加,也可诱发心力衰竭发生。心力衰竭的早期症状与呼吸道感染相似,应加以鉴别,尤其夜间的呛咳,常易误诊为上呼吸道感染,实为心力衰竭的早期表现,应引起高度重视。

4. 不恰当的治疗 因低蛋白血症、贫血等,临床上常补充白蛋白、输血等处理,胶体成分导致血容量增加,回心血量增加,心脏负担加重而诱发心力衰竭。子痫 - 子痫前期治疗时补液过多过快,如应用硫酸镁解痉治疗的同时则大量液体进入体内;或缩宫素促宫颈成熟或引产时,缩宫素本身有抗利尿作用,再加上输液量,均会导致血容量增加,加重心脏负荷,导致心力衰竭发生。

5. 其他产科合并症和并发症 如双胎、羊水过多、慢性高血压、甲亢等也可诱发心力衰竭。

【分类】

1. 心脏瓣膜疾病

(1)二尖瓣病变:

1)二尖瓣狭窄 妊娠期血流动力学的改变,有两种潜在威胁:①由于二尖瓣狭窄,血液从左心房到左心室受限,如不能耐受妊娠增加的心排血量,特别在分娩期和产后,回心血量增加使肺循环血量增多,均易发生肺水肿和右心衰竭,如伴有室上性心动过速,舒张期充盈时间缩短,肺水肿加重。②如果充盈压突然下降,可出现低心排血量,可引起血压下降甚至死亡。严重二尖瓣狭窄或二尖瓣狭窄伴有肺动脉高压时,应在妊娠期前,行二尖瓣分离术或二尖瓣球囊扩张术,以纠正二尖瓣狭窄。如妊娠期出现肺水肿,经治疗未能改善者,妊娠期可行二尖瓣分离术、球囊扩张术或者换瓣术。

2)二尖瓣关闭不全:主要病理生理改变是二尖瓣反流使得左心房负荷和左心室舒张期负荷加重。左心室收缩时,部分血流倒流入左心房。左心房接受肺静脉回流的血液和左心室反流的血液,因此左心房负荷增加,导致左心房压力增高。单纯二尖瓣闭锁不全,一般可通过心搏量和射血分数增加来代偿,所以很少发生左心衰竭。若在孕前已有左心室严重损害,可出现左心衰竭,甚至出现肺动脉高压和全心衰竭。

(2)主动脉病变:

1)主动脉瓣狭窄:常为风湿性或先天性心脏病。如在孕前就有症状,如心绞痛、晕厥或充血性心力衰竭史,均应在孕前手术矫治,采用球囊扩张术或者换瓣术来解除狭窄。如为无症状者,一旦妊娠,应减少活动,并防止低血容量的发生。

2)主动脉瓣闭锁不全:妊娠期心率加速使舒张期缩短,血容量增加,但自主动脉回流左心室的血量却趋于减少,一般能顺利度过妊娠与分娩。

3)肺动脉瓣狭窄:多为其他心脏病时伴有的畸形的一部分,也可以为单纯肺动脉瓣狭窄。严重者可以发生右心功能减退。

2. 先天性心脏病 先天性心脏病有左向右分流者,耐受妊娠好,但流产率超过 10%,婴儿先天性心脏病发生率升高;而右向左分流者,孕妇和胎儿死亡率高。

(1)左向右分流:常见者为房间隔缺损、室间隔缺损及动脉导管未闭。

1)房间隔缺损:常见无症状或仅有轻微症状,不论是原发孔型、继发孔型或静脉窦型缺损,妊娠通常能很好耐受。偶可出现充血性心力衰竭,约 5% 孕妇出现心律失常,胎儿死亡率约 15%,10% 以上婴儿有先天性心脏病。如并发肺动脉高压,尤其肺血管阻力升高者,孕妇和胎儿死亡率明显升高。

2)室间隔缺损:充血性心力衰竭、心律失常、高血压等并发症发生率<10%,10% 左右婴儿患先天性心脏病。如无并发症,一般能耐受妊娠与分娩。

3)动脉导管未闭:是主、肺动脉沟通的最常见的形式。分流位于主动脉发出的锁骨下动脉的远端,通过未闭的动脉导管进入左肺动脉,导致左心房、右心室和主动脉肺动脉血流增加,使左心室负荷加重。一般能耐受妊娠与分娩。但麻醉及产后出血引起低血压时,肺动脉血流反流入主动脉,引起严重发绀和休克,故应避免低血压。

(2)右向左分流:孕妇和胎儿死亡率均升高,孕妇常伴有发绀,当血红蛋白超过 200g/L,自发性流产>80%,而发绀程度轻或血红蛋白无明显增高者,自发流产可降至 50%。

1)法洛氏四联症:属于严重心脏畸形,包括主动脉骑跨、肺动脉瓣狭窄、右心室肥厚和室间隔缺损。分流水平可在主动脉肺动脉间或在心房心室间,主要并发症状为肺栓塞、心力衰竭、昏迷或各种心律不齐。往往 40 岁前死亡。孕妇末梢阻力有所降低,但肺动脉阻力不降低,仍处于高压状态,并有右向左分流和肺灌注量降低。分娩后血液循环动力学改变时,更加重了该症的严重性,孕产妇死亡率高达 33%。心室肥大占先天性心脏病的 14.5%,多数患者有较严重的肺动脉闭锁,右心室压力增高,通过室间隔缺损孔引起右向左分流。主动脉右位的程度也影响右向左分流程度。肺缩小,有发绀、杵状指/趾和昏厥或癫痫样抽搐。一般来说,患者于幼年即死亡,偶可存活到成年并分娩成功。

如孕妇血细胞比容>60%,末梢动脉氧饱和量低于80%,右心室压力超过120mmHg,预后极差,易发心力衰竭、细菌性心内膜炎和脑栓塞;分娩后体循环和左心室压力显著降低,比右向左分流更危险,孕产妇死亡率达12%。

2)艾森门格综合征(Eisenmenger syndrome):当间隔缺损或动脉导管未闭的患者出现严重的继发肺动脉高压和发绀等综合征时,被称为艾森门格综合征。临床表现为发绀,红细胞增多症,杵状指/趾,右心衰竭征象,如颈静脉怒张、肝大、周围组织水肿。患者大多在40岁以前死亡。妊娠将加速疾病的发展,属妊娠禁忌证。确诊艾森门格综合征者不宜妊娠,应采取避孕措施,如发生妊娠,及时终止。已行矫正手术的妇女,不再出现发绀,可在严密监护下妊娠分娩。

(3)无分流型先天性心脏病:常见肺动脉瓣口狭窄、主动脉缩窄、马方综合征(Marfan syndrome)等。轻度狭窄者能度过妊娠分娩期,重度狭窄者(瓣口面积减少60%以上),应孕前先手术矫正。马方综合征患者应劝其避孕,孕期如发现主动脉扩张直径超过40mm,应终止妊娠。

1)埃布斯坦综合征(Ebstein syndrome):三尖瓣下移畸形,右心房增大,右心室缩小。通常能度过妊娠分娩期。

2)马方综合征:常为染色体显性遗传性疾病,它是由于结缔组织发育不良,主动脉壁薄弱,中层弹力纤维稀疏,由于酸性黏多糖类物质替代,易产生断裂和囊状坏死。合并马方综合征的妇女妊娠,增加心血管并发症的概率,孕妇死亡率为4%~50%,多数死亡是由于血管解离或破裂。其主动脉根部明显扩张,常>40mm的患者一经确诊,不应怀孕。因妊娠后弹性组织松弛和脉压增大,并发夹层动脉瘤和主动脉瘤破裂的危险性更大。如极轻微或没有主动脉扩张,超声心动扫描有正常心功能的妇女,则危险性较小,但孕期仍存在发生壁间主动脉瘤以及破裂的危险。

3. 妊娠合并心律失常 心律失常(cardiac arrhythmia)是指心脏冲动的频率、节律、起源部位传导速度与激动顺序的异常。妊娠合并心律失常临床并不少见,心律失常可以是功能性改变,也可因器质性心脏病所致。妊娠期的心律失常一般分为:①功能性心律失常;②结构性心脏病合并心律失常。两者对心功能影响不同,临床处理与预后亦不同。根据心率快慢又可以分为快速性心律失常和缓慢性心律失常。

(1)快速性心律失常:

1)窦性心动过速:简称窦速,系窦房结发出冲动超过100次/min,与妊娠期血容量增加有关,或孕妇精神紧张可促使原有此病者发病。

2)期前收缩:房性期前收缩和室性期前收缩,偶发者无重要意义。持续性或频发性以及二联律、三联律等提示为病理性。

3)阵发性室上性心动过速:最常见为阵发性折返性室上性心动过速。可见于平时健康者,也可见于先天性心脏病房间隔缺损、二尖瓣狭窄、预激综合征或洋地黄中毒等。

4)室性心动过速:室性心动过速(室速)往往伴有二尖瓣脱垂和QT延长综合征。可见于洋地黄中毒、低钾血症、酸中毒等。

5)心室扑动、心室颤动:为致死性心律失常。

(2)缓慢性心律失常:

1)窦性心动过缓:是指窦房结频率低于60次/min;心率50次/min以上者,一般无任何症状。心率低于50次/min或心功能减退者,可有心悸、胸闷、头晕,甚至昏厥。心房率低于40次/min,有窦房传导阻滞的可能。洋地黄治疗过程中突然出现窦性心动过缓,常是洋地黄中毒的早期症状。窦性心动过缓通常预后良好,除非是病态窦房结综合征。

2)病态窦房结综合征:由于窦房结冲动形成或传导障碍,或两者均有所致的心律失常。特别是室率<40次/min、快慢综合征及阿-斯综合征者,预后差,可能会突然死亡。

3)心脏传导阻滞:窦房传导阻滞分完全性和不完全性。完全性多见于风湿性心脏病晚期、洋地黄中毒等。不完全者多见于迷走神经张力增高、高钾血症、各种心脏病所致左心房增大、先天性心脏病房间隔缺损、心肌病等。

4)房室传导阻滞:分Ⅰ度、Ⅱ度Ⅰ型、Ⅱ度Ⅱ型及Ⅲ度。①Ⅰ度指室上性冲动通过房室传导系统的时间延长,但均能传入并激动心室,可见于迷走神经兴奋、缺血性心脏病、先天性心脏病或洋地黄药物引起等。②Ⅱ度Ⅰ型指绝大多数位于房室交界内的传导延缓,为生理性或病理性延长所致;Ⅱ度Ⅱ型指主要由房室交界区以下(结下)绝对不应期病理性延长或伴有轻度相对不应期延长所致。③Ⅲ度指完全性心脏传导阻滞,由于房室传导系统的绝对不应期占据了整个心动周期,使室上性冲动不能下传至心室,是一种危险的心律失常,应积极处理。

5)左束支传导阻滞:多见于器质性心脏病、心肌病等。不完全性与完全性的病理意义相似,只是心肌病变较轻,预后稍好。完全性提示心肌有弥漫性病变,预后差。

6)右束支传导阻滞:可见于正常妊娠,但更多见于器质性心脏病孕产妇。

7)预激综合征:属特殊类型的心律失常。分两种:①由于窦性冲动同时沿着正常房室传导途径和房室间旁通下传激动心室所致;②预激综合征并发阵发性室上性心动过速,心房颤动、心房扑动(室上性心律失常)。

【诊断】

1. 病史

(1)孕前已确诊心脏病:妊娠后保持原有诊断,应注意补充心功能分级和心脏并发症等次要诊断。关注孕前活动能力,有无心悸、气短、劳力性呼吸困难、晕厥、活动受限、高血红蛋白血症等病史。部分患者孕前有心脏手术史,如心脏矫治术、瓣膜置换术、射频消融术、安装起搏器等,要详细询问手术时间、手术方式、手术前后心功能的改变以及用药情况。

(2)孕前无心脏病史:包括因无症状和体征而未发现的心脏病,多见漏诊的先天性心脏病(房、室间隔缺损)和各种功能性心律失常和孕期新发生的心脏病,如妊娠期高血压心脏病或围产期心肌病。部分患者没有症状,经规范产科检查而明确诊断;部分患者因心悸、气短、劳力性呼吸困难、晕厥、活动受限等症状,进一步检查明确诊断。

(3)家族心脏病史:关注家族性心脏病史和猝死史。

2. 症状和体征

(1)症状:病情轻者可无症状,重者有易疲劳、食欲缺乏、体重不增、活动后乏力、心悸、胸闷、呼吸困难、咳嗽、胸痛、咯血、水肿等表现。

(2)体征:不同种类的妊娠合并心脏病患者有其不同的临床表现,如发绀型先天性心脏病患者口唇发绀、杵状指/趾;有异常分流的先天性心脏病者有明显的收缩期杂音;风湿性心脏病者可有心脏扩大,瓣膜狭窄或关闭不全者有舒张期或收缩期杂音;心律失常者可有各种异常心律;金属瓣换瓣者有换瓣音;肺动脉压明显升高时右心扩大,肺动脉瓣区搏动增强和心音亢进;妊娠期高血压心脏病有

明显的血压升高,而围产期心肌病以心脏扩大和异常心律为主;部分先天性心脏病修补手术史者可以没有任何阳性体征;心力衰竭时心跳加快、第三心音、两肺呼吸音减弱、可闻及干湿啰音、肝颈静脉逆流征阳性、肝大、下肢水肿等。

3. 辅助检查 根据疾病需求和检测条件酌情选择下列检查:

(1)心电图和24小时动态心电图:

1)心电图:常规12导联心电图帮助诊断心律异常、心肌缺血、心肌梗死及梗死的部位、心脏扩大和肥厚,有助于判断心脏起搏状况和药物或电解质对心脏的影响。

2)24小时动态心电图:可连续记录24小时静息和活动状态下心电活动的全过程,协助阵发性或间歇性心律失常和隐匿性心肌缺血的诊断,并提供心律失常持续时间和频次、心律失常与临床症状关系的客观资料,为临床分析病情、确立诊断和疗效判断提供依据。

(2)超声心动图:是获得心脏和大血管结构改变、血流速度和类型等信息的一组无创性、可重复的检查方法,可较为准确地定量评价心脏和大血管结构改变程度、心脏收缩和舒张功能指数等。最近发展的三维重建超声心动图、经食管超声心动图、负荷超声心动图和血管内超声,分别可为更全面显示心脏和大血管的立体结构、经胸超声不能获得满意图像(左心耳部血栓、感染性心内膜炎、主动脉夹层等患者)、隐匿性或不明原因的缺血性心脏病的早期诊断提供了新的检查方法。

(3)影像学检查:根据病情可以选择性地进行胸部心、肺影像学检查,包括X线、CT和MRI检查。

1)胸部X线:可显示心脏的扩大、心胸比例变化、大血管口径的变化及肺部改变。

2)多层胸部CT:对于复杂性心脏病有一定意义,但在妊娠合并心脏病诊断中CT应用较少。孕妇单次胸部X线检查胎儿接受的X线为0.02~0.07mrad,孕妇头胸部CT检查,胎儿受到的照射量<1rad,离致畸的辐射剂量(>5rad)差距比较大,但因X线是影响胚胎发育的不良因素,在妊娠早期禁用,妊娠中期慎用,病情严重必须摄片时应以铅裙保护腹部。

3)非增强的MRI:用于复杂的心脏病和主动脉疾病,非增强的MRI检查对胚胎无致畸的不良影响。

(4)血生化检查：

1）心肌酶学（CK、CK-MB）和心肌肌钙蛋白（cTns）数值升高是心肌损伤的标志。

2）脑钠肽（B型利钠肽，BNP）/BNP前体（pro-BNP）/氨基酸末端-BNP前体（NT-proBNP）：心力衰竭患者无论有无症状，血浆BNP/proBNP/NT-proBNP水平均明显升高，并且随心力衰竭的严重程度而呈一定比例的增高，临床上以治疗后BNP/proBNP/NT-proBNP比治疗前基线下降幅度≥30%作为判断治疗效果的标准，BNP/proBNP/NT-proBNP的检测可作为有效的心力衰竭筛选和预后判断指标，可以检测其中任意一项。

3）其他：血常规、血气分析、电解质、肝肾功能、出凝血时间、D-二聚体等，根据病情酌情选择。

（5）心导管及心血管造影：心导管及心血管造影检查是先天性心脏病，特别是复杂心脏畸形诊断的金标准。因超声心动图、MRI等无创检查技术的发展，目前仅适用于无创检查不能明确诊断的先天性心脏病、测量肺动脉高压程度及降低肺动脉靶向药物的给药途径。因需要在X线直视下操作，必须妊娠期应用时需要由操作熟练的技术人员在铅裙保护腹部下进行，尽量缩短操作时间及母胎接受射线的剂量。

【治疗】

1. 治疗原则 ①治疗或中断发病原因及诱因；②减轻心脏前后负荷；③改善心功能；④支持疗法与对症处理。

2. 治疗决策选择

（1）了解心力衰竭的病因和诱发因素，如严重高血压、电解质紊乱、肺部感染或补液过多过快等。

（2）了解发病机制，例如心脏前负荷加重，掌握心脏的基本病理特点及对泵功能的估计。

（3）扩血管、利尿和强心治疗：急性心力衰竭时，由于交感因子或体内诸多加压因子代偿性增高，几乎所有的患者肺小动脉及周围小血管均处于收缩或痉挛状态，使左、右心室阻碍，负荷加重，从而导致或加重心力衰竭。心力衰竭治疗中应用血管扩张剂或间接扩血管药已成了首选。扩张剂有不同类型，应用血管扩张剂或间接扩血管药物注意事项：①因不可逆转的梗阻引起的肺淤血如重度二尖瓣狭窄所致的咯血，用血管扩张剂有时可加重咯血，且能使体循环有效血流量更降低，应慎用或不用。②血浆渗透压过低者，应用血管扩张剂，可使血管内液外溢于组织间隙或浆膜腔内，加重水

肿，应适当提高血浆渗透压后使用血管扩张剂，才能获得满意效果。③血管扩张剂，特别是容量血管扩张药，可使回心血量减少，暂时缓解或改善心力衰竭症状。但反复使用后，使血容量增加，而加重心力衰竭，因此血管扩张剂、利尿剂应适当应用。妊娠期血容量的增加是心力衰竭的主要原因。利尿剂的应用至关重要，但要注意电解质和酸碱平衡，防止低血钾发生。血管扩张和大量间接扩张血管药物和非强心苷类心肌正性药物的应用，以及手术对心内分流、瓣膜病变与大血管病变的矫治，过去单纯用强心苷药物治疗方法已弃用。

（4）妊娠期心衰心力衰竭常见的原因有：妊娠期高血压心脏病、先天性心脏病和风湿性心脏病、围产期心肌病、贫血、甲亢、胸部畸形导致呼吸衰竭心力衰竭以及心律失常传导阻滞性等，应按不同病因治疗心力衰竭。

3. 治疗措施

（1）心力衰竭的一般治疗：

1）休息：可减轻心脏负荷。在休息时，机体耗氧量显著降低，运动时耗氧量每分钟1 500ml，休息时为300ml。每天心跳呼吸减少和呼吸费力程度减轻等，使所需的血流量明显减少，心脏负荷明显减轻。

2）体位：明显肺淤血或肺水肿，明显呼吸困难，取半坐位、坐位，两下肢下垂，以减少静脉回心血量，减轻肺淤血及呼吸困难。

3）吸氧：血氧饱和度降低或呼吸困难、发绀者，氧流速4~6L/min，头盔式无创通气给氧法，氧流速8~10L/min，氧浓度40%~50%，再高有害无益。吸氧通常用鼻导管给氧法，氧气要湿化，以免呼吸道干燥。严重急性低氧者及时辅助通气给氧。

4）饮食控制：是治疗心力衰竭的重要方法之一。要少食多餐，进食易消化的清淡食品，以流质、半流质为宜。适当控制每天摄入的液体量。

（2）利尿剂应用：袢利尿剂是目前最常用的利尿剂，一般为呋塞米、利尿酸、丁尿氨素，由于均作用在髓袢升支粗段的髓质和皮质部，故称为袢利尿剂。当肾小球滤过率下降时，仍保持有利钠作用，在低蛋白血症、低钠、低钾、低氯时，其利尿功能仍不受影响。袢利尿剂为作用最强的速效利尿剂。

1）呋喃苯氨酸（furosemide）：20~40mg，静脉推注。利尿效果不好时，可成倍增加剂量，最大剂量600~1 000mg/d。用到200mg以上，需放入5%葡萄糖液100ml中静脉滴注。

2）托拉塞米注射液：5mg 或 10mg，每天 1 次，缓慢静脉注射，也可以用 5% 葡萄糖溶液或生理盐水稀释后进行静脉输注；如疗效不满意可增加剂量至 20mg，每天 1 次，每天最大剂量为 40mg。

副作用：①水与电解质紊乱：袢利尿剂的排水、失钠、失钾明显，可引起脱水、直立性低血压、低钠、低钾、低氯，代谢性碱中毒、心律失常等。②听力障碍：可有耳鸣、听力下降或暂时性耳聋，偶可引起永久性耳聋，其产生原因可能与药物引起内耳淋巴液电解质成分改变，或耳蜗管内基底膜上的细胞受损有关。③呋塞米可抑制尿酸的排泄，导致高尿酸血症而诱发痛风。这可能是细胞外液容量减少，导致纤曲小管对尿酸盐重吸收增加所致。也有可能呋塞米和尿酸在产酸代谢途径上发生竞争的结果。④偶可引起消化道反应。

（3）正性肌力药物的应用：

1）洋地黄糖苷类：能直接增强心肌收缩力，有中等强度的正性肌力作用，可提高心排血量。由于药物直接作用于心肌 Na^+-K^+-ATP 酶，使酶失活，Na^+ 外流和 K^+ 内流因而减少。细胞内 Na^+ 增高，促使肌浆网释放，Ca^{2+} 与 Na^+ 交换，从而增强心肌收缩力。洋地黄的正性肌力作用可使正常心脏心肌耗氧量增加，同时又使心搏量增加，心室容积缩小，室壁应力降低，心率明显减慢，心肌氧耗因而明显减少。其综合结果是总耗氧量降低，心肌工作效率提高。治疗量：洋地黄略降低窦房结自律性，减慢房室传导，降低心房肌的应激性，缩短心房肌不应期而延长房室结不应期。剂量过大时洋地黄可降低窦房结的自律性，减慢心房、心室、房室交界区的传导速度和缩短浦肯野纤维的有效不应期，因此可导致各种心率失常的发生。

A. 给药方法：以往强调首先在短期内给"洋地黄化"或"饱和"量，即短期内给予最大剂量，洋地黄中毒的发生率可达 20%，现已证实洋地黄的疗效与剂量呈线性相关，每天小剂量约 5~7 天的半衰期，血浆浓度也可达到稳定的治疗量水平，但对急性左心衰竭和心室率快速的房性快速心律失常，宜一次给予负荷量。

B. 用法：快速，毒毛花苷 0.25~0.5mg 加生理盐水 20ml 静脉推注，5~10 分钟起效，30~60 分钟达高峰，毛花苷 C 0.2~0.4mg 加生理盐水 20ml/ 次，静脉推注 5~10 分钟起效，0.5~2 小时达高峰。洋地黄治疗后心力衰竭缓解，而心力衰竭的病因或诱因（如败血症、妊娠或分娩、大量输液或输血等）已消除，

不必继续给予维持量。心电图有助于判断洋地黄过量或不足，心房颤动或心房扑动伴心室率超过 100 次 /min，大多示洋地黄量不足；而心室规律且增快如交接处心动过速，或心室规律但减慢如交接处心率，或呈二联率，表示洋地黄中毒；静息时心室率 60~70 次 /min，运动后不超过 90 次 /min，常表示维持量适当。

C. 洋地黄毒性反应：自不采用洋地黄化或饱和量的给药方法以来，洋地黄的致命性毒性反应及其致死率已明显降低。

中毒性表现有：①胃肠道反应，如食欲缺乏、恶心、呕吐；②心律失常；③神经系统表现，如头痛、眩晕，甚至神志错乱；④视觉改变，如黄视或绿视。血清地高辛浓度 <0.5ng/ml 反映量不足，>2.0ng/ml 为中毒剂量。

毒性反应处理：①停药；②苯妥英钠，首剂 125~250mg 溶入注射用水静脉推注，无效时可每 5~10 分钟静注 100mg，共 2~3 次，多数在给药后 5 分钟内心律失常缓解，可持续 5~60 分钟不等，待心律失常转复后，改为口服 50~100mg，6 小时 1 次，维持 2~3 天；③口服氯化钾 3~4g/d；④利多卡因，治疗心律失常；⑤阿托品，治疗 Ⅱ 度或 Ⅱ 度以上窦房或房室传导阻滞。

2）cAMP 依赖性正性肌力药：衰竭心肌细胞内 cAMP 水平低，提高细胞内 cAMP 浓度从而促进 Ca^{2+} 内流，增强心肌收缩，曾被视为是恢复衰竭的心肌收缩功能。

A. 多巴胺和多巴酚丁胺，静脉给药，2~10μg/（kg·min），对低排血量、高充盈压和低血压急性和慢性心力衰竭均有效。

B. β 受体激动剂（磷酸二酯酶抑制剂）：通过抑制使 cAMP 裂解的磷酸二酯酶，抑制 cAMP 的裂解，而增高细胞内 cAMP 浓度，增加 Ca^{2+} 内流，产生正性肌力作用以及增高血管平滑肌细胞内 cAMP 含量而具有扩血管作用。例如氨力农、米力农、依诺昔酮等可增加心排血量，降低左室充盈压效果明显。

（4）血管扩张剂：①静脉扩张剂：主要扩张静脉系统，适用于左室充盈压增高所致肺淤血；②动脉扩张剂：主要扩张动脉系统，适用于后负荷过大，组织灌注不足；③平衡血管扩张剂：对前两者均有作用。急性心力衰竭时由于交感因子或体内诸多加压因子代偿性增高，几乎所有的患者肺小动脉及周围小血管均处于收缩或痉挛状态，使左、右心

室阻碍,负荷加重,从而导致或加重心力衰竭。因此对心力衰竭时应用血管扩张剂开辟通路。循环畅通后,利尿或加泵(心脏正性药物)才能达到治疗目的。动脉扩张剂降低左室排血阻抗降低后负荷,增加左室的泵血功能,由于增加心排血量,也减少心室容量,降低前负荷;静脉扩张剂通过减少心室的容量也降低后负荷。扩张剂的类型及应用如下:

1) 硝酸酯类:作为一氧化氮的供体也是一种血管舒张因子,直接松弛血管平滑肌,扩张静脉,减少回心血量;扩张动脉,降低左心室后负荷。从而降低心肌耗氧量,改善心肌功能,纠正心力衰竭、肺水肿,并使脐血管处于舒张状态,改善胎儿胎盘循环。一氧化氮是胎盘血流、氧和营养物质交换的关键因子,对保证胎儿在子宫内的安全发育起重要作用。该类药物同时作用于神经细胞突接合处,阻止去甲肾上腺素对血管的收缩,外周阻力明显降低,血压下降,心排血量增加。

A. 硝酸甘油:片剂 0.3~0.6mg,3 次/d,舌下含化通过黏膜吸收,约 2 分钟起作用,3~15 分钟作用最大,对急性心力衰竭,在给药 5~10 分钟后,左室充盈压由 20mmHg 可下降到 10mmHg。硝酸甘油静脉内滴注,低浓度 30~40μg/min,静脉扩张胜过小动脉扩张作用,从而减少静脉和肺静脉的回流,降低左、右心室的舒张末压。较大剂量 65μg/min 时有明显的小动脉扩张,导致血压下降,一般应从小剂量开始逐渐增大剂量,在心率和血压监测下,静脉滴注 5μg/min 开始,每 5 分钟增加 5μg/min,直到出现作用或副作用,副作用有头痛、心悸、直立性低血压、心动过速。

B. 二硝基异山梨醇酯:片剂 10~20mg,舌下含化,3~4 次/d,5~7 分钟起作用,持续 30~60 分钟,口服 5~30 分钟起效,持续 2~5 小时。静脉 10~20mg 加入 5% 葡萄糖溶液 250~500ml 中静脉滴注,用于急性心力衰竭,主要是缓解肺淤血症状,且由于右心室充盈压下降,肝及肢体淤血也可获得改善。对严重心力衰竭者,须加用其他扩血管药物。

2) 酚妥拉明(苄胺唑啉):是一种常用的 α 受体阻滞剂,以扩张动脉为主,也扩张静脉,有对全身性直接松弛血管平滑的作用,在促使周围血管扩张时起主要作用,使肺动脉压力及体循环周围阻力均降低,增加心排血量,心功能明显改善,因此心室射血阻力降低,后负荷减轻。对急性心力衰竭及肺水肿者可先给较大冲击剂量 5mg 静脉推注,一般常用剂量为 1~5μg/(kg·min),根据临床情况给予 10~20mg 或 40mg 加 5% 葡萄糖溶液 250ml 静脉滴注,可增 75μg/(kg·min)。对血压较低者,可与多巴胺、多巴酚丁胺联合应用,以增加心肌收缩力,消除周围血管的过分扩张作用,避免血压进一步下降,酚妥拉明 40~80mg+ 多巴胺 40~80mg,加入 5%~10% 葡萄糖溶液 500ml 中以 1~2ml/min 的速度静脉滴注,此浓度仍起血管扩张作用,以后可视病情调节之。副作用:由于血容量不足或用量过大,有时可突然发生血压过低。

3) 硝普钠(sodium nitroprusside):又称亚硝基亚铁氰化物,是心力衰竭治疗中常用的血管扩张剂,其药理作用为直接松弛小动脉和静脉血管平滑肌,降低周围血管阻力,使血压降低,同时降低静脉张力及降低舒张末期压力,使心功能改善,心排血量增加,降低心前、后负荷,使心力衰竭得以控制。是一种平衡血管扩张剂,适用于高血压合并左心衰竭,二尖瓣和主动脉瓣反流等合并严重心力衰竭,尤其心脏手术后,急性心力衰竭。低血压者禁用。25ml 硝普钠 +5% 葡萄糖溶液 500ml,静脉滴注,开始 10μg/min,之后每 5 分钟加 5~10μg/min 直达预期效果,最大量为 75~200μg/min,如出现低血压或其他副作用应停止增量。要严格监测血压,防止血压下降过快,收缩压下降不要超过 5%~20% 或舒张压维持在原有基础的 60%~70%。代谢产物是氰化物,在肝脏解毒,不宜长期应用。药物可通过胎盘在 20 分钟内母、胎达平衡,大剂量可引起胎儿氰化物中毒,导致死亡,妊娠期只能用于危重病例。

4) 肼苯哒嗪(肼屈嗪、肼酞嗪):是 α 受体阻滞剂,可阻断 α 受体使外周血管扩张,直接松弛毛细血管前小动脉平滑肌,对静脉作用小。降低外周阻力,从而减轻心脏后负荷,增加心排血量,扩张肾动脉,增加肾血流量,产生明显利尿作用。副作用有心跳加快、恶心等。12.5~25μg+5% 葡萄糖溶液 250~500ml 静脉滴注。注意监测血压、心率。

5) 钙通道拮抗剂:硝苯吡啶(nifedipine)药物有扩张冠状动脉使外围阻力降低,能减轻心脏后负荷,降低心室壁张力,使心肌耗氧量减少,降低血压而不影响子宫胎盘血流。常用剂量:10mg,3~4 次/d,口服。

【产科处理】根据心脏病严重程度和心功能而决定终止妊娠的时机和方法。重度肺高压、严重瓣膜狭窄、严重心脏泵功能减退、心功能Ⅲ~Ⅳ级等尽早终止妊娠。

1. 选择经阴道分娩 分娩过程中需要心电监护,严密监测患者自觉症状、心肺情况。避免产程过长,有条件者可以使用分娩镇痛,以减轻疼痛对于血流动力学变化的影响;尽量缩短心脏负荷较重的第二产程,必要时可阴道助产。推荐产程过程中行持续胎心监护。结构异常性心脏病患者围分娩期应预防性使用抗生素。

2. 剖宫分娩 具有以下优点:①可在较短时间内结束分娩,避免长时间子宫收缩所引起的血流动力学变化,减轻疲劳和疼痛等引起的耗氧增加。②在持续硬膜外麻醉下进行手术的过程中,孕妇血压、平均动脉压及心率的波动均较经阴道分娩为小。心脏病患者应放宽剖宫产指征。有发绀性心脏病、肺高压、严重瓣膜狭窄、心脏泵功能减退、心功能Ⅲ~Ⅳ等疾病的患者剖宫产更为安全。

(1)术前准备:孕34周前终止者促胎肺成熟;结构异常性心脏病剖宫终止妊娠前预防性应用抗生素1~2天;麻醉科会诊,沟通病情,选择合适的麻醉方法;严重和复杂心脏病者酌情完善血常规、出凝血时间、血气分析、电解质、BNP(或Pro-BNP)、心电图和心脏超声等检查,并组织包括但不局限于麻醉、心外、心内、ICU等在内的科室进行多学科会诊。

(2)术中监护和处理:除心电监护外,严重和复杂心脏病者需要增加中心静脉压(CVP)和氧饱和度(SpO$_2$或SaO$_2$)监测、动脉血气监测、尿量监测。胎儿娩出后可以腹部沙袋加压,防止腹压骤降而导致的回心血量增加。可以使用催产素预防产后出血或者使用其他宫缩抑制剂治疗产后出血,但要防止血压过度波动。

(3)术后监护和处理:严重和复杂心脏病者酌情进行心电监护、中心静脉压(central venous pressure,CVP)和氧饱和度(SpO$_2$或SaO$_2$)监测、动脉血气监测、尿量监测。限制每天液体入量和静脉输液速度,心功能减退者尤其要关注补液问题,对无明显低血容量因素(大出血、严重脱水、大汗淋漓等)产妇,最初产后3天保持每天出入量负平衡约500ml/d,以减少水钠潴留和缓解症状。病情稳定逐渐过渡到出入量平衡。在负平衡下应注意防止发生低血容量、低血钾和低血钠等,维持电解质及酸碱平衡。结构异常性心脏病者术后继续抗生素预防感染5~10天。预防产后出血。

【心脏病的特殊处理】

1. 子痫-子痫前期心脏病和心力衰竭 子痫前期合并心力衰竭的孕妇母体血流动力学变化对新生儿的影响很大。母体处于低氧状态,胎盘灌注不足,直接影响胎儿发育,引起胎儿生长受限,甚至胎死宫内。应根据孕妇心力衰竭的程度、心力衰竭出现的时间调整治疗方案。硝酸甘油治疗后,孕妇产后及新生儿的并发症,如产后出血、子宫收缩乏力,以及新生儿窘迫、窒息的发生率明显低于硫酸镁治疗。

子痫前期合并心力衰竭预防的关键:首先要早期识别,重度子痫前期合并双胎、贫血、体重增加明显、低蛋白血症、肺部感染等均为妊娠合并心力衰竭的诱因;其次是减轻心脏后负荷,以扩血管为主,辅以强心、利尿的治疗方案。妊娠合并心力衰竭的治疗病情缓解后及时终止妊娠。

2. 围产期心肌病心力衰竭 围产期心肌病定义为既往无心脏病史,孕晚期心悸、乏力,出现各种心律失常,超声检查发现心脏泵功能减退。治疗以积极控制心力衰竭,增加心肌收缩力,洋地黄为首选以增强心肌收缩力。窦性心动过速或洋地黄治疗后心率仍不减慢,可加酒石酸美托洛尔片12.5~25mg/d 口服。频繁发作室上性心动过速用腺苷、心律平或者美西律静脉滴注。改善心肌代谢可用能量合剂静脉滴注,同时用呋塞米减轻心脏负担,并以扩血管药物(包括扩张周围静脉),如硝酸异山梨酯或硝酸甘油静滴,可减轻心脏前负荷,使回心血量减少和降低肺静脉压力及解除肺动脉痉挛。如伴有高血压肺水肿心力衰竭,可短期应用上述的扩血管药物。心力衰竭控制后,应及时终止妊娠。

3. 合并心瓣膜病变伴心力衰竭 风湿性心脏病伴二尖瓣狭窄在妊娠期发生心力衰竭,特别在妊娠中期,是因为二尖瓣狭窄,发生肺动脉高压、肺淤血导致肺水肿而出现心力衰竭。1952年Brock首次报道,妊娠期行二尖瓣扩张术,获得成功。妊娠伴多瓣膜病心力衰竭时,首选药物为强心苷类药物,并佐以扩张静脉的血管扩张剂,例如硝酸甘油、硝酸异山梨酯及硝酸山梨醇等,以其中之一10mg加入5% 葡萄糖液250ml,20ml/h 缓慢静滴,并加用利尿剂,以降低心脏前负荷。严重心力衰竭无法药物纠正时,可以行急诊心脏手术。但要注意体外循环和抗凝药物对母胎的影响,如果能终止妊娠后再行心脏手术,可提高母胎安全度。

4. 合并心房颤动的诊治 心律失常是妊娠期常见的合并症,但心房颤动(房颤)并不多见。妊娠合并房颤尤其合并器质性心脏病者,发病急、病情重,对母儿危害大,是产科临床的危重症之一。房颤时心房丧失正常收缩功能,也使心室充盈量降低。结果均使心排血量下降。妊娠合并房颤的病因:多见于风湿性心脏病、心肌病等器质性心脏病,或无器质性心脏病、孤立性房颤、甲亢等。妊娠时肌活动的过度状态、内环境的改变和一些潜在的心脏疾病,易诱发心律失常。

房颤发作时,大多有心悸伴症状加重,妊娠时心排血量增加,二尖瓣狭窄导致血液从左心房流向左心室不畅,致使心房淤血更严重,压力不断升高,易诱发或加重肺水肿及肺动脉高压,在此病变基础上出现房颤,更加紊乱,出现气促,严重呼吸困难,心功能迅速恶化,危及母儿生命。

妊娠合并房颤的治疗及终止妊娠的时机:洋地黄类药物是妊娠期安全有效的抗心律失常药之一;房颤反复发作,改用胺碘酮,若药物不能复律,且心室率增快造成严重的血流动力学障碍,危及母亲生命时,需用直流复律(25~50J)。妊娠各阶段用直流电复律是安全的,不会对胎儿造成伤害。胺碘酮与其他抗心律失常药比较不易通过胎盘,但因其含碘,可致胎儿甲状腺功能亢进或减退,还可引起早产,因此仅限于其他药物治疗无效者。妊娠合并房颤时可适度进行抗凝治疗,如既往有血栓栓塞史或接受过换瓣手术者,更要重视抗凝治疗。

5. 心律失常的药物治疗

(1)窦性心动过速:镇静剂,地西泮 2.5mg,口服,3 次 /d。β 受体拮抗剂,酒石酸美托洛尔片 12.5mg,口服,2 次 /d。

(2)期前收缩:

1)房性:无器质性心脏病又无症状者可以无需用药。若频发或多源房性期前收缩:①酒石酸美托洛尔片 12.5mg,口服,2 次 /d;②维拉帕米(verapamil)片 40mg,口服,1~3 次 /d;③普鲁卡因胺,0.25g,口服,3~4 次 /d。

2)室性:①偶发,无症状者不需治疗。②频发,症状明显者,普萘洛尔 10mg,3 次 /d,口服。普鲁卡因胺 0.25g,口服,3~4 次 /d。美西律(mexiletine)100mg,口服,3 次 /d。利多卡因 500mg 加入 5% 葡萄糖溶液 500ml 中静脉滴注 1~2mg/min。约 6 小时滴完。

3)心动过速:

A. 房性:①洋地黄对阵发性房性心动过速伴心脏扩大和 / 或心力衰竭者为首选药物。毛花苷 C 0.4mg 加入 25% 葡萄糖溶液 20ml,缓慢静脉推注,若无效则 1 小时后可再静脉推注 0.2mg。②异搏定 5~10mg 加入 25% 葡萄糖溶液 20~40ml。缓慢静脉推注,如有效即停止静脉推注,若观察 30 分钟后无效,可重复静脉推注 5mg。③普萘洛尔 1~3mg 加入 25% 葡萄糖溶液 20~40ml,静脉滴注,无严重心力衰竭,无支气管哮喘且血压正常者可用。

B. 室性:①利多卡因静脉滴注同前;②普鲁卡因酰胺用法同前;③洋地黄用法同前。

4)房室传导阻滞:

Ⅰ 度者,心率>50 次 /min 且无明显症状者不需要治疗。若心率较慢且有明显症状者,可用阿托品治疗。

Ⅱ 度Ⅰ型者,如心率>50 次 /min,无明显症状,一般无需处理。

Ⅱ 度Ⅱ型者,凡心室率较慢,应参考Ⅲ度处理:①洋地黄中毒者,停用洋地黄;②心室率至 45 次 /min 以下,或出现头晕、心力衰竭或室性异位心律等,可用阿托品或异丙肾上腺素,提高心室率至 50~60 次 /min;③对严重心律失常或器质性心脏病出现心动过缓者,放置长期性起搏器。

Ⅲ 度者:①洋地黄中毒时停用洋地黄。②阿托品:静脉注射或滴注。青光眼患者禁用。③异丙肾上腺素:用葡萄糖溶液稀释(0.5~1mg 加在 5% 葡萄糖注射液 200~300ml)静脉滴注。④肾上腺皮质激素:地塞米松 5~10mg/d,静脉滴注,连用 5~7 天,消除传导系统水肿,促进排钾,有利于房室传导功能改善。⑤伴有酸中毒、高血钾时,静脉注射克分子(11.2%)乳酸钠,每次 20~40ml。⑥放置长期性起搏器。

5)预激综合征:单纯性不需要治疗。并发阵发性室上性心动过速者:①禁用洋地黄;②并发心房扑动或颤动时,要禁用兴奋迷走神经药物及洋地黄类药物。如为房室折返性心动过速,给维拉帕米 80~120mg,4 次 /d,普萘洛尔 10~20mg,4 次 /d,口服。伴房颤时可用普鲁卡因胺 100mg,1 次 /5min 静注,直至总量达 1.2g。要注意引起低血压的副作用。放置埋藏式可程控的抗心动过速起搏器。

(林建华 洪素英 狄 文)

第二节　妊娠合并肝脏疾病

本节关键点

1. 妊娠合并肝脏疾病以乙型病毒性肝炎最为常见。母婴传播是乙型病毒性肝炎的重要传播途径,新生儿注射乙型肝炎免疫球蛋白和接种乙型肝炎疫苗是有效阻断母婴传播的方法。

2. 妊娠合并重型肝炎是我国孕产妇死亡的主要原因之一。早期诊断、及时产科处理是减少不良妊娠结局发生的重要措施。

3. 妊娠合并急性脂肪肝是妊娠晚期突然发生的、罕见的严重并发症,及时终止妊娠是挽救母儿生命的重要手段。

妊娠期肝脏疾病是指由于妊娠期合并症、特发疾病或急性感染等所导致肝功能损害的疾病,通常可分为三大类:第一类为妊娠合并肝脏疾病所致肝功能损害,主要包括慢性病毒性肝炎、肝硬化、胆囊炎和胆石症、溶血性黄疸等;第二类为妊娠期特发性疾病所致肝功能损害,如妊娠剧吐、妊娠期肝内胆汁淤积症、妊娠期急性脂肪肝、子痫前期及HELLP综合征(溶血,血清肝转氨酶水平升高,血小板计数降低)等;第三类为妊娠期急性感染性疾病所致肝功能损害,如急性病毒性肝炎。妊娠期肝功能异常的检出率约为3%。

一、妊娠合并病毒性肝炎

病毒性肝炎(viral hepatitis)是由多种肝炎病毒引起的、以肝损害为主要表现的世界范围内传播的传染病,根据病原学分型主要分为甲型(hepatitis A virus,HAV)、乙型(hepatitis B virus,HBV)、丙型(hepatitis C virus,HCV)、丁型(hepatitis D virus,HDV)、戊型(hepatitis E virus,HEV)共5型,其中乙型肝炎病毒是我国慢性病毒性肝炎最常见的病原体。2014年,中国疾病预防控制中心(CDC)对全国1~29岁人群乙型肝炎血清流行病学调查结果显示,15~29岁人群HBsAg阳性率为4.38%。病毒性肝炎严重危害人类健康,尤其是合并妊娠者更为凶险,是孕产妇死亡的重要原因之一。

【病原学】甲型病毒(HAV)属于微小RNA病毒科(*Picornavirus*)嗜肝RNA病毒属(*Heparnavirus*),对外界抵抗力较强,耐酸碱,室温下可生存1周,100℃1分钟可完全灭活,主要通过粪-口途径传播,HAV感染潜伏期通常为2~4周,我国成人80%可检测出抗HAV IgG,这大多是在幼儿、儿童和青少年时期隐性感染所获得的抗体。

乙型病毒(HBV)属于嗜肝DNA病毒科(*Hepadnavirus*)正嗜肝DNA病毒属(*Orthohepadnavirus*),抵抗力强,37℃可存活7天,100℃10分钟可灭活,传播途径主要为血液传播,如通过输血、共用针头等,体液传播主要包括性传播和母婴传播。在发展中国家,现存的乙肝患者中有30%~50%是通过母婴垂直传播感染,母婴传播主要发生在围产期,大多在分娩时接触HBV阳性母亲的血液和体液而感染,但随着乙型肝炎疫苗联合乙型肝炎免疫球蛋白(hepatitis B immunoglobulin,HBIG)的应用,母婴传播已明显减少。急性乙型肝炎的潜伏期为6周~6个月,90%的急性乙型肝炎患者可在发病后3~4个月症状得到完全缓解,其他则转为慢性病毒性肝炎。

丙型病毒(HCV)为黄病毒科(*Flaviviridae*)丙型肝炎病毒属(*Hepacivirus*),其抵抗力较弱,对有机溶剂敏感,血清经60℃10小时可使HCV传染性丧失。丙型肝炎传播途径与乙型肝炎类似,输血及血制品为最主要的传播途径,其他主要包括注射、针刺、器官移植、骨髓移植、血液透析、性传播以及母婴传播。丙型肝炎病毒急性感染的潜伏期为2~4周,约75%的丙型肝炎患者最终会发展为肝硬化。

丁型病毒(HDV)是一种缺陷病毒,在血液中被HBsAg包被,在HBV或其他嗜肝DNA病毒的辅助下,可在血液中复制、表达抗原和引起肝功能损害,大部分HDV感染都是在HBV感染的基础上重叠感染或同时感染,其传播途径与乙型肝炎相似。

戊型病毒(HEV)属α病毒亚组,传播途径与甲型肝炎相似,孕妇感染后病死率高,可达20%左右。

【临床特征】

1. 临床表现　各型病毒性肝炎临床表现相似,主要表现为食欲缺乏、厌油、恶心、呕吐、腹胀、肝区不适等消化道症状,低热、头晕、乏力、关节肌肉痛等流感样症状,部分症状严重患者可出现黄疸。

2. 实验室检查

（1）转氨酶：血清谷丙转氨酶（ALT）和谷草转氨酶（AST）升高，重度慢性肝炎转氨酶反复或持续升高至正常值 3 倍以上。

（2）胆红素：血清总胆红素和尿胆红素均升高。

（3）凝血相关指标：凝血酶原时间（PT）、凝血酶原活动度（PTA）、国际标准化比率（INR）异常可在一定程度上反映肝损害的严重程度。

3. 血清病原学检查

（1）甲型病毒感染：

1）抗 HAV IgM 阳性，提示新近感染 HAV，感染后数天出现，3~6 个月转阴。

2）抗 HAV IgG 阳性，提示曾经感染 HAV 或疫苗接种后反应，感染后 2~3 个月达到高峰，持续多年或终生。

（2）乙型病毒感染：

1）HBsAg 阳性，提示现症感染 HBV，感染后 2 周左右出现，阴性不能排除 HBV 感染。

2）抗 HBs 阳性，为保护性抗体，阳性提示对 HBV 有免疫力，过去曾感染过 HBV 或乙肝疫苗接种有效。

3）HBeAg 阳性，提示病毒大量复制、增殖，传染性强。

4）抗 HBe 阳性，提示 HBV 感染恢复期，传染性较低，但仍可能检测到 HBV DNA。

5）抗 HBc，抗 HBc IgM 阳性提示 HBV 正在复制增殖，多处于感染期。

6）抗 HBc IgG 低滴度提示可能感染过 HBV 但已恢复，高滴度提示现症感染。

7）HBV DNA，即病毒水平，可反映病毒复制是否活跃。HBV DNA 水平是影响 HBV 母婴传播的最关键因素，HBV DNA 水平 $> 2 \times 10^5$ U/ml，病毒复制活跃，称高病毒水平，也称高病毒载量。

（3）丙型病毒感染：抗 HCV 或 HCV RNA 阳性，提示 HCV 现症感染，抗 HCV 是 HCV 感染的标志，不是保护性抗体，HCV RNA 阳性提示病毒感染和复制。

（4）丁型病毒感染：抗 HDV 或 HDV RNA 阳性，提示 HDV 感染。

（5）戊型病毒感染：抗 HEV 或 HEV RNA 阳性，提示 HEV 感染。

4. 妊娠期重型肝炎

重型肝炎是指肝细胞在短期内大量坏死或严重变性导致的肝功能衰竭（acute hepatitis failure），我国重型肝炎主要为病毒性肝炎，妊娠期孕妇肝脏负担明显加重，在原有肝脏疾病的基础上，更容易诱发重型肝炎，且病情更为凶险，容易引起产后大出血，是孕产妇死亡的重要原因之一，平均死亡率可达 60% 以上，胎儿死亡率可达 90%，但其发生率一般不超过妊娠合并慢性肝炎的 0.2%~0.4%。妊娠合并重型肝炎的特点如下：

（1）起病急，病情进展迅速，肝脏进行性缩小，肝萎缩，肝浊音界缩小，严重者可出现肝臭、中毒性鼓肠、频繁呕吐、腹水及严重的消化道症状。

（2）不同程度的肝性脑病表现，如烦躁不安、嗜睡、神志不清、昏迷、扑翼样震颤、定向力和计算力障碍。

（3）黄疸出现时间早并进行性加深，血清总胆红素（STB）≥ 171.0μmol/L（10mg/dl）或每天升高 ≥ 17μmol/L（1mg/dl）。胆酶分离，白/球蛋白倒置。

（4）凝血功能受损，凝血酶原时间（PT）超过正常 1.5 倍，凝血酶原活动度 <40%，部分患者并发 DIC，出现全身出血倾向。

（5）出现肝肾综合征，如出血、尿少、氮质血症、急性肾衰竭等。

【诊断】妊娠合并病毒性肝炎可根据肝炎病毒感染史、临床表现和实验室检查综合诊断。妊娠期重型肝炎一般符合消化道症状严重、凝血酶原活动度下降、总胆红素 ≥ 171.0μmol/L 即可基本确诊。

【鉴别诊断】

1. 妊娠剧吐

妊娠剧吐可因长期饥饿、大量失水，引起代谢性酸中毒，肝肾功能损害，出现轻度黄疸，转氨酶轻度升高，尿酮体阳性。通过纠正水电解质紊乱和酸碱平衡失调后，病情迅速恢复。肝炎病毒特异性血清学标志检查有助于鉴别诊断。

2. HELLP 综合征

是重度子痫前期的严重并发症之一，主要表现为：①溶血：外周血涂片出现异形红细胞及网织红细胞增多，血红蛋白降低，胆红素升高 >17.1μmol/L，以间接胆红素为主；②转氨酶升高：以血清谷丙转氨酶及谷草转氨酶、乳酸脱氢酶为主；③血小板减少 $<100 \times 10^9$/L。该病起病急，常伴有心尖部或上腹部痛、恶心、呕吐、消化道出血或其他部位出血。该综合征虽有溶血、黄疸，但均不及妊娠合并重型肝炎者严重。

3. 妊娠期急性脂肪肝

妊娠期急性脂肪肝又称为产科急性假性肝萎缩，其病因不明，是一种母婴预后极差的罕见疾病。其特点有：①常发生于妊娠晚期，多见于初产妇及妊娠期高血压疾病患者；

②起病急剧,持续恶心、呕吐,以至于呕血,1周内黄疸产生并迅速加深,并可发生 DIC 和肝肾衰竭;③实验室检查血清胆红素增加,碱性磷酸酶和转氨酶轻度升高,尿胆红素常为阴性或弱阳性,血清淀粉酶可升高,凝血酶原时间延长,严重低血糖;④超声检查示密集微波,出波减弱;⑤肝脏活检为严重脂肪变性而无明显肝细胞坏死即可确诊。

4. **妊娠期肝内胆汁淤积症** 妊娠期肝内胆汁淤积症又称妊娠期复发性黄疸或特发性妊娠黄疸,其特点有:①多发于妊娠中、晚期;②主要表现为皮肤瘙痒和黄疸,产后迅速消失,再次妊娠可复发;③胆红素轻度升高,但少有超过 85.5~137μmol/L(5~8mg/dl),血清转氨酶正常或轻度升高,尿色深而大便浅,为阻塞性黄疸,血清中总胆汁酸明显升高,且症状出现较早;④肝活检为淤胆。

5. **肝外胆汁淤积症** 肝外胆汁淤积症引起的黄疸主要由各种导致胆道阻塞的疾病所致,如胆道结石、胆管炎和胆道蛔虫症等。临床上主要表现为右上腹阵发性绞痛,并伴有乏力、大便色浅、尿色深,如果有感染,则伴有寒战发热、外周血白细胞升高等。既往有类似发作史,解痉剂有效。

6. **妊娠期药物性肝损害** 妊娠期药物性肝损害有以下特点:①妊娠期有应用损害肝细胞的药物史(巴比妥类、氯丙嗪、三氯乙烯、氟烷等麻醉药,红霉素、四环素、异烟肼、利福平等);②无肝炎接触史和肝炎的典型症状;③起病轻重与药物种类及剂量有关;④主要表现为黄疸和血清转氨酶升高,偶有皮疹、瘙痒、蛋白尿及嗜酸性粒细胞增高;⑤停药后多可恢复。

【处理】

1. **妊娠合并非重型肝炎的处理**

(1)一般处理:注意休息,加强营养,高蛋白低脂饮食,防治感染。可予维生素 C 2g、维生素 K 140mg 加入 500~1 000ml 5% 或 10% 葡萄糖静脉滴注,每天 1 次;氨基酸 250~500ml 静脉滴注,每天 1 次;避免使用损害肝脏的药物,如利福平、保泰松、磺胺类药物等。

(2)护肝治疗:孕期筛查肝功能,若转氨酶有轻度升高可密切观察,若肝脏病变较重,可于孕中、晚期行抗病毒治疗,具体方案见后。同时使用葡醛内酯、谷胱甘肽、腺苷蛋氨酸等护肝药物,丹参注射液等改善肝脏循环,联苯双酯等降酶,根据病情需要,及时补充白蛋白、血浆、冷沉淀等血液制品。

(3)抗病毒治疗:孕期常规筛检 HBsAg,HBsAg

阳性者应于孕中、晚期测乙肝病毒 DNA 载量,若 HBV DNA 载量>10⁵U/ml,可在妊娠第 24~28 周开始抗病毒治疗,抗病毒药物首选替诺福韦酯(TDF),其次可选择替比夫定(LdT)或拉米夫定(LAM),随着 LdT 和 LAM 的耐药率逐年增加,TDF 安全、高效,价格相对低廉,是慢性乙型肝炎孕妇首选药物。推荐使用 TDF 300mg,1 天 1 次,在妊娠 28~32 周之间开始治疗,持续到分娩。产后在有效随访和肝功能、HBV DNA 监测的情况下可停药,产后可母乳喂养。

(4)分娩方式选择:病情较轻,宫颈条件好,无剖宫产指征,预期产程进展顺利者,可进行阴道试产;病情较重,宫颈条件不好,胎儿较大,估计产程长,母儿不能耐受分娩的负荷或有其他剖宫产指征,应剖宫产结束分娩。HBsAg 阳性和 HBeAg 阳性不是剖宫产指征,阴道分娩不会增加母婴传播的概率。孕妇 HCV 感染也不是剖宫产指征,分娩方式对母婴传播无明显影响。

(5)新生儿处理:HBsAg 阴性母亲所产的新生儿,在出生后 24 小时需接受乙型肝炎疫苗注射。HBsAg 阳性母亲的所产新生儿,应在出生后 12 小时内注射 HBIG,单次剂量 ≥100U,同时在不同部位接种 10μg 乙型肝炎疫苗,其后在 1 个月和 6 个月时分别接种第 2 针和第 3 针乙型肝炎疫苗。现有研究指出,不论新生儿是否接受乙肝疫苗注射,母乳喂养都不会增加 HBV 感染风险。尽管在 HBsAg 阳性产妇的乳汁中可以检测到 HBV,但相较于人工喂养的新生儿其感染风险并未增加。新生儿在经注射 HBIG 和乙型肝炎疫苗后,不论孕妇 HBeAg 是阴性还是阳性,均可行母乳喂养。HCV 感染的孕妇在排除静脉注射毒品和 HIV 感染,无明显乳头皲裂的情况下可以哺乳。

2. **妊娠合并重型肝炎的处理**

(1)预防和治疗肝性脑病:①低脂肪、低蛋白(<0.5g/kg)及高糖饮食,使热量>7 431.2kJ(1 800kcal),同时给予大量维生素;②使用甲硝唑等抗生素抑制肠道菌群,减少游离氨及其他毒素的产生;③乳果糖口服(30g/d)酸化胃肠道环境,减少氨吸收;④用富含支链氨基酸的注射液 250ml 加等量葡萄糖和谷胱甘肽 1.2g 静脉滴注,每天 1 次;⑤胰高血糖素 1mg、胰岛素 8~10U 加入 10% 葡萄糖溶液 250ml,缓慢静脉滴注,每天 1 次,疗程 10~15 天,促进肝细胞再生,此法应同时监测血糖。

(2)预防和治疗肝肾综合征:肝肾综合征在合

并妊娠期高血压疾病时更易发生,一旦出现少尿、无尿、低血钠、尿毒症酸中毒等情况,应适当限制液体入量,避免使用肾损害药物、扩张肾血管、改善肾血流;合理使用利尿药,可用呋塞米 60~80mg/d;治疗后如仍无尿并出现高钾血症等情况,应及时考虑透析治疗。

(3) 预防和治疗 DIC:DIC 往往是重型肝炎的重要死亡原因之一,应积极处理。高度怀疑 DIC 的患者应及时补充凝血因子,输新鲜血浆、冷沉淀、纤维蛋白原等血液制品,酌情使用低分子量肝素治疗,但临产前 4 小时至产后 12 小时不宜使用肝素,以免加重出血。

【预防】

1. **加强宣教**　注意营养,讲究卫生。对于有生育要求的慢性乙型肝炎患者,有治疗指征时,应在孕前应用 α- 干扰素(interferon-α,IFN-α)和口服核苷酸类(NAs)药物治疗,治疗期间应采取可靠避孕措施,肝炎治疗完成后 6 个月,最好 2 年,考虑怀孕。应用 IFN-α 治疗的男性患者,应在停药至少 6 个月后考虑生育;应用 NAs 药物抗病毒治疗的男性患者,因目前尚无证据表明 NAs 药物治疗对精子有不良影响,因此可在告知患者的前提下考虑生育。

2. **加强围产期保健**　我国孕妇应于孕早期至中期常规筛查 HBsAg,必要时查 HBV DNA,达到治疗指征者应积极抗病毒治疗;HBV DNA 载量 $>10^7$ U/ml 的患者,应尽可能地减少有创产前诊断措施(羊水穿刺、绒毛取样等),从而降低垂直感染风险;分娩时应严格执行消毒隔离制度,防止产道损伤及新生儿产伤、窒息、羊水吸入,减少垂直传播可能。

3. **免疫预防**　目前一致认为 HBIG 联合乙型肝炎疫苗能明显降低乙肝垂直传播概率,新生儿经主动免疫和被动免疫后,可以母乳喂养。但目前丙型肝炎尚无特异的免疫方法。

二、妊娠合并肝硬化

肝硬化是由各种原因引起的弥散性、进行性肝脏损害疾病,病理表现主要为肝组织弥漫性纤维化、假小叶形成和再生结节,一般病程较长,早期起病隐匿,无明显症状,后期可累及多系统,以肝功能受损和门静脉高压为主要表现,可并发上消化道出血、肝性脑病、自发性腹膜炎、重症感染等严重情况。有症状的肝硬化患者通常由于体内激素改变而不孕,虽然部分轻症患者可受孕,但妊娠合并肝硬化仍少见。

【病因】欧美国家肝硬化的主要原因为慢性酒精中毒所致酒精性肝硬化,但在我国,育龄期妇女肝硬化的主要原因为病毒性肝炎所致肝硬化,乙型肝炎病毒感染为最常见原因,其次为丙型肝炎病毒。其他导致肝硬化的原因还有胆汁淤积性肝硬化、淤血性肝硬化、药物性肝硬化、自身免疫性肝炎肝硬化、寄生虫感染所致肝硬化等。

【临床表现】肝硬化在肝功能代偿期症状较轻,主要表现为乏力、食欲缺乏、腹胀、倦怠、消化不良等非特异性症状,通常呈间歇性,经休息或助消化药物治疗症状可缓解。

肝功能失代偿期食欲减退明显,常伴恶心、呕吐、体重减轻、疲倦乏力、上腹胀痛,伴皮肤、巩膜黄染,尿色深,可伴出血症状,如牙龈出血、鼻出血,可伴胃食管静脉曲张出血症状,如呕血、便血等。查体可有消瘦、皮肤灰黑、皮肤黏膜出血点,有腹水者可见腹壁静脉怒张、腹部膨隆异常,晚期患者肝脏缩小、坚硬、表面呈结节状,可出现蜘蛛痣和肝掌。

【实验室检查】代偿期实验室检查通常在正常范围内,失代偿期表现如下:

1. **血常规**　不同程度贫血,脾功能亢进者白细胞和血小板均减少。

2. **尿常规**　尿胆红素阳性,尿胆原上升。

3. **肝功能**　血清胆红素升高,血清白蛋白减少,球蛋白升高,白球比降低或倒置,凝血酶原时间延长,转氨酶、碱性磷酸酶升高或正常。

【影像学检查】早期超声声像图改变不太明显,也可见肝大,肝实质内回声增强、致密。晚期可出现肝脏缩小,包膜呈波纹状不规则,肝实质内回声紊乱,常伴有脾大,脾静脉、门静脉增宽和腹水等门脉高压的征象。近年研究显示,超声剪切成像对肝硬化的诊断价值更高。

食管钡餐、纤维食管镜或纤维胃镜检查了解胃食管静脉曲张范围及程度。

CT 检查:肝脏变形、密度降低、各肝小叶的大小比例失调,并可见再生结节局部隆突等征象及脾大。

【诊断】

1. 有肝硬化的高危因素,如病毒性肝炎、慢性酒精中毒、药物性肝损害、自身免疫性肝病、寄生虫感染等。

2. 有典型的临床表现。

3. 实验室检查符合肝硬化表现。

4. 肝组织活检可确诊，同时可了解肝硬化的程度和类型，从而决定治疗方案和判断预后。

【处理】妊娠合并肝硬化的一般处理同非妊娠肝硬化患者。

1. **一般处理**　注意休息：尽可能减少体力消耗；加强营养，应给予"三高两低"（高蛋白、高碳水化合物、高维生素、低脂肪、低盐）易于消化的饮食。

2. **支持治疗**　肝硬化失代偿期患者食欲缺乏，常伴恶心、呕吐，可根据患者营养情况给予静脉葡萄糖溶液补充能量，酌情使用复方氨基酸和白蛋白、新鲜冷冻血浆等血液制品。

3. **药物治疗**　给予非选择性β受体阻滞剂（nonselective beta blockers，NSBB），如普萘洛尔（40mg，每天2次）治疗，当有自发性腹膜炎、肾功能损害、低血压时应停药，酌情使用维生素和消化酶。

4. **腹水处理**　若患者有大量腹水，应适当限钠，钠摄入量<88mmol/d（20mg/d），同时口服呋塞米利尿治疗，怀疑自发性腹膜炎者可根据病情行腹腔穿刺术，等待确诊的同时可考虑行抗生素治疗，如头孢唑肟钠2g/8h。

5. **肝硬化静脉曲张出血处理**　诊断为肝硬化的孕妇，孕期应常规行纤维胃镜检查，观察胃食管静脉曲张情况，如在怀孕期间出现胃食管静脉曲张出血，可在使用非选择性β受体阻滞剂（NSBB）类药物，如使用普萘洛尔或奥曲肽、生长抑素等药物的同时，使用内镜下静脉曲张血管套扎术（variceal band ligation，VBL），如没有条件行VBL，可行三腔二囊管压迫止血紧急处理，再考虑行套扎术，分娩后可考虑行经颈静脉肝内门体分流术（transjugular intrahepatic portosystemic stent shunt，TIPSS），但该手术不作为一级预防方法。

6. **产科处理**

（1）妊娠早期：有肝功能不全、凝血酶原时间延长或食管静脉曲张的孕妇，由于妊娠可明显加重肝脏负担，进一步加重肝损害，对母儿预后不利，应尽早行人工流产术，术后严格避孕。

（2）妊娠中、晚期：若肝功能无变化，无子女者可继续妊娠。定期产前检查，预防合并症（妊娠期高血压疾病、贫血等），如出现相应合并症，应积极处理。

7. **分娩方式选择**　若肝功能代偿良好，无并发症，估计产程进展顺利者，可阴道试产。伴有食管静脉曲张或有剖宫产指征，应行剖宫产术，尽量缩短手术时间，减少出血。手术前后应监测患者凝血功能，酌情输注新鲜冰冻血浆、冷沉淀等血液制品。

8. **产褥期处理**　注意休息和营养，选用对肝脏无损害的抗生素预防感染，随访肝功能。产前、产时、产后均禁用止痛、镇静药（吗啡、哌替啶、巴比妥类等），以免肝功能恶化而诱发肝性脑病。

三、妊娠期急性脂肪肝

妊娠期急性脂肪肝（acute fatty liver of pregnancy，AFLP）又称为妊娠特发性脂肪肝或妊娠急性肝萎缩，是妊娠晚期突然发生、罕见的严重并发症，其发病率约为1/10 000，是妊娠晚期急性肝衰竭的重要原因之一。近年来，随着对该病的进一步认识，孕产妇的死亡率可控制为0~18%，围产儿死亡率为15%~23%。该症起病急剧，病情凶险，临床表现与暴发性肝炎极为相似，病死率相对较高，但治愈者肝组织病变一般可恢复正常。

【病因】目前AFLP的病因仍不十分清楚，但可能与以下因素有关：

1. **遗传所致胎儿脂肪酸氧化障碍**　遗传所致线粒体异常主要表现为催化脂肪酸氧化反应通路最后步骤的线粒体三功能蛋白酶复合体（mitochondrial trifunctional protein enzyme complex）发生基因突变，导致脂肪酸氧化障碍，最常见为2号染色体上编码长链3-羟烷基-辅酶A-脱氢酶（LCHAD）的基因 *G1528C* 和 *E474Q* 发生突变。

2. **代谢和内分泌改变**　妊娠晚期胎儿胎盘单位可能产生大量雌激素，可导致肝细胞线粒体功能障碍，使游离脂肪酸大量堆积在肝细胞、肾脏、胰腺和脑组织等器官，从而造成多脏器损害。

3. **中毒损害**　慢性感染（病毒感染、结核、胰腺炎、胆囊炎等）、药物（镇静剂、激素、四环素、抗结核药物、NSAIDS等）及化学毒物（铅、苯、砷、酒精等）均可使肝细胞发生中毒损害。

4. **其他**　营养失调、慢性缺氧、过度肥胖、妊娠期高血压疾病、免疫调节系统失衡等均可造成脂肪酸堆积和肝损害。

【临床表现】AFLP多发生于孕晚期（28~40周），平均发生时间在35周左右，多见于初产妇、多胎和男胎孕妇，30%~60%患者合并子痫前期，患者通常无肝病病史及肝炎接触史，AFLP再次复发者少见。

AFLP起病急剧，进展迅速，起病时症状常无特异性,表现为乏力、不适、头痛,大部分患者有恶心、呕吐、上腹痛等消化系统症状,并伴有渐进性黄疸,但瘙痒少见,恶心、呕吐是 AFLP 的最常见症状。患者就医时通常病情已比较严重,常迅速发展为肝功能衰竭、肝性脑病、昏迷、严重的凝血功能障碍和肾衰竭等,严重威胁孕产妇和胎儿的生命。

【辅助检查】

1. **实验室检查**

（1）血常规:白细胞增多,常常 $\geqslant 15 \times 10^9/L$,血小板减少,外周血有核红细胞增多,常可见棘状细胞,血细胞比容常不变。

（2）尿常规:尿蛋白阳性,尿胆红素常阴性。

（3）肝功能:血清转氨酶轻、中度升高,但很少超过 500U/L,血清胆红素轻度升高,但很少超过 85.5μmol/L,血清碱性磷酸酶明显升高 3~4 倍,乳酸脱氢酶明显升高。若血清转氨酶升高后快速下降,则反映肝脏破坏加剧,常提示预后不良。

（4）肾功能:尿酸、肌酐、尿素氮均升高。

（5）凝血功能:凝血酶原时间(prothrombin time, PT)和部分凝血活酶时间(activated partial thrombo-plastin time, APTT)延长,国际标准化比值(INR)升高,PT 和 INR 可能是围产儿不良结局的危险因素。纤维蛋白原和血浆抗凝血酶Ⅲ减少,纤维蛋白裂解产物增加,围产儿死亡率与纤维蛋白原降解产物水平有关。

（6）血糖、血氨:血糖降低,血氨升高,血糖常可降至正常值的 1/3~1/2,持续重度低血糖是 AFLP 的一个显著特征。发病早期血氨就可升高,出现昏迷时可高达正常值的 10 倍。若血糖值快速下降,则反映肝脏破坏加剧,常提示预后不良。

2. **组织学检查** 肝脏穿刺活检是唯一确诊方法,如果临床上高度怀疑 AFLP,应在 DIC 出现以前尽早进行肝脏穿刺活组织检查,以明确诊断。AFLP 典型的病理改变为肝细胞弥漫性、微滴性脂肪变性,微血管内脂肪堆积和浸润以小叶中央更明显,肝小叶结构完整,细胞核位于中央,细胞质内充满脂肪微滴,无炎症细胞浸润及肝细胞坏死。HE 染色可见肝细胞脂肪变性形成独特的空泡,肝细胞呈气球样变,肝血窦内出现嗜酸小体,但 HE 染色容易漏诊。用脂肪油红 O(oil red O)进行特殊染色,细胞中脂肪小滴的阳性率更高。

3. **影像学检查** B 超示肝脏体积缩小,肝实质内有密集光点,呈雪花状,强弱不均,呈"亮肝"表现。CT 显示肝脏脂肪浸润,为均匀一致的密度减低。

【诊断和鉴别诊断】

1. **诊断** AFLP 的诊断主要依靠非特异性临床症状,典型的实验室证据,独特的并发症,有以上特点可初步诊断,影像学检查假阴性率高,但可帮助排除妊娠期肝内胆汁淤积症等其他疾病。病理检查通常因患者凝血功能障碍无法进行,主要用于患者死后病理确诊。

2. **鉴别诊断**

（1）暴发性病毒性肝炎:病毒性肝炎的血清免疫学检查 HBsAg 阳性,血清转氨酶明显升高(>1 000U/L),尿胆红素、尿胆原、尿胆素通常阳性,血尿酸不高,白细胞计数正常,外周血涂片无幼红细胞及点彩红细胞,肾衰竭出现较晚。肝组织学检查见肝细胞广泛坏死,肝小叶结构被破坏。

（2）HELLP 综合征:是妊娠期高血压疾病发展到较严重阶段的一种并发症,主要表现为溶血、转氨酶升高(150U/L)、血小板减少(<100×10⁹/L)。无低血糖,肝脏正常大小或肿大。凝血酶原(PT)、部分凝血酶原时间(APTT)和纤维蛋白原一般正常,仅血小板减少。

（3）妊娠肝内胆汁淤积症(intrahepatic cholestasis of pregnancy, ICP):ICP 主要表现为皮肤瘙痒,无明显神经系统症状,实验室检查转氨酶可中、重度升高,血清胆汁酸水平显著升高,分娩后均可下降,肝脏 B 超可有助于排除 ICP。

【处理】

1. **快速终止妊娠** 对于临床高度怀疑 AFLP 患者,无论病情轻重、病程早晚,均应尽量在尚未进入以严重肝功能障碍为主的多器官功能衰竭之前终止妊娠。若不终止妊娠,病情可迅速恶化,危及母儿生命。虽然目前对终止妊娠方式选择仍无一致意见,但已有研究表明,剖宫产是 AFLP 患者最安全的分娩方式,能降低不良妊娠结局的发生风险,因此,应尽早剖宫产,并积极治疗其他并发症,尽最大可能地提高患者生存率。

2. **良好的支持治疗** 卧床休息,给予高碳水化合物、低脂肪、低蛋白,足量维生素,注意水电解质平衡,纠正酸中毒,给予维生素 C、复合氨基酸、ATP 等支持治疗。

3. **纠正凝血功能障碍** 无论选择阴道分娩还是剖宫产,均应先补充凝血因子,输入新鲜冰冻血浆、血小板、白蛋白等血液制品,纠正凝血功能障碍,保障分娩安全。

4. 纠正低血糖　AFLP 患者应定期监测血糖，低血糖常常是导致死亡的重要原因之一，根据监测血糖结果，可给予 5%~20% 葡萄糖液静脉滴注，使血糖维持在 3.33mmol/L 以上，并注意观察患者的精神状态。

5. "人工肝"治疗　部分 AFLP 患者终止妊娠后病情继续恶化，血清血氨、肌酐、尿酸、尿素氮等进一步升高，于产时产后出现严重的肝肾衰竭、DIC、肝性脑病等情况，可在综合治疗的基础上使用"人工肝"治疗。"人工肝"亦称为分子吸附再循环系统（molecular adsorbent recycling system，MARS），能选择性地清除蛋白结合终末代谢产物，一定程度上保护肝功能，为肝细胞再生及心、肾、凝血功能恢复赢得时间。肝移植用于 AFLP 患者目前仍然存在争议，但有学者认为，对于伴严重的肝脏坏死、肝性脑病、严重代谢酸中毒患者，可考虑肝移植。

（邓东锐　杨美桃）

第三节　妊娠肝内胆汁淤积症

本节关键点

1. 妊娠中晚期孕妇出现瘙痒及黄疸是 ICP 特征性的临床表现，总胆汁酸水平升高可作为 ICP 的诊断依据及监测指标，产后症状自然缓解，本病有复发可能。
2. 早产、胎儿窘迫、死胎和死产是 ICP 对胎儿的最大危害，当孕妇胆汁酸水平 $\geq 40\mu mol/L$ 时，胎儿并发症的发生率明显增加。及早诊断，严密监护，积极治疗，选择合适的分娩时机和方式，是获得良好围产结局的关键。

妊娠肝内胆汁淤积症（intrahepatic cholestasis of pregnancy，ICP）是一种以妊娠中、晚期孕妇出现瘙痒及黄疸，产后 2~3 周症状自然消退为特点的重要的妊娠期并发症，早产率及围产儿死亡率高。

1883 年，Ahlfeld 首次报道一种在妊娠晚期出现并在以后妊娠中出现有复发黄疸倾向的妊娠并发症。1954 年 Svanborg 及 1955 年 Thorling 对该病从组织病理学、生物化学及症状学作了研究，并有比较详细的阐述。此后，不少学者又对 ICP 的流行病学及诊断学作了深入的探讨，认识到本病是在妊娠期以肝内胆汁淤积为特点的疾病。1976 年，Reid 明确提出 ICP 虽对母体无严重危害，但可导致胎儿窘迫与围产儿死亡。本病理妊娠曾经有过不同的命名：开始时由于同一患者每次妊娠晚期发生黄疸而发现本病，故称之为妊娠期复发性黄疸（recurrent jaundice of pregnancy）；后来又因其发生于妊娠期，故称之为特发性妊娠期黄疸（idiopathic jaundice of pregnancy）；20 世纪 60 年代以后，根据其病理特征而改称为产科胆汁淤积症（obstetrics cholestasis）；1960 年，Hammerli 首次用 ICP 的命名。20 世纪 70 年代以后，绝大多数学者在文献中采用 ICP 为病名。

在我国，1964 年胡宏远等首次报道一例妊娠期复发性黄疸，可疑为 ICP，至 1984 年吴味辛对重庆地区及 1986 年戴钟英对上海地区的 ICP 做了较为详细报告，此后国内报告者逐渐增多。

ICP 的发病率有明显的地域性，在北美洲罕见，总发病率约 1/(500~1 000)；但是在洛杉矶的拉丁裔孕妇中发病率高达 5.6%；以色列发病率接近 1/400；在瑞典则是 1.5%，在智利是 4%。我国上海等地区的发生率亦高，但尚无大样本的 ICP 发病率报道。

迄今国际上尚无有关 ICP 的统一诊治意见。2011 年及 2015 年，中华医学会妇产科学分会产科学组先后发表了第 1 版与第 2 版的妊娠肝内胆汁淤积症的诊治指南，对我国 ICP 诊治的规范起到了重要的指导作用。

【病因研究进展】ICP 是一种表现比较特殊的疾病，其确切病因尚未十分明确。目前认为本病的发病是甾体类性激素、遗传因素及环境因素相互作用的结果。最新大量的研究已经证实，某些控制肝细胞运输系统的基因突变与 ICP 有关。比如 *ABCB4* 基因突变，该基因编码的多药耐药蛋白 3（multidrug resistance protein 3，MDR3）与进行性家族性肝内胆汁淤积症有关。另一种编码胆盐输出泵的 *ABCB11* 基因突变也可导致肝内胆汁淤积。其他可能与疾病有关的潜在基因还包括编码 Farnesoid X 受体和 ATP 酶的基因 *ATP8B1*。一些药物减少了毛细胆管胆酸的运输量，也会加重失调。比如，肾移植后的孕妇，由于服用硫唑嘌呤片导致严重的胆汁淤积性黄疸。

1. 性激素与 ICP 的关系

（1）雌激素对 ICP 发病的影响：雌激素水平过高可能是诱发 ICP 的病因。首先，ICP 多发生在妊娠晚期,正值雌激素分泌的高峰期;其次,国内国外均发现,ICP在多胎妊娠中的发生率较单胎明显增高,双胎的胎盘的体积明显大于单胎,可能与所分泌的雌激素较单胎多有关。

雌激素可能的作用机制:①增加胆道的渗透性;②降低钠-钾-三磷酸苷酶(Na^+-K^+-ATPase)活性;③降低细胞膜的流动性;④雌激素代谢产物导致妊娠期某些敏感妇女的胆汁淤积;⑤影响肝的雌激素受体以及蛋白合成。

(2)孕激素对ICP发病的影响:孕激素的代谢产物可能也与ICP的发病有关:孕期口服孕激素保胎者妊娠期瘙痒的发生率增加、发病孕周提前;ICP患者血清及尿中孕激素代谢产物的浓度明显增加,经熊脱氧胆酸(ursodeoxycholic acid,UDCA)治疗后,患者血清硫酸孕酮的水平下降。但目前的研究结果尚不能解释这一现象是ICP的病因抑或是继发性改变。

2. ICP的遗传学研究 ICP发病的家族聚集倾向提示该病存在遗传易感性。近年来关于ICP遗传学方面的研究主要集中在与胆盐转运相关的蛋白和HLA等方面。

(1)与胆盐转运相关的基因:

1)*ABCB4*基因:*ABCB4*基因位于人类第七号常染色体的长臂2区1带1亚带(7q21.1)。其基因编码MDR3蛋白又称为P型糖蛋白3,主要分布于肝细胞的毛细胆管面,功能为磷脂酰转出酶(floppase),介导肝细胞内的磷脂酰胆碱(phosphatidycholine,PC)从磷脂双分子层内侧转运至膜外的胆汁中。正常胆汁中的磷脂能够与胆盐以适当比例形成稳定混合微粒,将胆盐乳化,避免胆盐析出。Wasmuth等发现胆汁酸水平≥40μmol/L的重度ICP孕妇与*ABCB4*基因的变异有显著相关性。

2)*ABCB11*基因位于染色体2q24,编码胆汁酸输出泵(bile salt exporter)BESP蛋白,介导胆汁酸向毛细胆管的排放。有研究认为该基因突变可增加孕妇对ICP的易感性;但Wasmuth等发现患重度ICP的瑞典孕妇与正常孕妇之间*ABCB11*基因多态性没有显著差异。

3)*ABCC2*基因编码多耐药蛋白2(multidrug resistance protein 2,MRP2),位于胆管膜侧,介导非胆盐性有机阴离子如胆红素、谷胱甘肽以及雌、孕激素的代谢产物等的分泌。有研究发现该基因28号外显子单核苷酸的变异与ICP有关,在雌激素诱导的胆汁淤积模型中发现该基因编码的蛋白水平下降。

(2)*HLA*基因:1996年,Mella等发现,智利的复发性ICP患者中HLA-DPB1*0402等位基因的频率(69%)高于正常孕妇(43%)。彭冰等发现ICP孕妇HLA-DQA1*0301等位基因频率明显低于正常孕妇,提示这可能是ICP的遗传保护基因。他们还发现,ICP孕妇胎盘组织绒毛外滋养细胞中HLA-G的蛋白表达水平低于正常孕妇,而地塞米松治疗能上调HLA-G的表达,因此绒毛外滋养细胞HLA-G表达异常可能是导致ICP患者妊娠免疫耐受平衡紊乱的机制之一。

3. 高危因素

(1)孕妇因素:①孕妇年龄>35岁。②有肝胆胰疾病史者,如丙型肝炎、非酒精性肝硬变、胆结石和胆囊炎、非酒精性胰腺炎、有口服避孕药诱导的肝内胆汁淤积病史。慢性丙肝是肝内胆汁淤积症极为显著的高危因素。丙肝RNA阳性的孕妇,ICP的发病率增加20倍。③有ICP家族史者。④前次妊娠有ICP史,据报道再次妊娠ICP复发率在40%~70%。

(2)本次妊娠因素:①双胎妊娠孕妇ICP发病率较单胎显著升高,而ICP发病与多胎妊娠的关系仍需进一步积累。②人工授精(in vitro fertilization,IVF)受孕的孕妇ICP发病相对危险度增加。

【临床表现】ICP孕妇常在妊娠晚期出现皮肤瘙痒,偶尔在妊娠早期出现。血生化检查可有转氨酶、总胆汁酸、甘胆酸、胆红素轻度升高,其肝炎病毒学系列检查结果为阴性。肝脏超声也无特异性表现。肝活组织检查可见,肝细胞内和肝小叶中心区域胆管内胆汁堵塞引起轻度的胆汁淤积,但无炎症和坏死。妊娠结束后这些变化会消失,但是再次妊娠或者口服含雌激素的避孕药后则会复发。

1. 临床表现——症状及体征

(1)皮肤瘙痒:皮肤瘙痒是ICP特征性的临床表现,但不能单凭瘙痒症状就诊断ICP。有研究显示,23%的健康孕妇会出现瘙痒症状,其中仅有1.6%的孕妇发生ICP。因此,对以瘙痒而就诊的孕妇,应仔细询问病史并做身体检查,排除某些潜在的皮肤疾病及肝胆疾病。

ICP孕妇首先出现的症状为瘙痒,初起为手掌、脚掌、脐周瘙痒,可逐渐加剧并延及四肢、躯干、颜面部。常起于28~32周,但亦有早至妊娠6~10周者。70%以上发生在妊娠晚期,平均发病孕周为

30 周。瘙痒程度不同,可自轻度至重度,夜间尤其明显,个别甚至发展到无法入眠而要求终止妊娠。一般无皮疹,只见腹部及四肢满布抓痕。瘙痒往往持续至分娩,大多数在分娩后 2 天消失,少数在 1 周或以上消失。

(2)黄疸:国外文献中黄疸发生率在 15%~60%。黄疸一般在瘙痒发生后 1~4 周(平均为 2 周),程度均较轻,有时仅角膜有轻度黄染。黄疸一般在分娩后数天内消退,持续至 1 个月以上者少见。在发生黄疸时,患者尿色变深,粪便色变浅。由于脂肪吸收障碍,有时会出现脂肪痢,ICP 患者胆石症和胆囊炎的发生率也增加。

(3)皮肤抓痕:ICP 不存在原发皮损,而是因瘙痒抓挠皮肤出现条状抓痕,皮肤活检无异常表现。

2. 实验室检查

(1)肝功能检查:Kenyon 等的队列研究表明,有瘙痒症状的孕妇,平均经过 4.5 周以后才出现血清总胆汁酸水平、丙氨酸转氨酶或 γ- 谷氨酰转移酶(GGT)水平轻度升高。故对瘙痒持续存在、肝功能正常的孕妇,不能放松警惕,建议每 1~2 周复查肝功能。

1)胆汁酸系列:胆汁酸(bile acid)改变是 ICP 最主要的实验室证据。胆汁酸是胆汁中最重要的成分。胆酸(cholic acid,CA)及鹅脱氧胆酸(chenodeoxycholic acid,CDCA)是两种最重要的初级胆汁酸,在肠道细菌的作用下分别可转变成脱氧胆酸(deoxycholic acid,DCA)和石胆酸(lithocholic acid),称为次级胆汁酸。游离胆汁酸可与甘氨酸或牛磺酸结合,成为结合型胆汁酸,这是人胆汁中胆汁酸的主要形式。在肝细胞损伤或肝功能减退时,胆酸排泄不畅,导致循环中胆汁酸水平增加。目前,大多数检验室血清胆汁酸的测定主要包括总胆汁酸和甘胆酸。甘胆酸在 ICP 诊断与程度分类中的稳定性较差,结合近年文献,英国皇家妇产科医师学会(Royal College of Obstetricians and Gynecologists,RCOG)2011 年版的指南指出,ICP 诊断及监测中以总胆汁酸水平作为检测指标更合理。

胆汁酸系列的临床价值比较一致的意见是:①ICP 患者的血清胆汁酸水平可较正常值升高 10~100 倍,可用于评估 ICP 的严重程度。但是,有约 20% 的患者血清总胆汁酸水平仍处于正常水平,因此,血清总胆汁酸水平变化并不是一个绝对敏感的指标,还要结合转氨酶水平的变化综合考虑,以提高 ICP 的正确诊断率。②总胆汁酸水平升高,伴或不伴转氨酶水平升高均支持 ICP 的诊断和严重程度的判别。

胆汁酸水平与胎儿预后密切相关。文献报道,当孕妇胆汁酸水平 ≥40μmol/L 时,胎儿并发症的发生率明显增加。

2)转氨酶:一般表现为丙氨酸转氨酶(ALT)、天冬氨酸转氨酶(AST)水平轻至中度升高,为正常水平的 2~10 倍,但是很少超过 250U/L。分娩后 10 天左右转为正常,不遗留肝脏损害。多数学者认为 AST 较 ALT 更为敏感。约有半数的患者还可伴谷胱甘肽转移酶(γ-GT)轻度升高,其在 ICP 诊断中的敏感性及特异性可能优于胆汁酸和转氨酶。

3)胆红素:血清总胆红素水平正常或轻度升高,平均 30~40μmol/L,但很少超过 100μmol/L。以直接胆红素升高为主。

(2)肝炎病毒学检查:单纯 ICP 者,其肝炎病毒学系列检查结果为阴性。

(3)血脂:ICP 可伴有血脂谱的异常。Dann 等发现患者低密度脂蛋白胆固醇(LDL-C)、总胆固醇、载脂蛋白 -B100 等的血清浓度高于正常孕妇,也高于妊娠期单纯瘙痒者,高密度脂蛋白胆固醇(HDL-C)水平则低于正常孕妇和妊娠瘙痒者,因此血脂检查可用于临床早期鉴别 ICP 和单纯妊娠瘙痒症。胡超峰等发现,血脂异常的 ICP 患者胆汁酸、胆红素、转氨酶的异常程度高于血脂正常的患者,母儿并发症发生率也增加。

3. 肝脏 B 超检查 ICP 肝脏无特征性改变。但肝胆 B 超可以排除有无肝胆系统基础疾病。

4. 肝组织活检 临床少用,仅在诊断不明,而病情严重时进行。

(1)光学显微镜检查:肝结构完整,肝细胞无明显炎症或变性表现,仅在肝小叶中央区有些胆小管内可见胆栓,胆小管直径正常或有轻度扩张。

(2)电子显微镜检查:细胞结构一般完整。其主要病理变化表现在肝细胞的胆管极,溶酶体数量轻度增加,围绕毛细胆管的外胞质区增宽,毛细胆管有不同程度扩张,微绒毛扭曲、水肿或消失。管腔内充满颗粒状的微密电子物质(可能为胆汁)。

5. 胎盘病理检查 ICP 孕妇的胎盘组织光学显微镜及电子显微镜检查:胎盘绒毛板及羊膜均有胆盐沉积,合体滋养细胞肿胀、增生、合体芽增多,血管合体膜减少,绒毛间质水肿、绒毛间隙狭窄、新生绒毛较多,有的绒毛内无血管生长,绒毛小叶间新绒毛互相粘连,占据了绒毛间腔的有限空间,使绒毛间腔更加狭窄。

【并发症】

1. **胎儿并发症** 早产、胎儿窘迫、死胎和死产是 ICP 对胎儿的最大危害。

(1)早产:早产发生率明显增高。2014 年英国的一项大样本回顾性队列研究表明,ICP 孕妇的早产率为 25%。而正常孕妇为 5.6%。

早产机制不清。胆汁酸能增加子宫肌对缩宫素的敏感性,还可以促进前列腺素的释放,诱发子宫收缩而导致早产。动物实验研究中,胆汁酸能促进肠道蠕动。对孕羊注射胆汁酸,可发生羊水粪染;增加早产率。

(2)胎儿窘迫:1984 年,戴钟英报告上海市第六人民医院全年围产儿死亡率为 15.6‰,而同年 ICP 中围产儿死亡率为 67.6‰,其中 4 例为死胎或死产,均在将临产或产程中死亡,根据以上资料可见 ICP 的胎儿窘迫发生率确实较一般为高。Glantz 等发现在轻度 ICP 的胎儿,并发症的发生率没有明显增加,而当孕妇血清胆汁酸水平 ≥40μmol/L 时,每升高 1μmol/L,早产、胎儿窘迫、羊水粪染等的发生率就增加 1%~2%。随访胆酸水平可作为评估 ICP 患者胎儿预后的一种方法。

对 ICP 所致死胎的尸检结果显示,大多数胎儿体质量在正常范围,无慢性胎盘功能不全,但有急性缺氧的表现。可能致病因素:①胆汁酸引起胎盘绒毛血管的严重收缩,导致胎儿急性缺氧及突然死亡;②胆汁酸可引起胎儿心律失常致心搏骤停。刘伯宁等对 20 例 ICP 孕妇和 20 例同孕龄正常孕妇的胎盘做了组织计量分析,发现 ICP 组的绒毛间腔较正常对照组明显缩小,因此,可以认为绒毛间腔狭小也可能是导致 ICP 围产儿死亡率增高的重要原因。

2. **母体并发症**

(1)产后出血:ICP 孕妇胆汁的分泌量不足,维生素 K 的吸收量减少,使肝脏合成凝血因子 Ⅱ、Ⅶ、Ⅸ、Ⅹ 量亦减少而导致产后出血。

(2)ICP 合并子痫前期:黄亚绢等总结 10 243 次分娩中 ICP、子痫前期及 ICP 合并子痫前期三组的围产儿死亡率各为 18.81‰、13.30‰ 及 59.52‰,后者明显高于前两者。因此,应加强 ICP 并发子痫前期者胎儿的监护,促肺成熟以及适时终止妊娠。2013 年,瑞典的一项 12 年的回顾性研究表明,ICP 孕妇的子痫前期和妊娠期糖尿病的发生率均增加,

其原因有待进一步研究。

(3)ICP 合并多胎妊娠:陶敏芳等报告在 12 886 次分娩中,双胎妊娠 ICP 发生率为 30%,而单胎妊娠 ICP 发生率为 4.2%。双胎中合并 ICP 与不合并 ICP 者,平均分娩孕周为 34 周$^{+3}$ 及 36 周$^{+1}$,并发子痫前期者各为 54.2% 及 33.9%,发生产后出血者各为 37.5% 及 16.1%。最新的文献也表明,双胎妊娠孕妇的 ICP 发病率增高,其子痫前期、胎粪污染和早产等不良妊娠结局发生率均较无 ICP 的双胎孕妇增高。

【诊断】目前尚无敏感特异的单项指标诊断 ICP。皮肤瘙痒是最重要的症状,故每次产前检查必须问诊。如有瘙痒,即检查胆汁酸、AST 检查,这对早期诊断 ICP 有很大意义。

1. **妊娠期 ICP 的筛查**

(1)ICP 高发地区:由于 ICP 发病率较高,根据各地发表的文献,长江流域似为高发地区,临床无特征性表现,一旦疾病进展,会对胎儿造成严重影响。因此,在 ICP 高发地区有筛查的必要。具体推荐:

1)产前检查应常规询问有无皮肤瘙痒,有瘙痒者即测定并动态监测胆汁酸水平变化。

2)有 ICP 高危因素者,孕 28~30 周时测定总胆汁酸水平和转氨酶水平,测定结果正常者于 3~4 周后复查。总胆汁酸水平正常,如存在无法解释的肝功能异常也应密切随访,每 1~2 周复查 1 次。

3)无瘙痒症状者及非 ICP 高危孕妇,孕 32~34 周常规测定总胆汁酸水平和转氨酶水平。

(2)非 ICP 高发区孕妇:如出现皮肤瘙痒、黄疸、转氨酶和胆红素水平升高,应测定血清胆汁酸水平。

2. **妊娠期 ICP 的诊断** 诊断要点:

(1)妊娠期出现其他原因无法解释的皮肤瘙痒:瘙痒涉及手掌和脚掌具有 ICP 的特征。尤其需要与其他妊娠期皮肤疾病导致的皮肤抓痕相鉴别。

(2)空腹血总胆汁酸水平升高:总胆汁酸水平 ≥10μmol/L 可诊断为 ICP。

(3)胆汁酸水平正常者:即使胆汁酸正常,但有其他原因无法解释的肝功能异常,主要是血清 ALT 和 AST 水平轻、中度升高,可诊为 ICP。GGT 水平也可升高,可伴血清胆红素水平升高,以直接胆红素为主。

(4)皮肤瘙痒和肝功能异常在产后恢复正常:皮肤瘙痒多在产后 24~48 小时消退,肝功能在分娩

后 4~6 周恢复正常。

3. ICP 的分度　对 ICP 进行分度有助于临床监护和管理,决定门诊随访还是住院治疗,以及确定终止妊娠的时间。根据中华医学会妇产科学分会产科学组的《妊娠期肝内胆汁淤积症诊疗指南(2015)》,推荐 ICP 的分度标准如下:

(1) 轻度 ICP:①血清总胆汁酸 10~39μmol/L;②临床症状以轻度皮肤瘙痒为主,无明显其他症状。

(2) 重度 ICP:①血清总胆汁酸 ≥ 40μmol/L;②临床症状:瘙痒严重;③伴有其他情况,如多胎妊娠、妊娠期高血压疾病、复发性 ICP、曾因 ICP 致围产儿死亡者;④早发型 ICP:国际上尚无基于发病时间的 ICP 分度,但早期发病者其围产儿结局更差,也应该归入重度 ICP 中。

【鉴别诊断】主要需与妊娠合并病毒性肝炎鉴别。该病常有消化系统症状,ALT 及胆红素升高明显,而胆汁淤积导致的转氨酶水平基本是轻或中度升高。病毒性肝炎的病程并不随妊娠终止而迅速好转或结束,血清肝炎病毒的抗原和 / 或抗体检查,可帮助鉴别。ICP 与其他妊娠期急性肝脏疾病鉴别诊断见表 12-1。

表 12-1　妊娠期急性肝脏疾病的临床及实验室表现

| 疾病 | 发生时间 | 临床表现 | 肝 | | 肾 | | 血液和凝血 | | | | |
			AST/ (U·L⁻¹)	Bili/ (mg·dl⁻¹)	Cr	Hct	Plat	Fib	DD	PT	溶血
胆汁淤积	孕晚期	皮肤瘙痒、黄疸	70~200	1~5	正常	正常	正常	正常	正常	正常	无
脂肪肝	孕晚期	中度恶心、呕吐、高血压、肝衰竭	200~800	4~10	↑↑↑	↑↑↑	↓↓	↓↓↓	↑↑	↑↑	↑↑↑
子痫前期	孕中晚期	头痛、高血压	70~300	1~4	↑	↑	↓↓	正常	↑	正常	↑~↑↑
肝炎	可变	黄疸	≥ 2 000	5~20	正常	↑	↓	正常	正常	无

注:↑= 上升;↓= 下降;AST= 天冬氨酸转氨酶;Bili= 胆红素;Cr= 肌酐;Hct= 血细胞比容;Plat= 血小板;Fib= 纤维蛋白原;DD=D- 二聚体;PT= 凝血酶原时间。

【治疗】

1. 治疗目标　缓解瘙痒症状,降低血胆汁酸水平,改善肝功能;延长孕周,改善妊娠结局。

2. 病情监测

(1) 孕妇生化指标监测:主要筛查项目是总胆汁酸和肝功能。①血甘胆酸 10.75~21.5μmol/L、总胆汁酸 10~20μmol/L 或丙氨酸氨基转移酶<100U/L 且无宫缩者,若孕周<32 周,1~2 周复查;若孕周>32 周,1 周复查。②血甘胆酸>21.5μmol/L、总胆汁酸>20μmol/L 或丙氨酸氨基转移酶>100U/L 者,无论孕周大小,需 1 周复查。对程度特别严重者可适度缩短检测间隔。

(2) 胎儿的宫内状况监测:大量的报告表明,医师对 ICP 的重视度、监护随访的密切度以及能否提供有经验的处理对胎儿的预后有举足轻重的作用。由于迄今对 ICP 孕妇的胎儿无特异性监测指标,仍需建议通过胎动、胎儿电子监护及超声密切监测胎儿宫内情况。

1) 胎动:是评估胎儿宫内状态简便的方法。胎动减少、消失或胎动频繁应立即就诊,评估胎儿宫内安危。

2) 胎儿电子监护的无应激试验(NST):目前,对 ICP 胎儿的监护,仍以电子胎心监护比较可靠。推荐孕 28 周起行胎心监护;孕 32 周起,每周 1 次;重度者每周 2 次。但更应认识到胎心监护的局限性,并强调 ICP 有无任何预兆胎死宫内的可能。产程初期催产素激惹试验(oxytocin challenge test, OCT)对围产儿预后不良的发生有良好的预测价值。因此,对 ICP 孕妇拟行阴道分娩时,建议先常规行催产素激惹试验。

3) 脐动脉血流分析:胎儿脐动脉血流收缩期与舒张末期最大速度比值(S/D 比值)对估计围产儿预后可能有一定意义,检测频率同 NST。

4) 产科超声:在胎心监护出现不可靠的图形、临床又难于做出确切判断时可选用超声生物物理评分。由于 ICP 胎儿往往发生宫内猝死,其对 ICP

胎儿宫内安危评判的敏感性、特异性有限,只能反映超声操作当时胎儿宫内的情况。

ICP患者的胎儿在宫内变化往往十分突然,特别是在临产前及产程过程中,因此我们主张积极地胎心监护,方法包括NST及胎动计数。胎儿监护正常只是提示暂时安全,不能预测随后的胎儿不良事件。有较多文献报道,ICP孕妇发生死胎前几天甚至几小时,其胎儿脐动脉血流收缩期与舒张末期最大速度比值(S/D比值)都在正常范围,但是还是发生了胎死宫内。因此。目前还没有任何一种胎儿监测方法能够预测ICP胎儿的死亡。

3. **门诊治疗**　适用于妊娠<39周、轻度ICP,且无规律宫缩者。可口服降胆酸药物,7~10天为1个疗程。根据症状是否缓解及实验室检查结果做综合评估。如治疗有效,则继续服药治疗直至血总胆汁酸水平接近正常。

根据疾病程度和孕周适当缩短产前检查间隔,重点监测血总胆汁酸水平和肝功能,加强胎儿监护,如病情加重或伴有产科其他并发症,则需住院治疗。

4. **住院治疗**　对重度ICP、伴有产科并发症或需立即终止妊娠者及门诊治疗无效者需住院治疗,有先兆早产、严重皮肤瘙痒者亦需住院治疗。

5. **一般处理**　给予低脂、易于消化饮食;休息,左侧卧位为主,计数胎动;对瘙痒严重者予局部皮肤涂抹含有薄荷醇的润肤霜、炉甘石制剂,但其疗效不确切。加强妊娠期高血压疾病、妊娠期糖尿病等并发症的治疗。

6. **药物治疗**　至今尚无一种药物能治愈ICP,故临床以合理延长孕周为目的。治疗前必须检查胆汁酸指标系列、肝功能、胆红素及凝血功能,治疗中及治疗后需及时监测治疗效果、观察药物不良反应,及时调整用药。

(1)降胆酸:

1)熊脱氧胆酸(ursodeoxycholic acid,UDCA):又名乌索脱氧胆酸,目前被认为是治疗ICP最有效的药物。作用机制尚不明确,可能是改变胆汁酸池的成分,替代肝细胞膜上对细胞毒性大的有疏水性的内源性胆汁酸,并抑制肠道对疏水性胆酸的重吸收,降低血胆酸水平,改善胎儿环境。①疗效评价:推荐作为ICP治疗的一线药物。与其他药物对照治疗相比,在缓解皮肤瘙痒、降低血清学指标、延长孕周、改善母儿预后方面具有优势。但停药后可出现反跳情况。②剂量:建议按照15mg/(kg·d)的剂量分3~4次口服,常规剂量疗效不佳,而又未出现

明显副作用时,可加大剂量为1.5~2.0g/d。③胎儿安全性:未发现UDCA对人类胎儿的毒副作用和造成围产儿远期不良影响的报道,妊娠中晚期使用安全性良好。

2)S-腺苷蛋氨酸(S-adenosylmethionine,SAMe):可通过甲基化对雌激素的代谢起灭活作用,它刺激膜的磷脂合成,通过使肝浆膜磷脂成分的增加,防止雌激素所引起的胆汁淤积。①疗效评价:没有良好的循证医学证据证明S-腺苷蛋氨酸(SAMe)的确切疗效和在改善围产结局方面有效,国内就其治疗ICP疗效的荟萃分析显示,该药可以改善某些妊娠期的指标,如降低剖宫产率、延长孕周等,停药后存在反跳。建议作为ICP临床二线用药或联合治疗的药物。②剂量:静脉滴注每天1g,疗程12~14天;或口服500mg,每天2次。③胎儿安全性:尚未发现SAMe存在对胎儿的毒副作用和对新生儿远期的不良影响。

3)地塞米松:能通过胎盘抑制胎儿肾上腺脱氢表雄酮的分泌,减少雌激素的生成以减轻胆汁淤积。①疗效评价:地塞米松在改善症状和生化指标、改善母儿结局方面疗效不确切。同时,由于激素对母胎的不良反应,在距离分娩时间尚远时使用更应该慎重。主要应用在妊娠34周之前,估计在7天之内可能发生早产的ICP患者,或疾病严重需计划终止妊娠者的促胎肺成熟。②剂量:推荐用量为地塞米松6mg,肌内注射,每12小时1次,共4次。③胎儿安全性:孕期单疗程地塞米松促进胎肺成熟是安全有效的,多疗程对新生儿近远期有不良影响。

(2)降胆酸药物的联合治疗:文献报道的样本量小或组合复杂,疗效难于评价。比较集中的联合方案是:UDCA 250mg每天3次口服,联合SAMe 500mg每天2次静脉滴注。建议对于重度、进展性、难治性ICP患者可考虑两者联合治疗。

(3)支持治疗:产前使用维生素K减少出血风险。转氨酶水平升高者可加用护肝药物,其余辅助治疗如血浆置换等可能有效,但无证据支持。

7. **产科处理**　选择最佳的分娩时机和方式、获得良好的围产结局是对ICP孕期管理的最终目的。关于ICP终止妊娠的时机,需综合考虑孕周、病情严重程度及治疗后的变化趋势来评估,遵循个体化评估的原则而实施。

(1)终止妊娠的相关因素:

1)孕周:应根据患者具体情况进行综合评估。

目前并不建议过早终止妊娠。但对于早期发病、重症病例，期待治疗不宜过久。对前次 ICP，胎儿死亡者，应适当提早终止妊娠的孕周。

2）病情严重程度：病情程度的判断包括起病孕周、病程、瘙痒程度、生化指标（特别是总胆汁酸、转氨酶、胆红素）最高值和治疗后变化等。必须重视的是，产前总胆汁酸水平 ≥ 40μmol/L 者是预测围产结局不良的良好指标。

3）胎儿监护指标：无证据证明胎儿宫内死亡与胎儿监护指标异常之间有相关性。

（2）ICP 孕妇终止妊娠的时机：目前，并没有证据表明，通过医疗性早产能够降低 ICP 胎死宫内的发生率，因此，终止妊娠的时机和方式应该基于个体情况。

1）轻度 ICP：孕 38~39 周左右终止妊娠。

2）重度 ICP：孕 34~37 周终止妊娠，并需根据 ICP 患者对治疗的反应、有无胎儿窘迫、双胎或合并其他母体并发症等因素综合考虑。近年来的大样本观察发现，孕 37 周以后是重度 ICP 胎儿死亡的危险时间，因此，2015 版 ICP 诊疗指南推荐重度 ICP 终止妊娠的时机为孕 34~37 周。

（3）ICP 孕妇终止妊娠的方式——阴道分娩：

1）阴道分娩指征：①轻度 ICP；②无其他产科剖宫产指征者；③孕周 <40 周。

2）引产和产程中的管理：①引产：在引产过程中应注意加强监护，避免宫缩过强、过频导致胎儿缺氧；②产程管理：制订产程计划，可先行宫缩应激试验（contraction stress test, CST）检查，产程中全程密切监测孕妇宫缩、胎心节律变化，避免产程过长，做好新生儿窒息复苏准备，若存在胎儿窘迫状态，放宽剖宫产指征。

3）重度 ICP 经治疗有效者：重度 ICP 孕妇的羊水粪染率上升、胎儿耐受程度下降，若治疗有效主要是延长孕周及患者生化指标的改善，但没有有效手段能预测临产后胎儿能否耐受阴道分娩，因此，亦常以剖宫产终止妊娠。

剖宫产指征：①重度 ICP；②既往有 ICP 病史并存在与之相关的死胎、死产、新生儿窒息或死亡史；③胎盘功能严重下降或高度怀疑胎儿窘迫；④合并双胎或多胎、重度子痫前期等；⑤存在其他阴道分娩禁忌者。

总之，ICP 具有遗传性、地域性、复发性及好发双胎的特点，我国长江流域多发，对母体没有严重伤害，却易发生早产、死胎、死产，它无法预防。根

据发生脐部、手、脚掌的瘙痒，根 AST 及 ALT、总胆汁酸升高可做出诊断，妊娠 32 周后加强监护，用熊脱氧胆酸或 S- 腺苷蛋氨酸治疗以保证胎儿的安全性，能有效地降低 ICP 的围产儿死亡率。

（冯 洁 戴钟英）

第四节 妊娠合并泌尿系统疾病

本节关键点

1. 妊娠合并尿路感染诊治的重点是确定感染源及感染部位。尿路感染的重点疾病是妊娠合并急性肾炎，需及早诊断及治疗。
2. 在妊娠合并原发性肾小球肾炎中重点的疾病是慢性肾小球肾炎，根据肾功能判断疾病的严重程度，是否能安全度过妊娠期。防止妊娠期高血压疾病的发生。妊娠合并肾病综合征少见，严重者不宜妊娠。
3. 妊娠合并急性肾衰竭，处理好易发生本病的原发产科疾病（重度子痫前期、产后大出血、胎盘早剥、前置胎盘等），出现肾衰竭。少尿期是处理的重点，必要时进行透析治疗。
4. 妊娠合并尿路结石，妊娠前肾功能正常者可以妊娠，若有症状，以保守为主。
5. 妊娠合并多囊肾及一侧肾切除术后妊娠，妊娠前为肾功能正常，可以妊娠，妊娠中保护肾功能。
6. 肾移植术后妊娠，必须在肾移植术后一年，肾功能正常无排斥者方可妊娠。

一、妊娠合并尿路感染

妊娠期间由于雌、孕激素分泌增多和增大子宫的压迫，孕妇的输尿管、肾盂发生明显的扩张，进而导致尿液潴留，易患尿路感染。

引起尿路感染的细菌是会阴正常的菌丛。90% 非阻塞性的肾盂肾炎是由大肠埃希氏杆菌（*Escherichia Coli*）株引起的。这种杆菌有粘连素，助长其与阴道和尿道上皮结合，故致病力强。

（一）妊娠期无症状菌尿

泌尿道内有细菌生长而无临床症状称为无

症状菌尿。孕妇患无症状菌尿约占 4%~7%。无症状菌尿引起有症状性肾盂肾炎的发病率为 20%~40%。菌尿的诊断标准是指在合格地外阴清洁后,取中段尿培养,每毫升含细菌数超过 10 万时,或上述标本的培养中菌落计数持续在 10 000/ml 以上,或在任何导尿或膀胱穿刺标本中出现致病菌时,可以诊断。培养的细菌多数为大肠埃希氏菌、链球菌、变形杆菌,葡萄球菌或铜绿假单胞菌较少见。

妊娠期无症状菌尿与妊娠的关系:① Kass 报道孕妇无症状菌尿可导致早产,经抗生素治疗后,可明显降低早产及围生儿死亡率。② Mcfadyen 等报道有菌尿的孕妇的妊娠期高血压疾病的发生率为无菌尿孕妇的 2 倍。③据报道,有菌尿的孕妇多伴有贫血,这是由于红细胞破坏增多而产生减少之故。孕期无症状菌尿在分娩后往往持续有菌尿,也提示了其中许多妇女确有肾实质的累及。

治疗:无症状的菌尿症可用药物有阿莫西林、氨苄西林、头孢类药物、环丙沙星、左氧氟沙星、甲氧苄啶 - 磺胺甲噁唑等。

可根据药物敏感试验选择治疗。根据作者经验用呋喃妥因 100mg,每晚睡前服用 1 次,共 10 天,往往有效。对于复发,Lucas 等曾成功应用呋喃妥因 100mg,睡前服用 1 次,共 21 天,治疗效果好。

预防:有条件者,孕早期时常规做中段尿培养作为菌尿的筛选及药物敏感试验。妊娠期应尽量减少导尿次数,导尿时要特别注意无菌操作。

(二) 妊娠期膀胱炎和尿道炎

急性膀胱炎是有症状的下泌尿道感染。妊娠期发病率约 1.3%。34% 患者细菌培养筛查为阴性。最常见的症状为排尿困难、尿急、尿频以及耻骨上压迫感。诊断根据病史、血尿、脓尿,以及尿培养单种尿路病原体>10 万 /ml。最常见的致病菌包括大肠埃希氏菌和克雷伯菌。虽然膀胱炎往往无合并症,但由于上升性感染可累及上泌尿道。急性肾盂肾炎的孕妇,有 40% 以前为有症状的下泌尿道感染(Gilstrap 等,1981)。

治疗:膀胱炎的妇女对任一治疗措施均有效。当有隐蔽的菌尿,3 天疗法往往 90% 有效(Fihn,2003)。单次剂量疗法对非孕妇和孕妇效果均差,一般疗程持续 10~14 天,对急性膀胱炎治疗的药物包括头孢类药物、氨苄西林、呋喃妥因、磺胺异噁唑等。

治疗结束后做尿培养,以证实致病菌是否已根除。急性膀胱炎的再复发率较低,为 17%。

当出现尿频、尿急、尿痛,有脓尿而尿培养无细菌生长时可能系泌尿生殖道常见的沙眼衣原体引起尿道炎的结果。阿奇霉素治疗有效。

(三) 妊娠期急性肾盂肾炎

急性肾盂肾炎(acute pyelonephritis)是妊娠期最常见而严重的内科并发症之一,约占孕妇的 1%~2%。其中 2/3 发生于过去有菌尿病史者,而 1/3 在妊娠期无菌尿者。一般是双侧性的,如果是单侧性时,则以右侧为主。妊娠期急性肾盂肾炎的危险性明显增加。细菌的黏附性对妊娠期发生急性肾盂肾炎起了主要作用,准确的机制不清。

妊娠期急性肾盂肾炎多数发生在孕中、晚期。Gilstrap 等报道 656 例产前及产时急性肾盂肾炎,其中 482 例(73%)发生在产前期;而发生于孕期的 9% 发生在孕早期,46% 发生在孕中期,45% 发生在孕晚期,而这与随着妊娠期的进展,继发于相对性尿路梗阻及尿液淤滞增加有关。

【诊断】

1. **症状与体征** 急性期高热可达 40℃,出现畏寒、寒战、全身不适、恶心、呕吐、食欲缺乏。尿频、尿痛、季肋部痛和腰痛,肋椎角叩痛。轻症者,仅有腰酸痛、低热、尿频及排尿困难等症状。Gilstrap 等报道的 656 例妊娠期急性肾盂肾炎,85% 体温≥38℃,12% 体温≥40℃,而且,54% 有右侧肋椎角叩痛,27% 为双侧叩痛,16% 为左侧叩痛。

2. **尿常规及细菌培养** 尿色一般无变化,如为脓尿则呈混浊;尿沉渣可见白细胞满视野、白细胞管型,红细胞每高倍视野可超过 10 个。细菌培养多数为阳性,常见的病原菌为大肠埃希氏菌(75%~85%);其次为副大肠埃希氏菌、变形杆菌、产气荚膜杆菌、葡萄球菌及粪链球菌,铜绿假单胞菌少见。如细菌培养阳性应做药敏试验。如尿细菌培养为阴性可能与患病早期抗生素应用有关系,即使抗生素为单次口服剂量,也可使尿细菌培养阴性。

3. **血白细胞计数** 变动范围很大,可以白细胞计数正常至≥17×10^9/L。

4. **其他实验室检查** ①血清肌酐在约 20% 急性肾盂肾炎孕妇中可升高,并伴有 24 小时尿肌酐清除率下降;②有些患者出现血细胞比容下降。

5. **血培养** 体温≥39℃者须做血培养,如阳性应进一步做分离培养及药敏试验。对血培养阳性者应注意可能由菌血症发展至败血症休克及DIC。

【不良影响】

1. **孕妇的影响** 妊娠期急性肾盂肾炎可以引起多器官系统功能障碍（multiple organ dysfunction syndrome，MODS）（表12-2）。

表12-2 妊娠期急性肾盂肾炎的多器官系统功能障碍

累及系统	表现
体温调节不稳定	高温
	低温
血液系统障碍	贫血
	白细胞增多
	血小板减少
肾功能障碍	血清肌酐水平升高
	肌酐清除率下降
肺功能障碍	成人呼吸窘迫综合征（ARDS）

2. **胎婴儿的影响** 出现妊娠期急性肾盂肾炎，则低体重儿及早产儿的发生率增加。Gilstrap等报道急性肾盂肾炎孕妇其新生儿约有15%体重低于2 500g，但与无急性肾盂肾炎的对照组比较，其新生儿平均体重无明显差别。

【治疗】

1. 急性肾盂肾炎均应住院治疗。孕妇应卧床休息，并取侧卧位，以左侧卧位为主，减少子宫对输尿管的压迫，使尿液引流通畅。

2. 持续高热时要积极采取降温措施，妊娠早期发病可引起胎儿神经系统发育障碍，无脑儿、流产而早产发生率远较正常妊娠者发生率高。

3. 鼓励孕妇多饮水以稀释尿液，每天保持尿量达2 000ml以上，但急性肾盂肾炎患者，多数有恶心、呕吐并伴脱水，不能耐受口服液体及药物，故应给予补液及胃肠外给药。

4. 监护母儿情况，定期检测母体生命体征，包括血压、呼吸、脉搏以及尿量，监护宫内胎儿情况、胎心以及B超生物物理评分。

5. 抗生素治疗 应予有效的抗生素治疗。经尿或血培养发现致病菌，通过药敏试验指导合理用药。选用头孢菌素类及较新的广谱青霉素（ureidopenicillin），治愈率可达85%~90%。一般应持续用药10~14天。疗程结束后每周或定期尿培养。

6. 急性肾盂肾炎发生多器官功能障碍时给以积极的支持疗法。

【随访】 出院后，患者应定期在门诊随访，Gilstrap报道复发率约为25%。

【预后】 妊娠期急性肾盂肾炎或经常有泌尿道感染的患者，最后常发现有泌尿道异常。Whalley及Freedman发现该类患者复发率或X线检查异常可多达27%~37%。

（四）妊娠期慢性肾盂肾炎

一般症状较急性期轻，甚至可表现为无症状菌尿，半数以上患者有急性肾盂肾炎史，以后出现易疲乏、轻度厌食，不规则低热及腰酸、腰痛等。泌尿道症状可有轻度尿频及小便混浊等。病情较严重者可出现肾功能不全。

治疗：主要在于积极治疗急性肾盂肾炎，以免成为慢性肾盂肾炎；尿细菌检查阳性时应按急性肾盂肾炎治疗；若患者有肾功能减退，勿选用对肾脏有毒性的抗生素。

二、妊娠合并原发性肾小球肾炎

原发性肾小球肾炎是以双侧肾脏肾小球病变为主的一种肾的原发性疾病。急性肾小球肾炎（急性肾炎）多与链球菌感染有关。慢性肾小球肾炎（慢性肾炎）虽可由急性肾炎发展而来，但大多数慢性肾炎一开始就呈慢性状态，并非由急性肾炎等转变而来。患有肾小球肾炎的妇女妊娠时肾脏的负担加重，影响肾脏功能，严重者常常危及孕妇和胎儿的生命，必须引起重视。病情轻者又常容易与妊娠期高血压疾病相混淆，缺少引起应有的重视而贻误病情。

（一）妊娠合并急性肾炎

【发病率与病因】 急性肾炎在小儿及青少年中发病较多，妊娠期稀有。病因与非孕妇相同，与链球菌感染有关，发病机制上属于一种免疫复合物型肾炎。一部分患者由其他细菌感染（如肺炎球菌、葡萄球菌、脑膜炎双球菌等细菌引起的感染）或病毒感染（如腮腺炎病毒、麻疹病毒等）引起。

【临床表现】 妊娠期急性肾炎多见于妊娠早期和年轻的孕妇，常于扁桃体炎、鼻窦炎、猩红热及疖病后10~12天出现高血压、水肿和血尿。患者主诉乏力、头痛、恶心及呕吐。可进一步合并急性肺水肿、急性肾衰竭或高血压脑病。

【实验室检查】 尿液比重增高，多在1.022~1.032之间。水肿时尿量少达400~700ml，少数人在300ml以下，在恢复期尿量可达2 000ml。尿沉渣含有许多红细胞,透明、颗粒或红细胞管型。抗O滴定度>250U。肾功能测定表现不一,大多数患者有程度不等的肾功能不全,以肾功能滤过率的改变最为明显,内生肌酐清除率及菊糖清除率均降低。这些现象易与妊娠期高血压疾病、子痫前期相混淆,但妊娠期高血压疾病无并发症者血尿及管型则少见。

【治疗】妊娠期急性肾炎的治疗与非妊娠期相同。急性肾炎轻症者大多可以自愈,不必过多用药。但应采取下列措施:①休息:妊娠期急性肾炎孕妇应完全卧床休息。应避免受寒受湿,以免引起肾小动脉痉挛,加重肾脏负担。②饮食控制:宜低盐、低蛋白饮食。每天入量限制在1 000ml以内。成人蛋白质每天宜在30~40g左右,以避免加重肾脏负担。③控制感染:肌内注射普鲁卡因青霉素,每天80万U,10~14天。④对症处理:水肿及少尿者给以利尿剂。高血压及高血压脑病者给以肼屈嗪等降血压药物。急性心力衰竭时,主要治疗是减少循环血量,静脉注射呋塞米(速尿)。如肺水肿明显者可注射镇静剂及吗啡。有肾衰竭时,按肾衰竭处理。⑤产科处理:急性肾炎轻症者可以继续妊娠;如果肾脏病变继续发展,病程持续2周以上,则应终止妊娠。

【预后】大部分患者恢复较快,症状持续1周即消失。可引起早期流产及早产。Fetding报道围产儿死亡率为19‰,早产率为3.7%,严重子痫前期为1%。Kaplan认为已痊愈的急性肾炎患者不影响以后的妊娠过程,不增加妊娠期高血压疾病的发生率,同时妊娠也不影响肾脏的功能。但患者在急性肾炎体征完全消失后至少1年后再怀孕为宜。

(二)妊娠合并慢性肾炎

【发病率】慢性肾炎合并妊娠的发病率约为1:(1 000~2 000)次妊娠。上海医科大学附属妇产科医院1953—1963年10年资料显示其发病率为1:2 857次分娩,近年来其发病率增高。1981—1984年4年间共有慢性肾炎合并妊娠71例,同期分娩总数为26 043例,发病率为1:367次分娩。文献报道,该71例中,病程1~10年者43例,占61%;11~20年21例,占29.5%;>20年5例,占7%;病程不清者2例,占2.5%。71例中,仅31例有急性肾炎病史,以后经常尿液出现蛋白而诊断为慢性肾炎。

【临床表现】本病临床表现可多种多样,按照主要表现分型如下:①普通型:起病时可与急性肾炎相似,水肿、血尿及高血压均很明显,以后病情暂时缓解,或呈进行性恶化,多数患者起病时可毫无症状,经检查小便才被发现本病。尿蛋白大多在3.5g/24h以下;小便中常有红细胞,甚至有少许管型;血压虽升高,但非主要表现。②肾病型:此病的病理变化以基膜增生型为主。患者有显著的蛋白尿与管型及水肿,尿蛋白每天排出量在3~3.5g以上。血浆蛋白降低,白蛋白与球蛋白比例倒置,胆固醇升高。③高血压型:蛋白尿可以少量,伴有高血压,血压常持续升高,临床表现很像高血压。

Kaplan根据患者临床表现严重程度分为3型:Ⅰ型,仅出现蛋白尿;Ⅱ型,有蛋白尿和高血压;Ⅲ型,同时有蛋白尿、高血压和氮质潴留。

慢性肾脏疾病在临床表现上往往由"静止"期直到进展期。诊断依据其肌酐清除率、24小时尿蛋白量及显微镜下异常的尿沉渣检查,有红细胞和白细胞管型;而不应依靠血清肌酐和血尿素氮的检查,因为要到肌酐清除率下降到50ml/min以下时,血清肌酐和血尿素氮才出现异常。慢性肾功能不全有许多原因,包括系统性红斑狼疮、糖尿病性肾病、多囊肾、结节性多动脉炎、硬皮病、逆流性肾病及急性、慢性肾小球肾炎。

妊娠合并肾功能不全有50%可使尿蛋白增加,有时24小时尿蛋白可超过3g。合并子痫前期的发病率也明显升高,可达25%~30%。

妊娠期肾功能不全早产率可达25%~50%,其中多数是由于母儿并发症而需早期终止妊娠。

胎儿的危险性取决于母体肾损害的程度,如上述早产率升高,围产儿死亡率及胎儿生长受限发生率也较高。在上述的71例妊娠合并慢性肾炎中,早产率为14%,围产儿死亡率为93.3‰,围产儿死亡的主要原因是早产。

【实验室检查】

1. **尿常规检查** 常在孕前或妊娠20周前持续有蛋白尿而发现本病,肾病型的尿蛋白最多。慢性肾炎晚期,肾小球多数毁坏,蛋白漏出反而逐渐减少,因而尿蛋白减少不一定说明疾病的好转,也不能以尿蛋白的多少作为引产的标准。慢性肾炎晚期时因浓缩及稀释能力减退常使尿比重固定于1.010左右。视病变轻重程度不同尿中出现多少不等的红、白细胞管型。

2. **血常规** 常伴有贫血,属于正常血红蛋白及红细胞型贫血。慢性肾功能不全伴有贫血者很难治疗,宜少量多次输血。

3. **肾脏功能测定** 至晚期，各种肾功能，如酚红试验、内生肌酐和尿素廓清及尿浓缩稀释功能等均有不同程度的减退。

4. **眼底检查** 轻度慢性肾炎患者眼底检查可以正常。一般可见出血、渗出及典型符合肾炎之网膜炎。

5. **肾脏活组织检查** 妊娠期做肾脏活检，各学者意见不一，主要顾虑活检出血不止，弊多利少。

【诊断和鉴别诊断】慢性肾炎多见于年轻妇女，过去有急性或慢性肾炎病史，症状以蛋白尿为主，或伴有水肿、高血压，多见于妊娠20周前，因此诊断并不困难。如果缺乏可靠的肾炎病史，或产前检查时已达妊娠后期，则必须与妊娠期高血压疾病、慢性肾炎合并妊娠期高血压疾病、肾盂肾炎、原发性高血压和体位性蛋白尿做鉴别。

【处理】

1. **妊娠前** 妊娠前血清肌酐水平应低于176.8μmol/L(2mg/dl)较为理想，舒张压应≤12kPa(90mmHg)。有些学者认为血清肌酐不得超过221μmol/L(2.5mg/dl)，亦有人认为不得高于132.4μmol/L(1.5mg/dl)。

妊娠前如果已有高血压和蛋白尿，血压在150/100mmHg以上，或有氮质血症者均不宜妊娠。一旦妊娠应及早进行人工流产，因为妊娠必将加重肾脏负担，还容易并发妊娠期高血压疾病，对母儿都极为不利。

2. **妊娠期** 如病情轻，仅有蛋白尿，或蛋白尿伴有高血压，但血压不超过150/100mmHg，可在医护人员监护下继续妊娠。

(1)产前检查：32周前，每隔2~4周产前随访，按孕妇情况，以后每周检查1次。监护血压，早期发现高血压是关键；不能控制的高血压是评估孕妇总体病情恶化的极重要因素。要早期筛查是否合并子痫前期，有学者主张预防性使用小剂量阿司匹林，以便在孕早期末期就开始降低合并子痫前期的发病率。产前每月常规进行肾功能评估、24小时肌酐清除率及尿蛋白的分析，以及早期筛查无症状菌尿也作为产前评估的一部分。

胎儿应早期超声评估胎儿结构及生长发育有无缺陷并定期复查。

(2)妊娠期要保证充足睡眠和休息，避免劳累、受凉、感染等；合适的营养，选择富含必需氨基酸的优质蛋白质，补充足量维生素，提高机体的抗病能力。

(3)如肾功能恶化，应寻找可逆的病因，如道感染、脱水或电解质不平衡。逆之常，肾功能降低15%~20%(血清肌酐轻度升高)属于允许范围内。如果肾功能明显下降而找不到可逆的原因，应予住院考虑终止妊娠。如果仅尿蛋白增加，但肾功能尚好，无高血压，孕龄未达36周，则应观察，无终止妊娠的指征。

(4)慢性肾炎，控制高血压至关重要，可应用甲基多巴、可乐定(clonidine)，β肾上腺素能阻滞剂及钙通道阻滞剂。妊娠期不宜应用血管紧张素转换酶抑制剂，因可引起胎儿畸形综合征、新生儿肾衰竭、胎儿生长受限，并能明显降低胎盘血流量。不宜限制食盐及利尿。对明显水肿者，有些学者主张同时使用胶体制剂及利尿剂，并仔细定期监护电解质。

(5)在观察治疗的过程中，如肾功能进一步减退，或血压上升到150/100mmHg以上不易控制时，亦应考虑终止妊娠，以保证全母体的安全。Bear提出妊娠合并肾脏疾病，如血清肌酐高于141.4μmol/L(1.6mg/100ml)，则预后较差，故建议以血肌酐含量141.4μmol/L为终止妊娠的指标。

慢性肾炎的孕妇如果经过治疗，妊娠达到36周时，应考虑终止妊娠，因为36周左右血压往往突然升高，这也是胎儿死亡及肾功能恶化的时期。

(6)分娩方式：慢性肾炎合并妊娠，往往合并高血压，病情重、胎盘功能低下，提示需终止妊娠，分娩方式常采用剖宫产术。

三、妊娠合并肾病综合征

【病因】病因尚不明确，临床上可能与下列情况有关：

1. **肾脏本身的疾病** 如：①类脂性肾病；②膜性肾小球肾病；③局灶性肾小球硬化症；④遗传性肾病；⑤先天性肾病综合征。

2. **毒物、药物与过敏** 如汞、铋、花粉、青霉胺等可引起本病。

3. **全身性疾病累及肾脏** 如代谢性疾病、皮肌炎、梅毒、疟疾、淋巴细胞性白血病等。

4. **肾脏血流动力学障碍** 如双侧肾静脉血栓形成、严重充血性心力衰竭等。

【发病机制】肾小球滤过功能的结构是肾小球滤过膜。它有三层结构，即肾小球毛细血管内皮细胞、基膜和肾小囊脏层上皮细胞。其中毛细血管内皮细胞上有许多直径50~100nm的小孔称为窗孔,它可以防止血细胞通过,对血浆蛋白则无阻挡作用。基膜层含有微纤维网,上面有直径仅 4~8nm 的网孔,这层是滤过膜的主要滤过屏障。肾小囊上皮细胞有足突相互交错形成裂隙,其小孔直径在 4~14nm。上述结构组成对蛋白过滤起屏障作用。一旦此屏障作用遭受损害,蛋白滤过和丧失达一定程度,临床上即可出现肾病的表现。

至于肾病产生高脂血症的机制尚不十分明确,但血脂过高乃继发于蛋白代谢异常。尿蛋白大量丧失时,由于肝脏合成白蛋白增加,合成脂蛋白亦同时增加,成为高脂血症的原因。此外,脂蛋白脂酶活力下降使脂质清除力降低,亦为部分原因。

【临床表现】

1. **水肿**　初多见于踝部,呈凹陷性,继则延及全身,晨起时面部水肿即明显,常伴乏力、头晕、食欲缺乏、恶心、呕吐等。

2. **心血管系统症状**　患者血压偏低、脉压小,易昏厥。当不适当使用降压、利尿药时可出现明显低血压,甚至循环衰竭、休克等。

【实验室检查】

1. **尿常规检查**　尿量明显减少,可少至 200~300ml。尿蛋白多在 +++~++++ 以上,24 小时蛋白定量在 3.5~10g 以上,甚至可达 20g。尿沉渣可见到脂类管型、透明管型等。

2. **血常规**　有轻至中度贫血。

3. **血浆蛋白**　总蛋白及白蛋白均明显下降。总蛋白常在 5g/dl 以下,白蛋白在 3g/dl 以下。

4. **血脂**　总脂、胆固醇、甘油三酯等常有明显升高。其中总脂常在 8.5mmol/L 以上,最高可达 16mmol/L 以上,胆固醇多超过 3.2mmol/L,甚至高达 10.7mmol/L。

5. **肾功能检查**　类脂性肾病肾功能一般可保持良好状况,晚期肾损害严重时可致肾功能不全。

【诊断】详细询问病史以确定病因。根据:①大量蛋白尿,每天在 3.5g 以上;②低蛋白血症,血浆总蛋白少于 5g/dl,白蛋白少于 3g/dl;③全身水肿;④高胆固醇血症(>3.2mmol/L);⑤脂质尿。可确诊为肾病综合征。

【处理】

1. **妊娠前**　严重肾病综合征伴有肾功能不全者不宜妊娠。

2. **妊娠期**

(1)一般治疗:①饮食:以高蛋白、低钠饮食为主。每天摄入蛋白总量按 1~2g/kg,再加上尿中蛋白丧失量来计算。宜摄入蛋、奶等高质量蛋白质。有氮质血症时,蛋白摄入量必须适当限制。②纠正低蛋白血症:间断静脉滴注血浆或白蛋白。③适当应用利尿剂,可以控制水肿,改善患者一般情况。

(2)定期检查尿蛋白、血浆蛋白、胆固醇以及肾功能,如病情恶化必须考虑终止妊娠。

(3)孕 32 周后应定期检查胎儿胎盘功能,B 超生物物理评分,多普勒脐动脉、肾动脉、大脑中动脉检查。积极防治妊娠期高血压疾病。如经过治疗,妊娠达到 36 周时应考虑终止妊娠。

四、妊娠合并多囊肾

多囊肾是肾脏的一种先天性异常,常为双侧性。本病是一种常染色体显性遗传病,多囊肾可发生于任何年龄,但妊娠合并多囊肾在临床上较为少见。多囊肾可伴有其他脏器的多囊性病变,如多囊肝。

【病理】多囊肾多发生在双侧肾脏,单侧极为少见,多囊肾系肾小管进行性扩张,导致囊肿形成、阻塞、继发感染、破裂出血与慢性肾衰竭。患侧肾脏常较正常侧增大 2~3 倍。解剖时肾脏呈蜂窝状,囊与囊之间和囊与肾盂之间互不相通。

【临床表现】

1. **疼痛**　腰痛或腹痛为最常见症状。大多为隐痛、钝痛,固定于一侧或两侧,可放射到腰背或下腹部。疼痛如突然加剧,常为囊内出血或继发感染。

2. **血尿和蛋白尿**　约有 25%~50% 患者有血尿,可表现为镜下血尿或肉眼血尿。约有 70%~90% 患者有蛋白尿,24 小时定量常在 2g 以下。

3. **高血压**　约有 70%~75% 患者发生高血压,所以妊娠期孕妇常合并妊娠期高血压疾病,可引起多囊肾病情发生恶化。

4. **腹部肿块**　妊娠期随着子宫长大,腹部不易扪及肿大的多囊肾。

5. **感染**　囊肾可合并泌尿道感染。表现为寒战、高热、尿频、脓尿等。

6. **肾衰竭**　晚期病例由于囊肿压迫,并发肾盂肾炎等原因引起肾衰竭。

【辅助检查】

1. **尿常规检查**　可发现血尿、蛋白尿。如有急性感染可出现脓尿。超声检查为无创伤性诊断方法。肾区出现多个圆形无回声暗区,大小不等,边缘整齐。

2. **X 线检查** 因对早期多囊肾不能做出诊断，加上妊娠期 X 线对胎儿有一定影响，故不用作妊娠期多囊肾的辅助诊断方法。

【诊断】根据临床表现，结合尿液及超声检查可确立多囊肾的诊断。

【处理】

1. **产前检查** 妊娠合并多囊肾为高危妊娠，妊娠期易并发妊娠期高血压疾病、肾盂肾炎，故应定期检查与随访。除常规 B 超检查外应注意肾功能的变化，积极防治妊娠期高血压疾病及泌尿道感染。

2. **终止妊娠的问题** 年轻而无并发症孕妇，可妊娠至足月，并经阴道分娩。如肾功能进行性恶化，应考虑终止妊娠，必要时采取剖宫产手术。

3. 多囊肾本身无特殊治疗方法，往往预后较差。如病情进展到终末期肾病时，需透析及肾移植。目前有 DNA 探针技术，能做到早期产前诊断，允许受影响的胎儿进行选择性终止妊娠。

五、妊娠合并泌尿系统结石

尿石症是泌尿系统常见病之一，多见于生育期年龄。妊娠期泌尿道结石的发生率约 0.03%~0.3%。尿石症的成因尚未完全明了，但实际上，妊娠期尿石症较为少见，此可能由于妊娠期宫内胎儿发育，钙的需要量增加以及尿中保护性胶体的增加，从而有效地防止尿路结石的形成。

【病理】尿石的病理变化主要是由结石对组织造成的创伤和对尿液外流的梗阻，以及外加并发感染所引起。

【临床表现】

1. **症状** 尿石的症状取决于结石的大小、形状、所在部位和有无并发症。

（1）无症状：表面光滑的结石，或固定在肾盂或下肾盏内不移动而又无感染的结石，可以不引起症状。

（2）疼痛：肾石移动时可引起腰部隐痛、钝痛、胀痛。结石嵌顿于输尿管时，可发生剧烈疼痛沿输尿管部位并向膀胱、外生殖器、大腿内侧等处放射。

（3）血尿：为尿石症的常见症状。因结石移动擦伤泌尿道引起血尿。为肉眼或显微镜下血尿。

（4）尿闭：由于两侧尿路被结石梗阻，或唯一有功能肾脏的尿路被梗阻而发生尿闭，极少见。

（5）尿路感染症状：尿石并发感染，可出现发热、寒战、尿频、尿急、尿痛以及脓尿等。

2. **体征** 在肾绞痛发作时，深按肾区及轻叩肋椎角处可引起疼痛和压痛。

【诊断】根据病史及典型的临床表现，如腰痛或肾绞痛及肾区叩痛、血尿和排出结石时诊断并不困难。但还需明确结石的部位、大小、数目和两侧肾脏功能情况，故尚需进行各项辅助检查。

1. **尿常规检查** 可见红细胞、脓细胞与上皮细胞，中段尿培养可发现致病菌。

2. **X 线检查** X 线对胎儿有一定影响，故妊娠期应避免做此检查。

3. **膀胱镜检查** 如以膀胱区疼痛、尿流突然中断与血尿为主要症状，尚应考虑膀胱结石。妊娠期膀胱结石可依靠 B 超与膀胱镜检查确定。

4. **超声检查** 尿石直径达到 0.5cm 以上时，高分辨力的超声诊断仪能在泌尿道内或肾脏内见到浓密的强光点或强光团，此为结石存在的特征。当结石伴有积水时，可兼有积水的声像图特点。

5. **肾功能检查** 做尿素氮、肌酐、尿酸测定以了解肾功能状况。

【鉴别诊断】尿石症必须与下列疾病进行鉴别：①急性阑尾炎；②胆石症。对以上疾病均可依靠血、尿检查，B 超及特殊化验以鉴别。

【治疗】妊娠期尿石症患者的治疗需按具体情况决定。

1. **无症状和无并发症的尿石症** 对这类患者可采取密切观察。

2. **有症状合并泌尿道感染** 可先用广谱抗生素控制感染。但结石不去除，感染往往不易彻底控制，妊娠早期可考虑手术治疗，术后应用黄体酮、镇静剂安胎；妊娠中期，流产的机会减少；妊娠晚期，输尿管下段结石可阻碍阴道分娩，如胎儿能存活，可剖宫产后再考虑手术摘除结石。

六、肾移植后合并妊娠

随着器官移植术的进展，1958 年首例肾移植患者妊娠成功后，肾移植后妊娠及分娩的报道屡见不鲜。肾移植后的一系列问题对妇女肾移植后妊娠有一定的危险性，妊娠前后应予以高度重视。

（一）肾移植后妊娠的条件

肾移植后的妇女，妊娠前应向医师咨询有关妊娠的问题，只有在下述条件方可允许妊娠：①肾移植术后 18 个月~2 年。②身体一般状态良好。③无蛋白尿或很轻微的蛋白尿。④血压正常。⑤无移植排斥反应。⑥近期肾盂造影无积水。⑦肌酐<180μmol/L以下,最好<125μmol/L;肾功能稳定。⑧免疫抑制药减少到维持量:泼尼松≤15mg/d,硫唑嘌呤≤2mg/(kg·d)或环孢素A≤5mg/(kg·d)。

(二)肾移植对妊娠的影响

1. **妊娠期高血压疾病** 肾移植后,血浆醛固酮、血管紧张素系统活性增高,妊娠期高血压疾病、子痫前期的发生率为27%~30%,比一般孕妇增加4倍。

2. **感染** 由于肾移植患者长期服用免疫抑制药物,其免疫功能受影响,易发生感染,常见的有肺感染、泌尿系统感染和病毒感染,以及阴道真菌感染。

3. **胎儿的影响** 妊娠后期肾功能可减退,长期用免疫抑制药可影响胎儿蛋白合成,会造成流产、早产、胎儿生长受限或胎死宫内,胎儿畸形及新生儿染色体畸变率增高。

Cararach报道肾移植后到妊娠的间距为10~108个月,平均47.7个月,流产率为10%,早产率为46%,围产儿死亡率为107‰,畸形率为4%(均为小畸形,左腿发育不全、脐疝、尿道下裂及多指/趾),胎儿生长受限率为29%。

(三)妊娠对移植肾的影响

同种异体肾移植,不论供肾是活体肾还是尸体肾,都存在排斥反应,特别是妊娠终止或分娩时有应激过程。但是仅9%的妊娠妇女会发生严重排斥反应,因为妊娠特有的免疫状态对移植肾有益,但排斥反应可发生在产褥期,大约15%患者孕期或产后存在明显的肾功能损害,40%患者近足月时发生蛋白尿增加,伴有肾小球滤过率降低和高血压。但也有人报道,妊娠对移植肾的肾功能和生存没有影响。

(四)处理

1. 对于一些渴望孩子要求生育者应做全面检查,权衡利弊,应告诉患者及家属妊娠的危险性。

2. 孕早期如血压升高,肾功能降低者应劝告人工流产终止妊娠。

3. 妊娠期应在高危门诊由产科、肾内科医师共同监护。每2周检查1次,32周后每周1次,定期随访尿常规,肝、肾功能,以及中段尿的镜检和尿培养,预防上呼吸道感染,纠正贫血,防治妊娠期高血压疾病。

4. 终止妊娠的指征

(1)产科原因:如重度子痫前期、胎儿窘迫、胎膜早破、胎儿畸形和胎死宫内等。

(2)肾功能监测显示严重损害并逐渐加重,危及移植肾的功能和存活。

5. 妊娠超过36周,胎儿已成熟,可以考虑终止妊娠,应放松剖宫产指征。产后应继续加强监护,产妇不宜哺乳。

七、一侧肾脏切除术后妊娠

因结核、肿瘤而切除一侧肾脏的妇女,妊娠后幸存另一侧肾脏要适应妊娠引起的肾功能需求增加。有一只正常肾脏的妇女,妊娠期大多数不发生问题(Baylis和Divison,1991)。但对余下肾脏功能的全面评估是非常重要的。上海医科大学附属妇产科医院1987年总结了8例结核肾切除术后妊娠,该8例妊娠都达到足月,除2例有轻度妊娠期高血压疾病外,其余6例孕妇在妊娠过程中无合并症;8例新生儿都存活,该院在1988年总结了4例先天性孤立肾合并妊娠。妊娠过程中除2例有轻度妊娠期高血压疾病外,其余2例无合并症;4例新生儿体重在2 500~3 000g之间,产后随访3~6年母儿情况均良好。

八、妊娠期急性肾衰竭

任何原因引起的肾脏实质急性严重损伤,使肾单位丧失调节功能,导致高血钾、代谢性酸中毒及尿毒症综合征者,统称为急性肾衰竭。大多数患者表现为少尿(少于400ml/d),也可以呈非少尿性急性肾衰竭(尿量超过1 000ml/d)。

【病因及流行病学】 妊娠期肾衰竭的发生率在近30年有明显的下降。

因流产感染而引起急性肾衰竭明显减少,而产科出血引起肾衰竭者也明显减少。而因子痫前期及其他原因引起肾衰竭者占主要原因。大多数患者需用血液透析治疗。

如今肾衰竭最常见于严重子痫前期和子痫。Frangieh等(1996)报道子痫孕妇有3.8%发生急性肾衰竭。Drakeley等(2002)总结1995—1998年72例急性肾衰竭。其中36例(50%)为HELLP综合征,23例(32%)为胎盘早剥引起的急性肾衰竭。围产儿死亡率为380‰,7例需短期肾透析(占10%),无1例为慢性肾衰竭需长期透析或肾移植,无1例孕产妇死亡。

【诊断】

1. **病史** 详细询问病史,如前置胎盘、胎盘早剥、产后大出血、严重子痫前期、血型不合输血等引起的急性肾衰竭的发病过程及处理经过等。非产科原因导致急性肾衰竭均应详细询问病史。

2. **临床表现** 急性肾衰竭按其病程演变过程，分为少尿期、多尿期及恢复期三个阶段。

(1)少尿期：本病初期，临床所见常为原发疾病的症状所掩盖，如不同原因所引起的持续性休克、溶血反应、中毒症状等，历经数小时或1~2天，以后即进入少尿期。少尿是指24小时尿量少于400ml(每小时尿量少于17ml)。而后24小时尿量在40ml以下，称为无尿。急性肾皮质坏死、肾小球肾炎及恶性高血压引起的急性肾衰竭可出现完全无尿。

在少尿期可出现下列症状：

1)水肿：由于少尿，水分排出减少，容易引起水潴留。大多数患者由于输液量过多，使组织水肿，血容量增加，血压升高，又称水中毒，甚至发生心力衰竭、肺水肿和脑水肿。

2)高血压：因肾脏缺血，肾素分泌增多，为引起高血压的主因，约2/3患者血压大多在140~200/90~110mmHg之间。

3)心力衰竭：在心肌损害的基础上，如果治疗时不注意水、盐控制。可发生心力衰竭。

4)电解质紊乱：由于少尿、酸中毒，引起高血钾、高血镁、高血磷、低钠、低氯和低钙血症。

5)代谢性酸中毒：由于肾衰竭时，尿酸化作用减弱或消失，蛋白质代谢产生的各种酸性代谢产物和乳酸等堆积，可引起代谢性酸中毒。表现为全身软弱，嗜睡，甚至昏迷。

6)氮质血症：急性肾衰竭时，由于血中非蛋白氮和其他代谢产物大量增加，致出现尿毒症症状。

7)感染：机体抵抗力减弱、免疫功能低下，除原发病如创伤、手术的感染途径外，不少治疗措施如导尿、注射、透析等增加了感染的机会。

8)其他：有贫血与出血倾向。血红蛋白降低，面色及指甲床苍白、皮下瘀斑、注射部位血肿、胃肠道出血等。

(2)多尿期：

1)尿多：经过及时而有效地对肾衰竭治疗后，约经数天到2周后，肾脏病变开始修复，尿量从少尿或无尿增加至每天400ml以上，尿量迅速成倍增加，可达5 000~7 000ml/d，多尿阶段说明肾血流量和肾小球滤过率改善，但肾小管重吸收功能还未恢复。在尿多2周后，肾小管的稀释功能开始恢复，

在此期间尿比重可低至1.002，约经1~2个月后可恢复正常。在病程2~3个月后，尿的比重可逐渐升高，一般需一年以后才能达到1.025以上。

2)电解质紊乱：在大量丢失水的同时，也伴有大量的钠盐及大量的钾离子随尿排出，可产生低钾血症或低钠血症，患者表现体重下降、软弱无力。在多尿期还可出现低钙血症，而增加神经肌肉的应激性。

3)氮质血症：在多尿期，由于肾小管的结构与功能尚欠完善，肾脏的廓清率仍很差，故氮质代谢产物的潴留仍明显，在多尿期开始的2~4天内，血液内尿素氮等可继续升高并达高峰，致临床表现似无好转，有时反而加重。以后随尿量增加，氮质代谢产物的浓度也逐渐降低，但速度比较慢。患者的全身状况开始迅速好转。至数周后氮质代谢产物才逐渐降至正常水平。在多尿期常可有低热，极易发生感染，故应继续观察病情，加强监护。

(3)恢复期：患者经少尿、多尿二期后，组织被大量破坏、消耗，故在恢复期常表现软弱无力、贫血、消瘦、肌肉萎缩，有时有周围神经炎症状。往往需经历3~6个月，甚至1年以后才能完全康复。

3. **辅助检查**

(1)少尿期：

1)尿：严密观察尿量、尿比重及尿液有形成分(各种管型)。

2)血液常规：白细胞总数增高可达到20 000左右，中性粒细胞可达80%~95%；血细胞比容常降至0.20~0.25。有弥散性血管内凝血时，血小板计数降低。

3)血液化学：尿素氮、肌酐、血清钾浓度增高，血清钠、氯、钙、二氧化碳结合力降低。

4)尿-血浆的渗透压比值：此比值反映肾小管的浓缩与稀释能力。当肾小管损伤后，因其浓缩功能差，比值常在1.15以下。

5)利尿试验：在血容量补足的情况下，患者仍无明显尿量增加，可甘露醇或呋塞米(速尿)行利尿试验以确定是否存在肾衰竭。

(2)多尿期：

1)24小时尿量增加至400ml后，尿量逐日可达2 500~3 000ml以上；尿比重开始在1.010左右，以后可低至1.002；尿常规原有的异常成分逐渐消失。

2)血液生化异常可在短期内恢复正常。贫血逐渐恢复。

（3）恢复期:24小时尿量恢复到1 500ml左右;肾功能的好转则视肾脏病变决定,经过长期随访,有的患者肾功能可以完全恢复正常,但也有部分患者留有慢性肾功能不全症状。

【预防】

1. 预防原发病的发生 管理好肾毒性药物应用。

2. 积极抢救重危患者 早期控制诱发急性肾衰竭的疾病。例如胎盘早剥、产科出血性休克、产科感染性休克和严重妊娠期高血压疾病。

3. 迅速纠正功能性少尿 一旦致病因素导致功能性少尿,可采取下列措施:

（1）积极迅速补足血容量。

（2）解除肾血管痉挛避免应用使肾脏血管强烈收缩药物,是减少急性肾衰竭、降低病死率的最好措施。

1）应用血管扩张药物:可用罂粟碱;氨茶碱;阿托品。

2）甘露醇或山梨醇单独或与低分子右旋糖酐快速静脉滴注(但须防止心力衰竭)补充血容量,产生利尿的同时可改善肾脏血液循环,减少肾小管坏死的发生。呋塞米(速尿)或与甘露醇合用可获相似或更好的效果。

3）肾囊封闭或硬膜外麻醉亦能解除肾血管痉挛。

【处理】

1. 少尿期的处理

（1）严格控制入液量:准确记录出入水量,每天进入体内的总量不应超过每天的总排出量。

（2）饮食:于肾实质损伤期开始2~3天内,限制蛋白质摄入,应以糖类补给热量为主。如果每天摄入葡萄糖150~200g,蛋白的分解则达最低限度。热量每天应给1 700~3 000kcal左右才能减少负平衡。进食有困难者,可给予25%~50%葡萄糖液400~600ml。

病情稳定后可给予低蛋白饮食,每天20g左右。供给的蛋白质质量宜高,如蛋类和乳类,以提供身体蛋白合成代谢所需要的必需氨基酸。同时注意补充多种维生素,包括维生素A、B、C、D,叶酸等。

（3）纠正电解质紊乱:

1）高血钾处理:严格限制钾盐摄入,含钾较多的食品,含钾较多的药物,均不宜大量应用。

10%~25%葡萄糖液加胰岛素(4g葡萄糖+1U胰岛素)可促使钾与葡萄糖结合成肝糖原贮存于肝细胞内。

当血清钾浓度达7~8mmol/L时,或有相应的心电图改变(P波低平或消失,QRS波宽度超过0.10秒),一般应考虑以透析疗法为宜。

2）低钠血症处理:一般认为,血清钠在130~140mmol/L无需补钠。患者伴有代谢性酸中毒时,用5%碳酸氢钠。

3）低氯血症:低氯血症常与低钠血症伴随存在,一般无需纠正。

4）低钙血症:低钙血症常伴有高钾血症,一般可用10%葡萄糖酸钙静脉注射。

（4）纠正代谢性酸中毒:如能很好地控制蛋白质分解代谢及纠正水与电解质失调,则代谢性酸中毒就不会很严重。当临床上酸中毒明显,二氧化碳结合力<13.47mmol/L,可用5%碳酸氢钠溶液250ml,静脉滴注或采用透析疗法。

（5）感染的预防和治疗:一旦发现感染,应根据细菌培养和药物敏感试验选用抗菌药物,正确掌握肾衰竭时各种抗菌药物的作用与副作用以及使用剂量。要避免使用对肾脏有毒性的抗生素,临床上一般选用青霉素、氯霉素、氨苄西林、红霉素、林可霉素等。

（6）高血压及心力衰竭:利血平、肼屈嗪及甲基多巴,为其常用降压药。如果血压显著增高或患者有早期高血压脑病或充血性心力衰竭出现,则持续静脉滴注硝普钠可以迅速控制血压而不会明显增加心脏负荷,当取得疗效后减量。若有急性肺水肿表现,则可用洋地黄类药物,如毛花苷丙静脉注射。

（7）透析疗法:如有下列情况者必须进行透析:①血清尿素氮>28.56mmol/L(80mg/dl),肌酐>530.4μmol/L(6mg/dl);②血清钾>6.5mmol/L;③二氧化碳结合力持续在17.47mmol/L以下;④体液过多所致的肺水肿、心力衰竭或脑水肿;⑤显著尿毒症症状。

目前腹膜透析及血液透析已广泛应用于急性肾衰竭。腹膜透析方法简便,效果良好。血液透析对纠正高钾血症及尿毒症最为有效,但需一定的设备和专人管理。

2. 多尿期及恢复期的治疗 多尿期表示病情正在好转。但是,由于肾小管功能尚未完全恢复,不可放松警惕。

（1）营养和饮食:一般入水量为尿量的2/3,如能进食者,尽量以口服为宜,不足部分采取静脉补充。

（2）注意水电解质平衡及肾功能状态:多尿期仍应经常测定钾、钠、氯、二氧化碳结合力、尿素氮及肌酐等。并根据血钾浓度测定，而随时调整摄入量。

（3）在急性肾衰竭恢复过程中，除注意营养、饮食调理、防止感染外，应适当逐步锻炼体力，以利于恢复健康。有肾功能缺损者，应定期随访。

（庄依亮）

第五节　妊娠合并呼吸道疾病

本节关键点

1. 妊娠合并肺炎以妊娠晚期更为常见。其病情较非孕期更为严重，需要机械通气的比例和病死率更高。重视重症肺炎的早期识别和处理。
2. 约 1/3 哮喘患者会在妊娠期间加重，多发生在妊娠第 24~36 周。妊娠期严格的哮喘管理并维持良好的哮喘控制状态将改善妊娠哮喘的预后。
3. 妊娠合并结核包括妊娠期初次感染及潜伏的结核菌复燃。妊娠期容易发生血行播散，多数患者结核中毒症状明显。早期诊断和规范治疗是改善孕产妇妊娠结局的关键。

一、妊娠合并肺炎

妊娠合并肺炎少见，文献报道其发生率低于 1%。肺炎可发生在孕期任何时间，以妊娠晚期更为常见。值得注意的是，妊娠期肺炎的病程较非孕期更长，病情更为严重，需要机械通气的比例和孕妇病死率更高。此外，合并肺炎的孕妇发生早产、子痫前期、胎儿窘迫、低体重儿的风险也比正常孕妇显著增高。

【发病机制】由于妊娠期生理性改变，包括子宫增大、膈肌抬高、胸廓横径扩大等，使得妊娠妇女清除呼吸道分泌物的能力下降。同时肺通气量增加，耗氧量增加，加上孕期免疫抑制状态，以及呼吸道黏膜水肿、充血等，使得呼吸道局部的防御能力降低，呼吸道病原体易感性增加。此外，罹患肺炎的孕妇往往存在高危因素，如吸烟、贫血、营养不良、有肺部基础疾病（如哮喘）等。

【临床表现】与非孕期相同。主要表现为咳嗽、咳痰、发热、呼吸急促、胸痛等。体征上，通常有病侧呼吸运动减弱，叩诊浊音，触及震颤，听诊病变部位有支气管呼吸音，语音增强，可闻及干、湿啰音等。

【诊断及鉴别诊断】目前，肺炎通常按照其获得环境进行分类，包括社区获得性肺炎和医院获得性肺炎。前者是指在医院外罹患的感染性肺实质疾病，包括具有明显潜伏期的病原体感染而在入院后平均潜伏期内发病的肺炎。占妊娠妇女肺炎的 40%~61%。常见病原体为肺炎链球菌、流感嗜血杆菌、病毒（流感病毒和水痘 - 带状疱疹病毒等）及其他非典型病原体。后者是指患者入院时不存在也不处于潜伏期，而于入院 48 小时后在医院内发生的肺炎。常见病原体为金黄色葡萄球菌、铜绿假单胞菌、肠杆菌属、肺炎克雷伯菌等。

1. **诊断**　肺炎的临床诊断依据是：①新近出现咳嗽、咳痰或原有呼吸道症状，如气促加重并出现脓性痰；伴或不伴胸痛。②发热、寒战。③肺实变体征和 / 或湿性啰音。④白细胞（WBC）$>10 \times 10^9$/L，伴或不伴核左移。⑤胸部 X 线检查显示片状、斑片状浸润阴影或间质性改变，伴或不伴胸腔积液。1~4 项中任意项加第 5 项，并除外其他需鉴别的肺部疾病，可确立临床诊断。所有拟诊者均应行 X 线胸片检查。同时进行病原学检查。

一般来说，孕妇症状和体征在开始时不明显，因此当有明显上呼吸道症状超过 2 周时应考虑胸部 X 线检查。医院获得性肺炎较社区获得性肺炎的临床表现、实验室及影像学检查的诊断特异性更低。

2. **鉴别诊断**　肺结核、肺部肿瘤、非感染性肺间质疾病、肺水肿、肺不张、肺栓塞、肺嗜酸性粒细胞浸润症、肺血管炎等。

3. **重症肺炎的诊断标准**　以美国胸科协会制定的标准最为常用。其主要标准：①需要机械通气；②感染性休克需要血管收缩剂治疗。次要标准：①呼吸>30 次 /min；②血压<90/60mmHg，脉搏>125 次 /min；③体温<35℃ 或>38.3℃，重度意识改变；④ WBC<4×10^9/L 或 WBC>30×10^9/L；⑤ pH<7.35，动脉氧分压 ≤60mmHg、动脉二氧化碳分压>50mmHg；⑥肌酐>106μmol/L 或尿素氮>7.14mmol/L，血红蛋白<90g/L；⑦ X 线胸片显示多肺叶浸润。符合 1 项主要标准或 3 项次要标准以上者即可诊断。

【治疗】

1. **支持治疗**　吸氧，监测动脉血气。呼吸衰竭时需给予无创或有创正压通气。营养支持治疗,纠正酸碱平衡和电解质紊乱。严格控制液体入量。镇静退热、化痰止咳。糖皮质激素使用指征:重症肺炎中毒症状严重,高热持续不退;48小时内肺部病变面积扩大超过50%,有急性肺损伤或出现ARDS。常用甲强龙80~320mg/d,病情缓解或胸片阴影有吸收时逐渐减量。

2. 抗感染治疗 选择广谱抗菌药物,足量联合用药。社区获得性肺炎常用大环内酯类联合第三代头孢菌素;医院获得性肺炎常用碳青霉烯类,必要时可联合万古霉素。抗生素治疗后48~72小时应对病情进行评价。

3. 产科处理 严密观察胎心、胎动及宫缩情况,及时个体化处理。如果治疗及时,肺炎病情不重且无明显产科并发症则无需终止妊娠,若出现早产迹象,可以酌情保胎治疗;若病情较重则不宜保胎。若产程进展快,阴道分娩产妇在第二产程应避免过度屏气用力,可以适当器械助产。产程进展不理想者应考虑全麻下剖宫产。新生儿酌情入住NICU,注意宫内感染致新生儿肺炎的可能。

【经验分享】

妊娠晚期罹患流感的孕妇,一旦并发肺炎,病情进展迅速,容易重症化,发生急性肺损伤、急性呼吸窘迫综合征、继发性细菌感染、感染性休克的风险增加,还可能继发急性肾衰竭、血栓栓塞、多器官功能障碍等。母亲感染流感病毒是否导致胎儿畸形尚存争议。治疗上WHO推荐所有甲流重症患者包括孕妇,应尽早(24~48小时内)首选奥司他韦(达菲)治疗。超过48小时后再抗病毒治疗对降低孕妇病死率仍有好处。同时推荐流感并发肺炎的孕妇,在抗病毒的同时应使用抗生素,根据细菌培养和药物敏感试验结果合理选择。流感病毒对奥司他韦敏感,目前无已知的致畸作用。此外,注意维持水、电解质和酸碱平衡,积极纠正感染中毒性休克,预防急性肾衰竭和血栓栓塞。终止妊娠的时机和方式主要根据产科指征,并结合母体全身状况,权衡利弊。

二、妊娠合并支气管哮喘

哮喘(asthma)是育龄妇女常见疾病,4%~8%的孕妇合并哮喘。妊娠期间功能残气量和补呼气容积减少,氧耗量将增加,氧储备降低,对缺氧的敏感性大大增加。约1/3哮喘患者会在妊娠期间加重。严重哮喘发作和哮喘未控制状态会增加流产、子痫前期、胎儿生长受限、早产、产后出血、剖宫产的风险。妊娠期间哮喘全程化管理可以减少哮喘症状波动或急性发作,以最大程度确保母亲和胎儿的健康。

【发病机制】支气管哮喘是由外源性刺激诱发,肥大细胞、嗜酸性粒细胞和T淋巴细胞、平滑肌细胞等多种细胞和炎症细胞因子参与的慢性气道炎症,表现为不同程度的可逆性气道梗阻、支气管高反应性和气道水肿,包括支气管平滑肌收缩、黏液分泌增加、黏膜水肿、气管和支气管炎症及对刺激物的敏感性增加。

【临床表现】主要症状是反复发作喘息、气急,伴或不伴胸闷或咳嗽,夜间及晨间多发。临床上表现不一,从轻微的喘息到严重的支气管收缩,引起呼吸衰竭、严重低氧血症和死亡。体格检查可有弥漫性的哮鸣音,呼气相延长。上述症状及体征可经治疗缓解或自行缓解。根据临床表现可分为急性发作期、慢性持续期和临床缓解期。

【诊断及鉴别诊断】

1. 诊断 根据病史、临床症状、体格检查及实验室结果可做出诊断。辅助检查包括支气管激发试验阳性或支气管舒张试验阳性或呼气流量峰值(PFR)日变异率>10%或周变异率>20%。

2. 鉴别诊断 应与上呼吸道梗阻、慢性支气管炎和左心衰竭鉴别。

【治疗】由于哮喘患者的病情轻重不一,以及个体对药物反应有差异,因而治疗方案和效果也不相同。对孕期哮喘主张全程化管理,分以下四个方面:

1. 母儿监测

(1)孕妇监测:应与内科医师密切配合,20%~30%的中度或重度患者,应定期监测呼气峰流量(peak expiratory flow,PEF)变异率以调整治疗。

(2)胎儿监测:包括超声检查、胎心监护和生物物理监测。

2. 环境监测 清除哮喘诱因有助于减轻患者症状,如控制室内尘螨,做好花粉和粉尘防护,不要吸烟或留在吸烟人群中,避免接触宠物,包括猫、狗、鸟和啮齿类动物。

3. 药物治疗

(1)β受体激动剂:吸入β受体激动剂是强有力的支气管扩张药,迅速解除支气管痉挛,用于治疗急性和慢性哮喘。常用药物有短效的特布他林和长效的沙美特罗、福莫特罗。

(2)皮质激素：用药途径有吸入、口服和静脉三种。喷雾吸入可获得较高的支气管局部作用浓度，疗效好，全身副作用低。

(3)氨茶碱：孕期必要时可使用，具有舒张支气管平滑肌及强心、利尿作用。维持血清水平在5~12mg/ml，高剂量可引起母亲和新生儿紧张、心动过速、呕吐，未发现胎儿畸形。

关于药物治疗时母乳喂养的问题：口服皮质激素、雾化的皮质激素、β受体激动剂、色甘酸钠、茶碱和异丙阿托品，乳汁中含有少量，不会引起明显的副作用，可以哺乳。

4. **教育患者**　教育可以帮助患者获得控制疾病的动力、技能和信心。指导中、重度哮喘患者1天2次测量和记录呼气流量峰值，测得自己的平均值。使用这些测量值来指导治疗。

5. **产程和分娩期处理**　分娩期有10%的人哮喘会发作。因此，分娩及产后应继续服用控制哮喘的药物。孕期长期口服泼尼松者，围分娩期可予甲泼尼龙，以防肾上腺功能不足。哮喘孕妇需要引产者，可选用催产素，不用前列腺素 F_{2a}（PGF_{2a}，ProstaglandinF$_{2a}$）。早产者可用β受体激动剂、硫酸镁或硝苯地平，如果患者已用β受体激动剂治疗哮喘，应避免使用另一种β受体激动剂。

非皮质激素抗炎药如吲哚美辛可加重哮喘，属相对禁忌药物。产后出血者可使用催产素帮助子宫收缩。避免使用麦角新碱和15-甲基PGF_2。止痛药吗啡和哌替啶应避免使用。硬膜外麻醉对患者较安全，如果需要全身麻醉，可用氯胺酮，它是支气管扩张剂，也可用低浓度的卤化的麻醉剂。

【经验分享】

妊娠期间不受控制的哮喘远比暴露于常用的哮喘药物更有害。妊娠期间规律应用吸入性糖皮质激素可减少哮喘发作，使用吸入性β受体激动剂往往能快速缓解哮喘症状，且多数报告药物安全性良好。合并哮喘的孕妇应在第一次产前检查时进行肺功能检查，评估其严重程度及控制情况，记录其基线水平。对患有哮喘的孕妇，治疗过程中最重要的是教育和交流。反复门诊评估和按阶梯治疗以减少急性发作。及时识别和适当治疗急性哮喘发作。

三、妊娠合并肺结核

肺结核（tuberculosis）是由结核分枝杆菌引起的呼吸系统疾病。近年来发病率有上升的趋势，尤其在青少年和育龄妇女中，使得孕期结核发病率升高，文献报道最高占妊娠妇女的2%~7%。发病率增加的原因可能与人类免疫缺陷病毒（HIV）感染及耐药结核分枝杆菌的增加有关。患有活动性肺结核的孕妇，结核分枝杆菌可通过感染胎盘，引起绒毛膜羊膜炎，影响胚胎、胎儿发育，诱发流产、早产、宫内感染，胎儿生长受限、死胎及新生儿死亡的概率增加。治疗上需要产科与内科医师共同制订抗结核药物方案，监测治疗效果及妊娠结局。尽早、规范的抗结核治疗是改善母婴预后的关键。

【发病机制】与非孕时相同，结核分枝杆菌在宿主肺部沉积，几周后即大量增加，离开肺部原发灶进入巨噬细胞内并被带到局部淋巴结，进入淋巴管及血管播散至全身，胎盘也可被累及。随着免疫力的发展，肺部及其他器官病灶开始愈合，但此时结核分枝杆菌仍能在体内持续存活数年，当宿主免疫功能低下时，残存的结核分枝杆菌可复燃。由于妊娠妇女细胞免疫功能下降，特别是T淋巴细胞活性降低，同时毛细血管通透性增加，使结核分枝杆菌易于由淋巴系统扩散至血液循环系统，导致血行播散。而当肺结核孕妇体内的结核分枝杆菌通过血行播散，在胎盘形成结核病灶，结核菌可经脐带血液进入胎儿体内，在肝内或肺内形成原发灶，胎儿亦可因分娩时吸入感染的分泌物而受累。

【临床表现】临床表现差异较大，依据结核活动程度和播散范围，可表现为无症状、有轻微症状和严重全身症状。妊娠合并肺结核，包括妊娠期感染和诱发的静止期肺结核扩散或活动，多以急性发病，中、高热伴不同程度的中毒症状。查体时肺部可闻及双肺呼吸音增粗，偶可闻及细湿啰音，普通抗生素治疗效果不佳。其他常见症状包括低热、盗汗、乏力、消瘦、咳嗽、咳痰、发热、咯血、胸痛、气促等，重型患者可发生呼吸衰竭。

【诊断】

1. 与非孕妇相同，详细询问病史，结合临床表现、皮肤结核菌素试验、X线检查、痰或其他体液的涂片检查及细菌培养，以明确诊断。

具有下列情况之一者应作为肺结核可疑患者进行排查：①低热、乏力、盗汗等结核中毒症状，无其他原因可解释；②伴咳嗽、咳痰2周以上，或伴咯血等呼吸道症状者;③既往有不孕病史的患者在妊娠各期出现难以解释的发热,伴或不伴呼吸困难。

2. 结核菌素试验判断 结核菌素试验是诊断结核感染的参考指标,结果以 72 小时局部硬结的直径作为判断依据。我国常用的评定标准:无硬结或硬结直径在 4mm 以下者为阴性;一般阳性(+),硬结 ≥5~9mm;中等阳性(++),硬结 10~19mm;强阳性(+++),硬结 ≥20mm 或不足 20mm,但有水疱、丘疹或坏死者。

3. 孕期结核菌素试验判断 高危人群如 HIV 阳性、胸片异常、近期与活动性结核接触者,5mm 为阳性;来自结核高发区、静脉吸毒、低收入人群,10mm 为阳性;无上述因素,15mm 为阳性。

4. 新生儿结核的诊断 新生儿感染结核出现症状,通常在出生后第 2~3 周,也可发生于出生时,患儿可出现呼吸困难、伴有发热、吃奶不佳、淋巴结肿大、肝脾大等症状。X 线显示半数患者肺部有粟粒性病变,有的可出现肺门淋巴结肿大和肺实质浸润性病变,严重时可形成空洞。诊断最重要的线索是母亲患病的情况和家族史。此外还可以从新生儿气管吸出物、胃液抽出物、淋巴结活检中查找结核分枝杆菌。

【治疗】 遵循早期、规律、全程、适量、联合 5 项原则,具体治疗方案可根据孕龄、结核病是否活动及病情进展等综合决定。对于妊娠合并肺结核的患者需要产科与内科医师共同制订抗结核治疗方案,监测治疗效果及妊娠结局。尽早、规范的抗结核治疗是改善母婴预后的关键。

1. 一般治疗 保证充分的休息及营养,及时治疗妊娠合并症及并发症。

2. 药物治疗 异烟肼和乙胺丁醇对母婴比较安全。虽然利福平对动物有致畸作用,但在人类未能证实,孕早期尽量避免使用。早期妊娠合并肺结核,首选异烟肼和乙胺丁醇。妊娠 3 个月以后,应用利福平和异烟肼则有较强的杀菌效果,可缩短疗程。此外,孕期应用异烟肼,可给予维生素 B_6,以防末梢神经炎发生。服用利福平时,注意肝损害。链霉素、氟喹诺酮类禁忌使用。剂量:异烟肼 5mg/kg,每天不超过 300mg;利福平 10mg/kg,每天不超过 600mg;乙胺丁醇 5~25mg/kg,每天不超过 2.5g。以上药物至少治疗 6~9 个月,如果产生耐药,应考虑使用吡嗪酰胺(pyrazinamide,PZA)。

预防性治疗:目前持慎重态度,尤其是在妊娠 3 个月之内。有下列情况者可考虑预防性治疗,时间建议选择在妊娠 28 周至产后 3 个月:①有与活动性肺结核患者密切接触史,且结核菌素纯蛋白衍生物(Purified Protein Derivative,PPD)试验强阳性;② PPD 试验由阴性转为阳性;③糖尿病患者 PPD 试验 ≥5mm 者;④人类免疫缺陷病毒感染者 PPD 试验阳性。方案:异烟肼 0.3g/d 或 5mg/(kg·d)顿服,维生素 B_6 50mg/d,疗程 6~12 个月。

3. 手术治疗 妊娠期一般不做肺结核的外科治疗,若空洞久治不闭,抗结核药物治疗无效、支气管结核伴支气管扩张出现反复大咯血或结核性脓胸等,可考虑进行必要的手术,以免病情恶化。手术时间最好选在妊娠前半期进行。

4. 产科处理 应提前 1~2 周住院待产,如无其他产科指征,并非一定要剖宫产。为避免阴道分娩时用力屏气而致肺泡破裂和病灶扩散,可酌情用器械助产,缩短第二产程。产后注意休息,增加营养,定期复查胸片。药物在母乳中浓度很低,对非活动结核孕妇,产后可母乳喂养。活动性结核产妇应禁止哺乳及照顾婴儿,以减少母体消耗和新生儿接触感染。

肺结核并非终止妊娠的指征,但有以下情况时应建议终止妊娠:①严重肺结核伴有肺功能降低,不能耐受继续妊娠及分娩者;②活动性肺结核需要及时进行抗结核治疗,考虑药物对胎儿不良影响难以避免者;③合并其他系统疾病不能继续妊娠者;④艾滋病患者妊娠合并结核病;⑤有产科终止妊娠指征者;⑥高龄、身体虚弱、经济条件差或无法随诊并已有子女的经产妇,应劝告其终止妊娠并实施绝育。

5. 新生儿处理 新生儿出生后,留脐带和胎盘,检查是否感染结核菌。对母亲患活动性结核者,新生儿应检查 PPD、胸部平片、腰椎穿刺和结核分枝杆菌的涂片及培养,实行母婴隔离,禁止哺乳。若肺结核孕妇分娩时痰结核分枝杆菌涂片为阴性,新生儿需接种卡介苗,但不必预防性治疗;如母亲分娩时结核分枝杆菌涂片仍为阳性,且婴儿情况良好,则建议给予婴儿 3 个月的预防性治疗(异烟肼 5mg/kg,1 次/d),不接种卡介苗;3 个月后 PPD 试验如转为阴性,停用异烟肼,接种卡介苗;如仍为阳性,再治疗 3 个月,PPD 试验转为阴性可给婴儿接种卡介苗。若婴儿有结核中毒症状,表现出低热、吃奶少、咳嗽、消瘦等症状时,应给予全程抗结核治疗,以预防结核性脑膜炎的发生。

　　近年来结核病发病率有上升趋势,对于孕期出现不明原因的低热、乏力等症状,或者伴咳嗽、咳痰2周以上,抗生素治疗效果不佳者等要注意排查结核分枝杆菌感染。此外,输卵管因素所致不孕症患者,可能存在隐匿性盆腔结核,IVF-ET术后可能发生结核分枝杆菌复燃,导致严重血行播散性粟粒性结核,多表现为孕6周以后持续的阴道淋漓出血,保胎药物和抗生素治疗均无效。在出血发生后1~2周出现高热,继而结核分枝杆菌通过血液循环进入肺。所以,胸片检查在早期常呈阴性,起病1~2周后才可见大小一致、分布均匀的粟粒状阴影密布于两侧肺野,往往导致严重不良妊娠结局。因此,对于输卵管因素不孕的患者,进行IVF-ET术前需要认真进行结核病的筛查,尽可能排除隐匿性盆腔结核的存在。对新鲜周期移植者结核的血源播散机会增加,对于早期妊娠即出现阴道出血伴不明原因发热者,若短期抗生素治疗无效,应该积极尽早进行隐匿性结核的排查,以便及早诊断和治疗。

(张　超　章小维)

第六节　妊娠合并消化道疾病

本节关键点

1. 急性胆囊炎绝大多数由胆道结石梗阻胆囊管引起,致病菌以大肠埃希氏菌最常见;妊娠期可能反复发作,妊娠晚期发病率高。治疗以保守治疗为主,亦主张早期积极手术。
2. 妊娠期肠梗阻的常见原因为肠粘连,其次为肠扭转,少数包括肠套叠、肿瘤、炎性肠病及血栓形成。治疗以保守治疗为主,注意积极预防感染和水电解质紊乱。
3. 消化性溃疡在妊娠早、中期症状往往改善,妊娠晚期和产褥期可能加重。疲劳、使用非甾体抗炎药及糖皮质激素等容易诱发溃疡出血。应提高警惕,早期发现,及时完善辅助检查,积极干预治疗,避免过度保守贻误病情。

一、妊娠合并胆道疾病

　　妊娠是胆囊炎和胆囊结石的重要诱发因素。急慢性胆囊炎、胆总管结石和胆结石性胰腺炎等胆道疾病是妊娠期较常见的疾病,可发生在妊娠各期,以妊娠晚期更为多见。妊娠期急性胆囊炎和胆石症的发病率仅次于急性阑尾炎。国外报道妊娠期急性胆囊炎的发病率为0.8%,70%合并胆石症。由于B超诊断技术的发展,妊娠合并急性胆道疾病的诊断,已不再困难。但由于母儿因素的影响,在处理上,有一定的难度;若治疗不当,母儿病死率极高。

　　【发病机制】由于孕期体内雌激素水平的提高,降低了胆囊黏膜上皮对胆汁中水钠再吸收的能力,影响了胆囊的浓缩功能。孕激素水平的升高使胆囊排空减慢;胆囊平滑肌对胆囊收缩素反应下降,导致胆囊收缩能力及排空速率降低。孕中、晚期胆囊胆汁中胆固醇水平的升高,胆酸和磷脂水平的下降,有利于胆囊胆固醇结石的形成。

　　急性胆囊炎约有90%以上由胆道结石梗阻胆囊管引起。胆总管结石或胆道蛔虫常是急性化脓性胆管炎的病因。孕期胆囊张力的降低,胆汁成分的变化,使胆汁引流不畅,为细菌的繁殖创造了条件,易导致胆囊炎及胆管炎的发生。70%以上为大肠埃希氏菌的感染,其次是葡萄球菌、链球菌及厌氧菌等病菌的感染。

　　【临床表现】与非孕期相同。一般于进餐后或夜间发作,尤其多在吃油腻食物后发病,表现为突然右上腹和/或中上腹出现阵发性绞痛,常放射至右肩或背部,伴有恶心、呕吐等消化道症状。严重时有畏寒、发热及右上腹绞痛。一旦发生化脓性胆管炎或结石梗阻胆总管时,约11%患者还可出现黄疸。

　　查体上,患者右上腹胆囊区压痛、肌紧张;右肋缘下可触及随呼吸运动触痛的肿大的胆囊。墨菲征(Murphy sign)阳性者不多见。若大网膜包裹形成胆囊周围炎性包块时,则右上腹部可触及界限不清的肿块,活动受限。

　　【诊断及鉴别诊断】
　　1. 诊断
　　(1)根据临床表现。
　　(2)实验室检查:①白细胞计数动态升高,伴核左移。②肝功能可出现轻度升高;临床出现黄疸时,可伴有胆红素升高。

（3）B超检查：是孕期最佳无创诊断手段。最好于空腹12小时进行检查，可清楚地观察到胆囊大小、囊壁的厚度、胆囊或胆管内结石的数量及大小，以及胆囊的收缩功能，还可同时观察肝内外胆管及胰腺、胰腺周围积液等情况。可以协助诊断及鉴别诊断。

2. **鉴别诊断**　应与心肌梗死、妊娠急性脂肪肝、妊娠期高血压疾病伴 HELLP 综合征、右侧急性肾盂肾炎、急性阑尾炎、急性胰腺炎、肺炎等相鉴别。

【治疗】应与内外科医师共同配合治疗。

1. **保守治疗**　孕期以保守治疗为主。妊娠合并急性胆囊炎，绝大多数合并胆石症，主张非手术疗法，多数有效。非手术治疗包括：

（1）饮食控制：可禁食，必要时行胃肠减压；缓解期可予低脂肪、低胆固醇饮食。

（2）支持疗法：补液，纠正水电平衡；肝功异常时可适当给予保护肝脏的药物；给予高糖、高蛋白、低脂肪流食，补充维生素；出现黄疸时，应注射大量维生素 K 等。

（3）抗感染：选用对胎儿无不良影响的抗生素，如头孢哌酮钠在胆汁中的浓度是血中浓度的100倍，可作为首选用药。

（4）对症治疗：发生胆绞痛时可给予解痉镇痛药，如阿托品 0.5~1mg 或 654-2 10mg 肌内注射或静脉注射；必要时可用哌替啶 50~100mg 或盐酸曲马多 50~100mg 等。缓解期可予利胆药物，如苯丙醇、非布丙醇等。

（5）做好胎儿生长发育及安危状况的监测，必要时给予预防性治疗胎儿发育受限。

2. **手术治疗**

（1）手术指征：①经保守治疗无效时，病情反复发作或有恶化者；②胆总管结石合并梗阻性黄疸者；③出现严重合并症，如胆囊积脓、胆囊穿孔、弥漫性腹膜炎时。

（2）手术时机：①妊娠早、中期可行胆囊切除，对母儿较安全，对妊娠无明显不良影响。②孕晚期增大的子宫影响手术，除非病情需要，胎儿已能成活，可在剖宫产取胎后行胆囊切除术。胎儿尚不能成活，病情需要时，应选择术式简单的胆囊造瘘，保持引流通畅，伴胆管结石者，行切开取石及引流术。术后监测宫缩，可给予抑制宫缩药物保胎治疗。

（3）手术方式：应根据病情，选择腹腔镜或开腹手术。腹腔镜手术对胎儿干扰小、术后恢复快。

【经验分享】

　　急性胆囊炎及胆结石的最终治疗方法是手术治疗。发生于妊娠期，通常采用保守治疗，以缓解症状，控制感染和预防并发症。保守治疗使用解痉、镇痛药物时，禁用吗啡类药物以免引起奥迪括约肌（Oddi sphincter）痉挛。抗生素推荐用头孢菌素类，在胆汁中浓度较血液高，且对胎儿无不良影响等。但近年来，部分学者倾向于发病早期积极手术治疗，特别是首次发病在妊娠中期者。主要是由于急性胆囊炎及胆结石保守治疗后复发率较高，一旦再发，容易引起晚期流产和早产，且手术更加困难。

二、妊娠合并肠梗阻

妊娠期肠梗阻（intestinal obstruction）是腹部外科一种少见疾病，其发病率为 0.15%~0.18%，由于妊娠子宫的影响，顾虑放射线对胎儿的影响，常常使诊断及手术延误，导致孕产妇及围产儿死亡。

【发病机制】由于妊娠期增大的子宫推挤肠袢，加上以往手术的粘连，肠管受挤压或扭转，形成梗阻；或因肠系膜过短或过长，受妊娠子宫挤压，使小肠顺时针扭转，而发生梗阻。妊娠合并粘连性肠梗阻占 55%；其次是肠扭转，约占 25%；肠套叠5%；疝、恶性肿瘤、阑尾炎占 5%。其他占 10%（包括肠系膜血管血栓形成引起的麻痹性肠梗阻）。

【临床表现】

1. **妊娠期肠梗阻的好发时间**

（1）孕中期子宫升入腹腔。

（2）近足月，胎头入盆，增大的子宫挤压、牵扯肠袢（约占 52.9%）。

（3）产褥期，子宫体积突然减小，肠袢急剧移位而引起肠扭转（约占 8.2%）。

2. **临床症状**

（1）突发腹绞痛，阵发性加重，约占 85%。小肠梗阻时，腹痛间隔时间 4~5 分钟；大肠梗阻时，腹痛间隔时间 10~15 分钟。当阵发性腹痛改为持续性剧痛时，应警惕肠绞窄。

（2）呕吐：高位小肠梗阻早期可出现剧烈呕吐（80%）；梗阻发生在 Vater 壶腹远侧，可呕吐胆汁样物；含血样的呕吐物，常见于肠绞窄。低位肠梗阻呕吐出现较晚，或无呕吐，或吐粪样物。

(3)一般排气、排便停止,但即使有排便、排气,也不能排除肠梗阻。肠套叠或乙状结肠扭转时,可出现频繁血便。

3. 体征

(1)腹部可见肠型或肠蠕动波。

(2)腹部压痛,反跳痛,肌紧张,或偶可触及香肠样包块。

(3)腹胀如鼓,多为大肠梗阻;而小肠梗阻出现的较晚或无明显肠扩张;当肠绞窄、肠坏死,出现渗出时,可有移动性浊音。

(4)听诊时,可发现肠鸣音减弱或消失,或呈高调金属音。

(5)严重时可出现体温升高、脉搏加快、呼吸深而急促、唇发绀、血压下降、四肢冰冷、无尿等中毒性休克征象。

【诊断及鉴别诊断】

1. 诊断 在孕早、中期,子宫增大尚未充满腹腔,腹部体征还可明显;当孕晚期子宫充满腹腔时,常掩盖症状,使体征不明显。因此,应详细询问病史,仔细检查腹部,结合辅助检查,综合分析诊断。

肠梗阻本身诊断并不困难,但由于妊娠这一生理过程的干扰,影响了诊断的及时和正确性,因为:①妊娠期肠梗阻主要症状为腹痛、腹胀、呕吐与便秘,正常妊娠时也可出现这些症状,易被混淆而漏诊;②妊娠时顾虑放射线对母婴的潜在影响,产妇及家属难以接受腹部平片的检查,导致诊断延误;③子宫增大和肠管的移位,使肠梗阻体征不明显,需与妇产科急腹症,如子宫破裂、附件肿物的扭转或破裂、子宫肌瘤变性、妊娠剧烈呕吐等鉴别,甚至误认为晚期流产、隐匿型胎盘早剥或其他内科疾病。因此,对于妊娠后半期出现反复呕吐、腹痛、腹胀,要想到妊娠合并肠梗阻等外科疾病的可能。腹部超声检查能在早期发现肠管扩张和积液现象,如"同心圆样"改变、"套筒枪样杯口征"值得重视。④血磷的测定、腹腔液内肌酸激酶测定有助于肠绞窄的诊断。

引起梗阻的原因较多,肠粘连是最常见病因,其次是肠扭转和肿瘤。近年来,随着孕妇年龄的增大,消化道肿瘤及妇科肿瘤所导致的肠梗阻日益受到关注。国内有文献报道约占肠梗阻9.8%。应引起重视并注意鉴别。

2. 辅助检查

(1)X线腹部透视或平片,可见梗阻以上部位的肠管积液或积气,必要时在6小时后再次复查平片,以动态观察病情的发展以辅助诊断。

(2)当出现肠坏死时,可以有白细胞的升高及核左移。

(3)病情严重时,可有水电解质平衡紊乱表现;肠系膜血管栓塞时,可出现血纤维蛋白原的下降。

3. 鉴别诊断 需与妊娠剧吐、临产、隐性胎盘早剥、子宫破裂、早产、急性羊水过多等产科并发症,附件肿物扭转或破裂、子宫肌瘤变性、急性胰腺炎、肾盂肾炎、胃肠炎、阑尾炎或胆管炎等急腹症鉴别。

【治疗】 妊娠合并肠梗阻的治疗关键取决于肠梗阻的种类、严重程度和发生时间。

治疗原则:①妊娠早期,经非手术治疗后,情况好转,梗阻解除者,可继续妊娠。保守治疗无效时,可在终止妊娠后剖腹探查。②妊娠中期,先非手术治疗,无效时应及早手术。手术力求操作轻,尽量减少对妊娠子宫的刺激,术后积极保胎,避免晚期流产的发生。③妊娠晚期,在非手术治疗的同时,积极促胎肺成熟,一旦病情保守无效时,可先行剖宫产,再行手术,新生儿按早产儿处理。

1. 非手术治疗

(1)适用于麻痹性肠梗阻及少数单纯性肠梗阻。

(2)在诊断尚未明确时,禁用泻药和止痛药。

(3)胃肠减压,纠正水电解质平衡紊乱。

(4)必要时可输血或血浆,应用抗生素预防感染。

(5)注意排除肿瘤的诊断。

2. 手术治疗

(1)手术指征:①保守治疗24~48小时,症状仍不缓解者或有加重趋势;②确诊或疑有肠绞窄;③诊断合并肿瘤性梗阻时应及时行手术探查。

(2)手术方式:腹部纵切口,术中仔细检查全部肠管,松解粘连部分,切除坏死肠管或肿物。

(3)术前后处理:①胃肠减压,纠正水电解质平衡;②抗生素预防感染;③可继续妊娠者,积极保胎。

(4)假性肠梗阻(Ogilvie 综合征):系结肠功能紊乱所致的非器质性肠梗阻。是妊娠合并肠梗阻的一种特殊形式,可发生在阴道分娩或剖宫产后,可伴有孕晚期便秘。表现为结肠麻痹性梗阻,可发生肠破裂。发病早期,常由于镇痛剂的应用或症状被术后切口痛、宫缩痛所掩盖,而贻误治疗时机。因此,对剖宫产术后发生早期腹胀、腹痛的患者,应警惕本病发生。症状同肠梗阻,表现为中度至重度的腹部膨胀,伴下腹部痉挛性疼痛、恶心、呕吐常见,可有便秘或肛门停止排气。X线片示右结肠过度胀气直至脾区,但远端无机械性梗阻存在。钡灌肠可能诱发肠穿孔,应慎用。当结肠扩张达 10~12cm 时,易穿孔致感染、休克、死亡。先保守治疗,抗感染、胃肠减压、补充白蛋白及通便排气治疗,静脉缓慢推注新斯的明 2mg,能起到一定减压效果。保守治疗 72 小时无效,或 X 线提示结肠扩张达临界值时,应行手术治疗。可行结肠镜减压术,若疑腹膜炎时,则是腹腔镜手术指征。

【预后】妊娠合并肠梗阻预后,取决于诊断是否及时,治疗是否得当,手术决定是否果断及时,手术前准备是否充分。Perdue(1992 年)等报道,孕产妇病死率为 6%,胎儿死亡率为 26%。

【经验分享】

妊娠期对肠梗阻的诊断,要注意除外伴有血运障碍的绞窄性肠梗阻。对于急骤发生的持续性剧烈腹痛,或腹痛由阵发性转为持续性,疼痛的部位较为固定时,应考虑绞窄性肠梗阻的可能。一般呕吐物、胃肠减压引流物、腹腔穿刺液中含血液,亦可能有便血。全身情况急剧恶化,毒血症表现明显,可出现休克。治疗上,妊娠合并单纯性肠梗阻,多采用保守治疗。注意纠正肠梗阻引起的水、电解质紊乱及酸碱失衡,积极预防感染。保守治疗症状无缓解或加重,出现绞窄性肠梗阻、肠套叠、怀疑肿瘤时应行剖腹探查。如延误手术时机,发生肠坏死,将造成母亲与胎儿的极大风险。

三、妊娠合并胃肠道溃疡出血及穿孔

【发病机制】妊娠早、中期,胃酸、胃酶分泌下降,雌、孕激素水平升高,对胃溃疡均有保护作用,约有 88% 合并胃肠溃疡的患者症状改善。但在孕晚期、分娩期及产褥早、中期,随着乳汁形成及分泌,胃液分泌的增加,雌、孕激素水平下降,对胃肠溃疡的保护作用逐渐减弱或消失,约有 12% 胃肠溃疡患者症状加重,甚至发生溃疡出血、穿孔。

胃肠道溃疡常发生于胃及十二指肠球部,出血及穿孔是其严重并发症。生育年龄妇女发生胃肠溃疡的概率低于男性。而妊娠合并胃肠溃疡出血及穿孔更为罕见。

【临床表现】

1. 多数孕前有胃或十二指肠溃疡史,妊娠期间的呕吐、进食不良,情绪的波动是其诱因;呕吐,伴有明显节律性胃痛。胃溃疡常于餐后 0.5~1 小时发作,持续 1~2 小时,不因进食而止痛;十二指肠溃疡常于餐后 3~4 小时发作,特点为:餐后延迟痛、饥饿痛及夜间痛。疼痛为烧灼痛或钝痛,周期发作。常与饮食、情绪、季节有关。

2. 溃疡出血、穿孔前的表现 ①既往的溃疡症状复发并加重;②有情绪激动、过度疲劳、暴饮暴食诱发溃疡出血或穿孔的因素。

3. 溃疡出血 ①呕血前常有恶心,便血前常突感便意,大便呈柏油便;在迅猛大量的十二指肠出血时,可出现色泽较鲜红的血便。②便血时可伴有乏力、心悸,甚至在排便时或排便后突然晕厥。③大量出血时可出现休克症状。④腹部体征不典型,可有轻度腹胀,上腹部溃疡出血部位可有轻度压痛,肠鸣音亢进。

4. 溃疡穿孔

(1) 突发剑突下刀割样剧烈疼痛,并迅速扩散到全腹部,引起化学性腹膜炎;有时消化液沿增大的子宫右侧升结肠旁沟下流达右下腹,而表现出右下腹疼痛。伴有持续性呕吐。

(2) 可出现面色苍白、出冷汗、四肢发冷、脉搏细速等休克症状。

(3) 患者翻身呼吸受限,喜平卧;上腹部有明显压痛、反跳痛、肌紧张等腹膜炎症状。

(4) 由于肠内气体进入腹腔于膈下,在患者站立或半卧位时,叩诊肝浊音界缩小或消失。

(5) 病程长达 6~8 小时,可出现发热、脉搏增速;若有脓毒血症时,可有感染性休克的症状。

【诊断及鉴别诊断】

1. 诊断

(1) 根据临床表现。

(2) 辅助检查:①胃镜检查,适于无溃疡出血、穿孔,可了解溃疡部位,并取活检明确诊断。②X线检查:根据孕周情况,在高度怀疑此病时,为明确诊断,可在尽量保护胎儿的情况下,行 X 线检查。立位腹平片可见膈下游离气体呈半月形或新月形透明区。③B 超:仰卧位,在肝前间隙显示气体回声;坐位时,在膈肌顶部与肝脏之间显示气体回声。在右肝下间隙、肝肾间隙、升结肠旁沟、盲肠周围和盆腔,有一处或多处异常液体回声,注意与肠内液体鉴别。④穿刺:可在 B 超指示下,于升结肠旁沟

（脐水平线与右腋前线或腋中线交叉点）行腹膜腔穿刺，穿刺液为胃内容物，则可诊断胃十二指肠穿孔。若为粪便，应怀疑阑尾穿孔。⑤化验：白细胞动态观察，在出现细菌性腹膜炎时，应有升高。测定淀粉酶/肌酐清除率，仅在急性胰腺炎时＞5，可与之鉴别；出血时，可有血红蛋白的动态下降，继发贫血。

2. 鉴别诊断 应与肝硬化食管胃底静脉曲张出血、胆囊炎、胆石症、急性胰腺炎、肠梗阻、急性阑尾炎穿孔、胎盘早剥、临产、早产、子宫破裂等相鉴别。

【治疗】应与内外科医师协同治疗。把握保守与手术的时机。

1. 保守治疗

（1）仅适用于未出血、穿孔者，或出血不严重者。积极治疗溃疡病，止血。根据出血量，必要时输血。同时注意药物对胎儿的影响。

（2）预防胎儿生长受限，必要时可预防性地静脉补充营养物质、能量合剂，以纠正因进食受限对胎儿发育的影响。

2. 手术治疗

（1）出血严重，经保守无效时，或出现穿孔，有外科手术适应证时。

（2）应在输液、输血、抗感染、抗休克的同时，积极尽早实施手术。

（3）手术术式的选择：可根据患者年龄、病程长短、目前患者一般状况、当地条件及术者经验以及妊娠周数、胎儿情况进行选择。①溃疡彻底性手术（术后复发率低）：适于穿孔在 12 小时内，患者一般状况好。②单纯穿孔缝合术或贯穿缝扎止血术（术后复发率高）：病程在 12 小时以上，患者状态不佳，不能耐受长时间手术者。

3. 产科处理 在内外科积极治疗本病的同时，处理好产科情况。

（1）孕各期，子宫不影响外科手术时，则尽量在术后积极保胎，同时监护胎儿发育，适当补充营养物质，降低药物及病情对胎儿的影响。若病情导致胎儿死亡，应在病情控制平稳后，及早终止妊娠。

（2）孕晚期，在胎儿已能成活，增大的子宫又影响外科手术时，可以考虑先行剖宫产术（有条件时，最好先行腹膜外剖宫产术，再进腹腔内行外科手术），再行外科手术。术中，注意保护好子宫切口。术后酌情放置腹腔引流条。

（3）产后应停止哺乳。乳汁分泌的同时，会伴有胃酸及胃酶的分泌，不利于溃疡愈合和胃肠手术部位的修复。因此，最好进行人工喂养。

【预后】良好的预后需要诊断及时、治疗方案选择得当和及时。当出现严重溃疡出血或穿孔，继发失血性休克或腹膜炎致感染性休克时，可危及孕母的生命；也可影响胎儿，出现胎儿窘迫或胎死宫内；穿孔后的化学刺激，会导致流产、早产。

【经验分享】

妊娠期间消化性溃疡症状可能不典型，对既往有消化道溃疡病史、服用非甾体抗炎药史者需提高警惕。必要时及时进行胃镜检查（兼具检查和治疗作用）及幽门螺杆菌测定。近期有情绪波动、疲劳、饮食不规律等诱因者容易发生溃疡出血或穿孔。对重度子痫前期特别是并发 HELLP 综合征、血小板严重下降时，可能会静脉使用糖皮质激素，此时尤需警惕应激性溃疡及其导致的消化道出血，注意早期对胃黏膜的保护。对不明原因的血红蛋白下降，寻找原因时注意消化道出血可能。治疗上注意把握手术时间，穿孔者积极预防感染中毒性休克。产后病情可能加重或反复，须关注相关症状并及时回乳。

（张　超　王山米）

第七节　妊娠合并糖尿病

本节关键点

1. 建议孕前或孕早期明确血糖状态。孕前无糖尿病的孕妇推荐 24~28 周应用口服葡萄糖耐量试验进行妊娠期糖尿病诊断，诊断标准为空腹、1 小时、2 小时血糖分别为 5.1、10.0、8.5mmol/L。妊娠期糖尿病孕妇推荐饮食加运动控制血糖，必要时胰岛素控制血糖。

2. 妊娠合并糖尿病与巨大胎儿、子痫前期、羊水过多等不良母儿结局均相关，经过合理血糖控制，可降低不良结局发生率。建议妊娠期糖尿病患者产后 6~12 周进行产后复查。

妊娠合并糖尿病是妊娠期最常见的内科合并症之一,它包括孕前糖尿病合并妊娠(pregestational diabetes mellitus,PGDM)和妊娠期糖尿病(gestational diabetes mellitus,GDM)。GDM指妊娠期发生的糖代谢异常,孕期首次产前检查被诊断的糖尿病患者,如果血糖升高程度已经达到非孕期DM标准,应将其诊断为DM而非GDM,发生率17.5%~18.9%。随着人群中肥胖、糖尿病发生率增加,尤其我国生育政策调整后,高危产妇比例增加,妊娠合并糖尿病发生率进一步增加,导致孕妇及胎儿近、远期并发症发生。研究表明,妊娠合并糖尿病者孕期得到较好的血糖控制,母儿的预后将得到明显改善,严重合并症明显降低。

一、妊娠合并糖尿病概述

(一)孕前糖尿病合并妊娠

1型与2型糖尿病是妊娠合并症中处理上最棘手的问题之一。近年,随着肥胖人群的增加,2型糖尿病发病率逐渐增加,其临床特征包括发病较晚、相对胰岛素分泌不足、外周胰岛素抵抗、肥胖,经常合并血管、肾脏、眼底的改变。1型糖尿病者发病年龄较早,有自身胰岛β细胞的破坏,需要胰岛素治疗。随着糖尿病患者的增多,孕前糖尿病合并妊娠(pregestational diabetes mellitus,PGDM)得到更多的关注。

1. 妊娠对糖尿病的影响 孕前糖尿病患者妊娠期病情常加重,而且孕期血糖波动大,应严密动态监测糖尿病血糖的变化。妊娠早期由于恶心、呕吐的存在,应用胰岛素治疗的糖尿病孕妇如果未及时调整胰岛素用量,部分患者可能会出现低血糖,严重者甚至导致饥饿性酮症、低血糖性昏迷等。随着妊娠进展,机体胰岛素抵抗作用增强,胰岛素用量需要不断增加,否则孕妇血糖会不断升高。糖尿病患者孕期血糖控制不满意或妊娠期合并感染,两种情况下均可能诱发酮症酸中毒(diabetic ketoacidosis,DKA)的发生。

孕前糖尿病合并微血管病变者,如糖尿病肾病、视网膜病变等,妊娠是否促使其病情恶化,争议较多。孕期血糖控制不满意可能促使糖尿病原有的并发症加重。近年来许多研究资料表明:糖尿病F、R期患者,妊娠期经过严格控制血糖,加强监测,母儿预后仍较好,认为不再是妊娠的禁忌证。妊娠本身对糖尿病眼底病变的影响主要与糖尿病病程及血糖控制情况有关,持续高血糖以及快速血糖正

常化均能加速病情发展。糖尿病并非增生期视网膜病变(即眼底微动脉瘤形成及点状出血)者,大多数能顺利度过妊娠期。糖尿病并发视网膜增生期病变(即新生血管形成)者最好在孕前接受激光治疗。孕期血糖控制满意者眼底变化较小,妊娠期并发高血压时将加重眼底病变。孕前糖尿病合并妊娠的孕妇均应在孕早期进行全面的眼底检查并在整个孕期严密监测其发展变化。

尽管大多数的研究未发现妊娠会引起轻、中度的糖尿病肾病持续性的肾功能恶化,但是,仍有报道指出血肌酐≥1.5mg/dl或伴有严重蛋白尿(3g/24h)者经过妊娠病情可进展到终末期肾病。孕前糖尿病肾病合并肾功能损害时,由于孕期肾功能恶化,并发产科合并症的危险性显著增高,包括妊娠期高血压疾病、胎盘功能减退以及医源性早产等。孕前应对肾功能进行评价,包括血肌酐和尿蛋白(尿白蛋白/肌酐或24小时尿白蛋白)测定,孕期要进行定期监测。当糖尿病患者血肌酐≥176.8μmol/L(2mg)时,应尽量避免妊娠。

糖尿病合并慢性高血压者最好在孕前将血压控制正常。非孕期的治疗一般倾向于用血管紧张素转化酶抑制剂(angiotensin converting enzyme inhibitor,ACEI)或血管紧张素Ⅱ受体拮抗剂。但由于对胎儿的致畸作用,孕前应用这类药物降压的妇女孕期应停药。

DKA是一种危及生命的急症,发生率为5%~10%。由于DKA主要是由于胰岛素绝对或相对不足造成,所以更常见于1型糖尿病。孕期胰岛素抵抗的增强是孕期DKA高发的主要原因,而且也使得孕期在血糖轻微升高甚至正常的情况下,也会迅速发生DKA。孕期糖尿病酮症酸中毒典型的临床表现包括腹痛、恶心和呕吐、感觉功能异常等。实验室检查:pH<7.3,重碳酸盐<15mmol/L,血酮体阳性。胎心监护显示反复晚期减速。胎儿情况会随母亲病情的及时诊治而好转,故一般不需立即终止妊娠。

2. 糖尿病对母儿的影响 孕前糖尿病对母儿的影响较大,尤其伴微血管并发症者,母儿结局更差。孕前及孕期血糖控制满意、不合并血管病变时围产儿结局良好。严重的先天畸形是孕前糖尿病患者围产儿的首要死亡原因,约占6%~12%。研究显示,孕前血糖及孕早期高血糖与胎儿先天畸形、自然流产的发生率增高密切相关,孕早期HbA1c>10%,胎儿畸形的发生高达25%。

孕前糖尿病患者妊娠后半期的并发症也明显增多。血糖控制不良的孕妇发生胎死宫内和分娩巨大胎儿(>4 000g)的危险性增高,巨大胎儿的特点表现为脂肪组织非对称分布,主要沉积于肩、胸部,可使阴道分娩肩难产的发生率增加1倍以上。研究显示餐后高血糖与巨大胎儿的发生关系最为密切。孕期血糖控制不理想时新生儿常见的并发症包括:严重低血糖、呼吸窘迫综合征、红细胞增多症、内脏巨大、电解质紊乱、高胆红素血症。糖尿病孕妇后代的远期影响还包括肥胖、糖耐量受损。

糖尿病合并妊娠的孕妇发生自然早产的概率增高。在血糖控制不良的孕妇中羊水过多可能是造成早产的一个原因。在1型糖尿病而无肾脏病变的孕妇中,子痫前期的发生率为15%~20%,合并肾脏病时其发生率高达50%。血糖控制不良且合并高血压者发展为子痫前期的概率也将明显增加。另外,高血压和肾脏病变因素后,胎儿生长受限的发生率亦增加到2倍以上。合并孕前糖尿病的孕妇剖宫产率也有明显增加。

孕期糖尿病患者的管理包括饮食、运动和胰岛素治疗,目标将血糖控制到满意水平。孕前及整个孕期应争取控制血糖至正常水平,以减少自然流产、胎儿畸形、巨大胎儿、胎死宫内、子痫前期、早产等母、儿并发症的发生率。

(二)妊娠期糖尿病

GDM指妊娠期发生的不同程度的葡萄糖耐量异常,妊娠早期诊断的糖尿病不排除其葡萄糖耐量异常在妊娠前就已经存在的可能性。由于GDM孕妇血糖升高主要发生在妊娠中后期,血糖控制不理想主要导致胎儿高胰岛素血症,宫内过度生长发育,导致巨大胎儿发生以及将来肥胖、糖代谢异常等代谢综合征发生率增加。

妊娠期糖代谢发生明显的变化,主要表现在妊娠期血糖水平下降,尤其以空腹血糖下降最为明显。所以,妊娠期孕妇长时间空腹极易发生低血糖。妊娠期外周胰岛素抵抗增强,餐后胰岛素分泌是非孕期2~5倍才能维持糖代谢的平衡。妊娠期胰岛素抵抗增强主要与机体存在着许多特有的胰岛素拮抗因素有关。随着孕周的增加,胎盘分泌的细胞因子如肿瘤坏死因子及升糖激素增加,在外周组织中具有较强的拮抗胰岛素功能,于孕晚期达高峰,为了维持正常糖代谢状态,孕妇胰岛素分泌量就需逐渐增加。对于胰岛素分泌受限的孕妇而言,妊娠晚期不能维持这一生理性代偿变化而导致糖代谢紊乱,引起血糖升高,呈现出GDM。

1. **发病率** 目前各国学者对GDM采用的诊断方法和标准尚未完全统一,各国报道的发生率相差悬殊,不同种族GDM的发生率存在极大差异。一般认为亚洲、美洲、印度洋和太平洋等人种更易发生GDM。大量的研究资料表明,华人或中国妇女GDM发生率高于白人或黑人。在西方国家多种族社会中,排除了不同口服葡萄糖耐量试验(oral glucose tolerance test,OGTT)方法的影响后,华人和亚洲人的GDM发生率较其他种族高3~7倍。目前中国大多数的城市医院已普遍开展了GDM筛查,GDM的检出率不断提高。2014年中华医学会妇产科学分会产科学组、围产医学分会妊娠合并糖尿病协作组共同发布了《妊娠合并糖尿病诊治指南(2014)》,采纳新的诊断标准后,GDM的发生率达17.5%~18.9%。

2. **高危因素** 1型DM、2型DM和GDM的发病率呈全球上升趋势。已证实GDM的发生与种族密切相关,华人妇女属于世界上GDM最高患病风险人群之一,种族对于基因决定的某些代谢差异的影响可能较环境因素的影响更为重要。国内外研究表明,具有糖尿病危险因素的人群GDM发生率明显增高。经典的GDM危险因素归纳起来有母亲因素、产科因素和家族史以及本次妊娠因素(表12-3)。

表 12-3 GDM 危险因素

母亲因素	家族史或既往孕产史	本次妊娠因素
年龄大	糖尿病家族史	妊娠期高血压疾病
多产次	糖尿病母系遗传	妊娠早期高血红
孕前体重	先前产科结局	蛋白
孕期体重增加	先天畸形	铁贮备增加
BMI ≥ 27kg/m²	胎死宫内	多胎妊娠
身材矮小	巨大胎儿	社会经济因素
孕妇低出生体重	前次剖宫产	保护因素
多囊卵巢综合征	前次 GDM	年轻
饱和脂肪摄入高		饮用酒精
α- 地中海贫血基因携带		
乙肝病毒携带状态		

二、妊娠期合并糖尿病的筛查与诊断

（一）糖尿病合并妊娠的诊断

2014 年我国《妊娠合并糖尿病诊治指南（2014）》建议糖尿病合并妊娠诊断标准如下：

1. 妊娠前已确诊为 DM 患者。

2. 妊娠前未进行过血糖检查孕妇，存在 DM 高危因素者见表 12-3，首次产前检查时明确是否存在孕前糖尿病，孕期血糖升高达到以下任何一项标准应诊断为 DM 合并妊娠。

（1）空腹血糖（fasting plasma glucose，FPG）≥7.0mmol/L（126mg/dl）。

（2）75g 口服葡萄糖耐量试验（oral glucose tolerance test，OGTT），服糖后 2 小时血糖≥11.1mmol/L（200mg/dl）。

（3）伴有典型的高血糖或高血糖危象症状，同时任意血糖≥11.1mmol/L（200mg/dl）。

（4）糖化血红蛋白（glycosylated hemoglobin，HbA1c）≥6.5%（采用 NGSP/DCCT 标化的方法），但不推荐孕期常规将此方法用于糖尿病的筛查。

3. 糖尿病高危因素有：①肥胖（尤其是重度肥胖）；②一级亲属患 2 型糖尿病；③有 GDM 史或巨大胎儿分娩史；④多囊卵巢综合征患者；⑤孕早期空腹尿糖反复阳性。

（二）妊娠期糖尿病的筛查和诊断

国际上 GDM 筛查与诊断的方法和标准尚不统一。传统的诊断方法建议采用两步法进行诊断，即首先进行 50g 葡萄糖负荷试验（glucose challenge test，GCT），异常者进行 75g OGTT。2012 年，高血糖与妊娠不良结局关系的研究（the hyperglycemia and adverse pregnancy outcome study，HAPO）发表了对全球 9 个国家 15 个参与的研究中心的研究结果，国际糖尿病与妊娠研究组（The International Association of Diabetes and Pregnancy Study Groups，IADPSG）基于其研究结果进行分析，建议 GDM 采用新的诊断模式和诊断标准。基于我国的循证医学证据，我国采纳该诊断标准，并于 2014 年再次组织专家进行修订并出台《妊娠合并糖尿病诊治指南（2014）》。建议采用一步法进行诊断，GDM 诊断标准如下：

1. 推荐医疗机构，应对所有尚未被诊断为糖尿病的孕妇，在妊娠 24~28 周以及 28 周后才来就诊者，进行 75g OGTT。

OGTT 的方法：OGTT 前禁食至少 8 小时，试验前连续 3 天正常饮食，即每天进食碳水化合物不少于 150g，检查期间静坐、禁烟。检查时，5 分钟内口服含 75g 葡萄糖的液体 300ml，分别抽取服前、服糖后 1 小时、2 小时的静脉血（从开始饮用葡萄糖水计算时间）。放入含有氟化钠试管中采用葡萄糖氧化酶法测定血浆葡萄糖水平。

75g OGTT 的诊断标准：空腹及服葡萄糖后 1、2 小时的血糖值分别为 5.1mmol/L、10.0mmol/L、8.5mmol/L（92mg/dl、180mg/dl、153mg/dl）。任何一点血糖值达到或超过上述标准即诊断为 GDM。

2. 孕妇具有 DM 高危因素或者在医疗资源缺乏地区，建议妊娠 24~28 周首先检查 FPG。FPG≥5.1mmol/L，可以直接诊断为 GDM，不必再做 75g OGTT。

3. FPG<4.4mmol/L，发生 GDM 可能性极小，可以暂时不做 75g OGTT。当 4.4mmol/L≤FPG<5.1mmol/L 者，应尽早做 75g OGTT。

4. 孕妇具有 GDM 高危因素，首次 OGTT 结果正常者，必要时可在孕晚期重复进行 OGTT。

5. 随孕周增加，孕早期 FPG 逐渐下降，因而，孕早期 FPG 不能作为 GDM 的诊断依据。未定期检查者，如果首次就诊时间在孕 28 周以后，建议初次就诊时进行 75g OGTT 或 FPG。

三、妊娠期合并糖尿病的处理

（一）糖尿病患者的孕前咨询

糖尿病患者在准备妊娠前进行孕前咨询十分必要。

（1）首先进行下列检查：糖化血红蛋白（HbA1c）、血脂、肌酐清除率、24 小时尿蛋白、眼底检查、心电图，因 1 型糖尿病很可能合并甲状腺疾病，故通常要检测甲状腺功能。

（2）明确糖尿病妇女是否能够妊娠，White B、C、D 可以妊娠；White F 的糖尿病肾病妇女，孕前尿蛋白<2g/24h，不伴有肾功能损害者，肌酐清除率>90mmol/min，在严密监测下可以妊娠，妊娠前血压>150/100mmHg 或肾功能异常者不宜妊娠；糖尿病伴有增生性视网膜病变者，孕前或孕早期接受过激光凝固治疗可以妊娠。

（3）根据检验结果判断怀孕的最佳时机。改用口服降糖药为胰岛素控制血糖，孕前最好将血糖控制到一定的范围，见表 12-4。

表 12-4　妊娠前血糖控制标准

时间	血浆葡萄糖 /(mmol·L^{-1})
空腹和餐前血糖	4.4~6.1
餐后 2 小时	5.6~8.6
HbA1c	<7%,尽可能降到正常
尽量避免低血糖	

孕前 3 个月及孕早期口服叶酸 400~800μg,最好口服含叶酸的多种维生素。消除本人及其家属的思想顾虑,告知其只要严格控制血糖,做好孕期保健,大部分可以得到满意的效果,使其配合治疗,做好孕期保健。

(二) 医学营养治疗

妊娠期糖尿病的治疗应首选合理膳食及运动治疗,大约 85% 的 GDM 者通过生活方式调整血糖就可以达到理想范围,但是如果治疗 1~2 周后,空腹血糖仍高于 5.3mmol/L,或餐后 2 小时血糖高于 6.7mmol/L,则应给予药物治疗。到目前为止,饮食及运动控制失败的糖尿病患者妊娠期主要采用胰岛素来调节血糖。

医学营养治疗(medical nutrition therapy,MNT)是糖尿病孕妇基础的治疗手段。合理的膳食安排能提供妊娠所需的能量和营养素且不易导致餐后高血糖。营养治疗目的是使母亲的血糖控制在正常范围。理想的饮食控制目标在于既能保证和提供妊娠期间的热量和营养需要,又能避免餐后高血糖或饥饿酮症出现,胎儿生长发育正常。经过合理的饮食控制和适当的运动治疗,大多数 GDM 患者都能将血糖控制在满意范围,但要注意避免过分控制饮食,否则会导致孕妇产生饥饿性酮症,发生胎儿生长受限。

根据 1990 年美国国家科学院推荐,妊娠期能量摄入应基于妊娠妇女孕前体重和合适的体重增长率,以达到相对满意的孕期体重增长。增加热能的目的在于增加血容量和维持胎儿生长(表 12-5)。

表 12-5　孕期体重增加建议

体重情况	BMI/(kg·m^{-2})	增加体重 /kg	增加体重 /(kg·w^{-1})
低体重	<19.8	12.5~18	略大于 0.5
正常	19.8~24.9	11.5~16	接近 0.5
超重	25~29.9	7~11.5	略少于 0.5
肥胖	≥30	4.5~7	略少于 0.3

糖尿病营养治疗中碳水化合物的含量占总热能的 40%~50%,蛋白质的需求量是 80g/d 或 1.0~1.2g/(kg·d)。膳食中脂肪总量所占的能量百分比可高于 30%。同时注意膳食纤维、维生素等的摄入。各餐及分餐比例如表 12-6。

表 12-6　不同餐次能量与碳水化合物分布

餐次	能量 /%
早餐	10~15
加餐点心	5~10
午餐	20~30
加餐	5~10
晚餐	20~30
加餐	5~10

总之,膳食计划必须实现个体化,要根据文化背景、生活方式、经济条件和教育程度进行合理的膳食安排和相应营养教育。

(三) 运动疗法

妊娠期的运动疗法是配合饮食疗法治疗妊娠期糖尿病的另一种措施。通过运动使患者血糖、血压及胆固醇降低,减少患心血管疾病和卒中的危险,减轻工作和生活的压力,并增强心脏、肌肉和骨骼的力量。规律性的运动还可以改善胰岛素抵抗、血液循环,保持骨关节的灵活性。我国妊娠合并糖尿病诊治指南建议如下:

1. **运动治疗的作用**　运动疗法可降低妊娠期基础的胰岛素抵抗,是 GDM 的综合治疗措施之一,每餐后 30 分钟的中等强度的运动对母儿无不良影响。

2. **运动治疗方法**　选择一种低等至中等强度的有氧运动,或称耐力运动,主要是由机体中大肌肉群参加的持续性运动,常用的一些简单可用的有氧运动如步行等。

3. **运动的时间**　运动的时间可自 10 分钟开始,逐步延长至 30 分钟,其中可穿插必要的间歇时间,建议餐后进行运动。

4. **GDM 运动的频率**　一般认为适宜的运动的次数为 3~4 次 /w。

(四) 药物应用

1. **胰岛素的应用**　无论是糖尿病合并妊娠还是妊娠期糖尿病,在妊娠期均应强调早期治疗、综合治疗、治疗措施个体化的原则。孕前患有糖尿病者,在计划受孕前 6 周即应停止原口服降糖药物,改为胰岛素强化治疗,以使血糖和糖化血红蛋白尽可能正常。GDM 一经确诊,应及时干预,加强母儿监测,控制妊娠期血糖,以降低母儿并发症,改善围产儿结局,减少或延缓产妇在产后发展成为 T2DM 的可能,并且预防子代 2 型糖尿病的发生。GDM 患者的血糖控制应由糖尿病专业医师及产科医师共同实施。妊娠期糖尿病的基本治疗方案包括糖尿病教育、饮食治疗、运动治疗、药物治疗及糖尿病监测 5 个方面。

由于妊娠期糖代谢发生一定变化,所以妊娠期血糖控制方法及标准与非妊娠期糖尿病不完全相同。妊娠期血糖控制标准(表 12-7):控制满意范围是指孕妇在无明显饥饿感的情况下,空腹血糖控制在 3.3~5.6mmol/L(60~100mg/dl),餐前 30 分钟 3.3~5.8mmol/L(60~105mg/dl),餐后 1 小时<7.8mmol/L(140mg/dl),餐后 2 小时 4.4~6.7mmol/L(80~120mg/dl)。尿酮体(−)。在 2005 年 3 月 ACOG 发表的妇产科医师临床管理指南中强调在夜间血糖水平不得低于 3.3mmol/L(60mg/dl),平均毛细血管血糖水平要维持在 5.6mmol/L(100mg/dl),HbA1c 不超过 6%。

表 12-7　妊娠期血糖控制标准

时间	血葡萄糖 /(mmol·L^{-1})
空腹	3.3~5.6
三餐前 30 分钟	3.3~5.8
餐后 1 小时	5.6~7.8
餐后 2 小时	4.4~6.7
睡前	4.4~6.7
夜间(2:00~4:00AM)	4.4~5.6

GDM 患者经饮食治疗 3~5 天后,测定孕妇 24 小时的末梢血糖(血糖轮廓试验)包括夜间血糖(或者睡前血糖)、三餐前 30 分钟及餐后 2 小时血糖及相应尿酮体。如果夜间血糖≥5.6mmol/L,餐前血糖≥5.8mmol/L 或者餐后 2 小时血糖≥6.7mmol/L,尤其控制饮食后出现饥饿性酮症,增加热量摄入血糖又超标者,应及时加用胰岛素治疗将血糖控制在满意范围。

2. 服降糖药物的应用　目前孕期管理血糖的一线用药为胰岛素。但胰岛素存在费用高昂、操作复杂等问题,且部分患者存在胰岛素抵抗,甚至胰岛素相关情绪问题。相比之下,口服降糖药物价格低廉,使用简便,疗效确切,具备优越性。

二甲双胍是妊娠期口服降糖药的研究热点,

属于美国 FDA B 类药物,孕前及妊娠早期应用不增加胎儿畸形的发生。近年来孕期使用二甲双胍的安全性已不断得到证实。2015 年国际妇产科联盟(International Federation of Gynecology and Obstetrics,FIGO)发布的妊娠期糖尿病诊治指南中已推荐将二甲双胍作为控制孕期血糖的一线用药。二甲双胍作为一种胰岛素增敏剂,可提高组织对胰岛素的敏感性,且不直接刺激胰岛素产生,故用药后低血糖发生率较低。二甲双胍主要作用于肝脏、肌肉、脂肪组织、血管内皮细胞和卵巢组织等。

对孕前糖尿病合并妊娠孕妇,应通过调整胰岛素或二甲双胍用量,将血糖及糖化血红蛋白水平控制在正常水平后妊娠。若 2 型糖尿病患者在口服二甲双胍时妊娠,不建议在孕早期(8~12 孕周)停用二甲双胍。现有证据表明,孕期应用二甲双胍对子代 2 年内的预后无不良影响,但仍需继续随访。在制订糖尿病合并妊娠患者的用药方案时,应向患者解释二甲双胍与胰岛素的特点,以及高血糖对胚胎的诸多不良影响,并充分尊重其选择。

(五)妊娠合并糖尿病酮症酸中毒的处理

DKA 是一种可危及孕妇、胎儿生命的严重并发症。以高血糖、高酮血症和代谢性酸中毒为主要特点。目前,经过积极、正确的处理,并发 DKA 孕妇的死亡率已明显下降,但是围产儿死亡率仍高达 10%~35%,且存活子代的远期并发症(智力发育障碍)极高。1 型糖尿病患者在孕期比 2 型糖尿病或 GDM 者更易发生 DKA。

孕期 DKA 多发生在以下几种情况:未能及时诊断和治疗的 GDM 孕妇;孕前糖尿病患者,妊娠后没有及时接受胰岛素治疗,或孕期胰岛素用量未及时调整;孕早期恶心、呕吐、进食量少,未及时减少胰岛素用量导致低血糖,发生饥饿性酮症;诊断 GDM 后畏惧进食,饮食控制过分严格发生饥饿性酮症;临产后宫缩疼痛、情绪波动、入量不足及手术刺激诱发 DKA;糖尿病孕妇合并感染,或应用肾上腺糖皮质激素、β 受体兴奋剂等。

妊娠期糖尿病孕妇更容易并发 DKA。非孕期 DKA 时血糖升高多在 16.7mmol/L(300mg/dl)以上,而妊娠期孕妇血糖轻度升高(11.1mmol/L,甚至更低)即可发生 DKA。

1. 临床表现及诊断

(1)症状:常见的症状依次为食欲减退、恶心、呕吐、乏力、头晕、头痛、"三多"(口渴、多饮、多尿)加重,少数可有腹痛。体征:部分 DKA 患者有轻、中度脱水,皮肤黏膜干燥、弹性差、眼球下陷、脉搏细速,血压下降,酸中毒呼吸[库斯莫尔呼吸(Kussmaul respiration)]及呼气有酮臭味(烂苹果味),少数有意识障碍,严重者可昏迷。

(2)实验室检查:血糖升高>13.9mmol/L(250mg/dl);尿酮体阳性;血酮:血 β 羟丁酸增加,血酮体定量一般在 5mmol/L(50mg/dl)以上有诊断意义;代谢性酸血症:血 pH<7.35,CO_2 CP 常 <13.38mmol/L(30vol%),阴离子间隙增大;严重者并发电解质紊乱。

2. 治疗原则 立即给予胰岛素降低血糖、纠正代谢紊乱,补液改善循环血容量和组织灌注,纠正电解质紊乱,去除诱因。持续胎心监护直至代谢紊乱纠正。通过吸氧、左侧卧位、纠正孕妇代谢紊乱能够改善胎儿宫内缺氧状况。由于 DKA 所致胎儿窘迫随酸中毒纠正常可恢复,所以出现胎儿窘迫并不需要立即终止妊娠。当酸中毒不能被及时纠正或消酮纠酸后胎儿窘迫持续存在时应尽早结束妊娠,以防胎死宫内。为防止因提前终止妊娠胎儿肺不成熟而发生新生儿呼吸窘迫综合征(respiratory distress syndrome,RDS),可在终止妊娠前行羊膜腔穿刺了解胎儿肺成熟的情况并注射地塞米松 10mg 促进胎儿肺成熟,不主张全身应用地塞米松,以防止 DKA 患者病情加重。DKA 纠正后,胎儿已成熟或孕周>36 周者,宜尽早结束分娩,宫颈成熟不佳者,可考虑剖宫产结束分娩。

(六)妊娠合并糖尿病的孕期和产褥期监护

孕妇合并糖尿病时,胎儿先天畸形发生率增加,自然流产率增高,而且其发生率与孕前和孕早期血糖控制程度密切相关,血糖得到理想控制后,胎儿先天畸形和自然流产发生率均明显降低。如不能将孕妇血糖控制在理想的范围内,下列母、儿并发症发生率增加,包括巨大胎儿、产伤、妊娠期高血压疾病、羊水过多、早产、围产儿死亡等,新生儿代谢并发症包括低血糖、低血钙、低血镁、高胆红素血症等。因此,应加强母儿监测,尽可能避免由于未能及时发现或未能良好控制的高血糖对母亲和胎儿造成的不良影响,使母胎和母婴顺利经过妊娠期和产褥期。

1. 孕妇监测

(1)孕妇监护:妊娠期监护的重点围绕着控制血糖,防止或减少糖尿病相关的并发症的发生。妊娠合并糖尿病患者的监护涉及多个科室,通过膳食指导、体育锻炼、宣教,必要时通过药物治疗达到控制血糖的目的。由于 1 型糖尿病发病与自身免疫存在一定关系,因此必要时应进行甲状腺功能的相关检查。

(2)糖尿病病情评估:糖尿病分级:孕妇患糖尿病严重程度不一,因此有必要对糖尿病进行分级,以便估计妊娠风险和预后。常用分级方式为改良White 法,能够综合考虑多种因素,如糖尿病病程、发病年龄、是否存在微血管和大血管并发症(表 12-8)。

表 12-8 妊娠合并糖尿病 White 分级法

分级
A 级:妊娠期糖尿病 A1 级:单纯膳食治疗即可控制血糖 A2 级:需用胰岛素控制血糖
B 级:20 岁以后发病,病程<10 年
C 级:10~19 岁发病,或病程长达 10~19 年
D 级:10 岁以前发病,或病程 ≥20 年,或眼底单纯性视网膜病变
F 级:糖尿病性肾病
R 级:眼底有增生性视网膜病变或玻璃体积血
H 级:冠状动脉粥样硬化性心脏病
T 级:有肾移植史

了解病情有助于增强患者控制疾病的信心,因此糖尿病孕妇的宣教问题至关重要。

一般产前监护与一般孕妇相同,包括定期检测体重增长、血压、腹围、子宫底高度,进行骨盆测量,监测胎儿生长发育等。

(3)孕期血糖监测:糖尿病患者在其治疗过程中必须定期进行血糖检测。糖尿病患者大多使用血糖仪行七段血糖监测,测定末梢毛细血管全血糖代替静脉血糖测定。

随机血糖:一天中任意时刻的血糖,怀疑有低血糖和明显的高血糖的时候随时检测。

(4)尿酮体检测:检测尿酮体有助于及时发现孕妇摄取碳水化合物或热量不足,纠正其膳食结构。整个妊娠期都要避免尿酮体的出现。因妊娠时清晨易出现酮症,定期测定空腹尿酮体。

(5)糖化血红蛋白(HbA1c):HbA1c 可以反映取血前 2~3 个月的平均血糖水平,可作为糖尿病长期控制的良好指标,在糖尿病远期并发症的预测中也有重要地位。所有糖尿病患者在初次评估时均应测定 HbA1c,妊娠期应每 1~2 个月检查 1 次。正常人的 HbA1c 为 4%~6%。妊娠期理想的血糖控制要求 HbA1c<6%,最好达到 HbA1c<5.5%。

(6)糖化白蛋白:糖化白蛋白(glycated albumin, GA)是葡萄糖与血清白蛋白发生非酶促反应的产物,反映取血前 2~3 周的平均血糖水平。GA 与 HbA1c 及平均血糖均呈直线相关,GA 对血糖控制满意度的判断有较高的敏感度与特异度,可用于孕期血糖监测。

2. 胎儿评估 妊娠晚期胎儿监护的目的是:避免胎死宫内,识别胎儿窘迫,确认胎儿宫内状况,避免不必要的早产。ACOG 建议,对所有孕前糖尿病、控制不佳的 GDM 孕妇或合并其他并发症的 GDM 孕妇,都应及时进行胎儿的评估。评估的方法根据当地的医疗水平而定,如 NST、胎儿生物物理评分等。

(1)胎儿宫内状态监测:对于孕前糖尿病者,应自孕 32 周开始每周 1 次无激惹试验(NST),孕 36 周起每周 2 次,若 NST 无反应,应进一步行 OCT/CST。对于并发高血压、肾脏病变和可疑胎儿生长受限者,开始监护的时间应适当提前。有胎盘血管病变风险的孕妇中,多普勒血流测定已用于胎儿的产前监护。

(2)胎儿肺成熟度的评价:只有需要提前终止妊娠或当血糖控制不佳,或者孕周不确定时才有必要进行肺成熟度的检查。糖尿病孕妇血糖控制理想,妊娠周数准确,孕 38 周以后终止妊娠者,胎儿肺已经发育成熟,不必在终止妊娠前进行羊膜腔穿刺。

为防止新生儿 RDS 的发生,应该在计划终止妊娠前 24~48 小时行羊膜腔穿刺,测定胎儿肺成熟度并同时在羊膜腔内注入地塞米松 10mg,促进胎儿肺成熟。国外有些学者认为,在严密监测血糖的条件下,可以肌内注射地塞米松,每次 6mg,12 小时 1 次,共 4 次,以促进胎儿肺成熟。

(3)巨大胎儿的预测:糖控制不好的糖尿病或妊娠期未被诊断的糖尿病患者,是发生巨大胎儿的常见危险因素。宫底高度 ≥36cm 或宫底高度与腹围长度之和 ≥140cm,提示发生巨大胎儿可能性大。超声检查胎头双顶径>10cm 时,应警惕巨大胎儿的发生,如胸径>双顶径 1.4cm,胸围>头围 1.6cm,肩围>头围 4.8cm,腹横径>双顶径 2.6cm 者易发生肩难产。但也应当注意,糖尿病孕妇的胎儿发育常是不匀称的,常出现胎体发育超过胎头的现象,即使胎儿体重不大,也有发生肩难产的可能。

3. 分娩期处理

(1)分娩时机:不需要胰岛素治疗而血糖控制达标的 GDM 孕妇,在无母、儿并发症并严密监测的情况下,可等到预产期,仍未自然临产者采取措施终止妊娠。

孕前糖尿病及应用胰岛素治疗的 GDM 者,如果血糖控制良好,无母、儿并发症并严密监测的情况下,孕 39 周后终止妊娠;血糖控制不满意者或者出现母、儿并发症,应及时收入院密切关注母儿并发症,对于终止妊娠时机应采取个体化处置。

糖尿病伴发微血管病变者,或者以往有不良产史者,在严密监护下,终止妊娠时机需要采取个体化处置。

足月妊娠引产的指征包括:血糖控制不满意;对产前检查和治疗依从性差;既往有死胎史;出现糖尿病血管并发症或合并慢性高血压者。对于有血管并发症的孕妇,只有当高血压恶化或存在胎儿生长受限时才需要提前在足月之前分娩。如果胎儿宫内出现危险信号,应立即终止妊娠。如果没有胎儿急性窘迫的证据,应进行羊膜腔穿刺进一步评估胎儿成熟状况。宫颈成熟条件决定是否及何时进行选择性的引产,前列腺素可以安全用于促宫颈成熟。

(2)分娩方式:孕前患有糖尿病的孕妇更易发生巨大胎儿和肩难产,决定分娩方式时应考虑到这一点。糖尿病本身不是剖宫产的指征,决定阴道分娩者,应制订产程中分娩计划,产程中密切监测孕妇血糖、宫缩、胎心变化,避免产程过长。选择性剖宫产手术指征:糖尿病伴严重微血管病变及其他产科指征。孕期血糖控制不好,胎儿偏大尤其估计胎儿体重在 4 250g 以上者或既往有死胎、死产史者,应适当放宽剖宫产指征。

一旦决定分娩,应注意采取措施使分娩期血糖保持在 4.4~6.7mmol/L(80~120mg/dl),可应用胰岛素治疗,产时多选用静脉滴注小剂量胰岛素,可较好地维持血糖水平。应由专人守护产妇,检测血糖和胰岛素用量,根据血糖水平随时调整胰岛素用量,必要时采取其他措施维持血糖水平。同时应当补充充足的液体和热量,防止低血糖和酮症的发生。新生儿最常见并发症是低血糖,应密切监测,避免发生。

(3)产褥期的治疗目标:孕前糖尿病患者继续应用胰岛素控制血糖。无论是孕前糖尿病还是 GDM 产妇,都鼓励母乳喂养,在血糖控制良好的情况下,乳汁的质量不会受到影响。哺乳的产妇进行糖耐量试验时血糖水平较低,GDM 将来发生糖尿病者也较未哺乳者少。

4. 妊娠期糖尿病的产后随访 推荐所有 GDM 患者在产后 6~12 周进行随访。产后随访时应向产妇讲解产后随访的意义,指导其改变生活方式,进行合理饮食及适当运动,鼓励母乳喂养。

随访时建议进行体质测量,包括:身高、体重、BMI、腰围及臀围。同时建议了解产妇产后血糖的恢复情况,建议所有 GDM 产后行 75g OGTT,测空腹及服糖后 2 小时血糖,按照 2014 年美国糖尿病协会(American Diabetes Association,ADA)的标准明确有无糖代谢异常及种类(表 12-9)。有条件者建议检测血脂及胰岛素水平。建议有条件者至少每 3 年进行 1 次随访。

表 12-9 DM 诊断标准(2014 ADA)

	空腹血糖 / (mmol·L^{-1})	服糖后 2 小时血糖 / (mmol·L^{-1})	HbA1c
正常	<5.6	<7.8	<5.7
糖耐量受损	<5.6	7.8~11.0	5.7~6.4
空腹血糖受损	5.6~6.9	<7.8	5.7~6.4
糖尿病	≥7.0	和 / 或 ≥11.1	≥6.5

建议对糖尿病患者后代进行随访以及健康生活方式指导,可进行身长、体重、头围、腹围的测定,必要时进行血压及血糖的检测。

(魏玉梅　杨慧霞)

第八节　妊娠期合并甲状腺疾病

本节关键点

1. 妊娠期妇女甲状腺及其相关激素受到下丘脑 - 垂体 - 甲状腺轴的调控以及胎盘激素的影响。
2. 妊娠期甲状腺功能减退症可能导致流产、死胎、循环系统畸形、低体重儿以及神经智力发育落后等发生风险增加。
3. 血清甲状腺激素水平过高可引起流产、早产、死产、低体重儿、胎儿生长受限以及孕妇子痫前期、甲状腺危象、充血性心力衰竭等发病率升高,子代出生后惊厥及神经行为功能紊乱风险增加。
4. 应加强对围产期高危人群甲状腺功能的监测。

妊娠期妇女处于一个特殊的生理时期,甲状腺及其相关激素受到下丘脑 - 垂体 - 甲状腺轴的调控以及胎盘激素的影响。妊娠期甲状腺常出现生理性肿大,妊娠晚期的甲状腺体积比妊娠早期约大 3 倍,缺碘地区妊娠期甲状腺肿大更加明显。妊娠期胎盘大量产生雌激素,刺激肝脏合成甲状腺素结合球蛋白(thyroxine-binding globulin,TBG),母血清 TBG 水平从妊娠 6~8 周开始增高,在妊娠 20 周达到高峰,然后维持高水平直至分娩。母血清 TBG 水平增高促使血清总甲状腺素(total thyroxine,TT$_4$)水平升高。妊娠早期胎盘大量分泌人绒毛膜促性腺激素(human chorionic gonadotropin,hCG),其 α 亚单位与促甲状腺素(thyroid stimulating hormone,TSH)结构相似,可促进甲状腺激素分泌,血清游离甲状腺素(free thyroxine,FT$_4$)水平升高,最终反馈性抑制垂体分泌 TSH。随着妊娠进展,母血清 TSH 水平逐渐回升,但仍低于妊娠前水平。目前,不同人群各妊娠阶段血清 TSH 参考值范围尚未确定。

一、妊娠期甲状腺功能减退症

甲状腺功能减退症(hypothyroidism)简称甲减,是由各种原因导致的低甲状腺激素血症或甲状腺激素抵抗而引起的全身性低代谢综合征。美国每 1 000 例孕妇中约 2~10 例合并甲减。

【病因及分类】根据病变部位分为以下三种类型:

1. 原发性甲减 病变部位为甲状腺腺体,占全部甲减的 95% 以上。90% 以上病例继发于桥本甲状腺炎、萎缩性甲状腺炎、产后甲状腺炎等自身免疫性疾病,以及甲状腺手术、甲亢 ^{131}I 治疗。

2. 中枢性甲减 由于下垂体外照射、垂体大腺瘤、颅咽管瘤或产后大出血等原因,丘脑或垂体出现病变,促甲状腺激素释放激素(thyrotropin-releasing hormone,TRH)或 TSH 产生、分泌减少。

3. **甲状腺激素抵抗综合征**　甲状腺激素在外周组织实现生物效应障碍所致的综合征。

【对母儿的影响】甲状腺激素具有促进胎儿生长发育，尤其是脑发育的作用，而妊娠 20 周前胎儿的甲状腺素来源于母体，未及时治疗的甲减病例可能出现子代生长发育异常，尤其是神经智力发育落后。未治疗的临床甲减患者发生流产、早产、死胎、低体重儿、神经智力发育落后以及母体妊娠期高血压疾病等风险增加。未治疗的亚临床甲减的流产、死胎等异常妊娠结局风险增高，可能出现子代视力发育受损、神经发育延迟、智商降低等远期神经智力损伤。此外，孕妇子痫前期、胎盘早剥、心力衰竭、妊娠期糖尿病、胎儿窘迫等发生率增加。

【临床表现】妊娠期甲减临床表现主要有全身疲乏、困倦、畏寒、记忆力减退、食欲缺乏、声音嘶哑、便秘、体重增加异常、头发稀疏、皮肤干燥，以及语言徐缓、精神活动迟钝等慢性症状。水肿主要位于面部，特别是眼眶周围，眼睑肿胀、下垂，下肢可出现非凹陷性黏液性水肿，严重者出现心脏扩大、心包积液、心动过缓、腱反射迟钝等。未及时治疗的先天性甲减病例常出现身材矮小。桥本甲状腺炎患者甲状腺肿大，质地偏韧，表面光滑或呈结节状。

【诊断】

1. **妊娠期甲减诊断标准**　母血清 TSH 水平超过妊娠期参考值范围上限。

2. **妊娠期临床甲减诊断标准**　母血清 TSH 水平超过妊娠期参考值范围上限，FT_4 水平低于正常参考值范围下限。

3. **妊娠期亚临床甲减诊断标准**　母血清 TSH 水平超过正常参考值范围上限，FT_4 水平在妊娠期特异性参考范围之内。

4. **单纯低甲状腺素血症诊断标准**　母血清 TSH 水平正常，FT_4 水平低于妊娠期特异性参考范围下限。

在上述诊断标准中，FT_4 指未与血清蛋白结合的甲状腺素，是组织摄取的活性甲状腺素的主要成分。为了正确诊断妊娠期甲状腺功能异常，应在本单位或本地区建立方法特异的孕早、中、晚期特异的血清甲状腺功能指标（TSH、FT_4、TT_4）参考范围，未建立 TSH 特异性参考值范围时可将妊娠早期 TSH 参考值上限定为 4.0mU/L。

【治疗】

1. **临床甲减育龄妇女**　妊娠前，应调整左旋甲状腺素（levothyroxine，LT_4）剂量，使血清 TSH 水平稳定在正常参考范围下限至 2.5mU/L。拟诊妊娠后，LT_4 剂量应增加 20%~30%，或每周增加 2 天服药剂量（比妊娠前增加 29%）。注意调整 LT_4 剂量，达到治疗目标的血清 TSH 水平。

2. **妊娠期临床甲减**　确诊后应立即开始治疗，口服 LT_4，尽快使 TSH 水平位于妊娠期特异性参考范围的下 1/2 或低于 2.5mU/L（无妊娠期特异性参考范围时）。分娩后，LT_4 剂量减至孕前水平。产后 6 周复查甲状腺功能，指导药物剂量调整。

3. **妊娠期亚临床甲减**　近年认为，TSH 水平超过妊娠期参考值范围上限（或 4.0mU/L）应给予 LT_4 治疗。TSH 水平在 2.5mU/L 和妊娠期参考值范围上限之间，甲状腺过氧化物酶抗体（thyroid peroxidase antibody，TPOAb）阳性或有不良妊娠史者可口服 LT_4。TSH 水平在妊娠期参考值范围下限（或 0.1mU/L）和 2.5mU/L 之间无需 LT_4 治疗。未服药者应监测甲状腺功能。

4. **单纯低甲状腺素血症**　服用 LT_4 能否改善其不良妊娠结局以及子代神经智力发育损害的证据尚不足，是否用药尚有争议。2014 年欧洲甲状腺协会（ETA）妊娠和儿童亚临床甲减管理指南推荐早期妊娠患者给药，2021 年中国妊娠和产后甲状腺疾病诊治指南（第 2 版）对早孕给药既不推荐也不反对。

【监测】

1. 临床甲减及亚临床甲减妇女的监测指标及监测频度相同。妊娠前半期，每 2~4 周检测 1 次甲状腺功能。血清 TSH 稳定后，每 4~6 周检测 1 次。

2. 妊娠前甲状腺功能正常、TPOAb 或 TgAb 阳性的妇女妊娠后，每 4 周检测 1 次血清 TSH 直至妊娠中期末。

二、妊娠期甲状腺毒症

甲状腺毒症（thyrotoxicosis）指血清甲状腺激素水平过高引起的以神经、循环、消化等系统兴奋性增高或代谢亢进为主要表现的一组临床综合征，患病率 1%。

【病因】妊娠期甲状腺毒症的主要病因是 Graves 病和妊娠期一过性甲状腺毒症。其中，Graves 病占 85%，妊娠期一过性甲状腺毒症占 10%。较少见原因包括毒性结节性甲状腺肿、无痛性/亚急性甲状腺炎、医源性甲亢等。

【对母儿的影响】妊娠期甲状腺毒症对母儿的

影响主要取决于病情的控制情况。病情控制不良时，流产、早产、死产、低体重儿、胎儿生长受限以及孕妇子痫前期、甲状腺危象、充血性心力衰竭等发病率升高，子代出生后惊厥及神经行为功能紊乱风险增加。

Graves 病相关的免疫球蛋白能通过胎盘，刺激胎儿甲状腺，引起胎儿甲亢和出生后新生儿甲亢。孕妇病情控制不良、Graves 病相关的免疫球蛋白水平较高时，胎儿甲亢危险性更高。胎儿甲亢的临床表现主要是胎儿心动过速和胎儿甲状腺肿。甲状腺肿往往早于心动过速，主要通过产前超声诊断。胎儿心动过速指连续 10 分钟以上胎心率超过 170 次/min。据报道，胎儿甲亢发生率为 1%~17%，可导致早产以及胎儿颅骨早闭、眼球突出、心力衰竭、肝脾大、血小板减少、甲状腺肿（颈部受压和羊水过多）和胎儿生长受限。胎儿颈部过度伸展，易出现分娩困难或呼吸道不通畅。出生后可能出现黄疸、喂养困难、体重增加不良和易激惹，死亡率高达 25%。出生后，母源性甲状腺刺激性抗体很快从胎儿循环中清除，新生儿期甲亢多在出生后 2~3 个月缓解。

抗甲状腺药物可通过胎盘，孕期用药过量可引起胎儿甲减，但很少出现甲状腺肿。新生儿甲减也多为一过性，常在出生后 3~5 天内自行缓解。

【临床表现】由于胎盘雌激素及 hCG 的影响，甲状腺毒症患者常在早期妊娠阶段病情加重，中、晚期妊娠阶段病情有一定程度缓解。病情严重且未有效控制的患者妊娠后，心脏负荷进一步加重，甚至由于分娩、手术、产后出血、感染等因素使病情加重，诱发甲状腺危象（也称甲亢危象），临床可见甲状腺毒症症状突然加重、大汗、高热（体温达 39℃以上）、心跳加快达 140 次/min 以上，烦躁不安、谵妄、呕吐、腹泻，严重患者可出现心律失常、心力衰竭、休克、昏迷等症状。

【诊断】妊娠早期 TSH 水平低于妊娠期特异性参考范围下限（或 0.1mU/L）时，应仔细询问病史、认真体格检查，并检测外周血 T_3、T_4、促甲状腺激素受体抗体（thyrotrophin receptor antibody，TRAb）、TPOAb。血清 TSH 低于妊娠特异性参考范围下限（或<0.1mU/L）、甲状腺激素水平高于妊娠期正常参考范围上限，是妊娠期甲状腺毒症的主要诊断依据。禁忌 131I 摄取率和放射性核素扫描检查。妊娠期一过性甲状腺毒症与胎盘大量产生 hCG、促进甲状腺激素增高有关，常于妊娠 8~10 周出现心悸、焦虑、多汗等高代谢症状，约 30%~60% 妊娠剧吐（hyperemesis gravidarum）患者合并本症。当血清 TSH 水平低于妊娠期特异性参考范围下限（或 0.1mU/L）、FT_4 水平高于妊娠期特异性参考范围上限，排除甲亢，可诊断本病。

Graves 病患者常伴有眼征及 TRAb、TPOAb 等甲状腺自身抗体阳性。

妊娠后半期病情控制不良或 TRAb 高于参考范围上限 3 倍者，应从妊娠中期开始监测胎儿心率，超声监测胎儿甲状腺体积以及生长发育、羊水量等。具有甲亢高危因素的新生儿，应密切监测其甲状腺功能。血清 FT_3、TT_3、FT_4、TT_4 水平增高，TSH 水平降低，出现明显甲状腺毒症症状，可诊断新生儿甲亢。

【处理】

1. **妊娠前处理** 甲状腺毒症病情控制不良与异常妊娠结局相关，因此，生育年龄女性 Graves 病患者孕前应采取避孕措施并积极治疗，使甲状腺功能稳定在正常水平（治疗方案不变，至少间隔 1 个月 2 次甲状腺功能在正常参考范围内）后可以妊娠。

甲状腺手术或者 131I 治疗后 6 个月，甲状腺功能稳定在正常水平，可以妊娠。

2. **妊娠期处理**

（1）药物治疗：丙基硫氧嘧啶（propylthiouracil，PTU）和甲巯咪唑（methimazole，MMI）是妊娠期常用的抗甲状腺药物。据报道，MMI 可致胎儿皮肤发育不全、鼻后孔及食管闭锁、颜面畸形等"MMI 相关的胚胎病"。PTU 相关畸形发生率与 MMI 相当，但程度较轻。因此，早期妊娠治疗用药可优先选择 PTU，中、晚期妊娠治疗用药是否转换为 MMI 尚无证据。妊娠 6~10 周是抗甲状腺药物导致出生缺陷的危险窗口期，MMI 和 PTU 均受影响，应尽量减少本阶段用药。因此，用药期间拟诊妊娠者，可暂停用药并立即检测甲状腺功能、甲状腺自身抗体，根据临床表现和 FT_4 水平决定是否用药。

MMI 和 PTU 均可通过胎盘，当母体甲状腺功能处于正常参考值范围时，可能胎儿已出现甲减。因此，妊娠期应尽量使用最低有效剂量的抗甲状腺药物，使血清 FT_4/TT_4 水平接近或略高于参考值范围上限。

用药期间动态观察 FT_4 或 TT_4、T_3 和 TSH 水平，指导药物剂量调整。观察频度为妊娠早期每 1~2 周 1 次、妊娠中晚期每 2~4 周 1 次、达到治疗目标后每4~6周1次。

(2)手术治疗:妊娠期间原则上不采用手术疗法。病情需要时,可在妊娠中期施行甲状腺切除术。

3. 产科处理 临产、阴道分娩和剖宫产可能使甲状腺毒症症状加重。妊娠期甲状腺毒症未治疗或治疗效果不满意,产程和分娩可能诱发甲状腺危象。因此,分娩前应控制病情,引产及分娩过程中应恰当使用镇静剂以防诱发甲状腺危象,阴道分娩应缩短产程避免患者过度疲劳。出现甲亢性心脏病、重度子痫前期等严重合并症时,应终止妊娠。

(陈素华)

第九节　妊娠期合并自身免疫性疾病

本节关键点

1. 妊娠合并免疫性疾病易并发子痫前期、血栓性疾病与妊娠丢失等不良妊娠结局;妊娠易导致系统性红斑狼疮疾病的复发和加重,危及胎儿及孕妇的安全。妊娠合并系统性硬化症最严重的并发症是急性恶性高血压伴发肾危象。且易与重度子痫前期和HELLP综合征相混淆。

2. 根据病情严重程度及脏器受累情况,调整药物治疗方案。目前常用的药物包括肾上腺皮质激素、羟氯喹、硫唑嘌呤、低剂量阿司匹林、低分子量肝素等。

3. 对于不宜妊娠者尽早终止妊娠;适宜妊娠者:围产期应由妇产科医师和风湿科医师协作,从孕前咨询、妊娠时机、孕期监管、妊娠终止方式、孕后随访、胎儿及新生儿监护等多方面全程管理。

一、系统性红斑狼疮

系统性红斑狼疮(systematic lupus erythematosus,SLE)是好发于生育期妇女的一种免疫性疾病,可累及多个系统和器官,临床表现复杂,病程迁延,发病率为(83~110)/10万,高峰发病年龄段为25~35岁。其病因至今尚不十分清楚,认为是遗传

因素与环境因素相互作用的结果,其诱因可能与感染、药物、外界理化因素和体内因素有关。病程迁延可波及全身多个脏器,特别是皮肤、肾脏、心脏血管、关节及血液系统等,病损也常累及胎盘。

以往临床上认为SLE是妊娠禁忌证,一旦妊娠就应采取终止妊娠的措施。近年来风湿免疫学与产科诊治及监护技术的发展和提高,使SLE患者生育的愿望得以实现,SLE已不再是妊娠的禁忌证。2010年Arfaj回顾性分析176名妊娠合并SLE孕妇中,未见孕产妇死亡。上海交通大学医学院附属仁济医院回顾性分析1988—1998年79名、1997—2007年131名妊娠合并SLE孕妇病例,均未见孕妇死亡。

【病因及病理】SLE的病因与发病机制尚未明确。研究发现,SLE存在遗传的易感性,性激素中雌激素、泌乳素水平的增高可能对SLE的病情有影响。病理方面,患者血清中多种自身抗体与相应抗原结合,形成免疫复合物沉积于器官与血管,造成多器官损害。急性坏死性小动脉炎、细动脉炎是本病的主要病变。狼疮细胞是本病的特征性病变。SLE患者合并妊娠时,对其胎盘进行病理形态变化观察发现,绒毛内部大部分血管壁增厚,管腔变窄甚至闭塞,血管内血栓形成,胎盘绒毛数量和面积减少,且绒毛外观纤细,分支较少。用免疫组化法检查绒毛血管处,见多处有免疫复合物沉积,提示SLE妊娠时胎盘存在免疫损害,造成小动脉管壁缺血、缺氧、纤维素样坏死和急性动脉粥样硬化等改变。

【临床表现】SLE起病变化多端,一般先累及一个系统,再扩展到多个系统损害,常见症状有发热、乏力、多关节疼痛;皮损表现常为蝶形红斑、盘状红斑、光敏性皮炎;黏膜溃疡、脱发、淋巴结病、雷诺现象、浆膜炎、狼疮性肾炎、神经系统损害等。

【诊断及病情评估】

1. SLE诊断标准　SLE诊断标准依照2012年系统性红斑狼疮国际协作组(The Systemic Lupus International Collaborating Clinics,SLICC)修改的美国风湿病学会(American College of Rheumatology,ACR)SLE分类标准。

(1)临床标准:

1)急性或亚急性皮肤狼疮。

2)慢性皮肤狼疮。

3)口鼻部溃疡。

4)非瘢痕性脱发。

5）炎症性滑膜炎，2 个或 2 个以上关节肿胀或伴晨僵的关节触痛。

6）浆膜炎：胸膜炎和心包炎。

7）肾脏病变：尿蛋白 / 肌酐比值（或 24 小时尿蛋白）>0.5g/24h，或有红细胞管型。

8）神经系统：癫痫发作、精神病、多发性单神经炎、脊髓炎、外周或脑神经病变、脑炎。

9）溶血性贫血。

10）白细胞减少（至少 1 次 <4.0×10⁹/L）或淋巴细胞减少（至少 1 次 <1.0×10⁹/L）。

11）血小板减少症（至少 1 次 <100×10⁹/L）。

（2）免疫学标准：

1）ANA 高于参考标准。

2）抗 dsDNA 高于参考标准（ELISA 需两次高于参考标准）。

3）抗 Sm 阳性。

4）抗磷脂抗体：包括狼疮抗凝物阳性、梅毒血清学试验假阳性、中高滴度的抗心磷脂抗体［包括 IgA、IgG 或 IgM/ 抗 β_2 糖蛋白 I（β_2GPI）阳性］。

5）低补体：包括 C3、C4、CH50。

6）在无溶血性贫血者中，库姆斯试验为阳性。

诊断标准是累积的，无需同时符合；患者必须满足至少四项诊断标准，其中包括至少一项临床诊断标准和至少一项免疫学诊断标准，或患者经肾活检证实为狼疮性肾炎，伴有抗核抗体或抗 dsDNA 抗体阳性。

2. 妊娠合并 SLE 病情轻重程度的评估

（1）按受孕时疾病状态分为 4 种：

1）缓解期：指患者已经停服皮质激素 1 年以上，无 SLE 临床活动表现。

2）控制期：指在应用少量激素 5~15mg/d 情况下，无 SLE 临床活动表现。

3）活动期：指患者有发热、皮疹、口腔溃疡、关节炎或脏器损害等，其中几项 SLE 活动的临床表现。

4）妊娠初发型：因妊娠而出现 SLE 初次临床症状、体征。

（2）妊娠合并 SLE 的妊娠期分型：鉴于妊娠合并 SLE 的特殊性，狄文提出 B 法评分，订立 18 项评价标准。具体如下：①皮损；②神经系统症状；③全身中毒症状；④ ESR 上升；⑤尿液中出现细胞及管型；⑥贫血；⑦ BPC 下降；⑧ EKG 异常；⑨低补体血症；⑩自身抗体（+）；⑪抗 dsDNA 抗体（+）；⑫血压；⑬蛋白尿；⑭水肿；⑮肝功能；⑯肾功能；

⑰FGR；⑱不良生产史，每项 1 分。根据高危妊娠的定义，初步规定：

1）3 分以下为轻危（SLE-PL）。

2）4~6 分为中危（SLE-PM）。

3）7 分以上为重危（SLE-PH），称之为 SLE 产科评分。

证实不同评分的 SLE 患者其妊娠结局有显著统计学差异（$P<0.01$）。尤其是重度高危（SLE-PH），其新生儿体重及分娩孕周明显低于轻度及中度高危 SLE 患者。

【相互影响】

1. 妊娠对 SLE 的影响 妊娠本身是一个异体移植过程，可引起免疫变态反应。一般认为，妊娠不改变 SLE 患者的长期预后。多数学者认为妊娠、分娩是导致 SLE 恶化的因素。一旦妊娠，母体则不断地受到来自胎儿和胎盘的抗原刺激，使母体细胞免疫功能受到抑制，胎儿产生的活性因子经胎盘而影响母体。妊娠期病情处于缓解者于分娩时可出现恶化。

有狼疮肾炎的患者，妊娠能使病情进一步恶化，易于妊娠晚期发生子痫前期，并造成对于肾功能短期和长期的不利影响，从而加速进展到终末期肾病。Bamett 等为探讨妊娠对本病患者肾功能的影响而根据妊娠前肾功能和 / 或尿蛋白程度分为三组：肾功能正常或极轻微损伤（尿蛋白 <0.1g/d）；肾功能轻度损伤（尿蛋白 1.0~3.0g/d）；肾功能中度损伤（尿蛋白 >3.0g/d）；肾功能重度损伤（尿蛋白 >5g/d）。狼疮肾炎恶化的指标是：①尿蛋白排泄量增加 50% 以上，或 / 及尿中新出现管型肾球型血尿；②血尿加重或出现红细胞管型或 / 及血肌酐水平比原来升高 25%；③肾活检病理检查发现狼疮肾炎活动病变并有 dsDNA 滴度升高或转阳、C3 补体浓度下降。目前建议 SLE 肾型者，肾脏疾病至少缓解 6 个月才可允许妊娠。若肾病变尚处于活动期，对母儿危险因素均增加；肾脏病变达到中度以上或伴重度高血压、肌酐 >177μmol/L、病理镜下类型为弥漫增殖型时，均不宜妊娠。

一般人群孕期妊娠期高血压疾病发生率为 8%，而 SLE 患者妊娠时，其发生率为 18%~30%。SLE 活动期或病情恶化时，同时伴重度子痫前期而造成胎盘功能不全时，须做干预性早产，必要时地塞米松促胎肺成熟后，及时终止妊娠，是减少围产儿死亡的重要措施。

2. SLE 对妊娠的影响 SLE 并不影响患者

的生殖能力,其受孕率与健康妇女无差异。据Friedman等统计,女性SLE不孕率为20.8%,接近于正常人。SLE患者其产科不良结局及产科并发症发生率显著升高。产科不良结局包括流产、死胎、早产及胎儿生长受限等。妊娠合并SLE患者其流产或死胎的发生率为8%~22%。产科并发症包括子痫前期、子痫、血小板减少等。另有研究表明,同时存在抗磷脂抗体综合征、并发妊娠期高血压及SLE累及肾脏的妊娠合并SLE者的妊娠结局更差。妊娠结局受多种因素影响,包括疾病活动、肾脏损害、高血压、母体狼疮抗凝物(lupus anticoagulant,LA)阳性等。

血栓栓塞及高凝状态是SLE患者常见的并发症,正常孕妇自孕中期开始循环血液逐渐呈高凝状态。SLE合并妊娠后因子Ⅷ的活性增加有加剧凝血的倾向。SLE孕妇由于体内免疫复合物沉积和系统炎症反应损伤了胎盘结构,造成子宫胎盘灌注不良,阿司匹林可抑制血小板活性、扩张血管,从而降低不良妊娠结局以及预防产科并发症的发生。推荐SLE及抗磷脂抗体综合征的高危产妇在整个孕期使用低剂量(25~50mg/d)阿司匹林。

SLE孕妇早产的发生率为19%~50%,其原因包括肾功能损害、疾病状态、有流产史、高血压、泼尼松用量及母体抗磷脂抗体(tiphospholipid antibody,aPL)状态。FGR的发生率在妊娠期SLE患者中约占30%,其致病原因可能与高血压、疾病是否是活动状态、补体水平低下及母体存在SSA抗体等有关。有30%~40%SLE患者存在aPL抗体。Gordon等报道称,抗磷脂抗体综合征的妊娠患者若未经治疗,有50%~70%将会最终导致流产或死胎,其主要原因是aPL与胎盘组织的磷脂成分结合导致血栓形成。产后病情加重与围产期未用激素有关。妊娠前病情已处静止期达3个月以上者,母体一般能耐受妊娠。皮损型SLE患者其妊娠结局相较于肾型SLE患者较为良好。

【孕期管理】

孕前咨询及评估:由于受孕时疾病的状态对妊娠结局的影响非常大,故所有的SLE妇女都应该在疾病稳定期有计划地进行备孕。雌激素可使免疫反应持续或增强,因此,每次受孕由于性激素的变化,对SLE都是一种不良影响。若多次妊娠,则SLE受到多次不良影响,从而导致妊娠结局不良。故对于疾病不稳定或无生育要求的患者建议采取有效的避孕措施,以免多次流产造成今后妊娠

结局不良。对于有生育要求的患者,备孕前需进行详细的孕前咨询和评估。首先应当排除妊娠禁忌证,包括重度肺动脉高压、重度肾功能不全、重度心力衰竭、HELLP综合征等。在除外妊娠禁忌证后,则需要完整的实验室指标检测(包括肝肾功能、血尿常规、C反应蛋白、相关抗体、血沉、补体、血小板聚集率、D-二聚体)及药物剂量来评估目前的疾病是否属于稳定期,并且查看患者的用药是否有致畸等风险。同时,要告知SLE妇女妊娠的风险包括较高的妊娠丢失率、产科并发症风险较高、新生儿狼疮的发生以及在孕期必须使用的药物及其风险。

【妊娠时机】 妊娠前及妊娠初期的SLE患者处于稳定期,在妊娠期间SLE的发作率显著降低,目前主张无重要脏器受累,病情稳定至少6个月,最好1年,服泼尼松用量每天<15mg,且免疫抑制药物,如环磷酰胺、氨甲蝶呤、雷公藤等,停用6个月以上,肾功能稳定(肌酐≤140μmol/L、尿蛋白≤300mg/24h)者,可考虑妊娠,以减少不良妊娠结局及产科并发症的发生。

【孕期监管】 SLE合并妊娠者的孕期管理要求风湿科和妇产科医师之间的密切合作。孕期的监管应该比普通的产检更加频繁和仔细。主要内容包括:

1. 定期就诊以评估SLE状态和筛查高血压每次产检内容应包括全面的体格检查、常规实验室检查和特定的检验项目,包括血尿常规、肝肾功能、电解质、24小时尿蛋白、补体、血沉、血小板聚集率、D-二聚体。根据患者的症状体征和实验室指标调整风湿科用药剂量。流行病调查显示在妊娠合并SLE产妇中,接近30%合并妊娠期高血压疾病,而正常孕妇只有大约8%,在上海交通大学医学院附属仁济医院的相关研究中21.1%妊娠合并系统性红斑狼疮的孕妇并发妊娠期高血压疾病。因此,孕期必须注重对血压等的监测,以便尽早发现相关产科并发症,尽早治疗。而在妊娠期进行性加重的蛋白尿,必须鉴别是加重的子痫前期的病情,还是狼疮性肾炎病情活动,必要时需多个科室共同诊治。

2. 定期行胎儿超声检查,以评估胎儿宫内发育情况。SLE患者由于其胎盘血管病变、胎盘绒毛数量和面积减少,导致胎儿营养血供降低。易发生胎儿生长受限、流产、死胎、早产等。故应定期行胎儿超声检查,随访胎儿生长径线,能早期发现胎儿

生长发育异常,尽早干预。

3. 抗 Ro 抗体和 / 或抗 La 抗体阳性者,定期进行胎儿超声心动图和胎儿心电图检查。一般胎儿的先天性心脏传导阻滞(congenital heart block, CHB)常发生在孕 18~24 周。胎儿多普勒超声心动图为主要检测手段,建议 16~26 周每周检查 1 次,26 周后每 2 周检查 1 次,PR 间期的延长可作为一个早期的危险信号,必要时可采取预防性治疗。但总体来说还没有有效的治疗和预防 CHB 的方法。

4. 孕晚期定期行无应激试验,孕 34 周后定期行胎儿脐动脉血流,胎儿生物物理评分以评估胎儿耐受缺氧能力。妊娠合并 SLE 的患者进行孕期胎心监护十分重要,建议患者孕 33~35 周,进行每周 1 次胎心监护,36 周以上进行每周 2 次胎心监护。因为胎心监护可以直接反映胎儿的宫内情况及胎盘功能。胎儿的脐动脉血流量可以反映胎儿和母体间营养物质的交换情况,妊娠合并 SLE 时,免疫复合物导致胎盘及其脐带血管壁发生炎症反应,使胎盘、脐动脉血流量下降,造成胎儿缺血缺氧,甚至可发生流产、胎死宫内或 FGR 者。脐动脉血流量可以反映胎儿和母体间营养物质的交换情况,建议34 周开始常规每周 1 次检测胎儿脐动脉血流,孕 34 周后脐动脉 S/D 参考值为 3.0 及以下,若 S/D 值升高需增加检测频率,并加强胎心监护,必要时给予抗凝治疗。

【终止妊娠时机】终止妊娠包括治疗性终止妊娠和妊娠晚期终止妊娠。孕期的监管对于患者的早发现疾病活动、肾脏损害,尽早治疗,减少妊娠丢失十分重要,但若患者处于 SLE 活动期或已有重型 SLE 表现,且对现有可行的治疗无效时,为确保母亲的安全需考虑治疗性终止妊娠。重型 SLE 是指有重要脏器累及并影响其功能的情况,如:①心功能衰竭、重度妊娠期高血压疾病伴 SLE 肾病、广泛性肺间质炎、肺功能衰竭、尿蛋白>5g/24h、血清肌酐>150μmol/L,且经过积极治疗无好转,病情恶化者;②免疫学检查:ACL 异常及低补体血症,影响胎盘功能及胎盘功能下降,而胎儿已成熟者;③胎儿宫内有缺氧现象,或出现 FGR 者;④血常规检查,有明显血小板降低,经治疗无效者。治疗性终止妊娠的方式包括人工流产、药物引产、剖宫取胎等。

若孕期监管已至妊娠晚期,更应加强对胎儿宫内监护及胎盘功能的检测,严防胎死宫内。在妊娠合并 SLE 患者中,一旦妊娠晚期发现异常,如胎儿

基本成熟,应适时终止妊娠。由于患者的胎盘血供不佳,一般患者的终止妊娠孕周不应超过预产期。终止妊娠的医院最好选择在配备有新生儿科医师的三级医院,尤其是当新生儿为早产儿时。SLE 并不是剖宫产的指征,除了有产科指征及胎儿因素外,一般可以阴道分娩,但应注意设法缩短第二产程。

由于分娩时会产生应激反应,故必须在分娩时或剖宫产时增加激素的剂量,可连用静脉滴注甲强龙 20~40mg/d 三天。口服泼尼松应该在原有剂量上增加一倍,但不超过 60mg/d。产褥期继续维持,根据疾病情况适时减量直至产前剂量。产后定期于风湿科随访。口服泼尼松的产妇不建议母乳喂养,服用环磷酰胺(CTX)的患者禁止母乳喂养。

【药物治疗】

1. **肾上腺皮质激素** 肾上腺皮质激素对胎儿相对是安全的,众多报道显示合理的激素用量对胎儿几乎无影响。胎盘产生的 11β 去氢酶可将泼尼松氧化成无活性的 11- 酮基物,避免药物对胎儿的影响。但甲强龙和倍他米松不能被胎盘酶氧化,不宜于妊娠期使用。但在 SLE 复发时可短期用甲强龙做冲击治疗。而倍他米松或地塞米松仅建议在早产时作为单次的促胎肺成熟之用。泼尼松还具有促进胎肺成熟和治疗胎儿潜在心肌炎的优势。孕期激素的使用量应该控制在有效的最小剂量,妊娠前已停用肾上腺皮质激素者,确诊妊娠后根据 SLE 病情给予泼尼松 5~10mg/d 治疗;妊娠前已使用泼尼松 5~15mg/d 者,确认妊娠后泼尼松的治疗剂量可以加倍。肾上腺皮质激素应在晨间顿服,若口服激素剂量较大(≥40mg/d),则可以晨间服用 2/3 剂量,中午服用 1/3 剂量。这样服用药物符合生理激素分泌规律,从而减少肾上腺皮质轴抑制的副作用。在整个孕期应密切监测有无疾病活动的临床表现及实验室指标,如新发皮损、关节疼痛、蛋白尿增加、血沉升高、补体下降等,根据病情调整泼尼松剂量。

2. **羟氯喹** 羟氯喹应根据疾病情况在整个孕期持续使用,若孕期自行停药,有增加狼疮复发风险。一般 SLE 稳定期患者建议孕期使用维持剂量 200mg/d,分 2 次服用。若 SLE 有活动风险则可以增加剂量至 400mg/d,分 2 次服用。羟氯喹主要用于控制皮疹和减轻光敏感。有研究表明,妊娠期间维持服用羟氯喹治疗不仅能显著降低疾病的活动性,而且可降低新生儿狼疮及 CHB 的发生风险,且

无致畸的报道。

3. 免疫抑制剂 硫唑嘌呤是少数能在孕期使用的免疫抑制剂,为避免胎儿免疫抑制和造血功能抑制应使其剂量控制在 $2mg/(kg \cdot d)$ 以下。大多数其他免疫抑制剂,如环磷酰胺、氨甲蝶呤在怀孕期间是禁忌的。服用硫唑嘌呤后,少量药物会存在于乳汁中,故因病情需要服用硫唑嘌呤的产妇建议人工喂养新生儿。

4. 阿司匹林与非甾体抗炎药 除阿司匹林外,多数非甾体抗炎药都不宜用于孕妇,因其抑制前列腺素合成,经胎盘影响胎儿的循环系统,从而引起持久性肺动脉高压。

小剂量阿司匹林($25\sim50mg/d$)作为抗血小板聚集剂于整个孕期使用是安全的,尤其适用于有反复自然流产史、aPL 抗体阳性者和实验室检查提示凝血功能亢进的妊娠合并 SLE 患者,它可以抑制血小板的活性,促使血管扩展,从而提高胎盘的血流供应,减少胎盘血栓,同时可降低子痫前期的发生率。其他抗血小板聚集药物的孕期安全性并没有大样本的数据支持,故其在孕期的使用较为受限。孕期需根据血小板聚集率实时调整阿司匹林剂量。

5. 肝素和低分子量肝素 对于孕期是否需要应用肝素或低分子量肝素治疗患者高凝状态,需根据患者的不同病史症状以及药物的安全性来考虑。肝素并不进入胎盘血流,故可以在孕期作为抗凝药物使用。低分子量肝素(LMWH)的作用和安全性与肝素相当,但其易于临床应用管理以及可预测的生物利用度使其应用率远大于肝素。目前建议临床根据 D-二聚体(D-D)值调整低分子量肝素用量。若 D-D 高于正常值上限的 2 倍或以上,即可使用低分子量肝素抗凝,起始剂量为每天注射一次。华法林在孕期是禁止使用的,尤其是在孕早期,因为可能引起胎儿华法林综合征(表现为骨骺分离,鼻发育不全,视神经萎缩,智力迟钝,心、肝、脾、胃肠道、头部等畸形)。

6. 抗高血压药物 能在孕期使用的降压药物十分有限,比较常用的是拉贝洛尔、硝苯地平等。ACEI 及 ARB 有明显的致畸性故妊娠期禁用。β 受体拮抗剂可能引起 FGR 和胎儿心动过缓。利尿剂大量使用会导致产妇血容量不足、减少子宫胎盘灌注。拉贝洛尔常用剂量为 $300\sim400mg/d$,分 $3\sim4$ 次服用。若血压控制不佳,可加用硝苯地平缓释片,用以长效控制血压,常用剂量为 $30\sim60mg/d$。

7. 中药治疗 地黄丸类中成药常用于肾阴亏损、头晕耳鸣、腰膝酸软,而针对 SLE 患者具有免疫调节的作用,尤其对于肾型 SLE 患者具有改善肾功能的作用,故建议 SLE 患者在妊娠期间继续服用。若患者有舌红、尿黄等阴虚火旺、骨蒸潮热之症,可直接服用知柏地黄丸。

【对胎儿、新生儿的影响】对胎儿的影响主要来自两方面:母体 SLE 和治疗药物。与母体 SLE 有关者为胎儿发育异常,主要表现为新生儿狼疮及房室传导阻滞。在妊娠期间胎儿血液循环中有母体 SSA/Ro 抗体,少数有抗体,如 SSB/La 或 U1RNP 抗体,可经过胎盘移行到胎儿。生后 15 天内脐带血和静脉血液中可证明这类抗体阳性;多在 6 个月~1 年内便自行消退,大多数婴儿无 SLE 的病理和临床征兆。新生儿狼疮发生率为 1%~5%。其主要表现为出生后数周有一过性光过敏皮疹,散在性盘状或环形,主要在暴露部位发生,如面部、头皮、眼眶周围等,类似于成人亚急性皮肤狼疮。多在出生后 6 个月内随婴儿血液中母体抗体消失而消退,但可能留有萎缩性瘢痕,不需要特殊处理。先天性房室传导阻滞在 SSA 抗体阳性的孕妇中发生率很低,一般不足 2%,但若其首胎罹患先天性心脏传导阻滞(congenital heart block,CHB)则其二胎的 CHB 发生率将会增至 16%~20%。先天性心脏传导阻滞大多发生在孕 18~30 周内。一旦确诊,完全性房室传导阻滞是不可逆转的,但近年来研究显示,激素类药物的治疗加上静脉滴注免疫球蛋白(intravenous immunoglobulin,IVIG)早期运用可能有助于改善和提高胎儿出生后的存活率。SLE 患者产后是否能哺乳需根据观察所有药物通过乳汁排出及药物毒性程度而定。母亲若服用 5mg 泼尼松龙,则母乳中含量为 0.07%~0.23%,母乳/血清药物浓度比例随服用剂量而增加,故不推荐 SLE 患者哺乳。若服用其他细胞毒性免疫抑制剂,则是禁止哺乳的。

二、妊娠合并系统性硬化症

系统性硬化症(systemic scleroderma,SSc)是一种以从皮肤及内脏器官结缔组织局限性或弥漫性纤维化或硬化开始,最后发生萎缩为特征的疾病。它不仅在皮肤真皮层内异常增生,还可累及血管、肺、消化道、肾、心脏等器官,造成内脏受损的表现。

【病因及发病机制】其病因尚不清楚,可能与遗传、性别、其他自身免疫性疾病、纤维化病变、血管损伤有关。目前认为本病可能是在遗传基础上反复慢性感染，导致自身免疫性病变，最后引起结缔组织代谢及血管的异常。

【临床诊断】

1. **分型** 根据皮肤受累范围为主要指标分为以下五型：

(1)弥漫性硬皮病(diffuse scleroderma)。

(2)局限性硬皮病(limited scleroderma)：CREST综合征(钙质沉着，雷诺现象，食管功能障碍，指端硬化，毛细血管扩张)是其中的一种亚型，合并妊娠者多为这种类型。

(3)无皮肤硬化的硬皮病(sine scleroderma)。

(4)重叠综合征(overlap syndrome)。

(5)未分化结缔组织病(undifferentiated connective tissue disease)。

2. **实验室检查** 抗核抗体阳性达90%以上，常见核型呈斑点或核仁型。CREST综合征以抗着丝点抗体(anti-centromere antibody, ACA)阳性者，有较高的诊断价值。血沉快，类风湿因子阳性。抗SCL-70抗核小体抗体阳性是SSc的特异性抗体，阳性率为15%~20%。其阳性与弥漫性皮肤硬化、肺纤维化相关，其抗体阳性增加，患者的死亡率增加。

【相互影响】

1. **对胎婴儿影响** 过去，SSc因其妊娠母胎结局较差，一直作为妊娠禁忌证。而近几年随着医疗技术的发展，在良好的妊娠监督下SSc妇女也可以正常分娩。但是其早产儿、小于胎龄儿的发生率比正常妊娠显著增高。而在硬化症的5种类型中，弥漫性硬皮病的患者的流产率最高。也有文献报道局限性硬皮病的受孕能力呈一定下降。

2. **对母亲的影响** 妊娠过程中，最严重的并发症是急性恶性高血压伴发肾危象。这种高血压易与重度子痫前期和HELLP综合征相混淆。用常规处理妊娠期高血压疾病的方法往往效果不理想，甚至可危及母儿生命。肾危象多在发现SSc 5年以内发生，以弥漫性硬皮病为主，抗RNA多聚酶Ⅲ抗体阳性，且患者多有服用大剂量激素史。而SSc妇女的子痫与子痫前期发生率并没有明显升高。另外，SSc累及心脏可产生心肌病变、心律不齐，甚至心力衰竭。肺纤维化后常导致肺动脉高压，出现呼吸困难。血管的损害有毛细血管扩张、指/趾溃疡及坏疽等一系列内脏受损的表现。

【分娩方式】SSc由于引发心、肺、肾、皮肤、肌肉等损害，孕期应当评估病情分期及产科条件。若病情稳定且产科条件允许可以在严密监测下行阴道试产。若病情不稳定或产科条件不允许者则以剖宫产为宜。

【孕期监管】

1. **原则** SSc是一个累及多系统多脏器的系统性疾病，其孕期并发症较多，母胎危险较高。良好的妊娠时机、严格的孕期疾病监管、充分的胎儿评估、多学科参与是得到良好妊娠结局必不可少的条件。

2. **妊娠时机** 硬皮病的患者应该在疾病稳定期受孕，尤其是弥漫性硬皮病患者。且整个孕期必须严密监管。以下情况应暂缓妊娠：严重的心肌病(EF<30%)，肺动脉高压，严重的限制性通气功能障碍(用力肺活量<50%)，肾功能不全。

3. **药物治疗**

(1)ACEI的应用：对于孕期发生肾危象的患者，必须即刻运用足量的ACEI治疗。虽然ACEI在孕期尤其是孕晚期禁忌使用(因其可能造成胎儿肾脏损害)，但在此类情况下必须作为抢救药物使用。

(2)皮质类固醇：有非特异性抗体、抑制胶原和酸性黏多糖生物合成的作用，主要可改善水肿期关节痛等症状，对发热、皮肤肿胀、肌炎、浆膜炎和间质性肺炎有一定疗效。

(3)组胺受体拮抗剂和质子泵抑制剂：可以用于胃食管反流、恶心和呕吐的治疗。在一个多中心前瞻性研究中，发现使用质子泵抑制剂并不会造成胎儿畸形率增加。

(4)羟氯喹：稳定疾病，减少激素的用量。且对于胎儿安全。

(5)丹参：可调节微循环，扩张末梢小动脉。

【经验分享】

妊娠合并系统性红斑狼疮需要多学科共同参与管理。主要结合患者血压、补体水平、肾功能情况、SLE相关抗体情况进行孕前咨询和疾病状态评估。重视孕期血压控制，如有必要调整高血压药物。注意系统性红斑狼疮孕期活动与子痫前期的临床鉴别诊断。密切观察胎儿的生长发育及胎盘情况，如胎儿生长径线及子宫动脉血流。

妊娠合并系统性硬化症较为少见,其孕期需要多学科共同监管。选择疾病稳定期受孕,尤其是弥漫性硬皮病患者,若存在严重的内脏受累需要暂缓妊娠。急性恶性高血压伴发肾危象是孕期最严重的并发症,甚至可危及母儿生命。与重度子痫前期和 HELLP 综合征的鉴别诊断至关重要。虽然 ACEI 在孕期禁忌使用,但在此类情况下必须运用足量的 ACEI 作为抢救药物使用。

(狄 文 吴珈悦)

第十节 妊娠期合并血栓栓塞性疾病

本节关键点

1. 血栓栓塞性疾病可在妊娠期的任何时间发生,起病急,死亡率高。
2. 正确的风险评估和预防是关键。
3. 适宜的治疗可改善母儿结局。

血栓栓塞(thromboembolism)是指血管阻塞引起的病变,包括血栓性静脉炎(thrombophlebitis)、静脉血栓(phlebothrombosis)、脓毒性盆腔血栓性静脉炎(septic pelvic thrombophlebitis)和肺栓塞(pulmonary embolism,PE)。其发生率产前期为 0.2%,产褥期较高,为 0.6%,尤其剖宫产,可使其发生率增加至 1%~2%。其中最严重的是肺栓塞,一旦发生死亡率可达 15%。肺栓塞中 50% 病例证实患有深静脉血栓(deep vein thrombosis,DVT),但仅 5%~10% 出现症状。早期诊断和合适的治疗可显著减少肺栓塞的发生和致死。

【病理生理学】血栓形成的机制早被德国病理学家 Virchow(1856)阐明,主要由于循环淤滞、血管损伤和血液高凝致使发生血管内凝血。Virchow 三要素皆存在于妊娠中,故可解释妊娠期和产褥期发生静脉血栓栓塞(venous thromboembolism,VTE)的危险增高 5~10 倍。

1. **血液高凝** 妊娠期凝血因子(纤维蛋白原、V、Ⅶ、Ⅷ、Ⅸ、Ⅹ、Ⅻ因子等)升高,而凝血抑制物如游离和总蛋白 S 下降,纤维蛋白溶解活力下降,如抗凝血酶Ⅲ(antithrombin Ⅲ)降低。孕期血液高凝状态是机体的一种保护机制,而分娩和手术本身作为应激,也能诱发高凝状态,例如血小板数目增加和功能亢进,以及纤溶机制受抑制,也有利于血管内凝血。妊娠期的高凝状态可延续至产后 6 周。

2. **血管损伤** 手术必然损伤血管,释放出血管内皮因子,促使血小板凝集而形成血小板血栓。同时,由于血管内皮素升高,导致血管收缩,也加速血栓形成。从一个角度看,这是机体对创伤所具有的保护作用。

3. **血流缓慢** 妊娠期容量血管口径增大,引起血流淤滞。妊娠子宫压迫髂静脉和下腔静脉,使下肢静脉回流减少。低血容量和术后卧床都可导致血黏度升高和血流缓慢,长期卧床腓肠肌静脉内造影剂排空时间甚至可延长达数十分钟。血流缓慢是静脉血栓形成十分重要的原因。

血栓按其主要成分又可分为血小板血栓、白细胞血栓、红细胞血栓和混合性血栓。血栓感染成感染性血栓,多发生于血栓性静脉炎,其邻近常有较严重的感染灶。发生于 DIC 的微循环中者为微小血栓,其临床意义与 DVT 不同。

血栓一旦形成,由于局部静脉管腔狭窄,血流紊乱,血小板凝集,并进一步释放出促凝物质,这就促使血栓沿血管壁延伸,一般是向心方向延伸。静脉血栓首先发生于腓肠肌相对为小的静脉,然后延伸至近端股静脉或髂外静脉,罕见进入下腔静脉。另一常见部位是由于产后肥大的子宫静脉血流减缓,血栓延伸进入髂内静脉,并可形成盆腔静脉血栓。致命的肺栓塞遂可接踵而来。脓毒性栓子常来自子宫、卵巢或髂静脉,感染的血栓部分液化,产生阵雨样含有细菌的栓子,肺部总会受累,脑或心脏可出现继发性脓肿,大血管则可发生动脉瘤。

血栓自血管壁脱落进入大循环,自右心房经右心室至肺动脉,形成 PE,发生率为 DVT 的 1%~2%。但实际上不少 PE 并没有临床症状,常被漏诊,故 PE 发生率应比 1%~2% 为高。PE 常发生在 DVT 形成的最初几天。

约 1/3 血栓可发生自发性溶解,溶解先自血栓中央开始,纤溶酶原被激活成纤溶酶,促使血栓溶解,接着中性粒细胞及大吞噬细胞分泌蛋白酶,进一步对纤维蛋白的降解产物进行分解。

约经过 24~48 小时,血栓可开始机化,第 10 天可见大量胶原纤维及网状纤维,2 周后可见组织细胞。经过数月至数年,机化的血栓可以再通。血栓的再通不意味着血栓的完全吸收,而是血栓中发生多个较小通道,称之为再管化(recanalization)。

【高危因素】妊娠本身即为 VTE 的危险因素,年龄相同的妊娠妇女较非孕妇女发生 VTE 的危险要高 5~10 倍。当附加因素存在时,血栓形成的危险性更大(表 12-10)。剖宫产的 DVT 较阴道自然分娩者高 5~16 倍,尤其是临产后胎膜已破或并发绒毛膜羊膜炎者,术后更易发生 DVT。妊娠期高血压孕妇因有高凝倾向,故可增加 DVT 发生。有报道年龄>40 岁的孕妇 DVT 发生率为<20 岁者10 倍以上。本人或其一级亲属中有 VTE 病史,此次再发的概率大。遗传性易栓症(thrombophilia)增加妊娠期血栓栓塞性疾病的风险,妊娠期发生VTE 的女性约 30% 具有遗传性易栓症。它具有显著的人种差异;在汉族人群中,常染色体显性遗传物质蛋白 C、蛋白 S 以及 AT 的缺乏是其最重要的遗传学指标;而高加索人群中,FVL 和 PGM 突变约占 VTE 患者的 50%。抗磷脂抗体综合征(antiphospholipid syndrome,APS)是指以弥漫性动静脉血栓、病理妊娠和持续 APA 阳性为主要特征的自身免疫性疾病。APS 妇女反复形成血栓的危险高达 70%,在妊娠期更高,是为获得性易栓症。

表 12-10　妊娠和产褥期 VTE 危险因素

原先存在的	新近出现的
VTE 史	妊娠或产后手术
年龄>35 岁	妊娠剧吐,失水
产次>4	过度增大的子宫
肥胖(BMI>30kg/m^2)	卵巢过度刺激综合征
下肢静脉曲张	子痫前期
截瘫	大量失血、输血及止血药使用
易栓症(遗传性)	滞产/难产
抗磷脂抗体综合征	严重感染
镰状细胞病	卧床>4 天
炎性肠病	产后不活动
肾病综合征、心脏病、心力衰竭	长时间旅程
髓性增生性疾病	雌激素抑制泌乳

一、静脉血栓和血栓性静脉炎

静脉血栓是指静脉中血液凝固而无明显炎症,血栓常疏松黏附于管壁,引起不完全阻塞;当静脉血栓继发于静脉壁的炎症,此时称为血栓性静脉炎。妊娠期发生的一般为静脉血栓,产后则主要为血栓性静脉炎。此种病理上差别应引起重视,两者均能并发肺栓塞。

血栓性静脉炎分为浅表型和深部型,深部型可能是浅表型的结果,深静脉血栓常见于妊娠晚期和产后数天内,较易并发肺栓塞。

【临床表现】

1. **浅静脉血栓**　全身反应轻而局部症状较明显,下肢可触及红肿、疼痛且有压痛的浅静脉。

2. **深静脉血栓**(deep vein thrombosis,DVT)　大多数 DVT 没有症状,症状隐蔽或典型与血栓部位、栓塞范围和侧支循环状况以及有无感染有关。深静脉血栓性静脉炎(deep vein thrombophlebitis)的全身症状如发热及白细胞升高如同一般炎症。轻症呈持续不退的低热,严重者呈高热,高热可呈弛张型。细菌经血流播散时常有寒战。细菌性栓子甚至脓性栓子播散可造成迁徙性脓肿。非静脉炎引起的血栓,理论上可无发热。但 DVT 要确定为绝对非炎症所引起,有时较困难。症状及体征按受累静脉而不同。

髂外静脉及其属支包括股静脉、股深静脉、大隐静脉、腘静脉、腓肠肌静脉等处的血栓性静脉炎,可出现静脉沿线及邻近组织之压痛。足部背屈时腓肠肌疼痛(Homan 征)表明小腿深部静脉有血栓。在肺梗死资料中,小腿深部静脉发现静脉血栓者占 41%~95%。血栓累及股静脉、髂外静脉时,导致下肢血液回流障碍,可引起下肢肿胀,严重者呈"股白肿",下肢沉重疼痛,皮肤可呈青紫色改变。患者体温上升。股静脉阻塞症状比髂外静脉严重,因为后者有较多侧支循环。可发生在孕期,但更多发生在产后。

髂内静脉血栓性静脉炎不易有特殊的临床体征。一方面因为髂内静脉及其属支位于盆腔深部,另一方面因为有丰富的侧支循环,不易发生静脉回流障碍引起的体征。妇科检查时在子宫周围有增厚压痛,可以是旁组织炎,也可包括旁组织内的静脉炎。此型多见于产后感染。轻者表现为子宫内膜子宫肌炎迁延不愈;严重者可发生脓毒性栓子血源播散。

卵巢静脉血栓性静脉炎,卵巢静脉与子宫静脉、阴道静脉丛之间有广泛的交通支,所以子宫内膜子宫肌炎可以导致卵巢静脉炎。体征相当特殊,自子宫角（通常为右侧子宫角）扪及一粗索条状物向上外方延伸，该索条状物宽度有时可达 3~5cm，明显压痛。由于子宫右旋以及右卵巢静脉跨越输尿管受压等因素，故卵巢血栓性静脉炎以右侧为多，少数有左侧或双侧卵巢静脉累及。

【辅助检查】最好在治疗前求得客观的确定性诊断，但在妊娠期必须考虑采用对母儿安全的方法。

1. D-二聚体　为重要的实验室指标，由于妊娠中晚期 D-二聚体均有轻度升高，故诊断 VTE 敏感性高而特异性不强。当其水平未升高时，结合静脉彩色多普勒超声检查，可基本排除 DVT。D-二聚体<0.5mg/L（ELISA 法）阴性预测值达 95%。

2. B超及多普勒超声检查　常采用压迫超声，为可疑病例首选的非侵入性检查方法，可以探知静脉血流是否存在。B超显示静脉管腔内低回声实性区；彩超则显示管腔内彩色血流信号，加压后管腔无塌陷。95% 的近端下肢大静脉 DVT 能用以上方法得到诊断，但小静脉或盆腔深部静脉则不易或不能诊断。要注意妊娠中期末由于子宫旋转向右侧，可压迫髂静脉和下腔静脉，产生假阳性结果。

3. MRI　磁共振在腹股沟韧带之上连续成像可以清晰分辨深浅层次解剖结构；分段成像则可诊断静脉血流的存在或缺乏。若有血栓形成，显示血管受累部位及远心端呈流空现象。MRI 对膝盖以上 DVT 的敏感度为 97%~100%，小腿段 DVT 为 87%，并能识别潜在的新旧血栓。妊娠期应选用 MRI，因 CT 扫描需用造影剂和接受放射线。

4. 静脉造影术（venography）　是诊断静脉血栓形成的可靠方法。于足背静脉注入 50% 的泛影钠，使整个下肢和髂外、髂总静脉显影。阻塞部位可见血栓占位造成的充盈缺损阴影，其远端静脉曲张而近端狭窄，有时可见周围侧支循环。如果盆腔静脉显影不佳，可做股静脉造影术，此时腹部需要铅板防护。1%~2% 患者术后出现明显的静脉炎，此时应抬高下肢，并用生理盐水冲洗可减轻症状。目前已被超声检查取代。

【治疗】

1. 浅静脉血栓　抬高下肢，局部湿热敷。有下肢静脉曲张高危因素者穿弹力长袜。孕 30 周后不用非甾体抗炎药，因可能引起胎儿动脉导管提前闭锁。

2. 深静脉血栓　如确诊为血栓性静脉炎，则治疗原则为抗凝及抗感染，两者都必须及早开始，且应有足够剂量及足够时间。

（1）低分子量肝素（low molecular weight heparin，LMWH）：近年来已成为治疗妊娠期和产褥期 DVT 的首选药物。荟萃分析 RCT 表明 LMWH 较肝素发生出血、骨质疏松、血小板减少症概率更低；而 LMWH 拥有更好的生物利用度，达 80%~100%。LMWH 被划分为妊娠 B 类药，不通过胎盘，不进入分泌的乳汁，无致畸性；半衰期较长，剂量和效应更可预计。以上这些对产科治疗很重要。

孕妇应用 LMWH 剂量：达肝素钠（Dalteparin）100U/kg 或依诺肝素（Enoxaparin）1mg/kg 皮下注射，每天 1~2 次。不需要常规检测凝血指标，除非患者为复发性静脉血栓栓塞。

分娩期抗凝治疗：分娩前 24 小时停用 LMWH。区域麻醉应在停用 LMWH 24 小时后开始。

产后抗凝治疗：剖宫产后 3 小时开始用 LMWH。若有硬膜外导管，则应拔管后 4 小时再用。产后抗凝至少 6 周（小腿 DVT），大腿或大腿以上 DVT 最少 3 个月。

（2）肝素（heparin）：肝素使抗凝血酶Ⅲ活力提高，其抗凝作用在注射后 10~15 分钟出现，约 2 小时消失。妊娠时应用者分娩前 6 小时停用，分娩或手术后 12 小时再用。应用肝素者剖宫产时禁止硬膜外麻醉，以免并发硬膜下血肿。

首剂肝素 1mg/1kg（肝素每支 100mg，相当于 12 500U，即 1mg=125U）。首剂应快速滴入，肝素应加入生理盐水内，不能用葡萄糖溶液稀释。维持量每小时 15U/kg。标准监测方法为激活的部分凝血活酶时间（activated partial thromboplastin time，APTT），APTT 正常值为 31~43 秒，抗凝后维持 1.5~2 倍，即 60~90 秒，如 APTT 超过正常值 2 倍，提示肝素过量。临床上也可用试管监测凝血时间，以维持 20~30 秒为宜。肝素静滴 10~14 天停止。临床上可见原来抗生素不能控制的高热，确诊血栓性静脉炎加用肝素后，体温很快恢复正常，但体温正常后抗凝不能立即停用。

肝素的主要副作用是出血，约占 5%，其他并发症为血小板减少、骨质疏松和脂肪坏死。硫酸鱼精蛋白可拮抗肝素，1mg 对 100U 肝素，将迅速缩短 APTT，注意不能过多给予鱼精蛋白，否则也能引起出血。

肝素停用，改为华法林，其作用为抑制凝血因子Ⅶ、Ⅸ、Ⅹ，以及凝血酶原，口服时该两药应重叠

2~3 天。华法林在妊娠列为禁忌,因可通过胎盘而致畸和引起胎儿、胎盘出血。

国外华法林剂量偏大(负荷量 10~40mg,维持量 5~10mg/d),按国人情况,作者建议采用负荷量 5mg,维持量 2.5~3mg/d。口服华法林监测指标为凝血酶原时间 1.5~2.5 倍于对照组,或以 18~21 秒为妥。华法林过量引起出血(如血尿)可用维生素 K_1 5mg 静脉注射。华法林疗程 3 个月左右(6 周~6 个月)。如血栓已机化,华法林抗凝也无效,仅可预防血栓再生。

(3)抗感染:产后 DVT 绝大多数是感染引起的血栓性静脉炎,在有培养结果之前,应选择广谱抗生素静脉给药,抗菌谱兼顾需氧及厌氧菌,剂量及时间均应足够。在临床上仍有低热或局部体征尚未完全消退前,不应停药,即使体温及局部体征正常,抗生素亦应持续至少 1 周。因存留在静脉腔内感染性栓子,仍可不断释放出细菌,造成不断的血液循环播散。

(4)手术:若患者诊断有髂静脉血栓栓塞,为减少肺栓塞危险,应考虑安放下腔静脉滤网。

二、脓毒性盆腔血栓性静脉炎

脓毒性盆腔血栓性静脉炎指盆腔静脉中由于感染而后发生凝血。发生率为 1/2 000 分娩,可发生于阴道分娩或剖宫产后。易发因素为长时间产程后剖宫产、胎膜早破、难产、贫血、营养不良、全身性疾病等。

病理过程为细菌侵入静脉内壁,凝血发生于受损的静脉内膜,血栓又被细菌侵入,然后继发性化脓、液化、碎裂,最后发生脓毒性血栓栓塞。未治疗病例 30%~40% 并发脓毒性肺梗死。

【临床表现及诊断】脓毒性盆腔血栓性静脉炎时主要累及子宫和卵巢静脉,同时也可累及髂总、髂内、阴道和下腔静脉,以卵巢静脉最常见,占 40%。

起病可早在产后 2~3 天,最晚为分娩后 6 周。90% 病例为弛张热,自正常体温至 41℃ 高温,伴有脉搏、呼吸增快。即使使用抗生素对抗需氧菌和厌氧菌,产褥期高热不退而无其他原因可寻时,可作为临床拟诊病例。

盆腔检查多半正常,30% 病例可在阴道穹窿、一侧或两侧宫旁触及蠕虫样栓塞的静脉,质硬而有压痛。腹部检查偶可摸到形成血栓的卵巢静脉。

盆腔检查后体温立即升高可作为诊断;抗凝治疗后体温下降也有助于诊断。

血培养:发热时取样做血培养,35% 以上可获阳性结果。

X 线胸片:由于栓子很小、多发和感染,常无典型图像,约 46% 病例因有肺脓肿、梗死而显示异常。

【治疗】应用抗凝药物和广谱抗生素如前述。一般用药 48~72 小时发热常可缓解。

三、肺栓塞

肺栓塞(pulmonary embolism,PE)在我国一直认为相对少见。但近年来临床有增多趋势,妊娠期发生 PE 是同龄非孕妇女的 5 倍。日本 Kobayashi 等报告 PE 发生率在阴道分娩为 0.003%,剖宫产为 0.06%,剖宫产发生 PE 的危险是自然分娩的 20 倍。美国 Toglia 统计 PE 发生率为 1/2 000 妊娠~1/1 000 妊娠,显然较之日本为高。

PE 是静脉血栓形成的严重并发症,约 10% 的 PE 发病后 1 小时内死亡。临床未确诊者,死亡率高达 12.8%~30.0%,而及时诊断治疗者,死亡率降至 0.7%~8.0%,且未治疗者有 1/3 以上病例 PE 复发。

PE 主要来源是下肢的 DVT,例如腓肠肌静脉、腘静脉、股静脉等。盆腔内的髂外静脉、髂内静脉及卵巢静脉血栓当然也可导致 PE。血栓或脓栓可悬浮于静脉腔或黏附于静脉壁,当其部分或全部脱落后,即随血流经右心到肺动脉,引起肺栓塞。

【临床表现】

1. **症状** 栓子进入肺动脉可呈阵发性,并多次反复发作。通常第一次发作很少引起立即死亡,此因栓子较小之故。但再次发作即可有生命危险。典型症状有呼吸困难、胸闷、胸痛、咳嗽,如有较大栓子进入肺动脉引起肺循环紊乱,严重影响心搏出量,或迷走反射引起心律失常,可引起瞬时意识丧失。肺部症状继之可出现泡沫血痰,血痰多呈粉红色。

症状因栓子大小、数量、栓塞部位不同而异。大块肺栓塞容易识别,肺部症状出现后迅速发生低血压和心血管性晕厥,甚至突然死亡;相反,微小栓塞症状隐蔽或没有症状。要注意这种小栓子可能是大块栓子的前驱。

2. **体征** 可有发热、心跳加快、呼吸加速。梗死区域大者可出现青紫等低氧血症体征。梗死的肺部可闻及啰音及胸膜摩擦音。心脏听诊有肺动脉第二音亢进。

【辅助诊断】

1. **血气分析** 妊娠晚期妇女仰卧位时 PaO_2 比坐位要低 15mmHg 之多,故应在坐位时动脉采取血样。急性 PE 孕妇的血气分析结果往往显示 PaO_2 下降和 $PaCO_2$ 轻度下降,而 $PaCO_2$ 升高即高碳酸血症提示预后不良。

2. **D- 二聚体** 同 DVT,水平正常多可排除急性肺栓塞。

3. **胸部 X 线片** 对 PE 不能确诊,但可显示肺不张、局限透明区、胸腔积液或肺水肿等。当孕妇被客观证实为 PE 时,50% 胸片为正常;若胸片异常疑有 PE 时,应考虑肺动脉 CT 造影。

PE 诊断必须用放射学方法,但妊娠期暴露射线常有顾忌。理论上讲,胸片对任何孕期的胎儿所接受的射线剂量极小(<0.5rad,1rad=0.01Gy),摄片时可以用铅板遮挡腹部保护胎儿。根据 Ginsbery 等对妊娠期应用各种方法的放射线暴露进行研究,结果认为当放射线剂量<5rad 时,发生儿童期癌的危险性很少增加。诊断 DVT 的胎儿暴露射线量<0.5rad;而诊断 PE 的胎儿暴露量<0.05rad,故对胎儿无显著影响,有诊断需要时仍应进行检查,采用合适技术,小心操作,使胎儿暴露射线量至最少。

4. **通气 / 灌注肺扫描** 用于临床怀疑 PE 而胸片阴性时。通气 / 灌注肺扫描(pulmonary ventilation perfusion scan,V/Q)是通过核素扫描来显示肺段或肺叶灌注缺损,再做通气扫描确定呼吸道阻塞情况。它具有与 CT 阴性结果相同的价值,可排除妊娠急性肺栓塞。

V/Q 扫描指用 ^{99m}Tc 硫化胶体,胎儿剂量为 10~15Gy,而胎儿暴露量<50 000Gy(<5rad)就无显著危险。由于此种放射性核素经母体尿路排出,胎儿接受母体膀胱 85% 的放射量。因此,频繁排尿或放置尿管排空膀胱可减少胎儿暴露。

5. **多排 CT 肺血管造影** 英国胸科协会对非妊娠期 PE 首选检查为多排 CT 肺血管造影(computerized tomography pulmonary angiography,CTPA)。其优点是敏感性和特异性均高于 V/Q,对胎儿射线量更低,儿童期恶性肿瘤的发生率更低(CTPA<1/1 000 000 vs. V/Q 1/280 000)。缺点是母体乳房射线剂量较高,使乳癌危险性增加,约为 13.6%,而基础人群危险仅 0.5%。此外,CTPA 对 PE 的小栓子不能显示。肺动脉造影对胎儿的放射暴露过高,妊娠期间应尽量避免。

【治疗】

1. **一般治疗** 临床一旦拟诊 PE,治疗即应开始,包括吸氧、镇痛、解痉、抗休克等。

2. **抗凝治疗**

(1)临床拟诊 PE 病例:应用 LMWH,具体剂量同 DVT 所述。

(2)大块肺栓塞(massive pulmonary embolism):是致命性疾病,由于急性右室衰竭和心源性休克,早期死亡率高。当提示此诊断时,应尽快推注未分离肝素,并迅速开始溶栓治疗,可能挽救生命。很多患者如围手术期、创伤、癌肿,因可增加出血危险而不能溶栓治疗,可考虑手术去栓。

未分离肝素(unfractionated heparin)静脉注射用以挽救大块 PE,因这种病例有心血管衰竭、循环不良。负荷剂量为 80U/kg,然后持续静脉给药 18U/(kg·h)。如果准备溶栓治疗,则免去负荷剂量,直接静脉注射 18U/(kg·h)。计算剂量时应根据体重调整剂量 = [理想体重 + 0.3(实际体重 – 理想体重)]。

肝素的主要问题是出血并发症,可达 8%~33%,故在负荷剂量后 4~6 小时测定 APTT,此后至少每天测定 1 次,使 APTT 保持在正常值的上限 2 倍。连续 7~10 天后,若病情稳定,改为皮下注射,保持 APTT 的 INR 在 1.5~2 倍。妊娠晚期纤维蛋白原和Ⅷ因子增高,可影响 APTT,故肝素剂量不必过高,以免并发出血。

后续治疗:大块 PE 抢救后病情稳定,妊娠期仍应继续抗凝,此时可用 LMWH。LMWH 治疗一般不需要监测,仅在超高体重和肾功能不全病例要监测抗 X 因子活力(anti- X a)峰值水平,即注射后 3 小时达到 0.5~1.2U/ml。

妊娠期不用华法林(warfarin)抗凝,因可通过胎盘。

3. **溶栓治疗** 溶栓治疗越早越好,最好在发病 3 天内应用。患者若低血压、休克,为溶栓绝对禁忌。一般选用尿激酶,剂量宜大,如 20 万 U 加 5% 葡萄糖液 250ml,于 30 分钟静脉内滴完,起始可每天静脉滴注 2~3 次。维持量为 20 万 U 静脉滴注,每天一次。一般应用 1~2 周。监测指标为凝血酶原时间和全血凝固时间,控制在其正常值的 2~3 倍。

有几个 RCT 研究 PE 的溶栓和抗凝疗效,发现溶栓的长期生存结果并不优于抗凝治疗。除非情况危急,围产期禁用溶栓治疗。

4. **手术** 肺动脉栓子摘除(pulmonary embolec-

tomy),于低温麻醉下,开胸阻断上下腔静脉,切开肺动脉,取出栓子。大块 PE 急诊手术取栓是一种救命治疗,但必须在三级专科治疗中心进行。患者有右心房、室漂浮血栓或卵圆孔未闭时,也建议手术取栓。

如果患者手术取栓有禁忌证,现代新技术使用经导管栓子摘除术(catheter embolectomy),临床结局近似与手术相当。

为预防肺栓塞反复发作(或初次发作),可于下腔静脉内放置滤网(经股静脉穿刺),另可有结扎髂静脉甚至下腔静脉阻断者。下腔静脉滤网防止血栓栓塞已应用 40 年。永久性滤网因可后遗深静脉血栓和血栓后综合征,故 PE 时一般不推荐。而留置可再取出的下腔静脉滤网则推荐用于有复发危险的肺栓塞,或抗凝引起出血危险性高的病例,如 PE 孕妇数天内将分娩,则此种滤网在抗凝治疗已安全后尽早取出。

【预防】Lindqvist 等(2008)根据 VTE 的危险因素及其程度做出危险评分,然后根据评分高低提出预防处理建议(表 12-11)。

表 12-11　危险评分——危险因素和其程度

评分	危险因素
1 分	(危险增加 5 倍)
	杂合子 V 因子 Leiden
	杂合子凝血酶原基因突变
	超体重(妊娠早期 BMI>28)
	剖宫产
	家族性血栓形成(<60 岁)
	孕妇年龄>40 岁
	子痫前期
	胎盘早剥
2 分	(危险增加 25 倍)
	蛋白 S 缺乏
	蛋白 C 缺乏
	卧床休息≥1 周
	狼疮抗凝综合征
	心磷脂抗体
3 分	(危险增加 125 倍)
	纯合子 V 因子 Leiden
	纯合子凝血酶原基因突变
≥4 分	高危(妊娠期 VTE 10% 绝对危险)
	原先有 VTE
	抗磷脂抗体综合征,原先无 VTE
	极高危(妊娠期 VTE>15% 绝对危险)

根据危险总分预防处理(表 12-12)。

表 12-12　根据危险总分预防处理

危险总分	处理
0 分	不处理
1 分	不处理
2 分	产后或卧床时预防,LMWH,7 天
3 分	产后预防[*],LMWH,6 周
≥4 分	产前预防[**],产后最少 6 周
极高危	产前高剂量预防[***],产后最少 12 周

[***] 尽可能早开始,有时早至孕前。

(曾万江　周　琼　顾美皎)

第十一节　妊娠期合并血液系统疾病

本节关键点

1. 妊娠合并血液系统疾病患者逐年增多,常见妊娠期贫血、血小板减少,其次为再生障碍性贫血、骨髓异常增生综合征、血小板增多症等。
2. 除孕前已明确诊断的疾病外,部分疾病在妊娠期可首次发生,对母儿造成危害。
3. 应及时诊断、及时治疗,确保母儿安全。

随着围产医学的发展和相关学科诊疗水平提高,妊娠合并血液系统疾病患者逐渐增多,病种及病情程度也发生了变化,从较常见的妊娠期贫血、血小板减少,到较少见的再生障碍性贫血、骨髓异常增生综合征、血小板增多症等疾病,以及部分治疗后病情稳定的血液恶性疾病。此外,除了孕前已明确诊断的疾病外,部分疾病在妊娠期可首次发生。由于血液疾病在孕期可对母儿造成危害,因此,在孕期保健与管理中,认识疾病在孕期的特点、对母儿的影响,把握恰当的治疗指征及围分娩期处理,以期获得较好的母儿结局是临床医师面临的问题。以下对妊娠期常见及主要疾病进行重点概述。

一、贫血类疾病

妊娠合并贫血以缺铁性贫血最常见,其次

为巨幼细胞贫血、地中海贫血和再生障碍性贫血等。2014年我国关于妊娠期铁缺乏和缺铁性贫血诊治指南中明确妊娠合并贫血的诊断标准为妊娠期血红蛋白（hemoglobin，Hb）浓度<110g/L；并根据Hb水平分为轻度贫血（100~109g/L）、中度贫血（70~99g/L）、重度贫血（40~69g/L）和极重度贫血（<40g/L）。妊娠期贫血对母儿均可造成影响，包括孕妇贫血性心脏病、妊娠期高血压疾病、胎膜早破、早产及胎儿生长受限、胎儿窘迫及死胎。

（一）缺铁性贫血

铁缺乏（iron deficiency，ID）是指体内贮存铁不能满足正常组织细胞需要的一种状态；缺铁性贫血（iron deficiency anemia，IDA）是指体内用于合成Hb的贮存铁耗尽，Hb生成障碍而导致的贫血（Hb浓度<110g/L）。IDA是妊娠期最常见的贫血，约占妊娠期贫血的95%。

【病因】妊娠期铁需求量增加是孕妇缺铁的主要原因。妊娠期需铁总量约1 000mg，包括血容量增加需铁750mg，胎儿生长发育需铁250~350mg。孕中期需铁3~4mg/d，孕晚期6~7mg/d，每天饮食中含铁10~15mg，吸收率仅为10%（1~1.5mg），因此不能满足孕期铁的需求。

【临床表现】取决于贫血的程度。当仅有铁储备减少时，可无贫血表现。当铁储备不足，血清铁下降，红细胞数量和Hb减少时，可表现出皮肤、口唇黏膜和睑结膜苍白。当铁储备耗尽，红细胞生成严重障碍时，可出现全身乏力、面色苍白、头晕眼花、贫血性心脏病和充血性心力衰竭的表现。

【实验室检查】

1. **血常规** IDA患者血红蛋白（Hb）、平均红细胞体积（mean corpuscular volume，MCV）、平均红细胞血红蛋白含量（mean corpuscular hemoglobin，MCH）和平均细胞血红蛋白浓度（mean corpuscular hemoglobin concentration，MCHC）均降低。常表现为Hb<110g/L，MCV<80fl，MCH<26pg，MCHC<30%，网织红细胞正常或减少，白细胞和血小板数量正常。血涂片表现为低色素小细胞性贫血。

2. **其他指标**

（1）血清铁蛋白是一种稳定的糖蛋白，不受近期铁摄入影响，能较精确反映铁储存量，是妊娠期最佳铁缺乏实验室诊断指标。血清铁蛋白<20μg/L诊断ID；<30μg/L提示铁耗尽早期。但在感染时血清铁蛋白也会升高，可通过检测C反应蛋白加以鉴别。

（2）血清铁、总铁结合力（total iron-binding capacity，TIBC）和转铁蛋白饱和度：易受到近期铁摄入、昼夜变化，以及感染等因素影响，均属不可靠的铁储存指标。

（3）其他：当组织铁储存减少时，血清锌原卟啉水平升高，其不受血液稀释、炎症和感染的影响。

3. **骨髓象** 呈小细胞低色素性贫血。红系造血呈轻度或中度活跃，以中幼和晚幼红细胞增生为主，骨髓铁染色可见细胞内外铁均减少，以细胞外铁减少明显，铁粒幼红细胞<15%。

【诊断及鉴别诊断】孕妇存在缺铁性贫血的诱因或存在贫血的临床表现，实验室检查为小细胞低色素贫血，首选铁剂治疗试验，治疗2周后Hb升高可诊断为IDA。铁剂治疗无效者应进行鉴别诊断。

1. **巨幼红细胞贫血** 贫血程度常较缺铁性贫血严重；血涂片红细胞平均体积大，可见中性粒细胞分叶过多，贫血严重者可伴有白细胞及血小板减少。骨髓象巨幼红细胞增多；血清叶酸降低有助于鉴别。

2. **地中海贫血** 可有家族史及慢性溶血的表现，为小细胞低色素贫血，对铁剂治疗无效。血清铁、血清铁蛋白常增高，可通过血红蛋白电泳测定HbA2、HbF含量诊断。

3. **再生障碍性贫血** 常呈重度贫血，血常规表现为三系细胞均减少，红细胞大小及形态在正常范围，网织红细胞减少，骨髓象表现为各类细胞均减少，骨髓增生极度低下。

【治疗】

1. **一般治疗** 主要为加强孕期保健，增加富含铁食物的摄入。铁含量较高的食物有黑木耳、海带、紫菜、香菇、猪肝等，其次为豆类、肉类、蛋类等。水果、蔬菜等含维生素C的食物可促进铁吸收。

2. **药物** 主要为补充铁剂，口服给药安全有效、简单易行。诊断明确的IDA孕妇应补充元素铁100~200mg/d，治疗2周后复查Hb评估疗效，通常2周后Hb增加10g/L，3~4周后增加20g/L。非贫血孕妇如果血清铁蛋白<30μg/L，应摄入元素铁60mg/d，8周后评估疗效。常用口服铁剂有硫酸亚铁、琥珀酸亚铁，以及多糖铁复合物等。口服铁剂同时可服维生素C 0.1mg促进铁吸收。对于重度缺铁性贫血或因严重胃肠道反应不能口服铁剂者，可选用静脉补铁，常用右旋糖苷铁或山梨醇铁50~100mg，每天1次。

3. **输血** 当 Hb<60g/L、接近预产期或短期内需分娩者,应少量、多次、慢速输注浓缩红细胞快速纠正贫血,避免加重心脏负担诱发急性左心衰竭。

4. **产科处理** 在孕早、中、晚期保健中应至少各查血常规一次,有条件的医疗机构应对所有孕妇检测血清铁蛋白,以期早发现铁缺乏。对 IDA 的孕妇,在治疗母体的同时应注意超声监测胎儿宫内发育,及时发现并纠正胎儿生长受限。孕晚期鼓励孕妇左侧卧位、间断吸氧,有助于改善胎儿宫内慢性缺氧状态。贫血孕妇应实施计划分娩,中重度贫血者临产后应配新鲜血备用,严密监测产程进展及胎儿宫内情况,必要可阴道助产缩短第二产程。产后应积极预防产后出血,仔细检查软产道,应用广谱抗生素预防产后感染。

(二) 巨幼细胞贫血

巨幼细胞贫血又称营养性巨幼红细胞性贫血,是由于叶酸和/或维生素 B_{12} 缺乏引起细胞核 DNA 合成障碍所致的贫血。发生率占所有贫血的 7%~8%。孕期贫血者并发胎儿生长受限、早产、胎盘早剥、妊娠期高血压疾病的概率增加。

【病因】主要见于长期严重偏食、挑食、肠道吸收障碍者。妊娠期对叶酸的需要量增加,由非孕期每天 180μg 增至 400μg;受体内增多的雌、孕激素影响,胃肠道对叶酸的吸收减少,同时尿中排出量增加,这些因素均可导致母体内叶酸含量下降。

【临床表现】贫血多发生于孕中、晚期,起病较急,多为中度、重度贫血。除表现为严重贫血的常见症状,如乏力、头晕、气短、皮肤黏膜苍白等,还可出现神经系统症状,表现为手足对称性麻木、深感觉障碍、精神异常等,临床应加以注意。

【诊断及鉴别诊断】

1. 孕妇长期偏食,处于营养不良状态;贫血发生于孕晚期;具有上述临床表现者要考虑巨幼红细胞贫血的诊断。

2. **实验室检查** 血常规呈大细胞性贫血,MCV>100fl,MCH>32pg,大卵圆形红细胞增多、中性粒细胞核分叶过多,贫血严重者可伴有网织红细胞、白细胞及血小板减少。骨髓象呈典型的"巨幼变",巨幼细胞系列占骨髓细胞总数的 30%~50% 可肯定诊断。进一步测定血清及红细胞叶酸水平可以明确是叶酸还是维生素 B_{12} 缺乏。血清叶酸<6.8nmol/L,红细胞叶酸<227nmol/L 提示叶酸缺乏;血清维生素 B_{12}<74pmol/L 提示维生素 B_{12} 缺乏。

【治疗】

1. 加强孕期营养指导,纠正偏食,多进食蔬菜、水果、动物肝及肉类、蛋类、奶类食品。对于有原发疾病者应治疗原发疾病,去除病因。

2. **药物** 口服叶酸 15mg/d,分次服用。若胃肠道吸收不良,可肌内注射叶酸 10~30mg/d,直至血象完全恢复正常。若维生素 B_{12} 缺乏,肌内注射维生素 B_{12} 100~200μg/d,治疗 3~6 天可显著改善。在补充叶酸和维生素 B_{12} 后贫血症状多可明显改善,若效果不佳时应注意混合性贫血的存在,需同时补充铁剂和维生素 C。

3. 妊娠晚期 Hb<60g/L 时,应输入少量浓缩红细胞或新鲜血快速纠正贫血。

(三) 再生障碍性贫血

再生障碍性贫血(aplastic anemia,AA)是由多种原因引起造血干细胞异常,导致全血细胞减少和骨髓增生低下的一组疾病。临床以贫血、出血、感染和骨髓造血衰竭为主要表现。妊娠合并再生障碍性贫血较为少见,发生率 0.029%~0.080%,部分患者为妊娠期首次确诊。

【妊娠的影响】妊娠对再生障碍性贫血的影响及其发生机制目前尚不明确。基于部分患者在妊娠期首次发生,产后骨髓造血功能可明显改善或完全恢复、再次妊娠时复发的现象,有学者认为妊娠是再生障碍性贫血的诱发因素,妊娠可加重骨髓抑制并导致病情恶化。但部分学者认为并不是所有妊娠期确诊的再生障碍性贫血患者于妊娠结束后病情均可自然缓解,其缓解率只有 25%~30%;且也无证据显示再生障碍性贫血在妊娠的某一特定时期更易发生或加重。因此,认为妊娠期发生再生障碍性贫血可能是妊娠与再生障碍性贫血的巧合,并不构成因果关系。

【对母儿的影响】妊娠合并再生障碍性贫血可增加母儿相关并发症的发生风险,主要与贫血、中性粒细胞计数下降和血小板减少的程度有关。母体主要为妊娠期高血压疾病,病情重者常发病早、易发生心力衰竭和胎盘早剥。其次为妊娠期糖尿病、急性心功能不全和孕期及产褥感染;胎儿主要为早产、胎儿生长受限、低体重儿、胎死宫内和新生儿死亡。

【临床表现】临床表现与患者全血细胞减少程度相关。以贫血为主要表现者,多为中重度贫血,可导致孕妇内脏器官相对缺血,特别是影响心脏功能,发生贫血性心脏病;也可导致胎儿宫内慢性缺氧、胎儿生长受限,甚至胎死宫内。严重血小板减少者可发生致命性内脏出血,如消化道出血、颅内出血等。中性粒细胞显著降低可致妊娠期和产褥期严重的全身感染、败血症等,是孕产妇死亡的主要原因。

【诊断及鉴别诊断】

1. 妊娠期再生障碍性贫血包括孕前诊断及妊娠期首次诊断者的标准。

(1)全血细胞减少,网织红细胞绝对值减少。

(2)一般无脾大。

(3)骨髓检查至少一个部位增生减低或重度减低。

(4)能除外其他引起全血细胞减少的疾病,如阵发性睡眠性血红蛋白尿(paroxysmal nocturnal hemoglobinuria,PNH)、骨髓异常增生综合征(myelodysplastic syndrome,MDS)、急性造血功能停滞、骨髓纤维化、急性白血病和恶性组织细胞病。

(5)一般抗贫血药物治疗无效。

2. 妊娠期首次诊断者常以血常规检查异常为初发表现,可为单纯贫血、血小板减少或两者同时减少,或全血细胞减少。但血常规表现为上述异常的疾病还有巨幼细胞贫血、PNH、MDS,以及低增生性急性白血病,临床应注意通过病史及检查鉴别。

(1)贫血类型鉴别:全血细胞及网织红细胞计数、肝肾功能及直接、间接胆红素、乳酸脱氢酶、外周血涂片、库姆斯试验,血清铁蛋白、叶酸和维生素 B_{12} 水平测定。上述结果有助于对妊娠期常见的贫血类型进行鉴别。

(2)筛查免疫指标排除免疫性疾病导致的贫血或血小板减少:主要为系统性红斑狼疮及抗磷脂抗体综合征等疾病,包括抗核抗体、抗心磷脂抗体、狼疮抗凝物、β_2- 糖蛋白、抗 dsDNA 抗体及补体 C_3、C_4 等。

(3)病毒检测:包括甲型、乙型、丙型肝炎病毒,EB 病毒,HIV 和 CMV 等,除外由病毒感染所导致的异常。

(4)骨髓检查:如果上述检查不能明确诊断,血常规至少表现为红细胞或白细胞减少者,应进行骨髓检查,包括骨髓涂片、活检及染色体检查,协助除外 MDS 及恶性疾病。

(5)免疫表型分析:对于两系或全血细胞减少患者,有条件的医疗机构应检测 CD_{55} 和 CD_{59} 以除外 PNH。孕期骨髓检查结果不典型,诊断仍然不明确时,需等待产后随访而进一步确诊。

【治疗】

1. **妊娠期** 主要以支持治疗为主,免疫抑制剂如抗胸腺免疫球蛋白和环孢素 A 在妊娠期应用的安全性及对胎儿的远期影响尚不确定,不作为常规治疗选择。骨髓移植由于需要大剂量免疫抑制治疗,在妊娠期仍属禁忌。关于雄激素治疗,由于其疗效尚不确切,且可能引起女胎男性化,亦不主张应用。

(1)慢性或非重型再生障碍性贫血:病情稳定者妊娠。孕期需产科及血液科医师密切协作,共同进行高危围产保健,动态监测血象,给予积极的支持治疗。

(2)急性或重型再生障碍性贫血:孕早期建议行治疗性终止妊娠。如已到孕中、晚期,原则上可通过积极支持治疗缓解病情并防治妊娠并发症,尽可能维持妊娠至胎儿存活的孕周。但若发生严重的妊娠并发症危及母儿生命,或全血细胞减少支持治疗难以维持对母体安全的水平时,仍需及时终止妊娠。行支持治疗。

1)增加营养,提高免疫功能,预防出血和感染。

2)输入成分血制品:主要用于纠正严重贫血和防治出血。建议应维持 Hb>70g/L,分娩前提高至 80g/L 以上,以增加对产后出血的耐受力。由于血小板输入可增加体内血小板抗体的产生,加速血小板破坏,不主张预防性输注。只在血小板极低(血小板 $<10 \times 10^9$/L,)或有出血倾向时输注。

3)在白细胞极低的情况下,可考虑短期应用粒细胞集落刺激因子,以提高白细胞和中性粒细胞数目,同时预防感染发生,一旦发生感染应用强有力的抗生素。

2. **分娩期** 足月后实施计划分娩,分娩方式应结合产科情况、病情程度及医疗条件综合评估。分娩前尽可能通过输血支持治疗维持 Hb>80g/L,血小板 $>(20~30) \times 10^9$/L,同时准备新鲜血、血浆、血小板,做好预防产后出血准备,产后加强抗感染治疗。

(四)地中海贫血

地中海贫血是最常见的遗传性溶血性疾病。是由于调控珠蛋白合成的基因缺陷引起相应珠蛋白合成减少或丧失,导致构成血红蛋白 α 链和 β 链珠蛋白合成比例失衡、红细胞寿命缩短,进而发生慢性溶血性、小细胞性的贫血。我国长江以南各省是地中海贫血的高发区,报道地中海贫血基因缺陷率为 2.5%~20%。

【分类及临床表现】根据基因缺陷分为 α 地中海贫血及 β 地中海贫血。前者基因位于 16 号染色体短臂 13 区 3 带(16P13.3),后者基因位于 11 号染色体短臂 1 区 2 带(11P1.2)。

1. α 地中海贫血 根据 α 珠蛋白基因缺失的数量,临床上分为 α 地中海贫血静止型、标准型、HbH 病(中间型)及 HbBart(重型),少数为非缺失型 α 地中海贫血。静止型 α 地中海贫血常无临床表现,新生儿发生 Bart 胎儿水肿的可能性为 2%;标准型表现为轻度贫血,新生儿发生 Bart 胎儿水肿的可能性为 3%~5%;HbH 病多表现为中至重度溶血性贫血,常伴有肝脾大、鼻梁塌陷、眼距增大等特殊贫血外貌;HbBart 则与胎儿水肿、胎死宫内及子痫前期关系密切,患儿常在出生前窒息死亡或出生后不久死亡。

2. β 地中海贫血 分为轻型和重型。轻型 β 地中海贫血即单杂合子地中海贫血,常为轻度贫血,血常规表现为典型小细胞低色素性改变,血红蛋白电泳分析 HbA2 含量增高(HbA2>3.5%)。重型 β 地中海贫血即双重杂合子或纯合子地中海贫血,常为严重贫血、髓外造血所致特殊面容、性发育延迟和生长发育不良。

【筛查及诊断】

1. 血常规 主要指标为 MCV 和 MCH。若 MCV<82fl,MCH<27pg,则筛查阳性,需进一步检查。但在静止型 α 地中海贫血和 αβ 复合型地中海贫血的检测中,这两项指标可能完全正常。

2. 红细胞脆性一管定量法 正常值为溶血>60%,如果<60% 可判定为地中海贫血(轻型,携带者),适合基层医院采用。

3. 血红蛋白电泳 正常成人 HbA2 为 2.5%~3.5%,HbF 为 0~2.5%。静止型和轻型 α 地中海贫血 HbA2 和 HbF 含量常正常或稍低,轻型 β 地中海贫血 HbA2>3.5%,HbF 含量正常或增高。

基因诊断:由于血液学表型筛查对静止型和复合型地中海贫血患者有漏诊的概率,因此需要行基因诊断确诊。如夫妇双方同时携带地中海贫血基因,在妊娠 24 周前进行产前诊断,可采集绒毛或羊水提取 DNA 进行基于完整家系分析的基因诊断,避免重型地中海贫血患儿出生。

【妊娠期处理】目前尚无根本有效的治疗方法,只有通过遗传筛查和产前诊断,淘汰重型地中海贫血胎儿的出生。妊娠期处理主要是监测 Hb 水平及心脏功能,通过间断输血维持 Hb 达到或接近 80g/dl 以上。通过超声及胎儿监护等手段对胎儿生长发育及宫内状况进行监测。对于重型 β 地中海贫血患者,若通过输血 Hb 可维持在 100g/dl 且心脏功能正常并接受去铁治疗者可考虑妊娠。

【经验分享】

1. 妊娠期贫血主要包括缺铁性贫血、巨幼细胞贫血、地中海贫血,以及再生障碍性贫血。孕期应尽可能通过相关检查明确病因,及时针对性给予药物治疗,严重贫血者需通过输血治疗纠正贫血。

2. 部分贫血性疾病可表现为外周血两系或三系细胞减少,如巨幼细胞贫血、阵发性睡眠性血红蛋白尿(paroxysmal nocturnal hemoglobinuria,PNH)、再生障碍性贫血等,孕期诊断及鉴别中必要时需进行骨髓穿刺检查。对于三系细胞减少的贫血类疾病,治疗建议维持:白细胞计数>(2~3)×10⁹/L,中性粒细胞绝对值>0.5×10⁹/L;Hb>80g/L;血小板计数>(20~30)×10⁹/L、无明显出血倾向。

3. 围产期应根据病情及治疗情况评估终止妊娠的时机和方式。分娩前尽可能通过药物或输血治疗维持血红蛋白>80g/L。临产需准备相应的血源,做好预防产后出血的准备。

二、妊娠期血小板减少性疾病

妊娠期血小板减少发生率为 7%~10%,包括妊娠前诊断及妊娠期首次出现的血小板减少。在除外继发妊娠期高血压疾病、系统性红斑狼疮和抗磷脂抗体综合征等免疫性疾病以及感染、药物导致的血小板减少原因外,其病因主要包括妊娠期血小板减少症、免疫性血小板减少性紫癜以及部分血液系统疾病。由于严重血小板减少潜在的出血风险,孕期必要的治疗以维持安全的血小板水平可避免母体严重出血事件发生,维持妊娠。

(一)妊娠期血小板减少症

妊娠期血小板减少症(gestational thrombocytopenia,GT)约占总发病人数 75%,发病机制尚不明确,多数学者认为是妊娠生理性变化所致,可能与妊娠期血容量增加、血液稀释、高凝状态血小板损耗增加、胎盘循环中血小板收集和利用增多等因素有关。临床上未发现血小板质的改变及凝血系统的紊乱,认为是良性的自限性经过。

【临床表现】具有以下特点：①妊娠前无血小板减少病史，孕早期血小板计数正常，多于孕中晚期首次出现；②血小板降低程度较轻，血小板计数多>(50~70)×10⁹/L，不随妊娠进展而加重，无出血症状，分娩后2~12周血小板计数可恢复正常，但再次妊娠时可重复发生；③凝血功能正常，抗血小板抗体一般阴性，不引起新生儿血小板减少。

【诊断】根据上述临床特点，对于在妊娠中、晚期首次出现血小板轻度减少，筛查免疫疾病相关抗体阴性并排除由高血压、感染、药物等因素引起，监测血小板计数随妊娠进展下降不严重者，多考虑该诊断。

【治疗】孕期以严密监测血小板水平为主，一般不需要干预治疗。分娩方式根据产科情况评估决定。预产期前实施计划分娩，临产前准备相应的血源。

（二）免疫性血小板减少性紫癜

免疫性血小板减少症（immune thrombocytopenia），既往称为特发性血小板减少性紫癜（idiopathic thrombocytopenia purpura，ITP）。是一种以外周血中血小板减少、骨髓巨核细胞数正常或增多并伴有成熟障碍、临床伴有皮肤黏膜出血等为特征的自身免疫性疾病。多数研究认为ITP在妊娠期易加重，是妊娠期血小板重度减少的主要病因。

【病因】目前认为ITP发病与免疫异常相关，其中体液免疫是中心环节。认为脾脏产生抗血小板膜糖蛋白的自身抗体，导致血小板被吞噬、破坏增加。这些自身抗体以IgG为主（PAIgG），部分为IgM、IgA；其抗原主要位于血小板膜糖蛋白GPⅡb/Ⅲa分子上，少数位于Ib/Ⅸ、Ⅰa/Ⅱ、Ⅳ和Ⅴ分子上。此外，患者体内巨核细胞相关IgG（MAIgG）明显升高，可能抑制骨髓巨核细胞造血，造成血小板生成减少。

【临床表现】血小板减少多数随妊娠进展加重，部分血小板减少<(10~20)×10⁹/L者，可出现皮肤黏膜出血点、四肢瘀斑，以及牙龈出血、鼻出血的出血症状。由于PA-IgG在妊娠期可主动通过胎盘，可引起胎儿或新生儿血小板减少，甚至增加新生儿颅内出血的危险。

【诊断及鉴别诊断】ITP诊断缺乏特异的症状、体征和诊断性实验。需通过病史、查体、实验室检查排除其他引起血小板减少的疾病后而诊断。病史中应注意是否存在家族血小板减少、特殊用药、输血及反复自然流产、血栓形成等病史，这些有助于鉴别诊断。

实验室检查：全血细胞分析，外周血涂片、自身免疫系统疾病抗体筛查及抗血小板抗体检测，必要时需行骨髓检查。骨穿典型表现为巨核细胞增多或正常，有成熟障碍，产生巨核细胞减少。但骨穿不能作为ITP的确诊依据。虽然ITP患者血清血小板抗体多为阳性，但由于免疫性或非免疫性血小板减少均可有PA-IgG升高，故不能作为诊断依据。血小板膜糖蛋白GPⅡb/Ⅲa及Ⅰb/Ⅸ特异性自身抗体检测的特异性高，可以鉴别免疫性与非免疫性血小板减少。

【治疗】孕期治疗目标为预防严重血小板减少引起的出血性并发症，推荐治疗指征为血小板计数<(20~30)×10⁹/L，伴发出血倾向，或在医疗侵入性操作时，公认的一线药物为糖皮质激素或丙种球蛋白。

1. **肾上腺皮质激素** 抑制血小板抗体的合成及抗原抗体反应，减少血小板破坏，阻断单核巨噬细胞系统破坏已被抗体结合的血小板，延长血小板的寿命。近年文献报道孕期激素治疗的有效率低于非孕期，并可增加妊娠期糖尿病、妊娠期高血压疾病的发生。推荐用量：起始给予低剂量泼尼松0.25~0.5mg/(kg·d)口服，逐渐减量至血小板维持>30×10⁹/L的最小有效剂量。

2. **静脉注射免疫球蛋白**（intravenous immunoglobulin，IVIg） 抑制自身抗体产生，阻断巨噬细胞表面Fc受体而降低血小板清除率，减少血小板破坏。治疗起效快，副作用较少，优于皮质激素，但药物价格较高。常用剂量为400mg/(kg·d)，连续3~5天；或1g/(kg·d)，连续2天，两者疗效相似，报道有效率达80%，但IVIg疗效较短，维持2~4周后血小板计数可降至治疗前水平。

3. **输注血小板** 由于血小板消耗快速、作用短暂，且输入能刺激体内产生抗血小板抗体，加快血小板的破坏。因此，建议在血小板计数<10×10⁹/L并有出血倾向，为防止重要器官出血或分娩时输入。

4. **难治性ITP** 既往曾把脾切除作为治疗的最后手段，建议血小板计数<10×10⁹/L并有严重出血倾向时应用，但目前临床不推荐应用。目前报道可应用大剂量甲泼尼龙联合IVIg或硫唑嘌呤治疗，认为小剂量应用硫唑嘌呤对孕妇及胎儿影响较小；也有关于二线药物血小板生成素

(thrombopoietin,TPO)受体激动剂、rhTPO 的报道。

5. **新生儿血小板减少** 据报道,ITP 孕妇中 10%~20% 发生新生儿血小板减少,可发生在出生时、生后 2~5 天内,因此,需动态监测新生儿血小板水平。血小板计数 $<50 \times 10^9/L$ 的新生儿应行头颅 B 超或 CT 检查。

【经验分享】

1. 妊娠期血小板减少应重视病因诊断,GT 及 ITP 为主要病因,发生在孕早期、血小板重度减少者可考虑 ITP 的诊断。

2. 糖皮质激素及 IVIg 为妊娠期治疗的一线用药,推荐治疗指征为血小板 $<(20\sim30) \times 10^9/L$、存在出血倾向或医疗侵入性操作时;激素治疗以低剂量(0.25~0.5mg/kg)泼尼松口服为起始剂量,维持血小板 $>30 \times 10^9/L$。

3. 围分娩期应通过必要的药物治疗升高血小板水平,根据产科情况、是否存在并发症、治疗后血小板可达到的水平、医疗条件及血源情况综合评估分娩时机和方式。

三、白血病

白血病(leukemia)是一类造血干细胞恶性克隆性疾病。根据白血病细胞成熟程度和自然病程分为急性白血病和慢性白血病。文献报道妊娠合并白血病发病率 1/75 000~1/10 000 次妊娠。妊娠期白血病引起的白细胞异常、贫血和血小板减少或显著增高,以及抗白血病治疗的药物及其副作用可使患者在孕期和分娩期面临 DIC、感染、出血的风险,以及并发妊娠期高血压疾病、胎盘早剥、流产、死胎、生长受限和早产的不良结局。

【诊断】妊娠期白血病多数患者为孕前已诊断者。妊娠期首次出现的白血病,由于临床症状不典型,并易于受妊娠期生理性变化的干扰,诊断常较困难。孕期定期血常规检查及提高对异常结果的识别,对于及时诊断具有重要意义。对于无明显诱因发现外周血白细胞计数 $>(20\sim30) \times 10^9/L$ 或 $<(2\sim3) \times 10^9/L$,或同时合并红细胞和血小板计数异常的孕妇,应及时行进一步检查。外周血涂片、骨髓穿刺及活检对于白血病的诊断及排除具有重要意义,妊娠不是骨穿的禁忌。

【处理】

1. **急性白血病** 目前认为孕早期诊断的急性白血病,应在及时终止妊娠后进行化疗治疗;孕中晚期发病者,由于化疗对胎儿影响较低且无传染白血病的危险,可以考虑继续妊娠,同时进行化疗并辅以支持疗法,争取在病情缓解后分娩,有望获得成功妊娠。妊娠晚期也可在剖宫产获得活婴后再化疗,但有可能会影响母亲的结局。

2. **慢性白血病** 孕期诊断的慢性白血病患者绝大多数处于慢性期,该时期虽然具有恶性肿瘤的特征,但多表现为相对良性的过程,一般可持续 1~4 年。因此,可在严密监测及必要的药物治疗下继续妊娠,临床观察表明多数患者可以顺利度过妊娠期。国内外目前常用的治疗包括伊马替尼、羟基脲、α- 干扰素等药物及白细胞单采术。其中,α- 干扰素是整个孕期都相对安全使用的药物;伊马替尼、羟基脲在妊娠中、晚期使用相对安全,孕早期使用会增加流产和胎儿先天性畸形的风险;白细胞单采能在短期内快速降低血液中的白细胞计数,从而降低白细胞异常增多引起血管堵塞的风险,整个孕期都可使用,但在临近分娩等紧急情况下使用能使白细胞水平快速下降而利于分娩。

3. **终止妊娠** 根据产科情况及病情程度决定分娩方式。终止妊娠前备好新鲜血、血小板、纤维蛋白原及凝血酶原复合物。尽量避免不必要的手术操作,除非有手术指征。分娩前后应用广谱抗生素防止感染,预防产后出血。新生儿应按高危新生儿处理,出生后查血常规。

4. **孕前咨询** 急性白血病应在治疗后病情达到临床治愈、无疾病复发 3~5 年后妊娠,以期达到最低的复发率;慢性白血病患者应在达到主要分子学缓解 24 个月后,停用伊马替尼 6 个月内计划妊娠。

【经验分享】

1. 妊娠期急性白血病病情进展迅速,孕早期诊断者应及时终止妊娠后化疗治疗;孕中晚期发病者可根据病情、患者意愿个体化治疗,继续妊娠者可开始足量化疗,有望在病情缓解同时获得正常新生儿。

2. 孕期诊断的慢性白血病多数处于慢性期,可通过选择 α- 干扰素和 / 或白细胞单采,孕中期后可选择羟基脲、伊马替尼治疗,病情控制,白细胞 $<100 \times 10^9/L$,血小板 $<500 \times 10^9/L$,血红蛋白 $>70g/L$。

(梁梅英)

第十二节 妊娠期合并外科疾病

本节关键点

1. 妊娠中常见外科疾病有妊娠合并阑尾炎、妊娠合并急性胰腺炎,此外可见妊娠期腹部外伤。
2. 妊娠期子宫增大阑尾位置改变的诊断较困难,应注意与腹痛鉴别。妊娠时大网膜难以包裹炎症阑尾,易发生腹膜炎,威胁母子生命安全。确诊后原则上不主张保守治疗,应尽早手术。
3. 妊娠期急性胰腺炎诊断并不困难,治疗上与非孕期一致,以保守治疗为主,要求在重症监护室进行治疗。胰腺炎本身不是终止妊娠的指征,应依据产科情况决定是否终止妊娠。
4. 妊娠期腹部外伤无论发生在妊娠何期,基本抢救原则是对母体复苏、建立有效通气,对于低血容量患者,在止血的同时输入晶体液和血制品。在紧急复苏后,继续检查出血部位、骨折、闭合性损伤,以及子宫和胎儿损伤情况。

一、妊娠期合并急性阑尾炎

急性阑尾炎是妊娠期最常见的外科合并症,发生率为 0.07%~0.18%,可发生在妊娠各期,分娩期及产后少见。由于妊娠期子宫增大,阑尾位置发生改变,不易诊断,而且病情发展快、易引起阑尾穿孔和腹膜炎,孕产妇死亡率妊娠晚期高达 16.7%,围产儿死亡率为 10%~20%,阑尾穿孔时更高。早期手术,围产儿死亡率可降至 3%,孕妇死亡率在 1% 以下。因此,早期诊断、及时处理非常重要。

【特点】

1. 阑尾位置改变 随妊娠子宫增大,阑尾的位置亦发生改变。增大的子宫将腹壁腹膜撑开,阑尾相对位置较深,压痛部位常不典型,肌紧张可以不明显。

2. 子宫增大,网膜被推向上腹部,在阑尾炎症或穿孔后不能及时遮盖局限炎症而导致腹膜炎。

3. 妊娠期激素改变,免疫力下降,促进炎症发展。

4. 炎症刺激子宫收缩,宫缩使粘连不易形成,炎症不易局限,同时宫缩又混淆了诊断,容易误诊为先兆流产或早产而延误治疗。

5. 妊娠期肾上腺皮质激素分泌增多抑制了孕妇免疫反应,约 70% 患者体温无改变或低温。同时孕期白细胞可偏高。因此,体温升高或白细胞稍高均不是妊娠期阑尾炎的典型体征。阑尾坏死、穿孔或并发腹膜炎时体温可升高。

【临床表现】

1. 孕早期与非孕时相同,表现为恶心、呕吐、腹痛、发热、右下腹部压痛、反跳痛、肌紧张。

2. 中晚期阑尾的解剖位置发生改变,临床表现常不典型:腹痛不典型或不明显;常无明显的转移性右下腹痛;阑尾位于子宫背面时,疼痛可能位于右侧腰部;除出现上述症状外,压痛点位置可以上移升高。

3. 辅助检查 血白细胞计数升高,正常孕期白细胞可升高在 $(12\sim15) \times 10^9/L$ 之间,如果白细胞计数 $\geq 18 \times 10^9/L$ 或计数在正常范围,但分类有核左移也有意义。

【诊断及鉴别诊断】

1. 诊断 由于妊娠期阑尾炎的症状可以不典型,术前诊断率仅 50%,约 20% 在阑尾穿孔或并发腹膜炎时才确诊,应重视。对怀疑阑尾炎的孕妇要注意:

(1)详细询问病史:有无转移性右下腹疼痛。疼痛为持续性、无间歇,以区别于子宫收缩痛。

(2)体格检查:右下腹有压痛点,随妊娠孕周不同,可略向外向上升高,但压痛点不在子宫上。

(3)体温不一定有改变,脉搏增快往往较体温先表现。

(4)白细胞计数升高或计数虽正常但分类有核左移。

(5)超声诊断:超声诊断妊娠期阑尾炎的准确性与非妊娠期相同,以早、中期更好。超声检查可见增大的阑尾呈不可压缩的暗区与多层管状结构。超声波诊断的敏感性为 100%,特异性 96%,准确性 98%。

2. 鉴别诊断 应与右侧异位妊娠流产或破裂、先兆早产、胎盘早剥、右侧卵巢囊肿蒂扭转、子宫肌瘤红色变性、妊娠期急性脂肪肝、右侧急性肾盂肾炎、右侧输尿管结石和急性胆囊炎区别。产褥期急性阑尾炎有时与产褥感染不易区别。

【治疗】

1. 处理原则 一旦确诊,立即手术。鉴于妊娠期急性阑尾炎的诊断较非孕期困难,若漏诊阑尾炎而导致穿孔、腹膜炎,则明显增加母儿致病率和死亡率。因此,不论在妊娠任何时期,高度怀疑阑尾炎时,应放宽剖腹探查指征,以免贻误病情,造成不良后果。

2. 手术注意事项

(1)手术切口:孕早期可采用麦氏切口,中晚期取右腹直肌旁切口为宜,同时将手术床向左倾斜30°,以使增大的子宫左移,便于暴露阑尾。

(2)手术操作轻柔,用纱布保护手术切口,尽量避免牵拉,刺激子宫。

(3)如阑尾已穿孔或形成脓肿,腹部切口应放置引流管,不做阴道引流。

(4)原则上仅处理阑尾炎而不同时做剖宫产。妊娠末期如果出现阑尾穿孔或腹膜炎时,为局限炎症可做剖宫产(可做腹膜外剖宫产后再打开腹膜做阑尾切除较好)。但也有学者认为腹膜炎时剖宫产将明显增加产妇患病率,应尽量避免。

(5)术后继续抗感染治疗,建议使用头孢或青霉素类药物,并加用针对厌氧菌的抗生素,如甲硝唑等。术后3~4天内必要时应予保胎药物。

二、妊娠期合并急性胰腺炎

妊娠期合并急性胰腺炎并不多见,发病率为1/10 000~1/1 000。多发生在孕晚期和产后。具有发病急、并发症多、病死率高等特点,威胁母婴健康。孕产妇与围产儿病死率在20%~50%。由于现代诊断技术的发展,已能尽量做到早诊断、早治疗,明显改善了预后。

【发病机制】多数学者认为本病与胆石症和家族性高血脂有关。Keilson等在1996年报道了法裔加拿大籍两姐妹分别在孕晚期和产后合并了急性胰腺炎,她们血液中的甘油三酯均极高。认为此病为家族性脂蛋白酯酶(amilial lipoprotein lipase,LPL)缺乏症,是常染色体隐性遗传病,由于脂蛋白酯酶的缺乏,致甘油三酯的调节障碍,在同胞中发生多。这种LPL杂合子的异常,在少数民族中是妊娠合并急性胰腺炎的原因之一。

【临床表现】

1. 恶心、呕吐、上腹部疼痛是急性胰腺炎的三大症状。可伴有发热、休克、黄疸、消化道出血等。

2. 腹痛是本病最早出现的症状,突然发作,呈

持续性。位于上腹部或中上腹偏左,可放射到腰背部,弯腰时可减轻,进食后加剧。出血坏死性胰腺炎时,因胰液外溢可导致局限性或弥漫性腹膜炎。

3. 恶心、呕吐,呕吐剧烈时,可吐出胆汁,呕吐后不减轻疼痛;严重时可因合并肠麻痹而呈持续性呕吐。

【诊断及鉴别诊断】

1. 诊断 妊娠合并急性胰腺炎的诊断与非孕期的诊断相同。

(1)根据临床表现诊断。

(2)实验室检查:①血清淀粉酶升高>500U(Sonogyi法,正常值40~180U),一般于腹痛8小时开始升高,12~24小时达高峰。48~72小时开始下降,约3~5天恢复正常。②尿淀粉酶升高>250U(Winslow法,正常值8~32U),于起病后12~24小时开始升高,下降较血清淀粉酶慢。③白细胞计数、血细胞比容、血糖、血清胆红素、碱性磷酸酶、血脂均可升高。④血清脂肪酶多在起病后4~8小时开始升高,24小时达到峰值,可达正常值上限的50倍,持续10~15天。由于血清脂肪酶升高持续时间较长,对于就诊较晚的急性胰腺炎患者有较好的诊断价值。此外,其受妊娠影响小,特异性较高。血清淀粉酶正常时也不能除外急性胰腺炎,因为胰腺广泛坏死时,淀粉酶也可以不升高。因此,采用淀粉酶与脂肪酶联合测定,可大大提高妊娠期合并急性胰腺炎诊断的敏感性和特异性。

(3)B超:方便、无创,对胎儿无影响而成为孕期首选。可见胰腺体积增大,实质结构不均。出血坏死时可出现粗大强回声;胰周围渗出积聚呈无回声区。

(4)CT增强检查:CT是当前公认的诊断急性胰腺炎的"金标准"。由于CT检查存在放射线,可能对胎儿的生长、发育造成影响,应尽量避免在产前进行此检查。但在病情危重、疾病诊断不明确时应尽早行CT检查以明确诊断。可见胰腺肿大,有明显密度减低区,以体尾部为多,周围有不同程度的浸润,最多为小网膜区、肠系膜血管根部及左肾周围。

(5)MRI检查:磁共振成像(magnetic resonance imaging,MRI)是一种无创性检查技术,无放射线,对孕产妇及胎儿影响小,其可清楚显示APIP时胰腺组织形态改变、胰管情况及胰周组织结构改变情况。此外,磁共振胰胆管成像(magnetic resonance cholangiopancreatography,MRCP)技术可清楚地显

示胰胆管结构,明确胆管及胆胰管汇合部是否存在结石及胆汁淤积情况,是胆源性妊娠期急性胰腺炎的最佳诊断方法。

2. 鉴别诊断

(1)临产:妊娠期因胰腺位置相对较深,合并胰腺炎时体征不典型,炎症刺激子宫,可引起宫缩,从而掩盖了腹痛,易被误诊为临产。

(2)胎盘早剥:当急性坏死性胰腺炎出现局限性或弥漫性腹膜炎时,腹肌紧张,板状腹,压痛,体温升高或出现休克,易被误诊为胎盘早剥。

(3)子痫前期合并 HELLP 综合征。

(4)与妊娠合并消化性溃疡、胆囊炎、肝炎、肠梗阻等鉴别。

【治疗】

1. 以保守治疗为主

(1)禁食、禁水到腹痛消失。

(2)胃肠减压,纠正水电平衡,胃肠外高营养,维持血容量,提高胶体渗透压,每天补液 3 000~4 000ml,其中 1/4~1/3 宜用胶体液。

(3)止痛:可予哌替啶 50~100mg,可加用阿托品。

(4)抗感染:可用头孢菌素或氨苄青霉素。或根据细菌培养及药敏试验,兼顾考虑对胎儿影响,调整用药。

(5)抑肽酶 10U,每天 2 次,静脉滴注。可抑制胰蛋白酶、抑制纤维蛋白溶酶及酶原的激活因子。

(6)降脂治疗:对妊娠期高脂血症性胰腺炎患者可通过血浆置换,快速而安全地降低血脂。

2. 手术指征

(1)术前难以排除其他原因导致的急腹症,有剖腹探查的指征者。

(2)经内科保守治疗,病情不见好转,B 超或CT 显示胰腺周围浸润范围仍在扩大。

3. 产科处理

(1)积极保胎,监测胎儿在宫内安危状况。

(2)终止妊娠指征:①已临产者,可自然生产,产程中监测病情变化。②有剖宫产指征时或胰腺炎病情较重时,从孕周估计胎儿已可存活,也可行剖宫产。以腹膜外剖宫产为宜,再行腹腔内探查。如发现腹腔内有乳糜样脓液,可行腹腔引流。

三、妊娠期腹部外伤

腹部外伤可分为闭合性和开放性两大类,开放性因有伤口易被发现,常常能得到及时处理,闭合性有时会被疏忽,需要重视。孕期腹外伤比较少见,最常见到的闭合伤是脾外伤。本节主要讨论脾破裂。

孕期脾破裂的原因主要有三个:①外伤;②脾脏疾病;③自发性脾破裂。脾脏血运丰富,组织脆弱,容易遭受外伤,尤其在腹部外伤中,脾破裂居首位,主要危险在于大出血,单纯脾破裂死亡率约为10%。孕期脾破裂母亲死亡率可达 26%,围产儿死亡率可达 63%。据报道妊娠期脾破裂外伤占 48%。

【分类】脾破裂可分为中央破裂、包膜下破裂和真性(完全性)破裂三种。

1. 中央破裂 为脾实质的内部破裂,可在脾髓内形成血肿,致脾脏在短期内明显增大。如果所形成的血肿不大,出血又能自行停止,则血肿也可以逐渐机化而不留后患。但多数的中央破裂将逐渐发展为被膜下破裂乃至完全破裂,绝对的中央破裂罕见。

2. 包膜下破裂 为被膜下的脾实质破裂出血,由于被膜保持完整,故血液积聚在包膜下形成血肿,而暂时可以不发生内出血的现象,包膜下破裂如因继续出血而致包膜下血肿内的张力过大,或因患者恢复活动而致被膜破裂,都有可能在初次外伤后经过一段时期(数小时、数天,乃至相隔 2~3 周),发生腹腔内急性出血。小型的包膜下血肿偶尔也可能被吸收,形成囊肿或纤维化肿块。

3. 真性(完全性)破裂 系脾脏被膜与实质同时破裂,发生腹腔内大出血。出血的多少与破裂的程度有关。

【临床表现】包括症状和体征:临床表现与破裂的类型有关。仅有包膜下破裂或中央破裂的患者,主要表现为左上腹疼痛,呼吸时加剧,无恶心、呕吐及其他内出血表现。体检脾脏多有肿大,压痛;腹肌紧张不明显,移动性浊音不明显。如果不完全破裂转变为完全性破裂,将会出现腹膜刺激症状,出血缓慢而且量不多者,腹痛可局限在左季肋部;出血多波及全腹者,可出现弥漫性腹痛,但仍以左季肋部明显。因为内出血多时,患者面色苍白、脉搏增快、细弱、脉压变小、恶心、呕吐,收缩压可下降,腹痛呈持续性,一般不很剧烈,腹肌紧张及压痛、反跳痛不如空腔脏器破裂时严重。有的患者出现胸痛、颈痛和左肩牵拉通(左肩部放射痛提示脾损伤,此症状在头低位数分钟后尤为明显)。半数可发展成失血性休克。体征:最明显处一般即是损伤所在,包膜下破裂时表现为腹部包块。晚期移动性浊音（+）。

需要注意的是：在损伤的早期，有的症状和体征可能不明显，容易漏诊，应该警惕。还有部分患者外伤后发生脾包膜下破裂，36~48 小时后血肿冲破包膜才表现出典型的症状，称为延迟性脾破裂。还有少数患者脾破裂后由于周围组织的包绕而形成局限性血肿，未能及时诊断，以后再度破溃引起大出血。这两种情况的共同特点是外伤后有一间歇期，症状大部分缓解，左上腹可以摸到边缘不清的压痛性包块，再次破裂一般发生在 2 周以内，表现为典型的出血性休克和腹膜刺激症状。

【辅助检查】

1. 化验检查　血常规检查红细胞计数、血红蛋白和血细胞比容可以下降。

2. 腹腔穿刺　怀疑有腹腔内出血者，腹腔穿刺可抽出不凝血。但大月份妊娠，不宜做腹腔穿刺。

3. B 超检查　能确定有无血肿及内出血，因其简便迅速，可做动态观察。

【诊断及鉴别诊断】

1. 诊断　根据病史、体格检查和辅助检查可做出诊断。因闭合性脾损伤诊断相对困难，有下列情况之一时，应考虑有腹内脏器损伤：①早期出现休克；②有持续性腹痛，伴恶心、呕吐等消化道症状，并有加重趋势；③有固定的腹部压痛和肌紧张；④腹部出现移动性浊音。

2. 鉴别诊断

（1）早期妊娠时，应与卵巢囊肿破裂、内脏穿孔、异位妊娠等鉴别。

（2）中晚期妊娠时，应与胎盘早剥、子宫破裂、阔韧带静脉曲张破裂、溃疡穿孔、心肌梗死等鉴别。

【治疗】由于脾破裂术前很难诊断，需要产科医师和外科医师共同协作，尽快明确诊断，一旦诊断确立，应尽快开腹探查。基本手术方法是切除破裂的脾脏。

需要注意的是：由于子宫的增大，手术野的暴露常不满意。此外，孕晚期患者的症状与胎盘早剥或子宫破裂相似，应加以鉴别。

脾切除时是否剖宫产应根据情况，孕晚期胎儿已成熟，可考虑行剖宫产，对未成熟儿在脾切除时行剖宫产应慎重。但是，内出血多时也会导致胎儿缺血缺氧，对胎儿不利。

（魏　俊）

参考文献

1. 黄滔滔, 林建华. 孕产期心力衰竭的诊治. 实用妇产科杂志, 2015, 31 (6): 405-408.
2. 中华医学会妇产科学分会产科学组. 妊娠合并心脏病诊治专家共识 (2016), 中华妇产科杂志 2016, 51 (6): 401-409.
3. 中华医学会心血管病学分会,《中华心血管病杂志》编辑委员会. 中国心力衰竭诊断和治疗指南 2014. 中华心血管病杂志, 2014, 42 (2): 98-122.
4. 赵卫秀, 林建华. 妊娠期高血压疾病严重并发症的诊治. 实用妇产科杂志, 2014, 30 (6): 410-413.
5. 傅勤, 林建华. 妊娠合并无结构性心脏病心律失常 877 例临床分析. 实用妇产科杂志, 2016, 32 (8): 601-604.
6. 熊庆, 梁娟, 孕产妇死亡率及死亡构成的趋势. 实用妇产科杂志, 2010, 1: 1-3.
7. 中华医学会感染病学分会, 中华医学会肝病学分会. 丙型肝炎防治指南 (2015 年更新版). 中华实验和临床感染病杂志 (电子版), 2015, 9 (5): 590-607.
8. 王贵强, 王福生, 成军, 等. 慢性乙型肝炎防治指南 (2015 年更新版). 临床肝胆病杂志, 2015 (12): 1941-1960.
9. 中华医学会妇产科学分会产科学组. 妊娠期肝内胆汁淤积症诊疗指南 (2015). 临床肝胆病杂志, 2015, 31 (10): 1575-1578.
10. 中华医学会感染病学分会, 中华医学会肝病学分会. 丙型肝炎防治指南 (2015 年更新版). 中华实验和临床感染病杂志 (电子版), 2015, 9 (5): 590-607.
11. 中华医学会妇产科学分会产科学组. 乙型肝炎病毒母婴传播预防临床指南 (第 1 版). 中华妇产科杂志, 2013, 48 (2): 151-154.
12. 程帅, 谢玉珍, 何青, 等. 妊娠合并肺炎 23 例临床分析. 国际妇产科学杂志, 2015, 42 (3): 348-351.
13. 黄天晴, 刘慧妹, 陈敦金. 妊娠期流行性感冒并发肺炎的诊治. 中华围产医学杂志, 2011, 14 (7): 443-446.
14. 中华医学会呼吸病学分会哮喘学组. 支气管哮喘防治指南 (2016 版). 中华结核和呼吸杂志, 2016, 39 (9): 1-24.
15. 曾笑梅, 陈惠华, 邓新宇. 妊娠期呼吸生理改变与哮喘急性发作的治疗. 中华临床医师杂志 (电子版), 2015, 9 (7): 1220-1224.
16. 张卫社, 刘月兰, 徐芳. 妊娠合并肺结核的诊断与治疗. 中华产科急救电子杂志, 2013, 2 (2): 101-105.
17. 魏瑗, 鄂文, 赵扬玉, 等. 体外受精- 胚胎移植妊娠合并急性粟粒性肺结核五例. 中华围产医学杂志, 2010, 13 (4): 324-326.
18. 李映桃, 陈敦金, 李伟明. 妊娠合并肠梗阻 10 例临床分析. 实用医学杂志, 2003, 19 (8): 886-887.
19. 中华医学会妇产科学分会产科学组, 中华医学会围产医学会妊娠合并糖尿病协作组. 妊娠合并糖尿病诊治指南 (2014). 中华妇产科杂志, 2014, 49 (8): 561-569.
20. 中华医学会内分泌学分会, 中华医学会围产医学分会. 妊娠和产后甲状腺疾病诊治指南. 中华内分泌代谢杂志, 2012, 28 (5): 354-371.

21. 中国系统性红斑狼疮研究协作组专家组, 国家风湿病数据中心. 中国系统性红斑狼疮患者围产期管理建议. 中华医学杂志, 2015, 95 (14): 1056-1060.

22. 吴珈悦, 狄文. 阿司匹林在系统性红斑狼疮孕妇中的应用. 国际妇产科学杂志, 2015, 42 (6): 689-692.

23. 姜智星, 梁敏锐, 薛愉, 等. 2016 年《BSR 和 BHPR 系统性硬化症治疗指南》解读. 上海医学, 2017, 38 (zl): 2-4.

24. 中华医学会心血管病学分会肺血管病学组. 急性肺栓塞诊断与治疗中国专家共识 (2015). 中华心血管病杂志, 2016, 44 (3): 197-211.

25. 杜碧君, 张建平. 妊娠期创伤及处理. 实用妇产科杂志, 2009, 25: 84-87.

26. Kampman MA, Balci A, van Veldhuisen DJ, et al. N-terminalpro-B-type natriuretic peptide predicts cardiovascular complications in pregnant women with congenital heart disease. Eur Heart J, 2014; 35 (11): 708-715.

27. European Society of Gynecology (ESG). ESC guidelines the management of cardiovascular diseases during pregnancy: the task force on the management of cardiovascular diseases during pregnancy of the European Society of Cardiology (ESC). Crit Care Clin, 2016, 32 (1): 61-72.

28. Zhang YP, Kong WQ, Zhou SP, et al. Acute fatty liver of pregnancy: a retrospective analysis of 56 cases. Chin Med J Engl, 2016, 129 (10): 1208-1214.

29. Yang L, Ren C, Mao M, et al. Prognostic factors of the efficacy of high-dose corticosteroid therapy in hemolysis, elevated liver enzymes, and low platelet count syndrome during pregnancy: a meta-analysis [J]. Medicine (Baltimore), 2016, 95 (13): e3203.

30. Wang HY, Jiang Q, Shi H, et al. Effect of caesarean section on maternal and foetal outcomes in acute fatty liver of pregnancy: a systematic review and meta-analysis. Sci Rep, 2016, 6: 28826.

31. Dionne-Odom J, Tita AT, Silverman NS. No. 38: Hepatitis B in pregnancy screening, treatment, and prevention of vertical transmission. Am J Obstet Gynecol, 2016, 214 (1): 6-14.

32. Xiong HF, Liu JY, Guo LM, et al. Acute fatty liver of pregnancy: over six months follow-up study of twenty-five patients. World J Gastroenterol, 2015, 21 (6): 1927-1931.

33. Dixon PH, Wadsworth CA, Chambers J, et al. A comprehensive analysis of common genetic variation around six candidate loci for intrahepatic cholestasis of pregnancy. Am J Gastroenterol, 2014, 109: 76.

34. Liu X, Landon MB, Chen Y, et al. Perinatal outcomes with intrahepatic cholestasis of pregnancy in twin pregnancies. J Matern Fetal Neonatal Med, 2016, 29 (13): 2176-2181.

35. Arthur C, Mahomed K. Intrahepatic cholestasis of preg-nancy: diagnosis and management; a survey of Royal Australian and New Zealand College of Obstetrics and Gynaecology fellows. Aust N Z J Obstet Gynaecol, 2014, 54 (3): 263-267.

36. Garcia-Flores J, Cañamares M, Cruceyra M, et al. Clinical value of maternal bile Acid quantification in intrahepatic cholestasis of pregnancyas an adverse perinatal outcome predictor. Gynecol Obstet Invest, 2015, 79 (4): 222-228.

37. Geenes V, Chappell LC, Seed PT, et al. Association of severe intrahepatic cholestasis of pregnancy with adverse pregnancy outcomes: a prospective population-based case-control study. Hepatology, 2014, 59 (4): 1482-1491.

38. Williamson C, Geenes V. Intrahepatic cholestasis of pregnancy. Obstet Gynecol, 2014, 124: 120-133.

39. Dixon PH, Williamson C. The pathophysiology of intrahepatic cholestasis of pregnancy. Clin Res Hepatol Gastroenterol, 2016, 40 (2): 141-153.

40. Shan D, Hu Y, Qiu P, et al. Intrahepatic cholestasis of pregnancy in women with twin pregnancy. Twin Res Hum Genet, 2016, 28: 1-11.

41. Cunningham FG, leveno KJ, Bloom SL, et al ed. Renal and urinary tract disorders. Williams Obstetrics. 24th edition. New York: McGraw-Hill education, 2014, 1051-1068, 1084-1086.

42. Hooton TM, Scholes D, Stapleton AE, et al. A prospective study of asymptomatic bacteriuria in sexually active young women. N Engl J Med, 2000, 343: 992.

43. Singri N, Ahya SN, Levin ML. Acute renal failure. JAMA, 2003, 289: 747.

44. Zeeman GG, Wendel GD Jr, Cunningham FG. A blueprint for obstetric critical care. Am J Obstet Gynecol, 2003, 188: 532.

45. International Association of Diabetes and Pregnancy Study Groups Consensus Panel. International association of diabetes and pregnancy study groups recommendations on the diagnosis and classification of hyperglycemia in pregnancy. Diabetes Care, 2010, 33: 676-682.

46. ATA. 2011ATA guidelines of the american thyroid association for the diagnosis and management of thyroid disease during pregnancy and postpartum. Thyroid, 2011, 21 (10): 1081-1125.

47. TES, AOTA, ETA, LATS. Management of thyroid dysfunction during pregnancy and postpartum: an endocrine society clinical practice guideline. The Journal of Clinical Endocrinology and Metabolism, 2012, 97 (8): 2543-2565.

48. ETA. 2014 European thyroid association guidelines for the management of subclinical hypothyroidism in pregnancy and in children. Eur Thyroid J, 2014, 3 (2): 76-94.

49. ACOG. Practice Bulletin No. 148 thyroid disease in pregnancy. Obstetrics & Gynecology, 2015, 125 (4): 996-1005.

50. ATA. 2017 Guidelines of the American thyroid association for the diagnosis and management of thyroid disease during pregnancy and the postpartum. Thyroid, 2017, 27 (3): 315-389.

51. Gianchecchi E, A Fierabracci. Gene/environment interactions in the pathogenesis of autoimmunity: new insights on the role of toll-like receptors. Autoimmun Rev, 2015, 14 (11): 971-983.

52. Koh JH, HS Ko, et al. Pregnancy and patients with preexisting lupus nephritis: 15 years of experience at a single center in Korea. Lupus, 2015, 24 (7): 764-772.

53. Buyon JP, MY Kim, et al. Predictors of pregnancy outcomes in patients with lupus: a cohort study. Ann Intern Med, 2015, 163 (3): 153-163.

54. Luo Y, L Zhang, Y Fei, et al. Pregnancy outcome of 126 anti-SSA/Ro-positive patients during the past 24 years-a retrospective cohort study. Clin Rheumatol, 2015, 34 (10): 1721-1728.

55. Armstrong EM, Bellone JM, Hornsby LB, et al. Pregnancy-related venous thromboembolism. J Pharm Pract, 2014, 27 (3): 243-252.

56. Sobanski V, Hachulla E. Special considerations in pregnant systemic sclerosis patients Expert Rev Clin Immunol, 2016, 6 (8): 1-13.

57. Tincani AL. Dall'Ara F. Pregnancy in patients with autoimmune disease: A reality in 2016. Autoimmun Rev, 2016, 15 (10): 957-975.

58. Lindqvist PG, Torsson J, Almqvist A, et al. Postpartum thromboembolism: severe events might be preventable using a new risk score. Vascular Health and Risk Management, 2008, 4 (5): 1081-1087.

59. Kucher N. Catheter embolectomy for acute pulmonary embolism. Chest, 2007, 132 (2): 657-663.

60. Konstantinides S. Acute pulmonary embolism. N Engl J Med, 2008, 359: 2804-2813.

61. Friedman AM, D'Alton ME. Venous thromboembolism bundle: Risk assessment and prophylaxis for obstetric patients. Semin Perinatol, 2016, 40 (2): 87-92.

62. Ormesher L, Simcox L, Tower C, et al. Management of inherited thrombophilia in pregnancy. Womens Health, 2016, 12 (4): 433-441.

63. Linnemann B, Scholz U, Rott H, et al. Treatment of pregnancy-associated venous thromboembolism-position paper from the Working Group in Women's Health of the Society of Thrombosis and Haemostasis (GTH). Vasa, 2016, 45 (2): 103-118.

64. Mardy AH, Siddiq Z, Ananth CV, et al. Venous thromboembolism prophylaxis during antepartum admissions and postpartum readmissions. Obstet Gynecol, 2017, 130 (2): 270-278.

65. Suematsu Y, Obi Y, Shimomura A, et al. Risk of postoperative venous thromboembolism among pregnant women. Am J Cardiol, 2017, 120 (3): 479-483.

第十三章 妊娠合并感染性疾病

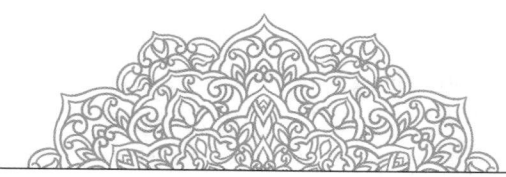

第一节 绒毛膜羊膜炎

绒毛膜羊膜炎（chorioamnionitis，CAM）也称为羊膜腔感染综合征（amnion infections syndrom），主要是指羊膜腔、胎儿及其附属物在妊娠期或分娩期发生非特异性感染。分娩前或胎膜破裂前羊膜腔基本上是无菌的，完整的羊膜腔和宫颈黏液栓共同构成了物理性和化学性保护屏障，有效阻止了来自下生殖道病原体入侵羊膜腔感染胎儿。除常见的细菌外，目前发病率很高的性传播疾病、TORCH感染等引起的绒毛膜羊膜炎也引人注目。

【病原体】

1. **非特异性细菌** 非特异性细菌感染是绒毛膜羊膜炎的主要致病菌，包括各种需氧菌和厌氧菌。绒毛膜羊膜炎的主要致病菌为大肠埃希氏菌、B族链球菌、金黄色葡萄球菌、粪肠球菌。其中阴道B族链球菌对绒毛膜吸附和穿透力强，可上行感染胎盘胎膜，导致严重的绒毛膜羊膜炎、新生儿感染，早发型感染新生儿病死率可高达50%。

2. **TORCH病原体** "T"指的是弓形虫（toxoplasmosis）；"O"指的是其他病原微生物（others），如细小病毒B19、水痘-带状疱疹病毒、乙肝病毒等；"R"指的是风疹病毒（rubella）；"C"指的是巨细胞病毒（cytomegalovirus）；"H"指的是单纯疱疹病毒（herpes simplex virus）。见本章第二节。

3. **性传播疾病病原体** 如人类免疫缺陷病毒（human immunodeficiency virus，HIV）、苍白密螺旋体（treponema pallidum）、沙眼衣原体（chlamydia trachomatis，CT）或支原体（mycoplasma）、淋病奈瑟球菌等。

【感染途径】

1. **生殖道感染** 阴道及宫颈微生物上行性传播是最常见的感染途径。在内源性或者外源性因素作用下，阴道宫颈微生物大量繁殖，促使宫颈及阴道微生物进入上生殖道，造成胎膜早破、绒毛膜羊膜炎。

2. **血行传播** 李斯特菌、梅毒螺旋体、鼠疫耶尔森菌、各类病毒、疟原虫、弓形虫等病原体能通过母体循环进入绒毛间隙，由此进入绒毛和胎儿循环。牙周疾病的细菌可能利用这一途径进入羊膜腔，造成羊膜腔感染，形成绒毛膜羊膜炎。

3. **其他传播途径** 少见。腹腔病原体经输卵管扩散到宫腔，羊膜腔穿刺和绒毛取样等侵入性操作。

【诱因】

1. **胎膜早破** 引起胎膜早破的主要因素是胎膜炎症性病变,阴道内的致病菌可以直接进入羊膜腔,造成羊膜腔炎;此外,胎膜本身的炎症也可导致羊膜腔炎。

2. **滞产** 产程延长,孕妇体力消耗过大,水电解质平衡失调,机体免疫力下降,阴道内的致病菌可以上行侵蚀胎膜,造成绒毛膜羊膜炎。

3. **死胎** 胎死宫内后,胎儿组织发生自溶,胎儿及其附属物溶解时释放毒素可以刺激胎膜,引起羊膜炎;同时由于胎儿组织的坏死以及羊水的污染也可以引起羊膜炎,导致羊膜腔感染。

【诊断】

1. **临床表现**

(1)母体方面:孕妇体温升高(体温≥37.8℃),脉搏加快(≥100次/min);阴道可有脓性分泌物,子宫有压痛;白细胞增高(≥$15×10^9$/L或核左移),羊水异味;部分患者可以出现尿频、尿急、尿痛等泌尿道感染症状。严重的绒毛膜羊膜炎者可以出现中毒性休克的表现,包括发热、母体或胎儿心动过速、子宫压痛。

(2)胎儿方面:胎心跳加快,胎动频繁,出现胎儿宫内缺氧表现。

(3)新生儿出生时可能有窒息表现、低血糖、反应低下,新生儿感染性疾病等,也可能无临床症状,但是脐血培养阳性。

绒毛膜羊膜炎最常见的临床指标为发热、白细胞升高和胎膜破裂。子宫体压痛和羊水异味具有较大的诊断价值,但发生率较低。

2. **实验室检查**

(1)血常规检查:白细胞增高、中性粒细胞比例增加。

(2)羊水检查:通过宫内压力导管法收集羊水,尽量排除污染,行羊水涂片和革兰氏染色,可以得到具有诊断价值的信息。羊膜腔穿刺收集羊水并进行细菌培养是产前诊断绒毛膜羊膜炎的金标准,但是为有创检查,有感染扩散、诱发流产早产风险,临床普及率较低。此外,羊水葡萄糖浓度的测定也可作为诊断指标之一。

(3)孕妇血C反应蛋白:C反应蛋白浓度和炎症严重程度与组织损伤程度具有正相关,动态监测C反应蛋白水平,有助于早期发现绒毛膜羊膜炎。

(4)新生儿咽或耳拭子、脐血细菌培养及药敏。

(5)病理学检查:胎盘、胎膜、脐带病理学检查是产后诊断绒毛膜羊膜炎的金标准。

(6)宫腔分泌物培养:剖宫产分娩者胎盘娩出后,用无菌棉拭子擦拭子宫前壁;阴道分娩者在胎盘娩出后,用无菌窥器窥开阴道,消毒宫颈,卵圆钳牵拉宫颈,无菌棉拭子擦拭子宫前壁,行细菌培养及药敏。

(7)降钙素原(procalcitonin,PCT):健康人血清中几乎检测不到,全身炎症反应或严重细菌感染3~4小时之内PCT快速升高,并随感染程度增加而升高,有效抗生素治疗后,PCT水平迅速下降。因此PCT可以区分细菌感染和病毒感染。

(8)胎儿胸腺(thymus)大小:胎儿胸腺对外部感染的刺激十分敏感,宫内感染,尤其是绒毛膜羊膜炎时,胎儿胸腺会退化和减少,动态监测胎儿期胸腺大小可间接预测宫内感染的发生。

(9)分子生物学技术PCR检测病原:荧光原位杂交、实时PCR和16S rRNA基因技术为病原菌的检测提供了新的途径。

对符合临床诊断标准且胎盘病理阳性者称为临床CAM。不完全符合临床诊断标准,甚至无临床症状,仅依据胎盘病理而诊断的病例称为亚临床CAM或者组织学绒毛膜羊膜炎(histological chorioamnionitis,HCAM),其发生率是临床CAM的2~3倍,由于发病隐匿,难以及时发现,易导致延误治疗,与孕产妇及新生儿的不良预后密切相关。

【对母儿的影响】CAM孕产妇发生宫腔粘连胎盘残留率、胎盘植入率、早产率、剖宫产率、产后出血率、产褥感染率明显升高。HCAM为发生胎盘早剥的原因之一。

绒毛膜羊膜炎可引起胎儿生长受限、未足月胎膜早破(preterm premature rupture of membrane,PPROM)、死胎、晚期自然流产、早产、新生儿感染和败血症,明显增加新生儿肺部疾病、脑室旁白质软化、脑瘫、脑室内出血的概率。

【治疗】

1. **抗生素治疗** 根据分泌物培养及药敏试验结果选择足量、对胎儿无损害的抗生素。

2. **妊娠的处理** 如果有胎膜早破存在,有条件者建议取阴道下1/3及肛周分泌物,培养B族溶血性链球菌;如果明确感染,则应尽快终止妊娠,以避免中毒性休克和胎死宫内的发生。

3. **产褥期处理** 在产褥期内产妇出现高热、白细胞升高,有子宫底压痛、恶露臭及盆腔炎症状时,应立即对症处理,同时选用有效的抗生素进行治疗,控制炎症。

4. **新生儿处理**　绒毛膜羊膜炎患者的新生儿在娩出后应立即给予眼药水滴眼,以预防感染性眼炎;同时新生儿可预防性地选用抗生素,以防止新生儿肺炎、脑膜炎以及新生儿败血症的发生。

【预防】

1. 积极处理滞产,选择适当的方式终止妊娠。

2. 对胎膜早破者应注意保持会阴部的清洁,同时预防性地给予抗生素;对于出现中毒症状者尽快给予处理。

3. 明确羊膜腔穿刺指征,操作时严格遵守无菌操作原则;穿刺器具严格消毒,尽可能选用一次性穿刺器具。

第二节　TORCH 感染

妊娠期妇女由于机体内环境的改变,机体免疫力的下降,TORCH 感染后,病原体可以通过胎盘或产道感染胎儿或新生儿,引起流产、早产、死胎、胎儿生长受限、先天性畸形、新生儿中枢神经系统损害等。

一、弓形虫病

弓形虫病是刚地弓形虫(toxoplasma gondii,TOX)引起的动物源性疾病,许多哺乳类动物和一些鸟类是该病的传染源,猫为主要宿主;此外,食用生肉、生乳、生菜或与动物密切接触,输血和器官移植等均可传染该疾病。不同地区、不同国家感染率不同,成年人弓形虫平均感染率为 25%~50%,最高感染率可达 80% 以上,我国成年人弓形虫感染率为 5%~20%。

【病原体】弓形虫为原虫类寄生虫,属真球虫目,弓形虫科。弓形虫呈世界性分布,在温血动物中广泛存在,猫科动物为其终宿主和重要的传播源,感染的猫粪内存有大量的弓形虫虫卵。

弓形虫感染通常是摄食弓形虫卵囊污染的食物和水,弓形虫在消化道的上皮细胞内进行繁殖和破坏周围细胞,形成病灶,经血液和淋巴传播到全身其他组织,侵犯有核细胞并进行繁殖。

【感染率】妊娠期妇女弓形虫感染率因地区、生活方式和监测手段的不同,差异较大。国外孕妇弓形虫感染率为 22%~80%,国内为 6.6%~32.9%。孕妇感染弓形虫的时间不同。发生垂直传播概率也不同(表 13-1)。

表 13-1　不同孕期孕妇感染弓形虫及其子代的感染状况

子代感染状况	妊娠期		
	妊娠早期/%	妊娠中期/%	妊娠晚期/%
先天性感染	9.0	27.0	59.0
亚临床感染	22.2	74.4	89.8
临床感染	77.8	15.6	10.2
死胎或死产	5.0	2.0	0

妊娠早期感染弓形虫,对胎儿的危害最严重,可导致流产、死胎、死产等妊娠并发症。弓形虫感染孕妇在妊娠期接受治疗后其发生垂直传播的概率将会随之下降(表 13-2)。

表 13-2　不同孕周孕妇接受乙酰螺旋霉素治疗后胎儿感染状况

孕周	胎儿感染率
0~2	0/100
3~6	6/384(1.6)
7~10	9/503(1.8)
11~14	37/511(7.2)
15~18	49/392(13)
19~22	44/237(19)
23~26	30/116(26)
27~30	7/32(22)
31~34	4/6(67)
不明孕周	8/351
合计	194/2 632(7.4)

【临床表现】孕妇感染弓形虫后多数无明显临床症状,仅 10%~20% 孕妇出现轻微而不典型的感冒症状,如发热、乏力、肌肉酸痛、头痛;也可出现颈后淋巴结肿大、斑丘疹,甚至轻度黄疸。

弓形虫可经胎盘垂直传播给胎儿,可致流产、死胎或畸形;超声可见胎儿颅内钙化、小头畸形、脑积水、腹水、肝脾大或严重的胎儿生长受限、胎儿视觉和听觉丧失、智力和精神运动能力发育阻滞、癫痫发作、血液系统异常,甚至死亡。

宫内感染的胎儿出生时不一定表现出症状，绝大部分在出生后会逐渐出现脉络膜视网膜炎、严重视力损伤、听力丧失或神经系统发育迟缓等后遗症。

【诊断】

1. 病史和临床症状 哺乳类动物喂养史或进食半生或全生动物肉类生活习惯。发热、乏力、肌肉酸痛、淋巴结肿大、黄疸等临床表现。

2. 实验室诊断 以下是对弓形虫病的确诊依据：

(1)病原体检测：采用涂片染色法和动物接种，其检测阳性率较低。

(2)涂片染色法：取急性期患者体液，如胸腔积液、腹水、脑脊液和羊水等离心后直接涂片或活检穿刺细胞涂片，吉姆萨染色后显微镜下直接检测弓形虫滋养体；也可将涂片采用免疫酶或荧光染色，使检出率提高。

(3)动物接种法：将标本接种于敏感动物如小白鼠腹腔内，1周后宰杀，取腹腔液检测。

(4)血清学检测：检测患者血清中特异性抗体IgG、IgM。新生儿出生2周内检测到血清IgM抗体，可确诊为先天性感染。

(5)循环抗原检测：循环抗原是虫体在宿主体内繁殖过程中的代谢和裂解产物。循环抗原是确诊弓形虫感染的最可靠指标之一。

(6)基因诊断：目前临床最实用DNA诊断技术为聚合酶链反应(polymerase chain reaction, PCR)。弓形虫DNA阳性可作为弓形虫病确诊的主要依据。垂直传播诊断可检测脐带血或羊水中弓形虫DNA。

【治疗】弓形虫感染的孕妇在产前未做治疗，则85%的新生儿出生时表现为"健康者"；如进行正规的治疗，则96%新生儿为"健康者"。

1. 药物

(1)乙胺嘧啶-磺胺嘧啶-甲酰四氢叶酸治疗：联合用药，较单用乙酰螺旋霉素更能有效透过胎盘，杀灭弓形虫，减轻宫内感染。一般用于弓形虫性绒毛膜炎、弓形虫性脑病，以及胎儿、新生儿弓形虫感染。

(2)乙酰螺旋霉素：乙酰螺旋霉素为大环内酯类抗生素，毒副作用小，口服吸收好，组织中药物浓度高，机体排泄缓慢。

2. 药物选择原则

(1)非孕期妇女：有乙胺嘧啶、磺胺嘧啶和乙酰螺旋霉素等。

(2)妊娠期妇女：乙酰螺旋霉素，因为该药物对胎儿基本无害。

(3)确诊胎儿弓形虫感染：乙胺嘧啶、磺胺嘧啶和乙酰螺旋霉素交替应用。

3. 适应证

(1)显性先天性弓形虫病。一般选用乙胺嘧啶和磺胺嘧啶，3周为一疗程。

(2)显性先天性弓形虫病合并脉络膜和视网膜炎者一般选用乙胺嘧啶、磺胺嘧啶和肾上腺皮质激素。

(3)健康新生儿，其血清试验为阴性，但其母在妊娠期感染弓形虫者一般先选用乙胺嘧啶和磺胺嘧啶，然后再服用乙酰螺旋霉素或单独服用乙酰螺旋霉素，监测至产后6个月。

(4)妊娠期感染弓形虫者应单独使用乙酰螺旋霉素治疗。

4. 药物剂量及用法

(1)乙胺嘧啶：口服，每天每千克体重1mg，每天2次。

(2)磺胺嘧啶：口服，每天每千克体重50~100mg，每天2次。

(3)乙胺嘧啶+磺胺嘧啶：乙胺嘧啶每天25mg，磺胺嘧啶2~4g，4~6周为一疗程。用法：乙胺嘧啶50mg/12h，用2天，然后50mg/d。磺胺嘧啶：初始剂量75mg/(kg·12h)，然后50mg/(kg·12h)，最大剂量4g/d。甲酰四氢叶酸：10~20mg/d，与乙胺嘧啶治疗同时用药或治疗1周后再用。

(4)螺旋霉素：口服，每天每千克体重100mg，每天2次，30~45天为一疗程；或每天口服2g，分4次服，2~3周为一疗程。

(5)肾上腺皮质激素：合并脉络膜视网膜炎者加服肾上腺皮质激素，每天每千克体重1~2mg，每天2次。

【预防】对孕妇弓形虫感染的早期诊断和及时治疗是预防孕妇弓形虫感染，保护胎儿免受损害的关键。

1. 开展卫生宣教，认识弓形虫感染对孕妇及其胎儿的危害。

2. 常规进行婚前、孕前及孕时的监测，对感染者应及时正确治疗。

3. 不进食生肉或其他未煮熟食品。彻底清洗水果和蔬菜、生食的器皿。

4. 尽可能避免接触猫、狗等动物及其排泄物，尤其是妊娠妇女。

5. 感染弓形虫的组织物(胎盘、流产或死产胎儿)和动物尸体必须严格处理,火化或深埋。

6. 烹调肉类到安全的温度;清洁加工家禽、海鲜或未洗的水果和蔬菜的器皿,换猫砂的时候戴手套,避免进食生的或未煮熟的肉。

二、风疹

风疹是由风疹病毒引起的急性传染性疾病,为世界流行性疾病之一,妊娠期妇女是风疹的易感人群,发病率为正常人群的 5 倍。

【病原体】风疹病毒(rubella virus,RV)是直径为 150~200nm 的小型 RNA 病毒,属于黏液样病毒类,通过飞沫传播。

【临床表现】潜伏期一般为 12~23 天,起病急,有咽痛、低热、咳嗽、流涕、头痛和关节痛。此外还可出现下列症状:

1. 耳后、颈后、枕骨下淋巴结肿大。

2. 急性宫颈炎表现,如白带增多。

3. 颜面部、躯干和四肢出现特征性麻疹样红色斑疹,呈弥漫性分布。部分可出现皮肤和黏膜出血。

风疹感染病程从几天到 2 周不等,易重复感染。风疹病毒在婴儿出生后可在体内持续存在 6~12 个月。

【对母胎及新生儿的影响】

1. **对母亲的影响** 妊娠期妇女风疹病毒感染率比正常妇女高 5 倍,孕妇的重复感染率为 3%~5%。妊娠期妇女感染风疹病毒后所致的流产或死胎发生率较正常妊娠高 2~4 倍。

2. **对胎儿的影响** 母亲感染风疹病毒后,该病毒可通过胎盘或经生殖道传播给胎儿。妊娠期妇女发生感染的时间愈早,则胎儿畸形发生率愈高,而且畸形亦越严重。孕 20 周后感染风疹一般不会导致先天畸形,但可导致胎儿生长受限。

先天性风疹综合征是指由风疹病毒引起的多发性胎儿畸形,畸形几乎涉及各个器官和系统。具体表现为:

(1)眼部:先天性白内障、青光眼、小眼球、脉络膜视网膜炎、虹膜发育不全等。

(2)中枢神经系统:神经性耳聋、口吃、小脑畸形、脑钙化、中枢神经感觉异常、肌无力、肌张力低下、青春期全脑膜炎等。

(3)心血管系统:动脉导管未闭、室间隔缺损、肺动脉发育不全、法洛四联症、心内膜炎、肾动脉狭窄等。

(4)呼吸系统:病毒性间质性肺炎。

(5)泌尿生殖系统:肾钙化或硬化、尿道下裂、隐睾等。

(6)血液系统:溶血性贫血、白细胞减少症、血小板减少性紫癜、淋巴结炎等。

(7)骨骼系统:长骨骺端骨发育畸形、腭裂、短指、并指等。

(8)其他:幽门狭窄、牙齿发育障碍、慢性腹泻等。

【诊断】

1. **流行病学和密切接触史、风疹感染症状和体征** 城市或居民区内有成批的风疹病患者或有与风疹患者有密切接触史者,如幼儿园教师、小学教师等。

临床可表现为咽痛、低热、咳嗽、流涕、头痛和关节痛,部分可出现淋巴结肿大。

风疹感染后引起胎儿的最常见症状或体征主要表现为:①眼部:先天性白内障、小眼球、脉络膜视网膜炎、虹膜发育不全等。②中枢神经系统:神经性耳聋、口吃、小脑畸形、脑钙化、中枢神经感觉异常、肌无力、肌张力低下、青春期全脑膜炎等。③心血管系统:动脉导管未闭、室间隔缺损、肺动脉发育不全、法洛四联症、心内膜炎、肾动脉狭窄等。

2. **实验室诊断**

(1)病毒分离:若从咽喉部分泌物、脑积液、尿或其他组织器官中分离出风疹病毒即可确诊。

一般排毒发生在皮疹出现的前 7 天和皮疹出现的后 7~10 天,此期间内病毒分离和培养阳性率极高。

(2)血清学诊断:

1)血液凝聚抑制抗体(HI)检测:正常生育期年龄妇女感染风疹病毒后抗病毒抗体滴度为 1:(16~512),如果妊娠期妇女抗体滴度>1:8 时,则应连续动态观察 2~3 周。

2)特异性 IgM 抗体:特异性 IgM 抗体的检测是目前临床实用而敏感的诊断手段。如果从胎儿脐血或新生儿血中检测出 IgM 抗体,则可确诊为先天性风疹感染。

(3)基因诊断:应用逆转录聚合酶链反应(reverse tran-scriptase PCR,RT-PCR)检测风疹病毒 RNA,作为诊断风疹感染的重要依据之一。

【治疗】单纯性风疹感染一般不需特殊治疗,

有发热者可嘱卧床休息,多饮水;合并有关节肌肉酸痛和头痛时可用水杨酸制剂对症治疗。

凡在妊娠早期经临床和实验室检测证明为风疹感染者,原则上应该终止妊娠;如在妊娠中或晚期经检测为风疹感染者,在排除胎儿畸形后,原则上可以继续妊娠,但必须密切监测胎儿在宫内生长发育情况,追踪新生儿。

【预防】

1. 免疫接种 防止风疹病毒传播,避免胎儿感染的关键是尽可能地避免育龄妇女不受感染,故应对风疹病毒抗体阴性的育龄妇女进行自动免疫接种。接种风疹疫苗后1个月内禁止怀孕。

2. 开展孕早期产前检查,防止先天性风疹患儿出生。

3. 由于先天性风疹患儿可以长期排毒,故应注意管理和隔离。

三、巨细胞病毒

巨细胞病毒(cytomegalovirus,CMV)是引起孕妇感染最常见的病毒之一,巨细胞病毒感染多见于经济条件较差的年轻初产妇。1953年Weller第一次成功地描述了巨细胞病毒和1956年Rowe等首次成功分离巨细胞病毒以来,巨细胞病毒被公认为是引起胎儿痴呆最重要的病原体之一。

【感染率】巨细胞病毒感染率与社会状态、经济条件以及地理位置等有着密切关系。世界不同地区或国家育龄妇女的巨细胞病毒感染率差异较大,欧洲育龄妇女巨细胞病毒抗体阳性率为40%~55%,亚洲和非洲育龄妇女巨细胞病毒抗体阳性率为90%~100%。在发达的工业国家育龄妇女巨细胞病毒原发性感染率为1%~3%,发展中国家育龄妇女巨细胞病毒原发性感染率为6%~10%,少数地区或国家可高达15%。

【传播途径】巨细胞病毒感染被认为是性传播性疾病,在原发性感染后病毒可以长期潜伏于机体内和淋巴细胞内,在特定的条件下,潜伏的病毒可以再次活动,引起再发性感染。巨细胞病毒传播途径较多,具体概括为三个方面(表13-3):

1. 垂直传播

(1)宫内感染:母血中的巨细胞病毒经胎盘进入胎儿引起感染。

(2)分娩时感染:经阴道分娩或手术分娩时胎儿吞咽巨细胞病毒感染的血液引起感染。

2. 水平传播

(1)新生儿感染:新生儿吸吮含有巨细胞病毒的乳汁后可以引起感染。

(2)婴幼儿期感染:经泪液、唾液、尿液和粪便等传播引起感染。

(3)成人期感染:主要是通过唾液、黏液和性交传播引起感染。

表 13-3 不同人群 CMV 感染途径

人群	感染途径
先天性感染	宫内(经胎盘)
	产道(分娩时)
新生儿感染	母乳喂养
	与感染个体,如受感染新生儿、母亲或保育员密切接触
	输血
	组织移植
儿童感染	与感染个体,如受感染儿童、成年人或家庭成员密切接触
	输血
	组织移植
成年人/母亲	与感染个体,如受感染新生儿、儿童、护士、护理中心或家政中心工作人员、性伙伴密切接触
	输血
	组织移植

3. **医源性感染** 巨细胞病毒可以通过输血、人工透析和器官移植传播引起感染。

【临床表现】成年人或孕妇感染巨细胞病毒后大部分无明显的症状和体征,10%~15% 患者可表现为单核细胞增多症,有低热、乏力、头痛和颈部淋巴结肿大、关节肌肉疼痛及阴道分泌物增多,免疫功能低下的患者可出现心肌炎、肺炎、病毒性肝炎、胃肠炎、视网膜炎、脑膜炎等症状。

成年人感染巨细胞病毒时常常合并其他病毒,如 EBV、HIV 感染,此外器官移植患者常常易发生巨细胞病毒感染,引起肺炎、视网膜炎、肝炎等,见表 13-4。

表 13-4 巨细胞病毒感染临床症状与表现

成年人和儿童	大部分无症状
	巨细胞病毒性单核细胞增多症
	淋巴结病
	咽炎
	发热
	罕见并发症:瘀斑、肝炎、脑炎、急性感染性多神经炎
免疫抑制者	肺炎(大部分出现)
	视网膜炎
	肝炎
	胃肠部溃疡

先天性巨细胞病毒感染患儿可表现为:

1. **产前** 常见的如胎儿水肿、胎儿生长受限、羊水过多、胎儿腹水;可发生胎死宫内和早产,但较少见。

2. **产时** ①常见表现有:肝、脾大,瘀斑,紫癜,小头畸形,黄疸,溶血性贫血,肝炎,血小板减少性紫癜;②少见表现有:脉络膜视网膜炎、视神经萎缩、小眼症、大脑钙化、癫痫发作、大脑 / 小脑萎缩、间质性肺炎、牙齿畸形、嗜睡、张力减退、高胆红素血症、男孩有腹股沟疝。

3. **晚期表现** 智力障碍、耳聋、视力下降、痉挛、牙齿脱落、神经肌肉萎缩、学习障碍、精神运动迟缓、低体重儿等。

【诊断】

1. **细胞学检查** 从组织、分泌物或尿液中寻找增大的细胞,胞质中有包涵体,此法检出率较低,但阳性结果可作为巨细胞病毒感染诊断依据之一。

2. **病毒分离** 从组织、咽部分泌物、乳汁、精液、宫颈分泌物或尿液中分离出巨细胞病毒,是确诊巨细胞病毒感染的最可靠依据。检测羊水中的巨细胞病毒是诊断胎儿宫内感染的金标准。

3. **特异性抗体检测** 检测巨细胞病毒感染时的特异性抗体 IgG、IgM 是早期诊断巨细胞病毒感染最简便的方法。

IgG 阳性或 IgM 阳性多为原发性感染;IgG 抗体滴度持续升高,提示再次感染;IgG 阳性,IgM 阴性为既往感染。由于 IgM 分子量大,无法通过胎盘,故在脐血中检测出 IgM 抗体,可诊断为先天性巨细胞病毒感染。

4. **基因诊断** 应用分子生物学技术,如 PCR、RT-PCR 等检测巨细胞病毒 DNA 或 mRNA。

【治疗】尚无特效的治疗,主要是对症治疗。

【预防】

1. 目前不推荐产前常规筛查巨细胞病毒,对出现单核细胞增多或者超声检查怀疑感染的孕妇应进行病毒性检测。

2. 孕早期避免原发感染,提倡良好的卫生习惯及洗手,注意隔离消毒患者的排泄物。

3. 妊娠 4 个月内确诊为原发性感染或发现有先天性感染时,应终止妊娠;若在妊娠中或晚期发生巨细胞病毒感染或为再次感染,在严密的监测下可继续妊娠。

4. 如果阴道分泌物中检测出巨细胞病毒,则应选择剖宫产结束分娩,以避免阴道分娩时的接触性感染。

四、单纯疱疹病毒

近年来,随着生殖道疱疹病毒感染率的增加,胎儿宫内感染率和新生儿疱疹病毒感染率也明显增加。

【病原体】单纯疱疹病毒(herpes simplex virus,HSV)是双链 DNA 病毒,根据其抗原性的不同分成 I 型和 II 型,I 型疱疹病毒又称为口腔型(占 70%~80%),其传播途径以皮肤或黏膜密切接触而传播,原因在于口交的性行为。II 型疱疹病毒又称为生殖器型(占 20%~30%),其传播途径主要是性交传播。

【分类及传播途径】生殖器单纯疱疹综合征包括三种类型的 HSV 生殖器感染,即原发性感染、复发性感染和非原发性初次发作。原发性感染是指 HSV 首次感染,此前从未发现感染过 HSV。复发性感染是指潜伏病毒的再次发作,并非再次感染新病毒。非原发性初次发作是指患者感染 HSV 后的初次临床发作,该患者过去曾感染过其他类型的病毒。孕期 HSV 感染以复发感染者多见,其经胎盘垂直传播导致胎儿感染的风险较小,而以阴道分娩时产道感染较多见。

【临床表现】疱疹病毒感染的潜伏期为 3~7 天,初次感染表现为全身乏力、低热、腹股沟淋巴结肿大压痛,少数可表现为尿痛、白带增多等症状。全身症状一般在 3~5 天内消失,而泌尿生殖系统的症状可持续全过程。

典型的疱疹样病灶呈红色肿胀的基底,表面为疱状隆起,内含黄色渗出液,疱疹可融合成片状或呈浅表溃疡病灶,局部痒痛。原发感染部位多为外阴、肛门周围和下生殖道。临床观察证实,Ⅰ型疱疹病毒多引起腰部以上部位感染,Ⅱ型疱疹病毒多引起腰部以下部位感染。

【感染与妊娠】妊娠期妇女感染疱疹病毒后,病毒可在病毒血症期通过胎盘使胎儿发生先天性感染,但孕早、中期发生初次感染造成胎儿感染概率极低,孕早期筛查意义不大。HSV 经胎盘垂直传播导致胎儿畸形罕见,表现为小头畸形,肝、脾大,胎死宫内,FGR。胎膜早破或者分娩时通过已被疱疹病毒感染的产道可引起新生儿感染,对 HSV 感染孕妇应告知其可能的风险。建议在孕 35~36 周定量检测患者血清 IgM、IgG 抗体,同时检测生殖道皮损病灶的 HSV-DNA 拷贝数。

【诊断】

1. **病史、症状和局部体征** 有全身乏力、低热、腹股沟淋巴结肿大压痛等病史或症状,少数可表现为尿痛、白带增多等症状。

其体征主要表现为会阴部疱疹样病灶,典型的疱疹样病灶已如前述。

2. **病毒分离** 疱疹出现 24~48 小时内取材进行病毒分离,阳性率较高,应取疱液进行病毒培养分离。

3. **细胞学检查** 取疱疹病灶基底部组织涂片或直接染色,可见细胞核内包涵体。

4. **血清学检查** 测定血清疱疹病毒抗体,区别原发性感染、复发性感染。HSV 可存在 IgM 抗体假阳性和 IgM 抗体长期携带的情况。

5. **基因诊断** 应用荧光定量 PCR 检测不同组织内疱疹病毒 DNA。

【治疗】有前驱症状或活动性感染的孕妇,在孕 36 周给予口服阿昔洛韦 400mg,3 次/d,或伐昔洛韦治疗,抑制病毒复制,降低病毒垂直传播风险,可降低剖宫产率。

产科处理:凡确诊有生殖道疱疹病毒感染的孕妇,经监测胎儿无畸形,未破膜或破膜在 4 小时以内者,应行剖宫产术以防止产时胎儿感染。

【预防】目前尚无满意的预防疫苗,丙种球蛋白注射有一定的预防效果。

第三节　围产期性传播疾病

一、人乳头瘤病毒

人乳头瘤病毒(human papilloma virus,HPV)感染对妊娠的影响:妊娠前单纯 HPV 感染不影响受孕,如有尖锐湿疣,建议治疗后受孕。由于妊娠期妇女内分泌和机体免疫功能的改变,妊娠妇女比非妊娠妇女更易感染人乳头瘤病毒,且感染后局部症状较重。乳头瘤病毒不会引起流产、早产,亦不引起胎儿畸形、死胎或死产,因此,妊娠期妇女感染人乳头瘤病毒后原则上不终止妊娠,宜选用对胎儿无害的不影响妊娠过程的方法对症处理。如疣状物瘤体大、带蒂,可手术切除病灶,如瘤体不影响经阴道分娩,可于分娩后进一步诊治。新生儿、婴儿及儿童喉乳头瘤的发生极为罕见,主要是由 HPV-6、HPV-11 引起,其感染途径尚不清楚。妊娠期 HPV 感染不作为剖宫产指征。HPV 感染诊治详见第三十四章性传播疾病。

二、艾滋病

艾滋病是获得性免疫缺陷综合征(acquired immunodeficiency syndrome,AIDS)的简称,由人类免疫缺陷病毒(human immunodeficiency virus,HIV)所致,病原体、发病机制及其临床表现、诊断详见第三十四章性传播疾病。

【对妊娠的影响】由于妊娠期孕妇的免疫功能降低,因此妊娠期感染人类免疫缺陷病毒时,病情发展较为迅速,症状较重。此外,妊娠也可以加速 HIV 感染病程的发展,使之由无症状期进展到有症状期和 AIDS。

HIV 的母婴传播途径已确立,主要有:①经胎盘传播;②产时经产道时羊水、阴道分泌物,以及产道中血液传播;③产后母乳传播。文献报道,约

25% HIV 母婴垂直传播发生在宫腔内,即经胎盘传播。63% 的 HIV 母婴垂直传播发生在产时。产后母乳传播者约 12%。

HIV 通过胎盘感染胎儿,可引起早产、胎儿生长受限和低体重儿等。如果感染发生在妊娠早期,则可引起胎儿畸形,如头盖骨缺损、小脑畸形、前额突鼻梁塌而短、眼裂小及倾斜、蓝巩膜和人中呈三角形等。此外还有一种目前尚无法解释的现象,即 HIV 阳性孕妇其胎儿臀先露发生率明显增加。HIV 从母亲传播到新生儿越早,新生儿期 HIV 病毒负荷量越大,临床疾病进展越迅速。

人类免疫缺陷病毒感染胎儿从出生到症状出现,一般需 4~8 个月,新生儿期感染常在 1 岁左右出现症状和体征,表现为生长缓慢,腹泻,发热,全身淋巴结肿大,口腔感染,肝、脾大和中枢神经系统损害,如共济失调、痴呆等。

【治疗】

1. 一般治疗 由于目前尚无特效治疗药物,故一般治疗较为重要。主要包括加强休息、增加营养和对症处理,在治疗过程中应注意隔离制度。

2. 抗病毒治疗 抗逆转录病毒药物已成为治疗 HIV 感染的孕妇或用于预防母婴传播的一线药物,且核苷类逆转录酶抑制药、非核苷类逆转录酶抑制药、蛋白酶抑制药三大类抗逆转录病毒药物的联合使用已成为妊娠期 HIV 感染最有效的治疗方案。但用药的过程中同时也存在安全性问题,如药物的选择及用药时期的不正确,易引起胎儿的畸形,联合用药会引起严重的药物不良反应,且易产生耐药性。具体参见第三十四章性传播疾病。

【分娩期及产后处理】对于抗病毒药物治疗后 HIV-RNA>1 000 拷贝/ml 时或未接受过抗病毒治疗、病毒载量未知的孕妇建议行择期剖宫产,一般择期剖宫产的时机是妊娠 38 周左右;而 HIV-RNA<1 000 拷贝/ml 时,孕期一直规范使用高效抗病毒治疗时,各种分娩方式之间母婴传播率无明显差异,建议行阴道分娩。阴道分娩总原则:避免侵袭性产科操作,尽量缩短产程,避免过强宫缩,缩短胎膜早破时间。婴儿出生后,尽快喂食抗病毒药物,人工喂养最安全,杜绝混合喂养;在资源有限地区,应充分权衡母乳喂养和人工喂养的利弊,由母亲自己决定喂养方式。

三、梅毒

梅毒(syphilis)是由梅毒螺旋体所引起的,人类是梅毒螺旋体唯一的传染源。梅毒螺旋体可侵犯人体的任何脏器,95% 的传播途径是性交,极少数是通过接吻等密切接触传播的;先天性梅毒是由于梅毒螺旋体通过胎盘感染胎儿所引起。详见第三十四章性传播疾病。

【对妊娠的影响】妊娠梅毒是指妊娠期发生或出现的活动性梅毒或潜伏梅毒。

梅毒对妊娠有严重的影响,具体包括:①早期梅毒孕妇,自妊娠 4 个月起梅毒螺旋体可通过胎盘导致宫内感染;梅毒螺旋体在胎儿肝、脾、肾上腺和组织中大量繁殖,引起流产、早产、死胎或死产;如果胎儿尚未致死,则将娩出先天性梅毒儿。②潜伏早期梅毒未治疗者发生死胎或梅毒特征儿。③潜伏晚期梅毒孕妇可获外表正常新生儿,但可存在潜伏先天梅毒,至儿童期或成人期始出现典型的先天梅毒体征。

原则上所有孕妇在妊娠早期即应常规进行梅毒血清学检查;若为高危人群则在妊娠晚期 3 个月及临产前进行复查。确诊为梅毒的孕妇,即应进行驱梅治疗;由于梅毒孕妇所生子女 70% 有感染梅毒的机会,故应尽早终止妊娠。

【诊断】详见第三十四章性传播疾病。

【治疗】青霉素是治疗梅毒的最有效药物,常用治疗方案如下:①孕妇梅毒治疗:普鲁卡因青霉素 80 万 U/d,肌内注射,共 15~20 天,孕早期、晚期各治疗 1 个疗程;苄星青霉素 240 万 U,肌内注射,每周 1 次,连用 2~3 周。青霉素过敏者可青霉素脱敏后用青霉素或选用红霉素治疗,500mg 口服,每天 4 次,共治疗 15 天。每月进行梅毒血清学检查,如果 3 个月内血清反应滴度不下降 2 个稀释度或上升 2 个稀释度,则应复治。②新生儿先天性梅毒治疗:产后 7 天内,每 12 小时给予水剂青霉素 15 万 U/kg,肌内注射;产后 7 天后,每 8 小时给予水剂青霉素 5 万 U/kg 肌内注射,治疗 10~14 天。此外也可选用普鲁卡因青霉素 5 万 U/kg 肌内注射,每天 1 次,治疗 10~14 天。

四、淋病

淋病(gonorrhea)是由淋病奈瑟球菌引起的一种急性传染性疾病,主要侵犯生殖泌尿道柱状上皮和移行上皮,以性传播为主,间接传染者较少,详见第三十四章性传播疾病。

【对妊娠的影响】妊娠期由于盆腔充血,组织疏松,故感染淋病后,炎症常常不易控制,妊娠期淋病所致的后果常常较非孕期严重,容易发展为播散性淋病。

妊娠期淋病若治疗不及时,对胎儿和妊娠过程均有严重影响,如可以引起绒毛膜羊膜炎,导致流产,或引起胎膜早破导致早产等;也可引起羊膜腔内感染,传播给胎儿引起胎儿生长受限。分娩时新生儿通过被淋病奈瑟球菌污染的产道时或由于羊膜腔感染使其发生淋菌性眼结膜炎或咽炎,如果治疗不及时,则可发展为角膜溃疡而致盲。

产褥期淋病是由于淋病奈瑟球菌沿生殖道上行所致,可引起产褥热、子宫内膜炎或盆腔炎,严重者可导致败血症。

【诊断】详见第三十四章性传播疾病。

【治疗】淋病治疗原则是单次大剂量疗法,即一次使用大剂量的治疗药物,使机体血液中药物浓度达到足够高,足以迅速杀死病原菌。

1. 妊娠期淋病的治疗 妊娠期淋病应尽早积极治疗,一般可选用头孢三嗪 250mg,1 次肌内注射,或头孢噻肟 1.0g,1 次肌内注射,或大观霉素 4.0g,1 次肌内注射。为预防同时存在衣原体感染,在应用上述药物治疗后可继服用阿奇霉素 1g,单次顿服。

2. 新生儿处理 新生儿应隔离观察。为预防新生儿淋菌性眼炎,出生后应立即给予 1% 硝酸银滴眼,再用生理盐水冲洗。

确诊为淋菌性眼结膜炎的新生儿应立即进行治疗,具体处理措施如下:

(1)头孢三嗪:25~50mg/kg(单次剂量不得超过 125mg),肌内注射或静脉滴注,每天 1 次,连续 7 天。注意高胆红素婴儿,尤其是未成熟儿慎用。

(2)头孢噻肟:25mg/kg 肌内注射或静脉滴注,每天 1 次,连续 7 天。

(3)大观霉素:40mg/kg 肌内注射,每天 1 次,连续 7 天。

(4)水剂青霉素:用于分离淋病奈瑟球菌对青霉素敏感者。10 万 U/kg,分 4 次肌内注射或静脉滴注,连续 7 天。

(5)眼部处理:先用生理盐水冲洗眼部,冲毕后用 0.5% 红霉素溶液滴眼,每小时 1 次。

总之,淋病奈瑟球菌对几乎所有的抗生素敏感,治疗都会有效,但是要有足够的治疗时间和给药剂量,否则容易引起淋病奈瑟球菌耐药,影响治疗效果。

【经验分享】

绒毛膜羊膜炎是母儿感染的重要原因,与胎膜早破互为因果。动态检测高危孕妇的血清 CRP,有助于疾病快速诊断,早期干预是改善母儿预后的关键。妊娠期 TORCH 感染,孕妇临床症状轻微,是否感染胎儿与孕妇的免疫状态、感染的持续时间有关。动态定量检测 IgM、IgG 抗体滴度有助于区分 TORCH 感染状态,检测胎儿样本内病原体特异性 DNA 或 RNA 是诊断宫内感染的首选方法。妊娠期性传播疾病可垂直传播给胎儿,对胎儿和新生儿造成重大危害,早期检测及治疗有助于保障母儿健康。

有关性传播疾病,详见第三十四章。

(邢长英　钱小虎　戴钟英)

参考文献

1. 陈磊, 刘朝晖. 绒毛膜羊膜炎的致病菌及药敏分析. 中国妇产科临床杂志, 2016, 17 (2): 140-143.
2. 章锦曼, 阮强, 张宁, 等. TORCH 感染筛查、诊断与干预原则和工作流程专家共识. 中国实用妇科与产科杂志, 2016, 32 (6): 535-540.
3. Elbez-Rubinstein A, Ajzenberg D, Dardé ML, et al. Congenital Toxoplasmosis and einfection during pregnancy: case report, strain characterization, experimental model of reinfection, and review. J Infect Dis, 2009, 199 (2): 280-285.
4. Maruyama Y, Sameshima H, Kamitomo M, et al. Fetal manifestations and poor outcomes of congenital cytomegalovirus infections: possible candidates for intrauterine antiviral treatments. J Obstet Gynaecol Res, 2007, 33 (5): 619-623.
5. Duff Pl. A thoughtful algorithm for the accurate diagnosis of primary CMV infection in pregnancy. Am J Obstet Gynecol, 2007, 196 (3): 196-197.
6. Staras SA, Dollard SC, Radford KW, et al. Seroprevalence of cytomegalovirus infection in the United States 1988-1994. Clin Infect Dis, 2006, 1, 43 (9): 1143-1151.
7. La Torre R, Nigro G, Mazzocco M, et al. Placental enlargement in women with primary maternal cytomegalovirus infection is associated with fetal and neonatal disease. Clin Infect Dis, 2006, 15, 43 (8): 994-1000.
8. Mshvildadze M, Neu J, Shuster J, et al. Intestinal microbial ecology in premature infants assessed with non-culture-based techniques. J Pediatr, 2010, 156 (1): 20-25.
9. Suzuki S, Hiraizumi Y, Yamashita E, et al. Clinical signifi-

cance of singleton pregnancies complicated by placental abruption associated with histological chorioamnionitis. J Nippon Med Sch, 2010, 77 (4): 204-208.

10. Paz-Levy D, Schreiber L, Erez O, et al. Inflammatory and vascular placental lesions are associated with neonatal amplitude integrated EEG recording in early premature neonates. PLoS One, 2017, 23; 12 (6): e0179481.

11. Korr G, Thamm M, Czogiel I. et al. Decreasing seroprevalence of herpes simplex virus type 1 and type 2 in Germany leaves many people susceptible to genital infection: time to raise awareness and enhance control. BMC Infect Dis, 2017, 6, 17 (1): 471.

第十四章　异 常 分 娩

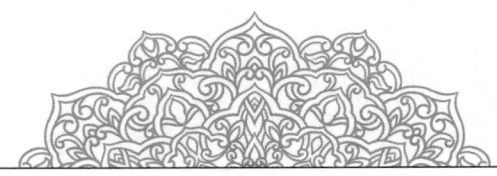

本章关键点

1. 产程进展的观测,产程异常的判断及针对性处理。
2. 注意预防及适时干预胎儿窘迫。
3. 肩难产的助产方法。
4. 各种胎方位的识别及处理。

异常分娩(abnormal labor)又称难产(dystocia),产力、产道、胎儿和精神心理因素是影响分娩的四大主要因素。其中任何一个或几个因素发生异常或四个因素间相互不能适应,都可使分娩进程受阻,称为异常分娩。出现异常分娩时,处理不当可给母儿带来严重危害,必须综合分析,针对具体原因做出恰当处理。做好难产防治工作,降低孕产妇和围产儿病死率是产科医师面临的重要问题。

第一节　产力异常

产力是决定分娩的重要因素之一,包括子宫收缩力、腹压和肛提肌收缩力。子宫收缩力是临产后的主要产力,贯穿于分娩全过程,促使宫颈口扩张和胎先露下降。腹压和肛提肌收缩力是临产后的辅助产力,在宫颈口开全后起作用,在第二产程后期的作用更大,并在第三产程中促使胎盘娩出。产力异常主要是子宫收缩力异常,包括子宫收缩力失去节律性、对称性、极性倒置或强度、频率有改变。产力异常是导致难产的重要因素之一。

一、子宫收缩力异常的分类

临床上将子宫收缩力异常分为子宫收缩乏力(简称宫缩乏力)和子宫收缩过强(简称宫缩过强)两类,每类又分为协调性子宫收缩和不协调性子宫收缩。分类如图 14-1 所示。

二、子宫收缩乏力

(一)病因

1. **产道及胎儿因素**　骨盆形态、大小异常,胎儿过大或胎位异常,形成相对头盆不称,均可阻碍胎先露的下降。临产后,因胎先露部下降受阻,不能紧贴子宫下段和宫颈内口而反射性刺激子宫收缩,致使正常的子宫收缩逐渐减弱,出现继发性子宫收缩乏力。

2. **子宫因素**　双胎、羊水过多或巨大儿可导致子宫过度膨胀,子宫肌纤维过度伸展失去正常收缩能力。子宫发育不良、子宫畸形(如双角子宫、中隔子宫)、子宫肌瘤等均可导致原发性宫缩乏力。多次妊娠及分娩、刮宫或曾患急慢性子宫感染者,因子宫肌纤维变性,结缔组织增生而影响子宫收缩。

3. **精神因素**　因产妇恐惧分娩疼痛及精神过度紧张等,干扰了中枢神经系统的正常功能而影响子宫收缩。

4. **内分泌因素**　临产后,产妇体内缩宫素、前列腺素、乙酰胆碱、雌激素分泌不足,孕激素含量下降速度缓慢,或子宫对促进子宫收缩物质的敏感性降低等,均可导致宫缩乏力。

5. **药物因素**　妊娠晚期或产程早期使用过量宫缩抑制剂及解痉、镇静、镇痛剂,如阿托西班、盐酸利托君、硫酸镁、地西泮、哌替啶、芬太尼等,使子

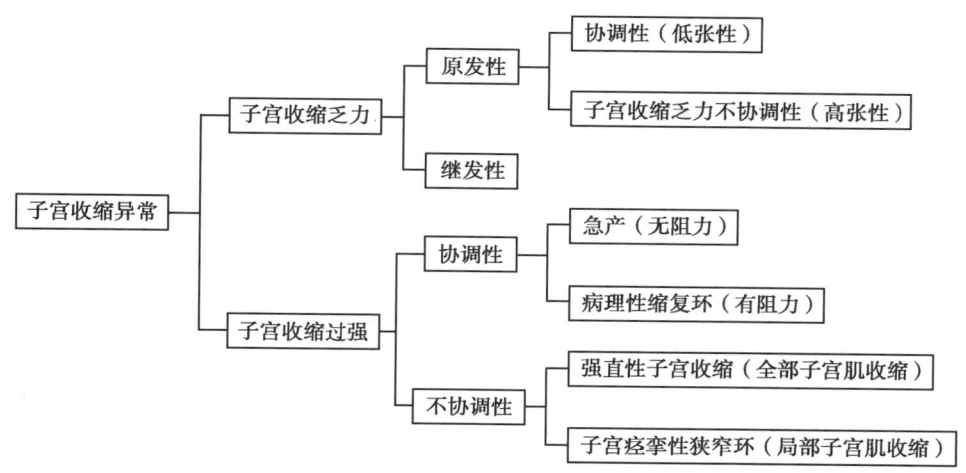

图 14-1 子宫收缩力异常的分类

宫收缩受抑制而乏力；或使用子宫收缩剂的剂量不恰当，引起子宫收缩不协调。

6. 其他因素 产程中疲劳，进食少，甚至呕吐者，常可发生酸中毒；或于第一产程后期过早使用腹压向下屏气，均可致子宫收缩力减弱。另外，产妇尿潴留也是影响子宫收缩力不可忽略的重要因素之一。此外，待产时间长、睡眠减少、疲乏、进食不佳及过多消耗体力亦可导致电解质紊乱，如钾、钠、钙、镁等异常，而影响子宫肌纤维收缩能力。

（二）临床表现

1. 协调性子宫收缩乏力 子宫收缩具有正常节律性、对称性和极性，但收缩强度弱，宫腔内压<2kPa，宫缩持续时间短、间隔时间长且不规律，宫缩<2 次/10min。宫缩时，宫体隆起不明显，以手指按压子宫底部肌壁仍可出现凹陷，故又称低张性子宫收缩乏力。根据发生时期又可分为原发性和继发性子宫收缩乏力两种。

（1）原发性子宫收缩乏力：从产程一开始就出现子宫收缩乏力，但需与假临产鉴别，给予强镇静剂如哌替啶 100mg 肌内注射后可使宫缩逐渐消退者为假临产，宫缩不能被抑制者为原发性宫缩乏力。常见于骨盆入口平面头盆不称或胎位不正，胎先露无法衔接，不能紧贴子宫下段及宫颈反射性引起强有力的宫缩，或子宫发育不良，子宫过度膨胀，如双胎、羊水过多等。临床常表现为潜伏期延长或活跃早期宫颈扩张延缓或停滞。

（2）继发性子宫收缩乏力：在产程早期宫缩正常，产程进展正常，只是当产程进展第一产程活跃期后期或第二产程时，宫颈扩张到一定程度后，子宫收缩力逐渐转弱、稀，产程进展缓慢，甚至停滞。

常见于中骨盆与骨盆出口平面狭窄（如漏斗形骨盆）、头盆不称、宫颈坚韧、膀胱充盈、胎头位置异常（如持续性枕横位或枕后位）等导致胎先露部下降受阻。待产过程中，产妇常过早使用腹压、过度疲劳，可有肠胀气、脱水、酸中毒等表现，易发生胎儿窘迫。

2. 不协调性子宫收缩乏力 为子宫收缩极性倒置或消失，频率高且节律不协调。临床表现为宫缩时宫底部不强，而是子宫下段强，在宫缩间隙时，子宫壁也不完全放松，间隙时间短或不规则，持续时间也不长。这种宫缩不能使宫口如期扩张，不能使胎先露部如期下降，产程进展缓慢，属于无效宫缩，又称为高张性子宫收缩乏力。产妇往往自觉宫缩强，疼痛剧烈，拒按子宫，烦躁不安，严重者出现电解质紊乱、胎儿窘迫等。产科检查：下腹部有压痛，胎位触不清，胎心不规律，宫口扩张早期缓慢或停滞，潜伏期延长，胎先露部下降延缓或停滞。

（三）产程异常诊断标准

既往产科医师和助产士通常使用 Friedman 于 1954 年提出的产程来协助分娩管理。2012 年美国国立儿童健康与人类发育研究所（National Institute of Child Health and Human Development, NICHD）、美国母胎医学会（Society for Maternal-Fetal Medicine, SMFM）和美国妇产科医师学会（American College of Obstetricians and Gynecologists, ACOG）联合推荐使用新的产程进展标准来管理产程。2014 年中华医学会妇产科学分会产科学组也提出了"新产程标准及处理的专家共识（2014）"。2020 年中华医学会妇产科学分会产科学组再次提出"正常分娩指南"，通过查阅大量高级别证据文献并结合我国国情,更新围分娩期处理意见。产科工作者应辩证地使用正常产程和产程异常的新标准。

1. 根据 2020 年正常分娩指南标准,产程异常的诊断如下:

(1) 潜伏期延长:从临产开始至宫口扩张<5cm 为潜伏期。初产妇>20 小时或经产妇>14 小时为潜伏期延长。在除外头盆不称及可疑胎儿窘迫的前提下,缓慢但有进展(宫口扩张和胎先露下降)的潜伏期延长不作为剖宫产的指征,不推荐在此期间采用医疗干预加速产程进展。

(2) 活跃期停滞:当破膜且宫口扩张 ≥5cm 后,如宫缩正常,则宫口停止扩张 ≥4 小时可诊断活跃期停滞;如宫缩欠佳,则宫口停滞扩张 ≥6 小时可诊断。活跃期停滞可作为剖宫产的指征。初产妇活跃期一般不超过 12 小时,经产妇不应超过 10 小时。一些孕妇在活跃期宫口扩张速度低于 1cm/h 仍属于正常,母胎状况良好时不必干预。

(3) 第二产程延长:未行镇痛分娩时,初产妇 3 小时,经产妇 2 小时,产程无进展(包括胎头下降、旋转);采用分娩镇痛时,初产妇 4 小时,经产妇 3 小时,产程无进展。

2. 关于诊断标准的演变

(1) 活跃期的起点:Friedman 产程标准为 4cm,新产程标准为 6cm。Zhang 等通过回顾性分析,将创建的新产程标准与 Friedman 产程标准比较,发现 50% 以上的产妇宫口扩张至 5~6cm 前,扩张速度并未达到 1.2cm/h;活跃期宫口急剧扩张的起始点(拐点)常常在宫口扩张 ≥6cm 以后。Peisner 和 Rosen 研究了进入活跃期时的宫口扩张情况,得出结果,如果以宫口扩张 4cm 为活跃期起点,50% 的产妇都没有进入活跃期;只有宫口扩张至 6cm,产妇才全部进入了活跃期。2018 年 WHO 发表了《产时管理改进分娩体验》,综合分析了近年发表的关于低危、自然临产孕妇产程进展情况的系统综述,推荐宫口扩张 5cm 作为活跃期标志。中华医学会妇产科学分会产科学组联合中华医学会围产医学分会组织全国专家进行多次讨论修改,查阅大量高级别证据的相关文献并结合我国国情,在 2020 年撰写了正常分娩指南,也采纳 2018 年 WHO 的推荐,以宫口扩张 5cm 作为进入活跃期的标志。

(2) 活跃期宫口扩张速度:Friedman 产程标准可低至 1.2cm/h;新产程标准可低至 0.5cm/h。

(3) 应用硬脊膜外阻滞的情况下,初产妇第二产程不超过 4 小时,经产妇不超过 3 小时。

3. 新旧产程的比较

(1) 新产程与旧产程相比,潜伏期与第二产程时限均有延长。能使产妇充分试产,减少产时医疗干预,降低了剖宫产率,促进了自然分娩。有学者研究发现与旧产程标准比较,新标准第二产程延长时限增加 1 小时内,可在不显著增加产妇和新生儿危险性的前提下有效地降低剖宫产率、提高阴道顺产率。

(2) 但有研究报道当第二产程延长时限增加>1 小时时,产妇和新生儿不良事件发生率显著增多。对照研究发现在新产程管理下,第二产程>3 小时致产妇病率和产妇产后出血、伤口愈合不良发生率和新生儿入住 NICU 住院率均显著升高。

(3) 随着我国生育政策的改变,国内许多医疗机构难以解决人力、产房以及设施等资源不够的困境。另外一种旨在缩短产程的积极管理模式引起诸多关注。"积极产程管理(active management of labor,AML)"源自爱尔兰都柏林的国家妇产科医院(The National Maternity Hospital in Dublin),于 20 世纪 60 年代由 O'Driscoll 创建,是一种针对初产妇的产程管理模式。与新产程管理模式截然不同的是,AML 模式更主张积极干预,旨在缩短产程和提高 12 小时内的阴道分娩率。有大量证据证实这种积极产程管理的安全性和有益性,在不增加围产儿不良结局的前提下,有效缩短产程,增加 12 小时内的成功阴道分娩率,从而提升管理效率。因此,这种积极产程管理模式在都柏林成功实施 40 余年,并被一些国家迅速接纳和采用。

对于滞产(prolonged labor)的定义,AML 定义为 12 小时,Friedman 定义为 24 小时,而新产程标准则认为产程可以很长,产程时限不再是进行产科干预的唯一标准。无论是用产程时间比较长的新产程标准,还是结合中国实际情况,灵活使用新产程标准,适当引入积极产程管理的理念,在不增加母儿不良预后的前提下,均是合理可行的。至于如何选择,需要各医疗机构根据各自的人员、设施条件等定夺。

(四) 对母儿的危害

1. 子宫收缩乏力对母体的影响

(1) 手术产率高:子宫收缩乏力致产程延长时,产妇往往休息不好,进食少,体力消耗大,表现出疲惫、烦躁,并可发生呕吐、肠胀气、尿潴留等,继而对分娩信心下降,寻求剖宫产分娩。

（2）母亲感染发生率上升：由于产程延长，肛检、阴道检查增多，容易引起细菌上行性感染，导致产褥期感染。

（3）产后出血发生率增高：由于产程延长、宫缩乏力，产妇一般情况衰弱，极易引起产后出血。

（4）并发症增加：因胎位不正或骨盆狭窄造成胎先露持续不下降，分娩梗阻，若未及时处理，产程过长，有时可致子宫破裂；若盆底组织受压过久，尤其在耻骨联合与胎先露之间的膀胱受压引起膀胱组织缺血、坏死，可能发生泌尿生殖道瘘。子宫收缩乏力尚可引起产后出血和产褥感染。

2. 子宫收缩乏力对胎儿的影响

（1）胎儿窘迫发生率增高：产程延长、宫内感染都可导致胎儿宫内缺氧，继而增加新生儿缺血缺氧性脑病、颅内出血等发生率，严重者可致新生儿死亡。

（2）胎儿宫内感染、出生后发生新生儿败血症、肺炎等并发症。

（3）手术产率、阴道手术助产率增加，新生儿产伤的发生率增多。

（五）处理

根据产程不同阶段予以相应处理。

1. 第一产程

（1）潜伏期延长：新产程标准认为潜伏期延长不作为剖宫产的指征。破膜后且至少给予缩宫素静脉滴注 12~18 小时，方可诊断引产失败。在除外头盆不称及可疑胎儿窘迫的前提下，缓慢但仍然有进展（包括宫口扩张及先露下降的评估）的第一产程不作为剖宫产指征。新潜伏期定义及时限的更改，目的是在产程中尽量减少干预，在母儿安全的前提下，密切观察产程的进展，为自然分娩预留更充足的时间、机会，促进阴道分娩，降低剖宫产率。在宫口扩张 5cm 前，建议每 4 小时进行 1 次阴道检查。一旦进入活跃期（宫口 ≥5cm），无论初产妇还是经产妇，宫口扩张速度会加速，建议每 2 小时进行 1 次阴道检测。如孕妇出现会阴膨隆、阴道血性分泌物增多、排便感等可疑宫口快速开大的表现时，应立即行阴道检查。

发生潜伏期延长，首先应寻找子宫收缩乏力的原因。若无头盆不称或明显的胎位异常（如高直位、前不均倾位、额位、面位）：①协调性子宫收缩乏力者，给予心理诱导，消除精神紧张，多休息，鼓励多进食，不能进食者可经静脉补充营养。对患者精神紧张，使用地西泮 10mg 静脉注射。产妇经过

一段时间的休息后，子宫收缩力可转强。地西泮还可以使宫颈平滑肌松弛，软化宫颈，促使宫颈扩张。宫颈扩张 3cm 或以上，无头盆不称、胎头已经衔接者，人工破膜、静脉滴注缩宫素 / 催产素。静滴缩宫素过程中必须有专人守护或胎心电子监护仪连续监护。②不协调性子宫收缩者，给予强镇静剂哌替啶 100mg 肌内注射，使产妇充分休息，多能恢复为协调性子宫收缩。在子宫收缩恢复为协调性之前，严禁应用催产素。若经上述处理，宫缩仍未能得到纠正，或伴有胎儿窘迫征象，应行剖宫产术。若有明确的头盆不称，则应行剖宫产终止妊娠。

AML 模式则提倡对于排除禁忌证的单胎头位自然临产的孕妇采取积极管理，提倡早期人工破膜，以评估羊水量、羊水性状，排除胎儿窘迫的可能并确定胎位；每 1~2 小时进行 1 次阴道检查，掌握产程进展情况，并保证第一产程宫颈扩张速率 ≥1cm/h；当第一产程中宫颈扩张的速率<1cm/h 或第二产程中胎头下降 1 小时无进展时，则诊断为难产，建议滴注大剂量缩宫素。大剂量缩宫素的滴注方法为，从 6mU/min 开始，每 15 分钟增加 6mU/min，直至增加至最大剂量为 40mU/min 或者达到每 15 分钟 7 次宫缩。

（2）活跃期停滞：产妇活跃期停滞的常见原因有心理因素、宫缩情况、胎方位、潜伏期延长等。在产程中，一旦出现活跃期停滞，应进行检查并分析原因，给予针对性的处理，一部分产妇仍可以经阴道分娩。这样可以有效减低剖宫产率，减少母婴并发症的出现。阴道检查发现严重胎位异常宜立即行剖宫产。

若无头盆不称或严重的胎位异常时，可人工破膜，使得胎头直接压迫宫颈，刺激宫颈旁神经丛，反射性地促使内源性缩宫素及前列腺素释放而加强宫缩。破膜时间应选在两次宫缩之间，以免羊水流出过速致脐带脱垂，同时应观察羊水量及性状。

若人工破膜 2 小时后宫缩仍不理想，可用缩宫素静脉滴注加强宫缩。一般经人工破膜或 / 和缩宫素静滴后，只要没有无头盆不称或严重的胎位异常者，加强产力后可使产程进展正常，胎儿多数可经阴道分娩。活跃期停滞时，若胎方位为枕横位或枕后位，在严密观察下加强产力后，部分可转至枕前位而经阴道分娩。若胎方位持续于枕横位或枕后位，不能转至枕前位，产程仍无进展者，宜行剖宫产终止妊娠。有下列情况者禁用缩宫素：①明显头盆不称；②子宫过度膨胀而胎膜未破者，如双胎、羊

水过多、巨大儿；③孕妇严重心肺功能不全；④曾做过子宫手术，如剖宫产或子宫肌瘤剔除术后，子宫上有较大瘢痕者；⑤胎儿窘迫。

临床研究报道，静脉推注地西泮、间苯三酚，宫颈注射普鲁卡因、利多卡因或者阿托品在产程停滞中亦有显著疗效。地西泮是中枢性肌松药，能选择性使子宫平滑肌松弛，也可以增加细胞炎性因子、前列腺素等的释放，间接增强胶原酶活性，从而促进宫颈的扩张和产程进展。同时，地西泮能缓解产妇疲劳，使不协调宫缩恢复为协调宫缩，减少了胎儿窘迫的发生。间苯三酚作为一种亲肌性、非阿托品、非罂粟碱类纯平滑肌解痉药，可作用于宫颈，解除宫颈平滑肌的痉挛、水肿，使宫颈易于扩张，促进产程进展。两种药只作用于痉挛的平滑肌，对正常的平滑肌不影响。所以，不影响子宫收缩，从而不增加产后出血量，且不影响新生儿 Apgar 评分和第二产程的时间。

2. **第二产程** 第二产程若已达到 1 小时，仍未见胎头拨露，应行阴道检查，了解有无头盆不称、胎先露高低及有无"产瘤"。

若无头盆不称，于第二产程期间出现宫缩乏力时，应给予缩宫素静脉滴注加强宫缩，促进产程进展。若胎头双顶径已通过坐骨棘平面，等待自然分娩，或行会阴后侧切开以产钳助产术或胎头吸引术结束分娩。

若胎头仍未衔接或出现胎儿窘迫征象时，应行剖宫产术。若胎先露高位在 +2 或以上，颅骨重叠明显，颅顶部"产瘤"形成，估计短期内难以经阴道分娩者，应以剖宫产终止妊娠。若有头盆不称，胎头位置尚高，有"产瘤"形成，应改行剖宫产。

3. **第三产程** 第三产程处理应着重于防止产后出血。胎儿前肩娩出于阴道口时，即可给予缩宫素 10~20U 静脉滴注，以加强子宫收缩，促使胎盘自然娩出及子宫血窦关闭，防止产后出血。产程长、破膜时间长，给予抗生素预防感染。

三、子宫收缩过强

子宫收缩过强比子宫收缩乏力少见，但处理不当亦可危及母儿生命。

（一）协调性子宫收缩过强

子宫收缩的节律性、对称性和极性均正常，仅子宫收缩力过强、过频（10 分钟内宫缩 ≥ 5 次），宫腔压力 ≥ 60mmHg。宫口扩张速度 ≥ 5cm/h（初产妇）或 ≥ 10cm/h（经产妇）。

1. 当子宫收缩过强，产道无阻力，分娩在短时间内结束，总产程<3 小时结束分娩，称急产。产妇可因宫颈、阴道、会阴在短期内不能充分扩张而造成严重软产道撕裂。产后因子宫肌纤维缩复不良而发生产后出血。子宫收缩过强、过密可影响子宫胎盘血液循环，引起胎儿窘迫、新生儿窒息，甚至死亡。若因接产准备不及，消毒不严，可引起产褥感染，甚至娩出婴儿坠地等意外。胎儿娩出过快还可致新生儿颅内出血。

2. 若因严重头盆不称、胎先露或胎位异常出现梗阻性难产并致子宫收缩过强时，则子宫体部肌肉增厚变短，子宫下段肌肉拉长变薄，两者之间形成环形凹陷，称为病理性缩复环。此为子宫先兆破裂征象，危及母儿生命。应立即抑制子宫收缩，肌内注射哌替啶 100mg，或静脉麻醉，尽快行剖宫产术。

（二）不协调性子宫收缩过强

1. **强直性子宫收缩** 其特点是子宫强烈收缩，失去节律性，宫缩间隙时间短或无间隙。产妇诉腹部持续性剧痛，拒按，胎心听不清，若合并产道梗阻可出现病理性缩复环。

一旦确诊为强直性子宫收缩，应及时给予宫缩抑制剂，如 25% 硫酸镁 20ml 加入 5% 葡萄糖液 20ml 内缓慢静脉推注（不少于 5 分钟），或肾上腺素 1mg 加于 5% 葡萄糖液 250ml 内静脉滴，或给予哌替啶 100mg 肌内注射。待不协调性过强的宫缩得到控制后立即行剖宫产。

2. **子宫痉挛性狭窄环** 当子宫局部肌肉呈强直性痉挛性收缩时，可在胎体某一狭窄部位，如胎颈、胎腰等形成环状狭窄，持续不放松，称为子宫痉挛性狭窄环。狭窄环可出现在宫颈或子宫体的任何部位，多在子宫上下段交界处。腹部检查时不易扪及此环。其发生原因尚不清楚，多见于产妇精神紧张、过度疲劳、早期破膜、不适当地应用宫缩剂或粗暴的阴道内操作。由于子宫痉挛性狭窄环的存在阻碍胎体下降，可使产程停滞，胎先露持续不下降，以及胎儿窘迫。这种狭窄环虽然对胎儿极为不利，但是因狭窄环的位置不随子宫收缩而上升，故一般不会引起子宫下段过度伸展而造成子宫破裂。

若发现子宫痉挛性狭窄环，应立即停止阴道内操作，停用缩宫素，给予硫酸镁缓慢静注，在胎心监护正常的情况下可给予镇静剂如哌替啶 100mg 或者吗啡 10mg 肌内注射。若经上述处理，子宫痉挛性狭窄环不能缓解，宫口未开全，胎先露部高，或伴有胎儿窘迫征象,则应立即行剖宫产术。

第二节　产道异常

产道是胎儿娩出的通道,由骨产道(骨盆)和软产道(子宫下段、宫颈、阴道及骨盆底部的软组织)组成。产道异常包括骨产道异常及软产道异常,临床上以骨产道异常多见,产道异常可使胎儿娩出受阻。常见的软产道异常包括阴道纵隔、阴道横隔、双子宫、双角子宫和阴道旁囊肿等,在孕早期检查时多能发现。骨产道异常可表现为骨盆形态的变异、不对称或骨盆各平面不同程度的狭窄。严重的骨盆狭窄或畸形时,胎儿不能经阴道分娩。临界性骨盆狭窄在产前检查中不易被发现,若胎儿小,产力正常,亦可经阴道分娩,若胎儿正常、较大或伴胎位异常,即使产力正常,也可发生难产,这实际是导致难产更常见的原因,如不采取预防措施及正确的处理,临产后可发生梗阻性难产,对母儿均造成严重危害。

一、骨产道异常

骨产道的大小与形态能否适应胎儿是决定分娩顺利与否的关键。骨盆的大小和形态异常是导致头盆不称和胎位异常最常见的原因,是导致难产的首要因素。但仅仅骨盆外测量并不能预测产时头盆不称。因此,孕期不需要常规检查骨盆外测量。对于阴道分娩的孕妇,妊娠晚期可测定骨盆出口径线,了解有无骨盆异常,以便决定分娩方式。

(一)类型

骨盆异常包括形态异常或骨盆径线过短。骨盆径线过短或骨盆形态异常,使骨盆的盆腔小于胎儿能够通过的限度,阻碍胎儿下降,影响产程的顺利进展,这种骨盆称为狭窄骨盆。

人体站立时,从上到下可将骨盆分成三个平面,即入口平面、中骨盆平面、出口平面。通过若干条径线值描述每个骨盆平面的大小。狭窄骨盆可以是一个径线过短,或多个径线同时过短,也可以是一个平面狭窄,或多个平面同时狭窄。狭窄骨盆因骨盆的容积减少,影响产道的通畅,易发生难产。造成狭窄骨盆的原因有先天性发育异常、出生后营养不良或疾病及外伤等因素。

1. 骨盆入口平面狭窄　常见于扁平型骨盆。

其特点是骨盆入口平面前后径较正常女型骨盆(图14-2A)狭窄。临产前可出现胎头衔接受阻、临产后胎头仍未入盆、胎头跨耻征阳性,并且胎位异常如臀先露、面先露或肩先露、脐带脱垂发生率均增高。根据狭窄程度分为3级:Ⅰ级为临界性狭窄,对角径11.5cm(入口前后径10cm)。临产常表现为潜伏期及活跃期早期延长,活跃期后期产程进展顺利。胎头常以枕横位入盆,一旦通过入口平面,分娩即有可能顺利进行。若胎头迟迟不入盆,此时常常出现胎膜早破及脐带脱垂。并常常出现原发性、不协调性、高张性宫缩乏力、宫颈扩张缓慢。Ⅱ级为相对性狭窄,对角径10.0~11.0cm(入口前后径8.5~9.5cm)。一般入口前后径在9.5cm以上时多能自然分娩;<8.5cm,胎头多不能通过,应行剖宫产。Ⅲ级为绝对性狭窄,对角径≤9.5cm(入口前后径≤8.0cm),必须以剖宫产结束分娩。临产后,即使产力、胎儿大小及胎位均正常,胎头仍不能入盆,常发生梗阻性难产。检查可见产妇下腹压痛拒按、排尿困难、宫颈水肿,甚至出现病理性缩复环、肉眼血尿等先兆子宫破裂征象,若未及时处理则可发生子宫破裂。

扁平型骨盆常见两种类型:①单纯扁平型骨盆:骨盆入口呈横扁圆形,骶骨岬向前下突出,骨盆入口前后径缩短,而横径正常(图14-2B)。②佝偻病骨盆:因儿童期维生素D供应不足或长期不晒太阳所致,现已极罕见。骨盆主要特征(图14-2C):骶岬向骨盆腔突出使骨盆入口面呈横的肾形,前后径明显变短。若骶棘韧带松弛,则骶骨末端后翘,仅入口面前后径缩短;若骶棘韧带坚实,则骶骨呈深弧形或钩形,使入口面及出口面前后径均缩短;骨盆侧壁直立甚至外展,出口横径增大。佝偻病骨盆变形严重,对分娩极为不利,故不宜试产。

2. 中骨盆狭窄　中骨盆狭窄较入口平面狭窄更常见。中骨盆平面为骨盆内最小的平面,如骨盆入口与出口平面均较宽大,则中骨盆狭窄的发生率较小。

中骨盆狭窄者,胎头能正常衔接:潜伏期及活跃期早期进展顺利。当胎头下降达中骨盆时,由于内旋转受阻,常出现持续性枕横位或枕后位。低位枕横梗阻临产后行会阴侧切术,胎头可自然向前方旋转娩出,或用一叶产钳协助旋转也可顺利分娩。低位枕后梗阻,通过用产钳以枕后位牵引亦可分娩。中段枕横梗阻和枕后梗阻用产钳助产失败的机会极大,给产妇及胎儿都可带来严重损伤,以剖宫产为宜。

3. 骨盆出口平面狭窄 常与中骨盆狭窄相伴行，以坐骨结节间径及骨盆出口后矢状径狭窄为主。骨盆出口平面狭窄与中骨盆狭窄常同时存在。单纯骨盆出口平面狭窄者，若在产程较晚的阶段发现狭窄则已来不及做剖宫产术，故对出口的大小应及早做出准确的判断。出口横径加后矢状径如<15.0cm时，头娩出多较困难，需剖宫产。

中骨盆平面和出口平面的狭窄常见以下两种类型：①漏斗形骨盆：骨盆入口各径线值正常，两侧骨盆壁内收，状似漏斗。坐骨切迹宽度<2横指，耻骨弓角度<90°，坐骨结节间径加出口后矢状径<15cm，常见于男型骨盆（图14-2D）。②横径狭窄骨盆：与类人猿型骨盆相似。骨盆各平面横径均缩短，入口平面呈纵椭圆形（图14-2E）。

4. 畸形骨盆 畸形骨盆的原因有：骨盆疾病或损伤，如佝偻病骨盆、骨软化症骨盆、骨盆骨折、骨盆肿瘤；脊柱、髋关节或下肢疾病所致的骨盆异常，如脊柱后突（驼背）性骨盆、脊柱侧弯性骨盆、髋关节及下肢病变型骨盆。

（二）诊断

临产前应仔细检查骨盆有无异常，有无头盆不称，及早做出诊断，以便决定恰当的分娩方式。

1. 病史 初产妇应详细询问既往病史，尤其是可引起骨盆异常的疾病，如佝偻病、骨结核及骨折等。经产妇还应详细了解过去妊娠及分娩经过等情况。若有骨盆异常及难产史，应慎重考虑分娩方式。

2. 体格检查

（1）一般检查：注意观察孕妇身高、体型、步态。

（2）骨盆外测量：临床骨盆外测量尽管不能准确了解骨盆内腔实际大小，但仍可初步了解骨盆形态和大小，对发现明显的骨盆狭窄有参考价值。骨盆外测量诊断骨盆狭窄标准（表14-1）。

（3）肛门检查或阴道检查：可了解骨盆中下段情况，有无骨盆异常。

3. 辅助检查 ①阴道B超测量骨盆；②MRI测量骨盆。

二、软产道异常

软产道包括外阴、阴道、宫颈、子宫及盆底软组织。软产道异常可致难产，但相比骨产道异常导致难产较少见。软产道异常可由先天发育异常及后天疾病引起。妊娠早期须常规行妇科检查，以了解生殖道及盆腔有无异常。

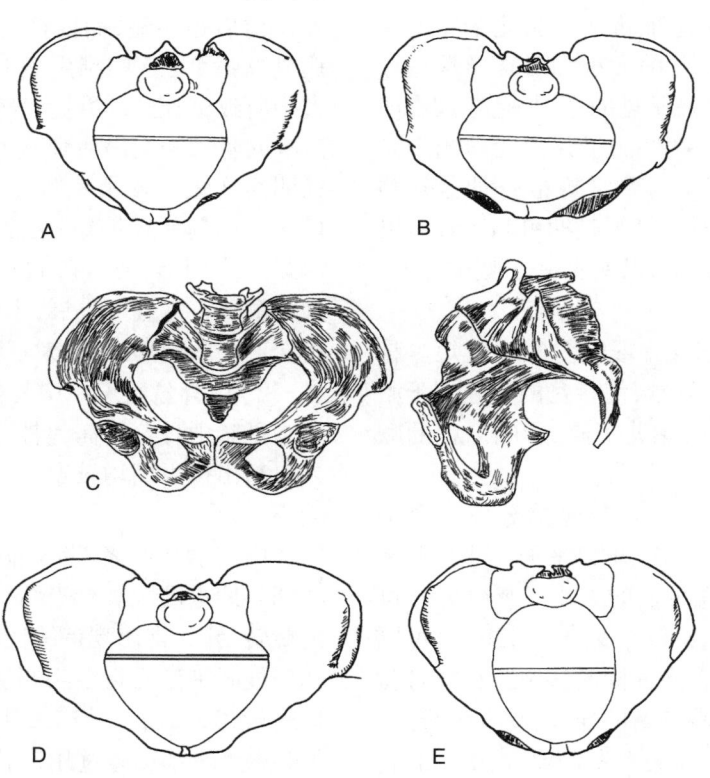

图14-2　各型骨盆图
A. 女型骨盆；B. 扁型骨盆；C. 佝偻病型骨盆；D. 男型骨盆；E. 猿型骨盆。

表 14-1　骨盆外测量诊断骨盆狭窄标准

	入口平面			中骨盆平面		出口平面	
	对角径 /cm	入口前后径 /cm	坐骨棘间径 /cm	坐骨棘间径 + 中骨盆后矢状径 /cm	坐骨结节间径 /cm	坐骨结节间径 + 后矢状径 /cm
临界性狭窄	11.5	10.0	10.0	13.5	7.5	15.0
相对性狭窄	10.0~11.0	8.5~9.5	8.5~9.5	12.0~13.0	6.0~7.0	12.0~14.0
绝对性狭窄	≤ 9.5	≤ 8.0	≤ 8.0	≤ 11.5	≤ 5.5	≤ 11.0

引自：谢幸, 孔北华, 段涛. 妇产科学 .9 版. 北京：人民卫生出版社, 2018：191-192.

(一) 外阴异常

1. 外阴水肿　重度子痫前期、严重贫血、心脏病或慢性肾炎的孕妇，在全身水肿的同时，可有重度外阴水肿，以致分娩时妨碍胎先露下降，引起组织损伤、感染或愈合不良。临产前，在外阴局部用 50% 硫酸镁湿热敷；临产后，在严格消毒下多点针刺皮肤放液。产后注意外阴清洁和消毒，加强护理。

2. 外阴瘢痕　烧伤、外伤或炎症的后遗瘢痕挛缩，可使外阴及阴道口狭窄而影响胎先露部下降，若瘢痕范围不大，分娩时可做适当大的会阴侧切；若瘢痕范围较大，应行选择性剖宫产。

(二) 阴道异常

1. 阴道纵隔　包括完全和不完全纵隔。完全纵隔由外阴延伸至宫颈，常伴有双子宫及双宫颈畸形，一般不致难产，胎头下降过程中能逐渐将半个阴道充分扩张后通过。不完全纵隔更多见，常可妨碍胎头下降。若纵隔薄，可被下降的胎头撑破，分娩无阻碍。但纵隔较厚时，会阻碍胎头下降，需将其剪断，待胎儿娩出后再切除剩下的纵隔，可吸收线锁边或间断缝合残端。

2. 阴道横隔　多位于阴道上、中段。在横隔中央或稍偏一侧常有一小孔，临产后肛门检查可能将它误认为宫颈外口。尤其在临产一段时间后，产力强，胎头位置较低，而"宫颈"不扩张时，应想到此种先天异常的可能，阴道检查有助于确诊。阴道横隔影响胎先露下降，当横隔被撑薄，此时可在直视下自小孔处将横隔做 X 形剪开，待胎儿娩出后再切除剩下的纵隔，可吸收线锁边或间断缝合残端。若横隔较厚，经阴道切开横隔出血较多，不易缝合，宜选择剖宫产。

3. 阴道包块　包括阴道囊肿、肿瘤和尖锐湿疣。较小的阴道壁囊肿一般不妨碍分娩。囊肿较大时可阻碍胎先露部下降，需在消毒后穿刺囊肿抽吸内容物，待产后再做处理。阴道肿瘤，如纤维瘤、上皮癌、肉瘤等，会阻碍胎先露下降，一般需行选择性剖宫产，原有病变待产后再处理。阴道尖锐湿疣较大者可阻碍阴道分娩，以剖宫产为宜。

(三) 宫颈异常

1. 宫颈粘连和瘢痕　损伤性刮宫、感染、宫颈深部电灼、电熨、锥形切除或粗暴的宫颈扩张术等可导致宫颈粘连和瘢痕。轻度者可试行粘连分离、机械性扩展，严重者应行选择剖宫产。

2. 宫颈坚韧　常见于高龄初产妇，宫颈成熟不良，缺乏弹性或精神过度紧张致使宫颈挛缩。可静脉推注地西泮 10mg，也可于宫颈两侧各注入利多卡因 5~10ml，若无缓解，应行剖宫产术。

3. 宫颈水肿　常见于扁平型骨盆、持续性枕后位或滞产，产妇过早使用腹压，致胎头与耻骨联合之间的宫颈受压迫时间较长，局部血液循环受阻，引起水肿，扩张延缓。应嘱产妇勿在宫颈开全前屏气，可于宫颈两侧各注入利多卡因 5~10ml，也可静脉推注地西泮 10mg。待宫颈开全，在消毒后用手将水肿的前唇在宫缩时向胎头上方轻轻推移，使宫颈前唇退缩至胎头后，即可经阴道分娩。若经上述处理无明显效果，应行剖宫产。

(四) 宫颈癌

妊娠合并宫颈癌是产科严重的合并症，临床少见。妊娠早期应常规行妇科检查，以便早期发现和处理。若在妊娠早、中期出现反复阴道流血，白带有臭味，应考虑宫颈癌可能，一旦确诊，无论病变轻重，均应及时终止妊娠，并视癌的分期行手术或放化疗。晚孕时发现合并宫颈癌，应行选择性剖宫产，并根据分期行手术或放化疗。

(五) 子宫异常

1. 先天性子宫畸形　子宫畸形合并妊娠者并不少见。子宫畸形的种类有：单角子宫、双子宫、双角子宫、中隔子宫、残角子宫等。畸形子宫因肌层发育不良和宫腔容受性降低,容易发生早产。由于子宫畸形,宫腔的形态和轴向异常,胎儿在宫内活动受限,胎位出现臀位、横位等,使得胎膜早破明显增加,而且分娩时很可能出现宫缩乏力和不协调性子宫收缩,子宫畸形合并妊娠者,临产后应严密观察,适当放宽剖宫产手术指征。

2. **妊娠子宫过度前屈** 骨盆狭小和畸形、腹壁过度松弛、脊柱畸形等,可不同程度地影响正常妊娠子宫发育、子宫下段形成和先露部的入盆,致使子宫过度前屈,形成悬垂腹。常发生胎头不入盆,容易胎膜早破,临产后宫颈扩张缓慢,胎头紧贴宫颈后壁影响产程进展。妊娠期应予盆腹带包裹,以缓解症状和促进先露部入盆;足月妊娠悬垂腹,合并骨盆狭小、盆腹腔包块者,应行选择性剖宫产。

3. **子宫肌瘤** 妊娠期间子宫肌瘤会生长增大,其大小和生长部位对分娩的影响各不相同。子宫肌壁间肌瘤可使子宫收缩乏力、产程延长;宫颈肌瘤可致梗阻性难产,宜行选择性剖宫产。若肌瘤小,位于骨盆入口以上,一般不会导致分娩梗阻。子宫肌瘤剥除术后妊娠的分娩方式,应结合距妊娠、分娩间隔时间,肌瘤深度、部位,术后恢复情况综合考虑。妊娠合并子宫肌瘤时适当放宽手术指征可减少母婴并发症,剖宫产同时行子宫肌瘤剥除术是一种安全的手术方式。

通过回顾性分析 2003 年 1 月—2008 年 8 月在华中科技大学同济医学院附属同济医院治疗的 193 例晚期妊娠合并子宫肌瘤患者的临床资料,发现:剖宫产加子宫肌瘤剥除术术中出血量、手术时间和术后住院天数与单纯剖宫产相比差异无统计学意义;妊娠合并宫体肌瘤组手术时间较妊娠合并子宫下段及宫颈部肌瘤组明显缩短;>8cm 肌瘤组与≤2cm 肌瘤组、2~5cm 肌瘤组和>5~8cm 肌瘤组相比较,手术时间明显延长,术中出血量显著增多;黏膜下肌瘤组的手术时间、术中出血量和术后住院天数均较浆膜下肌瘤组显著延长。因此,对直径>8cm 的肌瘤、子宫下段及宫颈部肌瘤、黏膜下肌瘤的处理应谨慎。

(六)瘢痕子宫

曾经行剖宫产、穿过子宫内膜的肌瘤剥除术、输卵管间质部及宫角切除术、子宫成形术的孕妇,瘢痕子宫再孕分娩时子宫破裂的风险增加。近年来,由于初产妇剖宫产率升高,剖宫产后再孕分娩者增加。但并非所有曾经行剖宫产的孕妇再孕后均须剖宫产。剖宫产后阴道分娩(vaginal birth after caesarean,VBAC)应根据前次剖宫产术式、指征、术后有无感染、术后再孕间隔时间、既往剖宫产次数、有无紧急剖宫产的条件,以及本次妊娠胎儿大小、胎位、产力及产道情况等综合分析决定。

2010 年美国妇产科医师学会(American College of Obstetricians and Gynecologists,ACOG) 对 VBAC 的临床治疗指南推荐的剖宫产术后再次妊娠阴道试产(trial of labor after cesarean section,TOLAC)条件为:最多有两次剖宫产史、胎儿纵产式、子宫没有其他瘢痕、无子宫破裂病史、骨盆正常和医疗单位具有行紧急剖宫产术及输血、抢救的条件。患者了解阴道分娩和再次剖宫产的利弊,愿意接受试产。

子宫破裂危险高的患者不建议阴道试产,包括曾行常规剖宫产纵行切口、T 形切口或广泛经子宫底手术;曾有子宫破裂病史;阻碍阴道分娩的内科或产科并发症;不具备外科医师、麻醉师、足够数量医务人员或设施而不能施行急诊剖宫产术。

Guise 等进行的一项大样本研究对选择性重复剖宫产(elective repeat cesarean section,ERCS)与 VBAC 患者结局进行比较。结果显示,虽子宫切除、输血发生率、入住 ICU 发生率两组患者没有差异,但 VBAC 孕产妇死亡率、子宫破裂发生率、围产儿死亡率均显著性增高。所以,在注重倡导自然分娩、努力降低我国的剖宫产率同时,重视预防 VBAC 的并发症,避免出现一味强调追求 VBAC 成功率,而忽视其严重并发症的情况。个体化选择剖宫产患者分娩方式,继续进一步探讨 VBAC 适应证与禁忌证是必要的。

第三节 胎儿异常

胎儿因素是影响分娩的四大主要因素之一。胎位异常、胎儿发育异常均可导致难产。胎儿先天性畸形居围产儿死亡第一位。孕期产检及产时处理对于防止母胎并发症的发生尤为重要。

一、胎位异常

在分娩过程中,胎头多为枕后位或枕横位衔接,枕部在下降过程中,向前旋转成枕前位,以最小径线通过产道自然分娩,若经过充分试产,至中骨盆及盆底时仍不能自然旋转至枕前位,直至临产后仍位于母体骨盆后方或侧方,致使分娩发生困难者,称为持续性枕后位。其发病率为5%~12%,其中大约60%为枕右后位(right occiput posterior, ROP),30%为枕左后位(left occiput posterior, LOP),10%为枕直后位(direct occiput posterior, DOP)。以初产妇多见,初产妇发病率是经产妇的2倍。

【原因】

1. **骨盆异常** 是持续性枕后位发生的重要原因,常见于类人猿型骨盆、男型骨盆及均小型狭窄。

2. **头盆不称** 如巨大儿。

3. **胎头俯屈不良** 妨碍胎头内旋转及下降。

4. **宫缩乏力** 不能使胎头向前旋转而停滞于枕后位;持续性枕后位使胎头下降受阻,也容易导致宫缩乏力,形成负性循环。

5. **其他** 前壁胎盘、膀胱充盈、宫颈肌瘤、孕妇体重指数>30kg/m²、高龄等均可能发生持续性枕后位。

【临床表现】

1. 由于胎头枕骨位于骨盆后方,直接压迫直肠,甚至在宫颈开张3~5cm时,即过早出现排便感及肛门坠胀,产妇不自主向下屏气。

2. 临产后不久感觉腰骶部胀痛,随产程进展,宫缩加强而明显。

3. 由于产妇过早屏气,腹压增加,常出现宫颈水肿,尤以宫颈前唇水肿多见。

4. 产程异常

(1)潜伏期延长、活跃期延长或停滞。

(2)宫颈开全后胎先露下降缓慢或阻滞,致第二产程延长。

5. **腹部检查** 在母体前腹壁的大部分(2/3)可扪及胎肢,胎背偏向母体侧方或后方,胎心音在母体腹侧偏外侧或胎儿肢体侧最响亮。有时可在胎儿肢体侧耻骨联合上方摸到胎儿颏及面部。

6. **肛门检查** 常有直肠后部较空虚感。

【诊断】阴道检查和超声检查是确诊枕后位的主要手段。阴道检查时,如果胎头矢状缝在骨盆右斜径上,前囟位于左上方,后囟位于右下方,耻骨联合左上方扪及胎儿颏部,则可疑诊枕右后位;反之为枕左后位。然而,当宫颈未完全扩张、头皮水肿、颅骨重叠、检查者经验不足时,阴道检查容易误诊,诊断准确率仅为50%~60%。使用超声检查辅助诊断可使诊断准确率达到95%以上。

(一)胎头高直位

当胎头矢状缝位于骨盆入口面前后径上时,称胎头高直位(sinciput presentation)(图14-3)。它是一种特殊的胎头位置异常。胎头高直位又分为2种:一种是胎头的枕骨在母体骨盆耻骨联合后方,称高直前位,又称枕耻位;另一种是胎头枕骨位于母体骨盆骶岬前,称为高直后位,又称为枕骶位。胎头高直位分娩难度很大,尤其是高直后位,几乎均需剖宫产结束分娩,故认为是严重的异常胎位。高直前位50%~70%可经阴道分娩。

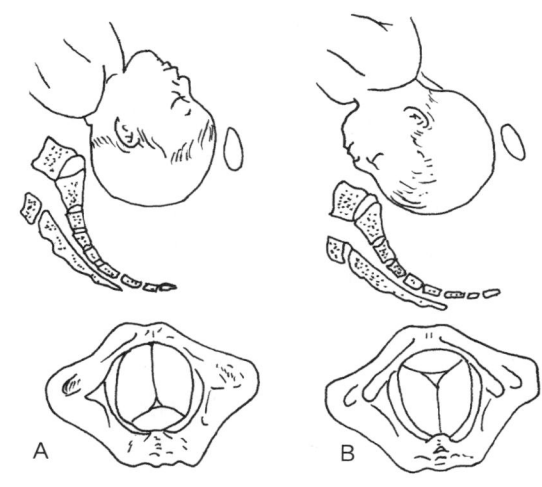

图 14-3　胎头高直位
A. 高直后位;B. 高直前位。

【原因】胎头高直位可能与以下因素有关:

1. 头盆不称。

2. 骨盆形态及大小异常,如扁平型骨盆。

3. 胎头异常,如胎头太大、太小。

4. 悬垂腹。

【临床表现】胎头高直前位和高直后位的临床表现略有不同。

1. **高直前位** 临产后,由于胎头极度俯屈,枕骨下部支撑于耻骨联合处,额、顶骨置于骶岬前,故入盆困难,常常表现为活跃早期(3~6cm)宫口扩张延缓或停滞;若胎头过度俯屈得到纠正,则可能使顶、额、颏越过骶岬,胎头下降衔接,此后,产程不再有困难,进展正常。

腹部检查:母体腹前壁全部被胎背占据,触不到任何肢体,胎心音在近腹中线稍偏左处最响,若子宫明显右旋时,则胎心音在腹中线处听诊最清楚。

阴道检查:胎头的矢状缝位于骨盆入口面的前后径上,其偏斜的角度左右不超过15°。胎头后囟在耻骨联合后,前囟在骶岬前,先露部高悬于0位以上。由于胎头极度俯屈,紧嵌于骨盆入口处,妨碍胎头及宫颈的血液循环,常常可出现胎头水肿,在胎头枕部正中形成直径3~5cm的"产瘤"。

2. **高直后位** 主要表现为胎头不入盆,下降受阻,影响宫颈扩张,大约半数产妇宫颈扩张停滞于3~5cm或者即使宫口近开全或开全,但胎先露仍停留在0位或0位以上不下降。

腹部检查:母体腹部全部为胎儿肢体占据,下腹部左右两侧均可听见胎心音,较枕前位时更响亮。若在母体下腹部正中,耻骨联合上方触及胎儿颏部。

阴道检查:最低点在坐骨棘水平以上,或达到坐骨棘水平,胎头的矢状缝位于骨盆入口平面的前后径上,或有左右偏斜但不超过15°,前囟在耻骨联合后,后囟在骶岬前,即可诊断为高直后位。由于胎头紧嵌于骨盆入口平面,有不同程度的仰伸,故在胎头两顶骨之前常有水肿,形成产瘤。

(二)持续性枕横位

在分娩过程中,大约50%产妇的胎儿以枕横位入盆,枕部在下降过程中,多数能自然旋转至枕前位而自然分娩。若胎头持续不能自然旋转至枕前位或胎头以枕后位入盆后向前旋转至枕横位时停滞,致使分娩发生困难者,称为持续性枕横位(persistent occipitotransverse position)。

【原因】

1. **骨盆形态及大小异常** 可见于扁平型骨盆及男型骨盆。

2. **头盆不称** 枕横位胎头向前旋转受阻。

3. **胎头俯屈不良** 妨碍胎头旋转及下降。

4. **宫缩乏力** 影响胎头旋转及下降。

【临床表现】持续性枕横位常常发生于扁平型骨盆。表现为第二产程延长,胎头下降停滞。

腹部检查:胎儿肢体及胎背分别位于腹前壁两侧,胎心音在下腹部外侧处最响亮。

阴道检查:胎头矢状缝在骨盆横径上,通常前、后囟门均能扪及。

【诊断】宫口近开全或开全后,胎头位于中骨盆及盆底时,出现产程异常,胎头下降停滞,阴道检查示胎头矢状缝在骨盆横径上,分别在3点和9点的方向扪及前后囟,即可诊断持续性枕横位。

(三)前不均倾位

胎头以枕横位入盆时,可以有三种倾位:胎头双顶同时进入骨盆入口,胎头矢状缝在骨盆入口平面中轴线的横径上,称为均倾位;若以前顶骨先入盆,为前不均倾位(anterior asynclitism)(图14-4),发生率为0.05%~0.81%;若胎头侧屈,后顶骨先入盆,并滑入骶岬下,则为后不均倾位,后不均倾位多可经阴道分娩。

胎头为前不均倾位时,前顶骨先入盆,落于耻骨联合后方,致使后顶骨位于骶岬上无法入盆,使胎头下降停滞,产程延长。前顶骨与耻骨联合之间的膀胱颈受压,并可影响下生殖道的淋巴、血液回流,引起产程早期尿潴留及/或宫颈水肿。

【原因】

1. **扁平型骨盆** 骨盆入口前后径小,胎头双顶不能入盆,而适应骨盆形态、胎头侧屈、前顶骨先进入盆腔。

2. **骨盆倾斜度过大** 胎头可利用的骨盆入口面变小,胎头不易入盆,后顶骨位于骶岬上方,前顶骨进入骨盆入口。

3. **悬垂腹** 孕妇腹壁松弛,子宫前倾,使胎头前顶骨先入盆。

【临床表现】

1. 胎膜早破发生率高。

2. 活跃期早期出现尿潴留。

3. 活跃期早期宫颈扩张停滞。

4. 腹部检查 因胎头侧屈明显,不易入盆,随产程进展,胎头与胎肩折叠于骨盆入口,致胎肩高耸,从耻骨联合上方可扪及一侧胎肩,而不能扪及

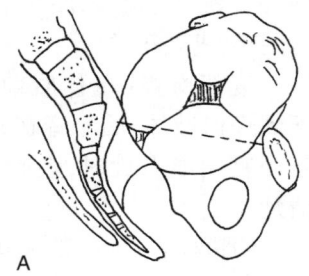
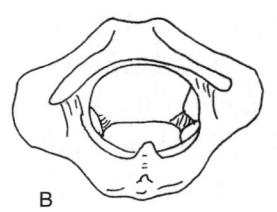

图14-4 前不均倾位

A.前不均倾位,胎头侧屈,胎头前顶骨嵌在耻骨联合后,后顶大部分尚在骶岬之上;
B.前不均倾位,胎头侧屈,胎头之矢状缝在骨盆的横径上,并后移。

胎头,表现为胎头已入盆的假象。

5. 阴道检查 胎头矢状缝横向偏后,靠近骶岬侧,后顶骨大部分尚在骶岬之上,肛门检查或阴道检查时盆腔后半部空虚。因宫颈嵌顿于耻骨联合与胎头间,常在活跃期早期即出现宫颈前唇水肿。

【诊断】据临床表现、腹部检查及阴道检查联合诊断前不均倾位,尤其阴道检查最为重要。确诊前不均倾位,应在胎儿娩出后检查胎头水肿部位,若为枕左横前不均倾位者,胎头水肿(产瘤)部位在右顶骨上;若为枕右横前不均倾位,则胎头水肿部位在左顶骨上。

（四）面先露

分娩过程中,当胎头极度仰伸,以颜面部为先露时称为面先露(face presentation)(图14-5)。

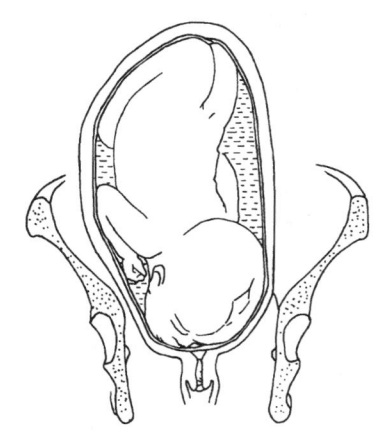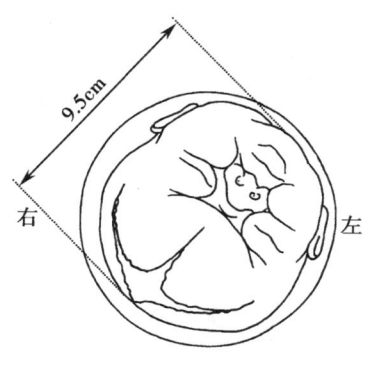

图 14-5 面先露

面先露时,胎儿枕骨与背部贴近,颏部远离胸部,呈挺胸弯腰姿势,往往是在产程中由于额先露继续仰伸而形成。发生率为0.8%~2.7%,经产妇多于初产妇。以颏为指示点,一般包括6种胎位,即颏左(右)前位、颏左(右)横位、颏左(右)后位。其中,颏前位相对更多见。

【原因】

1. 头盆不称/骨盆狭窄 胎头衔接受阻,阻碍胎头俯屈,导致胎头极度仰伸时形成面先露。

2. 悬垂腹。

3. 脐带过短或绕颈。

4. 畸形 无脑儿因无颅顶骨,自然形成面先露;胎儿先天性甲状腺肿,胎头无法俯屈。

【分娩机转】若产力、产道均正常,胎儿不大,颏前位可能经阴道自然娩出,胎头以仰伸姿势衔接入盆,当胎儿面部到达盆底时,胎头极度仰伸,颏部作为最低点转向前方,自耻骨弓下娩出,其后以颏骨为支点,在产力(尤其肛提肌收缩力)推动下,胎头相应俯屈,口、鼻、眼、额及大囟相继娩出(图14-6A、B)。

颏后位若能向前内旋转135°,可以颏前位娩出,若内旋转受阻持续为颏后位,则因胎颈需极度仰伸方能越过骶骨,但很少有能克服者,足月胎儿不能从阴道娩出(图14-6C)。

【临床表现及诊断】

1. 临床表现 面先露几乎都是在临产后发现的,常表现为潜伏期延长和/或活跃期延长、停滞。

2. 腹部检查 腹壁薄而松弛的孕妇,胎儿为颏前位时,在腹前壁下可触及胎儿肢体,但易和枕后位相混淆。颏后位时,因胎头极度仰伸,胎儿枕部与胎背接触,有时于耻骨联合上方可触及枕骨隆突与胎背之间有明显的凹沟。

3. 阴道检查及肛门检查 可触及高低不平、软硬不均的面部。并根据颏部所在的位置确定其胎位。由于胎儿面部受产道的压迫,常常有水肿、淤血,组织变得较脆,检查时动作要十分轻柔,以免损伤面部皮肤。同时应注意与臀先露鉴别,若阴道检查时触及胎儿肛门,则手指上附有胎粪,与面先露时手指触及胎儿口腔不难鉴别。

（五）额先露

胎头以最大径枕额径通过产道,持续以额为先露,称为额先露(brow presentation),又称额位。是一种暂时性或过渡性异常胎位,介于枕先露与面先露之间,若胎头俯屈则变为枕先露,若胎头进一步仰伸则为面先露。持续于额位者极罕见。

【原因】与面先露发生原因大致相同,凡影响胎头俯屈的因素,均可能导致额位。

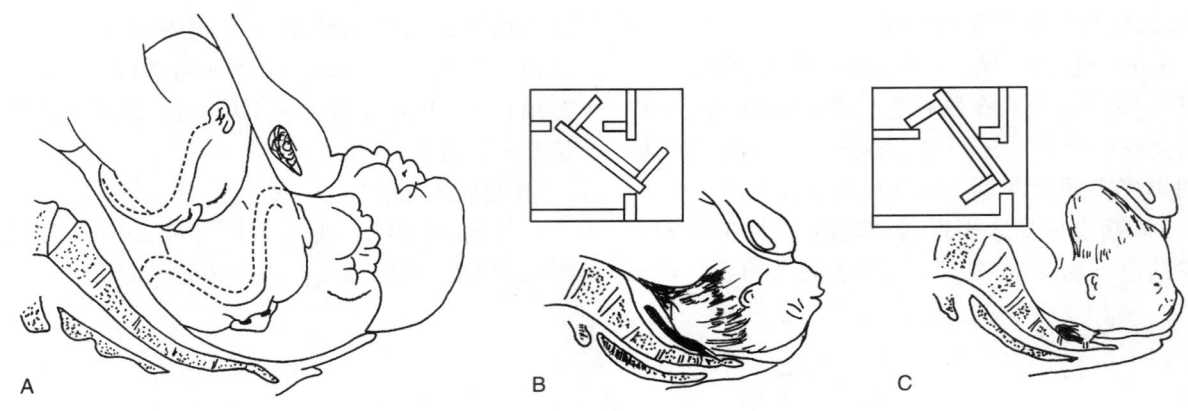

图 14-6 面先露分娩机转

A. 颏前位分娩机转;B. 颏前位犹如桌脚向上,可以自然分娩;C. 颏后位犹如桌脚向下,不能自然分娩。

1. 骨盆狭窄。
2. 孕妇腹壁松弛。

【临床表现】

1. **产程异常** 宫缩良好而胎头高浮不能入盆,潜伏期延长,活跃期延长或停滞。若不能及时发现可致胎儿窘迫或颅内出血死亡,产妇可发生先兆子宫破裂或子宫破裂。另外,有胎膜早破及脐带脱垂的危险。

2. **腹部检查** 额前位时,于耻骨联合上方可触及胎儿枕骨隆突及其与胎背间的横凹。仅凭腹部检查,很难确诊额先露。

3. **阴道检查** 若扪及额骨及额缝,可确诊额位。额缝一端为前囟的前半部,另一端为眼眶及鼻根部。

在临产早期诊断额位较困难。腹部检查胎头未入盆,与胎背在同一侧。阴道检查可以确诊。腹部 B 超检查有助诊断。一旦确诊以剖宫产结束分娩更为安全。

(六) 复合先露

胎头或胎臀伴有肢体共同入盆,称复合先露(compound presentation)。一般为胎儿一手或一前臂沿胎头脱出。

当胎儿先露部不能完全填充骨盆入口,致先露部周围留有空隙时,即可能发生复合先露。多见于经产妇腹壁松弛、羊水过多、早产、双胎、临产后胎头高浮、胎膜早破及骨盆狭窄者。

临床多表现为第二产程延长。若为胎手露于胎头旁并已入盆固定,或胎足露于胎臀旁,可待宫口开全后将胎手上推,若产力正常,多能经阴道分娩。胎头和下肢的复合先露罕见,直伸的腿可阻碍胎头下降,若不及时恰当处理可造成梗阻性难产,

可威胁母儿生命,致子宫破裂、胎儿可因脐带脱垂死亡,也可因产程延长、缺氧造成窘迫,甚至死亡。故一旦发现,应及早行剖宫产终止妊娠。

产程进展缓慢时根据阴道检查,可触及先露部旁有小肢体,常见者为胎头和手复合先露。若肛门检查发现胎头旁有肢体时,需行阴道检查确诊,并与臀位、横位相鉴别。

二、胎儿发育异常

(一) 巨大儿

1. **定义** 巨大儿(fetal macrosomia)是指新生儿出生体重 ≥4 000g 的活产新生儿。目前欧美国家定义为胎儿体重 ≥4 500g 称为巨大儿。近年来,因营养过剩导致巨大儿的出生呈上升趋势。国内巨大儿发生率约 7%,国外发生率约 15.1%,男胎多于女胎。

2. **高危因素** 巨大儿发生的主要危险因素有孕妇有糖尿病史、孕前 BMI 高、孕期增重多、超过正常怀孕天数、孕期食物消耗过多,孕期主食、肉、水果的摄入过多;而母亲孕期血浆白蛋白增高、孕期蔬菜的摄入及适量的肉的摄入是巨大儿发生的保护因素。

3. **巨大儿的危害** 巨大儿可能面临许多产科并发症。头盆不称、胎位异常、胎儿窘迫、肩难产、产道裂伤、新生儿产伤(锁骨骨折、臂丛神经损伤等)及颅内出血等是巨大儿分娩过程中常见的损伤。

4. **诊断** 胎儿过大是导致难产的重要原因。因此,在产前准确诊断巨大儿,对于选择正确的分娩方式,减少难产及分娩并发症均具有重要意义。然而,目前尚无满意的产前预测巨大儿的方法,通

过病史、临床表现及辅助检查可以初步判断,但巨大儿的诊断仍需出生后根据新生儿体重确定。

(1)临床表现:妊娠期孕妇体重增长超过20kg者,应疑巨大儿可能。

(2)腹部检查:腹部明显膨隆,宫高明显大于相应孕周。但应注意与双胎和羊水过多相鉴别。

常用的公式包括产科径线测量法和超声估计法两类,其中以宫高、腹围来预测胎儿体重的方法简单、易行,但符合率均不太高。有以下公式可供参考:

经验法:宫高 + 腹围 ≥ 140cm;其灵敏度为77.9%,特异度为77.5%。

袁冬生法:胎儿体重 = 宫高 × 腹围 +200。

罗来敏算法:胎儿体重 =2 900+0.3 × 宫高 × 腹围;预测巨大儿符合率为77.4%。

(3)B超检查估计胎儿大小:方法简便、安全、易掌握,是较理想的方法之一。计算方法参见第二十章。超声测量切面不够标准、胎儿位置的影响、超声探头所能探达的范围等因素的影响,造成巨大胎儿的诊断有一定的假阴性或假阳性率。所以,还应结合临床资料来综合判断巨大胎儿。尽管超声诊断方法有不足之处,但是由于超声检查对胎儿无害、简便、快捷,可重复性强,是目前较为理想的诊断方法。

5. 处理

(1)妊娠期:产前检查若发现胎儿大或孕妇曾经分娩过巨大儿者,应除外孕妇是否患糖尿病。若确诊为糖尿病应积极治疗并控制血糖。足月后根据胎盘功能及糖尿病控制情况决定终止妊娠时机。

(2)分娩前的准备:巨大儿虽不是剖宫产指征,但是在妊娠晚期,临产前,应尽量正确估计胎儿体重及头盆关系。若估计胎儿体重 ≥ 4 000g 且有头盆不称征象,建议行选择性剖宫产;若无头盆不称,可阴道试产,但需放宽剖宫产指征。因胎头大而硬,不易变形,产程活跃期可能出现相对性头盆不称,故应严密观察产程,不宜试产过久,一旦有相对性头盆不称征象,立即行剖宫产,以免发生胎儿不良结局。接产者应做好处理肩难产的准备工作,足够大的会阴侧切和做好新生儿复苏准备是必要的。分娩后应行宫颈及阴道检查,了解有无软产道损伤,预防产后出血。

(3)新生儿处理:预防新生儿低血糖,出生后30分钟监测血糖,出生后 1~2 小时开始喂糖水,及早开奶。适当补充钙剂。

(二)脑积水

胎儿脑积水(hydrocephalus)是由于在胎儿发育过程中大脑中央导水管狭窄或形成中隔,或第四脑室出口粘连、狭窄引起脑脊液循环受阻,脑室腔内潴留过多脑脊液,可达 500~3 000ml,使颅腔扩大,胎头颅缝和囟门明显增宽,头颅体积增大,头围可超过 50cm,分娩时可致梗阻性难产,若不及时处理可能发生子宫破裂。脑积水胎儿中有 1/3 合并脊柱裂,还可伴有足内翻、腹水。

1. 临床表现

(1)1/3 胎儿脑积水的孕妇合并羊水过多,常伴有胎位不正,胎儿先露部不入盆。

(2)腹部检查:若为头先露,耻骨联合上方可扪及异常宽大的胎头,软而有弹性,与正常胎儿头颅圆而硬的特点不同。

(3)肛门检查:不易诊断,因胎头高浮,肛门检查触不到胎儿先露部。

(4)阴道检查:若为头先露,可触及胎头各颅缝宽,囟门大,胎儿颅骨骨质软而有弹性,似乒乓球样感觉,多数得以诊断。若为臀先露,则不易诊断,可能直至牵拉后出头困难或牵引时见脊柱裂才发现胎儿脑积水。

(5)B超:胎儿双顶径>11cm,侧脑室增大左右不对称,甚至脑室结构不清,呈不规则液性暗区,根据以上特点,可确诊脑积水。但应注意不要忽略轻度脑积水。

2. 诊断 根据脑积水临床表现,尤其是阴道检查和 B 超不难诊断。

3. 处理 由于脑积水时胎儿脑部发育异常,一般不能存活,即使存活者也是低能儿,故一旦确诊脑积水,应尽早引产。除了轻度脑积水可自然娩出外,大多可能发生梗阻性难产,若为头先露,在宫口开大 2~3cm 后,可用腰穿针刺入囟门或颅缝放出脑积水,宫颈开全后头颅体积缩小可自然娩出,否则以穿颅器或吸管将脑组织及积水放出后,再以碎颅器牵出胎头。若为臀先露,后出头时也同法放出脑积水,缩小头颅容积后以碎颅器牵引出胎头。

(三)连体双胎畸形

连体双胎畸形(conjoined twins)系因单卵双胎于妊娠早期未能完全分离或分裂不完全所致。女婴较男婴多 2~3 倍。临床罕见。

连体双胎均以相同部分相连,如胸与胸、背与背、头与头、臀与臀相连,常共用一个心脏或肝脏而难以存活。

腹部检查难与双胎鉴别时,B超可协助诊断。但也有晚至分娩梗阻时才被发现者。*处理原则*:为尽量保护母体免受损伤,如不能娩出可行碎胎术。

第四节　头盆不称

产力、产道和胎儿是影响分娩的重要因素。若产道和胎儿大小不相称,就会导致头盆不称,继而导致宫缩乏力,三者相互影响。

（一）概念

头盆不称（cephalopelvic disproportion）指胎头与骨盆不相适应,即广义的头盆不称。包括以下四种情况:①胎儿大小正常,骨盆明显狭窄。②胎儿较大,骨盆轻度狭窄。③巨大胎儿,骨盆大小正常。④胎头位置异常,致分娩机转发生异常;骨盆及胎儿大小可在临产前估计,但胎头位置异常往往要在临产后宫口开张到一定大小时才能发现。

头盆不称分为绝对性和相对性头盆不称两种。

绝对性头盆不称指骨盆明显狭窄或变形,胎头与骨盆大小不相称。经过骨盆测量和超声阴道检查在临产前则可以发现。如跨耻征阳性表明存在难产,会出现头盆不称,切勿经阴道试产。

相对性头盆不称,指骨盆无明显狭窄或异常,因胎儿较大或胎头位置异常,骨盆径线相对狭小,胎头与骨盆不相适应,以致分娩困难者。临床较常见。多发生在临产时,也就是产程开始后,出现胎方位异常,如持续性枕横位、持续性枕后位、前不均倾位、高直位等。

（二）诊断

1. **病史**　有以下病史,如佝偻病、骨质软化病、小儿麻痹症、严重的胸廓或脊柱变形、骨盆骨折以及曾有阴道手术助产、新生儿产伤等者,应仔细检查有无骨盆异常及头盆不称。

2. **体格检查**　仔细检查有无影响骨盆形态的下肢或脊柱疾病,有无佝偻病或骨折的后遗症等。

3. **评估头盆关系**　一般初产妇在预产期前1~2周,经产妇于临产后,胎头应入盆。令孕妇排空膀胱后取仰卧位,检查者手指轻轻向下向后按压胎头,比较胎头与耻骨联合之间的关系。

（1）胎头前表面低于耻骨联合后方为跨耻征阴性,提示无头盆不称。

（2）胎头前表面与耻骨联合前表面平行为跨耻征可疑阳性,提示可疑头盆不称。如宫缩加强后胎头入盆,可认为胎头与骨盆入口无不称。

（3）胎头前表面高于耻骨联合前表面为跨耻征阳性,提示头盆不称。

4. **骨盆外测量**　由于受骨盆的骨质厚薄以及内展、外翻等生理因素的影响,骨盆外测量值并不能真实反映骨产道大小,亦不能预测产时头盆不称。因此,2011年的《孕前和孕期保健指南(第1版)》中提出孕期不需要常规检查骨盆外测量。但骨盆外测量方法简单易行,可以初步了解骨盆大小,妊娠晚期可测定骨盆出口径线,供临床处理时参考。骨盆外测量发现以下情况之一,应警惕头盆不称:

（1）骨盆各平面径线<正常值2cm或以上为均小骨盆。

（2）对角径<11.5cm,骶岬突出为骨盆入口平面狭窄,为扁平型骨盆。

（3）坐骨结节间径<8cm,坐骨结节间径+后矢状径<15cm,耻骨弓角度<90°且耻骨弓低者,坐骨切迹宽度<2横指,提示出口平面狭窄。

（4）米氏菱形不对称,各边不等长者,可能为偏斜骨盆。

5. **肛门检查及阴道检查**　肛门检查能较清楚地了解骨盆中下段情况,肛门检查发现可疑头盆不称情况时,应进一步行阴道检查确诊。

（1）胎儿:

1）明显的胎位异常,如持续性枕后位、持续性枕横位、前不均倾位、高直后位、额位、面位及复合先露等。

2）宫口扩张≥4cm时,胎先露部仍在坐骨棘水平以上,按压宫底或宫缩时胎头不下降。

3）胎头变形重,颅骨重叠明显,产瘤较大,胎头与盆壁之间无插手转动胎头的空隙,胎头紧紧嵌于盆腔内。

（2）宫颈:产程中,宫颈前唇或全部明显增厚、水肿,严重者宫颈呈紫黑色,或伴阴道前壁水肿。多由于骨盆入口平面狭窄。

（三）辅助检查

1. **超声**

（1）腹部超声测量:传统的依靠腹部触诊、测量孕妇子宫高度和腹围估测胎儿体重,由于受孕妇腹壁厚度、子宫张力、羊水量、胎位等多种因素影响,临床测量方法虽然简单,但误差较大。随着超声在临床的普及和广泛应用,多项研究显示超声能直接观察胎儿在宫内的生长发育情况,且测量胎儿生理参数估测体重法较临床测量法更准确。因此超声估测胎儿体重已逐渐取代临床传统的测量方法,成为产科估测胎儿体重应用最广泛、最简便的方法。

(2)阴道超声骨盆测量:骨盆测量是诊断头盆不称和决定分娩方式的重要依据。临床骨盆外测量方法虽简便,但准确性较差。阴道超声骨盆测量方法的优点:①孕妇及胎儿均可免受 X 线损伤;②阴道超声探头体积小,操作方便;③定位准确,可重复测量;④体型肥胖者也可获满意测量效果;⑤结果准确。

2. 磁共振成像(MRI) MRI 对胎儿无电离辐射损伤,可以准确测量骨盆径线,不受子宫或胎儿活动的影响。MRI 还可以清晰地显示产道中的软组织影像及其对产道的影响等。扫描后利用 MRI 检查数据,可对骨盆进行数字化三维重建,并实现骨盆精确测量。目前,已有研究者利用 MRI 三维重建成像技术对女性骨盆进行了研究,对盆腔脏器、结构及骨盆等进行了成功的三维模型构建,实现了骨盆精确测量,并指导分娩体位的改变以利于阴道分娩。

3. X 线骨盆测量 根据骨盆 X 线正位及侧位片,可以测量骨盆入口面、中骨盆及出口面的径线、胎头位置、变形程度及入盆程度,对于头盆不称的诊断有一定价值。但是,由于 X 线照射对胎儿有一定影响,可能诱发肿瘤和白血病。而且,没有证据认为 X 线骨盆测量准确性优于骨盆外测量,故现已极少采用。

但这并没有阻碍 X 线应用于骨盆测量的研究。Morgan 等耗资应用 X 线进行骨盆测量,通过开发胎儿 - 骨盆指数,作为剖宫产高风险产妇可阴道分娩的预测指标。然而,要建立这样的预测难产有效的诊断形式需要进一步的前瞻性研究。单凭 X 线骨盆测量作为难产的一种预测指标未发现有好处,因此不推荐(2011 年 ACOG 难产与催产临床指南)。

4. 计算机断层扫描(CT) 自 20 世纪 80 年代开始有不少报道利用 CT 正、侧位片进行骨盆测量,方法简便、结果准确,虽然胎儿放射线暴露量明显低于 X 线摄片检查,但是医患双方均仍然有一定顾虑,故目前尚未用于产科临床。

(四)产程图诊断头盆不称

产程图可直观反映产程进展的情况。有头盆不称者必然反映出产程进展延缓或停滞,胎头下降受阻等临床表现。产程图表现为迁延异常和 2 次停止的图形。产程图异常提示临床医师需进一步检查出现某种产程图异常的原因,从而做出及时处理,并评估是否继续试产或决定剖宫产。

产前检查怀疑头盆不称者,选择性剖宫产指征如下:

1. 严重骨盆狭窄,胎儿不可能经阴道分娩者。
2. 轻度头盆不称合并前次阴道分娩致围产儿生病或死亡者。

(五)阴道试产

凡孕妇可疑头盆不称者除了有以上选择性剖宫产指征外,可允许经阴道试产。可疑头盆不称者经阴道试产,需在严密监测下,由有经验的产科医师适时做出试产的时间长短和安全性判断的条件下进行。试产前仔细评估胎儿与骨盆的关系,临产后利用产程图严密观察宫口扩张及胎头下降情况。应注意以下几点:

1. 轻度头盆不称时,为克服产道阻力,必须具有良好有效的宫缩。初产妇遇到产程异常、宫缩乏力时,可在严密胎心及宫缩监护下静脉滴注缩宫素。根据 2020 年中华医学会围产医学分会发布的正常分娩指南,宫颈扩张 ≥5cm 作为进入活跃期的标志,可人工破膜刺激宫缩。WHO 建议如果母胎状况良好,不推荐在宫口开大到 5cm 前采用医疗干预加速产程进展。对于产程进展顺利者,不推荐产程中常规行人工破膜术。研究显示,减少不当的产程干预措施的应用,降低剖宫产率。

2. 在良好宫缩下活跃期试产 ≥4 小时仍无进展者,提示有不能克服的头盆不称,应立即剖宫产终止妊娠。试产过程中出现胎儿窘迫时,也应立即剖宫产,不宜继续试产。

第五节　肩　难　产

(一)概述

1. 定义 胎头娩出后,胎儿前肩嵌顿于耻骨联合后上方,用常规助产手法不能娩出胎儿双肩的急性难产称为肩难产。肩难产可致产妇会阴Ⅲ度裂伤,产后出血发生率可高达 13%。

2. 高危因素 肩难产病史、巨大儿、糖尿病、产妇体重指数>30kg/m² 和诱导分娩等都是发生肩难产的病因。产前评估胎儿大小,产时加强产程管理,是预防肩难产的有效措施。

3. 临床表现及诊断

(1)肩难产是产科急症,临床表现为胎头娩出后呈"乌龟征",即胎头经阴道娩出后,不能顺利完成复位、外旋转,出现胎颈回缩,胎儿下颏紧贴产妇会阴部。孕妇分娩产程延长、停滞、胎先露下降缓慢,尤其伴第二产程延长、胎头原地拨露等。

(2)肩难产在产前难以预测。胎头经阴道娩出后,胎儿前肩嵌顿于耻骨联合上方,用常规手法不能辅助娩出即可诊断。胎头娩出后出现"乌龟征"亦可诊断。

(二)对母儿的影响

1. 对母体的影响 肩难产可导致产后出血、软产道裂伤、膀胱麻痹、生殖道瘘和产褥感染等严重并发症。

2. 对胎儿及新生儿的影响 肩难产可造成胎儿窘迫,新生儿臂丛神经损伤、锁骨骨折、窒息等。其中臂丛神经损伤最常见。阴道助产时过度牵拉是引起新生儿臂丛神经损伤的重要原因。

但是有学者认为个别患儿在宫内可能已发生臂丛神经损伤。宫内压力、分娩时母亲用力屏气等原因可能是发生臂丛神经损伤的因素。当胎儿下降经过母体骨盆,后肩在母体骶岬上的碰撞可导致胎儿后肩臂丛神经损伤。产后应在出生后 24 小时对新生儿进行首次神经电生理检查,如果当时未发现纤颤波,而在出生 48 小时后第二次检查中发现,则可证明神经损伤发生于分娩过程。新生儿的异常肌电活动常发生在损伤后 2~3 天。

(三)肩难产的处理

主要有以下几种方法:

1. McRoberts 法 又称屈大腿法,简称 Mc 法。将孕妇大腿向上向外弯曲并尽量贴近腹部,此法并不能增加骨盆的尺寸,但减小骨盆倾斜度,可以使嵌顿的胎儿前肩松解。Mc 法因操作简单,无并发症且有效性高,是处理肩难产的首选方法。部分肩难产患者经此方法可顺利娩出胎儿。

2. 耻骨上加压法 孕妇屈大腿后,助手在产妇耻骨联合上方触到胎儿前肩后,在胎肩处加压 30~60 秒,此法可使胎儿双肩周径缩小。同时接产者向下、向后缓慢牵引抬头,协助嵌顿的前肩入盆并娩出。

3. 旋肩法 Rubin 法:助产者以示指、中指进入阴道内,紧贴胎儿前肩背部,向胸部方向旋转,使肩膀内收并旋转至骨盆斜径上,使坎顿的前肩松解。Woods 法:术者手沿着骶凹进入阴道,示指和中指放在胎儿后肩的前方,向胎背侧用力,旋转 180° 后后肩变为前肩。反向 Woods 法:术者两指放在胎后肩后面,向胎腹侧用力,旋转 180°。Rubin 法多在 Mc 法失败后使用,帮助双肩径转到骨盆斜径上后进一步采取 Woods 手法。此法需较大的会阴切口。有研究显示 Rubin 手法和 Woods 旋转手法的使用与新生儿的高产伤率显著相关。

4. Gasbin 法 产妇双手掌和双膝支撑身体俯跪于产床上,臀部面向接产者,若胎背在母体左侧,则接产者右手进入阴道,顺着母体骶骨方向进入骨盆,牵出胎儿左手后娩出胎儿后臂,可顺利娩出胎儿;若胎背在母体右侧,则接产者左手进入阴道操作。

5. 锁骨切断术 用剪刀或其他器材切断锁骨后娩出胎儿。锁骨离断术用于胎儿已死或者胎儿濒临死亡的产妇,必须经过家属同意。

处理肩难产时,切不可在宫底加压或强行牵拉胎头,否则会使胎肩嵌顿更紧。采用各种手法娩出胎儿时,注意切勿旋转胎颈及胎头,以免损伤臂丛神经。

第六节　臀位及横位

一、臀位

臀位即臀先露(breech presentation)是最常见的一种异常胎位。发生率为 3%~4%。分娩时易致脐带脱垂、后出头困难、围产儿窒息或损伤,围产儿死亡率显著高于头位分娩。由于臀位分娩对胎儿有诸多不利,近年来臀位剖宫产率逐年增加。

(一)原因

妊娠 30 周以前臀位较多见,30 周后多数能自然转为头位。孕期持续呈臀位可能与下列因素有关:

1. 胎儿在宫腔内活动范围过大或活动受限 经产妇、羊水过多者,胎儿在宫腔内活动自如;羊水过少、双胎或子宫畸形(双角子宫、单角子宫、不完全纵隔子宫)者,胎儿在宫腔内活动受限。

2. 胎头衔接受阻 骨盆狭窄、相对性头盆不称、前置胎盘或肿瘤阻塞骨盆腔,影响胎头衔接入盆。

3. 胎盘附着于子宫角或子宫底部 可能为臀位原因之一,据报道,臀位胎盘附着于子宫角部或宫底者占 72.6%,而头位仅占 4.8%。

4. 胎儿畸形 如脑积水、无脑儿等。

(二)临床类型

根据胎儿双下肢的姿势分为 3 类(图 14-7)。

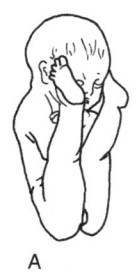 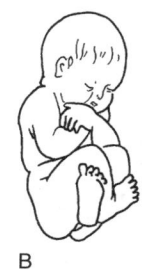 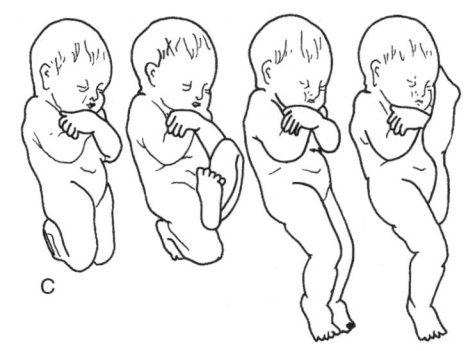

图 14-7　胎儿各种臀产式
A.单臀位;B.混合臀位;C.不完全臀位。

1. 单臀位(腿直臀先露) 胎儿仅以臀部为先露,双腿髋关节屈曲,双膝关节伸直。此类临床最多见,约占臀位分娩的半数以上。

单臀位以臀部加双大腿首先通过宫颈口。其周径与胎头周径相近,故分娩时一般不致发生后出头困难,也不易发生脐带脱垂。

2. 完全臀位(混合臀位) 胎儿双腿髋关节及膝关节均屈曲(屈髋屈膝),如盘膝坐,以臀部及双足为先露。此类临床较多见,仅次于单臀位。

完全臀位在分娩过程中因下肢受到的阻力比臀部受到的阻力小,往往下肢先下降,其位置低于臀部,但双下肢在阴道内仍保持屈曲姿势。胎先露部抵达盆底后受到更大阻力,使下肢盘曲于胎儿腹部前,恢复完全臀位在宫腔内的姿势。

3. 不完全臀位 胎儿先露部为足或膝。不完全臀位包括以下几种情况:①双足先露:双侧髋关节和膝关节均伸直。②双膝先露:双侧髋关节伸直而膝关节屈曲。③双侧先露不同:一足一膝为先露;一侧足先露或一侧膝先露。

不完全臀位最易发生脐带脱垂,尤其双侧先露部不相同时脐带脱垂机会更大。

(三)诊断

1. 腹部检查 四步触诊可在子宫底部触及圆而硬的胎头,按压有浮球感。耻骨联合上方可触及软而宽、不规则的胎臀,胎心听诊在脐上或脐周最清楚。衔接后,胎臀位于耻骨联合之下,胎心听诊以脐下最明显。

2. 肛门检查及阴道检查 可触及软而不规则的胎臀、外生殖器或胎足。单臀先露时肛门检查可触及胎儿骶骨,可能误诊为胎头先露。检查时注意与无脑儿、面位、额位、复合先露相鉴别。阴道检查时,胎儿足趾短,足跟突出,需与胎手区别,胎儿手指长,检查者可将握成拳头的胎手轻轻掰开、伸展。阴道检查还可及时发现脐带先露或脱垂。

3. B 超检查 B 超检查方便、安全、准确,对胎儿无损伤。可以判断臀先露类型及胎儿大小、胎头姿势、胎儿畸形等。

(四)分娩机转

臀先露以骶骨为指示点,有骶左(右)前、骶左(右)横、骶左(右)后 6 种胎位。臀位以较小而软的胎臀为先露,与头先露分娩机转不同。现以骶右前位为例,其分娩机转如下:

1. 胎臀娩出 临产后,大多数情况下,胎臀的粗隆间径(10cm)衔接于骨盆入口横径上,骶骨位于前方。胎臀在骨盆腔内下降,遇盆底组织的阻力而发生内旋转,使粗隆间径与母体骨盆出口前后径相一致。胎儿躯干为适应产道轴向而侧屈,前臀首先露出于阴道口。单臀位通常下降顺利。当胎臀及下肢娩出后,胎体自行外旋转,胎背转向母体前方。

2. 胎肩娩出 随着胎臀及下肢娩出,胎体及上肢继续下降,前肩先在耻骨弓下娩出,很快后肩也娩出。此时胎头俯屈衔接于骨盆入口横径上。

3. 胎头娩出 由于胎背转向前方,胎头在骨盆腔内下降过程中发生内旋转,枕部达耻骨联合后方,胎颈靠着耻骨弓,以此为支点,胎头继续俯屈,使颏、面、额相继娩出,最后枕部自耻骨弓下娩出。

(五)对母儿的影响

不管是初产妇还是经产妇,即使除外骨盆狭窄、前置胎盘、胎儿异常或早产等因素,臀位阴道分娩时,围产儿死亡率均较高,在15%~30%。其中,主要原因为新生儿颅脑损伤和窒息。臀位分娩对母儿均可能有不良影响:

1. 对产妇的影响

(1)由于先露部不规则,不能紧贴子宫下段及宫颈,容易引起宫缩乏力,致产程延长。

(2)因先露部不规则,使前羊膜囊受到压力不均匀,易发生胎膜早破。

(3)臀先露扩张宫颈及刺激宫旁神经丛的张力不如头先露,易导致继发性宫缩乏力和产后出血。

(4)宫颈尚未开全过早行臀牵引术,或臀位助产技术掌握不当,或动作粗暴可致宫颈裂伤,会阴Ⅲ度撕裂,甚至子宫破裂。

2. 对胎儿的影响

(1)臀位胎膜早破发生脐带脱垂的风险是头先露的10倍,脐带受压可致胎儿窘迫甚至死亡。尤其多见于不完全臀位,如足先露。胎膜早破,使早产儿及低体重儿增多。

(2)臀位后出头困难,常发生新生儿颅内出血、骨折、臂丛神经损伤、胸锁乳突肌损伤导致的斜颈等。颅内出血的发病率是头先露的10倍,臀先露导致围产儿的发病率、死亡率均增高。

(六)处理

如何在妊娠期安全有效地将臀位矫正为头位,减少臀位发生,有效降低剖宫产率,从根本上改善母婴结局,是值得探究的。

妊娠期臀位发生率随着孕周而逐渐减少,臀位多见于妊娠28周前,30~32周以后多能自行转成头位。臀位自然回转可在分娩前任何时候发生,但自然回转成功率随孕周增加而逐渐下降。妊娠30周前后臀位的自然回转成功率较高,32周后开始明显降低,有研究指出,妊娠32周时仅57%的臀位能自然回转成头位。因此,进入围产期后臀位的处理除观察自然回转外,还可以采用臀位矫正措施,以便不失时机、最大限度地降低臀位发生。

1. 膝胸卧位 借助胎儿重心,促使胎臀退出盆腔,自然转成头先露。孕妇排空膀胱后,松解裤带,俯跪于床上,胸部贴床,大腿与床成直角(图14-8)。

每天2~3次,每次15分钟,7天为1疗程。国内有相关报道胸膝卧位胎位矫正后阴道分娩成功率在70%~80%。而国外学者对此进行的随机对照试验研究结果却表明实验组和对照组间臀位回转率并没有显著差异。由此看来,体位管理矫正臀位目前尚未得到循证医学的肯定。

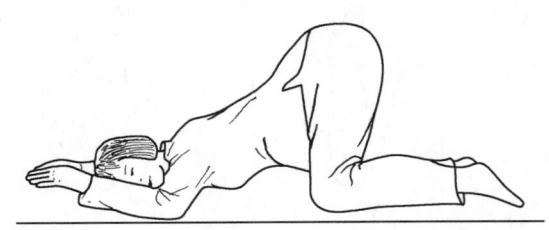

图14-8 膝胸卧位

2. 激光照射或艾灸至阴穴 用激光照射或艾灸条刺激两侧至阴穴[足小趾外侧,距趾甲角0.1寸(1寸≈3.33cm)],每天1次,每次15~20分钟,5次1疗程。艾灸转胎位的机制尚未完全明确,一种解释是艾灸至阴穴,促使肾上腺皮质激素分泌增多,从而致使胎盘雌激素增多、改变前列腺素水平,增加PGF/PGE比例,促使子宫肌层敏感性增加,子宫收缩增强,促使胎儿活动加剧,使臀位更容易转成头位。其有效性还需要更深入的随机对照试验来证实。

3. 外转胎位术(external cephalic version,ECV) 经上述方法失败后可采用此术。

ECV是临床用于矫正胎位不正的一种手术操作,是经孕妇腹壁用手转动胎儿,使其臀位变成头位。ECV通常在胸膝卧位或是艾灸等实施无效后进行。ECV的成功率在35%~86%之间,平均成功率在58%。因其有可能发生早产、胎膜早破、脐带脱垂、脐带缠绕、胎盘早剥、胎儿窘迫或死亡,甚至有子宫破裂的危险性,应用时要谨慎施行。

(1)ECV的绝对禁忌证:有剖宫产指征者、近7天内有产前出血者、胎心监护异常、严重的子宫畸形、胎膜早破、多胎妊娠(除了在第2个胎儿的分娩过程中)等。相对禁忌证:异常多普勒参数的小于胎龄儿、蛋白尿、子痫前期、羊水过少、严重胎儿异常、瘢痕子宫、胎位易变等。

(2)施行外倒转术的时机:英国皇家妇产科医师学会(Royal College of Obstetricians and Gynecologists,RCOG)的ECV指南中建议初产妇在36周以后行ECV,经产妇则在37周以后。因为,足月前进行ECV虽一开始具有较高的成功率,但其逆转率也较高,而足月后进行 ECV 术后发生自发性逆转的风险要比足月前小得多。同时,万一在进行 ECV 时发生并发症,那么足月妊娠可以采取紧急分娩措施。因此,国内外大多数进行 ECV 的病例都是取自接近足月妊娠的病例。ECV 也没有妊娠时间上限,曾有报道在妊娠 42 周后进行 ECV 的成功案例,只要胎膜完整,ECV 可以在分娩前进行。

(3)影响外倒转术成功的因素:外倒转术成功与否不仅与手术者技术相关,同时更大程度上与孕妇本身的自身条件有关,如腹壁肥胖、孕妇精神紧张、子宫易激惹、臀先露已衔接入盆、胎腿伸展等。

(4)方法:孕妇排空膀胱后仰卧于床上,双下肢屈曲稍外展,露出腹壁。查清胎位并听诊胎心正常。术前 30 分钟口服利托君(β₂- 肾上腺素受体激动剂)10mg,使子宫松弛。在 B 超及胎儿电子监测下进行。外倒转术方法(图 14-9):①松动胎先露部:施术者两手置于胎臀两侧逐渐向内上方托起胎臀,并用一手支撑胎臀,防止再次滑落入母体骨盆腔内。②转胎:术者另一手示、中两指轻按胎头枕部,使其俯屈,并向子宫体的侧方推移,以缓慢下移达脐平为度。然后注意用手固定胎头,不可松开;扶住胎臀的手掌面朝上,托胎臀由子宫侧面向上移动,至脐平与胎头相对。此时,胎儿已转成横位;术者双手继续保持扶住胎臀向上并促使胎头俯屈向下的姿势,胎儿躯干自行伸直以解除强迫横位,胎头转至下方成为头先露。

进行以上操作时,动作应轻柔,间断进行。随时听胎心,若有异常或孕妇不适,应立即停止操作。建议术中进行超声实时监护,随时严密监测胎心、胎盘、脐带等情况,指导手术方向,降低盲目性,并且提高安全性和成功率,避免发生脐带缠绕、胎盘早剥等并发症。若术中或术后发现胎动频繁而剧烈或胎心率异常,应停止转动并退回原胎位观察 30 分钟。完成以上操作后,再次听胎心正常者,腹部用 1 尺(1 尺≈0.33m)宽包布缠裹,并用卷曲的小毛巾放置在胎儿颈部两侧固定胎头,防止复转为臀位。3 天后复查仍为头先露者可解除固定包布,或将包布固定直至先露入盆或临产。以后每周复查 1 次,直至分娩。

矫正胎位需谨慎,要严格掌握其适应证,掌握好矫正的时机及正确的操作方法,提高成功率。30 周前自然回转率高,不必过早干预。30~34 周是臀位矫正的最佳时期,应采取体位调整、艾灸针灸等促进自然回转,若近足月时仍未纠正,则可考虑 ECV。若最终仍未能成功矫正,则要注意预防早产、脐带脱垂和胎膜早破,提前做好分娩准备,制订

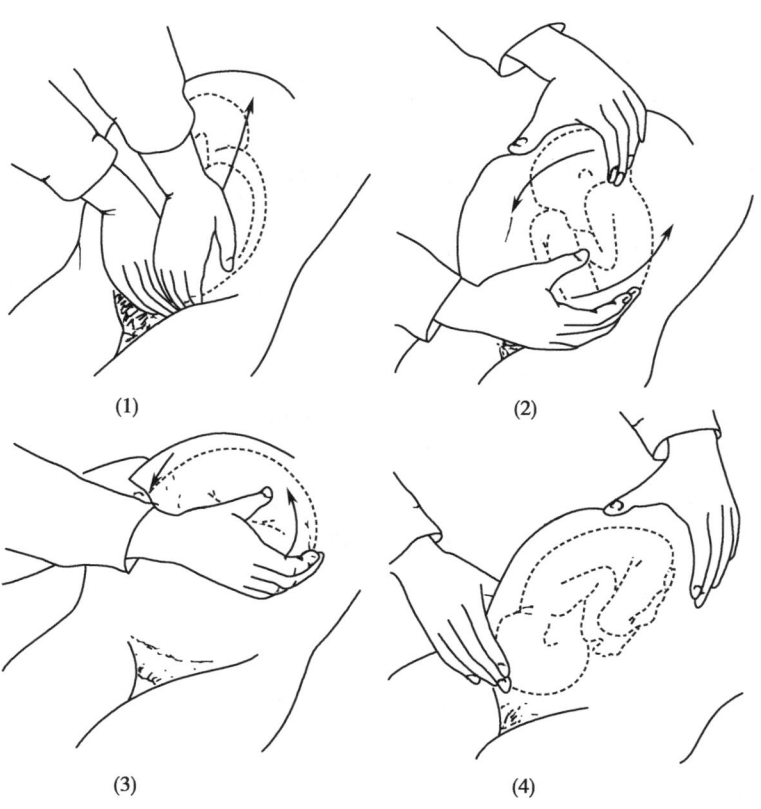

(1)　　　　　　　　　　　(2)

(3)　　　　　　　　　　　(4)

图 14-9　臀位外倒转术

分娩方案。

（七）分娩期

由于臀位阴道分娩围产儿病率和死亡率都较高，故近20~40年来大城市的臀位剖宫产率逐渐上升，达到70%~90%。随着剖宫产增多，围产儿病率和死亡率有所下降。但掌握臀位阴道助产技术仍十分重要。

1. 分娩方式选择　臀位分娩对胎儿危险性较大，易发生脐带脱垂、胎臂上举、后出头困难等。故臀位处理不当易造成新生儿窒息、颅内出血、产伤、死产等。因此临床中选择合理的臀位分娩方式对新生儿预后有着很重要的意义。臀位分娩病例回顾性研究文献报道，对于臀位产妇而言应尽量选择剖宫产术来进行分娩，因剖宫产不仅能降低新生儿死亡率，还可以降低新生儿并发症，同时在一定程度上增加 Apgar 评分。

ACOG 对足月单胎臀先露分娩做出了如下声明：臀先露阴道分娩时必须非常谨慎。持续性臀先露的单胎足月妊娠产妇应该计划性剖宫产。如果产妇拒绝计划性剖宫产，必须签署知情同意书。

臀先露产妇已经进入活跃期即将分娩时，产前检查为单臀位，无胎头仰伸，骨盆大小正常，估计胎儿体重<3 500g，可经阴道试产。

2. 阴道分娩的处理

（1）第一产程：宜卧床休息，不宜站立走动，给予适当的水分及营养以保持良好体力，尽量少做肛门检查或阴道检查，不宜灌肠，尽量避免胎膜早破。严密监护胎心及产程进展。若胎心好，胎膜未破，应耐心等待；若胎膜自然破裂，应立即听胎心，做阴道检查，了解有无脐带脱垂。若有脐带脱垂，胎心尚好，宫口未开全，为抢救胎儿，需立即行剖宫产。宫口开大 4~5cm 而破水后，胎足从宫颈口脱出，并露出阴道口外。为促使宫颈口开全，软产道充分扩张，应消毒外阴后，铺上无菌巾，使用堵外阴方法。于每次宫缩时用手掌堵住阴道口，避免胎足下降，并促使胎臀下蹲，起到充分扩张宫颈口及阴道的作用（图 14-10A）。同时还有利于后出胎头的顺利娩出。在"堵"的过程中，应每 10~15 分钟听一次胎心或用监护仪持续胎心监护。若胎心音正常，必须一直堵到胎臀已下降，宫口开全。每当宫缩时，产妇向下不自主用力屏气，有堵不住的趋势，即应做好消毒接产和抢救新生儿窒息的准备。

若产程中出现以下情况应及时行剖宫产：①宫缩乏力，产程进展缓慢；②胎儿窘迫；③脐带脱垂；

④宫口开全后，先露位置仍高，估计阴道分娩困难。

（2）第二产程：应掌握正确的臀位助产方法。

接产前，应导尿排空膀胱。初产妇应行会阴后侧切开术。接产时应耐心，待胎臀自然娩出后，重点在助肩和头娩出。助产时需顺应臀位分娩机转，特别注意胎臀娩出至胎头娩出时间应控制在 2~3 分钟，不能超过 8 分钟。胎儿臀部及双下肢自然娩出后，助产者双手保持胎背向上，胎儿脐部露出后，用消毒巾包住胎体，双手握住胎儿髋部，待再次宫缩时，旋转胎体，使双肩径处于骨盆出口前后径上。此时胎头以枕横径入盆，前肩已露出阴道口，上肢即可娩出，然后将胎儿向上托起，助后肩及后上肢娩出。随即胎背转至正前方，此时胎头已入盆完成内旋转，助产者以一手伸入阴道，示、中两指按压鼻两侧颌骨，另一手示、中指按压胎头枕部，拇指及无名指分别置于胎儿颈部两侧，协助胎头俯屈，随宫缩向下向外牵引。待枕部达耻骨弓，再将胎头向上提，则下颌、口、鼻、额相继娩出（图 14-10B）。此为"压迫法"臀位助娩术。

另外，"扶持法"臀位助娩术仅用于单臀位。原则是始终保持胎儿下肢伸直，屈髋折叠于胎体上，并压在胎儿胸前，防止两臂上举。当胎臀娩出后，助产者用手扶住胎体两侧，拇指压在胎儿腿部，其余四指扶持胎儿骶部，随宫缩助胎体及腿部自然娩出。再将胎体及双腿向耻骨联合上方提举，使胎头顺利娩出。助产时应由有经验的医师在产妇腹部轻轻加压保持胎头俯屈，并协助胎头以枕横径或枕斜径入盆。

臀位助产时必须按臀先露分娩机转及助产手法进行，避免后出头嵌顿，致娩出困难。有人主张，臀位助产时，为保护胎头，均应使用后出头产钳术（图 14-10C），尤其是早产儿。胎儿较大时也有后出头困难可能，更应行后出头产钳术保护胎头，以免发生新生儿颅内出血。施行后出头产钳术必须是胎头已入盆，若臀位助产不当，已造成后出胎头嵌顿于骨盆入口处，施行产钳术将会给母儿造成极大创伤。

个别臀位尚有经阴道自然分娩者，但极少见。仅见于经产妇产道正常、胎儿小且宫缩强，往往发生于来不及到医院而在家中自产者。

若臀位分娩的胎儿胎龄较小，或双胎妊娠第一胎儿娩出后，第二胎儿为臀位出现急性窘迫需迅速结束分娩，但无条件及时剖宫产时，可施行臀位牵引术（breech extraction）。由于胎儿全部从宫腔内

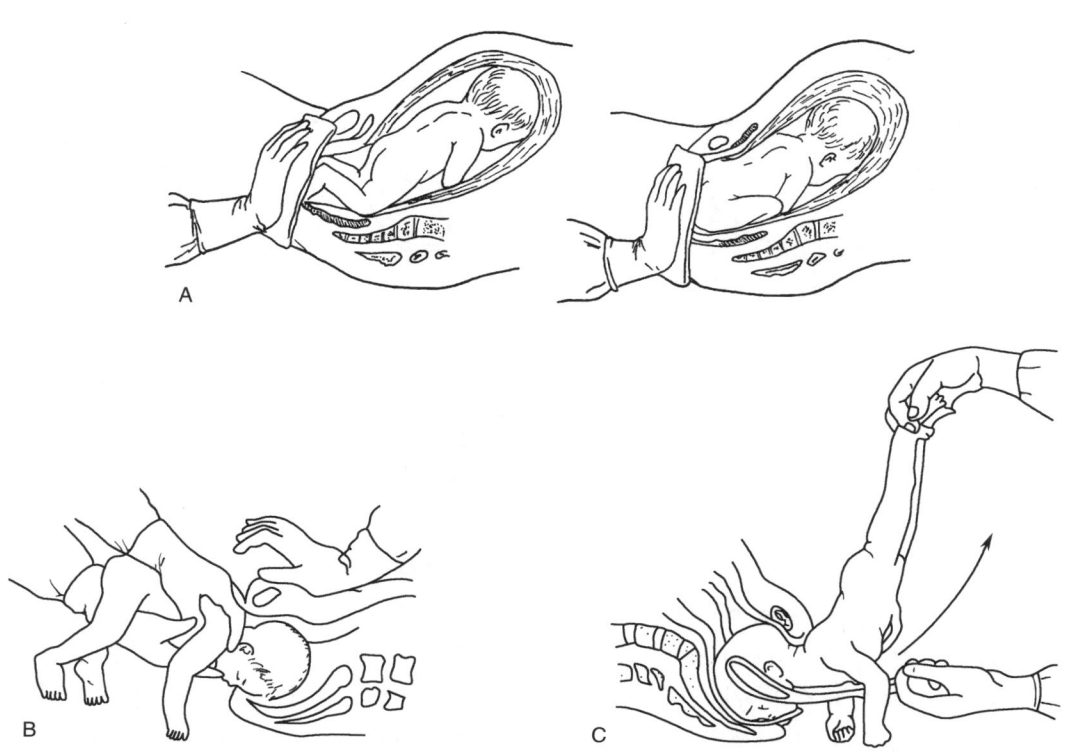

图 14-10 臀位助产
A. "堵"外阴使胎臀下蹲;B. 臀位娩出胎头;C. 臀位后出胎头产钳式。

牵拉娩出,操作常较困难,容易造成胎儿严重并发症,如肱骨或股骨骨折、内脏损伤、臂丛神经损伤、颅内出血,甚至窒息死亡。因此,此种手术对胎儿损伤极大,一般情况禁止使用。

(3)第三产程:产程延长易并发子宫收缩乏力性出血。胎盘娩出后,应肌内注射缩宫素加强子宫收缩,预防产后出血。凡行阴道手术助产者,术后均应仔细检查有无软产道损伤,尤其有宫颈撕裂伤者应及时缝合止血,并用抗生素预防感染。

二、横位

横位大约占妊娠足月分娩总数的 0.25%。是最不利于分娩的胎位。除了死胎已浸软或胎儿很小可折叠娩出外,足月活胎不能经阴道娩出。若临产后不及时处理,容易发生子宫破裂,威胁母儿生命。

(一)定义

胎儿横卧于骨盆入口面以上,胎体纵轴与母体纵轴相垂直,先露部为肩,称为肩先露(shoulder presentation),即横位(图 14-11A)。临床极少见。

(二)原因

与臀先露原因相同。凡影响胎头衔接的因素,如骨盆狭窄、前置胎盘、子宫畸形、双胎、羊水过多、经产妇腹壁松弛使胎儿在宫腔内活动范围过大等均可导致横位。

(三)临床表现

1. 因先露部不能紧贴宫颈,容易发生宫缩乏力。

2. 胎肩使宫颈口胎膜受到的压力不均匀而胎膜早破。

3. 胎膜破裂后,羊水迅速流出,容易发生胎儿上肢或脐带脱垂,导致胎儿窘迫,甚至死亡。

4. 临产后若未及时发现和处理,随着宫缩加强,迫使胎肩下降,胎体折叠弯曲,颈部被拉长,上肢脱出于阴道口外,但胎头及臀部仍被阻于骨盆入口以上,形成"忽略性(嵌顿性)肩先露"(图 14-11B),为对母体最不利的胎位。随着子宫收缩继续增强,子宫上段越来越厚,子宫下段被动扩张越来越薄,由于子宫上下段肌壁厚薄相差悬殊,形成环形凹陷,并随宫缩逐渐升高,甚至可以高达脐上,形成病理性缩复环,为子宫破裂的先兆,若不及时处理将发生子宫破裂。忽略性肩先露时,妊娠足月无论活胎还是死胎均无法经阴道娩出,增加产妇手术产及术中术后出血、感染等概率。

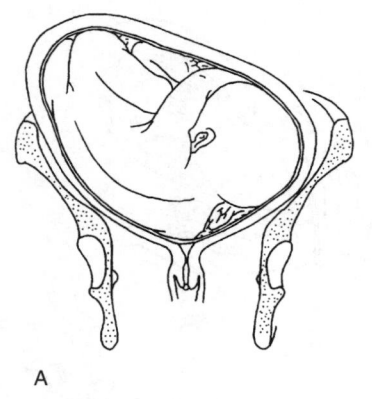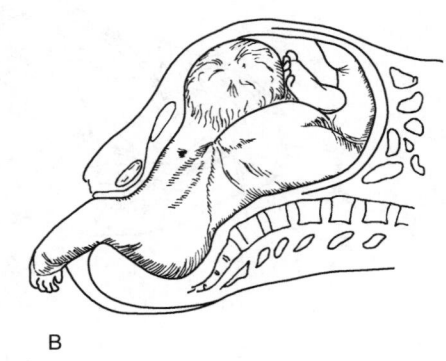

图 14-11　横位

A. 肩先露；B. 忽略性横位（嵌顿性横位）。

（四）诊断

1. 腹部检查　子宫轮廓呈横椭圆形，两侧较宽，宫底低于相应孕周。腹部一侧可触及胎头，另一侧触及胎臀，宫底、耻骨联合上方即骨盆入口处较空虚。肩前位时，下腹正中则扪及宽大平坦的胎背；肩后位，则可触及不规则的胎儿肢体。胎心音在孕妇脐周两侧听诊最清楚。

2. 肛门或阴道检查　临产初期，胎膜未破者，先露部高浮，阴道检查也不能触及。若宫口扩张、胎膜已破者，阴道检查可触及胎儿肩峰或肩胛骨、腋窝及肋骨，有时也可触及脱垂的脐带。腋窝尖指向胎儿头端，据此可推断胎头在母体左或右侧。根据肩胛骨朝向母体前或后方，可判断肩前位或肩后位。若胎手已脱出阴道口外，可用握手法鉴别胎儿左手或右手，因检查者只能与胎儿同侧手相握。肩左前位或肩右后位时，胎儿右手脱出；肩右前位或肩左后位，胎儿左手脱出。

3. B 超检查　B 超能准确探清肩先露，并确定具体胎方位，如肩前位、肩后位。

（五）处理

预防为主。加强孕期保健和产前检查，发现胎位异常及时处理。

1. 妊娠期　孕 30 周后仍为横位或斜位者，可采用膝胸卧位、激光照射或艾灸至阴穴，促使自行转为头先露。如未成功，可试行腹部外倒转术转成头先露，并包裹腹部固定胎儿为纵产式。若外倒转术失败，妊娠近足月应提前住院行选择性剖宫产。

2. 分娩期

（1）初产妇或经产妇，足月活胎，无论有无其他产科指征，临产前或临产初期仍为横位者，均应剖宫产终止妊娠。

（2）经产妇若宫口已开全，破膜时间不长，羊水未流尽，胎心正常，无先兆子宫破裂征象，估计有条件能自阴道分娩者，应征得家属同意，可在深度麻醉下行内倒转术，转成臀位后，立即行臀牵引术。

（3）双胎妊娠足月活胎，第二胎儿为肩先露，可行内转胎位术。

（4）出现先兆子宫破裂或已有子宫破裂征象，无论胎儿是否存活，均应立即行剖宫产。术中若发现严重宫腔感染，应行子宫切除术。

（5）宫口开全确认胎儿已死亡，无先兆子宫破裂征象的忽略性横位者，可在全麻下行断头术，若羊水量不少时也可行内倒转术。术后应常规检查软产道，尤其子宫下段和宫颈有无裂伤，宫颈撕裂伤者应及时仔细缝合，子宫下段裂伤者可行修补术。注意产后出血，并用抗生素预防感染。

（冯　玲　余　俊）

参考文献

1. 陈敦金, 何玉甜. 剖宫产后再次阴道分娩. 中国实用妇科与产科杂志, 2012, 28 (2): 103-105.
2. 刘铭, 段涛. 新产程下的积极产程管理. 实用妇产科杂志, 2017, 33 (3): 165-168.
3. 何国琳, 刘兴会. 新产程下潜伏期的管理. 实用妇产科杂志, 2017, 33 (3): 168-170.
4. 赵瑞芬, 周莉, 范玲. 新产程管理下第二产程时长对母儿结局的影响. 北京医学, 2015, 37 (7): 633-636.
5. 漆洪波, 杨慧霞, 段涛. 关注和采纳正常产程和产程异常的新标准. 中华妇产科杂志, 2014, 49 (7): 487-489.
6. 谢幸, 孔北华, 段涛. 妇产科学. 9 版. 北京: 人民卫生出版社, 2018.: 191-192.
7. 盛敏毅, 裘佳敏. 先天性子宫畸形合并妊娠患者的妊娠结局分析. 实用临床医药杂志, 2017, 21 (15): 134-138.

8. 袁英, 刘铭, 段涛. 臀位矫正技术的应用及研究进展. 中国实用妇科与产科杂志, 2016, 32 (7): 701-704.

9. 李清, 陈亮. 神经电生理及影像学检查在分娩性臂丛神经损伤诊断中的应用, 国际骨科学杂志, 2010, 31 (6): 364-367.

10. 余昕烨, 漆洪波. 再谈持续性枕后位. 中国实用妇科与产科杂志, 2015, 31 (11): 992-994.

11. 中华医学会妇产科学分会产科学组. 新产程标准及处理的专家共识 (2014). 中华妇产科杂志, 2014, 49 (7): 486.

12. 郑媛媛, 邹丽颖, 范玲. 新产程标准实施后产程中剖宫产指征的变化及母儿预后分析. 中华妇产科杂志, 2016, 51 (4): 245-249.

13. Reitter A, Daviss BA, Bisits A, et al. Does pregnancy and/or shifting positions create more room in a woman's pelvis? Am J Obstet Gynecol, 2014, 211 (6): 662. e1-9.

14. Scioscia M, Stepniewska A, Trivella G, et al. Estimation of birthweight by measurement of fetal thigh soft-tissue thickness improves the detection of macrosomic fetuses. Acta Obstet Gynecol Scand, 2014, 93 (12): 1325-1328.

15. Spong CY, Berghella V, Wenstrom KD, et al. Preventing the first cesarean delivery: summary of a joint Eunice Kennedy Shriver National Institute of Child Health and Human Development, Society for Maternal-Fetal Medicine, and American College of Obstetricians and Gynecologists Workshop. Obstet Gynecol, 2012, 120 (5): 1181-1193.

16. Zhang J, Landy HJ, Branch DW, et al. Consortium on Safe Labor. Contemporary patterns of spontaneous labor with normal neonatal outcomes. Obstet Gynecol, 2010, 116 (6): 1281-1287.

17. Pates JA, Satin AJ. Active management of labor. Obstet Gynecol Clin North Am, 2005 Jun, 32 (2): 221-230.

18. 中华医学会妇产科学分会产科学组. 正常分娩指南, 中华医学杂志, 2020, 23 (6): 360-370.

第十五章　分娩期并发症

本章关键点

1. 梗阻性难产与瘢痕子宫是子宫破裂的主要原因。详细了解瘢痕子宫形成的原因,加强孕期监护,减少子宫破裂的发生。

2. 产后出血重在预防,处理产后出血应重视产时失血量的估计、抢救严重产后出血时应及时输血补充血容量、纠正 DIC、保护重要脏器功能,在紧急处理时团队的协作是十分重要的。

3. 产科休克与妊娠、分娩有直接关系;应针对病因以及发病学环节,采取综合措施,以恢复组织器官的微循环灌注以及减轻器官功能损伤。

4. 羊水栓塞以起病急骤、病情凶险、病死率高为临床特点,是极其严重的分娩期并发症。临床诊断主要依据临床表现和排除其他疾病而确立,典型表现是分娩过程中骤然低氧血症、低血压和凝血功能障碍。迅速识别,立即纠正母体全身状况和尽早产科处理是改善母胎预后的关键。

5. 子宫内翻的重点在于预防;第三产程,胎盘尚未娩出时,切忌大力按压宫底、向下牵拉脐带以致发生子宫内翻。发生子宫内翻后的紧急处理流程包括镇痛、麻醉、徒手或手术子宫复位。

6. 产科 DIC,它往往继发于胎盘早剥、产后大出血,严重的产后感染和羊水栓塞。DIC 病情是否能有效控制、扭转,很大程度上取决于产科病因的去除。重视多学科团队产科危重病员的有序积极抢救。

第一节　子宫破裂

子宫体部或子宫下段于妊娠期或分娩期发生破裂,称为子宫破裂(uterine rupture)。子宫破裂如未能及时诊断、处理,常导致胎儿及产妇死亡,是产科严重并发症,对围产期母婴危害极大。其发生率在世界范围内有很大区别,2005 年,WHO 报道全球范围内子宫破裂发生率为 0.53‰,高收入国家如英国为 0.19‰、荷兰为 0.59‰,国内近年来报道为 0.05%~0.14%,印度为 0.28%,而在贫困的不发达地区如非洲部分地区可高达 1.0%~1.2%。

【病因】

1. 瘢痕子宫(scar uterus)　剖宫产可造成子宫下段或体部的瘢痕,剖宫产术后再次妊娠瘢痕破裂的风险与下列因素有关:

(1)与前次剖宫产的伤口位置有关:古典式剖宫产是宫体纵切口,切断较多肌纤维,易影响切口愈合,容易发生完全性子宫破裂,子宫下段横切口如果切口位置选择不当,或未经充分试产,子宫下段未形成。选择在子宫体部或与下段交界处,缝合时易出现上下切缘解剖对合不良而影响愈合,增加子宫破裂发生的风险。

(2)与前次剖宫产采用的缝合方式有关:有文献报道,采用单层缝合的孕妇再次妊娠时子宫破裂的发生率(3.1%)为双层缝合者发生率(0.5%)的 4 倍。但也有文献报道单层或双层连续缝合后再次妊娠发生子宫破裂的风险并无明显差异。

(3)与前次剖宫产术后切口愈合情况有关:血肿、感染等因素均可影响子宫切口愈合。

（4）与剖宫产的次数有关：剖宫产后再次妊娠阴道试产子宫破裂的风险会随着此前剖宫产次数的增加而增加。因此，2004年ACOG建议有过两次剖宫产史的孕妇不建议阴道试产。

（5）与两次妊娠间隔的时间长短有关：Nguyen发现剖宫产术后6个月内妊娠者，病理检查显示仅有少数病例子宫切口瘢痕肌肉化，剖宫产术后0.5~1年妊娠者，子宫切口瘢痕处有嫩肉芽组织和普遍增长的纤维组织，而术后2~3年子宫瘢痕肌肉化的程度达到最佳状态，此后瘢痕将随再孕时间的延长而退化，瘢痕组织也失去原组织结构。目前多数观点认为剖宫产过后2~3年再次妊娠是较为安全的。

其他手术如腹式或腹腔镜下子宫肌瘤剔除术、子宫中隔切除术、宫腔镜粘连松解术、扩宫和刮宫、电消融术等导致瘢痕子宫妊娠时子宫破裂。近年来，腹腔镜下子宫肌瘤剔除术在国内日益普及，由于操作较为困难，腹腔镜缝合很难按层次对合，术中频繁使用电能量器械会阻断子宫肌层血流，结缔组织增生，最终导致肌层结构退化，术后局部肌层薄弱，子宫肌纤维的弹性及扩张性减弱。

2. 胎儿先露部下降受阻　包括骨盆狭窄、胎位异常（忽略性横位、额先露等）、巨大儿、胎儿畸形（脑积水、连体儿）、软产道狭窄（发育畸形、瘢痕）、盆腔部位肿瘤嵌顿于盆腔内而阻塞产道等。子宫上段为了克服阻力强烈收缩，使子宫下段过度延伸而变得非常薄，终于破裂。

3. 子宫收缩药物使用不当　无监护静脉滴注催产素，分娩前肌内注射催产素，或不恰当使用前列腺素阴道制剂进行引产及增强宫缩，都可使子宫强烈收缩导致破裂。

4. 妊娠子宫的损伤　妊娠子宫遭遇外伤（车祸、撞击、刀枪伤）可造成子宫穿孔或裂伤。不恰当的产科操作也可导致子宫损伤，如宫颈口未开全时，行困难的产钳术或臀位牵引术以娩出胎头，其暴力均可使宫颈撕裂直至子宫下段；横位强行内倒转术；或做断头、穿颅、毁胎术，因手术不慎，可因器械或胎儿的骨片损伤而使子宫或膀胱损伤；产妇分娩时，接生者强行按压上腹部企图使胎儿尽早娩出，有时可发生子宫破裂。

5. 子宫肌壁的病理性改变　先天性因素，如子宫畸形、子宫发育不良，妊娠后因子宫肌层非常薄，易发生自发性破裂。后天性因素，如以往多次刮宫史、严重宫腔感染史、人工剥离胎盘史、子宫穿

孔史，因子宫肌层受损可在妊娠晚期发生子宫破裂。近年来，随着人工流产及剖宫产率的升高，植入性胎盘的发生率也有上升趋势。胎盘植入后由于子宫内膜以及肌层组织的改变，子宫壁的弹性和扩张性减弱，子宫破裂更易发生。多次妊娠及分娩可以促使子宫壁肌层纤维化，因此多产的经产妇子宫破裂的概率增加。

【临床表现】子宫破裂的症状和体征主要取决于发生的时间、破裂位置、损伤程度及出血量。绝大多数子宫破裂发生在分娩期，但少量病例也可发生在妊娠早、中、晚期。

1. 妊娠期　妊娠期的子宫破裂少见，多为瘢痕子宫出现宫缩，但也有其他诱因，如呕吐剧烈导致腹压增加，穿透性胎盘植入。患者常表现腹痛、阴道流血，以及恶心、呕吐等。多数情况下，患者出血量不多，生命体征较为稳定，腹膜刺激征不明显，易误诊为外科或内科疾病。残角子宫如果有发育较好的宫腔，受精卵可能进入残角宫腔妊娠，多在孕中期发生破裂而引起严重腹腔内出血或休克。

2. 分娩期　绝大多数子宫破裂发生在临产过程中，从整个过程而言可分为先兆子宫破裂及子宫破裂两个阶段。

（1）先兆子宫破裂：当胎先露下降受阻，先露部阻隔于骨盆入口上或嵌于骨盆中，强有力的宫缩使子宫体部肌层逐渐增厚，下段却越来越薄，两者间形成一环状凹陷，随着子宫收缩可逐渐上升到脐平或脐部以上，这种凹陷称为病理性缩复环（pathologic retraction ring），此时患者表现烦躁不安，诉下腹部剧痛。子宫体下段压痛明显，圆韧带拉长，极度紧张，可明显触及并有压痛，同时胎动频繁，胎心率不规律或减慢。又因胎先露紧压于耻骨联合部，膀胱充血、出血，除排尿困难外，导尿时可见血尿。

（2）子宫破裂：根据破裂程度，子宫破裂可分为不完全性及完全性两种。

1）不完全性子宫破裂：子宫肌层部分或完全断裂，但子宫浆膜层尚保持完整，宫腔与腹腔不相通，胎儿及附属物尚在宫腔中。腹腔内无明显出血。但若肌层的断裂位于子宫侧壁，则血可渗入阔韧带内而形成血肿，此时外出血不多，但贫血情况明显。腹部检查时，下腹部有明显压痛，胎心尚可闻及，但可能不规则，偶尔在宫旁扪及软而较大的包块，有压痛。

2）完全性子宫破裂：子宫肌层及浆膜层完全破裂，宫腔已与腹腔相通，血液流入腹腔，继而羊水、

胎儿及其附属物亦常随之进入腹腔。完全破裂发生时,产妇可感到剧烈的撕裂样痛,宫缩消失,疼痛随之稍减,但因出血的继续,全腹有压痛、肌紧张及反跳痛,移动性浊音阳性,同时伴有失血性休克症状,血压下降,脉细速,呼吸急促,阴道常有出血。腹部检查时,腹壁下可清楚地摸到胎体及胎肢,胎心音大多消失。阴道检查发现宫颈口较之前缩小,先露上升,可能扪及子宫壁裂口。子宫前壁破裂若向下延伸,可发生膀胱破裂。

瘢痕子宫的破裂一般发生在原有瘢痕处。在再次妊娠时,尤其是在妊娠晚期,子宫羊膜腔内压力增加,若原子宫的瘢痕处愈合不良,承受不了子宫腔内压力,就可能发生瘢痕裂开。所以,未足月的瘢痕子宫,即使没有宫缩,也有可能自发破裂。子宫体部的瘢痕比子宫下段的瘢痕较易发生破裂,且多为完全破裂,而子宫下段破裂多为不完全破裂。子宫瘢痕若为不全破裂,一般没有明显症状,而当破裂口大、子宫瘢痕以外的其他部位发生裂伤或子宫壁完全破裂时,可表现为剧痛,患者出现面色苍白、心跳加快、血压下降等休克表现。

【诊断】孕妇,尤其有产程停滞、胎位不正、不恰当地使用缩宫药物或瘢痕子宫病史者,在妊娠后期或分娩期出现突发撕裂样腹痛,伴有休克及明显的腹部体征时,均应立即考虑子宫破裂的可能。

部分瘢痕子宫孕妇破裂口小,浆膜层完整,出血量少时,可以没有明显的临床表现,但如果表现为突发或持续性的下腹部隐痛,或剖宫产切口处有压痛时,也应首先考虑子宫破裂。

【辅助检查】

1. **超声** 超声检查是诊断子宫破裂以及先兆子宫破裂最为有效的手段,对于子宫破裂的早期诊断至关重要。超声若发现子宫下段瘢痕出现缺陷或下段厚薄不均,羊膜囊自子宫下段向母体膀胱方向膨出,应考虑先兆子宫破裂或者子宫不全破裂。子宫完全破裂后,可见胎儿部分或全部排入腹腔。超声对完全性子宫破裂的诊断符合率可达90%以上,但对于不完全性子宫破裂的诊断敏感性较低。

2. **超声造影** 普通超声对不完全性子宫破裂诊断有困难,易发生漏诊与误诊。超声造影通过造影剂在子宫破损部分灌注缺失的原理,正常子宫肌壁显示有造影剂灌注,而破裂部位造影剂灌注缺失,通过两者之间灌注差异,能清晰显示子宫破裂部位,对于子宫破裂的诊断有更好的敏感性和更高的准确性。

3. **磁共振成像(MRI)** 具有对软组织分辨率高、无放射性、多方位成像等优点,能较为清楚地显示胎儿、胎盘以及子宫的关系,是子宫破裂超声确诊的重要补充手段。MRI 检查的时间最好选择在妊娠中晚期,一般来说,妊娠 20 周后行产科 MRI 检测比较恰当。

4. **胎心监护** 产程中突然胎心异常,尤其是胎心基线变异减少、重度心动过缓是与子宫破裂密切相关的最常见表现。胎儿心率各种减速的出现,特别是晚期减速持续较长时间且不恢复,是对产科医师的警告征象。Guiliano 的调查显示:严重的胎心率异常在完全性子宫破裂病例中出现的概率高达 82%,而腹痛 - 阴道出血 - 胎心异常三联症同时出现的概率仅有 9%,在 1/2 病例中,胎儿心动过缓是唯一的子宫破裂征象。

5. **阴道检查** 阴道检查常可加剧损伤,因此,除了产后疑有子宫破裂者需检查宫腔要进行此项操作外,一般并不提倡。

但大部分子宫破裂病例发病急,病情发展快,严重威胁母儿生命,因此快速有效的处理至关重要。一旦出现典型的症状,以及有休克前期或休克征象时,客观已不允许安排 B 超等影像学检查,如果体征典型,腹腔穿刺证实有腹腔内出血,无论胎儿是否存活均应尽快安排手术治疗。

【预后】快速识别子宫破裂并及时剖腹探查是影响母儿死亡率的决定性因素。近年来,国内几项较大样本的研究报道子宫破裂孕产妇死亡率为 3.1%~4%,胎儿死亡率为 16.7%~21.4%。

在发达国家,非瘢痕子宫破裂及由此造成的孕产妇死亡极为罕见,如英国 2009—2010 年调查显示,非瘢痕子宫孕妇子宫破裂发生率为 0.03‰,子宫破裂主要发生在有剖宫产史的孕妇中(1.1‰),孕妇死亡率为 0.003‰,子宫破裂导致的围产儿死亡率为 0.027‰。但在发展中和不发达国家,子宫破裂仍是孕产妇死亡的一个常见原因。Veena 报道了印度南部 32 080 次分娩中,总的围产儿死亡率为 60.6%。而在不发达国家如东帝汶,孕产妇死亡率为 17.74%,围产儿死亡率可高达 100%。

【预防】认真进行产前检查,正确处理产程,绝大多数的子宫破裂是可以避免的。

1. 避免非意愿妊娠,减少人工流产刮宫的次数。

2. 严格掌握首次剖宫产手术指征,提倡自然分娩,降低剖宫率。对符合生育要求者,再次妊娠最佳时期以剖宫产术后 2~3 年为宜。下述情况者应在临产前行选择性剖宫产术：

(1)前次剖宫产指征为骨盆狭窄。

(2)前次为古典式剖宫产，或虽然下段剖宫产但有严重撕裂者。

(3)前次剖宫产术后发热而伤口愈合不良者。

(4)≥2 次剖宫产史。

3. 努力提高剖宫产手术质量，应采用子宫下段剖宫产术，尽量避免古典式剖宫产。对手术时间较长、有感染可能、出血多的产妇，应预防感染。

4. 切实做好围产期保健工作，对有前次剖宫产史、多次刮宫史者应详细询问病史，术后有无发热及伤口愈合不良情况，测量骨盆和估计胎儿大小，查清胎位，对有异常情况者提前住院。

5. 重视瘢痕子宫孕产妇的高危管理及监护，妊娠晚期应使用 B 超检查子宫下段瘢痕，下段前壁肌层厚度 ≥3mm 且各层次回声连续、均匀者，风险相对较低，可对其进行随访观察，动态测量肌层厚度。下段前壁肌层厚度 <3mm 者为高风险人群，继续妊娠存在较大风险，应及时终止妊娠，避免子宫破裂或先兆破裂的发生。子宫体下段前壁肌层消失者应视为极高危人群，发生子宫破裂或先兆破裂的风险极大。

为预防瘢痕子宫自发性破裂，可提前预产期 1~2 周入院待产。密切观察子宫破裂征象，对符合试产条件者，应加强产程监测，警惕突然出现的异常胎监类型，尽早识别胎儿窘迫及子宫先兆破裂。

对古典式剖宫产以选择剖宫产加结扎术为宜。

6. 密切观察产程进展，及时正确处理，尤其是有前次剖宫产史而本次决定阴道试产者，凡产程延长、胎头下降缓慢者应警惕是否有头盆不称；如出现血尿、病理性缩复环等先兆子宫破裂表现时应立即予剖宫产终止妊娠。

近年高剖宫产率，国家生育政策的调整，剖宫产后阴道分娩(vaginal birth after caesarean, VBAC)将成为众多产科医师面临的现实问题。关于 VBAC 的指征与处理详见第九章第二节。

7. 严格掌握促宫缩药物的使用，凡明显头盆不称、胎位不正、有剖宫产史者，产前禁用促宫缩药物。使用催产素者应有专人守护。

8. 正确掌握阴道手术助产指征及方法，做臀位牵引及产钳时，一定要等待至宫口开全，手术时不可用暴力。原已有明显宫颈裂伤者不宜做以上手术。凡做以上手术者，术后均应做宫腔探查了解宫颈及下段有无裂伤。

【处理】

1. 一般处理　快速有效地处理子宫破裂至关重要。一旦确诊，在血源充足、输液通畅的情况下，无论胎儿是否存活，均应尽快剖腹探查。一旦出现休克，应尽可能就地抢救，输血、输液(至少建立 2 条静脉通道快速补充液体)，并予大量抗生素预防感染。如果条件有限必须转院，也应在大量输血输液的条件下，包扎腹部后再行转运。

2. 先兆子宫破裂　凡发现先兆子宫破裂，必须立即停用促宫缩药物，给予大量镇静剂，如肌内注射哌替啶 100mg 以抑制宫缩，并应尽快行剖宫产术终止妊娠。

3. 子宫破裂　首先是预防或纠正休克，可做颈深静脉穿刺，快速补液、输血，并可测定产妇的中心静脉压。同时行剖腹探查术，手术方式应根据患者有无子女、切口破裂情况、破裂时间长短及局部有无感染而定。具体如下：

(1)子宫修补术联合择期剖宫产术：适用于孕周 <34 周，子宫破裂口小，出血量少，孕妇基本情况稳定，胎儿发育、胎心、胎动正常，尤其是子宫破裂未累及浆膜层时。子宫修补术后采取卧床休息、监护胎心，给予地屈孕酮、抑制宫缩药物、抗生素治疗。如胎肺未成熟，给予促肾上腺皮质激素。尽可能延迟妊娠至孕 34 周后。

(2)紧急剖宫产术联合子宫修补术：年轻女性或无子女者裂口不是很大，边缘整齐，破裂没有延伸至阔韧带、子宫动脉、宫颈或宫颈旁，破裂时间 <24 小时，未发现明显感染症状以及不完全子宫破裂者，可在行紧急剖宫产术的基础上行子宫修补术。

(3)紧急剖宫产术联合次全子宫切除术或全子宫切除术：妊娠裂口过大，破裂时间过长，边缘不完整的患者，应及时行子宫切除术。纵行侧边裂口并损伤子宫动脉及其分支者，多需行次全子宫切除术。

而当子宫横行破裂伴有膀胱损伤；子宫多处撕裂或延及宫颈、阴道；古典式瘢痕子宫全层破裂延及宫颈；子宫破裂伴严重的宫腔、盆腔感染者，需行全子宫切除术。

(4)穿透性胎盘植入合并子宫破裂一旦发生，均需手术治疗，视胎盘植入部位、植入面积及子宫破裂程度行全子宫或次全子宫切除术，或部分子宫肌层切除术以及双侧输卵管结扎术。如胎盘植入侵及盆腔其他器官,应在手术时一同进行修补。

(5)阔韧带内巨大血肿:应打开阔韧带,清除血块,寻找出血点止血,若出血难以控制又找不到明确出血点,可游离子宫动脉上行支并结扎,但必须注意将输尿管与膀胱推开,以免损及输尿管。若仍有活跃出血,可做同侧的髂内动脉结扎。此外,也可试用压迫止血法,也可能获得满意效果。

【经验分享】

对于以往有剖宫产或肌瘤切除术史、多次分娩史、胎儿较大、此次产程进展困难的产妇,应提高警惕,注意其主诉、生命体征、胎心监护情况,凡发现先兆子宫破裂者,应尽快行剖宫产术终止妊娠。对于子宫已破裂,尤其出现失血性休克症状者,切忌犹豫不决,拘泥于辅助检查,应尽快在纠正休克的同时剖腹探查,争取挽救胎儿生命。对于已破裂的子宫,根据患者有无子女、切口破裂情况、破裂时间长短,选择子宫修补术、次全子宫切除术或全子宫切除术。

(贺子秋　戴钟英)

第二节　产后出血

产后出血(postpartum hemorrhage)是产科的严重并发症之一,至今仍是我国孕产妇死亡最重要的原因。传统定义为胎儿娩出后 24 小时内阴道出血量超过 500ml 者称为产后出血;《产后出血预防与处理指南(2014)》按照阴道分娩和剖宫产进行了划分,将胎儿娩出后 24 小时内,阴道分娩者出血量 ≥500ml、剖宫产分娩者出血量 ≥1 000ml 定义为产后出血;严重产后出血是指胎儿娩出后 24 小时内出血量 ≥1 000ml;难治性产后出血是指经宫缩剂、持续性子宫按摩或按压等保守措施无法止血,需要外科手术、介入治疗甚至切除子宫的严重产后出血。妊娠时,正常孕妇血容量通常增加 30%~60%,对于中等身材的孕妇而言为 1 500~2 000ml。一个凝血功能正常的孕妇所能耐受的产时失血量接近她孕期所增加的血容量。产后出血大多发生在胎盘娩出时及产后 2 小时内,部分发生在产后 2~24 小时内;极少数发生在 24 小时后甚至晚至产后 1 个月左右,此称为晚期产后出血。产后出血的发生率差异很大,首先是和接生人员对产后出血的重视及处理水平有关,若助产士重视产后出血,新生儿娩出后立即采取有效措施,可以有力地制止和减少产后出血的发生;其次是与接生人员对产后出血量是否准确估量有关;一般而言,目测法往往明显低于实测法。全球产后出血发生率为 10.8%,若采用客观的出血量测量方法,其发生率将达 14.2%。我国产后出血防治协作组于 1983 年 10 月—1984 年 10 月在 24 个省、市的 62 个单位随机抽样地对 6 241 例产妇做产后出血的测定,以称重法及容积法为主,辅以面积法,其结果是产后 2 小时失血量为 297.8ml ± 212.9ml,产后 24 小时总失血量达 398.6ml ± 238.0ml;至于剖宫产,上述协作组在同一时期内对 470 例剖宫产出血量的测定,平均为 475.32ml ± 263.20ml,其中 ≥500ml 者 249 例(52.89%)。这是我国第一个比较科学的出血计量报告。产后出血的阴道出血测定方法较多,但实际上产后出血量超过 500ml 者的比例是较高的;早在 1962 年,Pritchard 即发现阴道分娩失血量 ≥500ml 者约占 40%,剖宫产失血量 ≥500ml 者几乎达 90%。

诊断产后出血的关键在于对出血量的正确测量和估计,错误低估将会丧失抢救时机。常用的估计出血量的方法有:①称重法或容积法;②监测生命体征、尿量和精神状态;③休克指数法,休克指数 = 心率 / 收缩压(mmHg);④血红蛋白水平测定,血红蛋白每下降 10g/L,出血量为 400~500ml。值得注意的是,出血速度也是反映病情轻重的重要指标。重症产后出血包括:出血速度 >150ml/min;3 小时内出血量超过总血容量的 50%;24 小时内出血量超过全身总血容量。导致产后出血的 4 大原因:宫缩乏力(70%~90%)、产道损伤(20%)、胎盘因素(10%)和凝血功能障碍(1%)。根据最新《妇幼卫生信息统计分析报告》显示,胎盘因素已经成为产后出血的第 2 位危险因素,特别是前置胎盘及胎盘植入,更是导致产后出血的高危因素。有关软产道损伤和凝血功能障碍的阐述见有关章节,本节重点是子宫收缩乏力及有关胎盘因素导致的产后出血。

一、子宫收缩乏力性出血

【原因】子宫体部有丰富的平滑肌,妊娠期子宫长大,肌细胞肥大,但在妊娠期子宫一般处于迟缓状态,子宫肌层内血管及血窦扩张、充血,血流量明显增加；临产后，正常情况下子宫有节律地有效收缩，迫使胎儿在宫内逐步下降，最终在腹压增加的协同作用下使胎儿娩出，于是子宫平滑肌明显收缩并重新排列，使胎盘剥离，并有效地关闭了分布在平滑肌间的血窦以减少胎盘剥离部的出血。在正常妊娠晚期，孕妇本身的血液处于高凝状态，在胎盘剥离部位的受损血管内皮胶原纤维上有大量血小板聚集，形成血栓，同时又有纤维蛋白沉积而成为更大的凝血块使血管完全堵塞；在收缩后的偶然松弛状态下因血管完全堵塞而不再出血。这是正常分娩后的一个十分重要的保护性机制。若有些前置因素存在，使子宫不能有效地收缩，血窦不能有效地关闭，不能形成血栓及凝血块，则将发生产后出血。正常情况下胎盘娩出后，子宫肌纤维的收缩与缩复使胎盘剥离面开放的血窦闭合，形成血栓而止血。故影响子宫正常收缩与缩复功能的因素均可引起产后出血。常见因素有：

1. **产程过长**　产程过长以致产妇疲惫是产后子宫收缩乏力出血最重要的因素。如产妇精神紧张或因胎位异常、胎儿过大等因素使第一产程的潜伏期过长或活跃期停滞过久及第二产程延长。

2. **子宫过度膨胀**　双胎或多胎、羊水过多、巨大儿等；因子宫过度伸展而超过其弹性限度，当子宫突然排空后，需要更多时间收缩和缩复，因之血窦开放，在此阶段内可发生较多的出血。

3. **并发妊娠期高血压综合征**　特别是中及重度患者，子宫肌层伴有隐性水肿，可能还伴有某些凝血功能障碍，子宫不能有效收缩和止血。

4. **高产次产妇**　因其子宫肌层组织的纤维成分增加，能有效收缩的肌细胞减少亦可发生产后出血。

【临床表现及诊断】一般常有总产程延长或第一、第二产程延长历史，或有子宫过度膨胀病史，胎盘未剥离前，可无阴道出血；胎盘剥离排出后，阴道出血多，但出血往往呈间歇性。若子宫收缩较好，中下腹部可以扪及一较硬的子宫，阴道出血很少或无出血。若子宫收缩差，出血多，腹部检查子宫较软，甚至轮廓不清，阴道出血明显增加。出血多时，患者可因急性出血而出现休克前期或休克症状：面色苍白、心慌、头晕、脉细速、血压骤降等表现。腹部扪摸子宫，时而轮廓清晰、硬；时而软，收缩不良；少数患者因胎盘已排出至阴道内，但堵塞阴道，以致子宫收缩乏力后的出血积于宫腔及阴道上段内，此时宫底升高，若用力压迫子宫，胎盘排出后，可有大量阴道积血排出，部分已凝成血块。

子宫收缩乏力性出血必须与软产道损伤及胎盘因素出血相鉴别，对患者应做细致的阴道检查，有无阴道穹窿、侧壁、宫颈及子宫下段的撕裂，同时尚需检查胎盘母体面的完整性，以除外部分胎盘残留的可能。

【预防】预防对防止产后出血有重要的意义，因此，要加强产前保健，产前积极治疗基础疾病，积极纠正贫血，充分认识产后出血高危因素，对高危孕妇应于分娩前转诊到有输血和抢救条件的医院。处理好第三产程，包含 2 个主要的干预措施：

1. 对于头位胎儿前肩娩出后，胎位异常胎儿全身娩出后及多胎妊娠最后一个胎儿娩出后，应预防性采用缩宫素子宫肌层注射。

2. 胎盘娩出后，触摸子宫收缩情况，如子宫收缩欠佳，及时按摩子宫。剖宫产避免人工剥离胎盘，胎盘自行剥离后牵引娩出可减少约 30% 出血量，如超过 5 分钟胎盘尚未剥离，应警惕胎盘粘连。

【治疗】宫缩乏力的处理原则是：先简单，后复杂；先无创，后有创。其流程如下：子宫按摩或压迫法＋宫缩剂→宫腔填塞或／和 B-Lynch 缝合或／和子宫动脉结扎→子宫动脉栓塞→子宫切除。其中"宫缩剂＋子宫按摩或压迫法"是最基本的处理措施，如不能奏效，应当机立断迅速实施宫腔填塞、B-Lynch 缝合和子宫动脉结扎等保守性手术。

1. **应用子宫收缩剂**

（1）缩宫素：为预防和治疗产后出血的一线药物。方法为：缩宫素 10U 肌内注射或子宫肌层或宫颈注射，随后 10~20U 加入 500ml 晶体液中静脉滴注，24 小时总量应控制在 60~80U。

（2）麦角新碱：对无心脏疾病的患者亦可同时肌内注射或静脉推注麦角新碱 0.2mg。

（3）卡贝缩宫素：为长效缩宫素，用于选择性剖宫产胎儿娩出后，单剂量注射，以预防子宫收缩乏力和产后出血。

（4）卡前列素氨丁三醇：为前列腺素 F2α 衍生物，能引起全子宫协调强有力的收缩。用法为 250μg 深部肌内注射或子宫肌层注射，3 分钟起效，可维持 2 小时；必要时重复使用，总量不超过 2 000μg。

（5）米索前列醇：为前列腺素 E 的衍生物，200~600μg 顿服或舌下含服，可引起全子宫有力收缩，在没有缩宫素的情况下也可作为治疗子宫收缩乏力性产后出血的一线药物。

（6）其他：治疗产后出血的宫缩剂还包括卡前列甲酯栓等。

2. 按摩子宫或压迫法 凡产程较长者产后即协助按摩子宫，术者以一手置于子宫下段部位，拇指置于其一侧，其余四指置于另一侧，用手卡紧，以防因按摩子宫时，子宫的大部分陷入盆腔，另一手则在子宫底部做均匀有节律的按摩。经以上处理后出血仍多，可改用双手压迫法，即在外阴消毒后，一手探入阴道做握拳状置于前穹窿，将子宫托起，另一手握拳压于子宫体的背部，子宫在两个拳头的压迫下，出血可立即减少，但单人做此双手压迫时间难以持久，可由其他医务人员轮换置于腹部的另一手拳。时间以子宫恢复正常收缩并能保持收缩状态为止，应配合应用宫缩剂。

3. 腹主动脉压迫法 此亦为一传统方法，在紧急情况下，对瘦弱、腹壁较薄弱的产妇可立即奏效。术者先扪清产妇脐部上下的腹主动脉搏动处，以一手握拳紧压于其上，每5分钟放松1次，约2~3分钟后可重复压迫。

4. 宫腔填塞法 有纱条填塞和水囊压迫两种方法，阴道分娩后宜选用水囊压迫，剖宫产术中可选用水囊或纱条填塞。宫腔纱条填塞为传统方法，其优势为操作简便，易掌握，对子宫无创伤，止血效果确切，但也存在因填纱过松发生隐匿性出血以及异物致感染的潜在风险，临床应用有所顾虑。近年来，随着手术操作技巧的不断提高及抗生素的合理应用，这一简便无创的止血方法得以被重新评价，并又被广大产科医师所接受。宫腔填纱术在子宫下段收缩乏力、胎盘剥离面弥漫性渗血无法缝扎时可起到直接快速压迫止血的作用。具体做法是用宽6~10cm、厚4~6层的纱布条经子宫下段切口送入宫底，自左向右然后自右向左按次序紧密填塞，以免与宫壁间留下空隙，宫体部位完全填满后，宫颈部分则另取纱条，一端塞出于宫颈外（即阴道内），然后按以上原则将宫颈口周围及子宫下段填满，将上、下段多余的纱条剪去，用丝线缝合此两段而连成一条，此时可将子宫下段肌层缝合，关闭腹壁各层后，腹部加压包扎，静脉持续点滴催产素，术后注意血压、脉搏及宫底高度。若患者情况良好，术后24小时自阴道将纱条缓缓抽出，一般均可达到止血效果。宫腔球囊填塞是近年来处理产后出血的新方法，较纱条填塞更简单而快速，可用专为宫腔设计的 Bakri 球囊，还可用 Foley 导尿管和 Rusch 泌尿系统球囊。球囊或纱条放置24~48小时后取出，需注意预防感染和应用宫缩剂。

5. 子宫压迫缝合法 对宫缩剂不敏感的宫缩乏力性产后出血很有效，能大大提高治疗成功率，且具有操作简单、迅速、有效、安全等特点，易于推广。最常用的是 B-Lynch 缝合术，适用于子宫收缩乏力、胎盘因素和凝血功能异常性产后出血，经子宫按摩和宫缩剂无效并有可能切除子宫的患者。详见二十一章第七节。还有多种改良的子宫压迫缝合法如方块缝合等报道，成功率也比较高。

6. 盆腔动脉结扎或栓塞法

（1）盆腔动脉结扎：包括子宫动脉结扎和髂内动脉结扎。

1）子宫动脉结扎适用于难治性产后出血经宫缩剂和按摩子宫无效，或子宫切口撕裂而局部止血困难者。推荐3步法，即双侧子宫动脉上行支结扎；双侧子宫动脉下行支结扎；双侧卵巢子宫血管吻合支结扎。方法为在双侧子宫动脉上行支处，即子宫下段水平，用大弯针缝过子宫肌层2/3以上的深度，穿过阔韧带打结，必要时甚至可以将双侧卵巢动、静脉结扎，若子宫收缩即为有效，虽然子宫色泽变紫，但以后复旧后月经仍然来潮，依旧排卵、受孕，生育功能不受影响。加拿大妇产科学会（Society of Obstetricians and Gynaecologists of Canada, SOGC）把子宫动脉上行支结扎推荐为常规药物治疗无效后进行手术方法治疗产后出血的第一选择。

2）髂内动脉结扎：适用于宫颈或盆底渗血、宫颈或阔韧带出血、腹膜后血肿、保守治疗无效的产后出血。优点是暂时阻断子宫血流，髂内动脉内压立即下降，出血迅即减少，可以起到立竿见影的效果，若子宫收缩良好则有保留子宫的可能，一般在剖宫产时因收缩不良发生的大出血亦可使用此法，但由于盆腔内血管侧支循环十分丰富，一般结扎后45~90分钟侧支循环即建立，若子宫仍然收缩不良，可以重新出血。Clark 等于1985年报告此法的止血成功率在50%~60%。本法的另一优点为血流暂时中断，除可立即减少出血外，并可争取时间以采取各种措施纠正休克，改善全身状况。髂内动脉结扎法要求术者有较高的手术技巧和盆腔解剖知识，详见第二十一章第十节。

（2）盆腔动脉栓塞法：有条件的医院也可选用经导管动脉栓塞术（介入治疗）。该法采用经股动脉穿刺插管，紧急情况下以栓塞双侧髂内动脉前干为好，情况允许时也可超选择栓塞双侧子宫动脉。

7. 子宫切除 若经各种保守性治疗无效，应及时做子宫切除以免时间过长或出血过多而发生多脏器功能衰竭或继发性凝血功能障碍而无法施行本手术。子宫切除的指征与方法详见第九章第三节。

二、胎盘因素出血

【病因】

1. 胎盘剥离不全及胎盘剥离后滞留宫腔 胎盘滞留是指胎儿娩出后 30 分钟，胎盘尚未娩出者。因整个胎盘仍滞留于宫腔内而子宫有效收缩受障碍，使已剥离的创面血窦不能完全关闭而出血。

2. 胎盘嵌顿 可发生于使用宫缩剂后或粗暴按摩子宫下段使子宫内口附近痉挛性收缩，以致完全剥离了的胎盘被阻挡于收缩环上，因嵌顿不能排出，影响子宫收缩而出血。

3. 膀胱充盈过度 过度充盈的膀胱有时亦可阻挡胎盘排出。

4. 胎盘粘连或植入 多次刮宫或其他原因的宫腔感染，使局部子宫内膜生长不良，以致发生胎盘粘连，甚至胎盘植入。根据粘连和植入的面积及深度又可分为部分粘连或部分植入及完全粘连或完全植入甚至穿透子宫壁，前者可因部分胎盘剥离而部分未剥离，剥离的部分因子宫收缩不良而发生出血，后者因无剥离而无出血。

5. 部分胎盘残留 这是比较常见的因胎盘导致的出血。可能因接生者过早地牵拉脐带、压迫子宫排出胎盘，以致尚未完全剥离的小部分胎盘及胎膜残留于子宫壁上，妨碍子宫收缩出血；副胎盘残留于宫腔内亦可导致出血。

【临床表现及诊断】胎盘因素的阴道出血仅凭出血症状是难以确定或分辨的，仍需做阴道检查。

阴道检查时如发现宫颈口关闭较紧而开启的部分已完全为胎盘所堵塞则可能是胎盘嵌顿；如宫颈未完全关闭而仅部分胎盘位于宫颈口，可轻易地将胎盘牵引出则为胎盘剥离不全；当手探入宫腔后进行徒手剥离时，如觉胎盘紧密粘连于宫壁上，但尚有间隙可以逐步加以剥离而取出者则为胎盘粘连；如胎盘极为紧密地附于宫壁上，剥离时其间隙不清而且出血甚多者，则有植入的可能；极少见的情况下，胎盘完全贴于宫壁上，虽经努力仍难觅得间隙进入，则有可能为完全植入性胎盘。对于产后常规做胎盘母体面检查时，如发现有部分缺损，则有部分胎盘残留的可能；如发现胎膜缺损，边缘

部有断裂的血管，同时又伴有阴道出血，则提示有副胎盘残留，亦需做阴道检查或诊断性钳刮以证实之。如当时无出血，则应在 2~3 天内做 B 超检查。

【胎盘因素出血的处理】胎盘剥离不全、胎盘嵌顿而导致的胎盘滞留和胎盘粘连，一般经阴道检查或宫腔探查明确后即取出胎盘或进行徒手剥离处理，对可疑胎盘部分残留者则可做钳刮术处理。发现胎盘植入时，可采取保守性治疗，也可采取子宫切除术。保守治疗指征包括：①超声检查及查体证实为植入性胎盘，且非穿透性植入性胎盘；②经处理出血得到控制；③生命体征平稳；④肝、肾功能及血、尿常规正常；⑤产妇拒绝切除子宫或产妇及家属同意保守治疗；⑥无应用氨甲蝶呤和米非司酮禁忌证；⑦需在医院的严格监测下施行保守治疗。保守治疗的药物主要采用氨甲蝶呤与米非司酮，其他有 5- 氟尿嘧啶和天花粉结晶蛋白及中药生化汤等。保守治疗过程中需密切监护生命体征、阴道流血情况，并定期复查超声及测定血 β-hCG，以判断治疗效果。对胎盘植入的药物保守治疗结局有以下 4 种：①残留组织吸收或自行排出；②清宫术；③钳夹术；④保守治疗失败，改为手术治疗，如子宫切除术。清宫时机：待血 β-hCG 下降达到或接近正常水平，超声显示胎盘内及周边血流消失时可行清宫术，清宫时应备好血源，在超声监测下由经验丰富的医师操作，避免子宫穿孔。保守性治疗过程中出现严重出血或感染需切除子宫。凶险性前置胎盘的处理详见第九章第三节。

产后出血的处理可分为预警期、处理期和危重期，分别启动一、二和三级急救方案，产后 2 小时出血量 >400ml 为预警线，应迅速启动一级急救方案，包括迅速建立 2 条畅通的静脉通道、吸氧、监测生命体征和尿量、向上级医护人员求助、交叉配血，同时积极寻找出血原因并进行处理。

如果继续出血，应启动相应的二级与三级急救方案。病因治疗是对产后出血最重要的治疗措施，应同时抗休克治疗，并可求助麻醉科、重症监护室及血液科医师等协助抢救。

在抢救产后大出血时，团体协作十分重要。在英国皇家妇产科医师学会（Royal College of Obstetricians and Gynecologists, RCOG）发布的最新产后出血诊治指南中，对产后出血的处理流程将沟通列为第 1 位，包括沟通、复苏、监测和检查及止血 4 步，此处的沟通包括抢救团队的沟通、协作和及时与家属沟通。

第三节　产科休克

休克(shock)是由于急性循环功能障碍,全身组织和脏器的血流灌注不足,引起组织缺血、缺氧、代谢紊乱及各种重要脏器功能发生严重障碍的综合征。休克一般分为五类:低血容量休克(包括失血性休克和创伤性休克)、心源性休克、神经源性休克、感染性休克和过敏性休克。产科休克是指发生于孕产妇特有的休克,与妊娠、分娩有直接关系。产科休克是产科临床中一项最突出的紧急情况,是威胁孕产妇和围产儿生命的重要原因之一。产科中最常见休克为失血引起的低血容量性休克(hypovolemic shock)和感染引起的分布性休克(distributive shock),近年肺栓塞引起的梗阻性休克与心源性休克有增加趋势,需要引起产科医生重视。

一、产科出血性休克

妇女妊娠后,胎儿的生长依赖于胎盘,其供氧和营养的转送任务均由胎盘完成,其转运的工具就是血液,孕妇为适应胎儿生长及足月分娩的需要,子宫、宫颈、阴道及外阴部都发生一系列的生理变化,产道软化、充血,有充足的血液供应。因此,孕妇的血容量也有明显的增长,每次分娩,从胎儿娩出后至产后 24 小时,即使孕妇的凝血机制没有缺陷,其平均出血量亦达 400~500ml。为了对抗分娩过程中可能发生出血的变化,凝血功能也有一定的改变,即血液呈高凝状态,这说明产科本身与出血是有深刻联系的。

【原因】导致产科出血性休克的原因很多,下列为主要的出血原因:

1. **妊娠期失血性休克**　异位妊娠流产或破裂,宫内妊娠不全流产、稽留流产、前置胎盘、胎盘早剥、宫颈妊娠、凝血机制障碍等均可导致大出血而发生休克。

2. **分娩期失血性休克**　阴道、宫颈、子宫损伤或破裂,宫颈旁静脉丛破裂,阔韧带血肿,前置胎盘出血导致休克。

3. **产后失血性休克**　胎儿娩出后由于子宫收缩不良或胎盘滞留、残留、植入等造成的产后出血,凝血功能异常,剖宫产术后伤口裂开等也可造成出血从而导致休克。试管婴儿妊娠也是失血性休克发生的高危因素之一,引起出血常见的原因有胎盘因素,如胎盘息肉、孕期大量激素的使用。

【病理生理变化】产科出血是经常发生的,尽管产科的血容量较大,但如出血多而迅速,患者可因血容量的急剧减少而发生低血容量性休克,其严重程度与出血量、出血速度和机体本身耐受能力有关。在晚期妊娠,特别是产后,其出血常常迅猛而量大,以致发生严重的出血性休克。

当出血量超过全身血容量的 25% 时,虽然经过代偿,其血容量仍不足以维持正常心排出量和血压的稳定,此时若仍出血不止,孕产妇情况迅速恶化,由于血容量的骤减,回心血量少,心脏每分输出量明显降低,中心静脉压、肺毛细血管楔压、平均动脉压亦下降;由于组织缺氧,动静脉氧含量差别相对增加,虽然此时全身氧储备已下降,为保证对心、脑、肾上腺等重要器官的血供,通过中央媒介的选择性血管收缩,使肾、脾、皮肤的血供减少。组织的灌注量进一步下降,供氧少,无氧代谢强而使乳酸积聚,发生代谢性酸中毒,造成器官缺血、细胞内代谢进一步恶化而趋向死亡的恶性循环。出血还激活了淋巴细胞和单核细胞对淋巴细胞上皮细胞相互间起媒介作用的 CD18 位点,该过程使毛细血管膜的完整性丧失,液体外渗,使血管内容量进一步减少。

组织灌注量的不足使白细胞、吞噬细胞作用减弱,血小板快速凝聚导致某些血管活性物质的释放和某些凝血因子减少。另外,低血容量性休克还使细胞内多种离子分布异常,如钠离子和水进入骨骼肌而细胞内钾则进入细胞外液。如果出血继续,失血不能纠正,进一步发展成继发性 DIC,同时,心、脑受到损伤,发生心肌损害、昏迷、呼吸障碍,肾功能必然受损而少尿、无尿,以致死亡。

【临床表现】

1. 面色苍白,疲惫,反应迟钝,皮肤干皱、弹性差,四肢厥冷。

2. 意识　出血早期其意识尚清楚，但恐惧不安，进一步发展为呆滞、模糊、昏迷。

3. 尿少或无尿　正常情况每小时尿量不少于17~20ml，如患者尿少或无尿，说明患者血容量低，肾血流量已代偿性锐减。

4. 血压　正常情况下收缩压不应低于90mmHg，若血压低于90mmHg而脉压缩小至20mmHg以内应视为休克。

5. 脉率　脉率从原来的80~90次/min升至110次/min或以上，脉率越快，说明出血的严重及血容量未纠正；一般脉率增加20次/min提示血容量丢失20%或更多。

6. 中心静脉压（central venous pressure, CVP）　正常为8~12cmH$_2$O，出血性休克时<5cmH$_2$O。

7. 局部出血部位的症状及体征。

【处理】

1. 产科出血量的估计　往往带有较大的主观性，不利于休克的早期诊断和及时处理，在抢救失血性休克患者过程中准确地估计失血量在临床上显得尤为重要。目前常用的方法：

（1）称重法：失血量（ml）=［胎儿娩出后接血敷料湿重（g）－接血前敷料干重（g）］/1.05（血液比重 g/ml）。

（2）容积法：可用一扁平容器置于产妇臀部下收集出血量，倒入量杯中测量。

（3）面积法：可按照血纱布以及敷料计算失血量。

（4）休克指数（shock index, SI）：利用休克指数估计出血量简单易行，可以常规使用。休克指数=常用脉率/收缩压（mmHg），帮助判定休克的有无及轻重。SI=0.5为正常；SI=1则为轻度休克；1.0~1.5时失血量约为全身血容量的20%~30%；

1.5~2.0时，为30%~50%；若2.0以上，为50%以上，为重度休克。特别是大量失血患者，可使用"产科休克指数"来估计产后出血量。

对产科出血的及时处理十分重要，子宫收缩乏力则立即按摩子宫，注射子宫收缩剂，对产道裂伤在良好照明及充分暴露下迅速缝合。

2. 对休克的治疗

（1）补充血容量：对低血容量性休克，补充血容量为首要任务，使其达到近乎正常或正常水平以维持重要器官的灌注量。

1）迅速建立有效的静脉通道：快速输入血液及液体，若有条件可做颈静脉穿刺，同时插入中心静脉压测试导管，以备之后输液参考。紧急时应同时开放数条通道，可以做颈内、颈外静脉穿刺以供输液输血，同时插入中心静脉压测试管，以备之后评价液体输入量是否合适的参考。

2）输入液体的类型及输入量：视病情而定。如系迅猛大量失血而发生的休克应快速输入血液使血压上升到90~100mmHg，CVP维持在12cmH$_2$O为宜，但若血细胞比容<25%，血红蛋白浓度<7g/dl，以输全血为佳。因此时输大量晶体溶液在应急时对矫正休克虽暂时有良好效果，但所需输入的量大，几乎3倍于失血量方能纠正休克，而作用仅能维持4~6小时。常用晶体平衡液为Hartmann溶液（即林格液500ml加入11.2%乳酸钠27ml）。单纯应用大量无盐晶体溶液如5%~10%葡萄糖液、右旋糖酐等应警惕水中毒的发生。若输入血浆和血浆制品，如白蛋白及新鲜冷冻血浆，除可有效地扩充血容量外，还可较长时间地维持血浆的胶体渗透压，增加回心血量，纠正低蛋白血症（表15-1）。患者神志，面色，皮肤温度、色泽明显好转，血压正常，脉压增大，尿量每小时≥30ml，可认为血容量已补足。

表 15-1　产科常用的血制品的成分及用途

血制品	用途	成分	用法
全血（450ml）	症状性贫血及大量失血	全成分	每单位增加血细胞比容 3~4 容积
压缩红细胞（250ml）	同上	红细胞	同上
新鲜冷冻血浆 100ml/U	缺乏不稳定和稳定凝血因子	所有凝血因子	每单位补充纤维蛋白原 150mg 及其他因子
冷沉淀物（50ml）	低纤维蛋白	凝血因子Ⅷ、vWF、纤维蛋白原、因子ⅩⅢ等	提供选择性的凝血因子
纤维蛋白原	低纤维蛋白原	补充纤维蛋白原	每 1g 提升 150~250mg 纤维蛋白原
血小板（250ml/U）	因血小板减少出血	增加血小板计数	每 U 增加 2.5 万 ~3 万血小板

(2)给氧：一般可以面罩给氧，若休克严重，昏迷时间已久，可插管给氧，必要时做气管切开。

(3)升压药物的应用：低血压状态时，适量应用血管活性药物有强心、改善冠状血管血供不足及升压作用。应用时注意同时用兴奋 α 和 β 受体的药物，如间羟胺及多巴胺，同时应注意补足血容量。

(4)改善心脏功能：休克时冠状血管血供不足导致心肌损害，特别是原来心功能较差者更应注意，可给以快速起效的药物，如毛花苷丙等。

(5)肾上腺皮质激素：可保护及改善微循环灌注量，促进细胞摄取氧和营养物，稳定细胞的膜系统。用量：地塞米松 10~20mg 静脉推注后，20mg 在静脉中缓缓滴注。

(6)纠正酸中毒：前已述及休克时可以引起代谢性酸中毒，可以碱性溶液纠正之。

1)5%NaHCO$_3$：按 5ml/kg 计算，一次剂量亦可提高 CO$_2$ 结合力 4~5mmol/L。

2)11.2% 乳酸钠：按 3ml/kg 计算，一次剂量亦可提高 CO$_2$ 结合力 4~5mmol/L，纠正后可重测血氧变化以决定是否再给药。

(7)局部病灶的处理：在处理失血性休克的同时，组织力量对失血灶进行紧急处理。如有异位妊娠、子宫破裂或阴道侧壁严重裂伤等出血应立即手术切除患部或缝合患部以止血，若为产后子宫收缩乏力性出血、胎盘滞留或部分残留，亦应迅速采取有效办法，如腹主动脉压迫或双手压迫法压迫子宫以达到立即止血的目的。

(8)其他：近年的文献研究表明，雌激素可以在一定程度上保护失血性休克孕兔的急性肺损伤发生，其保护作用机制可能主要是通过 p38 激酶途径而实现。雌激素能有效降低失血性休克孕兔血清尿素氮、肌酐水平，减轻肾脏病理损害，对失血性休克孕兔的肾功能有一定的保护作用。

二、感染性休克

产科患者发生感染性休克并不罕见，在分娩时若处理不当可导致感染性休克，非法进行人工流产或流产时有感染者均有发生感染性休克的可能。导致感染性休克的细菌有时不仅只有一种，因病原菌可分为两大类，即需氧菌及厌氧菌，在感染部位常可培养出两大类细菌，故常为混合性感染，需氧菌中常见的有 A 组链球菌，其中以 β 溶血性链球菌最为常见，其毒力强，可产生溶血素及多种酶，大肠埃希氏菌亦为常见的病原体，它可产生大量内毒素。厌氧菌中常见的致病菌为脆弱类杆菌、消化球菌、消化链球菌等，但毒力最强的是产气荚膜杆菌（clostridium perfringens），它可分泌多种毒素，特别是 α 毒素，可破坏红细胞膜而造成严重的溶血，此外还可导致气性坏疽等。

【病因】

1. 产褥期感染　不消毒接生或接生者消毒不严格。

2. 感染性流产　非法的人工流产（illegal abortion）的感染率很高，易导致感染性休克。文献报道，在全球范围内，人工流产占妊娠有关死亡的比例约为 14%，而感染性流产是流产死亡的一大原因。

3. 中、晚期妊娠引产感染　极少见的情况下宫颈管及阴道内的致病菌而发生严重的感染。

4. 与分娩有关因素　胎膜早破、胎儿宫内监护、剖宫产术、助产手术与产道损伤、产后出血等。

5. 妊娠期急性化脓性肾盂肾炎。

【病理】内毒素是一种革兰氏阴性细菌壁上释放的脂多糖（lipolysaccharide），它由三部分物质组成，主要是脂质 A（lipid A），是构成内毒素活性的糖脂，以共价键联结到杂多糖链，有两部分，一是核心多糖，在有关的株内是恒定的；另一个是 O 特异性链（O specific chain）是高度可变的。细菌性的外毒素一样能导致休克和死亡，例如铜绿假单胞菌的外毒素 A。而广泛的组织坏死及坏疽，特别是发生在产后的子宫，可以使产妇死亡。内毒素激活补体系统功能，补体的溶菌作用又使更多的内毒素进入血流。血管活性物质的释放可选择性地使血管扩张而使血流分布失常。白细胞及血小板聚积使毛细血管堵塞。内毒素对血管内皮损伤可使血管发生裂隙及间质液体潴留，组织水肿，循环血流减少，其结果发生了休克样综合征。早期时，出现休克样变化，全身血管阻力下降，而心脏排出量虽然增加但仍不能代偿。低灌注导致了乳酸中毒，组织缺氧，器官功能失常，肝、肺均发生水肿，终于发生了多脏器衰竭，如 ARDS 及肾衰竭以致死亡。

根据感染性休克的病理过程，其临床阶段性表现往往为：

1. 温暖期（warm phase）　患者此时心血管和代谢功能增强，心排血量大，外周血管扩张，全身血管阻力低，同时，肺动脉压增高，皮肤温暖，呈红色，体温升高，尿量增加，此为休克早期。

2. 冷性期（cold phase）　如在温暖期未及时处理，其心血管功能衰竭，心排血量逐步降低以致明显减少,组织灌注量减少,微循环衰竭,细胞缺氧,其四肢皮肤厥冷,色苍白,体温不升,尿量减少至无,亦即所谓的"冷休克",其预后极差,Lee 等(1988)观察了 8 名温暖期感染性休克在适当处理后均存活,但 2 名冷性期者心排血量极低而死亡。

【临床表现】

1. 突然寒战、高热,早期皮肤温暖、色红,皮肤黏膜可见出血点、瘀斑,角膜可见黄疸。

2. 高热后体温虽高,但肤色自红转变苍白,四肢厥冷。有时有神经系统障碍,如应答不清、昏迷。

3. 有些患者一开始表现为寒战后体温不升、苍白、四肢厥冷而面部及四肢水肿。

4. 低血压、尿少或无尿。

5. 产科有流产、分娩等病史,可出现相应的有关感染病灶的表现。

【实验室检查】

1. **血常规检查** 白细胞增加,细胞中可见中毒性颗粒或幼稚型细胞。

2. **细菌培养** 应在抗生素使用前做血、尿、宫腔、穿刺液、腹水或排出的组织块等培养,包括需氧及厌氧菌培养,若阳性则做药物敏感试验。

【处理】

1. **升压** 由于患者就诊时常处于低血压状态,应予升压。临床宜用兼有兴奋 α 和 β 受体的药物,包括多巴胺、间羟胺及异丙基肾上腺素,以改善心肌应激性、传导和收缩力,增加心排血量和冠状动脉及脑、肺、肾的血流量,并改善周围循环。因此对感染性休克并伴有心功能减退、尿少者,此举十分重要。间羟胺及多巴胺各 20mg 加入5% 葡萄糖液 250ml 中缓慢静脉滴注以维持血压至90~100/70~80mmHg。心率>120 次/min 者不宜用异丙基肾上腺素。

2. **补液** 目前公认维持有效循环血量是感染性休克治疗的基本原则,因感染性休克的发展常进入低血容量休克,对此类患者补液仍很必要,若能辅以中心静脉压的监测则更好。输入液体以乳酸林格溶液为主,若贫血显著,尚可辅以少量新鲜血或血浆,但滴速不宜过快。同时做血氧分析,观察有无酸碱平衡失调并及时纠正。

3. **抗生素的应用** 感染性休克选用恰当的抗生素十分重要。应用抗生素时应注意在致病菌未确定前,必须用广谱抗生素,兼顾到对需氧及厌氧菌的控制。对已明确致病菌且已做药敏者可选用两种较敏感的抗生素,如可静脉给药尽可能静脉给药,所用剂量可偏大,症状控制后适当减量,如用药3~4 天症状、体征无好转则改用其他药物,肾功能不全者应减量。对革兰氏阳性者,常用青霉素类及头孢菌素类药物。对革兰氏阴性者,常用氨基糖苷类或头孢菌素类药物。对厌氧菌常选用甲硝唑、替硝唑、氯林可霉素。

4. **对局部病灶的处理** 感染性流产最关键的治疗仍是坚决而迅速清除感染组织。对局部病灶的处理十分重要,如病灶不去除,感染源依然存在,则患者难以治疗。产科的病灶一般比较明确,应尽量清除。

如为感染性流产,应清除子宫内容物,术前予以足量抗生素,术时及术后出血不多或不出血,可不予子宫收缩剂;若病情重,可做子宫切除。

对产褥期感染用大剂量抗生素仍高热不退或子宫内容物已清除以后仍高热不退者考虑切除子宫,如卵巢亦有可能感染者可于手术中一并切除,并做卵巢动、静脉的高位结扎。凡以上各种手术,操作时应轻柔以免感染扩散。

5. **肾上腺皮质激素的应用** 对于成人感染性休克,在血压对于液体复苏和血管加压治疗不敏时应用,常用药物为地塞米松 20mg,静脉推注后,继以 20mg 稀释后静脉滴注。

【经验分享】

产科失血性休克往往是由子宫收缩乏力、胎盘因素、产道撕裂引起。

准确评估出血量是关键,保证血液及有关血制品的输入是抢救失血性休克的必要条件。围分娩期一旦发生出血,需尽早向上级汇报,组织血源及有效的抢救团队;同时,建立双静脉通道维持血液循环,积极补充血容量;保持气道通畅,有效给氧;监测出血量和生命体征,对出血来源进行阻断是抢救成功的基础,动态观察患者各种实验室指标。

产科感染性休克常来源于生殖道和泌尿道的需氧菌和厌氧菌混合性感染。临床上一旦考虑有围产期感染应在抗生素应用前尽早做血、宫腔、尿液等相关部位的细菌培养;治疗上,在常规抗休克治疗同时,积极应用兼顾抗需氧菌及抗厌氧菌广谱抗生素;坚决而迅速清除感染组织,包括切除子宫。

(周月娣 黄亚绢)

第四节　羊水栓塞

羊水栓塞（amniotic fluid embolism，AFE）于1926年由Meyer首次提出，是极为凶险的产科并发症之一，以起病急骤、病情凶险、难以预料、病死率高为临床特点，多数病例没有先兆症状，诊断或是治疗上的任何延误都会导致严重结果。羊水栓塞是指在分娩过程中羊水进入母体血液循环引起急性肺栓塞、过敏性休克、弥散性血管内凝血（disseminated intravascular coagulation，DIC）、肾衰竭等一系列病理改变的严重产科并发症。典型的AFE多发生于临产和分娩过程或产后48小时内，约70%发生于产时，11%在阴道分娩后，19%在剖宫产术后。2014年最新报道，AFE发病率为2/10万~8/10万，孕产妇死亡率11%~44%，存活的母亲（约85%）和新生儿（约50%）有不同程度的神经系统相关后遗症。羊水栓塞是孕产妇死亡的主要原因之一。

【病因】

1. 病原及致病因素　晚期妊娠时，羊水中水分占98%，其他为无机盐、碳水化合物及蛋白质，如白蛋白、免疫球蛋白A及G、甲胎蛋白、运输铁蛋白、蓝胞浆素，此外还有脂质，如脂肪酸、卵磷脂、鞘磷脂等，还有胆红素、尿素、肌酐、各种激素和酶，特别是在产程中产生的大量的各种前列腺素。但重要的是还有胎脂块，自胎儿皮肤脱落下的鳞形细胞、毳毛及胎粪，在胎粪中含有大量组胺、玻璃质酸酶。这一类有形物质进入血流是在AFE中引起肺血管机械性阻塞的主要原因。而产程中产生的前列腺素类物质进入人体血流，由于其缩血管作用，加强了羊水栓塞病理生理变化的进程；Khong等（1998）提出血管内皮素1（endothelin-1）可能在AFE的发病上起一定作用，血管内皮素-1是一种强而有力的血管及支气管收缩物质，他们用免疫组织化学染色法证实在2例AFE死亡病例的肺小叶上皮、支气管上皮及小叶中巨噬细胞均有表达，其染色较浅，而在羊水中鳞形细胞有广泛表达。因此，血管上皮素可能在AFE的早期引起短暂的肺动脉高压的血流动力学变化。值得注意的是羊水中物质进入母体的致敏问题也成为人们关注的焦点，Clark（1995）在46例材料完整的AFE病例中发

现有40%患者有药物过敏史，这说明过敏可能也是导致发病的原因之一。

2. 羊水进入母体循环的条件　正常情况下，羊水是被封闭在羊膜囊内，由于母体和胎儿之间存在着胎盘屏障，羊水是不能与母体的血液循环系统接触的。在分娩或其他损伤的情况下，母体和胎儿的胎盘屏障可出现缺口，此时，羊水进入母体的循环中也就成为可能：

（1）损伤：产程中，宫颈扩张过程过速或某些手术操作损伤宫颈内静脉或剥离胎膜时蜕膜血窦破裂。

（2）过高的宫内压：不恰当或不正确地使用催产素以致宫缩过强。最近用米索前列醇引产，已有剂量大而宫缩过强以致发生AFE的报告；另外，在第二产程中强力压迫子宫以迫使胎儿娩出，这些都是人为地导致AFE的重要因素；而双胎、巨大儿、羊水过多则系病理性因素的宫腔内压过高而使羊水经破裂的胎膜从开放的血窦进入母体血液循环。

（3）某些病理性妊娠因素：胎盘早剥、前置胎盘、胎盘边缘血窦破裂，羊水可经破裂的羊膜及已开放的血窦进入母体血液循环。

通常情况下认为临床上发生羊水栓塞的一些高危因素有：胎膜早破、人工破膜、宫缩过强、急产、催产素引产、高龄初产、多胎经产、前置胎盘、死胎、巨大儿、子宫破裂、手术产、羊水粪染。存在1个以上的高危因素时，发生羊水栓塞的概率更大，但少数发生羊水栓塞的患者并无以上高危因素，所以对妊娠患者都应注意羊水栓塞的发生。

【病理生理机制】

1. 血流动力学改变　当羊水进入母体循环后流经肺动脉，其有形成分：胎脂、鳞形细胞、毳毛等物质栓塞肺的小血管，同时又以其强促凝的特性而使局部血液凝固成纤维蛋白血栓，以致局部的肺血管阻塞。另一方面，因迷走神经兴奋性反射以及羊水中的前列腺素及血管内皮素-1等物质引起肺血管痉挛，使肺血管发生普遍性狭窄，甚至阻塞，而引起肺动脉高压。Hankins等（1993）以孕羊为实验动物分为五组，分别将胎羊的尿囊液、粗制的羊水、过滤后又煮沸的羊水以及含有定量胎粪的羊水注入孕羊血液循环，含胎粪的羊水组肺动脉压上升竟达原来的4~5倍，肺动脉阻力上升2~8倍，肺毛细血管楔压亦明显增加，同时心排出量明显减少，血氧饱和度明显下降。以上的变化，过去也部分地被不少研究者证实；另外，Richards（1988）曾在小鼠实验中证实以含1%~10%羊水的血流灌注鼠心，

其冠状动脉的血流量降低,明显地影响了左心收缩压。以上变化与14例AFE存活时间稍长的患者还来得及做各种血流动力学,如肺动脉压、肺血管阻力、肺毛细血管楔压、左心排出量检查的结果是一致的。

总之,肺小动脉及毛细血管痉挛、栓塞,发生肺动脉高压、肺泡换气功能降低、肺毛细血管液体外渗,外水压增加,发生急性肺水肿,氧交换更为困难,因冠状血管痉挛,血流锐减,左心排出量明显减少,造成明显的低血氧,血压下降,休克相继发生,严重影响各重要的生命脏器功能,以上过程虽然复杂,但进程十分迅速,往往在数分钟内出现明显的症状,如不立即采取十分有力的措施,死亡将接踵而至。

2. 凝血功能障碍 羊水栓塞导致的凝血功能障碍主要是弥散性血管内凝血(disseminated intervascular coagulation,DIC)。孕妇的血液凝血功能在妊娠中、晚期有明显的变化,主要表现在多种凝血因子的增加,如纤维蛋白原增加一倍,Ⅱ、Ⅴ、Ⅶ、Ⅷ、Ⅸ、Ⅹ凝血因子均增加,以Ⅷ因子增加较多;同时纤溶抑制物质增加,优球蛋白溶解时间延长,使纤溶作用低下,总之,晚期妊娠的血液处于高凝状态,使分娩后容易止血。但是羊水中的有形物质,如胎粪、胎脂均含有组织凝血活酶或表面激活活性物质,当进入血流后,凝血系统被激活,在微血管内广泛形成微血栓,使纤维蛋白原、血小板及各种凝血因子大量消耗而剧减;另一方面,纤溶系统被激活,纤溶酶作用于纤维蛋白及纤维蛋白原而产生纤维降解产物(fibrin degradation products,FDP)有更大的抗凝作用。结果使血液从原来的高凝低溶状态转变成低凝高溶状态。在产后出血不止且迅速发展为全身性DIC,使循环衰竭,休克进一步加重。

3. 急性肾衰竭 由于心、肺功能衰竭而导致的全身缺氧、休克以及严重的出血,全身脏器不可避免地受到损害。较长时间的低血压,可使肾灌注不足、肾小动脉及微血管内血栓形成、肾皮质受到严重损害,若患者经抢救有幸血压上升,出血停止则常进入肾衰竭阶段。

【临床表现】 羊水栓塞的临床表现发生概率从高到低依次为:低血压,呼吸抑制,发绀(100%),急性胎儿窘迫(50%~100%),心搏骤停和呼吸困难分别在30%~87%与48%~72%,约50%发生DIC(22%~83%),约20%抽搐表现(10%~48%)。前驱症状主要表现呼吸急促、憋气、胸痛、发冷、头晕、心慌、指端针刺感、恶心和呕吐,从发病到衰竭进展迅猛(大多在4小时内)。故临床工作中对既往无心脏病史,突发上诉临床症状的孕产妇均应警惕AFE的可能。特别注意的是,有文献报道以严重的胎儿心动过缓或凝血障碍为首发甚至唯一症状的非典型AFE,此类患者因更易忽视或误诊因此围产期死亡率更高。

典型的羊水栓塞临床表现是不难辨认的,但需注意,由于其病情发展迅速,故需做全面而仔细的观察。

1. 典型的羊水栓塞症状

(1)前驱症状:部分病员可有前驱症状,患者突然有烦躁不安、寒战、气急、发绀甚至呕吐等症状,因以上症状在较强的宫缩时可被误认为宫缩时心情紧张、疼痛发作所致,但羊水继续进入产妇血流时,将迅速出现其他症状。

(2)心、肺功能衰竭:患者突然呼吸困难,心跳加快,发生发绀并进行性加重,继而血压下降,亦可出现昏迷和抽搐。少数表现为突然尖叫一声,然后呼吸、心搏骤停,迅速死亡。在产程中出现的羊水栓塞,多数发生于第一产程末,亦可发生于第二或第三产程中。

(3)凝血功能障碍:若经抢救已度过心、肺功能衰竭阶段,可出现凝血障碍,初期为抽血时血液迅速凝固,此为高凝期,但此期瞬间即消逝,继而发生子宫出血,虽然子宫收缩,但出血依旧,继之会阴切口、腹壁切口、注射孔均可发生渗血,并可伴有鼻出血、皮肤及黏膜出血。少数无心、肺功能衰竭症状,在产后或剖宫产后1小时内发生产后出血并有血不凝的表现,亦应警惕羊水栓塞的可能。

(4)急性肾衰竭:在患者出现心、肺功能衰竭时即出现少尿、无尿,若度过心、肺功能衰竭及DIC阶段后,少尿、无尿仍然继续,提示已进入急性肾衰竭期;在此时间内,尚可发生脑、肝等其他脏器的衰竭。

2. 妊娠中期人工引产的羊水栓塞临床表现 妊娠达4~6个月时,羊水已有一定数量,在引产过程中,胎膜早破,偶亦可能发生羊水栓塞,但因羊水成分比较简单,故羊水栓塞发生后,虽可出现烦躁、发绀、低血压、心率加速等症状,经积极处理后,一般恢复迅速,很少发生心、肺功能衰竭及DIC。

【诊断】

1. 临床诊断 2016年3月,美国母胎医学会

（Society for Maternal-Fetal Medicine，SMFM）发布了新的羊水栓塞诊断和处理的临床指南。新的指南指出羊水栓塞是一个临床诊断，不建议根据实验室检查就肯定或否定羊水栓塞的诊断。

目前尚无统一的诊断标准，主要是基于临床表现的排除法诊断。即分娩过程中和胎儿娩出后短时间内出现的喘憋、血压下降、发绀、心肺功能衰竭、心搏骤停、产后大出血、DIC 且无其他原因可以解释者即可临床诊断为羊水栓塞。英国产科监视系统（UK Obstetric Surveillance System，UKOSS）具体规范了其诊断标准，该诊断标准中不包括首发表现为产后出血但没有早期凝血功能障碍证据者和 / 或心肺功能衰竭者。

（1）临床诊断标准：没有明确的原因可以解释急性心功能衰竭伴有下列 1 个及以上的特征即可诊断：①心搏骤停；②急性低血压；③急性缺氧、呼吸急促；④心律失常；⑤昏迷或抽搐发作；⑥产妇出血、凝血障碍；⑦前驱症状，如烦躁不安、麻木、刺痛；⑧急性胎儿窘迫。

（2）病理诊断标准：产妇的肺组织中或肺动脉中找到胎儿细胞碎片或羊水细胞。但要排除其他原因。

美国羊水栓塞标准指出在扩张宫颈或清宫术、分娩过程中、剖宫产或产后 30 分钟内出现：①突发低血压或心搏骤停；②急性缺氧：呼吸困难、发绀、呼吸抑制；③凝血障碍：实验室证据有血管内凝血因子消耗或纤溶或严重的出血，且无法找到其他可能的原因来解释。该标准特别提到需与 AFE 鉴别的疾病：肺血栓、空气栓塞、药物引发的过敏性反应、麻醉并发症（全身麻醉或高位硬膜外阻滞）、心肌梗死、心律失常、围产期心肌病、主动脉夹层、胃内容物误吸、局部麻醉药物反应、输血反应、败血症、产科并发症（产后出血、子宫破裂、胎盘早剥、子痫）。目前，我国通常采用美国的羊水栓塞诊断标准。

2. 实验室检查及病理诊断　目前没有特定的实验室检查方法可明确、快速诊断羊水栓塞。如果出现上述典型的临床表现，应立即进行下述实验室指标的检测以帮助诊断羊水栓塞，并了解病情的严重程度，如血常规、凝血功能、动脉血气分析、血压和心率的监测等，其中最有效的指标是孕妇血液中的纤维蛋白原，如在产后 2 小时内纤维蛋白原降至 1g/L 以下则可诊断 DIC。一旦发生产后不凝血或大量阴道流血，应尽早行凝血功能的检测；血压、血

氧饱和度下降则提示肺动脉高压、心肺循环障碍；胸部 X 线检查可以帮助诊断肺水肿；经食管超声心动图（transesophageal echocardiography，TEE）检查可以显示重度肺动脉高压和心功能衰竭等。

对于尸解时在母体肺循环中或子宫血管中找到羊水成分，如胎儿细胞的碎片、胎儿鳞状上皮细胞、毳毛、脂肪颗粒等，则可病理诊断为羊水栓塞。如果未找到胎儿细胞成分，但有典型的临床表现的同时排除其他原因则可临床诊断为羊水栓塞。如果无典型的羊水栓塞临床表现，仅母体循环中发现胎儿细胞成分则无诊断意义。

【治疗】快速诊断基础上的多学科团队的及时救治是改善羊水栓塞母儿预后的关键。多学科团队流程化抢救包括：初级和高级生命支持、心肺复苏、针对凝血功能障碍的及早处理、液体管理、胎儿的快速娩出、抗过敏和后续的 ICU 及相关内科的处理。

1. 生命支持　2016 年美国母胎医学会（SMFM）针对羊水栓塞的处理制定了最新指南并提供了循证医学的证据。新的指南指出：推荐对发展到心搏骤停的羊水栓塞患者立即提供高质量的带有基础生命支持和高级生命支持流程的心肺复苏。推荐包括麻醉、呼吸治疗、重症治疗和母胎医学专家组成的多学科团队参与救治并应当持续治疗这名患者。最关键的是在呼吸恢复之前立即行胸外按压。

一旦出现羊水栓塞的临床表现，立即进行生命支持。在采取基本措施的同时立即呼叫有经验的麻醉科医师到场进行有效的生命支持，如果有机会则立即转入手术室。立即采取的措施包括：建立通畅的气道，正压面罩给氧，氧流量为 5~10L/min，维持血氧饱和度和血压的稳定，血氧饱和度应 ≥90%，动脉血氧分压 ≥65mmHg（1mmHg=0.133kPa），以保证母儿重要器官的氧供给；尽早气管插管，这是抢救成功的关键之一；开放 2 个以上的静脉通路，液体复苏首选乳酸林格液，保持收缩压 ≥90mmHg；对于顽固性低血压，尽快使用升压药物，如多巴胺或去甲肾上腺素，去甲肾上腺素 0.5~1.0mg 静脉注射，可重复，多巴胺 180mg+ 生理盐水至 50ml，4ml/h 起静脉泵注，根据血压调整，酌情使用苯肾上腺素或去甲肾上腺素，配合升压并减慢心率。中心静脉置管：对维持液体平衡和保证液体的输入有重要作用。当发生心搏骤停或危及生命的心律失常时，心肺复苏立即开始，必要时请有经验的急诊科医师协助。羊水栓塞

孕妇若在出现症状后4分钟内开始复苏，其存活率约50%，10分钟以上开始复苏，其存活希望极低。

胸外按压的操作与非孕期相似。按压者的手应放在胸骨下半部分。胸外按压操作应当"硬和快"，达到至少2英寸（1英寸=0.025m）的深度和反弹。未分娩的孕妇应当左侧卧位，最好子宫向旁边移动来帮助预防妊娠子宫对主动脉和下腔静脉的压迫。升压药、抗心律失常药物和除颤药物的使用剂量与非孕期没有不同。如果在复律或除颤的同时行胎心监护，在理论上可能担心电弧光的发生，心肺复苏时移除这些监护最合理。然而，当有指征时，即使监护存在也要立即除颤。高质量的心肺复苏要求总结见表15-2。

表 15-2　妊娠期高质量心肺复苏标准

快速胸外按压（100次/min）
按压深度至少2英寸
胸外按压间保证足够的胸骨回弹
胸外按压尽量不中断
避免检查脉搏时间过长（不超过5~10秒）
除颤后立即恢复胸外按压
按压者每2分钟轮换避免疲劳
复苏时子宫偏向一侧

2. **抗过敏**　近年来研究认为，羊水栓塞主要是过敏反应，因此在改善缺氧的同时应立即给予大剂量的肾上腺糖皮质激素抗过敏、解痉，稳定溶酶体，保护细胞。氢化可的松100~200mg加入5%~10%葡萄糖液50~100ml快速静脉滴注，再用300~800mg加入5%葡萄糖液250~500ml静脉滴注，日量可达500~1 000mg；或者地塞米松20mg加入25%葡萄糖液静脉推注后，再加20mg于5%~10%葡萄糖液中静脉滴注。

3. **解除肺动脉高压**　此为改善缺氧，防止心脏、呼吸及全身周围循环衰竭的重要步骤。

（1）罂粟碱：它有解除平滑肌张力的作用，故其对冠状动脉及脑血管均有扩张作用，为首选药物，剂量为30~90mg加入10%~25%葡萄糖液20ml静脉缓注，日量不超过300mg。也可与阿托品同用，以阻断迷走神经反射，效果更佳。

（2）阿托品：它可抑制平滑肌痉挛，解除肺血管痉挛，剂量为1~2mg，静脉缓注或肌内注射。每15~30分钟推注1次，直至面色潮红、症状缓解为止。心率>120次/min时慎用。

（3）氨茶碱：它可解除肺血管及支气管平滑肌痉挛，并有利于冠状动脉扩张，剂量为250mg，加于5%葡萄糖溶液中缓缓静脉推注。

（4）酚妥拉明（phentolamine）：这是一种α肾上腺能抑制剂，可解除肺血管痉挛，降低肺动脉阻力并加强心肌收缩能力，可以0.15~0.3mg/min的静脉滴速注入，用5~10mg观察其作用而决定是否再用。

4. **抗休克**　羊水栓塞引起的休克比较复杂，与过敏性、肺源性、心源性及DIC等多种因素有关，应综合考虑。

（1）扩充血容量：新的指南同样推荐尽早评价凝血功能状态，尽早积极处理临床出血。患者此时一般均处于有效血容量不足的状态，故应及时补充血容量，可先用低分子右旋糖酐，对失血者最好补充新鲜血和血浆。抢救过程中应测定中心静脉压（central venous pressure，CVP），了解心脏负荷，指导输液及速度，并抽取血液检查羊水有形成分。

（2）升压药物：补充血容量的同时给以血管活性物质而升高血压，常用者为多巴胺，以20~40mg置于5%葡萄糖液500ml中，静滴，如血压的维持仍不够满意，可适当加间羟胺静脉滴注。

5. **纠正酸中毒**　在心、肺功能衰竭时，物质代谢及气体交换障碍必然会发生酸中毒，及早纠正酸中毒将有利于纠正休克和代谢紊乱。常用为5%碳酸氢钠100~200ml静脉滴注，2~4小时后根据动脉血气分析及酸碱测定以决定是否再用。

6. **抗心力衰竭**　除前已述的冠状动脉扩张剂外，可及时用毛花苷丙0.2~0.4mg溶于10%葡萄糖溶液20ml内缓慢静脉注入，必要时4~6小时内可重复静脉注射0.2mg。另外，尚可辅之以辅酶A、三磷酸腺苷和细胞色素C以保护心肌。

7. **防治DIC**　防治DIC的问题比较复杂，至今对是否使用肝素及如何使用肝素仍有争议。一般主张在高凝期使用，但该时期往往被忽略，在发现时已为消耗性低凝血期或更晚，且羊水栓塞常发生在第一产程及第二产程中，或恰在产后，此时一般都不主张用肝素而用新鲜血、补充纤维蛋白原、血小板悬液及新鲜冻干血浆以补充凝血因子。如为纤溶亢进期的出血，可用6-氨基己酸5g于5%葡萄糖溶液静脉滴注，或给以止血芳酸200~300mg，每天分2~3次静脉推注。

8. **预防肾衰竭**　羊水栓塞过程中应注意尿量。当血容量补足后，若仍少尿应选用呋塞米

20~40mg 静脉注射，或 20% 甘露醇 250ml 快速滴注（10ml/min），扩张肾小球动脉（心力衰竭时慎用）预防肾衰竭，无效者提示急性肾衰竭，应尽早采取血液透析等急救处理。

9. 产科处理

（1）在分娩前出现羊水栓塞：原则上应先处理急性心、肺功能衰竭，待病情好转后再处理分娩问题。

（2）在第一产程发生羊水栓塞者：以剖宫产终止妊娠。

（3）在第二产程发生羊水栓塞者：其分娩方式可根据具体情况而定，一般可考虑经阴道分娩。

（4）对子宫的处理：从理论上说，子宫的血窦及静脉内仍可能有大量羊水及其他有形成分，事实上尸检亦证实 50% 的子宫标本内仍有羊水的有形成分，因此，子宫强烈的收缩就可能使羊水及有形成分继续进入血液循环，所以不少学者认为切除子宫是必要的，羊水及其有形成分不再进入血液循环，并减少了一个产后可以发生出血的主要器官。

在具体处理上，产前或第一产程发生羊水栓塞，急性心力衰竭、肺衰竭处理初步缓解后，考虑以剖宫产终止妊娠。若患者系初产，新生儿为活产，术时出血不多，则可暂时保留子宫，宫腔内填塞纱条，同时积极防止或改善 DIC，但需向家属言明必要时仍需切除子宫，若患者系经产妇，新生儿为死产，同时有出血倾向，病情较严重，则以切除子宫为宜。

凡经阴道分娩而有出血疑为延迟性羊水栓塞者，虽经积极处理而子宫出血仍多而其一般情况尚能承受手术者，仍以切除子宫为妥。对于子宫切除的决定，宜早不宜晚，否则，情况极差，出血不止，则切除子宫将取得相反效果。

【预防】

1. 正确掌握催产素的使用　催产素是促进子宫收缩的重要手段，但是错误地使用催产素可造成恶劣后果，如胎儿窘迫以致死亡、子宫破裂或羊水栓塞。首先是严格掌握指征，无指征者不用，使用时，其剂量如经静脉滴注从 2~10mU/min 开始，观察 10~15 分钟逐步增加剂量，一般在 2~10mU/min，最大剂量不超过 20mU/min，使用时有专人观察守候，宫缩转入正常后及时停用。

2. 对孕产妇做阴道及宫颈检查或操作，动作轻柔、准确，避免产道损伤；不宜行扩张宫颈及人工剥膜，人工破膜在宫缩间歇期进行。

3. 在第二产程中严禁强力按压产妇腹部以使胎儿娩出。

4. 严格掌握剖宫产指征，切开子宫下段时切口宜先小，尽量吸出羊水以防止其进入子宫血窦，然后扩大切口，协助胎儿娩出。

5. 胎儿娩出后如需使用强效缩宫素，尽量小剂量逐步使用，避免宫缩过强。

（周月娣　黄亚绢）

第五节　子宫内翻

子宫内翻是分娩时以子宫内面翻出为特征的比较罕见又严重的并发症，发病率从 1/20 000 到 1/2 000 不等。上海市第六人民医院产科 2006 年 1 月—2015 年 12 月 10 年间，分娩总数 28 681 例，急性完全子宫内翻 3 例，发生率为 1/10 000。若不能立即识别子宫内翻，可因剧痛、强烈的迷走神经刺激而心搏骤停；亦可因未及时处理，导致大量失血发生低血容量休克、产妇死亡。

【病因】在新生儿娩出后，接生者在腹部的子宫底猛力加压，同时向下强力牵引脐带，以致附着于子宫底、尚未剥离的胎盘与子宫内面一同向外翻出于宫颈口或宫口外而脱落于阴道中或阴道外，为主要因素。胎盘与其子宫附着部的紧密粘连，甚至胎盘植入；宫缩延迟或宫缩较弱，即子宫松弛，此两者是发生子宫内翻的附加因素。

子宫内翻宫底部呈杯口状，肌肉痉挛限制了翻出肌壁宫底的自然恢复，刺激子宫进一步收缩，产生向下的力量，无法回缩，加重子宫内翻。

【临床表现】第三产程时，产妇出现持续性剧烈下腹痛，部分产妇诉曾有一阵剧痛（即翻出时）。随后出现与显性出血不符的休克，这是由于盆底漏斗韧带、圆韧带、卵巢及相关神经被牵拉到子宫内翻形成的凹陷内，从而兴奋血管 - 迷走神经，表现为面色苍白、大汗、心率减慢、重度低血压，甚至心搏骤停，此为少见情况。临床中多数情况则是在一段时间后，由于大量阴道出血而致低血容量性休克。如就诊过迟，子宫内翻部可因感染而有臭味。

根据子宫内翻程度不同，分为不完全及完全内翻两种（见文末彩图 15-1）。

1. **不完全子宫内翻**　宫底翻入于宫腔内，但未降入宫颈口，如图 15-1 中 1~2 所示；此种情况较少见，易误认为黏膜下子宫肌瘤。可通过 B 超检查做出诊断。

2. 完全子宫内翻 内翻的宫底穿过宫颈，位于阴道中，甚至暴露于阴道口外，如图 15-1 中 3~4 所示。此类多见。可在阴道内或阴道外见到巨大的块状物，伴或不伴有胎盘粘连其上；若就诊过迟，子宫内膜表面可有脓性分泌物等感染表现。

需注意，完全性子宫内翻时，经腹部摸不到子宫，可在阴道口看见内翻的宫底，或是经阴道检查触及宫底。而为不完全性子宫内翻时，宫底可以完全表现正常，仅对于比较瘦的产妇，可以触及因子宫部分内翻所形成的小凹陷。

极少数子宫内翻，胎盘早已剥离，从急性翻出逐渐进入慢性状态，子宫已收缩，似正常大小，像一脱垂于阴道外的黏膜下子宫肌瘤，此时阴道检查时需仔细辨认宫颈与脱出块物的关系，以明确子宫内翻，并可借 B 超协助诊断。

【处理】

1. 治疗原则 及时识别，尽快用手法将子宫复位，必要时应用麻醉及宫缩抑制剂；同时做好抢救休克的准备。预防感染和再次子宫内翻。

2. 处理流程及方法 如在第三产程发现急性子宫内翻时，子宫及宫颈一定处于松弛状态，如果此时及时识别，立即采取手法复位成功率极高（见文末彩图 15-2）。

需要注意的是，一旦内翻的子宫夹在宫颈或子宫下段 1~2 分钟以上，可导致其充血、水肿、肌肉紧张，此时，如果不用麻醉，继续单独手法复位将很难成功。因此，如果即刻手法复位失败，应采取以下紧急处理，前四项可同时进行：

（1）纠正休克及失血：应积极补液 1~2L 晶体液、备血 4U，并建立两条静脉通道，以便及时给药。留置导尿。

（2）请麻醉科医师到场，协助抢救。

（3）镇痛镇静：如果患者有明显腹痛，给予哌替啶或小剂量的吗啡。

（4）麻醉：由麻醉师来评估麻醉的可行性。如产妇病情平稳，生命体征正常，出血较少，也可以应用腰椎麻醉。当患者循环不稳定甚至出现休克，给予全身麻醉。

（5）应用子宫松弛剂：如果全身麻醉亦无法使子宫松弛，或应用的是区域麻醉，此时可加用子宫松弛剂使子宫松弛，以便复位，如特布他林、硫酸镁、β$_2$- 受体激动剂 / 盐酸利托君、羟苄羟麻黄碱

（ritodrine）。如宫颈环收缩，可局部注射阿托品或利多卡因使宫颈环松弛，以利于复位。

（6）阴道手法子宫复位：所有准备工作完成后，再行剥离胎盘，否则将增加出血。如果胎盘仍粘连于宫底，不要分离胎盘，因其可增加出血。而如果仅为部分粘连，可先剥离。无论伴或不伴胎盘附着，均用手掌托住宫底，手指伸到子宫宫颈连接处（见图 15-2）。以手指扩展开宫颈环，手指协调连续地向两侧施加压力，使脱出的子宫壁回到宫颈内，持续施压 3~5 分钟，将宫底逐步推送回原来位置。最后脱出的部位先还纳，即先还纳接近宫颈部位的宫体，最后还纳宫底。当宫体向上推过宫颈时，内诊手指改为握拳式，向上沿骨盆轴方向推顶宫底，使其完全复位。复位后，手继续留在宫腔内抵住宫底，并同时给予缩宫素诱发宫缩，子宫收缩变硬后，将手缓慢退出。为防止再次翻出，在宫体还纳前禁用宫缩剂，还纳后可用，使子宫收缩以减少出血，同时保持其正常轮廓，有一定张力以减少再度翻出的可能，必要时可用纱条填塞宫腔。还纳后仍需做阴道检查，警惕其再度翻出。

（7）一般而言，急性子宫内翻经阴道复位的成功率较高，越早实施手法复位，成功率越高。诊断 2 小时内，及时使用麻醉和宫缩抑制剂，再行手法复位也多可成功。如 Shah Hasseini 等（1989）报告的 11 例中 9 例急性阴道复位成功。上海市第六人民医院产科 10 年间，急性完全子宫内翻 3 例，其中低年资助产士接生 2 例，实习医师接生 1 例。胎盘粘连 2 例，产妇低体重指数 1 例（子宫松弛）。应用镇痛剂及子宫松弛剂、10 分钟内手法子宫复位成功 2 例；另 1 例发生神经性休克，阴道出血多，尽快输血补液纠正休克，入手术室全身麻醉，应用子宫松弛剂，于诊断 2 小时内阴道子宫复位成功。

（8）如果错过了以上时机和 / 或手法阴道复位失败，可考虑经腹手术复位。进腹腔后，在子宫内翻者的盆底往往仅可见两侧尚未完全被牵入的部分输卵管及卵巢。用手指或大钳子扩大宫颈内环，可将产科硅胶杯吸引器置于内翻的子宫底部，抽吸负压，慢慢牵引使子宫复位；亦可用粗丝线逐次缝于翻出的子宫体上向上牵引，另一术者同时将内翻的子宫向上托送，以此合力将子宫复位。若仍难以复位，主要原因是宫颈部已收缩成一较厚的收缩环，此时可以小心地切开后壁正中（宫颈环后侧）以松解此环，并逐步暴露宫底，再以缝线

法或以长鼠齿钳逐次将宫体肌层向上牵引,而另一术者则经阴道用力将子宫向上托送,一般均能成功。

(9)在个别情况下,复位后,若再次发生子宫内翻,可行子宫加压缝合术。术后应用缩宫素,以保证子宫收缩达8~12小时,以免再次翻出。

(10)对以上各种手术,术后24~48小时均需应用广谱抗生素预防感染。若经以上措施皆无效时,子宫切除可挽救生命。若为慢性子宫内翻,有明显感染、发臭、组织腐败者,均可行经阴道或经腹子宫切除术,因为此种情况难以复位,即使子宫复位后,感染亦有难以控制的风险。

【经验分享】

助产前查看B超,了解胎盘附着位置,若附着于子宫底部或子宫角部,助产时应提高警惕。孕妇偏瘦,产前子宫过度膨胀,如双胎、羊水过多、巨大儿,产后尽早使用缩宫素,避免子宫收缩乏力致子宫松弛。正确处理第三产程,胎儿娩出后子宫尚未收缩,切忌一边大力按压宫底,一边在胎盘未完全剥离时强行牵拉脐带,这是造成子宫内翻的危险动作。对怀疑有胎盘粘连或植入者,按常规处理,不要进行粗暴和不恰当的操作。对于产后出血的产妇,及时发现子宫是否有部分内翻,恰当处理,尽快手法复位。

(李华萍　戴钟英)

第六节　弥散性血管内凝血

弥散性血管内凝血(disseminated intervascular coagulation,DIC)是由多种致病因素引起的循环血液在全身微小血管内广泛性凝固,形成以血小板和纤维蛋白为主要成分的微血栓。在此过程中消耗大量的血小板和凝血因子,激活纤维溶解系统。它可以发生在产科,所以也是一种产科的严重并发症,DeLee(1901)曾报告1例死亡已久的浸软胎儿同时并发胎盘早剥,产妇有广泛出血的表现。其后在其他产科严重并发症中亦同样出现广泛出血及低纤维蛋白原血症,学者们对其病因研究过程中又发现在严重休克时亦可发生DIC。

顾名思义,DIC在临床上的表现先是弥散性血管内凝血,继之以广泛的不凝出血。DIC不是一个独立的疾病,而是一种复杂的病理生理过程和获得性血栓出血综合征。在产科,它继发于胎盘早剥、死亡已久的浸软的死胎、羊水栓塞、严重的妊娠期高血压疾病、感染性休克以及严重的产后出血和出血性休克,因此产科DIC并不是一种十分罕见的病症。文献报道孕期DIC发生率从0.03%到0.35%不等。

妊娠后,孕妇的血液系统有很大的改变,血液总量显著增加,血液成分也有一定的改变,其中凝血因子I(纤维蛋白原)增加最明显,可达400~800mg/dl,VII、VIII、IX、X因子均有增加,又以VII及X增加较明显,其增加速度在妊娠32周时渐下降,至35周时又回升,纤维蛋白溶解原(plasminogen)增加明显;与非妊娠期相比,产前纤维蛋白溶酶活性降低。正常情况下,血管内无连续的凝血现象出现,但在妊娠期,体内血小板活性、凝固能力及溶解纤维蛋白机制能力均有增加。Gerbasi等(1990)发现纤维蛋白肽A、β血栓球蛋白,血小板因子4,纤维蛋白原,纤维蛋白降解物均有明显增加,他们认为这是一种加速子宫-胎盘交界面血管内凝血的代偿性变化。

【病因】在下列疾病影响下,可使妊娠期的血凝时平衡状态破坏而发生DIC。一些常见的与妊娠相关可导致DIC的疾病包括:

1. **胎盘早剥**　剥离部的胎盘绒毛及蜕膜释放大量组织凝血活酶进入母体循环,激活凝血系统。

2. **急性围产期出血(宫缩乏力、软产道撕裂和子宫破裂)**　特别是创伤性的出血后的一系列病理变化,启动了DIC,加以继发消耗性的血凝障碍,往往又进一步加重DIC。

3. **子痫前期重度**　重度子痫前期肝脏功能减退,血管内皮受损,血流中凝血因子消耗而使凝血因子减少并促使血小板凝聚。

4. **死胎**　胎儿死亡后变性自溶的胎盘和羊水释放大量组织凝血活酶进入母体循环,激活凝血系统。

5. **产科感染性休克**　在严重产后感染及流产感染后,大量细菌的内毒素使毛细血管壁通透性增加,释放血管活性物质,如组胺、儿茶酚胺、血浆激肽及5-羟色胺,微循环血流淤滞。内毒素还可破坏血小板,激活凝血系统,并抑制巨噬细胞不能清除被激活的各种凝血因子及促凝物质。

6. **羊水栓塞** 羊水中含有丰富的组织凝血活酶、肺表面活性物质及胎粪中的胰蛋白酶样作用的物质,使血小板聚积;还有X因子的激活物质,使凝血酶原转化为凝血酶。

7. **妊娠期急性脂肪肝**(acute fatty liver of pregnancy,AFLP) 肝细胞大量坏死,肝功能减退直至衰竭,凝血因子明显减少。

在一项包括 24 693 例妊娠妇女的队列研究中发生 DIC 的研究发现:49.4% 为胎盘早剥,29.9%为产后出血所致,12.6% 为子痫前期重度,5.7% 为子宫破裂,而另一项包含 151 678 例妊娠女性发生 DIC 的队列研究表明 37% 为胎盘早剥,29% 为产后出血或者低血容量所致,14% 为子痫前期或者 HELLP 综合征、急性脂肪肝(8%)、脓毒血症(6%)、羊水栓塞(6%)。

【**病理生理机制**】DIC 不是原发性疾病,而是一种获得性临床病理综合征。引起 DIC 的原因很多,但是其主要发生机制通常为:组织因子的释放、血管内皮细胞损伤及凝血、抗凝功能失调、血细胞的破坏和血小板激活,以及某些促凝物质入血等。DIC 的发展,一般分为三个时期,即早期为高凝血期,中期为消耗性低凝血期,晚期为继发性纤溶期(图 15-3)。

三个时期中高凝期历时较短,临床上常未被发现,当觉察发生 DIC 时,已进入消耗性低凝血期,甚至为继发性纤溶期。

【**临床表现**】产科并发症所发生的 DIC,因外源性促凝因子进入血液循环的量和凝血因子消耗的快慢不同,临床表现不同,有急性、慢性之分。慢性 DIC 临床症状不明显,凝血障碍很快恢复正常。急性 DIC 多见于羊水栓塞、胎盘早剥和妊娠期急性脂肪肝。虽然导致 DIC 的原因不同,但其临床表现大致相同:

1. **出血** 若为经阴道分娩,产后阴道出血不止,血不凝。若有会阴切开或会阴撕裂伤,已缝合的伤口有渗血,虽然压迫仍出血不止,注射针孔亦有出血。若经剖宫产分娩,则阴道有出血,腹壁切口亦有渗血。严重者可伴有皮肤出血斑、牙龈出血、咯血、呕血、尿血,以及针眼和手术切口出血、广泛渗血。

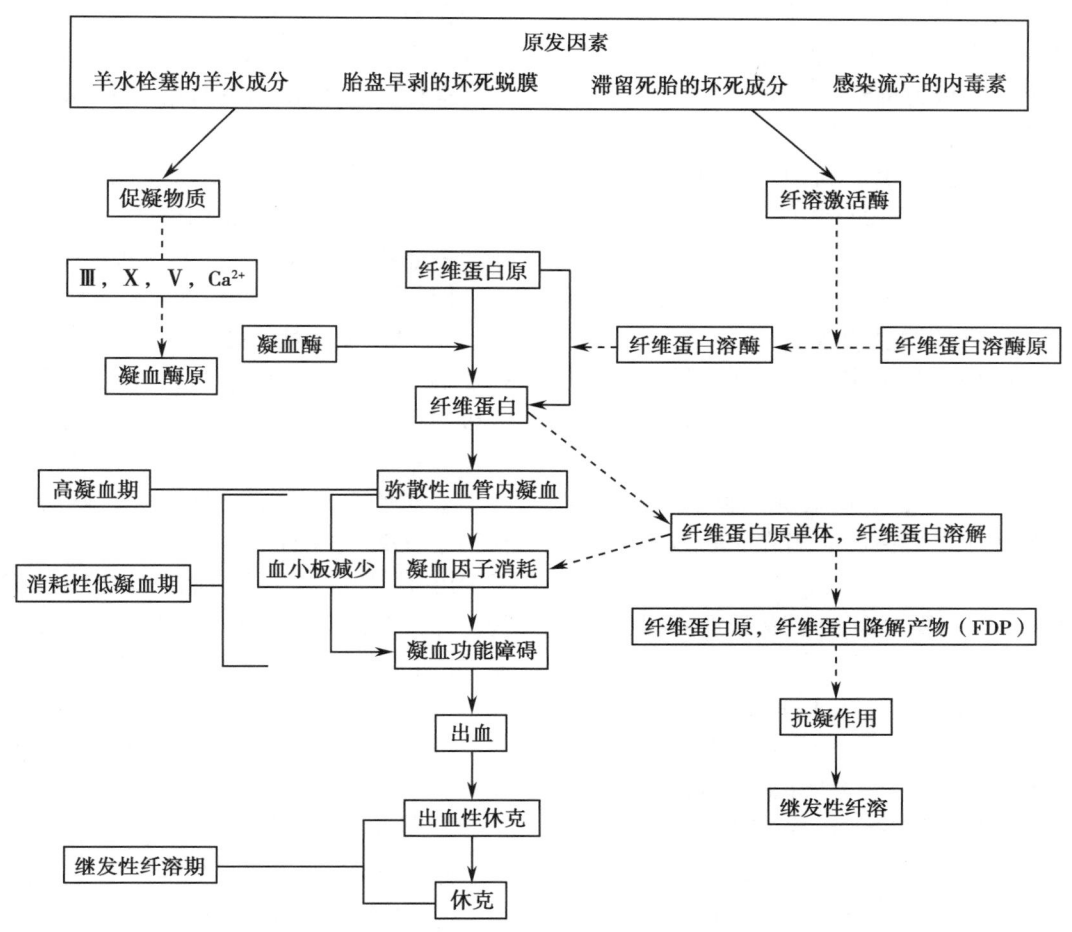

图 15-3　产科疾病导致凝血功能障碍的病理生理过程

2. 休克　急性 DIC 能导致休克，且休克程度与出血量不呈正比。有休克发生早且不易恢复等特点。由于微循环血栓形成，静脉回流量急剧减少，加之失血，使循环发生障碍，血压下降，发生休克。顽固性休克是 DIC 病情严重、预后不良的征兆。

3. 血栓形成　可发生在浅层的皮肤、消化道黏膜的微血管，但临床上较少出现局部坏死和溃疡。微血栓形成可累及一个或者多个脏器，其症状因阻塞的器官的部位范围不同而有别。心脏 DIC 的表现为心肌收缩受抑制，心功能下降；肾因肾皮质血管栓塞、缺血缺氧，可发生坏死而导致急性肾衰竭；肺部则因肺毛细血管广泛栓塞、出血而发生急性呼吸窘迫综合征（acute respiratory distress syndrome，ARDS），因此可出现神志模糊、脉速而无力、呼吸困难、发绀、少尿或无尿等症状。

4. 微血管病性溶血　表现为进行性贫血，贫血程度与出血量不成比例，偶见皮肤、巩膜黄染。

5. 原发病临床表现。

【实验室检查】协助诊断 DIC 的实验室检查方法很多，但是急性 DIC 是一个急性病症，若不及时诊治，病死率极高。因此，实验室 DIC 的检查对 DIC 的诊断、治疗极为重要。

1. 有关凝血因子的检查

（1）血小板计数：DIC 患者的血小板计数 90% 均突然下降，一般低于 $100 \times 10^9/L$，肝病、白血病患者血小板 $<50 \times 10^9/L$。

（2）纤维蛋白原定量试验：低于 200mg/dl 为异常，如低于 100mg/dl 则为重症。

（3）凝血酶原时间测定：此为外源性凝血系统的粗筛试验。正常为 13 秒，延长 3 秒以上有临床意义。

（4）凝血块试验：抽取患者静脉血 5ml，6 分钟内凝固者其纤维蛋白原应当在 200mg/dl 以上，10~15 分钟凝固者约为 150mg/dl，超过 30 分钟不凝者 <100mg/dl，后两者均说明有凝血障碍；此为一简便方法。

（5）血浆鱼精蛋白副凝试验（plasma protamine paracoagulation test，简称 3P 试验）：正常时血浆内可溶性纤维蛋白单体复合物（SFMC）含量少，3P 试验阴性；发生 DIC，SFMC 增多，鱼精蛋白虽可使 SFMC 分离，但 FM 可再聚合成不溶性纤维蛋白而呈胶冻状，3P 试验阳性。本法简单、准确，但纤溶亢进时，本试验可为阴性。故 3P 试验可预测 DIC 不同阶段。

2. 有关纤溶活性增高检查方法

（1）优球蛋白溶解试验：这是一种测量血浆纤维蛋白溶解活性的方法，正常值为 2~4 小时，若 <120 分钟，则为阳性。

（2）凝血酶时间：正常为 16~18 秒，凝血酶时间延长提示纤维蛋白降解产物（fibrin degradation products，FDP）增高。

（3）D- 二聚体（D-D）检测：D-D 是交联纤维蛋白在纤溶酶作用下产生的一种特异性降解产物，D-D 在正常人体血浆中水平很低，其升高表明体内有凝血和纤溶系统的双重激活，可作为体内血栓形成的重要指标之一，是鉴别原发性和继发性纤溶的重要指标。正常妊娠的孕妇处于相对高凝及继发性纤溶亢进状态，这一生理变化为产后快速有效止血提供了物质基础，但容易导致 DIC 的发生。在一些妊娠晚期孕妇血浆 D-D 水平可达到 2.0g/ml，D-D 是继发性纤溶亢进的特异性指标，因此产前检测 D-D 的水平对孕妇的病情监测具有重要意义。在 DIC 形成早期即有 D- 二聚体升高，而且随病程的发展，D- 二聚体可持续升高达 10 倍以上。因此，D- 二聚体可作为 DIC 早期诊断和病程监测的主要指标。另外，D- 二聚体与 FDP 同时测定，可大大提高其诊断效率。

（4）纤维蛋白降解产物：在消耗性低凝期和继发纤溶期，因血小板、凝血因子消耗、纤维蛋白降解产物产生过多，正常 40~80μg/ml，DIC>40~80μg/ml。

【处理】

1. 对原发病灶的处理　DIC 病情是否能有效控制、扭转，很大程度上取决于产科病因的去除。积极治疗原发病，阻断内外源性促凝血物质进入血液循环系统是预防和终止 DIC 的关键。

如对胎盘早剥应及时终止妊娠，迅速补充凝血因子，DIC 才有希望被控制，又如感染性休克并发 DIC 时，如能迅速果断地消除病灶（如切除子宫等），给以大量广谱抗生素，才有可能纠正休克，控制 DIC 的发展；因此，病因的去除对纠正 DIC 有很大的重要性。故产科的 DIC 应以预防为主，提高对高危妊娠、分娩的认识和处理，防止产科 DIC 的发生。

2. 支持疗法

（1）给氧。

（2）升压、补充血容量：对伴有休克者，应给以升压药物，一般以多巴胺、间羟胺为妥。为改善微循环状态,可以补充低或中分子右旋糖酐,它可以降低患者血小板黏附及聚积状态,并有助于损伤上皮的修复,用量500~1 000ml/d。在补充血容量方面,最佳选择为新鲜血,因既补充了血容量,又补充了多种凝血因子,对同时伴有肾衰竭者应注意输液量。

(3)纠正酸中毒:根据患者血氧分析情况,有酸中毒者,可补充碳酸氢钠及所需电解质。

(4)抗凝剂、纤维蛋白原及凝血因子的应用:

1)肝素:肝素可阻止血小板的凝集和破坏,并在抗凝血酶Ⅲ(AT Ⅲ)的协同作用下,抑制凝血活酶及凝血酶的形成,因而也阻止了凝血酶对凝血因子Ⅴ和Ⅷ的作用,它还能对抗凝血酶对纤维蛋白原的作用,使纤维蛋白原的形成延缓或被阻滞。在DIC时,为防止血小板及各种凝血因子的消耗,改善微循环,肝素是常用的抗凝剂。但是,当肝素应用于产科时,应考虑到产科的特殊性,目前,对其在产科的使用尚有较多的争论。

肝素最好用于DIC的早期,即高凝期,若发生羊水栓塞,理论上说可立即用于早期,但这往往尚未被认识即已逝去,若为其他产科原因引起的DIC仅可用于未临产或分娩已超过12~24小时者;对子痫前期重度一般以解痉、降压、改善微循环、及时终止妊娠为主要原则,故仅在未临产而血液处于高凝状态时可用小剂量肝素。至于死胎,主要为去除妊娠物及纠正低蛋白血症,对于感染性休克主要为抗感染,纠正低血压,用肝素反而有碍于治疗;因此其使用范围有限,而且应该十分谨慎。

使用方法:目前一般用小剂量静脉滴注法,首次用量一般为50mg(1mg/kg),置于生理盐水中,1小时滴完,以后按实验室指标调节用量。

2)新鲜血及血浆:输新鲜血和血浆为补充各种凝血因子的最好办法。贮存时间较长的库血,血钾明显升高,红细胞破坏后释放的红细胞素,本身即为促凝物质。由此可见新鲜血和血浆的重要性。若无新鲜血则可用新鲜冷冻血浆;维生素K为肝脏制造第Ⅱ、Ⅻ、Ⅹ、Ⅸ因子所需的催化因子,每天静脉滴注维生素K_1 40mg可促进有关凝血因子的迅速提高。

3)纤维蛋白原:纠正低纤维蛋白原血症主要输纤维蛋白原,当纤维蛋白原降至100~125mg/dl时,一般可输入4g。

4)血小板:当血小板低于5万/mm³(50×10^9/L)时可予以浓缩血小板,一次输注2U,必要时,24小时可输入10U。

(5)纤溶抑制剂的应用:当DIC从消耗性低凝血阶段已发展至继发性纤溶阶段,可用纤溶抑制剂。常用者有6-氨基己酸(EACA)、抗血纤溶芳酸(PAMBA)、氨甲环酸(AMCA)及抑肽酶(aprotinin)。

1)6-氨基己酸:以6-氨基己酸5~10g溶于生理盐水或5%葡萄糖溶液中静脉滴注,30分钟内滴完,以后保持每小时1g滴速,24小时量不超过30g。

2)抗血纤溶芳酸:抗血纤溶芳酸首次剂量为50~100mg,以生理盐水或5%葡萄糖液稀释,并以100mg/h静脉滴注。

【经验分享】

产科DIC是由各种产科及非产科因素引起的危重症,积极治疗原发病,阻断内外源性促凝血物质进入血液循环系统是预防和终止DIC的关键。理解DIC的病理机制,对尽早诊断DIC、防止多脏器功能衰竭十分必要;对产科DIC的抢救由产科、ICU、外科、血液科及其他相关的科室专家共同组成团队,协同作战是抢救成功的关键。

(周月娣 黄亚绢)

第七节 产科急重症抢救

产科工作从某种意义上来说,是一种带有高风险的工作。产科的并发症和合并症多,而且有时发作突然,少数情况下,还带有难以辨认和预测的特点。因此,一旦重危病症发作,参加抢救的医师或护士能迅速辨认出该病症,正确地实施诊断和治疗,抢救时分秒必争,抢救过程中,能掌握好关键时刻的关键处理。抢救孕产妇中的重症患者是我们的天职,决不能推诿,必须在自己的岗位上做到最及时和最恰当的处理。

(一)产科重症病员的分类

1.产科出血 ①子宫收缩乏力;②产道撕裂及血肿;③前置胎盘及胎盘早剥;④植入性胎盘;⑤异位妊娠;⑥子宫破裂(包括瘢痕性子宫破裂);⑦弥散性血管内凝血(DIC)。

2. 重度子痫前期、子痫及其并发症。

3. 羊水栓塞。

4. 急性肺梗死。

5. 妊娠合并心脏病。

6. 妊娠合并重症肝炎、急性脂肪肝。

7. 妊娠合并急性胰腺炎。

8. 妊娠合并特发性血小板减少症。

9. 其他。

多年以来，我国孕产妇死亡率居首位的一直是产科出血，其次往往是妊娠期高血压疾病或者是妊娠合并心脏病，但是情况在不断变化。近年来，由于种种原因，在产科方面出现诸多新问题：首先是因为人工流产、剖宫产及性感染疾病的增多原因，异位妊娠的发生率剧增。与 20 世纪 80 年代相比，近年各地各大医院的异位妊娠患者数量增加 4~8 倍，而且由于剖宫产率的增加，出现了很多剖宫产瘢痕部妊娠。其次是因人工流产数迅猛增加，植入性胎盘的数量亦明显增加，甚至穿透性植入性胎盘亦时有所见；其中前置胎盘合并穿透性植入性胎盘植入膀胱者为多，偶有穿透入腹腔而发生大出血者；如穿透部位于子宫后壁者，发现往往较晚。第三是子宫破裂，由于剖宫产率猛增，腹腔镜下子宫肌瘤切除术增加使再次妊娠后原瘢痕部破裂较前增多。四是分娩时无指征且不规范使用缩宫素引起的羊水栓塞亦增多。凡此种种，要求产科工作者要重视了解患者的生活史、疾病史及妊娠史，并时时提高警惕。

（二）抢救时应注意的问题

1. **抢救现场要有一位总指挥** 总指挥应具有知识面广、头脑冷静、考虑问题全面、组织能力强、处理问题果断的品质。这样的指挥能指挥好参加抢救的人员，做好分工，发挥每一个人的特长，各司其职，使抢救工作顺利进行。

2. 报告相关的领导部门以便于组织有关的科室参加抢救，如内科、外科、B 超室、重症监护病房、麻醉科、血库、药房、检验科、车队等。

3. 抢救必须选择正确有效的处理办法，指挥者也要有亲自操作的能力，能上手术台，尽量避免"能动口，不能动手"的局面。例如产科高年医师有独立进行"髂内动脉结扎"和熟练地进行"全子宫切除"的能力，以免临时要找妇科或外科高年资医师上手术台，延误抢救时机。

4. 客观地估计病员的状况，以及本身的抢救条件，包括人员的能力及水平、抢救物资储备情况，

考虑到有可能请外单位援助，通知有关单位并备好车等）。

5. 与家属保持密切联系，向家属讲解疾病的基本情况和解决办法，并及时通报抢救情况，该项工作十分重要，最好由有经验而态度和蔼的高年资医师担任。

6. 仔细观察抢救过程中患者生命体征的变化，并随时记录，如科室内人少，在手术室该项工作可由麻醉科医师兼任，重点观察的内容有：患者的意识状态、血压、心率或脉率、入量、尿量、经皮氧饱和度的测定、血常规、凝血状态（特别是纤维蛋白原、D- 二聚体水平）等。

7. 进行手术时，要注意准确地估计出血量，并随时注意补入液体的性质及补液总量，还要注意尿量。

8. 关键时刻必须做出果断的决定，例如是否进行剖宫产、是否切除子宫的决定、是否再次进腹。

9. 在手术中注意保留必要的物证，如子宫、胎盘、脐带、下腔静脉或右心血、宫腔内刮出物等，做进一步病理学检查或有关检验。对已有感染可能者，除在给予抗生素前必须先抽血做需氧及厌氧血培养。切除的或刮出的组织部分也应做需氧或厌氧的培养。

（三）抢救中的重点

1. **补充血容量** 在产科抢救中，最常见的是产后出血，此外，前置胎盘、胎盘早剥、异位妊娠、羊水栓塞等都是和出血相联系的疾病，患者常发生出血性休克，因此在抢救失血性休克中，补充血容量是重中之重，而估计失血量是补充血容量的基础。估计失血量有多种方法。在病人到达之前的失血量只能由家属估计，入院后估计失血量是产科工作人员十分重要的工作，目测法估计失血量不准确，它常常低估了出血量，往往只有精确法估计的 50%。精确的估计应包括手术中用吸引器吸出的出血量或用集血袋或集血弯盘（阴道分娩）的集血量，加上浸湿纱布的称重（减去纱布本身的重量）。精确法虽然比较复杂，但它能比较准确地代表患者的失血量。比较简单的方法是休克指数法，即以患者的脉率 / 收缩压显示，0.5 表示血容量尚充足，1 表示血容量下降 20%~30%，约失血 1 000~1 500ml，>1 表示血容量下降 30%~40%，达 1 500~2 000ml。另外，还可以用颈静脉穿刺做中心静脉压测定以了解血容量的丢失和补血、补液后的恢复状况。

补液时，紧急情况下可用胶体液维持，但重要的是尽快补充全血或悬浮红细胞加上冷冻血浆以补充血容量。

2. **升压** 休克时为纠正低血压以改善对各个重要脏器的血供，需要用血管活性药物升压，常用的药物由多巴胺、多巴酚丁胺、去甲肾上腺素和间羟胺，或α受体阻断药——苄胺唑啉（酚妥拉明）等，同时需根据血压变化调节含有药物的液体的滴速。

3. **肾上腺皮质激素** 对低血容量休克患者用皮质激素可以保护正常细胞结构和溶酶体膜的完整，扩张血管，加强心肌收缩和改善代谢功能，一般可用氢化可的松（100~200mg/d）或地塞米松（10~20mg/d）。

4. **弥散性血管内凝血（DIC）** 羊水栓塞患者由于羊水内容物进入血液循环可发生DIC，重度子痫前期、胎盘早剥亦可发生DIC；另外，大量失血后可发生继发性DIC。此时除输血外，还需补充纤维蛋白原、新鲜冷冻血浆、冷沉淀物及单采血小板，并随时注意凝血状态变化，可多次测定凝血状态以了解其变化。

对肝素的应用，尚有争论，若需应用，以小剂量为佳，不宜大量使用。

5. **三个重要问题的决定** 即前文所提到的是否终止妊娠、是否做子宫切除、是否再次进腹。这三个问题往往困扰医师，特别是当患者家属难以决定而可能最终使患者陷于不幸的境地时。在这里医师必须果断地做出决定，并以坚定的态度告知家属。最重要的是要知道医师本身的犹豫不决常常是使患方摇摆不定的主要原因，而抢救时间的流逝才是最可怕的。以30~32周的重度子痫前期经积极抢救而无好转，必须终止妊娠患者为例，已经做好各项准备，此时就应该明确告诉家属，如果拖延时间，母亲和胎儿都面临很大的危险。一般而言，患方都能听取医方的忠告。偶有患方家属在反复被告知后仍不接受医方的忠告，必须详细记录在案，并有患方的签字。有如子宫底部穿透性植入性胎盘大出血，患者已陷入深度的失血性休克或前置胎盘伴有大面积的胎盘穿透性植入膀胱者而子宫必须切除者，亦应在处理的同时由医方及时告诉患方子宫切除的必要性，并及时记录，在这时，时间是分秒必争的。在为抢救患者而做手术时，患者往往是处于低血压及DIC状态下，手术完毕后观察一段时间是必要的，一般就在手术室内观察。如果术后血压不稳定，脉率增快，腹部逐渐隆起，甚至引流管内血液不断流出，此时立即用B超观察腹腔内是否出现明显的积液现象，因为存在结扎或缝合处继续出血的可能，此时不能犹豫不决，应积极做好输血、补充凝血物质的准备，并立即告知家属，准备再次进腹。临床上虽然此类情况不多见，但亦有因拖延不决，错过抢救时机，而患者不幸死亡或成为植物人者。因为再次进腹是抢救中可能遇到的问题，因此在第一次手术时，就应该对患方家属提到这种可能。

6. **手术关腹前应该做的事** 手术完毕，不能急于关腹，要仔细检查盆腔及腹腔，吸尽残余血，检查结扎、缝合处有无出血；在手术时间长，手术较为困难及混乱的情况下，关腹前，要在腹腔、盆腔及直肠子宫陷凹等处检查有无异物，然后关腹。

（四）抢救中需要注意的几个问题

1. 在放长假的节日前，凡病区内有需要处理的病人应在节前处理完；尚需观察，对于等待处理的病人必须认真交班，交代病人重点问题及目前情况，对重点病人要做到床前交班。

每天晨间及晚交班，除急诊及急诊手术外，医师必须参加，非急诊手术不得在此时间内进行。

2. 剖宫产应有明确的指征，凡无明确指征者均需对家属做耐心的说服工作。而有明确的剖宫产指征者，对不愿做剖宫产者亦应耐心地做说服教育工作。不要造成"不该做的做了，该做的没有做"。

3. 自20世纪以来，剖宫产率不断上升，因此阴道检查的准确程度、对头盆不称的判断及阴道产钳的熟练程度已明显下降，因此需要加强这方面的培训。

4. 对引产及催产的技术应予重视，在这方面的医疗纠纷已经很多。引产和催产一定要有指征，用缩宫素引产和催产必须有专人观察与记录，定时记录缩宫素静脉用药浓度和滴速、宫缩和胎心的情况、先露的高低及宫颈扩张程度，已有不少报道提到羊水栓塞与缩宫素的使用不当有关，故必须提高警惕。

5. 病人转院时必须做好所有准备，包括用氧、输液及插管等抢救用品，转院记录要完整齐全，并由专门的医师或护士护送。

（五）抢救后及时总结

对每次抢救的总结要特别重视，每次抢救都是对抢救队伍的一个考验。抢救成功固然可喜，但不等于在抢救中你的每一步都是正确的,所以要总结出成功的经验和不足,以便今后改进。抢救失败有两种情况:一种是患者来时病情已特别严重,虽然积极抢救,仍难以挽回其生命;另一种是确实在诊断或治疗上有失误,或者是物质匮乏。总之,不应该掩盖自己的错误,而是应该认真总结经验教训,在下一次抢救中避免这些错误,做得更好。但凡优秀的抢救队伍都经历过失败,不过他们并不气馁,更不应隐瞒错误,而是诚实地、认真地总结经验教训,使他们的工作百尺竿头,更进一步,能更好地做好产科服务。

(六)对参加抢救队伍的医师及护士的要求

1. 诚实。

2. 冷静,敏捷。

3. 熟悉本专业中各种重症的抢救及有关操作。

4. 细心,对患者的生命体征能作细致的观察。

5. 记录真实,及时。

6. 坚守岗位。

7. 态度好,能保持与患者家属友好的对话,并保持安静、有序与严肃的抢救场所。

8. 在每一次抢救工作结束后,无论是成功还是失败,都应以认真的态度对抢救工作进行实事求是的总结,优点加以巩固,错误加以分析,探讨解决办法,以利于再战。

(戴钟英)

参考文献

1. 白晓霞, 王正平, 杨小福. 子宫破裂 67 例临床分析. 中华妇产科杂志, 2014, 49 (5): 331-335.
2. 贾利英, 孟文颖, 马海会. 妊娠子宫破裂的临床分析. 中华医学杂志, 2013, 93 (33): 2674-2676.
3. 高福梅, 刘国莉, 王山米, 等. 妊娠期子宫破裂 12 例临床分析. 中国妇产科临床杂志, 2013, 14 (2): 128-131.
4. 李玲, 于昕, 郎景和, 等. 妊娠子宫破裂 25 例临床分析. 生殖医学杂志, 2015, 24 (2): 138-142.
5. 中华医学会妇产科学分会产科学组. 产后出血预防与处理指南 (2014). 中华妇产科杂志, 2014, 49 (9): 641-646.
6. 付晨薇, 刘俊涛. 如何规范产后出血的药物治疗. 中国实用妇科与产科杂志, 2014, 30 (4): 262-265.
7. 盛敏毅, 应豪, 段涛. 宫缩剂不敏感宫缩乏力性产后出血的诊治. 实用妇产科杂志, 2013, 29 (8): 564-565.
8. 丁建, 连岩, 王谢桐. 产后出血的保守性手术治疗. 中国实用妇科与产科杂志, 2014, 30: 265-271.
9. 周玮, 漆洪波. 美国母胎医学会羊水栓塞指南 (2016) 要点解读. 中国实用妇科与产科杂志, 2016, 32 (9): 852-855.
10. 方红霞, 周萍. 1 例急性子宫内翻的原因分析及经验教训. 临床护理杂志, 2012, 11 (6): 36-38.
11. 徐小芳, 李丹, 杨波, 等. 上海市徐汇区 357 例抢救成功危重孕产妇病例分析. 实用预防医学, 2017, 24 (11): 1368-1370.
12. 张雯, 沈汝枫, 杨惠娟, 等. 北京市 452 例危重孕产妇抢救病例分析. 实用预防医学, 2009, 16 (5): 1505-1508.
13. 张阳, 马锦琪, 陈建英. 69 例高危孕产妇抢救及围产儿结局分析. 中外医学研究, 2016, 14 (23): 131-133.
14. 马袁英, 戴红燕, 邱丽倩, 等. 浙江省危重产妇监护及其结局分析. 中华医学杂志, 2014, 94 (41): 3252-3255.
15. Setu R, Sunil KS, Sujata S. A three year clinicopathological study of cases of rupture uterus. Journal of Clinical & Diagnostic Research, 2015, 9 (11): QC04-QC06.
16. Veena P, Habeebullah S, Chaturvedula L. A review of 93 cases of ruptured uterus over a period of 2 years in a tertiary care hospital in South India. Journal of Obstetrics and Gynaecology, 2012, 32 (3): 260-263.
17. Vikram ST, Sabaratnam A. Vaginal birth after caesarean section. Obstet, Gynecol and Reproductive Medicine, 2015, 25 (7): 195-202.
18. Dana S, Elizabeth S, Catherine J, et al. Risk of uterine rupture among women attempting vaginal birth after cesarean with an unknown uterine scar. Am J Obstet Gynecol, 2015, 213 (1): 80. e1-80. e5.
19. Cunningham FG, Leveno KJ, Bloom SL, et al. Williams Obstetrics. 25th ed. New York: McGraw Hill Education, 2018.
20. Miyahara Y, Makihara N, Yamasaki Y, et al. In vitro fertilization-embryo transfer pregnancy was a risk factor for hemorrhagic shock in women with placental polyp. Gynecol Endocrinol, 2014, 30 (7): 502-504.
21. Le Bas A, Chandraharan E, Addei A, et al. Use of the "obstetric shock index" as an adjunct in identifying significant blood loss in patients with massive post-partum hemorrhage. Int J Gynaecol Obstet, 2014, 124 (3): 253-255.
22. Eschenbach DA. Treating spontaneous and induced septic abortions. Obstet Gynecol, 2015, 125 (5): 1042-1048.
23. Rath WH, Hoferr S, Sinicina I. Amniotic fluid embolism: an interdisciplinary challenge: epidemiology, diagnosis and treatment. Dtsch Arztebl Int, 2014, 111 (8): 126-132.
24. Knight M, Berg C, Brocklehurst P, et al. Amniotic fluid embolism incidence, risk factors and outcomes: a review and recommendations. BMC Pregnancy Childbirth, 2012, 12 (7): 1-11.
25. Rath WH, Hofer S, Sinicina I. Amniotic fluid embolism: an interdisci-plinary challenge-epide-miology, diagnosis and treatment. Dtsch Arztebl Int, 2014, 111 (8):

126-132.

26. Clark SL. Amniotic fluid embolism. Obstet Gynecol, 2014, 123 (2): 337-348.

27. Collins, Bloor M, McDonnell NJ. Hyperfibrinolysis diagnosed by rotational thromboelastometry in a case of suspected amniotic fluid embolism. Int J Obstet Anesth, 2013, 2 (1): 71-76.

28. Sisodia SM, Bendale KA, Khan WAZ. Amniotic fluid embolism: a cause of sudden maternal death and police inquest. Am J Forensic Med Pathol, 2012, 33 (4): 330-334.

29. Rath WH, Hofer S, Sinicina I. Amniotic fluid embolism: an interdisci-plinary challenge-epide-miology, diagnosis and treatment. Dtsch Arztebl Int, 2014, 111

(8): 126-132.

30. Society for Maternal-Fetal Medicine (SMFM), Pacheco LD, Saade G, et al. Amniotic fluid embolism: diagnosis and management. Am J Obstet Gynecol, 2016, 215 (2): B16-24.

31. Witteveen T, van Stralen G, Zwart J, et al. Puerperal uterine inversion in the Netherlands: a nationwide cohort study. Acta Obstet Gynecol Scand, 2013, 92 (3): 334-337.

32. Erez O, Novack L, Beer-Weisel R, et al. DIC score in pregnant women—a population based modification of the International Society on Thrombosis and Hemostasis score. PLoS One, 2014, 9: e93240.

第十六章　产褥期异常

第一节　晚期产后出血

晚期产后出血(late puerperal hemorrhage)指分娩 24 小时后产褥期内发生的子宫大量出血,出血量超过 500ml。产后 1~2 周发病最为多见,也有迟至产后 6 周发病者。患者常因出血过多导致严重贫血及休克,应该引起临床重视。晚期产后出血发生率报道不一,大约不超过 1%。

【病因及临床表现】

1. **胎盘残留**　多发生于产后 10 天左右。残留的胎盘组织随着纤维蛋白的不断沉积而逐渐变性、机化、坏死,形成所谓的胎盘息肉,当其剥离脱落或继发感染时可引起血性恶露持续时间延长,反复出血或突然大量出血,常排出组织样物,约半数以上患者有体温升高及全身不适。盆腔检查发现子宫大而软,宫口松,有时于宫口处可见或触及残留组织。

2. **蜕膜残留**　正常情况下破碎的蜕膜多在产后 1 周内脱落排出,3 周后除胎盘附着处外其余宫腔均由新生的内膜修复完毕。如蜕膜长时间大面积残留,影响子宫缩复,继发子宫内膜炎,也可引起晚期产后出血。该情况多见于双角子宫、双子宫畸形等病例。

3. **胎盘附着部位复旧不全**　胎盘娩出后其附着部位很快缩小,剥离面血管断端血栓形成、机化、血管堵塞,出血逐渐减少。该部位子宫内膜的修复需 6~8 周。若此期间附着部位发生感染,影响子宫内膜修复,血栓脱落,血窦重新开放可引起大量出血。出血多发生在产后 2 周左右。盆腔检查宫颈口开放,子宫复旧不全。

4. **剖宫产术后子宫切口部位出血**　子宫肌纤维从上至下逐渐减少,到宫颈仅余约 10% 肌细胞,结缔组织为其主要成分。子宫下段横切口术式剖宫产时,往往将向下斜行的子宫动脉分支切断,致使切口处,尤其切口下缘血供不足,从而易造成切口愈合不良。因此,子宫切口位置过低,越接近宫颈部分,愈合能力越差,逆行感染机会亦越多。故切口位置较低及伴发感染是剖宫产术后子宫切口裂开的主要原因之一。

子宫切口延裂有时可损伤子宫血管,尤其当子宫右旋时左侧子宫血管更易受损,术中如未确切止血,可形成局部血肿;盲目大块组织过多过密缝扎会影响局部血供,易继发坏死、感染,是引起子宫切口愈合不良的另一重要原因。

该并发症以反复阴道大量出血为特点,常发生在术后2~3周,少数病例可晚至产后2~6个月发生,出血量是晚期产后出血所有原因中最多的。盆腔检查子宫切口部位可触及凹陷、突起或血块。触诊必须轻柔,不可强行去除"异物",以免引起难以控制的大出血。

5. **其他原因** 妊娠合并凝血功能障碍性疾病,如妊娠合并原发血小板减少性紫癜、再生障碍性贫血、白血病、产后抗凝治疗等,产后子宫滋养细胞肿瘤,黏膜下子宫肌瘤继发感染等也可引起晚期产后出血。子宫动脉损伤可以形成子宫假性动脉瘤,也可导致剖宫产术后晚期产后出血。先天或后天性子宫动静脉瘘也可以导致晚期产后出血,比较罕见。

感染在上述各原因引起晚期产后出血的发病机制中有不可忽视的重要作用,尤其对胎盘附着部位复旧不全及子宫切口部位出血两种情况更有互为因果的影响。孕妇生殖道感染多数为细菌混合感染,包括需氧菌和厌氧菌。剖宫产预防性应用抗生素是必要的。

【诊断】

1. 首先应了解本次妊娠分娩史,有无贫血、产前出血、胎膜早破、滞产、宫腔操作、产后出血等情况。然后估计产后反复阴道出血总量,观察全身状况。

2. 体格检查应注意除外血液系统疾病。盆腔检查包括子宫大小、有无压痛、宫口是否关闭、有无组织物堵塞、子宫切口触诊有无异常、软产道有无血肿、宫颈阴道有无肿瘤等。

3. 血尿常规化验及宫颈、宫腔分泌物培养或涂片检查可帮助了解贫血与感染情况。超声检查是提高晚期产后出血病因诊断准确性的重要辅助技术。胎盘残留的主要声像特征是宫腔显示光点密集、边缘轮廓较清晰的光团。子宫切口愈合不良的声像特征为子宫切口病变部位隆起,内缘呈不规则缺损,肌壁内可见不规则、圆形或椭圆形液性暗区或低回声区,严重者直径可达5cm以上。

4. 蜕膜残留时宫腔刮出物病理检查可见坏死蜕膜,无绒毛组织。如宫腔刮出物见到绒毛则提示胎盘残留。手术如在切口处发现坏死组织、咖啡色胶冻状分泌物、肉芽增生、肌层部分或全部断裂,则子宫切口坏死、感染裂开的病理诊断成立。

【处理】

1. 纠正贫血,视贫血程度输血,改善患者一般状态。凝血功能异常患者给予输注新鲜冷冻血浆、冷沉淀、血小板等凝血物质纠正凝血异常。常规应用抗生素,抗菌谱覆盖需氧菌及厌氧菌。

2. 少量或中等量阴道出血,超声检查未发现胎盘残留者,可用宫缩剂或足量广谱抗生素促进子宫收缩及控制感染。宫腔感染常为需氧菌和厌氧菌的混合感染,应联合应用甲硝唑。

3. 超声检查提示胎盘、蜕膜残留者,抗生素控制感染3~4天后,可在输液、备血下行清宫术,操作须轻柔,刮出物应送病理检查,术后仍需继续应用宫缩剂及抗生素。为防宫腔粘连(子宫腔粘连综合征),必要时加用雌激素和孕激素有利于子宫内膜再生。

4. 剖宫产术宫腔组织残留机会很少,刮宫又可加重愈合不良的子宫切口组织损伤,引起难以控制的大出血,因此对于剖宫产后发生的晚期产后出血慎用刮宫术已达成共识。积极地保守治疗常为首选措施,若保守无效应适时开腹探查,一旦确诊为切口坏死裂开应行子宫次全切除术,原切口过低者需行子宫全切除术。要求保留生育能力的病例,在确认子宫切口坏死范围小、感染轻时可行清创缝合术、髂内动脉结扎术。

近年来,随着介入性放射医学的发展,动脉造影栓塞术也成功应用于晚期产后出血病例。具体做法为股动脉穿刺成功后,导管依次沿腹主动脉达对侧髂内动脉和子宫动脉,注入血管造影剂后在X线透视下如发现造影剂外溢,出血部位明确,则将明胶海绵颗粒(直径2mm)注入出血部位,栓塞止血;还可将抗生素吸附于明胶海绵颗粒上注入出血部位,以达到更好的止血消炎目的。如栓塞后数小时再次出血,应考虑栓子脱落或栓塞不完全,可再次栓塞。栓塞术对于子宫复旧不良及剖宫产切口部位出血有良好止血效果。栓塞术中造影可以辅助诊断子宫假性动脉瘤及子宫动静脉瘘,同时栓塞止血。

【预防】胎盘娩出后应仔细检查胎盘、胎膜是否完整,有无副胎盘残缺,如怀疑有残留应及时行宫腔探查或大刮匙刮宫,术后应用抗生素预防感染。

产褥期健康知识宣传,鼓励早期活动,提倡母乳喂养,促进子宫收缩复旧,外阴清洁,禁止性生活。

严格掌握剖宫产指征。剖宫产时应注意恰当选择子宫切口,避免切口过低,尤其当宫口开大,产程延长,先兆子宫破裂,下段过度伸展及变薄时,易出现切口过低甚至切到宫颈的情况。子宫切口应有足够的大小,先露娩出不宜过急,尽量减少切口延裂。有活动出血时应确切止血,避免盲目大块组织多次缝扎。缝合切口不宜过紧、过密,注意解剖层次。术后及时纠正贫血,预防感染。

【经验分享】

阴道分娩后如发生晚期产后出血,应超声检查宫腔残留情况,给予积极抗炎促宫缩治疗,清宫去除宫腔残留。剖宫产术后如发生晚期产后出血,抗炎促宫缩治疗,可考虑行子宫动脉栓塞止血,保守治疗失败时需剖腹探查。

第二节　产褥感染

产褥感染(puerperal infection)是指围分娩期及产褥期生殖道因病原体感染而引起局部或全身的炎性改变。发病率为1%~7.2%,是孕产妇死亡的主要原因之一。分娩24小时以后的10天内每天测体温4次(口腔温度),2次达到或超过38℃为产褥病率(puerperal morbidity)。产褥感染是造成产褥病率的主要原因,其他系统感染,如泌尿系统感染、乳腺炎、上呼吸道感染,也包括在产褥病率内。

【病因】

1. **感染来源**

(1)内源性感染:寄生于正常孕产妇生殖道或全身其他部位的病原体当出现感染诱因时均可引起产褥感染。

(2)外源性感染:指外界病原体侵入生殖道引起的感染。器械和敷料消毒不全或使用时再污染,无菌技术差均可使病原体直接进入生殖道。消毒隔离制度不严可导致产房和病房中空气、被褥、污物中的病原体广为传播。临近预产期性交,产后卫生习惯差亦可将病原体带入生殖道。

2. **感染诱因**　机体对入侵病原体的反应取决于病原体的种类、数量、毒力及机体的防御能力。任何削弱孕产妇生殖道及全身防御能力的因素均有利于病原体的入侵及繁殖。

(1)全身因素:贫血、营养不良、慢性疾病(如糖尿病)等均可使孕产妇抵抗力低下,易发生感染。

(2)与分娩有关因素:

1)胎膜早破及滞产:完整的胎膜是阻止病原体入侵的重要屏障。胎膜早破易导致和加重宫内感染,随着胎膜早破至分娩结束时间的延长,宫内感染和产褥感染的发病率明显增加。滞产的孕产妇进食、休息均差,使机体抵抗力明显下降,而产程异常时阴道检查次数增多,更为诱发绒毛膜羊膜炎提供了机会和条件。另外,胎儿宫内监测及胎儿镜技术的使用也使羊膜腔感染和产后发生子宫内膜炎的机会增加。

2)与产科操作和手术的关系:阴道助产及剖宫产所造成的生殖道皮肤黏膜及肌层的创伤、裂伤和手术伤口为内源性和外源性病原体的入侵敞开门户,尤其困难的阴道助产及临产后宫口开大,有过阴道操作的急诊剖宫产,更对感染扩散及组织愈合有不利影响。产后出血子宫动脉栓塞止血后,子宫血供受到影响,也是产褥感染的危险因素。

3)胎盘残留及产后出血:胎盘胎膜残留可为病原体大量繁殖创造有利条件。失血过多可使产妇抵抗力下降,处理产后出血过程中所做的阴道、宫腔检查或其他止血措施都可增加产后感染的机会。

3. **病原体**　正常生育年龄的妇女及孕妇阴道和宫颈内寄生着大量病原体。需氧菌包括乳酸杆菌、B族和D族链球菌、表皮葡萄球菌、棒状杆菌、大肠埃希氏菌、白喉杆菌、克雷伯杆菌和变形杆菌等。厌氧菌主要有乳杆菌、类杆菌、消化球菌、消化链球菌、韦永氏球菌、脆弱类杆菌、梭状芽胞杆菌、真杆菌等。除此之外,还可能有念珠菌、衣原体和支原体。其中大多数为毒力弱或不致病的机会感染病原体。产褥感染多数为内源性病原体引起的需氧菌和厌氧菌的多种混合感染。血供障碍、组织坏死均可使局部组织的氧化还原电势降低;需氧菌的繁殖、吞噬细胞和杀菌系统的活力下降亦有利于厌氧菌的繁殖及感染的发展。

(1)需氧性链球菌:包括A族、B族和D族。B族溶血性链球菌致病力强,可产生溶血素和多种酶,能引起严重感染。20.0%~26.5%的孕妇阴道内可发现 B 族链球菌,飞沫、尘埃、医务人员及孕产妇鼻咽部或皮肤感染灶均可成为病原体的来源。

(2)葡萄球菌:主要的致病菌有金黄色葡萄球菌和表皮葡萄球菌。金黄色葡萄球菌易引起严重的外源性伤口感染,表皮葡萄球菌引起的感染较轻。

(3)大肠埃希氏菌:分娩后阴道菌丛中的大肠埃希氏菌迅速增加,当机体极度衰弱时可引起产褥感染,因能产生大量的内毒素,常导致感染性休克。

(4)厌氧性链球菌:以消化链球菌和消化球菌多见,常与大肠埃希氏菌混合感染,放出恶臭气味。

(5)厌氧类杆菌属:为一组绝对厌氧的革兰氏染色阴性杆菌,包括脆弱类杆菌、产黑色素类杆菌等。常与厌氧性链球菌、大肠埃希氏菌混合感染,形成局部脓肿,脓液有异常恶臭味。厌氧类杆菌能加速血液凝固,引起感染灶邻近部位的血栓性静脉炎。

(6)梭状芽胞杆菌:是专性厌氧菌,其中以产气荚膜杆菌毒性最强,可引起少见的严重感染,它释放出的糖溶解酶分解肌糖原,释放气体形成气性坏疽,还能释放毒素引起溶血、黄疸、血红蛋白尿和急性肾衰竭。

(7)支原体:为原核生物,没有细胞壁,高度多形性,能通过平均 250nm 微孔的滤膜,可侵犯人体黏膜细胞。支原体有 10 多种,其中解脲支原体、生殖道支原体和人型支原体主要寄居在泌尿生殖道,引起泌尿生殖系统感染和产褥期发热,可从 80% 孕妇的阴道和宫颈中培养出支原体。

(8)沙眼衣原体:革兰氏染色阴性,是有独特发育周期的原核细胞型微生物,有完整的细胞壁,分 15 个血清型,D~K 型与眼、泌尿生殖道感染有关。孕妇主要通过性交被感染。妊娠期宫颈衣原体感染率为 2%~11%。

【病理及临床表现】

1. **软产道及剖宫产腹部伤口的感染** ①会阴、阴道裂伤或会阴侧切伤口感染较常见,表现为局部红肿,有硬结及压痛,有时可从针孔及伤口处流出脓性分泌物。②阴道感染时黏膜充血或有溃疡,甚至引起阴道旁蜂窝织炎严重者可形成瘢痕粘连,使阴道狭窄。③宫颈裂伤较深发生感染时病原体可直接经淋巴管侵入宫旁组织,成为盆腔感染一部分。④腹部伤口感染多为葡萄球菌引起,有时也有其他细菌合并感染。一般术后 2~3 天起体温升高,伤口疼痛,局部红肿,有浸润块,严重病例伤口全层裂开流脓。

2. **子宫内膜炎及子宫肌炎** 病原体多由胎盘剥离面侵入,然后扩散至整个子宫内膜及子宫浅肌层。局部有充血、水肿、白细胞浸润。临床表现为产后 3~4 天起下腹疼痛,低热,子宫复旧缓慢,宫底压痛,恶露多少不定,厌氧性链球菌与大肠埃希氏菌引起的混合感染分泌物有恶臭。当产妇抵抗力弱或有胎盘残留时,病原体可大量繁殖,感染会迅速扩散至子宫深肌层及宫旁组织。临床表现为全身症状严重,寒战、高热、头痛、心率快,子宫压痛明显,白细胞数明显增高,甚至出现休克。因子宫内膜局部反应不明显,恶露不多,易误诊。

3. **盆腔结缔组织炎** 一般为子宫内膜炎和子宫肌炎经淋巴扩散,或由于宫颈及阴道深部裂伤,病原体沿阔韧带基底部直接蔓延。多在产后 3~4 天出现子宫内膜炎症状,数天后(8~9 天)体温持续上升,伴寒战、单侧或双侧下腹疼痛及肛门坠胀。检查发现子宫旁一侧或双侧结缔组织增厚、触痛,有时形成炎性包块,包块与子宫紧密粘连,不活动,压痛重,甚至可由宫旁达盆壁,形成所谓"冰冻骨盆"。如病灶化脓,脓液常聚集在直肠子宫陷凹或髂窝处,肛门检查可触及有波动感的包块。急性盆腔结缔组织炎的病程有时可达数月。

4. **输卵管炎** 产褥期输卵管炎多为盆腔结缔组织炎累及输卵管引起输卵管周围炎。检查发现子宫两侧压痛,可触到增粗的输卵管或形状不规则的包块。慢性输卵管炎可在产后急性发作,尤以淋菌性感染多见,常于产后 8~9 天发病。

5. **腹膜炎** 按感染扩散的范围不同可分为盆腔腹膜炎及弥漫性腹膜炎。盆腔腹膜炎主要表现为发冷、发热、下腹疼痛及腹胀。下腹触诊有压痛及反跳痛。弥漫性腹膜炎全身中毒症状重,持续性全腹痛及腹胀,伴中度以上发热。腹部触诊全腹压痛及反跳痛,肠鸣音减弱或消失,因产后腹壁松弛,腹肌紧张可不明显。腹膜面炎性渗出及纤维素覆盖易引起肠粘连及形成局部脓肿,如膈下脓肿、肠曲间脓肿及直肠子宫陷凹脓肿。

6. **血栓性静脉炎及脓毒血症** 多由类杆菌及厌氧性链球菌感染所致。孕晚期血液呈高凝低纤溶状态,分娩过程常引起盆腔静脉壁内皮损伤,产后长时间卧床致血流淤滞,血管周围组织感染等多种因素使产妇易发生盆腔静脉、髂静脉、股静脉、静脉血栓形成及血栓性静脉炎。

患者多于产后 1~2 周出现寒战及高热。盆腔血栓性静脉炎的症状与急性盆腔结缔组织炎基本相同，症状可持续数周或反复发作。下肢血栓性静脉炎临床症状因发生部位而异。发生于股静脉时因静脉回流受阻出现患肢持续性疼痛、肿胀、皮肤发白、皮肤温度升高，习称"股白肿"。小腿血栓性静脉炎可出现腓肠肌和足底部疼痛，局部压痛明显。下肢血栓性静脉炎病程长，肿胀消退缓慢，有的可达数年。值得注意的是95%肺栓塞来自下肢深静脉血栓形成，因此下肢表浅静脉与深层静脉血栓形成的鉴别极为重要。

当感染的血栓化脓时，血栓液化脱落成栓子进入血液循环，引起脓毒血症，继之可并发感染性休克和迁徙性脓肿，脓肿好发部位为肺和左肾，患者可因体质过度消耗，全身脏器功能衰竭而亡。

【诊断及鉴别诊断】

1. **鉴别产后发热是否系感染引起** 正常产妇在产后24小时内可有轻度体温升高，一般不超过38℃，可能与产妇失水或恶露积滞有关。产后3~4天又可因乳房充血及淋巴管肿胀引起发热，体温突然升高数小时至10余小时。如产后24小时内体温超过38℃或持续不恢复正常，多系感染引起。详细的病史询问，认真的全身检查，再结合血尿常规化验，早期诊断不难确定。

2. **确定感染部位** 产褥期最常见的感染是生殖道及泌尿系统感染，其次为乳腺及手术或裂伤伤口感染，上呼吸道感染也较常见，应逐一鉴别。

泌尿系统感染时可出现高热、尿频、尿急、尿痛、血尿、脓尿，甚至有肾区叩击痛。为明确诊断应清洗外阴后留中段尿做常规化验和尿培养。乳汁淤积的发热为中度热型，一般不超过24小时。如并发炎症则体温持续升高，局部红肿，有硬结和压痛。上呼吸道感染可有咽痛、头痛、全身关节酸痛，可发生在产后任何时间。夏季闷热天气应警惕产褥中暑。

在未找到引起发热的其他原因之前，应首先考虑产褥感染。恶露异常有臭味，下腹或全腹压痛，子宫压痛及复旧不良，盆腔包块等都是产褥感染的常见体征。B型超声、彩色多普勒超声、CT、磁共振等检测技术均能对炎性包块、静脉血栓做出有益的辅助诊断。

3. **确定产褥感染的病原体** 病原体的鉴定对产褥感染的诊断与治疗非常重要。当患者寒战、高热时应做血、尿及阴道、宫颈分泌物培养。因寄生于阴道和宫颈的病原体是产褥感染的主要来源，故其分泌物的涂片与培养结果可作为鉴定依据。近

年来有人提出用各种方法抽取宫腔分泌物做培养，但尚未广泛应用。对盆腔炎性包块及脓肿，在B型超声引导下穿刺抽液可达到诊断和引流治疗的双重目的。穿刺抽出液应同时行需氧菌和厌氧菌培养及涂片检查，需氧菌培养阴性而涂片检查见到大量细菌者，应考虑厌氧菌感染。病原体抗原和特异性抗体的检测提供了另一种新型快速的鉴定方法。已有许多商品药盒问世。

【预防】 注意加强孕产期卫生和保健宣教。保持全身清洁，妊娠晚期避免盆浴及性交。营养均衡，及时纠正贫血。积极治疗外阴、阴道及宫颈炎症。认真观察产程，避免产程延长和产后出血，产后仔细检查胎盘和胎膜是否完整，软产道有无损伤，及时规范缝合伤口。正确掌握手术产指征，严格无菌操作。产褥期密切观察全身情况的恢复，鼓励产妇早日下床活动。加强对感染产妇的消毒隔离，避免交叉感染。对于剖宫产，目前提倡围手术期预防性应用抗生素，即术前2小时或断脐时至术后12小时内短期用药，据报道效果良好。

【治疗】

1. **一般治疗** 半卧位有利于恶露的排出及炎症局限于盆腔内。注意水分及营养的补充，及时纠正贫血及电解质紊乱，重症病例可少量多次输新鲜血或新鲜血浆，提高产妇抵抗力。高热时应进行物理降温。

2. **抗菌药物治疗** 根据产褥感染多为需氧菌和厌氧性链球菌混合感染的特点，诊断一旦确立，首选氨苄西林或头孢菌素与甲硝唑联合用药，之后可视病情发展及细菌培养、药物敏感试验结果酌情调整配伍与剂量。

3. **血栓性静脉炎的治疗** 除使用抗生素外，应绝对卧床至少2周，直到血栓机化及发生肺栓塞的危险过去。抬高患肢有利于静脉回流，减轻水肿。局部湿热敷可缓解血管痉挛，减轻疼痛，协助侧支循环建立，促进炎症吸收。低分子量肝素可用于预防手术后或产后静脉血栓形成及并发肺栓塞，但肝素不能溶解已形成的血栓。溶栓类药物尿激酶能激活血浆纤溶系统，使血栓表面及内部同时溶解，宜尽早使用。对于临床拟诊为子宫内膜炎、盆腔结缔组织炎或肾盂肾炎的患者，经抗炎治疗无效或诊断不明时应想到产后盆腔静脉、卵巢静脉血栓形成及血栓性静脉炎的可能，宜早期（48~72小时内）做影像学检查，及时调整治疗方案，给予溶栓抗凝治疗。

4. 局部病灶处理 如有胎盘残留,经抗生素治疗 2~3 天后,应及时清除宫腔残留物。伤口感染可用热敷或理疗,化脓后应尽早清创引流,直肠子宫陷凹处的脓肿可经后穹窿穿刺或切开引流,盆腔脓肿则可试行 B 型超声引导下穿刺、吸脓及腔内给药,多数可自行吸收。严重子宫感染并发感染中毒性休克脓毒血症,可能需切除子宫去除感染病灶。

【经验分享】

胎膜早破、产程停滞后剖宫产、阴道助产、多次阴道操作、产后出血及宫腔残留者应用抗生素预防感染。如产妇产后出现发热,应考虑产褥感染存在,监测白细胞总数及分类,静脉应用抗生素,应尽早行细菌培养及药敏试验指导应用抗生素。注意超声、CT、MRI 检查者有脓肿存在,及时切开引流。如发生脓毒血症及感染中毒性休克,应多学科协作,进行重症监护支持维持脏器功能,改善循环障碍。

第三节　产褥中暑

产褥中暑(puerperal heat stroke)指产妇在高温闷热环境中,体温不能及时散发的中枢性体温调节功能障碍,常发生在产褥早期。其发病急,病情重,处理不当可导致死亡。

【病因】 产褥早期皮肤排泄功能旺盛,排出大量汗液,尤其当气温高时以大量出汗散热,有利于产妇休养,本不属病态。但旧风俗习惯出于担心产妇"出汗受风"而紧闭门窗,包头盖被,身着厚衣长裤,扎紧袖口裤脚。当外界气温超过 35℃时,居室和身体小环境均处于高温、高湿状态,严重影响产妇出汗散热,以致体温中枢调节失常,引起高热、水电解质平衡紊乱和神经系统功能障碍等一系列病变。如产褥感染患者发热时更容易中暑。

【临床表现及诊断】 产褥中暑常有先兆症状,如大量出汗、四肢乏力、口渴、恶心、头昏眼花及胸闷心悸。如未及时处理,则产妇可能出现体温上升,面色潮红,体表布满痱疹,恶心、呕吐,胸闷烦躁,皮肤干燥无汗,呼吸急促,脉搏细数等。严重者体温持续上升可达 42℃或以上,同时出现谵妄、抽搐、昏迷、血压下降,若不及时抢救,数小时内可因心肺衰竭死亡。即使幸存也常有中枢神经系统障碍后遗症。产褥中暑应注意与产后子痫、产褥感染败血症相鉴别。

【防治】 产褥中暑的关键在于预防,做好宣教,破除陋习,居室要多通风,产妇须勤更衣、常沐浴。治疗原则是迅速降温,防治休克,及时纠正水电解质平衡紊乱及酸中毒。

无论神志是否清楚,应首先迅速将患者移置凉爽通风的地方,全身用冷水、酒精擦浴,快速物理降温。按摩四肢,促进血液循环。已发生循环衰竭者慎用物理降温,避免血管收缩加重循环衰竭。在物理降温的同时,还可应用药物降温。盐酸氯丙嗪为最常用药物,其主要作用为抑制体温调节中枢,扩张血管,加速散热,松弛肌肉,减少震颤,降低器官的代谢和氧消耗量。具体用法是盐酸氯丙嗪 25~50mg 溶于葡萄糖盐水 500ml 中静脉滴注,1~2 小时滴完,4~6 小时重复一次。当血压下降时,停用盐酸氯丙嗪改用地塞米松。体温降至 38℃时,停止降温处理。

降温过程中应加强监护,24 小时补液量宜控制在 2 000~3 000ml,注意减轻脑水肿,及时纠正电解质紊乱和酸中毒。地西泮、硫酸镁等药可用于抗惊厥及解痉,同时还需应用抗生素预防感染。

【经验分享】

产褥中暑应以预防为主,做好产褥期卫生保健宣传,预防发生。一旦发生,积极抢救。

第四节　产褥期精神障碍

产褥期精神障碍(puerperal mental disorder)不是一个独立的疾病单元,而是一组发生于分娩后,发病机制和临床表现有若干特点的精神异常的总称。产褥期精神障碍主要包括产后郁闷和产后抑郁症(postpartum depression)或产后抑郁症状群(postpartum blues)。产后郁闷指产后 7 天内出现的一过性哭泣或忧郁状态。产后抑郁症系指产后 6 周内首次发病(既往无精神障碍史),以抑郁、悲伤、沮丧、哭泣、易怒、烦躁、失眠等一系列症状为特点的精神异常。若治疗不及时,严重者可于产后 2~4 个月发展为产后精神病。

这一产褥期精神障碍发病率各国报道不一,低者6%,最高达54.5%。近期国内戴秀芳等报道发病率为32%~84%。发病率的差异与各国的文化背景、社会情况及诊断标准不同有关。

【发病因素探讨】病因不明,国内外多数意见倾向于生物 - 心理 - 社会模式。

1. 精神生化研究

(1) 单胺:较多研究提示单胺类中枢神经递质去甲肾上腺素(norepinephrine,NE)、5-羟色胺(5-hydroxytryptamine,5-HT)与抑郁症有关。

(2) 神经肽:妊娠及分娩中血浆 β 内啡肽浓度增高,分娩后则迅速下降,内源性阿片肽的减少可能是引起产后沮丧的原因之一。

(3) 神经内分泌:下丘脑、垂体和靶器官之间的功能调节可连成几个轴。

1) 下丘脑 - 垂体 - 肾上腺轴(hypothalamic-pituitary-adrenal axis,HPA):抑郁症患者的肾上腺皮质对促肾上腺皮质激素(adrenocorticotropic hormone,ACTH)反应敏感,其 ACTH 基础分泌升高的研究,提示抑郁症患者 HPA 轴功能增强。

2) 下丘脑 - 垂体 - 甲状腺轴(hypothalamic-pituitary-thyroid axis,HPT):Brian(1992)对产后4周的妇女进行汉密尔顿和爱丁堡抑郁量表测试,结果提示产后抑郁症与甲状腺抗体阳性密切相关。

3) 下丘脑 - 垂体 - 性腺轴(hypothalamic-pituitary-gonadal axis,HPG):国内外学者均观察发现抑郁症患者产前孕激素水平高于对照组,产前产后孕激素水平之差抑郁症组亦大于对照组,验证了抑郁症与产后孕激素水平迅速下降有关。人绒毛膜促性腺激素(hCG)观察结果类似,抑郁症患者产前血清 β-hCG 浓度高于对照组,产前产后浓度差值抑郁症组亦高于对照组,提示产后血清 hCG 水平下降过快,会使产妇难以适应。关于孕产妇体内雌激素水平的变化与产后抑郁症的关系目前尚无肯定报道,但动物实验已证实雌激素水平下降可能对神经内分泌产生影响。边缘系统是中枢神经系统调节情感活动的部位,也是调节下丘脑 - 垂体内分泌功能的关键所在。有充分证据表明情感性障碍与神经内分泌功能的调节有密切关系,但就任何一种内分泌改变均不能充分阐明产后抑郁症的病理生理改变机制,学者们更强调综合的内分泌因素在产后抑郁症发生中的作用。孕早期 hCG 和人胎盘催乳素(human placental lactogen,HPL)升高,孕晚期 ACTH 分泌增强,肾上腺皮质激素和皮质醇水平升高,雌激素和孕激素分泌增多,产后 hCG 和 HPL 迅速消失,雌激素和孕激素急剧减少,催乳素(prolactin,PRL)水平迅速升高,这一系列内分泌活动变化剧烈,任何异常变化都将对机体内环境的稳定性产生影响。但有学者认为抑郁症一些生物指标的变化不一定具有病因学意义,而只是一种状态标志。

2. 遗传因素 参照躁狂抑郁性精神病患者家属中的发病率研究及双生子的同病率研究,产后抑郁症的发病可能与遗传因素有关,但目前这方面的报道尚不多。

3. 心理社会因素及生活事件 抑郁症的发生常和童年的创伤性经历有关,这种不良经历将影响未来人格的塑造,成年后有些生活事件会产生致病性的应激影响。缺乏亲密的人际关系,周围人的支持不足,居住条件较差,尤其恶劣的夫妻关系据观察都是发生产后抑郁的危险因素。有人报道抑郁症组发病前 1 年内负性生活事件的频度、严重程度和心理紧张总值均比正常对照组高。在我国部分农村人群中,重男轻女现象依然存在,一些生女婴的产妇心理负担较重。

4. 产科因素 妊娠、分娩和产褥期发生的各种生理病理改变给无经验的孕产妇带来不安,精神欠成熟的母亲常不能适应这些变化和角色转换。国内报道分娩方式与产后抑郁有关。产钳、胎头吸引器助产的产妇产后抑郁症发生率最高,剖宫产次之。这可能与产妇心理准备不充分,突然的身体与心理应激使心态失衡有关。新生儿体重<2 000g,新生儿黄疸,新生儿激烈哭闹都能使抑郁评分增加。

【临床表现】1981 年有作者报道 1 000 例产妇中 50% 出现产后抑郁症状,其特点为处于轻快心情的产妇,一时激动即可泪流满面,大多为无声的哭泣,而非放声地哭,短时表现出郁闷和精神恍惚,很快可自然恢复常态。家庭琐事如家属未来探视,丈夫沉默不语,或为新生儿担心,乳汁不足等均可引起产妇泪水涟涟。产后郁闷多发生在产后第 1~3 天,有人习称"3 日闷",以后逐日减轻。

产后抑郁症的前驱症状包括失眠、焦虑、烦躁、疲劳,但不能安心休息,无原因地哭泣等。以后逐渐发展为心情沮丧,感情淡漠,自我评价过低,对生活缺乏信心,悲观失望,对任何事情都无兴趣,害羞,孤独,不愿见人,自觉精力不足,能力下降,与丈夫和家人的关系协调障碍,对周围的人充满敌意和戒心。一些患者还出现头痛、头晕、恶心、食欲欠佳、胃部烧灼、泌乳减少、呼吸心跳加快等症状。少数患者拒绝饮食,思维不连贯,甚至出现幻觉、妄想,偶有自杀或杀婴念头。但其脑电图无慢性紊乱改变,甲状腺功能亦在正常范围之内。

【诊断】用于临床诊断的标准化精神评定量表是 20 世纪 60 年代发展起来的一种定式或半定式交谈检查工具,由一系列条目组成,每一条目代表一个症状或临床变量。标准化检查工具须与一定的疾病分类系统和诊断标准配套使用。如抑郁自评量表(self rating depression scale,SDS)、纽卡斯尔抑郁诊断量表(Newcastle diagnostic scale for depression)、研究诊断标准(research diagnosis criteria,RDC)、汉密尔顿抑郁量表(Hamilton rating scale for depression,HRSD)、爱丁堡产后抑郁量表

(Edinburgh postnatal depression scale,EPDS)。后两者被公认有相当高可靠性,常用于临床诊断。在观察病情变化、治疗效果及科研方面,标准化精神评定量表都有重要作用(表 16-1)。

在使用 RDC 之前应仔细地排除酒精中毒、药物滥用及甲状腺功能异常、肝性脑病、糖尿病、心脏病、脑疾病、脑损害等器质性因素。

【治疗】

1. **精神保健与心理治疗** 产后抑郁症是一种良性产后精神障碍,一般不需药物治疗。为了孕产妇的身心健康应加强孕产妇在围产期精神卫生的保健,通过产前检查和孕妇学习班广泛开展宣教,帮助孕产妇正确认识和处理各种困难,以良好的心态对待分娩、产褥和哺育婴儿,对手术产患者更要耐心消除其恐惧、焦虑情绪。丈夫的关心和支持,家属的密切配合可使医护人员的心理治疗事半功倍。

表 16-1　爱丁堡产后抑郁量表

姓名：　　　　　　住址：　　　　　　　　　　婴儿年龄：			
在过去的七天：			
1. 我能够笑,并可以看到事情有趣的方面			
如我总能做到的那样多(0 分)	现在不是那样多(1 分)	现在肯定不多(2 分)	根本不(3 分)
2. 我期待着享受各种事情			
如我曾做到的那样多(0 分)	较我原来做的少(1 分)	肯定较原来做的少(2 分)	全然难得有(3 分)
3. 当事情做错的事情,我更多地责备自己			
是,大多数时间如此(3 分)	是,有些时间如此(2 分)	并不经常(1 分)	不,永远不(0 分)
4. 没有充分的原因,我也会感到焦虑或苦恼			
不,总不(0 分)	极难得(1 分)	是,有时(2 分)	是,非常多(3 分)
5. 没有充分的理由,我也会感到惊吓或恐慌			
是,相当多(3 分)	是,有时(2 分)	不,不多(1 分)	不,总不(0 分)
6. 事情对我来说,总是发展到无法控制和应付			
是,在大多数时间我全然不能应付(3 分)		是,有时我不能像平时那样应付(2 分)	
不,大多数时间我应付得相当好(1 分)		我应付得与过去一样(0 分)	
7. 我难以入睡,并且感到很不愉快			
是,大多数时间如此(3 分)	是,有时(2 分)	并不经常(1 分)	不,全然不(0 分)
8. 我经常感到悲伤或痛苦			
是,大多数时间如此(3 分)	是,相当经常(2 分)	并不经常(1 分)	不,根本不(0 分)
9. 我很不愉快,并且经常哭泣			
是,大多数时间(3 分)	是,相当常见(2 分)	偶然有(1 分)	不,决不(0 分)
10. 出现自伤想法			
是,相当经常(3 分)	有时(2 分)	极难得(1 分)	永不(0 分)

　　将每题的记分相加为总记分,总分在 12~13 者可能患有不同程度的抑郁性疾病。此量表不能用于检出患有焦虑性神经症、恐怖症或人格障碍的母亲。

2. 药物治疗 对于症状较重的抑郁患者可应用抗抑郁药物。单胺氧化酶抑制剂（monoamine oxidase inhibitors，MAOIs）和三环类抗抑郁药（tricyclic antidepressants，TCAs）的药理作用分别为阻断单胺的降解和阻断突触前膜对单胺的摄取，从而提高单胺在突触间隙的水平。MAOIs 代表药物有苯乙肼（15~75mg/d）、超苯环丙胺（10~30mg/d）等。TCAs 代表药物有丙米嗪（50~200mg/d）、阿密替林（50~250mg/d）、多虑平（50~250mg/d）等。TCAs 的主要副作用有视物模糊、排尿困难等抗胆碱能作用及直立性低血压、心电图异常等心血管系统影响。副作用较轻的杂环类代表药物有氟苯氧丙胺（20~40mg/d）、三唑酮（50~200mg/d）、麦普替林（50~150 或 200mg/d）、米塞林（30~60mg/d）等。

无严重不良反应的新一代抗抑郁剂 5- 羟色胺再摄取抑制剂（SSRIs）目前已用于临床，代表药物有舍曲林等。

（张晓红）

第五节　急性乳腺炎

急性乳腺炎（acute mastitis）是产褥期较常见的外科疾病，常发生于产后 3~4 周的初产妇。大约 10% 的急性乳腺炎发展为乳腺脓肿。母乳喂养是世界卫生组织为了保障婴儿健康成长，全力向世界推广的科学育儿方法。哺乳期急性乳腺炎和乳腺脓肿是母乳喂养失败的主要原因之一。

【病因】

1. 乳汁淤积 乳汁淤积有利于入侵细菌的生长繁殖。乳头发育不良（如内陷）、乳管堵塞、哺乳方法不当等是乳汁淤积的常见原因。

2. 细菌入侵 哺乳时含接姿势不正确、强力吸吮、断乳时婴儿的牙齿均易导致乳头损伤。细菌从破损或皲裂的乳头沿淋巴管侵入乳腺小叶间的结缔组织可引起乳房蜂窝织炎。乳头、乳晕、乳房表面的细菌也可通过婴儿口腔及吸吮动作直接侵入乳管，引起乳腺组织发炎。引起急性乳腺炎的病原体多为存在于皮肤表面的金黄色葡萄球菌。

【临床表现】急性乳腺炎早期呈单纯炎症表现。首发症状为患侧乳房胀痛，伴全身轻度发热。炎症继续发展至蜂窝织炎时，体温进一步升高，乳房疼痛加重，局部出现红肿，可及触痛明显的肿块，患侧腋下淋巴结肿大伴压痛，白细胞计数明显增高。此种情况如治疗不及时数天后可形成乳房脓肿。

乳房脓肿可呈单房或多房。表浅脓肿波动感明显，可向外自行破溃或穿破乳管从乳头排出脓液。深部脓肿如未及时引流除缓慢向体表溃破外，也可向乳房后疏松结缔组织间穿破，在乳腺与胸肌间形成乳房后脓肿。感染严重者，可并发脓毒血症。

【治疗】治疗原则是消除感染，排空乳汁。

急性乳腺炎在脓肿形成之前及时应用抗生素可获得良好疗效。因金黄色葡萄球菌是其主要致病菌，故青霉素、头孢霉素、红霉素成为首选，这些抗生素如进入乳汁对婴儿也较安全。由于产妇的抗感染能力下降及乳汁的培养基作用，抗生素应用时间需适当延长，以防乳腺炎迁延不愈。

手术治疗适用于乳腺脓肿形成患者。较小脓肿重复采用局麻下穿刺抽脓，腔内注射抗生素可达到痊愈。较大脓肿或多房脓肿需及时行脓肿切开引流术，术时应麻醉充分。乳晕下脓肿沿乳晕与皮肤交界线做弧形切口；较深部位脓肿可于波动最明显处以乳头为中心做放射状切口，注意避免损伤乳管形成乳瘘；乳房后脓肿可在乳房下缘做弧形切口。脓肿切开后应行手指探查，分离多房间隔，以利于引流。必要时还可在脓腔最低处做另一切口行对口引流。深部脓肿 B 超能辅助诊断及确定穿刺和手术部位。脓液行细菌培养及药物敏感试验。

急性乳腺炎早期健侧一般不主张停止哺乳，因停止哺乳可能导致乳汁淤积，也影响婴儿的哺喂，而患侧应停止哺乳，并用吸乳器协助乳汁通畅排出。若感染严重或脓肿引流后并发乳瘘则两侧均需停止哺乳。

抑制泌乳最有效的为雌激素类药物，如己烯雌酚 5mg，每天 3 次，5 天；维生素 B$_6$ 0.2g，每 8 小时 1 次，5~6 天；炒麦芽加入清热解毒汤剂中也可抑制泌乳。

【预防】急性乳腺炎的预防关键为经常保持乳房清洁，产后避免乳汁淤积，防止乳头损伤。首先加强孕期卫生宣教，指导孕妇用温水经常清洗乳房和乳头。分娩后注意耐心辅导产妇按照母乳喂养常规用正确的方法和姿势哺乳及含接。发现乳汁淤积应立即热敷、按摩，用吸乳器尽快排出乳汁。乳头皲裂可用乳汁涂抹、晾干促进愈合。

【经验分享】

对于急性乳腺炎应以预防为主,保持乳房清洁,产后避免乳汁淤积,防止乳头损伤分娩后注意耐心辅导产妇按照母乳喂养常规用正确的方法和姿势哺乳及含接。发现乳汁淤积应立即热敷、按摩,用吸乳器尽快排出乳汁。乳头皲裂可用乳汁涂抹、晾干促进愈合。

(张晓红)

参考文献

1. 温弘, 陈璐, 贺晶, 等. 剖宫产术后子宫假性动脉瘤致晚期产后出血一例报告并文献复习. 中华妇产科杂志, 2014, 49 (9): 694-696.
2. 张晓洁, 刘小利, 黄引平. 晚期产后出血预防新策略. 实用妇产科杂志, 2012, 28 (11): 907-910.
3. 尹秀菊, 刘国莉, 张晓红, 等. 产后严重盆腔感染 9 例临床分析. 实用妇产科杂志, 2014, 30 (11): 52-56.
4. 沈渔邨. 精神病学. 6 版. 北京: 人民卫生出版社, 2002: 138-147.
5. 高雅军, 马祥君, 何湘萍, 等. 哺乳期急性乳腺炎发展成乳腺脓肿的相关因素分析. 中华乳腺病杂志 (电子版), 2015, 9 (1): 35-38.
6. Brian H, S Othman, J A Davies, et al. Association between postpartum thyroid dysfunction and thyroid antibodies and depression. BMJ, 1992, 305 (6846): 152-156.

第十七章 胎儿医学

本章关键点

1. 妊娠 4~8 周胚胎形成后,随着孕周的增长,胎儿各个器官逐渐发育成熟,至第 12 周末胎儿所有内脏器官均已形成,直到第 35 周以后胎儿发育完成。

2. 卵圆孔与动脉导管的功能性关闭是完成胎儿至新生儿正常循环过渡的最关键步骤。如果关闭延迟或不能正常过渡,可能造成新生儿持续性肺动脉高压,也是新生儿缺氧性呼吸衰竭和死亡的主要原因。

3. 胎盘是胎儿与母体间进行气体及物质交换的场所,胎肺在胎儿期并不能起到气体交换的作用。

4. 母体的碳水化合物以葡萄糖形式通过胎盘,是胎儿代谢的主要能量来源。

5. 由于 IgM 分子量较大,不能由母体通过胎盘输送给胎儿,在发生母体病毒或细菌感染时,如脐血 IgM>30mg/dl 则表示有宫内感染存在。

6. 任何影响母子间气体交换及胎儿循环的因素均可造成胎儿缺氧,产前胎儿监护主要依靠胎动计数、无应激试验、宫缩应激试验、生物物理评分、胎盘脐带血流超声多普勒检查等。

第一节 胎儿生理

胚胎是指自妊娠后第 10 周(受精后第 8 周)内

的人胚,是器官分化、形成时期;胎儿期是指从妊娠后第 11 周(受精后第 9 周)直至分娩的时期,胎儿器官逐渐发育形成,部分器官出现一定功能活动,很多胎儿疾病和胎源性疾病也都发生于此期。对胎儿生理和发育的研究是胎儿监测及胎儿疾病研究的基础,对于胎儿及新生儿保健、降低围产儿患病率及死亡率均具有指导意义。

一、胎儿期不同孕周的生理特征

了解不同孕周胎儿器官发育及成熟有助于理解其不同阶段的生理状态。如果在某阶段受到外界因素的干扰将可能导致相应孕周胎儿器官发育成熟障碍。

(一)妊娠 4~8 周

胎儿主要器官的分化是在胚胎期(妊娠 4~8 周)完成的。而胎儿期是其各器官进一步发育渐趋成熟的时期。

(二)妊娠 9~12 周

第 9 周初,胎儿已初具人形,体重约 5g,立高 4~5cm,胎头相对较大,几乎可占全长的 1/2,已能分辨出眼、耳、鼻、口等器官;在脐带中可见被包裹着的小肠外露于腹腔,即生理性脐疝,在第 9 周末开始向逐渐增大的腹腔迁移。至第 10 周,胎儿面部器官清晰可见,四肢关节形成,手指和脚趾已经分开,触觉感受器已发生并开始发挥功能,原先外露的小肠退回至腹腔,许多内脏器官开始发挥作用,肾脏已经移到胎儿上腹部,心脏已经发育完全。第 11 周,维持胎儿生命的重要器官如肝脏、肾脏、大脑都已经开始工作,骨骼细胞发育加快,肢体开始变长,胎儿已能活动,并且能做吞咽或者打哈欠等动作。至第 12 周末,胎儿所有内脏器官均已形成,由于药物或感染造成的损害较之前大大降低,同时神经系统基本形成,并可对胎体内、外的刺激发生反应。此期末,子宫已出盆腔,可通过超声波测出胎儿心率和胎动。

（三）妊娠 13~16 周

胎儿通过脐带从母体吸收营养物质,因此发育迅速。至妊娠 16 周末,胎儿身长约 16cm,体重约 100g。从外生殖器可确定胎儿性别,女性胎儿的卵巢内已有大约 200 万个卵子。此期胎儿的头皮已长出毛发,皮肤非常薄,呈深红色,无皮下脂肪,呼吸肌开始运动。除胎儿血红蛋白外,开始形成人血红蛋白。部分母亲已能自觉胎动。

（四）妊娠 17~20 周

此期的胎儿生长速度减缓。胎儿皮肤开始出现胎脂,胎儿四肢活动加剧,母亲可感觉到胎动。第 18 周时,免疫系统已发育完成,细胞免疫和体液免疫系统已建立。胎儿的脑中央沟、距状沟、顶枕裂已出现,并可记录脑电活动。至妊娠 20 周末,胎儿身长约 25cm,体重约 320g。皮肤暗红,全身覆有胎脂并有毳毛,开始出现吞咽、排尿功能。

（五）妊娠 21~24 周

此时期的胎儿体重增长较快,身体各部分比例较为相称,所有器官都进一步发育。至妊娠 24 周末,胎儿身长约 30cm,体重约 630g。胎儿皮下脂肪开始沉积,但皮肤仍呈皱缩状,出现眉毛及睫毛。由于缺少肺泡表面活性物质,此期出生的胎儿很难存活。

（六）妊娠 25~28 周

此时各器官发育已接近成熟。胎儿听觉传导通路已基本建立,大脑主要沟回均已出现,大脑皮质的六层结构亦可识别。中枢神经系统的发育已能引起节律性的呼吸运动并可调节体温,胎儿的皮下脂肪沉积不多,毛发毳毛发育良好,四肢活动好。至妊娠 28 周末,胎儿身长约 35cm,体重约 1 000g,此期早产儿能啼哭和吞咽,但因肺泡 II 型细胞产生的表面活性物质含量较少,出生后易患特发性呼吸窘迫综合征,死亡率较高,若能加强护理和呼吸支持方可存活。

（七）妊娠 29~34 周

到此期末,男性胎儿的睾丸下降,皮肤深红而光滑,面部毳毛已脱落,手臂和腿圆胖,生活力尚可。出生后注意护理,可以存活。

（八）妊娠第 35 周以后

是胎儿发育完成期,大多数胎儿是丰满的。到此期末,胎儿身长 45~50cm,体重 2 400~3 000g,此

期胎儿皮下脂肪较多,毳毛明显减少,面部皱褶消失。指/趾甲已达指/趾端。出生后能啼哭及吸吮,生活力良好。此时出生基本可以存活。而之后胎儿生长较为缓慢。至妊娠 40 周末:胎儿身长约 50cm,体重 3 000~3 400g,发育成熟,胎头双顶径值>9cm,除肩、背部有时尚有毳毛外,其余部位的毳毛均脱落,足底皮肤纹理多清晰,指/趾甲超过指/趾尖。男性胎儿睾丸已降至阴囊内,女性胎儿大小阴唇发育良好。出生后哭声响亮,吸吮能力强,能很好存活。

二、胎儿血流动力学

胎儿在母体内的生长发育所需要的氧气和营养物质均来自胎盘。因此,胎儿血液循环系统不仅需适应宫内生长的需要,也要为生后的自主呼吸和循环做好布局。

（一）胎儿心血管系统的发育

血管系统是胎儿发育过程中首先具有功能的系统,在受精第 3 周末血液开始循环。胎儿的心血管系统由胚胎期的中胚层发育形成,胎儿心脏于受精后第 18 天在生心区开始发育,在受精后 25~30 天,心脏进一步发育,心管分为心球、心室及心房。直至第 8 周房室中隔完全长成,至此,心脏成为四个腔,并且具备如下解剖学特点:

1. 来自胎盘的血液经脐静脉进入肝及下腔静脉,生后胎盘循环停止,脐静脉闭锁成肝圆韧带,脐静脉的末支——静脉导管闭锁成静脉韧带。

2. 来自胎儿的血液经脐动脉注入胎盘与母血进行物质交换,生后脐动脉闭锁与相连的腹下动脉形成腹下韧带。

3. 动脉导管位于肺动脉及主动脉弓之间。生后肺循环建立后,肺动脉血液不再流入动脉导管,动脉导管闭锁成动脉韧带。

4. 卵圆孔位于左右心房之间,右心房的血液可经卵圆孔直接进入左心房。

（二）胎儿血液循环的特点

胎儿期气体交换部位不在肺而在胎盘,胎儿血经胎盘进行气体交换后,将含氧充分的血经脐静脉回到胎儿体内,供组织需要。所以胎儿期的血液循环除了自身体内的循环外还包括另外一个重要的循环,即胎儿胎盘循环。

胎儿心脏搏出量的 40%[约为 200ml/(kg·min)],经脐动脉流入胎盘绒毛内的毛细血管,与绒毛间腔内的母血进行物质交换后再经脐静脉流向肝脏,在

肝下缘分为2支：一支将大部分（超过50%）血流入静脉导管，再直接流入下腔静脉；另一支经肝门静脉系统供给肝脏，肝脏中血75%~80%来自脐静脉，15%来自门静脉，仅4%~5%来自肝动脉，脐静脉血主要供给左肝，约占左肝血的95%。而右肝血中仅60%来自脐静脉，30%来自门静脉，所以左肝血的氧饱和度可高达80%~85%，右肝血的氧饱和度仅为35%。肝脏血经肝静脉流入下腔静脉，因来自左右肝血含氧量不同，因此它们经不同瓣膜口流入下腔静脉后不相混合。肝脏是重要的血液贮藏所，约20%回心血来自肝脏。

来自脐静脉经静脉导管以及来自左肝的血含氧高，流入下腔静脉后与含氧低的来自下肢及肝右叶血不相混合，前者在下腔静脉的左侧壁与后侧流动，经卵圆孔直接流入左心房，后者居下腔静脉的右侧和前侧流动，与来自上半身的上腔静脉血（含氧很低）流入右心房，这样保证含氧高的血供应脑、心等主要器官。

左心房血流入左心室，流入升主动脉和主动脉弓的分支，供给脑、心及上肢。一小部分血则通过主动脉峡部与来自动脉导管的血一起进入降主动脉，再经髂总、髂内动脉和脐动脉回到胎盘，一少部分降主动脉血供应腹腔内脏及下肢，最后回到下腔静脉。进入右心房的血，经三尖瓣进入右心室，再排入肺动脉，但胎儿期肺泡内充满液体，不进行气体代谢，肺血管平滑肌处于痉挛状态，血管床阻力很高，仅8%的右心血流经肺脏，其余均经动脉导管流入降主动脉。

三、胎儿血流与压力调节

由于胎儿血液存在胎盘循环，且动脉导管及卵圆孔开放，因此胎儿期存在右向左分流，且右心搏出量也明显多于左心。与新生儿期不同，来自胎盘的含氧量较高的是脐静脉，优先供应心、脑两个重要器官，而脐动脉为含氧量低的血。胎儿在宫内所遇到的应激刺激多为缺氧或缺血。

（一）胎心搏出量及分布

Sahn等研究显示人类胎儿期右心搏出量明显多于左心。右心室提供60%~70%的心排血量，而其余30%~40%则来自左心室。约55%的心排血量通过动脉导管，34%通过卵圆孔，12%通过主动脉峡。右心血仅一小部分（约占右心搏出量的8%）流入肺动脉至肺，大部分则经动脉导管流入降主动脉，因右心血包括下腔静脉、上腔静脉及冠状静

脉回流的血，此含氧低的上腔静脉及冠状静脉血经降主动脉流经髂总及髂外动脉而入脐动脉再经胎盘气体代谢。左心搏出仅占总搏出量的1/3（约35%），21%经升主动脉供脑、心、上肢、上胸部，10%与动脉导管来的肺动脉血一起流入降主动脉。所以升主动脉的血为含氧高的血（氧饱和度约60%）。

胎儿血流的分配：胎盘血流占心搏出量的50%，约每分钟可达500ml，脐带流向胎盘的血流量取决于动脉血压与脐血管间血压差。来自胎盘的含氧量较高的脐静脉血经静脉导管进入胎儿循环。在静脉导管处，加入含氧量较低的躯体下部体循环静脉血，大部分血通过卵圆孔进入躯体上部体循环，优先供应心、脑两个重要器官，约45%的血供应肝；其余部分继续到达心脏，其中约22%供应胎盘、24%供应躯体。

（二）胎儿血液循环的生理调控

研究显示羊在胚胎期已具有中枢神经系统和周围神经系统，动脉压力感受性反射和化学感受性反射也已出现，传入冲动从颈动脉体经窦神经达到延髓。在主动脉附近也发现化学敏感区，传入纤维走行于迷走神经内。但上述系统在维持胎儿循环稳态中所起的作用尚不清楚。

（三）胎儿血液循环对应激刺激的调控

胎儿在宫内所遇到的应激刺激多为缺氧或缺血，如母体低氧血症、脐带受压、胎儿失血及子宫血流量减少等。胎儿发生低氧应激时的生理学机制可能有以下几个方面：

1. **自身调节** 心脑在低氧情况下能迅速舒张心脏和大脑的血管、增加血流量以保证合适的氧释放量。

2. **自主神经调节** 肾上腺素受体被激活而引起的血管收缩在应激时对降低肾、肠和躯体血流量和氧释放量起主要作用。但胎儿的反应能力与发育成熟程度有关。在妊娠中期，当自主神经反射刚出现时，低氧应激可引起心跳加快，而在发育成熟的胎儿则引起心率减慢。

3. **血管活性物质** 急性低氧血症可引起血浆儿茶酚胺、血管升压素、血管紧张素、心房钠尿肽和皮质醇等水平升高，但在应激反应中调节血流量分配的有关作用尚需进一步研究。

4. **出生时的调控** 从胎儿到新生儿的转变过程中，心血管系统发生一系列重大改变，包括机械的、神经-体液的和代谢的改变等，如肺通气、脐带被切断后胎盘短路和静脉导管短路消失等，但卵圆

孔与动脉导管的功能性关闭，这是胎儿血液循环过渡到新生儿循环最直接的结果。另外，出生后的神经 - 体液改变包括肾上腺素能神经紧张增强，循环血中甲状腺激素浓度增高以及低体温等均参与出生时心血管系统的调控。

四、胎儿的气体代谢

胎儿气体代谢主要通过母胎界面，母体胎盘循环的生理基础为一系列压力差，利于向绒毛间腔射血。胎盘的功能十分复杂，是胎儿呼吸、消化、营养、排泄、内分泌作用的功能场所，它还能合成一系列激素调节母体功能。本节从母胎间的交换系统、胎盘臂的结构及功能、母胎之间的气体交换以及胎儿对生理性低氧的适应方面进行阐述。

（一）母胎间的交换系统

母胎间的交换系统（fetal-maternal communication system）是指母胎间 2 个主要的解剖及功能臂交换系统，一个是胎盘臂（placental arm），其由两方面组成，一个是母血灌注胎盘绒毛间隙，称为母体胎盘循环，另一个是胎儿血进入绒毛的毛细血管，称为胎儿胎盘循环。胎盘臂的主要功能是营养转运、内分泌及免疫。另一个系统是旁分泌臂（paracrine arm），是由胎儿羊膜、平滑绒毛膜与母体真蜕膜之间的细胞与细胞间直接接触及物质分子间交通而成，它的主要功能是维持妊娠、免疫容受，维持羊水容积的内环境稳定及对胎儿的生理保护。

（二）胎盘臂的结构及功能

胎儿气体代谢是在胎盘臂完成。

1. 胎盘的结构

（1）胎盘的母体部分是底蜕膜，称蜕膜板或底板，蜕膜间隔（又称胎盘隔）将母体的胎盘分成小叶状，称母体叶，一般足月胎盘有 20~30 个母体叶。蜕膜间隔不超过胎盘全层厚度的 2/3，胎盘的上 1/3 是可以互相沟通的，子宫螺旋动脉分支穿透蜕膜板进入一个母体叶，称为子宫胎盘动脉，向绒毛间腔射血。

（2）胎盘的胎儿部分是由绒毛板、绒毛干及其分支、终末绒毛网所组成。绒毛板上长出的绒毛主干可形成初级、次级和三级绒毛干，逐渐分支向绒毛间腔伸展，成终末绒毛网，一个初级绒毛干及其分支组成一个胎盘的胎儿叶，或称胎儿单位，一个次级绒毛干及其分支组成一个胎儿小叶，又称胎儿亚单位，一个胎儿叶可包含数个胎儿小叶。

2. 母体胎盘循环 孕期子宫胎盘动脉以 500~600ml/min 的流速向绒毛间腔射血，相当于孕母心搏出量的 1/10，比非孕期的子宫血流增加 10~12 倍，经过母胎间物质交换后，绒毛间腔的血经蜕膜板静脉回流入母体。绒毛间腔的容积约 125~150ml，所以其间血液每 1 分钟可以更新 3~4 次。

母体胎盘循环的生理基础为一系列压力差，母体螺旋动脉压力为 60~70mmHg，绒毛间腔压力为 9~14mmHg（无子宫收缩时），子宫胎盘静脉压为 8mmHg。母体胎盘循环是一个低阻系统，妊娠期母体螺旋动脉产生生理性改组，第一次改组在妊娠第 10 周，细胞滋养层细胞侵入血管壁，使血管中层肌纤维和弹力纤维破坏，类纤维蛋白物质沉积，使动脉进行性扩张，呈漏斗形，第一次生理变化发生在蜕膜层以及蜕膜层与子宫肌层交界处的血管段。第二次改组发生在妊娠 14~20 周，主要涉及螺旋动脉的子宫肌段。这种变化使子宫螺旋动脉成为弯曲、扩张的漏斗状血管，管径从孕早期的 200~300μm 增加到中期后的 1 000μm，阻力降低，并对血管活性物质失去应答，更利于向绒毛间腔射血。

3. 胎儿胎盘循环 胎儿心脏向脐动脉搏血，以 500ml/min 流速流至胎盘，最终末为绒毛内毛细血管，经与母体物质交换后经脐静脉流回胎儿。脐动脉内的收缩压为 60mmHg，舒张压为 30mmHg，脐静脉压力为 20mmHg，足月时从脐带通过的血液可达 125ml/（kg·min）。胎盘中母血与胎儿血不直接交流，母血流动于绒毛间腔内，浸泡着终末绒毛网，胎儿血在绒毛中的胎儿毛细血管内运行。母血与胎血之间相隔着绒毛的血管合体膜（vascular syncytial membranes，VSM），由合体细胞、合体细胞基底膜、绒毛间质、胎儿毛细血管基底膜及毛细血管内皮五层组成，这就是一般概念上的胎盘屏障，但在这层屏障有破损时，胎儿血与母血可相互渗漏，所以在母体的外周血中可见到游离的胎儿红细胞，母血进入胎儿循环系统造成血型不合的同种免疫性溶血病，如 Rh（-）母亲所致胎儿 Rh 溶血病就是很好的证明。

4. 胎盘的物质交换作用 胎盘内物质交换的主要场所是血管合体膜，妊娠晚期血管合体膜变薄，仅 3.6μm，为妊娠早期的 1/10，绒毛面积可增大到中期妊娠时的 12 倍，达 12~14m^2，相当于成人全胃肠道的面积。

胎盘的功能十分复杂，是胎儿呼吸、消化、营养、排泄、内分泌作用的功能场所，它还能合成一系列激素调节母体功能，是维持胎儿在子宫内生存及生长发育的重要器官。

胎盘内的物质交换形式包括单纯扩散、易化扩散、主动运输、内吞作用等最常见的物质交换方式，同时还包括渗漏作用（如母胎之间红细胞的交流）以及水分的大容积流动等方式。

（三）母胎之间的气体交换

母胎之间的气体交换是以单纯扩散形式进行的，由于母胎之间氧气与二氧化碳均存在梯度差，交换是较容易的。氧气的交换是：母体动脉血氧分压为 95mmHg，绒毛间腔的氧分压为 30~35mmHg，血氧饱和度为 65%~75%，脐动脉的氧分压为 15~20mmHg，血氧饱和度为 50%~60%，由于梯度差，使氧气由母体向胎儿转运，交换后胎儿氧分压可达 30mmHg，饱和度为 70%~80%，母体氧分压越高，单位时间内胎儿得到的氧越多。此外，影响母胎之间氧交换的因素还包括氧饱和度等。

（四）胎儿对生理性低氧的适应

胎儿在宫内相当于居住于低氧环境的高山居民，胎儿脐动脉的氧分压为 20~30mmHg，仅为成人的 1/5~1/4，氧饱和度仅为 60%~80%，为成人的 3/5~4/5，但胎儿却可以正常地生存，而且可以满足生长发育的需要，维持其 pH 在 7.35 左右，这与胎儿的生理适应有关。

1. **胎儿胎盘功能** 正常时，每分钟母亲可供胎儿氧气 7~8ml/kg，超过胎儿的需要，绒毛间腔血流量可达 500~600ml/min，1 分钟可交换 3~4 次，保证胎儿可以得到足够的氧。

2. **胎盘储备力** 绒毛交换面积相当于成人全胃肠道交换面积，一般情况下绒毛间腔血液仅 50% 参加代谢，应激情况下可以有 2 倍的适应力。

3. **胎儿代偿**

（1）胎儿每千克的心搏出量是成人安静时的 3~4 倍。胎儿心率平均为 140 次/min，比成人快接近 50%，心跳加快、心肌收缩力强，可以增加心搏出量，胎儿血容量为 80~100ml/kg，仅 8% 通过胎肺，全部血液流经胎盘进行气体及物质交换，在应激情况下胎儿通过压力、化学感受器经交感、副交感神经调节心率。胎儿心、脑、肾上腺及胎盘是生命重要器官，脐静脉含氧较高的血液直接供应大脑及心脏，应激情况下，大部分血液供给心、脑、肾上腺素，维持生命活动的调节。

（2）胎儿红细胞比成人相对更多，血红蛋白比成人高，胎儿每克血红蛋白可携带氧量比成人高，红蛋白与氧的结合力比成人高，缺氧时氧解离曲线左移，使氧不易离解。缺氧时胎儿红细胞及血红蛋白更高。

（3）胎儿儿茶酚胺包括去甲肾上腺素及多巴胺，它们可使胎儿在低氧负荷时血液重新分配，使心跳加快、血压升高，维持心、脑、肾上腺血液供应。儿茶酚胺使胎儿肺泡液吸收、表面活性物质增加，为出生后呼吸做充分准备。在慢性缺氧或分娩过程中，胎儿交感神经-肾上腺系统反应增强，儿茶酚胺量增高。

五、胎儿的能量代谢

胎儿营养主要来源于母体，其代谢产物通过母体排泄，胎盘是母胎之间物质交换的场所，它通过单纯扩散、易化扩散、主动运输、内吞作用、大容积流动及渗漏等形式进行物质交换与转运。胎儿生长发育所需要的营养物质包括碳水化合物、蛋白质、脂肪、电介质、维生素和水。本部分分别介绍。

（一）碳水化合物的转运

母体的碳水化合物以葡萄糖形式通过胎盘，是胎儿代谢的主要能量来源。胎儿的葡萄糖浓度为母血的 60%~80%。由于母血葡萄糖浓度在一天中的变化幅度很大，为了能使供给胎儿的葡萄糖比较稳定，孕期激素调节可降低母亲对葡萄糖的利用，并调节母亲对胎儿的供应。葡萄糖的转运是易化扩散方式为主，近足月时其转运速度可达 5.9mg/(kg·min)，胎儿的血糖维持在 3.99~4.44mmol/L（70~80mg）。

此外，胎儿组织内也具有碳水化合物代谢的酶系统，此系统在妊娠晚期已相对发育完善，而且胎儿肝、肾中的葡萄糖代谢酶也具有生化功能，肝脏开始储存糖原，并可在缺氧情况下利用糖的无氧酵解，获取能量。在分娩过程中，由于儿茶酚胺类物质分泌，母亲与胎儿血糖值均可升高。出生后由于断绝了从母亲的葡萄糖供应，需消耗肝糖原，所以出生后肝糖原明显下降，储存量仅能维持 12 小时左右，如不及时喂养，则新生儿会有低血糖出现，尤其糖尿病母亲的新生儿、巨大儿及小于胎龄儿比较常见。

（二）脂类转运

人胎儿的脂肪组织占体重的 16%。胎儿脂质可以由母体经胎盘转运给胎儿，或胎儿利用碳水化合物及乙酸自行合成。大部分脂肪酸以单纯扩散形式快速进入胎儿，如自由脂肪酸——亚麻酸、棕桐酸等。胎儿 10%~20% 的胆固醇来自母体,亚麻酸、花生四烯酸需来自母亲的饮食。

一个出生体重 3.5kg 的新生儿,出生时体内脂肪储存量可达 560g。出生后第二、三天,体内糖原消耗,所以需要的热能 95% 来自脂肪分解代谢。脂肪在母乳中含量:成熟乳>过渡乳>初乳。母乳分泌的后半部奶(后奶)含脂肪量多,吸吮时应将一侧后奶吸空再换另一侧,这样可以得到更多脂肪,新生儿体重增长快。足月新生儿能吸收乳汁中 90% 的脂肪酸,未成熟儿此功能较差,喂养时要补充不饱和脂肪酸。新生儿的脂肪需要量为 6~12g/(kg·d)。

(三) 氨基酸、蛋白质的转运

氨基酸以主动运输的方式自母体进入胎儿,胎儿脐血中氨基酸浓度大于母血,胎儿可以从母体中得到各种氨基酸,以合成蛋白质(γ 球蛋白不能合成),用以构造胎儿组织,妊娠晚期胎儿需蛋白质约 2g/(kg·d)。白蛋白可通过胎盘,大分子蛋白通过胎盘量很少,但例外的是免疫球蛋白 IgG 通过内吞作用较快进入胎儿体内,可能与血管合体膜表面有特殊受体 Fc- 受体有关,近足月脐血中 IgG 水平与母血相同。另一种维生素 A 醇结合蛋白也可大量通过胎盘。但 IgM 及 IgA 在脐血中浓度很低,只有在胎儿感染激活免疫系统时才能产生较多的 IgM、IgA,所以脐血 IgM 和 IgA 升高可作为宫内感染的诊断标志。

到足月时胎儿蛋白质的贮存可达 403g,出生后可出现负氮平衡。血内非蛋白氮浓度升高,可达 50~60mg/dl,尿中尿素氮也可增多。经过良好的喂养后,生后 4~7 天即可维持正氮平衡。

(四) 电解质的转运

电解质可通过单纯扩散(如钠、钾及单价离子)和主动运输的方式(如钙、铁、锌、碘、磷等)从母体向胎儿转运。钠、钾、氯、镁母胎血浓度相近,但钙、铁、锌胎血浓度要高于母血。钙结合蛋白和甲状旁腺激素相关蛋白(parathyroid hormone-related protein,PTH-rp)可在胎盘等许多组织内存在,调节 Ca^{2+} 从母体转运到胎儿,也是维持胎儿组织中钙稳定的主要因素。

新生儿细胞内液的电解质中阳离子主要为钾,阴离子为磷酸盐和蛋白质,细胞外液中阳离子主要为钠,阴离子是氯,两者比例为 3:2。生后几天内由于食量少,而排泄较多,造成入量少于出量的负平衡,以后当进食增加,生长发育快,合成代谢高,电解质代谢转为正平衡。

新生儿电解质的需要量:钠,足月儿 1~2mEq/(kg·d),早产儿 2~3mEq/(kg·d);钾,2~3mEq/(kg·d);钙,2.5mEq/(kg·d);镁,1mEq/(kg·d)。

电解质的吸收与排泄:钠与氯在胃肠道可全部被吸收,通过尿和汗排出,肾可调节钠的排出,多入多排。钾在肠道内吸收后分布全身,一部分进入细胞内,主要由肾排出,占 80%~90%,10% 由大便排出。肾脏保持钾的能力比保留钠的能力差。钙主要在小肠上段被吸收,主要从粪便排出,一小部分从尿排出。镁在肠道被吸收,可从粪及尿中排出。

(五) 维生素转运

水溶性维生素可以主动运输方法向胎儿转运,所以胎血中浓度均高于母血,维生素 C 不易通过胎盘,而其前驱物质脱氢抗坏血酸可以通过胎盘,之后在胎儿体内很快转变为维生素 C。

脂溶性维生素(如 A、D、E、K)通过胎盘率很低,在胎儿血中的浓度低于母血,胎儿体内储存少,需生后及时补充。母乳中含有维生素 A 为 300~1 000U/100ml,维生素 D 含量较少,在出生后应适当补充。新生儿维生素 A 需要量为 1 500U/d,维生素 D 为 400~600U/d。维生素 K 在生后几天因肠内缺乏合成维生素 K 的细菌,肝功能制造凝血物质功能不健全,易发生新生儿出血症,难产的新生儿及早产儿建议补充维生素 K_1 1~2mg/d,应用 3 天。

水溶性维生素因胎儿期胎盘转运多故而缺乏不多,母乳中维生素 B、C 均较丰富。叶酸有利于胎儿生长发育、预防神经管缺陷及先天性心脏病,故推荐妇女在怀孕前 3 个月到妊娠后 3 个月内,每天添加叶酸 0.4mg,也可以通过服用复合维生素(含叶酸 0.8mg)来补充叶酸;而对于叶酸缺乏地区的孕妇,在整个妊娠期补充叶酸 0.4~1mg/d 是非常必要的。

(六) 水的转运

水的交换部位在胎盘,交换量很大,可达 3 000ml/h,是以大容积流动方式进行交换,在 VSM 膜两侧静水压或渗透压梯度差产生水分流动。胎儿组织含水极多,足月胎儿水分占体重的 75%~83%,新生儿细胞外液占体重的 40%~45%,比成人高 2 倍。新生儿需水量第 1 周为 60ml/(kg·d),第 2~3 周为 100~120ml/(kg·d)。水的排出中尿、大便为显性失水,呼吸蒸发出汗等为不显性失水。需要指出的是,新生儿可以通过母乳满足绝大多数的水分需要,通常不用额外补充单独的水分。

六、胎儿的免疫系统发育

胎儿期机体的免疫系统发育尚不成熟,其功能与儿童和成人有较大差别。免疫细胞存在于胚胎发生直至生命终止的整个过程中,其最初均来源于数量相对恒定的干细胞。以下进行详细阐述。

胎儿的体液免疫功能较差,如 IgM 在胚胎第 11 周、第 17 周起分别在脾脏和胸腺中开始合成,在 12 周的胎儿淋巴细胞中已有 IgM 受体可检测出。但 IgM 在胎儿期一直处于低水平,到出生时脐血中浓度也仅有不足 20mg/dl,由于 IgM 分子量较大,不能由母体通过胎盘输送给胎儿。它们的主要作用是可抗革兰氏阴性杆菌,如脐血 IgM>30mg/dl 则表示有宫内感染存在。IgA 在胎龄 30 周才开始合成,量很少,且代谢率快,半衰期仅 5 天,母亲的 IgA 也不能通过胎盘,所以直到出生时胎儿体内的浓度很低,直到生后 2 岁才达成人水平的 75%。当宫内感染时 IgA 也会升高。IgG 在胎龄 5~6 周时就可被发现,主要是从母体通过胎盘而达胚胎的,从孕 12 周起开始在肝和淋巴结开始合成,到孕 18 周开始脾和胸腺也合成 IgG,再加从母体获得,所以足月胎儿的 IgG 甚至可达到或超过母体水平。因此胎儿对于对某些疾病是不易感染的,例如麻疹、白喉等。

胎儿的细胞免疫功能也不完善,虽然胎龄 8 周时,上皮组织已能将干细胞发育为有功能的 T 细胞,但直到 15~16 周,T 淋巴细胞才出现在淋巴结和脾脏内。另外,T 淋巴细胞要与同种病原体发生特异性结合,并释放各种淋巴因子的功能要到出生后才逐步完善。

其他非特异性免疫系统,如补体,不通过胎盘,需胎儿自身合成,如 C2、4、5 在妊娠第 8 周开始合成,C3 在 11~14 周、C1 在 14 周后合成,但到足月时还未发育成熟;血清溶菌酶可由母体输送,足月时可达母体相近水平;胎儿的吞噬细胞在肝及骨髓细胞中产生,分别从妊娠第 2、5 个月开始出现,但它的吞噬功能低下,趋向性差。根据对胎儿免疫系统的研究发现,免疫器官是在无外源性抗原存在的情况下发育的,而当受到外界抗原刺激时,胎儿淋巴细胞也能产生一定的反应,因此临床上也可以根据胎儿淋巴细胞的免疫状态判断有无宫内感染以及胎儿的受累情况。

胎儿出生后免疫系统的一些主要变化如表 17-1 所示。

表 17-1 胎儿出生后免疫系统的主要变化

	临产前	分娩后
免疫器官	淋巴系统发育良好,胸腺及脾脏完全成熟,淋巴结有独特的皮质和髓质	淋巴系统继续生长;脾脏滤泡增大;淋巴结皮质增生
体液免疫	T 淋巴细胞在血液、组织液及淋巴之间循环	被扩增的短效细胞池取代
细胞免疫	B 淋巴细胞系统未成熟,抗体应答以 IgM 为主	B 淋巴细胞扩增,IgA、IgG 抗体应答发育
外周淋巴细胞归巢	皮肤归巢细胞池存在,但无肠归巢细胞池	肠归巢细胞池在生后 1 个月开始发育,转运至肠相关淋巴细胞显著增加

由于分娩时外源性抗原的触发,90% 的长效淋巴细胞在出生后 10 天之内被新生的短小淋巴细胞所替代。同样,胎儿免疫系统的大部分也被 7~10 天更新一次的新生儿免疫系统所取代。目前对于胎儿和新生儿免疫系统的关系、胎儿淋巴细胞的转化方式等问题还不是十分清楚。

(原鹏波　赵扬玉)

第二节　胎儿窘迫和新生儿窒息

一、胎儿缺氧的病理生理

胎儿缺氧可引起胎儿窘迫,并将进一步导致围产儿不良结局。母胎循环异常可以引起胎儿缺氧,胎儿缺氧后机体将发生一系列病理生理改变并有可能发生器官脏器严重损害,如不能及时纠正缺氧,预后不良。胎儿窘迫是胎儿在子宫内缺氧和/或酸中毒而致的一组综合征。按发生的时间可分为妊娠晚期的胎儿窘迫及产时胎儿窘迫。前者多为慢性缺氧,后者多为急性缺氧或在慢性缺氧基础上急性加重。胎儿窘迫是围产儿死亡及婴儿远期致残率的主要原因之一。

(一)胎儿缺氧的原因

胎儿是否缺氧取决于母子间氧气与二氧化碳的梯度差、母子间气体交换的面积和母体胎盘循环及胎儿胎盘循环的运行情况。任何影响上述因素的事件均可造成胎儿缺氧。常见的导致胎儿缺氧的原因：

1. **母体低氧血症和/或高碳酸血症** 孕妇合并心脏病、严重呼吸系统疾病、重度贫血、吸烟或各种原因导致母亲肺通气、换气功能障碍，致母体的血氧分压明显下降，和/或二氧化碳分压明显上升，降低了母子间氧-二氧化碳的梯度差，减少了母子间气体交换，均可导致胎儿缺氧。

2. **母体胎盘循环障碍** 母体-胎盘循环障碍使绒毛间隙的血流量减少，从而影响母胎间的气体交换。常见于以下原因：①各种原因的休克使母体血压下降，其中包括孕妇仰卧低血压综合征和麻醉性低血压。由于母亲回心血量减少、血压下降而使与绒毛间隙的压力差减少，向绒毛间隙射血量减少，不能充分灌注。②绒毛间隙压力异常上升也会影响母体向胎盘的灌注。正常子宫静止期宫内压8~12mmHg，绒毛间隙的压力9~14mmHg。产程中子宫收缩时、合并羊水过多或多胎妊娠时，以及发生胎盘早剥时，绒毛间隙的压力会升高，从而导致胎儿发生一过性或持续性地缺氧。③子宫胎盘血管的生理性重建未完成，血管管径细，阻力大，影响子宫胎盘血流，常见于妊娠期高血压疾病、胎儿生长受限等高危妊娠时。

3. **胎儿胎盘循环障碍** 各种原因导致胎儿心脏搏出能力下降，如先天性心脏病或感染，导致心脏受累、心力衰竭、严重心律紊乱等，胎儿心脏向绒毛内毛细血管的搏出血量减少，血流速降低。脐带异常如脐带打结、缠绕、受压等，可影响脐动静脉内血流运行导致胎儿胎盘循环障碍。此外，脐带血管也受神经体液调节，如去甲肾上腺素、高浓度氧气、低浓度二氧化碳、内皮素等可使脐带血管收缩，而前列腺素、一氧化氮、心钠素、异丙肾上腺素可使脐带血管扩张等。

4. **胎盘的组织及功能障碍** 绒毛交换面积、绒毛内毛细血管交换面积、绒毛间隙容积、血管合体膜的厚度及通透性等直接影响物质交换。如妊娠期高血压疾病、心肾功能异常、内分泌疾病、过期妊娠等高危疾病均可使胎盘功能降低，影响胎儿宫内气体及物质交换而出现宫内缺氧及胎儿生长受限等。

5. **产程对胎儿的影响** 胎儿在临产期间可能会暴露在各种缺氧因素中，从而发生急性胎儿窘迫。临产后每一次子宫收缩均伴随着子宫血流中断，将伴随着短暂而又反复发生的"胎儿缺氧"。对于正常的胎儿是完成"历练"的过程，可以耐受，

而当胎儿处于慢性缺氧状态时，则因其对缺氧耐受性差而导致不良后果。正常的胎儿偶尔也可能对短暂的但是过分频繁的反复"缺氧"不能完全适应。

(1) 宫缩对绒毛间隙血流的影响：子宫收缩间期（静止期）的子宫内压力为8~12mmHg，稍低于绒毛间腔隙的压力，子宫螺旋动脉压力为60~70mmHg，母体可以很容易向绒毛间腔射血，当子宫收缩时，宫内压力渐增高，子宫胎盘静脉回流受阻，当宫内压继续升高至75mmHg时，接近或超过子宫动脉压力（70mmHg），螺旋动脉血流阻断，射血停止，胎儿供血短暂中段，当宫缩高峰后，宫内压渐降，先动脉、继而静脉压力解除，绒毛间腔血流恢复正常，在30秒内可将血液全部更新。正常胎儿可承受100mmHg的宫内压，而慢性缺氧的胎儿不能承受很高的压力，甚至低于50mmHg的宫内压即可使此类胎儿明显缺氧。正常的宫缩具有其极性、节律性，而如失去这种规则，变成高张子宫收缩、过强收缩或持续时间太长，均可使胎儿缺氧。当胎儿血氧分压<20mmHg，氧饱和度低于30%，即比正常水平降低60%~70%时，心功能代偿不全，可有心率减慢、快慢不均、胎便早泄，而如低于原来90%时，则会出现脑功能损害。

(2) 产程中的胎儿pH变化：在第一产程及第二产程初期，胎儿pH变化不大，随产程进展，胎先露下降，pH逐渐下降。胎头娩出过程中pH以0.04/min速度下降，胎肩娩出过程中pH以0.14/min速度下降，而酸中毒发生通常伴随着新生儿Apgar评分的下降。

产程中母亲饥饿、脱水、失水或过度换气，造成母体的呼吸性或代谢性酸碱失调，可影响胎儿致其酸中毒风险增加。正常胎儿pH 7.35~7.45。pH<7.25，约1/3胎儿在出生时Apgar评分<3；pH<7.10，约2/3的Apgar评分<3，而如果pH<6.9，则意味着脑损伤，此时的宫内缺氧将不可逆。

(3) 产程中脐带意外：有报道在产程中有40%~80%的胎儿伴有不同形式的脐带意外事件，从而发生不同程度的胎儿循环障碍，如脐带过度扭曲、打结、受压、脱垂、缠绕等。脐带受压时脐静脉先受压，此时绒毛间腔血流不变，但胎儿因回心血量少而致血容量下降，胎心跳加快，继而因为脐动脉受压，胎儿与胎盘循环停止，胎儿因缺氧而心率下降，如不能及时解除诱因，则可造成胎儿低氧和高碳酸血症。如果脐带循环受阻解除，如改变母体

体位、宫缩缓解等,则可使缺氧缓解。脐带异常可在胎心监护图中出现不同程度的变异减速。如脐带受到突然牵拉延长可使脐带血管内纵肌收缩而使动脉关闭导致胎儿猝死,迷走神经如颈动脉窦双侧受压,也可使胎儿心搏骤停。

(4)产程中其他因素:在产程中长期仰卧,可能发生仰卧位低血压综合征,下腔静脉回流减少,回心血量降低,心搏出量降低,从而导致孕妇血压下降,子宫胎盘血流减少,导致胎儿缺氧;胎头在盆底受压时间过长时,会使胎儿颅内压增高、静脉淤血,易造成颅内缺血、缺氧、脑水肿,甚至颅内出血。

(二)胎儿缺氧的病理生理机制

正常妊娠胎儿处于相对低氧浓度的环境,但由于胎儿有独特的适应机制,可以通过特殊的循环通道完成血流再分布,胎儿氧解离曲线左移,胎儿高血红蛋白,对氧有更高的亲和度,并通过降低能量消耗、增加无氧代谢等,使得胎儿组织及器官可以最大程度地获得氧供,满足正常生长需要。

胎儿急性缺氧和慢性缺氧的病理生理机制不同。慢性缺氧时胎儿产生一系列的代偿表现。最重要的保护机制是血液重新分配。慢性缺氧的早期,胎儿通过增加心排血量达到代偿,优先供给大脑、心脏和肾脏等重要器官,可以观察到大脑和肾脏的血流速度增快,随着缺氧加重,血供进一步减少,胎儿失代偿,胎儿心排血量减少,脑血管的阻力增加等现象。胎儿急性缺氧时胎儿血供在短时间内急速下降,甚至消失,最初是因迷走反射亢进导致胎心率减慢,长时间的缺氧则导致胎儿心肌细胞受损,即使血供有一定恢复,胎心率也无法恢复至缺氧前,表现为逐渐减慢,很快形成代谢性酸中毒。

1. 胎儿缺氧的病理生理机制 可以分为4个期别。

(1)1期:即原发性呼吸增强阶段,也称兴奋期。此时机体处在代偿阶段,通过脐静脉流入静脉导管的血流从55%增加到65%,作为血液储存库的胎肝在缺氧代偿期增加流入下腔静脉血流来调整循环血容量,同时增加经卵圆孔流入左心房的血流等调节,使含氧量高的静脉血最大限度地供给心、脑、肾上腺等重要生命器官。肾上腺分泌的儿茶酚胺增加,使胎儿心跳加快、血流重新分配,保证重要生命器官的血流灌注,而其他器官,如肾、胃肠、皮肤、肌肉、骨骼等血流明显减少。此时胎动常常会异常频繁。

(2)2期:原发性呼吸暂停阶段,也称抑制期。

由于缺氧原因不能解除,胎儿代偿机制已不能维持,迷走神经兴奋,心率减慢,胎动减少,胃肠运动增加,肛门括约肌松弛,出现胎便早泄。

(3)3期:为继发性呼吸增强阶段,即喘息期,也称胎儿异常反应期。

可造成胎儿在宫内胎粪吸入,肌肉痉挛性收缩,心率进一步下降,血压开始下降,心排血量减少,心功能失代偿,也可出现心律失常,心音弱,胎心监护可出现基线率下降,基线变异减少或消失,伴各种减速。此期已为缺氧合并酸中毒,心脑功能的损害已经开始。

(4)4期:继发性呼吸暂停阶段,又称虚脱期。胎儿心力衰竭,心率慢至停止,血压渐渐降至零,中心静脉压升高,胎动消失,对刺激无反应,酸中毒加重,pH 可达 7.10 以下,脑损害加重,呼吸中枢严重抑制,如不及时娩出则大部分胎死宫内,如能幸存,也有重度新生儿窒息及其他并发症,如胎粪吸入综合征、缺血缺氧性脑病等。

2. 处理原则 在原发性呼吸改变期(即1~2期)如能及时处理,及早分娩,则预后较好,新生儿窒息率较低,但如进入继发性呼吸改变阶段(3~4期),则已有严重缺氧合并酸中毒,必须立即分娩,迅速复苏,否则预后差。

由于缺乏直接了解胎儿宫内情况的手段,难以清楚地分出缺氧的病理阶段,也因缺氧的种类、原因不同,使这些病理过程的发展速度也不一样,如急性完全性缺氧(多见于脐带循环完全阻断或胎盘早剥等意外),从缺氧开始到死亡仅 10 分钟左右,几乎难以分出阶段来。慢性不完全缺氧如胎盘功能不全引起的缺氧则可持续长短不等的时间,但在产程中可突然恶化。如临床上已出现胎动异常、胎心异常、危险的胎心监护图、B超提示肌张力消失、胎动消失、脐静脉血气 pH<7.10,则估计已进入继发性呼吸改变阶段,宜积极处理。

(三)胎儿窘迫时各个系统的改变

1. 心血管系统 胎儿窘迫早期,胎儿血液重新分配以适应缺氧,保证心、脑、肾上腺、胎盘供血,而其他系统,如胃肠、泌尿、肌肉骨骼系统,供血降低,临床表现为心跳加快或不变,脑供血量正常。当胎儿缺氧进一步发展,心功能开始减退,心搏出量减少,心率减慢,心跳逐渐停止,脑血流减少,损伤开始。

2. 中枢神经系统 缺血缺氧代偿失调时,pH 降到 7.0~6.9 以下,脑功能损害开始,脑细胞内能量代谢障碍,ATP减少,钠泵运转障碍,细胞水肿,压迫细胞间血管,使间质水肿,即脑水肿。同时因无氧酵解增加,乳酸堆积,脑细胞坏死。由于动脉压上升,静脉淤血,血管破裂或血管通透性增高,可造成颅内出血。

3. **泌尿系统** 肾血流量下降,造成肾皮质缺血,肾小球滤过率下降,原尿形成下降,肾功能不全,如肾小动脉长期痉挛,肾小管坏死,造成器质性肾衰,羊水过少。

4. **胃肠系统** 缺血缺氧后肠壁坏死,至坏死性小肠结肠炎,甚至肠穿孔。同时肠蠕动加快,肛门括约肌松弛,迷走反射,引起胎便早泄。

5. **代谢系统** 由于无氧代谢产生的酸性产物堆积,致代谢性酸中毒,糖原消耗致低血糖、低血钙、高血钾等代谢异常。二氧化碳蓄积致呼吸性酸中毒。

6. **血液系统** 宫内缺氧时刺激骨髓造血,增加红细胞生成,肾缺血后,促红细胞生成素(EPO)也会刺激骨髓造血。红细胞增多,使血黏滞度增高,血流速度缓慢,器官缺血,心脏负担加重。而缺氧时血管内皮细胞受损,释放凝血物质,使 PGI2/TXA2 比例失调,可诱发 DIC。

总之,围产期缺血缺氧使胎儿全身的各个系统均有可能发生严重损害。机体调节是有限度的,如不能及时纠正缺氧,预后险恶。

二、胎儿宫内缺氧的监测及评估

关于胎儿安危预测的探讨已超过 30 年,但目前仍然没有任何一种方法是降低围产儿患病率和死亡率、改善远期预后的理想方法,主要存在以下问题:①胎儿监测的众多方法本身均存在精确性不足和有效性不满意的问题;②胎儿生物学表现可有许多变异,究竟哪些表现是真正的异常有时很难做出判断,也很难对一定时段内的正常生物学表现做出量化;③尽管许多复杂的方法和监测设备不断出现,但对于异常胎儿结局仍缺乏可靠的预测价值。由于真正出现不良结局的例子还是少数,也促使许多临床医师依赖胎儿监护设备作为预测胎儿情况良好的手段,而无法判断其情况不良。

目前有关胎儿宫内缺氧的监测,可根据是否进入产程而分为产前胎儿监护和产时胎心监护两种情况。

(一) 产前胎儿监护

产前胎儿监护的方法包括孕妇胎动计数、超声评估羊水情况和脐动脉血流测量、胎心电子监护和生物物理评分等。

1. **胎动计数** 胎动是孕妇的主观感受,孕妇感知胎动的准确度相差很大,因此,将胎动计数作为胎儿监护的方法仍有争议,虽然其不敏感,对于预防死产的有效性尚不确定,但是作为孕妇唯一可感受的、随时可监测且经济方便的方法,部分国家在指南中仍推荐作为评估胎儿宫内安危的常规方法。胎动减少预示着胎死宫内的发生,部分病例出现在胎动减少后的几天内。目前尚未确定理想的胎动计数和胎动间隔。一种监测方法是孕妇左侧卧位计数准确的胎动数,2 小时内胎动达到 10 次即为满意的胎动。另一种监测方法是 1 天数 3 次,每次计数 1 小时胎动,如果胎动次数等于或超过孕妇既往的胎动计数基数则认为是可靠的。无论采用何种胎动计数方法,如果无法确定准确的胎动数,建议进一步胎儿评估。

2. **无应激试验**(non-stress test,NST) 是指在无宫缩、无外界负荷刺激下,对胎儿进行胎心率宫缩图的观察和记录,以了解胎儿储备宫内储备能力。正常情况下,胎心率变化与胎动有关,胎心率反应性消失在大多数情况下与胎儿睡眠周期相关,但也可能是中枢神经系统受抑制,如胎儿酸中毒等引起,应给予重视。

无应激试验分为反应型和无反应型:反应型 NST 或正常 NST 的常用定义是:20 分钟内出现 2 次或 2 次以上胎心加速。无反应型 NST 是指超过 40 分钟没有满意的胎心加速。孕 32 周后行 NST 有更好的预测价值。NST 可能有 50% 的概率出现变异减速,如果变异减速不是反复出现且持续时间短于 30 秒,则无需产科干预。反复出现的变异减速(20 分钟出现 3 次)会增加剖宫产术终止妊娠的风险。NST 中减速持续 1 分钟以上,剖宫产术及胎死宫内的风险显著增加,因此应综合考虑潜在的利弊风险决定终止妊娠。

3. **宫缩应激试验**(contraction stress test,CST) CST 是宫缩情况下的胎心率变化,其理论基础是宫缩会引起胎儿短暂的缺氧。满意的子宫收缩模式是 10 分钟至少 3 次宫缩,每次宫缩持续 30~40 秒。CST 的结果分类如下:阴性,无晚期减速或明显的变异减速;阳性,50% 以上的宫缩后出现晚期减速(即使宫缩频率 10 分钟小于 3 次);高度可疑阳性,间断出现的晚期减速或明显的变异减速;可疑阳性,每 2 分钟或更频繁的宫缩期间出现胎心减速,或每次胎心减速持续90秒以上;不满意的CST,10分钟小于3次宫缩或不明确的宫缩。

ACOG指南(2014版)中特别指出,在孕37周之前行CST也是监测胎心反应的安全有效的方法。

4. **生物物理评分**(biophysical profile,BPP) 胎儿生物物理评分是无应激试验联合超声检查的四项观察指标,共有5部分。包括无应激试验、胎儿呼吸运动、胎儿运动、胎儿张力和羊水深度。每一项评分2分或0分,8分或10分为正常,6分是可疑,4分及以下为异常。无论总分多少,羊水过少(羊水最深直径<2cm)应该进一步评估。虽然羊水过少可依据羊水最深直径<2cm或羊水指数<5cm,但是随机对照研究的数据支持以羊水最深直径<2cm诊断羊水过少。

5. **脐动脉血流** 脐动脉血流多普勒流速作为一种无创检查技术用于胎儿生长受限的产前监护,因为正常发育的胎儿与生长受限胎儿的脐动脉血流速度波形不同。正常发育胎儿的脐动脉以舒张期高速血流为特征,而生长受限胎儿的脐动脉舒张期血流速度减低。部分严重的胎儿生长受限者脐动脉舒张期血流消失甚至逆流。这种情况下,围产期死亡率显著增加。

(二)产时胎儿监护

指临产后在宫缩应激下胎儿的监护手段,主要目标是:①及时发现氧供不足胎儿,以保证在发生损伤前能够采取恰当的干预措施。②保证足够的氧供以避免不必要的产科干预,包括胎心听诊、胎心电子监护等无创的监测方法,以及胎儿头皮刺激试验或胎儿头皮血样等有创的检查方法。

1. **间断胎心听诊** 目前多采用多普勒设备进行间断胎心听诊,是在没有必要进行连续胎心电子监护或在医疗资源不足时使用的主要监护手段,方便易行且经济,但是不能识别胎心减速或加速。故如果发现胎心率异常、胎心减慢等,有条件时应使用连续胎心电子监护。

2. **胎心电子监护**(cardiotocography,CTG) 又称为心分娩力描记法,或电子胎心监护。按照使用方式可分为间断CTG和连续CTG两种情况。在2015年FIGO指南中,推荐对低危孕妇进行间断CTG来代替胎心听诊,当间断CTG发现异常或存在胎儿缺氧/酸中毒高危因素,如孕胎儿生长发育异常、羊水粪染、引产或催产时,则采用连续CTG监护。

3. **有创性胎儿监测** 包括胎儿头皮刺激试

验和头皮血取样,在我国应用较少。根据2007临SOGC的临床指南:①CTG不出常普推荐进行临儿头皮刺激试验;胎儿头皮刺激试验缺乏加速反应时,推荐在胎儿头皮血取样,证据等级均为Ⅱ-B;②如果不能行胎儿头皮血取样,根据全面的临床状况,可能要考虑迅速分娩(证据等级Ⅲ-C)。

(三)产时CTG的解读

1. **基本术语特征**

(1)基线胎心率(fetal heart rate,FHR):指10分钟内除外胎心周期性或一过性变化及显著变异的平均FHR水平,至少观察2分钟,并用"次/min"表达。基线胎心率正常值:110~160次/min。心动过速:基线胎心率>160次/min,持续时间超过10分钟。心动过缓:基线胎心率<110次/min,持续时间超过10分钟。

(2)宫缩过频:定义为10分钟内超过5次宫缩,出现在2个连续的10分钟内。

(3)变异性:指FHR的振幅,用1分钟内胎心率波动的幅度表示。正常变异:变异振幅为5~25次/min。变异性降低:变异振幅<5次/min,出现在基线时超过50分钟或出现在减速时超过3分钟。变异性增高(跳跃模式):变异振幅>25次/min,超过30分钟。

(4)加速:指FHR在基线上的突然增加(从发生到峰值短于30秒),振幅>15次/min,持续时间超过15秒但小于10分钟。

(5)减速:指FHR在基线上的下降,振幅超过15次/min,持续时间超过15秒。

1)早期减速:FHR下降幅度小,持续时间短,与宫缩同时发生,减速中有正常的变异性。

2)变异减速(V形):减速表现为FHR迅速下降(从发生到曲线最低点短于30秒),减速中变异性好,并迅速恢复至基线,其大小、形态、与宫缩的关系多种多样。

3)晚期减速(U形或变异性降低):减速逐渐发生、逐渐恢复至基线,或减速中变异性降低。逐渐发生和逐渐恢复指减速开始/结束到曲线最低点超过30秒。当同步进行宫缩监护时,晚期减速的发生晚于宫缩开始后20秒,波谷落后于波峰,并在宫缩结束后恢复至基线。

4)延长减速:减速持续时间超过3分钟。注意胎心监护从轻度可变减速发展到重度可变减速或伴不典型可变减速(如可变减速伴晚期减速)、可变减速回升到基线时间长,或基线降到≤100次/min

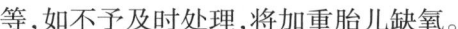

等,如不予及时处理,将加重胎儿缺氧。

(6)正弦波形:指规则、平滑、起伏的信号,像一条正弦波,振幅为 5~15 次/min,频率为每分钟 3~5 个周期。该波形常持续超过 30 分钟,且无加速存在。

(7)假正弦波形:很像正弦波形,但呈现锯齿状参差不齐,而不是平滑正弦波的一种模式,持续时间很少超过 30 分钟,其前后为正常结果。

2. **结果分类、判读和处理** FIGO 指南对 CTG 结果的判读要求熟练掌握 CTG 的基本术语特征。根据表 17-2 中呈现的标准,CTG 的结果应归为以下三类之一:正常、可疑或异常。

目前更为广泛应用的是 2009 年 ACOG 指南中采取的三级胎心监护判读系统(表 17-3)。

表 17-2 FIGO 指南(2015)中关于 CTG 结果的解释和处理*

类别	基线	变异性	减速	解释	临床处理原则
正常	110~160 次/min	5~25 次/min	无重复的减速	胎儿无缺氧/酸中毒	无需干预
可疑	缺乏至少一种正常的特征,但无异常特征出现	缺乏至少一种正常的特征,但无异常特征出现	缺乏至少一种正常的特征,但无异常特征出现	胎儿无缺氧/酸中毒的可能性小	若有可逆因素立即纠正,加强监护或增加评估胎儿氧合状态的方法
异常	<100 次/min	变异性降低或增高,或出现正弦波形	重复发生晚期减速或延长减速>30min,有变异性降低时>20min,或 1 次延长减速>5min	胎儿缺氧/酸中毒的可能性大	立即采取紧急措施纠正可逆因素,当不能加快分娩时增加评估胎儿氧合状态的方法。在紧急情况下(脐带脱垂、子宫破裂或胎盘早剥)应立即完成分娩

注:*当减速与超过 50% 的宫缩有关时,其具有重复发生的特性。

表 17-3 ACOG 指南(2009)三级胎心监护判读系统

分类	结果判读和处理
第一类	满足胎心率基线为(110~160)次/min,基线变异为中度变异,无晚期减速及变异减速,存在或缺乏早期减速,存在或缺乏加速,此类胎心监护结果提示,观察时,胎儿酸碱度平衡正常,可常规监护,不需采取特殊措施
第二类	除第一类和第三类胎心监护的其他情况,均划为第二类胎心监护。该类胎心监护结果上不能说明存在胎儿酸碱度平衡紊乱,但应综合考虑临床情况、行持续胎心监护、采取其他评估方法判定胎儿有无缺氧,可能需要宫内复苏来改善胎儿状况
第三类	胎心率基线无变异,并且存在复发性晚期减速、复发性变异减速、胎心率过缓(胎心率基线<110 次/min),以及正弦波形。该类胎心监护提示,在观察时,胎儿存在酸碱平衡紊乱,即胎儿缺氧,应立即采取改变孕妇体温、给予孕妇吸氧、停止缩宫素使用、抑制宫缩、纠正孕妇低血压等措施纠正胎儿缺氧,若上述措施不奏效,应紧急终止妊娠

目前,此三级分类系统被广泛认可,但其中的 Ⅱ 型胎心率图形由于其临床表现多样,妊娠结局不确定性高,还不能做出相应推荐的临床策略,需要进一步深入研究。

当产程中出现无法明确归类的胎心监护图形时,即第二类胎心监护时,临床处理尚比较棘手。从数学角度提取胎心监护图形的数学特征,也是提高图形判读准确性的一个方法。国外学者 Roemer

通过胎心率的振荡幅度、微涨落及平均频率这 3 个数学特征,建立了 WAS 数学模型,将 CTG 转化为对应的胎儿 pH 预测值,从而明确不确定图形提示的新生儿预后,以做出相应的临床处理。国内学者通过病例对照研究,证实胎心监护的减速持续时间比例及单位时间减速区的面积均对新生儿的酸中毒有提示作用。

系统的判读方法使 CTG 的特异性有所提高,

目前还有很多辅助 CTG 解读的方法可提高胎心监护对围产儿结局预测的准确性。当产前出现胎心监护不典型或无反应型时可行长程胎心监护,通过评估胎儿较长时间的胎心率变化、基线变异和醒睡周期,协助评估胎儿宫内安危。

(四)产时窒息与缺氧缺血性脑病

经历了明显窒息的胎儿是发生缺氧缺血性脑病(hypoxic ischemic encephalopathy,HIE)或其他器官系统损伤的高危因素,但是,HIE 的诊断必须具备新生儿早期的神经学症状(如抑制或惊厥)和患儿曾经经历过严重的窒息事件两方面的证据。

至于缺氧缺血性脑病的发生与产时窒息的关系较难评价,Badawi 采用下列提示产时窒息的标准(包括产时胎心宫缩监护或胎心听诊异常、临产时羊水胎粪污染、1 分钟 Apgar 评分 ≤ 3 和 5 分钟 Apgar 评分 ≤ 7)进行评价时,只有 19%(31/164)的 HIE 患儿符合产时窒息的标准,还有 10%(16/164)的患儿虽然没有满足这些标准(或 Apgar 评分记录),但有明显的可能与产时有关的缺氧事件,即只有 29% 的 HIE 患儿伴有产时窒息的证据,69%(113 例)的患儿有产前缺氧的危险因素,25%(40例)既有产前的危险因素又有产时缺氧的证据,4%(7 例)仅有产时缺氧的证据而没有其他可识别的孕前或产前可能导致新生儿脑病的因素,2%(4 例)没有任何可识别的新生儿脑病的危险因素。因此,约 70% 的新生儿 HIE 都可能是由于产前的缺氧事件所致。新生儿脑病的原因很多,如出生前的脑梗死、感染、先天畸形、遗传代谢性缺陷等可能引起新生儿脑病,缺氧缺血性脑病仅仅是其中的一种,产时窒息很少是新生儿脑病的单独原因。

2003 年,ACGO 介绍了脑瘫与产时缺氧关系判断的条件,指出如果具备以下必备条件,需考虑脑瘫和宫内缺氧之间的关联:①胎儿代酸证据,出生时脐动脉,pH<7;② ≥ 34 周,新生儿出现早发、中度及重度脑病;③脑瘫为痉挛型或运动障碍性;④除外其他致脑瘫原因,如外伤、感染、先天异常、凝血异常。而如无以上必备条件,需考虑以下参考条件(出生前后 0~48 小时情况)来决定是否由于宫内缺氧导致新生儿脑病:①分娩前短期内发生缺氧;②在能觉察到的缺氧事件后,正常监护图型的胎儿突然发生胎儿心动过缓或胎儿基线变异消失,持续晚期减速或重度可变减速;③超过 5 分钟 Apgar 评分仍在 0~3 分;④生后 72 小时内出现多脏器衰竭;⑤早期颅脑影像学发现急性非局灶性异常。

三、胎儿宫内复苏

胎儿宫内缺氧的复苏比新生儿窒息复苏难,因为宫内情况判断大多只能依靠间接手段,所获资料不能确切判断实际危重程度,而复苏手段也大多数是间接的,例如通过母亲或羊膜腔内给药等措施,效果不如宫外复苏明显。其次宫内缺氧与母亲的合并症及妊娠并发症有关,妊娠不结束,病理状况无法根本纠正,即使经过处理,胎儿缺氧情况可有所缓解,但不解决缺氧原因,不脱离缺氧环境,难以得到完全纠正。关于胎儿宫内复苏从以下几方面进行阐述:

(一)妊娠期胎儿缺氧的处理

1. 病因治疗　积极治疗原发高危因素,改善胎儿宫内环境,同时促胎肺成熟,以便适时终止妊娠。

2. 除外先天畸形、宫内感染等,以协助考虑终止妊娠的时机及方法。

3. 根据本单位条件,选用监测手段,对于高危妊娠,如过期妊娠、胎儿生长受限、妊娠期高血压疾病综合征、妊娠期糖尿病、胎盘异常等应加强监测,可在妊娠 28 周后进行胎动计数,至少 1 天 1 次,1 次 1 小时。

4. 侧卧位　可增加子宫胎盘血流量 25%~50%,也可增加孕妇肾血流量,避免由于仰卧位低血压综合征引起胎儿缺氧。

5. 择期分娩　是治疗中最为重要的一项,也是较彻底的办法,在选择分娩时机时既要考虑到让胎儿脱离缺氧的危险环境,也要考虑到胎儿出生后的生存能力,这需根据新生儿科医疗条件及技术水平决定,胎龄不足 32 周者导致死亡原因主要是肺表面活性物质缺乏所致的特发性呼吸窘迫综合征、肺出血等。

其处理原则是:①如轻度缺氧,羊水不少,OCT 阴性,无胎粪污染者,可阴道分娩;如重度缺氧或母亲病情不宜继续妊娠或有产科指征者,可行剖宫产分娩。②对于妊娠不足 34 周或妊娠期糖尿病等估计胎儿肺不成熟者需要促胎儿肺成熟,如地塞米松 5mg 或倍他米松 6mg 肌内注射,每 12 小时重复 1 次,共 4 次,以避免出生后发生呼吸窘迫综合征。

(二)产时胎儿窘迫的处理

1. 凡妊娠期胎儿缺氧或有高危因素者临产后会加重胎儿缺氧,如决定阴道分娩时应做连续电子胎心监护。

2. 注意产程中体位,第一产程应取自由体位或侧卧位,第二产程宜取半坐位,(剖宫产时麻醉后应取 15° 左侧卧位)避免仰卧性低血压。必要时可嘱孕妇改变体位,缓解由于脐带受压引起的缺氧。

3. 吸氧 出现胎心异常时可给予孕妇吸氧,流量 5~10L/min,第二产程可连续吸氧。

4. 防止及缓解过强宫缩,应正确掌握催产素的适应证,控制好用药剂量、浓度、速度,由专人看守,并监护宫缩与胎心,一旦宫缩过频过强或不协调或胎心异常,应立刻停止使用。为缓解过强宫缩可用硫酸镁等药物抑制宫缩。对于不协调宫缩可用哌替啶 100ml 肌内注射或地西泮 10mg 静脉注射或肌内注射。如经以上处理宫缩不缓解,胎儿缺氧无好转应及时终止妊娠。如严重胎儿缺氧则不宜等待,应及时分娩。

5. 加强产程监测,防止产程过长,尤其是第二产程延长,由于胎头在盆底受压时颅内压升高,胎儿 pH 下降,因此建议第二产程不宜过长,最好不超过 2~3 小时。

6. 加强产程护理

(1)加强心理护理,减少紧张、焦虑,降低儿茶酚胺分泌。

(2)鼓励进食、进水,及时补充热量及液体,避免产妇脱水、酸中毒而影响胎儿。如静脉输注葡萄糖,滴速不超过 20g/h,否则易致高血糖,可造成胎儿酸中毒,pH 下降,PCO_2 升高,及新生儿低钠血症。

(3)指导呼吸,避免过度通气而致呼吸性碱中毒。

(4)及时发现和纠正产妇代谢性酸中毒,以免影响胎儿。

7. 提高助产技术,安全进行阴道助产或剖宫产,避免产伤,对宫内缺氧胎儿,产伤可加重缺氧,影响新生儿预后。

8. 做好新生儿复苏的人力、物力准备,有条件时儿科医师到场等候及实施复苏,但所有产科医师及助产人员应能熟练进行复苏。

9. 立刻结束分娩的指征 ①胎心率持续≥160 次 /min,尤其≥180 次 /min,或≤110 次 /min,尤其≤100 次 /min,伴羊水粪染。②羊水过少伴三度粪染。③胎心监护出现频发晚期减速、重度可变减速,可变减速伴晚期减速混合图形、延长减速,以上减速伴基线变异差或消失,在减速期变异度差,

或减速后基线不能恢复到 100 次 /min 以上。④头皮血气 pH ≤ 7.15。

分娩方式:如宫口已开全或近开全,先露已达 S+3,无头盆不称则阴道助产,产钳助产比胎头吸引器对缺氧的胎儿损伤小,但产钳位置必须放置正确。如宫口开全,但先露高,阴道助产无把握者则应迅速剖宫产。

如不能短期内结束分娩者应剖宫产分娩。以胎儿窘迫为指征的手术是紧急手术,应分秒必争,最大限度减少新生儿不良结局的发生。

四、新生儿窒息与窒息复苏

新生儿窒息是指出生后不能建立规则有效的自主呼吸,是新生儿死亡率及患病率的主要原因。它的复苏不仅关系到新生儿的存活,而且关系到以后的生活质量。2005 年我国妇幼卫生监测显示:在<5 岁儿童死亡中,新生儿窒息死亡占 20.5%。

自 2004 年 7 月开始,由我国卫生部(现称为国家卫生健康委员会)等多个社会组织共同建立了中国新生儿复苏项目,并成立复苏专家委员会,结合国际新生儿复苏指南先后多次制定及修改中国新生儿复苏指南,促进了新生儿复苏技术的规范化培训和推广,提高了我国新生儿复苏技术水平,降低了新生儿窒息的发生率和死亡率。

(一)新生儿窒息原因

新生儿窒息约有 2/3 是胎儿窘迫的延续,另一部分是新生儿出生后影响因素所致。

胎儿宫内到宫外生活最主要的转变是建立自主呼吸,胎儿肺从子宫内的液体肺变为生后充满空气的气体肺。自主呼吸建立后,肺循环阻力下降,脐带结扎,脐循环中断后新生儿体循环压力增加,使胎儿期右向左分流的 2 个通道——卵圆孔及动脉导管产生生理性关闭,胎儿循环转为新生儿循环。

新生儿建立自主呼吸要具备的条件是:①呼吸系统发育完善;②肺表面活性物质充足;③呼吸系统功能健全;④呼吸道通畅。

如不具备以上条件则可造成新生儿窒息,如:①早产儿,呼吸系统不健全,尤其 30 周以前早产儿可易合并新生儿窒息。②呼吸道畸形也可致窒息。③表面活性物质缺乏,常见于 35 周前早产儿,或宫内感染使表面活性物质代谢异常;由于表面活性物质不足,肺泡表面张力大,肺顺应性差,自主呼吸的建立及维持困难。④呼吸中枢抑制(如缺氧)、药物

抑制(主要是镇静镇痛及麻醉药)、产伤(如颅内出血、脑水肿)等;某些畸形(如无脑儿、脑积水)使呼吸反射不能建立。⑤气道不通畅,如吸入胎粪污染的羊水等,由于气道有黏液阻塞,妨碍气体进入,使自主呼吸难以建立。

(二) 新生儿窒息的病理生理

新生儿窒息不仅仅是呼吸系统的病变,而是由于气体交换障碍而导致全身缺氧性病理改变。

1. 呼吸系统改变 分4个阶段。

(1) 原发性呼吸增强:窒息开始阶段,出现呼吸增强。

(2) 原发性呼吸暂停:如缺氧延续,则出现呼吸暂停,对刺激有反应。

(3) 继发性呼吸增强:为节律性喘息样呼吸。此时心血管系统改变也同时出现,如不同时纠正,生命垂危。

(4) 继发呼吸暂停:喘息样呼吸渐渐变弱,变慢,出现一次深度喘息呼吸后进入呼吸停止,此时心率慢到无,血压下降,心功能不全,如不及时处理很快死亡。

2. 心血管系统改变 在原发性呼吸改变阶段,心脏处在代偿阶段,依靠血液分布的调节,即将血液供应主要生命器官——心、脑、肾、肾上腺等。其他非特别重要的生命器官,如泌尿、消化、骨骼、肌肉系统,血管收缩,血流减少。所以此期易心跳加快,心搏出量正常,血压稍高,但皮肤发凉,肤色苍白,尿少,胃肠缺血,胎便早泄。当缺氧继续,代偿失灵,心肌供血不足,心功能开始减退,心率由快到慢,心搏出量减少,血压下降,中心静脉压升高。逐渐心跳停止,血压至0。

3. 中枢神经系统改变 进入继发性呼吸系统改变阶段,心功能不全时脑功能损害开始。由于缺氧缺血,脑动脉血流减少,脑细胞代谢障碍,ATP减少,钠泵运转障碍,细胞内 Na^+、H_2O 积累,使脑细胞水肿,压迫细胞间血管,使其通透性增加,引起间质水肿。同时葡萄糖无氧酵解增加,使乳酸及 CO_2 堆积,脑细胞坏死。由于血管通透性增高,或脑静脉淤血,使血管破裂,致颅内出血。动脉缺血可造成脑白质缺血性梗死,以上种种构成缺血缺氧性脑病及颅内出血。

4. 泌尿系统改变 肾血流下降,肾内血流重新分配,血流主要通过肾髓质,造成肾皮质缺血,肾小球滤过率下降,原尿形成下降,肾功能不全。如肾小动脉长期痉挛,肾小管坏死,导致器质性肾

衰竭。

5. 胃肠系统改变 肠道缺血缺氧使肠壁细胞坏死,如肠内渗透增高,加重损害,致坏死性小肠结肠炎,甚至肠坏死、穿孔。缺血缺氧使迷走神经兴奋,使肛门括约肌松弛,肠蠕动增加。

6. 代谢紊乱 窒息早期儿茶酚胺释放,糖代谢加快,使糖原消耗,可致低血糖,也导致低血钙、血钾等代谢异常。低氧血症,使无氧酵解,酸性代谢产物堆积,致代谢性酸中毒;二氧化碳潴留,致呼吸性酸中毒。两者同时存在,故为混合性酸中毒多见。

7. 血液系统改变 慢性缺氧刺激骨髓造血,肾缺血致肾红细胞生成素增加,均刺激骨髓造血,使红细胞增多,血黏滞度增加,血流速度缓慢,又加重器官缺血,加重心脏负担(后负荷增加)。缺氧使血管内皮细胞受损,血小板聚集,并使前列腺素与血栓素比例失调[$PGI2/TXA2$],可诱发弥散性血管内凝血,或微血管病变。

因此,胎儿宫内缺氧及新生儿窒息构成的围产期缺氧是涉及多脏器、多系统功能的严重病理改变。如不能及时纠正,预后很差。这些病理变化随时间延长而程度加重,可逆性减少。一旦机体调节失代偿,病理变化将不可逆,预后将是死亡或留有严重后遗症。

(三) 新生儿窒息的诊断

被临床医师广泛采用的是由 Virginia Apgar 医师于1953年推荐的评分法,可用于诊断及判断窒息程度及预后(表 17-4)。

表 17-4 Apgar 评分法

临床体征	评分		
	0	1	2
心跳 /(次·min^{-1})	无	<100	≥100
呼吸	无	浅慢,不规则	规则,哭声响
肌肉张力	松弛	四肢屈曲好	四肢活动
弹足底或对插管反应	无反应	有反应,但仅皱眉	哭,咳,反应好
肤色	全身青紫或白	躯干红,四肢紫	全身红

Apgar 评分应在出生后1分钟、5分钟及10分钟各评一次,如窒息持续则应继续评分,直至连续两次均≥8分为止。

1分钟时Apgar评分反映在宫内的情况,是出生当时情况,而5分钟以后的评分则反映复苏效果,与预后关系密切。评分指标中,心率及呼吸是有客观指标反映的,心率要用听诊器或手扣及心尖部或脐带距脐根部5cm处的脐带搏动来计数,原则应数30秒,但新生儿情况不好需抢救者可数6秒,结果乘以10,为1分钟的心率数。呼吸通过观察即可了解。其余三项指标客观标准较难掌握,易有误差。但要弄清这几项指标的逻辑关系,即呼吸为基础,肤色最灵敏,心率是最终的指标。在临床上变化顺序为肤色→呼吸→肌张力→反射→心率,在复苏有效时其逆转的顺序为心率→反射→肤色→呼吸→肌张力。肌张力恢复得越快,预后越好。

如1分钟Apgar评分≤7,诊断为窒息,其中4~7分为轻度窒息,相当于处于原发性呼吸改变阶段。Apgar 0~3分为重度窒息,相当于继发性呼吸改变阶段。Apgar评分与围产儿缺氧状态常基本一致,但它与脐动脉血气不能完全一致。研究显示脐动脉血pH≤7.25,但仍有1/3新生儿Apgar评分≥8,也有Apgar评分≤7。

2016年我国新生儿窒息诊断的专家共识中指出:Apgar评分作为新生儿出生时最简捷实用的初筛评估方法,要注意如下问题:

1. 由于Apgar评分的缺陷,单纯用Apgar评分诊断新生儿窒息,有一定局限性,不能将Apgar评分作为诊断窒息的唯一标准。

2. Apgar评分可作为评价窒息严重程度和复苏效果的部分手段,但不能完全指导复苏,因为它不能决定何时应开始复苏,也不能对复苏过程提供决策。复苏程序要按照新生儿复苏指南流程图的要求进行。因为复苏措施是改变Apgar评分的要素,因此在评分时应用的复苏措施也应同时记录。

3. 关于脐动脉血气分析,脐动脉血气(pH和碱剩余)特异度较高而敏感度较低,与Apgar评分结合可增加判断的准确性。因此建议,在二级及以上或有条件的医院,对出生后怀疑有窒息的新生儿,应常规做脐动脉血pH检查,Apgar评分要结合脐动脉血pH的结果做出窒息的诊断。单纯Apgar评分低但pH正常,不诊断新生儿窒息,可诊断"低Apgar评分"。在无条件做脐动脉血气分析的医院,仅Apgar评分异常,也可称之为"低Apgar评分"。但考虑到目前国际、国内的疾病诊断编码的现状,对于"低Apgar评分",目前仍可列入新生儿窒息的诊断。

(四)新生儿窒息复苏

新生儿窒息复苏的原则是分秒必争,因为窒息后的病理生理改变在一定时间内是可逆的,复苏越早,可逆越快。如急性完全性窒息超过8分钟脑损伤就开始,16分钟以上再复苏,成功机会极少。慢性不完全缺氧超过25分钟脑损伤就开始。许多缺氧发生始于宫内(统计80%~90%始于宫内),出生时难以精确估计已发生缺氧的时间,所以必须争分夺秒积极抢救,尤其对于Apgar评分0~3分的新生儿更应积极。

2003年成立的新生儿窒息复苏项目,在全国开展新生儿窒息复苏培训项目,制定了中国新生儿窒息复苏指南,在全国推广使用,项目开展以来大大提高了我国新生儿窒息复苏的水平。中国新生儿复苏项目专家组发布了《中国新生儿复苏指南(2016年北京修订)》该指南提出了新生儿窒息复苏的主要目标和原则是:

1. 确保每次分娩时至少有1名熟练掌握新生儿复苏技术的医护人员在场。

2. 加强产儿科合作,儿科医师参加高危产妇分娩前讨论,在产前等待分娩及实施复苏,负责复苏后新生儿的监护和查房等。产科、儿科医师共同保护胎儿向新生儿的平稳过渡。

3. 将新生儿复苏技能培训制度化,进行不断的培训、复训、定期考核,并配备复苏器械;各级医院须建立由行政管理人员、产科、儿科医师、助产士(师)及麻醉师组成的院内新生儿复苏领导小组。

4. 在ABCD复苏原则下,新生儿复苏可分为4个步骤:①快速评估(或有无活力评估)和初步复苏;②正压通气和脉搏血氧饱和度监测;③气管插管正压通气和胸外按压;④药物和/或扩容。

关于新生儿窒息复苏的详细内容请参考《中国新生儿复苏指南(2016年北京修订)》,此处略。

(原鹏波 赵扬玉)

第三节 胎儿疾病

一、胎儿生长受限

胎儿生长受限(fetal growth restriction,FGR)是指受母体、胎儿、胎盘等病理因素影响,胎儿生长未达到其应有的生长速率,多表现为胎儿超声估测体重或腹围低于相应胎龄第 10 百分位。发达国家 FGR 发生率为 3%~10%，发展中国家 FGR 发生率约为 6%。新生儿出生体重在第 10 百分位数以下者称小于胎龄儿（small for gestation age，SGA）。并非所有的 SGA 均为病理性生长受限，50%~70% 的 SGA 因为种族、产次或父母身高体重等因素而造成的健康小样儿。这部分胎儿除了体重及体格发育较小外，各器官无功能障碍，无宫内缺氧表现。

【病因】病因复杂，约 40% 患者不能明确病因。

1. **孕妇因素** ①遗传因素：胎儿出生体重的差异，40% 为来自双亲的遗传因素，以母亲的遗传因素和环境因素影响较大。②营养因素：孕妇营养不良，尤其是蛋白质和热量摄入不足是影响胎儿生长的重要因素，几乎占 50%~60%。③妊娠合并症：慢性血管性疾病，如子痫前期、慢性高血压、慢性肾炎、免疫系统疾病及严重糖尿病等伴有不同程度的血管病变或心排血量减少，影响胎盘功能，胎儿因长时间缺氧和营养不良造成生长受限。④妊娠并发症：产前出血、贫血及多胎妊娠。⑤烟酒和药物：一氧化碳和尼古丁可降低胎盘灌注和携氧能力，并能通过胎盘致 FGR，其发生率与吸烟量有关。酒精可直接或由其代谢产物乙醛酸等影响胰腺功能，妨碍脂溶维生素 A、B、E、K 吸收，故慢性酒精中毒可诱发匀称型 FGR。应用某些降压药物降低动脉压，同时也降低了子宫和胎盘血流量，影响胎儿生长。⑥其他因素，如地理、环境、孕妇年龄、胎次都能影响胎儿生长。

2. **胎儿因素** ①胎儿本身发育缺陷，如遗传因素及先天畸形；②胎儿感染，如病毒、弓形虫和细菌感染；③接触放射性物质或接受放射线照射。

3. **胎盘因素** ①胎盘形成异常：功能性绒毛组织减少，胎盘绒毛广泛性损伤及胎盘血管异常，影响胎儿生长；②子宫胎盘血流量：受神经内分泌和环境因素影响，是胎盘物质交换的重要环节，子宫胎盘血流量减少可影响氧和营养物质输送，导致 FGR。

4. **脐带异常** 脐带过长、过细、扭转、真结及脐带附着部位异常等可阻碍胎儿胎盘间血液循环和物质交换，导致 FGR；绒毛膜血管瘤、胎盘水疱变性和胎盘囊肿均可减少绒毛膜面积和胎盘血流量，降低胎盘转运功能，导致胎儿营养不良及 FGR。

【临床表现及分型】孕期检查时，系统测量子宫底高度，如发现子宫底高度与孕期不符，低于正常第 10 个百分位数即应注意 FGR 的出现。孕期检查时，必须确定胎龄，即详细询问月经史、月经周期及经期是否规则；准确了解末次月经日期、早孕反应出现日期、初次尿妊娠免疫反应阳性日期、孕早期妇科检查子宫大小、胎动出现日期及孕期 B 超检查所见等。子宫底高度增长对 FGR 诊断有重要意义。注意孕妇体重增加情况，在孕末期每周体重增加约 0.5kg，若体重不增加或反而减少，应注意有无 FGR。不同类型 FGR 的表现分述如下：

1. **内因性匀称型 FGR** 在妊娠开始或胚胎期危害因素已发生作用，其特点是胎儿体重、头径及身高相称，但和孕期不相符；各器官细胞数减少，脑重量低；半数胎儿有畸形，并危及生存。主要病因为先天性或染色体病变，病毒或弓形虫感染，中毒或辐射等。产后新生儿常有脑神经发育障碍。

2. **外因性不匀称型 FGR** 致病因素在妊娠晚期发生作用，胎儿各器官发育基本正常，体重减轻，头围与身长不受影响。其特点为新生儿发育不匀称，头围、身长与孕期相符，而体重偏低；外表呈营养不良或过熟状态；有胎儿缺氧及伴有代谢不良；胎盘有病理变化，但体积不小，DNA 量基本正常；各器官细胞数基本正常，但体积缩小，尤以肝脏为甚，出生后易发生低血糖；围产期缺氧常见；基本病因为胎盘功能不良或失调。常见于妊娠期高血压疾病、慢性高血压、慢性肾炎、糖尿病及双胎等。这些因素常在妊娠晚期发生作用，新生儿出生后躯体发育正常，易发生低血糖。

3. **外因性匀称型 FGR** 为混合原因所致。由营养不良、缺乏重要的营养物质如叶酸及氨基酸等所致，致病因素是外因，但在整个孕期都发生作用，所以后果类似内因性胎儿生长受限。其特点是新生儿体重、身长及头径均减少，伴有营养不良及代谢不良；缺氧不常见，胎盘小，外表无异常，但 DNA 量减少；各器官体积均小，细胞数减少 15%~20%，部分细胞体积缩小，新生儿生长与智力发育常受影响。

【辅助检查】

1. **B 超检查** 对可疑 FGR 者，系统测量胎儿双顶径，每 2 周 1 次，观察双顶径增长情况，可区别孕周计算错误和 FGR：在孕 36 周以前，如双顶径每 2 周增长少于 2mm，则为 FGR；如双顶径每 2 周增长 >4mm，则可排除 FGR。通过测定头围 / 腹围比值（HC/AC），可发现 80% 以上的 FGR，并根据孕周 HC/AC 比值，可区别匀称型或不匀称型 FGR。

孕末期匀称型 FGR 的 HC/AC 比值不改变,而不匀称型 FGR 的 HC/AC 比值随孕周而上升。

2. 相关病因筛查 完善母体相关疾病筛查,对于原因不明确者可以进行抗磷脂抗体(antiphospholipid antibodies,aPL)的测定,aPL 与部分 FGR 的发生有关。此外建议常规行弓形虫、风疹、巨细胞病毒和单纯疱疹病毒等筛查,尤其是巨细胞病毒和弓形虫的产前筛查。建议行详细的胎儿结构超声筛查。FGR 胎儿合并结构异常或孕中期超声软指标异常时,建议进行介入性产前诊断,进行染色体微阵列及核型分析,并提供遗传咨询和产前诊断。

【诊断】准确核实孕周是诊断 FGR 的重要前提,核实孕周后,连续 2 次产前检查(间隔 2~4 周)子宫底高度无增长或子宫底高度低于相应孕周正常值第 10 百分位数,或 B 超显示双顶径、体重不增加或反而减少,应考虑 FGR。孕妇有 FGR 高危因素、生活在高原地带、接触过放射线、有使用致畸药物史、有吸烟等生活习惯者应注意有无 FGR。确诊需根据娩出后新生儿体重决定。

【治疗】寻找原因,针对病因进行治疗。

1. 左侧卧位、吸氧及休息可改善子宫胎盘供血,改善胎儿供氧。有研究表明,大多数 FGR 与子宫胎盘灌注减少、血小板活性异常及子宫胎盘动脉栓塞所致的胎盘梗死有关。

2. **营养素补充及低分子量肝素** 应用静脉营养和对有高凝状态孕妇应用低分子量肝素治疗 FGR 是否有效存在争议。

3. **胎儿监测** 一经诊断或怀疑 FGR 即应开始监测。主要包括计数胎动、超声和胎心电子监护。超声是目前最理想的评估 FGR 的方法。评估内容包括胎儿生长趋势、多普勒血流、羊水量和生物物理评分(biophysical profile,BPP)等。

超声多普勒血流检测对 FGR 的评估内容主要包括脐动脉血流、脐静脉血流、大脑中动脉(middle cerebral artery,MCA)血流、静脉导管血流等。

(1)脐动脉血流:对怀疑 FGR 的胎儿,建议进行脐动脉血流监测,可以帮助制订产科处理决策,从而降低因 FGR 导致的围产儿患病率及死亡率。对于 FGR 胎儿,如果脐动脉搏动指数正常,建议每 2 周复查 1 次。发现 FGR 胎儿脐动脉舒张末期血流缺失或反向具有重要意义,提示可能需要干预和考虑分娩时机。如发现 FGR 胎儿脐动脉舒张末期血流缺失或反向,则建议转诊至有 FGR 监护和诊治经验的医疗中心进一步监测。

(2)以静脉导管为主的胎儿静脉血流评估:静脉导管血流评估对新生儿酸中毒和不良结局有一定预测价值。在未足月 FGR 中,如果脐动脉血流异常,则建议评估静脉导管血流,有助于决定分娩时机。

4. **适时分娩** FGR 孕妇终止妊娠的时机必须综合考虑孕周、病因、类型、严重程度、监测指标和当地新生儿重症监护的技术水平等决定。对于小于孕 24 周或估计估计胎儿体重(estimated fetal weight,EFW)<500g 的胎儿,如果存在明确 FGR 的表现,应建议到当地的产前诊断中心接受专业咨询和评估,排除胎儿遗传性疾病。如伴发胎儿多普勒血流异常,建议和孕妇仔细沟通胎儿的预后,帮助决定进一步诊疗计划。对于孕 24~28 周或 EFW 500~1 000g 的胎儿,在出现明确的脐动脉多普勒血流异常(舒张末期血流缺失或反向)时,如果孕妇和家属要求积极救治,则建议在具备一定的极低体重儿救治能力的医疗中心进行产前监护和分娩。在病情稳定的情况下,基层医院可以和转诊中心协调沟通,争取宫内转运机会。对于孕 28~32 周的 FGR,如脐动脉血流出现异常(舒张末期血流缺失或反向)同时合并静脉导管 a 波异常(缺失或反向),建议尽快完成糖皮质激素促胎肺成熟后,积极终止妊娠。如果是单纯脐动脉血流舒张末期反向,而没有其他胎儿窘迫的证据(如异常电子胎心监护图形、静脉导管 a 波异常等),可期待妊娠至不超过孕 32 周。对于孕 32~34 周的 FGR,如存在单纯的脐动脉舒张末期血流缺失,而没有其他胎儿窘迫的证据(如异常电子胎心监护图形、BPP<4 分、静脉导管 a 波异常等),可期待妊娠至不超过孕 34 周。对于预计在孕 34 周之前分娩的 FGR,建议产前使用糖皮质激素;对于孕 34~37 周,预计 7 天内有早产风险,且孕期未接受过糖皮质激素治疗的,也建议产前使用糖皮质激素。对于孕 32 周之前分娩的 FGR,应使用硫酸镁保护胎儿和新生儿中枢神经系统。对于孕 34~37 周的 FGR,单次脐动脉多普勒血流升高不应作为立即分娩的指征。应考虑完善对胎儿健康情况的系统评估,密切随访病情的变化。如胎儿监护情况良好,可期待至孕 37 周以后分娩。大于 34 周的 FGR 胎儿如果出现停滞生长>2 周、羊水过少(最大羊水池深度<2cm)、BPP<6 分、无应激试验频发异常图形或明确的多普勒血流异常,可考虑积极终止妊娠。对于大于孕

37 周的 FGR,可以考虑积极分娩终止妊娠。如果继续期待观察,需要和家属沟通期待观察与积极分娩的利弊。

5. 分娩方式 FGR 本身并不是剖宫产的绝对指征,对于宫颈成熟度评分 ≥ 7 分者,羊水量正常,无阴道分娩禁忌者可经阴道分娩,但因 FGR 胎儿对缺氧耐受能力差,可适当放宽剖宫产指征。存在脐动脉血流异常(舒张末期血流缺失或反向)时,建议剖宫产终止妊娠。

6. 新生儿处理 取脐动脉血血气和酸碱分析。FGR 新生儿容易发生胎粪吸入综合征,使新生儿窒息加重,应做好新生儿窒息复苏准备。及早给新生儿喂糖水以防止血糖过低,并注意血钙过低、体温不升及红细胞增多症等,预防感染等并发症。

【预防】内因性匀称型 FGR 常由染色体病变或胎儿病毒感染引起,应及早做出诊断。于妊娠中期行羊膜腔穿刺进行羊水细胞染色体核型分析,必要时行羊水相关病毒检测。孕妇避免吸烟。外因性不匀称型 FGR 多因子痫前期、多胎妊娠、慢性肾炎或其他内科合并症引起,应加强对孕期并发症和合并症的防治,尽量使其病情稳定。对于子痫前期高危孕妇,孕 16 周前预防性口服阿司匹林,对预防子痫前期及 FGR 发生可能有一定作用。孕妇应加强营养,不可偏食,应多吃富含蛋白质及维生素的食物。

二、胎儿水肿

胎儿水肿(hydrops fetalis,HF)指胎儿在宫内由于机体内水分潴留而引起的水肿和在出生时即有水肿的新生儿,定义为皮肤水肿合并一个或多个浆膜腔积液。HF 分为免疫性胎儿水肿(immune hydrops fetalis,IHF)与非免疫性胎儿水肿(nonimmune hydrops fetalis,NIHF)两种类型或贫血性水肿和非贫血性水肿。

【病因】胎儿水肿的病因复杂,IHF 主要由母胎之间的同种免疫反应引起,包括母胎 Rh 血型不合等。胎儿水肿的病因主要包括以下几类(Khong,2015):

1. 血液学异常 包括 Rh 溶血导致的胎儿贫血、胎儿珠蛋白贫血、葡萄糖 -6- 磷酸脱氢酶缺乏症(glucose-6-phoshate dehydrogenase deficiency,G-6-PD)及白血病等。

2. 遗传和染色体异常 包括特纳综合征、唐氏综合征及其他染色体综合征等。

3. 心血管异常 大约 40% 的胎儿水肿由心血管异常所致,包括胎儿心动过速、心脏传导阻滞、心肌病变及心脏解剖缺陷。

4. 胎儿感染 胎儿感染可引起胎儿水肿,这些感染包括梅毒、弓形虫病、钩端螺旋体病、先天性肝炎及 B19 病毒、柯萨奇病毒、单纯性疱疹病毒、风疹病毒、巨细胞病毒及寨卡病毒等。

5. 遗传代谢性疾病 如溶酶体贮积症、尼曼 - 匹克病等。

6. 其他 如胎儿先天性肺囊腺瘤畸形、膈疝、胎儿肾脏疾病、先天性淋巴管扩张、胎儿肿瘤及双胎并发症。

【临床表现】胎儿水肿主要通过超声检查发现,超声征象表现为胎儿浆膜腔积液,以腹水最常见,其次为胸腔积液及心包积液等。在孕早期,主要表现为胎儿颈项透明层增厚、皮肤水肿及颈部水囊瘤。孕早期诊断的病例部分出现胎死宫内、自然流产,与染色体异常关系密切,尤其是特纳综合征等。孕中、晚期表现为胎儿浆膜腔积液、胎盘增厚、胎盘水肿及羊水过多等,此外可见的征象包括胎儿结构畸形、胎儿心动过速、血流动力学改变等,其中孕晚期水肿多数与胎儿心脏畸形有关。

部分病例合并母体水肿,称为"镜像综合征",是一种严重的妊娠并发症,病情可以进展为急性肺水肿、心力衰竭,不同于子痫前期,一般表现为血液稀释、蛋白尿阴性,发病时间可能更早(27 周以前),可以由各种病因的胎儿水肿引起。该病同时危及胎儿和母体,病情缓解主要依赖胎儿水肿的缓解或终止妊娠。其他妊娠并发症有早产、胎心率异常、胎位异常及高剖宫产率,胎盘增厚的病例常合并胎盘滞留和产后出血。

【诊断】超声下见胎儿皮肤水肿合并一个或多个浆膜腔有积液即可诊断。部分病例可以在孕早期 NT 检查的时候诊断,表现为胎儿皮肤水肿、颈部水囊瘤,严重者表现为"太空衣"征或停止发育。孕中、晚期通过超声或磁共振检查可诊断大部分的胎儿水肿及其伴发畸形。对所有的胎儿水肿均建议行侵入性的产前诊断,包括绒毛活检、羊水穿刺和脐血穿刺,标本可以行遗传学(染色体、基因)、血液学、遗传代谢、微生物及免疫学等方面的检查,以进一步明确病因。对于引产胎儿,通过死胎的尸体解剖及病理组织学检查,也可以发现部分病因。

【处理】明确胎儿水肿病因很重要,需要排除其他脏器结构是否合并异常,必要时需要产前诊断排除胎儿染色体异常。对于合并重型地中海贫血、染色体异常、宫内病毒感染、复杂胎儿畸形等的胎儿水肿,预后极差,经明确诊断后一般建议及时终止妊娠。部分遗传综合征或染色体异常导致的胎儿水肿,再发风险需要经过遗传咨询详细评估。选择继续妊娠分娩的,必须经产科、超声影像科和新生儿内外科等多学科讨论会诊,积极寻找病因,在充分告知病情和患者自主选择的前提下,选择合适的宫内干预措施治疗原发疾病以改善预后,并提供全面的孕期监测、产时处理、出生后抢救的个体化治疗方案。宫内治疗必须针对有生存可能的胎儿,以防止过度的侵入性处理对母胎产生危害。目前认为,恰当的宫内干预处理对部分病因可纠正的胎儿水肿有积极意义,包括以下几方面:

1. **宫内输血治疗**　主要应用于母胎 Rh 血型不合引起的溶血性贫血相关的胎儿水肿,可以经皮脐带穿刺,直接在血管内或腹腔内输血治疗,国外也有针对 B19 病毒感染所致贫血相关的胎儿水肿的治疗,可以通过经胎儿肝静脉输血治疗,不仅使胎儿水肿消退,而且可改善母体高血压。

2. **母体或胎儿药物治疗**　对于合并快速型胎儿心律失常,包括胎儿室上性心动过速或心房扑动,可采用母体口服地高辛或 β 受体阻断剂进行治疗。合并先天性肺囊腺瘤畸形(小囊泡型)的胎儿,口服糖皮质激素被推荐为一线治疗方法。对于胎儿心脏梗阻性心力衰竭等疾病,有报道采用介入治疗获得成功。对胎儿甲亢引起的 NIHF 可给产妇应用丙基硫氧嘧啶治疗。

3. **复杂性双胎合并胎儿水肿的治疗**　双胎输血综合征合并水肿胎(Ⅳ期)可以考虑羊水减量术、激光电凝胎盘吻合血管术及选择性减胎术等治疗方法。

4. **胎儿体腔抽液术及分流术和胎儿手术**　合并胎儿胸腔积液或Ⅰ型肺囊腺瘤畸形者,可以行胎儿胸腔穿刺抽液术、胎儿胸腔羊膜腔分流术。大量心包积液者可行胎儿心包穿刺术减缓心脏受压。此外,对于大量腹水、肾积水或巨大膀胱等病例者,同样可行穿刺抽液或分流术,减缓压力,促进腹腔静脉回流,改善水肿。对尿道梗阻引起的胎儿水肿,可采用从胎儿膀胱放置导尿管至羊膜腔的手术治疗。随着胎儿医学的发展,尤其是超声的广泛应用和宫内治疗的开展,HF 的不良预后有了一定的改善,但是大部分 HF 的预后仍相当差。骶尾部畸胎瘤导致的胎儿水肿,可以采用开放性胎儿手术和微创介入治疗,其胎儿存活率分别达到 55% 和 33%。

三、死胎

妊娠 20 周后胎儿在子宫内死亡称为死胎(fetal death),胎儿在分娩过程中死亡称为死产(stillbirth)。孕 20~27 周$^{+6}$ 的胎儿死亡称为早期胎儿死亡;孕 28 周后的胎儿死亡称为晚期胎儿死亡。国外文献中将死胎和分娩过程中胎儿死亡合称为死胎。不同国家对围产儿死亡率定义不同,我国仅统计晚期(孕 28 周后)胎儿死亡。近 10 年英国总死胎率不断下降,从 5.35‰ 下降到 4.70‰。2010—2014 年北京市总死胎率为 3.47‰。

【病因】约半数死胎为胎儿缺氧所致。导致缺氧的原因有:①胎盘、脐带原因:前置胎盘、胎盘早剥、帆状胎盘、血管前置、急性绒毛膜羊膜炎、脐带打结及脐带脱垂。②胎儿原因:畸形、多胎、FGR、感染等。③母体原因:全身因素,如子痫前期、过期妊娠、糖尿病、慢性肾炎、心血管疾病以及全身或腹腔感染等。子宫局部因素有子宫张力过大或收缩过强、产妇仰卧位、子宫肌瘤或子宫形态异常等。有 10%~20% 的死胎原因不明。如对死胎进行尸解和对胎盘进行组织学检查,可发现一些胎儿畸形、病变或胎盘组织学异常。常见的有心血管畸形、消化和泌尿系统畸形、内脏出血、血管内膜炎、绒毛膜羊膜炎、胎盘后血肿、胎盘血管功能不全等。

【临床表现】胎动消失是死胎的最早信号。一般于胎动消失后 24~48 小时胎心消失。胎儿在分娩过程中死亡者,表现为临产后胎心率出现异常或消失,胎儿娩出后无任何生命指征。如果胎儿死亡时间长,孕妇可发现子宫不继续长大,体重不增、乳房缩小、胀感消失,甚至有泌乳现象。胎儿在死亡后 3 周仍未娩出,胎盘退行性变或羊水释放凝血活酶进入母体循环,可引起弥散性血管内凝血(disseminated intervascular coagulation,DIC),导致血中纤维蛋白原和血小板降低。胎儿死亡 4 周后尚未排出者,约 25% 的病例出现凝血障碍。分娩时可发生大出血。

双胎,尤其是单卵双胎之一的死胎率为 0.5%~6.8%,存活胎儿常处于危险之中。①暴露于与死亡者同样的危险因素,如子痫前期或感染等;

②易发生双侧肾皮质坏死和多囊性脑软化综合征；③单绒毛膜双胎妊娠在其一胎死后另一胎儿在短期内死亡风险增加，而双卵双胎在其一胎死后另一胎很少死亡；④理论上母亲有发生 DIC 的可能，但临床上很少出现这种情况。

【诊断】根据胎动停止、腹部缩小，检查时胎心消失，一般可诊断死胎。B 超检查是最简单及可靠的确诊方法，可显示胎心搏动和胎动消失。如胎儿死亡过久，可看到胎儿颅骨塌陷。

【处理】

1. 死胎发生后，难免会给孕产妇及其家属带来精神创伤，出现不理解和埋怨情绪。对此要表示同情和谅解，做好咨询和解释，使其稳定情绪，安全结束此次妊娠。

2. 死胎病因调查　对死胎者设法查找原因，包括感染原因，如 TORCH 和梅毒血清检查；遗传原因；代谢疾病，如糖尿病筛查，常规做口服葡萄糖耐量试验（oral glucose tolerance test，OGTT）。分娩后，仔细检查胎儿外观、胎盘及脐带，并送病理检查，以进一步明确死胎原因。有条件者做尸检。对拒绝尸检者，影像学检查有助于诊断病因，包括胎儿内脏器官检查。

3. 终止妊娠　妊娠中期可选用羊膜腔内乳酸依沙吖啶注射，或前列腺素阴道放置等途径引产。对妊娠晚期者根据宫颈成熟度决定促宫颈成熟后行催产素静滴引产。预防产后出血及感染，在死胎诊断后即应检查血小板、纤维蛋白原、凝血酶原时间、鱼精蛋白凝集试验（3P 试验）及纤维蛋白降解产物（fibrin degradation products，FDP）以了解凝血功能状态。

4. 临产后不建议应用肝素，应配备血液制品，积极纠正凝血功能异常。同时警惕胎儿娩出后易发生胎盘、胎膜残留，可能需要宫腔操作。

5. 回乳　己烯雌酚 5mg，3 次 /d，服用 3 天，或其他大剂量雌激素口服 3 天。

6. 产妇注意心理护理，并对今后再次妊娠提出咨询建议。

【预防】加强围产期保健知识宣教和产前保健，对有高危因素孕妇进行管理。加强自我监护。约 80% 的死胎病例在胎心消失前 3 天内有胎动异常，所以指导孕妇及家属掌握家庭监护技术十分必要，如数胎动及听胎心等。如发现异常，及时就医，及时抢救，以避免死胎。预防和治疗各种妊娠合并症，改善宫内缺氧环境，科学运用各种监护方法，如

B 超、胎心电子监护及胎儿胳臂应激试验等。出现羊水过少、宫缩应激试验无反应或胎动减少等胎儿缺氧先兆，应适时用适当方法终止妊娠。加强产时监护，分娩过程中子宫收缩往往加重胎儿缺氧。宫缩应激试验阳性者剖宫产终止妊娠。应密切观察产程和胎心变化，避免产程延长和各种原因引起宫缩过强、脐带脱垂、胎盘早剥等，及时发现和处理胎儿窘迫，正确掌握各种难产手术的适应证、手术时机和操作常规。

（樊尚荣　赵扬玉　董　悦）

第四节　新生儿疾病

一、新生儿感染

宫内感染是严重的妊娠并发症，可导致死胎、早产、新生儿感染和败血症，明显增加新生儿肺疾病和脑损伤等的发病率和死亡率。但是，临床更多见的情况是仅有炎症指标的升高，还没有感染的证据，此时尚不能明确诊断为宫内感染，但胎儿或者新生儿也可能会出现各种不同表现。例如，胎儿可能出现宫内生长受限、胎心跳加快、早产；新生儿出生时可能有窒息表现、呼吸窘迫或者低血糖、反应低下等，也可能虽无临床症状，但是脐血培养阳性。绒毛膜羊膜炎或者宫内炎症反应与胎儿生长发育或新生儿疾病的发生和发展有密切关系，需要产儿科医师共同关注。

绒毛膜羊膜炎（chorioamnionitis，CAM）是指病原体感染胎盘的绒毛膜羊膜和蜕膜而形成的炎症。绒毛膜羊膜炎是绒毛膜的炎症反应，形态学特点是中性粒细胞浸润绒毛膜。CAM 分为有临床症状（包括发热、母亲或胎儿心动过速、子宫压痛、羊水异味）的急性绒毛膜羊膜炎（acute chorioamnionitis，ACAM）和组织学绒毛膜羊膜炎（histological chorioamnionitis，HCAM），后者是指没有临床症状，只是在显微镜检查胎盘病理时发现的 HCAM，其发生率是 ACAM 的 2~3 倍。

宫内炎症是最常见的早产原因之一，25%~40% 的早产与宫内炎症相关。ACAM 常常在分娩前，足月或近足月才诊断。HCAM 占足月分娩的 10%~20%，早产的 40%~70%。在孕 30 周前的分娩，多与 HCAM 相关。在胎盘、绒毛膜和脐

带三部分结构中,胎盘的急性炎性损伤以这些结构中的中性粒细胞浸润为特征。其中,当炎症过程影响绒毛膜和羊膜时,被定义为 ACAM;如果炎症影响绒毛树,定义为急性绒毛炎;累及脐带(脐带静脉、动脉和华通胶)的炎性过程,被称为急性脐带炎,也就是胎儿炎症反应综合征(fetal inflammatory response syndrome,FIRS)的组织学部分。

胎盘中蜕膜起源于母体,绒毛膜和绒毛树起源于胎儿。因此,炎症的母体与胎儿的确切来源,能通过是否存在中性粒细胞浸润来确定来源于母体抑或胎儿。正常时,中性粒细胞不会出现在绒毛膜中,在 ACAM 时,才从蜕膜中移动到绒毛膜中。另一方面,母体的中性粒细胞正常时是在绒毛间隙中循环。当有浓度梯度时,中性粒细胞向羊膜腔移动,在绒毛间隙中的中性粒细胞移动到胎盘绒毛面。因此,除了绒毛血管炎之外,绒毛面的炎症是母体的炎症反应。ACAM 中的中性粒细胞是母体来源的。与之相反,脐带和胎盘绒毛板的绒毛血管炎是胎儿来源的。这一结论来自对这些组织解剖学的理解,因为中性粒细胞侵入脐静脉和脐动脉必须移行到胎儿循环,才能进入这些血管。胎盘血管的炎症开始于静脉(静脉炎),之后累及动脉(动脉炎)。急性脐带炎常见中性粒细胞浸润脐带胶质。

(一)微生物入侵羊膜腔的途径

在正常情况下,羊膜腔是无菌的。微生物进入羊膜腔通过四条途径:①从下生殖道上行;②血行;③在羊膜腔穿刺、经皮脐带血取样、胎儿镜或其他有创操作时引入;④腹腔感染经输卵管逆行进入宫腔,但是,后一途径证据不足。

微生物从下生殖道上行入侵是最常见的途径。尽管所有的怀孕母亲下生殖道都有微生物,大多数并不产生羊膜腔感染。孕期黏液栓是对上行感染的解剖学和功能屏障。在母亲感染时,会出现血行感染。

(二)微生物病原体

与宫腔感染相关的病原菌常见是解脲脲原体属和支原体属。梭杆菌属和纤毛菌属是新近流行的 CAM 新型致病菌属。需要区别胎膜完整的自发早产患者和发生胎膜早破的患者,引起 CAM 的菌株可能有所不同。表 17-5 是羊膜腔中检测到的引起 CAM 的微生物。尽管有许多关于早产胎膜早破(preterm premature rupture of membranes,PPROM)的研究,但病毒和真菌的证据有限。

表 17-5 羊膜腔中检测到的引起 CAM 的微生物

胎膜完整的自发早产患者	足月 CAM 的患者
核梭杆菌属	解脲支原体属
纤毛菌属	阴道加德纳菌
解脲支原体	人型支原体
轻型链球菌	无乳链球菌
阴道加德纳菌	乳杆菌属
消化链球菌	拟杆菌属
羊膜纤毛菌属	不动杆菌属
人型支原体	纤毛菌属
无乳链球菌	草绿色链球菌
乳杆菌属	牙龈卟啉单胞菌
芽胞杆菌	韦荣球菌属
凝固酶阴性葡萄球菌	消化链球菌属
普雷沃菌属	大肠埃希氏菌
其他:未培养的拟杆菌、嗜酸丛毛单胞菌、灰色奈瑟球菌	铜绿假单胞菌
	金黄色葡萄球菌
	真细菌属
	革兰氏阴性杆菌
	肠球菌
	其他:梭杆菌属、念珠菌属、软弱乏养菌、藤黄微球菌、表皮葡萄球菌、厚壁菌属、痤疮丙酸杆菌

(三)CAM 组织学分级和分期

分期是指解剖学中性粒细胞浸润区域,分级是指某一特定区域浸润的程度。Redline 等对胎盘病理的判读:显微镜下见大量中性粒细胞浸润可诊断为绒毛膜羊膜炎(CAM)。根据炎症细胞浸润的程度判断绒毛膜羊膜炎的分期:Ⅰ期,中性粒细胞浸润绒毛膜板深度达 1/2 以上;Ⅱ期,中性粒细胞浸润全层绒毛膜板和/或羊膜;Ⅲ期,中性粒细胞浸润全层绒毛膜板及羊膜。分级:1 级(轻 - 中度)指单一或小簇母体的中性粒细胞分布于平滑绒毛膜、绒毛膜板、绒毛膜下纤维蛋白或羊膜;2 级(严重)表现为绒毛膜镜下脓肿,定义 ≥3 个绒毛膜脓肿,每一个脓肿定义为中性粒细胞计数聚集至少 10×20 细胞/HP。镜下脓肿常位于绒毛、蜕膜组织和/或绒毛膜板下。分级:胎膜、绒毛膜板下见大量中性多核粒细胞浸润为绒毛膜羊膜炎组。根据中性粒细胞数量分三级：Ⅰ级，5~10个/HP；Ⅱ级，11~30个/HP；Ⅲ级，>30个/HP。分级代表炎症严重程度。分期和分级也适用于胎儿炎症反应。在评价疾病的严重程度时，分期(中性粒细胞浸润的部位)比分级更重要。

(四) CAM与新生儿关系

全世界每年290万新生儿死亡，归因于三个主要原因：早产及其合并症(100万)，窒息和出生合并症(70万)和感染(60万)。近些年，围产医学和新生儿学迅速发展，降低了新生儿死亡率。

1. CAM与早产胎膜早破(preterm premature rupture of membranes，PPROM) 早产是围产儿发病和死亡的主要因素。早产往往由PPROM引起，而PPROM多并发HCAM，故HCAM是发生早产的相关因素之一。PPROM与HCAM互为因果，HCAM使胎膜局部结构和防御能力损伤，大量细胞因子被激活，导致胎膜通透性增加、细胞凋亡启动，发生PPROM；PPROM常并发HCAM，随着破膜时间的延长，发生ACAM。当发生HCAM时，新生儿并发症增加，其主要原因可能为宫腔感染使胎儿宫内缺氧，发生胎儿窘迫，进一步发生新生儿窒息、死胎、新生儿感染性疾病增加。

2. CAM引起一系列炎症反应导致早产 CAM引起的炎症级联反应导致早产。早产可能是胎儿和母亲对CAM的反应。入侵蜕膜绒毛膜间隙的细菌释放内毒素和外毒素，被白细胞、树突状细胞、上皮细胞和滋养层细胞表面的Toll样受体(TLR)识别。羊膜产生的前列腺素通常是由绒毛组织释放的前列腺素脱氢酶灭活，阻止前列腺素到达子宫肌层，引起子宫收缩。绒毛膜的感染抑制前列腺素脱氢酶的活性，因此使前列腺素到达子宫肌层，引起提前收缩。CAM影响妊娠过程，FIRS会增加促肾上腺皮质激素的产生，使胎儿下丘脑和胎盘释放促肾上腺皮质激素释放激素(CRH)增加。引起胎儿肾上腺增加皮质醇的产生，刺激胎盘前列腺素的合成与子宫肌层的收缩。

3. CAM对胎儿和新生儿的影响

(1) 胎儿炎症反应综合征(fetal inflammatory response syndrome，FIRS)：FIRS的发生可能是由于胎儿直接接触感染的羊水，也可能并非微生物的入侵，而是由于炎症反应细胞介质进入体内，导致细胞的坏死和凋亡。微生物入侵胎儿的途径可能是呼吸道、胃肠道、皮肤和耳。羊水充满外耳道，细菌侵入通过鼓膜，进入中耳。同样，由于孕周不同，微生物可能侵犯结膜。当微生物进入胎儿黏膜，被受体识别，例如Toll样受体，与受体的结合诱发炎症反应中NF-kB因子转录失活。例如暴露于细菌的胎儿发生严重皮炎或肺炎，此后，微生物入侵胎儿循环，导致全身炎症反应。

有研究者将FIRS定义为胎儿血浆白介素-6(IL-6)升高，又区分为临床型FIRS(IL-6>11pg/ml)和亚临床型FIRS(IL-6<11pg/ml)。IL-6细胞因子是急性反应的主要介质，其浓度很容易用免疫荧光方法测定。

FIRS最先在早产和早产胎膜早破中被描述，可能出现三种后果：①缩短感染与分娩之间的时间；②新生儿患病率增加；③多器官受累：造血系统、免疫系统、胸腺、心脏、肾上腺(皮质激素的变化)、皮肤、肺、脑、肾和肠道。

(2) CAM对新生儿器官系统发育影响：

1) 心：宫内炎症反应导致胎儿心功能异常。宫内炎症与左心室增大相关。出现这一现象是为了维持左室输出量的代偿机制。暴露于宫内炎症/感染的新生儿，出生后舒张压和平均压较低，因此增加脑室旁白质软化和脑瘫的概率。动物实验结果表明，暴露于宫内炎症，不仅使心脏功能受损，而且使心肌发育受损。

2) 肺：动物实验表明，宫内炎症改变胎儿肺发育。宫内炎症与胎儿肺之间的反应是通过前列腺素介导的。炎症介导的胎儿肺血管重塑后果是新生儿持续性肺动脉高压(persistent pulmonary hypertension of the newborn，PPHN)，肺血流阻力增加，经卵圆孔和动脉导管的右向左分流，导致左心室输出量减少。PPHN增加BPD和低氧的风险。

3) 脑：流行病学证据显示，围产期脑损伤，特别是脑瘫、脑室旁白质软化、脑室内出血与宫内炎症相关。HCAM暴露和胎盘灌注受损增加了神经系统预后不佳的风险，导致校正年龄2岁时神经认知能力不佳。

4) 视网膜：近期研究提示早产儿视网膜病与CAM相关。不论母亲是ACAM还是HCAM，发生早产儿视网膜病(retinopathy of prematurity，ROP)的概率都较无CAM患儿增高。CAM和胎儿炎症反应综合征可能增加ROP的风险，因为氧诱导的血管内皮生长因子变化导致视网膜的敏感性变化，血管发育不佳和体循环血压降低导致视网膜低灌注或者缺血，尤其间断的缺氧会导致严重

ROP。

5)肾脏:关于 CAM 对发育肾脏影响的数据较少。在早产胎膜早破母亲的研究中,FIRS 与羊水减少有关。因为胎儿尿液是羊水的主要来源,这一现象提示胎儿肾脏功能降低,可能是胎儿血流重新分布,肾脏血流减少的后果。暴露于 CAM 的早产儿,肾脏功能受损,远期容易出现高血压和肾脏功能异常。

(3)CAM 与新生儿合并症:

1)新生儿呼吸窘迫综合征(respiratory distress syndrome,RDS):暴露于绒毛膜羊膜炎的婴儿发生 RDS 的风险降低,也有研究认为两者不相关。在 <34 周的早产儿,胎儿胎盘炎症成为 RDS 的保护性因素。有研究证实,诊断 CAM 和 FIRS 的婴儿与单纯诊断 CAM 无 FIRS 的婴儿相比,发生 RDS 的风险增加,而且对外源性肺表面活性物质的替代治疗效果不佳。相反的研究结论是,诊断 CAM 但是无 FIRS 的婴儿与无 CAM 的婴儿相比,一旦罹患 RDS,则 CAM 无 FIRS 的婴儿病情相对更轻。

2)早产儿脑损伤:常见的早产儿脑损伤是脑室内出血和白质病变,包括囊性和非囊性白质软化。磁共振检查提示,大多数的白质病变是非囊性白质软化,囊性白质软化发病率逐渐降低。宫内炎症可能增加胎儿脑的细胞因子产生,因此破坏血脑屏障。

3)败血症:根据发病时间,新生儿败血症又被分为早发型败血症(early onset sepsis,EOS)及晚发型败血症(late onset sepsis,LOS)。EOS 与感染垂直传播相关,孕期或分娩时母亲泌尿生殖道定植的微生物感染新生儿,导致新生儿在出生后 3 天出现败血症临床症状(败血症临床表现为不吃、不哭、不动、反应不好、体温不升等非特异症状)和实验室异常(如血培养阳性、血白细胞计数增高 / 减低、C 反应蛋白增高等)。早产和 / 或低体重儿是 EOS 最重要的危险因素,胎龄越小、出生体重越低,风险越大。CAM 显著增加 EOS 的风险,但是能降低 LOS 风险。认为这一现象的机制是免疫反应增加,出生时的炎症反应可能保护新生儿。

4)支气管肺发育不良(bronchopulmonary dysplasia,BPD):是极低体重儿中常见的合并症,有一系列的关于 CAM、RDS 和 BPD 之间的关系的研究,研究结果不一致,因为产前炎症刺激与新生儿呼吸管理之间关系复杂。

综上所述,胎盘炎症以及胎儿炎症反应综合征与胎儿发育、新生儿疾病密切相关,炎症因子在其中起重要的介导作用;在产科,对分娩后及时必要地进行胎盘和脐带的病理学检查以及对其炎症程度进行分级、分期,同时结合脐血常规检验及细胞因子等检测,有助于早期、快速、准确地诊断宫内感染及判断炎症反应存在与否,并为新生儿出生后的早期监测、治疗提供依据。

二、新生儿产伤

新生儿产伤指在分娩过程中的机械因素对新生儿造成的损伤,发生率为 0.1%~0.7%。产伤可发生于身体的任何部位,种类亦多,其发生与胎儿的大小、胎位、骨盆的形态及接产方式等有关。近年来,随着围产医学的发展和产科技术的进步,产伤的发生率已大幅下降。目前临床上常见的是皮肤软组织损伤、头颅血肿、锁骨骨折等。文献报道,产伤发生率由高到低依次为头颅血肿、颅内出血、皮肤软组织损伤、骨折和神经损伤。

(一)软组织损伤

新生儿软组织损伤是新生儿最常见的产伤之一,以皮肤挫伤最为常见。皮肤挫伤的部位与先露方位有关,先露部位软组织在产道受子宫收缩与产道阻滞两者共同作用下,软组织受压,出现静脉淤血、组织水肿而造成局部皮肤挫伤。应保护局部软组织。局限性水肿、瘀点、瘀斑一般不需要做特殊处理,于出生后 2~7 天可自行消退。脐带绕颈时由于静脉回流受阻可以出现头颈部淤血及瘀点,数天后会消失。

(二)出血

新生儿生后 1 周内,处在新生儿生理性凝血因子缺乏和下降时期,肝脏贮存维生素 K 较少,合成凝血因子也较少,新生儿血管壁弹力纤维发育不良,血管壁脆弱,足月新生儿毛细血管通透性是成人的 2 倍,早产儿达成人的 6 倍。

有任何引起窒息的因素,如缺氧或产伤等外因条件下更易导致出血。头部产伤以产瘤、头颅血肿、颅骨帽状腱膜下血肿最常见,共同表现为头部肿块。

1. **产瘤**(caput succedaneum) 亦称头皮水肿或先锋头,是产伤中最常见的病变。头位分娩时,顶枕部皮肤受压导致皮肤挫伤伴组织水肿及渗出,渗液中含血清。产瘤表现为顶枕部弥漫性头皮与皮下组织肿胀,边缘不清,无囊样感,为可凹陷性水肿,其范围可超越中线与骨缝,局部可有瘀点与瘀斑。产瘤一般无需特殊处理,水肿数天后消退,瘀斑则需数周才吸收。

2. **头颅血肿(cephalohematoma)** 为产伤导致的骨膜下血管破裂导致血液积聚在骨膜下。头颅血肿常伴发于胎头吸引、产钳助产及臀位产。多在顶骨、枕骨部位出现局限性边缘清晰的肿块,不跨越颅缝,有囊样感,局部头皮颜色正常。数周后缓慢吸收,无并发症的头颅血肿无需治疗,偶尔血肿钙化,在数月内呈骨性肿块。

3. **帽状腱膜下血肿(subgaleal hematoma,SGH)** 是分娩中机械因素所致的位于骨膜与头皮腱膜之间的血管破裂出血。帽状腱膜与骨膜之间是一个潜在的间隙,前缘为眼(脊)眶,后缘为枕骨,两侧为外耳。临床表现为跨越骨缝质硬或波动感肿块。出生后4小时内出现,之后持续增大,表现为头围较正常增大,头颅肿胀、有波动感,界限不清。因颅骨腱膜下的结缔组织松软,出血时难以止血,可出现大出血及失血性休克,导致贫血、面色苍白、心动过速及低血压,甚至死亡。

4. **损伤性颅内出血** 是新生儿期常见的严重疾病。产伤所致颅内出血可发生在脑外,如硬膜外、硬膜下与蛛网膜下腔,也可发生在脑实质与脑室内。分娩时,在母体内或体外,新生儿颅骨直接受压或受不适当的牵引可引起脑膜撕裂,脑血管破裂导致颅内出血。87%颅内出血在生后48小时内出现症状,常见症状为呼吸暂停与惊厥。

(三)神经损伤

1. **臂丛神经麻痹(brachial plexus paralysis)** 发病率为0.13‰~3.60‰活产新生儿,是由于在分娩过程中多种原因导致臂丛神经根牵拉性损伤引起的上肢运动障碍。肩难产和臀位分娩是臂丛神经损伤的主要原因。在过度牵拉上肢时,导致颈5至胸1神经根磨损及破裂。依据病史中的肩难产与上肢被牵拉,出生后立即出现一侧上肢部分或完全软瘫的特殊体位,进行诊断。90%臂丛神经损伤会自愈。

2. **面神经麻痹(facial paralysis)** 主要病因为病毒感染,仅7%为产伤所致。外伤性面神经损伤为从乳突至茎突孔出来的外周部面神经受压,或面神经下颌支受压。面神经也可由产钳或滞产时被骶骨峡压迫引起,可由胎位与面神经瘫位置的相关性来说明,左枕横位出现左侧面瘫,右枕横位出现右侧面瘫。通常神经受压是由于神经周围组织肿

胀所致,而不是神经纤维破裂所致。

3. **膈神经麻痹(diaphragmatic paralysis)** 膈神经损伤导致同侧膈肌运动瘫痪,称为膈神经麻痹。膈神经起源于颈3~5神经根,膈神经损伤常为单侧性,75%膈神经损伤同时伴有臂丛神经损伤。病因为分娩时颈与上臂受到牵拉所致。临床症状在生后1天内出现,表现为呼吸窘迫,患侧呼吸音降低。胸片显示患侧膈肌隆起,纵隔向对侧移动。使用正压通气时胸片可不出现这一征象。

4. **喉返神经损伤** 分娩时喉返神经损伤可导致先天性声带麻痹。5%~26%先天性声带麻痹是由于产伤所致。产伤所致声带麻痹常为一侧性,左侧多于右侧。症状有喉喘鸣,呼吸窘迫,哭声嘶哑,吞咽困难,用直接喉镜检查可确诊。如病史中并无头和颈过度牵拉,需进一步除外脑干损伤或畸形。挫伤所致麻痹常可自动恢复,重度呼吸窘迫则需要有创呼吸支持。

5. **桡神经麻痹** 在分娩过程中,如肱骨中段骨折,可致桡神经损伤而麻痹。临床症状如患侧手腕呈垂腕畸形,局部肿胀,患肢活动受限。X线检查可了解有无肱骨骨折。可采用小夹板固定,使手指和腕关节维持背伸位,同时予针灸和按摩,服用维生素 B_1、B_6、B_{12} 等。

(四)脊柱及脊髓损伤

直接原因为分娩时用力牵拉或压迫扭曲胎儿脊柱轴,而引起脊柱、脊髓及脑干组织的伸延性损伤。轻者仅有脊柱后突角的改变,皮下可见受伤脊突向外突出,局部肿胀及触痛,脊旁肌的紧张。主动运动减弱或消失,深腱反射消失,损伤段面以下疼痛刺激无反应。颈4以上脊髓损伤常伴呼吸暂停。颈4至胸4损伤时由于不同程度累及膈神经及肋间肌常伴呼吸窘迫。磁共振有助于诊断及判断预后。在产房怀疑有脊髓损伤时,应对头、颈及脊柱进行固定。单纯性脊柱骨折可采用非手术治疗。

(五)骨折

产伤性骨折大多数原因是由于分娩时过程中用力不当。最常见于长管状骨,如锁骨、肱骨或股骨,在密质骨部位呈完全性骨折,而于骨骺部损伤往往很少。

1. **颅骨骨折** 头颅血肿时有5%合并颅骨骨折(fracture of skull)。新生儿颅骨弹性良好,颅缝未闭,蛛网膜下腔较宽,在产道中均匀受压出现颅缝重叠,颅骨骨折并不常见。引发颅骨骨折的机械力也可引起脑挫伤与颅内血管破裂。临床有难产

史，伴头颅软组织损伤表现。骨折常为线性与非凹陷性，以顶骨线性骨折最为常见，方向多与矢状缝垂直，其次为凹陷性骨折。诊断依赖于难产史，在有头颅软组织损伤时应注意排除颅骨骨折。如出现神经症状或怀疑存在凹陷性骨折，要摄头颅平片及头颅CT以排除颅内病变。颅骨骨折凹陷深度不超过0.5cm者，常因无临床症状可自行复位，不需特殊处理。

2. **锁骨骨折（fracture of collar bone）** 是产伤性骨折中最常见的一种，约占产伤中1%~2%。锁骨细长而弯曲，呈横"S"形，其内侧2/3向前凹出而外侧1/3向后上方突出，这两个不同弯曲的交界点较脆弱，受挤压时易发生骨折。骨折多发生于中央或中外1/3处，呈横形骨折，并有移位，也有不完全性骨折（青枝骨折）者。左右两侧骨折发生的概率相近，多为单侧性。表现为患侧上臂不愿移动或运动不灵活，或完全失去运动能力。在移动患侧上臂时，新生儿哭叫，用手触诊锁骨时局部肿胀，锁骨上凹可消失，胸锁乳突肌呈痉挛状态，使骨折向上向后移位，造成重叠或成角畸形。拥抱反射减弱或消失，患侧手臂不动，局部有压痛及骨摩擦感，如为青枝骨折则易漏诊，至骨折愈合、局部骨痂隆起时才被发现，故必须细心检查，以免贻误治疗时机。

3. **肱骨骨折（fracture of humerus）** 多发生于难产、臀位分娩、剖宫产、低体重儿或进行内倒转术操作时，助产者强力牵拉上肢。或当头位分娩时，肩部降入产道后，助产者用力牵拉腋部时发生，骨折多发生在中段和中上1/3处，以横形或斜形骨折多见。在娩出胎儿时听到骨断裂声及感觉断裂。娩出后患臂不能动，局部肿胀，骨折部缩短弯曲变形，被动运动出现疼痛及骨摩擦感，X线检查常见骨折严重移位或成角畸形。根据难产史和临床表现，以及X线检查可以明确诊断。治疗小夹板固定、绷带固定法，也可在骨移位时做闭合复位及上筒形石膏。

4. **股骨骨折（fracture of femur）** 包括股骨干骨折和股骨近端、远端骨骺损伤，发病率为0.13/1 000活胎产。在臀位产、横位产时，用手钩出下肢，握住两下肢左右旋转，或以器械夹骨盆端拉胎儿而造成骨折，是产伤中最常见且较重的下肢骨折之一。根据新生儿娩出情况、临床表现及X线检查，可以明确诊断。治疗采用小夹板固定法、悬垂牵引法、绷带固定法。

5. **骨骺分离** 产伤可引起股骨上端、股骨下端或肱骨下端的骨骺分离（epiphyseal separation），是比较少见的产伤之一，多发生于臀位产时，有以下三种情况：①股骨下端骨骺分离，常为向后方移位，在股骨干的后方有骨膜下血肿；②股骨上端骨骺分离，出生后髋关节出现肿胀、触痛，患肢活动受限，处于屈曲、外展和外旋位；③肱骨下端骨骺分离，在出生后患儿患肢不能活动，触动、移位时啼哭，肘部肿胀、瘀斑、触痛、关节活动受限。

（六）内脏损伤

内脏损伤是由于分娩过程中不当因素所致新生儿内脏或其附件受损。内脏损伤较常见的为腹腔内脏器的破裂及脏器包膜下出血，如肝破裂、脾破裂和肾上腺出血等。内脏损伤发生率虽然不高，但一旦发生则死亡率较高。腹腔内脏损伤有3个可能发病机制：①直接损伤；②胸直接压迫肝或脾表面；③胸压迫导致附着在肝脾的韧带撕裂。临床症状与出血量大小及出血速度相关，早期诊断往往不容易。肝、脾破裂时多表现为突然出现苍白，出血性休克，腹胀及腹臀变色。包膜下血肿发病则比较缓慢，出现进行性加重的贫血，喂养差，呼吸增快及心动过速。诊断最好采用腹腔超声检查。如有腹腔积血，腹腔穿刺具有诊断价值。诊断一经确立，应积极扩容补充循环血量，纠正凝血障碍。如患者血流动力学稳定及为包膜下血肿，可采用保守疗法，如发生内脏实质器官破裂及血流动力学不稳定则需剖腹行缝合修补止血术或部分脏器切除术以控制出血。

三、新生儿缺氧缺血性脑病

新生儿缺氧缺血性脑病（hypoxic ischemic encephalopathy，HIE）是由产前、产时和/或新生儿窒息所致全身性低氧血症和/或脑血流减少，进而导致的新生儿脑病，可致新生儿死亡和远期后遗症。

【病因】缺氧是发病的核心，缺氧缺血性损伤可发生在围产期各个阶段。不同时间发生缺氧所占的比例分别为：生前20%，生前并生时35%，生时35%，生后10%。生前缺氧主要是胎儿窘迫，表现为胎心率异常，羊水胎粪污染及胎动减少。胎儿窘迫的原因，可与孕母患有全身性疾病有关，如妊娠期高血压疾病、贫血、糖尿病、心肺疾病等，也可由于胎盘、脐带异常，影响了胎盘的血液供应和胎母间气体交换所致。

【病理】缺氧缺血性脑损伤常见的病理改变有下述类型：

1. **脑水肿** 脑水肿为缺氧缺血后早期主要的病理改变,由于神经细胞肿胀,脑容积增大,灰白质界限不清,脑室受压。脑水肿持续7~10天左右,部分患儿经治疗脑水肿恢复,严重者脑水肿不可逆,进入神经元坏死阶段。

2. **神经元坏死** 严重的缺氧后,神经元坏死是短时间内发生的,被称为"急性坏死"。脑的某些部位的神经元在缺氧缺血后,更具损伤易感性,故称之为"选择性神经元坏死"。常见部位为:①大脑皮质;②基底核;③脑干;④小脑。

3. **出血** 以原发性蛛网膜下腔出血最为多见,其次是脑室内出血和脑实质出血。

4. **脑梗死**(cerebral infarction) 在缺氧后,由于脑血流动力学改变,特别是脑血管痉挛,可以造成某一区域血供障碍,灌注减少而发生脑梗死,可以局灶和多灶形式存在。

【临床表现】

1. **意识障碍** 主要表现为不同程度的兴奋与抑制,轻度时以兴奋性增高为主要表现,易激惹,肢体颤抖,睁眼时间长,凝视等;重度时,表现为抑制,嗜睡,失去正常的醒觉睡眠周期,甚至昏迷。

2. **肌张力异常** 兴奋性增高时,常表现为肢体过度屈曲,被动活动阻力增高,下肢往往重于上肢,严重时表现为过伸。抑制时,表现为肌张力减弱,头竖立差,围巾征肘过中线,腘窝角>90°,甚至四肢松软。

3. **原始反射异常** 主要是吸吮、拥抱反射,轻度时表现为活跃,重度时减弱、消失。

4. **颅压高** 随脑水肿加重,可表现出前囟张力增高,颅缝分离,甚至伴有呼吸异常和不同形式惊厥,以微小型、阵挛型多见,可间断发作或频繁发作,脑损伤更重者,可出现持续强直发作。

5. **脑干症状** 重度时出现,中枢性呼吸衰竭、呼吸节律不整、呼吸暂停、瞳孔对光反射迟钝或消失、眼球震颤等表现。

【诊断】经多次修订,使我国对新生儿缺氧缺血性脑病的诊断更具科学性、实用性和先进性,修订后的诊断标准强调HIE的诊断主要依靠临床,患儿的临床表现是诊断HIE的主要依据。

1. **病史** ①有明确的可导致胎儿窘迫的异常产科病史,以及严重的胎儿窘迫表现(胎心<100次/min,持续5分钟以上;和/或羊水Ⅲ度污染)或者在分娩过程中有明显窒息史。②出生时有重度窒息,指Apgar评分1分钟≤3分,并延续至5分钟时仍≤5分;和/或出生时脐动脉血气pH≤7.0。

2. **体格检查** 出生后不久出现神经系统症状并持续至24小时以上,如意识改变(过度兴奋、嗜睡、昏迷),肌张力改变(增高或减弱),原始反射异常(吸吮、拥抱反射减弱或消失),病重时可有惊厥、脑干症状(呼吸节律改变、瞳孔改变、对光反射迟钝或消失)和前囟张力增高。

3. **临床分度** 神经系统症状在出生后可逐渐加重,一般于72小时达高峰,随后逐渐好转,严重者病情可恶化。临床应对出生3天内的新生儿神经症状进行仔细的动态观察,并给予分度(表17-6)。

表17-6 新生儿缺氧缺血性脑病分度

		轻度	中度	重度
意识		兴奋抑制交替	嗜睡	昏迷
肌张力		正常或稍增高	减低	松软或间歇性伸肌张力增高
原始反射	拥抱反射	活跃	减弱	消失
	吸吮反射	正常	减弱	消失
惊厥		可有肌阵挛	常有	有,可呈持续状态
中枢性呼吸衰竭		无	有	明显
瞳孔改变		正常或扩大	常缩小	不对称或扩大对光反射迟钝
EEG		正常	低电压,可有癫痫样放电	暴发抑制,等电位
病程及预后		症状在72h内消失,预后好	症状在14d内消失,可能有后遗症	症状可持续数周,病死率高,存活者多有后遗症

【辅助检查】可协助临床了解 HIE 时代谢、脑电生功能和结构的变化及明确 HIE 的神经病理类型。

1. **化验检查**　出生时可通过脐动脉血血气分析,监测血糖、血钠、血钙、心肌酶谱及肌钙蛋白、肌酐、尿素氮等。

2. **脑电生理检查**　可在出生早期进行振幅整合脑电图(amplitude integrated electroencephalogram, aEEG)连续监测,与常规脑电图相比,经济、简便、有效和可连续监测等优点。脑电图(EEG)可在生后 1 周内进行,表现为脑电活动延迟(落后于实际胎龄),异常放电,缺乏变异,背景活动异常(以低电压和暴发抑制为主)等。

3. **脑影像学检查**　影像学检查的基础是新生儿缺氧缺血性脑病的病理改变。常采用的检查方法是 B 超、CT、MRI,三者各有优势和不足。

(1)B 超:可在 HIE 病程早期(72 小时内)开始检查。有助于了解脑水肿、脑室内出血、基底核、丘脑损伤和脑动脉梗死等 HIE 的病变类型。B 超具有可床旁动态检查、无放射线损害、费用低廉等优点。

(2)CT:待患儿生命体征稳定后,一般以生后 4~7 天为宜,CT 图像清晰、价格适中,但不能做床旁检查,且有一定量的放射线。

(3)MRI:对 HIE 病变性质与程度评价方面优于 CT,对矢状旁区和基底核损伤的诊断尤为敏感,有条件时可进行检查。MRI 可多轴面成像、分辨率高、无放射性损害,但检查所需时间长、噪声大、检查费用高。

【治疗】

1. **常规治疗**　全面维护机体内环境稳定和各器官功能正常,同时要注重尽可能及早治疗,被归纳为"三支持""三对症"治疗方法。

(1)"三支持":①维护良好的通气、换气功能,使血气和 pH 保持在正常范围;②维持各脏器血流灌注,使心率、血压保持在正常范围;③维持血糖水平在正常高值(5.0mmol/L),以保持神经细胞代谢所需能源,及时监测血糖,调整静脉输入葡萄糖浓度。

(2)"三对症":①控制惊厥:首选苯巴比妥,负荷量 20mg/kg,12 小时后给维持量 5mg/(kg·d);②降颅压:如有颅压高表现,可及时应用甘露醇,宜小剂量,0.25~0.5g/kg,静脉推注,酌情 6~12 小时 1 次;③消除脑干症状:当重度 HIE 临床出现呼吸

节律异常,瞳孔改变,可应用纳洛酮。在内环境稳定的基础上,可酌情选用营养脑细胞、促进神经细胞生长的药物。

2. **亚低温治疗**　亚低温治疗应起始于发病 6 小时之内,即继发性能量衰竭前进行,持续 48~72 小时,才能更好地起到脑细胞的保护效果。采用亚低温治疗仪,维持核心温度为 33~34℃,以生后 6 小时内作为治疗时间窗,持续 72 小时。亚低温治疗的安全性和有效性,经多个国家的多中心研究工作基本得到了肯定性的结论,亚低温组的病死率和 18 个月的中重度神经伤残率明显低于常温组。

3. **神经干细胞移植**　研究已证实神经干细胞广泛存在于胚胎及成人神经系统内,并且在体内或体外能分裂、繁殖、成熟、分化形成神经元、星形胶质细胞和少突胶质细胞,对损伤的脑组织表现出较大的修复作用。我国也进行了该方面的研究,但干细胞研究仍面临着新的挑战,远期预后的评估等诸多环节尚需要逐一攻克。

【预后】由于病情程度各异,相关因素很多,需要结合缺氧的严重程度,缺氧缺血性脑损伤发生、发展、转归的过程,结合辅助检查和影像检查综合判断,且新生儿缺氧缺血性脑病的早期神经康复治疗实施时机和效果也与预后紧密相关。

四、新生儿颅内出血

颅内出血(intracranial hemorrhage,ICH)是新生儿期常见病,与这一阶段自身的解剖生理特点和多种围产期高危因素有关,严重者可有神经系统后遗症。依不同的病因,可发生不同部位的颅内出血,主要出血类型为脑室周围-脑室内出血、硬脑膜下出血、蛛网膜下腔出血、脑实质出血,小脑及丘脑、基底核等部位也可发生出血。

【常见类型】

1. **早产儿脑室周围-脑室内出血**　脑室周围-脑室内出血(periventricular-intraventricular hemorrhage,PIVH)是早产儿最常见的颅内出血类型,至少占新生儿颅内出血的 80% 以上,胎龄愈小发病率愈高。早产儿脑室周围出血即室管膜下出血(subependymal hemorrhage,SEH),也称生发基质出血(germinal matrix hemorrhage),当出血量增加,血液经破溃的室管膜流入脑室内则形成脑室内出血(intraventricular hemorrhage,IVH)。也有些早产儿和足月儿出血直接源于脑室内的脉络丛。早产儿脑室周围-脑室内出血发生的时间:50% 在生

后第一天,90% 在生后 72 小时内,仅少数由于多种临床病理状态发生会更晚,甚至在晚期新生儿阶段和出生 1 个月以后也有新的室管膜下出血发生,推测可能与维生素 K 不足有关。对早产儿,特别是存在围产期高危因素的早产儿,应高度重视脑室周围-脑室内出血的发生,应进行常规颅脑超声筛查,因为颅脑超声对此类出血具有特异性的诊断价值,优于 CT 与 MRI。

2. **硬脑膜下出血** 硬脑膜下出血(subdural hemorrhage,SDH)多因机械性损伤使硬膜下血窦及附近血管破裂而发生严重出血。所涉及的部位包括上矢状窦、下矢状窦、直窦和横窦,严重时伴大脑镰、小脑幕撕裂。此类出血与产伤有直接的关系,常发生于巨大儿、头大、胎位异常难产或高位产钳助产的新生儿。结合病史及临床特征,可做出初步诊断,并通过影像学检查予以定位确诊。

3. **原发性蛛网膜下腔出血**(primary subara-chnoid hemorrhage,SAH) 指出血原发部位在蛛网膜下腔,不包括硬膜下、脑室内、小脑等其他部位出血后向蛛网膜下腔的扩展。此种类型出血在新生儿期十分多见,病因与缺氧、酸中毒、低血糖等因素有关,产伤也可致严重蛛网膜下腔出血。出血可来自脑发育过程中软脑膜动脉间错综复杂的小血管吻合支,也可来自蛛网膜下腔静脉。蛛网膜下腔出血首选 CT 检查确诊。

4. **脑实质出血**

(1)点片状出血:由缺氧、感染或不明原因的局部小血管破裂而出现小片状出血。单纯就点片状脑实质出血而言,临床无明显的神经系统症状,也不会留下神经系统的严重问题。

(2)早产儿多灶性脑实质出血:可能因生后早期严重疾病、特殊治疗及出凝血机制,在发生严重的早产儿Ⅳ度脑室内出血同时,伴有脑实质多处出血,此类早产儿预后不良。

(3)脑血管畸形所致脑实质出血:可发生于新生儿期任何时间,甚至其他任何年龄阶段。临床常表现为新生儿突然发生的难以制止的惊厥,定位体征可有可无,经影像学检查发现脑实质中较大的出血灶,预后与出血灶部位、大小、周围脑组织受压水肿程度、治疗状况均有关。

5. **其他部位出血**

(1)小脑出血(cerebellar hemorrhage,CEH):可以是原发性小脑出血,包括小脑半球和蚓部,也可以由其他部位出血扩展而来。早产儿较足月儿多见。因出血灶部位较深,诊断以 CT、MRI 为佳,超声次之。

(2)丘脑、基底核区域出血:在新生儿期偶可见丘脑、基底核区域出血,原因可能与疾病状态下血流动力学改变有关。

【治疗】

1. **一般性治疗** 对颅内出血的新生儿,常规采用止血药物。有惊厥时可给予苯巴比妥等对症治疗,按需采用不同形式氧疗,及时纠正缺氧和酸中毒,维持体内代谢平衡。

2. **外科治疗** 对于危及生命的较大血肿,包括严重的硬膜下血肿、蛛网膜下腔出血、脑实质出血、小脑出血等,可能出现脑干压迫症状,需由神经外科紧急处理。

3. **出血后梗阻性脑积水的治疗** 颅脑超声的动态监测,早期发现脑积水,及时予以治疗,通过影像学方法观察脑室的大小,应予以恰当措施治疗。必要时采用脑室外引流、侧脑室-腹腔分流、Ommaya 储液囊、神经内镜技术等。

五、新生儿胎粪吸入综合征

胎粪吸入综合征(meconium aspiration syndrome,MAS)是由于胎儿在宫内排出胎粪污染羊水,宫内或产时吸入被胎粪污染的羊水而出现的新生儿呼吸困难。MAS 多见于足月儿或过期产儿。

【病因】

1. **胎粪的排出** 胎粪的排出使羊水中含有胎粪(meconium staining of amniotic fiuid,MSAF),这在所有活产儿中约占 12%,其发生率随胎龄而增加。MSAF 发生的可能机制是:①在神经系统成熟的胎儿,脐带的挤压所引起的短暂副交感刺激引起胎粪排出;②胎粪排出是胃肠道成熟的一种自然现象。

2. **胎粪的吸入** 如不存在明显的宫内窘迫,即使羊水被胎粪污染,正常的宫内呼吸活动不会导致胎粪的吸入;一旦有吸入,大多位于上气道或主气管;而在明显的宫内缺氧所引起的胎儿窘迫、出现喘息时,可使胎粪进入小气道或肺泡。在生后的呼吸开始后,尤其是在伴有喘息样呼吸时,可使胎粪吸入至远端气道。临床有严重的羊水胎粪污染(如羊水Ⅲ度楔压)、胎心过快、脐动脉 pH 低等都提示有胎粪吸入的可能而需积极干预。

【临床表现】MAS 多见于过期产儿和宫内窘迫、生时窒息的患儿。患儿生后见指/趾甲、皮肤、脐带严重黄染,出生初期常因宫内窒迫或生时窒息,神经系统呈抑制状态,早期呼吸系统表现由于肺液吸收延迟,伴肺血管阻力增高而非胎粪吸入本身所致。呼吸困难可表现为发绀、呻吟、鼻翼扇动、三凹征和明显的气急,呼吸浅而快。胸部体征有过度充气的表现,胸廓前后径增大如桶状胸;听诊可闻及啰音。上述症状和体征于生后 12~24 小时随胎粪进一步吸入远端气道而更为明显。患儿呼吸困难表现常持续至生后数天至数周。

【辅助检查】胸部 X 线片表现为肺斑片影伴肺气肿,由于过度充气而使横膈平坦;重症者可出现大片肺不张、继发性肺损伤或继发性肺表面活性物质缺乏所致的肺萎陷表现;可并发纵隔气肿、气胸等气漏。由于围产期缺氧,心影可以增大。上述 X 线片表现在生后 12~24 小时常更为明显。动脉血气分析显示有低氧血症、高碳酸血症和代谢性或混合性酸中毒,常因为肺部病变重,易于合并持续性肺动脉高压。

【诊断】根据足月儿或过期产儿有羊水胎粪污染的证据,初生儿的指/趾甲、脐带和皮肤被胎粪污染而发黄,生后早期出现的呼吸困难,气管内吸出胎粪及有典型的胸部 X 线片表现时可做出诊断。

【治疗】

1. **产科处理和 MAS 的预防** 对母亲有胎盘功能不全、子痫前期、高血压、慢性心肺疾病和过期产等,应密切进行产程的监护。在分娩中见胎粪污染羊水时,如新生儿无活力(心率<100 次/min;无自主呼吸或喘息样呼吸;肌张力低下,三者任一),应采用气管插管连接胎粪吸引管,吸引清除胎粪。

2. **呼吸治疗** 胎粪阻塞可引起患儿缺氧,由于肺萎陷可出现右向左分流,使低氧加重。根据病情需要采用无创、有创呼吸支持。

3. **肺表面活性物质的应用** MAS 时也可将肺表面活性物质结合高频通气、吸入 NO 等联合应用,以取得更好的疗效。

4. **抗生素的应用** 常需要选择广谱抗生素进行治疗,同时积极寻找细菌感染的证据以确定抗生素治疗的疗程。

5. **MAS 并发症的治疗** MAS 并发症,如气漏和持续性肺动脉高压,需要积极治疗,改善预后。

六、新生儿呼吸窘迫综合征

新生儿呼吸窘迫综合征(respiratory distress syndrome,RDS)为肺表面活性物质缺乏所致,多见于早产儿,生后数小时出现进行性呼吸困难、青紫和呼吸衰竭。病理上出现肺透明膜,又称肺透明膜病(hyaline membrane disease,HMD)。

【病因】1959 年,Avery 和 Mead 首次提出 RDS 为肺表面活性物质(pulmonary surfactant,PS)缺乏所致。RDS 主要发生在早产儿,尤其胎龄<34 周的早产儿,肺发育不成熟,合成分泌 PS 量不足。胎龄 24~25 周,肺开始合成磷脂和表面活性物质蛋白 B(surfactant protein,SP-B),以后 PS 合成量逐渐增多,但直到胎龄 32 周以后,PS 量才迅速增多,但 35 周以上晚期早产儿,甚至足月儿 RDS 发生率也明显增多。主要还有以下几方面因素:

1. **剖宫产新生儿** 剖宫产新生儿 RDS 发生率比非剖宫产高,尤其是择期剖宫产,因分娩未发动,未经正常宫缩,儿茶酚胺和肾上腺皮质激素的应激反应较弱,PS 分泌释放较少。

2. **糖尿病母亲新生儿** 母亲患糖尿病时,胎儿血糖增高,胰岛素分泌相应增加,胰岛素可抑制糖皮质激素,而糖皮质激素能刺激 PS 的合成分泌,因此,糖尿病母亲新生儿 PS 合成分泌受影响,即使为足月儿或巨大儿,仍可发生 RDS。

3. **围产期窒息** 缺氧、酸中毒、低灌注可导致急性肺损伤,抑制肺 II 型上皮细胞产生 PS。

4. **表面活性物质蛋白 A(surfactant protein,SP-A)基因变异** RDS 的发生,可能与 SP-A 等位基因变异有关。

5. **SP-B 基因缺陷** 某些患儿存在 SP-B 基因缺陷,不能表达 SP-B,PS 不能发挥作用。

【临床表现】主要见于早产儿,生后不久出现呼吸增快、急促,呼吸频率达 60 次/min 以上、呼气性呻吟、吸气时三凹征,病情呈进行性加重,在生后 2~6 小时,症状进行性加重,体检两肺呼吸音减弱。血气分析 $PaCO_2$ 升高,PaO_2 下降,BE 负值增加,生后 24~48 小时病情最重,病死率较高,能生存 3 天以上者肺自身分泌的 PS 含量增加,可逐渐恢复。选择性剖宫产发生的 RDS 多见于胎龄 37~38 周的足月儿,起病时间生后 1~72 小时不等,可先有湿肺表现,病情非常重,常合并持续性肺动脉高压(persistent pulmonary hypertension of the newborn,PPHN)。

【影像学检查】X 线检查:本病 X 线检查有特征性表现,多次床旁摄片可观察动态变化。按病情程度可将胸片改变分为 4 级:1 级,两肺野普遍透亮度降低(充气减少),可见均匀散在的细小颗粒(肺泡萎陷)和网状阴影(细支气管过度充气);2级,除1级变化加重外,可见支气管充气征(支气管过度充气),延伸至肺野中外带;3级,病变加重,肺野透亮度更加降低,心缘、膈缘模糊;4级,整个肺野呈白肺,支气管充气征更加明显,似秃叶树枝。胸廓扩张良好,横膈位置正常。

【诊断】主要诊断依据:①病史:多见于早产儿、剖宫产新生儿;②临床表现:生后进行性呼吸困难;③肺X线变化:1级和2级为早期,3级和4级病情重。

【治疗】RDS的管理目标是尽早干预,尽可能在使新生儿生存率提高的同时将并发症降到最少,包括支气管肺发育不良等晚期合并症。

1. 产前预防

(1)妊娠不足28~30周存在早产风险的孕妇应转运到具有RDS诊治经验的围产中心。

(2)对34周之前,有早产儿风险的孕妇在分娩前至少24小时予单疗程的产前激素。

(3)对于妊娠<32周再次出现早产征象,如果距第1个疗程的类固醇激素治疗超过1~2周,可给予重复1个疗程的类固醇激素治疗。

(4)妊娠<32周存在早产风险的孕妇,应给予硫酸镁($MgSO_4$)。

(5)对有极早产风险的孕妇可使用短疗程保胎药物,以便有时间完成产前激素的疗程和/或有时间将产妇转运至围产中心。

2. 产房内稳定

(1)尽管多数RDS患儿出生后存在自主呼吸,但其无法维持肺泡扩张,因此出生后产房过渡期的支持治疗主要是为了"稳定"而不是"复苏"。

(2)2019年新的欧洲RDS管理指南中专家推荐产房处理措施包括:

1)尽可能脐带钳夹延迟至少60秒,促进胎盘-胎儿输血。

2)有自主呼吸的早产儿,应使用面罩或经鼻持续气道正压通气(continuous positive airway pressure,CPAP)使患儿稳定,压力至少为6cmH2O,产房实施持续性肺膨胀并无益处。

3)持续性呼吸暂停或心动过缓的新生儿,需使用20~25cmH2O吸气峰压进行温和的气道正压。

4)复苏时应使用空氧混合仪控制吸入氧浓度。胎龄<28周的早产儿最初复苏使用30%的氧,胎龄28~31周的早产儿使用21%~30%的氧,并根据脉搏氧饱和度调节吸入氧浓度(FiO_2)。胎龄<32周早产儿,5分钟内氧饱和度应为80%或超过80%(心率>100次/min)。

5)对面罩或经鼻塞正压通气无反应的新生儿可进行气管插管。一旦需要气管插管就需要给予肺表面活性物质。

6)胎龄<28周的早产儿应在辐射台上使用塑料袋或密闭的塑料膜包裹保暖,以防止体温过低。

3. 肺表面活性物质(pulmonary surfactant,PS)治疗

PS在RDS治疗中起至关重要的作用。最终目标是尽可能避免机械通气或缩短机械通气的时间,如需要PS,使用越早效果越好。

4. 复苏稳定后的氧疗

将氧饱和度维持在目标范围内十分重要。指南推荐吸氧早产儿经皮血氧饱和度应维持在90%~94%。为实现这一目标,报警范围应设置在89%~95%。

5. 无创呼吸支持

CPAP可改善氧合,调节呼吸,降低拔管后再插管的发生率。被推荐为RDS患儿最佳首选的无创呼吸支持模式。最新RDS指南无创呼吸支持推荐如下:所有RDS风险早产儿出生后应使用CPAP治疗,如胎龄<30周出生后不需要气管插管复苏的早产儿。

6. 机械通气策略

机械通气的目的是保持可以接受的"血气",并尽可能减少肺损伤。

七、新生儿黄疸

新生儿在出生早期,由于胆红素代谢的特点,在正常发育过程中发生一过性黄疸,是新生儿期的生理现象,以往称之为新生儿生理性黄疸(physiologic jaundice)。90%的新生儿生后血清胆红素高于34.2μmol/L(2mg/dl),超过成人水平。当胆红素达到68.4~85.5μmol/L(4~5mg/dl)时,肉眼即可观察到黄疸。

足月儿约有50%、早产儿约有80%出现肉眼可见的短暂的黄疸。足月儿黄疸多于生后2~3天出现,生后4~5天黄疸最明显。黄疸程度较轻,先见于面颈部,可延及躯干或四肢,巩膜也黄染,粪便色黄,尿色不黄,无其他症状。生后7~10天逐渐消退。早产儿由于血浆白蛋白偏低,肝功能更不成熟,黄疸程度较重,可延迟到2~4周才消退。血清胆红素主要是未结合胆红素增高,红细胞、血红蛋白、网织红细胞都在正常范围,尿中无胆红素或过多的尿胆原,肝功能正常。

新生儿生理性黄疸的程度受许多因素的影响,

不仅有个体差异,也与种族、地区、遗传、喂养方式等有关。在此期间有很多因素,如围产期因素、溶血因素、感染因素等可引起病理性黄疸,致使新生儿黄疸的正常血清胆红素高限值很难有统一的标准。另外,新生儿出生后的胆红素水平是一个动态变化过程,故胆红素增高的生理范围也应随日龄而异,不能仅凭胆红素指标,尤其是只依据胆红素某一个限值来界定生理性或病理性黄疸,必须结合胎龄、日龄(或小时龄)以及是否存在引起高胆红素血症的高危因素等综合判断。早产儿有病理因素存在时,胆红素值在较低水平即可发生胆红素脑病。相反,正常足月儿胆红素值虽然超过生理性黄疸的最高限值,但却找不到原因,可能仍属于生理性黄疸。国内外学者重视和强调对新生儿高胆红素血症的诊断及干预标准的界定。

【诊断标准】2014年《新生儿高胆红素血症诊断和治疗专家共识》中提出,对于胎龄≥35周的早产儿和足月新生儿,目前采用美国 Bhutani 等制作的小时 TSB 列线图(图 17-1),当胆红素水平超过不同小时龄的第 95 百分位时定义为高胆红素血症,摒弃了以往采用的足月儿不超过 220.6μmol/L(12.9mg/dl)、早产儿 TSB 不超过 256.5μmol/L(15mg/dl)的固定界值的观念。另外,还根据胆红素水平升高的程度,将新生儿高胆红素血症分为:①重度高胆红素血症:TSB 峰值超过 342μmol/L(20mg/dl);②极重度高胆红素血症:TSB 峰值超过 427μmol/L(25mg/dl);③危险性高胆红素血症:TSB 峰值超过 510μmol/L(30mg/dl)。

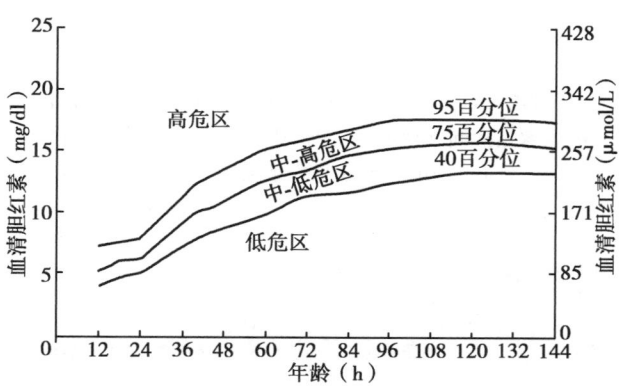

图 17-1　新生儿小时胆红素列线(Bhutani 等)

早产儿生后早期存在多种高危因素,因此,早产儿 TSB 虽然在正常生理范围内,但完全有可能已存在潜在的病理情况,必须先给予干预。

【临床表现】黄疸出现的时间早,于生后 24 小时即可出现,并呈进行性加重,2~3 天即达高峰;或生后黄疸不明显,4~5 天后出现较明显的黄疸;而且黄疸发展快,24 小时内可明显加重,胆红素每天可增加 85μmol/L(5mg/dl)以上;黄疸程度较重,呈杏黄、橘黄或金黄色;分布范围较广,除头颈躯干、巩膜黄染较明显外,四肢及手足心也黄;大便色黄,尿色浅黄等,为早期新生儿高未结合胆红素症的特点。

【诊断】黄疸在整个新生儿时期是一个需要重视的症状,由于其产生原因及机制是多方面的,做好诊断和鉴别诊断需从病史、体格检查及辅助检查入手,将胆红素监测与胎龄、时龄及高危因素等结合起来综合判断。

【实验室检查】

1. 胆红素检测　目前广泛应用微量血胆红素测定代替 TSB,方法简便。国际已公认,微量血胆红素值可以代替静脉血胆红素值作为诊断指标。无创的经皮测胆红素仪与微量血测胆红素仪的对比观察结果显示,两者也呈良好的线性关系。

2. 其他实验室检查

(1)红细胞、血红蛋白、网织红细胞、有核红细胞:在新生儿黄疸时必须常规检查,有助于新生儿溶血病的筛查。必要时可做血涂片观察血细胞形态。

(2)血型:包括父母及新生儿的血型(ABO 和 Rh 系统),特别是可疑新生儿溶血病时非常重要。怀疑新生儿血型不合溶血病者,常同时进行改良直接库姆斯试验、抗体释放试验和游离抗体试验,简称三项试验。母子血型不合,加前两项试验的任一项即可确诊。必要时,进行母血间接库姆斯试验(检查游离抗体)及抗体效价检测。

(3)红细胞脆性试验:怀疑黄疸由溶血引起,但又排除了 Rh、ABO 溶血病者,可做本试验。若脆性增高,考虑遗传性球形红细胞增多症、自身免疫性溶血症等;脆性降低可见于珠蛋白生成障碍性贫血等血红蛋白病。

3. 呼气末一氧化碳测定　根据血红素降解为胆红素过程中,在血红素加氧酶等作用下释放出一氧化碳的原理,通过测定气道中释放的一氧化碳可以早期预测血胆红素生成的速度。

4. 听、视功能电生理检查　包括脑干听觉诱发电位(brainstem auditory evoked potential,BAEP)和闪光视觉诱发电位(flash visual evoked potential,FVEP),可用于评价听觉、视觉传导神经通道功能状态,早期预测胆红素毒性所致脑损伤,有助于暂时性或亚临床胆红素神经性中毒症的诊断。

【治疗】

1. **光照疗法(phototherapy)** 简称光疗,是高胆红素血症首选的治疗方法,优点是作用快,方法简便安全,副作用少,效果明显。在光的作用下使未结合胆红素转化为水溶性异构体,后者更易溶于水,不经过肝的结合即可经胆汁排泄到肠腔或从尿中排出,从而使血清胆红素浓度降低(图17-2,表17-7)。

2. **换血疗法** 换血(exchange transfusion)是治疗早期新生儿重症高未结合胆红素血症最迅速而有效的方法,列为急救措施之一。近年多采用外周动、静脉同步换血法。主要用于重症母婴血型不合溶血病,可迅速换出血中游离未结合胆红素、抗体和致敏红细胞,减轻溶血,提供白蛋白,防止胆红素脑病,同时可纠正贫血,防止心力衰竭。除上述特殊情况外,换血还用于 G-6-PD 缺乏或其他原因导致的严重高胆红素血症(图17-3)。

3. **药物疗法**

(1)白蛋白:游离的未结合胆红素升高可能发生胆红素脑病,用白蛋白增加与未结合胆红素的联结,预防胆红素脑病的发生,但不能减轻黄疸。主要适用于早期新生儿,尤其早产儿或重度黄疸儿。

(2)静脉注射免疫球蛋白(intravenous immunoglobulin,IVIg)适用于血型不合引起的同族免疫新生儿溶血病,早期应用可减少换血。

(3)酶诱导剂:能诱导肝细胞微粒体增加葡糖醛酸转移酶的生成,增加未结合胆红素与葡糖醛酸结合的能力;增加肝细胞 Y 蛋白含量及肝细胞膜的通透性,增加肝细胞摄取未结合胆红素的能力。首选药物为苯巴比妥。

【预防】新生儿高胆红素血症防治的宗旨是减少重症高胆红素血症和防止胆红素脑病。而严重高胆红素血症和胆红素脑病绝大多数是可预防的,新生儿出生后应进行重症高胆红素血症的风险评估、密切的随访以及适时的干预。新生儿黄疸的监测和管理需要产科、新生儿科和全科医师或家庭医师以及家长共同参与。具体预防措施可分为三个

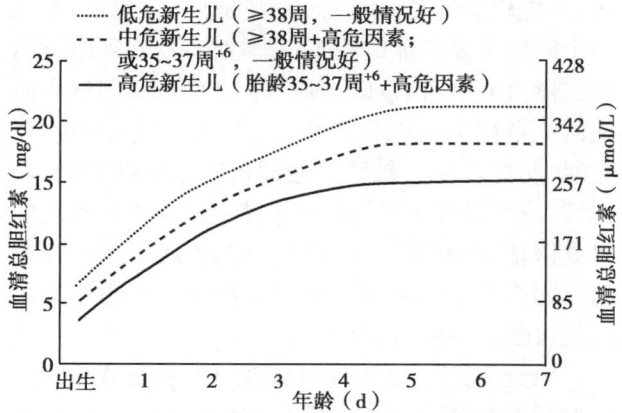

图 17-2 胎龄 ≥ 35 周早产儿及足月儿光疗参考标准

高危因素包括同族免疫性溶血、葡萄糖 -6- 磷酸脱氢酶缺乏、窒息、显著的嗜睡、体温不稳定、败血症、代谢性酸中毒、低白蛋白血症。

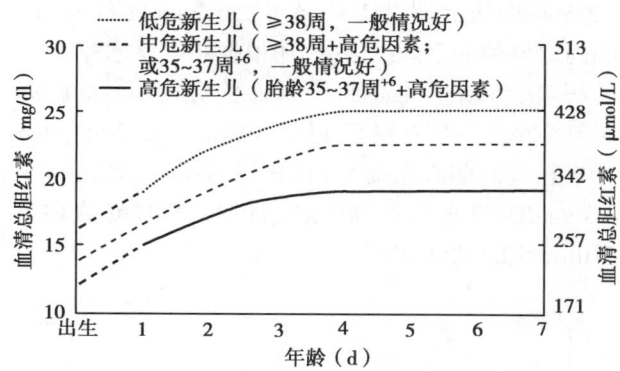

图 17-3 胎龄 ≥ 35 周早产儿及足月儿换血参考标准

高危因素包括同族免疫性溶血、葡萄糖 -6- 磷酸脱氢酶缺乏、窒息、显著的嗜睡、体温不稳定、败血症、代谢性酸中毒、低白蛋白血症。

表 17-7　出生体重 <2 500g 的早产儿光疗和换血血清总胆红素(mg/dl)参考标准

出生体重 /g	<24h 光疗、换血		<48h 光疗、换血		<72h 光疗、换血		<96h 光疗、换血		<120h 光疗、换血		≥120h 光疗、换血	
<1 000	4	8	5	10	6	12	7	12	8	15	8	15
1 000~1 249	5	10	6	12	15	9	15	10	18	10	18	
1 250~1 999	6	10	7	12	9	12	10	15	12	18	12	18
2 000~2 299	7	12	8	15	18	12	20	13	20	14	20	
2 300~2 499	9	12	12	18	14	20	16	22	17	23	18	23

方面:出生后胆红素的监测、出院前高胆红素血症的风险评估以及出院后随访,在任何阶段胆红素水平达干预标准应给予及时干预。

1. 生后胆红素监测 在生后 24 小时内开始,每天监测 TSB 或 TcB。肉眼评估黄疸程度可存在视觉误差,尤其对肤色较暗的新生儿,因此不推荐目测。对尚缺乏 TSB 或 TcB 监测条件的医疗机构,在新生儿随其母出院前至少测定一次血胆红素。TSB 达到光疗标准者应及时给予干预,未达干预标准者出院后适时随访。

2. 促进母乳喂养 生后早期母乳喂养不足,通过增加胆红素的肠肝循环而使黄疸加重。因此,积极促进成功的母乳喂养,鼓励频繁地喂养,在出生头几天,每天喂养 8~10 次以上。因糖水无益于降低胆红素浓度,避免喂糖水。

3. 出院前评估 对出院前的新生儿需进行出院后高胆红素血症的风险评估,尤其对生后 72 小时内出院者,因黄疸的高峰期在家中,存在遗漏重症高胆红素血症的风险。出院前评估包括两方面:高胆红素血症的危险因素和胆红素水平的评估。每例新生儿出院前都应该测定 TSB 或 TcB,若胆红素水平处于 Bhutani 小时胆红素列线图的第 75 百分位以上,建议延长住院时间,继续留院监测胆红素水平的动态变化。出院前胆红素水平处于第 75 百分位以下可以出院,但需根据住院日龄或出院前胆红素制订出院后随访计划。

4. 出院后随访 我国 2014 年的专家共识中明确提出了出院后随访方案。我国目前大部分产科阴道分娩新生儿出生后 48~72 小时出院,剖宫产儿 96~120 小时出院,出院后随访计划见表 17-8。对存在高危因素者,出院后随访时间可以考虑提前。

表 17-8 新生儿出院后的随访计划

出院时龄 /h	出院时胆红素水平 / 百分位	随访计划
48~72	<40	出院后 2~3 天
	40~75	出院后 1~2 天
72~96	<40	出院后 3~5 天
	40~75	出院后 2~3 天
96~120	<40	出院后 3~5 天
	40~75	出院后 2~3 天

5. 出院前对家长宣教 出院前应对新生儿的家长进行口头和书面宣教。内容包括黄疸知识的介绍、出院后如何监测黄疸、何时到医院随诊。

6. 重视家庭访视 新生儿出院后保健机构家庭访视中,新生儿疾病中黄疸占首位。出院访视应由有资质并具备专业知识的人员承担,访视时了解新生儿是否存在高胆红素血症的高危因素,观察和评估黄疸程度(TcB 或目测),必要时到医院检测 TSB 或 TcB。

(韩彤妍)

参考文献

1. 陈练,王妍,赵扬玉,等. 产时胎心监护的数学特征与脐血酸中毒的关系探讨. 中华围产医学杂志,2013,16 (11): 656-659.

2. 邓钦尹,漆洪波. 死胎的规范定义和相关登记程序. 中国实用妇科与产科杂志,2015,31 (10): 925-926.

3. 乔娟,漆洪波. 胎儿生长受限: 更新的认识. 中华围产医学杂志,2015,l8 (6): 418-420.

4. 邵肖梅. 胎儿和新生儿脑损伤. 上海: 上海科技教育出版社,2008: 41-48.

5. 唐秋霞,王来栓. 胎儿- 新生儿过渡期生理指标改变及意义. 临床儿科杂志,2016,34 (3): 223-226.

6. 徐智策. 胎儿发育生理学. 北京: 高等教育出版社,2008: 130-139,215-224.

7. 俞钢. 临床胎儿学. 北京: 人民卫生出版社,2015: 11-13.

8. 中华医学会围产医学分会新生儿复苏学组. 新生儿窒息诊断的专家共识. 中华围产医学杂志,2016,19 (1): 3-6.

9. 中华医学会围产医学分会胎儿医学学组,中华医学会妇产科学分会产科学组. 胎儿生长受限专家共识 (2019 版). 中华围产医学杂志,2019,22 (6): 361-380.

10. 中华医学会儿科学分会新生儿学组,《中华儿科杂志》编辑委员会. 新生儿高胆红素血症诊断和治疗专家共识. 中华儿科杂志,2014,52 (10): 745-748.

11. 张璐,李禾,刘凯波. 2010~2014 年北京市死胎发生流行状况分析. 北京医学,2015,37 (7): 641-644.

12. ACOG. Practice bulletin no. 145: antepartum fetal surveillance. Obstet Gynecol, 2014, 124 (1): 182-192.

13. Cunningham FG, Leveno KJ, Bloom SL, et al. Williams Obstetrics. 25th ed. New York: McGraw Hill Education, 2018.

14. Choi W, Jeong H, Choi SJ, et al. Risk factors differentiating mild/moderate from severe meconium aspiration syndrome inmeconium-stained neonates. Obstet Gynecol Sci, 2015, 58 (1): 24-31.

15. Pearce W. Hypoxic regulaion of the fetal cerebral circulation. J Appl Physiol, 2006, 100 (2): 731-738.

16. Uittenbogaard LB, Haak MC, Spreeuwenberg MD, et al. Fetal cardiac function assessed with four-dimensional

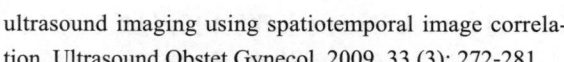

ultrasound imaging using spatiotemporal image correlation. Ultrasound Obstet Gynecol, 2009, 33 (3): 272-281.

17. FIGO. FIGO consensus guidelines on intrapartum fetal monitoring: Intermittent auscultation. International Journal of Gynecology and Obstetrics, 2015, 131 (1): 9-12.

18. Lee J, Romero R, Lee KA, et al. Meconium aspiration syndrome: a role for fetal systemic inflammation. Am J Obstet Gynecol, 2016, 214: 366. e1-9.

19. Naga O, ed. Pediatric board study guide. Switzerland: Springer, 2015: 119-148, 193-255.

20. Norton ME, Chauhan SP, Dashe JS. Society for Maternal-Fetal Medicine (SMFM) clinical guideline #7: nonimmune hydrops fetalis. Am J Obstet Gynecol, 2015, 212 (2): 127-139.

21. Vayssière C, Sentilhes L, Ego A, et al. Fetal growth restriction and intra-uterine growth restriction: guidelines for clinical practice from the French College of Gynaecologists and Obstetricians. Eur J Obstet Gynecol Reprod Biol, 2015, 193: 10-18.

22. Vais A, Kean L. Stillbirth in the UK: current trends, investigation and opportunities for prevention. Obstet Gynecol Reprod Med, 2015, 25: 160-166.

23. Workowski KA, Bolan GA. Centers for Disease Control and Prevention. Sexually transmitted diseases treatment guidelines. MMWR Recomm Rep, 2015, 64 (RR-03): 1-137.

第十八章 出生缺陷

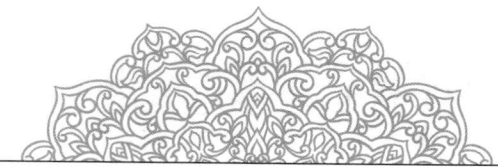

第一节 概 论

一、命名

出生缺陷(birth defect)指胚胎在宫内就具有的多种疾病和损害,包括以形态结构异常为主的先天畸形,以及在宫内已形成的病理生理损害,出生时已经存在的行为、功能和结构异常。先天性畸形(congenital malformation)和胎儿畸形(fetal malformation)指所有出生时存在的、肉眼能见到的结构异常,不包括出生时未见到而在数月或数年后出现的异常,如因代谢及功能缺陷所致的先天性智力低下(congenital mental retardation)、蚕豆病(G-6-PD 缺乏症)、先天性耳聋等。大多数严重缺陷往往导致早期流产、死胎、死产、新生儿死亡和婴幼儿夭折,故广义的出生缺陷实际上还包括流产、死胎、死产的缺陷问题。

二、出生缺陷的发生率

WHO 数据显示全球出生缺陷在出生时发生率为 2.76%,5 岁累计发病率为 7.86%。全世界每年有 790 万严重缺陷儿出生,其中 90% 以上的出生缺陷儿和 95% 的出生缺陷儿死亡出现在发展中国家。

我国数据统计显示,每 30 秒就有一个缺陷儿出生,全国累计有近 3 000 万个家庭曾生育过出生缺陷和先天残疾儿,约占全国家庭总数的近 1/10。1996—2011 年,我国围产期出生缺陷率持续升高,之后出现了小幅下降,2012 年我国出生缺陷总发生率为 5.6%,2013 年出生缺陷总发生率为 5.5%,较 2011 年下降 0.8‰。2012 年及 2013 年累计少出生了 1.6 万出生缺陷儿。2018 年中国出生缺陷总发生率 5.6%。上海市部分年份围产儿出生缺陷发生率见表 18-1。

表 18-1 上海市出生缺陷发生率

年份	2000	2010	2012	2013	2014	2015	2016
发生率 /(万$^{-1}$)	89.6	128	117.1	97.5	97.0	12.3	11.1

注:数据来源于上海市卫生健康委员会统计数据。

三、出生缺陷的监测

1972年WHO提出成立先天畸形监测的联合报告系统,1975年首次选取12种先天畸形作为国际常规资料交换的病种,其疾病编码以国际疾病分类(international classification of disease,ICD)第八次修订版为基础,近年来对监测病种虽做了若干修改,国际常规监测病种仍为12种出生缺陷(表18-2)。目前全世界有42个国家或地区成为其信息交换所的成员。

表 18-2 国际常规监测的 12 种出生缺陷

出生缺陷种类	ICD 分类编码	出生缺陷种类	ICD 分类编码
无脑儿	Q00	直肠及肛门闭锁	Q42.0
脊柱裂	Q05	尿道下裂	Q56
脑积水	Q03	肢体短畸(上肢)	Q71
腭裂	Q36	肢体短畸(下肢)	Q72
全部唇裂	Q35	先天性髋关节脱位	Q65.201
食管闭锁及狭窄	Q39.0-Q39.3	唐氏综合征	Q90

我国的出生缺陷监测工作起步较晚。1984年卫生部被批准在北京医科大学建立"出生缺陷监测中心",1985年我国四川省被接纳为"国际出生缺陷监测交换所"成员,1986年起在全国29省、市、自治区范围内开展以医院为单位的出生缺陷动态监测。1993—1996年进行"中美预防神经管畸形合作项目"采用以人群为单位的动态监测,2003年在天津、辽宁、福建、河南、湖北五省开展人群监测的试点工作,2006年监测范围扩大到30个省、自治区、直辖市的64个区县全部街道(乡镇)人群,(中国出生缺陷监测实施方案)要求的出生缺陷统计为23类,分类标准参考国际疾病分类(ICD-10)。

1986—1987年我国卫生部组织了29个省(市、自治区)945所医院,开展围产儿出生缺陷监测,监测总数占出生总数的7.26%,占住院出生总数的17.43%,其中包括死胎和死产124万余例。发现101种畸形,包括无脑畸形、开放性脊柱裂、脑膨出、脑积水、唇裂、腭裂、唇裂合并腭裂、小耳、直肠肛门闭锁或狭窄、指/趾畸形、脐膨出和尿道下裂等12类严重而高发的先天畸形,畸形总发生率13.07‰,最高省份20.5‰,最低省份8.8‰。男性高于女性。神经管缺陷中男性的发生率为19.2/万(1 242/645 273),女性的发生率为35.7/万(2 131/597 192);唇腭裂中男性的发生率为19.8/万(1 280/645 273),女性的发生率为16.3/万(975/597 192)。男性出生缺陷总发生率为131/万(8 453/645 273);女性出生缺陷总发生率为125.5/万(7 492/597 192)。某些畸形存在性别和地域的差异。我国12种出生缺陷的发生率见表18-3。

20世纪80年代后期,按照《中国出生缺陷工作手册》中23类出生缺陷,我国主要省、市、自治区范围联合开展出生缺陷动态临床监测。采用以医院为基础的监测方案,在全国31省、市、自治区,132个县级或以上医院,每年监测围产儿数为40万~50万,省级、市级与县级医院数之比约为1:2:1,1990—1993参加医院分别为481、487、473与308所;1996—2001年参加医院数分别为463、466、466、466、465和471所。1997年"973计划"将出生缺陷列入严重危害人民健康的重大疾病的发生与防治的基础研究。从2000年起,中共中央及国务院决定:"在全国范围开展出生缺陷干预工程"。

上海市在1986—1987年内共监测围产儿75 756例,出生缺陷儿1 012例,出生缺陷发生率为13.36‰。自1990年下半年起,全市所有接产医院参加了以医院为基础的出生缺陷监测工作,目前监测在院内分娩的围产儿(包括活产、死胎、死产),监测种类有23种。1991年起至2003年6月共监测围产儿1 115 858例,出生缺陷儿9 304例,发生率为8.34‰。

表 18-3　我国 1986—1987 年 12 种出生缺陷患病率

出生缺陷	男性患病率 /(万 $^{-1}$)	女性患病率 /(万 $^{-1}$)
无脑畸形	9.5(611/645 273)	21.1(1 263/597 192)
开放性脊柱裂	6.8(440/645 273)	10.0(600/597 192)
脑膨出	2.9(190/645 273)	4.5(268/597 192)
脑积水	9.4(607/645 273)	8.8(525/597 192)
小耳畸形	4.1(266/645 273)	3.6(216/597 192)
唇裂	5.9(378/645 273)	5.2(308/597 192)
腭裂	1.2(77/645 273)	1.8(108/597 192)
唇裂合并腭裂	12.8(825/645 273)	9.4(559/597 192)
男性尿道下裂	4.8(307/645 273)	
直肠肛门闭锁 / 狭窄	3.6(230/645 273)	1.7(99/597 192)
脐膨出	1.3(83/645 273)	1.5(88/597 192)
指 / 趾畸形	18.6(1 198/645 273)	14.0(839/597 192)

纵观我国出生缺陷监测发展历程,1986—1995 年为初始发展阶段,1996—2005 年为三网合一阶段,2006 年后为提高发展阶段,国家级监测医院调整到 784 所。监测由以医院为单位逐步转向以人群为单位,监测期限由出生后 7 天扩大至出生后 42 天。我国 20 世纪末至 21 世纪初出生缺陷监测情况见表 18-4。

四、出生缺陷儿与围产儿死亡

早在 1954 年 McIntosh 等对 5 964 例妊娠的研究发现,畸形的发生率在死胎、死产、出生后 30 天内死亡和存活 30 天以上死亡者中分别为 13.6%、23.3%、29.6% 及 7.0%。而 Stevenson 等报道畸形在死胎、产后 10 天内死亡和 10 天以上死亡者中的发生率分别为 15.9%、13.2% 和 1.7%。总的畸形发生率为 2.7%。

Shepard(1986)报道所有新生儿出生缺陷为 3%~5%。随着婴儿年龄的增长,先天性功能障碍的检出增加,6%~7% 发生于较晚的儿童期。在异常妊娠中围产儿异常发生率增加,如自然流产胎儿、早产儿和死产儿。1995 年美国报道,出生缺陷是婴儿死亡的首要原因。

我国石树中等报道 1757—1961 年和 1977—1981 年两个阶段,前后 5 年围产儿主要死亡原因的构成比显示产程中缺氧发生率降低,产前缺氧和畸形的发生率增加。20 世纪末至 21 世纪初我国出生缺陷监测部分地区围产儿死亡数、死亡率、缺陷儿死亡数与缺陷儿占围产儿死亡的比例见表 18-5。

21 世纪监控数据显示,全国婴儿死因中的出生缺陷构成比顺位由 2000 年的第 4 位上升至 2011 年的第 2 位,达到 19.1%,见表 22-6。上海市 2020 年数据显示出生缺陷仍然是婴儿的第二大死亡原因,占比达 37.82%(表 18-6、18-7)。

五、我国出生缺陷带来的主要问题

近 30 年来,我国婴儿死亡率和 5 岁以下儿童死亡率持续下降,其中危害儿童健康的传染性疾病逐步得到有效控制,出生缺陷问题却日益凸显,成为影响儿童健康和出生人口素质的重大公共卫生问题。尽管我国产前诊断工作已普遍开展,但我国人口基数大,我国每年将新增先天性心脏病超过 13 万例,神经管缺陷约 1.8 万例,唇裂和腭裂约 2.3 万例,先天性听力障碍约 3.5 万例,唐氏综合征 2.3 万 ~2.5 万例,先天性甲状腺功能减退症 7 600 多例,苯丙酮尿症 1 200 多例。出生缺陷儿中约 30% 在 5 岁前死亡,40% 为终生残疾。先天性致残者约 814 万,约占残疾人总数的 9.6%,其中,肢体残疾、听力残疾和智力残疾所占比例较大,分别为 28.62%、24.97% 和 21.57%;在 998 万智力残疾人口中,先天性残疾占 21.36%。

表 18-4 我国 20 世纪末至 21 世纪初出生缺陷监测情况

单位或地区	年份	监测围产儿数	出生缺陷数	缺陷发生率 /‰
江苏省人民医院	2000—2004	7 213	102	14.14
晋宁县	2001—2006	14 932	160	10.72
青岛市城区	1997.1—2000.12	11 793	91	7.72
	2001.1—2003.12	6 782	41	6.05
	2004.1—2006.12	6 225	67	10.76
	合计	24 800	199	8.02
衡阳市 45 家医院	1997—2006	144 170	927	6.43
深圳市盐田区	1998—2007	11 061	140	12.66
福建省	2000—2005	215 385	2 178	10.11
北京	2005	119 891	1 466	12.23
	2006	130 217	1 893	14.54
北京朝阳区	2015—2019	262 858	9 817	3.735
北京谷平区	2013—2016	17 109	290	16.95
奉化市	2004.10—2007.9	12 949	178	13.75
鞍山	1997—2006	190 726	1 453	7.62
	城市	77 411	516	6.67
	农村	113 315	937	8.27
北海地区	2001—2005	843 786	52	7.73
长沙市	2001—2005	65 298	1 134	17.37
湖南 52 家医院	2005—2014	925 413	17 753	19.184
四川成都华西区 11 家医院	2001—2005	17 850	193	10.81
深圳市南山区	2002—2006	45 504	589	12.69
深圳市宝安区	2000—2005	27 461	369	13.40
吉林省	2006	155 406	1 160	7.46
沈阳市	1996—2000	68 451	589	8.61
广东省	1996—2003	543 062	7 301	13.44
广东省云浮市	2015—2019	190 339	1 729	9.084
中国 783 家医院	2006—2009	4 100 050	58 456	14.257
四川省	2010—2018	1 330 617	20 025	15.05
江苏常州 56 家医院	2014—2108	237 812	1 707	7.15
陕西省 30 个区县	2010—2013	29 019	639	21.92
山西晋中市	2013—2018	219 342	1 484	6.77
	城市	71 505	396	5.54
	乡村	147 837	1 088	7.35
上海市	1991—2003	1 115 858	9 304	8.34
	2009	185 649	2 303	12.41
	2019—2020	307 743	6 597	21.43

表 18-5　部分地区缺陷儿与围产儿死亡数比较

单位或地区	年份	监测围产儿数	围产儿死亡数	围产儿死亡率	缺陷儿死亡数	缺陷儿占围产死亡的比例
江苏省人民医院	2000—2004	7 213	83	11.51‰	22	26.51%
晋宁县	2001—2006	14 932	91	6.09‰	20	21.98%
衡阳市 45 家医院	1997—2006	144 170	1 700	11.79‰		
长沙市	2001—2005	65 298	1 231	18.85‰	462	37.53%
深圳市宝安区	2000—2005	27 461		12.56‰		
沈阳市	1996—2000	68 451				47.12%

注：无数据处表示文献中缺乏此项统计数据。

表 18-6　2000—2013 年婴儿死亡中出生缺陷占比

年份	婴儿死亡率 /‰	出生缺陷占比 /%
2000	32.2	12.5
2011	12.1	19.1
2013	10.3	43.45

注：数据来源于全国出生缺陷监测系统。

表 18-7　婴儿前 5 位疾病死亡原因与构成（2020 年）

死亡原因	死亡专率 /(1·10 万 $^{-1}$)	占死亡总数比例 /%
新生儿病	77.31	46.22
先天异常	63.25	37.82
损伤中毒	8.43	5.04
内分泌营养代谢病	4.22	2.52
神经系病	2.81	1.68

注：数据来源于原上海市卫生健康委数据统计。

根据 2003 年的资料测算，我国每年因神经管缺陷造成的直接经济损失超过 2 亿元，每年新出生的唐氏综合征生命周期的总经济负担超过 100 亿元，新发先天性心脏病生命周期的总经济负担超过 126 亿元。出生缺陷不但严重影响儿童的生命和生活质量，给家庭带来沉重的精神和经济负担，而且也是导致我国人口潜在寿命损失的重要原因。

第二节　出生缺陷的病因及预防

一、出生缺陷的病因

出生缺陷的病因包括遗传因素和环境因素，其中遗传因素占出生缺陷病因中的 25%~30%，环境因素占出生缺陷病因中的 5%~10%，其余 65%~70% 出生缺陷病因不明，可能与遗传和环境因素共同作用有关。Wilson（1977）综合 5 次国际出生缺陷讨论的资料，将人类出生缺陷的病因统计如下：遗传 20%；染色体畸变 3%~5%；放射（环境因素）<1%；感染 2%~3%；母体代谢紊乱 1%~2%；化学物质 2%~3%；不明原因 65%~70%。

（一）遗传或染色体因素

遗传因素包括基因突变和染色体畸变。近期报道人类染色体数目和结构异常已超过一万种。

基因突变，即从双亲之一传递而来的常染色体异常基因引起的缺陷称常染色体显性遗传，是指致病基因位于常染色体上，且由单个等位基因突变即可起病的遗传性疾病。必须双亲都携带有相同的常染色体异常基因才引起的子代缺陷者称常染色体隐性遗传，致病基因在常染色体上，基因性状是隐性的，即只有纯合子时才显示症状，此种遗传病父母双方均为致病基因携带者，故多见于近亲婚配者的子女。畸形大部分限于一种性别时，此致病基因称性连锁基因异常。性连锁遗传病以隐性遗传病为多见，致病基因在 X 染色体上，性状是隐性的,女性大多只是携带者,这类女性携带者与正常男性婚配,子代中的男性有 1/2 患病概率,女性不发病,但有 1/2 的概率是携带者;男性患者与正常女性婚配,子代中男性正常,女性都是携带者,因此 X 连锁隐性遗传病常表现为女性携带,男性患病,男性的致病基因只能随着 X 染色体传给女儿,不能传给儿子,称为交叉遗传。X 连锁显性遗传病病种较少,有抗维生素 D 性佝偻病等,这类病女性发病率高,这是由于女性有两条 X 染色体,获得这一显性致病基因的概率高之故,但病情较男性轻,男性患者病情重,他的全部女儿都将患病。Y 连锁遗传病的特点是男性传递给儿子,女性不发病。因 Y 染色体上主要有男性决定因子方面的基因,其他基因很少,故 Y 连锁遗传病极少见。有些畸形似有性别趋向,但原因不明,如无脑畸形多见于女性,而双侧肾发育不全多见于男性。所有能遗传的畸形可能都起源于基因的突变。

染色体异常包括数目异常与结构异常,染色体数目异常导致的出生缺陷最常见,数目的差异是由于原始生殖细胞减数分裂或合子的首次分裂过程中染色体不分开的结果。染色体数目异常中最常见者为少一条性染色体的特纳综合征(性功能延迟发育)和在 D、E 或 G 组多一条染色体的三体型,如 13、18、21- 三体综合征。如果染色体异常发生于合子首次分裂之后,就形成嵌合体,则有的体细胞染色体数目正常,有的异常。染色体结构异常包括染色体断裂、环状形成和连接部位异常、缺失、重复、异位、倒位等。

活产婴儿中染色体异常估计为 1/150(Jorde 等,1995)。死产和新生儿死亡中的发生率为 6%~7%。估计各种染色体异常在新生儿中的发生率见表 18-8。

表 18-8　无选择的新生儿中染色体异常的发生率

出生缺陷	发生率 /(1 000^{-1})
性染色体	
男性	1.15
女性	0.75
常染色体三体型	1.42
结构异常	
不平衡	0.61
平衡	5.22
三倍体	0.02
总计	9.17

早期自然流产中染色体异常约占 50%,特纳综合征(45,X)最常见。三体型中 16- 三体也是早期自然流产者常见的细胞遗传异常。三体型异常在所有流产中几乎占 1/4。除 1 号染色体外所有染色体的三体型均报道过。2%~3% 复发性流产夫妇有染色体平衡移位。

(二)环境因素

环境因素包括放射、感染、母体代谢紊乱、药物及化学物质等。生态平衡破坏、环境污染,不仅会给人类的健康、生存带来危害,还影响后代的繁殖。

原生环境质量较差时,会影响长期居住于此地区的居民,发生某些地方病。如氟磷灰石地区,水、土中含氟量较高引起地方性氟病、儿童先天愚型;水、土中缺碘,可引起地方性甲状腺肿和克汀病。

次生环境改变,其中以工业的废气、废水和废渣向环境中排放的有害物质占主要部分。这些有害物质通过呼吸道、消化道、接触等多种途径进入人体,对生殖细胞造成损害或干扰胚胎发育过程而导致出生缺陷。如日本水俣病流行区,围产儿可患先天性麻痹性痴呆等。

自从 20 世纪 40 年代原子弹爆炸诱发胎儿畸形,50 年代甲基汞污染水俣引起先天性水俣病,60 年代反应停在短期内诱发近万例"海豹儿"畸形以来,环境因素引起的出生缺陷受到了医学界的高度重视,70 年代人口、能源、环境污染成为世界性三大问题。新化学物质以每年 1 000 余种的速度投入人们的生活环境,物理性和化学性物质污染环境后,可影响生物体的遗传性质,使遗传性状产生突变,导致先天性缺陷及癌肿发病率增高。

(三)遗传与环境因素联合引起的综合征

新生儿 1‰ 以上的畸形系遗传与环境因素联合引起,如唇裂、腭裂、幽门狭窄、畸形足、先天性髋关节脱位、脊柱裂、无脑儿、先天性心脏缺陷等,常见有遗传和家族史。从这些出生缺陷所引起的遗传性状,支持为多基因遗传和环境因素相互影响的结果。如苯丙酮尿症过去认为是一种纯粹的遗传病,系常染色体遗传。由于有了无苯丙氨酸食物,在隐性致病基因纯合子患者中,苯丙酮尿症的发生可由食物来决定,苯丙酮尿症的预防也可由控制食物(环境)来实现,使潜在的遗传因素不表达。因而,苯丙酮尿症只在特定环境条件下才被认为与环境因素有关。

(四)高龄

孕妇年龄 ≥35 岁是出生缺陷的高危因素之

一。海南省 2003—2007 年监测结果显示年龄>35 岁组产妇的缺陷儿发生率最高达 30.57%。2021 年中国三胎政策实施，高龄孕妇出生缺陷不可小觑。另外，辅助生殖占比呈逐年上升趋势，辅助生殖可能导致出生缺陷儿发生增加，上海市 7 家生殖中心 1998—2007 年辅助生殖 8507 例，出生缺陷儿 92 例，发生率 108/ 万。

二、出生缺陷的预防

出生缺陷预防分为三级。

一级预防是指防止出生缺陷儿的发生，包括婚前检查、遗传咨询、选择最佳的生育年龄、孕早期保健，包括合理营养、预防感染、谨慎用药、戒烟戒酒、避免接触放射线和有毒有害物质、避免接触高温环境、大力治理"三废"，推行有计划妊娠、增强体质等，积极治疗微生物的感染性疾病。其中婚检是孕前防范的重要组成部分，为出生缺陷的第一道防线。

二级预防是指减少出生缺陷儿的出生，主要是在孕期通过早发现、早诊断和早采取措施，以预防出生缺陷儿的出生；建立完整的出生缺陷产前筛查 - 产前诊断 - 干预和监测工作三级网络，大幅度降低染色体异常等主要出生缺陷胎儿的出生率。

三级预防是指对出生缺陷的治疗。

建立完善与健全的三级预防体系是降低出生缺陷发生的重要保障。

第三节　染色体异常所致的缺陷

人类核型含有 1~22 号常染色体和 X、Y 性色体。染色体异常可分为三种基本类型：数目异常、结构异常与嵌合体。

一、常染色体数目异常

常染色体数目异常包括非整倍体和多倍体。此种异常是由于细胞分裂时染色体分布不均，导致不分离（两条同源染色体在第一次减数分裂时未能进入分开的两个细胞内；在有丝分裂或第二次减数分裂时，某染色体的两个染色单体未能进入分开的两个细胞内。因此一个子细胞有两条染色体或两个染色单体，而另一个则无）的结果。最常见者为三体型，导致胚胎异常发育并有身体的异常和心理障碍。多数常染色体三体型仅见于自然流产，其他常染色体三体型见于活婴者系嵌合体型，细胞遗传学正常细胞系缓和了异常细胞系的作用。

多倍体是细胞含完整的额外染色体包括三倍体、四倍体。三倍体可能系异常受精（一个卵细胞被两个精子受精），四倍体的机制尚不清，多倍体在活产中极为罕见且不能存活。

（一）21- 三体型

21- 三体（21-trisomy）是最常见的细胞遗传病，称为 21- 三体综合征（21-trisomy syndrome），又称唐氏综合征（Down syndrome）。约 95% 唐氏综合征病例系 21- 三体型，且多数病例额外的 21 号染色体来自母方。其余唐氏综合征病例则为 46 条染色体，其异常系镶嵌或易位。如一个小的端部着丝点染色体接到 D 组的一条染色体（D/G）上，或接到一条小的 21 号或 22 号染色体（G/G）上。细胞内端部着丝点染色体的出现可能是遗传所致，在患唐氏综合征的同胞里，其发病与此类染色体的异常有关。本病的主要表现为严重的智力障碍和特殊的面容，即伸舌样痴呆，小头、枕骨变平、耳轮异常、塌鼻梁、内眦皮赘使眼距变宽、睑裂上斜、舌似大于嘴而伸出、颈背皮肤松弛、婴儿音调不良、指粗短、一个手掌或两个手掌往往只有一个掌纹、小指内弯、蹋趾和第二趾之间间距较大。伴发的主要畸形包括心脏缺陷（30%~40% 的病例），特别是心内膜垫缺失，及消化道闭锁。新生儿及儿童白血病发生率增加。上述伴随畸形的发生率不等。唐氏综合征最主要的是伴发的智力障碍，其严重程度变化很大。

Little 等（1995）复习文献报道的 9 000 余例母亲年龄 ≤16 岁者，其子代 21- 三体的危险与母亲年龄在 20~29 岁者无差异。相反，20 岁年龄组与 40 岁年龄组比较，子代 21- 三体的发生率分别为 1/1 400 和 1/100。发病的危险随母亲年龄增高而增加者，不仅限于唐氏综合征，包括除特纳综合征外的所有非整倍体异常。实际上 21- 三体及所有细胞遗传异常的发生率较活产统计者多得多，因受累孕卵的 1/2~2/3 已自然流产。Macintosh 等（1995）报道 35 岁及 35 岁以上的妊娠妇女，32% 的唐氏综合征在孕 10~16 周之间流产，半数以上近足月死亡。

21- 三体患儿的年轻母亲在以后的子代中复发危险为 1%~2%。35 岁以上者，其复发的危险性随受孕时年龄的增长而增高。

患唐氏综合征妇女几乎均不育,罕有怀孕者,且伴有唐氏综合征高发的危险。

父亲年龄对唐氏综合征或其他染色体异常未显示为一重要因素,但父亲年龄对子代常染色体显性遗传疾病新发突变的发生有影响。子代中新的常染色体显性突变的相对发生率与父方年龄呈对数地增加(Friedmen,1981)。如已知多数常染色体显性遗传的软骨发育不全、短肢侏儒症系新的突变所致,此组病例中父亲年龄显著增高。常染色体显性遗传疾病中,父亲年龄40岁者至少占0.3%。故有的学者认为畸形的亚群可能系新的或未识别的显性遗传所致。

其他有临床意义的常染色体三体型包括13-三体型和18-三体型。有可识别的不同畸形类型和常伴发危及生命的出生缺陷,也常见死产和新生儿死亡。把这些畸形称为"致死性"不太确切,因为少数受累的婴儿有时可活到十几岁。Baty等(1994)报道98个家族的18-三体及32个家族的13-三体,42% 18-三体和38% 13-三体儿童活到1岁,活到5岁者分别为11%和13%,而活到10岁者分别为5%和3%。18-三体存活年龄最大者为24岁,13-三体存活年龄最大为11岁。两者皆伴有严重智力障碍,其发病率也随母亲年龄增大而增加。Robinson等(1996)对24例13-三体的研究,观察到22例额外染色体系母体来源。

其他常染色体三体在活产婴儿中罕见。已报道几种不同的常染色体三体系嵌合体,具有特征性的畸形貌。

(二)单体型

单体型指二倍体细胞同源配对中的一员缺少一个染色体(2n-1)。较三体型少得多,常染色体单体型在胚胎发育早期即致死。性染色体单体型介绍见下文。

二、常染色体结构异常

常染色体结构异常包括各种染色体结构改变,包括染色体缺失和染色体重组,如环状、倒位和易位。

(一)染色体缺失

缺失(deletion)指染色体的一部分由于染色体断裂而丢失。如del(4p)指4号染色体短臂"p"臂丢失物质,而del(4q)指4号染色体长臂"q"臂丢失物质。有的染色体丢失伴有可见的婴儿畸形而给予以人名命名的综合征,如del(4p)为Wolf-Hirscbborn综合征,del(5p)为猫叫综合征(cri du chat syndrome)。23对染色体的任何一个均可能丢失,物质丢失的量可因人和不同的表现型而有很大差异。丢失可自然发生,或可因遗传重组的减数分裂的分布而引起。婴儿有染色体丢失时,应对其父母做染色体检查。

染色体微缺失(microdeletion)与疾病密切相关,如22号染色体微缺失可导致迪格奥尔格综合征(DiGeorge syndrome)。染色体带15q12丢失导致普拉德-威利综合征(Prader-Willi syndrome)和快乐木偶综合征(Angelman syndrome)两种综合征,均伴有智力障碍。

(二)易位

染色体之间物质的重组导致易位(或插入)。易位是染色体重组中最有临床意义者,当两个或更多染色体部分已断裂,并加入形成新的染色体即发生染色体易位。重组的类型可在减数分裂时干扰正常染色体的分离。常见的两种是罗伯逊易位(Robertsonian translocation)和相互易位(reciprocal translocation)。

1. **罗伯逊易位** 罗伯逊易位往往累及近端着丝粒的染色体,被认为是原始近端着丝粒染色体短臂的随体区域丢失后,在着丝粒处融合所致。这种重组的类型包含染色体的整个长臂。因为随体含核糖体DNA存在于其他近端着丝粒染色体多个拷贝中,而无重要的遗传物质丢失。

唐氏综合征的临床表型可由21号染色体物质因为至其他染色体上而引起。受影响的个体有总数46个染色体,但实际上21号染色体有3个拷贝。这种重组导致的唐氏综合征与21-三体性的特征不同。这种易位往往是14号染色体(46,XX或XY,-14,+t〔14q21q〕),但任何近端着丝粒染色体(13、14、15、21或22)均可受累。这些罗伯逊易位可以是自发的,也可能是从一个父母亲携带者遗传所致。双亲中之一携带此类型的平衡易位的核型显示仅45个染色体,有完全足量的遗传物质,而无临床影响。

婴儿由于易位而致唐氏综合征者,应查父母双方的染色体。再次妊娠的复发危险取决于易位是否为自发的,此种复发危险与21-三体性相似,约1%。遗传易位复发危险取决于受累的染色体,用细胞遗传技术和遗传源的性别可确定。一般,母方携带易位者危险性较大。由于父方或母方有易位,受孕减少或早期妊娠流产,有可能减数分裂产物不能融合成一体而可存活者。

遗传性 21/21 易位,这在人类遗传学罕见。携带的夫妇不可能产出正常配子,所有的受孕将导致异常胚胎,或导致 21/21 易位唐氏综合征,或 21 单体性,往往引起自然流产。

2. **相互易位** 相互易位可累及任何两个或更多非同源染色体,当受累染色体断裂及部分再融合时发生。与罗伯逊易位相比,平衡的相互易位携带者有 46 个染色体,有两个重组衍化的染色体。其子代接受一个不平衡的减数分裂产物者,往往也有 46 个染色体,但仅有一个为衍化的染色体。这是由于一个染色体为部分单倍型,另一个染色体为三倍型的结果。这种不平衡重组的临床影响范围,从胚胎死亡到相对轻的身体或发育的异常。

一种简单型易位是一个染色体的部分附加进另一个染色体。夫妇有相互易位或简单型易位者,流产的危险性为 25%~50%,子代有不平衡易位的危险者为 10%。

细胞遗传学研究显示,夫妇中一个有罗伯逊平衡易位或相互易位者,复发性流产为 2%~3%。

(三) 环状和插入染色体

染色体物质在染色体自身的重组时可导致环状和插入染色体(ring chromosome)。当染色体从两个末端丢失,丢失端可融合形成环状染色体。这种重组的临床重要性,取决于物质丢失的量和丢失物质的重要性。这种结构可干预染色体的正常分离,可从有这种环状嵌合体的双亲之一遗传。

染色体插入是在细胞的间期,染色体断裂并再加入形成一个染色体环。插入可累及着丝粒,所谓中心粒周围的插入。插入的两种类型干预染色体正常分裂的配对,可导致异常配子或胚胎不能存活或畸形。

近中心的插入累及染色体 9,inv(9)(p11q13),是正常染色体的变异体,发生率为 1%~3%,不伴有表型异常。

(四) 嵌合体

嵌合体(chimera)是在同一个体中有两个或更多细胞遗传的、性质不同的细胞系,是由于受精卵在早期分裂时不分离,导致两个性质不同的细胞系所致。细胞遗传的异常细胞的最终命运,取决于嵌合体累及胎盘、胎儿或两者。嵌合体的检测往往需要较通常更多的细胞数以及不同的组织样本。细胞遗传学的研究不能完全除外嵌合体,因为异常细胞系可能局限于不能做细胞遗传研究的组织。胎盘的嵌合体可能在某些细胞遗传异常的胎儿幸存者中起作用。在这些病例中,正常胎盘的细胞可能在某种程度上代偿异常细胞的功能不全。相反,有些细胞遗传学正常但胎儿却严重生长迟缓者,发现其胎盘有染色体异常,提示遗传学正常细胞的代偿功能不全。性腺的嵌合体是细胞遗传异常和孟德尔遗传疾病两者复发的重要危险因素。一对夫妇在性腺中携带异常细胞系可有多个受染子代。此现象可见于唐氏综合征(Down syndrome)和其他常染色体三体型。

(五) 性染色体异常

大多数性染色体异常累及数目异常,或非整倍体。克兰费尔特综合征(Klinefelter syndrome)、特纳综合征(Turner syndrome)、XYY 基因型和 X 三体型是最多见的性染色体异常。单体型 X 或特纳综合征是自然流产中最多见的细胞遗传畸变。

1. **特纳综合征(45,X)** 性染色体单体型有如 X 单体型或特纳综合征(45,X)。X 单体型大多数病例是产前死亡,发生于许多细胞遗传异常的自然流产。X 单体型的发生率未显示与母体年龄增加相关。往往系父方性染色体缺乏,提示在大多数病例中系精原细胞不分裂。从未见 Y 单体型,因早期胚胎发育至少需有一个 X 染色体。

45,X 单体型的特纳综合征婴儿有生长特征和身体特征,往往在新生儿期临床即可做出诊断。呈矮小、手和足有明显淋巴水肿、蹼颈(如胎儿脐部囊状水囊瘤),有心脏缺陷,特别是主动脉缩窄,肾和泌尿道异常较常见。智力往往正常,虽文献报道有学习困难者。卵巢往往呈生殖腺条痕,无激素补充则无青春期发育。嵌合体常见,有些嵌合体可生育。有人从推理认为所有活产 45,X 个体有嵌合体,但在通常研究的淋巴细胞和皮肤细胞中可不明显。

也有丢失和嵌合体型者。如 X 染色体短臂丢失或缺乏导致特纳综合征特征者。一个 X 染色体长臂丢失导致条痕卵巢和闭经,而短臂丢失导致矮小体型。同样 X 染色体长臂的等臂染色体伴有长臂(q)的重复和短臂(p)的缺乏。

2. **额外 X 染色体(extra X chromosome)** 女性有一个额外 X 染色体(47,XXX)与有正常 46,XX 核型者可能不易辨别,虽然受孕率低及增加不分裂的危险可导致生殖问题。女性有较 3 个 X 染色体或者更多者(48,XXXX;49,XXXXX)出生时身体异常的发生率增高,并表现出不同程度的精神迟缓。

3. **克兰费尔特综合征(47,XXY)** 在正常男性 XY 染色体核型上再加一个 X 染色体是相对常见的多染色体状态,男性婴儿约 1/1 000。男性有 47,XXY 者,最多见性分化异常及不育(除外有些嵌合体)。他们睾丸萎缩,无精,促性腺激素水平升高。这种综合征一般到青春发育期才认识。常见学习障碍和 IQ 评分<100。多于两个 X 染色体的综合征,常见身体和发育的异常。

4. **额外 Y 染色体(extra Y chromosome)** 男性有 47,XYY 者往往高大且痤疮发生率增加,多数智力无显著影响,但常见学习困难。出生时的发生率约 1/1 000。男性有两个以上额外 Y 染色体(48,XYYY)或有额外 X 和额外 Y 染色体(48,XXYY;49,XXXYY)者有明显的身体异常和严重的智力障碍。

(六) 单基因病

由单一基因突变引起的疾病,按孟德尔方式遗传,又称孟德尔疾病。突变基因位于 1~22 号常染色体上,导致 1% 新生儿核型异常,这种异常很多在新生儿期尚不能识别,新生儿期以后发病数更高。其临床表现可分为常染色体显性遗传病(杂合时即可发病); 常染色体隐性遗传病(杂合时不发病,纯合时才发病);X 连锁显性遗传病(突变基因位于 X 染色体上,杂合或半合时均发病)及 X 连锁隐性遗传病(杂合时不发病,纯合或半合时发病),Y 连锁遗传病(突变基因位于 Y 染色体即发病,并呈全男性遗传)。现已证实有 6 000 多种不同的单基因病。

三、常染色体遗传方式

(一) 显性遗传

一个突变基因产生的影响存在于单基因复制者称显性基因,显性遗传疾病系一个基因从一代直线传递至下一代,即所谓垂直传递。每一个患病的个体有一患病的双亲,虽然基因的临床影响外显率减低可导致似乎有隔代("跳级"代),实则没有隔代遗传者。患病双亲 50% 机会将基因传递至每个子代。患病儿童将依次把缺陷传递至他或她的半数子代。

有些常染色体显性遗传疾病发作年龄延迟(如亨廷顿舞蹈症)。此外,有的显示不同的临床表现(表现度)。其他特征包括外显率(penetrance)、印记(imprinting)和早现遗传(anticipation)。

1. **外显率** 在所有携带基因者中,一个显性基因伴有可辨认的表型的表现者称为有 100% 外显率。若有的有基因而无表型的表现,则基因无外显。外显率的程度可被定量表现为携带者的比值,为携带者显示的量与基因总数相比。一个基因外显率 80%,指此基因仅 80% 被表现出。如成视网膜细胞瘤,即为一个常染色体显性疾病有不完全的外显者。

2. **印记** 一种特殊疾病的表达也取决于突变基因是否为父源或母源,已知的一种情况如印记,一个基因可以是母方者表达和父方者抑制或相反(Beaudet,1995)。如 15q11-13 的缺失,若为父方来源则导致普拉德-威利综合征,若为母方来源则导致快乐木偶综合征;部分性水疱状胎块,其中 46,XX 完全是父方来源;先天性肌强直性萎缩,若疾病来自母方则病情更重。虽然印记的确切机制尚未明,可能涉及父方和母方染色体特异的甲基化作用。

3. **可变的表达率** 同样的基因可不同地表达其自身的程度称条件表达率(expressivity of the condition)。基因表达率范围从完全或重度表现形式到轻度表现。肌强直性萎缩和神经纤维瘤病即可变表达的例子。

4. **早现遗传** 有些常染色体显性疾病,其表型或疾病的严重程度在下一代较早年龄出现,即"轻度级别、成人、儿童或子代先天性疾病"。La Spada 等(1994)提出早现遗传可能最好地解释为子代有不稳定的三核苷酸扩展复制。早现遗传已见于常染色体显性的情况,如肌强直性萎缩,亨廷顿病,并可能见于多囊肾,以及 X 连锁的脆性 X 综合征。

(二) 隐性遗传

常染色体隐性疾病表现为当一个突变基因的两个拷贝被遗传时,一个来自各自的父、母亲。受影响的个体是纯合子。携带者双亲有一个突变基因和一个正常基因者是杂合子,无临床影响。

由于疾病仅在一代中有,此种遗传类型称为水平传播。子代儿童出生后发病的概率为 1/4。发病儿童的正常兄弟姐妹是基因携带者的概率为 2/3。携带者若不与另一个携带者或发病者配偶将不产生发病儿童。

1. **单亲双体性** 近代已认识人类和实验动物中有单亲双体性,一对染色体的两个成分来自同一父方或母方的遗传。系一个三体合子失去一个染色体的"修正"结果,留下染色体的正确数目,但一对染色体的两个成分为同一亲源。

人类单亲双体性是从一患有囊性纤维病并异常短矮体态者的 DNA 分子学研究中首次被识别的,该患者的分子学显示两个 7 号染色体均来自母方;无父方的 7 号染色体(Spence 等,1988)。导致任何突变的常染色体隐性基因可存在于母体的 7 号染色体上的纯合子,即使父亲不是突变的携带者。用 DNA 检测可除外非父系。囊性纤维病的 1‰~2‰ 系单亲双体。

约 3/4 普拉德 - 威利综合征和快乐木偶综合征继发于 15 号染色体丢失。约 30% 系单亲双体性。动物研究已显示单亲双体性常伴发妊娠早期流产、死产和新生儿死亡。妊娠结局可随双体性染色体的亲源而异。此可能系许多人类妊娠流产至今原因不明的解释。

2. **近亲婚姻** 近亲婚姻可使常染色体隐性基因遗传病增加。第一代表亲各分担其基因的 1/8;第二代表亲各分担 1/16。若有常染色体隐性遗传疾病家族史者,可计算受累儿童的危险性,且在某些病例中,产前诊断即可预测。无家族史者仍可因夫妇双方是一缺失基因携带者而危险增加。子代可发生遗传性疾病、流产和死产。但危险性相对较低,约为无血缘关系夫妇的 2 倍。夫妇血缘越近,子代先天性异常危险越高。

3. **先天性代谢紊乱** 常染色体隐性疾病中有数种虽罕见,但可遗传的先天性代谢紊乱,多数系决定性的酶的缺乏,及蛋白、糖或脂肪不完全代谢所致。血液中这些毒性代谢产物浓度过高导致智力障碍和其他缺陷。苯丙酮尿症即系苯丙氨酸羟化酶活性降低,不能将苯丙氨酸代谢为酪氨酸所致。

4. **其他** 所有性连锁的疾病,均系 X 连锁,至今尚无 Y 连锁的疾病。如肌萎缩、脆性 X 综合征、色盲、睾丸女性化等均系 X 连锁的疾病。

第四节　环境因素所致的缺陷

一、环境因素所致的出生缺陷的发病机制

环境因素所致的出生缺陷不是通过遗传机制,

而主要是对基因的诱发作用和致突变作用。诱发作用的病因是内在的基因变异,一般情况下不发病,故又称"敏感个体",敏感个体发病一定要在有关的外界诱发因素作用下才出现。环境污染中一些致突变物质可触发基因的突变,如果致突变物质作用于生殖细胞,其后代将携带这种突变的基因于其细胞内,因而也具有遗传性。

根据突变影响的范围,又分为染色体畸变和基因突变两种。

(一) 染色体畸变

指子代染色体分配错误、断裂染色体未经修复或错误连接所致。前者是由于污染物干扰了细胞纺锤体系统,纺锤体失活,使染色体不能分离,造成子代细胞间染色体的不均匀分配,引起非整倍体的染色体数目。

(二) 基因突变

是指引起染色体结构改变。基因突变可分为碱基对取代或跳码(框移)突变两种。电离、辐射、紫外线辐射、烷化剂和亚硝胺等可造成框移突变。

二、环境因素所致的主要出生缺陷

1. **先天性水俣病** 系母体在妊娠中摄入甲基汞,通过胎盘引起胎儿中枢神经系统障碍。主要表现为精神迟钝,共济失调,步行、语言、咀嚼及吞咽困难,生长发育不良,发作性癫痫。母亲基本无症状,而患儿症状则大多在出生 3 个月后出现。

2. **2,3,7,8- 四氯二苯并二噁英**(tetra chlorodib-enzo-p-dioxin,TCDD)是生产落叶剂 2,4,5-T 过程中的副产品,往往混入产品中。调查表明,在撒布 2,4,5-T 地区生活 2 个月以上的成年妇女中,每 4 个母亲有 3 个娩出畸形儿,且发现畸形儿中的 2 个明显表现出染色体异常(21- 三体)。此外,在落叶剂污染地区先天性腭裂和脊柱裂急剧增加,死产率亦增高。日本、美国于 1970、1971 年已先后禁用。

3. **地方性甲状腺肿和地方性克汀病** 与土壤或饮水中碘量过低有关。克汀病特征为眼距宽,鼻翼、口唇厚,聋哑,矮小,愚笨(严重者表现为严重智力障碍),运动系统功能障碍(例如行走蹒跚或呈痉挛性瘫痪)。

4. **先天性氟斑牙与先天性氟骨症** 在低氟区,儿童易患龋齿,在高氟区,长期摄入过量的氟则易患氟中毒。氟中毒有氟斑牙和氟骨症两种类型。前者牙冠钙化不全,牙釉质受损,形成黄色至棕褐色色素沉着。后者早期致骨、关节持续疼痛,进而

关节活动障碍,肢体麻木、变形、僵直,甚至瘫痪。文献报道氟化物污染还可使先天性愚型发病增高。

5. 氯乙烯是聚氯乙烯的单体,除能引发人和动物肝血管肉瘤外,还有致畸作用。围产儿各器官和系统均可受累,但中枢神经系统的畸形、唇裂、腭裂和生殖器畸形的发病较高。

6. 化疗药物多为抗代谢剂、免疫抑制剂、抗叶酸制剂,能阻止 DNA、RNA 蛋白合成而导致缺陷。妊娠 3 个月内使用,可致无脑儿、脑积水、脑脊膜膨出、唇裂或腭裂等,但在妊娠 16 周后应用,除氨基蝶呤(amino-pterin)外,其余都较安全。

7. 酞胺哌啶酮(即反应停)在妊娠第 27~45 天间使用,可致骨骼和内脏畸形,80% 的病例往往是双臂受累,病变程度不等,一个拇指短或缺如,上肢缺如,手指与肩胛带相连,俗称海豹形畸形;严重者上、下肢均为短肢畸形,但内脏畸形相对较罕见。

8. 激素类药物

(1)己烯雌酚(diethylstilbestrol)可致女婴阴道腺病、阴道腺癌;男婴则睾丸发育不良,或男婴女性化。

(2)雄性激素与合成孕激素,特别是由睾酮衍化而来的合成孕激素有可能使女婴男性化。一般口服避孕药中所含激素量很少,不至于致畸,但剂量若大 2~3 倍,则有致畸危险。目前倾向于应用避孕药期间受孕,或停药 6 个月内受孕者应行人工流产以避免畸形儿出生。

(3)妊娠早期长期大量服用可的松可引起腭裂、无脑儿、早产和死产。

9. 抗生素 几乎所有抗生素都可通过胎盘进入胎儿体内,胎儿对抗生素解毒力差,排泄能力低,易致蓄积中毒,反复多量应用对胎儿有害。

四环素可致棕黄色齿、釉质发育不良,甚至骨发育障碍,尚有致先天性白内障的报道。氯霉素过量可致灰色综合征。链霉素、卡那霉素致听觉障碍。

10. 微生物 已证实可致畸的传染性微生物有风疹病毒、疱疹病毒、巨细胞病毒、弓形虫、梅毒螺旋体等。

11. 物理因素 放射线、辐射等。

环境因素中的有害物质,视其性质、作用机制、剂量、作用时间长短、作用发生于胚胎发育的何阶段,而对围产儿产生不同影响和不同结局。致畸最严重的阶段为受孕后的 8 周内,此期细胞高度分化、各器官和系统基本形成,是对环境物质的最敏感期,致畸因素可使胚胎死亡或畸形。

第五节　多基因遗传

多基因病中未发现按孟德尔方式遗传,但在家族中的异常或显型发生率增加。多基因病被认为是与环境因素一样,累及多个基因。有些多基因特性较常见于一种性别,如食管狭窄男性多。多基因畸形的复发危险是 1%~5%。

一、神经管缺陷

神经管缺陷(neural-tube defects,NTD)是由于近胚胎的第 21~28 天神经管闭锁失败,引起一系列颅脑和脊髓管的畸形,包括从无脑儿到轻微的脊柱缺陷。1986 年美国报道总发生率为 1.2%~1.7%,见表 18-9。根据中国疾病预防控制中心 1995 年报道,1985—1994 年,产前诊断和妊娠终止无脑儿的出生减少近 60%~70%,而脊柱裂的出生减少近 20%~30%。Ibrahim Zaganjor 等对 1990—2014 年来自 75 个国家共 160 篇文献分析发现全球 NTD 发病率为 0.5‰~1.0‰(表 18-9、表 18-10)。近代研究认为神经管缺陷是环境与多基因相互作用的结果,与之有关的基因多达 300 种,可能与叶酸盐所需的一种酶的产物缺乏有关。

表 18-9　美国各种神经管缺陷的发生率

类型	发生率 /‰	新生儿死亡 /%	长期伤残 /%
无脑儿	0.06~0.8	100	0
开放性脊柱裂	0.5~0.8	33	65
闭合性脊柱裂	0.1~0.14	7	10
总计	1.2~1.7	60	60

表 18-10　全球 NTD 发病流行现状(1990—2014 年)

	每万次分娩中的发生率
非洲	11.7
东地中海地区	21.9
欧洲	9.0
美洲	11.5
东南亚	15.8
西大洋洲	6.9

（一）无脑儿

无脑儿（anencephaly）为前脑缺损畸形，系神经管的最前部分化出来的部分和包在其外的结构的异常。下颌骨以外的全部头骨和头皮缺如，大脑半球完全缺如，或缩小成小团，残迹附着在颅底。常合并羊水过多，亦常伴发胎位异常，如臀位、面位，致死性者多见于女性。

（二）脊柱裂

脊柱背部的缺如是常见的外部畸形之一，多见于腰骶部脊柱的缺损，颈部的畸形比胸下部、腰部或骶部的畸形罕见。脊柱的缺损有两型，由不同的原因引起，一种畸形原发在椎体，另一种主要为神经管。

原发的椎骨畸形最简单的类型是隐性脊柱裂（spina bifida），即闭合性脊柱裂，通常为腰下部的一个或多个脊椎背弓未融合，椎管开放，外覆正常肌肉，一般在病变处上面有一小撮毛发、血管瘤或扩张的血管，外表看不出缺损，脊髓和神经往往是正常的。畸形越重，椎管受累也越多。脑膜从缺损处疝出，形成一个囊，若囊内含脊髓，则称脑膜脊髓突出；若系颅骨缺陷，部分脑组织突入囊腔，则称脑膜突出。完全性脊柱裂，即开放性脊柱裂时，脊柱呈红色、海绵状组织带置于深沟内。常伴发的畸形有脑积水、无脑儿和畸形足。在开放性神经管缺陷中，妊娠中期羊水和母血浆中 α-AFP 水平均异常增高。

脊柱裂的患儿由于近年来药物和手术等治疗手段的改进，已大大提高了其存活率，但治疗不能完全恢复患儿的正常生活，如腰骶部脊柱裂的患者存在不同程度的下肢运动和感觉异常，以及大小便失禁。脊髓脊膜膨出是目前唯一能够进行宫内治疗的神经管缺陷，包括胎儿镜下及开放式手术修补，但尚处于研究阶段。

如前次妊娠为 NTD，则再发风险较基础风险增高 10 倍；如前两次妊娠为 NTD，再发风险增高 20 倍；如前三次妊娠为 NTD，再发风险增高 40 倍。受孕前叶酸的补充可减少神经管缺陷的复发。妇女曾有神经管缺陷的婴儿者，建议每天补充叶酸 4mg，无神经管缺陷史者在准备怀孕前及孕早期每天应接受 400μg 叶酸。Stevenson（2000）等证实摄入叶酸将 NTD 的发生率从 1.89‰ 降至 0.95/7 000 活产儿，且 113 例曾生育 NTD 的孕妇无 1 例再发。除此之外，也应考虑染色体核型异常、高危因素、综合征及其他病因引起的 NTD 再发。

二、先天性心脏病

先天性心脏病（congenital heart disease，CHD）是多基因遗传病，单个基因对遗传性状的形成影响微小，但是多对基因叠加起来，可以形成一个明显的表型效应，称叠加效应。CHD 的发生率国外报道为 5.4‰~16.1‰，国内报道为 25.1/ 万。CHD 是以遗传为主的多基因病，也受环境的影响。近年研究发现，一系列参与心脏形态发育的转录与信号转导关键基因的突变、微小变异、基因拷贝数变异与 CHD 发病相关。

染色体微小缺失是心脏畸形中最常见的染色体重排类型。研究发现在 11q 染色体末端存在 1 个心脏关键区，编码 40 个基因，54% 的 11q 染色体末端缺失表现为 CHD。目前已经发现了数十种由微小缺失导致的临床综合征，如 Williams-Beuren 综合征（7q11.23 缺失）、先天性肝内胆管发育不良征（Alagille syndrome）（20p12 缺失）、迪格奥尔格综合征（DiGeorge syndrome）（22q11 缺失）。腭 - 心 - 面综合征的主要临床症状包括腭部发育异常、心脏畸形、特殊面容、认知和精神异常等，多数腭 - 心 - 面综合征患儿有 22q11.2 微小缺失。

心脏的畸形虽多种多样，但畸形总的模式大致相同，在多数情况下是能够鉴定出一个主要的异常。最重要的是区别此种缺陷到底是孤立的还是某种综合征的一部分，后者复发的危险性显著较高。

（一）动脉干的异常分隔

大部分在产后几天或几周内引起死亡的严重心脏畸形，是动脉干分隔中的主要异常。动脉干分隔始于第四和第六主动脉弓之间，经动脉干朝着心室方向发展。分隔开始是一对在管壁两侧沿长轴突出的嵴，这两个嵴互相向对侧生长，最后在中线相遇形成一个完整的隔膜，将动脉干分成相等的两个部分，一部分进入第四动脉弓的主动脉通道，另一部分进入第六主动脉弓的肺动脉通道。动脉干嵴呈螺旋式地向心室生长，当到达心室水平时位置发生反转，于是肺动脉与右心室相连，主动脉则与左心室相通。

主动脉和肺动脉形成过程中出现的异常可由下列因素引起：动脉干嵴未发育；隔膜上的局部缺陷；嵴未能循螺旋途径发展；分隔偏离中线导致肺动脉干或升主动脉腔减小。

虽然引起动脉干分隔异常的因素尚可引起其

他障碍，但心室起始部的心房往往正常。动脉干的隔膜发育成为室间隔的一部分，是最后闭合的部分。如果动脉干的隔膜不能形成或形成的位置异常，则不能参与心室膜部间隔的形成。因此，除正常大小的主动脉和肺动脉易位外，某些心室之间的沟通，往往合并任何一种动脉干的异常。主动脉和肺动脉还可发生没有隔的缺损。

（二）永存动脉干

此种异常是由于把动脉圆锥分割成主动脉和肺动脉的干圆锥嵴缺如所致。永存动脉干（persistent truncus arteriosus）的诊断标准是：自心脏的心室部分供应冠状动脉、肺动脉和体循环的单一动脉干。通常可见室间隔缺损和主动脉骑跨。

在永存动脉干中见不到从主动脉分隔出肺动脉的证据，并在心室隔的上部常可见缺损，共同的动脉干均等地从两个心室发出。室间隔上部缺损是畸形的主要部分，室间隔下部可存在或缺如。动脉干的开口通常由 4 个内膜垫形成的 4 个半月形的瓣膜围护，动脉导管可存在或缺如。

永存动脉干的各种类型中，出生时心脏大小和形状往往正常，出生后发生发绀的程度取决于到达肺的血量。从动脉干直接发出肺动脉类型者，发绀较轻微；若仅由主动脉分支的支气管动脉供应肺部时，则血量少、发绀严重。患有任何一种永存动脉干类型缺陷的婴儿很少能存活几天，如能存活，因两个心室必须承担肺循环和体循环，其心脏将迅速扩大。

（三）大血管易位

大血管易位是新生儿期最常见的综合征之一，是伴有或不伴有室间隔缺损的大血管完全易位。动脉干嵴直接笔直地向下生长，而不呈螺旋式生长，且心脏的其余部分按正常模式发育，则肺动脉发自左心室，而主动脉发自右心室。这种情况除非有室间隔的继发性缺损，动脉导管或卵圆孔持续开放，否则氧合血液不能到达外周血液循环中。如果室间隔闭合，而只有动脉导管开放，则头部和上肢只能得到少量氧合血液。来自外周血液循环的未氧合的血液，只有通过室间隔缺损或卵圆孔进入左心室的部分才能到达肺脏。如果在体循环和肺循环之间存在两个沟通点，循环是足够的，生命可相应延长。此种畸形男性发病较女性高，出生后 1 个月内死亡率 50% 以上。

（四）室间隔发育异常

1. 法洛四联症（tetrad of Fallot） 法洛四联症由高位室间隔缺损、主动脉右位骑跨于室间隔、右心室流出道梗阻和右心室肥大所致。梗阻最常见于肺动脉流出道的漏斗部，可合并瓣膜狭窄或闭锁，或无漏斗部的病变，室间隔缺损一般较大且缺损部位往往较高。血管分流的方向和分流量取决于肺流出道的狭窄程度，狭窄程度越严重，右心室到左心室的分流量越大。由于严重的右心室到左心室的分流和两肺的灌流量低下，往往在出生后 6 个月内出现发绀和呼吸困难。

2. 室间隔缺损（ventricular septal defect） 室间隔完全缺如者往往伴有心脏发育障碍，即在正常右心室的肺动脉圆锥位置上只有一个发育不全的出口腔。一般肺动脉从代表右心室圆锥的发育不全的腔发出，而主动脉起自共同的心室，但亦可转位，或两者都发自心脏很小的流出部分。从发育不全的腔发出的无论哪条血管往往都是狭窄的，比发自共同心室的血管流出的血液量少。心室两部分内的血液来自两心房完全混合的动静脉血。如果从流出腔出来的发育不全的血管是肺动脉，则只有少量的血液进入肺，由于氧合血液所占百分比很少，会出现严重发绀；如肺动脉自心室发出，则氧合血液含量较高，一般不出现发绀，但通过发育不全的主动脉到达体循环的血量会大大减少。患儿可存活数月至数年，但亦可于出生后数天内死亡。

（五）房间隔发育异常

房间隔发育异常（atrial septal defect）包括第一房间隔缺损和第二房间隔缺损。

1. 第一房间隔缺损 第一房间隔自原始心房壁的后上部发出，并向下生长，同时向前通过心房中心与房室管的心内膜垫融合，把心房分成左右两半。在第一房间隔和心内膜垫闭合前暂时存在一原始孔，此孔闭合前不久，第一隔上部退化，并在两心房间产生一个新的开口。隔的后下 2/3 部保持完整。当卵圆孔在第二隔中形成时，即变成遮盖卵圆孔的膜。

形成第一隔缺损是由于过多的膜被吸收，剩余的膜不能完全遮盖卵圆孔，使出生后心房间持续保持沟通。

2. 第二房间隔缺损 约在第一隔上部开始吸收时，第二隔在心房壁的前上部紧靠第一隔的右侧开始发育。第二隔向下向后生长，并在发育过程中在其壁上留下一孔，即卵圆孔。

胎儿在宫内时，进入右心房的血液把第一隔形成的膜推到一边，而通过卵圆孔。出生后，当左侧压力升高,该膜就被推向卵圆孔,卵圆孔立即功能性地关闭。第一隔逐渐和卵圆孔的边缘融合,成为永久性闭合。少数融合不全者,只要第一隔够大,足以完全遮盖住卵圆孔,则此种卵圆孔未闭无临床重要性。如卵圆孔开口过大,第一隔不能覆盖它时,则其影响和第一隔过小或有开窗相似。

三、骨关节的异常

大多数骨形成的异常开始于宫内时期。骨形成的一般过程可有改变或累及整个骨骼,或导致任何一个骨骼或任何一组骨骼的始基缺如。前者主要发生于软骨准备转变成骨时,如软骨营养障碍;以及发生于软骨变成骨组织过程中的异常,如成骨不全。后者发生于软骨过量形成并在转化为骨时伴有继发性异常,如巨软骨症。全身性和局限性骨形成异常大多数是遗传性异常。

根据国际出生缺陷监测情报交换所提供的各个国家的监测数据,英国肢体短缩发生率从1974—1980年的5.21/万,逐渐出现下降趋势,1981—1985年为5.07/万、1996—2000年下降为3.01/万。匈牙利、墨西哥、挪威和西班牙肢体短缩发生率也出现下降趋势。四川大学华西第二医院中国出生缺陷监测中心对1996—2000年全国31省、市、自治区的463~466所县级或以上的医院的肢体短缩畸形进行流行病学分析,结果显示肢体短缩畸形平均发生率为5.41/万,与1986—1987年我国出生缺陷监测数据显示的6.6/万发生率相比,有所下降。我国在肢体短缩发生率方面位于高发国家行列。

(一) 遗传性侏儒症

侏儒症(gnome/homunculus)系全身性骨形成异常。出生时即发生者通常为遗传性(软骨营养障碍),少数是由于先天代谢异常(低磷酸酯酶症、胱氨酸沉积症),或继发于营养和内分泌异常(维生素C缺乏症、克汀病)等。多数受累者在出生时已发生外形的矮小。

软骨营养障碍即软骨发育不全(achondroplasia,ACH),是通过常染色体显性基因遗传,ACH的致病基因定位于4号染色体短臂 t 末端,由于成纤维细胞生长因子受体3(FGFa3)跨膜区基因第1 138位核苷酸的 G-A 碱基转换或 G-C 碱基置换引起,这两种点突变均导致由该基因编码的成熟蛋白质的第380位的甘氨酸被精氨酸替代(G380R),是ACH发病的原因。纯合子患者的子女100%

发病,杂合子患者的子女发病概率为50%。ACH的发生率为18/100万,围产期死亡率为1/10万。ACH致病基因是已知疾病中具有最高突变率的基因之一,多数受累儿童的父母往往是正常的,有统计显示80%~90%的病例没有家族史,为散发性病例,实际上是一种基因突变的结果。任何可能导致基因改变的外界因素都有可能导致软骨发育不全的发生,如接触紫外线、X 射线、致突变的化学物质等。完善产前诊断技术(超声影像学与基因诊断)将大大减少此类缺陷儿的出生。

(二) 成骨不全

成骨不全(osteogenesis imperfecta,OI)亦称骨脆症(fragilitas ossium)或 Lobstein 病,以骨骼脆性增加、骨质疏松、牙齿生长异常、蓝巩膜、关节松弛和脊柱侧弯为特征的中胚叶遗传性缺损,是一种多基因组基因异常,影响结缔组织合成的疾病,该病具有遗传异质性,多为常染色体显性遗传,少数为常染色体隐性遗传和散发突变。群体发病率为1/25 000~1/15 000,男女发病无明显差异,致病基因为Ⅰ型胶原 α1 链编码基因 COL1A1 和 α2 链编码基因 COLIA2 的突变,尤以 COL1A1 基因突变为主。

(三) 磷酸酯酶过少症

磷酸酯酶过少症(hypophosphatasia)为一种遗传性代谢性缺损,是常染色体隐性遗传。患者血清磷酸酶明显减少,血清钙和尿的磷酸氨乙醇增加。症状和身体改变的严重程度与功能障碍开始的年龄有关,在新生儿期发病者,大多数在 1 岁前死亡。

(四) 畸形足

畸形足(clubfoot/talipes),或马蹄内翻足,发病率在1/1 000~2/1 000之间,男:女为 2:1。缺陷是由遗传与环境因素共同作用的结果。也可能与子宫内位置有关。遗传方式属于多基因遗传,不同种族的患病率不同。如中国人患病率约为 0.39‰,高加索人约为 1.2‰,波利尼西亚约为 6.8‰,毛利人约为 7‰;同胞患病概率增加约 30 倍。双胞胎同时患病概率在单卵双胎中达 33%,而在双卵双胎中仅 3%。出生后早期进行矫形术。治疗的目的:恢复足正常形态,改善足踝功能,减轻后遗畸形,使足拥有良好的活动性,没有胼胝。

(五) 发育性髋关节发育不良

传统诊断为先天性髋关节脱位(congenital dislocation of hip,CDH)。发育性髋关节发育不良(developmental dysplasia of hip,DDH)是一种相当

常见的畸形,女性较男性为多,我国统计男女之比为1:4.75。Carter(1963)发现40%单卵双胎中有先天性髋关节脱位,而双卵双胎中仅3%有先天性髋关节脱位。子代男性同胞中仅1%患病,但女性同胞中5%患病。分为髋臼发育不良、髋关节半脱位、髋关节脱位3种类型。胎儿在母体内的姿势对髋关节发育起重要作用,臀位分娩的婴儿发生髋关节脱位的概率是头位分娩的4倍。

四、唇裂和腭裂

唇裂(cleft lip),可单侧或双侧,可以是孤立的或伴发腭裂(cleft palate)。是最常见的先天性异常的一种,发生率为1.3‰。由于喂养困难,一旦婴儿稳定应做外科矫正唇裂。腭裂喂养更困难,直到2岁左右才行修复术。在未患病父母中,第二个儿童唇裂的危险性约4%。若两个儿童均患病,则第三个儿童有唇裂的危险是10%。若一个父母有唇裂,第一个儿童患病的危险仍是4%。唇裂和腭裂可在妊娠中期或更早经超声识别。文献荟萃分析1950—2015年该病全球发病率为1.47‰(表18-11)。

表18-11 1995—2015年新生儿唇腭裂全球发病现状

区域或人种	新生儿发病率 (1 000 活产儿)
非洲	1.57
亚洲	1.56
北美洲	1.55
欧洲	1.33
大洋洲	0.99
南美洲	0.57
美国印第安人	2.62
日本	1.73
中国	1.56
白色人种	1.55
黑色人种	0.58

引自:Panamonta V,Pradubwong S,Panamonta M,et al.Global Birth Prevalence of Orofacial Clefts:A Systematic Review[J].J Med Assoc Thai,2015,98(Suppl 7):S11-21.

五、消化道畸形

1. **先天性消化道闭锁** 是新生儿期常见的严重畸形,可以发生在从食管到肛门之间的任何一个部位。

食管闭锁或狭窄(esophageal atresia and esophageal stricture):食管闭锁是多基因紊乱,男性较多见。一个患病父母的子代食管闭锁的危险,若系母方患病则危险性大得多。因为较多"异常基因"使女性缺陷,逻辑上似乎患病母亲的这些基因可传给下代。肠道闭锁是新生儿肠梗阻最为多见的原因,从十二指肠到结肠,不同部位的发病率从1/5 000到1/10 000活产婴。手术是唯一的治疗方法,20世纪70年代前,病死率可高达50%以上,近10年下降至27.5%。闭锁位置越高,病死率越高,十二指肠闭锁的病死率高达58%。

先天性无肛(congenital imperforate anus):胚胎第4~8周时由尿生殖膈向泄殖腔移行受阻所致,是常见的消化道畸形,占消化道畸形的首位,发生率为1/5 000~1/1 500,男多于女,男女比例约为3:1,无种族差异,部分病例有家族性发病倾向;据中国出生缺陷监测网统计,其在我国的发生率是2.81/万。肛门闭锁的诊断从外观容易得出,B超及倒立侧位腹部平片进行影像学诊断确定闭锁部位。先天性无肛可以是单独的畸形,也可伴有体内其他部位的畸形。肠的末端可为盲端,或开口入尿道、膀胱或阴道。

2. **先天性巨结肠**(congenital megacolon) 先天性巨结肠,又称肠道无神经节细胞症,其病因是外胚层神经嵴细胞迁移发育过程停顿;远端病变肠管肌层间神经丛和黏膜下神经丛中神经节细胞缺如,使病变肠段呈持续性痉挛狭窄状态,导致近端肠管内容物淤滞,肠管代偿性扩张、肥厚,形成巨结肠。临床主要表现为以胎粪性便秘、呕吐、腹胀等为主的不完全性功能性肠梗阻。发病率为1/5 000~1/2 000。手术治疗是目前根治的唯一方法。巨结肠的病因尚不十分清楚,但仍被认为是一种家族性疾病,可能由原癌基因 *RET*- 神经胶质细胞所诱导的神经营养因子(GDNF)和基因 *EDN3*-EDNRB 受体信息传递障碍引起多基因疾病,已报道疾病相关基因定位于3p21、9q31、16q23、19q12。

第六节 原因不明的出生缺陷

许多出生缺陷原因不明,特别是发生一种孤立的病损者,包括脑积水、某些泌尿道异常和腹壁缺损。这些异常可能是一种遗传性综合征的一部分，或由于染色体异常所致，这种情况复发率显著增高。

一、脑积水

脑积水（hydrocephalus）是一个非特异性的名称，指异常多的液体蓄积在脑内，往往是在脑室系统内。亦称巨大脑室。Cavalheiro（2003）等报道，脑积水发生率在美国约为0.96‰，巴西约为2.66‰（对新生儿调查的发病率）。2010年我国先天性脑积水的发生率为6.02/万，居出生缺陷的前五位，是导致围产儿死亡的主要原因之一，28周前脑积水的产前诊断率为30%。

胎儿脑积水的常见病因：①脑室系统的阻塞，如先天性肿瘤、脑室内出血等。这类病变往往导致脑脊液流出脑室的途径受阻。②脑的发育异常，是由于一些散发的、基因缺陷性神经发育异常造成。如X连锁性脑水肿、中脑导水管硬化等。③宫内损伤：感染性因素所致，如弓形虫病、风疹、副流感等。④其他因素：如脉络丛肿瘤，导致脑脊液产生过多，从而形成脑积水。多数脑积水伴有其他异常，约10%伴有染色体异常。

某些类型脑积水伴有遗传倾向。估计25%有导水管闭锁的男性患者通过X连锁隐性遗传而遗传此症。脑积水伴有丹迪-沃克综合（Dandy-Walker syndrome）可发生于常染色体显性和隐性的综合征，以及主要的染色体的交错，其致病基因——L1样细胞黏附分子基因（*L1CAM*）定位于Xq28，目前已报道10余种*L1CAM*基因突变。

脑积水的两种临床类型是根据脑室内液体能否进入椎管而定。

1. 交通性脑积水 指脑室系统内没有梗阻，脑脊液可自由地从脑室流入周围脑池。

2. 非交通性脑积水 指梗阻部位在脑室系统，脑脊液聚集在脑室内，不能从枕大池进入蛛网膜下腔，阻塞部位在第四脑室的末端或在其上。

先天性脑积水按诊断时间分为3种情况：胎儿脑积水、婴儿脑积水、诊断时期不明确脑积水。治疗方法有终止妊娠与手术治疗。

前脑无裂畸形（holoprosencephaly，HPE）是脑部视野的发育缺陷使大脑半球分隔不全，表型上不太严重，例如无嗅脑畸形和单个正中上颌骨中门齿。有关HPE的流行病学资料很少。根据2000—2004年46个出生缺陷监测和研究的国际技术情报交换所的24个注册成员，南美洲、北美洲、欧洲和澳洲不同区域700余万分娩数的资料，前脑无裂畸形963例，总的患病率为分娩数的1.31/万。

二、泌尿道异常

（一）肾发育不全

先天性肾缺如（renal agenesis，RA）及肾发育不全（renal dysplasia，RD）是先天性肾脏及尿路畸形（congenital anomalies of the kidney and urinary tract，CAKUT）中最常见、最严重的形式之一，部分患者隐匿进展至终末期肾衰竭。肾完全缺如或肾发育不全（renal agenesis）的发生率为1/4 000~1/2 500。男性较多，且伴有羊水过少。肾发育不全及羊水过少伴发的病变通常称为双侧肾不发育综合征。婴儿有明显的内眦赘皮褶皱，鼻梁塌陷，大而低垂的耳，皮肤松弛，双手似乎较大，1/3婴儿为死产，由于此种畸形几乎总伴有肺发育不全，文献报道存活最长为48小时。当超声显示羊水少，既无肾，也无充盈的膀胱时应怀疑先天性无肾。

RA或RD常为多发畸形综合征的表现之一，包括RA或RD表型在内的人类CAKUT综合征有100多种，累及眼、耳、中枢神经系统、皮肤、肢体、生殖系统及代谢等，其中多数致病基因已明确，目前为止，实验研究的数据表明至少有70个基因直接或间接与RA或RD相关。诸多畸形中，肾脏畸形是最易被发现的畸形器官之一，因此，临床医师在遇到RA或RD时应注意排查其他器官系统的畸形，以得出更准确、更完善的诊断。

（二）尿道梗阻

1. 尿道梗阻（urinary obstruction） 由于膀胱出口梗阻而引发的胎儿膀胱输尿管反流，造成胎儿双侧肾积水，多见于男性胎儿。尿道阻塞对膀胱、输尿管及肾脏的影响，取决于阻塞的程度，部分阻塞时，所有的结构不同程度地扩张，扩张的输尿管终止于一个扩张的肾盂上，肾脏中常有IV型囊肿（继发于部分或间断性尿道阻塞）；当尿道完全阻塞时，如闭锁或不发育，则膀胱扩张，输尿管呈囊状，肾脏为典型的II型囊肿（多发性囊性肾、多腔性囊肿、不发育、发育不良、发育不全）。对后尿道梗阻伴肾积水的男性胎儿采用膀胱-羊膜腔分流术，胎儿出生后1年内存活率可达91%。用胎儿膀胱镜确定胎儿后尿道瓣膜病，可用激光将后尿道瓣膜切除，同时经尿道插管进入膀胱以维持胎儿排尿通畅，保证羊水容量能够得到尽早回补，避免胎儿造成致死性的肺发育不全。

2. 肾盂输尿管连接部位梗阻 由于肾盂输尿管连接部位肌肉方向异常易造成高位输尿管狭窄及迷走血管压迫等病理现象，最终导致输尿管连接处梗阻的发生。输尿管狭窄：输尿管全段任何位置均有狭窄可能，尤其是上段输尿管狭窄为小儿肾积水的主要原因，多为先天性畸形，对患侧的肾功能会产生不同程度的影响。胎儿肾盂扩张无进行性增宽时，多提示为预后良好，当分离程度较大持续，存在甚至加重时，多提示预后不良，需进一步密切观察或手术治疗。

三、腹壁缺损

前腹壁最常见的缺损是脐膨出（omphalocele）和腹裂（gastroschisis）。

脐膨出系胎儿腹壁中线包括肌肉、筋膜和皮肤的缺损，腹腔内容物如肠管、胃泡等自脐根部突出于脐带内，表面有腹膜及羊膜覆盖。发生的原因与胚胎时期外胚层皮肤未完成向中线包卷，其发生与染色体异常有关，据报道此病多为散发，染色体异常高达35%~58%，最常见于18-三体及13-三体综合征。发生率为1/5 800~1/4 000。

腹裂为胎儿脐旁腹壁全层缺损，缺损范围往往较小，一般为2~4cm，常位于脐右侧。常伴发腹腔内脏器如小肠突出于羊膜腔内，胃泡和肝脏的外突罕见。此病亦为散发，偶有家族性报道，但染色体异常者少见，发生率为1/15 000~1/10 000。周光萱等报道1996—2000年我国31省新生儿腹裂发生率为2.56/万（569/2 218 616），城市发生率为1.98/万，农村为3.93/万，男性发生率为2.15/万，女性发生率为2.65/万，孕母年龄<20岁是25~29岁组的5.4倍。产前确诊比例为41.46%。

腹裂产时处理：约10%的患儿可因宫内肠扭转、肠套叠或腹壁缺损压迫暴露在外的肠段，使肠管血运障碍，发生肠闭锁。脱出肠管在羊水中时间过长及产后暴露在外可引起热量损失、体温过低、低血容量和败血症等。研究结果显示，大多数腹裂患儿外露肠管在空气中暴露超过20分钟后即可出现特征性病理改变。对产前获诊的孕妇产时应有新生儿外科医师介入，使患儿能在出生后得到及时、正确的处理，减少继发性损伤。新生儿腹裂如能得到及时、正确的处理，大多数预后良好，存活患儿生长发育可正常，无远期并发症。目前，在欧美发达国家中，新生儿腹裂的生存率已达90%以上。

四、横膈缺损

胚胎约在第8周，胸膜腹膜皱褶完全融合，横膈完全形成。新生儿最常见的畸形之一，是胸膜腹膜皱褶未能完全隔开胸腹腔，多为单侧性，左侧较右侧更常受累，受累侧的胸膜腹膜褶皱可完全缺如或部分缺如。由于膈的缺损，当在脐带内暂时发育的肠管返回腹腔时，即上升到胸腔，称为先天性膈疝（congenital diaphragmatic hernia，CDH）。缺损范围小，则仅部分肠管进入胸腔；缺损范围大且在左侧，则胃、脾及肝左叶的一部分也可位于胸腔内。右侧缺损往往小于左侧，加之肝脏能部分阻挡肠管升入胸腔，故突入胸腔的脏器常常只是部分肝脏。

先天性膈疝常伴有其他畸形和心肺发育异常，CDH发病率为新生儿的1/5 000~1/2 500，男女发病比例约为1:2，其中左侧膈疝占84%，右侧膈疝占14%，双侧膈疝占2%。出生时就存在的较大横膈缺损往往使纵隔受到来自腹腔脏器的最大压力，胸腔内脏器严重受压，心、肺移位。文献报道其病死亡率高达50%~60%。

宫内治疗：糖皮质激素的应用，产前应用糖皮质激素可以促进胎肺组织的DNA和蛋白质合成，动物模型发现糖皮质激素可以促进肺组织的发育成熟，提高肺组织的顺应性和减小其腺泡内血管壁的厚度、促进血管生成等。胎儿镜腔内气管阻塞术（fetal endoluminal tracheal occlusion，FETO）：胎儿气管阻塞术获得较大进步，由早期的剖宫胎儿气管结扎术、内镜气管结扎术，逐步发展到FETO，即在超声引导下，以直径1.2mm胎儿镜介导对宫内的胎儿进行气管球囊封闭，通常在置入球囊48小时后，超声检查即可见胎儿肺部的回声增强，1周后肺头比（1ung area to head eircumference ratio，LHR）值增高，34周胎儿镜取出球囊。单胎妊娠，孕26~28周，胎儿肝脏疝入胸腔且LHR<1.0被认为是FETO指征，但是FETO有效性有待进一步研究。

产后治疗：CDH的手术治疗是将疝入胸腔的腹内脏器复位，并修复膈肌缺损。影响CDH预后的关键问题是肺发育程度和通气功能。新生儿持续性肺动脉高压（persistent pulmonary hypertension of newborn，PPHN）是导致CDH患儿死亡的主要原因之一，但目前仍缺少CDH合并PPHN的有效治疗手段。

（蒋荣珍　刘伯宁）

参考文献

1. 徐灵敏, 闻欢, 金红梅. 近 5 年我国出生缺陷非遗传因素研究现状的 Meta 分析. 中国医刊, 2015, 50 (2): 54-57.
2. 杨旻, 汪吉梅, 钱蓓倩, 等. 73 498 例新生儿出生缺陷监测分析. 临床儿科杂志, 2015, 33 (6): 553-557.
3. Panamonta V, Pradubwong S, Panamonta M, et al. Global birth prevalence of orofacial clefts: a systematic review. J Med Assoc Thai, 2015, 98: 11-21.
4. Zaganjor I, Sekkarie A, Tsang BL, et al. Describing the prevalence of neural tube defects worldwide: a systematic literature review. PLoS One, 2016, 11 (4): e0151586.
5. Vynnycky E, Adams EJ, Cutts FT, et al. Using seroprevalence and immunisation coverage data to estimate the global burden of congenital rubella syndrome, 1996-2010: a systematic review. PLoS One, 2016, 11 (3): e0149160.
6. Liu S, Joseph KS, Luo W, et al. Effect of folic acid food fortification in Canada on congenital heart disease subtypes. Circulation, 2016, 30, 134 (9): 647-655.
7. Saxena A, Mehta A, Sharma M, et al. Birth prevalence of congenital heart disease: a cross-sectional observational study from North India. Ann Pediatr Cardiol, 2016, 9 (3): 205-209.
8. Jennifer L, Thompson, MD, Elena V, et al. Medical and obstetric outcomes among pregnant women with congenital heart disease. Obstet Gynecol, 2015, 126 (2): 346-354.

第十九章 遗传咨询、产前筛查诊断与宫内治疗

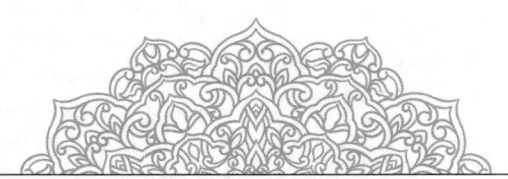

本章关键点

1. 遗传咨询是指由临床医师或遗传咨询医师就患者及家属提出的家庭中遗传性疾病的发病原因、遗传方式、诊断、预后、复发风险、防治等问题予以科学的解答，并就咨询者提出的婚育问题提出医学建议等的过程，是预防出生缺陷的重要措施之一。
2. 有产前诊断指征的孕妇建议产前诊断，无产前诊断指征的孕妇建议进行唐氏筛查与大畸形筛查，对筛查高危人群，建议进行产前诊断，告知目前各种筛查与诊断方法的局限性，孕妇知情自主选择。
3. 产前诊断是通过有创技术取得来自胚胎和胎儿的信息（这些方法包括绒毛采样、羊膜腔穿刺、脐静脉穿刺、着床前诊断及 B 超），对胎儿是否存在染色体病及单基因等遗传性疾病或先天性畸形做出诊断。
4. 严格掌握宫内治疗指征、手术方法与胎儿手术需遵循的原则。

第一节 遗传咨询

一、遗传咨询的定义

遗传咨询（genetic counseling）是预防出生缺陷的重要措施之一，是指由临床医师或遗传咨询医师就患者及家属提出的家庭中遗传性疾病的发病原因、遗传方式、诊断、预后、复发风险、防治等问题予以科学的解答，并就咨询者提出的婚育问题提出医学建议等的过程。为适应近十余年基因组医学的迅速发展，美国国家遗传咨询协会（The National Society of Genetic Counselors，NSGC）于 2006 年 5 月对遗传咨询重新定义，即遗传咨询是一个帮助人们理解和适应遗传因素对疾病的作用及其对医学、心理和家庭的影响的程序。这一程序包括：①通过对家族史的解释来评估疾病的发生或再发风险的概率；②进行有关疾病的遗传、实验室检测、治疗处理及预防的教育，并提供与疾病有关的各种可以求助的渠道和研究方向；③辅导促进知情选择和对所患疾病及其再发风险的逐步认知和接受。

遗传咨询的特点是双向互动，咨询对象是整个家庭，需要特殊的知识和沟通技巧，需要一定的时间，每个个体的认知和决定各不相同，包含心理治疗等。

二、遗传咨询的对象

具体到产科领域，遗传咨询又可分为婚前咨询、孕前咨询和产前咨询等。产前遗传咨询的对象主要包括：

1. 涉及遗传因素异常的夫妇 如夫妇双方或家系成员患有某些遗传/代谢病或先天性畸形者（包括结构畸形或染色体畸形）；或夫妇双方之一明确为染色体异常（如平衡易位或倒位）。

2. 有不良孕产史的夫妇 如曾生育过遗传病患儿的夫妇；不明原因智力低下或先天畸形儿的父母；不明原因的反复流产（≥2 次）或有死胎、死产、新生儿死亡史等情况的夫妇；婚后多年不孕不育的夫妇。

3. 孕期不良环境因素暴露的夫妇 如长期接触不良环境因素的育龄青年男女；孕期接触不良环

境因素以及患有某些疾病的孕妇；孕期／孕前有特殊用药史的孕妇（包括疫苗接种等）。

4. 产科常规检查发现异常者　如血清学筛查异常的孕妇（包括唐氏筛查、病毒学检测等）；超声等影像学检查提示可疑畸形或有超声软指标异常的孕妇；超声发现胎儿发育异常。

5. 35 周岁及以上的高龄孕妇。

6. 进行辅助生育的孕妇。

7. 双胎／多胎孕妇。

8. 其他需要产前诊断咨询的患者。

值得注意的是，随着检测技术的提高，以及人们对于孕育健康后代的关注，婚前咨询、孕前咨询得到越来越多的认可，使得遗传咨询的范围不再仅仅局限于以上高危人群，如有关携带者筛查的遗传咨询，服务对象可扩展至所有育龄夫妇。

三、遗传咨询的内容

遗传咨询的内容广泛，概括为以下几方面：

1. 遗传病的诊断　首先要对所患疾病做出诊断。可通过病史、体格检查、化验、放射检查、染色体核型分析、家系调查等手段来完成，有些疾病还需做缺陷酶活性及其代谢物检测，甚至基因诊断。

2. 对于已经诊断的遗传疾病，确定其遗传方式，经解释病情后，提出防治方法和对策。具体如下：

(1) 染色体疾病：因目前对先天性染色体疾病无有效的治疗方法，应早期诊断。

(2) 单基因遗传病：因遗传方式遵循孟德尔法则，因此可以明确告知咨询者疾病的遗传风险，提出医学建议（关于婚姻及生育）。

(3) 多基因遗传病：此类疾病是由几对基因共同作用引起的，且每对基因对遗传病的形成作用微小（微效基因），几对基因作用累积后形成的累加效应才显现出一个明显的表型，缺陷基因越多病情越重，同时还受多种环境因素影响。因此常有一定的家族史，但缺乏明显的系谱特征，如先天性畸形（无脑儿、唇腭裂等）、高血压、糖尿病、精神分裂症等。

(4) 线粒体遗传病：属母系遗传病，最常累及脑和骨骼肌（线粒体性脑肌病），起病从儿童期到老年期不等，出生时往往没有临床表现，很难进行产前诊断。

(5) 体细胞遗传病：是由不同基因的突变的累加效应所致的疾病，如众多的癌症（突变通常局限于肿瘤，其他组织中无异常发现）；部分自身免疫性

疾病和衰老也涉及此类遗传。此类疾病无法进行产前诊断。

(6) 其他：如生殖系嵌合、印记基因、限性遗传等。

3. 对于遗传病患者的亲属，可根据遗传病的遗传方式及家系分析，推测该亲属是携带者的可能性，并给予婚育指导和建议。

4. 对近亲婚配者，根据家系调查，来推测家族中某种遗传病的再发风险。

5. 孕前、孕期保健和优生指导。指导孕妇避免接触环境中可能存在的致畸因素；如果已有接触，则应分析该致畸物的敏感和耐受程度等综合分析、判断致畸风险，提出处理建议。

四、遗传咨询的程序

寻求遗传咨询协助的原因可有千百种，咨询的方式、过程也要因人、因事甚至因时因地而异，当有共同的主要程序，大致如下：

1. **诊断**　通过：①初步询问；②收集完整的家族史、家谱以及其他有关病史并对被咨询者及亲属进一步检查，如全身检查等；③正确地诊断；④确认检查以及其他有关检查，包括染色体分析、芯片及基因诊断、成长及发育评估、生化分析、掌纹分析、智力测验等；⑤文献检索：有很多由多发性的畸形所组成的综合征极为罕见，诊断及预测发生率都很不容易。这个时候常只能由文献中找寻类似的病例来做参考，所以丰富的文献资料也是遗传咨询所必备的。

2. **与患者及家属交谈**　诊断确定且复发率明确后，医师需以患者或其家属所能了解的方式告诉他们结果。这种交谈的内容应包括疾病的名称、疾病所造成的异常、有没有办法治疗、有哪些治疗的方法、所需的花费、患者存活的时间、复发率的高低、有没有办法做产前诊断以预防复发等，这些都是患者或其家属决定生育与否所必须知道的资料。一般来说，疾病越严重、复发率越高时，多数人都会选择不再生育；而复发率较低、较不严重的遗传病患者或其家属比较会冒险再生育。

3. **可否生育的选择**　一对生育过患有某种遗传性疾病或先天畸形孩子的夫妇，或是因为家族中有遗传疾病而来求诊的夫妇，在经过上述的遗传咨询后，对于要不要生育，他们可以有以下几种选择：

(1) 计划妊娠：假使他们所担心的疾病复发率很低，可告知其可以放心地怀孕，但须接受完善的

产前检查,必要时用羊膜腔穿刺、绒毛取样、脐静脉穿刺等方式检查胎儿。如为严重致愚致畸的疾病,在成为有生机儿前可决定终止妊娠。如为可纠治的畸形,则可考虑宫内干预或在新生儿出生后早期干预,以尽量减少出生缺陷的发生。

(2)避孕、绝育及收养:假使复发率高或是疾病对家庭所造成的影响太大而无法接受时,可以选择避孕及不再生育,如接受结扎手术或采取避孕方法,暂时不生育下一代,以期待医学的进步,能够对某一遗传疾病的产前诊断与治疗获致突发性的发展。若夫妇急欲拥有子女,收养孩子则可弥补此缺憾。

(3)人工授精:假使疾病是由丈夫遗传而来,或是夫妇双方都是缺陷基因携带者,可以考虑以其他人健康的精子,利用人工授精的方法在排卵期时注入妻子的子宫内。

(4)试管婴儿:若夫妻带有不正常的遗传基因,且致病基因已明确,而这对夫妻又决定拥有下一代时,可以进行辅助生育,在体外受精,通过植入前遗传学诊断(preimplantation genetic diagnosis,PGD)对胚胎进行检测,再将未携带该异常基因的受精卵植入妻子的子宫内,以生育健康的子女。然而,人工授精及试管婴儿虽解决了不孕不育夫妇的难题,却也带来了许多伦理及法律的问题。

五、遗传咨询伦理原则

遗传咨询应遵循自愿原则、平等原则、教育咨询者原则、公开信息的原则、非指导性的咨询原则等,并要注意遗传诊断的伦理、道德问题等。

1. 产前诊断及遗传咨询的伦理原则 中华人民共和国卫生部令第 33 号令颁布的《产前诊断技术管理办法》中第二十三条指出"对于产前诊断技术及诊断结果,经治医师应本着科学、负责的态度,向孕妇或家属告知技术的安全性、有效性和风险性,使孕妇或家属理解技术可能存在的风险和结果的不确定性"。第二十四条指出:在发现胎儿异常的情况下,经治医师必须将继续妊娠和终止妊娠可能出现的结果以及进一步处理意见,以书面形式明确告知孕妇,由孕妇夫妻双方自行选择处理方案,并签署知情同意书。若孕妇缺乏认知能力,由其近亲属代为选择。若有涉及伦理问题的,应当交医学伦理委员会讨论。

WHO 建议的产前诊断及遗传咨询的伦理原则包括:

(1)包括出生前诊断在内的遗传服务的公平分配,首先要给予最需要医疗服务的人,而不管他们的支付能力或其他考虑(公正)。

(2)产前诊断在性质上应为自愿,未来父母应该决定是否一种遗传疾病值得进行产前诊断或是终止受累胎儿的妊娠(自主)。

(3)如在医学上有出生前诊断的指征,不管夫妇所述的关于流产的观点如何,都应该提供出生前诊断。在有些情况下出生前诊断可用来为出生有病的孩子做准备(自主)。

(4)出生前诊断仅为给父母和医师提供有关胎儿健康的信息。利用出生前诊断做父子关系检验(除了强奸和乱伦)或做性别选择(除非是性连锁疾病)是不能接受的(无害)。

(5)在无医学指征的情况下,仅为宽慰母亲焦虑的产前诊断,对资源分配的优先权应次于医学指征的出生前诊断(公正)。

(6)遗传咨询应在出生前诊断之前(无害)。

(7)医师应将所有与临床有关的发现告知咨询对象或咨询对象夫妻,包括所论及疾病症状的整个变异范围(自主)。

(8)在家庭框架和国家法律、文化和社会结构的框架内,咨询对象及 / 或咨询对象夫妻对受累胎儿妊娠的选择应得到尊重与保护。是夫妻而非卫生专业工作人员做此选择(自主)。

2. 产前诊断及遗传咨询中可能面临的伦理困惑 产前诊断如果获得阳性结果,很可能导致对有缺陷胎儿的人工流产。这样做在伦理学上是否可接受,什么样的有病胎儿适合于选择性流产,要根据疾病的严重性、发作年龄、发病率、死亡率、是否存在慢性疾病、智力低下、畸形等因素来考虑。对大多数妇女来说,做出是否终止妊娠的决定是她们一生中最痛苦的事。在这个问题上,尊重个人选择和尊重他人生命针锋相对。因此,只要讨论人工流产问题,就会激起人们情感上的矛盾,而且这个问题不是几句话能说清楚的。但因为堕胎在我们的社会中太寻常了,因此还需要经常总结和讨论其对社会和精神的影响。选择性流产有时会遇到一个特殊问题:对没有症状的携带者和47-三体型(XYY)等是否应进行选择性流产?由于正常人一般都有 3~5 个缺陷基因。因此没有理由将产前诊断和选择性流产用于携带者。比如进行性假肥大性肌营养不良(Duchenne muscular dystrophy,DMD),为 X 连锁隐性遗传,主要是男孩发病,女性为致病基因携带者,通常5岁左右发病,肌萎缩是进行性的,预后不良。因此对这类疾病重在预防。对于科学技术日新月异的今天,通过植入前遗传学诊断(preimplantation genetic diagnosis,PGD)技术对男性胎儿的致病基因检测可发现真正的患儿,从而保留正常男胎,避免过去为达到优生的目的而仅选择性保留女孩。

(李淑元　王彦林)

第二节　产前筛查及产前诊断

20世纪中叶以来,遗传学和分子生物学以及医学影像学的不断进步使人们对胎儿、新生儿疾病的认识逐步深化,一些新的仪器和检测方法的发明和投入临床应用,特别是在近20年中,使产科医师能及早发现胚胎和胎儿的发育异常和结构及代谢异常,因而出现了产前筛查及产前诊断两门亚学科,现有数据已证实它们在发现出生缺陷和降低其发生率方面确实是有效的。产前检查及产前诊断的各种技术不断涌现,我们追求的是精确度高、创伤小、安全性高而价格便宜的技术,旧的技术逐渐淘汰。由于我国幅员辽阔,各地经济收入不平衡,采用的技术种类不同,我们将产前检查及产前诊断发展以来的各种技术的方法、适应证和禁忌证在此介绍,作为各地使用的参考。

一、产前筛查方法与进展

产前筛查(prenatal screening)是指在孕早、中期用定量方法测定孕妇血液中某些化学成分以及B超的专项监测技术结合孕妇年龄、孕周,利用专门的筛查数据软件,对孕妇中可能患有的某些严重的遗传性疾病或染色体疾病进行风险性估计,发现高危的孕妇以便产科医师做进一步的诊断和处理。广义地说,产前筛查还包括地区性或流行的感染性疾病的血清学筛查及B超对妊娠14周前的孕妇进行筛查,以上所述的检查已经在大数量的研究基础上证明有效。所以产前筛查的指征应为:危害严重,分布明确、发病率较高的人群,而筛查阳性,有进一步明确诊断的方法,筛查方法简易,费用远低于治疗费用。

关于三体综合征,在产前筛查中的重点问题是筛查染色体疾病中的21-三体综合征,这是一种最常见的常染色体的三体综合征。1866年,先由Down报告,故又称唐氏综合征(Down syndrome),又称先天愚型,疾病的本质是第21号染色体有三条,该病的发生率在新生儿活婴中为1/800~1/600,发生的原因是父母的生殖细胞减数在分裂时第21号染色体不分离。虽然它可发生在母亲的任何生育年龄,但其发生率与孕妇的年龄密切相关,母亲的年龄越大,发生的概率越高,见表19-1。但在21-三体综合征新生儿中母亲年龄≥35岁的所占比例较少,2003年全国资料仅占15%,因此在确定筛查对象年龄时仍存在不同意见。

21-三体综合征新生儿在临床上有明显的生长发育及智力障碍,患者多为小于胎龄儿,其头围小,面容呆滞,眼裂小,外侧上斜,内眦深,眼距宽,鼻梁扁平,耳位低,舌常伸于口外,身材矮,手指短,小指内弯,约50%患者手掌为通贯手,肌张力低,草鞋脚,第1、2趾间距宽,约50%有先天性心脏病,消化道畸形亦增多,男性患者有隐睾,身体抵抗力差,易患肺炎等并发症,其智力亦差,智商在20~25间,往往在6岁后能成句说话,患者20%~25%于1岁内死亡,50%在5岁内死亡,患者以后发生白血病和早老性痴呆症的可能性亦大。

表19-1　孕妇年龄与染色体异常

母亲年龄	出生时唐氏风险	出生时染色体异常风险	羊膜腔穿刺染色体异常风险	CVS染色体异常风险
21	1:1 667	1:526		
31	1:909	1:385		
33	1:602	1:312		
35	1:375	1:202	1:141	1:118
37	1:224	1:129	1:88	1:72
39	1:136	1:82	1:56	1:44
41	1:82	1:51	1:35	1:27
43	1:49	1:32	1:22	1:16
45	1:30	1:20	1:14	1:10
47	1:18	1:12	1:9	1:6
49	1:11	1:8		

三体综合征中尚有18-三体综合征及13-三体综合征;18-三体综合征于1960年由Edward首先发现,发生率在1:(4 000~8 000),其孕妇约1/3过期产,1/3早产,常伴有胎盘小、单脐动脉;新生儿表

现为小于胎龄儿，头小，眼裂小，耳位低，常伴有心血管、消化、泌尿系统畸形，手、脚发育亦不良，并伴有其他部位畸形，50% 于产后 2 个月内死亡。13- 三体综合征的发生率为 1:(7 000~20 000)，亦有中枢神经系统、面部、眼、心脏、生殖系统的发育畸形，娩出后大多在 6 个月内死亡。其他的常染色体亦有三体畸形者，绝大多数在孕早期已流产。

二、早期妊娠筛查

(一) B 超检查

B 超是妊娠筛查十分重要的工具。

1. **第一次 B 超检查** 妊娠 11~14 周的 B 超检查是诊断早期妊娠能否成功的第一次预测，Pandya 等(1996)对 17 870 名已妊娠 10~13 周孕妇进行 B 超筛查，发现妊娠失败者 501 例，发生率为 2.8%，其中 188 例(37.5%)为无胚胎发育，313 例(62.5%)为稽留流产，因此，第一次 B 超检查对确定胚胎是否存活十分重要。

2. **准确估计胎龄** 在早期妊娠中，如无禁忌，阴道超声较腹部超声能更早地识别孕囊、胚芽及胎心的存在。早期妊娠时 B 超的优点是较末次月经更准确地估计妊娠周，Savitz 等(2002)的研究发现，单以末次月经推算，过期妊娠的发生率是 12.1%，而根据 B 超测量则仅为 3.4%，因此可以减少 8% 的妊娠妇女做不必要的产前监测。

3. **颈项透明层 (nuchal tranlucency，NT) 的测定** 1992 年，Nicolaids 等首先应用"NT"这一名称。妊娠 10 周起，胎儿淋巴系统逐渐发育，在淋巴系统发育健全前，少量淋巴液可积聚在淋巴囊内形成颈项透明层，至妊娠 14 周左右淋巴系统发育完善，积聚在淋巴囊内的淋巴液迅速被引流至颈内静脉，因而 NT 也随之消失。NT 测定是指妊娠 11~14 周时用超声测量胎儿颈后部皮下液体生理性积聚的厚度。测定的方法是在胎儿矢状的切面上，测定颈项皮肤与颈椎软组织间最大透亮层的厚度。首先以头臀长(crown-rump length，CRL)来正确估计胎龄。正常情况下，NT 的厚度随 CRL 的伸长而增厚，11 周时 CRL 为 45mm，相应的 NT 为 1.2mm，当 13 周[+6] 时 CRL 为 85mm，相应的 NT 为 1.9mm，两者的第 95 百分位值各为 2mm 及 2.8mm。在妊娠 11~14 周测量 NT 对诊断 21- 三体综合征有较大意义，因为 21- 三体综合征胎儿的 NT 值增大，因此在该时间段测量 NT 值，结合母亲的年龄，为筛查 21- 三体胎儿提供了一个有

效的方法。从 20 世纪 90 年代初就有学者提出 NT 增厚与胎儿染色体异常有关，对 21- 三体综合征胎儿的 NT 研究，James 所著《高危妊娠》一书中综合了 14 项报告(1995—2001)，共 174 473 名孕妇，包括了 728 名怀有 21- 三体综合征胎儿的孕妇在内，进行 NT 测量，并以 ≥2.5~3.0mm 或 ≥ 第 95 百分位数值为风险值的前瞻性研究，共检出 562 例，检出率为 77.0%，假阳性率为 4.7%。我国北京大学人民医院(2011)对 2 060 例单胎妊娠根据 CRL 核对孕周后测量 CT 厚度并随访至生后 1 周，对结局正常的胎儿，其孕 11 周时，NT 厚度第 50 百分位数为 1.00mm，第 95 百分位数为 1.90mm，孕 14 周胎儿 NT 厚度第 50 百分位数为 1.6mm，第 95 百分位数为 2.3mm。中山大学附属第一医院报告(2013)对妊娠 11~13 周[+6] 具有高危因素的 135 例 NT ≥ 2.5mm 并做了产前诊断的病例进行分析，结果染色体异常者 36 例(26.7%)，其中 21- 三体 11 例，18- 三体 8 例，特纳综合征 7 例，并有结构异常 32 例(23.7%)，其中严重心脏畸形 11 例(8.1%)，重型 α 型地中海贫血 7 例(5.2%)。

NT 测量在临床上有比较重要的意义，因此就应该有可靠的质量保证，它要求所有实施胎儿超声的 B 超医师要经过严格训练，对 NT 测量需有多次测量的实际经验，测量的误差应在 95% 的测量中 <0.5mm，并有性能良好的 B 超器械，测量时 CRL 应控制在 45~84mm 间。

4. **对胎儿结构的辨认** 在妊娠 12~14 周时，胎儿体内结构已发育至一定程度，该时已可经 B 超对胎儿结构初步辨认，这是可以对胎儿畸形筛查的最早时间，有些畸形在该时期已经露出端倪，例如神经系统的颅盖缺失，脑膨出及无脑儿，心脏的四腔检查，是否有脐疝存在等。但是胎儿的神经系统的内部结构及面部、心脏及骨骼结构需至 18~22 周检查更为明确。

5. **胎儿鼻骨** 近年来有研究表明胎儿鼻骨(nasal bone，NB)的异常也可以用于筛查 21- 三体综合征，如 Cicero 等报告在妊娠 11~14 周时检查 21- 三体综合征胎儿 73% 有鼻骨缺失。但用超声测量 NB 要求很高，还难以成为普遍应用的筛查方法。刘建君等(2012)报告在 1 148 例孕中期(22~27 周)产前超声中发现 24 例鼻骨发育不全，其中缺失 11 例，鼻骨短小者 13 例。经随访 17 例为 21- 三体，1 例 18- 三体。该 18 例中 15 例(83.3%)合并多发畸形。其余 6 例染色体正常未

合并畸形。

（二）妊娠 11~14 周母体血清标志物筛查

中位数倍数（multiple of the median，MOM）是目前在产前筛查领域广泛被应用的一种标化方法。即在筛查中将每个受检的孕妇被感染的风险率作为最后评价的指标，而 MOM 是计算此风险值的基础，MOM 值 = 某指标的观测值 / 特定健康状况人群该指标相应组别的中位数。其中，特定健康人群是指排除了对研究指标有影响的有关疾病和因素的所谓正常人；相应组别是指与分子部分指标观测值在处于同一水平的组别；中位数是指平均水平，但不是算术平均数。

妊娠早期（11~14 周）用作观测的母体血清标志物（即指标）：

1. 游离 β-hCG（free β-hCG，f β-hCG） hCG 是胎盘滋养层产生的激素，它由 α 及 β 两个亚单位组成，β 亚单位是其特有的成分，21- 三体综合征胎儿的母体血清游离 β-hCG 浓度高于染色体正常的胎儿，两者比较，前者的 β-hCG 的 MOM 接近 2，如果和母亲年龄结合，其检出率为 45%，而 13- 三体及 18- 三体综合征胎儿的母体 f β-hCG 浓度则降低，由于 β-hCG 的稳定性较好，已成为早期及中期妊娠血清筛查必选的标志物之一。

2. 血清妊娠结合血清蛋白 -A（pregnancy associated plasma protein A，PAPP-A） 21- 三体综合征胎儿的母体血清 PAPP-A 水平较胎儿染色体正常的母体血清 PAPP-A 水平低，与正常比较，其中位值接近 0.5MOM。如果与母亲年龄结合，其检出率为 50%，13- 三体及 18- 三体综合征胎儿的母体血清 PAPP-A 浓度亦降低。

3. 血清标志物联合检测 很多学者以联合各种指标或标志物监测 21- 三体综合征可以有效地提高检出率，以 Spencer（2003）为例，他报告 12 239 例于早孕时作 NT，血清游离 β-hCG 及 PAPP-A 检测以筛查 21- 三体综合征，侵入性检查率为 5% 时，25 例 21- 三体综合征检出 23 例，检出率为 92%，该种联合筛查方法尚可发现 18- 三体、13- 三体、三倍体、特纳综合征及其他染色体异常。Leung 等（2007）报道对 2 990 名中国香港妊娠 11~13 周[+6] 妇女做 NT+ f β-hCG +PAPP-A 联合筛查，其中 99% 为中国人，37% 为 35 岁以上妇女，结果筛查阳性 185 名（6.1%），最后证明有 14 例 21- 三体综合征，17 例其他染色体异常，见表 19-2。

表 19-2　妊娠 11~14 周 21- 三体综合征筛查检出率和假阳性率

筛查试验	检出率	假阳性率
母亲年龄 + 血清 β-hCG+PAPP-A	60%	5%（或 15%）
母亲年龄 +NT	75%	5%
母亲年龄 +NT+ 血清 β-hCG + PAPP-A	80%~90%	5%（或 2%）

三、中期妊娠筛查

（一）B 超筛查

中期妊娠时 B 超筛查是发现胎儿畸形的主要方法，中期妊娠时在妊娠 18~22 周已能对胎头、躯干、脏器及四肢进行检查，因为此时胎儿各部的结构的发育已经成形，心脏的超声检查则以 22 周为宜，中期妊娠胎儿超声检查内容，见表 19-3。

表 19-3　美国 Robert Wood Johnson 医学院对中期妊娠胎儿超声检查

部位	内容
观察内容	
头部	头形、钙化、大脑半球、丘脑、大脑脚、侧脑室及脉络丛、第三脑室及第四脑室、小脑和蚓部、小脑延髓池、透明隔腔
颈面部	轮廓、眶、唇和腭、鼻骨、颈部皱褶、耳朵
胸腔	肺、骨性胸腔结构
心脏	四腔心外观、流出道、纵向肋骨旁动脉、上下腔静脉、瓣膜、心房及心室壁
腹部	腹壁及脐门、胃、肝、胆囊、脾脏
泌尿生殖系统	肾脏、膀胱、生殖器
脊柱	脊柱
四肢	上、下肢，包括手、脚
脐带	血管数量、生理值测定
生理值测定	
头部	双顶径、头围、侧脑室腔、小脑延髓池、颈项皱褶（需要时）、小脑
胸部	胸围
腹部	腹围
骨骼	股骨长度、肱骨长度、桡骨和尺骨长度、胫骨和腓骨长度、足长
鼻骨	长度
眼眶	距离
其他	胎儿数量、位置、胎盘、羊水、宫颈及子宫下段

1. B超可以发现的胎儿结构异常　见表19-4。

表19-4　孕中期B超可以发现的胎儿畸形

部位及系统	畸形
中枢神经系统	脑积水、脑膨出、无脑儿、全前脑畸形、脉络膜囊肿、脊柱裂(开放性及隐性)
颜面部	唇裂、腭裂
心脏	房间隔缺损、室间隔缺损、主动脉缩窄、肺动脉闭锁或狭窄、二尖瓣闭锁、三尖瓣闭锁、法洛四联症、大血管错位、心室双流入道等
肺	先天性肺囊肿病、胸水、膈疝
腹部及腹壁	十二指肠狭窄或闭锁、肠梗阻、胎粪性腹膜炎、腹裂、脐膨出
泌尿系统	肾缺如,多囊肾
骨骼系统	成骨发育不全、软骨发育不全Ⅰ型及Ⅱ型
非免疫性水肿	

2. B超可以发现的胎儿染色体异常　21-三体综合征是染色体异常中最常见的一种,它在解剖结构方面,大约有35%的患者有大的畸形,故并非所有患者存在解剖结构异常,有时这些表现并不明显,容易造成产前诊断的漏诊。21-三体综合征的解剖结构异常多种多样,除面容外常累及多个脏器:唇裂、腭裂、房间隔缺损、法洛四联症、主动脉缩窄、三尖瓣闭锁、膈疝、食管闭锁、十二指肠或小肠狭窄或闭锁、脐膨出、马蹄内翻足、胎儿水肿、胸腹腔积液、股骨肱骨短,但最特征性的表现为房室间隔缺损及十二指肠闭锁及狭窄,超声软指标筛查见表19-5。

表19-5　Robert Wood Johnson医学院筛查非整倍体畸形胎儿的遗传学B超标记

非整倍体畸形的超声	非整倍体畸形的超声
结构上的畸形,包括心血管(四腔心和流出道畸形)	心内强回声,短胫腓骨,小耳畸形
股骨短(<正常的10%以上)	马蹄内翻足
肱骨短(<正常的10%以上)	单脐动脉
肾盂扩张(肾盂前后径>4mm)	小指指骨发育不良
颈后软组织厚度(≥6mm)	鼻骨缺损
肠管高回声(回声与髂骨回声相似)	

因此,21-三体综合征的超声图像:有颈项软组织层增厚、肠管回声增强、长骨短小(尤其是肱骨)、脉络脉囊肿、脑室轻度扩张、肾盂轻度扩张、心室内强回声点、轻度左右室不对称、少量心包积液、小指中段缺失或发育不良、草鞋脚、前额短小及鼻骨缺失或发育不良等以上表现,除颈项层有NT增厚表现外,余皆在中期妊娠出现,过了23~24周时这些表现都已消失或不明显。因此对检查时间的掌握是十分重要的。Persutte等(1998)报告11个研究中心联合进行超声在诊断21-三体综合征的敏感度研究,发现241个21-三体综合征胎儿中有85%在超声影像中表现有一个异常;Hobbins等(2003)报告在8个中心参与在孕中期服B超检查高风险孕妇,发现176个21-三体综合征胎儿,诊断敏感度达72%(64%~84%)。

因为超声可以发现相当比例的21-三体综合征胎儿至少有一种异常表现,因此,如果条件许可,建议超声对所有普通孕妇做B超筛查。

(二)中期妊娠14~22周血清标志物筛查

1. α-AFP　正常情况下,妊娠12周可在母体血清中测到α-AFP,Brock(1972,1973)首先发现胎儿神经管缺陷者羊水和母血中α-AFP升高,可以作为筛查和诊断神经管缺陷的指标之一,目前已广泛应用于临床。Merkatz等(1984)发现21-三体综合征胎儿的孕妇血清α-AFP水平偏低,在对以后的各种筛查指标中,α-AFP的变化比较恒定,因此成为中期妊娠的筛查指数之一。

2. 非结合血清雌三醇(unconjugated estrone E₃,uE3)　uE3是由胎儿肾上腺皮质和肝脏提供的前身物质并由胎盘合成的一种雌激素,进入母体循环,随妊娠月份而逐渐上升,Canick等(1988)首先报道21-三体综合征胎儿孕妇血清uE3明显下降,但有的学者认为其检出率不高,是否将其列为筛查指标之一,意见不一,尚有争论。

3. 抑制素-A(inhibin-A)　抑制素-A是由合体滋养层产生的物质,已在妊娠10~12周时分泌达到第一次高峰,15~25周保持恒定,妊娠晚期再次升高,足月时达最高峰。Wald等研究认为孕早期时检查抑制素-A对筛查21-三体综合征有意义,但对其单独使用尚有争议,而组合应用时已证实可以提高检出率。

4. 联合检测　对联合检测可提高对21-三体综合征的检测率,已有多篇报道,现将联合检测筛查方法及检出率列出见表19-6。

表 19-6　妊娠 14~22 周 21- 三体综合征
筛查方案及检出率

筛查试验	检出率
母亲年龄	30%
母亲年龄 +α-AFP	37%
母亲年龄 +α-AFP+β-hCG	59%
母亲年龄 +α-AFP +uE3	69%
母亲年龄 +α-AFP+ f β-hCG	75%
母亲年龄 +α-AFP+ f β-hCG+uE3	80%
母亲年龄 +α-AFP+ f β-hCG+uE3+ inhibin-A	74%~82%

四、产前筛查方案评估及注意事项

(一)妊娠 11~14 周联合筛查方案

如仅以孕妇血清方法筛查,用 PAPP-A 及 f β-hCG 者为多,结合母亲年龄,21- 三体综合征检出率为 60% 左右,若增加 NT 则可达 80%~90%。对该项工作,发达国家已开展对有高危因素者进行筛查,发现异常者,要做绒毛采样,核型异常者进行告知,核型正常者,孕 16 周时再行 B 超检查,若 NT＞5mm,应做超声心动图检查并进行遗传咨询,在国内尚未见有类似报告。

(二)妊娠 14~22 周联合筛查

如仅以母亲年龄加 α-AFP 检查,检出率仅为 35%,增加 β-hCG 检出率可达 75% 左右,附加 uE3,则可达 80%,若联合 NT 及 NB 则可达 90% 以上。在美国,1993 年美国国家遗传咨询协会推荐用 α-AFP 及 β-hCG 作为产前筛查标志物,现已在美国、欧洲、亚洲一些国家开展。我国北京、上海、南京、广州等一些三级医院已采用 α-AFP 及 β-hCG 联合筛查方法,但为时尚短,经验有待积累。南京胡亚莉(2007)报道江苏省 1 年中在 95 个项目点对总计 27 313 名孕妇在知情同意基础上,产前筛查者 26 803 例(98%),筛查方法:母亲年龄 + α-AFP+ f β-hCG,孕妇平均年龄 25.1 岁,≥35 岁者占 1.7%,血清筛查 21- 三体综合征高风险 1 244 例,18- 三体综合征高风险 105 例,筛查阳性率分别占 5.0%、0.4%,最终胎儿及婴幼儿染色体异常者共 20 例,其中筛查 21- 三体及 18- 三体综合征的检出率各为 56%(5/9)及 80%(4/5)。

(三)产前筛查应当注意的问题

1. 产前筛查应为知情选择,孕妇在完全自愿的情况下进行。医务人员应事先向孕妇家属详细介绍有关染色体疾病及遗传性疾病的知识,告知其目前筛查技术本身的局限性和结果的不确定性,由孕妇本人及家属决定是否参加筛查并办理相关的手续。

2. 产前筛查应纳入产前诊断的质量管理体系。参加产前筛查的临床医师、做血清筛查的检验师以及所使用的仪器及试剂都必须有严格的质量保证,并应了解参与产前筛查孕妇的本次妊娠的最终结局。以临床和 B 超医师为例,如不能准确测量 CRL,孕龄计算不准确,就可影响结果,因此进行定期的质量控制检查就显得十分重要。

3. 注意成本 - 效益的控制。现在已知血清检测项目越多,检出率越高,但每一例试验者的经济投入(成本)太高,因此策划者和管理人员必须注意性价比的控制,做到检出率高,假阳性率低,侵入性检查控制在一定范围内,而性价比合适。

(钱小虎　戴钟英)

第三节　产前诊断方法与进展

产前诊断是采用细胞遗传学、分子生物学、生物化学、B 超、磁共振等手段,通过有创伤及无创伤的检查方法以获取胚胎或胎儿的信息进行分析,对胚胎或胎儿是否患有某种染色体病、单基因等遗传性疾病或先天性畸形做出最后诊断。

产前诊断的内容及包括的范围很广:从诊断的疾病内容来看包括染色体病、单基因病、多基因病及先天性畸形等;从监测技术来看包括采样技术、羊膜腔穿刺术、脐静脉穿刺术、胎儿活组织取样技术、植入前诊断技术等;从单基因疾病的检查方法来看,则包括 DNA 分子杂交、聚合酶链反应(polymerase chain reaction, PCR)、FISH 等,因此产前诊断是一门还在不断发展的专门学科。

一、产前诊断的指征

包括产前筛查结果阳性,超声有胎儿异常以及高风险者:孕妇年龄 ≥35 岁,曾有染色体异常的妊娠史,双方染色体异常或者有家族史者,有遗传性代谢性疾病者及 X- 连锁疾病者,卵质内单精子注射(intracytoplasmic sperm injection, ICSI)。

二、产前诊断技术

(一) 绒毛采样法

绒毛采样法 (chorionic villus sampling, CVS) 的主要对象为有遗传性疾病或代谢缺陷疾病者, CVS用于临床已 20 年, 有经验的 CVS 操作者手术, 失败率很低。

1. 绒毛取材适应证 妊娠遗传性疾病、代谢缺陷性疾病等需要进行产前诊断。

2. 绒毛取材禁忌证 ①适应证不明确者; ②有先兆流产或稽留流产者; ③阴道、盆腔或宫腔内感染者; ④单纯由于社会因素需要做性别鉴定者。

3. 绒毛取材适宜时间 目前一般认为是妊娠 10~12 周, 因为在妊娠 9 周之前胎盘绒毛非常薄, 很难获取绒毛组织, 即使在 B 超引导下, 由于超声很难辨别包绕在其表面的蜕膜组织, 故也不易获取绒毛组织; 此外, 由于妊娠 10 周之前胚胎处于分化早期, 过早干预可能会导致胎儿发育障碍, 引起流产或胎儿肢体缺失等畸形。

4. 绒毛取材途径和方法 主要有两种, 即经腹和经宫颈绒毛取样。取材方法有经宫颈直接绒毛细胞收集法、盲吸法、内镜直视下直接用活检钳取绒毛组织法或抽吸法。也可以在超声引导下用活检钳钳取绒毛法或抽吸法。由于在超声引导下抽吸安全性大大提升, 故一般采用此法。

关于经腹与阴道抽吸的比较, 2007 年最新的循证资料显示: 经宫颈 CVS 比经腹 CVS 所要求的技术高, 获取标本也更容易失败, 因此推荐经腹取材, 但若胚胎种植于子宫后壁, 孕囊位于前, 经腹 CVS 有困难可以改为经阴道 CVS。

被检测者取截石位卧于检查床上, 膀胱为半充盈状, 常规消毒会阴部及阴道内, 在 B 超引导下, 辨别清楚孕囊在子宫腔内的位置, 直视下将带金属芯的绒毛抽吸经宫颈探入子宫腔内, 并渐渐插入孕囊植入的边缘部, 进一步插入绒毛层, 固定绒毛抽吸管 (注: 必须在带有负压的状况下拔出), 将抽吸的绒毛组织立即小心推注到生理盐水或培养基中, 并在显微镜下仔细分析绒毛组织, 然后将绒毛组织挑选出来做检查; 如果绒毛组织量不够时可以重复抽吸, 但是原则上只允许抽吸 3 次, 过多次数的抽吸可以引起流产。

B 超引导下的绒毛取材一般不会刺破孕囊, 故导致流产的发生率明显减少。

任何一种方式的绒毛取材完成后, 孕妇必须卧床休息 0.5~1 小时, 1 周内严禁性生活, 同时尽量避免体力劳动。

5. 绒毛取材并发症 ①感染: 由于手术经阴道实施, 如果阴道消毒不严格或所用器具被污染, 取材后可以引起宫内感染, 导致出血、流产等; ②出血: 主要是由于取材后感染所致; ③流产: 导致流产的主要原因是穿刺过程中将孕囊刺破, 由于宫腔内感染导致流产; ④胎儿畸形: 绒毛取材是否可以引起胎儿畸形, 目前尚处于观察或讨论阶段, 目前报道较多的是在孕早期实施绒毛取材术后胎儿发生心脏畸形、尿道下裂、无脑儿、脑积水等, 故孕早期绒毛取材的实施必须慎重, 严格掌控适应证, 操作必须精细, 并紧密监测胎儿宫内生长发育情况; ⑤胎 - 母输血: 有学者报道, 在孕早期实施绒毛取材术后约 33% 母体血清中 α-AFP 浓度明显提高, 估计有胎 - 母输血的存在; ⑥母体细胞污染: 李敏清等 (2008) 在广西对 883 例有可能生育地中海贫血的高危孕妇在妊娠 9~11 周做经宫颈 CVS, 取材成功率 95.3%, 自然流产率为 4.3%, 宫内感染率为 1.13%, 地中海贫血基因分析出重型的地中海贫血儿 143 例, HBH 病例 26 例、α 和 β 地中海贫血杂合子共 373 例, 故该法可有效地用于对地中海贫血胎儿的治疗和诊断。

戚庆伟等 (2006) 报告在妊娠 9~13 周 (平均 10.69 周) 在 B 超引导下经腹绒毛取材做产前诊断共 77 例, 均为单胎妊娠, 孕妇平均年龄为 35.2 岁, 穿刺成功率 100%, 与操作相关的自然流产 1 例 (1.3%), 无感染者, 培养成功率 98.7%, 平均培养时间 5~7 天, 发现异常核型 5 例, 限制性胎盘嵌合体 2 例, 故作者认为在妊娠 9~13 周在 B 超引导下经腹绒毛取材是安全可行的方法。

许代娣等 (2002) 报告共进行 CVS 213 例, 一次手术成功率为 93% (198/213), 二次手术成功率为 97.7% (208/213), 流产率为 2.4% (5/213), 出血率为 3.3% (7/213)。

(二) 胎盘活检

妊娠中晚期可以经腹壁穿刺或在胎儿镜下, 抽取胎盘绒毛组织, 进行有关的产前诊断。但由于近年来脐带血管穿刺技术的日益完善, 而且脐带血管穿刺可以直接获取胎儿血液, 所携带的信息比较完整, 故胎盘活检用于胎儿的产前诊断基本上被其他诊疗技术所代替; 但是, 如果对胎盘本身进行产前诊断, 除 B 超检查外, 可以行胎盘组织活检。

(三)羊膜腔穿刺

该法为目前最常用的产前诊断技术,可以分为妊娠早期(<15周)羊膜腔穿刺及中期羊膜腔穿刺两种,因妊娠早期羊膜腔穿刺的失败率、羊水培养失败率、流产率及畸形发生率均高于妊娠中期腹腔穿刺,故通常采取在B超引导下于孕16~22周中期妊娠进行,取得羊水的成功率达99.6%。

1. 羊膜腔穿刺适应证 ①35岁以上高龄孕妇;②产前筛查阳性结果者;③夫妇中有一方存在有染色体异常或为性连锁隐性遗传病基因携带者;④近亲婚配或有家族性遗传性疾病史者;⑤曾生育过染色体异常儿、畸形儿、智力障碍患儿、先天性代谢缺陷性疾病儿、死胎等孕妇;⑥不明原因的羊水过多或孕妇血清中 α-AFP 异常增高者;⑦妊娠期,尤其是孕早期有过大剂量放射线或化学毒物接触史者。

2. 羊膜腔穿刺术禁忌证 ①曾有过先兆流产或先兆早产者;②发热或腹壁局部皮肤感染者。

3. 操作步骤 排空膀胱,取平卧位,术前检测胎心,超声定位,选择进针方位,避开胎盘组织,确定一羊水比较多的羊水池。

消毒腹壁,在已选定的穿刺部位穿刺腹壁及子宫壁,并朝已选定的羊水池方向进针,当术者有明确的两次落空感,并觉进针时毫无阻力时,可以停止进针,拔出针芯,如有淡黄色羊水溢出,证实穿刺针已在羊膜腔内,接上注射器,根据临床需要抽吸一定量的羊水,然后将针芯置入穿刺针内一并拔出,穿刺局部用消毒纱布压迫数分钟以达到止血和防止羊水溢出的目的。穿刺完毕后孕妇必须卧床1小时。

如果第一次穿刺失败,则可在1周后行第二次穿刺。

4. 羊膜穿刺并发症 ①羊膜腔感染;②出血与血肿;③流产与早产;④羊水渗漏;⑤胎儿损伤。

卢丽华等(2013)对16~25周的2 414名孕妇在B超引导下行羊膜腔穿刺术均成功经体外培养后进行G显带,显微镜下做核型分析。2 414例取得羊水标本,2 407例培养成功(99.7%),核型异常124例(5.1%)。染色体数目异常46例,其中三体综合征38例(83.9%)。因此,羊膜腔的成功率高,特别是在B超引导下做羊膜腔穿刺率高,安全性亦高。

(四)脐静脉穿刺术

脐静脉穿刺术是1983年由Daffora等首先创立,随着该技术的建立,为胎儿宫内诊断和胎儿宫内治疗又开辟了一个新的途径。

胎儿脐带血为纯胎儿血液,携带有较为完整的胎儿信息,可进行胎儿染色体核型分析、基因分析、胎儿血液病研究及 TORCH 感染的诊断,而且准确性较羊水中脱落的胎儿细胞、孕早期绒毛组织以及胎盘组织更高,是其他方法无法比拟的。此外,脐带血穿刺不仅可以获得产前纯胎儿血,而且可以用于胎儿宫内治疗。

1. 遗传性疾病的产前诊断 是脐带血管穿刺的绝对适应证,其相对适应证主要有胎儿内分泌疾病或免疫性疾病的产前诊断:关于妊娠期感染性疾病的产前诊断是否进行脐带血管穿刺尚有异议,因为脐带血管穿刺是一种创伤性措施,在其实施过程中有可能将母体中的病原体直接传入胎儿血液循环,导致胎儿感染。

2. 脐带血管穿刺的时间 一般在妊娠中期,即妊娠 20~22 周以后,因为此时的脐带较为粗大,容易刺中血管,而且此时的胎儿也较大,能够提供较多的血样用于诊断。

3. 脐静脉穿刺的禁忌证 ①母体有出血倾向或出血性疾病;②泌尿生殖系统感染者;③先兆流产;④子宫有病变(包括肌瘤、畸形等);⑤前置胎盘或胎盘低置。

4. 脐带血管穿刺的方法 主要是经腹壁穿刺胎儿脐带的静脉,穿刺的最佳部位是脐静脉进入胎盘处。穿刺前一般给予孕妇少许镇静剂,如地西泮 10mg,不仅可以使孕妇镇静,而且还可以减少胎动,有利于穿刺成功。脐带血管穿刺一般是在超声引导和监视下完成的。首先辨别脐带及脐带血管,确定穿刺点及进针方向,然后消毒腹壁,穿刺点周围用 1% 利多卡因进行局部麻醉,选用 22 号长穿刺针在预先确定的穿刺点处进针,按选定的进针方向将穿刺穿入宫腔、羊膜腔,直达胎盘脐带附着的根部,穿刺脐带,然后由助手固定穿刺针,接上注射器回抽有血液即表明穿刺成功,如果回抽没有血液,考虑穿刺针在脐带组织中,可适当调整针尖方向,再回抽到有血液为止。穿刺时间应控制在15~20 分钟内,穿刺次数不应该多于 4 次。

5. 脐带静脉穿刺的并发症 并发症有死胎、早产、流产、脐带血肿、胎儿心动过缓。20 世纪 Duchate 在报道的 341 例脐静脉穿刺有 20 例胎儿死亡(5.87%),其中 3 例(0.88%)死亡直接与穿刺有关,有 33 例(9.38%)胎儿心动过缓,近年来由于对病例的选择比较严格,并发症已明显减少。郭晓玲等(2013)对17~35周孕妇1 473例行脐血管穿刺术,羊膜腔穿刺不超过2次,向脐带进针不超过3次者,成功1 459例(99.05%),手术时间在2~15分钟者1 444例(98.97%),并发症中脐带渗血(>15秒)153例(153/1 473,10.38%),穿刺经胎盘396例,胎盘出血(>30秒)148例(148/396,37.37%),出血均自行停止。胎儿心动过缓41例(2.78%),抢救成功38例,死亡3例。早产11例,晚期流产2例,绒膜羊膜炎1例。发现染色体异常207例,非整倍体38例,其中21-三体25例、18-三体9例、13-三体1例;其中164例因脐血检查及B超异常引产、72例死胎引产、11例早产,其中8例新生儿存活。1 293例足月正常分娩。产后检查与产前诊断结果符合率100%。

(五) 胎儿组织取样

胎儿组织取样是从胎儿某部位组织取样以鉴定胎儿是否患有某些遗传性的疾病,从报道的胎儿组织取样的部位为胎儿皮肤、胎儿肝脏、胎儿肌肉,如取胎儿肝组织检查葡萄糖-6-磷酸酶缺乏症等,取胎儿肌肉诊断Becker-Duchenne肌营养不良,过去用胎儿镜取样,后改为在超声引导下经腹做穿刺取样。现可通过绒毛、羊水细胞做DNA分析。

(六) 着床前产前诊断

着床前产前诊断(preimplantation genetic diagnosis,PGD)也称植入前遗传学诊断,是遗传学诊断技术与辅助生殖技术相结合而成的一种孕前诊断技术。从广义上讲是指对精子和卵子的优选,将形态和功能正常的胚子受精,以利于优生优育;狭义上是指体外受精(in vitro fertilization,IVF)的胚胎在被移植入子宫之前,应用先进的遗传学技术和分子生物学技术确定遗传物质是否正常,以决定是否种植该胚胎,目的是将正常胚胎移植入子宫内,这是产前诊断的延伸。通过着床前产前诊断可以把疾病控制在胚胎发育的早期阶段,避免了妊娠建立后再做产前诊断时孕妇可能面临人工流产、引产等所带来的生理和心理的痛苦;也可避免羊膜腔穿刺、绒毛取样等手术操作所带来的各种并发症的风险。

1. PGD 常用的分子生物学方法

(1)聚合酶链反应(polymerase chain reaction,PCR):1989年PCR技术首次用于着床前产前诊断。通过扩增了Y染色体位点特异序列,诊断携带有X连锁隐性疾病双亲的子代胚胎性别。

(2)荧光原位杂交(fluorescent in situ hybridization,FISH):是研究人类胚胎染色体异常的最佳方法之一。FISH采用荧光标记的DNA探针特异性地与目标细胞的DNA结合,通过不同的荧光标记探针,在单一的细胞中同时分析多条染色体。FISH还可以对期间细胞核进行染色体计数,由于单一细胞产生中期分裂细胞的概率较低(约20%),FISH是目前用于检测胚胎单一细胞染色体数目异常的最有效方法。此外,FISH也被用于检测单一细胞的不平衡易位。

(3)引物原位合成法(primed in situ synthesis):是一种PCR与FISH相结合的技术,同时具有两者的优点,但其实用性和结果的可靠性还有待改善。

(4)胚胎活检:早期胚胎对显微操作比较敏感,活检时容易受损。早期胚胎活检常选择在8细胞期进行(胚胎发育的第3天),此时对胚胎的影响最小。发育至桑葚期时胚胎细胞之间形成紧密连接,使活检操作比较困难。胚胎活检取材方法有挤压法、吸出法和机械分离法等,近年来透明带激光打孔技术,通过大量的临床证明,该技术对妊娠率没有明显影响,临床应用有增加的趋势。无论通过何种方法,一旦获得活检的细胞,均需将细胞固定在载玻片上进行FISH分析,移植活检后的胚胎应十分小心,任何轻微的挤压都可以将胚胎通过透明带的开口排出。

2. PGD 的应用范围

通过PGD对遗传物质异常胚胎进行筛查,理论上可以增加着床率,减少自然性流产和三倍体受孕率。其应用范围主要包括:①染色体异常;②单基因遗传;③ Rh血型;④组织相容性抗原配对;⑤肿瘤遗传易感性分析;⑥性别鉴定。

3. PGD 的前景

随着人类基因组研究的深入与发展,DNA诊断技术以及其他生物学技术的不断完善,促进了PGD技术迅猛发展。目前PGD技术已被广泛应用。随着PGD技术以及辅助生殖技术,尤其是IVF技术的发展,PGD必将成为重要的临床产前诊断手段。

随着PGD的准确性和可靠性的进一步提高,PGD不仅可应用于一些单基因病或染色体异常,对多基因疾病,例如恶性肿瘤、糖尿病以及冠心病等的应用也将成为可能。

(七) 地中海贫血的产前筛查及产前诊断

珠蛋白生成障碍性贫血(thalassemia)首先在

地中海沿岸地区被发现，又称地中海贫血，现称海洋性贫血。它是一种常染色性遗传性疾病，是一种或几种组成珠蛋白的肽链合成减少或不能合成而造成血红蛋白分子结构异常，使血红蛋白合成不足而发生慢性溶血性贫血。根据所缺少的珠蛋白肽链的不同又可以分为 α 肽链形成受抑制的 α 型珠蛋白生成障碍性贫血及 β 肽链形成受抑制的 β 型珠蛋白生成障碍性贫血。我国南方，如在广东、广西、福建、海南岛，此病是常见的遗传性溶血病，无论 α 型还是 β 型的纯合子发生的贫血均较严重，杂合子的贫血较轻，因此广东、广西、福建及海南岛均有不少报告。如容永忠等（2006）对广州珠海地区 3 662 例产前检查人群用 PCR 及 RDB 法确诊 α 型地中海贫血 897 例（24.49%）及 β 型地中海贫血 184 例（5.02%），为该地区产前诊断和预防提供了有价值的资料。如吴琦常等（2008）对厦门地区具有 α 型地中海贫血高风险者以 PCR 法进行 α 基因检测，检出 α 型地中海贫血 239 人，夫妻双方均为 α 型地中海贫血者为 12 人，其中 8 人再用超声介导下羊膜腔穿刺或脐血管穿刺，发现其重度 α 型地中海贫血者为 6 人，轻型 2 人。吴慧珍等（2007）报告广西沿江地区对 840 名孕妇用红细胞平均体积、红细胞脆性及血红蛋白电泳筛查地中海贫血，结果检出地中海贫血 334 例（18.15%），其中 α 型 210 例（11.41%），β 型 124 例（6.74%），270 例确定了基因型，22 对夫妇均为地中海贫血者做产前诊断，发现胎儿除 4 例正常外，余均异常，有 3 例为 Bart 水肿，1 例为 HBH 病，1 例 β 型纯合子，其余均为 α 型或 β 型杂合子。

（八）无创伤产前诊断技术

1. **B 超**　关于 B 超的产前诊断，妊娠中期 14~22 周 B 超可以对大多数畸形做出诊断，对大的致命性的畸形，如无脑儿、单心腔、腹裂等，可以明确诊断，而对多指症、并指症、缺指症、小耳等则可能遗漏；但对智力障碍、视听障碍及某些代谢性疾病不能诊断，由于该项技术专业性强，应由训练有素、经验丰富的专业人员完成。

2. **在孕妇外周血中取胎儿 DNA 做产前诊断的技术**　胎儿染色体非整倍体的无创 DNA 产前检测（noninvasive prenatal testing，NIPT），是利用大规模平行测序技术（massively parallel sequencing，MPS）对母体外周血中的游离 DNA 进行深度测序，获取胎儿染色体信息的方法。1997 年，香港中文大学的卢煜明教授等通过 PCR 扩增得到母体外周血中 Y 染色体的特异性 DNA 序列，从而证明怀有男性胎儿的母血浆中存在胎儿游离 DNA（cell free fetal DNA，cffDNA）。cffDNA 几乎全部来源于胎盘的滋养层细胞，孕 7 周胎儿胎盘循环建立后，cffDNA 即以一定的比例稳定存在于母体外周血中。cffDNA 仅占母体血浆游离 DNA 总量的 5%~30%，并随着孕周的增大而增多；DNA 片段大小为 75~250bp。游离 DNA 半衰期仅为 16.3 分钟，分娩 2 小时后母血中的 cffDNA 即完全降解。以 21- 三体胎儿为例，增加一条染色体而导致的血浆游离 DNA 含量的变化十分微小，因此要求检测方法极为灵敏。新一代测序技术的快速发展和成熟为 cffDNA 的检测提供了技术保障，该项技术在产前诊断中发挥重要作用。

国内外研究人员进行了大量的临床试验，探讨该技术在产前检测中的应用。2008 年，有两个不同的研究小组采用 MPS 全基因组随机测序技术在怀有 21- 三体综合征胎儿的孕妇的外周血中发现了超量的 21 号染色体 DNA 片段。随后相继发表的多个临床试验结果均验证 NIPT 对染色体非整倍体检测有较高的灵敏度和特异度。如 Palomaki 发表一项研究显示，MPS 全基因组随机测序技术对 T18 检测的灵敏度为 100%，假阳性率为 0.28%，对 T13 检测的灵敏度为 91.7%，假阳性率为 0.97%。Liang 等的一项回顾性临床试验显示，NIPT 组针对 T21、T18、T13、T9 和性染色体非整倍体的检测灵敏度为 100%，特异度为 99.71%。国内一项包括 11 105 例孕妇的多中心研究发现 NIPT 诊断 T21 和 T18 的敏感度为 100%，特异度达 99.96%。

随着国内外临床研究的成功开展，相关的专业协会发表了一系列的专家共识或指导意见。2012 年国际产前诊断学会（International Society of Prenatal Diagnosis，ISPD）发表声明指出，通过其他筛查方法、母亲年龄或家族病史确定为高风险的孕妇，可以进行 NIPT 检测。同年，美国妇产科医师学会（American College of Obstetricians and Gynecologists，ACOG）与美国母胎医学会（Society for Maternal-Fetal Medicine，SMFM）也共同发表委员会指导意见，推荐 NIPT 作为非整倍体高危人群的一种初筛检测。两个学会同时详细界定了非整倍体高危人群：①母亲预产期年龄超过 35 岁；②超声检查结果显示高危；③生育过三体患儿；④任何方式的血清学筛查高危结果；⑤父母为

13、21 号染色体的平衡易位携带者。

但是 2013 年 1 月美国国家遗传咨询协会（The National Society of Genetic Counselors，NSGC）针对 NIPT 的遗传咨询发表了指导意见，认为：① NIPT 当前只作为产前染色体非整倍体评估的补充检测，其结果不能视为诊断，异常结果必须通过细胞遗传学诊断确诊；②因缺乏在中低风险人群中的临床数据，NIPT 暂时不能替代现有的染色体非整倍体筛查方法；③现有的临床数据显示，NIPT 只能涵盖 T21、T18、T13 等，所以在孕妇检测之前应对其说明检测范围和局限性；④需重视检测前和检测后的遗传咨询，并给出正确的意见；⑤如果超声检查异常、家族有染色体异常病史、复发性流产、高龄、筛查高危等，无论其 NIPT 结果如何，都应进行详细的遗传咨询；⑥ NIPT 相关的临床试验发展迅速，NSGC 也将根据 NIPT 的发展调整遗传咨询的指导意见。

我国全国产前诊断技术专家组于 2012 年就 NIPT 进行了论证。并准确把握临床适用人群，包括：①有介入性产前诊断禁忌证者（先兆流产、发热、有出血倾向、感染未愈等）；②产前筛查高危或临界高危孕妇；③珍贵儿，知情后拒绝介入性产前诊断的孕妇；④对介入性产前诊断极度焦虑的孕妇；⑤就诊时处于较大孕周、超出目前产前筛查范围的孕妇。

NIPT 的局限性主要体现在：①筛查的目标疾病偏少，仅针对胎儿 21- 三体综合征、18- 三体综合征、13- 三体综合征。尚不能检出胎儿染色体易位、倒位、微缺失等异常疾病。②染色体三体型疾病中存在部分嵌合体，深度测序存在难度。双胎及多胎也有类似情况，如双胎及多胎中的某一个胎儿患有 21- 三体综合征而其他胎儿为正常，该技术的检测灵敏度与特异度有可能会降低。③以下因素有可能影响无创检测结果的准确性：孕妇本人为染色体疾病患者或携带者；孕妇近期接受过异体输血、移植手术、细胞治疗等；孕周计算不准（实际孕周<12 周）；孕妇体重超过 100kg 可能导致游离胎儿 DNA 含量低于检出量。

在英国，基于 cffDNA 的无创检测，除染色体非整倍体外，还有以下几种应用，包括：①Rh 血型的判定；②针对性连锁遗传疾病的性别判断；③排除父系遗传突变或新发突变（包括常染色体显性疾病与夫妇携带不同致病突变的常染色体隐性疾病）；④某些常染色体隐性疾病或者 X 连锁疾病的明确诊断。其中，后三项都与单基因病相关。

（钱小虎　戴钟英）

第四节　胎儿宫内手术

随着"胎儿是人，患病的胎儿也是患者"这个理念的深入和产前筛查及诊断技术的日益成熟，越来越多的胎儿疾病可以在宫内得到明确的诊断，胎儿宫内手术也得以发展。胎儿手术根据手术部位（表 19-7）可分为直接针对于胎儿的手术，如胎儿胸腔积液羊膜腔胸腔引流术、脊髓脊膜膨出的宫内修补术、先天性膈疝的宫内治疗等；针对于胎盘、脐带及胎膜的手术如胎儿镜下胎盘吻合血管激光电凝术、羊膜索带分解术、单绒双胎选择性减胎的血管凝固技术以及胎盘绒毛膜血管瘤的治疗等。根据手术对母体造成的风险又可分为开放性胎儿手术，如胎儿骶尾部肿瘤的切除，及微创性胎儿手术，如胎儿镜手术、宫内体腔积液分流手术、宫内输血术等。

表 19-7　针对胎儿、胎盘（膜）及脐带进行宫内手术的指征、目的及原则一览表

疾病	病理生理	宫内治疗目的及原则
针对胎儿手术		
先天性膈疝	先天性肺发育不良和肺部高张力	及时逆转肺发育不良和肺部高张力
下尿道梗阻	进行性肾功能不全，肺发育不全和羊水过少	尿道引流以避免梗阻性尿道病变并增加羊水量
骶尾部畸胎瘤	胎儿心排血量增加至衰竭，胎儿因肿瘤生长或出血而贫血	阻断"盗血"现象，恢复心功能，避免羊水过多
新生儿脊柱裂	神经管暴露带来的危害；脑脊液漏导致 Chiari 畸形和脑积水	覆盖裸露的脊髓，停止渗漏，避免脑积水和小脑疝的发生
胸腔占位	肺发育不良（胸腔占位压迫）及水肿（静脉回流障碍）	避免肺发育不良和心力衰竭
心脏病变	较大的引起不可逆的心脏发育不良或损伤的病变	阻止心脏发育不良或损伤的进展

疾病	病理生理	宫内治疗目的及原则
针对胎盘、脐带和胎膜手术		
胎盘绒毛膜血管瘤	动静脉短路导致的心排血量增加,心力衰竭及羊水过多	阻止胎儿心排血量增加及胎儿胎盘水肿发展
羊膜索带	对胎儿的缠绕导致血管神经损伤	避免羊膜索带对肢体结构和功能的影响
双胎输血综合征	胎盘之间吻合血管导致两胎儿羊水量异常及血流动力学改变	通过激光凝固胎盘血管吻合使得两胎儿"双绒毛膜化",改善心功能,减少神经系统并发症的发生
一胎无心畸形或严重生长发育不平衡	一胎畸形或发育不一致,该胎儿可能对另一胎儿带来不良影响	选择性减胎术给另一胎儿带来存活概率

一、微创性胎儿手术

(一)胎儿镜手术

胎儿镜(fetoscope)经腹进入羊膜腔内,可以直接观察胎儿外观并进行胎儿组织活检,最初用于诊断性用途,如对进行性肌营养不良或白化病进行产前诊断。随着分子遗传学诊断技术的发展,许多单基因疾病不再需要进行胎儿镜下诊断,目前胎儿镜主要用于胎儿疾病的宫内治疗。

1. 双胎输血综合征(twin-to-twin transfusion syndrome,TTTS) TTTS是单绒毛膜双羊膜囊双胎妊娠的严重并发症。胎盘之间存在血管吻合包括动脉间(A-A)、静脉间(V-V)及动静脉吻合(A-V)3种。有10%~15%的单绒毛膜双胎妊娠发生TTTS。如果不适时进行干预,严重TTTS的病死率高达90%~100%。目前胎儿镜激光凝固胎盘吻合血管治疗TTTS是胎儿镜技术使用最广泛的适应证,也是针对TTTS的首选治疗方式。术后至少一胎存活的概率可达80%以上。手术指征为Quintero分期Ⅱ~Ⅳ期及部分QuinteroⅠ期的病例。手术禁忌证包括一胎已发现结构异常、先兆流产者、孕妇存在各器官或系统感染特别是怀疑宫内感染者、完全前壁胎盘无穿刺途径以及母体有严重内外科合并症或产科并发症不适合手术。手术主要母体并发症包括:出血、羊水渗漏、感染、胎膜早破、流产和早产。胎儿近期并发症主要包括:一胎或两胎的宫内死亡、假性羊膜索带综合征、胎儿躯(肢)体灼伤;远期并发症包括新生儿神经系统受损、心肾功能损伤,其与手术并无相关,而是TTTS疾病自身病理生理机制导致。胎儿镜激光术治疗TTTS的最佳孕周为孕16~26周。也有少数医疗中心进行了孕16周前及孕26周后的胎儿镜激光术治疗。有学者报道了325例接受胎儿镜激光术治疗的TTTS病例,其中283例手术时间为孕17~26周,一胎存活率为86.9%,两胎存活率为56.6%;另有24例手术时间早于17周,18例手术时间>孕26周,手术成功率与孕17~26周相似。2004年至今,胎儿镜激光术治疗TTTS在全世界范围内已开展了10 000多例,治疗TTTS的效果已被广泛认可。近年来国内学者报道的胎儿镜激光术治疗的TTTS患者术后一胎存活率为60.0%~87.9%,两胎存活率为51.5%,平均分娩孕周为孕33~34周。

2. **先天性膈疝** 先天性膈疝的发生率为1/3 000。严重膈疝的患儿可能因为严重肺发育不全而导致出生后无法存活。生理学研究发现闭塞胎儿气管有利于胎儿肺发育。目前可行的治疗方法是在胎儿镜下行腔内球囊气管闭塞术(fetal endoscopic tracheal occlusion,FETO)来促进肺的发育。由于该手术阻止了肺泡液的外排,使得肺组织不断被膨胀和拉伸,有利于肺的发育。FETO方法是通过胎儿镜将一个用于阻塞血管的球囊放置到声带下方的气管内。欧洲3个胎儿医学中心总共实施了200多例FETO手术。95%的病例一次手术成功,平均手术时间为10分钟。与期待治疗相比,FETO手术将严重的孤立性左侧膈疝的新生儿存活率从低于25%提高到50%左右并大大降低了新生儿病死率,但真正的疗效还需要临床较大样本的随机对照研究结果的证实,FETO术后新生儿长期的神经系统和肺部并发症的随访结果也尚未见有报道。对于FETO手术目前的适应证,需要同时满足以下几项:①孤立性CDH单胎妊娠,胎儿无其他畸形,染色体核型及芯片检查结果正常;②存在肝膈疝,至少1/3肝脏疝入胸腔;③LHR≤1.0。影像学指征还包括:o/e LHR<25%或o/e TotFLV<35%等。FETO的手术时机暂无定论。Deprest在欧洲进行的一项临床试验显示,实施FETO的孕周为27~30周。为了避免长期气管堵塞对肺表面活性物质的抑制,临床上通常在妊娠

34周左右开放气道,解除气道梗阻。开放气道的方法有选择性胎儿镜手术和子宫外产时处理。

3. 羊膜索带综合征(amniotic band syndrome, ABS) 是一组散在的先天性畸形(包括肢体、颜面部和躯干),表现为束带征、并指/趾乃至宫内截肢,也会有颜面部、内脏和体壁复合缺失。束带常影响四肢,但也能缠绕脐带以致胎死宫内。在胎儿损伤不可逆前,采用胎儿镜羊膜束带松解术可能可以挽救肢体和生命。

(二)宫内分流手术

1. 尿路梗阻 胎儿下尿道梗阻(lower urinary tract obstruction,LUTO)发生率大概为(2~3)/10 000。这些病例大多数由孤立的后尿道瓣膜或尿道发育不全引起,大约25%的病例同时合并其他结构异常及染色体异常。如果不经治疗,孤立性LUTO的围产期死亡率较高,这可能与羊水过少引起的肺发育不良有关,少数病例可出现严重的肾衰竭。存活者中有着较高的慢性肾功能不全发生率,有17%在10年内出现终末期肾衰竭。膀胱-羊膜腔引流术可能会提高这些胎儿的存活率。该手术通过微创途径将"猪尾巴管"的一端放置到胎儿膀胱内,另一侧放置到羊膜腔。目前还没有循证医学的文献来支持如何选择合适的病例进行该手术。大多数中心手术的标准为:胎儿出现严重的羊水过少但尚存在一些肾功能。即使膀胱-羊膜腔分流术产前能达到较好的尿液分流,高达1/2的存活者在儿童期仍有慢性肾功能不全。Morris和其同事于2010年发表的系统回顾中随后也证实围产儿生存率虽被提高了,但产后长期肾损害的风险仍然不确定。

对于后尿道瓣膜,亦有学者采用胎儿膀胱镜产前激光消融后尿道瓣膜可以防止肾功能恶化和改善产后结局。目前它仍处在试验阶段,把它用于临床实践仍为时尚早。

2. 胎儿严重胸腔积液 胸腔积液可以导致纵隔移位、异常静脉回流、继发性肺压缩,甚至胎儿水肿和死胎的发生。大多数胸腔积液起源于淋巴液,但也可能是其他疾病的一部分(占25%),其中包括非整倍体(7%)。

对于严重胸腔积液或胸腔积液合并水肿的病例,可进行胎儿胸腔穿刺术。胸腔积液抽取后可以更清楚地检查胎儿心脏有无病变。并可对胸腔积液进行细胞含量、生物化学、核型分析来协助诊断积液的性质和来源。胸腔积液可在短期内复发,可

反复胸腔穿刺。但对于孕周较小的胎儿,胸腔-羊膜腔引流更适用。胸腔-羊膜腔引流的技术和膀胱-羊膜腔引流的技术相似,使用装置也相同。为了避免对乳腺和乳头的损失,通常在胎儿侧壁或后壁胸壁进行引流。有10%~20%的病例由于引流管的移位或者梗阻而需要再次手术。

(三)宫内输血术

胎儿宫内输血主要用于纠正胎儿严重贫血及血小板减少症。胎儿血小板减少症的病例极少,该方面的研究也甚少。造成胎儿贫血除了母儿Rh血型不合溶血还有其他病因,如母胎输血、双胎贫血-多血质序列、细小病毒B19感染和溶血性疾病。胎儿贫血的严重程度可以通过大脑中动脉收缩期血流峰值评估。当大脑中动脉收缩期血流峰值达到1.5MoM值,甚至有升高的趋势时,提示严重贫血,并且需要产前干预。

宫内输血可通过脐静脉、肝静脉和腹腔输血进行。备血要求较高,通常需要供血为O型Rh阴性血型,且血细胞比容达到75%~85%,经过γ射线照射,巨细胞病毒检测阴性。需要根据特定的公式计算输血量。

胎儿严重贫血的情况下,可能一次输血效果不佳,必要时间隔几天多次输血术也是可取的。成功输血后,大脑中动脉的收缩期峰值会迅速下降。有些胎儿会发生持续性溶血,胎儿血细胞比容以每天1%的速度下降。因此,对于如Rh血型不合的胎儿溶血,每隔1~2周重复输血。对于期待36~37周分娩的胎儿,孕34周时进行最后一次宫内输血。

一项大型的前瞻性研究结果表明,Rh血型不合的宫内输血,脑瘫的发生率为2.1%,所有的宫内输血病例,脑瘫的发生率为4.8%。当胎儿出现水肿时,更有可能发生神经系统的损伤,所以对Rh血型不合的妊娠,需密切随访。

(四)严重的胎儿先天性心脏病

虽然目前小儿心脏外科诊疗水平不断提高,但是胎儿左心发育不全综合征(hypoplastic left heart syndrome,HLHS)胎儿的结局仍然很差,此综合征成为产前干预的主要指征。这类畸形的共同点为左心循环在某部有狭窄或闭锁,而使左房、肺静脉及肺动脉扩张和压力增高,于是右室的血流增加,必须伴有动脉导管才能生存。出生后手术会单心室Fontan式循环,总存活率低于65%。另外,高达1/2的长期存活者存在神经系统发育不良,其中部分病例可能在产前就已发生。

在出口瓣膜梗阻的病例中,实施胎儿球囊瓣膜成形术可能会使胎儿心室恢复并继续生长。产前干预理论上降低了心室内压,改善了冠状动脉血流灌注(减少了缺血性损伤),使得心室生长,避免引起心肌纤维化,从而为产后修复双心室功能做准备。类似的经皮心脏球囊扩张手术同样也可用于具有完整心室的肺动脉闭锁等。但该类手术仍需要进一步评估其疗效。

二、产时子宫外处理

胎儿分娩时子宫外产时治疗(ex utero intrapartum treatment,EXIT),也称胎盘支持下胎儿产时手术,即在保持胎儿胎盘循环的同时进行胎儿手术。EXIT 最初用于胎儿重度先天性膈疝的气道闭锁治疗,利用胎儿麻醉学和外科学技术,在胎儿部分娩出时保持胎儿胎盘循环的情况下,移除胎儿颈部的气管夹或气管腔内球囊,确保气道通畅后,结扎脐带,将胎儿从母体分离。后来 EXIT 的应用扩展的指征有:①子宫外产时开放呼吸道(EXIT-to-Airway):主要应用于颈部肿块引起的气道梗阻;先天性的气道梗阻综合征,如气管或咽喉发育不良、严重的小下颌畸形、严重先天性膈疝 FETO 术后的球囊取出。②子宫外产时体外膜肺氧合(EXIT-to-ECMO):如严重的膈疝(肝膈疝)、HLHL(左心发育不良综合征)、主动脉狭窄伴完整的房间隔。③子宫外产时切除术(EXIT-to-Resection):纵隔或心包畸胎瘤和淋巴管瘤;胸部肿块引起的胸腔内气道梗阻。④产时子宫外分离术(EXIT-to-Separation):如连体双胎的分离术。以下情况不是做 EXIT 的指征:腹壁缺损(如脐膨出、腹壁裂),肺部病变(如严重的肺囊腺瘤病变、肺隔离症、支气管囊肿等),无需 ECMO 的先天性膈疝。

有一种十分普遍的错误观点认为 EXIT 手术等同于剖宫产。事实上,剖宫产手术的目标是:①尽量增大子宫压力防止产后出血;②避免全身麻醉时胎儿吸入经胎盘扩散的麻醉药而发生新生儿窒息。相比之下,EXIT 手术的目标是:①利用深度麻醉使子宫张力减退到一个恰当的程度;②维持子宫容积防止胎盘剥离;③孕妇深度麻醉的同时保证孕妇血压正常;④对胎儿进行外科水平的麻醉同时保证其不发生心脏抑制。

因此,EXIT 的成功需要产科、新生儿和儿外科、麻醉科、耳鼻喉科及医学影像学医师的通力协作。

三、开放性胎儿宫内手术

通过大量动物试验,Harrison 在 19 世纪 90 年代开展了开放性胎儿手术(open fetal surgery)。可行开放性胎儿手术的胎儿异常包括后尿道瓣膜、严重先天性膈疝、骶尾部畸胎瘤、胎儿颈部肿块、脊髓脊膜膨出等。目前唯一经过随机对照研究证实疗效的为脊髓脊膜膨出的开放性手术。尽管脊髓脊膜膨出并非致死性的先天性缺陷,但出生后可能带来严重的并发症,消极等待产后再进行治疗往往效果不佳,于是近年来提出了产前进行宫内干预的尝试。Adzick 等对有脊髓脊膜膨出的胎儿进行了一项随机对照研究,比较了孕 26 周前进行宫内手术和胎儿出生后再进行外科治疗的胎儿近期和远期结局,发现产前治疗组出生后脑脊液分流术的实施率(68%)显著低于产后手术组(98%)($P<0.001$),出生后 30 个月幼儿的精神认知功能和运动功能的发育情况显著优于产后治疗组($P<0.007$)。开放性手术对于孕妇和胎儿均有很大风险,需谨慎选择。目前该手术仅在包括美国费城儿童医院在内的极少数胎儿治疗中心将胎儿脊髓脊膜膨出的开放性胎儿宫内手术作为首选治疗推荐给患者。

四、胎儿手术需遵循的原则

由于胎儿手术均为入侵性操作,对胎儿及母体均有一定并发症。国际胎儿医学与胎儿外科学会(International Fetal Medicine and Surgery Society,IFMSS)1982 年有针对性地提出了胎儿治疗必须遵循的原则:①必须对胎儿疾病进行精确的诊断与分期;②熟悉胎儿疾病的自然病程;③目前确无有效的产后治疗方法;④动物模型证实手术确为可行,能够改善不良结局;⑤手术必须在胎儿医学中心进行,并经过伦理讨论,充分告知家属胎儿宫内干预的利弊及对母胎带来的近期和远期的风险。尽管这些原则是在 30 年前提出的,但到现在仍被各国的胎儿医学专家们遵循。

在严格遵循上述胎儿宫内治疗原则的基础上,基于目前的临床研究,根据循证证据的分级有以下几类:

1. 有随机对照临床研究支持的宫内治疗 现今只有两个胎儿疾病的宫内治疗有随机对照研究的支持,一个是采用胎儿镜胎盘激光电凝治疗双胎输血综合征,另一个是采用开放性的胎儿宫内手术治疗胎儿脊髓脊膜膨出。

2. 已积累了大量的临床经验,认知度较高,但尚缺乏临床多中心随机对照研究支持的宫内干预,如 FETO 治疗先天性膈疝。

3. 由于病例数极少,仍处于临床经验摸索阶段的胎儿宫内干预技术,包括巨大的肺部先天性肺囊腺病及隔离肺合并水肿的宫内干预(激素治疗、开放性的胎儿宫内手术、营养血管支硬化剂栓塞、射频消融治疗等),巨大胎儿骶尾部肿瘤合并心力衰竭的宫内治疗(胎儿镜下血管电凝、射频消融、开放性胎儿宫内手术等),采用膀胱羊膜腔引流术治疗先天性下泌尿道梗阻,产前球囊扩张主/肺动脉瓣预防因主/肺动脉瓣狭窄导致的左/右心发育不良等。临床上尝试上述技术时应十分慎重,仔细权衡宫内干预较期待治疗对母胎可能带来的机会和风险。

(孙路明)

参考文献

1. 夏家辉, 刘德培. 医学遗传学. 北京: 人民卫生出版社, 2004.

2. 陆国辉, 徐湘民. 临床遗传学咨询. 北京: 北京大学医学出版社, 2007.

3. 刘建君, 李锐, 张晓航, 等. 超声测量中孕期胎儿鼻骨的临床价值. 中国超声医学杂志, 2012, 28 (11): 1018-1021.

4. 周祎, 鲁云涯, 陈涌珍, 等. 颈项透明层增厚胎儿的产前诊断及预后分析. 中山大学学报, 2013, 34 (6): 888-893.

5. 卢丽华, 邹德学, 胡飞雪, 等. 2414 例胎儿羊水细胞的体外培养及染色体核型分析. 生殖与避孕, 2013, 33 (5): 323-327.

6. 郭晓玲, 钟进, 邓璐莎, 等. 自由手技术行脐血管穿刺术的安全性研究. 中国优生与遗传杂志, 2013, 21 (7): 87-88.

7. 邹刚, 孙路明. 先天性膈疝胎儿的产前评估及宫内治疗. 中华围产医学杂志, 2013, 16 (9): 519-522.

8. 孙路明, 邹刚, 杨颖俊, 等. 选择性胎儿镜下激光凝固术治疗双胎输血综合征的临床效果和围产儿结局. 中华妇产科杂志, 2014, 49 (6): 404-409.

9. 孙路明, 赵扬玉, 段涛, 等. 双胎妊娠临床处理指南 (第二部分) 双胎妊娠并发症的诊治. 中华妇产科杂志, 2015, 50 (9): 641-648.

10. Arumugam A, Raja K, Venugopalan M, et al. Down syndrome—a narrative review with a focus on anatomical features. Clin Anat, 2016, 29 (5): 568-77.

11. Dan S, Wang W, Ren J, et al. Clinical application of massively parallel sequencing-based prenatal noninvasive fetal trisomy test for trisomies 21 and 18 in 11, 105 pregnancies with mixed risk factors. Prenatal Diagnosis, 2012, 32 (13): 1225-1232.

12. Committee Opinion No. 545: Noninvasive prenatal testing for fetal aneuploidy. Obstetrics and Gynecology, 2012, 120 (6): 1532-1534.

13. Ioannides AS. Preconception and prenatal genetic counselling. Best Pract Res Clin Obstet Gynaecol, 2017, 42: 2-10.

14. Nafziger E, Vilensky JA. The anatomy of nuchal translucency at 10-14 weeks gestation in fetuses with trisomy 21: An incredible medical mystery. Clinical Anatomy, 2014, 27 (3): 353-359.

15. Stergiotou I, Borobio V, Bennasar M, et al. Transcervical chorionic villus sampling: a practical guide. J Matern Fetal Neonatal Med, 2016, 29 (8): 1244-1251.

16. Dahdouh EM, Balayla J, Audibert F, et al. Technical Update: Preimplantation Genetic Diagnosis and Screening. J Obstet Gynaecol Can, 2015 May, 37 (5): 451-463.

17. Lo YM. Non-invasive prenatal testing using massively parallel sequencing of maternal plasma DNA: from molecular karyotyping to fetal whole-genome sequencing. Reproductive Biomedicine Online, 2013, 27 (6): 593-598.

18. Creasy RC, Resnik R, lams JD, et al. Maternal-fetal Medicine. 7th edition. Philadelphia: Elsvier, 2013.

19. Bianchi DW, Crombleholme TM, Mary ED, et al. Fetology: Diagnosis and Management of the Fetal Patient, 2nd edition. Mexico City: McGraw Hill Medical, 2010.

第二十章　产科超声诊断

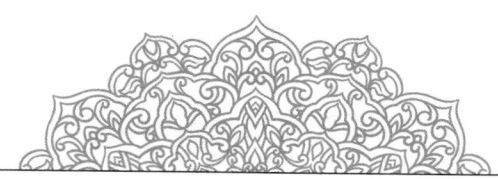

本章关键点

1. 产科超声在整个孕期发挥重要的作用。
2. 产科超声能较为准确完整地在不同孕期对胎儿做出评价,指导临床正确诊断和及时治疗,并可防止重大缺陷儿的出生。
3. 在不同孕龄,需要观察不同的解剖结构。
4. 随着仪器的发展,胎儿超声有新的技术出现,如实时三维超声技术、四维时空关联显像(spatio-temporal imaging correlation,STIC)技术、速度向量显像(velocity vector imaging,VVI)技术等。

第一节　正常妊娠的超声诊断

一、孕早期超声图像

1. **妊娠囊**(gestational sac,GS)　妊娠囊是妊娠最早观察到的宫内结构,经阴道超声最早在妊娠4.5～5周时发现。妊娠5~8周,妊娠囊周围的高回声绒毛形成内环,外周有一蜕膜形成的低回声外环,称为双环征或双蜕膜囊征(Double decidual sac sign,DDSS)。与异位妊娠的假妊娠囊相反,宫内妊娠的妊娠囊的位置为偏心性,最初的妊娠囊为圆形,之后随着妊娠的发展变为椭圆形或肾形。

2. **卵黄囊、胚芽及心管搏动**　卵黄囊(yolk sac)是妊娠囊内超声发现的第一个解剖结构。卵黄囊是一位于胚胎旁的环状无回声,它存在于羊膜外,在羊膜与绒毛膜之间。卵黄囊的直径从孕7周的3mm到孕11周的6mm,孕12周后,卵黄囊囊腔开始消失,大多数卵黄囊在妊娠14周后完全消失。早孕期,超声观察到卵黄囊过大或过小均提示妊娠结局不良。一般妊娠第5周就形成胚芽(embryo bud),并出现心管搏动(cardiac pulsation)。经腹超声,需要在6周左右才能观察到胚芽及心管搏动,经阴道超声能提早到孕5周左右就能观察到。

3. **羊膜囊**　孕7周左右超声能显示绒毛膜腔内一壁薄的囊性结构即为羊膜囊(amniotic sac,AS),内可见胚胎,卵黄囊则位于羊膜囊之外。一般在孕15~16周之后,羊膜与绒毛膜融合在一起,羊膜就不再显示。

4. **颈项透明层**(nuchal translucency,NT)　是指胎儿颈部下的无回声带,位于皮肤高回声带与深部软组织高回声带之间。研究发现,孕早期NT增厚与染色体异常有关,因此被认为是筛选染色体异常的一种有效指标。其测量时间是:孕11~13周[+6],或头臀长(CRL)达到45~84mm之间。测量时需要注意以下几点:①测量平面:胎儿正中矢状切面,颈部处于自然状态,即正常俯屈位;②尽可能放大图像;③正确区分胎儿背部皮肤与羊膜回声,选取胎儿背部皮肤与深部软组织之间的无回声带的最大厚度作为测量值。

二、中、晚期妊娠的超声图像

(一) 头部

胎儿头颅的超声检查可经过横切面、冠状面和矢状面扫查。最早在孕12~13周,可较清晰地观察到胎儿颅脑外形及内部结构。

1. **丘脑水平横切面**　可显示脑中线、透明隔腔、丘脑、第三脑室、大脑及大脑外侧裂。

2. **侧脑室水平横切面** 在此切面上颅骨光环呈椭圆形,较丘脑平面略小。侧脑室后角显示清楚,呈无回声区,内有强回声的脉络丛,但未完全充满后角。图像中央尚可显示两侧部分丘脑,脑中线可见。

3. **小脑横切面** 此切面的标准平面要求同时显示清晰的小脑半球且左右对称以及前方的透明隔腔。

4. **正中矢状切面** 主要显示胼胝体和透明隔腔。此外,第三脑室、第四脑室、小脑蚓部及颅后窝池等可在此切面上显示。

5. **侧脑室前角冠状切面** 可显示额叶、侧脑室前角、胼胝体、扣带回、透明隔腔、尾状核等。

(二)颜面部

胎儿面部超声检查可经过横切面、冠状面和矢状面扫查,每个平面均从不同侧面提供胎儿面部信息。孕14周可显示面部结构,如眼眶、眼睑、晶状体、鼻、鼻孔、口腔、腭、耳,孕16周以后更加清晰。冠状面可清楚地显示面颊、眼、鼻、唇及下颌等结构。正中矢状面是诊断小下颌畸形、先天性管状鼻(又称象鼻)和前额突起或后缩等极其有用。目前,对于胎儿颜面部图像的采集,通常运用三维或四维超声,因为它能对二维超声的不同断面进行综合分析,能提供二维超声不易得到的冠状切面的信息,还可以通过X、Y、Z轴方向的旋转,不同角度地观察各个区域。

(三)脊柱

脊柱的检查切面包括矢状切面、横切面和冠状切面。腹部超声在孕12周后才能显示完整的脊柱,矢状扫查可显示脊柱的全长及其表面皮肤的覆盖情况。在此切面上脊柱呈两行排列整齐的拉链状结构,从枕骨延续至骶尾部并略向后翘,最后融合。在腰段膨大,两光带增宽,两光带之间为椎管,其内有脊髓、马尾等。横切面上脊柱呈3个分离的圆形或短棒状强回声小光团,两个后骨化中心较小且向后逐渐靠拢,呈"^"形排列,前方较大者为椎体骨化中心。近腹侧的冠状切面上可见整齐排列的三条平行光带,中间一条反射回声来自椎体,两侧来自椎弓骨化中心。近背侧冠状切面上,脊柱仅表现为由椎弓骨化中心组成的两条平行光带,中央的椎体骨化中心不显示。

(四)胸腔

胎儿胸腔呈上窄下宽的圆锥形。矢状切面扫查胎儿胸腹腔交接处时,皮肤光带移行自然,没有明显的成角图像。横切胸腔可观察胸廓形态大小、双侧是否对称、心脏大小位置、心脏轴等。随孕周的增加,胎肺的回声逐渐增强。胎肺在孕中期时的回声比肝脏略低,到晚孕时情况恰巧相反,有学者认为,肺回声增强与胎儿成熟度有关。

(五)心脏

胎儿二维超声心动图检查的基本切面:

1. **四腔心切面** 在胎儿横膈之上横切面即可获得胎儿四腔心切面。随着超声技术的发展,在孕12周左右,运用先进的彩色多普勒超声诊断仪和探头即可清晰地观察到此切面。此切面可以显示许多重要内容:心脏与胸腔的比值、心脏轴的测量、心脏的四个腔、二尖瓣与三尖瓣、左右房室连接关系及左心房与肺静脉的连接关系。

2. **左室流出道切面** 可显示升主动脉前壁与室间隔相连续,后壁与二尖瓣前叶连续,并可见左心室与主动脉的连接关系。

3. **右室流出道切面** 可获得右室流出道、肺动脉瓣及肺动脉长轴切面。在探头移动过程中可动态观察到主动脉及肺动脉起始部的交叉排列关系以及左、右心室与主、肺动脉的连接关系。

4. **心底短轴切面** 在此切面上,主动脉为横断面,位于图像的中央,呈圆形结构,内可见主动脉瓣。围绕着主动脉由右向左依次为右心房、三尖瓣、右心室、右室流出道、主肺动脉、左右肺动脉及动脉导管。

5. **主动脉弓切面与动脉导管弓切面** 主动脉弓显示为"拐杖把"状,动脉导管弓显示为"曲棍球杆"状,跨度较大。

6. **上、下腔静脉,右房长轴切面** 可显示上、下腔静脉的长轴切面,右心房及其汇入处、三尖瓣、右心室等结构。

(六)腹腔

观察胎儿腹部脏器最有效的切面是通过胎儿腹部的横向扫查。肝脏内实质回声细小均匀,可见肝门静脉、脐静脉。胆囊在孕24周后可显示,与脐静脉在同一侧,呈梨形,内透声性好。在孕12周,95%的胎儿可显示胃泡,胎儿胃泡位于左上腹,到孕20周均能显示。脐带从胎儿脐部进入腹腔,腹壁显示完整。脾脏位于胃的下方稍偏后的低回声结构,呈半月形,随孕龄而增长。胎儿的小肠和大肠在腹部呈纡曲的带状低回声区或无回声区。

(七)泌尿生殖系统

腹部超声在孕18周后即可显示双肾结构。正常双肾紧靠在脊柱两旁,低于成人肾的位置,在旁矢状面上呈长圆形蚕豆样,横切时呈圆形,右侧稍低于左侧。中等回声的肾皮质包绕在低回声的锥形髓质周围,中央强回声区为集合系统,肾外周为肾周脂肪囊。孕18周后,在肾脏内侧的前上方可见一弯眉状或米粒状的低回声区,其内部中央有一线状强回声,即为肾上腺。膀胱位于盆腔,呈圆形或椭圆形无回声区。在膀胱两侧外壁可见2条脐动脉伸向腹壁与脐静脉同行于脐带中,单脐动脉时,只见膀胱一侧有脐动脉显示。孕18周后,阴囊和阴茎可清晰显示,孕22周后,大阴唇可清晰显示,有资料显示,超声可显示12~40周的胎儿性别的准确率达97.1%,诊断男性胎儿的准确率为97%~100%,诊断女性胎儿的准确率为78%~99.9%,其准确率与以下因素密切相关:操作者的经验、超声仪器、孕龄、胎位。

(八)骨骼

胎儿骨骼具有高对比度,是超声最早能分辨的结构。骨的发生形式有两种,即膜内成骨和软骨内成骨。最早形成骨组织的部位称为骨化中心,最早形成过渡型骨小梁的部位就是初级骨化中心,而在骨干两端的软骨中央出现的骨化中心称为次级骨化中心。超声不但能显示胎儿骨骼的骨化部分,还可显示软骨部分。正常妊娠32周后在胎儿的骨骺软骨内陆续出现次级骨化中心,不同部位的次级骨化中心出现的孕周不同,据此可帮助评估胎儿的孕周和成熟度。妊娠中期羊水量适中,胎动较活跃,四肢显像较好,是检查胎儿四肢畸形的最佳时期。

三、胎儿宫内行为

(一)胎动

1982年,De Vries 等首先规范地介绍了胎动。胎动最早出现在7~8周,是胎头或臀的小范围移动,而这种仅有一个部位活动的胎动随即也会消失。他们描述了胎动发生的时间、速度、强度及姿势。随着妊娠的进展,在孕20~30周,胎儿的整个身体的活动变得有规律,呈周期性变化,胎儿开始出现休息-活动周期。早期胎动多为偶然突发,晚期胎动变得复杂、协调、连续、完整。

(二)胎儿呼吸运动和打嗝

随着超声设备的发展,孕11周左右即可清晰地观察到胎儿的呼吸运动。孕8~10周便能观察到胎儿打嗝运动,横膈的这种短而有力收缩易于与呼吸运动区别。在孕早期间,每隔2~4秒能观察到打嗝运动,到孕晚期间,每24小时可观察到2~4次打嗝。

(三)吮吸和吞咽运动

孕12周以后,胎儿的吮吸及吞咽运动均能清晰观察到。胎儿的嘴部运动和吮吸运动可能与胎儿的窦性心率有关。胎儿通过吞咽羊水及排尿来维持正常羊水量的平衡。

第二节 胎儿发育的超声测量

临床估计孕龄是根据孕妇的末次月经来计算,如按月经周期28天算,即末次月经第一天开始(比卵子受精要早2周),即为孕龄,但是约有40%的孕妇存在记不清末次月经的具体日期、月经周期不准等问题,因此根据月经周期计算的妊娠龄常不准确。大多数学者认为孕早期是确定孕龄的最佳时期,利用超声确定宫内妊娠,并测量孕囊大小及胎儿头臀长被认为是估计孕龄的最佳方法。孕晚期,胎儿的孕周可以用胎儿双顶径、头围、腹围、股骨长的测量值经过软件计算综合得出孕周并可以预估胎儿体重。

一、孕龄的估计与测量

1. **妊娠囊** 目前可通过测量妊娠囊的大小来估计孕龄(gestational age)。多数学者采用妊娠囊平均内径来估计妊娠龄的大小,所测得的妊娠囊平均内径(mm)加上30即为妊娠天数,即:孕龄(d)=妊娠囊的平均内径(mm)+30。妊娠囊平均内径(cm)=(纵径+横径+前后径)/3。

2. **头臀长(crown-rump length,CRL)** 妊娠6~12周,测量头臀长是估计孕龄的最准确的方法,在孕8周以前,由于头部明显屈曲,所测的头臀长其实是颈臀长,胚胎发育到胚胎期末,头逐渐伸展,尾逐渐退化,此时才是真正的头臀长(表20-1)。

表 20-1 胎儿头臀长(CRL)与孕龄的关系

头臀长/mm	孕龄(周数+天数)		
	5th	50th	95th
5	5+6	6+2	6+6
10	7+0	7+4	8+1
15	7+5	8+2	9+0

头臀长 /mm	孕龄（周数 + 天数）		
	5th	50th	95th
20	8 + 2	9 + 0	9 +5
25	8 + 6	9 + 4	10 + 2
30	9 + 2	10 + 0	10 +6
35	9 + 5	10 + 3	11 +2
40	10 + 1	10 + 6	11 + 5
45	10 + 3	11 + 2	12 +1
50	10 + 6	11 + 5	12 + 4
55	11 + 1	12 + 2	13 + 0
60	11 + 3	12 + 3	13 + 3
65	11 + 6	12 + 5	13 + 5
70	12 + 1	13 + 0	14 + 0
75	12 + 3	13 + 3	14 + 3
80	12 + 5	13 + 5	14 + 5
85	13 + 0	14 + 0	15 + 1
90	13 + 2	14 + 2	15 + 3
95	13 + 4	14 + 4	15 + 5
100	13 + 6	15 + 0	16 + 1

3. **双顶径**（biparietal diameter，BPD） 测量标准切面：胎头横切时的丘脑平面。在孕 12~28 周时最接近孕周（表 20-2）。

4. **头围**（head circumference，HC） 测量平面同双顶径，不论胎头是圆形还是长形，头围测量都可全面显示出胎头的实际大小，故在孕晚期，头围测量已经基本取代了双顶径测量（表 20-2）。

表 20-2 超声下胎儿各径线与孕龄的关系

孕周	BPD*/cm	HC*/cm	AC*/cm	FL*/cm
14	2.6	9.3	8.1	1.2
15	3.0	10.5	9.2	1.6
16	3.3	11.8	10.4	1.9
17	3.6	13.0	11.4	2.2
18	4.0	14.2	12.6	2.5
19	4.3	15.4	13.7	2.8
20	4.6	16.7	14.8	3.1
21	5.0	17.9	15.9	3.3
22	5.3	19.0	17.0	3.5
23	5.6	20.1	18.0	3.8
24	5.9	21.3	19.2	4.0

孕周	BPD*/cm	HC*/cm	AC*/cm	FL*/cm
25	6.2	22.3	20.2	4.3
26	6.5	23.3	21.3	4.6
27	6.8	24.3	22.4	4.8
28	7.1	25.3	23.3	5.0
29	7.4	26.2	24.5	5.2
30	7.6	27.0	25.4	5.4
31	7.9	27.8	26.4	5.6
32	8.1	28.6	27.4	5.8
33	8.3	29.3	28.3	6.0
34	8.5	29.9	29.3	6.2
35	8.7	30.5	30.1	6.4
36	8.9	30.9	31.0	6.6
37	9.1	31.3	31.8	6.7
38	9.2	31.6	32.6	6.9
39	9.3	31.9	33.4	7.0
40	9.4	32.0	34.1	7.2

注：*BPD，胎儿双顶径；HC，头围；AC，腹围；FL，股骨长。

5. **腹围**（abdominal circumference，AC） 测量标准切面：胎儿腹部最大的横切面。该切面显示腹部呈圆形或椭圆形（受压时），脊柱为横切面，胎胃及胎肝内门静脉 1/3 段同时显示。腹围与胎儿体重密切相关，常用于了解胎儿宫内营养情况。

6. **股骨长**（femur length，FL） 标准切面：声束与股骨长径垂直，从股骨外侧扫查，完全显示股骨，且股骨两端呈平行的斜面。股骨测量适用于中晚期孕龄评估，尤其在妊娠晚期，较其他径线测量值更有意义。

二、胎儿体重的估计

胎儿体重是新生儿发病率和死亡率的重要的预测指标之一，故孕期对胎儿体重的准确评估在后期临床处理方案中发挥重要的作用。它能为即将出现的未成熟儿、胎儿生长受限及巨大儿的临床诊断和治疗提供帮助。胎儿体重受到各种因素的影响，其中较重要的有母体因素、遗传、人种、气候和社会经济因素等。通过二维超声，可以获得双顶径、头围、腹围、股骨长等生长参数。近年来，通过三维超声对胎儿大腿软组织厚度（骨容积，即 TVol）及胸围的测量也开始运用于临床，从而估计胎儿体重。根据胎儿的一项或多项胎儿生长参数测量值，经统计学处理，可计算出胎儿体重。胎儿体重的公式繁多，有适用于各种体重胎儿的（一般体重胎儿、低体重儿、超重儿），也有适用于双胎的等。对于一般体重胎儿，Yang 等（2011）建立了新的估算胎儿体重模型并测试了几个以往的公式，发现新的模型更适用于中国胎儿：$W(g)=-2\,797.107+188.708\times BPD+176.42\times FL+13.906\times TVol+57.152\times AC$。对于超重儿，PAGANI 等人发现利用三维成像技术，对胎儿的股骨成像并测量骨容积可以预测胎儿的体脂构成比，更好地在胎儿出生前判断其是否为巨大儿，公式为 $\ln BW=-0.829\,7+4.034\,4(\ln BPD)-0.782\,0(\ln BPD)^2+0.785\,3(\ln AC)+0.052\,8(\ln TVol)^2$。

第三节　异常早期妊娠的超声诊断

一、自然流产分类

1. **先兆流产**（threatened abortion）　大约 50% 的患者有孕早期出血的情况。超声显示羊膜囊壁与子宫壁之间出现局限性出血区，妊娠囊内胚胎可见，且有心管搏动，宫口内口紧闭。

2. **难免流产**（inevitable abortion）　超声表现为宫腔内的妊娠囊变形、皱缩、边缘缺落，呈狭长形，妊娠环变薄或变厚，其位置可以移至宫颈内口处，宫口已开，妊娠囊从宫腔内排出是不可避免的。妊娠囊内的胚芽呈少许弱回声，未见心管搏动，或孕囊枯萎，结构紊乱。

3. **不全流产**（incomplete abortion）　当胎儿及其产物部分排出，超声无法证实正常的妊娠囊及胚胎，相代替的是宫内有不规则回声，这些不规则结构表现为流产残留组织。有时流产产物到达宫颈管内，会被误认为宫颈妊娠。当药物流产不全或人工流产不全存在胎物残留时，超声可表现为子宫正常大小，宫腔内见不规则斑块状、团块状高回声。

4. **完全流产**（complete abortion）　当胎儿及其产物完全排出，宫腔会缩小，宫腔内见带状回声结构是蜕膜或者积血的表现。

5. **枯萎卵**（blighted ovum）　也称为胚胎停育或生化妊娠，是妊娠失败的最常见类型，约占所有自然流产的 50%。它是一种胚胎及卵黄囊缺失的无生命妊娠。超声表现为空囊，在最初的几周它通常能增大。但到了孕早期末期，孕囊生长速度明显减慢或者停止生长，妊娠囊通常形态不规则，伴随其周围轮廓不清。如果超声并不能确定妊娠囊里的卵黄囊及胚芽，那么等待妊娠囊到直径 3cm 或者更大，就能诊断枯萎卵了。对于枯萎卵是否能纳入流产分类在国际上尚未形成共识，2020 年专家共识则认为生化妊娠也是妊娠失败的一种表现形式，属于自然流产的分类。而美国生殖医学学会（American Society for Reproductive Medicine，ASRM）指出将生化妊娠从流产定义中排除。

6. **稽留流产**（missed abortion）　若妊娠囊里的胚胎远小于停经天数，没有显示胎动及胎心，即可诊断为稽留流产。超声显示妊娠囊变形，轮廓不清，孕囊内有小胚芽或未见胚芽，周围不显示滋养层血流。

二、异位妊娠

异位妊娠（ectopic pregnancy）是妇产科急腹症中常见的疾病，近年来，发生率已经升至总妊娠数的 2%，其中 95% 以上为输卵管妊娠，其中有 80% 发生在输卵管壶腹部，有时也会发生在腹腔、宫颈、卵巢等部位。近几年由于国内剖宫产率较高，剖宫产瘢痕妊娠的发生率也呈上升趋势。

1. **输卵管妊娠**　如果宫内未找到明显胚胎，那么结合 β-hCG 阳性、临床症状（下腹疼痛，停经 5~8 周后点滴出血，宫颈举、摆痛等）可疑为异位妊娠。超声显示子宫宫腔内偶尔可见假妊娠囊（由蜕膜管型及血液组成）、附件区包块、子宫直肠陷窝或者盆腹腔积液。输卵管妊娠未破裂型表现为附件区可见类妊娠囊的环状高回声，内为小无回声，又称 Donut 征，无回声内有时可见卵黄囊、胚胎。彩色多普勒超声显示在包块周边常可探及条状或者点状血流信号；若胚胎存活，可观察到胎心搏动；输卵管妊娠破裂型显示为附件区混合性包块，形态不规则，边界不清楚，内部回声不均，大多数难以辨出妊娠结构，偶可在包块内见妊娠囊，盆腹腔内可见大量液性暗区。输卵管妊娠流产型：附件区可见边界不清的不规则小包块，包块内部呈不均质高回声和液性暗区，周围包绕不等量暗区，盆腔内可见少量液性暗区。陈旧性宫外孕表现为附件区见边界不清的不规则实性包块，包块内部呈不均质中等或高回声,可有少量盆腔积液。

2. **宫角妊娠** 妊娠囊着床于宫角部,它可以有三种预后:①妊娠囊逐渐向宫腔中部靠近,此类预后较好,可继续妊娠甚至自然分娩;②妊娠囊逐渐突向宫角部的肌壁,肌壁逐渐变薄,可导致肌壁破裂,最终导致大出血等情况的发生;③胚胎发育不良,自然流产。

3. **间质部妊娠** 间质部妊娠是输卵管妊娠的一种特殊形式,属于不常见类型的异位妊娠。间质部妊娠更靠近输卵管黏膜,而宫角妊娠则位于宫腔的侧上方。间质部妊娠表现为妊娠囊或者不均质包块位于子宫角部的上外侧,与子宫体分开但又非常靠近,使得子宫轮廓向外突起,彩色多普勒超声显示妊娠囊周围可见丰富血流信号。不均质包块/妊娠囊可沿着宫角方向向外突起,与宫腔不相通,与子宫内膜不相连,故在三维超声成像时,可清晰显示对称的两侧宫角。输卵管间质部妊娠常在妊娠3~4个月时发生破裂,导致腹腔内大出血。

4. **宫颈妊娠** 宫颈妊娠是指妊娠囊种植于宫颈的一种异位妊娠,超声显示子宫内膜可出现蜕膜反应,宫腔内未见明显妊娠囊样回声,妊娠囊位于宫颈管内,有时可见卵黄囊、胚芽及原始心管搏动。需与不全流产时宫颈内的残留妊娠囊相鉴别。

5. **腹腔异位妊娠** 腹腔异位妊娠是指妊娠囊植入腹腔中,在孕早期的早、中期,超声检查难以区分腹腔异位妊娠和输卵管异位妊娠,只有当超声发现胎儿或者胎盘存在于腹腔时才能诊断腹腔妊娠。由于腹腔异位妊娠可能与子宫底相邻,有必要清楚显示子宫边缘以证实妊娠囊位于子宫之外。腹腔妊娠分为原发性和继发性腹腔妊娠,继发性相对多见,原发性罕见。原发性腹腔妊娠诊断标准为:双侧卵巢及输卵管未见明显异常包块回声;子宫未形成腹膜瘘;妊娠只存在于腹腔内,无输卵管妊娠的可能。

6. **剖宫产子宫瘢痕妊娠** 剖宫产术后子宫瘢痕妊娠(cesarean scar pregnancy,CSP)是指受精卵着床于剖宫产子宫切口瘢痕处的一种异位妊娠,是且仅限于孕早期(≤12周)。该妊娠如不进行处理,当妊娠囊扩展时可能会发生子宫破裂。由于其临床表现无特殊,主要依靠阴道超声检查诊断。超声图像表现为:子宫宫腔及宫颈管内未见明显妊娠囊,宫颈管呈闭合状态;胎盘和/或妊娠囊着床于子宫原切口瘢痕处,胚胎或胎芽和/或卵黄囊出现,可见或不可见心管搏动;在孕早期(≤8周)妊娠囊呈三角形,伸入子宫瘢痕处的肌层内,在8周以后,妊娠囊形状可变圆或者椭圆形;在妊娠囊及膀胱壁之间,肌层变薄至1~3mm甚至肌层消失;多普勒超声在妊娠囊周边可探及丰富血流信号,多普勒超声提示高速低阻动脉血流频谱。在中华医学会临床指南中,根据超声检查显示的着床于子宫前壁瘢痕处的妊娠囊的生长方向、子宫前壁妊娠囊与膀胱间子宫肌层的厚度(以3mm为界限区分)将瘢痕妊娠进行分型。

目前,对于剖宫产术后子宫瘢痕妊娠的治疗主要有:保守治疗,如期待治疗、药物治疗;双侧子宫动脉栓塞后行常规的清宫术;超声监测下行清宫术;宫腔镜或宫腹腔镜联合手术。对于有剖宫产病史的妇女,应排除剖宫产术后瘢痕处妊娠。

三、葡萄胎及滋养细胞肿瘤

诊断葡萄胎要依据孕龄。通常表现为:孕早期葡萄胎的超声通常可见疑似稽留流产或不全流产,表现为妊娠囊或残留的妊娠囊内没有胚胎或胎儿。其周围由滋养细胞组织组成的无回声环。在妊娠第二阶段,超声显示子宫内充满大量泡状无回声区,其直径可达到10mm左右,使子宫比相应的正常妊娠月份要大。有残留的小妊娠囊在多数病例中可见,但无胎儿,还有可能看到子宫内出血区域,两侧附件区或子宫周围可见黄素囊肿,表现为多房性囊性肿块,大小不一,壁薄。

彩色多普勒超声显示大部分蜂窝状液性暗区内无彩色血流信号,子宫肌壁内血流信号较非妊娠期丰富,阻力指数(RI)为0.43左右。但是,目前有临床数据显示:在孕早期,患者有阴道流血或者严重早孕反应时,超声发现宫腔内可见正常的妊娠囊及胚胎,宫腔内另有蜂窝样无回声,未见血流信号。在妊娠第二阶段,胎儿发育正常,有正常的胎盘,但宫腔内仍有类似于发育不良的胎盘的蜂窝样回声,行清宫术后,病检后可确定为葡萄胎。葡萄胎合并正常胎儿的发生率很低,为1/100 000~1/10 000。葡萄胎通过治疗,有14%~20%的患者发展为恶性滋养细胞疾病,超声表现为肌层增厚,局部回声增强,其间夹杂散在的小暗区,子宫肌壁内可呈现团块状高回声,病灶边界不清,彩色多普勒超声显示病灶内呈五彩镶嵌的彩色血流,一般为大量的静脉频谱,也可测到低阻力的动脉频谱,动脉 RI 可低达 0.25。恶性滋养细胞疾病化疗过程中,若化疗有效,则子宫逐渐缩小,肌层回声逐渐变得均匀,彩超显示异常血流丰富区范围变小,血流阻力逐渐增加。但是滋养细胞肿瘤破坏子宫血管所形成的血管构建异常可能是永久性的,尽管临床完全缓解,仍保留低阻力值。

四、带器受孕

若孕妇利用宫内节育器避孕失败,超声可被用来确定宫内节育器的位置及其与妊娠囊的关系。大部分带器受孕是因为宫内节育器下移至宫颈或移至子宫下段,只有少数位置正常。

第四节　胎儿畸形的超声诊断

关于胎儿畸形详见第十七章第三节。

一、与胎儿染色体异常有关的胎儿畸形超声特征

染色体异常包括染色体数目异常和结构异常,染色体异常常常导致胎儿多发畸形。超声不能直接观察到胎儿染色体的数目及结构,确诊染色体异常需要绒毛取样、羊膜腔穿刺或抽脐血进行染色体核型分析。产前超声检出的胎儿畸形部位越多,其患染色体异常的可能性越大。

(一)胎儿颈项透明层增厚

颈项透明层厚度的测量是在孕 10~14 周的顶臀长在 45~85mm 之间的胎儿的重要的检查,它可以作为胎儿异常的重要的超声指标之一。NT 增厚并不意味着胎儿的异常,而是增加了胎儿异常的可能性。NT 增厚不仅与染色体畸形有关,还与遗传综合征、先天性结构畸形(如先天性心脏病)相关。有 3% 的胎儿可发生颈项透明层(nuchal translucence,NT)增厚。NT 增厚可能与淋巴系统发育异常相关。颈项透明层的测量对于 35 岁以上的孕妇尤其重要。在国外,一般认为 NT>3.5mm 为增厚,但有学者认为这会降低染色体畸形的检出率,故在国内,标准则是 >3.0mm。NT 增厚的胎儿中,有 16.7%~30% 的胎儿与染色体异常相关,其中,最常见的是 21-三体,占染色体畸形的 57% 左

右;其次,是 13-三体及 18-三体;还有较少见的是特纳综合征、三倍体等。另外,在 NT 增厚、胎儿染色体正常的情况下,胎儿先天性结构畸形的发生率为 7.3%。NT 的测量在双胎中尤为重要,在单羊膜囊双胎中,若两个胎儿的 NT 值相差 >31.3%,便有发生双胎输血综合征、胎儿窘迫等不良并发症的可能,故在孕早期,NT 的检查至关重要。

(二)胎儿水肿

孕 20 周以前的有非免疫性水肿的染色体异常胎儿常伴有颈部水囊瘤、心脏畸形及复杂畸形,超声诊断如下:

1. 胎儿局部和全身皮肤回声减低,明显增厚,至少 >0.5cm。颅骨与头皮强回声线分开,之间出现环状低回声带。

2. 胎儿肝脾增大,腹围大于相应孕周。

3. 胎盘肥厚,常 >5cm,可能是胎儿水肿的早期表现。

4. 浆膜腔积液,包括胸腔积液、腹腔积液、心包积液。

5. 羊水过多,可见于大部分的非免疫性胎儿水肿,晚期往往羊水过少。

6. 有时可发现引起水肿的其他原因,如肿瘤、胎儿畸形等。

(三)胎儿生长受限

19% 的早期的严重的胎儿生长受限通常与染色体三体性有关,特别是 18-三体或 13-三体。这些患儿发生生长受限的时间是在孕 24 周以前,为胎儿不匀称性生长受限。而且这些患儿常伴有其他形态学畸形。

(四)脉络膜丛囊肿及侧脑室增宽

脉络丛囊肿在孕 16~24 周的胎儿中发生率为 1%,其中有 33%~86% 的染色体异常胎儿,特别是 18-三体合并有脉络丛囊肿。脉络膜位于第三脑室及侧脑室内,超声显示在高回声的脉络膜中有单个或多个小圆形液性暗区。有研究表明,侧脑室增宽的概率不到 2%,且大多数侧脑室增宽的预后较好,但 Gezer 等研究表明,胎儿轻度侧脑室增宽染色体核型异常检出率为 4.2%,重度侧脑室增宽染色体核型异常检出率为 6.8%。故当胎儿侧脑室增宽时,须注意胎儿染色体有无异常。

(五)心内强光斑

在孕中期的胎儿中,心内强光斑的发生率在 3%~6%。胎儿心脏内的强回声光斑是由乳头肌或

者腱索的钙化或者纤维化而出现在心室内的圆形的强光点,左心室较右心室常见,在孕晚期,有很大一部分会自动消失。它本身与心肌功能不全或者心脏结构畸形没有相关性的。目前,胎儿心内强光斑形成原因不明,它可能与感染、炎症、缺氧等相关。在各种族之间,心内强光斑的发生率没有明显的差异。有研究表明,对于低风险的孕妇(年龄<35岁),单独的心脏强光斑的出现并不能增加胎儿染色体畸形的发生率,它对21-三体畸形的敏感度只有11%。然而,在18-三体或者21-三体的胎儿中,心内强光斑的发生率高于正常胎儿。故心内强光斑作为胎儿染色体畸形的软指标这个说法,还有待于进一步的研究。

(六)唇腭裂

染色体畸形患儿发生单纯的唇腭裂的概率不足1%,若合并其他畸形,非整倍体畸形的发生率可高达50%。

(七)心脏异常

染色体异常中28%~48%的胎儿可被检出有心脏畸形。

(八)脊柱裂

10%~17%的染色体异常胎儿在产前可被诊断脊柱裂,特别是18-三体和13-三体。

二、胎儿各系统发育异常超声诊断

(一)中枢神经系统

1. **无脑畸形**　是前神经孔闭合不全所致,是神经管缺陷最常见、最严重的类型,也是超声最早能诊断的神经管畸形。超声不能显示胎儿完整的头颅及大脑回声时即可诊断此病,有时可伴脊柱裂。

2. **露脑畸形**　亦是前神经孔闭合不全所致,主要特征为颅骨缺失,脑组织直接暴露。脑的表面有脑膜覆盖,脑组织结构紊乱。孕10周以后即可有超声表现,超声显示为脑组织直接暴露于羊水中。

3. **脑膨出**　颅骨缺损导致脑膜和脑组织从缺损处膨出。超声显示大部分缺损发生于枕部,当有脑组织膨出和脑膜膨出时,囊内呈不规则低回声,仅有脑膜膨出时,囊内仅含脑脊液而呈无回声。

4. **脊柱裂**　脊柱裂是一种与脊椎管缺损有关的疾病,它是后神经孔闭合失败所致。它根据脊椎弓形结构的缺损分为完全型和不完全型。超声可

预先诊断大多数脊柱裂病例,并确定其位置及大小。检查胎儿脊柱最好是在孕16~20周之间,必须对脊柱进行矢状面及冠状面进行扫查。超声显示为脊柱两排串珠样强回声于某处排列失常,呈不规则弯曲,有间距增大或缺失。局部皮肤及脊柱结构回声断离,横断面脊柱背侧呈U形。胎儿脊柱裂一般伴羊水过多,大量羊水通常会影响检查,即使是正常羊水量,胎儿臀位时也难以观察到脊柱全貌,此时阴道超声可提供帮助。

5. **脑积水**　是指脑脊液过多(500~3 000ml)地聚集于脑室系统内,使脑室扩张和压力升高。超声显示脑室系统扩张呈无回声区,严重脑积水时,双顶径明显增大,脑组织受压变薄。通常通过测量胎儿侧脑室后角内径来诊断侧脑室增宽。一般的诊断标准是:正常为<10mm,轻度侧脑室增宽为10~12.5mm,中度为12.5~15mm,重度侧脑室增宽为>15mm。当侧脑室增宽伴有胎儿头围增大并明显大于腹围、脑组织受压变薄、脑中线破坏及脑部其他任一部位扩张时,诊断为脑积水。脑积水的胎儿,常伴有脊柱裂和足内翻,须格外注意。

6. **丹迪-沃克综合征(Dandy-Walker syndrome)**　以脑积水、部分或完全的小脑蚓部缺失,颅后窝池和第四脑室扩张为特征(第四脑室平均前后径约3.5mm±1.3mm,平均宽度约3.9mm±1.7mm,颅后窝即小脑延髓池正常宽度<1cm)。超声显示颅后窝池明显增大,与增大的第四脑室相连,小脑蚓部形态异常。

(二)颜面部

1. **眼距过近**　眼内距及眼外距均低于正常孕周的第5百分位数可诊断眼距过近。

2. **独眼畸形**　表现为单眼眶、单眼球或极度眼距过近。

3. **猴头畸形**　明显的眼距过近,鼻的形态明显异常,常无鼻翼结构,呈一软组织回声,位于两眼眶之间的下方,鼻的下方仅有一小的单鼻孔。

4. **鼻部畸形**　先天性外鼻畸形主要有无鼻、长鼻或喙鼻、裂鼻、双鼻及鞍鼻。

5. **唇腭裂**　是最常见的颜面部畸形,其发生率有明显的种族差异,美国印第安人最高,其次为亚洲人。单侧腭裂多于双侧,左侧多于右侧。唇裂患者伴有或不伴有腭裂,大多数病例不合并其他畸形。单纯腭裂患者通常约有50%合并其他畸形。通过对面部的冠状面和矢状面进行扫描或上颌水

平的横向扫描可以发现唇裂和腭裂,最早于孕14周阴道超声可以发现。大的裂缝可以轻松看到,但是小的裂缝却容易漏诊。冠状面及横切面是诊断唇腭裂的最好平面,可以区分不同裂的类型。对于小的唇裂,冠状面只显示上唇的小缺损,而横切面却能显示一个持久张大嘴巴的图像。当双侧唇裂存在时,联系两个裂之间的组织在正中横切面上形成一个隆起。上颌缺损在矢状面上显示为一个凹度。单纯的腭裂在超声上很难诊断。三维超声可准确提供唇裂缺损的断层图像。

6. **巨舌症** 矢状面可显示上下唇之间伸出的大舌头。测量舌头的周长有助于诊断巨舌症。

（三）颈部

孕17~18周可详细观察胎儿颈部结构。水囊瘤:淋巴囊肿是胎儿颈部的一个薄壁囊性结构,内部表现为无回声区。如果静脉系统与淋巴系统之间的联系可以重建,那么淋巴囊肿就可消失。巨大的水囊瘤可以充斥整个羊膜腔并且被当作羊水而被漏诊。若淋巴囊肿持续存在,将会造成胎儿的外周淋巴水肿,从而引起胎儿死亡。

（四）胎儿心脏

早期(孕早期晚期及孕中期早期)的胎儿心脏超声检查被认为是可行的、准确及安全的。经阴道超声,可获得四腔心及大血管连接。但许多孕期妇女较排斥阴道超声,目前先进的仪器配合有经验的专业操作者通过经腹超声也可确定心脏腔室、心脏大小比例、大血管连接,并利用彩色多普勒超声血流来评价各腔室及大血管血流情况。另外,目前四维时空关联显像(spatio-temporal imaging correlation,STIC)技术也广泛应用于胎儿心脏的检查,它对胎儿心脏畸形中,血管连接异常、动脉干及分支的异常可提供更多的诊断信息,从而对胎儿复杂型心脏畸形有更新、更有效的方法。

早期胎儿超声心动图检查主要用于先天性心脏病高风险胎儿,但早期胎儿超声心动图的可靠性不如孕中期,因此早期胎儿心脏超声检查不能替代孕20周以后的胎儿超声心动图。

1. **三尖瓣闭锁** 主要特征是右房与右室之间房室连接中断。可分为三尖瓣缺如和三尖瓣无孔两种类型。超声显示四腔心切面明显异常,右心室明显偏小或不显示,仅见左侧房室瓣启闭运动。若不伴室间隔缺损,右心室显示为一残腔。当合并肺动脉闭锁时,通常可以发现肺动脉瓣发育不全。彩色多普勒超声不能检出右侧房室瓣血流,仅能检出左侧房室瓣血流。

2. **肺动脉闭锁不伴室间隔缺损** 主要特征是肺动脉瓣闭锁而室间隔完整、连续,右心室与主肺动脉之间无交通,血液不能从右心室射入肺动脉,只有通过三尖瓣再反流入右心房,导致右心房增大、肥厚,而右心室腔偏小。回流入右心房的血流经卵圆孔到左心房,再经左心室到主动脉,而肺动脉的灌注来自动脉导管的倒流。超声诊断在四腔心切面上右心室腔明显缩小,左心室增大,伴有明显的三尖瓣反流时,右房明显增大,右心室腔可扩张。肺动脉瓣实时检查无启闭运动。在彩色多普勒超声上不能检出右心室至肺动脉的血流信号,但可显示由动脉导管内反流入肺动脉的血流信号。

3. **肺动脉瓣狭窄** 主要特点是肺动脉瓣出现不同程度的狭窄,也可以是其他心脏畸形的一个表现。单纯轻度肺动脉瓣狭窄超声很难检出。对于狭窄显著的病例,有右心室肥厚及三尖瓣反流者,超声可以诊断。彩色多普勒超声可检出肺动脉内五彩血流及湍流频谱。

4. **左心发育不全** 是由于主动脉和二尖瓣闭锁、发育不良或者狭窄引起左心室极度发育不全或者不显示。严重的左心发育不全在孕中期即可被二维超声检出。表现为左心室极度缩小成为一残腔或者不显示。主动脉通常极度发育不全,并且其起源在五腔心切面上难以见到,右心室和肺动脉干会代偿性增大。彩色多普勒超声显示动脉导管内血流反流入主动脉弓及升主动脉内,左心室至主动脉血流不能检出。

5. **主动脉狭窄** 主动脉狭窄可影响主动脉瓣、瓣上或瓣下。轻中度的主动脉狭窄在产前超声中很难检出。因严重狭窄导致左心衰竭时左心室扩张,左心室壁及其内的乳头肌回声增强,二尖瓣开放幅度减低。主动脉根部正常或显示狭窄后扩张。

6. **室间隔缺损** 膜周部室间隔缺损占80%。超声显示室间隔连续性中断,左心室长轴切面上主动脉下方可显示膜周部或流出道部室间隔缺损。大的室间隔缺损可以在四腔心切面上显示。彩色多普勒超声显示心室收缩期左向右分流,舒张期则右向左分流。

7. **法洛四联症(tetralogy of Fallot)** 由以下4种异常组成:大的室间隔缺损、主动脉骑跨、肺动脉瓣狭窄、右心室肥厚(继发)。其中只有室间隔缺损和主动脉骑跨能在胎儿期被检出,肺动脉瓣狭窄常常是宫内或出生后发展的结果,右室肥厚也是继发于肺动脉瓣狭窄,出生后或妊娠后期右室壁才逐渐肥厚。彩色多普勒超声是诊断与鉴别诊断法洛四联症的重要工具,它可清晰显示室间隔缺损及主动脉骑跨,升主动脉接收两个心室的血流,在五腔心切面上显示异常结构。

8. 右室双流出道 此种畸形中,主动脉和肺动脉均起源于右心室,这两大动脉常呈平行关系。超声显示主动脉与肺动脉平行且均起源于右心室。伴有大的室间隔缺损,单心室(小左室),或伴有二尖瓣闭锁。彩色多普勒超声血流显像可显示两条平行彩色血流与右室相连。

9. 大动脉完全型反位 此种畸形是升主动脉起源于右心室,而肺动脉起源于左心室,其他的房室间的连接正常。大动脉完全型反位在四腔心切面上不能显示,需对两大血管的起源与走行加以评价来做出诊断。彩色多普勒超声可帮助快速诊断两大动脉的平行关系且对它们加以区分。另外,彩色多普勒超声还有助于识别与之相关的畸形,如室间隔缺损和肺动脉瓣狭窄。

10. 大动脉矫正型反位 大动脉反位的同时,心室亦反位,即左侧的心室为形态学右心室,接受左心房的血液,与主动脉相连,执行左心室的功能,右侧心室为形态学的左心室,执行右心室的功能。超声显示四腔心可显示,但是房室连接不一致。主动脉与左侧心室连接即形态学右心室连接,肺动脉与右侧心室即形态学左侧心室连接,两大动脉平行排列,动脉起始部位的交叉关系消失。彩色多普勒超声有助于诊断,特别是伴有室间隔缺损和肺动脉瓣狭窄等畸形时。

11. 永存动脉干 是指动脉干内主、肺动脉缺如而直接骑跨在室间隔上,而后输出至体循环、肺循环和冠状动脉。根据肺动脉起源,永存动脉干分为4种类型:Ⅰ型,短小的主肺动脉在动脉瓣略上方起自动脉干的后侧壁,主肺动脉随即分为左、右肺动脉;Ⅱ型,无肺动脉干,左、右肺动脉分别起自动脉干的后壁或两侧壁;Ⅲ型,一侧肺动脉起自动脉干,另一侧肺动脉缺如,该侧肺血供应来源于体循环侧支血管,此型最少见;Ⅳ型,动脉干的主动脉成分发育不良,有主动脉缩窄或主动脉弓离断,主肺动脉自主动脉干发出后分为左右肺动脉,粗大的动脉导管支配降主动脉的供血。超声显示四腔心切面基本正常,左心长轴切面可见一条动脉干,骑跨在室间隔上,可检出肺动脉直接起自动脉干,正常肺动脉走行消失。

(五) 胎儿胸腔

胎儿胸腔包括肺、心脏、胸膜腔、横膈、大血管、胸腺、纵隔。

1. 肺发育不良 是由于肺泡数量及支气管数量减少而使肺体积明显减少。超声可对各相关参数进行测量,计算胸围及其相关比值进行诊断。另外可通过测量肺头比(lung-to-head ratio,LHR),来协助诊断肺发育不良,测量方法为:在胎儿四腔心切面,在心脏舒张末期时,应用超声仪器的Trace测量法分别测量左、右健侧肺的面积,再除以头围,分别得到左右两个肺头比,通过与参考值范围进行对比,进而评判临床预后。当胎儿肺部出现囊性变如肺囊腺瘤、隔离肺时,可通过测量胸部肿块容积比(congenital cystic adenomatoid malformation volume ratio,CVR)来评估预后的情况。CVR的测量方法:(肿块长 × 宽 × 高 ×0.523)/ 头围,单位为cm。CVR可以直接对不同胎龄的胎儿肿块进行比较,也可以对同一胎儿不同孕周的测量值进行动态观察。目前,较多研究表明,CVR的测量为临床胎儿肺部囊性变的预后提供有效、可靠的临床判断。

2. 胸腔积液 是指胸膜腔内的液体异常聚集。超声表现为胎儿胸腔内肺与胸廓之间月牙状无回声区,大多数出现在19周以后。大量胸腔积液会使肺组织受压、纵隔偏移及心脏压迫。

3. 先天性肺囊腺瘤 是以支气管样气道异常增生、缺乏正常肺泡为特征的肺组织错构畸形。根据病理特征分为三种类型:病变中囊肿直径>2cm为Ⅰ型;囊肿<1cm为Ⅱ型,大量细小囊肿为Ⅲ型。结合病理类型,超声能诊断三种类型。在三型中,受影响的肺均增大,导致纵隔受压推向对侧。健侧肺受压导致肺发育不良及胎儿水肿。

4. 隔离肺 是由胚胎的前原肠、额外发育的气管和支气管肺叶接受体循环的血液供应而形成的无功能肺组织团块,分为叶内型和叶外型。胎儿叶内型隔离肺罕见,大多为叶外型,超声显示为胸腔内边界清楚的强回声团块,通常累及左肺下部,也可出现在膈内、膈下,甚至在心包内,多普勒超声显示,叶外型隔离肺的血供大多数来源于胸主动脉或腹主动脉。

5. 膈疝 膈的发育缺损导致腹腔内容物进入

胸腔。最早10~12周膈疝即可显示，超声显示腹腔内容物如胃、肠形成包块进入胸腔。胸腔内脏器肺及心脏受压并移位。

（六）消化系统、腹壁畸形

1. **食管闭锁** 食管闭锁是食管关闭异常，常与气管食管瘘同时存在。按解剖学特点一般分为四型：Ⅰ型，完全食管闭锁，不伴气管食管瘘；Ⅱ型，部分闭锁不伴气管食管瘘；Ⅲ型，部分闭锁伴气管食管瘘；Ⅳ型，气管食管瘘不伴食管闭锁。

产前超声诊断食管闭锁十分困难，一般出现在孕24周以后，羊水过多和胎胃未显示可协助诊断。伴有气管食管瘘的胎儿，羊水可经过瘘管到胃泡，因此胃可正常充盈。

2. **十二指肠闭锁** 是围产儿最常见的肠梗阻病因。根据病理特征分为三型：Ⅰ型，隔膜型闭锁；Ⅱ型，十二指肠闭锁两端完全断离，之间由纤维索带连接；Ⅲ型，十二指肠两端完全分离。

超声的典型表现为"双泡征"，是因为胃及十二指肠近端明显扩张。当膀胱充盈时，胎儿腹部应有3个囊性无回声。另外，十二指肠闭锁胎儿常伴有羊水过多。

3. **结肠闭锁** 超声的主要表现为闭锁结肠近端扩张，一般出现在晚期妊娠。

4. **脐膨出** 前腹壁缺损导致腹膜及腹腔内容物一起膨出体外。超声显示前腹壁中线处皮肤强回声中断，并可见向外突出的肿块图像。

5. **腹裂** 前腹壁开放性缺损，肠管外翻。通常是脐带入口右侧的腹壁皮肤回声线中断，腹腔内容物胃、肠等脏器外翻至腹腔外，在羊水中自由漂浮，较大的腹壁缺损在孕10~14周超声检查可以发现。

（七）泌尿系统

1. **肾发育不全**又称肾缺如。超声未见一侧或两侧肾脏时，应排除异位肾，只有双侧肾缺如或者严重的双侧肾发育不全时才伴有羊水过少。

2. **肾脏囊性病变**

（1）常染色体隐性遗传性多囊肾，又称婴儿型多囊肾，双侧肾呈一致性增大，因其病理特征，又称为"海绵肾"。超声显示双肾增大，双肾因其内的细小囊泡而显示回声增强，常伴有羊水过少，一般要到孕24周才能做出诊断。由于该类型多囊肾病变累及90%的肾实质，一般预后较差，常常在围产期死亡。

（2）常染色体显性遗传性多囊肾：又称成人型多囊肾，其特征为肾单位的囊状扩张及肾增大。超声表现为肾脏增大，回声增强，但是与婴儿型相反的是显示低回声肾髓质，且肾髓质无明显增大。此型的发病率最高，是常见的遗传性肾病之一，一般到成年才出现症状，故其预后较好。

（3）多囊型发育不良肾：肾脏无基本形态，增大或缩小，由大小不等、数量不一的囊腔组成。超声显示多为双肾发育不全，病变侧无正常肾形态，内呈多房性囊性包块，囊与囊之间不相通。常有羊水过少及膀胱不显示等特征。

（八）其他

1. **成骨发育不良** 产前超声诊断以四肢短小、胸廓变形为基础，这些特征导致头和身体比例失调，胎儿长轴显示为"香槟塞征"。在横切面，两侧胸廓之间的距离明显小于腹壁两侧的距离，双肺明显受压。

2. **胎儿骶尾部畸胎瘤** 由于畸胎瘤组织成分复杂，可表现为实质性、囊实性或者囊性为主的肿块图像。一般肿块较大，从骶尾部突向体外，多普勒显示内部血流丰富。

第五节 胎盘、脐带及羊水的超声检测

胎盘的检查是产科超声检查的重要组成部分，主要诊断的关键点为胎盘的大小、形态、位置。脐带是连接胎儿与母体的桥梁。主要观察的关键点为脐带血管的数量、脐带有无肿物、脐带插入点的异常、胎儿有无脐带绕颈及脐血管前置等。

一、胎盘

（一）正常胎盘

从孕9周开始，超声即能显示胎盘呈月牙状强回声围绕在孕囊周边，孕12周后胎盘已基本形成。胎盘由胎盘绒毛膜板（胎儿面）、胎盘基底膜（母体面）和胎盘实质组成。胎盘实质呈中等回声，光点细而均匀，胎盘后方由蜕膜、子宫肌层、子宫血管形成的"胎盘后复合体"呈混合回声。1979年，Grannum等根据绒毛膜板、胎盘实质、基底膜三个部分的改变将胎盘的成熟度分为四级，现在临床大多遵循这一标准（表20-3）。

表 20-3　胎盘成熟度分级标准

分级	绒毛膜板	胎盘实质	基底膜
0 级	直而清晰,光滑平整	均匀分布,光点细微	无增强回声
I 级	平滑的、轻微的波状起伏	散在分布的增强光点	无增强回声
II 级	出现切迹并深入胎盘实质内,未达到基底膜	出现切迹并深入胎盘实质内,未达到基底膜	出现线状强回声
III 级	深达基底膜(至少有 2 个切迹)	出现光环回声和不规则的强光点和强光团,可伴声影	大而融合的强回声区

0 级常见于孕早、中期,I 级偶尔可见;26 周以后,I 级和 II 级变得常见,II 级见于 36 周以后;III 级通常见于 38~40 周。同时,完全成熟的 III 级胎盘只见于大约 15% 的剖宫产病例。多数剖宫产只达到 I 级和 II 级。

(二)胎盘异常

1. **前置胎盘**　妊娠 28 周后,胎盘位置低于胎先露部,胎盘附着于子宫下段、下缘达到或覆盖宫颈内口处,称为前置胎盘。根据 2020 年中华医学会的前置胎盘的诊断与处理指南,前置胎盘分为两型:①前置胎盘:胎盘完全或部分覆盖宫颈内口;②低置胎盘:胎盘附着于子宫下段,胎盘距宫颈内口距离<20mm。在 28 周之前,胎盘位置附着在子宫下段,称之为胎盘前置状态或胎盘低置状态。

2. **胎盘早剥**　胎盘早剥的诊断除了依赖于临床症状,还在很大程度上依赖于超声的辅助诊断。显性剥离胎盘形态可无变化,隐性剥离时可见胎盘与子宫肌壁分离,两者之间形成血肿,内部回声杂乱,剥离区的胎盘增厚可达 5cm,向羊膜腔方向突出,血液进入羊膜腔后,可见羊水暗区中有散在的斑点漂浮或血凝块回声,剥离面积大时,胎儿多死亡。

3. **植入性胎盘**　正常胎盘植入只侵蚀子宫内膜,并不与子宫肌层接触,两者由蜕膜化的子宫内膜分隔。植入性胎盘是指胎盘附着异常,表现为胎盘绒毛异常侵入到子宫肌层。国际妇产科联盟(FIGO)将胎盘植入统称为胎盘植入性疾病(PAS)。根据侵犯的深度可分为三种类型:①胎盘粘连:胎盘侵入子宫浅肌层。②胎盘植入:绒毛穿入子宫深肌层。③穿透性胎盘植入:绒毛穿过子宫肌层,到

达或穿透子宫肌层,当胎盘植入到膀胱时,病情更为凶险。胎盘植入超声主要表现为:①胎盘陷窝,胎盘内常存在显著的多个大小不一、形态不规则的无回声腔隙,通常也称作“硬干酪”现象,灰阶下可见到湍流;②“透亮带消失”,胎盘着床部位与子宫肌层之间的低回声区缺失或不规则;③子宫 - 膀胱界面回声异常;④彩色多普勒超声异常,如子宫膀胱间高度血管化、胎盘后高度血管化、胎盘内高度血管化、桥血管的形成等。

4. **胎盘形态的异常**　妊娠 12 周后经腹部超声检查发现正常胎盘显示为轮廓清晰的半月形弥漫光点区,轮廓清楚。然而,经腹部超声也可以发现形态异常的胎盘。①副胎盘:在主胎盘一段距离外,可以观察到一个或多个与胎盘回声相同的实性团块,经多普勒超声检查发现,该实性团块与主胎盘间通过血管相连。②膜状胎盘:子宫壁几乎均有胎盘所覆盖,覆盖面达 2/3 以上。胎盘厚度正常或增厚,但其内部的胎盘实质回声较少,常可见液性无回声。此种胎盘在胎儿 - 母体循环上几乎是无功能的,故胎儿预后较差。③轮廓胎盘:在胎盘胎儿面上胎膜形成一个环状内折,该内折由双层折叠的羊膜和绒毛膜组成,其边缘隆起,边界不规则。此环状内折位于胎盘边缘,可能会导致此处胎盘剥离、出血等不良情况的发生,也可以引起胎膜营养欠佳,最终导致晚期流产或早产的发生。

二、脐带

正常脐带由 3 条血管的脐带胶质组成,足月儿脐带直径约 1.2cm,纵切时呈螺旋状排列,横切时呈一大二小三个环状结构,大圆形为脐静脉,两个小圆为脐动脉。彩色多普勒超声表现,依血流与探头方向不同,显示为红、蓝、蓝或蓝、红、红的三血管螺旋状排列。与胎盘相连处为蒂部,与胎儿相连处为根部,蒂部应附着于胎盘中央或偏中央部位,根部应与胎儿腹部正中相连。

(一)脐带绕颈

脐带绕颈的发生率为 20%~33%,大部分无临床症状,有些脐带绕颈能影响胎儿血供。彩色多普勒超声诊断脐带绕颈的敏感性为 97%。

(二)单脐动脉

是最常见的脐带异常,可见于 1% 的妊娠,单脐动脉在母亲妊娠期糖尿病、高血压及羊水过多或过少时危险性增加。另外,双胎妊娠的单脐动脉的危险性比单胎妊娠要大。在脐带纵切面仅见 2 条

血管排列,螺旋较正常脐血管稀疏,在横切面显示时,由两根脐动脉和一根脐静脉组成的"品"字形结构消失,而由仅含一根脐动脉和一根脐静脉组成的"吕"字形结构代替。彩色多普勒血流显像显示血流呈一红一蓝的血流信号,仅膀胱一侧可见一脐动脉绕行,另一侧则未显示。目前发现,约80%的单脐动脉的胎儿不伴有其他的畸形,而有学者研究表明,出生前仅存在单纯性单脐动脉而无其他畸形的胎儿预后与正常胎儿相似,无明显的差异。

(三)脐带肿块

脐带肿块是罕见的,脐带囊肿和其他脐带肿块可发生于脐带胶质、脐根部羊膜、脐带内血管等部位,均是脐带的局部异常。超声显示脐带内部可见圆形无回声结节,包膜完整,内部透声性好。CDFI显示囊肿内部无血流信号,局部脐带血管可能有受压改变。

(四)脐带插入点异常

正常脐带直接插入胎盘中央或者稍偏的位置。当脐带插入点位于胎盘边缘上,形似球拍,称之为球拍状胎盘。当脐带未直接插入胎盘,而是附着于胎膜,血管经胎膜做扇形分布进入胎盘时,称为帆状胎盘。帆状胎盘在双胎或者多胎中较单胎中多见。

三、脐血管前置

血管前置是指胎膜血管位于胎儿先露前方跨越宫颈内口或接近宫颈内口,是绒毛的异常发育所致。前置血管破裂是一种较为罕见的产科危急重症,如果孕妇在顺产过程中一旦发生前置血管破裂,可在短时间内造成围产儿失血、窒息,甚至死亡。

四、羊水

羊水量的估计是评价胎儿肾脏功能的重要指标。羊水量随孕周的增长而增多,妊娠38周可达到1 000ml,此后羊水量逐渐减少,到40周羊水量约800ml,过期妊娠时,甚至可以降到300ml以下。足月妊娠时,羊水量<300ml时,称羊水过少;羊水量超过2 000ml时,称羊水过多。羊水指数是以母体脐部为中心,划分出左上、左下、右上、右下四个象限,分别测量四个象限内羊水池的最大深度,四个测量之和为羊水指数(amniotic fluid index,AFI)。正常范围为8~25cm。羊水指数对晚期妊娠羊水过多和正常羊水量的测定是相当可靠的,而对羊水

过少的诊断是不可靠的。羊水指数(amniotic fluid index,AFI)≥25cm 诊断为羊水过多,25~35cm 轻度羊水过多,36~45cm 中度羊水过多,>45cm 重度羊水过多。羊水最大暗区垂直深度(AFV)≥8cm诊断为羊水过多,8~11cm 轻度羊水过多,12~15cm中度羊水过多,>15cm 重度羊水过多。一旦诊断羊水过多或过少,就应当尽力寻找原因,对胎儿各个系统进行全面评价。

第六节　多胎妊娠的超声诊断

多胎妊娠的围产期死亡率明显高于单胎,通过超声诊断及鉴别多胎妊娠对产科临床诊治有重要的作用。

(一)多胎妊娠正常的超声图像

到妊娠第5周,阴道超声可以显示2个或者多个妊娠囊,一般每个胚胎各有1个妊娠囊,少数情况下,一个绒毛膜的单羊膜囊的双胎只有1个妊娠囊,这就要求观察囊内的胚胎数。

(二)多胎妊娠异常的超声图像

1. **其中一胎死亡**　单绒毛膜胎盘中一胎死亡的发生率是双绒毛膜胎盘的3倍。脐带缠绕是单绒毛膜单羊膜囊双胎之一死亡的主要原因,双胎输血综合征是单绒毛膜双羊膜囊双胎之一死亡的重要原因。如果孕早期确诊为双胎,而在以后的检查中仅发现一个存活胎儿,则证实有一胎死亡。若在孕中晚期有一个双胎胎儿死亡者,可显示出一个死亡胎儿的图像,出现无心脏搏动及胎动,颅骨变形、重叠,头皮水肿,内脏器官难以辨认等特征。

2. **双胎输血综合征**　仅发生于单绒毛膜的双胎,大部分双胎为双羊膜囊,发生在单羊膜囊的双胎较为罕见。是指两个胎儿循环之间通过胎盘的血管吻合进行血液输注,从而引起一系列病理生理变化及临床症状。超声诊断:

(1)为单绒毛膜双胎。

(2)生长不协调:2个双胞胎之间有20%的体重差异。

(3)尿液输出量:受纳者过高的循环血容量导致尿液输出增多,从而增加羊水量,并伴随着胎儿膀胱增大。另一方面,供给者显示一个小的或者不显示膀胱,并伴随羊水过少。贴附儿随着大量血液供给,常贴附于子宫前壁及侧壁,而受纳儿却可以

在大量羊水中随意漂浮。

（4）脐带：可以发现受纳者的脐带要比供给者的粗，而且供给者的脐带可以有帆状附着。

（5）心力衰竭及水肿：在晚期病例，受纳者的超负荷循环最终导致心肌肥大、心力衰竭和水肿。而在供给者，其循环血容量减少，静脉回流降低也会导致心力衰竭。

（6）彩色多普勒超声：彩色多普勒超声可以确定脐动脉悬殊的血管阻力，而且可以帮助诊断房室间瓣膜关闭不全。供给者的 S/D 比值可高于受纳者 0.4 以上。

3. **连体双胎** 两胎胎体某一部位相连，相连处皮肤相互延续，胎动一致，甚至有些器官，如心、肝共享。

第七节　孕产妇合并妇产科常见疾病的超声诊断

超声评估宫颈功能不全对监测宫颈环扎疗效及早产、流产有重要作用。超声对子宫肌瘤、子宫腺肌瘤、附件囊肿在孕期的监测发挥重要作用。超声是孕妇腹痛鉴别的重要的方式之一。

一、孕妇疾病的超声诊断

1. **宫颈功能不全**（cervical incompetence） 宫颈功能不全通常见于妊娠孕 18~22 周，超声测量宫颈长度仅为目前评估妊娠期宫颈功能相对较可靠方法。当膀胱未充盈及尿道闭合时，阴道超声会比经腹检测得更精确、更清楚。然而，在孕中晚期，经腹超声仍然可以直观地显示宫颈功能不全；若图像很模糊时，可以用阴道 B 超确诊。为了更好评价宫颈内口情况，母亲的膀胱只需适度膨胀，过度膨胀反使宫颈变形并压迫颈管。宫颈长度的临界值界定为 25mm。2019 年加拿大妇产科学会（Society of Obstetricians and Gynaecologists of Canada，SOGC）颁布的最新版指南——No.373 宫颈功能不全与宫颈环扎术临床实践指南，指南表明妊娠 24 周前宫颈长度 <25mm 时，提示有发生宫颈功能不全的风险。

宫颈功能不全的声像图一般有如下几点：①宫颈长径 <25mm；②宫颈内口分离 >15mm；③羊膜囊突入宫颈管内，囊内可有 / 无胎儿部分，即"羊膜囊突入"；④宫颈管宽度 >6mm。目前，有学者认为，

妊娠中期，只要存有以上 1 项即符合宫颈功能不全的诊断。

2. **孕期合并子宫肌瘤** 随着孕期子宫的过度膨胀及妊娠激素的影响，肌瘤可能随之增大，肌瘤在孕期是否增长，或者增长幅度的大小存在个体差异。妊娠后肌瘤是否增大、缩小或者维持原状也存在争论。并发症如下：

（1）妊娠合并子宫肌瘤的孕妇流产、早产、胎儿生长受限的发生率提高，甚至增大的肌瘤可压迫胎儿，造成危险。

（2）位于子宫峡部体积较大的肌瘤可以造成胎位不正而难产，并且容易引起产后出血和胎盘残留。因此，对于子宫肌瘤孕妇，每次超声检查时，不仅需了解肌瘤的个数、位置、结构、形态，更加需要了解其生长速度有无变化。

（3）需要注意的是，妊娠期常引起肌瘤的红色变性，红色变性的肌瘤迅速增大坏死，可引起腹痛、发热等急症，超声显示瘤体边界毛糙，内部回声减低、模糊，其正常结构难以辨认。

（4）另外，肌瘤与胎盘的位置关系也需要了解，只有详细了解肌瘤与子宫胎儿的相关信息，才能对一些不利于胎儿及孕妇的情况进行及时处理。

3. **孕期合并子宫腺肌症** 子宫腺肌症在镜下表现为肌层内出现子宫内膜腺体及内膜间质。随着妊娠后体内激素水平的变化，内膜腺体及内膜间质会发生蜕膜样变，胎盘植入的可能增加，这种弥漫性病变可能导致受精卵着床处发生胎盘植入过深导致子宫破裂。

4. **孕期合并卵巢囊肿** 孕期合并卵巢囊肿需要动态监测囊肿的大小，囊肿较大会影响子宫的增长导致流产或早产。随着孕周增大，子宫增大进入腹腔，囊肿也被推挤进入腹腔，由于腹腔的空隙较大，且为囊性，有一定的可塑性，因此中等大小的囊肿不影响胎位；而当囊肿较大时，可能间接挤压胎儿导致胎位异常。有的囊肿蒂部较长，由于重量而落入盆腔，临产后囊肿阻碍胎头下降，甚至发生子宫破裂。妊娠合并卵巢囊肿最常见并发症为蒂扭转，发生扭转的时间多在妊娠 3、4 个月或产后，因为妊娠 3、4 个月随着子宫增大进入腹腔，囊肿随之被挤入腹腔，腹腔有较大的空间，当孕妇体位发生改变或肠蠕动增加，可能导致囊肿发生蒂扭转，而产后子宫骤然缩小，腹腔空隙增加，囊肿活动空间增大，容易发生蒂扭转。主要表现为孕妇突然发生连续性剧烈腹痛，伴恶心、呕吐。

5. **孕期并发腹部疼痛**　腹部超声是对于寻找孕期疼痛原因的一个重要方法。对于上腹部，B超可快速检查出胆囊炎或HELLP综合征所致的肝脏出血而引起的疼痛。对于中下腹的疼痛，B超可排除是否卵巢囊肿蒂扭转、子宫肌瘤红色变性引起的疼痛。尿路淤滞通常是引起肋下疼痛的原因，因此区别生理性的肾盂扩张和病理性的肾盂扩张显得尤为重要。大部分的孕妇在孕晚期都有轻度肾盂扩大，且大多发生在右侧。下腹痛还可能由阑尾炎、结肠憩室炎、股疝、肠梗阻、泌尿道结石等引起。

二、产褥期超声诊断

超声是监测产褥期子宫复旧和观察子宫出血原因或不明原因发热有价值的辅助诊断方法。

1. **子宫复旧**　产褥期子宫复旧是个持续的过程，它的复旧速度与个体差异有关。超声可以精确测量子宫各个径线来评价复旧情况。子宫复旧在产后第1周速度最快，到产后28天，子宫大小可以达到未妊娠正常子宫的上限。

2. **产褥期并发症**　产褥期最常见的并发症包括子宫复旧不良、出血及发热。他们可能都是因为由胎物残留或恶露排出不畅所引起。超声可观察到这些结构，必要时行刮宫术以清除胎物残留。残留的胎膜显示为一带状强回声区域，而残留的胎盘表现为致密的、不规则的稍强回声。宫内恶露表现为明显的宫腔分离，宫内积液使宫腔增大，显示为低回声蜂窝状的分隔，它们是由新鲜的血、恶露及血凝块组成。另外，超声还可以测残余尿，即嘱患者尽量将膀胱排空，再利用超声测量膀胱内剩余尿量，以检测膀胱功能。

3. **产后血肿及盆底外伤**　对于剖宫产后疼痛的产妇，应用超声排除是否伤口血肿或者缝线裂开引起的疼痛，在很模糊的时候，可用阴道超声进行诊断。

随着三维超声的发展，现在用超声引导详细的盆底外科手术成为可能，而且可以判定到底是阴道自然分娩还是手术辅助阴道分娩引起的产科盆底外伤。

第八节　产科超声的安全性及遗传学咨询

超声因其无创性并且没有射线威胁的特征，成为产科理想的检查方法。在孕期，可通过超声对胎儿进行检查，发现部分胎儿的重大缺陷，从而提供更准确及专业的遗传咨询。

一、孕期超声诊断的安全性

（一）历史研究

1. **强度**　超声的安全性在50年前第一次医学超声研讨会上就已明确：与电离射线相反，剂量（暴露时间段所吸收的总能量）不是超声安全的关键因素，而在产生生物学效应方面超声强度可能是关键参数。

2. **热及空化效应**　在20世纪60年代，当脉冲诊断超声问世的时候，它对于区分平均强度及脉冲强度是必需的。假设平均强度决定热的产生而脉冲强度决定有害的机械效应，这些都是因为空化效应。组织产热的深度不仅取决于声波的负峰压，而且取决于声波的频率及组织的特性。到了20世纪80年代，热及空化效应成为评价超声生物学效应主要的考虑因素。但是其缺点是要依赖超声领域的几个参数以及复杂的运算过程来评价被暴露组织的效应，计算机模型解决了这一难题。计算机模型根据已知的超声参数及操作者的操作方式来评价热的深度。由于理论基础的缺乏，对于超声引起的空化效应尚未建立一个可比较的数学模型，所以组织负压的幅度成为安全性评价的关键。

3. **阈值**　超声的生物效应取决于阈值。38.5℃以下不会产生有害影响，在实验动物上达到41℃时，根据暴露时间的不同，可引起细胞分裂抑制并产生畸变效应。在负压5.5MPa以下空化效应不会发生不良效应，体内发生空化效应的阈值是10MPa。在一些含气的组织，如肺和肠的空化效应阈值要低一些。

（二）各类超声的危险评估

主要包括A超、B超、M超、多普勒等。

1. **组织加热**　A超、B超、M超的装置及强度都非常低，被暴露的组织很难感知。还包括提供内镜及阴道检查，这些都不会引起有害影响。

2. **负压幅度**　A/B/M超在负压5.5MPa以下空化效应不会发生，但是暴露实验动物充满气体的肺达到负压1MPa，胸膜下毛细血管红细胞溢出，其机制不清。但是这只限于含气的组织，对于胎肺没有危险。这些外渗只在动物模型上有描述，而且这些损害在小型哺乳动物比在大型哺乳动物要严重许多。人类的胸膜稍厚而且对于机械压力抵抗力较强，因此对于人类是无害的。

3. 脉冲多普勒（彩色多普勒、能量多普勒） 与A/B/M超相比，多普勒能发出最大强度。某些机器发出的强度与治疗学超声相当或者更高。在此强度下，可以认为固定扫描可以增加受声波影响的组织的温度。流量是彩色多普勒和能量多普勒的又一个问题，因为这些模式使用了可以使更大组织容积升温的移动的多普勒柱。一般彩色多普勒是普通B超的10倍强度，而脉冲多普勒流量柱能产生B超的100倍强度。直到现在，我们仍无法知道诊断学超声在何种条件下能导致组织加热而影响患者的安全。

目前，超声检查的安全阈值剂量问题尚未得到科学、严格的证明，在进行产科检查中应坚持使用最小剂量的原则，在孕早期尽量避免用彩色多普勒及脉冲多普勒进行检查，检查时间最多不超过3~5分钟。

二、孕期超声遗传咨询

(一) 遗传咨询的目的

利用超声找到胎儿异常以提高各种复杂临床诊断的正确性。这些包括指导产前检查的原因，如高龄孕妇、前次妊娠为神经管畸形儿、父或母为X性连锁遗传病等。

(二) 各种胎儿畸形的咨询

1. 偶发异常 所谓偶发，是指不明原因发生的如单侧手、缺指/趾畸形、不规则裂手、无手畸形和四肢不全。这些异常通常是单侧发生，与家族性无关。现代研究者将这类异常部分归咎于胚胎时期静脉血栓栓塞的缘故，因此再次妊娠时，这类疾病不会复发。

2. 确定外部原因引起的畸形 在这类原因中，有两个典型的例子，一个是沙利度胺（thalidomide，商品名反应停），是一种镇静药，会引起胎儿畸形，另一个是风疹胚胎病。使用抗凝剂可导致胎儿软骨发育不良。孕11周后孕妇服用四环素可引起长骨发育异常和牙釉质缺损（detal enamel defetcts）。酒精性胚胎病（alcoholic embryopathy）是另一类相对较常见的病例，若在下次妊娠时远离酒精，那么这类畸形可以避免。

3. 染色体异常 当超声发现胎儿各种形态异常、多器官异常、特别是伴有宫内发育延迟时，应高度怀疑胎儿染色体异常。如果未做胎儿的细胞遗传学分析，那么检查父母的染色体核型是必要的。通过超声的简单形态学检查可发现高度怀疑的典

型的非整倍体，如18、21-三体，母亲为高龄产妇可协助诊断。如果前次妊娠为非整倍体胎儿，那么再次妊娠为非整倍体胎儿的可能性会减少。

4. 单基因遗传疾病 这类疾病是单基因按照严格的遗传定律引起的。孟德尔遗传规律可评价这类疾病的危险度。常染色体显性遗传和隐性遗传在两性中都有发生，而X连锁的遗传病的患病者大多数都是男性，因为女性有些是携带者，没有临床症状，如甲型血友病。

5. 多基因遗传疾病 多基因遗传是指由两对或更多对的基因共同作用而决定某一性状，各对基因呈共显性，没有显性和隐性的区别。多基因遗传病系遗传因素和环境因素共同作用的结果，是指不遵循孟德尔遗传定律的逐渐增多的与家族有关的疾病。科学家们对此做了许多研究，一度认为这种显像与降低的外显度与各类基因表现度有关。直到20世纪60年代，研究者将重点放在了遗传配置与环境因素的相互影响上。不同的环境因素可导致不同的疾病，叶酸缺乏可导致神经管缺损，这点已经得到证实，而维生素的缺乏，特别是维生素B已被证实与唇腭裂有关。睡眠缺乏、发热、滥用酒精以及闪烁的照明被认为可诱发癫痫发作。多因素遗传咨询的最重要的两类疾病是神经管缺损和唇腭裂，这两者都可以利用B超检出。另外还有足内翻、幽门梗阻、脊柱侧弯、先天性心脏病和先天性髋关节脱位等都属于多基因遗传疾病。

（徐晓燕）

参考文献

1. 吴国旺，栗建辉，边怡超. 超声波生物学效应及产科超声检查的安全性. 中国医疗设备，2013，28 (02)：43-48.
2. 赵雪婷，漆洪波. 美国妇产科医师学会"产科超声指南2016"关键点解读. 中国实用妇科与产科杂志，2017，33 (8)：819-823.
3. 张颖. 产科超声的生物学效应及安全性评价. 中外医学研究，2016，14 (03)：149-151.
4. 李宁，李岩. 二维超声与四维超声联合应用于产前胎儿筛查的临床研究. 中国优生与遗传杂志，2016，24 (01)：98-100.
5. 黄杏玲，邓新娥，王远流，等. 探讨胎儿心脏畸形类型与染色体异常的关系. 中国优生与遗传杂志，2017，25 (09)：59，98-99.
6. de Vries JI. Normal fetal motility: an overview. Ultrasound in obstetrics & gynecology: the official journal of the International Society of Ultrasound in Obstetrics and Gynecology,

2006, 27 (6): 701-711.

7. Srp Arh Celok Lek. Uterine myomas in pregnancy, childbirth and puerperium. 2014, 142: 118-124.

8. Verburg BO, Steegers EA, De Ridder M, et al. New charts for ultrasound dating of pregnancy and assessment of fetal growth: longitudinal data from a population-based cohort study. Ultrasound Obstet Gynecol, 2008, 31 (4): 388-396.

9. Dudley NJ. A systematic review of the ultrasound estimation of fetal weight. Ultrasound Obstet Gynecol, 2005, 25 (1): 80-89.

10. Yang F, Leung KY, Hou YW, et al. Birth-weight prediction using three-dimensional sonographic fractional thigh volume at term in a Chinese population. Ultrasound Obstet Gynecol, 2011, 38: 425-433.

11. Gibson KS, Stetzer B, Catalano PM. Comparison of 2-and 3-Dimensional Sonography for Estimation of Birth Weight and Neonatal Adiposity in the Setting of Suspected Fetal Macrosomia. J Ultrasound Med, 2016, 35: 1123-1129.

12. Xiao J, Shi Z, Zhou J, et al. Cesarean Scar Pregnancy: Comparing the Efficacy and Tolerability of Treatment with High-Intensity Focused Ultrasound and Uterine Artery Embolization. Ultrasound Med Biol, 2017, 43 (3): 640-647.

13. 金力, 陈蔚琳, 周应芳. 剖宫产术后子宫瘢痕妊娠诊治专家共识 (2016). 全科医学临床与教育, 2017, 15 (1): 5-9.

14. Vimercati A, de Gennaro AC, Cobuzzi I, et al. Two cases of complete hydatidiform mole and coexistent live fetus. J Prenat Med, 2013, 7 (1): 1-4.

15. Ezem BU, Okeudo C, Ukah CO. Complete hydatidiform mole coexisting with a live fetus. Niger J Med, 2014, 23 (1): 86-88.

16. Bellini C, Hennekam RC, Boccardo F, et al. Nonimmune idiopathic hydrops fetalis and congenital lymphatic dysplasia. Am J Med Genet, 2006, 140 (7): 678-684.

17. Siggelkow W, Schmidt M, Skala C, et al. A new algorithm for improving fetal weight estimation from ultrasound data at term. Arch Gynecol Obstet, 2011, 283 (3): 469-474.

18. Araujo Júnior E, Kawanami TE, Nardozza LM, et al. Prenatal diagnosis of bilateral anophthalmia by 3D "reverse face" view ultrasound and magnetic resonance imaging. Taiwanese journal of obstetrics & gynecology, 2012, 51 (4): 616-619.

19. ACOG Practice Bulletin No. 88, December 2007. Invasive prenatal testing for aneuploidy. American College of Obstetricians and Gynecologists. Obstet Gynecol, 2007, 110 (6): 1459-1467.

20. Bronshtein M, Zimmer EZ, Blazer S. The utility of detailed first trimester ultrasound examination in abnormal fetal nuchal translucency. Prenat Diagn, 2008, 28 (11): 1037-1041.

21. Li Y, Hua Y, Fang J, et al. Performance of different scan protocols of fetal echocardiography in the diagnosis of fetal congenital heart disease: a systematic review and meta-analysis. PLoS One, 2013, 8 (6): e65484.

22. Johnson B, Simpson LL. Screening for congenital heart disease: A move toward earlier echocardiography. Am J Perinatol, 2007, 24 (8): 449-456.

23. DoğanS, ÖzyüncüÖ, AtakZ, et al. Perinatal outcome in cases of isolated single umbilical artery and its effects on neonatal cord blood gas indice. J Obstet Gynaecol, 2014, 34 (7): 576-579.

第二十一章　产科手术和产科技术

本章关键点

1. 掌握会阴、盆底与生殖系统的解剖层次与神经血管分布特点。

2. 严格掌握产科相关的手术指征,严格遵照手术程序进行操作,缝合仔细,恢复原有解剖层次,避免血肿形成。严格无菌操作,防止术后出血和感染。

3. 掌握助产方法与技能,绝不可使用暴力,并做好新生儿抢救准备。助产手术后仔细检查产道及新生儿有无损伤。新生儿的损伤主要是颅内出血及臂丛神经损伤,需请相关科室医师协助处理。

4. 掌握剖宫产的几种手术方式:子宫下段剖宫产术、子宫体剖宫产术(古典式剖宫产)及腹膜外剖宫产术。掌握各种术式的适应证、禁忌证与手术步骤。

5. 掌握人工剥离胎盘的指征与方法。人工剥离胎盘困难时,警惕胎盘植入。

6. 子宫动脉上行支结扎术是子宫收缩乏力性出血的止血方法中的一种,可选择熟悉髂内动脉结扎,避免损伤输尿管,不能误扎髂外动脉,高年资产科医师应掌握此技术。

7. 盆腔动脉栓塞术是产后出血保守治疗失败后的一线治疗方案。首选栓塞双侧子宫动脉,只有在不能超选择性插管或子宫动脉已行栓塞仍有出血时,才做髂内动脉前支双侧栓塞。球囊预置术主要术式有髂内动脉球囊预置术和腹主动脉球囊预置术,主要用于高度怀疑胎盘植入患者。

8. 选择最恰当的时机进行宫颈环扎术手术。国内常用的方法是 McDonald 法,术后根据孕产妇不同的情况在产前或剖宫产后拆线。

第一节　会阴切开缝合术

会阴切开缝合术是一项常用的产科手术,其目的在于扩大阴道口,加快经阴道的自然分娩及施行助产手术,既往曾被常规使用于初产妇。然而,现有证据表明,会阴切开并不能减少会阴损伤及相关并发症的产生,甚至可因盆底肌的破坏引起更高的漏尿、漏便率。因此,美国妇产科医师学会(American College of Obstetricians and Gynecologists,ACOG)已不推荐会阴切开缝合术作为常规的阴道分娩手术,并建议严格控制其使用指征。

(一) 会阴切开指征

1. 阴道口相对过小、会阴过紧,估计分娩时会阴、阴道复杂裂伤难以避免。

2. 巨大儿可能。

3. 臀位助产。

4. 需使用产钳、胎头吸引术等助产手术分娩时。

5. 因母儿的病理情况(妊娠期高血压疾病、妊娠合并心脏病、胎儿窘迫可能等)需主动缩短第二产程。

6. 对未生育的妇女做妇科阴道手术,需扩大手术视野者。

（二）会阴切开术的分类

会阴切开可分为会阴正中切开、会阴侧切开和会阴中侧切开，美国目前普遍使用会阴正中切开，而在国内则仍以会阴中侧切开常见。会阴侧切开术愈合不良和长期不适的发生率高于正中切开术，而会阴正中切开术可能增加Ⅲ~Ⅳ度会阴裂伤的发生率。

1. 会阴正中切开　适用于会阴体较长者，被切开的组织包括会阴后联合、舟状窝、处女膜环、阴道黏膜、会阴皮肤。该术式的优势在于出血少、切口小、疼痛轻微、更易缝合、解剖结构恢复好，但缺点是若撕裂延伸易造成肛门括约肌断裂，故需要接生技术熟练者进行操作，避免损伤肛门括约肌及肛管，估计会阴较短及胎儿较大者不适用。

2. 会阴侧切开　为最经典的会阴切开术式，该术式切开阴道黏膜、黏膜下组织、球海绵体肌、会阴深横肌，可包括部分肛提肌内侧纤维。由于其切开组织较多且均为血供丰富组织，出血相对较多，止血及缝合不及时可形成会阴血肿，亦易撕裂延伸，术后疼痛较明显，故目前已少用。

3. 会阴中侧切开　由 Flew 于 1944 年首创，较会阴侧切开损伤小、疼痛少，选择病例恰当可避免切口撕裂损伤肛门括约肌的风险，为目前常用的会阴切开方法，亦适用于产钳助产等助产手术，但操作者仍应谨慎进行助产操作，避免伤口撕裂过深。

（三）会阴切开操作方法及步骤

1. 麻醉　一般采用经皮阴部神经阻滞麻醉，可同时行局部浸润麻醉以获得更好的麻醉效果。使用长注射针头在左侧坐骨结节与肛门连线的中点进针，皮内注射做一皮丘，以示指置于阴道内触及坐骨棘为引导，将针头推进至坐骨棘，退回少许，转向内下方继续进针 1~1.5cm，回抽无血后，注入 0.5%~1% 利多卡因 5~10ml。必要时可退针至皮下向大阴唇下侧至会阴后联合做扇形局部浸润约 10ml（图 21-1A）。做双侧会阴切开时可于对侧做同样的操作。

在排除产妇阴道炎症、感染性分娩，且胎先露未阻挡阴道内入路时，亦可行经阴道黏膜阴部神经阻滞，其定位较经皮法简单、直接，仅需在消毒后由手指引导针头穿刺阴道黏膜，向侧后下方 45° 方向抵达坐骨棘，其后步骤均同经皮法。

2. 会阴正中切开　当胎头着冠时常规消毒外阴并铺巾，行局部浸润麻醉或阴部神经阻滞麻醉。趁宫缩间歇将示指及中指置于阴道内撑起会阴体，

待宫缩时沿会阴后联合正中向下剪开，剪开长度根据产妇会阴联合长短而定，一般为 2~3cm，剪开后注意在宫缩时小心保护会阴，并帮助胎头俯屈，使胎头以最小平面娩出，在处理好新生儿及胎盘后，确认子宫收缩良好，检查切口撕裂情况后，可开始缝合，缝合前可清洗伤口。用 2-0 可吸收线连续缝合黏膜层，注意对齐处女膜环，间断缝合会阴体，3-0 可吸收线皮内缝合皮肤。

3. 会阴侧切开　常用左侧切开。胎头着冠后，侧切起始点位于会阴后联合中点或自中点偏左 0.5cm 处，与垂直中线呈 45°（会阴高度膨隆时为 60°~70°）向左侧切开，根据需要，切开 3~4cm（图 21-1B、图 21-1C）；必要时可做双侧切开，切开后若胎儿尚不能娩出，可用纱布压迫止血。胎儿及胎盘娩出处理完毕后，检查会阴切口，寻找阴道黏膜顶端并检查有无撕裂及出血，缝合从阴道黏膜顶端开始，注意两侧对端缝合距离，连续缝合至阴道外口，然后缝合皮下组织及肌肉（会阴浅及深横肌等），再缝合皮肤，常用可吸收缝线做皮下连续缝合，亦可间断缝合。

4. 会阴中侧切开　起始点同会阴侧切开术，切口与垂直中线呈 20°，向下剪开阴道和会阴皮肤 3~4cm，至肛门边缘 2cm 处可稍向左偏斜，余步骤同会阴侧切开术。

（四）注意事项

1. 各层组织缝合时应仔细对齐，不宜过紧过密，以防止组织肿胀、坏死。

2. 缝合皮下组织时勿留下无效腔，以免发生血肿。

3. 缝合完毕后，肛查缝线是否穿过直肠黏膜，如确有缝线穿过黏膜，则应拆除重缝。

4. 术后注意患者主诉，若疼痛肿胀明显，需检查是否发生会阴血肿、会阴蜂窝织炎。

【经验分享】

会阴切开缝合术是常用的手术，其目的是扩大阴道的出口，特别是对初产妇，使经阴道分娩的第二产程缩短，有利于较大胎儿的分娩，并能减少母亲的负担，也有利于产科手术如产钳和胎头吸引的操作。做会阴切开术必须要做好麻醉，在分娩时一样要做好会阴保护。缝合时过切口顶端 0.5cm，防止血管回缩形成血肿，各层对合整齐，防止遗留无效腔。

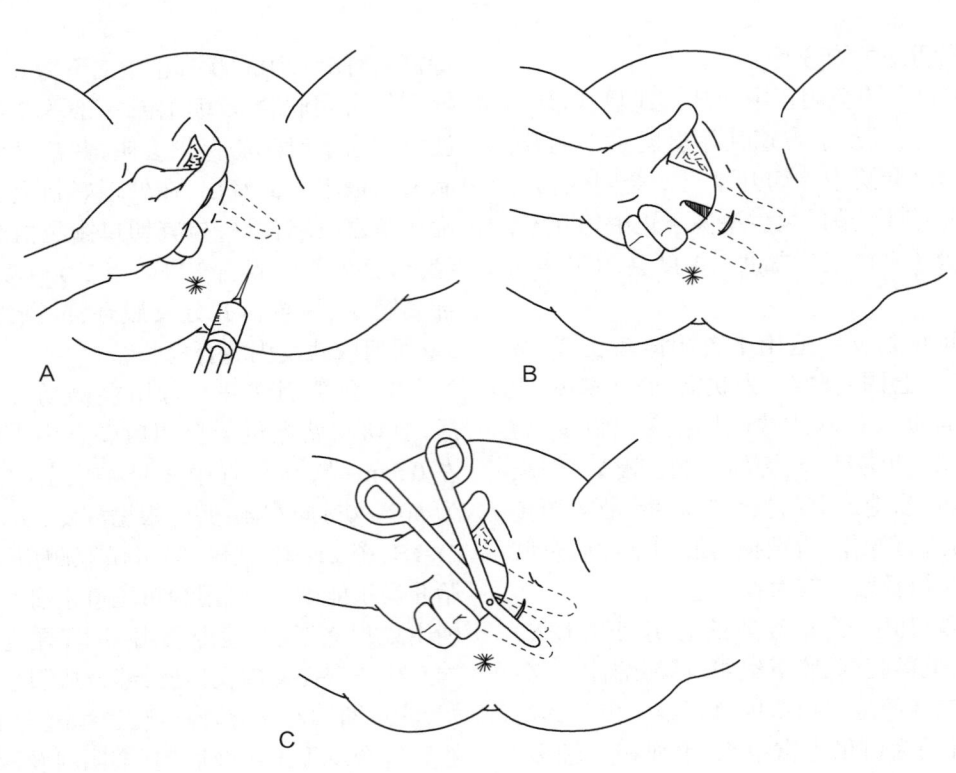

图 21-1
A. 阴部神经阻滞;B. 左手示指与中指撑开左侧会阴;C. 左侧会阴侧切。

（朱晓璐　滕银成）

第二节　产钳术

产钳术（obstetric forceps delivery）发明应用至今已有300多年历史,通过借助产钳的牵引力及旋转力,可协助胎头下降、胎儿娩出,也能够纠正胎头方位,为阴道手术分娩中重要的组成部分。虽然近年来剖宫产率有上升趋势,包括产钳在内的阴道手术率明显下降,但多项研究表明阴道手术分娩的并发症如产后泌尿道感染、盆腔蜂窝织炎等,较剖宫产分娩少。

产钳多用发明者的名字命名,其种类繁多,各有利弊,主要包括Simpson产钳、Kielland产钳、Tucker-McLane产钳、Piper产钳、Smellie产钳、Tarniar产钳、Chamberlen产钳等,此外还有剖宫产中使用的剖宫产产钳。根据设计结构的不同,每种产钳所适合的助产情况亦不同,Simpson产钳一般用于头部已有挤压变形的胎儿的助产,多见于初产妇;Tucker-McLane产钳多用于胎头仍较圆时,多见于经产妇;Kielland产钳更适用于枕横位、胎头位置较高时;Piper产钳则设计用于臀位后出头的娩出。目前国内最常用的是Simpson产钳及Kielland产钳,下文中所介绍的产钳操作若无特殊说明均以Simpson产钳为准。

（一）产钳结构

各种产钳均由左、右两叶组成,每叶产钳均由钳叶（钳匙）、钳茎、钳锁及钳柄四部分组成。产钳叶部有两个弯曲,即头弯和盆弯。头弯弧度适应于胎头曲面,盆弯弧度则适用于产道曲度,多与骨盆轴弧度相符,在不同产钳中变化较大。钳叶中间留有空窗,以减轻产钳对胎头压力,亦有钳叶不留空者,如Tucker-McLane产钳,以更好地固定胎头。与钳叶相连的较细长部分为钳茎,两叶产钳相交处凹槽可互相嵌合,形成一个具有一定活动度的锁扣,即为钳锁部分,这样的锁扣结构又被称为英国式锁扣。两叶产钳的锁扣可以顺利嵌合说明两叶产钳的位置正确。锁扣下方为钳柄,行产钳术时用手握住该部分牵引胎头。

（二）产钳术的分类及应用先决条件

根据手术时胎头所在位置,将产钳术分为四

类:出口产钳、低位产钳、中位产钳和高位产钳。由于高位产钳操作难度大、并发症众多,已被剖宫产取代,2012 年在美国妇产科医师学会对产钳分类的描述中,已将高位产钳自产钳分类中去除。中位产钳对母胎的损伤比低位产钳及出口产钳大,技术操作要求更高,一般在紧急情况下施行,需经验丰富的临床医师进行操作。产钳术的分类及应用先决条件见表 21-1。

表 21-1　根据胎头位置及旋转程度的产钳术分类
（ACOG,2012）

产钳分类	定义描述
出口产钳	胎儿头皮位于阴道口,不用分开阴唇即可见
	胎儿颅骨达到盆底
	胎头位于会阴部
	矢状缝在前后径上,或左右枕前或后位
	胎头旋转<45°
低位产钳	先露 ≥ +2cm,未达到骨盆底,且:
	a. 胎头旋转 ≤ 45°,或
	b. 胎头旋转>45°
中位产钳	先露位于 0~+2cm 之前
高位产钳	不在分类之内
先决条件	设施齐备,后备人员充足
	有经验的操作者
	胎头已着冠
	胎膜已破
	宫颈完全扩张
	精确评估胎方位
	无头盆不称,产道通畅
	无胎儿凝血功能障碍或其他影响产钳操作的胎儿疾病
	排空膀胱
	麻醉满意
	已签署规范的知情同意书

（三）适应证

1. 第二产程延长　初产妇第二产程>3 小时或有分娩镇痛时>4 小时;经产妇第二产程>2 小时或有分娩镇痛时>3 小时。

2. 母体合并症严重需缩短第二产程,如子痫前期重度、妊娠合并心脏病、肺部合并症或肺部损伤、产时感染、某些神经系统疾病等不宜用力屏气时。

3. 胎儿窘迫。

4. 其他情况,如胎盘早剥、脐带脱垂等。

5. 胎头吸引术失败者可考虑改用产钳。

6. 臀位助产头部娩出困难,可使用 Piper 产钳。

（四）手术步骤

1. 体位及术前准备　产妇取膀胱截石位,消毒,铺巾,导尿。

2. 阴道检查　了解产道情况、宫口是否开全、胎膜是否破裂、胎先露及胎方位。

3. 麻醉　行单侧或双侧阴部神经阻滞麻醉,同会阴侧切术。

4. 行单侧或双侧会阴侧切。

5. 再次详细进行阴道检查,确认胎儿耳郭方向,手转胎头使其转至正枕前位。

6. 放置左叶产钳　术者左手以执笔式持左叶产钳柄,钳叶垂直朝前下方,凹面朝向胎头。右手掌或右手示指、中指置于胎头与阴道壁间,固定胎头,维持胎头枕前位。将左叶产钳沿右手掌面滑入胎头与阴道壁间,左手持钳柄顺势向下移动,推送产钳,使左叶产钳凹面最终达到胎头左侧耳前的顶颧及面部,此时钳柄亦向下呈水平状态,产钳纵轴最终与胎头的顶颧径平行,右手逐渐退至阴道口,由助手固定左叶产钳(图 21-2A)。

7. 放置右叶产钳　右手以执笔式持右叶产钳柄,左手深入胎头与阴道壁间,以同法引导右叶产钳进入与左叶产钳相对应的位置,姿势动作同前。

8. 扣合产钳　若左右两叶产钳位置正确,则锁扣可顺利扣合,钳柄靠拢;若不能扣合则提示所查胎头位置不正确或产钳位置不当,可适当调整;若仍无法扣合,需撤出产钳重新检查产道、胎头情况。

9. 检查钳叶位置及胎方位　产钳扣合后再次检查胎头矢状缝是否位于钳叶间,钳叶与胎头之间是否有阴道软组织、脐带夹入(图 21-2B)。

10. 牵引产钳　宫缩时并拢钳柄,一手的中指伸至两个产钳的胫交合后的中间部(锁扣部的前方),手的其余部分握住锁扣部,另一手握钳柄,缓慢向外、向下牵引,当胎头枕部逐渐下降、先露着冠时需注意保护会阴,当胎头枕骨结节逐渐下降至耻

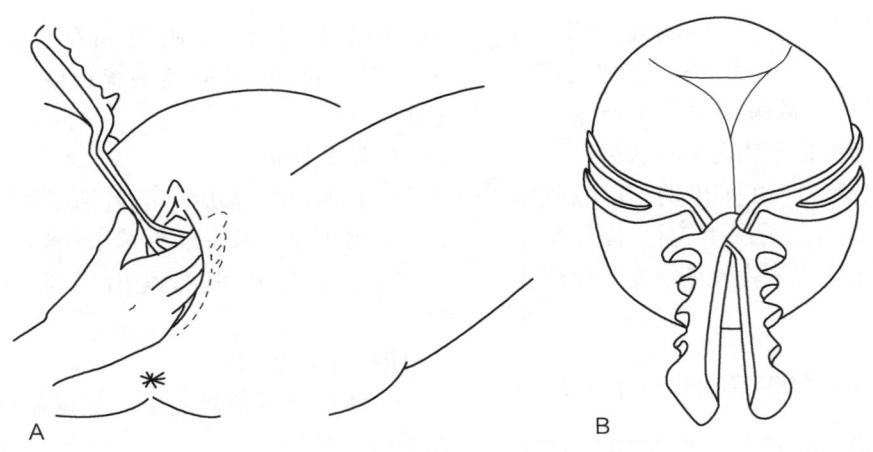

图 21-2
A. 放置左叶产钳；B. 扣合产钳。

骨联合下缘、越过耻骨弓下方、见胎儿额部露出阴道口时，应将产钳柄向上逐渐抬高，使胎头仰伸，以最小径线枕下前囟径娩出。若一次宫缩无法娩出胎头，可适当放松钳锁，减轻因牵拉引起的胎儿颅内压增高，待下次宫缩时再扣合牵拉。紧急情况时可立即牵引，不必等待宫缩。

11. 卸下产钳　当胎头双顶径已娩出后，即松脱锁扣，握住左叶产钳柄，以向产妇腹部滑行的方式取出左叶产钳，同法取出右叶产钳，不可平行于产道取出，以减少对产道及胎儿的损伤。

12. 按自然分娩机转娩出胎体、胎盘。

13. 胎儿及胎盘娩出后检查宫颈、阴道壁及会阴裂伤情况。

（五）关于胎头旋转的注意事项

枕前位胎头一般旋转较容易，但枕后位常较难转至正枕前，特别是在持续性左枕后位和右枕后位的情况下。若左右枕后位胎头已达盆底，胎头不大，可以旋转为正枕后位，辅以较大的会阴切开，在牵引时尽量先向外向下牵引，在枕部已部分露出于会阴部后再向上牵引，以避免过度向上牵引导致小脑天幕撕裂的发生。如勉强大幅度旋转，则可能旋转并不到位，在上产钳时易成为斜位、横位，一叶在额部，一叶在枕部，产钳不能交合，或交合后牵引滑脱，以致损伤母体和胎儿。

持续性枕横位的旋转亦较难，可先以徒手旋转胎头或以 Keilland 产钳旋转。一般而言，以徒手旋转较为安全，器械旋转除非技术熟练，否则容易造成损伤，需要术者谨慎考虑。对于胎头旋转困难者，应放弃产钳手术，改行其他手术。

（朱晓璐　滕银成）

第三节　胎头吸引术

胎头吸引术为利用负压作用，将负压吸引器与胎儿头部通过负压固定，经牵引协助娩出胎头的手术，其操作与产钳相似，但其操作技术较简单，不易因器械造成产妇产道损伤，但其牵引效果不及产钳。紧急情况下需较快娩出胎儿时，以产钳助产为宜。欧美国家常用塑料杯状吸引器及扁平圆盘帽状吸引器，我国则较常用喇叭形或圆筒状吸引器。

（一）适应证与禁忌证

使用胎头吸引的先决条件及指征与产钳助产基本相同，但以下情况为胎头吸引的相对禁忌证，仍优先选择产钳助产或其他方式结束分娩：

1. 严重胎儿窘迫。

2. 宫口开全，有脐带脱垂者。

3. 颜面位、额位、高直位等非顶先露。

4. 胎儿头皮水肿明显。

5. 巨大儿可能。

6. 早产儿（<34 周）。

（二）手术步骤

1. 体位及术前准备　产妇取膀胱截石位，消毒，铺巾，导尿。

2. 阴道检查　了解产道情况、宫口是否开全、胎膜是否破裂、胎先露及胎方位。

3. 必要时可行单侧会阴侧切。

4. 再次详细阴道检查，确认胎头方位。

5. 检查胎头吸引器的完整性，连接负压表及负压吸引泵,若无电动吸引泵可使用50ml针筒抽吸负压。

6. 放置胎头吸引器 吸引器头端涂抹润滑剂,用左手分开阴道壁,右手持胎头吸引器,送入阴道内,推进吸引器使其与胎头贴紧,吸引器中心位置应位于胎头小囟前方3cm的矢状缝上,此为胎头吸引成功的关键点。

7. 右手示指检查胎头吸引器的附着位置,了解是否有阴道壁或宫颈组织被夹入胎头与吸引器之间,如有,应予以推开,调整胎头吸引器外端手柄位置。

8. 抽吸形成负压 保持胎头吸引器位置,开启电动吸引泵或使用注射器抽吸,使负压达到并维持于280~350mmHg(一般为针筒抽吸120~150ml),注意抽吸速度不可过快,一般以每分钟增加147mmHg($0.2kg/cm^2$)为宜,最大负压不得超过588mmHg($0.8kg/cm^2$),负压抽吸后轻轻牵引吸引器,如与胎头紧贴则表示安放成功(表21-2)。当胎头在缓慢负压下形成产瘤后,可减少吸引器滑脱可能,减少胎头损伤。

表21-2 吸引器负压与单位面积受压的换算表

mmHg	mmH$_2$O	lb/in^2	kg/cm^2
100	3.9	1.9	0.13
200	7.9	3.9	0.27
300	11.8	5.8	0.41
400	15.7	7.7	0.54
500	19.7	9.7	0.68
600	23.6	11.6	0.82

9. 于宫缩开始时牵引,注意牵引过程应遵循分娩机转,先向下向外牵引帮助胎头俯屈,并逐渐旋转胎头至枕前位,当枕部达到耻骨联合下方时向上牵引帮助仰伸,使胎头以最小径线娩出。

10. 解除负压,卸下胎头吸引器。

11. 按自然分娩机转娩出胎体、胎盘。

12. 胎盘娩出后检查宫颈、阴道壁及会阴裂伤情况。

(三)术中术后注意事项

胎头牵引过程中如有漏气或脱落,其可能原因有:①负压不足;②牵引过早,产瘤尚未形成;③牵引力过大或牵引方向不当;④产道或胎方位问题影响胎头下降。胎头吸引器滑脱次数越多,胎头损伤越严重,若滑脱2次以上,应考虑停止胎头吸引,改用其他方式助产。

胎头吸引持续时间一般不宜超过10~20分钟,若胎头吸引时间过长极易引发胎儿头皮裂伤、头皮血肿,甚至新生儿颅内出血。

术后需给予胎儿维生素K预防颅内出血,密切观察新生儿是否出现头皮损伤。

(朱晓璐 滕银成)

第四节 臀位分娩术

(一)臀位分娩种类

1. **臀位自然分娩** 整个分娩过程完全依靠自然产力,未借助外力。

2. **臀位助产** 臀位胎儿的臀部及下肢自然娩出,而胎儿的躯体、上肢及胎儿的头部以牵引及特殊手法协助完成分娩。

3. **臀位牵引术** 胎儿的全部分娩过程均借牵引及特殊手法完成。

臀位助产术和臀位牵引术虽然是两个手术名称,但实际上臀位牵引术包括了臀位助产术,当臀位牵引术进行到胎儿的臀部、两下肢娩出后,所余的手术步骤就和臀位助产术一样,故本节的叙述以臀位牵引术为主。然而,臀位助产术与臀位牵引术仍有一定区别,需采用臀位牵引术的产妇一般产力不足,产道多未经充分扩张,容易导致胎儿双臂上举、胎头娩出困难,发生产伤及围产儿死亡的风险较高,目前临床上基本已用剖宫产术替代臀位牵引术,但偶尔仍有急诊应用价值。

在进行臀位阴道分娩过程中,医护人员需在宫口开全前即进行堵臀,阻止胎足娩出阴道,使胎臀与下肢共同挤于盆底,有助于充分扩张产道、顺利娩出胎肩、胎头。其具体方法为:见胎儿臀部或下肢露于阴道口时,每阵宫缩时使用无菌巾以手掌堵住阴道口,向骨盆轴方向压堵,防止胎臀或胎足早期脱出。但在具体操作过程中,应勤听胎心,若有胎心率异常,即应终止压堵,以臀位牵引术尽早使胎儿娩出。

(二)臀位牵引术的先决条件

1. 单胎臀位,宫口开全。

2. 产道足够松弛(多需麻醉)。

3. 产力足够(可静脉滴注催产素)。

4. 有经验的术者。

(三)适应证

1. 宫口开全,胎臀达盆底,出现明显胎儿窘迫或脐带脱垂,胎儿尚存活,为抢救胎儿无法及时进行剖宫产结束分娩时。

2. 横位或双胎第一胎儿娩出后因各种原因致第二胎儿急需娩出、行内倒转术后。

3. 母亲存在合并症需尽快结束分娩。

4. 产力不足,第二产程超3小时无进展。

（四）禁忌证

1. 骨盆狭窄或软产道异常。

2. 估计胎儿体重过大（>3 500g）。

3. 超声提示脐带先露。

4. 超声提示胎头仰伸。

5. 母亲存在严重合并症,如心功能不全等。

6. 前次剖宫产史。

7. 宫口未开全。

（五）手术步骤

1. 体位及术前准备　产妇取膀胱截石位,消毒,铺巾,导尿。

2. 阴道检查　了解产道情况、宫口是否开全、胎膜是否破裂、胎先露及胎方位。

3. 麻醉　推荐连续硬膜外麻醉,必要时可行全麻。若紧急情况下,可行双侧阴部神经阻滞麻醉,会阴局部做浸润麻醉。

4. 初产妇决定采用臀位牵引时,可行会阴切开术。

5. 胎膜未破者,注意检查无脐带先露后行人工破膜。

6. 牵引胎儿下肢及躯干娩出　①若胎儿的单足或双足已在阴道内,术者一手将单足或双足拉下,并轻轻向下牵引使躯体娩出,若为骶后位,则边牵引边将胎儿前足向腹面方向转动,使臀部娩出后胎儿能转为骶前位；②单纯臀位时,术者可以将示指钩住胎体髂腹股沟处,边旋转边向下牵引,有时所需的力较大,一旦向下滑动,另一侧髂腹股沟亦已向下显露,则可以由另一手示指伸入对侧髂腹股沟处向下牵引使胎臀娩出,此时术者可用手术巾包住胎儿臀部向上翻（即母体腹部）,使胎儿腹部、胸部相继显露并娩出于外阴,胎儿双下肢亦同时自然娩出。③若钩臀失败,则可使用Pinard手法:在宫缩间歇以手探入宫腔,经胎儿腹面沿腿至腘窝,点压胎儿腘窝肌腱,使下肢屈曲,握住足跟向下牵引,但此法容易引起骨折,故少用。

7. 牵引上肢及肩部娩出　步骤与臀位助产相同。助产者将无菌巾包住胎臀,双手抱臀向前旋转牵引,当脐轮娩出后,将胎背轻柔转向原侧（左骶前者转左侧,右骶前者转右侧）呈骶横位,使肩峰间径

平行出口前后径,缓慢向下牵拉,前肩及同侧上肢多可自行娩出,然后稍上举胎体,向对侧旋转,后肩亦可娩出。若胎臂在宫内上举无法娩出,则需一手扶胎臀或牵足,另一手伸入产道内钩住肘部,压向胸侧,同时旋转胎体,使胎儿上肢前臂以"洗脸"状向下娩出。

8. 娩胎头　当胎儿双肩已娩出后,应旋转至胎背向上,此时胎头内旋转,助手可于耻骨联合上方压迫胎头俯屈,当枕部达盆底,枕骨结节抵达耻骨弓下缘时,以此为支点,将胎头向上向外牵引,胎体上举,则胎头可自然娩出。若娩头稍困难,可使用左手示指伸入胎儿口中,钩住胎儿下颌,保持胎头俯屈,右手则以示、中指分别骑跨于胎儿颈背部两侧,手掌压于颈项及胎背上,两手合力向下向外牵引,使胎头娩出。

9. 胎儿及胎盘娩出后检查宫颈、阴道壁及会阴裂伤情况。

（六）注意事项

1. 自胎儿脐部娩出至胎头完全娩出的时间需<8分钟,若时间过长可导致胎儿严重窒息。

2. 上下肢娩出困难使用钩拉手法时切忌暴力,易发生股骨、肱骨骨折。

3. 臀位牵引失败时,可使用Piper产钳娩出胎头,该产钳的特点是柄长,但一样有胎头弯面及骨盆弯度,术者立即用一无菌巾包住胎儿胸、腹及上肢,同时将胎儿下肢交给助手迅即上举,以露出会阴部及胎儿颈部,以Piper产钳助产,用法与头位产钳相同,先置入左叶产钳,后置入右叶产钳,握住产钳,徐徐牵引出胎头。

4. 臀位牵引术娩出的新生儿多有不同程度的窒息,行臀位助产时需备有新生儿抢救器械,同时有新生儿科医师在场,以便及时开展抢救。

【经验分享】

臀位牵引术目前已较少使用,但在紧急情况下仍有可能使用臀位牵引助产,足先露比较容易处理,重点是在单臀位牵引时,术者的示指要准确地置入胎儿一侧的腹股沟,其次是用旋转法以协助娩出胎儿上肢,并要注意娩出胎头的技术。整个过程必须在8分钟内完成,术中切忌暴力,胎儿娩出后要处理好新生儿窒息,并仔细检查有无新生儿股骨及肱骨骨折。

（朱晓璐　滕银成）

第五节　阴道助产术的
并发症及防治

阴道助产术是在经阴道分娩时因胎儿窘迫、第二产程延长、轻度头盆不称、胎儿过大、胎位不正或产妇有高血压、心脏病等妊娠并发症或合并症等原因为协助胎儿娩出所采用的各种手术。手术方式虽然众多，但主要的手术仍是产钳助产术、胎头吸引术、臀位牵引术、会阴切开术。如果正确掌握各种手术的指征及操作方法，阴道助产术时可以取得良好的效果，否则就会产生一系列并发症，对母儿带来很大的危害。

阴道助产术的主要并发症，对产妇主要是软组织的撕裂及出血，对胎儿是颅脑损伤、神经瘫痪及骨折，甚至新生儿死亡；以下将分述之。

（一）产妇的主要并发症

1. 宫颈撕裂　宫颈撕裂一般是纵行撕伤，撕裂常在顺时针方向三点或九点，撕裂有时可深达穹窿部。宫颈环形撕裂较少见，环形撕裂是指宫颈的上唇或下唇的内面因暴力而发生环形撕裂和翻出。宫颈撕裂常发生在胎儿过大、急产、宫口未开全而强行做产钳或对臀位牵引术的后出头处理用暴力牵拉所致。如撕裂过大、过深或累及血管均可导致大量出血。

2. 阴道撕裂　阴道撕裂包括表浅的黏膜裂伤以致深而累及大面积的盆壁或盆底组织裂伤。常见的会阴侧切部位的顶点向上纵行裂伤，甚至可以延伸至阴道顶端，其深度亦各有不同，个别深度裂伤可达耻骨下支，有时可有数个裂口直到穹窿。阴道裂伤亦可以向外阴伸延，甚至累及小阴唇或尿道旁组织。形成阴道裂伤的主要原因与前者相仿，胎儿过大、急产，但产钳使用不当是主要原因。胎头旋转不完全而产钳勉强交合，牵引时又未按产道轴方向，以致未以最小的径线通过产道；中、高位的产钳则可能造成更大伤害。

3. 会阴撕裂　会阴撕裂除浅表的Ⅰ度撕裂外，往往发生累及盆底的深Ⅱ度撕裂，有时还发生肛门括约肌断裂的会阴Ⅲ度撕裂，最严重的是肛门括约肌撕裂后，撕裂继续向上延伸使直肠亦发生裂伤，此种裂伤也有人称为会阴Ⅳ度裂伤。会阴部撕裂常与阴道撕裂共存。会阴裂伤的发生与接生时

保护会阴的技术有关，除此也和阴道助产时会阴切开过小或错误地选择了会阴正中切开有关。当然也和助产技术例如产钳牵引时未按产道轴的方向而行暴力牵引、产钳牵引速度过快等有关。

4. 血肿　当胎儿整个身体中径线最大而可变性较小的胎头通过阴道时，阴道的周径明显增加，尽管妊娠期产妇阴道充血、柔软，但在难产而需助产时，产程的延长，手术的干扰，有时产妇还伴有妊娠期高血压疾病，以致阴道黏膜下组织过分牵引而撕裂、出血而形成血肿，其范围可不断扩大，当在阴道深部形成大的血肿，甚至上升至腹膜后，在处理上是十分棘手的。

5. 子宫破裂　阴道助产技术很少导致子宫破裂，但在内倒转时子宫收缩而强行手术，有可能发生子宫破裂，如为经产妇而原有宫颈撕裂已达穹窿部则在施行内倒转时有可能撕裂部向上延伸达子宫下段而发生子宫破裂。前次妊娠为剖宫产分娩，后愈合欠佳，本次分娩亦有子宫破裂的可能。

6. 膀胱破裂　阴道壁以及相邻的膀胱弹性均较大，如在术前常规导尿，则在阴道的一般助产术时不易发生破裂，但如因横位行断头术，胎儿颈部锐利的骨片或术者手持的器械位置不当均可刺破阴道前壁及膀胱而发生破裂。

以上各种损伤都可导致出血，特别是妊娠期盆底组织血管丰富，静脉丛多，如损伤严重，出血量将是大量的。

（二）新生儿的主要并发症

无论产钳还是胎头吸引器均有可能造成头皮损伤。胎头吸引器的反复吸引或负压过高均有可能使头顶部皮肤损伤，如软组织水肿、血肿，甚至头皮脱落。产钳则可能由于放置位置不当，交合时不易锁合，勉强锁合而使胎儿面颊部留下较深的印痕、擦伤、面神经瘫痪，有时产钳交合的位置极其不当，胎儿的眼眶恰在产钳翼的空圈中，用力交合甚至可使胎儿眼球翻出。

产钳及胎头吸引器对新生儿的头部损伤还能损伤脑部，因产钳的加压及吸引器的负压都可以施力于胎儿的颅骨，可以发生硬脑膜外的血肿、蛛网膜下腔的出血及脑室出血，甚至还可以发生颅骨骨折，可以用脑脊液检查及 CT 摄片予以证实。

当臀位分娩时，宫颈口未开全，免强行牵引亦可以使胎头嵌顿于宫颈口而无法娩出以致死亡，或宫颈口开全，但牵引方向错误而用力过大，以致娩出后发生臂丛神经受损或发生严重窒息甚至死亡。

(三) 阴道助产术并发症的预防

1. 熟悉各种阴道助产术的适应证及禁忌证 这是防止各种并发症的首要条件。例如宫颈未开全，禁止用产钳术。又例如在目前产钳术中已摒弃不用的高位产钳术，如果胎头位置高于坐骨棘而产程延长仍使用高位产钳助产则是一种冒险行为，可使母体及胎儿发生严重损伤。

2. 在手术前熟悉并了解产妇的全身及产科情况

（1）产妇有无妊娠合并症及并发症以及严重程度，以便做出分娩方式的选择及术前准备。

（2）应了解产妇的骨盆外测量、宫底高度、胎儿大小（估计）等项的有关数据，并了解阴道检查、胎位、胎先露高低等项的有关情况，对巨大胎儿应估计到是否会发生肩难产的可能性。如有明显的头盆不称，则应以剖宫产终止妊娠。

（3）产妇阴道助产的麻醉做出最佳选择。

（4）根据产妇情况，做好输血、输液准备。

（5）阴道助产在术前均应导尿使膀胱排空，避免术时损伤膀胱。

（6）熟悉各种阴道助产技术的手法。

（7）阴道助产术后常规检查宫颈、阴道、外阴及会阴部情况，有无撕裂、血肿等，检查应仔细、完全，因阴道损伤有时是复合性的，如阴道撕裂伤可和会阴Ⅲ度裂伤同时存在，故不应遗漏。

(四) 阴道助产术并发症的治疗

前文已述，阴道助产术并发症主要累及的是阴道、宫颈、会阴及其深部。引起损伤部位往往较深，当行手术修补时，必须要有良好的照明；其次，应根据手术范围，采用恰当的麻醉，在达到满意的镇痛后才能有良好的暴露；第三是有经验的助手协助暴露损伤部位。修补时应注意周围解剖结构，术时尽量恢复其原有的结构面貌，不留无效腔，但缝合不可过紧，以免组织坏死。

1. 阴道裂伤的处理 浅层的阴道撕裂伤处理较容易，即对损伤处予以止血修补，阴道表层对合，以免感染。但严重的阴道撕裂伤处理比较复杂。如裂伤部位较深、出血多，往往难以辨认动脉和静脉出血，故一般在恰当的暴露下迅速做大8字缝合结扎以达到迅速止血的目的。止血后仔细检查寻找并辨明阴道撕裂部的顶端，对裂伤缝合的高度应超过裂伤顶端的0.5cm左右，以免漏缝较高部位的血管而发生血肿；对裂伤阴道表层缝合以间断较好，对裂伤面积大、出血多的部位缝合后应留置橡

皮片以利引流，避免再次发生血肿。对此类较大的裂伤缝合后局部衬以纱布再用手指压10~20分钟亦有助于避免再次发生出血或血肿。

对裂伤范围大、位置高，而且有较多的弥漫性出血难以缝合者，可行髂内动脉介入治疗，可明显减少出血，有助于处理；若无此条件可先做髂内动脉结扎，局部以大纱布填塞加压止血为好，在裂伤部位相应的一侧可令助手向下加压，在两个合力的作用下，可达到止血的效果，纱条则可在24~48小时内取出。这种方法虽然少用，但在紧急情况下还是有效的方法；纱条取出后一般不再出血，如无感染，裂伤部生长迅速，一般2~3周内即可愈合。

2. 宫颈裂伤的处理 纵行宫颈裂伤一般采用缝合方法修补。在阴道充分暴露后，对撕裂整齐的两侧撕裂面的下端用卵圆钳夹住，轻轻向下并列牵引，缝合自最下端开始，缝合第一针后，以缝合线轻轻向下牵引并撤去卵圆钳，每隔0.8cm左右向上缝合数针直至完全缝合为止并剪去多余缝线。

横行宫颈裂伤少见，但处理比较困难，因裂伤的组织外翻，又因出血多，裂伤部的上端无法窥见，所以无法缝合，必须用纱条填塞法，即将翻出的裂伤的组织还纳后，迅速将纱条填塞阴道顶端及中端，同时用手在阴道内加压，助手则在腹部将产后的子宫向下推压，在两者的合力下达到止血的目的，术时注意应用子宫收缩剂，并及时排空膀胱，腹部及阴道压迫20分钟后，可以用沙袋压于子宫底部并用腹带固定以代替手加压，纱条可在48小时后轻轻抽出，如无感染，一般止血可以成功，裂伤部可以迅速愈合，但须注意在短期内不可做阴道检查。

3. 外阴及阴道血肿的处理 外阴小血肿可以局部加压，如血肿部未扩大，会逐渐被吸收，对迅速增大的血肿应切开血肿，取出血块及积血，如能找到出血点，予以结扎止血，可将血肿腔缝合，短时间内不出血亦无渗血，可不置皮片引流，然后缝合外阴皮肤。但仍用纱布加压于术部以防止再出血，但切开血肿找不到明确出血点者缝合后应留置皮片引流为宜。

阴道血肿处理比较困难，因阴道侧壁组织松弛，血肿不扩大到一定体积而发生压迫症状是难以发现的，特别是位于阴道中、上段的血肿，有些血肿可以继发于阴道裂伤的顶端，因修补关闭的阴道顶端有小的血管未被缝扎而致。因此处理阴道血肿，特别是深部阴道血肿时应冷静考虑对策。对大的

血肿显然不可能用压迫止血的方法来解决，而必须在满意的麻醉（如硬外膜）下切开血肿，取出血块及积血，以良好的照明看清出血部位，用大针"8"字缝合，余同阴道深裂伤缝合法，但必须自血肿腔向外置引流片，以免再次发生血肿，笔者曾遇到术者过分自信而发生两次继发性血肿的病例，另外，引流尚可减少继发感染的可能性。引流片一般在48小时内取出，对巨大的血肿，清除血肿和积血后，无法找到出血点，试行缝合后仍有出血、渗血者，不得已时亦可用纱条填塞，该法已在前文中介绍，此处不赘述，如盲目缝合，发生继发性血肿可能性很大。

4. 会阴裂伤 会阴裂伤按其裂伤程度分为三度已如前述。新鲜的裂伤如注意消毒、止血，正确辨认其解剖组织并及时、正确修补缝合，即使会阴Ⅲ度裂伤的修补成功率亦达95%以上。修补前凡是有明显出血点先予以缝扎止血，然后局部以生理盐水冲洗干净后，浅表裂伤可以用丝线对合缝合，以后拆线；亦可用可吸收线皮内缝合。对Ⅱ度裂伤、特别是深度Ⅱ度裂伤，对损伤的组织按其解剖关系对端缝合，因会阴裂伤有时与阴道裂伤并存，在缝合时注意不留无效腔。

对会阴Ⅲ度裂伤的缝合，最好先用含甲硝唑的溶液将会阴部冲洗干净，如伴有直肠撕裂，先分离直肠阴道壁，用鼠齿钳提拉撕裂顶端上缘0.5cm处，用有齿钳提拉起阴道壁，以剪刀分离阴道壁及直肠下端应至肛门处，侧缘以能暴露两侧的直肠壁0.5~0.8cm为度，以3-0肠线间断缝合直肠壁，缝合时最好不穿过直肠黏膜，缝合至肛门，然后以两把鼠齿钳分别在肛门括约肌断裂处夹住括约肌断裂端，并向中间牵引，令产妇做缩肛时，术者可见或感到其收缩，即证实为肛门括约肌无误，然后以粗丝线对两侧括约肌断端做"8"字缝合两针，再将会阴后联合下两侧撕裂组织对端缝合，最后以0号可吸收线间断缝合阴道壁，并缝合会阴部皮肤。

术后给予无渣半流质饮食3天，并服鸦片酊或洛哌丁胺以抑制排便，外阴部每天用1:1000苯扎溴铵溶液轻轻拭洗，术后第4天开始以每天口服30ml麻油，以利其排便。

5. 子宫破裂 阴道助产术而引起子宫破裂者较少见，该并发症可以发生在内倒转术，故内倒转术后须常规探查宫腔及宫颈有无撕裂。如有子宫下段破裂应立即剖腹探查，撕裂规则可进行修补。

6. 膀胱破裂 在横位断头术时，胎体、胎头及胎盘娩出后应检查阴道壁有无损伤，如有阴道前壁损伤，直通膀胱，一般为骨片划伤，此种穿透伤其切缘整齐，故立即修补后预后良好，但需留置导尿管10天~2周，导尿管应保持畅通，预后良好。

以上的阴道助产术并发症均可发生大量出血，应根据产妇具体情况予以补液、输血，术后常规予以抗生素。

（五）新生儿损伤的处理

1. 颅内出血 可合并颅骨骨折，颅内出血逐步发展往往至产后12小时左右出现症状，嗜睡、淡漠、哭声微、苍白、不进食、呼吸困难、发绀、呕吐而终至抽搐，症状表现典型。患儿常伴有肺不张、低氧血症、酸中毒及胎粪吸入。为除外先天性心脏病、肺不张、膈疝、呼吸窘迫综合征及肺炎可借助CT检查。对颅内病变可用头颅超声波、CT或MRI，不但可协助诊断颅内出血，并可明确病变部位，可予镇静剂以控制抽搐，并以维生素K止血，根据血肿大小，对硬膜下血肿以细针小心抽吸，必要时开颅以排出血肿。

2. 头皮血肿 头皮血肿常出现于骨膜与骨之间。一般出现在一侧，偶尔亦可发生在两侧顶骨。血肿范围局限于顶骨区域内。头皮血肿往往需数周或数月后消失，故可与头皮水肿相鉴别，而后者往往在数小时内消退。

3. 神经损伤

（1）脊柱损伤：在臀位牵引时，用暴力娩出胎头或产钳奋力旋转可导致高位截瘫，虽然极少见，但其预后极差。

（2）臂丛神经损伤：往往发生于臀位抽出时或巨大儿发生肩难产后，其中常见的是Duchenne或Erb瘫痪，三角肌、冈上肌、前臂的内旋肌均瘫痪，以致全臂的伸展内旋作用均丧失，但手指的功能仍保存，这是臂丛神经上端神经（$C_{5~6}$）被撕伤的结果，Erb神经瘫痪一般预后良好，大多于一年内功能恢复，但偶尔亦有终生瘫痪者。少数臂丛神经下端瘫痪，即Klumpke瘫痪（$C_7~T_1$）所导致手的瘫痪预后不良，应请神经外科或手外科会诊处理。

（3）面神经瘫痪：用产钳助产，若胎头位置为枕横位或斜位时未能将胎头位置完全拨正而产钳交合易发生此并发症。当然面神经瘫痪亦可发生在自然分娩或剖宫产者；本症无须特殊处理，一般数天内可自然恢复。

4. 骨折

（1）锁骨骨折：其发生率在9%~18%，它较易发生在手术产中，如肩难产助产、臀位助产，但自然分娩时亦可发生。骨折部位常在外 1/3,症状不明显者如不认真检查或以 X 线协助诊断常可被忽略,偶有受伤侧活动受限、局部肿胀、拥抱反射消失。治疗方法较多,例如将一压舌板横置于后颈项下背部水平,然后以小绷带绕过两侧肩部做"8"字形固定,使肩部处于挺直状态以免锁骨重叠交错,2 周后即可愈合。

(2)肱骨骨折:多发生在肩难产抽臂或臀位助产时,助臀娩出手法不当所致,患儿受伤侧活动受限,如骨折部位在肱骨下 1/3 处,易有成角畸形。

(3)股骨骨折:多因臀位牵引用手暴力钩取下肢所致,虽为剖宫产亦偶有发现,骨折部位常在中 1/3,患肢活动受限外,局部肿胀,并因屈肌收缩而发生成角畸形,可用放射线确诊,处理方面可用小夹板固定,或小腿皮肤牵引 3~4 周后可愈合,一般无后遗症。

(4)颅骨骨折:大多为产钳损伤,偶亦见吸引器助产,如发生颅骨骨折可用放射线确诊。发生部位常在颞部,偶见顶部、枕部。线形骨折或小的凹陷性骨折可迅速愈合,如为明显的顶部凹陷性骨折,其凹陷深度超过 1cm,宜用手术矫正。

5. **肌肉损伤** 主要是臀位牵引头部时胸锁乳突肌损伤,导致出血,肌肉弹性减少,在以后的生长过程中发生斜颈。Romer(1954)曾报道 44 例斜颈婴儿中,27 例有臀位分娩史。Romer 认为可能是臀位下降过程中,胎头遇到骶岬而使胎头过度外展所致,当然也不排除臀位胎头娩出时过度牵引所致。

(戴钟英)

第六节　剖宫产术

剖宫产术(cesarean section,CS)是一种切开腹壁及子宫直接取出胎儿的手术方式,早在公元前 700~ 公元前 600 年,古罗马就曾颁布法令,规定妊娠近足月的孕妇死亡者,必须为拯救胎儿剖开子宫取出胎儿,未经剖腹取胎者禁止埋葬。17 世纪开始,医师试着为活的孕产妇做剖宫产,存活者极少,大多死于出血和感染,直至 1876 年意大利的 Porro 医师在剖宫产时用优质的铁丝紧紧地绕扎宫颈后切除子宫体及两侧附件以控制出血和感染,使产妇和新生儿都存活,该方法推广后使母婴死亡率降

至 56% 左右,现在的产科剖宫产同时切除子宫的手术又称作 Porro 氏剖宫产,用以纪念 Porro 医师。1882 年,Max Sanger 首创了如今被称为"古典式剖宫产"的剖宫产术式,即切开子宫体,取出胎儿并缝合切口,该术式的发明使接受剖宫产术的产妇死亡率又进一步降低至 30%。1907 年,Frank 首先开始尝试经腹膜外剖宫产,减少了感染性腹膜炎的发生率。1908 年,Latzko 改良该术式,设计从膀胱侧窝进入子宫下段,后又经 Norton 等人的不断改进,最终形成了目前常用的侧入式腹膜外剖宫产术。然而,腹膜外剖宫产术虽然在预防盆腹腔感染中起了重要作用,但手术操作较为复杂,易损伤膀胱。在 1912 年,Kornig 分析了腹膜外剖宫产的优势,即利用非收缩性的子宫下段作为切开处,并使用腹膜遮盖切口,结合这些优势,他提出切开膀胱子宫反折腹膜,暴露子宫下段剖宫取胎手术方式,这一术式最终经历了时代的检验,成为了如今应用最广的"子宫下段剖宫产术"。

自 1970—2010 年间,美国的剖宫产率自 4.5% 猛增至 >30%,剖宫产率的上升原因众说纷纭,目前考虑和以下因素有关:

1. 生育愿望降低,孕妇中的初产妇比例增加。

2. 高龄孕妇增加,特别是高龄初产妇剖宫产率显著增加。

3. 胎心监护广泛使用,检测到的胎儿窘迫率、不安全的胎心波形明显增加。

4. 臀位剖宫产率增加。

5. 产钳、胎头吸引器的使用减少。

6. 引产率增加,引产失败就增加了剖宫产数量。

7. 人群肥胖者增多,巨大儿发生率增加。

8. 子痫前期患者增加,这部分患者中引产的比例有所下降。

9. 剖宫产后阴道分娩(vaginal birth after cesarean,VBAC)减少。

10. 选择性剖宫产增加,产妇担心经阴道分娩导致盆底损伤、胎儿损伤,或是担心药物诱发的早产等。

11. 对阴道分娩、经阴道手术辅助分娩后的胎儿损伤的担心。

已有的相关回顾性研究均发现剖宫产所致产妇死亡率高于阴道分娩,其主要的原因包括感染、出血、血栓等,此外麻醉并发症也是造成剖宫产所致产妇死亡的原因之一。因此,在决定行剖宫产终

止妊娠时,需严格把握指征,并根据实际情况选择适当的剖宫产术式。下文将根据目前常用的三种术式(子宫下段剖宫产术、子宫体部剖宫产术、腹膜外剖宫产术)分别叙述其适应证、手术步骤。

一、子宫下段剖宫产术

(一) 适应证

1. 绝对指征

(1) 骨盆狭窄:临产前行骨盆内外测量,提示其存在中度以上狭窄者。

(2) 头盆不称:骨盆径线在正常范围内,但胎儿过大、胎头与骨盆比例不适,经充分试产后失败者。

(3) 软产道异常:子宫肌瘤、卵巢囊肿或其他肿块压迫阻碍先露下降;宫颈、阴道畸形阻碍先露下降;宫颈、阴道、外阴严重瘢痕挛缩无法扩张;子宫、宫颈、阴道、外阴恶性肿瘤。

(4) 胎位异常:横位;胎头高直后位;持续性枕横位或持续性枕后位产程延长、阴道分娩困难;臀位合并足先露、胎膜早破、胎头过度仰伸。

(5) 中央型前置胎盘及前置血管。

(6) 胎盘早剥。

(7) 脐带脱垂。

(8) 先兆子宫破裂。

2. 相对指征

(1) 胎儿窘迫:经吸氧等处理无效、短期内无法阴道分娩。

(2) 妊娠合并症和并发症:如妊娠合并心脏病、妊娠期高血压疾病等,充分评估产妇全身情况后决定剖宫产者。

(3) 巨大儿:考虑胎儿过大,有相对性头盆不称可能者。

(4) 早产儿、胎儿生长受限:考虑胎儿无法承受宫缩,易发生颅内出血,可选择剖宫产术终止妊娠。

(5) 珍贵儿:多次不良孕产史后妊娠、高龄初产等迫切希望得一活婴者。

(6) 一些特殊的胎儿畸形,如连体婴希望活产。

(7) 瘢痕子宫:2 次及以上剖宫产手术后再次妊娠者、既往子宫肌瘤剔除术穿透宫腔者,或有子宫手术史经充分评估不宜阴道试产者。

(8) 引产失败者。

(9) 多胎妊娠:第一个胎儿为非头位、复杂性双胎妊娠、三胎以上的多胎妊娠。

(10) 生殖道感染性疾病:严重的淋病、尖锐湿疣等。

(11) 外阴阴道疾病:外阴、阴道严重静脉曲张者。

(12) 孕妇要求的剖宫产:足月单胎、无医学指征、因孕妇要求而施行剖宫产,需尽量避免该情况发生。在中华医学会妇产科学分会产科学组 2014 年发布的关于剖宫产手术的专家共识中针对无指征剖宫产提出了以下的建议:①仅孕妇个人要求不作为剖宫产手术指征,如存在其他特殊原因需进行讨论并详细记录;②当孕妇在不了解病情的情况下要求剖宫产时,应当详细告知手术分娩与阴道分娩的利弊和风险,并记录;③当孕妇因恐惧阴道分娩疼痛而要求剖宫产时,应提供心理咨询、帮助减轻恐惧感,生产过程中应用分娩镇痛减轻分娩疼痛,并缩短产程;④临床医师有权拒绝没有指征的剖宫产分娩要求,但孕妇的要求应得到尊重,并提供次选的建议。

(二) 手术步骤

1. 体位　仰卧位,为防止仰卧位综合征,手术床可向左倾斜 10°~15°。

2. 麻醉　多选择硬膜外阻滞麻醉、蛛网膜下腔阻滞麻醉、腰 - 硬联合麻醉,紧急情况下可在局麻下剖宫产,必要时亦可行全身麻醉。

3. 常规消毒铺巾,取下腹部正中直切口或耻骨联合上横切口,逐层进腹

下腹部正中直切口:自耻骨联合上 1cm 起向上作垂直切口,切口长度约 10~12cm。切开皮肤及皮下脂肪,纵行切开腹直肌前鞘,分离腹直肌前鞘及腹直肌,暴露腹直肌,纵行分离腹直肌,暴露腹膜。

横切口:即改良式 Pfannenstiel 切口,以耻骨联合正中上方约 2~3cm 处的自然半月形皮肤皱褶为切口走向,弧形切开约 12cm。切开皮肤及皮下脂肪,横形切开腹直肌前鞘,分离腹直肌前鞘及腹直肌,暴露腹直肌,纵行分离腹直肌,暴露腹膜;横切口的优点是美观,缺点是不能如纵切口在必要时延长切口,而前次为横切口手术,再次进腹的时间较长。

4. 下推膀胱,暴露子宫下段　进腹后使用腹腔拉钩牵开两侧腹壁,提起膀胱腹膜反折,在其表面做一横行小切口,弧形延长该切口至约 12cm,使弧凸向下,提起反折腹膜下缘,钝性分离膀胱与子宫壁间疏松组织,下推膀胱约 4cm,暴露子宫下段。中华医学会妇产科学分会产科学组 2014 年关于剖宫产手术的专家共识建议,当子宫下段形成良好

时,不推荐剪开膀胱腹膜反折而下推膀胱,除非是子宫下段形成不良或膀胱与子宫下段粘连者。

5. 切开子宫　根据先露位置高低于子宫下段选择横行切口,胎先露入盆深者切口亦低,高浮者切口亦稍高,但最高仍需在子宫下段与子宫体交界处下方约2cm处,以防切口上下宫壁厚度差异巨大,缝合困难。先在子宫下段正中横行切开2~3cm,尽量不切破羊膜囊,待见羊膜囊后可用血管钳破膜,吸去羊水,手指向双侧撕开或剪刀剪开肌层,扩大切口至10~12cm。

6. 娩出胎儿　术者用手伸入宫腔探查胎先露、胎方位,按分娩机转自子宫切口内取出胎儿。助手此时应按压宫底协助娩出胎儿。

(1)头位:若胎头入盆不深,则胎头易于娩出,但若枕后位胎头已深嵌骨盆,可以将手指伸入胎儿口中,钩住胎儿下颌骨,向上外牵拉,使头部移动,另一手沿胎头部伸入骨盆深部,将头托出。亦可用小型出口产钳伸入切口,沿胎头置入,先左叶,后右叶,将产钳依靠耻骨联合上缘作为支点,将产钳柄倒向胎儿下肢一侧,使胎头松动,并托出骨盆,此时可以将手伸入骨盆托出胎头。

(2)臀位:若为单臀位,入盆浅,术者可直接将手插入臀部前方,配合助手按压宫底,将胎臀提拉娩出,按臀位助产法娩出胎儿;若为其他臀位,则需按臀位牵引法,牵引胎足后娩出胎儿。

(3)横位:牵引胎足,转至臀位后按臀位牵引法娩出。若胎背在上,一般娩出较容易;若胎背在下,胎头及四肢较高,则术者需沿胎臀握住下方的胎足,缓慢牵引胎儿转向俯卧位,若误拉上方的胎足,易因胎儿翻转增加切口张力,母婴损伤概率增加。

7. 断脐、娩出胎盘　胎儿娩出后术者需即刻用手挤压胎儿口鼻,挤出液体,有条件时可使用吸痰管或洗耳球吸尽胎儿口鼻中液体,由助手断脐后交下台。用4~6把卵圆钳或鼠齿钳钳夹子宫切口两端角及上下切缘,肌内注射催产素促进子宫收缩。待胎盘自然剥离时,牵拉脐带缓慢娩出胎盘,助手则协助钳夹胎膜,减少宫腔内胎膜残留,检查胎盘、胎膜完整性。若胎儿娩出后胎盘未自然剥离,可予人工剥离胎盘。若宫腔内有胎盘、胎膜残留,可用卵圆钳夹取,亦可用纱布擦拭宫腔。

8. 缝合子宫　仔细检查子宫切口是否有撕裂,辨清切口顶端位置,用0号或1号可吸收缝线连续全层缝合子宫肌层,缝合上下段肌层时最好不穿过黏膜,以防止子宫内膜异位症。缝合切口顶端时最好超过顶端0.5cm以防角部的血管内陷而被漏缝,导致出血、血肿形成。再次用0号或1号可吸收缝线褥式缝合子宫肌层切口处。对下段是缝合一层还是缝合两层目前仍有不同意见。传统的方法是两层,但亦有赞成缝合一层者。对下段过薄者仍以缝合两层为宜,以防止出血。亦可在个别区域加缝"8"字缝合以达到增强、止血的目的。

9. 缝合膀胱腹膜反折　仔细检查子宫切口缝合处,确认无出血后,2-0号可吸收线连续缝合腹膜反折。

10. 探查腹腔　常规检查双侧附件及子宫有无异常,若发现附件肿瘤、子宫肌瘤等,应争取切除,清除腹腔内积液及凝血块,清点器械、敷料。

11. 逐层关腹。

二、子宫体剖宫产术(古典式剖宫产术)

子宫体剖宫产术也称古典式剖宫产术。

(一) 适应证

1. 子宫下段严重粘连。

2. 子宫前壁下段肿瘤。

3. 前壁前置胎盘,为避免胎盘打洞者。

(二) 手术步骤

1. 体位　仰卧位,为防止仰卧位综合征,手术床可向左倾斜10°~15°。

2. 麻醉　多选择硬膜外阻滞麻醉、蛛网膜下腔阻滞麻醉、腰-硬联合麻醉,紧急情况下可在局麻下剖宫产,必要时亦可行全身麻醉。

3. 常规消毒铺巾,取下腹部正中直切口,逐层进腹。古典式剖宫产术一般要求腹壁切口位置较高,甚至需要绕脐。具体操作同子宫下段剖宫产术。

4. 暴露子宫、湿纱布垫肠,以便固定子宫,防止宫腔内容物溢入腹腔内。

5. 切开子宫　在子宫前壁正中做一长约10cm的垂直切口,切开子宫肌层。

6. 娩出胎儿　多需按臀位牵引法娩出胎儿。

7. 断脐、娩出胎盘　同子宫下段剖宫产术。

8. 缝合子宫肌层、浆膜层　同子宫下段剖宫产术。

9. 探查腹腔　常规检查双侧附件及子宫有无异常,若发现附件肿瘤、子宫肌瘤等,应争取切除,清除腹腔内积液及凝血块,清点器械、敷料。

10. 逐层关腹。

三、腹膜外剖宫产术

（一）适应证

1. 考虑已存在感染可能。

2. 对多种抗生素过敏且具有潜在感染风险者。

（二）手术步骤

1. 体位 仰卧位，为防止仰卧位综合征，手术床可向左倾斜 10°~15°。

2. 麻醉 多选择硬膜外阻滞麻醉、蛛网膜下腔阻滞麻醉、腰 - 硬联合麻醉，必要时亦可行全身麻醉。

3. 常规消毒铺巾，取耻骨联合上方横切口。

4. 切开腹直肌前鞘，分离腹直肌，暴露膀胱前筋膜。

5. 暴露子宫下段

（1）顶入式：于膀胱顶部下方 2cm 处横行切开膀胱筋膜，钝性分离膀胱肌层与周围筋膜。分离膀胱前筋膜后，可见附着于膀胱顶部的子宫膀胱反折腹膜，提起该处反折腹膜，向下轻压膀胱暴露间隙，钝性或锐性分离膀胱顶部，暴露子宫下段。

（2）侧入式：辨清膀胱顶部，分离左侧腹壁后间隙，暴露膀胱前壁及左侧窝，下推腹横筋膜及其表面脂肪组织，若腹横筋膜厚可予剪开，暴露腹膜反折。横行剪开腹膜反折下方 1cm 处宫颈前筋膜，钝性分离膀胱后壁，暴露子宫下段。

6. 切开子宫 同子宫下段剖宫产术。

7. 娩出胎儿 同子宫下段剖宫产术。

8. 断脐、娩出胎盘 同子宫下段剖宫产术。

9. 缝合子宫肌层、浆膜层 同子宫下段剖宫产术。

10. 将膀胱复位，间断缝合膀胱筋膜。

11. 逐层缝合腹壁。

（三）注意事项

对初学者或手术不够熟练者，凡胎儿有窘迫者不宜作腹膜外剖宫产，因分离腹膜耗时较长，有可能加重胎儿的窒息。

四、剖宫产并发症

（一）子宫出血

剖宫产往往因产程过长、子宫收缩乏力，亦可能因前置胎盘或胎盘早剥而施行，故可因子宫收缩不良、胎盘种植部位血窦不能有效收闭而出血，出血可迅速而大量，以致使产妇迅速进入休克，故

术者应熟悉剖宫产各种子宫出血的处理步骤。对子宫收缩不良出血可用热盐水纱布包绕子宫底部并不断按摩以促进其收缩，同时肌层再注射催产素 10~20U，静脉中点注催产素，必要时可用 PGF$_2\alpha$ 1mg 体部肌层注射，效果良好。如上述方法效果不佳，可以结扎子宫动脉上行支，亦可用 B-Lynch 法缝扎子宫，甚至结扎髂内动脉，以达到止血的目的。对前置胎盘胎盘剥离面的出血，如为活动性的则可以用"8"字形缝扎法处理，当出血减少后仅为渗血时可以用纱条进行宫腔填塞以达到止血的目的。

（二）切口撕裂

在胎儿巨大、胎头嵌入骨盆过深取头困难等情况下，可以发生切口撕裂，撕裂可表现为切口横向撕裂，因子宫右旋，故撕裂常在左侧，并易累及子宫静脉丛以致发生大量出血。如有出血，先用纱布压迫，放松后看清出血点，"8"字形缝扎。切忌大块钳夹，以免伤及输尿管，撕裂部位可以对端缝合。撕裂亦可发生在子宫下段切口的下唇，常为垂直的裂伤，可以直达 4~5cm，不一定伴有大量的出血，应予对端缝合。

（三）血肿

血肿是剖宫产的并发症，它并不少见，小的血肿常被忽视，如遇到发展迅速的大血肿，抢救不及时可以使产妇死亡。大的血肿常由于下端横切口撕裂至子宫下段的侧壁，伤及肌层内的动、静脉的大分支，少见的情况下甚至使阔韧带内的静脉丛撕裂而迅速形成巨大血肿（常在左侧），血肿还可以向后腹膜扩展，在后腹膜腔隙内隐藏大量积血，最多时可达 4 000ml。有时由于对下段切口的止血不严密，以致不断渗血而形成血肿，隐藏在膀胱腹膜反折下。对于血肿的诊断，如果发生在术中，当然容易辨认，应该立即打开阔韧带，发现出血点，小心缝扎，切忌盲目大块钳夹后结扎，这种做法往往损伤输尿管。在结扎止血后，可以在手术部位寻找输尿管，肯定输尿管未被结扎后重新缝合腹膜，如果因创面大、出血多难以辨认，则首先采用纱布垫压迫止血后，自髂总动脉分叉水平寻找输尿管，辨清输尿管走向，然后缝扎止血。

（四）术后感染

一般在断脐后即刻使用抗生素预防感染，术后继续使用抗生素 1~2 天。

（五）羊水栓塞

剖宫产术中羊水栓塞的发生常因宫腔内压力

过高、羊水沿子宫内静脉血窦进入母体循环而造成,临床表现与母体内羊水量相关,故术者在切开子宫肌层时需尽量保持羊膜囊完整,一旦破膜,及时吸尽羊水。

(六) 膀胱损伤

易发生于进腹时,或在腹膜外剖宫产时损伤之,发生后立即修补,并留置导尿,一般愈合良好。

(七) 输尿管损伤

在子宫横切口撕裂出血时盲目钳夹,缝合时可以缝扎或缝及输尿管,如遇到此类情况,应在缝合后做膀胱镜输尿管插管以明确是否损伤输尿管,以便及时处理。如当时被忽略,患者感腰酸,可做B超观察,如有肾盂扩张,应及时检查处理。对剖宫产术后不久(数周内)阴道溢液较多者亦应警惕输尿管损伤。

(八) 肠管损伤

过去虽有报道,但肠管损伤比较罕见。但既往有子宫体部手术又伴有明显感染病史的患者,本次妊娠应注意在原有手术范围内有无肠粘连,以免再次剖宫产术时伤及肠管。

(朱晓璐 滕银成)

第七节　人工剥离胎盘术

当胎儿娩出后胎盘无法自行娩出,或尚未自行剥离娩出即发生大量子宫出血时,需行人工剥离胎盘术,使胎盘快速娩出,防止产后大出血。有研究报道,早产分娩更易出现胎盘滞留。

(一) 手术步骤

1. 体位及术前准备　产妇取膀胱截石位,消毒铺巾,导尿。

2. 术者将惯用手伸入宫腔内,另一手则于腹部固定宫底位置,摸清胎盘附着位置,找出胎盘边缘(图 21-3)。

3. 宫腔内的手四指并拢、手掌展平,以指尖逐渐探入子宫与胎盘交界处,沿子宫内壁滑动,由胎盘边缘向中心部移动,逐渐剥离胎盘,待整个胎盘剥离后,以手掌将整个胎盘托出,检查胎盘胎膜完整性。一般胎盘与子宫内壁界限分明,易于剥离,若遇少量条索状粘连带,可用手指断开。

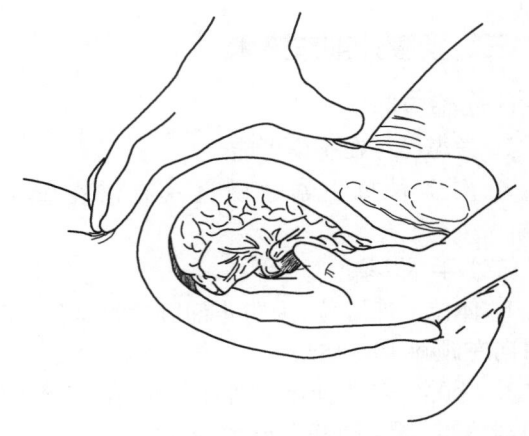

图 21-3　人工剥离胎盘

4. 术后若考虑有胎盘胎膜残留,可用纱布包裹手掌,再次进入宫腔抹擦,或使用卵圆钳夹取、大刮匙刮宫。

(二) 注意事项

1. 避免手指抠取胎盘组织,若胎盘小叶破裂,容易出血。

2. 若胎盘粘连致密、剥离极困难,或勉强进入一间隙但出血较多,则需考虑胎盘植入可能,应暂停手术,加强宫缩,有条件者可急查超声了解胎盘与子宫情况。超声证实有植入可能,则需结合出血情况考虑保守治疗、子宫动脉栓塞或即刻切除子宫。

(朱晓璐 滕银成)

第八节　B-Lynch(子宫)外科缝扎术

近年来,对产后大量出血的患者为保留其生育能力而发展了一系列保守性治疗子宫出血的手术,其中 B-Lynch 缝扎术是操作简单、行之有效的手术。该类手术系 1997 年由 B-Lynch 首先提出,他采取一种背带式缝合技术在 1989 年首次为一例产后出血而拒绝子宫切除的患者施行该项手术获得成功,并于 1997 年首次报道,目前它已在世界各地广泛应用。该手术难度小、成本低、有效率(止血、防止子宫切除)达到 72%~100%。对于血资源缺乏地区,这种简单有效而又经济的治疗方法非常重要。

(一) 手术指征

产后出血中子宫收缩乏力性出血为 B-Lynch

缝扎术最常见的指征,前置胎盘出血亦可用之,近来对植入性胎盘剥离(全部或部分剥取胎盘)亦有报道用该法而成功保留子宫者。对胎盘黏膜血管破裂出血或静脉窦的出血及子宫肌层局部发育不良导致的出血,B-Lynch缝扎术及改良的B-Lynch缝扎术也有很好的治疗效果。

（二）方法

经典的B-Lynch缝扎术是用可吸收缝线自子宫剖宫产下段横切口左侧下缘3cm(膀胱腹膜反折已推开)进针,穿入子宫,又从子宫左侧剖宫产下段横切口上缘3cm约距子宫左侧约4cm处穿出,缝线在距左子宫角部4cm处垂直跨越子宫底部,并在子宫后壁相当于子宫骶韧带处左侧亦即相当于子宫剖宫产切口左侧上缘3cm距离子宫左侧4cm处进针入宫腔,于右侧相当的水平部重新穿出宫腔,在距右子宫角部4cm处再次跨越宫底,在右侧剖宫产下段横切口上缘3cm、距离子宫右侧4cm处进针入宫腔,再在剖宫产下段横切口右侧下缘3cm处穿出宫腔与左侧穿入的缝线打结,关键在每次穿出的缝线必须抽紧,将子宫肌层最大限度地加以压迫,使之保持持续紧张状态,达到止血目的,所以每一步均由助手将缝线抽紧,直至最后一针打结时,均须保持缝线的张力一致,不松,不滑脱。然后缝合剖宫横切口(图21-4)。这种缝合方法类似捆绑,故亦有称之为捆绑式止血法。本法亦可用于阴道分娩者,进腹后切开子宫可探视宫腔内有无胎盘、排出血块、探视有无损伤,其缝合方法与上述相同。

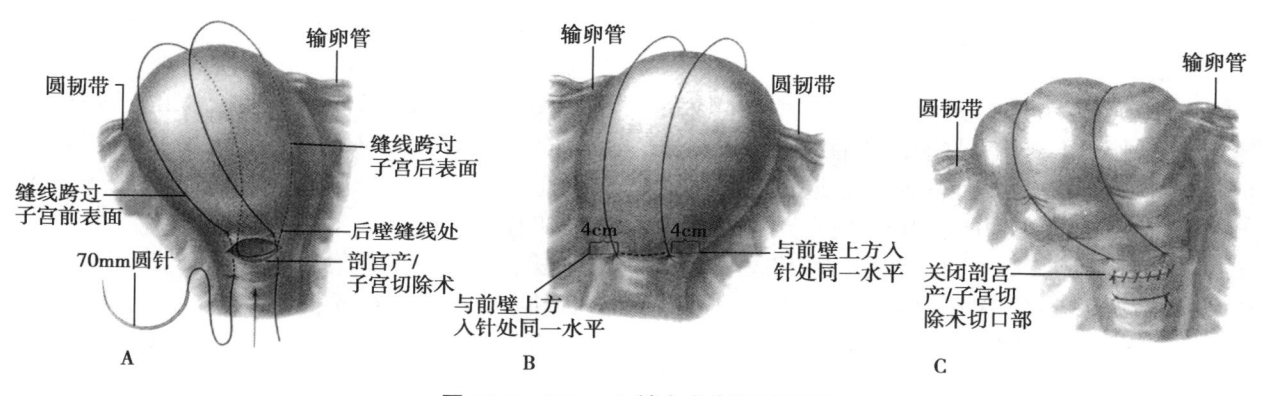

图21-4 B-Lynch缝合术步骤示意图

有些学者认为,该种缝合方法有缝线滑脱及肠套叠的风险,提出改良式的B-Lynch缝合法,其与经典的缝合方法的区别在于缝针从左侧切口上缘出针后平行子宫纵轴于左侧宫底、子宫后壁各缝一针,只缝浆肌层,避开宫角,背到子宫后壁,在与前壁缝合相对应位置进针,从右侧出针后,平行子宫纵轴同法缝合子宫左侧半部。

2002年,Hayman等提出了一种改良B-Lynch术,后被命名为Hayman缝合术。缝扎方法:下推膀胱腹膜反折,暴露子宫下段;从子宫切口右侧下缘2cm、子宫内侧3cm处前壁进针到后壁出针,然后绕到宫底打结;左侧同法操作,再缝合子宫切口。子宫放回腹腔观察,若正常即逐层关腹。主要适用于子宫收缩乏力者。若为继发于阴道分娩的产后出血,行Hayman缝合术时可不切开子宫,这是与B-Lynch术不同之处。

Cho缝合术:2000年,由Cho等提出,并被命名为Cho缝合术,其止血原理是,通过缝合使子宫前后壁尽量接近直至宫腔没有留下空隙而达到压迫止血目的。缝扎方法:在子宫出血严重处任选第1进针点,从子宫前壁到后壁贯穿缝合;在第1进针点一侧2~3cm处,从子宫后壁到前壁贯穿缝合;然后在第2进针点一侧2~3cm处,从子宫前壁到后壁贯穿缝合;在第3进针点一侧2~3cm处,从子宫后壁到前壁贯穿缝合;组成1个方形,然后打结。若为宫缩乏力所致子宫出血,则从宫底到子宫下段行4~5方形个缝扎;若胎盘粘连所致出血则需要在胎盘剥离面进行2~3个方形缝扎;若系前置胎盘剥离面的出血,在缝扎之前需下推膀胱。

子宫下段压迫缝扎术:主要用于前置胎盘或胎盘粘连引起的子宫下段胎盘剥离面出血。子宫下段压迫缝扎术可分为:子宫下段平行垂直压迫(Hwu)缝合术和子宫下段水平环状压迫缝扎术,分别由Hwu等和Hayman等提出,其原理仍然是压迫止血。

Hwu 缝合术：经常规处理后子宫下段胎盘剥离面仍然出血不止，可考虑用 Hwu 缝合术。先下推膀胱腹膜反折，进一步暴露子宫下段，从宫颈内口上 2~3cm、右侧缘内 3cm 处由子宫下段前壁向宫腔进针；然后从子宫下段后壁距离宫颈口 2~3cm 处进针，不穿透子宫后壁，针在子宫后壁肌层中走行，在距宫颈口 3~4cm 处出针；然后从子宫下段前壁切口下缘 2~3cm 处由宫腔向外出针；同法在左侧缝扎；左右两侧平行，分别打结；常规关闭子宫切口。

子宫下段水平环状压迫缝扎术：从子宫切口左下缘 3cm、左边缘内侧 2cm 处进针，从前壁到后壁贯穿缝合，然后从同一水平于第 1 进针点内侧 1cm 处由后壁到前壁贯穿缝合；同样在右侧缝合 1 次；打结时放置闭合的血管钳以防打结过紧造成恶露排出困难。常规关闭子宫切口。

不同缝合术各有特点，B-Lynch 术和 Hayman 缝合术主要适用于子宫收缩乏力性产后出血，对于前置胎盘所致的出血则需结合其他方法；Cho 缝合术适用于各种原因的产后出血，但是操作相对复杂，并且可造成宫腔粘连，有学者认为，其成功率低于 B-Lynch 术；子宫下段压迫缝扎术主要适用于子宫下段胎盘剥离面出血。

（三）效果

根据文献报道，B-Lynch 个人资料库已收集 1 300 多例，失败者仅 19 例。17 例失败的原因为未及时实施手术、缝合技术有误、纤维蛋白原缺乏及缝合选用的材料不当。至目前已知该手术止血的成功率至少在 90% 以上。国内外众多病例报告该种方法用于宫缩乏力导致的产后出血有很好的效果。对于中央型前置胎盘，该种手术方法联合子宫收缩药物使用也有很好的效果。文献报道，B-Lynch 缝合术对卵巢功能也无明显影响，引起宫腔粘连及输卵管粘连的报道少。

也有很多文献报道，B-Lynch 缝合术再次成功妊娠的报道。再妊娠时间及妊娠率：27 例 B-Lynch 缝合术后再妊娠病例，再妊娠时间为术后 4 个月 ~ 6 年，平均 2.5 年。其中 1 例术后 4 个月妊娠者妊娠期，经阴道分娩，未发生分娩并发症。国内也有谢筱娥、杜晓东报道 3 例子宫补丁缝合术后 2 年妊娠，2 例剖宫产分娩，1 例阴道分娩，均无产后出血。费英等也报道 B-Lynch 缝合术后再次妊娠的报道。

分娩方式：B-Lynch 缝合术后再妊娠病例终止妊娠方式以剖宫产为主，不仅是因为既往 B-Lynch 缝合术史，也与既往剖宫产史形成瘢痕子宫，阴道分娩子宫破裂风险较高有关。阴道分娩也存在多例成功的报道。分娩方式视病患具体情况而定。

笔者医院从 2010 年至今共用 B-Lynch 缝合术治疗宫缩乏力产后出血 46 例，均获得成功，无一例术后并发症的发生。1 例患者 2011 年因巨大儿行择期剖宫产，术中发生宫缩乏力产后出血，术中立即行改良 B-Lynch 缝合术，术后随访，产后 2 个月，子宫仍然增大明显，术后 4 个月，子宫逐渐恢复正常大小，术后 6 个月，月经来潮，月经量正常。2014 年患者再次自然受孕。2015 年因瘢痕子宫再次择期剖宫产，术中探查，子宫表面光滑，无粘连，子宫下段切口愈合好，第二次分娩无产后出血。

使用 B-Lynch 缝合术治疗产后出血的效果与病例的选择有关。对不同的缝合方法掌握相应的适应证。

（四）并发症

随着 B-Lynch 缝合术在临床上的广泛应用，其各种并发症也不断有所报道。

术后短期内有可能发生严重的感染、坏死、产后出血等情况，严重者甚至子宫切除。B-lynch 缝合术后应重视患者腹痛、出血、发热等症状。若出现以上症状应警惕子宫坏死的发生。有病例报道：1 例产妇于 B-Lynch 缝合术后 12 小时出现失血性休克，超声检查发现怀疑子宫周围血肿，再次手术。术中见子宫坏死、肿大，子宫被缝合线切割分成小叶状，缝线切割处有活动性渗血，最后行子宫切除术。另 1 例患者 B-Lynch 缝合术后 3 周出现腹痛及持续性阴道出血，子宫如妊娠 18 周大，超声及 MRI 检查见子宫内占位，无血流信号，术中探查见盆腔广泛粘连，B-Lynch 缝合术子宫双侧缝线的中间部分坏死，行子宫切除术。国内马海燕报道 14 例 B-Lynch 缝扎术结合子宫动脉栓塞术治疗胎盘植入并产后出血，有 1 例因严重感染导致子宫切除。也有研究随访 12 例 B-Lynch 缝合术者，其中 1 例于产后 6 周出现败血症、子宫积脓、子宫缺血，行子宫切除术。

缝合术后并发症的发生可能与手术时机和手术指征选择、手术操作相关，也有学者认为并发症的发生与缝合线的种类相关。

宫腔和 / 或盆腔粘连：B-Lynch 缝合术后发生宫腔粘连和 / 或盆腔粘连可能与子宫缺血、术后感染及炎症反应有关。病例报道显示，1 例 B-Lynch 缝合术同时行子宫动脉结扎术后闭经、继发不孕症病例，后诊断为严重宫腔粘连，可能原因是行 B-Lynch 缝合术同时行子宫动脉结扎术，两种方式协同造成子宫缺血引起。

再次妊娠的相关并发症。从现有数据看，B-Lynch 缝合术后再妊娠者发生子宫破裂、再次产后出血、胎盘植入、前置胎盘等妊娠并发症的风险增加。有 2 例病例报道显示在行 B-Lynch 缝合术后再次足月妊娠，各于妊娠 40 周、33 周时发生胎盘早剥而行急诊剖宫产，术中发现子宫破裂及严重盆腔粘连。

【经验分享】

保守性子宫出血止血手术操作简单、行之有效。根据不同的出血原因采用合适的缝合方法。术后预防感染。再次妊娠以剖宫产为宜，但是经评估，条件许可，可阴道试产。笔者医院观察的患者再次分娩后往往无宫缩乏力导致的产后出血。

第九节　子宫动脉上行支结扎术

产后子宫收缩乏力出血，给予缩宫素、按摩子宫等常规方法无法止血时，可考虑行子宫动脉上行支结扎，以减少子宫肌层血供，达到止血目的。由于子宫血管侧支循环丰富，故该术式不会导致子宫缺血性坏死。

（一）适应证

1. 剖宫产胎盘娩出后，子宫持续收缩乏力、出血，经缩宫素、按摩子宫等处理无效。

2. 胎盘早剥、子宫卒中严重。

3. 剖宫产术后，子宫切口再次出血，要求保留子宫。

4. 阴道分娩后因子宫收缩乏力出现持续性出血难以控制。

（二）手术步骤

1. 将子宫向缝扎侧的对侧牵拉，暴露宫旁结构，下推膀胱反折腹膜，摸清子宫动脉位置。

2. 持大号圆针 1 号可吸收线，于子宫下段前壁、子宫动脉上行支内侧进针，进针深度需达子宫肌层 2/3 以上，但不可穿透子宫内膜，下段后壁出针，避开子宫动静脉丛，于阔韧带的无血管区打结。同法处理对侧。

3. 见子宫色泽呈红甚至紫色，收缩变硬，出血停止，则手术成功。若仍出血，则需考虑其他方法。

（三）注意事项

1. 子宫动脉结扎术的缝线优先选择可吸收的缝线。

2. 结扎子宫动脉上行支时，应缝入较多的子宫肌层组织，以避免损伤子宫血管或漏扎子宫动脉，同时还可以将子宫肌层的血管分支阻断。

3. 子宫动脉上行支的结扎只能使用单纯贯穿缝合，而不能行 "8" 字缝合，以免造成子宫动静脉瘘。

4. 术中注意辨明解剖结构，充分下推膀胱，避免损伤输尿管。因经阴道缝扎子宫动脉常可损伤输尿管（进针过深），或因进针过浅起不到止血作用，目前临床已不再使用。

（朱晓璐　滕银成）

第十节　髂内动脉结扎术

髂内动脉结扎术（internal iliac artery ligation）是一个有悠久历史的手术，1812 年即已有文献记载。20 世纪 40~60 年代因宫颈癌手术的施行而报告较多，80 年代以来剖宫产增加，产科大出血用髂内动脉止血重新引起人们的重视。当产后或产褥期出现难以控制的子宫出血时，可选择髂内动脉结扎术。一可以止血或暂时止血，二可赢得抢救时间。然而，髂内动脉结扎术操作技术有一定难度，2012 年 ACOG 相关指南中提及其治疗成功率约 50%，因髂内动脉与盆腔内其他血管有丰富的侧支循环，故在结扎成功后一定时间内原出血部位仍有再次出血的可能。

（一）适应证

1. 非手术方法难以控制的产后出血。

2. 子宫动脉上行支结扎后仍有出血者。

3. 宫颈裂伤至子宫下段、阔韧带血肿、子宫动脉破裂、剖宫产后子宫切除术后残端大出血，出血严重难以找到明确出血点时。

4. 需先行快速止血为产科其他止血手术（包括子宫切除）创造有利时机。

（二）髂内动脉的解剖

腹主动脉终末端分为左、右髂总动脉，髂总动脉再分为两大支：一支沿髂总动脉方向继续向下成为髂外动脉，为供应下肢血液的主要来源；另一支向内向下，成为盆腔内器官和臀部血供的主要来源，即髂内动脉。髂内动脉自髂总动脉分出，长3.5~4cm，在坐骨大孔上缘又分为前后两支。髂内动脉的前支分出闭孔动脉、上下膀胱动脉、子宫动脉、阴部动脉、痔中动脉和痔下动脉。髂内动脉自髂总动脉分出后，向下1~1.5cm分出后支，后支穿过坐骨大孔为臀上动脉，在它离开盆腔前又出髂腰动脉、髂外侧动脉。后支穿过坐骨小孔成为臀下动脉。

髂内动脉结扎后，可以通过腹主动脉分出的腰动脉、骶中动脉、痔上动脉、卵巢动脉、髂外动脉分出的腹壁下动脉、股动脉分出的旋髂动脉与各相应部位髂内动脉的有关动脉分支形成吻合支，逐步建立侧支循环，因此髂内动脉结扎术后极少出现盆腔脏器坏死。髂内动脉结扎术后的止血机制并不是结扎后的血供完全中止，它主要使结扎后的动脉压迅速下降，血流减缓，同时局部加压，促进血液凝固成为血栓，达到止血目的。

髂内动脉结扎因侧支循环迅速建立，一般卵巢、输卵管均能保持正常功能，除月经来潮外，数篇文献中均曾报道髂内动脉结扎术后再次妊娠的病例。

（三）手术步骤

1. 麻醉后，消毒铺巾，常规取下腹正中切口进入腹腔。

2. 于骨盆漏斗韧带外侧触摸髂血管，向下寻找髂内、外动脉分支点，或扪及髂外动脉向上寻找髂内动脉及髂外动脉分叉点。

3. 提起后腹膜，在髂总动脉分叉水平向下做4~5cm纵切口，将髂内动脉前方结缔组织钝性轻轻分离，充分暴露髂内动脉，在髂内动脉起始部位下方2~3cm处，用短直角钳分离髂内动、静脉间的结缔组织，由于髂内静脉较粗、管壁薄，所以容易损伤，应特别注意。

4. 游离髂内动脉2~3cm，结扎髂内动脉2次，两线间隔1cm左右，不剪断血管。目前多主张

采用不可吸收缝线，亦有术者主张使用可吸收缝线，当缝线吸收后使该段髂内动脉仍有再血管化可能。

5. 若出血未停止，同法结扎对侧髂内动脉。

6. 关闭侧腹膜。

（四）注意事项

1. 结扎前一定要充分暴露大血管和输尿管，保证手术视野。

2. 结扎时最好先试行结扎，令台下人摸足背动脉，如结扎后足背动脉搏动消失，说明可能误扎髂外动脉。有学者认为最好行髂内动脉的前支结扎，但一般产科大出血时，情况紧急，为争取时间，常用结扎髂内动脉主干的方法。

3. 髂内静脉在髂内动脉的后方，因静脉壁薄，故手术不慎时可穿破静脉壁，如有损伤立即压迫，切不可盲目钳夹，使损伤加重，出血增多。处理时应用小针缝合静脉壁，多可成功止血。

4. 髂内动脉的侧支循环多，一般在结扎后1~2小时，侧支循环即已建立，因此术后应严密观察2小时是否发生再次出血，如再出血，提示需再做子宫切除术。

【经验分享】

髂内动脉结扎术是盆腔手术大出血止血的一个重要方法，虽然介入栓塞技术在妇产科尤其是凶险性前置胎盘等手术中发挥了预防大出血的作用，但髂内动脉结扎术在处理盆腔手术尤其是剖宫产术中的突发性大出血时仍发挥巨大作用。笔者曾为一例剖宫产术后突然阴道大出血导致深度休克的患者剖腹探查，发现剖宫产切口下2cm处有直径达9~10cm血肿，患者血压很低，脉搏达160次/min，生化检查在正常范围，立即进行双侧髂内动脉结扎术、输血，脉搏从160次/min下降到110次/min，之后行全子宫包括子宫下段巨大血肿清除术，挽救了患者生命。髂内动脉结扎的优点是迅速止血，效果明显优于子宫动脉结扎，但是50%~60%患者有晚期出血，40%患者在2小时左右盆腔侧支循环建立，再次出血而需进一步处理，所以这种手术需要在手术室观察2小时，其可贵之处是争取了2小时的抢救时间。

（朱晓璐　滕银成）

第十一节　盆腔动脉栓塞术

(一)盆腔动脉栓塞治疗

盆腔动脉栓塞治疗(pelvic arterial embolotherapy)属介入放射学(interventional radiology)范畴,而妇产科介入放射学是介入放射学的一个重要分支。Seldinger 于 1953 年创立的经皮穿刺血管造影技术,为介入放射学的发展奠定了基础,并进一步发展为经导管行盆腔动脉栓塞以控制盆腔大出血。当时主要用于盆腔恶性肿瘤、骨盆外伤、手术或放射治疗后盆腔出血病例,直至 1979 年,Brown 等首先报道用介入治疗技术抢救 1 例产后大出血获得成功。1988 年我国邓建林最早应用介入治疗 1 例产后出血并获成功,目前盆腔动脉栓塞术在国内外已广泛应用于临床,很多情况下可以替代传统的手术止血方案。

产科出血是威胁孕产妇生命的严重并发症之一,传统的紧急处理是施行双侧子宫动脉或髂内动脉结扎术。由于妊娠时盆腔内存在广泛的侧支循环,止血成功率为 42%~100%,因此,必要时仍需行子宫切除术。为解决这一难题,盆腔动脉栓塞术应运而生,此技术为一种卓有成效的止血方法,可使一侧或两侧髂内动脉的小分支闭塞,迅速而持久地达到止血目的,而栓塞区的毛细血管仍保持开放,通过毛细血管与其周围的侧支血管相通,避免器官梗死。与子宫切除术处理产科出血相比,栓塞止血能保留生殖器官功能,创伤小,可免除全麻和剖腹探查术,且止血迅速,彻底止血成功率达 90% 以上。研究认为,在治疗难治性子宫出血时,盆腔动脉栓塞术具有用时短、创伤小且有可能保留子宫等优势,优于双侧髂内动脉结扎及全子宫切除术,因此,将盆腔动脉栓塞术作为产后出血保守治疗失败后的一线治疗方案。

近年来,在此技术基础上,又发展出一项球囊预置术,随时准备用以止血,以能应对严重产科大出血。凶险性前置胎盘指既往有剖宫产史,此次妊娠胎盘附着于原子宫切口部位者。植入型凶险性前置胎盘,在终止妊娠时几乎均发生难以控制的大出血,10% 患者出血超过 10 000ml,孕产妇死亡率较高。球囊预置术是指在数字减影血管造影(digital substraction angiography,DSA)的引导下将球囊导管置于主要供血动脉,阻断血供,主要术式有髂内动脉球囊预置和腹主动脉球囊预置,两者均是对植入型凶险性前置胎盘患者于择期剖宫产术前行双侧髂内动脉球囊置管或腹主动脉球囊置管,待胎儿娩出后扩张球囊,阻断动脉血流,以便手术操作。现两者均已应用于凶险性前置胎盘的手术治疗中。

(二)适应证

1. **产后出血和剖宫产后大出血**　经保守治疗无效的各种难治性产后出血(包括宫缩乏力、产道损伤和胎盘因素),患者生命体征稳定。若患者已作髂内动脉结扎术,术后又再出血,则栓塞治疗不宜施行;若先用栓塞治疗,以后再有出血,则髂内动脉结扎术仍可施行,两者作用相加可免除子宫切除术。此外,子宫动脉栓塞后仍有出血时,可考虑再次动脉造影,判断子宫或卵巢动脉栓塞止血的可能性。

2. **晚期产后出血**　介入治疗适用于经保守治疗无效的难治性晚期产后出血患者。导致晚期产后出血的原因包括胎盘残留、胎膜残留、宫腔或切口感染、子宫复旧不良等。

3. **异位妊娠**　以输卵管妊娠最常见。血管性介入治疗的优点是在灌注化疗药物杀胚的同时,能保留患侧输卵管。由于子宫动脉输卵管支为输卵管的主供血管,承担输卵管 85% 以上的供血量,故栓塞子宫动脉能迅速阻断腹腔内出血,并防止保守治疗过程中发生内出血。适应证如下:①未婚妇女或有强烈生育愿望;②停经时间<70 天;③未破裂型输卵管妊娠;④破裂型输卵管妊娠,生命体征稳定;⑤血 β-hCG<3 000U/L;⑥ B 超提示附件肿块直径<8cm,未出现胎心搏动。此外,亦有文献报道宫颈妊娠和腹腔妊娠大出血用盆腔动脉栓塞止血成功。

4. **择期和预防性应用**　主要术式有双侧髂内动脉球囊预置和腹主动脉球囊预置。研究证实,腹主动脉球囊预置术与髂内动脉球囊预置术在植入型凶险性前置胎盘的治疗中均能安全、有效减少术中出血。而腹主动脉球囊预置术 X 线暴露时间更短(预置时间、透视时间、放射剂量均显著低于髂内动脉组)、预判效果无需造影剂,对母胎保护性更强。目前,国内外已将腹主动脉球囊预置术和双侧髂内动脉球囊预置术广泛应用于凶险性前置胎盘的治疗,使剖宫产术中出血量明显减少,手术操作更为清晰,但亦有少数学者提出反对意见。最新荟萃分析认为,髂内动脉球囊预置治疗凶险性前置胎盘不会增加母儿相关并发症,其预期安全性高于潜在的血管并发症风险,但研究局限,还需多中心随机试验进一步论证。

(三) 禁忌证

1. 患者生命体征极不稳定,不宜搬动。
2. 严重的心、肝、肾疾病及凝血功能障碍,如 DIC。
3. 对造影剂过敏者。

(四) 栓塞技术和施术时间

1. 栓塞材料选用

(1) 中效栓塞材料:一般用明胶海绵,引起血小板凝集,很快形成血栓,使血管栓塞,栓后 14~90 天被吸收。

(2) 长效栓塞材料,大多选用:①钢丝圈,可通过 5~6F 的各种形状导管送入靶血管,起永久性栓塞作用。此种栓塞一般用于近端栓塞,不能栓塞远端的侧支循环。②聚乙烯醇,是永久性机械栓塞物,使血管永久性栓塞。③海藻酸钠微球:栓塞时间为 3~6 个月。

栓塞材料中,明胶海绵是目前国内外较常用的栓塞剂,因其具有取材方便、无抗原性、无毒性、易致栓塞等优点;聚乙烯醇的优点是组织相容性好,无毒性,栓塞后纤维组织很快长入而起永久性栓塞;海藻酸钠微球是一种新型生物衍生材料,具有良好的生物降解特性,栓塞时间在 3~6 个月后可自动降解成甘露糖和古罗糖经尿液排出而无毒性。在以上材料中,明胶海绵广泛应用于产后出血及妇科肿瘤的栓塞,后两者则主要用于子宫肌瘤、子宫腺肌病、妇科恶性肿瘤的栓塞。

2. 栓塞技术

自 1979 年 Brown 等首次报道后,迄今 30 年来栓塞技术基本上不变。应在血管造影室进行股动脉逆行穿刺、插管,进行血管造影,然后栓塞。在腹股沟韧带下 1~2cm 处,摸到股动脉搏动定位后,消毒铺巾,局麻下尖刀切开皮肤 5mm 长,用 Seldinger 法穿刺,有喷射状动脉出血时置入导丝,拔出穿刺针,然后顺导丝套入导管,逐步插入对侧髂内动脉。先作血管造影,可精确显示盆腔器官的供血情况和出血部位。于是选择性做子宫动脉或其他出血动脉插管,进行栓塞止血。

髂内动脉分为壁支和脏支:壁支(后支)分出髂腰动脉、骶外侧动脉和臀上动脉;脏支(前支)分出子宫动脉、阴道动脉、膀胱上动脉和膀胱下动脉,为盆腔器官的供血动脉。因此,只有在不能超选择性插管,或子宫动脉已行栓塞仍有出血时,才做髂内动脉前支的完全栓塞。需同时作双侧栓塞,单侧栓塞因侧支循环不易完全止血。

股动脉穿刺、置管行栓塞术后,同侧髋关节应制动 6 小时,卧床 24 小时,防止局部并发血肿。并应注意生命体征,观察肢体温度、足背动脉搏动、肤色等变化。

3. 施术时间

急性大出血时,行穿刺、插管后动脉造影,因易发现造影剂外溢,确定出血部位后可立即进行栓塞止血,所费时间较短。但在栓塞止血后需再次造影,观察造影剂外溢是否停止。然后再施行对侧髂内动脉插管、造影和栓塞。因此,整个操作流程时间约需 1 小时。临床医师应根据患者病情充分估计会诊至完成栓塞所需时间。

(五) 效果评估

在有经验的介入医师操作下,盆腔动脉栓塞术的有效性可超过 90%,Lee HY 等进行了 251 例患者回顾性分析,报道有效率可达到 82%~100%,单因素分析显示:分娩方式选择剖宫产手术与盆腔动脉栓塞术失败相关,多因素分析显示:DIC、输血超过 2 000ml 是盆腔动脉栓塞术临床失败的独立影响因素。2016 年北京协和医院一项对 36 例原发性产后出血患者应用盆腔动脉栓塞术治疗的回顾性分析,成功率达到 94%。总结盆腔动脉栓塞术失败因素:DIC、失血性休克、失血量 >1 500ml,另外血液制品的输注量与栓塞术的失败呈正相关。但是,合并 DIC 的产后出血并非介入栓塞的绝对禁忌;相反,应在纠正凝血功能障碍及抗休克同时积极、尽早行盆腔动脉栓塞术。

(六) 盆腔动脉栓塞术注意事项

1. 由有经验的介入医师进行操作。
2. 重视凝血功能的动态监测,及时补充凝血因子,纠正 DIC。
3. 及时液体复苏,保证重要脏器的血液供给。
4. 重视生命体征监测,适时使用血管活性药物,尽可能维持循环稳定。

(七) 盆腔动脉栓塞术安全性

髂内动脉栓塞并发症少,最常见的为栓塞后自限性的发热,重大并发症并不常见,总并发症发生率低于 7%。

1. 造影剂副作用 发生率为 5%,绝大部分为轻、中度反应。具有过敏体质等高危因素者,其不良反应率将高出普通人群的 2~3 倍。除特异质反应引起外,由于造影剂渗透压高,超过血浆的 2~5 倍,可能造成血脑屏障及心、肺、肝、肾的损害。例如造影剂诱发的肾衰竭发生率虽低(<1%),但在原有肾功能不全者可达 10%~20%。

2. 血肿 股动脉穿刺插管引起腹股沟血肿的发生率为 0.29%。术中避免反复穿刺,术后可靠的局部压迫可以预防,对于高血压、凝血功能障碍者要警惕并发腹膜后血肿形成。

3. 感染 栓塞术后早期的低热或术后当天的高热,通常是术后正常反应,但术后一段时间发生高热或由低热转为高热,则提示合并感染。原因多为栓塞前已有感染未予控制或栓塞后局部组织缺血坏死。

4. 缺血 妇产科疾病的动脉栓塞治疗主要是行子宫动脉栓塞术,少数行髂内动脉栓塞。操作时由于血栓形成或异位栓塞可造成非靶器官组织及下肢的误栓,而栓塞剂的反流是造成误栓的主要原因。如果栓塞剂反流进入臀上动脉、膀胱上或下动脉、髂外动脉或股动脉,可能出现臀大肌疼痛、膀胱坏死、下肢或足部缺血坏死的严重后果。因此,操作时应熟悉解剖,辨认血管走行,应用固体栓塞剂,避免反流和误栓。髂内动脉栓塞时,导管头端应越过臀上动脉开口,避免栓塞剂进入所致的臀肌缺血;行子宫动脉栓塞时,注意避开膀胱上、下动脉,可使用微导管避免子宫动脉膀胱支的栓塞。

(八) 栓塞术后卵巢功能和生殖能力

目前尚无充分的评价,国外多数研究认为,月经和生育能力会逐渐恢复到基础状态,盆腔动脉栓塞术并不会增加后续妊娠不良结局的发生率。近期研究报道,盆腔动脉栓塞术已经成为发达国家产科医师治疗难治性产后出血并保留生育功能的一种常用手段,现在陆续有多个小样本的产后出血行栓塞术后再次妊娠的报道,其中一些报告了栓塞术后再次妊娠出现 FGR、重复性产后出血及胎盘异常,而更多的研究认为动脉栓塞术对再次妊娠没有影响。

(曾万江　刘燕燕)

第十二节　宫颈环扎术

宫颈功能不全(cervical incompetence)是引起反复流产和早产的重要因素,宫颈环扎术在目前仍是处理宫颈功能不全的最佳治疗方法,在增加新生儿存活率及体重、延长孕周等方面疗效明显优于期待疗法或药物治疗。

(一) 实施宫颈环扎的时机

依据宫颈功能不全的病史、体检结果、早产病史或某些特定的超声检查结果分为:

1. 选择性环扎(又称预防性环扎) 具有典型病史指征的患者,主要是指排除分娩发动及胎盘早剥,患者有不能用其他原因解释的中孕流产病史,手术在妊娠 13~14 周左右进行。择期宫颈环扎术的成功率为 84%~96%。

2. 应激性宫颈环扎术 对于高危孕妇如羊水过多、IVF-ET 受孕,宫颈手术,宫颈创伤者在孕期应密切监测宫颈长度,如超声下宫颈长 <25mm,应于 24 周前应激性宫颈环扎术。对于没有自发性早产病史,但是宫颈长度在 16~24 周少于 25mm 的患者;行宫颈环扎后其早产率没有显著下降,而阴道孕酮治疗与宫颈环扎同样有效。

3. 急诊宫颈环扎术 针对存在无痛性宫口扩张、羊膜囊膨出孕妇,尽量在宫颈开大 <4cm 时进行。急诊宫颈环扎术可延长孕龄、增加新生儿出生体重和改善围产结局,成功降低了 34 孕周以前的分娩率,成功率可达 72.72%。

术前必须确诊宫内妊娠为活胎无畸形,胎膜完整。除外子宫高反应性、阴道炎及羊膜腔感染(详见第六章第一节)。

(二) 手术方法

手术方法包括经阴道和经腹宫颈环扎术。前者常用,方法包括改良的 McDonald 和 Shirodkar 技术。两种环扎技术各有优越性。目前国内大多采用 McDonald 方法。

McDonald 手术方法:选用腰麻或硬膜外麻醉,患者取膀胱截石位,暴露阴道、宫颈,选择三角针及不可吸收线,从阴道穹窿部宫颈内口自宫颈 11 点处进针,不穿透颈管黏膜,深达宫颈肌层的 2/3,逆时针方向自 10 点处出针,依次从 8 点进针 7 点出针,5 点进针 4 点出针,2 点进针 1 点出针,各缝线间将 1⁺cm 长橡皮管穿入线中，在阴道前穹隆部打结环行线扎紧，以上缝法是既避开两侧宫颈血管又起到了环扎作用，该手术方法简单，损伤小，易施行，尤其是当阴道检查发现已有羊膜囊膨出时最适合采用 McDonald 方法进行缝扎，且缝线容易拆除。

术后密切观察有无流产或分娩发动征兆。无并发症患者，经阴道 McDonald 术后，建议在 36~37 孕周拆除缝线，缝线拆除后早期发动分娩的概率很低，Lilian 等研究显示选择性拆除缝线至自然临产平均间隔时间约 14 天，缝线拆除时没有一例胎膜早破及急性分娩，故此手术可在门诊进行，对于选择剖宫产分娩的患者，可在手术结束后再经阴道拆除宫颈环扎线，未足月胎膜早破后保留环扎缝线会增加新生儿死亡率，建议保留 24 小时后拆除。

（顾京红　戴钟英）

参考文献

1. 中华医学会妇产科学分会产科学组. 阴道手术助产指南 (2016). 中华妇产科杂志, 2016, 51 (8): 565-567.
2. 王珺, 陈惠池. 胎头吸引与产钳术临床应用及比较. 中国实用妇科与产科杂志, 2010, 11: 829-831.
3. 戴钟英. 阴道助产的并发症及其防治. 实用妇产科杂志, 1998, 15 (1): 12-14.
4. 徐丛剑, 华克勤. 实用妇产科学. 4 版. 北京: 人民卫生出版社, 2018.
5. 李力, 俞丽丽. 阴道分娩后产后出血原因识别与预防. 中国实用妇科与产科杂志, 2012, 28 (2): 115-117.
6. 中华医学会妇产科学会产科学组. 剖宫产手术的专家共识 (2014). 中华妇产科杂志, 2014, 49 (10); 721-724.
7. 刘新民. 妇产科手术学. 3 版. 北京: 人民卫生出版社, 2007.
8. 费英, 张辉. B-Lynch 缝合术后再次妊娠分娩 1 例报道. 现代妇产科进展, 2012, 21 (4): 318.
9. 谢筱娥, 杜晓东. 宫体打 "补钉" 治疗产后出血再次妊娠 3 例报告. 浙江预防医学, 2013, 25 (4): 97-98.
10. 温菁, 孙文娣, 王学慧, 等. 子宫动脉上行支的解剖学研究及临床意义. 中国临床解剖学杂志. 2005, 23 (1): 72-75.
11. 阳笑, 陈政, 游一平. 腹主动脉球囊预置术与髂内动脉球囊预置术在植入型凶险性前置胎盘治疗中的比较研究. 实用妇产科杂志, 2016, 32 (9): 684-688.
12. 汤萍萍, 胡惠英, 高劲松, 等. 盆腔动脉栓塞术治疗原发性产后出血的效果及安全性分析. 中华妇产科杂志, 2016, 51 (2): 81-86.
13. 邱中原, 陈丽红, 吴建波, 等. 腹主动脉球囊预置术在孕晚期植入性凶险型前置胎盘剖宫产中应用研究. 中国实用妇科与产科杂志, 2015, 31 (11): 1029-1033.
14. 赵先兰, 刘传, 王艳丽, 等. 腹主动脉球囊阻断法预防凶险性前置胎盘合并胎盘植入剖宫产术中出血的价值. 中华围产医学杂志, 2015, 18 (7): 507-510.
15. 祝丽琼, 张建平, 紧急宫颈环扎术的指征与注意事项. 中国实用妇科与产科, 2014, 2 (30): 108-110.
16. 刘长明, 李从青, 丛林. 中国孕妇宫颈环扎术疗效评价的 Meta 分析. 实用妇产科杂志, 2011, 27 (11): 837-840.
17. Sheikh S, Ganesaratnam I, Jan H. The birth of forceps. JRSM Short Rep, 2013, 5, 4 (7): 1-4.
18. Cunningham FG, leveno KJ, Bloom SL, et al, ed. Renal and urinary tract disorders. Williams Obstetrics. 24th edition. New York: McGraw-Hill education, 2014: 574-586.
19. Villar J, Carroli G, Zavaleta N, et al. Maternal and neonatal individual risks and benefits associated with caesarean delivery: multicentre prospective study. BJM, 335: 1025, 2007.
20. Daltveit AK, Tollånes MC, Pihlstrøm H, et al. Cesarean delivery and subsequent pregnancies. Obstet Gynecol, 2008, 111 (6): 1327-1334.
21. Dresang LT, Leeman L. Cesarean delivery. Prim Care, 2012, 39 (1): 145-165.
22. Tsitlakidis C, Alalade A, Danso D, et al. Ten year follow-up of the effect of the B-Lynch uterine compression suture for massive postpartum hemorrhage. International Journal of Fertility & Womens Medicine, 2006, 51 (6): 262-265.
23. Hamamy E, B-Lynch C. A worldwide review of the uses of the uterine compression suture techniques as alternative to hysterectomy in the management of severe postpartum haemorrhage. J Obstet Gynecol, 2005, 25: 143-149.
24. Aguilar-Crespo A, Morales-Roselló J, Sánchez-Ajenjo C, et al. Postpartum hemorrhage with pelvic arterial embolization, study of 33 cases. J Matern Fetal Neonatal Med, 2019, 32 (4): 573-578.
25. Poggi SH, Yaeger A, Wahdan Y, et al. Outcome of pregnancies after pelvic artery embolization for postpartum hemorrhage: retrospective cohort study. Am J Obstet Gynecol, 2015, 213 (4): 576. e1-5.
26. Niola R, Cavaliere C, Marcello L, et al. Role of interventional radiology in treating obstetric haemorrhages. Radiol Med, 2014, 119 (8): 607-615.
27. Dilauro MD, Dason S, Athreya S. Prophylactic balloon occlusion of internal iliac arteries in women with placenta accreta: literature review and analysis. Clin Radiol, 2012, 67 (6): 515-520.
28. Lee HY, Shin JH, Kim J et al. Primary postpartum hemorrhage: outcome of pelvic arterial embolization in 251 patients at a single institution. Radiology, 2012, 264 (3): 903-909.

29. Carnevale FC, Kondo MM, De Oliveira Sousa W, et al. Perioperative temporary occlusion of the internal iliac arteries as prophylaxis in cesarean section at risk of hemorrhage in placenta accrete. Cardiovasc Intervent Radiol, 2011, 34 (4): 758-764.

30. Celen S, Simsek Y, Ozyer S, et al. Effectiveness of emergency cervical cerclage in patients with cervical dilation in the second trimester. Clin Exp Obstet Gynecol, 2011, 38 (2): 131-133.

第二十二章　产科麻醉

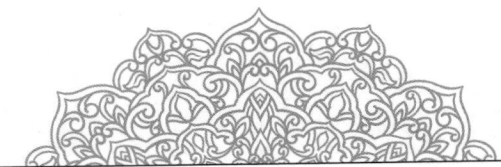

产科麻醉（obstetric anesthesia）是指产科患者（孕妇或产妇）因分娩、产科疾病、外科疾病等需要手术或镇痛而采取的各种麻醉。产科患者的解剖、生理、手术种类具有特殊性，妊娠引起的呼吸、循环、内分泌、解剖等一系列的病理生理学的显著改变。故有必要全面深入了解产科麻醉需要关注的患者特点、手术特点、麻醉方式、药物的选择、药物的配伍与监测的重点。

产科麻醉的最早实施者是英国的 Simpson 医师，他于 1847 年用乙醚为一个骨盆畸形的产妇实施分娩镇痛，从而开辟了产科麻醉先河。此后，越来越多的药物和技术被用于分娩期镇痛。20 世纪初，瑞士医师 Oscar Kreis 将蛛网膜下腔麻醉用于剖宫产手术，1909 年德国医师 Stoeckel 将硬膜外麻醉用于产科手术，经历了近 170 年的发展，麻醉技术、麻醉药物的质量和安全有了质的飞跃，麻醉相关的并发症有了明显减少。

产科麻醉主要分为剖宫产麻醉、分娩镇痛、孕期非产科手术麻醉。

第一节　剖宫产麻醉

剖宫产是产科最主要的手术方式。麻醉医师需要在实施产科麻醉前，熟悉剖宫产产妇的病理生理的改变，掌握产科麻醉操作的各项技能；力求麻醉方法简单、有效，能满足剖宫产术的要求，确保母婴的安全，减少术后的并发症。

一、剖宫产麻醉的选择与麻醉前准备

（一）决定剖宫产麻醉方式选择的因素

1. **患者因素**　孕妇的非产科因素如各系统功能状态、脊柱是否畸形等；孕妇的产科因素，如是否并发重度子痫前期（如 HELLP 综合征）、中央型前置胎盘等。

2. **胎儿因素**　如是否存在胎儿窘迫。

3. **麻醉本身因素**　麻醉本身对母儿的影响等。

4. **麻醉医师因素**　对麻醉方法的熟练和掌握程度。

最近的大数据结果显示剖宫产全身麻醉的产妇死亡率是椎管内麻醉的 2 倍，因此，全身麻醉对母体、胎儿的总体安全性远低于椎管内麻醉，而且全身麻醉药物进入胎儿后对新生儿的远期影响还不明确，存在较大的顾虑，因此目前主流观点认为，如果不存在椎管内麻醉的禁忌证，剖宫产麻醉优先选择椎管内麻醉。

（二）麻醉前准备

剖宫产麻醉前的准备包括：麻醉前评估、知情告知、药品及血液制品准备、仪器设备检查和准备、反流误吸预防、静脉通路建立等。

1. **麻醉前评估**　所有入住产房的孕妇都有接受紧急麻醉管理的风险，因此，麻醉医师应该在产妇入院后尽快进行麻醉前评估。完善各项检查和准备。对于合并严重内科疾病的孕妇，应进行多学科讨论和会诊。当然，一些紧急剖宫产的孕妇，麻

醉医师无充裕的时间进行全面的评估,但也要尽可能了解患者的基本信息,并考虑麻醉的风险和利弊。麻醉前评估的重点有以下几点:

(1)回顾和复习病史,重点了解孕妇身体状况、既往麻醉手术史、孕产史、药物过敏史等。

(2)根据美国麻醉医师协会(American Society of Anesthesiologists,ASA)和中华医学会麻醉学分会的指南进行心肺功能评估。

(3)仔细检查气道情况以评估气管插管难度、了解脊柱情况以评估椎管内穿刺的可行性。

(4)其他实验室检查结果如血常规、血生化检查等。

2. 知情同意 随着社会经济的发展,由于人们法治意识的增强,麻醉前的知情告知越来越重要。知情同意就是要求医师向患者详细解释医疗措施的"风险、获益及其他选择",并得到患者理解和同意。

3. 药品和血液制品的准备 需要常规配备的抢救药品包括血管活性药物(升压药,如去氧肾上腺素、肾上腺素等;降压药,如硝酸甘油、乌拉地尔等)、强心药物、抗心律失常药物、紧急气管插管所需药物等。

产后出血至今仍是孕产妇死亡的首要原因,剖宫产术是产科出血的高风险原因,故准备充足的血液(浓缩红细胞、血浆及凝血因子等)非常重要。

有条件的医院,可以对大出血高风险的孕妇实施自体血回输技术。自体血回输技术包括多种方式,其中回收式产科自体输血技术已被越来越多的医院所接受,国内也有较多的医院开展本技术。

4. 仪器设备和监护 麻醉前必须认真检查仪器设备的完整和功能状态,确保所需仪器的功能正常。

5. 反流误吸的预防 严格把控禁食时间是预防择期剖宫产麻醉反流误吸的主要手段。ASA指南建议:固体食物禁食时间6~8小时、清亮液体类为2小时。

非颗粒性抗酸剂(如0.3mol枸橼酸钠)能降低胃液酸度(提升胃液pH)但不增加胃容量,推荐用于剖宫产麻醉的反流误吸的预防。其他如 H_2 受体阻滞剂等也可以预防反流误吸。但是,需要在麻醉前至少30分钟开始使用。

6. 静脉通路和液体管理 建立畅通的液体通路是保证产科麻醉过程中血流动力学稳定及确保紧急抢救成功的至关重要的基础。通常推荐选择上肢大静脉作为输液通路,对于有大出血高风险的孕妇或合并有严重的内科疾病、产科严重合并症的孕妇,建议建立中心大静脉(如颈内静脉、锁骨下静脉)输液通路。

7. 体位 为了避免增大的子宫压迫腹主动脉和下腔静脉导致仰卧位低血压综合征,常采用左侧卧位或者将子宫向左侧推移的方法,即通过倾斜手术台面或右侧臀部垫一个薄枕以倾斜骨盆15°,达到减少对腹腔动静脉的压迫,有利于手术的顺利进行。

二、麻醉方法

剖宫产麻醉的方式有椎管内麻醉、全身麻醉、局部麻醉。

(一)椎管内麻醉

椎管内麻醉是剖宫产手术的首选麻醉方法。主要有蛛网膜下腔麻醉(腰椎麻醉)、硬膜外麻醉、蛛网膜下腔麻醉-硬膜外联合麻醉三种技术。每种椎管内麻醉技术都有其优缺点。优质的椎管内麻醉的关键是确保足够的麻醉平面以达到完善的镇痛和孕妇的舒适。运动神经纤维粗大,较难被阻滞,只要运动神经被阻滞,同节段的感觉和交感神经往往也被阻滞。所以,临床上通常以髋关节和膝关节的屈曲活动消失来反映腰骶段的感觉和交感的阻滞。由于腹腔和盆腔脏器的传入神经与 $T_5 \sim L_1$ 的交感神经干的上下行纤维伴行,所以剖宫产麻醉的感觉阻滞平面(痛觉)应达到 T_4 水平。如果以触觉评估麻醉平面, T_6 水平能满足大部分剖宫产手术的麻醉镇痛需求。

1. 蛛网膜下腔麻醉(腰椎麻醉,简称腰麻) 即将麻醉药物(局麻药加或不加阿片类药物)注入蛛网膜下腔达到麻醉效果的一种麻醉技术。具有操作简单、起效快、阻滞完善、麻醉药物用量少的优点。因此,腰麻是当今剖宫产术的最主要麻醉方式之一。剖宫产腰麻需要重点关注以下几个问题:

(1)腰麻穿刺椎间隙的选择和定位:腰麻穿刺需要重点防范的是避免损失脊髓。建议腰麻穿刺点应选择在 $L_3 \sim L_4$ 或更低的椎间隙。椎间隙的定位通常依据解剖标志。

(2)腰麻穿刺针的选择:腰麻穿刺针根据针尖形状主要分为切面式和笔尖式两类。笔尖式腰麻针能减少马尾神经的损伤,以减少PDPH的发生。

更细的腰麻针被用于临床。推荐采用 25G 或更细的腰麻针用于剖宫产腰麻。

连续腰麻需要置入蛛网膜下腔微导管，较细的腰麻针难以满足置管的需求。目前通常使用 17G 或 18G 的硬膜外穿刺针和 19G 或 20G 的微导管。但连续腰麻的 PDPH 发生率非常高。

(3) 腰麻药物的选择：腰麻用药主要有局麻药、阿片类药物及其他辅助性药物。

1) 局麻药：局麻药的选择取决于不同局麻药对神经的毒性、预计的手术时间、术后镇痛的需求。腰麻的常用局麻药有布比卡因、罗哌卡因、左旋布比卡因、利多卡因等。

布比卡因：是目前国内外腰麻应用最广泛的酰胺类局麻药。布比卡因用于剖宫产腰麻的剂量通常为 4.5~15mg。局麻药的剂量是影响腰麻平面和效果的主要因素，而局麻药的容量、浓度影响较小。腰麻药液的比重影响腰麻平面的调节。腰麻的最主要并发症是低血压，为了减少腰麻低血压发生率，通常采用混合鞘内阿片类药物来降低鞘内局麻药的剂量。通常鞘内使用 3~5μg 舒芬太尼，重比重布比卡因用于剖宫产术的鞘内剂量可降低至 5~7mg，同时能显著降低低血压的发生率。但需要注意：低剂量局麻药腰麻往往伴随有效麻醉时间的缩短。

罗哌卡因：是一种新型的左旋酰胺类局麻药。相对于布比卡因，具有心脏毒性、神经毒性低、感觉 - 运动神经阻滞分离现象明显等特点。目前在国内有取代布比卡因用于剖宫产术腰麻的趋势。国内学者在国人的研究结果为：重比重罗哌卡因剖宫产腰麻。如果配伍鞘内 5μg 舒芬太尼，重比重罗哌卡因的腰麻剂量（ED_{50}）可降低 28% 左右，同时低血压的发生率显著降低、血管活性药物的使用量减少、术后镇痛时间延长。

2) 阿片类药物：鞘内常用的阿片类药物有吗啡、芬太尼、舒芬太尼和氢吗啡酮。

吗啡：不含防腐剂的吗啡是鞘内最常用的辅助药物。鞘内应用吗啡可以通过脊髓局部作用和血液吸收作用于大脑产生镇痛，镇痛时间可长达 24 小时以上。吗啡和局麻药的鞘内使用能产生很强的协同作用。目前主要用于术中和术后镇痛。鞘内吗啡尚具有抑制寒战、防治腰麻后头痛的作用。

鞘内吗啡目前常用剂量为 0.1~0.3mg。鞘内吗啡最严重的副作用是延迟性呼吸抑制，应高度重视。需严密监测呼吸和氧合情况，特别是对于高风险患者如病理性肥胖和呼吸睡眠暂停综合征等患者。一旦出现呼吸抑制应立即人工辅助呼吸，应用纳洛酮拮抗。由于纳洛酮的作用时间只有 90 分钟左右，远短于吗啡的作用时间，所以应考虑必要时重复应用或静脉滴注。

芬太尼：鞘内芬太尼的镇痛效能高于吗啡，但镇痛时间短于吗啡，因此主要用于术中镇痛以减少局麻药剂量和低血压发生率。其鞘内芬太尼的常用剂量为 10~25μg。

舒芬太尼：鞘内舒芬太尼的镇痛效能更强，维持时间短于吗啡。研究表明，鞘内舒芬太尼混合局麻药用于剖宫产术时的最佳剂量为 5μg。

3) 其他辅助性药物：肾上腺素：属于 α 肾上腺素受体激动剂。鞘内局麻药混合应用肾上腺素可延长腰麻时间、增强感觉和运动神经阻滞，有利于术后镇痛。文献报道重比重布比卡因腰麻是加入肾上腺素 0.1~0.2mg，能显著提高镇痛质量。但是，罗哌卡因腰麻时不建议加用肾上腺素，因为罗哌卡因具有缩血管作用。

(4) 腰麻药物比重：腰麻药物的比重影响腰麻的起效时间、麻醉效果、平面控制等。重比重药液（布比卡因、罗哌卡因）比轻比重药液腰麻起效时间更快、麻醉效果更佳、麻醉平面更易调控。用于调整腰麻药液比重的制剂通常选择葡萄糖液（浓度 ≤ 8%）。

(5) 腰麻后低血压的防治：腰麻最常见的并发症之一是低血压。剖宫产腰麻后低血压的发生率高达 55%~90%。如果严重低血压并持续时间较长，可引起胎盘血流灌注减少，进而导致新生儿缺氧、酸血症甚至脏器功能受损。

降低低血压发生率的具体措施有：①适当地增加液体回心血量以扩容。目前主流推荐采用"同步扩容"法，即在实施腰麻的同时开始快速输注 10~20ml/kg 的液体（胶体液和晶体液）。胶体液的扩容效果优于晶体液。②麻醉后取左侧卧位，以解除子宫对腹主动脉和下腔静脉的压迫。③预防性应用小剂量血管活性药物。④其他措施如：抬高下肢、下肢用弹力袜或充气装置等。

血管活性药物的选择，一直存在争议。传统上，产科低血压最常选用的血管活性药物是麻黄碱，认为麻黄碱升压效果明确，作用温和，无明显副作用。但是，越来越多的研究表明，麻黄碱在产科应用（特别是胎儿娩出前应用），可增加新生儿酸血症的发生率，增加母体心率和心肌氧耗，可产生快速耐药性等。去氧肾上腺素作为一种纯 α 肾上腺素能受体激动剂，对新生儿酸碱平衡状态影响小，升压效果可靠，作用维持时间短（可控性强），是目前主流推荐的产科血管活性药物。具体的应用方法为单次静脉注射（50~100μg）或持续静脉输注（20~50μg/min）。

（6）腰麻后头痛的防治：腰麻后头痛，也称穿破硬脊膜后头痛（post-dural puncture headache, PDPH），是剖宫产腰麻的常见并发症。硬脊膜穿刺后脑脊液外漏，当外漏的脑脊液大于生成的脑脊液量达正常脑脊液量的 10% 以上时，出现颅内压下降，脑组织失去脑脊液的托浮力发生移位，脑组织结构受到牵拉、刺激等，以及脑血管发生扩张，进而出现血管扩张性头痛和神经组织牵拉性头痛。

随着腰麻穿刺针的改进（如笔尖式针头、穿刺针更细等）、穿刺技术的提高，腰麻后头痛的发生率有所降低。但是，腰麻后头痛的发生率仍然高达 20% 以上，硬膜外麻醉意外穿破硬脊膜的头痛发生率更是高达 80% 以上，妊娠期妇女女性激素水平升高，较非妊娠妇女的发生率更高。以下是目前明确的预防 PDPH 的措施：

1）选择较细的及笔尖式腰麻穿刺针。

2）避免多次反复的穿刺。

3）腰麻后硬膜外或鞘内应用吗啡和促肾上腺皮质激素（ACTH）。常用的剂量 1~3mg。

4）硬膜外输注液体，可选用胶体液或胶体液种类。

5）硬膜外血补丁，即将自身静脉血 10~20ml 从硬膜外管推注。

6）避免预防性应用皮质激素，如地塞米松，可增加 PDPH。

PDPH 的治疗措施主要有：①休息，避免头部较高的体位；②精神心理支持；③静脉补充适当的非高张液体；④应用一些具有收缩脑部血管的药物，如咖啡因和罂粟碱；⑤对症应用镇痛药物：阿片类镇痛药或非甾体镇痛药；⑥严重和顽固性 PDPH，可谨慎选用硬膜外血补丁，效果很明确。

（7）其他腰麻并发症的防治：

1）恶心、呕吐：主要的原因有低血压、迷走神经兴奋性增加等。其中最常见原因是低血压。预防恶心、呕吐的方法主要有低血压的防治、充分的镇痛、及时处理迷走神经刺激等。一旦出现恶心、呕吐，积极寻找原因，解除病因。原因不明者，可选用止吐类药物，如甲氧氯普胺、5-HT$_3$ 阻滞剂（恩丹西酮、托烷司琼等）、抗组胺药物和抗胆碱药物等。

2）寒战：术中术后均可发生。寒战的发生机制主要是机体中心体温下降和类过敏样反应。寒战的防治措施主要有：①避免手术环境温度过低；②输注加温液体；③使用保温措施；④应用一些抑制寒战的药物如阿片类药物（如芬太尼）、α$_2$- 受体激动剂（右美托咪定）、曲马多等。

3）瘙痒：鞘内应用阿片类药物后皮肤瘙痒的发生率很高。这类瘙痒有自限性趋势，主要为鼻部、脸部和胸部，确切的发生机制不明。瘙痒的预防和治疗药物包括阿片受体拮抗剂、5-HT$_3$ 受体激动剂、小剂量异丙酚、小剂量地塞米松等。

2. **硬膜外麻醉** 即将麻醉药物（局麻药、阿片类镇痛药等）注入硬膜外腔，使所及的脊神经根受到阻滞或麻痹，从而使相应区域产生麻醉作用。用于剖宫产手术，具有镇痛效果好、血流动力学扰乱小、通过导管分次给药可以达到精准控制麻醉平面和麻醉时间、可以实施术后镇痛等优点。是剖宫产手术的最常用麻醉方式之一。剖宫产术硬膜外麻醉需要关注的主要问题如下：

（1）硬膜外麻醉穿刺间隙的选择：硬膜外麻醉可以分为单点法和双点法。单点法选择的椎间隙通常为 L$_{2~3}$ 或 L$_{1~2}$ 间隙，向头端留置硬膜外导管。双点法选择 L$_{3~4}$ 或 L$_{4~5}$ 椎间隙为下穿刺点，向尾端留置导管，选择 L$_{1~2}$ 或 T$_{12}$~L$_1$ 椎间隙为上穿刺点，向头端留置导管。目前主要采用的方法为单点法。

（2）硬膜外麻醉药物选择：由于硬膜外腔是一个潜在的腔隙，相对于腰麻，硬膜外麻醉时局麻药的量更大、浓度更高。硬膜外麻醉适用的局麻药种类较腰麻宽泛，如不用于腰麻的利多卡因可以安全用于硬膜外麻醉。

1）局麻药：

A. 利多卡因：剖宫产硬膜外麻醉最常用的局麻药是利多卡因。浙江大学医学院附属妇产科医院大量的临床病例采用的浓度为 1.6%~2%，镇痛和肌松均良好。建议加用肾上腺素，可以减少局麻药吸收入血，延长麻醉时间。但是需要注意肾上腺素常用浓度不宜超过 1：200 000。

碱化局麻药可以缩短麻醉起效时间、提高麻醉效果、延长作用时间。目前碱化局麻药技术主要用于利多卡因。碱化利多卡因的配伍方法：10ml 利多卡因加 1mmol/ml 的碳酸氢钠 1ml。

B. 2- 氯普鲁卡因：3% 的 2- 氯普鲁卡因是起效最快的硬膜外局麻药，作用维持时间短，较适合紧急剖宫产麻醉。但是，其低血压发生率更高、后续硬膜外局麻药和阿片类药物的镇痛效果减弱等。因此，目前仅在将麻醉快速起效作为麻醉首要任务时才选用这一局麻药。

2）其他局麻药：如布比卡因、左旋布比卡因、罗哌卡因等，都可以用于剖宫产时的硬膜外麻醉，局麻作用时间较长，但缺点是起效慢、运动神经阻滞作用弱。目前这些药主要用于剖宫产术后的硬膜外镇痛和分娩镇痛。

3）辅助药物：剖宫产硬膜外麻醉的主要辅助药物为阿片类药物，硬膜外吗啡是剖宫产硬膜外麻醉时最常用的辅助药物，已经被广泛使用。其镇痛效果明确，单次应用可提供 12~48 小时的术后镇痛。

国外也使用缓释吗啡制剂（DepoDur）。单次硬膜外 10~15mg 缓释吗啡可提供 48 小时的术后镇痛。建议的使用方法是：用 1ml 生理盐水冲洗硬膜外导管后再注入缓释吗啡。

硬膜外应用芬太尼和舒芬太尼也能提供较满意的剖宫产术后镇痛。因镇痛作用维持时间短，建议连续输注。亦可作为患者自控术后镇痛泵的药物成分之一：如 0.1% 的罗哌卡因混合 2~4μg/ml 芬太尼或 0.4~0.6μg/ml 舒芬太尼。

（3）硬膜外麻醉主要并发症的防治：

1）全脊髓麻醉：简称全脊麻。全脊麻通常由硬膜外的麻醉剂量的局麻药误入蛛网膜下腔所致，发生率<0.2%，因硬膜外麻醉的局麻药远高于腰麻的剂量，注药后迅速出现广泛的感觉和运动神经阻滞。典型的临床表现为注药后迅速出现意识不清、瞳孔扩大固定、呼吸停止、四肢瘫软、低血压或血压测不到、心动过缓、心律失常、心搏骤停。此为硬膜外麻醉最严重的并发症，发生率虽然低，但后果非常严重，需严加防范。

全脊麻的预防：①强调采用试验剂量，硬膜外试验剂量不应超过腰麻的剂量；②每次硬膜外注药前需要回抽以确认无脑脊液流出，缓慢注射及反复回抽；③避免反复穿刺；④如发生硬脊膜穿破，建议改用其他麻醉。

全脊麻的治疗：①立即停止局麻药继续注射；②人工纯氧面罩辅助呼吸或控制呼吸，必要时气管插管行机械通气；③应用血管活性药物（如麻黄碱、肾上腺素等）纠正低血压，应用阿托品纠正心动过缓；④进行严密的呼吸、循环参数监测；⑤如发生心搏骤停，立即进行标准的心肺复苏。

2）局麻药中毒：指局麻药进入血液循环并达到较高的浓度，出现以中枢神经系统和心血管系统毒性反应为主的一系列临床表现的并发症。由于妊娠妇女硬膜外腔静脉丛怒张，硬膜外穿刺容易进入血管或者硬膜外导管容易置入血管，故剖宫产手术硬膜外麻醉时，局麻药中毒发生率较高。

局麻药中毒的主要表现为中枢神经系统症状，如头晕、眼花、耳鸣、焦虑、肌肉痉挛、严重者意识模糊及昏迷，和心血管系统症状，如胸闷、心悸、心动过速、高血压、晚期心律失常、低血压、心力衰竭等。

局麻药中毒的预防：①每次注射前应回抽，确认无血液回流才可注药；②分次注药，严密观察患者反应，以便早期发现局麻药中毒的症状和体征；③采用最低有效浓度和最低有效剂量，避免使用中毒剂量；④无禁忌证者，局麻药中加入低浓度肾上腺素以减少局麻药的血液吸收。

局麻药中毒治疗：根据局麻药中毒的严重程度采取相应的治疗措施。①轻微者，可自行缓解或消除。②严重者按照美国区域麻醉学会（American Society of Regional Anesthesia, ASRA）的指南处理：保证气道通畅；充分氧供；惊厥抽搐者应用咪唑安定或苯巴比妥类药如硫喷托钠；循环抑制导致低血压者应用血管活性药物和液体扩容；心肌收缩力受损者可用肾上腺素；心律失常者应用抗心律失常药物；心搏骤停者，立即启动心肺复苏流程。

3）硬膜外血肿：该并发症发生率低，约为 1/15 万，多为麻醉穿刺针或硬膜外导管损伤血管、局部血管畸形等原因所致。临床表现主要为麻醉后 12 小时内出血、严重背痛，短时间后出现肌无力及括约肌功能障碍，最后发展为截瘫。诊断主要依靠临床症状、体征和影像学检查。

硬膜外血肿的预防措施：①麻醉前全面检查凝血功能状态。产妇凝血异常和血小板减少症非常多见，需特别重视。②麻醉前应用抗凝抗栓药物者。需麻醉科与血液科会诊后确定停药时间。③硬膜外穿刺和置管动作要轻柔，避免反复穿刺。

一旦确诊硬膜外血肿，应立即请神经外科会诊，及时进行椎板切除减压术。

4）其他并发症：恶心、呕吐、低血压、皮肤瘙痒等都是硬膜外麻醉的常见并发症,处理方法与腰麻并发症基本相同。在此不再赘述。

(二)全身麻醉

在临床产科实践中,全身麻醉(简称全麻)在急症、危症、重症孕妇等的作用仍然是不可替代的。全麻用于剖宫产术的最大顾虑是产妇的反流误吸和全麻药物对胎儿的不确定的影响,从而限制了全麻在剖宫产手术中的应用。在过去的 20 年里,产科麻醉有了显著的变化:剖宫产全麻的比例逐渐减少,椎管内麻醉在剖宫产术中的应用日益增多。虽然,随着对产妇气道管理的重视、困难气道处置技术的提高、新型全麻药物的临床应用等,剖宫产全麻的并发症显著下降,但是,总体上来说,全麻的死亡率是椎管内麻醉的 2 倍。

1. 全麻适应证

(1)存在椎管内麻醉禁忌,如脊柱严重畸形、凝血功能障碍、颅内高压、椎管内感染、脓毒败血症等。

(2)因心脏疾病不能耐受急性交感阻滞。

(3)严重的凝血病、近期使用低分子量肝素。

(4)严重胎儿窘迫(且事先未放置硬膜外导管或蛛网膜下腔导管)。

(5)椎管内麻醉失败。

(6)孕妇或家属拒绝椎管内麻醉。

(7)产科急重症:如子宫破裂、羊水栓塞、大出血(血流动力学极不稳定)等。

2. 剖宫产全麻前评估和准备

麻醉前的评估和准备的主要内容为气管插管困难和反流误吸相关的事项,充分评估是否存在困难气道。如张口度、头颈活动度、马氏评级等。准备各种困难气道用具。

预防反流误吸的措施主要有:①严格术前禁食:固体食物禁食时间 6~8 小时、半流质食物 4 小时、清亮液体 2 小时;②全麻诱导前 30~60 分钟静脉注射甲氧氯普胺 10mg 和雷尼替丁 50mg,以减少胃液量和胃酸度。紧急剖宫产时给予清澈、非颗粒的枸橼酸钠 30ml 以中和胃酸,枸橼酸钠比甲氧氯普胺和雷尼替丁更适合因为降低胃酸度的速度更快、更有效。

3. 剖宫产全麻的基本流程

《米勒麻醉学》(第 8 版)介绍的方案,可以参考。

(1)诱导前给予非颗粒抗酸剂(枸橼酸钠),如果时间许可,给予 H2 受体拮抗剂(雷尼替丁)和胃动力药(甲氧氯普胺)。

(2)孕妇仰卧位,右侧腰、臀下垫一薄枕,使子宫左移。

(3)常规监测无创血压、心电图、脉搏血氧饱和度、呼气末二氧化碳等。

(4)高流量预充氧(>6L/min)。

(5)产科医师已经实施皮肤消毒、手术铺巾等,开始麻醉诱导,诱导采用快速顺序诱导。

(6)麻醉维持:可以给予 50% 氧化亚氮或 0.5MAC 醚类吸入麻醉药,必要时追加肌松药。

(7)避免过度通气。

(8)胎儿娩出后,给予氧化亚氮、阿片类药物、异丙酚、苯二氮䓬类药物加深麻醉。

(9)清醒后拔出气管导管。

4. 剖宫产全麻的实施

(1)全麻诱导:采用快速顺序诱导。即给氧去氮后给予诱导药物和肌松药,快速达到意识消失和肌松,插入气管导管。气管插管前按压环状软骨,需要注意按压的方向和力度。

异丙酚已经取代硫喷妥钠用于剖宫产全麻的趋势,异丙酚的诱导剂量一般为 1.5~2mg/kg。血流动力学不稳定者,可选用氯胺酮 1~1.5mg/kg 或依托咪酯 0.3mg/kg。肌松药选择是因为起效速度快,可降低反流误吸风险。过去常用的肌松药为琥珀胆碱,副作用大,禁忌证多,因此,目前非去极化肌松药罗库溴铵,有取代琥珀胆碱在剖宫产全麻中应用的趋势。常用剂量为 0.6~1mg/kg。如果妊娠期应用硫酸镁,需减少肌松药剂量,因为硫酸镁可增强肌松药的活性。

因孕妇往往存在气道水肿,应选管径较小的气管导管 6.5mm 或 7mm,插管动作需要轻柔,争取一次完成。

(2)全麻维持:维持过程中应重点关注:

1)保证孕妇和胎儿供氧。

2)维持合适的麻醉深度,防止术中知晓。

3)避免或减少抑制子宫收缩。

4)尽量减少对胎儿的影响。

关于给氧,通常认为,诱导时给予 100% 氧气,维持时如果没有胎儿窘迫给予 30% 的氧气,就能保证胎儿充足的氧供。

胎儿娩出前,麻醉药物的选择应关注对胎儿的影响。为了减少麻醉药物对胎儿影响,应尽可能缩短麻醉诱导 - 胎儿娩出间隔时间,如果间隔时间在 10 分钟以内,全麻药物对胎儿影响与椎管内麻醉无显著区别。

5）麻醉复苏：患者清醒后，采取半卧位，气道反射恢复后拔出气管导管。

5. 剖宫产全麻常用药物

（1）全麻诱导药物：

1）硫喷妥钠：最常用的剖宫产全麻诱导药物，安全性高，诱导起效快。4mg/kg 硫喷妥钠可提供快速可靠的麻醉诱导。硫喷妥钠主要副作用是低血压，对于低血容量患者应慎用。

2）异丙酚：是一种新型的静脉麻醉药，具有起效快，苏醒快，恶心、呕吐发生率低等优点。副作用主要为静脉注射痛、抑制循环功能、减少心排血量、低血压等。为了减少异丙酚的低血压发生率和低血压程度，建议混合其他静脉麻醉药或气体麻醉药，降低异丙酚用药剂量。

3）氯胺酮：有明显的拟交感作用，有镇痛、镇静、遗忘作用，呼吸抑制轻；椎管内麻醉效果不理想时可作为辅助用药。常用于伴血容量降低、哮喘的孕妇的剖宫产全麻，禁用于高血压患者。大剂量易致幻和谵妄，常不作为麻醉诱导的首选。氯胺酮可迅速通过胎盘。较大剂量（＞1mg/kg）时，新生儿 Apgar 评分低、肌张力高，插管和人工通气难度大。氯胺酮和硫喷妥钠合用较单一使用氯胺酮血流动力学平稳，术后镇痛药需求减少，对母婴更安全有效。

4）依托咪酯：依托咪酯对心肺功能影响小，水解迅速、作用时间短。是血流动力学不稳定或不能耐受血流动力学波动的孕妇（如合并严重心肺疾病）实施剖宫产全麻的理想用药。诱导剂量 0.2~0.3mg/kg。

（2）全麻吸入麻醉药：吸入麻醉药可快速通过胎盘，迅速与胎儿组织平衡，发生胎儿抑制作用，但在紧急剖宫产时，这种抑制的临床意义很小，因为大量药物透过胎盘前胎儿已经娩出。临床研究表明吸入全麻药对窘迫胎儿无不良影响。

体外试验证明七氟醚、地氟醚、异氟烷、氟烷对妊娠子宫肌层都具有剂量依赖性抑制收缩特性。低浓度不影响产后子宫对缩宫素的敏感性，大剂量则可能降低血细胞比容，增加输血概率。

氧化亚氮是产科在最常用的吸入性麻醉药，对子宫收缩没有明显影响。70% 氧化亚氮可迅速通过胎盘屏障，最初 20 分钟内胎儿抑制较轻。现在 50% 氧化亚氮 +0.5MAC 吸入麻醉药诱导期至分娩期的时间可无限制，但应尽可能缩短分娩前麻醉持续时间。

（3）阿片类药物：因阿片类药物可以通过胎盘转运到胎儿引起胎儿呼吸抑制，因此没有作为快速诱导常规用药。但对有严重心脏疾病或重度妊娠期高血压疾病的孕妇，插管时的心血管应激反应非常强烈，可导致或加重母体并发症，且母体血儿茶酚胺浓度增高，危及母体和胎儿的安全。故阿片类药物仍是必要的。

1）瑞芬太尼：作为极具潜力的超短效阿片类药，时 - 量半衰期较恒定，为 3~5 分钟，持续使用不发生累积效应，非常适用于产科麻醉。瑞芬太尼对正常孕妇和子痫前期孕妇都能有效抑制全麻气管插管反应。0.5μg/kg 诱导剂量使子痫前期孕妇的血流动力学更平稳，而 1.0μg/kg 组有 12.5% 出现低血压，有可能因胎盘低灌注状态，导致胎儿窘迫。

2）琥珀胆碱：琥珀酰胆碱起效快、作用时间短、脂溶性低、较少通过胎盘屏障影响胎儿，一直在产科麻醉诱导标准方案中使用。但是其副作用包括过敏反应、心动过缓、恶性高热等。使得更多人选用其他快速起效的肌松剂如罗库溴铵代替琥珀酰胆碱，目前是否选用仍然存在争议。

3）非去极化肌松药：琥珀酰胆碱有禁忌时，可选用阿曲库铵、维库溴铵、罗库溴铵等半衰期短的药物，对新生儿无明显抑制。罗库溴铵在快速诱导插管方面极具潜力，被推荐用于剖宫产诱导。

6. 剖宫产全麻需要关注的其他主要问题

（1）吸氧问题：妊娠期晚期肺功能残气量减少 40%，氧耗量增加 20%，麻醉期间易发生缺氧，孕妇窒息 1 分钟血氧分压降低 150mmHg，而非孕妇仅降低 50mmHg。诱导前密闭面罩吸入 100% 氧 3~5 分钟可减少低氧血症发生。深呼吸 4 次吸入 100% 氧与标准的吸氧 3 分钟均可有效增加孕妇血氧分压。

（2）插管困难问题：插管失败或插管困难是麻醉相关性孕妇死亡的首要因素。一项回顾性研究发现产妇中插管困难的发生率约为 1/30，插管失败的发生率为 1/280，较一般人群高 8 倍。Mallanpati 气道评分Ⅳ级和上颌前突被认为是产妇困难气道的最大危险因素。肥胖、咽喉部水肿、巨舌、巨乳、药物个体差异等都可能导致插管困难。对策：根据实际情况尽可能全面地评估气道；做好困难插管的人员、设备和备用方案等准备；与产科医师、患者及其家属建立良好的沟通。

（3）喉罩在剖宫产全麻中应用的问题：尽管喉罩没有被推荐作为气道管理的首选，但仍然是气管插管失败的备选（英国产科麻醉医师协会（Obstetric Anaesthetists Association，OAA）/困难气道学会（Difficult Airway Society，DAS）和美国麻醉医师协会对困难气道推荐）。在择期手术中气管插管和喉罩的误吸发生率无显著性差异，在高风险人群使用喉罩罕见发生反流，并且在气腹、肥胖、插管失败的产科等腹内压增高的情况下喉罩仍能够保证充分的通气。

（4）术中知晓问题：术中知晓是产科麻醉关注的主要问题。术中知晓并不一定导致显性记忆，但即便是在没有显性记忆的情况下，隐性记忆也可产生不良影响。如今美国每年产科全麻术中知晓的发生率为0.1%~0.2%左右。娩出后适当增加氧化亚氮和挥发性麻醉药的浓度，给予阿片类或苯二氮䓬类以维持足够的麻醉深度可降低知晓的发生率。

（5）新生儿抑制问题：全麻和椎管内麻醉下行择期剖宫产，新生儿酸碱状态、Apgar 评分、血浆 β 内啡肽水平、术后 24 小时和 7 天行为学均无明显差异，但切开子宫 - 娩出时间与 1 分钟 Apgar 评分存在明显相关性。诱导给药 - 娩出时间 <10 分钟，对新生儿的抑制作用有限；诱导给药 - 娩出时间延长，可减少 Apgar 评分，多数常用的麻醉药能不同程度地通过胎盘，但如果合理使用，对胎儿的影响有限。总之，全身麻醉时新生儿的呼吸抑制、低 Apgar 评分和脐带血气分析异常都为一过性。

（三）局部麻醉

1. **指征** 紧急剖宫产需立即娩出胎儿者，在有些急诊剖宫产中，局部麻醉是剖宫产术的最佳麻醉选择。在分娩过程中，有时因脐带病变，胎心突然减速，必须让胎儿尽快娩出，时间的流逝将加重胎儿缺氧所带来的严重后果，甚至导致胎儿死亡。以脐带脱垂为例，若患者在病房病床或产床上发现脐带脱垂，医师或助产士以手经阴道托住胎头，若搬运至手术室，几经辗转，耗时且难以保证脐带完全不受压。故条件许可，应就地以局部麻醉行剖宫产迅速取出胎儿为最上策。产科医师在决定手术的同时应立即呼叫麻醉科医师支援。这样做一般可节约用全麻或椎管内麻醉至手术室的时间 10~20 分钟，大大有利于对新生儿的抢救。

2. **方法和药物** 所用药物以 1%~2% 的普鲁卡因为首选。先在切口皮内注射 15~20ml，进筋膜前在筋膜下注射 15~20ml，进腹后在切口附近的腹膜及子宫膀胱反折处注射 15~20ml，可同时用氯胺酮阵痛，新生儿娩出后根据具体情况加用全麻。

（陈新忠　戴钟英）

第二节　分娩镇痛

分娩镇痛（labor analgesia）是指应用药物和 / 或技术以减轻或消除产妇在分娩过程中的疼痛。几乎所有的麻醉性镇痛药物（部分镇静药物）都曾经或正在用于分娩镇痛，但现在最常用的分娩镇痛药物主要有：局部麻醉药、阿片类镇痛药、非甾体镇痛药、氧化亚氮等。

（一）分娩镇痛的原则

1. **自愿原则** 实施分娩镇痛技术必须征得产妇及家属同意。

2. **安全原则** 保障产妇和胎儿的安全为实施分娩镇痛技术的最根本要求。

3. **镇痛原则** 优先选择镇痛效果佳的方法用于分娩镇痛。

理想分娩镇痛方法要求：①对母婴安全、无害；②起效迅速；③镇痛效果强，完全无痛；④产妇清醒，不影响运动功能，可参与分娩过程；⑤不影响宫缩和产程；⑥必要时可满足紧急剖宫产的需要。

（二）开展分娩镇痛的条件要求

1. **人员配置** 具有麻醉专业医师资格证书、执业证书及具有妇产科专业医师资格、执业证书的医师各一名，并配备助产士资格、执业证书助产士一名。并具有麻醉与产科的相关知识。

2. **仪器设备配置** ①多功能生理监护仪；②麻醉机、除颤仪；③气道管理用品（喉镜、气管导管、口咽通气管、喉罩、鼻咽通气道等）；④供氧设备（中心供氧、氧气瓶、面罩）；⑤吸痰器、吸痰管、负压吸引器；⑥急救车（急救设备及药品）；⑦胎心监护仪、新生儿抢救复苏设备。

3. **抢救药品的配置** 实施分娩镇痛，需要配备常用的应急抢救药品，并定期检查数量和有效期。

（三）分娩镇痛的方法

分娩镇痛的方法很多，主要分为非药物性分娩镇痛方法和药物性分娩镇痛方法。

非药物性分娩镇痛方法主要有：精神预防性分娩镇痛法；针刺镇痛；催眠术；水中分娩；经皮电神经刺激镇痛等，其主要优点是对产妇和胎儿副作用小，对宫缩和产程影响小。主要缺点是镇痛效能弱，难以满足产妇对镇痛的要求。

药物性分娩镇痛方法主要有：椎管内（硬膜外阻滞、蛛网膜下腔阻滞、腰硬联合阻滞）分娩镇痛法；静脉分娩镇痛法；吸入分娩镇痛法等。各种方法各有优缺点，其中椎管内阻滞分娩镇痛法是镇痛效果最确切的方法。

1. 椎管内分娩镇痛

（1）适应证：经评估能经阴道分娩（即无剖宫产指征）与无椎管内麻醉禁忌证的，并自愿要求椎管内分娩镇痛的产妇。

（2）禁忌证：

1）产妇拒绝。

2）麻醉方面：脊柱严重畸形影响椎管内穿刺；穿刺部位感染及严重全身性感染；凝血功能障碍及正在应用抗凝抗栓药物并凝血功能指标异常；对所用分娩镇痛药物过敏；ASA Ⅲ 级以上；脊髓病变、颅内高压；严重水电解紊乱、休克等；精神病患者、不合作者等。

3）产科方面：产道异常、头盆不称等有阴道分娩禁忌证；瘢痕子宫不愿尝试经阴道分娩者；胎儿窘迫；产前出血原因未查明者；其他不适宜阴道分娩的产妇。

（3）镇痛时机：一直以来，椎管内分娩镇痛的时机应该在产程进入活跃期后，即椎管内分娩镇痛应在宫口开至 3cm 以上才能开始实施。最新的循证医学证据显示并推荐：只要产妇有分娩镇痛意愿及没有椎管内分娩镇痛禁忌证，尽可能早地开始椎管内分娩镇痛的实施。

（4）椎管内分娩镇痛方法主要有：连续硬膜外阻滞分娩镇痛、连续（或单次）蛛网膜下腔阻滞分娩镇痛（也称腰麻分娩镇痛）、腰麻-硬膜外联合阻滞（简称腰硬联合）分娩镇痛等。根据现有的循证医学证据，腰硬联合分娩镇痛虽具有起效快、镇痛完善的优点，而低浓度连续硬膜外分娩镇痛副作用更低而被优先推荐。至于连续腰麻分娩镇痛，应用历史短，临床安全性还未得到充分认证，还有待进一步临床观察和比较。

1）硬膜外分娩镇痛操作：产妇体位可以左侧屈曲位或者坐姿屈曲位。穿刺点选择通常为 $L_{2\sim3}$ 椎间隙。常规消毒皮肤，铺无菌洞巾，用 16G 硬膜外穿刺针行硬膜外腔穿刺成功后，轻柔地向头端置入硬膜外导管 3~5cm，注入 1.5% 利多卡因 3ml，观察无腰麻及局麻药入血征象，再注入硬膜外分娩镇痛药物。

2）腰麻分娩镇痛操作：产妇体位左侧屈曲位或者坐姿屈曲位。穿刺点选择通常为 $L_{3\sim4}$ 或 $L_{4\sim5}$ 椎间隙。常规消毒皮肤，铺无菌洞巾，用 25G 或 26G 腰穿针行蛛网膜下腔穿刺，确认有脑脊液流出后注入腰麻分娩镇痛药物或留置蛛网膜下腔导管（连续腰麻分娩镇痛）并注入腰麻分娩镇痛药物。

3）腰硬联合分娩镇痛操作：产妇体位可以左侧屈曲位或者坐姿屈曲位。穿刺点选择取决于腰硬联合的方法，即单点法、双点法。单点法即是硬膜外和蛛网膜下腔穿刺在同一个点，通常选择 $L_{2\sim3}$ 间隙，采用针内针技术，先行硬膜外穿刺，待硬膜外穿刺成功后，腰麻针经硬膜外针管进入蛛网膜下腔，注入腰麻分娩镇痛药物后，退出腰麻针，并经硬膜外穿刺针向头端留置硬膜外导管 3~5cm，用于输注硬膜外分娩镇痛药物（药物配伍见后）。双点法就是硬膜外和蛛网膜下腔穿刺不在同一个点，通常腰麻穿刺点选择 $L_{3\sim4}$ 或 $L_{4\sim5}$ 椎间隙，硬膜外穿刺点通常选择 $L_{1\sim2}$ 椎间隙，一般先行硬膜外穿刺置管后再行腰麻穿刺注药，操作方法同单独硬膜外分娩镇痛及腰麻硬膜外分娩镇痛方法。

（5）椎管内分娩镇痛的用药有局部麻醉药、阿片类镇痛药、一些新型镇痛药如右美托咪定等。在临床上广泛使用和优先推荐的是局部麻醉药和麻醉性镇痛药，可以是单独的局部麻醉药或局部麻醉药加麻醉性镇痛药。

1）局部麻醉药：主要选用酰胺类长效局部麻醉药如布比卡因、罗哌卡因、左旋布比卡因，利多卡因常用于硬膜外分娩镇痛的试验剂量。硬膜外局部麻醉药的浓度的选择原则为最低有效浓度（存在个体差异），其中罗哌卡因具有诸多优点而被优先选择。推荐的药物及浓度和剂量见表 22-1。

表 22-1　局部麻醉药物的浓度和剂量

	硬膜外阻滞	蛛网膜下腔阻滞
利多卡因	1.5%（1~2%）3ml 作为试验剂量	—
布比卡因	浓度：0.05%~0.1%	2~2.5mg
罗哌卡因	浓度：0.05%~0.2%	2.5~3mg

2）阿片类镇痛药：椎管内应用局部麻醉药配伍阿片类药物可以增加镇痛效果，延长镇痛时间，降低局部麻醉药浓度和剂量。因此目前推荐椎管内分娩镇痛时局部麻醉药和阿片类镇痛药配伍应用。常用的椎管内分娩镇痛阿片类镇痛药及其浓度和剂量推荐见表22-2。

表 22-2　阿片类镇痛药的浓度和剂量

	硬膜外阻滞	蛛网膜下腔阻滞
芬太尼	1~2μg/ml	15~25μg（常用 20μg）
苏芬太尼	0.3~0.5μg/ml	2.5~7μg（常用 5μg）

（6）椎管内阻滞分娩镇痛实施流程：

1）产妇自愿进行椎管内阻滞分娩镇痛并提出申请。

2）助产士根据椎管内麻醉的适应证和禁忌证对产妇进行初步评估，如无禁忌证，报告产科医师和麻醉医师。

3）产科医师对产妇进行阴道分娩的指征评估，确定适宜阴道分娩或无剖宫产指征。

4）麻醉医师对产妇进行椎管内分娩镇痛的麻醉方面禁忌证的评估，确定无椎管内镇痛禁忌证，并选择椎管内分娩镇痛方式（连续硬膜外分娩镇痛、腰麻分娩镇痛或腰硬联合麻醉）。

5）向产妇及家属告知椎管内分娩镇痛的方式及其获益和风险（可能的并发症和副作用），并签署知情同意书。

6）镇痛前准备：开放上肢静脉输液，连接各种监护仪，包括产妇母体生命体征相关监护（如心电图、无创血压、脉搏、血氧饱和度）、宫缩情况监护（宫腔压力监护）、胎儿生命体征相关监护（胎心电子监护）等。

7）麻醉医师根据选择的椎管内分娩镇痛方式按照操作规范（见第四章）行椎管内穿刺和 / 或留置导管，并注入分娩镇痛药物（见第五章），根据镇痛平面（即感觉阻滞平面控制在 T_{10} 水平）决定分娩镇痛药物的注入量（一般情况首次剂量在 10~15ml 左右，但需个体化）。

8）如应用连续药物输注装置（如患者自控镇痛泵），需事先设置镇痛泵参数在椎管内留置导管成功后连接镇痛泵。

9）完成椎管内分娩镇痛的操作后，产妇可仰卧位（子宫左倾位）、左侧位，如有足够观察人员，也可让产妇适度走动即实施可行走硬膜外分娩镇痛。

10）继续监测产妇及胎儿的各种生理指标。如镇痛开始 30 分钟后产妇及胎儿的各项监测指标未见异常情况，麻醉医师可将监护工作交由助产士或护士管理。

11）镇痛药物输注持续到第三产程。

12）在第三产程结束后拔除硬膜外导管。

2. 静脉分娩镇痛　许多药物如哌替啶、芬太尼、地西泮等都曾经用于分娩镇痛。目前主要用于静脉分娩镇痛的药物为瑞芬太尼。瑞芬太尼具有独特的药理学特性，适合分娩镇痛。故本节主要介绍瑞芬太尼分娩镇痛。

瑞芬太尼的药理特点：①强效；②可控性好；③有效镇痛半衰期 6 分钟，可满足宫缩镇痛；④母体和胎儿非特异性血液及组织酯酶均可代谢，无蓄积。

瑞芬太尼用于分娩镇痛已有 10 多年的历史，其药代动力学特点决定了其患者自控镇痛（patient controlled analgesia，PCA）用于分娩镇痛比其他阿片类药物具有优势。单次瑞芬太尼镇痛剂量为 0.4μg/kg。

但瑞芬太尼分娩镇痛的最大风险在于呼吸抑制。因此，强调一对一的医护监护非常重要。

3. 非药物性分娩镇痛　非药物性分娩镇痛的方法很多，如精神心理支持、接触和按摩法、经皮电神经刺激疗法（transcutaneous electric nerve stimulation，TENS）、针刺、催眠术等。下面介绍目前较常用的几种非药物性分娩镇痛方法。

（1）导乐分娩："导乐"是希腊语"Doula"的音译，原意为"女性照顾女性"。在产妇分娩的全过程中，由一位富有爱心、态度和蔼、善解人意、精通妇产科知识的女性始终陪伴在产妇身边，这位陪伴女性即为"导乐"，"导乐"在整个产程中给分娩妈妈以持续的心理、生理及感情上的支持。目前主要用于药物性分娩镇痛的辅助手段。

（2）经皮电神经刺激疗法（TENS）：是利用体表电极，将特定的低频脉冲电流输入人体以治疗疼痛的电疗方法。对产痛有一定的缓解，但镇痛效能不强，而且 TENS 会干扰胎心监护。

第三节　妊娠期非产科手术麻醉

(一) 麻醉对孕妇的影响

临床上,在妊娠的任何阶段都有可能需要手术。据估计,1%~2% 的孕妇在妊娠期因为外科疾病需要实施手术。在孕期行非产科手术时,麻醉人员实施麻醉时要确保母体和胎儿的安全。母体安全保障措施参考前述的剖宫产麻醉。胎儿安全的保障措施在于保证充足的血供和氧供、选择合理的麻醉药物等。本章节重点介绍胎儿安全问题。

尽管导致孕妇严重缺氧和低血压状态的因素是对胎儿的最大风险,然而,麻醉药物诱发流产及致畸作用也受到极大的关注。目前已知,使用临床浓度的麻醉药物会可逆性地降低细胞活性,延迟 DNA 的合成及抑制细胞分裂。临床上还无法采用前瞻性的方法来研究麻醉药物的致畸作用,因此,目前的药物致畸作用的结论主要来源于动物研究、对长期暴露于吸入麻醉药的手术室工作人员的流行病学调查及对孕期做过手术的产妇进行的妊娠结局的调查。

围手术期的非药物因素:麻醉和手术可引起孕妇的生理紊乱,如严重缺氧、高碳酸血症、应激反应、体温和代谢异常等,这些情况都可能具有致畸作用,也可能增加其他药物的致畸性。严重的低血糖也被认为具有致畸性。因此,孕期行非产科手术麻醉时,必须保证孕妇血流动力学稳定,维持子宫胎盘灌注,避免缺氧,避免过度通气和水电解质紊乱等。

药物性因素:目前还没有明确证据证明麻醉诱导药物,如巴比妥类、氯胺酮、苯二氮䓬类药物及阿片类药物在常规剂量下与致畸有关。长期服用地西泮可能会产生致畸作用。吸入麻醉药特别是高浓度对胎儿有直接影响(抑制胎儿的心血管系统和中枢神经系统)和间接影响(造成母体低血压或缺氧)。手术前胎儿缺氧者更易受到麻醉药物的不利影响。现有的证据认为只要保证孕妇血流动力学稳定,不反对孕期麻醉应用吸入麻醉药。与吸入麻醉药相比,阿片类药物和其他麻醉诱导药物更易导致胎儿心率变化。这一现象提示胎儿被这些药物麻醉,但只要孕妇不发生低血压和其他异常情况,不会对胎儿有不利影响。没有证据表明孕妇使用肌肉松弛药和拮抗剂对胎儿有不良影响。

(二) 麻醉方法选择

麻醉方式的选择应根据孕妇的手术方式、手术部位及孕妇的全身状况来决定。原则是:只要有可能,应尽量选择区域阻滞麻醉(如椎管内麻醉、局部麻醉等)。因为,区域阻滞麻醉所使用的药物,不论在动物实验还是在人体观察都未发现有胎儿致畸作用。当然,一些上腹部以上部位的手术、急重症手术等需要选择全身麻醉。

(三) 麻醉中监测及管理

常规监测无创血压、心电图、脉搏血氧饱和度、二氧化碳等。特殊监测胎儿心率、子宫收缩等。

孕 18~20 周,如果胃肠功能异常,进行全麻时需要气管插管。采用环甲软骨按压、快速顺序诱导技术。在孕期可安全使用的药物有硫喷妥钠、吗啡、芬太尼、琥珀胆碱、非去极化肌松药等。目前许多产科麻醉医师把异丙酚也归在"安全药物"的范围内。氧化亚氮在孕 6 周后可放心使用。但氧化亚氮的浓度控制在 50% 以下,避免长时间应用。

全麻时避免孕妇过度通气,尽量维持呼气末二氧化碳分压在妊娠生理范围。

椎管内麻醉时,采用预扩容(或同步扩容)及血管活性药物等方法预防低血压。术中避免低温、酸中毒等。

(四) 麻醉后管理

进行胎儿心率和子宫收缩监测。应用多模式术后镇痛。

(陈新忠)

参考文献

1. 盛卓人, 王俊科. 实用临床麻醉学. 4 版. 北京: 科学出版社, 2010: 352-368.
2. Hughes SC, Levinson G, Rosen M. 施奈德与莱文森产科麻醉学. 张友忠, 荣风年, 主译. 4 版. 济南: 山东科学技术出版社, 2005: 225-259.
3. 耿志宇, 王东信, 李雪迎. 喉罩用于全麻剖宫产术起到管理的回顾性分析. 中华麻醉学杂志, 2015, 35 (10): 1254-1256.
4. 古妙宁. 妇产科手术麻醉. 北京: 人民卫生出版社, 2013: 149-173.
5. Heitmiller ES, Schwengel DA. 约翰·霍普金斯麻醉学手册. 黄宇光, 主译. 北京: 人民军医出版社, 2013: 369.
6. Hampl K, Steinfeldt T, Wulf H. Spinal anesthesia revisited: toxicity of new and old drugs and coumpounds. Curr Opin Anesthesiol, 2014, 27 (5): 549-555.

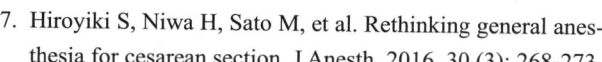

7. Hiroyiki S, Niwa H, Sato M, et al. Rethinking general anesthesia for cesarean section. J Anesth, 2016, 30 (3): 268-273.

8. Hawkins JL. Excess in moderation: general anesthesia for cesarean delivery. Anesth Analg, 2015, 120 (6): 1175-1177.

9. Kruisselbrink R, Arzola C, Endersby R, et al. Intra-and interrater reliability of ultrasound assessment of gastric volume. Anesthesiology, 2014,: 46-51.

10. Mercier FJ. Cesarean delivery fluid management. Curr Opin Anesthesiol, 2012, 25 (3): 286-291.

11. David HC, Linda SP, Lawrence CT, 等. 产科麻醉学理论与实践. 连庆泉, 姚尚龙, 主译. 5 版. 北京: 人民卫生出版社, 2013: 501-549.

第二十三章　引产与催产

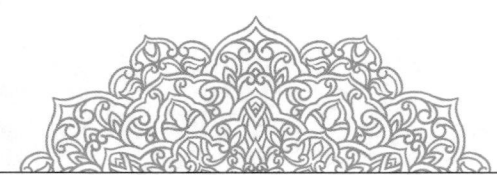

本章关键点

1. 严格掌握引产的指征和禁忌证，并严格执行，没有指征，不可引产。
2. 根据患者与医院条件选择合适的引产方法，必须严格掌握好用药剂量，严密观察，防止宫缩过强，避免瘢痕子宫妊娠破裂的发生。
3. 严格掌握人工破膜指征，于宫缩间隙期间进行，防止羊水栓塞。
4. 放置球囊或水囊引产需严格阴道及宫颈的消毒，术前要有阴道清洁度检查，防止感染。
5. 催产素静脉滴注引产注意药物浓度，严格控制滴速，专人监护，发生有效宫缩后宫口开至 3~4cm 时停用，暂时观察，如宫缩正常进行则可停药。

第一节　妊娠中期引产

终止中期妊娠较早期妊娠困难，无论进行手术或用药物其难度、危险性均大。过去钳刮、依沙吖啶注射、天花粉、水囊引产为主要的终止中期妊娠的技术。近几年来米非司酮配伍米索前列醇终止中期妊娠已广泛应用于临床。

（一）米非司酮配伍米索前列醇中期妊娠引产

传统钳刮术不仅会给孕妇带来极大痛苦，若产妇宫颈扩张情况较差，胎儿、胎盘不易钳刮时，会加大患者术中出血量、延长手术时间，加大手术风险，且术后极易并发宫腔粘连，导致闭经或月经稀发。米非司酮配伍米索前列醇用于中期妊娠引产，与传统钳刮术相比不仅操作简单、有效，且副作用小，越来越多地得到大家的认同。国外应用比较成熟，国内近几年来进行了大量的临床研究，证实了其有效性。尤其在终止 10~16 周妊娠，此时胎儿骨骼形成，不宜行负压吸引术；而此期羊水量少，羊膜腔穿刺较困难，目前临床将米非司酮配伍米索前列醇终止 10~16 周妊娠取代危险性较大的钳刮术，已被证实为安全有效、简便易行的方法。上海市已经将其列为中期妊娠引产的常规；大多数医院在进行中期妊娠处理时均将米非司酮联合米索前列醇作为首选方案

1. 适应证　妊娠 10~26 周，需要终止妊娠者。
2. 禁忌证　米非司酮禁忌证为严重的肝、肾功能异常，肾上腺皮质疾病、糖尿病等内分泌疾病；血液系统疾病及有血管栓塞病史，与甾体激素有关的肿瘤疾病；以及心血管系统疾病、青光眼、肠胃功能紊乱、哮喘、癫痫等疾病。
3. 给药方法　米非司酮 200mg 顿服或每次 100mg 分两次口服。24~48 小时后用米索前列醇，口服法：用于 16 周前每 3 小时 1 次，每次口服 600μg，一天 2~3 次，总量不超过 1 800μg。阴道给药法：用于 16 周后，将片剂置于后穹窿，每 12 小时 1 次，每次 400μg，总量不超过 1 600μg。米非司酮联合米索前列醇口服给药与经阴道给药均能有效终止中期妊娠，且经阴道给药引产时间更短，产后出血少，米索前列醇用量更小。
4. 效果　引产成功率达 95%，是有效终止妊娠的引产方式。特别在高危因素如瘢痕子宫妇女，应用米非司酮联合米索前列醇药物引产是比较安全可靠的，更适用于瘢痕子宫中期引产，其引产时间短，产后出血及产后清宫率均低，引产成功率明显提高，安全有效，子宫破裂发生率为 0.4%，输血

发生率为 0.2%。

5. 应用米索前列醇者，可有寒战、发热、恶心、呕吐、腹泻等反应（40%~60%），可以用地塞米松对症治疗。

（二）依沙吖啶引产

依沙吖啶［ethacridine，又称利凡诺或雷佛奴尔（rivanol）］是一种强力杀菌剂，能刺激子宫收缩，其优点是操作简便，引产时间短，价格便宜，成功率高。

1. **适应证**　妊娠 14~26 周要求终止妊娠者。

2. **禁忌证**　心、肝、肾功能异常，或合并其他严重的内科疾病患者。

3. **手术步骤**

（1）术前先做下腹部子宫 B 超，选择恰当穿刺点。

（2）患者取平卧位，下腹部常规消毒、铺巾。

（3）以长针自选择的穿刺点刺入羊膜腔内，抽吸见羊水后注入含有利凡诺 100mg 的生理盐水 5ml，然后拔出穿刺针，穿刺点以无菌纱布加压数分钟，以胶布固定。术后观察有无副作用。一般在注射 24~48 小时出现宫缩。

如 72 小时内无反应，胎儿仍存活，则可第二次用药，剂量同前。如两次引产失败，可改用其他方法引产。

4. **效果**　成功率可达 95% 以上。但因蜕膜残留率高达 60% 以上，故流产后最好常规刮宫。

5. **并发症**　依沙吖啶具有良好的诱发宫缩能力，有较强宫缩，但不能有效刺激宫颈软化，宫颈成熟的速度较为缓慢，在分娩过程中易并发宫颈裂伤或穿孔，甚至后穹窿撕裂。目前临床上同时给予米非司酮促进宫颈胶原降解，激活基质金属蛋白酶活性从而软化宫颈，可提高引产效果，缩短引产时间，同时降低宫颈损伤率。

（顾京红　戴钟英）

第二节　妊娠晚期引产

妊娠晚期引产是在自然临产前通过药物等手段使产程发动，达到分娩的目的。主要是为了使胎儿及早脱离不良的宫内环境，解除与缓解孕妇合并症或并发症所采取的一种措施。妊娠晚期引产是产科处理高危妊娠最常用的手段之一，引产是否成功主要取决于宫颈成熟程度。但如果应用不得当，将危害母儿健康，对母、儿都存在潜在的风险，如增加剖宫产率、胎儿窘迫发生率等，因此，应严格掌握引产的指征、规范操作，以减少并发症的发生。

晚期妊娠终止妊娠均有产科疾病或内外科合并症指征，为减少对母、婴的危害而不得不终止妊娠。例如妊娠期高血压疾病、前置胎盘、胎盘早剥、妊娠期肝内胆汁淤积症、羊水过少、过期妊娠，或妊娠合并心脏病、慢性肾炎、糖尿病等，因为疾病不同，或同一疾病而严重程度不同，因此在处理上不能简单雷同，应根据不同情况不同处理，对有些疾病的表现容易做出终止妊娠及终止方式的决定和选择，如前置胎盘大量出血、胎盘早剥、母体血压下降、胎心变慢，即可做出剖宫产终止妊娠的决定。但对某些疾病，是否终止妊娠和采取何种终止妊娠方式，应充分评估母儿情况。

如果母体正处于高危状态，其高危与妊娠有关，而且尚在进一步恶化，而妊娠的终止将有利于疾病的改善，则应争取内科的协作使病情暂时稳定，即终止妊娠。如果母体正处于高危状态，其高危与妊娠有关，经过处理病情得到控制，根据新生儿出生后的存活力、产科条件选择分娩方式。

对母体情况稳定，但胎儿已有明显窘迫不宜留于宫内，如羊水明显减少，NST 无反应，则应终止妊娠。而考虑胎儿储备能力差，可能难以承受子宫收缩所带来的不利影响，以剖宫产终止妊娠为宜。胎儿已成熟亦无明显窘迫，但生长已停滞，在宫内停留并不有利于胎儿，经检查无明显头盆不称者，可考虑以引产方式终止妊娠。

（一）引产指征

1. **延期妊娠**　妊娠 ≥41 周，不伴有严重胎盘功能不良者。

2. **妊娠期高血压疾病**　妊娠期高血压、轻度子痫前期患者妊娠已满 37 周、重度子痫前期患者妊娠已满 34 周经保守治疗效果不佳、子痫患者病情已控制但无产兆且有阴道分娩条件者。

3. **妊娠合并严重内外科疾病**，但病情稳定胎儿可以存活，需考虑终止妊娠，并具备阴道分娩条件者，如妊娠合并糖尿病、慢性肾炎、妊娠合并系统性红斑狼疮。

4. **胎膜早破**　妊娠 34 周以上，6~12 小时未能临产者；足月胎膜早破 2 小时未能临产者。

5. **胎儿因素**　确诊为胎死宫内或严重胎儿先天异常，无产道梗阻者。

6. 高危妊娠继续妊娠对母儿危险时。母儿情况能经受产程考验者。

(二) 禁忌证

1. 孕妇有严重内外科合并症及并发症,不能耐受阴道分娩或不能阴道分娩者,如合并心力衰竭、重症肝肾疾病、重度子痫前期并发器官功能衰竭者。

2. 子宫手术史,主要是指古典式剖宫产,未知子宫切口的剖宫产术,穿透子宫内膜的肌瘤剔除术,子宫破裂史等。子宫先天畸形整复术及计划生育手术的子宫创伤。

3. 孕期不明原因阴道出血或前置胎盘、胎盘早剥、血管前置。

4. 明显的头盆不称或明显的骨盆狭窄,不能阴道分娩者。

5. 胎位异常 横位、初产臀位;面先露等。

6. 软产道异常;某些生殖道急性感染性疾病;肿瘤;宫颈浸润癌;畸形子宫;严重阴道瘢痕狭窄;未处理的生殖道先天异常。

7. 脐带先露,或脐带隐性脱垂。

8. 严重胎盘功能不良,有胎儿缺氧者;胎儿生长受限伴羊水过少。

9. 多胎妊娠或5胎以上的经产妇,巨大胎儿,可能有头盆不称者,不宜阴道分娩者。

10. 严重宫内感染者。

11. 对引产药物过敏者。

(三) 引产前准备

1. 孕妇评估,严格掌握引产的指征,排除母儿禁忌证,妊娠合并内科疾病及产科并发症者,在引产前,充分估计疾病严重程度及经阴道分娩的风险,并进行相应检查,制订详细防治方案;复习产检病史仔细核对预产期,防止人为的早产和不必要的引产;判断胎儿成熟度,B超了解宫内胎儿的状况:胎儿大小、羊水量、胎盘成熟度、脐血流比值,如情况许可,尽可能先促胎肺成熟后再引产。

2. 详细检查骨盆大小及形态、胎儿大小、进行头盆评分、骨盆内测量、软产道检查,排除阴道分娩禁忌证。

3. 评价宫颈成熟度,最常用的方法是宫颈Bishop评分法,包括:①宫颈管长度;②宫口扩张;③宫颈硬度;④宫颈位置;⑤先露高低等5项指标,按Bishop评分标准,最高分可达10~13分。Friedman等证实宫颈评分>8分者,引产成功率为100%,评分为5~8分者失败率为5%,<5分者失败

率为20%。当评分过低(≤4分)时,引产的成功率大大降低。剖宫产率可达50%。评分<6分提示宫颈不成熟,需要促宫颈成熟。

4. 家属谈话 告知家属引产利弊、可能出现的问题及处理方法,经家属同意后签署知情同意书方可实施。

5. 引产前进行20分钟胎心监护(NST检查),了解胎儿宫内情况。

6. 应记录引产的指征,讨论引产的理由。

7. 应有熟练掌握各种引产方法及其并发症的早期诊断和处理专业医护人员。

(四) 引产方法

晚期妊娠的引产方式曾有针刺引产、探条引产、剥膜引产、蓖麻油制剂引产、人工破膜引产、缩宫素引产。有些方法因其效果差或副作用大而不再应用。目前常用催产素点滴、人工破膜、前列腺素等药物和球囊引产等方法。

1. **催产素引产** 详见本章第三节。

2. **人工破膜术引产** 人工破膜术也是目前临床上最常用的引产方法之一。即用人工方法使胎膜破裂,刺激内源性前列腺素和缩宫素释放,诱发宫缩。本方法应对宫颈条件理想者实施,阴道分娩率高,适用于头先露并已衔接的孕妇。人工破膜术相关的潜在风险包括:脐带脱垂或受压、母儿感染、前置血管破裂和胎儿损伤。术前要排除阴道感染,先行胎心监护,结果正常,患者取膀胱截石位,外阴消毒后铺巾,阴道检查胎头前无脐带和血管搏动扪及,在宫缩间歇期用长弯钳夹破胎膜,子宫张力高可以针刺破膜以避免羊水急速流出引起脐带脱垂或胎盘早剥。破膜后观察羊水性状和胎心变化情况,并注意宫缩何时开始,观察1小时后仍无宫缩可以静滴缩宫素以诱导或加强宫缩,人工破膜术联合缩宫素的方法可缩短从引产到分娩的时间。

3. **前列腺素制剂引产** 前列腺素制剂(PG)通过改变宫颈细胞外基质成分,软化宫颈,如激活胶原酶,使胶原纤维溶解和基质增加;影响宫颈和子宫平滑肌,使宫颈平滑肌松弛,宫颈扩张,宫体平滑肌收缩,牵拉宫颈;促进子宫平滑肌细胞间缝隙连接的形成。近年来,米索前列醇被广泛用于促宫颈成熟引产,我国与美国对其进行了大量的研究,证明合理使用是安全有效的。

目前临床使用的晚期引产药物有:①前列腺素 E_1(PGE₁)类制剂如米索前列醇;②前列腺素 E_2(PGE₂)(可控释地诺前列酮栓)。

（1）米索前列醇（misoprostol）：是以前列腺素 E₁ 化学结构为基础，对于晚期妊娠子宫的收缩和促进宫颈成熟来讲，有着非常重要的意义。米索前列醇可以显著提升引产率。小剂量米索前列醇，直接置于阴道后穹窿处，因该药物与人体内源性前列腺素作用相同，起到软化、扩张宫颈，促进宫缩，使阴道分娩概率增大，剖宫产概率减少。米索前列醇使用不当易引起宫缩过频，而使用小剂量米索前列醇引产，能够在最大程度上降低这种情况的出现，使用方法：引产前准备同催产素引产，常规每次阴道放药剂量为 25μg，放药时不要将药物压成碎片。如 6 小时后仍无宫缩，在重复使用米索前列醇前应行阴道检查，重新评价宫颈成熟度。每天总量不超过 50μg，放置药物后 15 分钟观察宫缩情况，以后每 1 小时观察宫缩及胎心，每 4 小时做胎心监护，宫缩过频及时行胎心监护。

（2）前列腺素 E₂（PGE₂）（可控释地诺前列酮栓）：是一种可控制释放的前列腺素 E 栓剂，含有 10mg 地诺前列酮，以 0.3mg/h 的速度缓慢释放，低温保存。

1）应用方法：外阴消毒后将可控释地诺前列酮栓置于阴道后穹窿深处，将其旋转 90°。使栓剂横置于阴道后穹窿，宜于保持原位。在阴道外保留 2~3cm 终止带以便于取出。在药物置入后，嘱孕妇平卧 20~30 分钟以利栓剂吸水膨胀。2 小时后复查，仍在原位后可活动。

2）监护：放置 30 分钟摸宫缩，如宫缩不明显，1 小时观察 1 次，每 4 小时行胎心监护。

3）出现以下情况时应及时取出：①临产；②放置 24 小时后；③如出现过强和过频的宫缩、过敏反应或胎心率异常时；④如取出后宫缩过强、过频仍不缓解，可使用宫缩抑制剂。

4）优点：①可以控制药物释放，在出现宫缩过频或过强时能方便取出；②可控释地诺前列酮栓促宫颈成熟效果显著，对于宫颈 Bishop 评分 6 分以下者，引产成功率高，效果明显优于催产素，而且用药安全方便；③由于选择性作用强，对于血管平滑肌收缩作用弱，因此对血压影响不明显，正因如此该药的临床用药日趋广泛，对重度子痫前期而宫颈不成熟的患者应用效果较好；④对胎膜早破及感染高危因素的产妇运用，产后不增加感染概率，可控释地诺前列酮栓可用于胎膜早破、宫颈不成熟的患者。

（3）用前列腺素制剂促宫颈成熟的注意事项：①患有心脏病、急性肝肾疾病、严重贫血、青光眼、哮喘、癫痫的孕妇禁用；②有剖宫产史和其他子宫手术史者禁用；③胎膜早破者禁用前列腺素 E₁ 制剂；④主要的副作用是宫缩过频、过强，要专人观察和记录，发现宫缩过强或过频及胎心率异常时及时取出阴道内药物，必要时使用宫缩抑制剂；⑤已临产者及时取出促宫颈成熟药物。

4. 宫颈扩张球囊引产　宫颈扩张球囊运用的主要原理是靠导管及宫颈内外双球囊压力，机械性刺激扩张宫颈管，促进宫颈局部内源性前列腺素合成与释放，从而促进宫颈软化成熟。在没有宫缩的情况下宫颈口能开大 2~3cm，对足月宫颈条件不成熟孕妇采用宫颈扩张球囊引产，可有效促进患者的宫颈成熟，安全性较高且能有效提高引产的成功率，合理运用，引产后不会增加产妇出血、盆腔感染和新生儿窒息等风险，具有较好的安全性。宫颈扩张球囊促宫颈成熟这种非药物的方法对需要避免长时间宫缩的产妇，如胎盘功能不全、胎儿生长受限、羊水过少和瘢痕子宫尤其有利，适用于合并瘢痕子宫及胎儿窘迫可能的孕产妇。放置方法：产妇排空膀胱后，取截石位，外阴消毒铺巾。扩阴器撑开阴道，暴露宫颈，用活力碘消毒阴道及宫颈。将宫颈扩张球囊往前推送，使前端 2 个球囊均通过宫颈管，向标有"U"的红色阀中用注射器注入 20ml 生理盐水使子宫球囊逐渐膨大；向外牵拉器械直至子宫球囊紧贴宫颈内口，从标有"V"的绿色阀中用注射器注入 20ml 生理盐水，使阴道球囊膨大；分别向子宫球囊及阴道球囊注入生理盐水 20ml，直至 2 个球囊均注入生理盐水 80ml。牵拉水囊无脱出，取下窥器，导管近端用胶布固定于孕妇大腿内侧。卧床休息 30 分钟，检查胎心无异常、无阴道出血及腹痛可自由活动。

取出指征：临产，出现子宫过度刺激或子宫强直性收缩、胎儿窘迫，或产妇出现胎膜破裂，放置 24 小时后若未临产则取出球囊。

5. 水囊引产方法　水囊引产是将水囊放置在子宫壁和胎膜之间，诱发和引起子宫收缩，达到终止妊娠的目的，引产成功率可达 90% 以上。方法：嘱孕妇排空膀胱，取膀胱截石位，常规消毒外阴、阴道和宫颈后，将水囊放入宫腔，注入 15~20ml 无菌生理盐水，向下轻拉水囊到子宫内口处，后缓慢注入 250~300ml 的无菌生理盐水，以孕妇感到下腹微胀为度，水囊放置 24 小时后需取出，仍未有宫缩者可静脉滴注缩宫素，必要时应用抗生素预防感染。

水囊引产的优点是无药物作用,对肝肾功能无任何损伤,操作简便安全。其主要缺点是引产成功率相对较低;经阴道操作,宫腔感染风险增加。

水囊引产方法与可控释地诺前列酮栓引产相比,水囊在促宫颈成熟引产中具有观察方便、提高临床工作效率等优点,其提高宫颈评分、提高自然分娩率等方面与可控释地诺前列酮栓组效果相似;产妇引产过程中体位自如舒适,水囊引产符合生理产程改变,放取方便,不良反应少,较促宫颈成熟药物有着更为广阔的适用前景,适宜有前列腺素药物禁忌证及缩宫素不敏感的产妇,且价格低,值得临床推广,不良反应小,安全有效,引产成功率高。

注意事项:宫颈扩张球囊引产及水囊引产法因器械要进入宫腔,必须强调置入前做阴道清洁度检查,如有阴道炎者必须先行治疗,然后手术或另换其他方法。

6. 联合应用

(1)可控释地诺前列酮栓联合催产素:可控释地诺前列酮栓放置24小时,取出后观察1小时无明显宫缩,给予2.5U催产素静滴引产,对宫颈不成熟孕妇用可控释地诺前列酮栓加缩宫素明显缩短临产时间。

(2)米索前列醇联合缩宫素:使用小剂量(25μg)米索前列醇促宫颈成熟后滴注缩宫素引产,可以显著提升引产率,且安全有效。使用口服小剂量米索前列醇联合缩宫素,可以明显提升引产率,缩短生产时间,且价格经济,安全有效,无副作用,值得进一步推广使用。

(3)人工破膜联合催产素:适用于宫颈成熟孕妇。

(4)宫颈扩张球囊联合催产素:宫颈扩张球囊用于足月妊娠引产可有效降低产妇剖宫产率,缩短产程,提高引产成功率。

由于孕妇的个体差异不同,我们应选择不同的引产方式,以期达到最佳效果,引产方法的联合应用,进一步提高了引产成功率,减少了并发症。

(顾京红　戴钟英)

第三节　催产素引产与催产

(一)催产素引产

1. 催产素点滴引产　是足月妊娠最常用的引产方法,适用于 Bishop 评分高、宫颈成熟孕妇。

催产素(oxytocin)是由人脑下垂体分泌的一种激素,它直接作用于子宫的肌层,能使子宫平滑肌收缩,具有引发及加强子宫收缩的作用,是产科最常用的有效药物。不正确地使用催产素可以引起水中毒,造成肺水肿;子宫收缩过强造成产道撕裂、胎儿窘迫、羊水栓塞等,临床上要严格掌握催产素应用指征、规范催产素应用。随着监测手段的增多,使催产素引产成为更方便、安全的引产方法。

2. 引产过程及监护

(1)催产素静滴用量:催产素的使用方法有低剂量(low-dose)和高剂量(high-dose)两种不同静脉滴注方案。低剂量方案是指初始剂量为 1~2mU/min,每次调整 1~2mU/min,间隔 30 分钟。此方案减少了子宫快速收缩及其相关的胎心率异常的发生。高剂量方案是指初始剂量为 4~6mU/min,每次调整4~6mU/min,间隔 15~30 分钟,此方案产程较短,较少出现绒毛膜羊膜炎和因难产而需进行的剖宫产,但是增加了子宫快速收缩及其相关的胎心率异常的发生。目前,催产素低剂量方案在国内外应用广泛。良好的引产有效剂量为 8~12mU/min,通常认为最大剂量为 20~30mU/min,超过此最大剂量后需要进行重新评估。

小剂量静脉滴注缩宫素为安全常用的引产方法,其特点是:可随时调整用药剂量,保持生理水平的有效宫缩,一旦发生异常可随时停药,缩宫素作用时间短,半衰期为 2~5 分钟。方法:5% 葡萄糖溶液或葡萄糖盐水 500ml,先调好输液滴数(8~10 滴/min),再加入缩宫素 2.5U,摇匀,使每毫升液体内含催产素 5mU。如 1ml 液体相当于 20 滴,则每滴液体内含缩宫素 0.25mU。条件允许尽量通过输液泵给药以便控制药量。每天引产用液不超过 1 000ml 葡萄糖溶液。

(2)静脉滴注速度:从小剂量的缩宫素开始,静脉滴注缩宫素推荐使用低剂量,起始剂量为 2.5mU/min 开始,根据宫缩调整滴速,密切观察子宫收缩反应,视宫缩强度和频度调节点滴速度,每30~60 分钟增加 1.0mU/min 或 2.0mU/min,直到达到理想的宫缩模式(10 分钟内出现 3 次宫缩,每次宫缩持续 30~60 秒),引起子宫收缩的催产素的生理剂量为 8~12 mU/min。一旦达到理想的宫缩模式:点滴催产素维持目前的宫缩模式;根据孕妇情况所提示的频率监测其生命体征。最大滴速一般不得超过 10mU/min,如达到最大滴速,仍不出现有效宫缩可增加缩宫素浓度。增加浓度的方法是以5%葡萄糖500ml中加5U缩宫素即1%的缩宫素浓度,相当于每毫升液体含10mU缩宫素,先将滴速减半,再根据宫缩情况进行调整,增加浓度后,最大增至20mU/min,原则上不再增加滴数和浓度。

(3)监护:

1)每次增加催产素剂量都要监测、记录宫缩和胎心数据。其间以胎心监护仪描记出宫缩的频率、持续时间及强度,胎心的变化,监测引产的效果和胎儿在宫内的情况。

2)必须有经过专业培训的产科人员专人观察:孕妇的血压、脉搏、宫缩频率,强度和持续时间以及胎心频率、节律、曲线有无异常,及产程进展的情况,每15分钟记录1次,并及时记录调好宫缩后行胎心监护,破膜后要观察羊水量及有无胎粪污染及其程度。

3)密切观察如发现宫缩过强,立即调整减少滴数,如出现痉挛性宫缩或胎心异常,应立即停止用药并采取相应措施。

(4)停止引产指征:

1)催产素过敏:表现为胸闷、气急、寒战、血压下降、全身水肿、荨麻疹,甚至过敏性休克,若出现上述症状,则应及时停用催产素,同时给予抗过敏及抗休克治疗。

2)宫缩过强过频:如果出现子宫过度刺激(连续两个10分钟内都有6次或以上宫缩,或者宫缩持续时间超过120秒),并且有胎心减速/异常:①终止催产素点滴;②改变体位呈左侧或右侧卧位;③给予面罩吸氧10L;④如果孕妇情况没有禁忌证,提高静脉输液(平衡盐溶液)速度;⑤告知责任医师;⑥必要时给予哌替啶,硫酸镁或β肾上腺素受体激动剂(硫酸舒喘灵)抑制宫缩,如宫缩过强难以控制,或羊水污染,胎心率不能恢复正常,短时间不能结束分娩时应立即行剖宫产术终止妊娠。

3)用催产素引产:产妇正式临产后,宫口扩大至3~4cm,宫缩规则,强度适中,应暂时停止滴注催产素,观察产程进展,如宫缩规则,产程进展顺利,可以停用,根据情况决定是否再次滴注催产素催产。

3. **催产素点滴催产** 催产是指临产后出现由于自发性宫缩不足导致宫颈扩张和胎头下降停滞,而以人工的方法促进宫缩,其中缩宫素静脉滴注为最常应用的方法,缩宫素的用法及监护同引产,尤其是缩宫素的浓度0.5U%应为首选,因其不仅催

产有效,而且较1U%浓度更为安全。

(二)缩宫素使用注意事项

1. 引产时应严格遵循操作规程,严格掌握适应证及禁忌证,严禁无指征的引产。

2. 根据不同个体选择适当的引产方法及药物用量、给药途径。

3. 不能随意更改和追加剂量,如果滴速调到40滴/min而仍无有效宫缩,可增加药物浓度,但不能增加超过1%,注意不可在原有剩余的液体中增加催产素,而应更换重新配制的药液。

4. 操作准确无误,切忌用配制好的催产素混合液直接作静脉穿刺,因为此法初调时不易掌握滴速,可能在短时间内进入体内过多的催产素,引起过敏反应或激惹性宫缩。

5. 禁用肌内注射、穴位注射或鼻导管给药,因不能很好控制药物浓度,极易引起子宫收缩过强。

6. 密切观察产程,仔细记录,血压升高时,应减慢滴速。

7. 一旦进入产程常规行胎心监护,随时分析监护结果。

8. 若出现宫缩过强、过频、过度刺激综合征、胎儿窘迫,以及梗阻性分娩、子宫先兆破裂或子宫破裂征象、低血压、过敏反应,应立即停止使用催引产药物。

【经验分享】

引产和催产是产科日常经常做的工作,大家不能小看引产和催产,处理得好,解决了产妇和医务人员所担心的问题;处理得不好,可能发生羊水栓塞和胎儿窘迫,要知道羊水栓塞是特别凶险的产科并发症,50%~70%的羊水栓塞是引产导致的,其中绝大部分是催产素。胎儿窘迫有时会使新生儿严重窒息而遗憾终生。所以要严格掌握引产指征,使用催产素引产或催产必须要按照规定的办法进行,并应有专人监护,专人定时记录宫缩和胎心率变化,当宫口扩张至3~4cm时,宫缩已正常进行,就应停药观察。若宫缩良好,不必再用催产素引产,切记。

(顾京红 戴钟英)

参考文献

1. 中华医学会妇产科学分会产科学组. 妊娠晚期促宫颈

成熟与引产指南 (2014). 中华妇产科杂志, 2014, 49 (12): 881-885.

2. 高霞, 张毅, 李咏梅, 等. COOK 双球囊联合催产素用于足月妊娠引产的临床疗效观察. 现代妇产科进展, 2014, 23 (2): 150-151.

3. 王新茹, 胡晓燕. 米非司酮联合米索前列醇在瘢痕子宫中期引产中的疗效分析. 中国妇产科临床杂志, 2015, 16 (2): 167-168.

4. 中华医学会计划生育学分会. 米非司酮配伍米索前列醇终止 8~16 周妊娠的应用指南. 中华妇产科杂志, 2015, 50 (5): 321-322.

5. 曹泽毅. 中华妇产科学 (临床版). 北京: 人民卫生出版社, 2014: 830-832.

6. 赫英东, 胡君, 章小维, 等. 促宫颈成熟球囊改善宫颈条件 66 例临床观察. 中华妇产科杂志, 2014, 49 (10): 741-745.

7. Osman Balci, Alaa S. Mahmoud, et al. Induction of labor with vaginal misoprostol plus oxytocin versus oxytocin alone. International Journal of Gynecology and Obstetrics, 2010, 110 (1): 64-67.

8. Chaudhuri P, Mandal A, Das C, et al. Dosing interval of 24 hours versus 48 hours between mifepristone and misoprostol administration for mid-trimester termination of pregnancy. Int J Gynecol Obstet, 2014, 124 (2): 134-138.

9. Dickinson JE, Jennings BG, Doherty DA. Mifepristone and oral, vaginal, or sublingual misoprostol for second-trimester abortion: a randomized controlled trial. Obstet Gynecol, 2014, 123 (6): 1162-1168.

10. Borgatta L, Kapp N, Society of family planning. Clinical guidelines. Labor induction abortion in the second trimester. Contraception, 2011, 84 (1): 4-18.

11. Ya Ling Zhuang, Xiu Ying Chen, Li Li Huang. Mifepristone may shorten the induction to abortion time for termination of second trimester pregnancies by ethacridine lactate. Contraception, 2012, 85 (2): 211-217.

12. Penfield CA, Wing DA. Labor Induction Techniques: Which Is the Best? Obstet Gynecol Clin North Am, 2017, 44 (4): 567-582.

13. Leduc D, Biringer A, Lee L, et al. Induction of labour. J Obstet Gynaecol Can, 2013, 35 (9): 840.

14. Cromi A, Ghezzi F, Uccella S, et al. A randomized trial of preinduction cervical ripening: dinoprostone vaginal insert versus double-balloon catheter. Am J Obstet Gynecol, 2012, 207 (2): 125.

15. Kernberg A, Caughey AB. Augmentation of Labor: A Review of Oxytocin Augmentation and Active Management of Labor. Obstet Gynecol Clin North Am, 2017, 44 (4): 593-600.

16. Gabriele Saccone, Andrea Ciardulli, Jason K, et al. Discontinuing Oxytocin In fusion in the Active Phase of Labor A Systematic Review and Meta-analysis. Obstet Gynecol, 2017, 130 (5): 1090-1096.

妇科篇

第二十四章　女　性　激　素

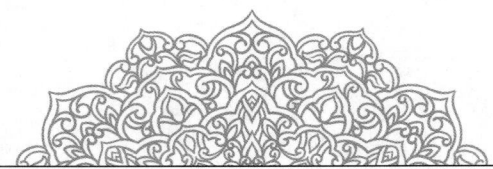

本章关键点

1. 月经周期受到下丘脑-垂体-卵巢轴的神经内分泌调节。
2. 在下丘脑、垂体的调节下,卵巢周期性排卵,产生雌、孕激素序贯作用于子宫内膜,使内膜出现增殖期、分泌期、月经期的周期性变化。

周期性月经是由神经系统和内分泌系统共同作用的结果。神经系统和内分泌系统均参与生殖功能的调节,两者之间存在相互调节和信息交流,密不可分,共同组成了神经内分泌调节。

下丘脑和垂体是神经内分泌调节的中心,下丘脑分泌促性腺激素释放激素(gonadotropin-releasing hormone,GnRH),腺垂体分泌促性腺激素,包括卵泡刺激素(follicle stimulating hormone,FSH)和黄体生成素(luteinizing hormone,LH),FSH和LH的分泌受GnRH调节。卵巢是女性的性腺,其主要生理作用是产生女性生殖细胞(卵子)和分泌性激素,卵巢的生理功能受促性腺激素调节。

卵巢分泌的性激素包括雌激素、孕激素和雄激素。雌激素使子宫内膜增殖,孕激素使增殖的内膜发生分泌反应,雌、孕激素周期性作用于子宫内膜,便有了周期性的月经来潮。

第一节　下丘脑和垂体

一、下丘脑

下丘脑是中枢神经系统的一部分,它位于脑底,在视交叉的上方,构成第三脑室前下部的侧壁与底部。下丘脑内有多个神经核,如视上核、室旁核、腹内侧核、背内侧核、弓状核等(图24-1)。下丘脑中有一部分神经元具有内分泌功能,能分泌激素,称为神经内分泌神经元。根据形态,神经内分泌神经元又可分为大细胞性神经元和小细胞性神经元。大细胞性神经元主要分布在视上核和室旁核上,其轴突分别形成视上-垂体束和室旁-垂体束。视上核主要分泌血管升压素(抗利尿激素,vasopressin),室旁核主要分泌缩宫素(oxytocin)。小细胞性神经元主要分布在下丘脑内侧基底部,能分泌各种促垂体激素或抑制垂体激素,如促甲状腺素释放激素(thyrotropin-releasing hormone,TRH)、促肾上腺皮质激素释放激素(corticotropin-releasing hormone,CRH)、促性腺激素释放激素、泌乳素释放抑制因子(prolactin releasing inhibitory factor,PIF)和泌乳素释放因子(prolactin releasing factor,PRF)、生长激素释放激素(growth hormone-releasing hormone,GHRH)和生长抑素(somatostatin,SS)等。神经内分泌小神经元的神经纤维散在分布,末梢终止于正中隆起。正中隆起位于下丘脑的基底部,与垂体柄相连。

二、垂体

垂体(pituitary)位于蝶骨的垂体窝内,垂体柄向上通过蝶隔中央2~11mm的孔与下丘脑相连。根据起源和功能的不同,垂体可分为腺垂体和神经垂体两部分。腺垂体由垂体前叶和中间部组成,神经垂体就是垂体后叶。腺垂体起源于胚胎期的颅颊囊(Rathke囊),在胚胎期颅颊囊向脑部移行与神经垂体结合,形成完整的垂体。颅颊囊的前壁形成腺垂体,颅颊囊的后壁形成体积较小的中间部。神

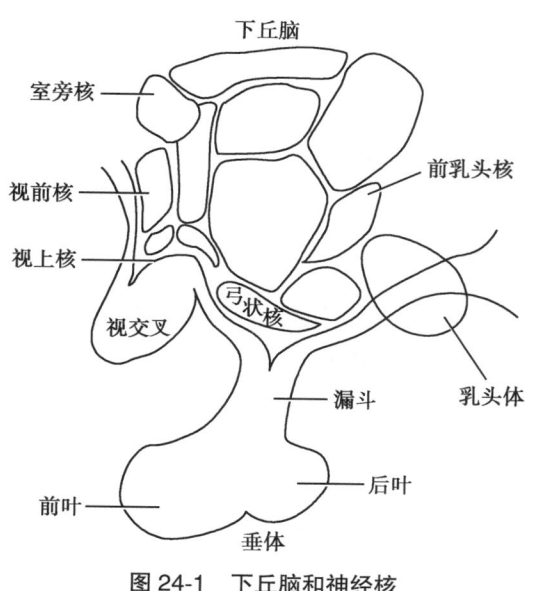

图 24-1　下丘脑和神经核

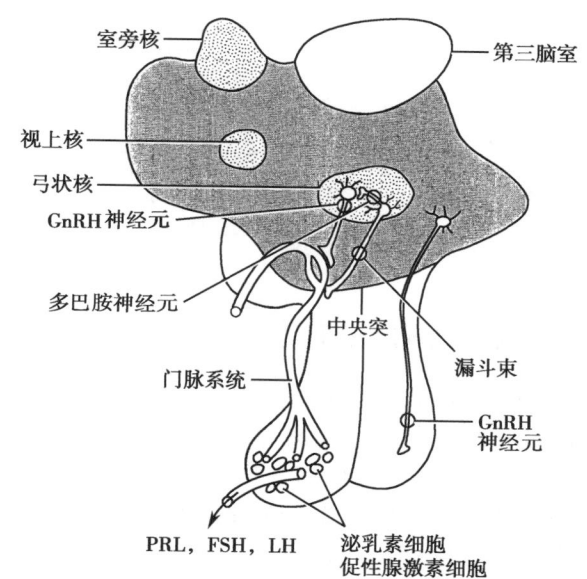

图 24-2　神经元与垂体门脉循环

经垂体起源于下丘脑腹侧和第三脑室的外翻部,主要由轴突和神经末梢组成。

腺垂体分泌的激素有促甲状腺素(thyroid stimulating hormone,TSH)、FSH、LH、促肾上腺皮质激素(adrenocorticotropic hormone,ACTH)、生长激素(growth hormone,GH)和催乳素(prolactin,PRL)。

过去在光学显微镜下,腺垂体的上皮细胞有四种:嗜酸性细胞、嗜碱性细胞、嫌色细胞和滤泡细胞。近年来应用电镜和 PAS 法,或醛复红染色后,发现腺垂体有 5 种细胞,根据其分泌激素的种类分别命名为促甲状腺素细胞、促性腺激素细胞、促肾上腺皮质激素细胞、生长激素细胞和催乳素细胞。

三、垂体门静脉系统

垂体血供丰富,腺垂体主要由垂体上动脉供血,垂体上动脉来自颈内动脉分支。垂体上动脉首先在下丘脑的正中隆起形成初级毛细血管网,初级毛细血管网在垂体柄汇集成垂体门静脉,垂体门静脉到达腺垂体后再次分支形成次级毛细血管网。初级毛细血管网、垂体门静脉和次级毛细血管网共同形成垂体门静脉系统。下丘脑合成的促垂体激素或抑制垂体激素沿轴突运至正中隆起后被释放进入初级毛细血管网,这些调节垂体功能的激素沿垂体门静脉系统进入腺垂体,从而实现对腺垂体功能的调节(图 24-2)。神经垂体主要由颈内动脉的另一个分支——垂体下动脉供血。

第二节　促性腺激素释放激素

1955 年,Geoffrey Harris 在他的著作 *Neural Control of the Pituitary Gland* 中提出了生殖系统的神经内分泌调节理论,他认为下丘脑来源的神经纤维会释放某种激素类物质,这种物质进入垂体毛细血管网后对垂体远端的细胞起兴奋或抑制作用。经过不懈的努力,1971 年他的学生 Schally 和 Guilleman 分别在不同的实验室从牛和绵羊的大脑中分离到了促甲状腺素释放激素等多种释放激素,以及一种下丘脑来源的对垂体促性腺激素的合成和分泌起调节作用的十肽激素,最初这种物质被命名为促黄体素释放激素(luteinizing hormone releasing hormone,LHRH),后改名为促性腺激素释放激素(GnRH)。Harris 和他的学生们在神经内分泌学方面作出了巨大的贡献。1977 年 11 月,Harris 去世。由于诺贝尔奖只颁给在世的学者,因此当年的诺贝尔生理学或医学奖只颁给了 Schally 和 Guilleman 两位学者。

GnRH 是由 *GNRH1* 基因编码合成的十肽激素(图 24-3),在下丘脑和垂体由肽酶降解。GnRH 半衰期很短,2~4 分钟。

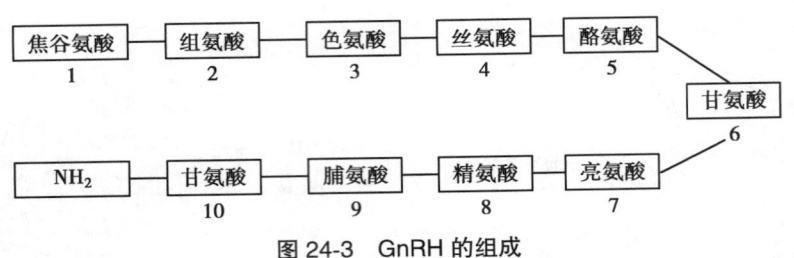

图 24-3　GnRH 的组成

一、GnRH 的分泌

分泌 GnRH 的神经元称为 GnRH 神经元。GnRH 神经元起源于嗅窝上皮,随着胚胎的发育,穿过鼻中隔到达前脑,当下丘脑形成后,它们主要分布于下丘脑的视前区内侧和基底部内侧。GnRH 在神经元内合成后被转运至正中隆起的神经末梢,再被释放入血。在妊娠晚期,女性胎儿体内的 GnRH 分泌显著增加,出生后分泌量急剧减少。在青春期前,女性的 GnRH 水平始终维持在非常低的水平,直至青春期启动,GnRH 分泌开始显著增加。

GnRH 神经元的分泌活动有同步性,呈脉冲式分泌,并存在周期性变化。卵泡期 GnRH 的脉冲频率约 60 分钟 1 次,黄体期由于孕激素的作用,GnRH 脉冲频率变慢,90~120 分钟 1 次。体外研究发现,GnRH 神经元有节律性电冲动,因此认为 GnRH 脉冲分泌是 GnRH 神经元的固有特性。近年来有研究者提出,一群位于弓状核的神经元在下丘脑形成自身突触反馈环,对 GnRH 的脉冲起调节作用,包括 Kisspeptin 神经元、神经激肽 B(Neuokinin B)神经元、强啡肽神经元 Dynorphin,统称为 KNDy 神经元。

二、GnRH 分泌的调节

GnRH 脉冲频率和幅度受许多因素影响,其中包括 GnRH 本身。GnRH 神经元上有 GnRH 受体,激活该受体可使胞质内的钙离子浓度增加,提示 GnRH 可通过自分泌途径来调节其自身的分泌。

GnRH 神经元上有肾上腺素 α、β_1 受体、多巴胺 D_1 受体和 γ- 氨基丁酸(γ-aminobutyric acid,GABA)受体等,下丘脑基底部也有去甲肾上腺素、多巴胺和 γ- 氨基丁酸的分布。这是神经系统调节 GnRH 分泌的物质基础。

鸦片肽抑制 GnRH 神经元的活动,其受体拮抗剂纳洛酮能增加 LH 的分泌。CRH 抑制 GnRH 的分泌,这种抑制作用可能与其激活内源性鸦片肽释放有关。

另外,GnRH 神经元内有雌激素受体和孕激素受体,它们与雌、孕激素的反馈调节有关。许多生长因子也可能参与 GnRH 分泌的调节,如胰岛素样生长因子 -1、表皮生长因子和碱性纤维细胞生长因子等。

三、GnRH 的生理作用

GnRH 最主要的生理作用是促进促性腺激素细胞合成和分泌 FSH 和 LH,FSH 和 LH 的分泌依赖于 GnRH 的脉冲分泌。脉冲式注射 GnRH 可刺激 FSH 和 LH 的分泌,持续性注射 GnRH 反而抑制 FSH 和 LH 的分泌,这种情况称为降调作用(图24-4)。FSH 和 LH 对 GnRH 的反应不同,一次快速注射 GnRH 能使 LH 水平显著升高,而 FSH 水平升高却不明显。这可能是因为类固醇激素的反馈调节改变了促性腺激素细胞的反应性,或是卵巢分泌的抑制素使 FSH 分泌减少。

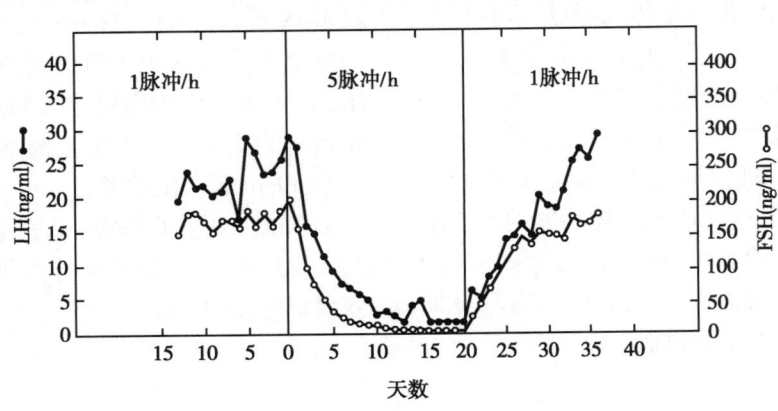

图 24-4　GnRH 脉冲的调节作用

第三节　促性腺激素

促性腺激素包括 FSH 和 LH,由腺垂体促性腺激素细胞分泌。FSH 和 LH 均为由 α 和 β 两个亚基组成的糖蛋白激素,LH 的相对分子量约为 28 000,FSH 的相对分子量约为 33 000。

FSH、LH、人绒毛膜促性腺激素(human chorionic gonadotropin,hCG)和促甲状腺激素(thyroid stimulating hormone,TSH)四种激素的 α 亚基完全相同,仅 β 亚基不同。α 亚基和 β 亚基均为激素活性所必需的,单独的 α 亚基或 β 亚基不具有生物学活性,只有两者结合形成完整的分子结构才具有活性。

一、促性腺激素的分泌

孕 12 周时胎儿的垂体就开始分泌促性腺激素,以后逐步增加,孕中期达到最高水平,孕晚期分泌逐渐减少。儿童期维持较低水平,青春期启动时分泌增加,性成熟期呈周期性变化,绝经后维持在较高水平。

二、促性腺激素分泌的调节

(一) GnRH 的调节

促性腺激素的分泌主要受 GnRH 的调节。GnRH 的脉冲式释放促进腺垂体 FSH 和 LH 的合成和分泌,而 GnRH 持续作用于腺垂体,则可抑制 FSH 和 LH 的分泌。

(二) 雌激素的调节

雌激素对促性腺激素的调节有两种形式——低血浆浓度时的负反馈和高血浆浓度下的正反馈。在卵泡发育初期,循环中雌激素水平逐渐增高,对下丘脑 / 垂体产生负反馈抑制作用;在卵泡发育的后半阶段,FSH 受雌激素负反馈抑制的程度明显高于 LH,这种差异对排卵前卵泡的选择至关重要。到排卵前,持续升高的雌激素水平对促性腺激素的分泌起到正反馈调节作用,出现排卵前的 FSH 峰和 LH 峰。在下丘脑水平,雌激素的负反馈调节是通过改变 GnRH 脉冲的振幅来实现的。雌激素的负反馈效应非常快速,这种反应速度不可能通过传统核受体途径完成。因此,雌激素应该是直接作用于细胞膜上的离子通道对 GnRH 起作用的。雌激素对 GnRH 的正反馈出现得比较慢,通常需要

24~26 小时,这个时间足以通过核受体途径发挥效应。雌激素有两种受体:ERα 和 ERβ,转基因小鼠的研究表明介导雌激素反馈调节作用的是 ERα,但研究者们并未在 GnRH 神经元上找到 ERα。免疫组化和基因敲除试验发现,这一效应可能是通过非 GnRH 神经元完成的,而 Kisspeptin 神经元可能在其中扮演着重要角色。

(三) 孕激素的调节

孕激素对 FSH 和 LH 的分泌有负反馈抑制作用,这主要通过降低 GnRH 释放的脉冲频率来实现的。由于没有证据表明 GnRH 神经元上存在孕激素受体,孕激素对 GnRH 的调节可能也是间接的。

(四) 抑制素的调节

抑制素是由卵巢颗粒细胞和腺垂体促性腺激素细胞分泌的一种肽类激素,它能选择性地抑制 FSH 的基因表达,使 FSH 分泌减少。

(五) 激活素的调节

与抑制素是同类物质,它能刺激 FSH β 亚基的基因表达,促进 FSH 的分泌。

三、生理作用

促性腺激素的主要生理作用是促进卵泡的生长发育,调节卵巢性激素的合成与分泌。

(一) 促性腺激素在卵泡发育中的作用

FSH 是调节卵泡发育最重要的因子,它能刺激颗粒细胞的增殖,激活颗粒细胞内的芳香化酶,上调颗粒细胞上 LH 受体的基因表达,促进卵泡的生长。LH 对排卵至关重要,在 LH 作用下,排卵前卵泡膜细胞合成少量孕酮,与 LH 峰协同作用,诱发排卵。排卵后黄体的形成也依赖 LH 的作用,LH 使颗粒细胞转化成颗粒黄体细胞,卵泡膜细胞转化成卵泡膜黄体细胞。

(二) 促性腺激素调节卵巢性激素的合成与分泌

卵巢合成雌激素的原料是胆固醇,胆固醇主要来自血液中的低密度脂蛋白(low-density lipoprotein,LDL),另外,卵巢也利用乙酰辅酶 A 合成少量雌激素。根据雌二醇合成的两细胞两促性腺激素学说,卵巢雌二醇的合成需要两种细胞——卵泡膜细胞和颗粒细胞,需要两种促性腺激素(LH 和 FSH)的参与。LH 刺激卵泡膜细胞合成并分泌雄激素,FSH 激活颗粒细胞内的芳香化酶,卵泡膜细胞分泌的雄激素进入到颗粒细胞内,在芳香化酶的作用下雄激素转化成雌二醇。在黄体期,LH

促进孕酮的分泌。一方面,LH 促进黄体细胞摄取 LDL,后者是合成孕酮的前体——胆固醇的主要来源;另一方面,LH 还激活黄体细胞内合成黄体酮的各种酶。

第四节 催乳素

催乳素(prolactin)是腺垂体分泌的一种与生殖内分泌调节密切相关的激素,其肽链包含 198 个氨基酸。

一、催乳素的多态性

由于催乳素单体的糖基化及单体的聚合呈多样性,所以有不同活性的催乳素在体内存在。

(一) 小分子催乳素

为未糖基化的催乳素单体,相对分子质量约为 23 000。小分子催乳素的生物活性最高,免疫反应性也最高。

(二) 糖基化催乳素

为糖基化的催乳素单体,相对分子质量为 23 000~25 000。糖基化催乳素的生物活性及免疫原活性均低于小分子催乳素。

(三) 大分子催乳素

为糖基化的催乳素的二聚体或三聚体。大分子催乳素的活性非常低。

(四) 超大分子催乳素

可能是糖基化催乳素与免疫球蛋白共价结合的产物,也可能是催乳素的多聚体。超大分子催乳素的生物活性最低。

另外,体内还存在许多催乳素片段,如 16kDa 片段和 22kDa 片段。这些催乳素片段的具体形成机制尚不清楚,生物学意义也有待于进一步的研究。

二、催乳素的分泌

催乳素主要由腺垂体催乳素细胞合成分泌,催乳素细胞占腺垂体细胞总数的 1/3~1/2。另外,子宫内膜的蜕膜细胞或蜕膜样间质细胞也可分泌少量的催乳素。

在妊娠第 5 周,胎儿的腺垂体就开始分泌催乳素。在妊娠中、晚期,胎儿催乳素的分泌呈进行性增加,足月时胎儿血催乳素水平可高达 100μg/L。羊水中的催乳素水平比胎儿血和母血中的催乳素水平都高,它主要来自于蜕膜细胞的分泌。分娩后,新生儿体内的催乳素水平急剧下降。在儿童期,体内的催乳素水平较低。青春期启动后,女性体内的催乳素水平有所升高。正常未孕妇女体内的催乳素水平随月经周期发生波动,但变化范围不大,一般不超过 20~25μg/L。妊娠期垂体体积增大,催乳素分泌也增加。在妊娠晚期,孕妇血催乳素水平可达 200μg/L 以上。绝经后,催乳素水平稍降低。

三、催乳素分泌的调节

(一) 下丘脑的调节

与腺垂体合成的促性腺激素不同,催乳素并没有自己的内分泌靶器官,因此,缺乏经典的激素介导的反馈调节系统。下丘脑是催乳素的重要调节器官,主要起抑制性调节作用。多巴胺是下丘脑分泌的最主要的催乳素抑制因子,它与催乳素细胞上的 D_2 受体结合后发挥作用。多巴胺能抑制催乳素 mRNA 的表达、催乳素的合成及分泌,它是目前已知最强的催乳素抑制因子。一旦下丘脑多巴胺分泌减少或下丘脑 - 垂体间多巴胺转运途径受阻,就会出现高催乳素血症。催乳素对多巴胺的分泌有负反馈抑制作用,外源性催乳素可促进多巴胺的合成和分泌,而给予多巴胺激动剂后引起的低催乳素血症反过来会抑制多巴胺的分泌。但催乳素越过血脑屏障进入丘脑,对多巴胺神经元进行调节的确切机制尚不明确。

下丘脑分泌的催乳素释放因子包括促甲状腺素释放激素、血管升压素、缩宫素等。促甲状腺素释放激素能刺激催乳素 mRNA 的表达,促进催乳素的合成与分泌。原发性甲状腺功能减退者发生的高催乳素血症就与患者体内的促甲状腺素释放激素升高有关。血管升压素和缩宫素对催乳素分泌的影响很小,可能不具有临床意义。

(二) 神经递质的调节

许多神经递质都参与垂体催乳素分泌的调节,包括 γ- 氨基丁酸、5- 羟色胺和组胺等。γ- 氨基丁酸是神经系统最重要的抑制性神经递质之一,也能抑制催乳素的分泌。5- 羟色胺和组胺能促进催乳素的分泌。

(三) 性激素的调节

雌孕激素是调节催乳素的重要激素。下丘脑多巴胺神经元上同时表达雌激素受体(ERα)和孕激素受体,雌激素的主要作用是减少多巴胺的释放,对催乳素有正向调节作用。雌激素还可在垂体水平调节催乳素的合成分泌,如增加催乳细胞数量、拮抗催乳素细胞上的 D_2 受体、上调催乳素细胞上的促甲状腺素释放激素受体,从而调节催乳细胞对其他调节因子的反应性等。临床上可见催乳素在月经周期中的波动与雌激素水平的波动相似,而绝经后催乳素水平下降与体内的雌激素水平下降也有关。

孕激素可能促进催乳素的分泌,但催乳素细胞上尚未发现孕激素受体,因此其具体机制尚不清楚。

(四)生理活动的调节

许多生理活动都可影响体内的催乳素水平。睡眠后催乳素分泌显著增加,直到睡眠结束,醒后分泌减少。一般说来,人体内催乳素水平在早晨 3:00~5:00 最高,9:00~11:00 最低,下午较上午高。

精神状态也影响催乳素的分泌,激动或紧张时催乳素分泌显著增加。另外,高蛋白饮食、性交和哺乳等也可使催乳素分泌增加。

(五)催乳素对女性生殖内分泌的影响

催乳素能影响下丘脑 - 垂体 - 卵巢轴,正常水平的催乳素对卵泡的发育非常重要。过高的催乳素水平会抑制 GnRH、LH 和 FSH 的分泌,从而抑制卵泡的发育和排卵,导致排卵功能障碍。因此,高催乳素血症患者会出现月经稀发和闭经。

第五节　性　激　素

女性的性激素主要来自卵巢和肾上腺,少量来自内分泌腺体以外的组织(如肝脏、肌肉、脂肪等)的转化。卵巢分泌雌激素、孕激素和雄激素,肾上腺也分泌雄激素。本节只叙述卵巢来源的性激素。

一、雌激素

卵巢是绝经前女性雌激素的最主要来源,有三种主要形式:雌二醇(estradiol,E_2)、雌酮(estrone,E_1)和雌三醇(estriol,E_3),其中 E_2 是非孕期女性最主要、生物活性最强的内源性雌激素,E_1 和 E_2 能够相互转化,E_3 是前两种雌激素的代谢产物。

卵泡在 FSH 作用下生长,并合成、分泌雌激素。雌激素的合成受 FSH 和 LH 的调节。卵泡膜

细胞在 LH 的作用下以胆固醇为原料,经过一系列酶的作用合成雄烯二酮(androstenedione,A_2)和 T,这两种雄激素经基底膜进入颗粒细胞;在 FSH 作用下颗粒细胞中的芳香化酶活化,将雄激素转化为雌激素。雌激素进入卵泡液后又进入颗粒细胞,通过自分泌调节使颗粒细胞增生,与 FSH 一起促进颗粒细胞上 FSH 受体的合成。雌激素分泌入血液循环,作用于靶器官产生生物效应(图 24-5)。血液中 95% 的 E_2 来自排卵前的卵泡,不同生长时期的卵泡产生 E_2 的能力不同:卵泡期 $60\mu g/d$,排卵前 $320\mu g/d$,黄体期 $160\mu g/d$。血液中的 E_2 水平也出现相应变化(图 24-6):卵泡期的早、中期 $50pg/ml$,排卵前 $250~500pg/ml$,排卵后 E_2 快速下降,黄体期再次增加,$125pg/ml$。E_1 也随卵泡生长有周期性变化,卵泡期 E_2 与 E_1 的比例为 1:1,随着卵泡发育,E_2 明显增加,在排卵前两者的比例为 2:1,黄体期仍以分泌 E_2 为主。月经周期中 E_1 的一半来自卵巢,另一半来自腺外转化,雄烯二酮经芳香化酶转化为 E_1。体内 E_2 和 E_1 之间可相互转化,转化率见图 24-7。$E_2$65%、$E_1$54% 都转化为硫酸雌酮,硫酸雌酮无腺外转化,全部来自 E_2 和 E_1,因此卵泡期高达 1 000pg/ml($100\mu g/d$),黄体期 1 800pg/ml($300\mu g/d$)。硫酸雌酮的清除率低(比葡萄糖苷酸结合物清除率低 10 余倍),且 90% 以上与白蛋白结合。如此大量的硫酸雌酮可视作雌激素的储备。

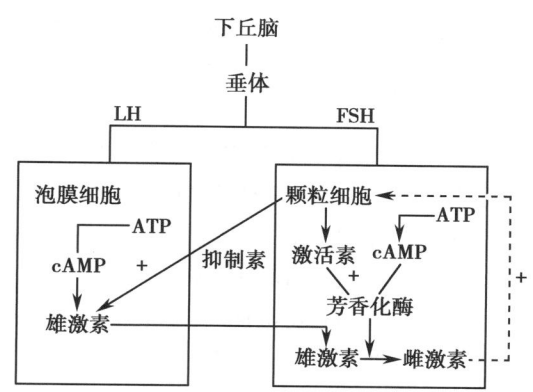

图 24-5　促性腺激素对卵巢的作用

二、孕激素

最具生物活性的孕激素为孕酮(progesterone,P),另一种孕激素为 17- 羟孕酮,具有很弱的孕激素活性,两者在月经周期中均来自卵巢和肾上腺。卵泡期孕酮合成少,血液中孕酮水平低(<1mg/d 和 <0.5ng/ml),50% 来自卵巢,50% 来自肾上腺。

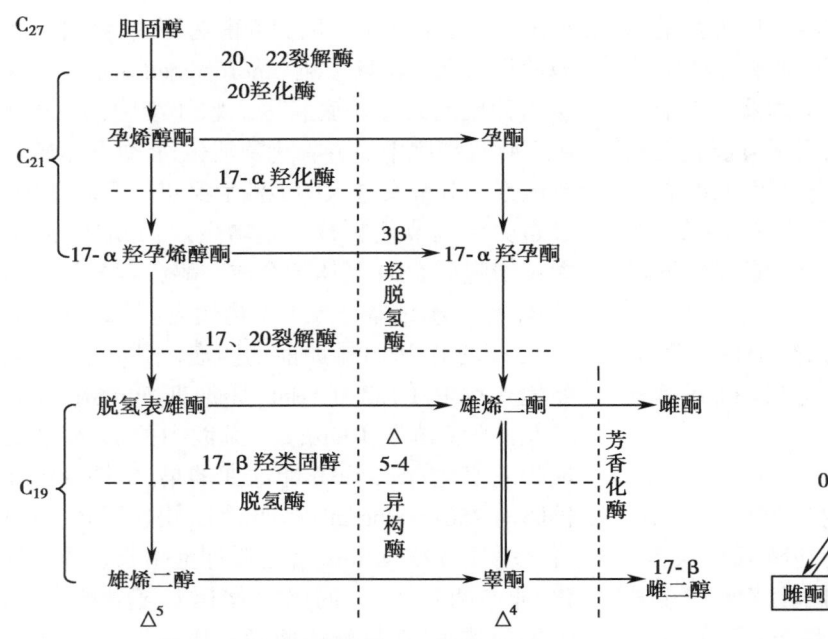

图 24-6　性激素的生物合成

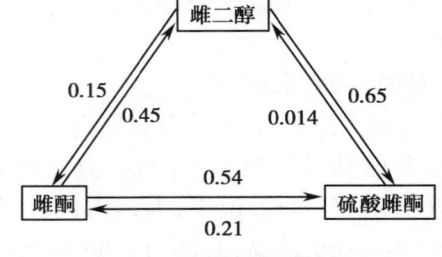

图 24-7　雌激素间的转化率

排卵后随着黄体形成,孕酮的合成和分泌量明显增加,约 20mg/d 和 10ng/ml,为血液中孕酮的主要来源。孕酮主要与循环中的白蛋白结合,约 20% 与皮质醇结合球蛋白结合。

17-羟孕酮是胆固醇转化为孕酮的中间产物,主要由卵巢分泌,肾上腺分泌很少,合成量 1~2mg/d,其血液浓度在卵泡期约 0.5~1.0ng/ml,黄体期 2ng/ml。虽然循环中的 17-羟孕酮水平不低,但生物活性弱。一些性激素合成代谢酶缺乏的患者,如先天性 21-羟化酶缺陷,则会导致 17-羟孕酮水平异常升高。

三、雄激素

女性的雄激素来自卵巢和肾上腺,种类很多,主要包括睾酮(testosterone,T)、雄烯二酮(androstenedione,A_2)、脱氢表雄酮(dehydroepiandrosterone,DHEA)、硫酸脱氢表雄酮(dehydroepiandrosterone sulfate,DHEAS)、双氢睾酮(dihydrotestosterone;protona;stanolone,DHT),其中活性最高的是 DHT,其次是 T、A_2、DHEA、DHEAS。女性的 T 2/3 来自卵巢,1/3 来自肾上腺。T 的合成量 0.3mg/d,血液浓度 0.6ng/ml,月经周期中无大的波动。正常情况下,T 总量的 65% 与性激素结合球蛋白(sex hormone binding protein,SHBG)结合,其余与白蛋白结合,仅有 1% 的雄激素以游离形式存在,发挥生理功能。A_2 的合成量 2~4mg/d,1/2 来自卵巢,1/2 来自肾上腺,大部分与白蛋白结合,仅 6% 与 SHBG 结合。DHEAS 和 DHEA 的合成量分别 11mg/d 和 7mg/d,前者由肾上腺合成,后者几乎全部由肾上腺合成,另有约 1mg/d 来自卵巢。血液中 DHEA 水平为 3~8mg/ml,主要与白蛋白结合,其余 10% 与 SHBG 结合。DHEAS 几乎全部与白蛋白结合。

四、抗米勒管激素

抗米勒管激素(anti-Müllerian hormone,AMH)最初被称为米勒管抑制物质(Müllerian-inhibiting substance,MIS),在人类胚胎早期由睾丸合成分泌,可抑制米勒管发育。AMH 缺乏时,米勒管发育,形成女性的生殖道、子宫、输卵管。卵巢颗粒细胞是女性 AMH 的唯一来源。胎儿在妊娠 36 周时,颗粒细胞即开始合成 AMH。出生后,AMH 合成逐渐增加,青春期后增长幅度减慢,外周血的浓度相对稳定,25 岁以后 AMH 水平逐渐降低,绝经后女性的外周血中几乎检测不出。

AMH 属于转化生长因子-β(transforming growth factor-β,TGF-β)的超家族成员,参与卵泡初始募集、周期性募集以及生长发育的全过程,主要包括抑制始基卵泡向初级卵泡发育、抑制芳香化酶活性、减少颗粒细胞中 LH 受体数目、降低窦卵泡对 FSH 的敏感性等。

女性 AMH 主要来源于窦前卵泡和小的窦卵泡,直径超过 8mm 的卵泡几乎不合成 AMH。血清 AMH 水平代表了始基卵泡的数量,目前认为是评估卵巢储备的最可靠、敏感的指标。近年来 AMH 检测被逐步应用于临床,如早发性卵巢功能不全的早期诊断、多囊卵巢综合征的病情评估,以及辅助生殖领域中对妊娠率和卵巢反应性的预测、个体化方案的制订等。AMH 检测主要采用 ELISA,但不同试剂盒的检测结果不同,因此尚无临床可通用的参考值范围。既往的研究认为 AMH 水平在月经周期中相对稳定,但近期有研究发现,AMH 在卵泡期较高,排卵时最低,黄体期略升高,但低于卵泡期。另外,一些药物也会影响检测结果,如复方口服避孕药和二甲双胍。

第六节 月经周期生理变化

从青春期开始到绝经期前的女性生殖内分泌最典型的表现是每月一次的月经来潮,也就是通常所说的月经周期。月经周期是卵巢功能周期性变化的结果。卵巢的周期性变化表现为卵泡周期性募集、发育、成熟、卵子排出、黄体形成,期间伴随着雌、孕激素分泌的周期性变化。雌激素促使子宫内膜增殖,孕激素使增殖的内膜发生分泌反应,雌、孕激素的周期性变化导致了月经周期的出现。另外,在雌、孕激素周期性变化的影响下,宫颈黏液和阴道上皮细胞也发生周期性变化。

一、卵巢的周期性变化

生殖器官的周期变化源于卵巢性激素分泌的周期变化,而卵泡的周期性募集、发育、成熟、排卵、黄体形成到最终黄体萎缩的过程就是雌孕激素周期性变化的发生基础。

(一) 卵泡发育

卵泡发育有两种模式:自主发育和周期性发育,前者不依赖 FSH,是卵泡自主发育的过程,后者依赖 FSH。只有进入 FSH 依赖的周期性募集的卵泡,才有可能最终发育成熟,而其余自主发育的卵泡均在发育到一定程度后即闭锁、消失。青春期启动之初,每侧卵巢约含 20 万个始基卵泡,称之为卵泡池,每一个始基卵泡中含有一个卵母细胞,周围有一层颗粒细胞。但人的一生中,最终仅有400~500 个卵泡发育成熟。

初级卵泡(primary follicle)是由始基卵泡发育而来的,直径>60μm,此期卵母细胞增大,颗粒细胞由扁平变为立方形,但仍为单层。初级卵泡进一步发育,形成次级卵泡(secondary follicle),次级卵泡

的直径<120μm,由卵母细胞和多层颗粒细胞组成。

初级卵泡和次级卵泡均属窦前卵泡(preantral follicle)。随着次级卵泡的进一步发育,卵泡周围的间质细胞生长分化成卵泡膜,卵泡膜分为内泡膜层和外泡膜层两层。Gougen 根据卵泡膜内层细胞和颗粒细胞的生长,把有膜卵泡的生长分成 8 个等级,具体如下:

次级卵泡在第一个月经周期的黄体期进入第 1 级,1 级卵泡仍为窦前卵泡。约在第 2 个月经周期的卵泡期发育成 2 级卵泡,此时颗粒细胞间积聚的卵泡液增加融合成卵泡腔,因此这种卵泡被称为窦腔卵泡(antral follicle),从此以后的卵泡均为窦腔卵泡。卵泡液中含有丰富的类固醇激素、促性腺激素和生长因子,它们对卵泡的发育具有极其重要的意义。2 级卵泡经过 20 天,在黄体期末转入第 3级,14 天后转入第 4 级,4 级卵泡直径约 2mm。10天后,在第 3 个月经周期的黄体晚期转入第 5 级(图 24-8)。5 级卵泡为卵泡募集的对象,被募集的卵泡从此进入第 6、7、8 级,每级之间相隔 5 天。8级卵泡即排卵前卵泡(图 24-9)。

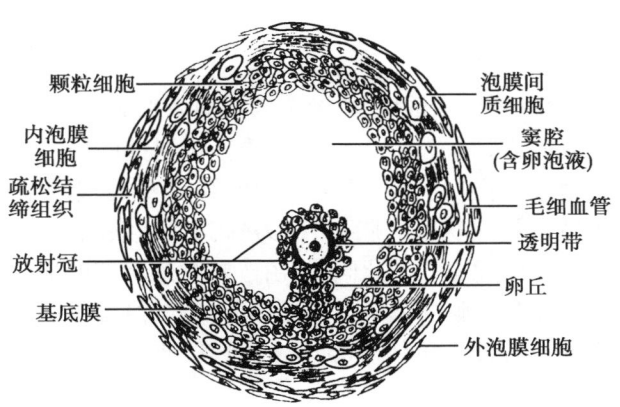

图 24-8 囊状卵泡(5 级)的结构

(二) 排卵

成熟卵泡直径可达 20mm 以上。成熟卵泡破裂,卵母细胞排出,这个过程称为排卵。排卵发生在卵泡晚期,排卵前 E_2 水平迅速上升并达到峰值,血液浓度可达 350pg/ml 以上。高水平的 E_2 对下丘脑 - 垂体产生正反馈,使垂体 LH 峰性分泌,形成LH 峰,这是诱发排卵的重要因素。在 LH 峰出现36 小时后发生排卵。

此外,排卵还需要孕酮和前列腺素。排卵前的LH 峰诱导颗粒细胞产生孕激素受体,并合成少量孕酮。孕激素受体缺陷者存在排卵功能障碍,这说

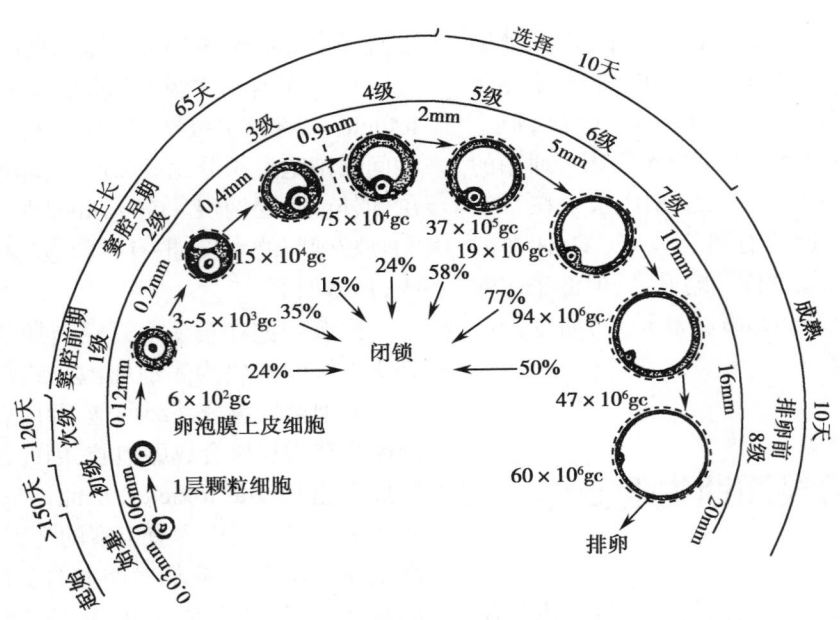

图 24-9　卵泡的发育过程

明孕激素参与排卵的调节。排卵前的 LH 峰激活环氧合酶（cyclooxygenase-2，COX-2）的基因表达，COX-2 合成增加，前列腺素生成增多。前列腺素缺乏会导致排卵功能障碍，这说明前列腺素也参与排卵的调节。

（三）黄体

排卵后，卵泡壁塌陷，卵泡膜血管壁破裂，血液流入腔内，凝成血块，称为血体。卵泡壁的破口很快由纤维蛋白封闭，留下的颗粒细胞变大，胞质内含黄色颗粒状的类脂质，称为颗粒黄体细胞，此时血体变成黄体。与此同时，由于颗粒细胞与卵泡内膜之间基底膜的去聚合作用，卵泡膜的结缔组织和毛细血管伸入黄体中心，形成间隔，使黄体呈花瓣状。卵泡内膜细胞也伸入到黄体皱襞之间，并呈相似的变化，此时这些细胞被称为卵泡膜黄体细胞。排卵后 7~8 天（也即月经周期第 22 天左右），黄体发育到最高峰，称为成熟黄体，其大小差异很大，直径一般为 1~2cm，程度不等地突出于卵巢表面，外观色黄。排卵后，黄体细胞分泌孕激素和雌激素。

黄体寿命一般为 12~16 天，平均 14 天。如卵子未受精，黄体在排卵后 9~10 天就开始萎缩。黄体衰退后，月经来潮。前一个周期的黄体需经过 8~10 周才能完成其退化的全过程，最后细胞被吸收，组织纤维化，外观色白，称为白体。

二、性激素的周期变化

卵巢雌、孕激素的分泌也随着卵泡的发育发生周期性变化。在卵泡期，卵巢主要分泌雌激素，随着卵泡发育，颗粒细胞数量的增加，雌激素的合成量显著升高，并在排卵前达最高峰。而由于此时卵泡膜细胞上缺乏 LH 受体，因此孕激素分泌量很少。排卵后，雌激素的分泌量在短时间内显著下降。

排卵后黄体形成。黄体细胞能合成分泌大量的孕激素，同时也分泌一定量的雌激素。黄体功能在排卵后 7 天左右达到最高峰，也是孕激素分泌的最高峰。月经前，黄体功能衰竭，黄体细胞分泌孕酮的能力下降，血孕激素水平也逐渐下降至卵泡期水平。

在雌、孕激素的反馈调节下，FSH 和 LH 也发生周期性变化。从卵泡早期到卵泡晚期，随着雌激素水平的逐步升高，对垂体产生负反馈调节，FSH 和 LH 的水平逐渐下降。但随着优势卵泡的发育成熟，分泌雌激素的量继续增加，雌激素对垂体就会表现为正反馈调节，使腺垂体释放大量的 FSH 和 LH，形成 FSH 峰和 LH 峰。黄体形成后，在雌、孕激素负反馈抑制作用下，FSH 和 LH 水平显著下降。（图 24-10~ 图 24-12）。

三、子宫内膜的周期变化

随着卵巢的周期性变化，生殖器官的其他部分也产生相应的周期性变化，其中以子宫内膜的变化最为显著、重要。子宫内膜主要有三种组织结构：上皮、间质和血管，上皮包括腔上皮和腺上

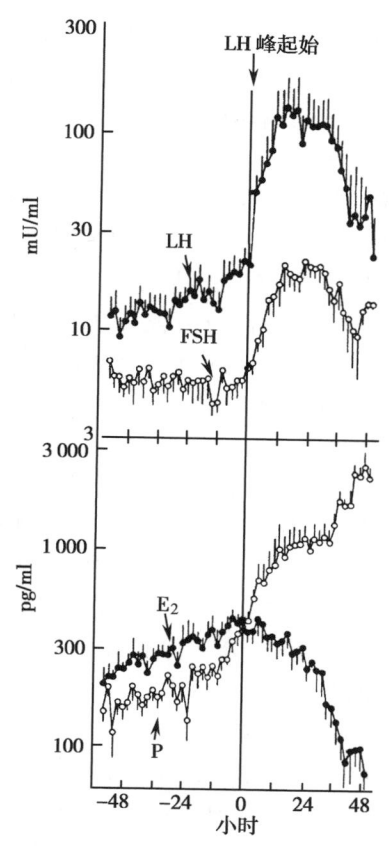

图 24-10　围排卵期生殖激素的分泌模式

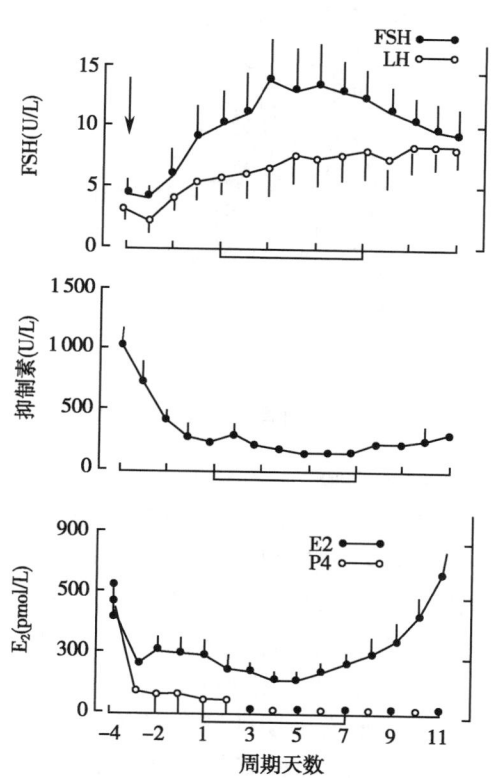

图 24-11　黄体 - 卵泡转变期的生殖激素变化

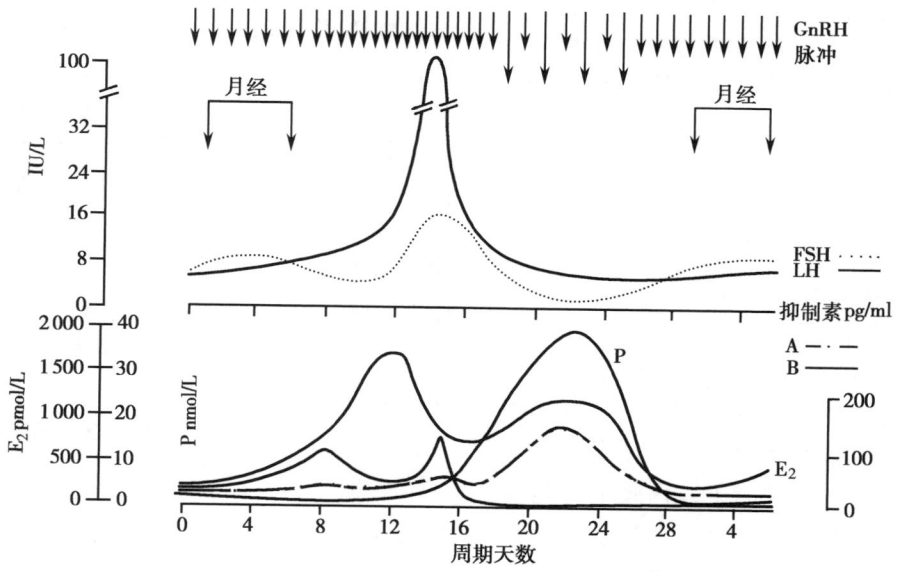

图 24-12　生殖激素的分泌模式

皮(图 24-13)。在形态学上,子宫内膜分为两部分,即功能层和基底层。功能层位于宫腔表面,可分为致密层和海绵层两部分。致密层靠近腔面,由紧邻腔上皮的基质形成。海绵层以腺体为主,间质较少,该层组织疏松,血供丰富。功能层对卵巢分泌的激素有反应,随卵巢周期变化而变化。基底层位于海绵层和肌层之间,含有子宫腺底部和支持血管。基底层对卵巢分泌的激素不敏感,因此周期变化不明显。在月经期只有功能层脱落,基底层不脱落。

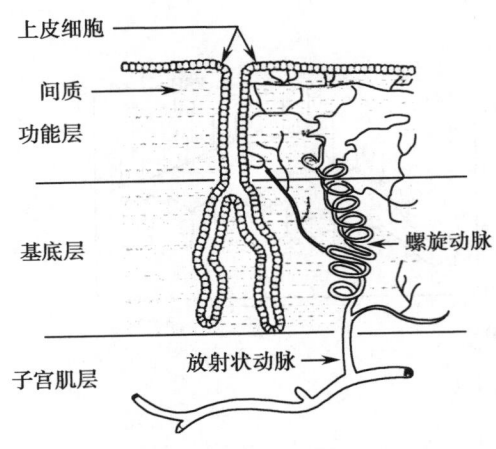

图 24-13　子宫内膜的结构

上皮细胞

间质

功能层

基底层

子宫肌层

螺旋动脉

放射状动脉

（一）增殖期子宫内膜

在卵泡期，卵巢分泌的雌激素促使子宫内膜增殖，此时的子宫内膜称为增殖期内膜。子宫内膜增殖期长短不固定，取决于卵泡生长时间。对月经周期为 28 天的妇女来说，其排卵大约发生在月经周期的第 14 天，子宫内膜增殖期时间为月经周期的第 4~14 天。子宫内膜增殖期的变化是雌激素作用的结果，子宫内膜上有两种雌激素受体：ERα 和 ERβ，目前认为雌激素促使子宫内膜生长的作用主要由 ERα 介导。

增殖早期子宫内膜较薄，一般为 2mm，腺体稀疏，呈管状，腺上皮呈立方形或低柱状，此期腺上皮和基质细胞的有丝分裂活动很活跃。在增殖中期，由于腺体和基质的增殖，子宫内膜变厚，腺体变大并弯曲，腺上皮呈柱状，有核分裂象和间质水肿。到增殖晚期，腺体的弯曲度增加，腺上皮呈假复层排列，间质细胞增大，核分裂象增多。增殖晚期子宫内膜间质水肿不如增殖中期明显。

（二）分泌期子宫内膜

排卵后，在孕激素和雌激素作用下，增殖的子宫内膜发生分泌变化，此时的子宫内膜称为分泌期内膜。分泌期子宫内膜的生理变化是在增殖期基础上受到孕激素作用的结果。子宫内膜上有两种孕激素受体：PR-A 和 PR-B，目前认为孕激素对子宫内膜的作用主要由 PR-B 介导。孕激素的主要作用有：①下调雌激素受体，使雌激素作用减弱；②使雌激素代谢加速，子宫内膜局部雌激素水平下降；③子宫内膜间质细胞发生前蜕膜化（蜕膜样）改变，腺上皮出现分泌变化。

排卵是分泌期开始的标志，月经周期的第 15~19 天即排卵后 1~5 天为分泌早期。在分泌早期，子宫内膜继续增厚，腺体进一步增大、弯曲；排卵后 1~3 天还可以看到有丝分裂活动，以后就观察不到了。在分泌早期，腺上皮排列一致，同时出现核下空泡。

月经周期的第 20~24 天即排卵后 6~10 天为分泌中期。在分泌中期，子宫内膜出现高度分泌活动，腺体的弯曲与扩张达到高峰。在月经周期的第 16~24 天，在一部分分泌期上皮细胞内出现核仁管道系统。在分泌中期子宫内膜局部因子分泌也发生了巨大变化，这是内膜为受精卵着床所作的准备。

在分泌晚期，子宫内膜的厚度为 10~12mm。此时内膜厚且松软，含有丰富的营养物质，有利于受精卵着床后的发育。在分泌晚期，间质细胞发生一系列的变化，称之为前蜕膜变。腺体及腺上皮细胞开始缩小、变性、分泌物干涸，表现为一种衰竭现象，内膜的厚度减少 1/5~1/3。

分泌晚期也被称为月经前期，在月经开始前 4~24 小时，内膜螺旋小动脉出现局部痉挛性收缩，痉挛远端的内膜因缺血而坏死。血管壁通透性增加，继而血管扩张，血液从断裂的血管流出。

（三）月经期子宫内膜

黄体晚期，由于孕激素和雌激素的快速撤退，子宫内膜失去了激素的支持，出现坏死和剥落，从而表现为月经来潮，此时称为月经期内膜。约在月经周期的第 1~4 天，主要变化为内膜的出血与脱落。内膜功能层（在基底层以上的部分，厚约 5~6mm）形成的散在小血肿。坏死的内膜剥脱，随血液排出，月经来潮。在月经期，内膜的基底层就开始增殖，形成新的内膜。故月经期既是上一个周期的结束，也是下一个周期的开始。

（朱洁萍　李儒芝　于传鑫）

参考文献

1. de Herder WW. Heroes in endocrinology. Nobel Prizes. Endocr Connect, 2014, 3 (3): 94-104.
2. Fink G. 60 years of neuroendocrinology memoir: Harris' neuroendocrine revolution: of portal vessels and self-priming. J Endocrinol, 2015, 226 (2): 13-24.
3. Grattan DR. 60 years of neuroendocrinology: The hypo-thalamo-prolactin axis. J Endocrinol, 2015, 226 (2): T101-122.

4. Zhu X, Lin CR, Prefontaine GG, et al. Genetic control of pituitary development and hypopituitarism. Curr Opin Genet Dev, 2005, 15 (3): 332-340.

5. MCclellan KM, Parker KL, Tobet S. Development of the ventromedial nucleus of the hypothalamus. Front Neuroendocrinol, 2006, 27 (2): 193-209.

6. Whitlock KE. Origin and development of GnRH neurons. Trends Endocrinol Metab, 2005, 16: 145-151.

第二十五章 月经异常

月经异常是生育年龄女性的常见病,包括闭经、排卵障碍相关异常子宫出血、痛经和经前期综合征。分别在以下各节阐述。

第一节 闭 经

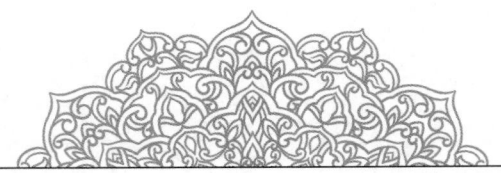

本节关键点

1. 闭经是一个症状,诊断和治疗都应围绕着病因筛查进行。
2. 原发闭经较少见,应关注先天性疾病的筛查。继发闭经较常见的是下丘脑功能性闭经、多囊卵巢综合征、高催乳素血症及子宫内膜损伤。
3. 治疗应针对病因,包括手术恢复解剖、调整或补充激素等。

闭经(amenorrhea)是一种妇科常见的症状,有生理性闭经和病理性闭经,前者如妊娠期、哺乳期等月经停止来潮的现象,本节讨论的是病理性闭经。

根据闭经前有无自发月经可以将闭经分为原发闭经和继发闭经。由于近年来女孩的平均初潮年龄提前,2011 年中华医学会妇产科学分会内分泌学组对闭经的定义做了相应修改,将原发闭经对初潮年龄的要求标准上提前了 2 岁,即年龄>14 岁,第二性征未发育;或年龄>16 岁,虽有第二性征发育,但无月经来潮。如果原有正常月经来潮,但月经停止超过 6 个月,或按自身原有周期停止 3 个周期以上的(专指月经稀发者),称为继发闭经。

月经的调节系统主要是下丘脑 - 垂体 - 卵巢轴(hypothalamus-pituitary-ovary axis,HPO axis)、月经来潮的器官(子宫)及经血流出道(下生殖道)的异常均可导致闭经。因此,根据病变发生的部位,可分为下丘脑性闭经、垂体性闭经、卵巢性闭经、子宫性闭经和下生殖道性闭经。

根据促性腺激素水平可以把闭经分为三类:高促性腺激素性闭经、正常促性腺激素性闭经、低促性腺激素性闭经。卵泡刺激素(follicle stimulating hormone,FSH)和黄体生成素(luteinizing hormone,LH)均<5U/L 时,称为低促性腺激素性闭经,是由下丘脑或垂体病变所致,原发性低促性腺素性闭经通常伴有性幼稚,而运动性、神经性厌食症则会导致继发性低促性腺素性闭经。下丘脑病变和垂体病变所导致的低促性腺激素性闭经的临床表现相同,只有行垂体兴奋试验才能把它们区分开来。垂体兴奋试验有反应,表明垂体功能正常,病变部位在下丘脑;垂体兴奋试验无反应,表明病变部位在垂体。应注意的是长期低雌激素状态下的垂体反应也低下,应做 3 个周期的雌孕激素序贯治疗,再做垂体兴奋试验,否则可能出现假阴性结果。FSH 和 LH 水平在 5~10U/L 时,称为正常促性腺激素性闭经。生殖道发育异常所导致的继发闭经就是正常促性腺激素性闭经。FSH 水平升高时,称为高促性腺激素性闭经。高促性腺激素性闭经的原因在卵巢,卵巢发育不全时表现为原发闭经和促性腺激素水平的升高。卵巢发育不全多由染色体异常引起,因此应该对高促性腺激素性闭经患者做染色体检查。早发性卵巢功能不全(premature ovarian insufficiency,POI)则表现为继发性高促性腺激素性闭经。

闭经是一种症状,病因十分复杂(表 25-1),分析导致闭经的原因是处理该病最重要的环节。了解并掌握以上分类方法，有助于理顺诊断思路。

表 25-1　闭经的分类及病因

按部位分类	原发闭经	继发闭经
下丘脑性闭经	功能性 应激性闭经 运动性闭经 营养相关性闭经 神经性厌食所致闭经 器质性或基因缺陷性 GnRH 缺乏性闭经 下丘脑浸润性疾病 下丘脑肿瘤 头部外伤 药物性	功能性 应激性闭经 运动性闭经 营养相关性闭经 器质性 下丘脑浸润性疾病 下丘脑肿瘤 头部外伤 药物性
垂体性闭经	垂体肿瘤 空蝶鞍综合征 先天性垂体病变 垂体单一 Gn 缺乏症 垂体生长激素缺乏症	垂体肿瘤 空蝶鞍综合征 希恩综合征
卵巢性闭经	先天性性腺发育不全 特纳综合征 46,XX 单纯性性腺发育不全 46,XY 单纯性性腺发育不全 酶缺陷 17α- 羟化酶缺陷 芳香化酶缺陷 卵巢抵抗综合征	卵巢早衰 特发性 免疫性 损伤性（炎症、化疗、放疗、手术）
子宫性闭经	MARK 综合征 雄激素不敏感综合征	宫颈粘连或宫腔粘连 感染性（子宫内膜结核） 创伤性（多次人工流产、刮宫）
下生殖道发育异常性闭经	宫颈闭锁 阴道闭锁 阴道横隔 处女膜闭锁	
其他		雄激素过多的疾病 多囊卵巢综合征 分泌雄激素的肿瘤 卵泡膜细胞增殖症 先天性肾上腺皮质增生症 甲状腺疾病

一、原发闭经

原发闭经多与遗传因素、先天性发育缺陷有关，但也有一部分是由后天因素造成的。病因不同，临床表现也不同。

（一）无第二性征发育的原发闭经

正常情况下，女孩在月经初潮前两年左右会有第二性征发育，如外阴和乳房的发育，这是雌激素作用的结果，是下丘脑 - 垂体 - 卵巢轴和卵巢功能逐渐走向成熟的标志。如果原发闭经的同时，第二性征无发育，表明体内雌激素水平很低，这可能是卵巢本身发育不全所致（先天性性腺发育不全），也可能是下丘脑、垂体功能异常所致。

1. 生理性或体质性青春期延迟　GnRH 脉冲产生延迟，引起性发育延迟，但其他身体发育都正常，是低促性腺激素性原发闭经的最常见原因。

2. 先天性性腺发育不全　包括特纳综合征和单纯性性腺发育不全。

（1）特纳综合征（Turner syndrome）：是由于 X 染色体整体或部分缺失，或涉及 X 染色体的复杂的染色体重新排列，导致 X 染色体短臂或长臂缺失、等臂染色体、环状染色体等结构异常所致，发病率约为 1/2 500 个活产女婴。

特纳综合征的主要临床特征是身材矮小、卵巢功能低下，以及心脏、肾脏和自身免疫系统的异常，智力通常都正常。20%~30% 的特纳综合征患者由于存在左心发育不全、主动脉缩窄等异常而在产后即被发现。约 35% 则因身材矮小而在儿童期被诊断，青春期女孩的生长速度低于同龄人第 10 百分位者，需警惕特纳综合征的可能，尤其同时伴有 FSH 水平异常升高、13 岁仍无乳房发育、原发或继发闭经者。其他需引起重视的异常表现包括肘外翻，指甲隆起，第 4、5 掌骨缩短，高腭弓，小下颌，内眦赘皮等。由于该症的染色体核型种类很多（表 25-2），染色体核型不同，临床表现就有很大差异。45,X 核型患者的临床表现比核型为 45,X/46,XX 或 45,X/46,XY 嵌合体的患者更典型。由于一条染色体单体上的基因发生了功能缺陷的突变，导致另一条正常染色体单体上的等位基因不能发挥正常功能，即遗传学上的"单体不足"（haplo-insufficient）现象。现已证实，X 染色体短臂上的身材矮小同源盒基因（short-stature homeobox-containing gene, SHOX）突变，可导致患者身材矮小，如果 SHOX 基因不受影响，患儿就不会出现身材矮小。

表 25-2 特纳综合征患者的染色体核型

分类	染色体核型
染色体数目异常	
X 单体	45,X
嵌合型	45,X/46,XX,45,X/46,XY,45,X/47, XXX,45,X/47,XXY
染色体结构异常	
臂缺失	46,X,del(Xp),46,X,del(Xq)
带缺失	46,X,del(X)(p11),46,X,del(X) (q11),46,X,del(X)(q21),46,X,del (X)(q24)
环状染色体	46,X,r(X)
等臂染色体	46,X,i(Xq)
染色体易位	46,X,t(X;21)(q24;q23),46,X,t(X; 4)(q27;q21)

对原发闭经患者应常规测定血 FSH、LH、催乳素(prolactin,PRL)、睾酮(testosterone,T)和雌二醇(estradiol,E$_2$)水平,特纳综合征患者有原发性性腺发育不良,因此表现为高促性腺素性闭经(表25-3)。对疑似特纳综合征者,还应常规做染色体核型分析,目的有两个:①明确诊断;②了解有无 Y 染色体。特纳综合征带有 Y 染色体的嵌合型患者,20%~25% 在儿童期或青春期发生性腺母细胞瘤,因此早期诊断并预防性切除两侧的条索状性腺可能对患者有益。

表 25-3 特纳综合征患者的激素测定结果

激素	测定结果
FSH	升高,达到绝经后妇女水平
LH	升高,达到绝经后妇女水平
PRL	正常范围
T	低于正常女性的平均水平
E$_2$	低于正常青春期女孩的卵泡早期水平

特纳综合征治疗的目的是治疗先天性畸形、改善最终身高、促进第二性征的发育、建立规律月经、减少各种并发症的发生。生长激素(growth factor,GH)是改善患病女孩身高的标准疗法,越早启动效果越好。当患者已达到理想身高,或生长速度少于每年 2cm 时,可停止治疗。治疗期间需检测生长激素的副作用,如良性颅内高压症、脊柱侧弯、股骨头滑脱、糖代谢异常等。当患者年龄已达正常女性青春期时,如果 FSH 和 LH 检查结果提示卵巢功能衰竭,应启动雌孕激素治疗,帮助促进乳房和子宫发育,保护骨骼健康。激素治疗方案的制订应模拟青春期正常生理性变化,从低剂量的单一雌激素治疗开始,孕激素治疗可在雌激素治疗 1~2 年后启动,或在出现突破性出血后开始。

(2)单纯性性腺发育不全:指除外特纳综合征以外的先天性性腺发育不良。患者有性幼稚、条索状性腺,但没有身材矮小等特纳综合征的临床表现,故称为单纯性性腺发育不全。单纯性性腺发育不全有两种染色体核型:46,XX 和 46,XY,染色体核型为 46,XY 的单纯性性腺发育不全又被称为 Swyer 综合征。

单纯性性腺发育不全与特纳综合征有很多相似之处,内分泌检查结果与特纳综合征相同,都属于高促性腺激素性闭经,它们最大的区别在于前者没有躯体的异常表现。

单纯性性腺发育不全的治疗目的是促进第二性征的发育和建立规律月经。46,XY 单纯性性腺发育不全者有 10%~20% 的性腺恶变率,因此一旦确诊,就应立即切除性腺组织。46,XX 单纯性性腺发育不全者不需要切除性腺组织。有时候,单纯性性腺发育不全与染色体核型同样为 46,XY 的雄激素不敏感综合征不容易鉴别,两者都是女性表型。最近有一篇报道,18 岁原发闭经的患者,染色体核型 46,XY,雄激素受体基因和 Y 染色体的性决定区域均未发现突变,影像学检查也没发现米勒管结构,初诊诊断为完全性雄激素不敏感综合征。但是患者在接受激素治疗后,原本"隐藏"的子宫发育了,最终确诊为 Swyer 综合征。

3. 17α- 羟化酶缺陷 是先天性肾上腺皮质增生症(congenital adrenal hyperplasia,CAH)中罕见的类型,人群发病率约 1/100 000~1/50 000,约占 CAH 的 1%。P450c17(cytochrome P450 17α-hydroxylase,CYP17)兼具 17α- 羟化酶和 17,21- 裂解酶的活性,其编码基因是 CYP17A1。当编码基因发生突变时,部分病例表现为单纯 17α- 羟化酶缺陷或 17,21- 裂解酶缺陷,但大部分病例中,两种酶缺陷常同时存在。

17α- 羟化酶是性激素和肾上腺皮质激素合成过程中的重要酶(见文末彩图 25-1),酶缺陷会导致上游物质的堆积,下游物质合成减少,表现为孕酮、去氧皮质酮、皮质酮、醛固酮增多,而皮质醇、雄激素、雌激素合成减少。患者染色体核型为 46,XX 时,性分化不受影响,但由于卵巢雌激素合成障碍,第二性征不发育,表现为原发闭经。染色体核型为46,XY 时,由于雄激素合成低下,患者表现为女性表型,但子宫缺如。外周血激素检查可发现高促肾上腺皮质激素、高促性腺激素、高孕酮、低雌激素、低雄激素血症。同时,由于皮质酮、醛固酮合成增加,患者表现为高血压和低钾血症。

对于青春期患者,诊断一旦成立,应马上给予补充糖皮质激素和雌孕激素,预防高血压、低血钾的发生,促进乳房、子宫的发育,促进女性性征发育。有生育要求的育龄期患者可提供辅助生殖技术方面的支持。

4. 特发性低促性腺素性功能减退症(idiopathic hypogonadotropic hypogonadism,IHH) 是指患者促性腺激素水平低下,性激素水平低下,性征发育延迟或不发育,但没有下丘脑 - 垂体 - 性腺轴在解剖方面的异常。该病最早由卡尔曼(Kallmann)报道,因此被称为卡尔曼(Kallmann)综合征,发病率为 1/100 000~1/10 000,男女都会发病,男性发病率大约是女性的 5 倍。IHH 的病因是 GnRH 神经元发育异常,导致 GnRH 脉冲式分泌的缺乏,约60% 的患者会同时伴有嗅觉部分或完全缺失。嗅觉神经元和 GnRH 神经元有共同的胚胎起源和发育路径,目前认为,与这两种神经元发育、迁移有关的基因发生了突变,如 KAL1、FGFR1、PROK2、PROKR2、CHD7 等,导致神经元迁移的障碍。另外 40% 的 IHH 患者嗅觉不受影响,其发病机制与Kallmann 综合征不同,可能涉及调节 GnRH 分泌和功能相关的基因,如 GnRHR、KISS1R、TAC3 和TACR3 等。

GnRH 脉冲式分泌的缺失影响垂体 FSH 和LH 的分泌,在低促性腺激素环境中,卵巢功能低下,缺乏促性腺激素依赖的卵泡发育、成熟、排卵、黄体形成等过程,雌激素水平低下,患者表现为原发闭经和第二性征不发育。头颅磁共振检查有助于发现可能存在的下丘脑或垂体的占位性病变或缺损。

及时诊断、尽早治疗是保证治疗效果的关键。早期给予性激素治疗,启动青春期发育,对患者性器官和骨骼的正常发育至关重要。根据患者的病情和需求制订治疗方案:促进第二性征发育,促进生育。通常情况下,患者需要接受长期的激素治疗来维持其性功能,临床回顾性研究发现,部分患者的生殖功能有自然恢复的现象,但是其中一部分患者仍会病情反复。遗憾的是,目前还没有找到可以

预测病情好转或复发的指标。

(二)有第二性征发育的原发闭经

应首先除外生殖道发育异常的可能。第二性征的发育意味着有足够的内源性性激素的合成分泌,表明下丘脑 - 垂体 - 卵巢轴已启动运转。如生殖道发育正常,应该有月经的来潮;如无月经来潮则提示有生殖道解剖异常的可能。无生殖道异常的,则需考虑有无下丘脑 - 垂体 - 卵巢轴功能紊乱的疾病,如多囊卵巢综合征等,但临床上多囊卵巢综合征表现为原发闭经的情况很罕见。

1. 生殖道畸形 月经流出道(包括阴道、宫颈、子宫)的阻塞或缺失均可导致此类闭经。

有第二性征发育的原发闭经患者,如果伴有周期性下腹痛,需考虑存在下生殖道的畸形,如处女膜闭锁、先天性无阴道、阴道闭锁或宫颈发育不全等,如果患者子宫发育正常,子宫内膜能在雌孕激素作用下发生周期性变化,应有月经来潮,但由于经血无法排出,在宫腔积聚,并可顺着双侧输卵管流向腹腔,临床表现为原发闭经和周期性下腹痛,甚至发生子宫内膜异位症。通过完整的体格检查、超声检查,诊断并不困难。如果患者有正常的第二性征发育,但无月经来潮,也无周期性腹痛,需考虑子宫未发育或子宫发育不良,如先天性无子宫和始基子宫,因缺乏对雌孕激素起反应的子宫内膜,故无月经产生。原发闭经患者应根据阴道和子宫发育情况决定治疗方案(表 25-4)。

表 25-4 生殖道畸形的处理原则

阴道	子宫内膜	宫颈	临床症状	处理原则
无	无	无	无周期性腹痛	成年后行阴道成形术
正常	有	正常	有周期性腹痛	阴道成形术
斜隔或横隔	有	正常	有周期性腹痛	阴道斜隔或横隔切除术

2. 雄激素不敏感综合征(androgen insensitivity syndrome,AIS) 曾命名为雄激素抵抗综合征(androgen resistance syndrome)或睾丸女性化综合征(testicular feminization syndrome),是最常见的男性假两性畸形。患者的染色体核型是 46,XY,性腺是睾丸,血清雄激素水平与正常同龄男性无异。病因是 X 染色体上编码雄激素受体的基因突变,使

雄激素的生物学效应全部或部分丧失所致。根据雄激素不敏感的程度，分为完全性 AIS 和不完全性 AIS。根据分子诊断学提供的数据，完全性 AIS 在男婴的发生率大约是 1/(2 000~100 000)。

(1)完全性 AIS：外阴为女性，因此出生后按女孩养育。患者进入青春期后，典型表现是生长突增，乳房发育，但无月经来潮，成年患者的身高略超过一般女性，如果性腺切除术施行得较晚，身高会更高，但比男性矮。体检可见腋毛、阴毛缺如或稀少，女性外阴，但阴道近端、宫颈、子宫缺如。性腺可位于大阴唇、腹股沟或腹腔内，部分患者因单侧或双侧腹股沟疝而就诊。血清雄激素水平相当于或超过男性；E_2 水平高于正常男性，但低于正常女性，雌激素一部分来源于雄激素在外周经芳香化酶的转换，还有一部分由睾丸在 LH 的作用下合成；LH 升高，FSH 和抑制素水平在正常范围内。

(2)不完全性 AIS：患者的临床表现取决于外生殖器对雄激素的敏感程度。典型表现是小阴茎或阴蒂增大、尿道下裂、阴囊分裂（内部可能有性腺），偶有表现为完全性 AIS 的外阴和近端为盲端的阴道。外阴男性化程度差的患者出生后一般按女孩抚养，而男性化程度好的患者出生后一般按男孩抚养。因此前者一般来妇产科就诊，而后者则去泌尿外科就诊。轻度 AIS 患者的外生殖器发育正常，通常因男性不育症就诊。

处理：应针对患者的具体情况提供个体化、完整的治疗方案，包括性腺切除、激素补充、人工阴道、遗传咨询等。婴儿期发现的完全性 AIS，可以先行性腺切除，到 11 岁左右开始予以雌激素补充来启动青春期；也可以等待青春期自然启动，乳房发育，身高增长后，再行手术，但后者有增加性腺肿瘤发生的风险。具体应与患儿家长进行充分沟通后决定。

(三)外生殖器异常

外生殖器异常，也称为两性畸形，可分为真两性畸形和假两性畸形，后者又可分为男性假两性畸形和女性假两性畸形。患者性腺为卵巢，有子宫和阴道，外阴有男性化表现，称为女性假两性畸形，如先天性肾上腺皮质增生症（CAH）。患者性腺为睾丸，没有子宫和阴道，外阴有女性化表现，称为男性假两性畸形，如睾丸不敏感综合征（AIS）。体内既有睾丸组织又有卵巢组织者称为真两性畸形。两性畸形的诊断比较复杂，需做激素测定和染色体检查，甚至要做剖腹探查才能明确诊断。

1. **真两性畸形** 较罕见，染色体核型多为 46，XX 和 46,XX/46,XY 嵌合型，单纯 46,XY 少见。患者有乳房发育，外生殖器难以辨别，往往有子宫和阴道，体内既有睾丸组织又有卵巢组织，可以是一侧为睾丸，一侧为卵巢，亦可以是一侧或双侧既有卵巢又有睾丸组织，称为卵睾。诊断最终还需要病理证实。

2. **21-羟化酶缺陷**(21-hydroxylase deficiency, 21-OHD) 是先天性肾上腺皮质增生症（CAH）最常见的病因，占 90%~95%。由于 21-OHD 上游类固醇前体物质如孕酮、17-羟孕酮(17-hydroxyprogesterone, 17-OHP) 的堆积，并转向其他可行的路径，导致雄激素（脱氢表雄酮、睾酮、雄烯二酮等）合成增加（图 30-1）。其中血清 17-OHP 水平是诊断 21-OHD 和病情监测的重要指标，反映了疾病的严重程度。正常女性血清 17-OHP 的基础水平不超过 200ng/dl (6nmol/L)，而典型 21-OHD 患者可超过 10 000ng/dl (300nmol/L)。患者下丘脑 - 垂体 - 性腺轴功能正常，促性腺激素在正常早卵泡期水平。

(1)典型 CAH：发病率为 1/16 000 次活产。女胎在宫内暴露于过量的肾上腺来源的雄激素，女胎男性化，表现为阴蒂肥大，阴唇融合，伴有肾上腺功能不全，糖皮质激素和盐皮质激素合成障碍，75%患者有严重的醛固酮缺乏。患者出生时身长高于平均值，但在过量雄激素的作用下，骨骺过早闭合，最终身高将低于平均值。过量的糖皮质激素治疗也会抑制生长。

(2)不典型 CAH：发病率较高，白种人的发病率为 1/1 000 次活产。21-OHD 程度轻，能生成足够的皮质醇，但雄激素生成过多。女性患者有正常的生殖器，但常表现为高雄激素症，多毛，高雄激素抑制卵泡发育，干扰下丘脑 - 垂体 - 卵巢轴，导致闭经、不孕，临床表现与多囊卵巢综合征有很多相似之处。

需要注意的是，21-OHD 患者有较高的肾上腺良性肿瘤的发生率，有文献报道发生率为 45% 以上。患者也常合并代谢异常，如肥胖、高胆固醇血症、胰岛素抵抗、骨量减少等，这可能与糖皮质激素过度治疗有关。

治疗：

1)药物治疗：糖皮质激素是 21-OHD 的最基本治疗，一方面可补充皮质醇的不足，另一方面通过对下丘脑、垂体的负反馈，减少促肾上腺皮质激素释放激素（corticotropin releasing hormone，CRH）和促肾上腺皮质激素(adrenocorticotropic hormone, ACTH)的分泌,抑制肾上腺雄激素的合成。典型21-OHD患者还需要盐皮质激素治疗。

2)手术治疗:外阴男性化的女性患者通过手术治疗,使阴蒂缩小,阴道口扩大、通畅。阴蒂头有丰富的神经末梢,对保持性愉悦感非常重要,因此现在都做海绵体切除术,以保留阴蒂头及其血管和神经。由于没有足够的数据支持,关于手术时机尚无定论,可在青春期前施行,以减少疾病对患儿和家长带来的心理负担,也可到青春期或成年早期,待患者本人有足够的自主能力时再做决定。

二、继发闭经

较常见,所有继发闭经患者都应首先排除妊娠。规律性月经需要神经内分泌信号在下丘脑-垂体-卵巢轴的正常传递,任何一个环节的异常都可能导致月经异常。继发闭经的病因可来自下丘脑、垂体、卵巢或子宫等各部位。

(一)下丘脑性闭经

1. 下丘脑器质性闭经 病因有脑外伤、脑肿瘤、感染等,若患者有明确的相关病史,内分泌检查发现促性腺素、雌孕激素水平低下,结合影像学检查,不难诊断。

2. 下丘脑功能性闭经 是导致继发闭经的主要病因,20%~35%的继发闭经与此有关,主要与精神压力、过度节食或异常饮食习惯、过度运动、体重下降等有关。

(1)神经性厌食症(anorexia nervosa, AN):是与体重丢失相关的闭经。患者由于惧怕体重增加而过度节食、过度运动,体重指数(BMI)低下或体重丢失过快,可导致闭经。文献报道最高发病率为0.7%,主要发生于青春期女孩。AN患者存在不同程度的内分泌轴的功能紊乱,涉及下丘脑-垂体-肾上腺皮质轴、下丘脑-垂体-甲状腺轴、生长激素轴和能量代谢等。由于能量缺乏,患者的下丘脑-垂体-肾上腺轴活性增加,促肾上腺皮质激素、促肾上腺皮质激素释放激素、催乳素、皮质醇、血管升压素、肾上腺素和去甲肾上腺素等"压力反应性"激素的分泌增加。促肾上腺皮质激素释放激素可直接抑制GnRH的分泌,促肾上腺皮质激素增加可抑制垂体对GnRH的反应。下丘脑-垂体-卵巢轴的功能被抑制,卵泡发育障碍,无排卵,FSH、LH、E_2水平低下。根据不同的情况,采取不同的治疗措施。如果患者一般情况好,则给予心理治疗,恢复正常饮食,补充雌孕激素,积极治疗各种内分泌代谢紊乱的症状,必要时予以抗抑郁药。经过治疗,大部分患者能完全或部分恢复正常,但严重者仍可导致死亡(5%)。

(2)精神性下丘脑性闭经:大脑边缘系统是人产生应激反应的神经生物学基础。作为边缘系统的重要组成部分,下丘脑不仅是介导应激反应的重要部位,也是应激激素作用的主要靶区。精神因素是重要的应激信号,它可以对下丘脑的各种神经内分泌功能,包括生殖内分泌功能产生影响。精神因素造成的闭经称为精神性下丘脑性闭经,属于功能性下丘脑性闭经的范畴。多数患者无明显的刺激因素或否认有诱发因素,但是通过询问生活问题,往往可以发现患者工作学习压力大,或有各种各样的严重程度不等的生活不良事件。有的患者可伴有消瘦、体重减轻等情况。患者最突出的临床表现就是继发闭经,这往往也是患者就诊的原因。

(二)垂体性闭经

1. 高催乳素血症(hyperprolactinemia) 催乳素与女性生殖功能的关系密切,排除生理因素(妊娠、哺乳)导致的高催乳素血症,病理性HPRL可由下丘脑疾病、垂体催乳素瘤、药物等所致,其中以垂体催乳素瘤最常见,治疗首选口服溴隐亭(详见"第二十六章第一节)。

2. 希恩综合征(Sheehan syndrome) 腺垂体功能下降,所分泌的激素无法满足机体的生理需要所致。所有导致垂体功能减退的疾病中,希恩综合征的表现最典型。该病最早由Simmonds报道,之后Sheehan做了详细的阐述,因此被命名为希恩综合征。通常发生在严重的产科出血后。妊娠期垂体血供增加,垂体增大,当孕妇因大量出血导致严重低血压时,供应垂体和垂体柄的动脉发生痉挛、闭塞,垂体门脉系统的静脉丛血液淤滞、血栓形成,垂体缺血、坏死,由此导致一系列垂体功能减退的临床表现。由于神经垂体的血供并不完全来自门脉系统,因此产科大出血通常不影响神经垂体的功能。

希恩综合征的症状较隐匿,容易延误诊治。很多患者最初表现为哺乳期泌乳减少(催乳素分泌不足所致),之后逐步出现相关内分泌腺体功能不足的症状。激素检查表现为促性腺素和E_2都降低,如果伴有甲状腺、肾上腺功能的不足,则有相关激素水平的降低。临床表现与腺垂体坏死的程度有关,坏死的体积越小,临床表现越轻。

(1) 促性腺激素和催乳素分泌不足症状：产后无乳，乳房缩小，产后闭经，性欲减退或消失，外生殖器萎缩，子宫和乳房萎缩等。

(2) 促甲状腺激素不足症状：表情淡漠、反应迟钝、畏寒少汗和心率缓慢等，患者较少出现黏液性水肿。

(3) 促肾上腺皮质激素不足症状：虚弱无力、不耐饥饿、血压下降、易发生低血糖、皮肤色素减退和机体抵抗力下降等。

(4) 其他：机体应激能力下降，各种应激如感染、手术、外伤、精神刺激、某些药物（镇静、麻醉剂和降糖药等）等可使病情加重，从而诱发腺垂体功能减退危象的发生。

治疗的原则是补充所缺乏的重要激素，包括肾上腺皮质激素、甲状腺激素和性激素，其中肾上腺皮质激素和甲状腺激素需终生补充。

(三) 卵巢性闭经

1. 早发性卵巢功能不全（premature ovarian insufficiency，POI） 由于卵巢功能低下导致的继发闭经，表现为 FSH 升高、雌激素水平下降。以往将女性 40 岁之前由于卵巢功能衰竭导致的闭经称为"卵巢早衰（premature ovarian failure，POF）"，但卵巢功能衰竭是一个从隐匿到生化异常，最终出现临床异常的进行性发展的过程，而 POF 仅代表卵巢功能衰竭的终末阶段。2016 年，国际绝经协会（International Menopause Society，IMS）提出 POI 的概念，指女性在 40 岁之前出现卵巢功能衰退的临床表现，主要特征是月经紊乱、高促性腺素、低雌激素，高促性腺素的判断以间隔至少 4 周以上、连续两次血清 FSH>25U/L 为标准。以往将诊断阈值定为 FSH>40U/L，但以这个标准去管理，会使临床医师忽视早期卵巢功能减退的情况，延误治疗，因此目前国内专家共识推荐采用 FSH>25U/L 作为诊断标准。

POI 与染色体缺陷、自身免疫性疾病、感染、肿瘤或医源性因素（如放化疗）等有关，但有 50% 为特发性，找不到确切病因。POI 对女性的心理、生理都造成很大影响，由于雌激素水平低，骨骼、心血管、泌尿生殖系统都会提早出现绝经后的变化，对女性健康的危害远高于自然绝经。治疗方法除了调整生活方式、注意饮食、运动等干预措施，最重要的是激素补充治疗（hormone replacement therapy，HRT），可缓解低雌激素症状，预防骨质疏松症，保护心血管健康，并且激素补充治疗至少应持续至健康女性的平均绝经年龄（50 岁）。治疗开始前应进行患者全身情况的评估，排除禁忌证，制订个体化的治疗方案，并长期随访。由于 POI 的治疗时间很长，因此药物应尽量选用天然或接近天然的雌孕激素，以避免或减少药物对乳腺、代谢以及心血管的不良影响。

2. 卵巢不敏感综合征 卵巢对促性腺激素不敏感，卵泡不能正常发育而引起的闭经称为卵巢不敏感综合征（Savage 综合征）。卵巢不敏感综合征的临床表现及激素测定结果与 POI 相似，超声可协助鉴别，腹腔镜检查可明确鉴别。超声或腹腔镜检查发现卵巢体积正常，卵巢内有大量卵泡，为卵巢不敏感综合征；如卵巢体积缩小伴卵泡数减少或无窦卵泡，则为 POI。

(四) 子宫性闭经

继发性子宫性闭经的常见病因是 Asherman 综合征（Asherman syndrome），较少见的是结核性子宫内膜炎。前者是由于不恰当或反复多次的宫腔操作导致子宫内膜受损，仔细询问既往病史，一次或多次宫腔手术后出现渐进性月经稀少直至闭经，或手术后即出现闭经者，因高度怀疑 Asherman 综合征的可能；后者是结核分枝杆菌导致子宫内膜的炎性破坏，患者常有结核病史，但没有结核病史不能作为排除结核性子宫内膜炎的唯一依据，子宫输卵管造影是诊断生殖器结核的有效方法。受损的子宫内膜不能在雌孕激素的作用下发生增殖或分泌反应，内膜破坏程度轻者，表现为月经稀少，受损严重者表现为闭经。Asherman 综合征患者如果子宫内膜未完全受损，但有宫颈粘连，则会因经血无法排出而表现为周期性下腹痛。

患者的下丘脑、垂体、卵巢功能正常，病变在子宫内膜，因此垂体促性腺素和卵巢激素的水平正常，但孕激素试验和雌孕激素试验都无撤退性出血，或仅有很少量的阴道出血（子宫内膜损伤较轻，宫腔部分粘连者）。经阴道超声检查可了解内膜厚度（自然周期卵泡成熟时，子宫内膜<8mm），但是对宫腔粘连诊断的敏感度不高（52%）。宫腔镜检查能全面评估宫腔形态、内膜粘连、损伤程度，是诊断宫腔粘连性闭经的首选方法。无宫腔镜检查条件时，可选择子宫输卵管造影或宫腔声学造影进行诊断。

治疗：无生育要求的 Asherman 综合征患者，如果仅表现为月经稀少或闭经，而无宫颈粘连导致经血排出受阻等临床症状，可不予干预。有生育要求者,首选宫腔镜手术,分离粘连,切除瘢痕组织,有效保护残留子宫内膜。术中同时放置宫内节育器或生物胶类材料以防再粘连。术后使用雌激素促进子宫内膜再生修复。雌激素的使用剂量、方案尚未达成一致,多推荐雌、孕激素序贯疗法:如戊酸雌二醇 4mg/d,连续 21 天,后 7~10 天加用孕激素,连续 3 个周期。但是对于子宫内膜破坏严重、宫腔几乎无正常内膜的患者,雌激素治疗无益。

(李儒芝 于传鑫 朱洁萍)

第二节 排卵障碍相关异常子宫出血

本节关键点

1. 排卵障碍相关异常子宫出血见于青春期和围绝经期,表现为月经紊乱、出血无自限性。
2. 对病程长、病情反复,尤其是围绝经期的患者需要排除子宫内膜病变。
3. 性激素治疗是最主要的治疗方法,根据个体情况,灵活掌握激素治疗方案,初期治疗以快速止血为目的,但无排卵是一种慢性症状,因此后续治疗十分重要。
4. 青春期患者应通过调整周期,达到恢复排卵的目的;围绝经期患者则应以保护内膜,避免子宫内膜病变为目的,需长期随访。

异常子宫出血(abnormal uterine bleeding,AUB)是指来源于子宫的、不同于正常月经周期、经期和经量的出血,是妇科常见的症状。由于多年来国内外在描述和定义 AUB 上的不一致和混淆,国际妇产科联盟(International Federation of Gynecology and Obstetrics,FIGO)于 2007 年和 2011 年分别发表了"正常和异常子宫出血相关术语"和"育龄期非妊娠妇女异常子宫出血病因分类 PALM-COEIN 系统"的共识,目前国内学界也建议采用异常子宫出血的相关术语和病因分类,而废弃了"围绝经期异常子宫出血"一词。

根据新的病因分类系统,AUB 分为结构性异常和非结构性异常两大类,结构性异常(PALM)包括子宫内膜息肉(AUB-Polyp)、子宫腺肌病(AUB-

Adenomyosis)、子宫肌瘤(AUB-Leiomyoma)、子宫内膜不典型性增生、子宫内膜癌和子宫平滑肌肉瘤(AUB-Malignancy and hyperplasia),非结构性异常(COEIN)包括凝血障碍(AUB-Coagulopathy)、排卵功能障碍(AUB-Ovulatory)、子宫内膜功能紊乱(AUB-Endometrial)、医源性因素(AUB-Iatrogenic)和未分类(AUB-Not yet classified)。根据新的病因分类系统,AUB 几乎涵盖了所有的妇科疾病,而本节所要讨论的内容是排卵功能障碍导致的 AUB,即以往所说的"围绝经期异常子宫出血"。

从青春期下丘脑 - 垂体 - 卵巢轴功能启动,月经初潮,到卵巢功能衰竭以致绝经,都有可能发生 AUB-O,最常见的是青春期和围绝经期。

【临床表现】卵巢稀发排卵或无排卵时,月经的周期频率、经期长度、经量等都无规律可循,可表现为月经频发或稀发,经期长短不一,甚至持续数月不净,经量时多时少,出血时间长、经量多常可导致缺铁性贫血,患者会出现乏力、头晕、心慌等症状,如短时间失血过多,甚至可发生晕厥。

为统一描述月经异常的术语和诊断标准,2014 年中华医学会制定了标准如表 25-5。

表 25-5 AUB 术语及其定义

月经的评价指标	术语	定义
周期频率	月经频发	<21 天
	月经稀发	>35 天
	闭经	≥6 个月无月经
周期的规律性(近 1 年的周期之间的变化)	规律月经	<7 天
	不规律月经	≥7 天
经期长度	经期延迟	>7 天
	经期过短	<3 天
经量	月经过多	>80ml
	月经过少	<5ml
经间出血(月经周期规则,在两次月经之间发生的出血)	卵泡期出血	
	排卵期出血	
	黄体期出血	

【发病机制】
1. 下丘脑 - 垂体 - 卵巢轴功能失调 排卵障碍性 AUB 最常发生于青春期和围绝经期。青春期月经初潮,意味着卵巢内的卵泡已经能分泌一定量的雌激素,循环中的雌激素达到了能使子宫内膜发

生增殖的水平,但青春期的初期(通常初潮后2年内),下丘脑-垂体-卵巢轴的调节反馈机制尚未成熟,尤其是雌激素对下丘脑和垂体的正反馈机制尚未建立,循环中的E_2处于卵泡期水平,不能形成LH排卵峰,没有排卵,无黄体形成,缺乏孕激素。围绝经期排卵功能障碍的发病机制与青春期不同,此时虽然下丘脑-垂体-卵巢轴的反馈调节机制正常,但由于卵巢储备下降,优质卵泡减少,对正常促性腺激素的反应性下降,卵泡不成熟,导致无排卵。

2. **子宫内膜缺乏周期性变化** 在FSH和LH的持续作用下,卵巢中有不同生长期的卵泡,窦前卵泡和窦卵泡都能分泌雌激素。在雌激素(主要是E_2)的作用下,子宫内膜发生增殖期变化。但是,由于缺乏LH排卵峰,卵泡不成熟,无排卵,无黄体形成,缺乏孕激素,无法将增殖期的子宫内膜转化成分泌期内膜。若长期单一雌激素作用,缺乏孕酮对内膜的转变作用,则可导致子宫内膜增生性病变,甚至子宫内膜腺癌。

3. **子宫内膜出血自限机制缺陷** 正常月经的出血自限机制,包括雌孕激素序贯作用后同时撤退、子宫内膜同步剥脱、内膜局部纤溶凝血机制正常及局部前列腺素的作用。卵巢无排卵时,卵巢激素分泌异常,导致子宫内膜的出血自限机制缺陷。

(1)子宫内膜脆性增加:在持续单一雌激素的作用下,子宫内膜组织中腺体、间质和血管增生不同步,缺乏支架,组织变脆。由于缺乏孕激素,细胞内溶酶体不稳定,易释放出水解酶,常使子宫内膜发生不完整脱落,此处内膜常在雌激素作用下修补,彼处又发生了脱落。如此没有规律性、不完整的内膜脱落,因缺乏足够的组织丢失量的刺激,故内膜的修复就很困难。

卵泡生长受FSH为主的调节,FSH波动,卵泡产生的雌激素也相应波动。当雌激素降到一定水平,不足以支持子宫内膜增殖时,则子宫内膜脱落出血,为"雌激素撤退性出血"。此外,子宫内膜持续增殖,当增殖达一定程度时,需要更多的雌激素。若此时雌激素未能增加,呈现相对不足的情况,也可发生子宫出血,为"雌激素突破性出血"。

(2)子宫内膜螺旋动脉异常:正常月经期子宫内膜脱落时,螺旋小动脉节律性收缩具有间歇性止血作用,减少出血量。内膜脱落后,基底层小动脉内血栓形成,协同子宫内膜增殖,覆盖创面,导致最终止血。卵巢无排卵时,由于缺乏孕酮,螺旋小动脉未能形成良好的螺旋,且血管壁薄,收缩功能不佳,止血效果差。此外,长期增殖的内膜,尤其是出现增生症的内膜有静脉窦形成,血窦无收缩能力,难以形成血栓,破裂后不易止血,出血多,时间长。

(3)局部凝血和纤溶机制异常:正常月经周期中,排卵后在孕激素的作用下,子宫内膜的间质细胞蜕膜化,间质中前蜕膜细胞会产生纤维蛋白溶酶原激活物的抑制物(plasminogen activator inhibitor,PAI-1)和组织因子(tissue factor,TF)。PAI-1的功能是保持子宫内膜血管的稳定性和抑制纤溶活性,TF可启动凝血机制,在子宫内膜脱落后起止血作用。而无排卵时,子宫内膜缺乏孕酮的作用,内膜间质细胞无蜕膜化,缺少这两种物质,导致出血时间长,出血量多。

(4)前列腺素比例失调:子宫内膜中的前列腺素与子宫内膜中血管的舒缩有关,PGE_2使血管舒张,$PGF_{2\alpha}$使血管收缩。正常月经周期的分泌期,内膜中$PGF_{2\alpha}$比PGE_2多,而无排卵时PGE_2比$PGF_{2\alpha}$多,子宫内膜增生症时内膜中的PGE_2含量更高,舒张血管的物质超过收缩血管的物质,失去月经期的生理性止血机制,因而出血量增加。

【诊断】

1. **病史** 月经周期紊乱、经期长短不一、出血量时多时少、以多量出血和经期延长为主的病史为典型表现。需仔细询问包括出血模式、病程长短、既往治疗经过、近期用药情况等病史。虽然青春期和围绝经期是本病的高发年龄段,但既往月经规律的育龄期女性出现上述月经异常情况时,也应注意有无本病的可能。由于本病易与妊娠相关性疾病、子宫器质性病变等混淆,因此,有关疾病的病史都应询问,有助于鉴别。

2. **体格体检** 了解有无其他疾病,出血多时尤其需要注意生命体征、有无贫血等情况。异常出血时妇科检查并非禁忌,尤其是需要判断出血来源、有无下生殖道和宫颈异常时,应在消毒外阴后进行妇科检查。

在无出血期,宫颈黏液Insler评分(表25-6)有助于即刻评估雌激素水平。除了宫颈黏液结晶需要实验室检查外,临床医师在做妇科检查时可根据黏液量、拉丝度及宫颈口的情况做出初步判断,评分越高,说明E_2水平越高。

表 25-6　宫颈黏液评分（Insler 评分）

评分	黏液量	拉丝长度	结晶	宫颈口
0	无	无	无	关闭，外口不能容小棉签
1	少量，从宫颈管拉出	少量，拉至阴道 1/3	直线性，无分支少许细条结晶	松
2	少量可见，在外口，易拉出	可拉至阴道长 1/2	羊齿状结晶，部分为有分支的结晶	部分张开，黏膜粉红，可容棉签
3	大量，从宫颈外口涌出	拉至阴道口	典型羊齿状结晶	开张，黏膜充血，外口开大（瞳孔样）

8~10 分为卵泡生长良好；11~12 分为卵泡生长很好（雌激素高峰）。

3. **辅助检查**　利用实验室检查或其他辅助检查方法，可进一步了解有无排卵、有无器质性病变、有无内膜病变等。

（1）实验室检查：有性生活的女性首先需查尿或血 hCG 排除妊娠相关疾病；做血常规、凝血功能检查，了解贫血情况，是否有凝血功能障碍性疾病；生殖激素测定通常显示为卵泡期水平，无直接证实诊断的价值，非诊断所必需；但如果孕激素测定显示为黄体期水平，则有助于判断为有排卵性的异常子宫出血。

（2）盆腔超声：超声检查可排除子宫器质性病变，如子宫肌瘤、子宫腺肌病、内膜息肉等，同时可了解内膜厚度、内膜回声是否均匀等。对于无月经异常的生育年龄女性，超声示单纯内膜增厚的诊断价值不大，但如果有异常子宫出血者，内膜>12mm就有诊断意义。此外，三维能量多普勒超声检查子宫动脉搏动指数、阻力指数、内膜体积等，均有助于判断绝经前异常子宫出血的良恶性内膜病变。需要注意的是，子宫肌瘤、子宫内膜息肉等器质性病变可与无排卵导致的异常子宫出血同时存在，避免漏诊。

（3）基础体温：简单、实用，有助于判断是否有排卵及黄体功能是否正常，但耗时长，不适合急性出血的患者。

（4）诊断性刮宫或宫腔镜检查：有助于鉴别诊断和排除子宫内膜病变，但慎用于无性生活史的女性，如果高度怀疑存在内膜病变，需与患者和家属充分沟通，取得知情同意后方可进行。对疑有内膜病变的患者，以往常通过诊刮来明确病因，但诊刮有 10%~25% 的漏诊率，现在宫腔镜在临床已普遍开展，与传统刮宫相比较，可显著提高取材率和诊断准确性，因此宫腔镜检查直视下取内膜活检已成为内膜病变评估的金标准。

【鉴别诊断】除排卵功能障碍以外，有很多疾病可导致异常子宫出血，包括妊娠相关性疾病、生殖系统器质性疾病、全身性疾病及其他医源性因素（如药物、宫内节育器等），因此必须做鉴别诊断（表 25-7）。在疾病诊断和鉴别诊断过程中，病史询问始终是首要的环节，通过对全身情况、既往史、月经史和生育史的了解，通常可做出初步判断，再通过妇科检查和相关辅助检查，必要时借助宫腔镜检查和病理检查，病因诊断通常不困难。疑有血液系统疾病者，只做常规检查不一定能发现问题，应由血液科会诊检查。

表 25-7　异常子宫出血的鉴别诊断

（一）妊娠并发症	（三）生殖系统恶性病变
1. 流产	1. 生殖道各部位恶性病变
2. 异位妊娠	2. 子宫内膜癌
3. 胎盘息肉	（四）全身性疾病
4. 滋养细胞疾病	1. 凝血功能障碍疾病
（二）生殖系统良性病变	2. 甲状腺功能减退
1. 子宫肌瘤	3. 肝病
2. 子宫内膜或宫颈息肉	（五）医源性
3. 子宫腺肌瘤、子宫内膜异位症	1. 类固醇
	2. 抗凝剂
4. 子宫内膜炎、急性输卵管炎	3. 宫内避孕器
	4. 其他药物（如避孕药）
5. 损伤性	
6. 异物	

【治疗】无排卵性围绝经期异常子宫出血的处理按当时情况进行止血或调整周期。当月经周期调整正常数次后，对有生育要求者可酌情促排卵治疗。无排卵通常是一种慢性病症，复发率高，因此应对患者充分告知，一旦月经延期或紊乱需及早就诊。对围绝经期患者，在排除内膜病变后，应定期使用孕激素保护子宫内膜，使患者能安全过渡到绝经。

1. **止血** 包括药物止血和手术止血两种方法。药物止血主要指激素止血，辅助以抗纤溶制剂。雌、孕激素单独或联合应用，均能有效地快速止血。雌激素使子宫内膜增殖，覆盖创面而止血；孕激素使增殖的子宫内膜转变为分泌期子宫内膜，且有稳定溶酶体膜的作用，而起到止血作用。人工合成的孕激素类制剂有较强的生物活性，可快速使增殖的子宫内膜转变为分泌性变化，间质蜕膜化而止血。用药时间较长，分泌变化的腺体，呈萎缩性变化。停药后内膜脱落，"月经来潮"，但一般不会发生大量出血。

无排卵性围绝经期异常子宫出血时，选择使用雌激素还是孕激素制剂止血，有几个重要考虑因素：①年龄：通常青春期不建议用孕激素内膜萎缩法止血，围绝经期不建议用雌激素内膜增殖法止血。②贫血：中重度贫血时，应避免在贫血未得到有效纠正前再一次发生多量出血，因此有观点认为血红蛋白<80g/L时不应采用孕激素止血。但一方面孕激素使用超过2周以上后有萎缩内膜的作用，另一方面血止的时间如果能达到2~3周，如能配合积极的纠正贫血治疗，通常血红蛋白都能恢复或接近正常，因此，血红蛋白值并非绝对参考依据。③子宫内膜厚度：超声检测子宫内膜厚度对选择雌激素或孕激素止血具有指导作用。若子宫内膜厚度<7mm时，可选择雌激素；若子宫内膜7~12mm，甚至更厚时，可选择合成孕激素制剂。

（1）子宫内膜厚度<7mm，出血量多

1）雌激素内膜增殖法：用雌激素使内膜增殖，覆盖创面止血。以戊酸雌二醇为例，每次2mg，每天2~4次，血止后每3天约减1/3量，直到维持量每天1~2mg。一般用药25天，在第16~25天同时服用地屈孕酮20mg/d或甲羟孕酮8~10mg/d，使内膜充分转变为分泌变化。停药后数天，内膜全面脱落，"月经"来潮。治疗同时注意纠正贫血。此法不适合作为围绝经期无排卵性围绝经期异常子宫出血患者。

2）雌孕激素联合法：复方口服避孕药的止血效果肯定，如无用药禁忌，可以选择此法止血。第三代合成孕激素，如去氧孕烯、孕二烯酮等，比以往应用的炔诺酮有更强的孕激素活性，且雄激素活性更低。应用广泛的复方口服避孕药（如去氧孕烯炔雌醇片、炔雌醇环丙孕酮片等），其药物组成为高效能的合成雌孕激素，止血效果明显、肯定。使用剂量取决于出血量的多少，一般每8~12小时一片，通常

24小时后出血便显著减少，绝大多数患者服用2天左右便可血止。血止2~3天后，每3天减一片，直到每天口服一片维持量，连用25天左右为一周期。若患者贫血明显，可延长用药时间，其间补充铁剂纠正贫血，以利于机体恢复和避免短期内再次"月经来潮"而加重贫血。如无其他导致贫血的疾病，通常血止一个月内血红蛋白即可恢复到正常水平。停药后的撤退性出血量一般不会太大。

（2）子宫内膜厚度<7mm、出血量不多：雌孕激素序贯法：戊酸雌二醇2mg，或孕马雌酮0.625mg，每天1次，共21天，在服药的最后10天，服孕激素（地屈孕酮10~20mg/d，或甲羟孕酮8~10mg/d），停药后数天会有"月经"来潮。或选用复合制剂如雌二醇+雌二醇地屈孕酮片（17β-雌二醇和地屈孕酮的复合序贯制剂）。

（3）子宫内膜厚度7~12mm或更厚，出血量多

1）雌孕激素联合法：子宫内膜厚度7~12mm或更厚时，以人工合成孕激素为主，同时联合应用雌激素，止血效果肯定，短期内可止血，且雌、孕激素联合可避免突破性出血，如复方口服避孕药。具体方法同前。

子宫内膜厚度12mm以上或第一次撤退性出血量多者，可再用2~3个周期的雌孕激素联合治疗法，可逐渐减少出血量，并使"月经"后的子宫内膜厚度<7mm。之后可根据患者的年龄、生育要求、病程长短、既往治疗史等具体情况，选择继续雌孕激素联合疗法，或改成雌孕激素序贯法、后半周期孕激素治疗法等，调整月经周期，也可诱发排卵。治疗过程中需掌握用药禁忌，尤其是围绝经期伴有高血压、心血管疾病、肥胖等高危因素的患者，复方口服避孕药的副作用风险增加，需加以重视。如高血压者可选用人工合成孕激素（如甲地孕酮）和天然雌激素（如戊酸雌二醇、结合雌激素乳膏等），可避免避孕药中炔雌醇的不利作用。

2）合成孕激素：炔诺酮5~10mg或甲羟孕酮6~10mg，每8小时1次口服。对于大量出血的患者，要求24小时后出血明显减少，2~3天后血止。血止3天后应减量，每次减1/3量，直至维持量，如炔诺酮2.5~5mg/d或甲羟孕酮4~6mg/d。若出血量极大，却不宜做诊刮术时（如未婚或机体无法耐受手术），可用雌孕激素联合法或上述合成孕激素类药物，每4小时1次，3~4次后改为每8小时1次，可迅速减少出血和止血。一般用药25天停药。炔诺酮有少量雄激素作用，其萎缩内膜、止血的作用

略强于甲羟孕酮。此法是孕激素萎缩内膜法止血，适用于生育期和围绝经期患者，对青春期患者应尽量避免使用。

（4）子宫内膜厚度 12mm 或更厚，出血量不多或量少

1）雌孕激素联合法：以去氧孕烯炔雌醇为例的复方单相口服避孕药，出血量很少者每天 1 片、量稍多者可每天 2 片，通常 2~3 天血止，连用 25 天。停药后数天会有撤退性出血。此后的用药选择同上述。

2）孕激素撤退法：适用于子宫内膜厚、出血量不多、没有明显贫血者。常用地屈孕酮 10~20mg/d 或醋酸甲羟孕酮 8~10mg/d 或炔诺酮 2.5~3.75mg/d，连用 10~14 天，可使增殖期内膜充分转变为分泌变化。停药后数天，内膜全面脱落，"月经"来潮。

（5）止血剂协同激素止血，增强效果

1）非类固醇抗炎药：①氟芬那酸 500mg，每天 3 次；②布洛芬 400m，每天 3 次；③奈普生（naproxen）首剂 550mg，此后 275mg，每 6 小时 1 次。该类药物可改善子宫内膜中前列腺素的作用。

2）抗纤溶制剂：氨甲环酸 1.0g，每天 3~4 次口服，降低子宫内膜中纤溶活性。

3）类凝血酶促凝血药：矛头蝮蛇血凝酶、白眉蛇毒血凝酶等。

（6）第一个止血周期，"月经"来潮后如何继续用药，建议如下

1）止血前内膜厚，出血多者，用雌孕联合法 2~3 周期，再转入其他治疗方法。

2）止血前内膜不厚，既往病史中多次不规则出血者，用雌孕联合法 2~3 周期，或雌孕序贯法 2~3 周期。联合法与序贯法的区别在于，联合法抑制下丘脑-垂体-卵巢轴，卵巢功能相对静止、休眠且萎缩子宫内膜。序贯法在于调节子宫内膜变化，起调节月经周期的作用，对卵巢功能影响不大。

3）止血前内膜不厚，病史中以往"月经"周期延长、出血不多者，可于止血周期后用孕激素后半周期疗法，调节周期，此法尤其适合围绝经期围绝经期异常子宫出血、月经稀发、暂无生育要求者。因该类患者不必要恢复排卵，只要"月经"按时来潮、出血不多、降低内膜病变风险即可。

2. 调整月经周期　主要用于止血后的调整月经周期。

（1）雌孕激素序贯法：同前。

（2）雌孕激素联合法：常用去氧孕烯炔雌醇、炔

雌醇环丙孕酮片、屈螺酮炔雌醇等复方口服避孕药，尤其适用于有避孕需求的患者。

（3）后半周期孕激素法：所谓"后半周期"即在预期"月经"来潮前 14 天用药，孕激素使增殖期子宫内膜转变为分泌期，停药后 7 天内子宫内膜脱落出血，"月经"来潮。可个体化、灵活决定用药方法。若期望每月"来潮"者，在前次"月经"来潮的第 14~16 天开始用药。若月经稀发者，40~50 天出血者，可在月经的第 25~35 天用药。对围绝经期、雌激素低、继发闭经者，可 2~3 个月用药一次，使增殖期内膜脱落。常用药物为地屈孕酮 10~20mg/d、醋酸甲羟孕酮 8~10mg/d。需要注意的是，孕激素转化子宫内膜既有剂量的要求（如地屈孕酮 10~20mg/d，总量不少于 1 400mg；醋酸甲羟孕酮 8~10mg/d，总量不少于 80mg），也有用药时间的要求，不少于 10~14 天。

（4）左炔诺孕酮宫内节育系统（levonorgestrel-releasing intrauterine system，LNG-IUS）：每 24 小时释放 20μg 左炔诺孕酮，起到抑制排卵、萎缩内膜、减少出血和内膜病变风险的作用，适用于无生育要求、月经过多、围绝经期，以及不能接受口服药物治疗或有口服药物禁忌证的患者。目前的 LNG-IUS（商品名：曼月乐）有效期 5 年。

3. 诱发排卵　详见第二十六章第四节。

对无生育要求者，不建议用促排卵药来诱发排卵。有生育要求者，如月经周期调整正常数月后，仍不能恢复正常排卵，可诱发排卵治疗。

4. 手术治疗

（1）诊断性刮宫：通过全面搔刮宫腔，使子宫内膜同步、完整地脱落，刺激内膜基底层重新生长，内膜修复，对出血量多的患者止血快速有效，同时可进行内膜的组织学检查。但作为一种创伤性检查手段，要掌握好手术适应证。<35 岁的年轻女性，如病程短（不超过 6 个月），又没有内膜病变高危因素者，不建议将诊刮术作为首选的止血方法。但对于 35 岁以上、有性生活史、病程长的慢性无排卵患者（如多囊卵巢综合征），应做诊刮术以排除内膜病变。对没有性生活的患者，若存在内膜病变高危因素，确需除外子宫内膜病变者，亦应做刮宫术。诊刮术后根据病理结果制订进一步的治疗方案。

（2）宫腔镜：可在直视下检查和选择性活检，诊断准确性高，同时可做治疗（如内膜息肉和黏膜下子宫肌瘤的切除），已成为内膜评估的最佳方法。

（3）子宫动脉栓塞：随着介入手术的发展，双侧

子宫动脉栓塞也被用作子宫大量出血时的紧急治疗手段之一。

（4）子宫内膜或子宫切除术：子宫切除为以往的一种治疗方法，现偶尔用于反复大量出血、难以长期治疗的患者。对于有全身性疾病（如血液系统疾病）或有激素治疗禁忌证且无生育要求的患者，子宫内膜切除可避免子宫切除，但残留内膜是否会发生病变，应予重视和随访。

附：子宫内膜增生症

长期慢性无排卵可导致子宫内膜增生，甚至进展成子宫内膜癌。子宫内膜增生是指内膜腺体的不规则增殖，同时伴有腺体/间质比例的增加。国际妇科病理协会（1998年）将子宫内膜增生症分为三型：①单纯型增生：发展为子宫内膜癌的概率约1%；②复杂型增生：发展为子宫内膜癌的概率约3%；③不典型增生：是子宫内膜癌前病变，近30%可发展成内膜癌。无论单纯型或复杂型，若腺体上皮出现不典型变化，都归属不典型增生。2014年修订版的WHO分类，则根据是否存在细胞不典型性将子宫内膜增生分为两类：①无不典型性的子宫内膜增生：20年内进展为子宫内膜癌的风险低于5%；②子宫内膜不典型增生：此类患者存在内膜潜在恶性及进展为恶性的风险（30%）。

（一）无不典型性的子宫内膜增生

尽管WHO 2014女性肿瘤分类，无不典型性的子宫内膜增生不再细分为单纯性或复杂性子宫内膜增生，但在临床治疗上仍略有不同。

1. 单纯性子宫内膜增生　经诊断性刮宫或宫腔镜下内膜活检明确诊断后，采用孕激素治疗，包括口服孕激素和宫内左炔诺孕酮宫内节育系统（LNG-IUS）。以往多采用孕激素半周期治疗，即月经第14~16天（或诊刮后14~16天）开始服用孕激素，共14天，常用孕激素包括炔诺酮（10~15mg/d）、醋酸甲羟孕酮（10~20mg/d）、甲地孕酮（20~40mg/d）。近年来发现与全周期孕激素疗法相比，半周期孕激素疗法转化内膜的效果并不理想，因此建议无论是单纯性还是复杂性增生，都采用全周期的孕激素治疗：从月经来潮或孕激素撤退性出血第5天起，连续服用孕激素20~25天；或放置LNG-IUS。治疗3~6个周期后，应重新进行内膜组织学检查，评估内膜转化的情况。在孕激素撤退性出血后的两周内在宫腔镜下内膜活检或诊断性刮宫，根据组织学检查结果制订相应的后续治疗措施：①若子宫内膜呈增殖期，表示子宫内膜已恢复正常，可个体化选择孕激素后半周期疗法或口服避孕药使"月经"定期来潮，防止复发；有生育要求者诱发排卵。②若仍为单纯型增生症，应再用孕激素治疗3~6个周期，并可增加孕激素剂量。经上述治疗，绝大部分患者都能转变为增殖期子宫内膜，若有失败者应做进一步诊断，决定治疗方案。

2. 复杂型子宫内膜增生　此型子宫内膜腺体和间质均明显增生，且腺体结构异常。如果内膜标本来自诊断性刮宫，因有漏诊的可能，故建议在开始治疗前做宫腔镜检查，在内膜可疑处做重点活检，同时再做一次彻底的宫腔搔刮。除外不典型增生和恶性病变后，首选孕激素治疗，围绝经期的患者也可考虑手术治疗。药物治疗最常选用甲地孕酮20~40mg/d，连用20~25天为一周期，停药撤退性出血的第5天再开始下一周期的治疗，共用3~6个周期；也可放置LNG-IUS。在药物治疗第6个周期末，停药前行宫腔镜下内膜活检，如病理呈现孕激素药物的作用，表示复杂型增生已经转变，若仍为复杂型，可继续孕激素治疗，甲地孕酮原剂量不变或加大剂量到60~80mg/d，也可考虑手术治疗。

无论是单纯性增生还是复杂性增生，国外指南都将左炔诺孕酮宫内节育系统（LNG-IUS）作为首选治疗方法，认为该法对子宫内膜的转化率优于口服孕激素。此外，在孕激素治疗的同时，应积极处理内膜病变的高危因素，如肥胖、胰岛素抵抗等。

（二）子宫内膜不典型增生　不仅腺体过度增生，腺上皮细胞增生并出现异型性是关键，是子宫内膜癌前期病变。治疗方法是全子宫切除。如果希望保留生殖功能的年轻患者，或身体健康状况不适合手术者，应进行宫腔镜检查和全面诊断性刮宫，包括组织学检查、影像学检查和肿瘤标志物等在内的全面评估，除外子宫内膜浸润癌的可能，制订管理和随访策略。治疗首选LNG-IUS，其次是口服孕激素，药物种类和剂量各作者不同，笔者常用甲地孕酮60~100mg/d连续使用，每隔3个月做一次内膜活检，观察病理学变化。若子宫内膜呈现孕激素药物的作用，且无不典型增生，则继续治疗，直到连续两次组织学结果正常。若随访过程中不典型增生没有改善甚至加重，则应再次评估，决定治疗方案。

对内源性雌激素水平较高，用孕激素后组织学无明显改善，且子宫内膜不薄者（≥8mm），可加用GnRH-a降低内源性雌激素，疗效明显。对于孕激素治疗无效的多囊卵巢综合征患者，近年还有联合使用二甲双胍和炔雌醇环丙孕酮片3个月使内膜逆转为增殖期的个案报道。

（于传鑫　朱洁萍）

第三节　痛　经

本节关键点

1. 痛经是一种自觉症状，发生率高。
2. 不伴病理改变的为原发性痛经，继发性痛经通常由盆腔疾病导致。
3. 非甾体抗炎药、复方口服避孕药、单一孕激素制剂等，可通过抑制前列腺素释放、抑制排卵起到缓解痛经的作用。

痛经（dysmenorrhea）是指月经前或月经期发生的周期性下腹痛，偶尔发生在月经期后，典型症状是下腹部或耻骨上方痉挛痛、钝痛或胀痛，可放射至腰背部、大腿内侧、外阴及肛门周围，通常持续数小时~3天，部分患者可伴有全身症状，如恶心、呕吐、畏寒、面色苍白、大便频数，严重者出现虚脱，而影响生活与工作。

痛经是一种自觉症状，其程度依赖主观感觉，无客观测量方法，因此报道的发生率很不准确。我国29个省市调查结果（1980），痛经发生率33.19%，其中原发性痛经30.06%，轻度45.73%，中度35.81%，重度13.55%。Kazama（2015）用视觉模拟评分法（visual analogue scale，VAS）对1 018名日本的初中女生进行了调查，痛经的发生率高达46.8%，17.7%为重度痛经（VAS评分≥7分）。Kural（2015）对310例18~25岁女性的调查发现，同样使用了VAS评分，痛经发生率84.2%，其中34.2%为重度、36.6%为中度、29.2%为轻度。

【病理生理】

1. **神经支配**　子宫、输卵管及卵巢的神经由交感神经、副交感神经及部分脊髓神经组成。

（1）神经分布：盆部神经丛主要由三部分组成：①来自骶前神经丛的交感神经：骶前神经丛由起自主动脉前神经丛的交感神经下行，与来自其他部位的交感神经交织形成；②来自骶神经2~4的副交感神经和少量交感神经；③来自脊髓神经的阴部神经分出的小部分副交感神经（图25-2）。

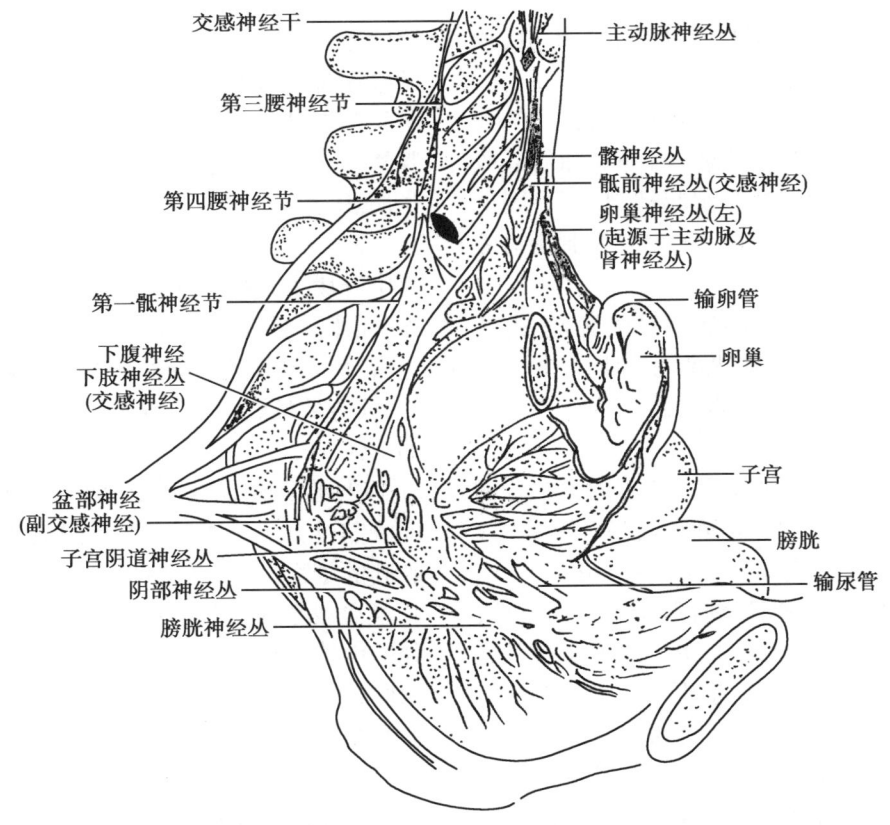

图25-2　盆腔器官交感神经及副交感神经的分布

盆部神经丛的分支分布于输尿管、膀胱、直肠及子宫。卵巢的神经呈多源性，包括肾神经丛分出的神经纤维组成的卵巢神经丛、来自下腹神经丛及盆腔神经丛的纤维，以及子宫体延伸来的交感神经纤维等。卵巢对神经的刺激极不敏感，主要受内分泌的调节。

盆部神经丛延伸至宫颈两侧的宫颈旁神经丛后，在子宫峡部水平与子宫动脉的分支并行进入子宫，并伸展至子宫及宫颈的肌层，进入子宫肌层内1/4处的神经继续分支与矢状动脉并行通过子宫肌层，到子宫内膜并分布于螺旋动脉周围。另有少数位于子宫体外侧的神经与子宫动脉上行支并行上升至子宫底，分成较小的神经纤维分布于卵巢及输卵管近端。

(2)神经功能：盆腔交感神经与副交感神经中的感觉与运动神经纤维不仅功能不同，分布也各异。

1)感觉神经：交感神经的感觉神经纤维主要传递子宫体部的痛觉，经胸神经11~12传至中枢。副交感神经的感觉神经纤维主要传递宫颈及阴道上段的痛觉，通过骶神经2~4传至中枢；尿道及阴道中下段的痛觉经阴部神经后，再通过骶神经2~4传至中枢。子宫峡部及宫颈内口处有极为敏感的感觉神经丛，由交感神经及副交感神经共同形成，故该处的痛觉可经两种神经纤维传至中枢。

2)运动神经：盆腔神经的运动神经纤维由胸神经7~8输出，其中交感神经对盆腔器官的血管起收缩作用，对盆腔器官的腺体分泌起抑制作用；副交感神经则相反，可舒张盆腔器官的血管及刺激盆腔器官腺体的分泌。

2. **痛经的机制** 痛经的痛感系多源性，由子宫收缩异常、子宫缺血、缺氧、性激素周期性变化和子宫峡部神经丛的刺激等因素所致。本节主要讨论原发性痛经的机制。

(1)子宫收缩异常、缺血缺氧：子宫内膜中合成的前列腺素有 $PGF_{2\alpha}$、PGE_2、前列环素和血栓素 A_2。$PGF_{2\alpha}$ 和血栓素 A_2 有收缩子宫肌的作用，使子宫肌张力升高；PGE_2 和前列环素抑制子宫肌肉收缩，使宫颈松弛。子宫内膜在增生期及分泌期都可产生上述前列腺素，而分泌期产生更多。尤其在月经前2~3天，孕激素明显下降时，前列腺素的分泌迅速增加，正常月经周期子宫内膜的前列腺素含量为395~435ng/L。月经血中前列腺素的来源除子宫内膜的释放外，还有月经血中血小板及退变子宫内膜的释放，其含量可10倍于子宫内膜中的含量，重度痛经者，甚至可达7 000ng/L。痛经妇女的月经血中主要是 $PGF_{2\alpha}$ 明显地升高，月经第1天时 $PGF_{2\alpha}$ 含量(平均4.60pmo/L)为正常妇女(平均1.22pm/L)的4倍。因此痛经妇女的月经期子宫内膜、月经血和外周血中的 $PGF_{2\alpha}$ 浓度及 $PGF_{2\alpha}$ 与 PGE_2 之比明显增加，导致子宫强烈的收缩，出现痛经。

前列腺素还具有收缩胃肠平滑肌，抑制胃酸分泌及影响肠道的水、钠吸收等作用。当月经来潮时，月经血中的前列腺素经子宫肌层及阴道壁吸收进入血液循环，并以其代谢物起作用，当前列腺素吸收增多时可引起全身的症状，如恶心、呕吐、腹泻甚至虚脱。前列腺素在血中约10~15秒即失去活性，而其代谢产物半衰期也只有8分钟，因此全身症状持续时间较短暂。

子宫收缩不协调、子宫肌张力变化也是导致痛经的机制之一。20世纪60年代已有报道子宫肌张力变化的模式。在非痛经女性中，卵泡期和黄体期子宫的张力为10~30mmHg，子宫收缩频率为每10分钟3~4次，且收缩协调；在月经期的第一天，子宫张力升高，达50~100mmHg，可超过120~150mmHg，痛经者可高达200mmHg，且子宫收缩不协调。从而导致子宫缺血、缺氧，引起难忍的痉挛痛。在黄体期的后期，黄体溶解时，溶酶体不稳定释放出磷脂酶 A_2，激活环氧化酶，增加前列腺素合成，也可能参与子宫张力和不协调收缩的作用。

Ekstrom(1992)等发现中至重度的原发性痛经者中升压素升高，可引起子宫肌肉和血管肌肉的收缩，而用口服避孕药后可使加压素下降，痛经缓解。笔者尚发现原发性痛经者缩宫素可能参与子宫收缩，而导致痛经。因为非妊娠子宫中发现有缩宫素的受体。

(2)感觉神经纤维受刺激：除子宫肌纤维的过度收缩可直接压迫子宫肌层的感觉神经纤维外，未破碎的子宫内膜，尤其是管型子宫内膜以及多量的月经血或小血块均直接刺激子宫峡部及宫颈内口处的敏感的神经丛，而导致疼痛。而为了排出管型内膜，子宫的强力收缩也是痛经的机制之一。月经血和退化坏死组织物的裂解物也刺激感觉神经纤维，引起疼痛。

(3)内分泌因素：痛经一般发生在有排卵的月经期，当无排卵时或排卵被抑制后，则痛经消失。

这提示痛经与月经周期中性激素变化有相关性。Wilson 等人认为性激素不平衡是痛经的原因，认为黄体期雌激素过高，促使加压素和 $PGF_{2\alpha}$ 合成和释放增加，使子宫肌肉活性增加。抑制排卵后子宫活性下降，痛经消失。

（4）神经与神经递质：子宫肌肉中具有肾上腺素能和胆碱能神经。发现去甲肾上腺素与痛经有关，豚鼠妊娠后子宫上神经会退化，人类妊娠期肾上腺素能神经也退化，导致去甲肾上腺素水平低下。分娩后去甲肾上腺素水平未恢复到妊娠前水平，这就解释了原发性痛经分娩后消失的原因。

（5）痛阈降低：痛经尚与机体对疼痛敏感有关。曾有研究报道，一组原发性痛经者与无痛经者，绝经后和男性的痛阈相比较，以痛经者痛阈最低，对疼痛最敏感，在闭经后仍对疼痛敏感。子宫内膜异位症伴有痛经的女性，其疼痛阈值显著低于健康女性，而无痛经症状的内膜异位症患者，其疼痛阈值与健康女性则无差别，提示机体对疼痛在痛经发病中的作用。

【分类与诊断】痛经分为原发性和继发性。不伴有病理改变的痛经称为原发性痛经，常在月经初潮后 6~12 个月后开始出现，文献报道 75% 发生在初潮后 1 年内，13% 发生在第 2 年内，5% 在第 3 年，疼痛程度逐渐加重，一般在 20 岁左右达到高峰。继发性痛经是由盆腔疾病所导致，最常见的是子宫内膜异位症，常在初潮两年后开始出现，不同疾病发生的年龄、病程不一，痛经发生的早晚也各异。因此，完整的病史、发病年龄、病情进展、疼痛的性质、伴发症状等均有助于鉴别诊断。妇科检查无阳性体征为诊断原发性痛经的关键，但继发性痛经的病变早期可无阳性体征。超声、子宫输卵管造影、宫腔镜可了解子宫及附件情况；腹腔镜可直视盆腔的病变，且可做活组织检查。

1. **原发性痛经**　即无盆腔器质性病变的痛经。有三个特点具有诊断的重要意义：痛经的月经周期几乎都是有排卵的；痛经大都发生在月经期的开始数小时，且在 2~3 天内疼痛消失；疼痛在下腹部耻骨联合以上区域，呈阵发性胀痛或痉挛性痛。尚应注意有无心情紧张等心理因素、子宫发育不良和子宫过度前、后屈等情况，以及子宫内膜呈管型脱落的膜样痛经。近年潘凌亚等流行病学研究发现初潮 ≤12 岁、月经 >7 天、月经期运动者的原发性痛经，可能引起子宫内膜异位症。Davis 对 49 例平均年龄 16.6 岁的痛经者腹腔镜证实为子宫内膜异位症。Schroeder 等提出青春期痛经，用止痛药无效者多数系子宫内膜异位症引起。因此诊断为原发性痛经后，应考虑其中可能有轻度子宫内膜异位症包括在内。

2. **继发性痛经**　指盆腔器质性病变导致痛经。不同的病因可有不同的表现。

（1）子宫内膜异位症、子宫腺肌病：是继发性痛经最常见的病因。痛经的特点是进行性加重，病情较重者平时也有盆腔痛、性交痛。不同部位的内膜异位症，痛经的程度和表现也不尽相同。卵巢子宫内膜异位囊肿的痛经并不严重，且与囊肿大小并不呈正比；盆腔子宫内膜异位症，尤其是宫骶韧带部位的内异症可有明显的性交痛，妇科检查扪及子宫骶骨韧带处痛性结节具诊断价值，对卵巢有囊性占位者超声诊断有一定价值，而腹腔镜检查提高了诊断的准确性。子宫腺肌病的痛经常比较严重，常伴有月经过多、经期延长等症。超声检查可见子宫增大，尤其以后壁增厚为明显，肌层回声不规则。

（2）盆腔感染：附件炎、子宫旁组织炎等均能在月经期出现痛经。虽非月经期也有盆腔痛，但月经期明显加重。当急性与亚急性发作时，则疼痛与月经周期无关系。盆腔结核的痛经可伴有低热及腹水。若结核性炎症已稳定，可无阳性体征。碘油造影显示子宫腔变形、闭锁或输卵管呈串珠状有诊断价值；盆腔钙化影有辅助诊断价值。

（3）子宫肌瘤：一般无痛经，偶见黏膜下肌瘤（有蒂）有痛经。肌瘤伴痛经时可能合并腺肌病或腺肌瘤。子宫肌瘤本无痛经，以后出现痛经时应检查是否有子宫肌瘤变性。超声检查有协助诊断作用。

其他常见导致继发性痛经的病因还有子宫内膜息肉、子宫腔粘连、宫颈狭窄、残角子宫、处女膜闭锁、阴道横隔等。

【治疗】

1. **解说与安慰**　对原发性痛经者，尤其是青春期少女解说月经的生理变化，痛经的发病机制，消除紧张心理。针对患者的心理状况给以适当的安慰，并指导一般性的处理方法，如休息、热敷下腹部等。对继发性痛经者应告知先查明疾病再对症处理。

2. **非甾体抗炎药**(non-steroidal antiinflammatory drugs，NSAIDs)　子宫局部前列腺素过量在痛经的发病中起着重要的作用，NSAIDs 能抑制环氧合酶的活性,阻止花生四烯酸合成前列腺素,因此有很好的镇痛作用,是治疗痛经的首选药物,尤其是原发性痛经患者。但文献报道仍有 20%~25% 的患者无效。NSAIDs 类制剂有很多(表 25-8),各制剂之间的疗效差别不大,应针对个体选择疗效佳、副作用小的药物。药物应该在预期月经来潮前 1~2 天开始服用,并持续 48~72 小时,或按以往痛经的天数决定用药天数。常见的副作用有消化不良、胃灼热感、恶心、呕吐、腹痛、便秘、腹泻、头痛、头晕等。偶有视力障碍及其他少见的副作用。

表 25-8　常用的非甾体抗炎药

药物剂量	英文名	剂量
吲哚美辛	indomethacin	100mg,栓剂,塞肛;25mg,3~4 次 /d,p.o.
氟芬那酸	flufenamic acid	100~200mg,3 次 /d,p.o.
甲芬那酸	mefenamic acid	首剂 500mg,250mg,3~4 次 /d,p.o.
单氯甲灭酸	tolfenamic acid	133mg,3 次 /d,p.o.
甲氯灭酸	meclofenamic acid	250mg,3~4 次 /d,p.o.
双氯芬酸钠	diclofenac Na	25~50mg,3 次 /d,p.o.
双氯芬酸钾	diclofenac K	25~50mg,3~4 次 /d,p.o.
布洛芬	ibuprofen	200~400mg,3~4 次 /d,p.o.(<1 200mg/d)
萘普生	naproxen	首剂 500mg,250mg,2 次 /d,p.o.
酮洛芬	ketoprofen	500mg,栓剂,塞肛,50mg,3 次 /d,p.o.
吡罗昔康	piroxicam	20mg,1~2 次 /d,p.o.

3. 性激素治疗

(1)复方口服避孕药(combined oral contraceptive,COC):痛经常发生于有排卵的月经周期。COC 通过抑制排卵、萎缩子宫内膜、减少月经量,降低前列腺素和加压素水平,子宫活动减弱,效果显著,尤其适用于有避孕需求的患者,是内膜异位症所导致的痛经的首选药物。对无避孕需求的青春期患者,在 NSAIDs 治疗无效或副作用严重而不能耐受的情况下,也可以使用。

Harada 等在一项随机对照双盲研究中评估了超低剂量的 COC(炔雌醇 20μg/ 炔诺酮 1mg)治疗痛经的疗效和安全性。观察 4 个月经周期后,发现超低剂量 COC 能显著降低痛经的 VAS 评分,疗效与常用剂量 COC(炔雌醇 35μg/ 炔诺酮 1mg)相当,没有出现严重副作用。因此,低剂量 COC 可以作为痛经的长期用药方案。文献报道 COC 对原发性痛经的有效率达 80%。

(2)单一孕激素制剂:长效孕激素制剂可抑制排卵、减少月经量,大约 10% 的患者会出现闭经,其缓解痛经的效果与 COC 相似,可作为 COC 的替代方案。左炔诺孕酮宫内节育器(LNG-IUD)在宫内持续释放孕激素,可抑制排卵、萎缩内膜,有效地缓解痛经,效果等同于或优于口服孕激素或 COC。

4. 其他方法　
有文献报道局部热疗、经皮电刺激神经、按摩、瑜伽等方法能缓解痛经,但是研究结论常不一致,因此证据有限,尚不能确定这些方法的疗效。另外,有很多草药或植物被认为能治疗原发性痛经,如生姜、鱼油、维生素 B_1 等。随机对照研究发现月经前 3~4 天内每天服用 750~2 000mg 生姜,其治疗痛经的效果与 NSAID 类药物相似。

需要注意的是,虽然绝大部分的原发性痛经都能通过上述方法得到缓解,但仍有一部分患者的痛经得不到解决,这些患者可能并非原发性痛经,而存在盆腔器质性病变,需要全面检查以明确,包括仔细的妇科检查、影像学检查等。

(左约维　于传鑫　朱洁萍)

第四节　经前期综合征

本节关键点

1. 经前期综合征是发生于黄体晚期、严重影响患者生活和社交的一组精神、躯体症状,月经来潮后消失,需与精神类疾病鉴别。
2. 除了精神安慰治疗,由于经前期综合征的发生与激素波动有关,因此抑制排卵可取得较好的疗效,精神症状严重者可使用 5- 羟色胺再摄取抑制剂。

经前期综合征(premenstrual syndrome,PMS)是发生在黄体晚期的涉及精神和躯体两方面的综合征,月经来潮后自然消失,严重影响了患者的生活、工作和社会交往。这些症状在每次月经前反复发作,以往曾被称为经前紧张症。该综合征早在两千年前就有描述,1933年首次有文献记载,1964年有关专著第一次出版。近十余年来经前期综合征的研究备受重视,然而其病因和发病机制仍不明。

正常妇女在月经前有精神和躯体不适的并不少见,据统计80%以上的年轻女性有至少一种经前不适,而围绝经期女性的发生率更高达95%。50%~70%轻度不适,20%~30%有中重度不适,约5%的患者症状严重,以致影响患者正常的生活和工作,称为经前焦虑症(premenstrual dysphoric disorder,PMDD)。

【临床表现】PMS的临床表现形式多种多样,据统计症状多达150种,涉及精神和躯体的各个方面。常见症状归纳如下:

1. **情感** 紧张、焦虑、激动、情绪不稳、不安、急躁、抑郁、悲伤、失落感、哭泣。

2. **认知** 注意力下降、决定无能、偏执、自杀倾向。

3. **自主神经** 失眠、嗜睡、厌食、乏力、恶心、腹泻、心悸、盗汗、性欲改变。

4. **中枢神经** 眩晕、眼花、痉挛、颤抖、感觉异常。

5. **行为** 活动减少、工作效率低、社交障碍。

6. **体液潴留** 体重增加、肿胀、乳房胀、腹胀。

7. **疼痛** 头痛、背痛、关节和肌肉疼痛。

大部分患者有情感的变化,约占70%~100%;有体重增加、乳房胀痛等体液潴留方面症状者占60%。典型患者在月经前一周开始出现症状,月经前3天症状最严重,月经来潮后症状消失。

【发病机制】鉴于PMS在生育年龄女性中有如此高的发病率,轻度的经前不适可能只是一种正常生理现象,而症状严重的PMDD可能只是其中的极端现象。PMS的发病机制迄今不明,因各种症状反复发生在黄体期,故最初人们将性激素分泌失调视为其发病原因。后来又发现许多调节神经内分泌系统的物质与发病有关,近几年则比较重视精神社会因素在发病机制中的作用。目前一般认为内分泌系统、神经系统和社会精神因素相互作用导致了经前期综合征的发生。

1. **雌、孕激素** 最初认为雌、孕激素比例失调为经前期综合征的发病原因。雌激素作用于中枢神经系统可导致激动和肿胀感,故曾认为雌激素过多导致经前期综合征的发生。但排卵前雌激素水平达到整个月经周期的最高峰时,却无类似症状出现。临床上发现服用氯米芬后有时会出现情绪不稳定和抑郁,提示中枢性低雌激素水平可导致类阿片肽分泌减少,从而导致抑郁的发生。在一个时期内,人们曾普遍认为孕激素缺乏为经前期综合征的病因,基于该假说的孕激素补充治疗也曾为人们广泛接受。近几年的研究发现经前期综合征者体内不存在孕激素绝对或相对的不足,补充孕激素并不能有效地缓解症状。也有一些研究发现,孕酮在中枢神经系统的中间代谢产物孕烷醇酮(pregnanolone)和别孕烷醇酮(allopregnenolone)参与γ-氨基丁酸的功能调节,当这两种代谢产物异常时可影响妇女的行为和精神状态,因此,他们认为孕酮代谢的异常可能参与经前期综合征的发生。但是PMS/PMDD患者给予外源性性激素后能诱发类似症状,而正常妇女却没有症状,另外,目前为止也未证实患者的血清性激素水平与正常妇女有区别,因此PMS可能是机体对激素波动的过度反应而非激素本身所致。

2. **类阿片肽类**

(1)阿片肽:参与调节情绪、食欲、睡眠和激素的分泌,中枢神经系统类阿片肽水平的变化可引起经前期综合征。在卵泡期和黄体早期,类阿片肽水平较高,无症状出现;黄体晚期水平降低,会出现紧张、焦虑、抑郁、易怒等症状。Chung等在卵泡晚期给患者服用纳洛酮,改变了患者对类阿片肽的依赖,从而使症状得到缓解。Facchinetti发现,经前期综合征患者体内LH脉冲频率增加,而幅度却下降,提示类阿片肽合成减少,减轻了对LH脉冲的抑制。Rapkin发现纳洛酮能降低正常妇女黄体中期的LH水平,对经前期综合征患者则无此影响,从而证实在黄体期,经前期综合征患者体内类阿片肽分泌明显减少。

(2)5-羟色胺:5-羟色胺活性下降可导致抑郁。研究发现,经前期综合征患者黄体晚期体内5-羟色胺水平显著低于正常妇女。Bnzezinski等用5-羟色胺激动剂治疗患者,发现抑郁、焦虑和对脂肪、碳水化合物的食欲能得到改善。Wood等用药物阻断5-羟色胺重吸收,可改善情绪不稳定、焦虑、注意力差、腹胀和乳房痛。

(3)维生素和微量元素:镁离子为5-羟色胺发挥生物活性的辅助因子,最近一项病例对照研究发现,PMS患者镁摄入不足,血清镁离子的水平不足的比例也显著高于正常人群。镁缺乏也可引起经前期综合征；近年 Facchinetti 发现补充镁离子能改善胀痛、体液潴留和情绪不稳定等症状。钙缺乏也被认为与 PMS 有关，临床研究发现增加牛奶和奶制品的摄入，或每天摄取 1 000mg 的钙，能降低 60% 的生理和心理症状。多巴胺和 5- 羟色胺是参与情绪和行为调节的神经递质，维生素 B_6 是合成多巴胺和 5- 羟色胺的辅酶。因此，设想维生素 B_6 缺乏可能与发病有关，但对维生素 B_6 治疗的效果却存在争议。

（4）体液潴留：经前期综合征患者黄体期肾素 - 血管紧张素 - 醛固酮系统活性升高，导致体液潴留，可能与腹胀、体重增加等症状有关。但部分患者给予螺内酯治疗却无明显疗效。

（5）前列腺素：前列腺素广泛分布于全身各组织器官，影响水电解质代谢和情绪、行为及体温的调节。目前的研究虽未发现前列腺素与经前期综合征的发生有直接关系，但临床上用前列腺素抑制剂治疗经前期综合征可取得一定疗效。

【诊断】因评价经前期综合征症状的主观性太强，故病史的准确性至关重要。要求至少连续两个月经周期，每天连续不间断地做症状评价。Stage 提出诊断经前期综合征的症状必须满足以下四项要求：①与月经周期的黄体期密切相关；②月经来潮后立即缓解；③这些症状与精神疾病无关；④这些症状明显影响患者的生活和社会交往。在评价症状的同时测定基础体温，更利于了解症状的出现与月经周期的关系。对经前期综合征的诊断，目前尚无统一的标准。美国精神病学协会提出了黄体晚期精神症状（late luteal phase dysphoric disorder，LLPDD）的诊断标准（表 25-9）。

表 25-9　黄体晚期精神症状（LLPDD）的诊断标准

A：在最近一年的大多数月经周期中，B 组症状都在黄体期的最后一周出现，在卵泡期的最初几天内迅速缓解。对有月经来潮的妇女，上述两个时相分别对应于月经来潮的前一周和月经来潮的最初几天。对切除子宫的妇女，黄体期和卵泡期是通过测定生殖内分泌激素和基础体温确定

B：每一个有症状的黄体晚期以下症状至少出现其中 5 个，而且至少包括症状 1、2、3、4 中的一个

　　1. 明显的情绪不稳定：突然伤感、哭泣、激动和生气

　　2. 持续的发怒或特别易怒

　　3. 明显的焦虑和紧张

　　4. 明显的抑郁、无助感和自卑

　　5. 业余活动兴趣减少

　　6. 易疲劳和明显的乏力

　　7. 主观感觉集中注意力困难

　　8. 明显的食欲改变：进食增加或偏食

　　9. 嗜睡或失眠

　　10. 其他一些躯体症状：头痛、关节或肌肉疼痛、体重增加、腹胀、乳房胀痛等

C：上述症状严重影响工作、生活和社会交往

D：上述症状不是另外一种疾病加重的表现，如恐慌症、精神抑郁症等

E：有关 A、B、C、D 的诊断至少经两个有症状的周期每天不间断的前瞻性评价得到证实

因此，正确诊断经前期综合征和 LLPDD 应包括以下步骤：①完整的妇科检查以除外器质性病变引起的症状；②连续 3 个月经周期每天不间断地作症状评价；③精神病学评估。

患者每天的症状自我评价表有多种，其中包括 Moos 的月经周期症状调查表（Menstrual Distress Questionnaire，MDQ）等数个设计合理、操作简单的调查表。下面是一种较常用的日记格式调查表（表 25-10）。

表 25-10　经前期症状日记

姓名＿＿＿＿＿＿　日期＿＿＿＿＿＿　末次月经＿＿＿＿＿＿

月经期（以 X 标记）周一 周二 周三 周四 周五 周六 周日

体重增加	不安	嗜甜食
臂 / 腿肿胀	不耐烦	食欲增加
腹胀	焦虑	头痛
痉挛痛	紧张状态	疲乏
腰背痛	头晕	兴奋
身体痛	抑郁	松弛
乳触痛	健忘	友好
乳胀	哭泣	活力
神经紧张	精神错乱	体重
情绪波动	失眠	基础体温
易怒		

注：①月经来潮的第一天为月经周期的第一天。②每天早晨醒来立即测基础体温。③早餐前小便后测体重。④每晚固定时间仔细填写表格的每一项。⑤用 1、2、3 表示症状的轻重程度：1 表示轻度，有不适，但不烦恼；2 表示中度，影响一般活动；3 表示重度，不能坚持工作。

【鉴别诊断】经前期综合征的症状主要为主观感觉,只有除外全身的或局部的器质性病变方可诊断。另外,经前期综合征的精神症状易与精神障碍混淆,有时需精神科医师协助才能明确诊断。

【处理】基于目前所了解的 PMS 发病机制,治疗主要是宣传教育、抑制排卵和缓解精神症状。

1. 宣传教育与指导 给予安慰和精神支持,帮助患者正确认识疾病的性质及建立自信心。建议患者多参加活动;指导饮食,增加饮食中的糖类比例;限制盐和红色肉类;控制烟、酒和咖啡;每天补充维生素 B_6 100mg 等。

2. 抑制排卵 PMS 不发生在无排卵的女性,抑制排卵可以很好地缓解症状。首选复方口服避孕药,据文献报道,即使是症状严重的 PMDD 患者,含有屈螺酮的复方口服避孕药也有很好的治疗效果。另外,雌二醇皮贴、口服孕激素等也能起到抑制排卵的作用,但是从目前的研究结果看,单一性激素治疗的效果并不确定。GnRH 激动剂或抑制剂能彻底抑制下丘脑 - 垂体 - 卵巢轴的功能,造成药物性绝经,使各种症状得到完全缓解,效果明显,但长期使用导致的低雌激素血症可引起骨质疏松等健康问题,因此仅适用于对其他治疗方法无效的重症患者。另外,黄体期口服达那唑 200mg/d 能有效缓解经前乳房胀痛,但长期使用有导致男性化的副作用,目前很少用。

3. 精神类药物 对症状严重的 PMDD 患者和有严重情绪问题的 PMS 患者,选择性 5- 羟色胺再摄取抑制剂(selective serotonin reuptake inhibitors,SSRI)是标准治疗方案。随机临床试验发现,连续用药或黄体期用药都有较好治疗效果。常见副作用有恶心、嗜睡、头痛等,对性功能也有不良影响。但是临床上妇科医师如遇到这类患者,建议转至精神科,或和精神科医师一起诊断、治疗。

4. 消炎镇痛类药 如甲芬那酸,于月经前 12 天开始服,250mg/ 次,每天 3 次,对痛经、乳胀、头痛、痉挛痛、腰骶痛及紧张易怒等症状有较好的疗效。

虽然目前本症发病机制未明,无特效药,但经耐心指导和精心治疗,大多数症状能得到明显的缓解。

(朱洁萍　李儒芝　于传鑫)

参考文献

1. 中华医学会妇产科学分会绝经学组. 早发性卵巢功能不全的激素替代治疗专家共识. 中华妇产科杂志, 2016, 51 (12): 881-886.
2. 中华医学会妇产科学分会. 宫腔粘连临床诊疗中国专家共识. 中华妇产科杂志, 2015, 50 (12): 881-887.
3. 中华医学会妇产科学分会内分泌学组. 异常子宫出血诊断与治疗指南. 中华妇产科杂志, 2014, 49 (11): 801-806.
4. 中华医学会妇产科学分会内分泌学组. 闭经诊断与治疗指南 (试行). 中华妇产科杂志, 2011, 4 (9): 712-716.
5. Song Y, Ma J, Wang HJ, et al. Trends of age at menarche and association with body mass index in Chinese school-aged girls, 1985-2010. J Pediatr, 2014, 165 (6): 1172-1177. e1.
6. Gonzalez L, Witchel SF. The patient with Turner syndrome: puberty and medical management concerns. Fertil Steril, 2012, 98 (4): 780-786.
7. Nunes E, Rodrigues C, Geraldes F, et al. Differentiating Swyer syndrome and complete androgen insensitivity syndrome: a diagnostic dilemma. J Pediatr Adolesc Gynecol, 2014, 27 (3): e67-68.
8. Kim SM, Rhee JH. A case of 17 alpha-hydroxylase deficiency. Clin Exp Reprod Med, 2015, 42 (2): 72-76.
9. Sidhoum VF, Chan YM, Lippincott MF, et al. Reversal and relapse of hypogonadotropic hypogonadism: resilience and fragility of the reproductive neuroendocrine system. J Clin Endocrinol Metab, 2014, 99: 861-870.
10. Demir Karakilic I, Karabacak O, Karabacak N, et al. Gonadotropin-releasing hormone analog combined with depot medroxyprogesterone acetate in the management of endometrial hyperplasia a prospective randomized clinical study. J Reprod Med, 2016, 61 (7-8): 361-367.
11. Kim MJ, Kim JJ, Kim SM. Endometrial evaluation with transvaginal ultrasonography for the screening of endometrial hyperplasia or cancer in premenopausal and perimenopausal women. Obstet Gynecol Sci, 2016, 59 (3): 192-200.
12. Kazama M, Maruyama K, Nakamura K. Prevalence of dysmenorrhea and its correlating lifestyle factors in Japanese female junior high school students. Tohoku J Exp Med, 2015, 236 (2): 107-113.
13. Kural M, Noor NN, Pandit D, et al. Menstrual characteristics and prevalence of dysmenorrhea in college going girls. J Family Med Prim Care, 2015, 4 (3): 426-431.
14. As-Sanie S, Harris RE, Harte SE, et al. Increased pressure pain sensitivity in women with chronic pelvic pain. Obstet Gynecol, 2013, 122 (5): 1047-1055.
15. De Sanctis V, Soliman A, Bernasconi S, et al. Primary Dysmenorrhea in Adolescents: Prevalence, Impact and

Recent Knowledge. Pediatr Endocrinol Rev, 2015, 13 (2): 512-520.

16. Harada T, Momoeda M. Evaluation of an ultra-low-dose oral contraceptive for dysmenorrhea: a placebo-controlled, double-blind, randomized trial. Fertil Steril, 2016, 106 (7): 1807-1814.

17. Imai A, Matsunami K, Takagi H, et al. Levonorgestrel-releasing intrauterine device used for dysmenorrhea: five-year literature review. Clin Exp Obstet Gynecol, 2014, 41 (5): 495-498.

18. Chung SH, Kim TH, Lee HH, et al. Premenstrual syndrome and premenstrual dysphoric disorder in peri-menopausal women. J Menopausal Med, 2014, 20 (2): 69-74.

19. Tolossa FW, Bekele ML. Prevalence, impacts and medical managements of premenstrual syndrome among female students: cross-sectional study in College of Health Sciences, Mekelle University, Mekelle, northern Ethiopia. BMC Womens Health, 2014, 29 (14): 52.

20. Nevatte T, O'Brien PM, Bäckström T, et al. ISPMD consensus on the management of premenstrual disorders. Arch Womens Ment Health, 2013, 16 (4): 279-291.

21. Saeedian Kia A, Amani R, Cheraghian B. The Association between the risk of premenstrual syndrome and vitamin d, calcium, and magnesium status among university students: a case control study. Health Promot Perspect, 2015, 5 (3): 225-230.

22. Ford O, Lethaby A, Roberts H, et al. Progesterone for premenstrual syndrome. Cochrane Database Syst Rev, 2012, 3: CD003415.

第二十六章　排卵功能障碍

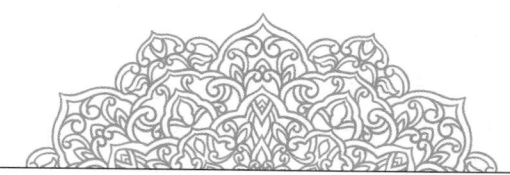

第一节　高催乳素血症

垂体催乳素（prolactin, PRL）是由腺垂体催乳素细胞合成分泌，主要生理作用是促进乳腺的发育和泌乳，并参与下丘脑 - 垂体 - 卵巢轴的调节。正常非孕期妇女的 PRL 水平一般 <30ng/ml，当各种原因导致非孕期妇女血清 PRL 水平持续高于正常值时，称为高催乳素血症（hyperprolactinemia）。

高催乳素血症在原发闭经或月经稀发中的发病率不高，但在继发闭经患者中有 10%~25% 存在，当闭经溢乳同时存在时，高催乳素血症的比例可高达 70%~80%。月经正常的妇女中有 5%~10% 可有泌乳，其中 27% 有高催乳素血症。

【病因】高催乳素血症是一种症状，而非一种独立的疾病，可由多种原因所致，包括生理因素、药物因素、病理因素（表 26-1）。常见引起病理性高催乳素血症的病因有垂体腺瘤、空蝶鞍综合征、原发性甲状腺功能减退、肝硬化、慢性肾功能不全等。

1. **垂体腺瘤（pituitary adenoma）**　高催乳素血症中 20%~30% 有垂体腺瘤，其中催乳素瘤最常见，占垂体腺瘤总数的 40%~70%。根据体积大小可以把催乳素瘤分为微腺瘤和大腺瘤两种，微腺瘤是指瘤体直径 ≤1cm 的肿瘤，大腺瘤是指瘤体直径 >1cm 的肿瘤。小的位于鞍内，没有压迫症状。大的催乳素瘤向鞍外发展，可能压迫视交叉、海绵窦内的脑神经、下丘脑、第二脑室和附近的脑组织。压迫或侵蚀视神经时，可引起视力障碍或视野缺损；海绵窦内的脑神经受压会产生相应的症状；第二脑室受压时引起侧脑室扩大、积水；脑组织受压迫时可导致头痛等。肿瘤偶尔可侵蚀鞍底并破坏骨质而长入鼻咽部。对侵犯鞍底的肿瘤来说，当治疗后肿瘤缩小，可能会发生脑脊液鼻漏。

垂体催乳素瘤多为良性肿瘤，恶性的极为罕见。绝大多数催乳素微腺瘤不再继续增大，只有约 7% 会继续生长。另外，部分垂体微腺瘤还会自然消退。垂体大腺瘤一般不会自然消失，如果不给予治疗往往会增大。

2. **空蝶鞍综合征（empty sella syndrome）**　是指由于先天性鞍膈解剖缺损（原发性）或鞍内肿瘤

手术、放疗后或其他原因(继发性)导致脑脊液进入鞍内,压迫垂体柄所致。空蝶鞍一词是 1951 年由 Bush 首先提出的,当时在尸体解剖时发现鞍膈不全缺失,垂体萎缩,蝶鞍即垂体窝空虚,充满了脑脊液。诊断依赖影像学检查,X 线片可见蝶鞍扩大,底部下陷呈特有气球状,出现此征象的人有 84% 患有空蝶鞍的可能。CT 或 MRI 可精确地在扩大的垂体窝中见到萎缩的垂体和充满了低密度的脑脊液。

3. **原发性甲状腺功能减退**(primary hypothyroidism) 约 40% 患者伴有血清 PRL 水平升高。患者血甲状腺素(T_4)水平低下,T_4 对下丘脑、垂体的负反馈抑制作用减弱,下丘脑分泌大量促甲状腺激素释放激素作用于垂体,使 PRL 细胞增生,垂体增大,导致高催乳素血症。

4. **特发性高催乳素血症** 临床较多见,PRL 水平轻度升高,并伴有症状,但经过仔细检查未找到病因。临床上发现的高催乳素血症多数为特发性。发病机制可能与垂体分泌 PRL 的细胞弥漫性增生有关。

5. **药物作用** 中枢神经系统有许多因子参与 PRL 分泌的调节,某些药物会影响这些因子的释放或与受体的结合,从而间接影响 PRL 的分泌。如果药物作用的结果是使 PRL 分泌增加,就会导致高催乳素血症的发生。引起高催乳素血症的药物很多,包括某些抗精神病药、抗抑郁药、雌激素和避孕药、多巴胺受体和 H_2 受体拮抗剂、抗心律失常和抗高血压药等。这些药物可直接作用于垂体 PRL 细胞的多巴胺受体,也可间接地影响下丘脑神经通路,影响 PRL 的分泌(表 26-1)。

表 26-1 高催乳素血症的病因

1. 生理因素

	妊娠、哺乳、精神压力、睡眠、运动、性交

2. 药物因素

抗精神病药物	氯丙嗪、奋乃静、舒必利、氟哌啶醇、阿普唑仑、奥氮平
抗抑郁药	丙米嗪、阿莫沙平、氯米帕明、阿米替林、去甲替林、帕罗西汀、氟西汀等
降压药	维拉帕米、α-甲基多巴、利血平、拉贝洛尔
抗惊厥药	苯妥英
胃肠动力药	甲氧氯普胺、多潘立酮
其他	雌激素、麻醉药、西咪替丁、阿片类、美沙酮、吗啡、可卡因、大麻、酒精、西布曲明(曲美)等

续表

3. 病理因素

全身性疾病	原发性甲状腺功能减退、肾上腺功能不全、多囊卵巢综合征、肾功能不全、肝硬化、假孕、癫痫发作
下丘脑疾病	肿瘤(颅咽管瘤、无性细胞瘤、脑膜瘤等)、头颅放射治疗
垂体疾病	垂体催乳素瘤、肢端肥大症、库欣综合征、淋巴细胞性垂体炎、空蝶鞍综合征等
垂体柄损伤	
神经源性	胸壁病变、脊髓损伤等
异位催乳素分泌特发性	肾细胞癌、卵巢畸胎瘤、性腺母细胞瘤、非霍奇金淋巴瘤、宫颈癌、结直肠癌等

【临床表现】

1. **异常泌乳** 是指非妊娠或产后停止哺乳 >6 个月仍有乳汁分泌,多为双侧性,乳汁与哺乳期的乳汁相似,若为血性或水样,则不应视为泌乳。30%~90% 的患者表现为异常泌乳,发生率与 PRL 分子量、乳腺 PRL 受体数量和敏感性、内源性雌激素水平及检查者的技巧等有关。泌乳的发生率与血 PRL 水平不呈正比,一些 PRL 水平显著升高的患者有时不表现出泌乳,可能是大分子或超大分子 PRL 分泌增加有关。而有泌乳症状也并不一定意味着高催乳素血症。

2. **月经异常** 以继发闭经或月经稀发最为常见,也有部分患者表现为月经量减少、月经频发等。由于 PRL 升高,下丘脑-垂体-卵巢轴处于抑制状态,血卵泡刺激素(follicle stimulating hormone,FSH)和黄体生成素(luteinizing hormone,LH)水平可能在正常卵泡早期水平,也可能比正常卵泡早期水平低。但高催乳素血症者并非都出现闭经,它与卵巢功能被抑制的程度有关。

3. **不孕不育** 由于卵巢功能障碍,无排卵或黄体功能不足,可导致不孕或流产。

4. **头痛** 肿瘤压迫神经可引起头痛,腺瘤可自发性出血,严重时可突发剧烈头痛、呕吐等症。

5. **视野缺损** 当垂体肿瘤压迫视交叉时,可导致双侧颞侧视野缺损。

6. **其他** 使其他垂体激素分泌降低,引起相关症状,如促甲状腺激素或促肾上腺皮质激素分泌减少导致甲状腺或肾上腺皮质功能降低;长期性腺功能低下导致骨量减少、性欲降低等低雌激素症状。

【诊断】

1. **病史** 对于出现月经稀乱、闭经、溢乳等症状的生育年龄女性，详细的病史采集是十分重要的，通过对月经史、分娩史、哺乳史、慢性病史、手术史、近期药物服用史的了解，可初步排除或考虑为生理性、药物性或病理性的情况。

2. **体格检查** 一般情况如肥胖、体毛分布、泌乳等，有无甲状腺功能减退、性腺功能低下的表现，妇科检查时进行宫颈 Insler 评分了解内源性雌激素状态、生殖器官有无萎缩、有无异常增大等情况。

3. **辅助检查** 性激素测定和影像学检查是诊断的关键。

(1) 血清性激素测定：当育龄期女性出现月经稀乱、闭经等症状时，应常规检测血清性激素，包括雌二醇(estradiol，E_2)、FSH、LH、PRL、孕酮(progesterone，P)、睾酮(testosterone，T)。通常在早卵泡期检测(月经第 3~5 天)，检测前 2~3 个月尽量避免使用性激素类药物，如口服避孕药等，以免影响检测结果。闭经患者可随时检查，无需等待自然月经来潮或使用孕激素撤退性出血。

虽然血清 PRL 水平在月经周期中变化不明显，但 PRL 为脉冲式释放的垂体激素，一些生理因素，如寒冷、运动、睡眠、紧张或应激等均可使 PRL 分泌增加，导致一过性高催乳素血症。因此，如果初次检查发现 PRL 轻度升高时(<100ng/ml)，需严格按以下要求采血后再次检测，以排除生理因素的干扰：早晨空腹或进食纯碳水化合物，于上午 9~11 点到达医院，清醒静坐 30 分钟后抽血。由于静脉穿刺引起的精神紧张也可能导致 PRL 轻度升高(通常不超过 40~60ng/ml)，尽量做到"一针见血"。另外，间隔 30 分钟抽 2 次血化验也能有效避免精神因素的干扰。

特发性高催乳素血症患者的血 PRL 水平一般轻度升高，很少超过 100ng/ml；当血清 PRL 水平超过 100ng/ml 时，应考虑垂体催乳素瘤的可能；一些药物也可导致显著的高催乳素血症。

此外，无症状的高催乳素血症应考虑大分子催乳素血症(macroprolactinemia)的可能。症状明显而血清 PRL 正常，需排除由于 PRL 浓度过高而产生的"HOOK 效应"。

(2) 头颅 MRI 检查：可了解有无垂体瘤、空蝶鞍症或垂体柄受压等病变。虽然垂体瘤患者的 PRL 水平通常都明显升高，但不能因 PRL 仅轻度升高而排除垂体瘤。

(3) 视野检查：如瘤体大或有压迫症状的患者应常规筛查视野。

【治疗】开始治疗前，先排除生理因素或服用抗多巴胺能药物所致的高催乳素血症。药物导致的功能性无症状高催乳素血症，可与专科医师商量后，暂停药物或替换成对 PRL 影响较小的药物，再重新进行评估。

无症状的垂体微腺瘤可不治疗，但需要随访，包括症状、血 PRL 水平和垂体影像学检查。有症状的特发性高催乳素血症和垂体催乳素瘤(不管是微腺瘤还是大腺瘤)的一线治疗方案是多巴胺(dopamine，DA)受体激动剂。药物治疗可使大部分患者的 PRL 降至正常，性腺功能恢复，瘤体缩小。由于绝大部分(90%~95%)的垂体微腺瘤都不会长大，因此年龄较大、没有生育要求的患者，可用雌孕激素补充治疗。但是垂体大腺瘤或微腺瘤导致不孕、性腺功能低下、泌乳，以及肿瘤压迫症状者必须接受 DA 治疗。DA 除治疗作用外，还可以作为辅助确诊的手段。垂体瘤和高催乳素血症同时存在并不能百分百确诊为垂体催乳素瘤。DA 治疗后，如果血清 PRL 降至正常，同时瘤体显著缩小(>75%)，可确诊为垂体催乳素瘤；血清 PRL 下降但瘤体不缩小，提示可能是其他细胞类型的垂体肿瘤；如果 PRL 不下降，瘤体也不缩小，考虑为顽固性垂体催乳素瘤。

1. **一线治疗**

(1) 多巴胺受体激动剂：常用药有溴隐亭、α-二氢麦角隐亭和卡麦角林。

1) 溴隐亭(bromocriptine)：是多巴胺 D_1、D_2 受体激动剂，能抑制垂体 PRL 分泌，使垂体催乳素瘤细胞变性坏死，缩小瘤体。溴隐亭口服后吸收迅速，1~2 小时起效。溴隐亭的主要不良反应是胃肠道反应(恶心、便秘)头痛、鼻塞和直立性低血压，多在短期内消失。小剂量开始、餐中服药可减轻不良反应。用法：初始剂量每天 1.25mg，3~7 天后逐步加大剂量，直至常用有效剂量 5.0~7.5mg/d。服药 1 个月后复查血 PRL 水平，以指导剂量调整。血清 PRL 降至正常后可逐渐减量，直至最低有效剂量 1.25~2.5mg/d。如每天口服 15mg 溴隐亭仍未达到治疗效果，为溴隐亭抵抗，需考虑调整治疗方案。对口服不耐受者可阴道给药，由于阴道吸收完全，且避免了肝脏的首过作用，因此阴道用药量小，一般每晚阴道内放置溴隐亭 2.5mg。

2）α-二氢麦角隐亭：是高选择性的多巴胺D_2受体激动剂及α肾上腺素能拮抗剂。初始剂量5mg，每天两次，餐中服用，1~2周后加量，根据血PRL水平逐步调整至最佳剂量维持，一般为20~40mg/d。由于不影响多巴胺D_1受体，因此，无直立性低血压的心血管副作用。

3）卡麦角林（cabergoline）：高选择性多巴胺D_2受体激动剂，半衰期长。与溴隐亭相比，抑制PRL的作用更强，80%~100%的垂体微腺瘤和75%~95%的垂体大腺瘤的PRL都可降至正常。副作用相对较少，可作为溴隐亭抵抗或不耐受患者的治疗选择。服用方法：起始剂量0.5mg，每周1~2次，第2周起逐步加量，常用剂量为0.5~2.0mg。由于服用方便，依从性也更好。

对于有生育计划的患者，需注意药物在妊娠期使用的安全性问题。由于缺乏α-二氢麦角隐亭和卡麦角林在妊娠期使用的资料，而溴隐亭有更确定的安全性，因此后者更适合作为备孕患者的治疗选择。

（2）药物治疗的随访：特发性高催乳素血症和垂体催乳素瘤的DA治疗是一个长期、持续的过程，定期随访十分重要。定期检测血PRL水平，评估性腺功能的恢复情况，根据疗效调整药物剂量；垂体催乳素瘤的患者每1~2年复查鞍区MRI。据文献报道，经过6~24个月的DA治疗，70%~100%的患者可瘤体缩小，30%~70%有望肿瘤消失，而以卡麦角林的效果更显著。

（3）少见、罕见并发症的随访：垂体大腺瘤在启动DA治疗或药物撤退过程中偶发垂体瘤卒中，表现为严重、突发性头痛、恶心、眩晕等。在瘤体快速缩小过程中，有视交叉受损、脑脊液漏等罕见并发症的报道。

PRL微腺瘤患者如血清PRL水平恢复正常、临床症状消失，可考虑减量；大腺瘤患者除随访PRL水平至正常，还需行MRI检查，确认瘤体明显缩小后方可开始缓慢减量。通常每1~2个月减量溴隐亭1.25mg/d，并随访PRL水平。药物减量过程中如发现症状反复、血清PRL水平升高等情况，应查找原因，决定是否需再加量。

（4）停药时机：DA短期治疗只能抑制催乳素瘤细胞的增殖。Colao等对卡麦角林治疗停止后的复发率做了随访。停药指征：血PRL降到正常，同时MRI检查确定瘤体消失或体积缩小≥50%，并且肿瘤与视交叉有5mm的距离时。随访18个月，微

腺瘤的复发率为30%，大腺瘤的复发率为36%。荟萃分析发现，卡麦角林治疗两年以上后停药可获得最佳的疾病缓解。国内共识推荐的停药时机是小剂量溴隐亭维持PRL水平正常，MRI检查肿瘤消失或呈空泡蝶鞍，疗程达2年以上。停药后需密切随访，初期每个月复查血PRL，3个月后可每6个月一次。如PRL升高，仍需长期服用最低有效剂量维持。

2. 二线治疗

（1）手术治疗：如DA治疗无效，或患者不能耐受DA副作用，或有精神疾病等情况，不适合接受DA治疗者，可行经蝶窦的腺瘤切除术。手术效果与手术者的技巧有很大关系，据文献报道，由于DA抵抗，或药物不耐受，或患者要求而施行手术治疗者，71%~100%术后PRL降至正常。手术有损伤正常垂体组织的风险，可导致术后垂体功能低下，并致卵巢功能低下、甲状腺功能减退等，需要性激素补充治疗或甲状腺素治疗。

（2）放疗：放疗副作用明显，很少用于治疗垂体催乳素瘤，仅适用于药物治疗不能坚持或耐受、不愿手术或不能耐受手术的患者。

【管理】高催乳素血症和垂体PRL微腺瘤通过干扰下丘脑-垂体-卵巢轴的正常反馈机制影响卵巢排卵和黄体功能，常导致不孕。DA治疗可使90%的患者恢复排卵，是不孕患者的首选治疗方法，二线治疗方法是经蝶窦腺瘤切除。

妊娠期垂体催乳素瘤的管理面临两个问题：①DA对胎儿发育的影响。DA可通过胎盘，因此妊娠期应避免使用。如果妊娠期肿瘤生长并出现临床症状时，则有使用指征。现有证据表明，与正常人群相比，妊娠期使用溴隐亭并不增加自然流产、多胎妊娠、早产、先天性畸形的发生率；但关于卡麦角林在妊娠期使用安全性的证据仍有限。②高雌激素环境对垂体瘤的影响。垂体微腺瘤在妊娠期长大的风险很小（2.4%），垂体大腺瘤在孕前接受手术/放疗者，孕期肿瘤长大的比例为4.7%，而孕前未治疗者这一比例增加到21.0%。妊娠期血清PRL水平会出现生理性升高，因此仅凭借PRL水平难以诊断垂体催乳素瘤，也难以对孕前存在的垂体瘤在妊娠期的变化进行评估。妊娠合并垂体瘤的患者，孕期不推荐常规复查MRI，可通过视野检查进行随访，当患者出现头痛、视野缺损等提示肿瘤长大的症状时，需进行MRI检查。

（李儒芝　于传鑫　朱洁萍）

第二节 多囊卵巢综合征

多囊卵巢综合征（polycystic ovary syndrome, PCOS）是生育年龄妇女最常见的内分泌紊乱性疾病，发生率在育龄期妇女中占5%~10%。1935年，Stein和Leventhal报道了7例闭经、多毛、卵巢增大的病例，当时被称为Stein-Leventhal综合征。此后，随着病例报道的增加，人们发现该综合征以双侧卵巢囊性增大为主要特征，1960年该病被命名为多囊卵巢综合征。之后数十年，随着对疾病研究的深入，发现该病是以高雄激素血症和长期无排卵为主要特征，同时普遍存在胰岛素抵抗，患者不仅存在生殖轴功能的紊乱，还常伴有代谢功能的失调，影响女性一生的健康。

【病理生理】

1. 下丘脑-垂体-卵巢轴功能紊乱　PCOS的发病机制尚不明确。患者下丘脑分泌促性腺激素释放激素（GnRH）的脉冲频率增加，导致LH合成增加，使FSH相对不足。持续高水平的LH作用于卵巢的卵泡膜细胞和间质细胞，使雄激素的合成增加；而由于FSH相对不足，颗粒细胞中芳香化酶活性低，不能将增多的雄激素转化为雌激素，从而导致高雄激素血症。高雄激素血症影响卵泡的生长发育，使卵泡停留在直径2~9mm的小窦卵泡阶段，无法发育成优势卵泡，卵巢呈"多囊"表现（图26-1）。

2. 胰岛素抵抗（insulin resistance, IR）　IR是指各种原因使胰岛素促进葡萄糖摄取和利用的效率下降。IR时，胰岛B细胞会代偿性分泌过多胰岛素以维持血糖的稳定，表现为高胰岛素血症。PCOS患者有40%~60%伴有胰岛素抵抗和高胰岛素血症，肥胖会加重IR。高胰岛素血症使腺垂体分泌LH的脉冲和频率增加，形成高LH；作用于卵巢，使大量卵泡募集启动，形成多囊卵巢（polycystic ovary, PCO）；高胰岛素同时又抑制肝脏性激素结合球蛋白（sex hormone-binding globulin, SHBG）的合成，使循环中游离状态的雄激素增多，加重高雄激素血症。

3. 肾上腺功能紊乱　部分患者肾上腺分泌雄激素功能紊乱，表现为脱氢表雄酮（dehydroepi-androsterone, DHEA）、硫酸脱氢表雄酮（DHEA-S）

水平升高，可能与肾上腺甾体激素合成的关键酶（P450c17α）活性增加及肾上腺对促肾上腺皮质激素的敏感性增加有关。

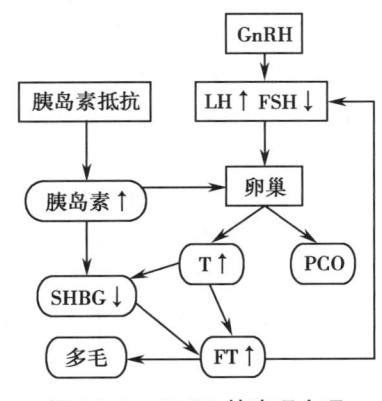

图26-1　PCOS的病理生理

【临床表现】

1. 月经异常　月经失调是最常见的临床表现，主要为无排卵所致。多数表现为月经稀发和继发闭经，少部分可表现为周期或经期无规律性的不规则阴道出血。月经异常往往在青春期就开始出现，通常表现为初潮后月经稀发，周期逐渐延长，甚至闭经。

2. 不孕不育　不孕通常由排卵功能障碍所致；由于卵泡发育障碍、高雄激素血症、胰岛素抵抗等不利因素，即使偶有排卵，受孕后的流产率亦较高。

3. 高雄激素症状

（1）多毛：是PCOS高雄激素血症的重要表现，主要表现在面部（上唇、下颌）、乳晕、胸腹部中线、大腿内侧或阴毛等部位。国外常用Ferriman-Gallway（F-G）毛发评分法记录多毛的情况，总分≥6分诊断为多毛。但性毛的生长分布除了与雄激素增多有关外，人种间的差异很大，欧美人毛发旺盛，亚洲人毛发较少，因此PCOS是否存在多毛及多毛的程度，应按背景人群的情况来判断。

（2）痤疮：面部、胸、背部连续3个月以上反复发作的痤疮。

（3）其他：还可表现为脂溢性皮肤。

4. 肥胖　PCOS患者肥胖的发生率>50%，且多为腹型肥胖。健康亚洲人BMI的正常范围是18.5~22.9kg/m²，BMI≥23kg/m²为超重（肥胖前期），BMI≥25kg/m²为Ⅰ度肥胖，BMI≥30kg/m²为Ⅱ度肥胖；而腰围≥80cm或腰臀比（WHR）≥

0.8 为腹型肥胖。肥胖者胰岛素抵抗、高胰岛素血症及糖代谢异常的风险增加，并加重高雄激素症状和月经异常。

5. 黑棘皮病 黑棘皮病系皮肤病变，在颈后、腋下、乳房下、腹股沟等皮肤皱褶处色素沉着、皮肤增厚，扪诊可有绒毛感。组织学显示角化过度，真皮乳头增生。黑棘皮病是胰岛素抵抗的标志。

【卵巢的变化】 典型的变化为双侧卵巢增大，表面灰白色，切面可见皮质层增厚，在皮质下有 2~10mm 大小的囊状卵泡，此为不同发育阶段及闭锁的卵泡，卵泡内颗粒细胞层很薄，而泡膜细胞层增厚。有时可见髓质部增生。以往曾用腹腔镜观察卵巢的形态或活检做诊断。但近年来可经超声检查卵巢的形态和卵泡的大小和数目做诊断，且观察效果比腹腔镜更全面。经阴道或经肛门超声比经腹部超声检查更准确，尤其对肥胖者。卵巢的上述形态学变化称多囊卵巢。

【辅助检查】

1. 血清生殖激素测定

（1）雄激素：雄激素增多是 PCOS 的主要特征，主要表现为血清 T 和雄烯二酮（Δ4A）水平升高，一般不超过女性正常参考值上限的两倍。PCOS 患者高雄激素血症的发生率为 60%~80%，仅为轻度升高，且浓度不稳定，因此并不能因为总睾酮水平正常而排除 PCOS 或高雄激素血症，因有生理功能的是游离状态的雄激素，但是由于受检测手段的限制，游离睾酮水平不易准确检测，故临床上可以通过检测性激素结合球蛋白水平来间接评估游离雄激素的水平：游离睾酮指数（free testosterone index，FTI）= 总睾酮 / 性激素结合球蛋白 × 100%。DHEA 和 DHEA-S 水平升高意味着肾上腺来源的雄激素增多。

（2）LH：高 LH 血症也是 PCOS 常见的病理生理特征，由于 GnRH 脉冲的频率增加，腺垂体合成和分泌 LH 的幅度和频率均增加，而 FSH 的水平较稳定，因此提出当 LH 不低于 8mU/ml 时，LH/FSH ≥ 2~3 为 PCOS 的诊断标准。但肥胖患者的 LH/FSH 比值常在正常范围，可能与瘦素抵抗和高瘦素血症对中枢 LH 的抑制作用有关。因此，自 2003 年鹿特丹会议以来，已不作为诊断标准。

（3）PRL：PCOS 患者中少数有 PRL 升高者，但仅为轻度升高。

（4）E_2：PCOS 虽然有很多生长中的卵泡，但由于成熟障碍，无法发育成优势卵泡，因此雌二醇水平并不高，通常仅相当于早卵泡期水平。

2. 糖、脂代谢异常的筛查 PCOS 患者普遍存在胰岛素抵抗，尤其是腹型肥胖者，糖耐量异常、2 型糖尿病、血脂异常的风险增加，因此需要筛查是否存在胰岛素抵抗和糖脂代谢的异常。胰岛素抵抗诊断的金标准是高胰岛素正葡萄糖钳夹试验，但实用性差，无法普及。临床可通过简易指标，如空腹血胰岛素水平（FINS）或稳态模型的胰岛素抵抗指数（HOMA），[HOMA-IR= 空腹血糖（FPG，mmol/L）× FINS（mU/L）/22.5]来判断。部分患者空腹胰岛素可在正常范围，但如果口服葡萄糖耐量试验（oral glucose tolerance test，OGTT）过程中胰岛素分泌异常，如糖负荷后 30 分钟胰岛素分泌峰后移（超过糖负荷后 30 分钟）或 180 分钟不能回落至正常，也可判断为胰岛素抵抗。需要注意的是，胰岛素浓度测定的变异远远大于血糖测定，且受测定方法的影响，因此建议实验室能建立自己的正常参考值。

【诊断】 PCOS 的病因未明，临床表现和病理生理改变呈高度异质性，至今仍无统一的诊断标准。2003 年鹿特丹的欧洲人类生殖及胚胎学会与美国生殖医学学会（European Society of Human Reproduction and Embryology and American Society of Reproductive Medicine，ESHRE/ASRM）的专家共识提出如下诊断标准：①稀发排卵或无排卵；②高雄激素的临床和 / 或生化指标；③多囊卵巢（超声检查至少见到一个卵巢内 2~9mm 的卵泡数 ≥ 12 个，或卵巢体积 ≥ 10ml）。超声检查时间为月经第 3~5 天，对月经稀发或闭经者可随机检查。在除外其他病因（如先天性肾上腺皮质增生症、分泌雄激素肿瘤、皮质醇增多症等）的前提下，上述三项诊断标准中满足两项即可作诊断。

1. 2011 年中华医学会妇产科学分会妇科内分泌学组提出了我国的 PCOS 诊断标准和分型如下：

（1）疑似 PCOS：月经稀发或闭经或不规则子宫出血是诊断的必需条件。另外再符合下列两项中的一项，即可诊断为疑似 PCOS：①高雄激素的临床表现或高雄激素血症；②超声表现为 PCO。

（2）确诊 PCOS：具备疑似 PCOS 诊断条件后，还必须排除其他可能引起高雄激素的疾病和引起排卵异常的疾病，可确诊为 PCOS。

2. PCOS 的分型

（1）经典型 PCOS：月经异常和高雄激素，有或无 PCO，代谢障碍表现较重。

（2）无高雄激素 PCOS：无高雄激素的 PCOS（仅有月经异常和 PCO），代谢障碍比较轻。

【鉴别诊断】

1. 迟发型先天性肾上腺皮质增生症（adrenal cortical hyperplasia，CAH）　以 21- 羟化酶缺陷最常见，青春期发病，有高雄激素血症、无排卵等临床表现，易与 PCOS 混淆。实验室检查 T 升高且 17- 羟孕酮高于 2ng/ml 可排除 PCOS，诊断为本病。轻症者 17- 羟孕酮升高不明显，但促肾上腺皮质激素刺激试验表现为亢进。

2. 皮质醇增多症（hypercortisolism）（又称库欣综合征）　虽有高雄激素的表现，但以肥胖、满月脸、水牛背和高血压为特征。血清皮质醇升高，且失去昼夜节律；24 小时尿游离皮质醇检测，正常值 <100μg，检测稳定、方便；小剂量地塞米松抑制试验，抑制率 <0.7 可确诊。

3. 分泌雄激素肿瘤　雄激素显著升高，T>200ng/dl 可考虑卵巢来源的分泌雄激素肿瘤；DHEA-S>7 000ng/dl 时考虑来源于肾上腺的肿瘤。超声或磁共振检查，有助于诊断。

4. 甲状腺功能异常　根据甲状腺功能和抗甲状腺抗体检测来排除。

5. 早发型卵巢功能不足　年龄 <40 岁，月经稀发或闭经至少 4 个月，两次随机（间隔 >4 周）FSH>25U/L 可考虑本病。

【治疗】由于 PCOS 的病因未明，临床表现多样，故处理应该个体化治疗，解决患者的临床问题，同时还应重视对远期并发症的预防。

1. 生活方式的调整　生活方式调整是 PCOS 的一线治疗措施，是基础治疗。肥胖是大多数 PCOS 患者面临的问题，高胰岛素血症、代谢紊乱、高雄激素血症，以及因此而导致的月经异常、不孕和远期并发症的发病风险，都与过量脂肪的堆积，尤其是腹部脂肪的堆积有关。无论是否已经发生胰岛素抵抗或糖、脂代谢的异常，对于超重或肥胖 PCOS 患者，都应通过饮食控制、增加运动的方式进行减脂减重，这是 PCOS 最重要的一线治疗环节。

调节饮食主要包括低糖、低脂（不饱和脂肪酸为主）、增加高纤维素食物和控制总热量摄入。另外，食物的处理方式也很重要，要减少饮食中晚期

糖基化终末产物（advanced glycation end product，AGE）的摄入，同样的食物，烧烤或油炒的方式产生的 AGE 会成倍增加。规律运动也是减重治疗的重要内容，大量的研究已证实运动与饮食控制相结合，可有效地减少身体脂肪量，增加胰岛素敏感性。建议每周至少 150~180 分钟的有氧运动（如健步走）。每人的饮食量和运动量按肥胖程度调整，以每周减少体重 0.5kg 为宜。减肥后改善胰岛素抵抗，降低血脂，且可改善生殖激素和临床表现。但必须持之以恒，因减肥并非易事，需有耐心和信心，若见成效，更不能懈怠，因丢失的体重很容易重获。BMI>28kg/m^2，可加用药物治疗。

2. 调节月经周期　PCOS 患者月经异常的原因是排卵功能障碍，患者除有不孕、流产等问题，长期无排卵使子宫内膜缺乏孕激素的保护，子宫内膜癌的发病风险增加 2~3 倍。因此，调整月经周期更重要的意义在于保护子宫内膜，降低子宫内膜癌的风险。

（1）复方口服避孕药（combined oral contraceptive，COC）：是最常用的调节月经周期的药物，由高效能的人工合成雌激素（炔雌醇）和孕激素组成。口服避孕药除了调节月经周期，还有降低雄激素的作用，因此能很好地缓解痤疮、体毛增多，同时还为无生育要求者提供了可靠的避孕措施。各类复方口服避孕药之间除了炔雌醇的剂量有差别，孕激素的种类也不同。含有环丙孕酮的复方口服避孕药，还能通过在外周竞争雄激素受体降低雄激素的生物学效应，因此被认为是降雄激素作用最强的口服避孕药。

但是，口服避孕药对糖脂代谢有不利影响，研究发现，即使短期（3 个月）使用炔雌醇环丙孕酮片，也会影响体重和血脂代谢（BMI 升高，总胆固醇升高）。因此在肥胖 PCOS 患者中长期使用 COC 需注意药物副作用问题。

PCOS 患者子宫内膜癌的风险增加 2~3 倍，因此，对于有 COC 禁忌证或慎用情况，或患者对 COC 使用有顾虑的患者，应定期超声检查监测子宫内膜情况，并周期性地使用孕激素撤退，以保护子宫内膜。

（2）孕激素：对于无明显高雄激素体征或有 COC 使用禁忌证或相对禁忌证的患者，仅从调整月经周期、保护内膜的角度出发，可以用单一孕激素治疗。因治疗是长期的，为减少药物副作用，尽量选择天然或接近天然的孕激素，如地屈孕酮或黄体酮胶囊。根据平时的月经周期及内源性雌激

素的水平,选择每 1~2 个月使用一次孕激素治疗,建议至少每 2 个月有一次完整的内膜撤退性出血,不要超过 3 个月。以地屈孕酮为例,每次连续服用 10~14 天,每天 10~20mg,可使增殖期子宫内膜完全转为分泌期,起到保护子宫内膜的作用。对于无生育要求的患者,左炔诺孕酮宫内缓释系统(levonorgestrel-releasing intrauterine system,LNG-IUS)也是一个很好的选择。

3. 降低雄激素 PCOS 患者的高雄激素问题有很大的个体差异,部分患者仅有雄激素增多的生化表现,而并无雄激素增多的皮肤表现;另一部分患者则会出现反复痤疮、多毛及脂溢性脱发等雄激素增多的症状,症状的严重程度也各不相同。

(1)雌孕激素联合疗法:首选 COC。人工合成的孕激素生物效应强,可明显抑制 LH 和 FSH 的分泌,LH 和 FSH 下降后,卵巢功能静止,合成分泌的 T 下降,增大的卵巢也缩小。COC 中的炔雌醇可使肝脏生成的性激素结合球蛋白增加,使游离睾酮水平下降。其中降雄激素效果最强的是炔雌醇环丙孕酮,其孕激素成分为环丙孕酮,具有明显降低雄激素作用,为治疗本病的首选。注意掌握药物禁忌。

(2)醛固酮拮抗剂:螺内酯能通过抑制卵巢和肾上腺的雄激素合成,抑制 5α- 还原酶活性,在皮肤毛囊部位竞争雄激素受体等起到抗雄激素的作用。文献报道的剂量是每天 25~200mg,常用量为 60~120mg/d。服药期间需注意监测血钾水平,肾功能不全者应慎防高血钾的危险。螺内酯还能降低雌激素水平,因此服药期间常会发生不规则出血,与雌孕激素联合法同时应用可防止出血。

(3)其他:非那雄胺可抑制 5α- 还原酶,酮康唑、氟他胺能竞争雄激素受体而起治疗作用。

4. 改善胰岛素抵抗 胰岛素抵抗不仅会加重高雄激素血症、卵巢排卵功能障碍、不孕,也是 2 型糖尿病的前期病变。改善胰岛素抵抗无论对生殖功能还是心血管健康都很重要。一线治疗措施是生活方式的调整,其次是药物治疗。

(1)双胍类:二甲双胍能增加胰岛素敏感性,降低胰岛素和睾酮水平,是 PCOS 伴胰岛素抵抗患者最常用的药物,也有益于改善生育力。对于接受促性腺激素促排卵的孕妇,二甲双胍可以显著提高妊娠率和活产率,同时也减少卵巢过度刺激综合征(ovarian hyperstimulation syndrome,OHSS)的发生。常用剂量为 850~1 500mg/d。常见不良反应有恶心、呕吐、轻度腹泻,从小剂量开始逐步递增的服药方法,可避免或减轻不良反应的发生。罕见的是乳酸性酸中毒。

(2)噻唑烷二酮类:可促进调节血糖基因的表达,降低胰岛素和雄激素,并有助于恢复排卵。常用药物如盐酸吡格列酮,15mg/d,按病情调节剂量,对有糖耐量异常的患者,可联合二甲双胍使用。

5. 治疗不孕 PCOS 患者不孕的治疗策略包括生活方式调整、促排卵和辅助生殖。常用促排卵药物有枸橼酸氯米芬(clomiphene citrate,CC)、来曲唑、人绝经促性腺素(clomiphene citratehuman menopausal gonadotropin,HMG)、卵泡刺激素(FSH),药物无效时可用卵巢打孔或辅助生殖技术。笔者认为:

(1)用促排卵药前,降低 LH、T,缩小卵巢体积为必需的条件,但不必要求下降到正常,多卵泡也不必明显减少。

(2)CC 和 HMG:易于促使多卵泡生长,影响疗效。FSH 递增法促卵泡生长稳定,效果较好,但疗程稍长。若开始与少量 HMG 联合应用,有利于及早启动卵泡生长。一旦启动卵泡生长,应只用 FSH 促卵泡继续生长,可减少卵巢过度刺激。

(3)来曲唑:通过阻断雌激素合成,降低雌激素对垂体的负反馈,使 FSH 分泌增加,启动卵泡生长,效果良好,且无抑制宫颈黏液分泌和子宫内膜生长的作用。据文献报道其排卵率与 CC 相当,但是单个卵泡成熟率、活产率显著高于 CC。

(4)腹腔镜下卵巢打孔(Laparoscopic ovarian drilling,LOD):是 CC 抵抗患者的二线治疗方法。国际上多个妇产科学会推荐有以下情况的患者采用 LOD 促排:高 LH 血症、体重指数正常、需要腹腔镜评估盆腔情况、因随访依从性差而不适合接受促性腺激素促排卵治疗。

(5)辅助生殖技术(assisted reproductive technology),如体外受精 - 胚胎移植术(in vitro fertilization and embryo transfer,IVF-ET)、体外成熟培养(in vitro maturation,IVM),是排卵障碍性 PCOS 不孕症的三线治疗方法,应用于药物或药物 - 手术 - 药物治疗无效者。但是高雄激素、高 LH 和卵巢多囊的情况下,超促排卵的 OHSS 风险增加。因此,开始治疗前建议用 OCP 降调节垂体功能,能减少 OHSS 的发生,改善 IVF 结局。

(6)心理疏导:不治之症、生育无能是患者或家长常有的错误观念。应让患者充分认识到,通过治疗可将病理生理调节到近似正常状态。虽难以正常排卵，但至少保持"月经"正常，身心健康。诱发排卵解决生育问题，已获公认。辅助生殖技术可解决难治者。因此，对患者或家属的解说，正确认识本病，消除顾虑，配合治疗和随访，是治疗开始前的重要步骤。

【预后和并发症】

1. PCOS 是慢性疾病，无彻底治愈的方法，妊娠分娩后有月经恢复正常者，亦有复发者。

2. 长期无排卵，雌激素持续作用于子宫内膜，可导致子宫内膜增生症或子宫内膜腺癌。应定期应用孕激素，转变内膜，定期脱落，避免内膜病变。

3. 长期的生殖内分泌和代谢异常，可导致肥胖、2 型糖尿病、高血脂、高血压和心血管疾病。及早进行医疗干预，可防后患。

（朱洁萍　于传鑫）

第三节　未破裂卵泡黄素化综合征

未破裂卵泡黄素化综合征（luteinized unruptured follicle syndrome, LUFS）是卵泡生长发育和排卵过程中发生的异常情况，属于亚临床疾病。临床上观察诱发排卵时排卵率和妊娠率不一致的情况，Townsend 和 Kase 等认为这可能是未破裂的卵泡黄素化所致。Jones 和 Jewelenicz 等指出发生未破裂卵泡黄素化综合征时，虽然未排卵，但未破裂卵泡的颗粒细胞在 LH 的作用下黄素化，因此仍可以检测到孕酮水平的升高。未破裂卵泡黄素化综合征有两种类型：①成熟型黄体化未破裂卵泡（luteinized unruptured follicle, LUF）：血清 $E_2>200pg/ml$，$P<2.5ng/ml$；②早黄素化未破裂卵泡：血清 $P>2.5ng/ml$，而 $E_2<200pg/ml$）。

未破裂卵泡黄素化综合征在已育和未孕的女性中均有发生，文献报道的发生率不一。曾有报道 160 名已育女性在腹腔镜检查中发现有 9.4% 为此病。另一篇荟萃分析，507 名不孕症女性行腹腔镜检查，未破裂卵泡黄素化综合征的发生率为 42.2%（29.3%~68.3%）。归缓琪等报道了 71 例月经正常、基础体温双相型的不孕症患者中，未破裂卵泡黄素化综合征的发生率为 53.5%。Kenin 等报道了 66 例月经规则的不孕症患者，在 183 个周期中超声监测到 4.9% 的未破裂卵泡黄素化综合征。故此，目前认为未破裂卵泡黄素化综合征是一种偶发的生理现象。

【发病机制】 卵泡正常生长发育成熟后，卵子排出是必然的事件。排卵过程涉及生殖激素和生物化学变化。排卵过程有 3 个重要阶段：①减数分裂再启动；②卵泡壁被消化，破裂；③颗粒细胞黄素化，最终排卵后的卵泡形成黄体。排卵过程由 LH、FSH 的峰状分泌所激发，主要由 LH 所激发。LH 诱导颗粒细胞的甾体快速性调节蛋白（StAR）表达升高，而氧化酶（Cyp19a1）表达降低，这种快速反应可以有效地合成孕激素，同时促进卵泡排卵。近来研究发现，表观遗传也通过 DNA 甲基化和组蛋白改变调控 StAR、Cyp19a1 基因启动子而调控卵泡排卵。因此，关于未破裂卵泡黄素化综合征的发生机制，目前比较多的解释为 LH 峰状分泌的水平不够，分泌量达不到排卵所需要的阈值，无法激发导致卵泡壁被消化和破裂的生物化学和组织学变化，无法诱发排卵；但 LH 的水平又足以激发减数分裂的再启动和颗粒细胞黄素化，因此仍有孕酮的分泌，但孕酮水平低于正常黄体期。在动物实验和人类研究中均发现有上述的变化，但亦有研究发现未破裂卵泡黄素化与 LH 水平无关，而与 LH 受体量下降有关。

未破裂卵泡黄素化还可能与前列腺素有关。动物实验发现吲哚美辛能使卵泡增大，卵泡壁黄素化，但卵泡不破裂；健康志愿者在使用前列腺素合成酶抑制剂后，未破裂卵泡黄素化的发生率明显增加，缺少前列腺素时在电镜和光镜下均见卵泡的顶端缺血。当 LH 的分泌达不到阈值时，虽能促使颗粒细胞黄素化，但不能启动由前列腺素介导的胶原酶活性的激活，从而无法消化卵泡壁，也无法排卵。另外，未破裂卵泡黄素化的患者与具有正常排卵的女性相比较，其 PRL 分泌增加，异常增加的血浆 PRL 干扰了成熟卵泡排卵。虽有上述动物实验和人体的研究，但未破裂卵泡黄素化综合征的确切发病机制仍未明。

【相关因素】 未破裂卵泡黄素化的病因、发病机制都有待探讨，其为一种综合征，还是卵泡生长发育、排卵过程的病理生理变化亦未肯定，但临床上一些疾病和临床过程与未破裂卵泡黄素化明显相关。

1. **子宫内膜异位症** 子宫内膜异位症时比较常见未破裂卵泡黄素化，国内外均有报道。国内 46 例经腹腔镜证实的子宫内膜异位症中未破裂卵泡黄素化占 48%，国外各报道不一，为 9%~79%。Kaya 报道了 126 例子宫内膜异位症与未破裂卵泡黄素化的关系，其中 58 例经腹腔镜和超声诊断，轻、中和重度子宫内膜异位症中未破裂卵泡黄素化的发生率为 13.3%、41.2% 和 72.7%。37 例卵巢受累者中未破裂卵泡黄素化的发生率为 45.9%，21 例卵巢未受累者的发生率为 9.5%，而 68 例无子宫内膜异位症者中未破裂卵泡黄素化占 5.9%。认为子宫内膜异位症累及卵巢时未破裂卵泡黄素化明显增加。

2. **原因不明的不孕症** 卵泡不破裂，无卵子排出必然是不孕的原因。张丽珠指出不孕症患者该症的发生率是无不孕症女性的 3~8 倍，原因不明的不孕症患者中发生率更高，且有较高的再发率。有报道原因不明的不孕症患者 100 个周期中（经超声监测）未破裂卵泡黄素化占 57%，再发率可达 34%。

3. **诱发排卵** 未破裂卵泡黄素化的设想起源于应用诱发排卵药物后排卵率和妊娠率的不一致。自 1978 年腹腔镜和 1980 年盆腔超声广泛应用后更证实了此假说。此后不断有报道应用氯米芬后出现未破裂卵泡黄素化，Martinez（1991 年）115 例 303 个周期的研究中发现，未破裂卵泡黄素化在自然月经周期中占 1%、氯米芬治疗周期中 5%、HMG 治疗周期中 4%。Check（1990 年）等用 HMG-hCG 诱发排卵，治疗的第一周期中未破裂卵泡黄素化占 7%（16/220），第二周期中占 7%（13/197）。研究发现，与氯米芬相比较，来曲唑诱导排卵过程中，未破裂卵泡黄素化的发生率较低，并且与 hCG 诱导排卵时的卵泡直径有关。

4. **盆腔炎症** 曾发现盆腔炎症，主要是盆腔内有粘连形成时会导致卵泡不破裂，无排卵，但 LH 促使颗粒细胞黄素化。行微创手术分解粘连后，仍有较高的复发率。因此认为，除了卵巢表面粘连的机械因素会影响排卵或抑制卵泡生成，亚临床的卵巢炎也是致病因素。此外，卵巢手术后也会发生未破裂卵泡黄素化，认为与卵巢表面的稀疏膜样粘连有关。

【临床表现】未破裂卵泡黄素化综合征的月经周期、经期和月经量常无异常，亦无体征异常，可见其为一亚临床的病理生理变化。从生殖激素和基础体温的变化看，与有排卵月经周期中的变化相仿。少数病例出现黄体期稍短或孕酮水平较低，但此并非特异性表现，且易与黄体功能不足相混淆。

因此无法从临床表现或生殖激素变化来发现未破裂卵泡黄素化综合征。此外，未破裂卵泡黄素化综合征并非一连续的事件，即并非每一月经周期都连续地发生，可以连续地发生，也会间断地发生。

【诊断】未破裂卵泡黄素化无特异性的临床表现，若不做监测无法发现，与未破裂卵泡黄素化有关的相关因素为诊断线索。当怀疑其存在时，可通过超声动态追踪卵泡生长发育、腹腔镜观察卵巢的排卵征或检测盆腔液中的性激素水平来诊断。若能对未破裂卵泡做穿刺，观察未破裂卵泡的组织学则能完全证实诊断。

1. **超声检查** 监测卵泡生长发育和排卵的影像，结合基础体温和宫颈评分则更具准确性。如在基础体温上升和宫颈黏液性状和评分变化后，卵泡继续存在或增长，而且无卵泡塌陷、皱缩的表现，则可诊断为未破裂卵泡。

2. **腹腔镜** 在黄体期以腹腔镜观察卵巢表面的排卵征可证实排卵。疑有未破裂卵泡黄素化时，在基础体温、宫颈评分和超声监测下显示有孕酮作用时行腹腔镜探查，若未见到排卵征有诊断价值，但如何选择腹腔镜的检查时机是关键的因素。一般认为在排卵后 1.5 天内排卵征依然存在，此后会渐封闭，于排卵后 4~5 天完全上皮化，排卵孔封闭。可见，及时行腹腔镜可提高诊断的准确性，否则会导致误诊。此外，排卵孔的过早上皮化也干扰了诊断的准确性。未破裂卵泡黄素化者可见卵巢表面为青灰色，可透出红色，均质的透亮囊泡样结构，无排卵斑，在炎症或子宫内膜异位症时，卵巢被粘连包裹，则排卵后，卵母细胞无法进入输卵管，为"假 LUF"。

【治疗】因未破裂卵泡黄素化的病因和发病机制未明，从而无有效的治疗。国内外均试用 hCG 以补偿内源性 LH 水平的不足，亦有用氯米芬或 HMG 促进卵泡的生长发育。hCG 5 000~10 000U 肌内注射可诱发成熟卵泡破裂及排卵，但 LUF 患者不一定见效。刘嘉茵建议，hCG 肌内注射 48 小时后如卵泡未破裂，此时卵泡壁已经非常薄弱，可轻柔地试用超声阴道探头与手之间机械地配合挤压卵泡，稍做挤压使卵泡破裂而排卵。另外，对于既往有 LUF 病史的不孕症患者给予粒细胞集落刺激因子替代 hCG 或与 hCG 配合双激发卵泡排卵也显示一定效果。近年来，尚应用超排卵 - 人工授精、IVF-ET 等辅助生殖技术，解决生育问题。

在进行治疗前需明确患者并不是偶发性的

LUF,而治疗的目的是解决生育问题,否则不必进行治疗。

(于传鑫 朱洁萍)

第四节 诱发排卵

诱发排卵是指以药物启动卵泡生长、卵子成熟卵泡破裂和卵细胞排出。卵泡生长、成熟的障碍主要是因下丘脑 - 垂体 - 卵巢轴的生殖内分泌功能失调引起。但全身的状况、慢性疾病、其他内分泌腺疾病、精神和环境因素等均可引起下丘脑 - 垂体 - 卵巢轴的功能失调。本节仅讨论下丘脑 - 垂体 - 卵巢轴的功能失调的药物治疗。

(一)诱发排卵前的准备

1. 在准备诱发排卵时需要做以下准备

(1)掌握正常月经周期卵泡发育、成熟过程和生殖激素的作用,将有利于分析排卵功能障碍的环节、药物的选择和用药过程中的观察。

(2)了解雌激素水平:在选择诱发排卵药物时了解患者雌激素水平对指导选择药物有关键作用。低雌激素者不宜用氯米芬,应选择人绝经促性腺素(卵泡刺激素)和促性腺激素释放激素(GnRH),而有相当雌激素水平者应首先选用氯米芬。

估计雌激素的方法:①目前常用血雌二醇水平和超声检测子宫内膜厚度来估计患者体内的雌激素状态。若血 $E_2 < 40pg/ml$ 或子宫内膜厚度<5mm 为低雌激素状态。②其他一些传统的简便方法,仍不失其临床实用价值:阴道细胞学评估法生理盐水湿片显微镜下见小核大细胞为主时表示雌激素的作用良好;若大核小细胞为主时,则表示低雌激素状态;在细胞染色后计算阴道细胞成熟指数及宫颈黏液检查,结晶良好,表示有足够的雌激素水平。

(3)宫颈评分:WHO 制定的宫颈评分法较复杂,Insler 法较常用(详见第二十五章表 25-6)。

(4)孕激素(孕酮或醋酸甲羟孕酮)试验能反映子宫内膜的雌素化状态,但如果低雌激素持续作用,子宫内膜可有增生的积累效应,孕激素试验可呈假阳性。

(5)垂体功能,长期低雌激素状态垂体会处于惰性状态。应用序贯法,垂体功能活跃后方可用 GnRH。

2. 排卵功能障碍分组 排卵药物的选择取决

于排卵功能障碍的机制。根据 FSH 和 E_2 的水平可将排卵功能障碍区分为:①低促性腺激素性:即中枢性:FSH 和 E_2 值均在卵泡期低限,亦可在青春期启动前水平,属 WHO Ⅰ组(Group Ⅰ),常表现为原发闭经或继发闭经;②正常促性腺激素性:即下丘脑 - 垂体 - 卵巢轴失调,FSH 和 E_2 值均在卵泡期范围,属 WHO Ⅱ组(Group Ⅱ),大部分月经失调属此组,如多囊卵巢综合征、排卵障碍相关异常子宫出血等;③高促性腺素性,即卵巢性:FSH 超过卵泡期 2 倍或以上,而 E_2 在卵泡期低值,甚至更低,属 WHO Ⅲ组(Group Ⅲ),如卵巢储备功能不足、卵巢功能衰竭或卵巢不敏感综合征。关于 PRL 升高所致高催乳素血症本节不做讨论。

3. 选择诱发排卵药物的原则 ① WHO Ⅰ组:为中枢性。长期低雌激素闭经者,子宫小,子宫内膜薄,应先做人工周期,即雌孕激素序贯法,使子宫大小正常再用诱发排卵药。若有体重异常者,应先调节体重近似正常,再用诱发排卵药。以 HMG 为首选,按不同患者对药物的反应,调整剂量。② WHO Ⅱ组:以氯米芬为首选,若无效可协用 HMG 或改用 HMG 治疗。对 PCOS 上述两种药物会导致多卵泡发育,减少用药剂量,尤其 FSH 更合适。③ WHO Ⅲ组:若为卵巢功能衰竭,诱发排卵药物则属于禁忌。若为卵巢不敏感综合征,应先做人工周期,再用较大剂量 HMG 启动卵泡生长发育。

(二)诱发排卵药物

主要适用于有生育要求的不孕症妇女,对无生育要求或暂无生育要求的慢性无排卵患者,考虑诱发排卵的并发症,不宜使用该方法调节月经。

1. 氯米芬(clomiphene) 为三对甲氧苯氯乙烯的衍生物,其结构与己烯雌酚和三苯氧胺相似,具有雌激素和抗雌激素作用。顺式结构的抗雌激素活性稍强,反式结构的雌激素作用稍强。口服吸收后,在肝内灭活,半衰期为 5~7 天。

(1)氯米芬的药理作用:①与内源性雌激素竞争下丘脑部位的雌激素受体,阻断雌激素对下丘脑部位的负反馈作用,使 GnRH 分泌增加,使垂体分泌 FSH 和 LH。FSH 和 LH 的分泌频率增加,幅度变化不明显。在 FSH 和 LH 的作用下卵泡生长,雌二醇分泌增加。②作用于垂体,增加垂体对 GnRH 的敏感性,系氯米芬的雌激素作用所致。药物对卵巢有直接的兴奋与抑制作用,确切作用未明。卵泡生长,不断分泌雌激素,在下丘脑 - 垂体 - 卵巢轴的反馈作用下,卵泡成熟。成熟卵泡分泌足量的雌激素和小量孕激素作用于下丘脑和垂体,垂体 FSH 和 LH 呈峰状分泌(排卵峰)激发排卵。一般在停药后 5~10 天出现生长卵泡或排卵(图 26-2)。

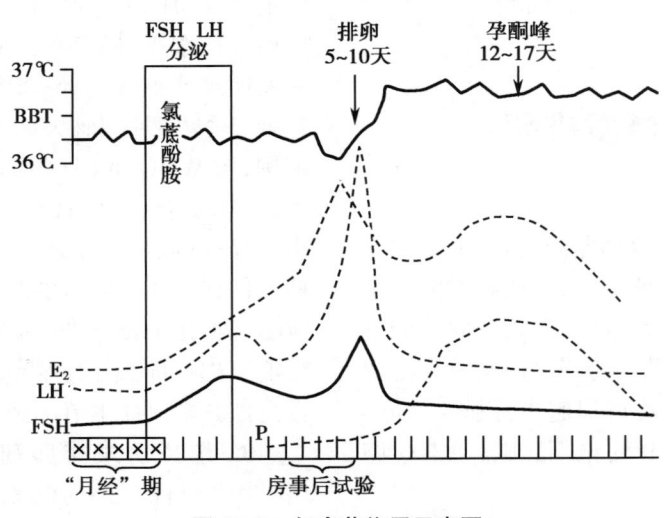

图 26-2　氯米芬作用示意图

目前氯米芬已广泛应用于各种排卵功能障碍的月经失调,尤其是多囊卵巢综合征诱发排卵,使卵巢手术居次要地位。对于下丘脑 - 垂体 - 卵巢轴完整、促性腺激素不高、雌激素为卵泡期水平的月经失调均可应用,如长期无排卵,无排卵性功能性子宫出血,无卵性闭经,月经稀少,黄体功能不足等。近年来的观点认为,鉴于促排卵药物并发症的风险,如 OHSS,以及长期应用是否会增加卵巢癌风险的问题,不建议用于无生育要求的女性。

(2)用药方法:在月经或撤退性出血的第 3~5 天开始用药,以第 5 天开始用药居多数,50mg/d,连用 5 天。若出现排卵,则下一周期剂量不变,连续应用 3 个周期。若无排卵,则下一周期每天 50mg(即 100mg/d),连服 5 天。每一周期如此递增,直到 150mg/d。各研究报道的排卵率和妊娠率不一,一个 10 年的研究报道,使用 50~100mg/d 的周期效果较好。使用 50mg/d 和 100mg/d 者其排卵率分别为 52.1% 和 21.9%,妊娠率分别为 52.8% 和 20.7%。无其他不孕因素者用氯米芬后周期受孕率为 22%,与停止使用避孕隔膜后的受孕率 28% 相比,两者近似。在使用药物过程中应监测卵泡生长情况,若卵泡达成熟标准而未能排卵者可加用 hCG 5 000~10 000U/d 促使排卵。若无排卵,停药 3 周无"月经"来潮,则加用孕激素,使子宫内膜脱落,撤退性出血。

(3)应用氯米芬后监测排卵:可了解药物的效果,只观察用药后月经来潮情况,并不能反映是否排卵,因用药后雌激素分泌可增加,当雌激素下降后会"月经"来潮。最简单的方法便是测量基础体温。但以基础体温来确定排卵实用价值不大,因基础体温呈双相,无法提供易受孕期的指导,而且可能因卵泡未破裂黄素化,虽未排卵,但黄素化的卵泡分泌的孕激素可导致升温作用。不孕者用药后应以超声测定卵泡生长情况、宫颈评分,以及检测雌激素预测排卵的大致时期。虽血雌二醇比较准确,若当天未有测定结果,也无实用价值。一般在停药后 5 天超声测定卵泡大小,每 2~3 天一次,当卵泡达 14mm 时,每天一次,卵泡 18~25mm 为成熟的标准。宫颈评分达 ≥8 分时提示血中雌激素达卵泡成熟水平(宫颈评分仅有半定量作用)。此时可隔天房事以增加受孕率。

(4)宫腔内受精:在基础体温上升后 2~3 天应再监测卵泡情况,若卵泡未消失,则可能为卵泡未破裂黄素化。监测卵泡生长的过程中会发现卵泡生长,但宫颈黏液少、稠、结晶差。此系药物对宫颈黏液的抑制作用,此时可行精液洗涤后宫腔内授精(intrauterus insemination,IUI),亦有主张加雌激素改变黏液性状。

子宫内人工授精提供给男性不育症患者一个良好的机会。但如果精液处理后总活动精子数少于 100 万个,应该考虑体外受精。用于 IUI 移植管的类型与妊娠率无关。结果表明,精子低渗肿胀试验可预测 IUI 妊娠率,低剂量的重组性 FSH 比尿源性 FSH 更有效提高 IUI 妊娠率。与单次宫内授精相比较,双次宫内授精并不能提高妊娠率。长期禁欲可以导致精子的老化及功能损伤,因此建议禁欲间隔 3 天进行 IUI 可能提高妊娠率。当大卵泡(直径 ≥16mm)超过 4 个(以避免多胎妊娠)和 / 或中小卵泡(平均直径 12~15mm)≥ 10 个时(避免过度刺激综合征),该诱导排卵周期应该取消。

(5)HMG-hCG- 宫腔内人工授精疗法:若用氯米芬后出现生长卵泡,但未能继续生长、成熟,则下一周期可在出现生长卵泡后,用促性腺激素(human menopausal gonadotropin,HMG)是由绝经期尿中提取含 FSH 和 LH(1:1)的制剂,可促使卵泡生长、成熟;卵泡成熟后,注射 hCG 促使排卵;若用氯米芬后卵泡生长达成熟标准,但未能自行排卵,则可用 hCG 促使其排卵;宫腔内人工授精患者的"三明治"疗法为子宫内膜提供良好妊娠的预测。雌二醇可以逆转氯米芬对子宫内膜厚度的不利影响,有助于提高妊娠率。

(6)氯米芬后常见的排卵功能障碍为:①卵泡未破裂黄素化;②排卵后黄体功能不足;③子宫内膜厚度达不到 8mm 影响受孕率。若持续出现此情况则氯米芬不宜用于为生育而诱发排卵者,有主张在服完氯米芬后立即加服雌激素,促使子宫内膜生长。

(7)氯米芬对子代的影响,较安全。据一项 2 369 次促排后妊娠的研究分析:自然流产 19.2%,异位妊娠 1.2%,死胎 1.1%,与自然排卵妊娠后的情况相仿。2 369 次妊娠中单胎 92.1%,双胎 0.5%,三胎 0.5%,四胎 0.3%,五胎 0.1%;所有胎儿中先天畸形 2.4%,畸形种类不一,大多数为先天性心脏缺陷、21- 三体综合征、骨骼和消化道畸形。说明并非一种药物致畸所致。妊娠后氯米芬禁用。

(8)氯米芬的不良反应:①最常见的为卵巢增大,因多个卵泡发育所致。因此对多囊卵巢综合征者更应注意。若卵泡滞留成残留卵泡囊肿则影响下一周期的效果。偶见形成大囊肿者,应暂停用药。虽然用氯米芬后引起 OHSS 的概率很低,但亦并非绝无仅有。一般使用剂量 50~100mg/d 时较安全。因此用药后应检查卵巢大小,使用剂量 >100mg/d 时,应行超声监测。②其他反应:潮热(10%),腹部不适(5%~8%),乳胀、恶心、呕吐、神经过敏、失眠、视觉异常和头痛共约 1%~3%。该药在肝中代谢,有肝病或肝病史者禁用或慎用。③诱发肿瘤:近年因促卵泡生长、诱发排卵与卵巢癌的关系已引起注意,但资料较少,目前只能认为是"理论"上有潜在危险,与卵巢癌的确切关系有待进一步研究。但用药期间的监测和今后的定期复查当有益无弊。若不孕症者 6 个排卵周期未受孕或用至最大剂量后未排卵,为氯米芬治疗失败。

2. **三苯氧胺(tamoxifen)** 结构与氯米芬类似,能与靶细胞的雌激素受体(estrogen receptor,ER)结合,是选择性雌激素受体调节剂(selective estrogen receptor modulator,SERM),可与雌激素竞争受体。因此,可在下丘脑和垂体部位占据 ER 后,阻断内源性雌激素的负反馈作用,从而诱发促性腺素分泌,诱发卵泡发育。但其作用较氯米芬为弱。

(1)应用指征:①与氯米芬相仿,但更常用于对氯米芬反应过强,出现卵巢过度刺激征者;②可用于氯米芬反应不佳,加大剂量后出现卵巢过度刺激征,此时可以三苯氧胺与氯米芬联合应用;③黄体功能不足,应用后加强促性腺激素的分泌,健全卵泡发育。

(2)用法:与氯米芬相同,常用剂量为 20mg/d,连服 5 天,与氯米芬联合应用时,剂量同上。若应用于黄体功能不足,于月经周期第 2 天开始。

3. **来曲唑(letrozole)** 用于促排卵治疗,可促使单个卵泡发育。适用于多囊卵巢综合征、对促性腺激素反应比较敏感,可以诱发单个卵泡优势化。当患者希望有 2~3 个卵泡发育,可加用小剂量 FSH。研究发现,FSH 联合来曲唑比单用 FSH 促排卵组所需剂量明显减少,并能观察到更多的卵泡发育,但内膜厚度相对较薄。另一项研究,在 107 例年龄 <40 岁接受宫腔内精子注射的妇女中联合应用来曲唑和 FSH,结果显示,加用来曲唑后刺激天数减短,FSH 用量减少,且优势卵泡较单用 FSH 多,两组之间妊娠率相似,但内膜仍较薄。在来曲唑 +FSH、FSH 单独用药、枸橼酸氯米芬 +FSH 治疗不明原因引起不育的效果比较中发现,来曲唑不仅克服了 FSH 单独用药剂量过大的缺点,又明显优于枸橼酸氯米芬应用对子宫内膜的不利影响。结果显示,三组妊娠率分别为 22.2%、18.7%、11.1%,前两组比较无明显差异,但均明显高于第 3 组。与 2.5mg/d 相比,来曲唑 5mg/d 的剂量有更多的卵泡和较高的妊娠率。因此,来曲唑 5mg/d 的剂量可能是更为有效诱导排卵剂量。

4. **人类绝经期促性腺激素** 人类绝经期促性腺激素(human menopausal gonadotropin,HMG)是从绝经后女性尿液中提取的 LH 与 FSH 混合物,其中 LH 与 FSH 活性比例为 1:1。近来已有由分子生物学重组技术制备的高纯度的 HMG 和 FSH 制剂。

(1)FSH 和 LH 的作用：诱发排卵过程中首先需启动卵泡生长发育，而且必须有 FSH 和 LH 的作用。FSH 的作用：①阈值理论(FSH threshold 理论)：启动卵泡的生长、发育需要一定的 FSH 水平，即 FSH 阈值，随着卵泡的生长、发育，FSH 水平要相应地变化，适应卵泡相应生长、发育。②窗口理论(FSH window，或 FSH gate)：促使卵泡生长、发育的 FSH，达到且超过阈值并持续一段时期后，方能使卵泡发育成优势卵泡。若 FSH 超过阈值时期过长，会导致多个优势卵泡生长、发育。LH 的作用：①阈值理论(LH threshold)：卵泡生长、发育过程中雌激素的合成和优势卵泡的继续生长、发育均需要一定的 LH 水平，即 LH 阈值。若 LH 低于阈值，则 E_2 合成不足，卵子受损，此为 LH 阈值理论。②顶篷理论(LH ceiling)：卵泡生长、发育需要一定量的 LH 水平，但当 LH 水平超过此水平，即顶篷水平时，会抑制颗粒细胞增生，卵泡闭锁或卵泡过早黄素化。不同个体的卵泡，卵泡的不同发育阶段所需要的 LH 顶篷水平不同。

(2)雌激素：长期处于低雌激素环境下的卵巢对 HMG 反应差，卵泡发育不易启动，而且子宫内膜薄和宫颈分泌差，不利于精子进入，着床率低，流产率高。应用 HMG 前先补充雌激素以激活宫颈腺体分泌功能，增加子宫内膜厚度和性激素受体，以及子宫肌层的血供。一般用序贯法调节周期，雌激素的用量相当于己烯雌酚 1mg/d(戊酸雌二醇 2mg/d)的量，用 22~25 天，最后 5 天加甲羟孕酮 10mg/d，连用 3 个周期。若子宫较小，应用较大剂量做人工周期，待子宫大小正常后再用诱发排卵药。

(3)HMG：在应用 HMG 前应除外导致不孕的其他因素，应用 HMG 具体方案有递增和递减两种。递增方案适用于阈值不高者，以小剂量开始，按需要渐增用量；递减方案适用于阈值较高者，以较大剂量开始，按需要递减用量。WHO Ⅰ组排卵功能障碍宜递减方案；WHO Ⅱ组排卵功能障碍宜递增方案。WHO Ⅰ组和卵巢不敏感综合征，宜用 HMG；而 WHO Ⅱ组用 HMG 或 FSH 取决于用药前 FSH 和 LH 水平。如 PCOS 宜用 FSH 递增方案。为缩减疗程，及早启动卵泡发育。但用药前必须缩小卵巢体积达正常值，T 和 LH 近似正常，方可用 FSH 或 HMG 协同 FSH 应用。

递增方案以 HMG(FSH)75U/d 开始；递减方案以 HMG 150~225~300U/d 开始，连用 5~7 天后，阴道超声监测：卵泡 ≥10mm，则按原剂量 3~5 天；若卵泡 <10mm，则按原剂量 5 天，再测阴道超声：若卵泡 ≥10mm，按上述方法用药；若卵泡 ≤10mm，则 HMG(FSH)增加 37.5U/d，连用 3~5 天；卵泡 ≥14mm 时，应 2~3 天查卵泡大小和形态；卵泡 ≥16mm 时，应每天测卵泡。当卵泡 18~20mm 时，为卵泡成熟的表现，且子宫内膜 ≥8mm，此时可用 hCG 5 000~10 000U 促发排卵。用 hCG 前指导孕期房事，以增加受孕机会。

应用 HMG 后观察血中 E_2 水平或宫颈评分只能反映卵泡启动分泌雌激素，至于 E_2 的水平则难以作为卵泡发育成熟的标准。仅当卵巢中只有一个卵泡发育时方有价值；但诸多研究报道均发现不同的周期优势卵泡所分泌的 E_2 不同。故 E_2 值难以作为确定卵泡成熟的标准。宫颈评分确实方便，仅有定性作用，无定量作用。虽认为正常周期排卵前宫颈评分 ≥8 分，但在药物治疗周期中存在与 E_2 相同的困惑。

超声检查卵泡生长、发育情况往往具有决定性作用，可了解卵巢大小、卵泡多少、优势卵泡大小、形态和成熟卵泡的情况及子宫内膜厚度。可指导继续或停止治疗，指导应用 hCG 的时期，增加妊娠率。应用 hCG 后 3 天再行超声检查确认已排卵，排卵后用促进黄体功能药物，增加受孕机会。

用 HMG 后排卵率与应用 hCG 促发排卵时的大小有关。据报道卵泡 >20mm，排卵率为 96%；19~20mm 为 81%；17~18mm 为 73%；15~16mm 为 37%；<14mm 为 0.5%。多胎率(3/4 为双胎)28%，重度卵泡过度刺激综合征 0.5%~2%。据 Lam 等 1988 年报道 HMG 治疗月经稀发和无排卵者，生命表分析显示妊娠率在 6 个月和 12 个月分别为 58.5% 和 77.2%。与自发或体外受精(in vitro fertilization，IVF)受孕相比较，宫腔内人工授精治疗并未增加产科或围产期的风险。宫腔内人工授精妊娠相关并发症主要与多胎妊娠有关。

(4)促性腺激素释放激素(GnRH)拮抗剂/激动剂：自 20 世纪 80 年代初以来，GnRH 激动剂在卵巢刺激中的应用显著提高了 IVF 的成功率。GnRH 激动剂通过诱导垂体脱敏，使促性腺激素短期内过量释放，之后抑制促性腺激素的释放，从而减少了早熟 LH 峰的形成。与 GnRH 激动剂的作用机制不同,强效 GnRH 拮抗剂通过竞争性地阻断腺垂体 GnRH 受体,引起促性腺激素的即时、快速抑制,因而阻断内源性 GnRH 所诱导的垂体细胞分泌 LH 和 FSH。另外,GnRH 拮抗剂对促性腺激素的抑制作用也可以被迅速逆转。GnRH 拮抗剂和激动剂可以促进卵母细胞最终成熟,尤其是两者联用时可以缓解 OHSS 并有望防止 OHSS 的形成。另外,GnRH 激动剂可以使垂体持续释放 LH 和 FSH 从而有效诱导卵母细胞成熟。与 hCG 相比使用 GnRH 激动剂可能的优势,在于它可以同时诱导形成 FSH 峰,这与生理周期 FSH 峰的形成极为相似。然而用 GnRH 激动剂触发排卵可能会使内源性 LH 峰持续时间较短导致黄体形成缺陷。为了达到理想的妊娠率建议采用如下黄体支持策略:单次注射低剂量的 hCG,重复注射 hCG,反向添加重组 LH 或给患者更强的雌二醇和孕酮。

(三)诱发排卵并发症

卵巢过度刺激综合征(ovarian hyperstimulation syndrome,OHSS)是诱发排卵药物最严重的并发症,以应用 HMG-hCG 引起的最常见,严重时可致死,故使用前应掌握其防治,使用中应严密监测。因 hCG 可激发和加重 OHSS,故使用 hCG 前应慎重决定。妊娠后加强监测。目前,使用 GnRH 激动剂进行卵泡"扳机"可以有效地消除或最低限度减少 OHSS 发生率(详见第三十一章第六节辅助生殖技术的并发症)。

在考虑患者的促排方案前,需详细分析下丘脑 - 垂体 - 卵巢轴的功能变化,另外,还要考虑其他因素导致的排卵功能障碍。由于促排卵依据卵巢功能和相关因素而定,在患者第一次促排时并不一定会获得有效的结果。对于反复促排效果不佳的患者,可能需要内分泌和生殖专业共同处理、评估患者。另外,对于有合并症的患者在促排前一定要考虑促排的风险,建议使用温和的促排方法减少风险及对合并症的影响。

(朱洁萍 于传鑫)

参考文献

1. 中华医学会妇产科学分会内分泌学组. 女性高催乳素血症诊治共识. 中华妇产科症状, 2016, 51 (3): 161-168.
2. 林金芳, 李昕, 苏椿淋. 多囊卵巢综合征患者胰岛素抵抗的诊断方法及治疗策略. 中国实用妇科与产科杂志, 2007, 23 (9): 663-667.
3. 张丽珠. 不孕症. 中华妇产科学. 2 版. 人民卫生出版社, 2005: 2599-2600.
4. Alan B Copperman, Claudio Benadiva. 关于 GnRH 拮抗剂最佳用法的文献综述. 生殖医学杂志, 2016, 25: 93.
5. 王甜甜, 吕秀萍. 来曲唑在临床中的应用研究. 医学综述, 2008, 14: 922-924.
6. Dosouto C, Haahr T, Humaidan P. Gonadotropin-releasing hormone agonist (GnRHa) trigger-State of the art. Reprod Biol, 2017, 17 (1): 1-8.
7. Lee DY, Oh YK, Yoon BK, et al. Prevalence of hyperprolactinemia in adolescents and young women with menstruation-related problems. Am J Obstet Gynecol, 2012, 206 (3): 213. e1-5.
8. Vilar L, Fleseriu M, Bronstein MD. Challenges and pitfalls in the diagnosis of hyperprolactinemia. Arq Bras Endocrinol Metabol. 2014, 58 (1): 9-22.
9. Glezer A, Bronstein MD. Prolactinomas. Endocrinol Metab Clin North Am, 2015, 44 (1): 71-78.
10. Tirosh A, Shimon I. Current approach to treatments for prolactinomas. Minerva Endocrinol, 2016, 41 (3): 316-323.
11. Ono M, Miki N, Amano K, et al. Individualized high-dose cabergoline therapy for hyperprolactinemic infertility in women with micro-and macroprolactinomas. J Clin Endocrinol Metab, 2010, 95: 2672-2679.
12. Green AI, Sherlock M, Stewart PM, et al. Extensive experience in the management of macroprolactinomas. Clin Endocrinol (Oxf), 2014, 81: 85-92.
13. Tampourlou M, Trifanescu R, Paluzzi A, et al. Therapy of endocrine disease: Surgery in microprolactinomas: effectiveness and risks based on contemporary literature. Eur J Endocrinol, 2016, 175 (3): R89-96.
14. European Society for Human Reproduction and Embryology (ESHRE) Guideline Group on POI, Webber L, Davies M, et al. ESHRE Guideline: management of women with premature ovarian insufficiency. Hum Reprod, 2016, 31 (5): 926-937.
15. Tantalaki E, Piperi C, Livadas S, et al. Impact of dietary modification of advanced glycation end products (AGEs) on the hormonal and metabolic profile of women with polycystic ovary syndrome (PCOS). Hormones (Athens), 2014, 13 (1): 65-73.
16. Yang YM, Choi EJ. Efficacy and safety of metformin or oral contraceptives, or both in polycystic ovary syndrome. Ther Clin Risk Manag, 2015, 11: 1345-1353.
17. Sabbadin C, Andrisani A, Zermiani M, et al. Spironolactone and intermenstrual bleeding in polycystic ovary syndrome with normal BMI. J Endocrinol Invest, 2016, 39 (9): 1015-1021.
18. Bordewijk EM, Nahuis M, Costello MF, et al. Metformin during ovulation induction with gonadotrophins followed by timed intercourse or intrauterine

insemination for subfertility associated with polycystic ovary syndrome. Cochrane Database Syst Rev, 2017, 1: CD009090.

19. Kar S. Clomiphene citrate or letrozole as first-line ovulation induction drug in infertile PCOS women: A prospective randomized trial. J Hum Reprod Sci, 2012, 5 (3): 262-265.

20. Roque M, Tostes AC, Valle M, et al. Letrozole versus clomiphene citrate in polycystic ovary syndrome: systematic review and meta-analysis. Gynecol Endocrinol, 2015, 31 (12): 917-921.

21. Decanter C, Robin G, Thomas P, et al. First intention IVF protocol for polycystic ovaries: does oral contraceptive pill pretreatment influence COH outcome？ Reprod Biol Endocrinol, 2013, 11: 54.

22. Shibata T, Makinoda S, Waseda T, et al. Granulocyte colony-stimulating factor as a potential inducer of ovulation in infertile women with luteinized unruptured follicle syndrome. Transl Res, 2016, 171: 63-70.

23. Check JH, Vaniver J, Senft D, et al. The use of granulocyte colony stimulating factor to enhance oocyte release in women with the luteinized unruptured follicle syndrome. Clin Exp Obstet Gynecol, 2016, 43: 178-180.

24. Sugino N. Molecular mechanisms of luteinization. Obstet Gynecol Sci, 2014, 57: 93-101.

25. Lee L, Asada H, Kizuka F, et al. Changes in histone modification and DNA methylation of the StAR and Cyp19a1 promoter regions in granulosa cells undergoing luteinization during ovulation in rats. Endocrinology, 2013, 154: 458-470.

第二十七章　青春期发育

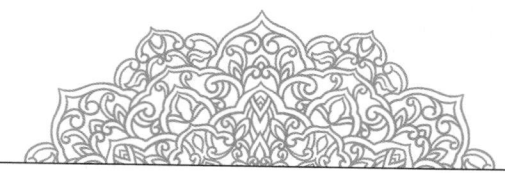

本章关键点

1. 青春期是一复杂的内分泌变化过程,主要包括肾上腺雄激素和下丘脑 - 垂体 - 卵巢轴分泌的激素。青春期发育程序和持续时间一般可做预估。
2. 青春期启动原因近来通过研究发现下丘脑 - 垂体 - 卵巢轴的重新激活主要是由于基因变异所致。
3. 性早熟的定义目前普遍接受的是女孩小于 8 岁,男孩小于 9 岁而呈现第二性征。
4. 女孩青春期真性性早熟通常为特发性的,必须排除其他疾病引起。至今 GnRH-a 治疗仍是特发性中枢性性早熟的最有效药物,75% 以上最终达到靶升高。
5. 青春期延迟最常见原因是体质性的,其预后优良,能达到正常成人身高和第二性征发育。

第一节　青春期生理

青春期(adolescence/puberty)是指人体生长过程中由儿童期末发育到性成熟期之间的过渡时期。在此转变过程中,出现一系列生理学、内分泌学和精神学方面的变化,包括体格加速生长、第二性征发育和性功能发育成熟,并具备生殖能力。青春期起始和终止年龄范围虽无界限,但通常发生于 10~18 岁之间。

一、青春前期的内分泌变化

一般说来,青春前期最先开始的内分泌变化是肾上腺皮质网状带的分化和产生雄激素。8~11 岁的儿童,血清脱氢表雄酮(dehydroepiandrosterone,DHEA)、脱氢表雄酮硫酸盐(dehydroepiandrosterone sulfate,DHEAS)和雄烯二酮(androstenedione,AND)浓度升高。肾上腺雄激素水平升高引起阴毛和腋毛生长,称为肾上腺功能初现(adrenarche)或阴毛初现(pubarche),标志着青春期开始。肾上腺功能初现反映了下丘脑 - 垂体 - 肾上腺轴的成熟,而这种肾上腺雄激素的产生与促性腺激素分泌或性甾体水平无关。

二、青春期启动

(一)青春期启动机制

青春期启动仍是人类生物学最大未解谜团之一,一般认为是多因素的联合作用,环境和代谢是青春期发育的重要调节因素,甚至此种因素放在重要的基因控制之上。

青春期启动由两个生理过程组成,即性腺功能初现(gonadarche)和肾上腺功能初现(adrenarche)。女性性腺功能初现是指青春期下丘脑 - 垂体 - 卵巢轴被激活,而肾上腺功能初现主要指肾上腺皮质分泌雄激素显著增加。目前认为,性腺功能初现和肾上腺功能初现是两个独立的发育过程的开始,两者没有必然的联系。对女性来讲,性腺功能被激活更显重要。

下丘脑 - 垂体 - 性腺轴调节着青春期启动和生殖功能。其实胚胎期和新生儿期已能产生并脉冲式分泌促性腺激素释放激素(gonadotropin releasing hormone,GnRH),至婴儿期 GnRH 分泌被抑制呈静止状态,青春期启动是分泌 GnRH 的神经元通过去抑制而重新激活的结果。青春期的神经内分泌调节是受分泌 GnRH 的神经元介导,此神经元位于下丘脑基底中央,它也是内源性脉冲发生源。青春期由于 GnRH 脉冲释放通过去抑制而重新激活,引起 GnRH 脉冲幅度和频率增加。升高的 GnRH 使促性腺激素分泌增加,然后使性甾体激素分泌也增多。

究竟什么原因使 GnRH 释放去抑制?早年依据青春期出现年龄子代和母代相似,种族中也呈现相似的事实,提示青春期启动存在着基因要素。目前,已确认与青春期启动有关的基因,从而进一步了解到神经内分泌调节青春期启动的关键。

MKRN3 是第一个被发现对 GnRH 分泌起抑制作用的基因。*MKRN3* 是指编码为 Makorin 的环指蛋白 3 基因(the gene encoding Makorin ring-finger protein 3),它是一种由常染色体显性遗传的印记基因(imprinted gene),位于普拉德 - 威利综合征(Prader-Willi syndrome)关键区,染色体 15q11-q13。实验研究发现,青春期前小鼠下丘脑弓状核中 MKRN3 mRNA 是高水平,至青春期立即下降,青春期后仍保持低水平,此结果提示 *MKRN3* 表达水平与青春期启动相关,并印证了 *MKRN3* 活动是抑制儿童期 GnRH 分泌的假说。最近,全基因组关联研究(genome wide association study,GWAS)进一步发现 *MKRN3* 与月经初潮年龄相关,更阐明此基因参与了青春期启动时间。

近年来,还发现下丘脑 Kisspeptin/G 蛋白耦联受体的信号通路是重新恢复 GnRH 分泌和启动正常青春期的关键因素。Kisspeptin 是 *Kiss-1* 基因的肽产物,其 C 末端有精氨酸 - 苯丙氨酸酰胺基序列,可激活 G 蛋白耦联受体 54(G protein-coupled receptor 54,GPR 54),也称为 Kiss-1 受体(Kiss-1 R)。人脑部存在 Kisspeptin,它对 GnRH 神经元的激活作用是通过 Kiss-1 R 介导的,此种 Kisspeptin/Kiss-1 R 系统在灵长类青春期前表达较低,青春期开始表达明显升高,揭示此系统是启动青春期刺激 GnRH 释放的传入信号,对青春期发育起重要作用。

Abreu 等 2020 年通过鼠和非人灵长类研究进一步发现弓状核神经元 Kiss-1 mRNA 表达时,伴有 *TAC3* 基因 mRNA 的表达,致使青春发育期小鼠弓状核内 TAC3 表达也增加。与此同时,MKRN3 表达平行性显著降低。实验证明,青春期前的阻

止性早熟是由于 MKRN3 抑制了人的 Kiss-1 和 *TAC3* 基因启动子的活性,而这两个启动子也是促使 GnRH 分泌的关键刺激因子,其机制可能是 MKRN3 通过抑制 Kiss-1 和 / 或 TAC3 转录而抑制了 GnRH 的分泌。实验还发现突变的 MKRN3 与 Kiss-1 和 / 或 TAC3 启动子结合,MKRN3 的环指区突变削弱了抑制 Kiss-1 和 TAC3 启动子功能。研究结果支持青春期启动和 GnRH 释放受中枢控制。青春期开始时,MKRN3 表达降低,而 Kiss-1 和 TAC3 水平升高,其间呈相关性,成为启动青春期的分子阀门。与遗传学研究一致,MKRN3 的丧失导致中枢性性早熟发生。

青春期启动年龄早晚与日后患病率相关,因此深入了解青春期启动机制十分重要。GnRH 分泌激活过早可引起中枢性性早熟(central precocious puberty,CPP),月经初潮过早又与乳癌和心血管疾病相关,而 GnRH 缺乏则导致低促性腺激素性性腺功能低下。CPP 相关基因最近才被确定,如 *Kiss-1* 和 *Kiss-1 R*,但 *Kiss-1* 基因缺失在 CPP 病例中罕见;而 *MKRN3* 则引起 1/3 的 CPP 家族病例,并证明 *MKRN3* 突变也明显出现于 CPP 散在病例中。现今认为,*MKRN3* 是与 CPP 相关最常见的基因缺陷,检测此基因丧失功能突变即可诊断 CPP,对家族性 CPP 诊断要提早,尤其是男孩,青春期启动的体征不易查出,因此有助于更早诊断,以便及时做出治疗决策。

(二)青春期启动的影响因素

1. **遗传因素**　青春期启动时间主要取决于遗传因素,研究证明,配对调查母亲、女儿的月经初潮年龄有一致性,在姐妹间或在人种间调查也均表明遗传因素的重要性。在芬兰的一项流行病学调查研究中,单卵孪生女间的初潮年龄相关系数是 0.75,而双卵孪生女则为 0.31。

2. **营养和体重**　也是影响青春期发育进展和启动时间的重要因素。典型病例是月经初潮年龄在中等肥胖女孩(超过理想体重的 20%~30%)最早,依次为正常体重、低体重女孩,最后是厌食引起营养不良女孩。一些研究集中于总体重和身体组成成分对月经年龄的影响。Frisch 论点认为,青春期女孩必须达到临界体重(critical body weight)即 47.8kg 才会出现月经初潮;更重要的是,身体脂肪所占比例必须从青春前期的 16% 提高至 23.5%,才是启动健康女孩月经初潮的标准。然而,将月经初潮与体重和体脂组成相联系并不一定正确,因为月

经是青春期发育的晚期事件。

3. **地理区域和阳光暴露** 生活于城市、接近赤道或海拔较低地域的女孩，青春期开始较早，而居住在农村、远离赤道或高原地带者，青春期相对延迟。

三、青春期的内分泌变化

围青春期是内分泌变化最明显的时刻，并发生在性成熟体征出现之前。

（一）肾上腺雄激素

儿童自 6~8 岁开始，血浆 Δ-5 类固醇、DHEA 和 DHEAS 进行性上升，并继续至 13~15 岁。随后雄烯二酮（AND）水平也明显升高。这种肾上腺雄激素的分泌增加显然必须通过促肾上腺皮质激素（adrenocorticotropic hormone，ACTH）起作用。肾上腺功能初现比性腺功能初现及垂体脉冲式分泌促性腺激素增加的时间要早两年。血浆 DHEAS 水平比 DHEA 变动少，故是判定肾上腺功能初现有价值的生化标志物。当血浆 DHEAS>50μg/L 时，标志肾上腺功能初现。尿 17- 酮类固醇主要反映肾上腺雄激素的分泌。虽从生化角度讲，肾上腺皮质功能初现早于性腺功能初现，但临床表现要迟，多数女孩先出现乳房初发育，后出现阴毛初现。

（二）垂体促性腺激素

垂体分泌的 FSH 和 LH 犹如一面镜子，用于反映下丘脑 GnRH 的释放模式。青春期促性腺激素释放增加，主要在睡眠时脉冲释放加强，逐渐在日间也有增加。在女孩，FSH 水平上升发生在青春早期，而 LH 水平增高在青春晚期，但检测青春期开始 LH 比 FSH 更敏感。应强调指出的是，由于 FSH 和 LH 分泌的脉冲性质，使个体标本测定作为青春期发育的指标不够准确。

因为性激素白天和黑夜有波动，一般在白天检测，最好是上午 9 时，其中可以检测 E_2、LH。LH 比 FSH 更重要。当 E_2<10pg/ml，LH<0.15mU/ml，提示典型的青春期前状态；当 E_2≥10pg/ml，LH 0.15~0.6mU/ml，强烈提示青春期开始；当 E2=20pg/ml，LH≥1.0mU/ml，明确提示青春期开始（LH 水平用第 3 代单抗测定）。

青春期通过去抑制使 GnRH 释放重新激活，引起 GnRH 脉冲频率和幅度增加。升高的 GnRH 使促性腺激素分泌增加。促性腺激素水平增加促使卵巢中卵泡发育成熟和性甾体激素产生，于是引起第二性征发育。从青春中期至晚期雌二醇刺激腺

垂体释放 LH 的正反馈机制已完全成熟，排卵周期开始建立。

（三）雌激素

青春期各期的雌二醇（estradiol，E_2）水平稳定上升，直至青春期成熟，在早、中卵泡期，雌二醇浓度达 184pmol/L，至晚卵泡期则≥551pmol/L；雌酮在青春早期即上升，青春中期达高水平。

（四）睾酮

在女性，由卵巢分泌的睾酮（testosterone，T）和来自肾上腺的雄烯二酮经外周组织转化而成的睾酮占循环中睾酮重要比例。青春前期无论男孩或女孩的血浆睾酮浓度<0.35nmol/L。青春期男孩血浆睾酮水平显著上升，而女孩上升较少，但在青春期 1~4 期仍有一定程度的升高。

（五）性激素结合球蛋白

人体 97% 的循环睾酮和 99% 的循环雌二醇与性激素结合球蛋白（sex hormone binding globulin，SHBG）呈可逆性结合，然而，仅仅是游离甾体具有生理学活性。SHBG 是一 β 球蛋白激素，分子量 90~100kD，由异质性单体组成，每 1 分子二聚体具有 1 个甾体结合位点。

SHBG 水平在青春前期随年龄增加而降低，从而使游离甾体增加。至青春期，由于雌激素增加 SHBG 的产生，而睾酮和胰岛素可降低 SHBG 水平，使女孩 SHBG 下降幅度较小，而男孩则下降较多，以致青春期末男性 SHBG 浓度仅为成年女性的 1/2。由于 SHBG 含量不同，结果男性血浆睾酮浓度比女性高 20 倍，而游离睾酮浓度则高 40 倍。

（六）抑制素和活化素

抑制素（inhibin）和活化素（activin）是肽类激素，由机体多种组织合成，尤其自性腺合成达最高水平。青春期时其免疫活性增强，对青春期发育有调节卵巢和肾上腺激素分泌的功能。抑制素的产生是在 FSH 刺激下由颗粒细胞分泌的糖蛋白二聚体（demeric glyco-protein），它对垂体分泌 FSH 具有特异性负反馈作用；而活化素则有增加垂体合成 FSH 的作用。

（七）催乳激素

青春前期女孩的平均血浆催乳激素（prolactin，PRL）浓度为（7.2 ± 0.5）ng/ml，至青春晚期由于雌二醇浓度升高使 PRL 平均浓度升高至（8.5 ± 1.5）ng/ml。

（八）生长激素

生长激素（growth hormone，GH）是一种含有 191 个氨基酸的蛋白。通过胰岛素样生长因子刺

激,GH 具有使身长增高、糖原异生增加、抗胰岛素作用和脂肪溶解作用。

GH 通过下丘脑的生长激素释放因子(growth hormone releasing factor, GHRF)刺激从垂体释放,并经生长激素释放抑制因子(somatostatin release inhibiting factor, SRIF)作用而被抑制。青春期由于性甾体的分泌,使 GH 脉冲分泌幅度增高。GH 在循环中与蛋白结合,它具有 GH 受体细胞外区的氨基酸序列。

GH 浓度白天时间多半低下,每天仅有数次脉冲峰出现,而在夜间尤其睡眠 3~4 期脉冲释放最明显。因此,随机取样测定 GH 浓度无价值。为诊断 GH 缺失,可采用 GH 激发试验确定,GH 峰值 ≥ 10ng/ml 为正常,< 5ng/ml 为完全缺乏。

(九) 胰岛素样生长因子

胰岛素样生长因子(insulin-like growth factor, IGF)在人体主要由肝脏合成,其次是肾和骨骼肌。具有生物作用的 IGF 分为两类,即 IGF-1 和 IGF-2。其中 IGF-1 有强烈的促进生长作用,是与身高增长关系最密切的生长因子。IGF-1 呈 GH 依赖性,而 IGF-2 有较强的胰岛素样活性。绝大多数的 IGF 在循环中与 IGF 特异性结合蛋白(IGF binding protein, IGFBP)结合。

青春期 IGF-1 增加,高于青春前期和成人水平,并保持上升直至经过青春期生长突增高峰,然后降至正常成人水平。男性睾酮增加和女性雌二醇增加与 IGF-1 上升相关,但性甾体使 IGF-1 增加并非单一直接原因,至少是间接通过 GH 释放增多所致(表 27-1)。

表 27-1　青春期内分泌启动顺序及作用

	开始时间	作用
肾上腺轴		
肾上腺雄激素增高	6~8 岁开始	肾上腺功能初现
DHEA	8~11 岁升高明显	阴毛、腋毛生长
DHEAS		青春期生长突增及骨成熟
AND		
下丘脑 - 垂体 - 卵巢轴		
GnRH 频率、振幅增加	青春早期	性腺功能初现
FSH 和 LH 基础水平增高	FSH 7 岁,LH 10 岁	乳房初发育
LH/FSH 比率增加	青春后期	月经初潮和排卵
E_2 和 T 升高		
E_2 升高	10 岁后青春各期 E_2 稳定上升	引发第二性征及生殖器官发育
T 升高	青春各期 T 有一定程度升高	促使蛋白合成和生长发育,痤疮、多毛
GH 和 IGF-1 增高		
GH	青春早期开始增加,初潮时达峰值,随后下降	与生长突增相关
IGF-1	青春期增幅较大,此后随增龄而下降	与生长突增相关

(十) 瘦素

瘦素(leptin)是肥胖基因的产物,由脂肪细胞合成和分泌,可在下丘脑水平参与生殖功能的调控和能量代谢的调节。

瘦素是青春期前最先升高的激素,女孩自 5~6 岁起,血瘦素水平开始上升,7 岁后 FSH 开始升高,10 岁后 LH 和雌二醇开始上升。青春期时瘦素与脂肪同时增加,女孩的瘦素水平明显高于男性,至青春晚期女性达高峰,男性则明显下降。

血瘦素水平达 12.2ng/ml 前,每升高 1ng/ml,初潮年龄提前 1 个月,高于此水平后则无此种相关性。

四、青春期的身体变化

包括第二性征发育、体格发育、骨的发育、生殖器官的发育以及初潮出现。

(一)青春期发育的年龄顺序

在女孩,青春期发育一般需历时 4.5 年,正常范围为 2.0~6.0 年。青春期性征发育继生长突增开始后发生,其第 1 个理学体征通常是乳房发育初现(thelarche),出现乳芽;继之是肾上腺功能初现,显露阴毛或腋毛;然后是出现生长突增高峰;最后是月经初潮开始(图 27-1)。约 15% 的正常女孩阴毛初现早于乳房初发育。由于种族、地域、遗传及社会经济等因素的影响,青春期发育开始及完成时间可有显著差异。

(二)第二性征发育

第二性征(secondary sexual characteristics)指除生殖器官外女性所特有的征象,包括乳房、毛发、体型、体力、嗓音、举止等方面。Tanner 分期将乳房、阴毛的发育过程各自分为 5 期,作为客观描述的标准。此分期已被国际接受并统一应用(表 27-2、图 27-2)。

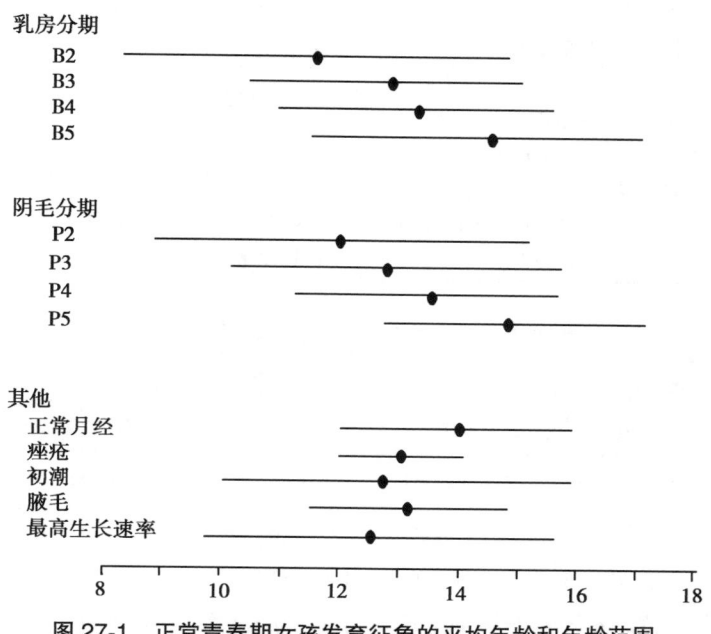

图 27-1　正常青春期女孩发育征象的平均年龄和年龄范围
注:"●"为平均年龄;——为年龄范围;数字为 Tanner 分期。

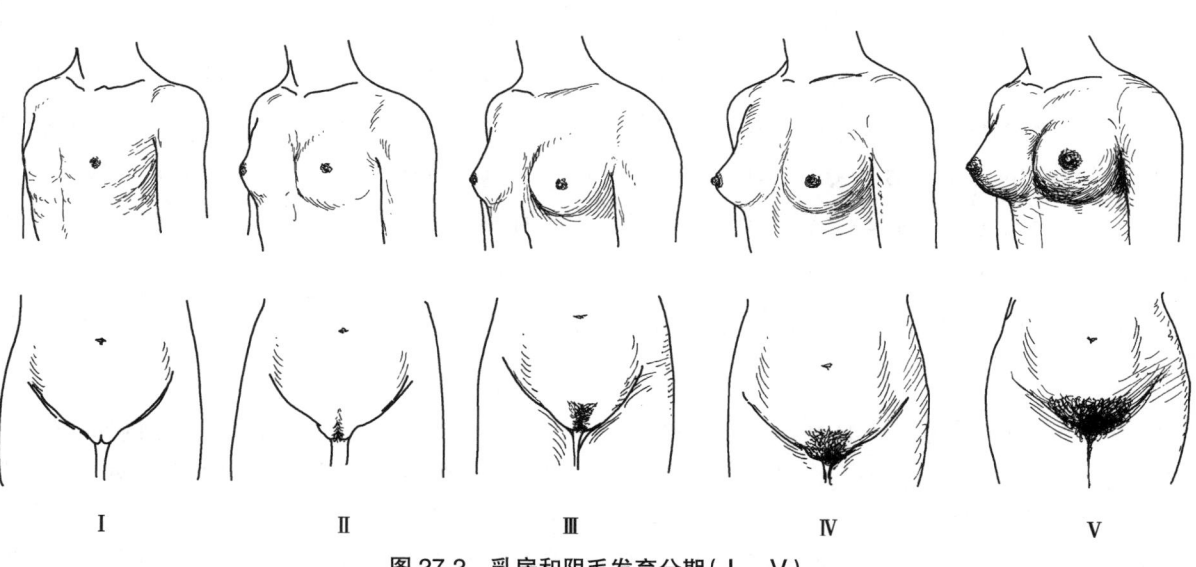

图 27-2　乳房和阴毛发育分期(Ⅰ~Ⅴ)

表 27-2　乳房、阴毛的发育过程（Tanner 分期）

乳房（breast, B）发育分期

Ⅰ期（B1）　幼儿型。乳房平坦，仅乳头突起，呈青春期前状态

Ⅱ期（B2）　乳芽期。乳房和乳头呈芽胞状隆起，如同小山丘，可触及乳核，伴轻度触痛，乳晕略增大，是女孩青春期发育的最早标志

Ⅲ期（B3）　整个乳房进一步增大，形似山峰高耸，乳房和乳晕在同一丘平面上

Ⅳ期（B4）　乳头及乳晕形成第二高峰，被乳房衬托显得突出

Ⅴ期（B5）　乳房发育成熟。由于乳晕的第二个隆起消失，显得乳头更突

阴毛（pubic hair, PH）发育分期

Ⅰ期（PH1）　青春期前状态，无阴毛

Ⅱ期（PH2）　出现稀疏、直或稍弯曲的软毛，色泽较浅，沿着大阴唇分布

Ⅲ期（PH3）　阴毛变黑、变粗而卷曲，逐渐扩展至阴阜

Ⅳ期（PH4）　阴毛发育呈成人型，但分布范围不及成人广，未达大腿内侧皮肤

Ⅴ期（PH5）　阴毛发育达成人质量及形态，发展为以耻骨上为底的倒三角形向下扩展到大腿内侧皮肤

（三）生长突增

青春期早期身高增长迅速，出现继乳儿期后的人生第 2 次快速生长期，称青春期生长突增（pubertal growth spurt）。此期身高平均每年增长 5~7cm。其中身高增长速度最快的时间称为生长突增高峰。一般在月经初潮前 1 年左右达生长突增高峰（表 27-3）。

靶身高（target height）其目的是观察儿童的最终身高增长能否达到靶身高的范围。计算方法为靶身高（cm）= 父、母身高的平均值 ±6cm。若为男孩，加 6cm，女孩则反之。由于中国男、女孩身高参考值的标准差（SD）为 5~6cm，因此，如果最终身高能达到靶身高 ±5~6cm 的范围内时，即可认为生长正常。

一般来说，青春期女孩的生长突增比男孩提早两年发生。生长激素、雌二醇和胰岛素样生长因子都参与了青春期生长突增过程。月经初潮后，由于性甾体激素的产生加速了长骨骨骺的融合，使身高增长受限。

表 27-3　中国城区 8~18 岁女童身高 / 体重

年龄组	百分位数						
	3	10	25	50	75	90	97
8 岁	118.5/19.20	121.6/20.89	124.9/22.81	128.5/25.25	132.1/28.05	135.4/30.95	138.7/34.23
9 岁	123.3/20.93	126.7/22.93	130.2/25.23	134.1/28.19	138.0/31.63	141.6/35.26	145.1/39.41
10 岁	128.3/22.98	132.1/25.36	135.9/28.15	140.1/31.76	144.4/36.05	148.2/40.63	152.0/45.97
11 岁	134.2/25.74	138.2/28.53	142.2/31.81	146.6/36.10	151.1/41.24	155.2/46.78	159.2/53.33
12 岁	140.2/29.33	144.1/32.42	148.0/36.04	152.4/40.77	156.7/46.42	160.7/52.49	164.5/59.64
13 岁	145.0/33.09	148.6/36.29	152.2/40.00	156.3/44.79	160.3/50.45	164.0/56.46	167.6/63.45
14 岁	147.9/36.38	151.3/39.55	154.8/43.19	158.6/47.83	162.4/53.23	165.9/58.88	169.3/65.36
15 岁	149.5/38.73	152.8/41.83	156.1/45.36	159.8/49.82	163.5/54.96	166.8/60.28	170.1/66.30
16 岁	149.8/39.96	153.1/43.01	156.4/46.47	160.1/50.81	163.8/55.79	167.1/60.91	170.3/66.69
17 岁	150.1/40.44	153.4/43.47	156.7/46.90	160.3/51.20	164.0/56.11	167.3/61.15	170.5/66.82
18 岁	150.4/40.71	153.7/43.73	157.0/47.14	160.6/51.41	164.2/56.28	167.5/61.28	170.7/66.89

注：表中身高处于第 3~97 百分位数之间属正常范围，若小于 3 百分位数或大于 97 百分位数，或身高年增长 < 4~5cm，应检查其原因。

体重可以反映个体的生长情况。青春期是单纯性肥胖症的高发年龄阶段，故应定期监测体重。由于体重与身高相关，现多采用体重指数（body mass index, BMI）作为指标。计算方法为 BMI= 体重（kg）/ 身高 ^{2}（m^2）。国外将其阈值定为：BMI ≥ 同性别同年龄参考值的第 95 百分位数者为肥胖；BMI ≥ 同性别同年龄参考值的第 85 百分位数者为肥胖高危对象。我国目前尚无这方面的完

整资料。

（四）骨龄

正常小儿的骨化中心按一定年龄出现及融合，因此，骨龄（bone age）的测定比实足年龄（chronologic age）能更好地反映体格上生理成熟过程，骨龄与第二性征发育和月经初潮时间相关性也比年龄相关性好，如拇指种子骨的出现往往与月经初潮同步。

骨龄的确定可通过 X 线对手、膝、肘部摄片，一般采用对左手腕、掌、指骨正位摄片，与正常人群成熟标准比较，如 Greulich 和 Pyle 图谱（G-P 法）。若骨龄超过实足年龄的 2 个标准差，则此偏差有显著性。

利用骨龄、身高和实足年龄，可预测最终成人高度。通过骨龄可预测青春期的开始，骨龄延迟，青春期发育也推迟；骨龄提早，则青春期提前。还可预测内分泌疾病，性早熟时骨龄增加。

（五）生殖器官的发育

以下是从新生儿至初潮后生殖器官的变化（表27-4）。

表 27-4　从新生儿至初潮后生殖器官的变化

		新生儿	儿童早期	围青春期（8~13 岁）	初潮后（＞13 岁）
卵巢 /ml		0.1~0.2ml 不能触及	0.7~0.9ml 骨盆上口	2~10ml 盆腔内	15ml 1.5cm × 2.5cm × 4.0cm
子宫 /cm		2.5~4.0	2.0~3.0	3.2~5.4	8.0 × 5.0 × 2.5
宫体 - 宫颈比例		3 : 1	2 : 1	1 : 1	2~3 : 1
阴道	长度 /cm	4	4~5	7~8.5	10~12
	pH	5.5~7.0	6.5~7.5	4.5~5.5	3.5~5.0
阴蒂	宽 /mm	5	2~5	2~5	≤ 10
	长 /mm	10~15			15~20
处女膜孔直径 /mm		1~4	1~6	5~10	10
厚度		厚	薄	变厚	
小阴唇		平滑	扁	进行性增大	Tanner 分期 Ⅳ~ Ⅴ
大阴唇		突出	薄	阴毛生长，外阴发育	分化成大小阴唇

（六）月经初潮

当少女出现第一次生理性子宫出血时，称为月经初潮，这是女孩性成熟过程中的一项重要标志。初潮后第 1~3 年，月经周期常不规则，且不排卵。

在美国和西欧国家中，月经初潮年龄提前，1840—1970 年每 10 年提前 2~3 个月，近 30 余年来此种倾向已经停止。目前月经初潮年龄平均为12.8 岁。

我国女性的月经初潮年龄在 11~18 岁之间。根据 1980 年北京、武汉等 5 大城市抽样调查结果，发现各地区初潮年龄相差不大，平均初潮年龄为13.7 岁。1992 年全国女性青春期生理心理状况研究协作组调查结果，城市女孩月经初潮年龄平均为 13.03 岁；而罗珊等报道则是 2017 年的，平均是12.7 岁，较过去初潮年龄稍有提前。初潮年龄分别为12.4 ± 0.0 岁和13.0 ± 0.0 岁，平均 12.7 岁。

第二节　性早熟

性早熟（precocious puberty）系指任何一项第二性征发育年龄较正常人群相应性征初现的平均年龄提前 2.0 标准差（SD），简言之，即性成熟开始年龄较预期青春期出现年龄显著提前。这是基于性征初现平均年龄 ±2SD，是 97.5% 的正常儿童进入青春期的年龄，临床则将女孩 8 岁前出现乳房初发育或 10 岁前出现月经初潮的现象诊断为性早熟。

关于性早熟定义的年龄界定是当代讨论的热点，通过欧美工业化国家150年来的长期观察发现初潮年龄持续下降的事实，虽已认识到青春期有提早启动倾向，但仍普遍接受女性青春期在8岁时启动的传统观念，若启动年龄提早，即应考虑为性早熟。其实，早在1997年美国儿科学会PROS研究对17 077名女性进行分析，发现青春期开始年龄较以往所知的为早，且在不同人种中有显著差异，这些结果影响了性早熟的正确诊断和治疗。鉴于青春期提前将会增加成人期发生内分泌疾病的危险，因而对青春期定义的年龄界定提出争论，有人建议发达国家白种女孩7岁前、黑种女孩6岁前性征初现作为诊断性早熟的推荐年龄，来取代女孩8岁、男孩9岁的传统定义。迄今，临床诊断性早熟尚无国际性关于年龄的标准，这是因为没有确切的年龄临界值可作为诊断依据。因此，亟须建立前瞻性大样本的人群研究、制订指南，以评估青春期的开始，并可通过病史、检查及高水平的会诊，鉴别早青春期和性早熟。临床医师应谨慎对待青春期定义的严格界定，并探讨每例个体化，则大部分病例将可获益，得到合适的诊断和治疗。

性早熟发生率在北美为1:(5 000~10 000)儿童，女孩发生性早熟多于男孩5倍，大约69%~98%的性早熟女孩中，其病因为特发性。临床典型病例是这些女孩高于她的同等年龄女孩，但最终成人时由于长骨骨骺过早融合而矮于他人。因此，应全面检查性早熟病因，排除严重疾病，并防止潜在的骨成熟过早。

（一）女性性早熟分类系统

目前，多按病因学将性早熟分为两大类，即GnRH依赖性性早熟（GnRH-dependent precocious puberty）和GnRH非依赖性性早熟（GnRH-independent precocious puberty），以利于指导性早熟的诊断和治疗。

1. 中枢性性早熟（central precocious puberty，CPP） 为GnRH依赖性。是指GnRH脉冲刺激提前出现，使垂体分泌促性腺激素增加，于是促使性腺、生殖器发育。最先表现为生长加速或乳房初长，继之阴毛生长，犹如进入正常青春期，只是比正常发育年龄提早，故也称真性性早熟（true precocious puberty）或完全性性早熟（complete precocious puberty）。

CPP病因包括特发性（idiopathic）和中枢神经系统病变，少数见于继发性青春期性早熟，导致下丘脑-垂体-性腺轴活动。女孩性早熟最常见病因是特发性的，男孩则更易患有中枢神经肿瘤。

（1）特发性中枢性性早熟（idiopathic central precocious puberty，ICPP）：ICPP又分为家族性和非家族性。家族性ICPP是近年研究提出的结果，Giabicani等对493个连续病例ICPP女孩自1981—2012共31年进行研究，凡其母月经初潮<11岁，或其父亲、祖父母、兄弟姐妹曾有青春期开始提前者列入。家族性ICPP发生每年稍有增加，直至20世纪90年代，此后近10年趋于稳定，平均年发生率为29%。Abreu等进一步对15个家庭中40人进行全基因外显子测序（whole-exome sequencing），候选变异则用Sanger法测序。40例中32人为CPP（女27，男5），8人为正常青春期发育时间（女5，男3）。结果发现15个家族中有5个家族出现编码Makorin环指蛋白3基因突变。几乎90%的CPP女孩为特发性因素引起。特发性同性性早熟并无严重病理学改变，主要由于下丘脑弓状核提早激活，故呈GnRH依赖性。于是提早出现酷似正常青春期发育的特征，发育顺序也与正常青春期相同。性发育进行性成熟，伴有早期生育能力，可招惹与之相关的精神社会问题。因骨骺板提早闭合，致最终身材矮小。

（2）中枢神经系统病变：约10%的CPP女孩，中枢神经系统的器质性病变为其潜在病因，损害大多位于下丘脑后部的灰结节区域和松果体。肿瘤（下丘脑错构瘤、胶质瘤、视神经瘤、室管膜细胞瘤、颅咽管瘤、松果体瘤），阻塞性病变（脑积水），肉芽肿病（类肉瘤病、结核病），感染性病变（脑膜炎、脑炎或脑脓肿），神经纤维瘤病（von Recklinghausen disease）及头颅外伤均可能引起性早熟，推测是由于此病变干扰儿童期下丘脑释放GnRH的正常抑制机制，使GnRH分泌增加。下丘脑错构瘤是一种先天性良性的肿瘤样病变，常发生于年龄2~4岁的儿童。错构瘤细胞异位分泌GnRH相当常见，不受内源性中枢神经抑制机制的影响。儿童发生于器质性脑病的性早熟，一般表现神经系统症状早于性早熟，器质性中枢神经系统病变伴有性早熟者预后较差。

（3）继发性青春期性早熟：周围性性早熟病因中的纤维性骨营养不良综合征（McCune-Albright syndrome，MAS）或先天性肾上腺皮质增生症、可引起继发性中枢性性早熟，又称混合性性早熟（combined precocious puberty）。这是因为患儿长期暴露于性激素环境中，促发生长加速、骨龄提前、下丘脑中枢发育成熟，如果此时因药物治疗致性激素水平降低，可使下丘脑的负反馈抑制解除，GnRH分泌的脉冲发生器激活，遂而引起继发的中枢性性早熟。

2. **周围性性早熟**（peripheral precocious puberty，PPP） 为非 GnRH 依赖性。PPP 指有第二性征出现而无下丘脑 - 垂体 - 卵巢轴活动。此时卵泡尚未发育，排卵周期更未建立。但有雌激素水平上升，引起体征上性成熟变化，故又称假性性早熟（pseudo-precocious puberty）或不完全性性早熟（incomplete precocious puberty）。发病原因为周围性，通常继发于性腺、肾上腺或异位来源的自主性类固醇分泌，也可能由于外源性类固醇激素引起。

（1）卵巢肿瘤：在女孩性早熟中占 11%，其中颗粒细胞瘤占卵巢新生物引起性早熟的 60%，是假性同性性早熟原因之一。据报道，有 5% 的颗粒细胞瘤和 1% 的卵泡膜细胞瘤在青春前期发病，此种病例常在腹部摸到肿块，伴有雌激素作用表现。卵巢门细胞瘤及睾丸母细胞瘤很少见，因可产生雄激素，故可引起假性异性性早熟的男性化现象。

（2）功能性卵泡囊肿：青春期前女孩卵泡囊肿可引发自主性功能而引起性早熟，因分泌雌激素使第二性征发育。在 PPP 中卵巢囊肿常为单侧性，超声显示直径 >9mm 的囊肿，这与正常青春期发现多个小卵泡不同。卵泡囊肿可使其表现为早期乳房发育和阴道出血。由于自主性卵巢功能引起雌二醇水平上升，但 GnRH 和促性腺激素仍为青春期前水平，骨龄和身高生长速度也是如此。当囊肿破裂或消退，则有雌激素撤退出血。

（3）肾上腺肿瘤：少见。肾上腺腺瘤和肾上腺癌能分泌雌激素、雄激素或两者皆有。有报告可引起女孩发生假性同性性早熟，但更为常见的是引起假性异性性早熟，出现男性化现象。该肿瘤还可分泌肾上腺糖皮质激素，故可能表现为皮质醇增多症。肾上腺肿瘤通常不受地塞米松抑制，此点可与先天性肾上腺皮质增生症（congenital adrenal hyperplasia，CAH）鉴别。

（4）肾上腺皮质增生症：发生率约占新生儿的 1/10 000。最常表现为女孩出生时至 5 岁间出现男性化。先天性肾上腺皮质增生症病例中，绝大部分（>95%）由于肾上腺在类固醇合成途径中的酶缺少 21- 羟化酶引起，少数为 11β- 羟化酶或 3β- 羟类固醇脱氢酶缺陷。当 21- 羟化酶缺乏时，由于 17- 羟孕酮转变为脱氧皮质酮被部分阻断，肾上腺皮质合成皮质醇（cortisol）减少，于是解除了对 ACTH 的抑制，而大量分泌 ACTH，引起肾上腺皮质过度增生，产生大量类固醇，一部分具有雄激素作用，但不能转变为皮质醇，故对垂体无抑制作用。21- 羟化酶缺陷所致的 CAH 可表现为单纯男性化型或失盐型，发病自胚胎 8~12 周开始，以致女性胎儿出生时外生殖器已有不同程度的男性化，表现为阴蒂肥大、阴唇融合、尿道畸形。若不治疗，儿童期将会进行性男性化，至成人则将出现矮体型。大多数女婴因外生殖器异常出生后立即受到关注，失盐症状可被及时诊治。迟发型 CAH 占 1%~5%，儿童期表现肾上腺功能早现，性成熟期则为无排卵和雄激素过多症，有些像多囊卵巢综合征病例。3β- 羟类固醇脱氢酶缺陷时，常伴有缺盐综合征，新生儿期即可出现低血容量性失盐危象。11β- 羟化酶缺陷则多伴有高血压症。

（5）McCune-Albright 综合征：为一罕见综合征，约占女性性早熟病例的 5%。自婴儿至儿童后期的任何时期可能发生性早熟，表现为周期性阴道出血或乳房发育。除表现性早熟外，尚有周身多骨纤维结构不良（polyostotic fibrous dysplasia），甚至易发骨折，青春期后常出现骨骼变形。还可出现脸、颈、肩背部咖啡样斑点，边缘不规则。很多其他内分泌疾病可诱发此综合征，包括卵巢囊肿、甲状腺功能亢进、分泌催乳激素或生长激素的垂体腺瘤及肾上腺皮质醇过多症。目前认为此征是性腺自主性产生雌激素，FSH 和 LH 水平并不上升，故用 GnRH 治疗无效。近来已确定其病理生理学是由于基因突变，造成受影响组织中 G 蛋白 -cAMP 激酶的功能缺陷，使 G 蛋白亚单位与 LH 受体连接，变为活化，刺激颗粒细胞产生雌二醇。

（6）波伊茨 - 耶格综合征：又称家族性黑斑息肉综合征。特征为胃肠道息肉病和黏膜皮肤色素沉着。可与十分罕见的卵巢环管状性索肿瘤（sex cord tumor with annular tubules）并存，它可能分泌雌激素引起性早熟。文献曾有个例报道。

（7）甲状腺功能减退：儿童长期严重的甲状腺功能减退也能引起假性同性性早熟，发病几乎均为女孩。有一假说说明，垂体促性腺激素的释放是基于对持续升高的甲状腺素释放激素（thyroid releasing hormone，TRH）的反应。这是因为甲状腺激素与促性腺激素之间可能存在交叉反馈作用，当血中甲状腺激素过少时，垂体促性腺激素和促甲状腺激素分泌增加，从而导致性早熟。在 Van Wyck 和 Grumbach 综合征，甲状腺功能减退同时催乳激素水平升高，可能出现溢乳；卵巢囊肿偶可发生，骨龄可能延迟，而性早熟伴骨龄延迟者仅为此一类型。当甲状腺功能趋向正常后，促性腺激素、催乳激素和性激素水平恢复至青春前期浓度，于是性早熟体征消退，溢乳消失，骨成熟正常化。

（8）外源性雌激素：可引起儿童性早熟。必须详细询问病史，确定儿童是否接触雌激素药物或美容品。经激素处理的肉类曾作为引发假性性早熟的原因。

3. **单一性或孤立性性早熟**（isolated precocious puberty）　是不完全性性早熟的一种。是指女孩在 8 岁以前出现单纯性的乳房早发育（premature thelarche）、肾上腺功能早现（premature adrenarche）或阴毛早现（premature pubarche）。

（1）乳房早发育：在 8 岁以前出现单一性的乳房早发育，最常见发生于<5 岁女孩，<2 岁者更明显。可单侧或双侧发生，通常并无乳晕变宽和色素加深，乳房芽体为 2~4cm，触之有轻度压痛和颗粒状组织。雌激素水平可能升高，但促性腺激素对 GnRH 的反应为青春期前，此点可与 CPP 鉴别。子宫、卵巢和阴道黏膜仍是青春期前状态。身高生长速率正常，骨龄未进展，对成人身高无影响。本病通常为一过性，数月内自然消失，可能继发于卵巢短暂地分泌雌二醇，但有 10% 病例发展为 CPP，故需定期密切随访。

（2）阴毛早现或肾上腺功能早现：女孩 8 岁前、男孩 9 岁前出现阴毛生长而无其他任何青春期体征为阴毛早现。在女孩更为常见，通常进展缓慢。阴毛早现与肾上腺功能早现名词可通用，只是后者包括雄激素增加的其他体征，如体味、痤疮、皮肤改变、腋毛、阴蒂或阴茎增大。典型者阴毛早现限于大阴唇，即使有阴蒂增大也仅为轻度。内分泌变化为 DHEA、DHEAS、AND 轻度升高；雄激素相对较弱，是经周围组织转化而来的睾酮；下丘脑 - 垂体 - 卵巢轴未被激活，促性腺激素对 GnRH 反应为青春期前状态。乳房不发育或稍发育，可能有轻度生长加速和骨龄变化。

阴毛早现本身是一良性情况，但需与引起 PPP 的某些病因如 CAH 和分泌雄激素的肿瘤相鉴别。

迟发型 CAH 起病时可表现肾上腺功能早现，若患者的肾上腺类固醇前体水平仅轻度超过正常范围，即 17- 羟孕酮（17-OHP）>6nmol/L 时，则应进行 ACTH 刺激试验。方法为静脉注射醋酸替可克肽促皮质素制剂（Synachen）250μg 后 30 分钟和 60 分钟分别采血检测 17-OHP，该值>30nmol/L 时，即可诊断为迟发型 21- 羟化酶缺乏症。

肾上腺功能早现的某些病例可能是胰岛素抵抗、多囊卵巢综合征等相关内分泌异常的前驱表现，需密切观察多年。

（3）月经初潮早现（premature menarche）：性早熟表现为单一性月经初潮早现，可能提示 PPP 或孤立性性早熟。青春期前阴道出血首先应确定是否为真正血液及出血部位，应与来自尿道、直肠或周围皮肤的出血鉴别。

真正的青春期前初潮出血多继发于雌激素刺激，典型的尚有雌激素刺激的其他体征，之后其生长和生育均不受影响。出血的最常见原因为一种分泌雌激素的卵巢囊肿发生自然消退，少见的应考虑卵巢肿瘤、McCune-Albright 综合征、甲状腺功能减退及外源性雌激素作用。

（二）性早熟的诊断

1. **病史**　应仔细列出患儿性成熟变化的程序和速度。询问过去史中有无中枢神经系统感染、头颅外伤或慢性疾病，尤其要了解其性格变化，有无抽搐样动作或持续性头痛。了解有无误服内分泌药物或接触含激素的食品和物品。性早熟家族史应注意询问及排除。有家族性性早熟病史者可能是常染色体显性遗传性 CPP。

2. **体格检查**　包括身高、体重、第二性征发育及 Tanner 分期。全面进行神经系统检查，明确可能存在的局灶性缺陷。检查甲状腺大小以及甲状腺功能减退的体征。皮肤检查有无咖啡斑样损害、神经纤维瘤、多毛和痤疮。乳房检查注意压迫后是否溢乳，腹部检查必须施行，着重于排除盆腹腔肿瘤。

3. **影像学检查**

（1）骨龄测定：是性早熟中最有用的初始检查，用于所有性早熟患儿，以此来决定进一步的检查；骨龄系列测定对性早熟的预后估计和疗效判断有重要意义。检查时对患儿左手及腕关节摄片，与标准图像做比较，一般采用 Greulich 和 Pyle 图谱。大多数 CPP 患儿，骨龄>实足年龄 2 岁，PPP 骨龄进展程度则根据不同病因而异，而在单一性性早熟,骨龄仅轻度超前。

（2）超声检查：排除腹部、盆腔、肾上腺肿瘤或其他病变,尤其是盆腔超声已可取代对女孩的肛腹诊检查。子宫和卵巢的超声影像能反映下丘脑-垂体-卵巢轴的功能,有助于 CPP 的诊断,并在治疗过程中作为监测指标。子宫长度>3.5cm和体积>1.8ml 是两个最具特异性指标,说明其为CPP,用以区别乳房早发育或肾上腺功能早现。卵巢囊肿在 CPP 和 PPP 均可能出现,但当囊肿直径>9mm 时则高度提示为 CPP。

（3）磁共振成像（MRI）：已被列为 CPP 患儿的颅脑常规检查,尤其要注意下丘脑和蝶鞍区有无肿瘤。美国和欧洲认为,确诊为 CPP 年龄<6 岁的女孩应进行头颅 MRI 检查。来自丹麦对早期性早熟女孩的报道,发现 6~8 岁 CPP 尚无任何临床症状或生化参数预测,但有高频率的头颅 MRI 病变,208 例中 20 例 MRI 意外发现脑部病变,其中13 例>6 岁,因此,≤8 岁 CPP 患儿都应进行脑部 MRI 检查。

4. **内分泌测定** 抽血测定 E_2、P、T 的浓度,基础的 E_2 或 T 的水平升高至青春期值,对诊断性早熟有助。在真性性早熟、分泌雌激素肿瘤及外源性雌激素引起的假性性早熟患儿,雌激素水平均明显升高,而单纯乳房早发育者,雌激素水平可能不高。测定基础 FSH、LH 水平升高至青春期值时,有助于鉴别真性或假性性早熟,并且青春期前 LH/FSH 比值小,青春期 LH/FSH 比值增大,因 LH 分泌增加。溢乳者应测定血催乳激素。为诊断与原发性甲减有关的性早熟,应检查 TSH、FT_4 或 FT_4 指数。为诊断肾上腺功能早现或分泌雄激素的卵巢肿瘤和肾上腺肿瘤,应测定 T、DHEAS、17-羟孕酮和 11-脱氧皮质醇水平。

5. **基础黄体生成素（basal LH）测定** 虽然GnRH 刺激试验是生化诊断青春期性早熟的金标准,但随着试验方法的进展,目前多采用单抗测定,如免疫荧光（immunofluorometric assay,IFMA）、免疫化学发光（immunochemiluminometric assay,ICMA）和电化学光度法（electrochemiluminometric assay,ECLIA）测定,其敏感性（60%~100%）和特异性（64%~100%）均较放射免疫法为高。因此建议先行基础 LH 测定,或可避免复杂的 GnRH 刺激试验,用来评价促性腺激素轴是否活动。各研究诊断 CPP 的基础 LH 值范围为 0.1~1.5U/L,不同的临界值（cut-off）对诊断的敏感性和特异性也不相同。

需要注意的是,年龄低于 2~3 岁的婴幼儿,其基础促性腺激素浓度常可较高。

基础促卵泡素（basal FSH）浓度测定不能诊断CPP,因其数据在正常青春前期和青春期儿童常有重叠。

6. **促性腺激素释放激素（GnRH）刺激试验** 通过 GnRH 刺激垂体释放 LH 和 FSH 的反应可确定性诊断 CPP,并鉴别真性性早熟和假性性早熟。

（1）指征：适用于临床出现性早熟征象而基础LH 提示为青春期前的儿童。

（2）方法：先抽取静脉血测 FSH、LH 基础值,然后静脉推注 LHRH 2.5µg/kg 或 60µg/ ㎡（最大剂量 100µg）,注射后 30 分钟、60 分钟、90 分钟和 120分钟分别抽血测定 FSH、LH。也可采用简化试验,即用 GnRH 100µg 皮下注射,在注射前及注射后30~40 分钟分别抽血测定 FSH 和 LH,亦足以反映LH 激发峰值。

（3）结果判读：在 CPP 病例中,LH 上升比青春期前反应升高 2~3 倍,大大超过 FSH 的反应。青春期前女孩释放 LH 极少,而正常青春期时有明显的 LH 释放。青春期前儿童出现青春期 LH 反应是垂体功能活动的标志。当用 GnRH 刺激时,FSH对 GnRH 的反应对青春期真性或假性性早熟鉴别不是敏感的标志。如果证明 GnRH 刺激试验 FSH浓度明显低下,则强烈提示为 PPP。用免疫放射测定法,LH 峰值>12~15U/L 时提示为真性性早熟;而用免疫化学发光法,则 LH≥5.0U/L 即可提示为真性性早熟。判读 LH、FSH 两者比值也很重要,GnRH 刺激后青春期前 LH/FSH 峰值比率<1,青春期 LH/FSH>1。有关指南规定,当 LH/FSH>0.6（放射免疫法）或 LH/FSH>0.3（化学发光法）提示女孩促性腺激素分泌已达青春期的灵敏指标,可诊断为 CPP。

女孩青春期性早熟的诊断流程如图 27-3所示。

由于某些早期 CPP 病例经 GnRH 刺激试验后LH 值仍在青春期前范围,因此试验结果需结合临床表现和其他实验室结果判读。

总之,在性征发育的女孩中,若 GnRH 试验的反应呈青春期模式,可认定为真性性早熟（GnRH依赖性）;若 GnRH 刺激试验后,LH 仍处于青春期前水平,则应考虑为假性性早熟（GnRH 非依赖性）。

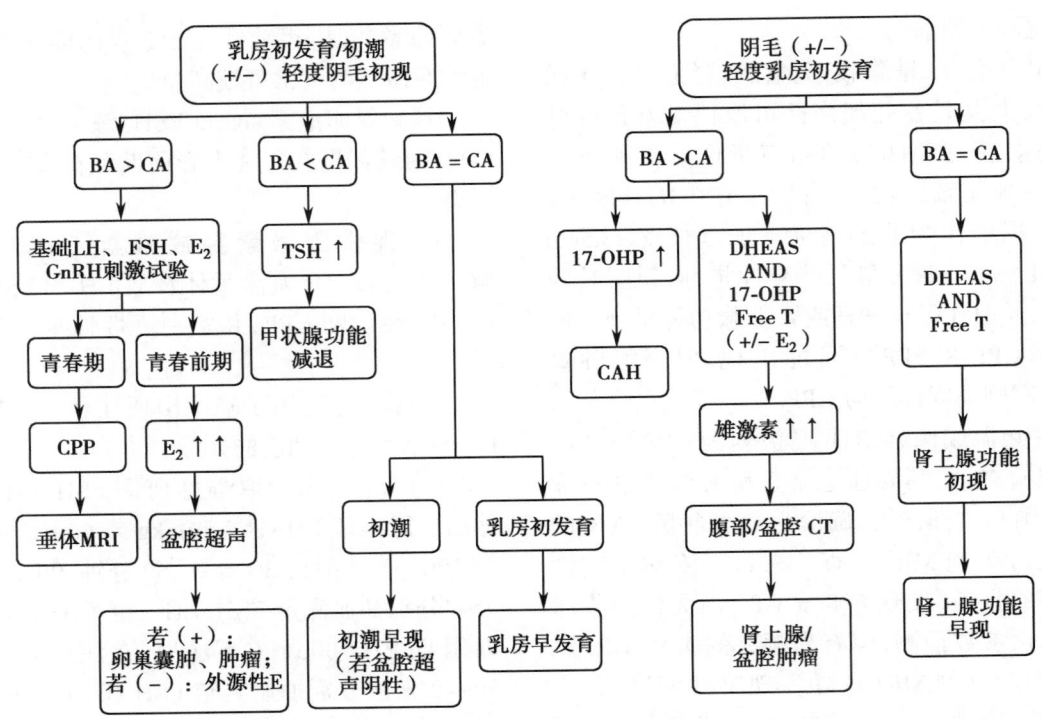

图 27-3　女孩青春期性早熟的诊断流程

（三）性早熟的治疗

为了选择正确的治疗方案,必须做出正确的病因诊断。对性早熟儿童病因的检查应从诊断意义上顺序而行。首先应排除对生命威胁或有致残危险的疾病,如卵巢、肾上腺和中枢的恶性肿瘤。其次,必须确定病程进展的速度,以做出治疗决策。

1. GnRH 依赖性性早熟　性早熟特征是由于下丘脑 - 垂体 - 卵巢轴过早活动所致。因此,应用促性腺素释放激素激动剂（GnRH-agonist,GnRH-a）抑制下丘脑 - 垂体 - 卵巢轴是为标准治疗。

（1）GnRH-a:80%~90% 的性早熟女孩为特发性原因。迄今为止,GnRH-a 是特发性性早熟的最有效治疗药物。GnRH-a 的初始作用在短期内刺激垂体释放促性腺激素,然后垂体去敏感化,通过垂体细胞膜上 GnRH 受体产生降调节。GnRH 的脉冲式释放引起 LH 和 FSH 分泌,但当此种脉冲式释放改变为持续性,则抑制垂体释放 LH 和 FSH,使促性腺激素降至青春期前水平,从而阻止性激素分泌,减缓青春期发育,解除与之相关的心理行为问题,延缓骨骺愈合,提高成年最终身高,但肾上腺功能早现不受 GnRH 影响而是受肾上腺轴控制,故仍如常发育。

关于中枢器质性病变所致的 CPP 应针对病因治疗。颅内占位性病变如颅咽管瘤或胶质瘤首先

考虑手术,即使如此,仍应做 GnRH-a 短期用药。至于下丘脑错构瘤,系由于先天性发育异常引起,应选择 GnRH-a 治疗,除非悬垂于第三脑室的有蒂错构瘤,若有手术条件切除之,术后继续 GnRH-a 治疗。

1）对象选择:性早熟患儿的临床表现不一。对于缓慢进展型性早熟儿童即使不经治疗,其中大部分也会达到满意的成年期身高,因此,可进行包括第二性征、生长速率和骨骼成熟方面的随访评估。随访中发现骨成熟快速,即予治疗,否则将错失治疗机会。相反,对于快速进展型性早熟,女孩<7 岁出现第二性征发育、身高明显加速、骨龄发育超过正常均值两个标准差,通常作为 GnRH-a 治疗的适用对象。

2）用药方法:遵循早期诊断、立即治疗、长期用药的原则使疗效达到最大化。目前多应用 GnRH-a 长效制剂,如曲普瑞林（triptorelin）,用药剂量最好根据用药期间雌二醇水平和 GnRH 刺激试验,目的是使其保持在青春期前范围。其实,曲普瑞林按每月 60μg/kg 即可抑制垂体分泌的促性腺激素至适宜的血清浓度,但临床推荐 3.75mg,肌内注射,每 4 周一次;凡体重<20kg 者,则药量减半。对下丘脑 - 垂体 - 卵巢轴的抑制一般发生在治疗开始后 4~8 周,治疗 1 年可获稳定的良好疗

效。疗程至少2年才能有意义地改善最终成年身高(final adult height,FAH)。Guaraldi 根据历史资料,一般开始治疗时间实足年龄(chronological age,CA)平均为(7.5±1.2)岁,骨龄(bone age,BA)平均为(10.3±1.4)岁;停药时间 CA 平均为(11.1±0.9)岁,BA 平均为(12.4±0.7)岁。掌握停药时间很重要,过早停药对雌二醇仅有不完全抑制,将失去生长潜能;停药太晚也对 FAH 帮助不大。治疗期间出现生长潜能明显降低时即可停止治疗,还有人提出 GnRH 刺激后 LH 值降至 3U/L 时为停药指征。Latronico 2016 年指出用药期应监测内分泌,GnRH 刺激后 LH 降至 4.5U/L 以下为合适目标,并指出最佳停药时间尚未正式确立,建议在 CA 10~11 岁,BA 12.0~12.5 岁时停药,可使 FAH 达到最好结果。一般停药后数月青春期征象再现,初潮平均在 16 个月后发生。生长激素是否应用,鉴于其有效性和安全性尚不确切,故不推荐常规联合,但可用于生长速度低下(<4cm/年),身高不理想的患儿。

近些年来,有学者将经典的 GnRH-a 制剂及用法改进,取得成功。Silverman 2015 年报告组氨瑞林(histrelin)长期皮下植入治疗(implant therapy)CPP 的Ⅲ期、前瞻性、开放标签研究,对 36 例每年皮下植入一次,每天释药 65μg,经过 72 个月的治疗期,始终维持抑制状态。取出末次植入后 6 个月,所有病例的 FSH 和 LH 峰升至青春期浓度,说明下丘脑-垂体-卵巢轴功能恢复;女童的预期成人身高增加 10.7cm。证明本研究的长期抑制治疗安全有效。Klein 2020 年报告一项Ⅲ期、多中心、开放标签、单组目标研究,用小容量醋酸亮丙瑞林(leuprolide acetate)治疗 CPP 64 例,年龄(7.5±0.1)岁,间隔 6 个月(0,24 周)两剂皮下注药共 45mg,0.375ml,随访 48 周。结果在第 24 周测 GnRH 刺激后 30 分钟血清 LH<4U/L;48 周时 88% 的女童(49/56)LH 峰持续<4U/L。青春期进展征象转为稳定或恢复,可以认为,亮丙瑞林小容量长效制剂是治疗 CPP 的一种安全有效、耐受良好、使用方便的新方法,已获美国 FDA 批准。

3)治疗效果:GnRH-a 治疗 CPP 患儿后可增加身高已被熟知,75% 以上使用 GnRH-a 治疗的 CPP 儿童最终达到了靶身高。治疗成功程度与某些因素相关,凡治疗开始早、治疗持续长、实足年龄小、骨龄进展慢的儿童则结果好。最近,Guaraldi 等对 CPP 女孩<6 岁和>6 岁用 GnRH-a 治疗后比较,以<6 岁组增加身高最佳。CPP 快速进展型女孩 6~8 岁开始 GnRH-a 治疗,其平均成年期身高大于治疗前预测高度,但有争论。CPP 女孩至 8~10 岁应用 GnRH-a 治疗,不能证明其对 FAH 有益。Guaraldi 又指出,CPP 女孩 GnRH-a 治疗组与未治疗组比较,治疗组 FAH 平均要高 8.3cm。如果特发性性早熟女孩不用 GnRH-a 治疗,则至成人平均仅有 150~154cm 的身高。

4)药物副作用:首次注射 GnRH-a 后,可能出现子宫撤退出血,以后再注射不会发生,皮肤过敏反应罕见。头痛、乏力大多是一过性的。

5)GnRH-a 治疗的远期结局:CPP 用 GnRH-a 治疗已有 30 余年历史,其效果和安全性皆已肯定,但迄今尚无前瞻性对照研究关于其对远期影响的报道,现讨论如下:

①生殖功能:GnRH-a 作用是可逆性的,临床观察停药 1 年内性成熟重新恢复,停药后 1~2 月月经开始。Pasquino 等(2008)报告 87 例 CPP 用 GnRH-a 治疗后,82 例月经规则,5 例月经稀发,由于过度锻炼引起,控制运动后恢复。6 例已妊娠分娩正常儿童。Neely 等(2010)报告 20 例 CPP 经 GnRH-a 治疗后已达成人期,成年后 80% 月经正常,7 例共有 12 次妊娠,流产数与一般人群相似。这些研究表明,CPP 女孩 GnRH-a 治疗后生殖功能与正常健康妇女无区别。

②肥胖和代谢综合征:儿童期肥胖可能诱发早青春期和早月经初潮,并可能引起成年代谢问题。关于 CPP 用 GnRH-a 治疗前后体重指数(BMI)值变化的报告不一致。Guaraldi 等(2016)总结,CPP 女孩 GnRH-a 开始治疗时脂肪量(fat mass)增加,此后趋于正常,看来 GnRH-a 本身对 BMI 无远期不良影响。

③骨密度:青春期生长突增期骨矿物质增加,几乎成人骨量峰值的半数累积于此期。遗传因素、激素状态(包括生长激素、胰岛素样生长因子-1、性类固醇)、营养和体力活动均影响骨峰值(peak bone mass,PBM)。雌激素是骨矿物质化和骨发育的重要因素,雌激素水平低下使骨量(bone mass)减少,因此必须关注 CPP 女孩 GnRH-a 治疗后雌激素浓度下降会否影响成年期骨密度(bone mineral density,BMD)。有报道 CPP 用 GnRH-a 时骨矿物质积贮受抑制,但在治疗停止后恢复,当达成年身高时 PBM 是足够的。Park(2012)报道早青春期与成人相反,长期 GnRH-a 治疗导致的低雌激素状态并不引起骨质丧失,雌激素作用机制之外的因素在

保留骨盐上仍为明显。

④多囊卵巢综合征：生殖期妇女有 5%~10% 发生多囊卵巢综合征（polycystic ovarian syndrome，PCOS），儿童期出现的严重胰岛素抵抗的肥胖症、肾上腺功能早现和性早熟是发生 PCOS 的危险因素。在 PCOS 诸多病因中，LH 分泌过多和 CPP 发病机制是由于下丘脑-垂体-卵巢轴过早激活相似。文献报道，CPP 病例发生 PCOS 为 24%，与年龄相匹配的对照组仅为 2%。当诊断 CPP 时，40% 病例也于月经初潮后出现 PCOS，因 CPP 病例中 55% 有肾上腺功能初现加速，使 PCOS 危险性增加。PCOS 通常发生于月经初潮后 0.5~4 年。

Chiavaroli 等（2010）报道，早青春期（8~10 岁）GnRH-a 治疗组的 PCOS 和雄激素过多症的发生率高于 GnRH-a 未治疗组，疑似 GnRH-a 治疗是发生 PCOS 的独立危险因素。但不清楚 PCOS 的发生是由于在 CPP 前已出现高胰岛素血症或肾上腺功能早现，抑或由于对 GnRH-a 的异常激素反应引起。Lazar 等意见相反，对大批出现 25~26 岁过去曾用 GnRH-a 治疗和未治疗的 CPP 女孩，发现未治疗组临床表现痤疮、多毛等雄激素过多症和月经稀少者较治疗组高 2 倍；而且用醋酸环丙孕酮与用 GnRH-a 治疗者后果相似，说明青春期的抑制治疗本身可能减少 PCOS 的危险。

（2）醋酸甲羟孕酮：由于 GnRH-a 费用昂贵，醋酸甲羟孕酮（medroxyprogesterone acetate，MPA）直至今日仍在发展中国家治疗特发性性早熟占有一定地位。MPA 作用有多种机制，它通过抑制下丘脑脉冲产生，而抑制促性腺素的释放，并通过抑制 3β-羟类固醇脱氢酶 2 型直接使性类固醇分泌减低；因具有糖皮质激素类似作用而抑制 ACTH

的分泌，同时可引发高血压和库欣样向心性肥胖体型的发育。由于 >6 岁的 CPP 用 GnRH-a 疗效降低，因此，MPA 治疗一般用于 >6 岁的性早熟，可延缓青春期发育进展，但对最终身高无帮助。MPA 开始为低剂量，每个月深部肌内注射 50mg（缓释型），逐渐递增至每月 400mg。口服剂量为每天 10~30mg。长期应用后可伴发骨盐丧失，并可能引起糖皮质激素过多体征。醋酸环丙孕酮（cyproterone acetate，CPA）的优缺点与 MPA 相似，但在某些病例中，CPA 对 ACTH 和皮质醇的抑制作用可引起医源性肾上腺功能不全。

2. GnRH 非依赖性性早熟　通常由于异位人绒毛膜促性腺激素或性激素分泌所致，而与下丘脑-垂体-卵巢轴无关。由此说明，此型性早熟原因不依赖下丘脑 GnRH 的释放，用 GnRH-a 治疗不能奏效。

分泌性激素的卵巢肿瘤包括颗粒细胞瘤、门细胞瘤、两性母细胞瘤以及肾上腺肿瘤，包括腺瘤和癌引起的周围性性早熟，一旦诊断即应手术切除。预后根据病理学结果而定。

关于 McCune-Albright 综合征的治疗目的是减少雄激素或雌激素的产生，或抑制性激素对外围的作用。选择治疗药物时，预测 FAH 很重要。药物包括芳香化酶抑制剂、睾内酯、酮康唑、甲羟孕酮，可取得不同程度的疗效，大多能减少阴道出血，但不能改善生长潜能。睾内酯剂量为每天口服 40mg/kg；酮康唑每天口服 4~8mg/kg，分 2 次，应检测肝功能，症状消退后停药。尚有报道用选择性雌激素受体修饰剂他莫昔芬，可有效阻止阴道出血、生长加速和青春期发育（表 27-5）。

表 27-5　性早熟的分类、治疗和预后

按病因分类	治疗	预后
一、GnRH 依赖性（CPP）		
1. 特发性		很好
（1）迅速进展（骨龄均值 ≥2SD）	GnRH-a 治疗，转儿科内分泌	
（2）缓慢进展（骨龄小于进展型）	观察，儿科内分泌会诊	
2. 中枢神经系统病变		若能手术预后良好，但要根据病理学
（1）下丘脑错构瘤	转神经内、外科	良好
1）有蒂（悬垂于第三脑室底部）	若有可能，切除之	
2）无蒂	生长缓慢，对症治疗，GnRH-a 通常有效，预防癫痫发作	

按病因分类	治疗	预后
(2)颅咽管瘤	部分切除和放疗	大多数病例缓解很多年
(3)胶质瘤	手术	差
3. 遗传性疾病 （如神经纤维瘤病等）	转相应学科	因 CNS 和内分泌表现而异,生长潜能和生殖功能正常
4. 继发于周围性性早熟病因的 CPP	治疗根本原因 GnRH-a 有时有适应证	根据不同病因而定
二、GnRH-a 非依赖性（PPP）		
1. 卵巢肿瘤	手术切除	根据病理学而定
2. 卵巢囊肿	观察	典型病例自行消失
3. 肾上腺肿瘤	手术切除	根据病理学而定
4. 异位分泌 hCG 的肿瘤	手术切除	根据肿瘤部位病理学
5. 先天性肾上腺皮质增生症	转儿科内分泌,进行家族筛查 可用糖皮质激素治疗	用糖皮质激素预后良好, 但至成人期,常为矮体型
6. 原发性甲状腺功能减退症	儿科内分泌会诊,激素补充	激素补充可解除症状,预后良好
7. McCune-Albright 综合征	转儿科内分泌, 抑制性类固醇合成	预后根据疾病的其他表现 生长潜能可能改善有限 生殖功能一般正常
8. 外源性雌激素	阻断来源	症状即可消失
三、单一性性早熟		
1. 乳房早发育	观察	预后很好,但可发展为 CPP
2. 肾上腺功能早现	观察 3 个月,若进展迅速转儿科 内分泌；长期随访,评估日后发展 内分泌疾病和影响健康的危险因素	可能日后出现内分泌疾病
3. 初潮早现		预后很好,可正常发育
(1)B 超阴性	观察	
(2)B 超提示卵巢囊肿	观察	
(3)B 超提示卵巢肿瘤	手术切除	
(4)其他原因导致阴道出血	治疗或转科	

引自：Berberoğlu M.Precocious puberty and normal variant puberty：definition，etiology，diagnosis and current management.J Clin Res Pediatr Endocrinol，2009，1（4）：164-174.

【预后】青春期性早熟的预后取决于不同病因，特发性 CPP 预后总体来讲很好，其主要不良结局是最终成年身高。其他型别的性早熟女孩的预后各不相同（表 27-5）。

第三节　青春期延迟

当青春期发育比正常人群性征初现的平均年龄晚 2.0SD（标准差）时，称青春期延迟（delayed puberty）。临床上通常指女孩年龄 13 岁尚未出现乳房初发育，15 岁仍无月经来潮，或乳房发育 ≥5 年尚无月经来潮者。阴毛发育不列入定义,因为阴毛初现是由肾上腺发育引起,不依赖于下丘脑 - 垂体 - 卵巢轴活动。

【病因分类】青春期延迟女孩中,由于特发性原因约占 30%,故排除病理性因素十分必要。一般将青春期延迟的原因分为 3 类（表 27-6）。

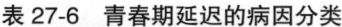

表 27-6　青春期延迟的病因分类

病因	占比
体质性（特发性）青春期延迟	>30%
高促性腺激素性性腺功能低下	25%
特纳综合征	
性腺发育不全	
卵巢化疗或放射线损伤	
低促性腺激素性性腺功能低下（永久性）	20%
中枢神经肿瘤或浸润性疾病	
GnRH 缺乏	
孤立性促性腺激素缺乏	
卡尔曼综合征	
联合性垂体激素缺乏	
低促性腺激素性性腺功能低下（短暂性）	20%
全身性疾病	
炎性肠病	
乳糜泻	
神经性厌食	
贪食症	
甲状腺功能减退	
过度锻炼	

1. **体质性青春期延迟**（constitutional delay in growth and puberty，CDGP）　也称特发性青春期延迟（idiopathic delay in growth and puberty）。CDGP 是最常见的一种青春期延迟，无论男孩还是女孩皆容易发生。其病因不明，但有可靠的遗传学因素，50%~75% 的 CDGP 发病呈家族性倾向，无性别特异性，其双亲或兄弟姐妹有青春期发育延迟病史；母亲的平均初潮年龄为 14.3 岁，对照组为 12.7 岁。CDGP 最常见的遗传学表现是常染色体显性遗传模式，有或无完全外显率。患儿一般健康良好，经各种检查无病理性原因。性征延迟发育仅是下丘脑 - 垂体 - 卵巢轴功能的再激活延迟，主要由于下丘脑脉冲释放 GnRH 发动较晚所致。受累儿童通常比同龄儿童矮小，但其身高及生长速度与骨龄相符，而骨龄小于实足年龄。当骨龄达到与青春期发育的相应年龄（12~13 岁）时，即会出现性成熟特征，并逐步达到正常成人身高。其促性腺激素和性甾体激素值低下，为青春期前水平。

2. **高促性腺素性性腺功能低下**（hypergonadotropic hypogonadism）　青春期延迟伴有促性腺激素上升至绝经后范围，是卵巢衰竭的标志。由于性甾体分泌不足，对下丘脑及垂体的负反馈功能下降，导致 FSH 和 LH 升高和 E₂ 水平低下。最常见病因是性腺发育不全，典型的核型

为 45，XO，称为特纳综合征（Turner syndrome）。也可出现性染色体嵌合型或 X 染色体结构异常。临床症状因核型而不同。典型特纳综合征在新生儿期表现为低体重和淋巴水肿；在儿童期体格矮小；至青春期由于双侧卵巢呈白色条索状，内无卵泡，缺乏雌激素，以致第二性征不发育和原发闭经。自 7~8 岁后，促性腺激素尤其是 FSH 水平上升。其他体征为蹼颈、盾状胸、后发际低、肘外翻、第 4 掌骨短、高腭弓以及先天性心脏病和肾畸形。最常见的嵌合型为 45，XO/46，XY，内外生殖器可呈女性、男性或两性畸形。出现两性畸形时可诊断为混合性性腺发育不全（mixed gonadal dysgenesis）。

高促性腺素性性腺功能低下的病因还见于单纯性性腺发育不全（pure gonadal dysgenesis），核型为 46，XX 或 46，XY。性腺均为条索状。表型为女性，但第二性征不发育，且有原发闭经。其体格发育正常或为高身材。46，XY 单纯性性腺发育不全即 Swyer 综合征，由于 Y 染色体存在，则发育不全的性腺在 10~20 岁时发生性腺母细胞瘤的危险增加，诊断确定后建议做预防性性腺切除术。

少见的情况是，具有 46，XX 核型的病例可能有抵抗性卵巢综合征（resistant ovary syndrome）。其特征是闭经，促性腺激素水平升高，卵巢活检拥有很多原始卵泡，但对内源性或外源性促性腺激素无反应。发病机制可能为卵巢胞膜的促性腺激素受体功能缺陷，很多病例此后进入卵巢早衰。

此外，获得性病因为卵巢功能因接受放疗、化疗或卵巢炎而受到损害。

3. **永久性低促性腺素性性腺功能低下**（permanent hypogonadotropic hypogonadism）　指性征不发育是由于下丘脑缺乏 GnRH 分泌，使垂体分泌 FSH、LH 不足所致。原因可能为先天性或出生后发育缺陷，也可由于肿瘤、感染或损伤引起。表现为下丘脑性闭经，特征是血 FSH 和 LH 低水平（<5U/L）。

（1）先天性：一种嗅觉、生殖器发育障碍综合征，称为卡尔曼综合征（Kallmann syndrome）。这是一遗传性综合征，为非均一性遗传病，涉及 X 性连锁遗传、常染色体隐性或显性遗传。目前已知最少有 25 个不同基因可引起卡尔曼综合征，这些基因覆盖所有的遗传病。

卡尔曼综合征是一种较常见的孤立性低促性腺激素性性腺功能低下（isolated hypogonadotropic hypogonadism），仅表现为促性腺激素缺乏，不伴有其他垂体激素异常。其病因为胚胎发育时，产生

GnRH 的神经元（GnRH neurons）未能进入下丘脑，以致 GnRH 缺乏。临床表现为青春期无性征发育，血 FSH、LH、E_2 低下；另一症状是嗅觉缺失或减退，头部 MRI 显示嗅沟和嗅球缺失。此外，常伴其他畸形如兔唇、腭裂、一侧肾不发育等。男孩发病比女孩高 3~5 倍，女性发病率为 1/50 000。患儿身材一般正常；也可能引起身高过高，发生于治疗延误病例，由于性激素缺乏，致使上下肢骨生长过度。此征有 10% 患儿症状可以逆转，但恢复可能为非永久性的，随后又见复发。

联合性垂体激素缺乏（combined pituitary hormone deficiency，CPHD）是指除 GnRH 缺乏外，尚伴有垂体功能不足，如 CHARGE 综合征，表现为虹膜缺损、心脏缺陷、后鼻孔闭锁、生长发育迟缓、生殖泌尿道畸形、耳畸形及耳聋。

（2）获得性：可因中枢神经系统肿瘤、感染、血管病变或损伤引起促性腺激素分泌不足而发生青春期延迟。

颅咽管瘤是引起下丘脑 - 垂体功能障碍和青春期延迟的最常见肿瘤。发病高峰年龄为 6~14 岁。临床特征取决于肿瘤的波及范围，主要出现头痛，双颞侧视野缩小，身材较矮，性征不发育。除促性腺激素低下外，伴有其他腺垂体激素缺乏，如促甲状腺激素、促肾上腺皮质激素水平低下。与青春期延迟有关的中枢神经系统肿瘤还有松果体瘤、生殖细胞瘤及催乳素瘤等。

4. 功能性低促性腺激素性性腺功能低下（functional hypogonadotropic hypogonadism） 也称短暂性低促性腺激素性性腺功能低下（transient hypogonadotropic hypogonadism）。严重的全身性和慢性消耗性疾病及重度营养不良均可导致青春期延迟，甲状腺功能减退和肾上腺皮质功能亢进也与青春期延迟相关。最典型的是神经性厌食，因精神心理障碍和内分泌代谢异常可导致功能性促性腺激素低下。患者 E_2、DHEAS 水平下降，而 GH 水平上升，后者可能是由于 IGF-1 负反馈作用减弱所致。临床常有性征不发育、原发或继发闭经。神经性厌食若发生于青春期前即会导致青春期发育延迟。患者拒食，表现为严重的营养不良，引起低体重、低血压、低体温，甚至致死。另外，体育锻炼过度、体能消耗过多，也可影响下丘脑 - 垂体 - 卵巢轴功能，而使青春期延迟。若能摄入足够能量，恢复正常体重，常能使青春期激素分泌正常，并出现月经周期。

【诊断】

1. 病史及体格检查 首先了解其在宫内和分娩经过，可提示先天性与青春期延迟的有关因素。婴幼儿期营养不良可影响生长发育。过去史中内科疾病、中枢神经系统疾病、视力、嗅觉、性腺和生殖器畸形应加询问。家族史中患者双亲和同胞的青春期发育年龄应予查明。除一般体格检查外，应仔细检查身高、体重，记录纵行生长资料。检查第二性征发育情况，有无雌激素和雄激素影响。身材矮小提示生长激素缺乏或染色体异常；缺乏性毛、面色苍白提示甲状腺功能减退。原发闭经和乳房发育正常并存时，考虑为睾丸女性化或女性生殖道畸形综合征（Mayer-Rokitansky-Küster-Hauser，MRKH）；原发闭经和多毛症并存，则应考虑为雄激素过多。体质性青春期延迟时，肾上腺功能初现和性激素活动开始较平均年龄为晚，但在孤立性低促性腺激素性性腺功能低下者，肾上腺功能初现常发生于正常年龄。

2. 实验室检查 应包括测定血清 FSH、LH、PRL、E_2、DHEAS、TSH、T_3、T_4 水平和 X 线片测定骨龄。CDGP 及低促性腺激素性性功能低下时，FSH 和 LH 水平下降，而卵巢衰竭时升高。一般而言，LH 作为评定青春期开始是比 FSH 更好的标志物，在青春期延迟 LH 上升提示原发性性腺功能低下。胰岛素样生长因子 -1（insulin-like growth factor-1，IGF-1）减少有助于评价生长激素（GH）的缺少，但应结合骨龄考虑。因 IGF-1 对实足年龄为低下，但对骨龄而言是正常范围，故不能凭此诊断为 GH 减低。

骨龄延迟 >2 年虽有特征性，但不能根据此点诊断 CDGP，因其也可发生于全身慢性疾病、低促性腺激素性性腺功能减退或卵巢衰竭患儿。矮小型青春期延迟预测成人期身高有重要意义，CDGP 患儿如果骨龄延迟超过 2 年，应警惕 Bayley-Pinneau 法会过高估计成人期身高。

凡症状、体征疑有中枢神经系统疾病，应行脑部 MRI，CDGP 患儿至 15 岁自然开始青春期发育，不再需要 MRI 检查。若为下丘脑 - 垂体肿瘤引起的低促性腺激素性性腺功能低下，应进行全面的神经内分泌检测，因可能存在其他垂体激素的缺少。原发闭经的诊断可用孕激素撤退试验确定。通过 GnRH 试验可鉴别促性腺激素分泌足够抑或不足。常见青春期发育延迟的鉴别诊断见表 27-7。

表 27-7　青春期发育延迟的鉴别诊断

类型	身高	Gn 值	E 值	GnRH 试验	核型	其他
体质性	矮,与骨龄相符	青春前期	低	青春前期形式	正常	可逐步发育
低 Gn 性						
先天性	正常	低	低	无反应	正常	嗅觉缺失
获得性	生长缓慢	低	低	无反应	正常	
高 Gn 性						
特纳综合征	矮,始于儿童期	高	低	明显反应	XO 或变异	
单纯性腺发育不全	正常	高	低	明显反应	XX 或 XY	

【治疗】

1. 病因治疗　如功能性原因所致的促性腺激素低下常可通过加强营养、增加体重而得到纠正。中枢神经系统肿瘤根据病情行手术或药物治疗。各种内分泌异常针对病因,积极治疗甲状腺功能减退、皮质醇增多症或高催乳素血症,可使青春期发育恢复正常。

2. 体质性青春期延迟　一般不必特殊用药,因其只是青春期发动延迟,日后当骨龄达 13 岁时自然会开始正常的青春期发育,但需耐心解释病情,减少患者及其家属的心理压力。然而,目前认为 CDGP 处理方法有两种选择,包括等待观察或用小剂量雌激素,可由患者及家属决定。早年,雌激素类药物中以结合雌激素(conjugated estrogen,CE)应用最广。它从孕马尿中提取,又名妊马雌酮,商品名倍美力,很长时间作为雌激素治疗的标准药物。目前多用戊酸雌二醇(estradiol valerate)替代,商品名补佳乐,为雌二醇的戊酸酯,是人体天然雌激素中 17β- 雌二醇的前体,其剂量 2mg 与结合雌激素 0.625mg 相当。17β 雌二醇(17β-estradiol)片的安全有效性自然高于合成或半合成制剂,而其经皮缓释贴片较口服片更具优点,是因为贴片中的雌二醇直接渗透进入血流,作用于靶器官,并不在肝内直接代谢,避免了肝脏的首过效应。性激素治疗目标是加速第二性征和生长发育,以减轻社会心理负担,增加自尊和自信,故起正面影响,而无明显副作用如迅速增加骨龄、成人身高下降等(表 27-8)。

如果治疗期间,临床或生化提示青春期已开始,则身材不是主要关注点,再次预测成人身高常已足够。由 CDGP 所致的青春期延迟是短暂的,如果用性激素 1 年仍无自然青春期发生,则应排除永久性促性腺激素性性腺功能低下的诊断。

表 27-8　药物治疗 CDGP 女孩

	剂量及用法	副作用及注意点
雌激素	13 岁前不推荐使用	
17β- 雌二醇	初始 5μg/kg	天然雌激素优于合成
(口服)	6~12 个月后 10μg/kg	
(经皮贴片)	初始 3.1~6.2μg/24h(1/8~1/4 片,每片含 17β- 雌二醇 25μg)	皮贴比口服好
	每 6 个月增加 3.1~6.2μg/24h	
结合雌激素	初始 0.162 5mg/d	非雌二醇前体,非生理性
(口服)	6~12 个月后 0.325mg/d	对绝经后妇女增加心血管风险
孕激素		
通常用口服	持续雌激素治疗 1~2 年需用,安宫黄体酮 5mg/d	长期单一雌激素可致突破性出血

生长激素治疗：虽然美国FDA已批准，对特发性矮身材的身高低于平均年龄身高2.25*SD*时，可用生长激素治疗，但对青少年CDGP效果有限，其成人身高最佳也仅有轻度增加，故不推荐常规使用。

芳香化酶抑制剂治疗：已知雌激素对长骨骨骺闭合是主要激素，而芳香化酶抑制剂可阻止雄激素转化为雌激素，延长生长线，使成人身高增加。由于其增高效果、用药剂量、应用最佳时间和持续应用时间均未确定，且不良作用尤其是疏松骨和脊柱的发育受损可发生变形，故不宜纳入常规使用。

3. 高促性腺激素性性腺功能低下 青少年发生卵巢衰竭时，必须用雌激素补充治疗，从实足年龄12岁开始，直至青春期第二性征完全发育。建议开始雌激素剂量宜小，最好为生理剂量，有利于生长发育和与年龄相适应的性征发育，一般用妊马雌酮0.3mg/d，每4周用药3周。如果妊马雌酮达0.625mg/d将使生长发育停止。约1年后用序贯法，给予妊马雌酮0.625mg/d或17β-雌二醇1mg/d，共20~22天，后10~12天加用甲羟孕酮5~10mg/d以保护子宫内膜。还需从饮食或药物中补充元素钙1 500mg/d和维生素D_3 800mg/d，要求患者经常做负重锻炼，以保持最佳骨质量。

4. 低促性腺激素性性腺功能低下

（1）雌激素补充治疗：用于无生育要求的患者。

（2）尿促性素（human menopausal gonadotropin，HMG）：适用于垂体功能障碍并有生育要求者。

（3）GnRH-a：适用于垂体对下丘脑释放的GnRH反应良好，并有生育要求者。

（顾美皎）

参考文献

1. 李辉, 季成叶, 宗心南, 等. 中国0~18岁儿童、青少年身高、体重的标准化生长曲线. 中华儿科杂志, 2009, 47 (7): 487-492.

2. 罗珊, 廉启国, 毛燕燕, 等. 中国中小学女生月经初潮年龄和月经模式调查分析. 中华生殖与避孕杂志, 2017, 37 (3): 208-212.

3. 马晓宇, 倪继红, 刘玥隽, 等. 女童特发性中枢性性早熟及正常女性青春发育各期血浆Kisspeptin水平研究. 中华内分泌代谢杂志, 2011, 27 (1): 36-39.

4. 熊翔宇, 杨玉. 血浆Kisspeptin水平对女童中枢性性早熟的诊断及疗效评估的意义. 中华实用儿科临床杂志, 2014, 29 (8): 612-615.

5. Abreu AP, Toro CA, Song YB, et al. MKRN3 inhibits the reproductive axis through actions in kisspeptin-expressing neurons. J Clin Invest, 2020, 130 (8): 4486-4500.

6. Abreu AP, Dauber A, Macedo DB, et al. Central precocious puberty caused by mutation in the imprinted gene MKRN3. N Eng J Med, 2013, 368 (26): 2467-2475.

7. Abreu AP, Macedo DB, Brito VN, et al. A new pathway in the control of the initiation of puberty: The MKRN3 gene (Review). J Mol Endocrinol, 2015, 54 (3): R131-R139.

8. National Health Service (NHS). Guildeline: Early or Delayed Puberty. NHS, 2022 March.

9. Kumar M, Mukhopadhyay S, Dutta D. Challenges and controversies in diagnosis and management of gonadotropin dependent precocious puberty: An India perspective. Indian J Endocrinol Metab, 2015, 19 (2): 228-235.

10. Kim EY. Long-term effects of gonadotropin-releasing hormone analogs in girls with central precocious puberty (Review). Korean J Pediatr, 2015, 58 (1): 1-7.

11. Eric JB, Joseph SS, Ira RH. Clinical gynecology. 1st ed. Poples's Military Medical Press, 2007: 451-465.

12. Sørensen K, Mouritsen A, Mogensen SS, et al. Insulin sensitivity and lipid profiles in girls with central precocious puberty before and during gonadal suppression. J Clin Endocrinol Metab, 2010, 95 (8): 3736-3744.

13. Giabicani E, Allali S, Durand A, et al. Presentation of 493 consecutive girls with idiopathic central precocious puberty: A single-center study. PLoS One, 2013, 8 (7): e70931.

14. Berberoglu M. Precocious puberty and normal variant puberty: Definition, etiology, diagnosis and current management. J Clin Res Ped Endo, 2009, 1 (4): 164-174.

15. Park HK, Lee HS, Ko JH, et al. The effect of gonadotrophs in-releasing hormone agonist treatment over 3 years on bone mineral density and body composition in girls with central precocious puberty. Clin Endocrinol, 2012, 77 (5): 743-748.

16. Guaraldi F, Beccuti G, Gori D, et al. Management of Endocrine Disease: Long-term outcome of central precocious puberty. Eur J Endocrinol, 2016, 174 (3): R79-87.

17. Latronico AC, Brito VN, Carel JC. Causes, diagnosis, and treatment of central precocious puberty. Lancet Diabetes Endocrinol, 2016, 4 (3): 265-274.

18. Silverman LA, Neely EK, Kletter GB, et al. Long-Term Continuous Suppression With Once-Yearly Histrelin Subcutaneous Implants for the Treatment of Central Precocious Puberty: A Final Report of a Phase 3 Multicenter Trial. J Clin Endocrinol Metab, 2015, 100 (6): 2354-2363.

19. Klein KO, Freire A, Gryngarten MG, et al. Phase 3 Trial of a Small-volume Subcutaneous 6-Month Duration Leuprolide Acetate Treatment for Central Precocious Puberty. J

Clin Endocrinol Metab, 2020, 105 (10): e3660-3671.

20. Chiavaroli V, Liberati MD, Antonio F, et al. GnRH analog therapy in girls with early puberty is associated with the achievement of predicted final height but also with increased risk of polycystic ovary syndrome. Eur J Endocrinol, 2010, 163 (1): 55-62.

21. Palmert MR, Dunkel L. Clinical practice. Delayed puberty. N Engl J Med, 2012, 366 (5): 443-453.

22. Howard SR, Dunkel L. Management of hypogonadism from birth to adolescence. Best Pract Res Clin Endocrinol Metab, 2018, 32 (4): 355-372.

第二十八章　卵巢储备下降与早发性卵巢功能不全

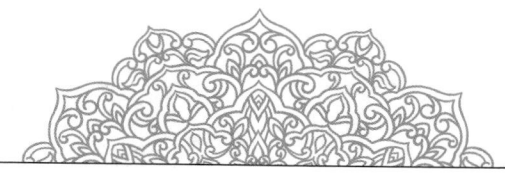

本章关键点

1. 卵泡是卵巢的基本功能单位。卵巢储备即卵巢内残留的卵泡的数量及质量。
2. 卵巢储备下降是指卵巢内卵泡数目及质量下降,主要通过窦状卵泡计数及抗米勒管激素共同评估。
3. 如卵巢功能继续下降则会发展为早发性卵巢功能不全,主要表现为月经稀发或闭经超过4个月,同时间隔>4周出现两次 FSH>25U/L。
4. 如出现早发性卵巢功能不全,需全面系统的管理,若无禁忌证,建议尽早启动激素补充治疗,并且治疗需至少持续至平均绝经年龄,以提高女性患者生活质量。

卵泡是卵巢的基本功能单位,担负着生殖与内分泌两大重要功能。卵巢内残留的卵泡代表卵巢储备,在遗传、免疫、医源性因素、感染等多种因素作用下,始基卵泡池消耗过快则出现卵巢储备下降甚至出现早发性卵巢功能不全。本章通过介绍卵巢的基本单位卵泡的发生过程、卵巢储备的概念、影响因素,进一步重点阐述卵巢储备下降及早发性卵巢功能不全的评估、诊断及治疗,为女性尤其是卵巢储备出现异常变化的女性提供更科学的管理和诊治。

第一节　卵泡的生长发育过程

一、卵泡的发生

卵泡发生(folliculogenesis)指卵泡从始基卵泡

池中募集、生长至排卵或卵泡闭锁的过程。女性卵泡发育成熟几乎需要一年的时间,该过程始于卵巢的皮质内,其发生主要分为四个阶段:①始基卵泡的募集;②腔前卵泡的发育;③有腔卵泡的选择和生长;④卵泡的闭锁。其中腔前卵泡发育主要由局部产生的生长因子通过自分泌或旁分泌的形式来调节。有腔卵泡阶段则既有 FSH 和 LH 的调节,又有细胞因子的调节。腔前卵泡生长速率非常慢,完成①和②阶段约需 300 天。当小腔形成后(直径约 0.4mm),卵泡生长加速,至直径达 20mm 排卵前卵泡的时间约 50 天(其中优势卵泡生长至排出需 15~20 天)。在卵泡生长发育过程中,处于各个阶段的卵泡均可发生闭锁,99.9% 的卵泡通过凋亡或自噬的机制走向闭锁。

(一)始基卵泡的募集

始基卵泡(primordial follicle)解除受抑制的状态并开始生长,称为初始募集(initial recruitment),自胚胎期始基卵泡形成后该过程即启动,一直持续至更年期之后,直至始基卵泡几乎全部消失。募集亦称为激活,该过程主要包括原始颗粒细胞的增殖分化与卵母细胞的迅速发育。始基卵泡静息状态的维持由一系列激活与抑制因子调控,当这些因子组成的信号通路被激活时,始基卵泡的生长即启动。

(二)窦前卵泡的发育

窦前卵泡(preantral follicle)的发育是指初始募集形成的初级卵泡发育为次级卵泡的过程,主要表现为卵母细胞的生长、透明带(zona pellucid,ZP)和缝隙连接的出现、颗粒细胞增生、卵泡膜的发育、促性腺激素受体的表达。

(三)有腔卵泡的优势选择和生长

次级卵泡进一步生长和分化,颗粒细胞间出

现一些充满液体的小腔(antrum),此时的卵泡称为窦卵泡或三级卵泡(tertiary follicle)。根据卵泡及窦的大小,分为早期窦卵泡、晚期窦卵泡和排卵前卵泡或格雷夫滤泡(Graafian follicle),其中直径 0.2~5mm,含有多个小窦的称为早期窦卵泡;直径 5~20mm,含有单个大窦的称为晚期窦卵泡;直径 20mm 的晚期窦卵泡又称为排卵前卵泡。窦卵泡的形成预示着卵泡的生长进入垂体激素依赖时期。

(四)排卵前卵泡的成熟与排卵

排卵前卵泡的成熟过程主要表现为优势卵泡高度血管化,卵泡膜内层细胞分泌雄激素增加,颗粒细胞大量分泌雌二醇和抑制素,抑制下丘脑卵泡刺激素(follicle-stimulating hormone,FSH)的释放,颗粒细胞对黄体生成素(luteinizing hormone,LH)反应性增加,至此 LH 对卵泡成熟起主导作用,卵母细胞恢复减数分裂排出第一极体,停滞于第二次减数分裂中期。

二、卵泡的退化

卵泡的退化主要通过黄体溶解和卵泡闭锁两条途径。

(一)黄体的溶解

排卵后,卵泡破裂出血,血液进入卵泡腔,伴随周围基质毛细血管和成纤维细胞的增殖和渗透,在 LH 触发的血管内皮生长因子和碱性生长因子的促进下,卵泡发生重建形成黄体。在非受孕周期,黄体的功能性寿命通常是(14±2)天,除非发生妊娠,否则黄体将转化为无血管的白体并最终退化,黄体的退化亦称为黄体的溶解,包括功能改变(如内分泌改变,最显著的是孕酮生成降低)及结构改变(如凋亡和组织退化)。黄体功能的改变主要与 LH 水平下降,在前列腺素的作用下黄体细胞 LH 受体以及 StAR 表达的下降有关,结构的退化主要由凋亡和自体吞噬引起。

(二)卵泡的闭锁

从胚胎期始基卵泡形成至绝经,卵泡闭锁持续存在,并可发生在卵泡发育的所有阶段,为自发或对周围环境因素,或对药物的反应。在绝经前 10~15 年,卵母细胞的丢失加速,加快了卵巢储备的耗竭。出生后绝大多数卵泡均发生闭锁,仅少数进一步发育成熟为排卵前卵泡。卵泡闭锁主要通过细胞凋亡和自体吞噬两条途径。此外,由于始基卵泡通常位于卵巢表层,有研究显示在卵巢形态

发生过程中始基卵泡或卵原细胞可被挤出卵巢而丢失。

第二节 卵巢储备

一、卵巢储备的概念

卵巢储备(ovarian reserve)广义上讲是指卵巢内存留卵泡的数量和质量,反映女性的生育能力。从生殖角度讲,它包含两层意义:第一,指通过应用药物获得额外卵泡的数量;第二,指获得的卵泡是否健康及卵母细胞质量。它们共同决定了女性通过体外受精(in vitro fertilization,IVF)获得妊娠的机会。卵巢储备功能代表了女性的生育潜能,由卵巢产生卵子的数量及质量决定;卵泡池中卵子数量减少或质量下降,都将导致卵巢储备功能减退或下降,这与年龄相关,也可以由病理性因素所致。

二、卵巢储备的影响因素

(一)年龄

年龄与卵巢储备功能密切相关,也是预测卵巢储备功能、评估卵子质量的重要指标之一。卵巢功能是随着年龄逐渐下降,尤其在 37.5 岁以后,储备功能急速下降("折棍现象")。对于 35 岁以上女性,有专家建议,如果积极试孕超过 6 个月仍未获妊娠,需于生殖中心就诊。年龄仍然是决定生育治疗成功率的最强驱动因素。即使女性年龄相同,卵巢的卵巢生物学年龄也会存在很大的个体差异,因为个体之间胚胎发育时期卵泡池大小、卵泡发育水平或闭锁速度不一。此外,卵巢的生物学年龄还受遗传、环境、卵巢手术史等多因素影响。因此,生理年龄只能作为预测卵巢储备功能的一项粗略指标,生理年龄结合卵巢生物学年龄才能够真正反映卵巢储备功能和反应性。

(二)染色体和遗传缺陷

1. **染色体缺陷** 染色体异常,其中主要是 X 染色体异常,约占 93.7%,包括部分缺失、倒位及易位等,这些均可影响卵母细胞的生长、发育和成熟。研究表明 10%~12% 诊断为卵巢早衰的患者存在染色体异常,约 94% 为 X 染色体异常。其中,原发闭经患者核型异常发生率(21%)明显高于继发闭经患者(11%)。

2. **FMR1（fragile X mental retardation gene-1，*FMR1*）基因前突变**　女性携带前突变并不增加智力障碍发病风险，但是发展为早发性卵巢功能不全（premature ovarian insufficiency，POI）的风险增加13%~26%。前突变女性携带者的绝经期比正常妇女提前5年。在前突变的女性携带者人群中卵巢早衰的发病率约为16%；而普通人群中POI的发生率约为1%。在散发性卵巢早衰人群中0.8%~7.5%被确定是*FMR1*前突变的携带者；在家族性卵巢早衰人群中，高达13%的女性是前突变携带者。目前，有多项研究数据表明FMR1前突变可能引起POI，是其发病相对独立的致病因素。因此对于POI患者建议检测*FMR1*基因前突变。

3. **常染色体基因突变**　随着研究深入，越来越多的证据表明一系列常染色体基因的突变与卵巢储备的迅速降低有密切关系。目前主要通过以下三种方法探寻与卵巢储备相关的基因：①通过候选基因法发现的与卵泡发育或卵巢功能相关的基因，如*NR5A1*、*NOBOX*、*FIGLA*、*FOXL2*、*BMP15*、*GDF-9*、*FSH*、*FSHR*等可影响卵巢储备；②通过全基因组关联研究（GWAS）可能与POI和早绝经相关的单核苷酸多态位点（single nucleotide polymorphisms，SNPs）；③通过芯片分析与POI显著相关的候选拷贝数变异（copy number variations，CNVs）。

另一方面，随着年龄增长，线粒体DNA突变、端粒酶活性下降与端粒缩短等累积性损伤，也将影响卵泡的数量与质量。线粒体代谢相关基因，如抑癌基因*Hbp1*［high-mobility group（HMG）-box transcription factor 1，Hbp1］可能扮演保护卵巢储备的角色。

（三）卵巢破坏性因素

卵巢破坏性因素包括卵巢手术史（输卵管切除、巧克力囊肿剥除术、子宫肌瘤切除术、卵巢打孔术等）、放化疗史、盆腔感染等。其对卵巢的损伤机制可能主要为破坏卵巢血供及损害卵母细胞、导致卵巢间质纤维化或坏死等。

（四）免疫因素

卵巢的自身免疫反应可破坏卵巢，导致成熟前卵泡闭锁、卵子退化。有研究提示，如患者存在自身免疫性抗体（如抗卵巢抗体、抗核抗体、抗透明带抗体、抗心磷脂抗体等）或伴有自身免疫性疾病（如艾迪生病、桥本甲状腺炎、类风湿关节炎、系统性红斑狼疮等），可导致卵巢储备降低，甚至出现卵巢早衰。因此，推荐对不明原因的POI患者，如怀疑存在肾上腺自身免疫性疾病（如艾迪生病或自身免疫性内分泌腺病综合征）时，则需筛查21-羟化酶自身抗体（21-hydroxylase autoantibodies，21OH-Ab）或可替代的肾上腺皮质抗体（adrenalcortical antibodies，ACA）。如上述抗体中的任意一项为阳性，则需推荐此患者于内分泌科就诊以排除艾迪生病。同时建议筛查甲状腺过氧化物酶抗体（thyroid peroxidase autoantibodies，TPO-Ab），POI患者中TPO-Ab阳性率（24%）及甲状腺功能异常发生率（20.6%）显著高于正常人群。但是，值得注意的是，正常人群该抗体的阳性率约为12%~15%。如该抗体阳性，建议每年复查一次TSH，以及时发现甲状腺功能异常。

（五）感染因素

目前，病例报道提示感染可导致卵巢储备下降，出现POI。但仅有流行性腮腺炎性卵巢炎被认为是POI的病因，可解释出现卵巢早衰中3%~7%的患者病因。此外，痢疾杆菌、带状疱疹病毒、麻疹病毒、人类免疫缺陷病毒、巨细胞病毒感染，以及严重的结核性、淋菌性或化脓性盆腔炎等亦被报道可破坏卵巢组织，造成卵巢功能的减退。

（六）环境、社会心理和生活方式

如环境污染、环境毒物、不良生活作息习惯（如吸烟、饮酒等）及工作压力等。长期紧张、焦虑、抑郁的不良精神刺激状态亦容易诱发中枢神经系统，以及下丘脑-垂体-性腺轴分泌异常，导致卵巢储备下降（decreased ovarian reserve，DOR）。

（七）其他因素

有研究指出女性初潮年龄与卵巢储备相关，初潮年龄早（<13岁）较晚初潮的不孕女性将来更易出现DOR。此外，种族、婚姻家庭状况差、多次流产、不恰当的避孕措施、慢性疾病等均可导致DOR。随着辅助生殖技术的发展，有研究表明，过多、不规范的促排卵治疗或取卵手术和患者的卵巢储备功能之间存在负相关，患者的卵巢储备功能随着接受采卵手术的次数的增加而不断下降，但尚不能完全排除年龄因素的影响。低蛋白饮食可能影响女性生育能力。目前证据表明血型与卵巢储备之间无明显关系，但尚需高质量研究进一步证实。

三、卵巢储备的评估

（一）卵巢储备功能评估

加拿大妇产科学会（Society of Obstetricians and Gynaecologists of Canada，SOGC）2011年临床

实践指南指出：适合卵巢储备功能评估（ovarian reserve tests，ORTs）测试的人群为年龄 ≥35 岁者，或虽然年龄<35 岁但存在下列卵巢功能下降风险因素者：①单侧卵巢；②有卵巢手术史；③对 FSH 低反应；④曾有化疗或放疗病史；⑤不明原因不孕。对于一般人群，不提倡行卵巢储备功能测试，因为它不能决定性地反映自然妊娠的潜力，反而会加重不孕妇女的焦虑。2015 年美国妇产科医师学会（American College of Obstetricians and Gynecologists，ACOG）618 号委员会专家共识再一次指出适合卵巢储备功能评估测试的人群为：年龄 ≥35 岁备孕时间超过 6 个月未孕者或存在导致 DOR 危险因素者，如既往有肿瘤病史并接受性腺毒害（gonadotoxic）治疗，盆腔放疗或两者均有；因疾病原因需接受性腺毒害治疗；或因子宫内膜异位囊肿接受卵巢手术者。

（二）评估卵巢储备的生化指标

1. 卵泡刺激素（follicle stimulating hormone，FSH） 月经周期第 2~4 天的血清 FSH 值称为基础 FSH 值（basal FSH，bFSH），可以反映卵巢的储备功能，FSH 主要受到雌激素与抑制素 B（inhibin B）的负反馈调控。FSH 升高提示卵巢功能减退，是临床最常用的卵巢储备评价指标之一。

2. 雌激素（estrogen） 一般在卵泡早期低于 50pg/ml，如高于 60~80pg/ml 则提示卵母细胞募集加速及生殖衰老。由于 E_2 对 FSH 存在负反馈，在 DOR 早期，FSH 可维持在正常水平，故结合基础 E_2 能减少基础 FSH 评估的假阴性率。但雌激素水平单独预测价值较低。因为 E_2 易受卵巢囊肿、月经周期、激素药物等因素影响，波动较大，临床单独运用 E_2 预测价值有限，需结合其他指标，综合评估卵巢功能。

3. 抗米勒管激素（anti-Müllerian hormone，AMH） 主要由直径<8mm 的初级、窦前、早窦卵泡的颗粒细胞分泌，是一种糖蛋白，可以反映始基卵泡池的储备。在整个月经周期中，AMH 呈相对稳定状态，其可作为一种不依赖于月经周期的评估卵巢储备的标志物。但口服避孕药、GnRH-a 治疗、吸烟可导致 AMH 水平可逆性的降低。其他影响 AMH 因素包括超重、种族、维生素 D 水平、AMH 多态性及遗传变异。

4. 抑制素 B（inhibin B，INH-B） 主要由窦前卵泡和窦卵泡分泌的一种糖蛋白。随着年龄增长，卵巢储备下降，INH-B 水平降低。INH-B 对 FSH 具有抑制作用，故 INH-B 下降可以导致 FSH 升高，且 INH-B 下降先于 FSH 升高，早于 E_2 水平降低。INH-B 不能准确地预测卵巢储备功能，因此不作为常规推荐。

（三）评估卵巢储备的超声指标

1. 窦卵泡计数（antral follicle count，AFC） 月经第 2~5 天经阴道 B 超下，可以直观地计数直径在 2~10mm 的卵泡数量。窦状卵泡的数量反映卵巢储备和 IVF 周期卵巢的反应性，如果双侧 AFC 在 3~6 个之间则预示 IVF 周期卵巢低反应及较低的获卵率。临床运用 AFC 预测卵巢储备具有准确性高、成本低、实用性高等优点，其预测价值优于 FSH，与 AMH 相当，是评估卵巢储备功能和反应性的最佳指标之一。但 B 超操作具有一定主观性，检查结果的准确性受检查者的操作水平、测量的标准、测量仪器等因素影响，故对 AFC 的准确测定是其临床应用的一个关键。

2. 卵巢体积 计算公式为 0.523 × 长（cm）× 宽（cm）× 高（cm），即不同切面角度卵巢的 3 个径线值。随着年龄增长，卵泡储备降低，卵巢体积会下降。

（四）卵巢储备评估指标的联合应用

综上所述，卵巢储备的评估指标包括生化及超声指标，但是没有任何一个指标的敏感性与特异性达到 100%，因此临床上通常联合运用相关指标以增加其预测力。目前认为 AMH 与 AFC 为最准确的预测指标，而联合运用多项指标仅能稍微改善其预测力。

第三节 卵巢储备下降

一、卵巢储备下降的定义

虽然目前卵巢储备下降（decreased/diminished ovarian reserve，DOR）这个概念得到大家的认可，指卵巢生育能力下降，就算采用 ART 技术，仍然获得较差生育结局。但是其定义尚无统一意见，Cohen 等总结了 121 篇文章，共给予 DOR 14 种定义，其中仅有两组研究学者使用同一定义，由于定义的不同导致研究结果混淆，无法对研究结果进行分析比较，因此统一定义具有重要意义。因 AMH 与 AFC 为临床最佳指标，故推荐 DOR 诊断标准如下：妇女卵巢储备功能检测如满足以下 3 条中的 2 条，则可诊断为 DOR：双侧 AFC<6 枚；AMH<1.1ng/ml；10mU/ml<bFSH<25mU/ml（两次复查需间隔 1 个月以上，均达此水平）。

二、卵巢储备下降的影响因素

同本章第二节卵巢储备的影响因素。

三、卵巢储备下降的治疗

（一）生活干预

日常多食用新鲜蔬菜、水果、鱼类、猪瘦肉、鸡蛋等，尤其是富含维生素、多不饱和脂肪酸的食物。此外，建立科学健康的生活方式等对改善卵巢功能低下症状均有较大帮助。

（二）激素补充治疗

激素补充治疗（hormone replacement therapy，HRT）主要模拟人体正常生理周期，调理生殖内分泌，提高 DOR 患者生活质量。

（三）脱氢表雄酮

脱氢表雄酮（dehydroepiandrosterone，DHEA）是由肾上腺、中枢神经系统、卵巢卵泡膜细胞共同分泌的一种具有雄激素活性的激素，广泛分布于人体的组织器官和循环系统中，并在外围组织中转化为更具活性的雄激素和雌激素。随着年龄的增长，DHEA 分泌减少，因此一般认为其与人体衰老有关。近年的研究表明，DHEA 与卵巢功能有着密切关系。目前观点认为 DHEA 可降低流产率、减少胚胎非整倍体性，改善卵巢功能，提高妊娠率。此外，DHEA 可通过调整机体内氢化可的松与 DHEA 比值，增强 Th1 细胞免疫反应从而调节机体自身免疫状态进而改善 DOR 状态。中华医学会生殖医学分会 2015 年辅助生殖促排卵药物专家共识提出，对于卵巢功能不良的患者建议补充 DHEA 至少于 IVF 前 6 周，通常推荐剂量为 25mg/ 次，1 天 3 次，饭后服。最新研究发现虽然 DHEA 对改善妊娠结局无显著影响，但可延缓卵巢衰老。

（四）生长激素

目前关于生长激素（growth hormone，GH）与卵巢功能之间的关系、其应用的有效性与安全性问题在学术界尚无定论。而 2016 年欧洲人类生殖与胚胎学学会（European Society of Human Reproduction and Embryology，ESHRE）通过大规模临床研究认为，该药物对改善妊娠结局无明显影响。但是，对于长期治疗 DOR 无效的患者，应用 GH 未尝不是

一种方法。

（五）辅助生殖技术体外受精 - 胚胎移植

辅助生殖技术体外受精 - 胚胎移植（in vitro fertilization embryo transfer，IVF-ET）可治疗作为 DOR 不孕症患者的常规方法。

（六）中医药治疗

包括周期疗法、单方验方、针灸等，具有多系统、多环节、多靶点、整体调控的特点，可以提高卵巢对促性腺激素的反应性和卵巢中激素受体的含量，从而改善卵巢储备功能，但其具体作用机制有待进一步研究。

（七）其他治疗

包括基因治疗、免疫治疗及相关药物如辅酶 Q 等。

第四节　早发性卵巢功能不全

一、早发性卵巢功能不全的临床表现

早发性卵巢功能不全（premature ovarian insufficiency，POI）的患者可能出现围绝经期典型表现（有时出现在月经周期出现变化之前），如雌激素缺乏相关症状：潮热、盗汗等；泌尿生殖道萎缩、干燥等不适；其他包括睡眠障碍、情绪变化、注意力无法集中、眼睛干燥、乏力、性欲减退等。但这些症状可能会间断消失，这与卵巢功能波动有关，并不能排除 POI 的诊断。值得注意的是，原发闭经患者很少出现雌激素缺乏相关症状提示该系列症状与雌激素的撤退更相关而非雌激素缺乏。有些 POI 患者可能并无任何临床症状。而当服用避孕药患者停止使用避孕药时则可能突然出现严重症状。

二、早发性卵巢功能不全的诊断及初始评估

（一）POI 的诊断

POI 指女性在 40 岁之前丧失卵巢活力，符合以下两个条件即可诊断：①月经稀发或闭经至少 4 个月；②间隔>4 周出现两次 FSH>25U/L。

（二）POI 病因的评估

病因同卵巢储备影响因素。

（三）POI 遗传背景的评估

虽然 POI 似乎与家族遗传相关，并且有证据表

明绝经年龄的遗传可能性,但目前尚无定论。

三、POI 的结局与管理

(一) POI 与预期寿命

有研究表明,POI 患者预期寿命较正常绝经女性短约 2 年,这主要与心脑血管疾病相关。因此,对 POI 患者建议禁烟、运动、保持正常体重等以减低心血管疾病风险。

(二) POI 与生育及妊娠

1. POI 与生育力 POI 患者自然妊娠概率较低,不到 5%。但如 POI 患者无生育要求,建议避孕。当患者确诊为 POI 时,则丧失保存生育的机会。

2. POI 与妊娠 POI 患者妊娠前需常规检查血压、肾功能及甲状腺功能。不同原因导致的 POI 患者其妊娠风险不一致:①对于特发性及大部分化疗后的 POI 患者,其自然妊娠后产科并发症及新生儿风险与正常人群无显著差异(B 级证据)。②对于曾接受多柔比星或心脏放疗的女性,妊娠期需要心脏病学专家参与妊娠期护航。③由赠卵获得妊娠的患者风险明显增加。而产前是否进行非整倍体染色体的筛查主要由供卵女性年龄决定。④对于接受盆腔放疗的 POI 患者,尤其是青春前期接受该治疗的女性,为妊娠期出现产科并发症的高风险人群。⑤特纳综合征女性妊娠后有很高的产科及非产科的并发症,需产科及心内科专家共同参与常规产检。

(三) POI 与骨健康

1. POI 患者骨健康的维护 POI 患者的骨密度(bone mineral density,BMD)降低。降低的骨密度提示 POI 患者未来发生骨折风险增加。因此,对于 POI 患者,为尽量降低骨密度降低带来的风险,建议保持健康的生活方式,包括合理膳食(保证摄入推荐量钙 500~1 000mg/d 及维生素 D 400~800IU/d)、负重锻炼、避免吸烟、保持正常体重等。雌激素补充治疗可用于维持骨健康及预防骨质疏松,同时有可能降低骨折发生。其他治疗方案包括双膦酸盐类如阿仑膦酸钠,但是该药最好在骨质疏松专家指导下使用,尤其对有生育要求女性需要慎用(需至少停药一年以后可考虑怀孕)。

2. POI 患者骨健康监测 对初次诊断为 POI 患者,需监测骨密度,双能 X 线骨密度测量法(dual-energy X-ray absorptiometry,DEXA)为骨密度检查的金标准。如果 BMD 正常,并且给予了系统雌激素补充治疗,则不需重复进行 DEXA 扫描。如诊断为骨质疏松同时相关治疗已经启动,建议 5 年内复查一次。在治疗期间如出现 BMD 下降,需重新评估患者治疗方案。

(四) POI 与心血管健康

POI 患者心血管疾病风险增加,因此建议尽量通过调整生活方式避免危险因素对其影响。同时需每年监测以下危险因素如血压、体重、吸烟状态及其他特殊因素。虽然目前缺乏纵断面临床研究,但目前证据、绝经学学组专家及指南均强烈推荐 POI 患者需尽早启动激素补充治疗(hormone replacement therapy,HRT)以更好控制心血管疾病,并且治疗需至少持续至平均绝经年龄。

(五) POI 与生活质量

POI 严重影响患者心理健康与生活质量,因此,该类患者可接受心理和生活方式的干预。

(六) POI 与性欲及泌尿生殖系统功能

对 POI 患者需关注其性生活健康。合适的雌激素补充治疗可使性功能正常,如出现性交困难则可局部应用雌激素。必要时,可应用雄激素改善性欲,但其长期的有效性及安全性尚不清楚。局部雌激素的应用是改善泌尿生殖系统症状的有效方法。POI 患者在系统 HRT 时仍有可能出现泌尿生殖系统的症状,可加用局部用药。如患者拒绝或不适合用 HRT,可用润滑剂改善阴道不适及性交困难。

(七) POI 与神经系统功能

目前研究主要评估 POI 对认知功能(包括记忆、痴呆及帕金森病)的影响。医源性 POI 可能与非文字记忆功能的迅速降低有关。而子宫全切除及卵巢切除患者如无激素补充治疗则出现认知能力的加速减退,并增加患痴呆及帕金森病的风险。

(八) POI 与 HRT

如上所述,POI 可导致身体多系统出现功能改变,而激素补充治疗在改善上述结局中的作用值得肯定的包括血管舒缩症状、泌尿生殖系统症状、骨健康、心血管健康与性健康。值得商榷的包括预期寿命、生活质量与神经系统功能。综合目前证据,C 类证据推荐 HRT 应用于 POI 患者中低雌激素导致的症状,并且 HRT 可能在初始预防心血管系统疾病及骨保护中发挥重要作用。

1. HRT 风险评估 ①乳腺癌:在自然绝经年

龄之前,HRT 并不增加乳腺癌风险。②子宫内膜癌与内膜增生:对有子宫女性,为保护子宫内膜需在应用雌激素基础上加用孕激素。加用孕激素的 HRT 并不增加内膜病变概率。③脑卒中:目前无证据证明 POI 患者应用 HRT 与脑卒中之间有关系。但是绝经后激素补充治疗可增加血栓性脑卒中(绝对风险从 6/1 000 增加至 8/1 000)。④血栓栓塞性疾病:无确切证据表明 POI 与深静脉血栓(venous thromboembolism,VTE)之间关系。但是 POI 患者应用口服避孕药增加 VTE 风险。

2. HRT 的治疗　只要没有禁忌证,POI 女性应给予激素治疗。HRT 不仅可以缓解低雌激素相关症状,还可能对心血管疾病和骨骼起到一级预防的作用。在女性正常绝经年龄(即 50 岁左右)前 HRT 不增加患乳腺癌的风险。

在与正常年龄绝经的女性 HRT 相比,POI 女性需要更大剂量雌激素。推荐的雌激素剂量是 17β- 雌二醇 2mg/d、结合雌激素 1.25mg/d 或经皮雌二醇 75~100μg/d。有子宫的女性雌激素治疗时应添加孕激素以保护子宫内膜。在 50 岁前,有子宫的女性推荐雌孕激素序贯疗法。

3. HRT 的随访　治疗期间需每年常规随诊,以了解患者用药的依从性、满意度、副作用及可能需要改变方案、剂量的需求。POI 女性 HRT 至少应持续用至女性正常绝经年龄(即 50 岁左右),后续治疗参照正常年龄绝经女性对待。POI 女性需要 HRT 的时间更长,建议选用天然或接近天然的雌激素与孕激素,以减少对乳腺、代谢及心血管等方面的不利影响。

因为诊断 POI 后仍有近 5% 的怀孕概率,在 POI 的早期有避孕需求者可以考虑短期应用复方口服避孕药(combined oral contraceptive,COC),但不宜长期应用。与 COC 相比,天然雌激素与孕激素的周期序贯疗法对骨骼及代谢更有利。对于性欲低下,尤其是双侧卵巢切除后的女性,可辅助睾酮凝胶或贴剂,但由于缺乏适用于女性的相关产品,应降低用于男性的相应产品的剂量。

4. POI 女性 HRT 中的特殊问题

(1)特纳综合征女性整个生育期需提供 HRT 治疗。

(2)乳腺癌患者为 HRT 禁忌证,对 *BRCA1/2* 基因携带者,但无乳腺癌病史,并已经行预防性双侧输卵管 - 卵巢切除的女性可选择 HRT。

(3)子宫内膜异位症患者如已切除卵巢,联合雌孕激素治疗可有效改善血管症状,同时可能降低疾病的复发概率。

(4)其他内科合并症:①偏头痛:偏头痛并非 HRT 禁忌证,经皮雌激素为最低风险用药途径;②高血压:为 HRT 慎用,对于高血压患者经皮雌激素为更加安全的选择,有研究表明 17β- 雌二醇联合屈螺酮在绝经后患者应用过程中,不仅可缓解绝经症状,同时还有降血压作用;③ VTE 病史:有 VTE 风险的 POI 患者仍然可能在 HRT 中获益,目前尚无 HRT 对这类人群 VTE 影响的相关研究,对有 VTE 病史或血栓栓塞性疾病的 POI 患者,在应用 HRT 前建议咨询血液病专家,而经皮雌激素为更好的选择;④肥胖:肥胖或超重 POI 患者推荐 HRT 中应用经皮雌激素;⑤子宫肌瘤:虽然目前无 POI 患者应用 HRT 对子宫肌瘤的研究,但根据绝经后相关研究,子宫肌瘤并非 HRT 的禁忌证。

(九)POI 患者的青春期诱导

青春期 POI 常见类型为特纳综合征。5%~10% 特纳综合征患者表现为无自主发育。因雌激素加速骨骼成熟,通常在 15 岁或 16 岁开始雌激素治疗。当患者乳腺无自主发育时,建议从 12 岁开始补充雌激素。目前口服炔雌醇和微粉化雌二醇被用于青春期诱导。炔雌醇是不经肝脏代谢的合成雌激素,可低剂量给药。天然雌激素需经肝脏代谢,因首过效应,需要高剂量口服或经皮给药。天然雌激素对凝血、血脂和血压的影响较合成雌激素小。通过使用雌二醇经皮贴片或凝胶,可模仿青春期激素改变,实现正常青春期发育。青春期是一个相对缓慢的过程,补充疗法应该模仿这个过程。目前起始剂量尚未确定,为了正常的乳腺和子宫发育,起始剂量为成人剂量的 1/10~1/8,随后 2~4 年内逐渐增加。在应用雌激素两年后或子宫内膜出现突破性出血后开始加用孕酮。

基于上述原则,不同年龄组雌激素补充疗法不同:对于 12~13 岁患者,如果没有自主发育而促卵泡激素升高,可以开始低剂量雌激素治疗,应用 17β- 雌二醇,通过经皮给药:6.25μg/d,经皮贴片或口服微粉化雌二醇:5μg/(kg·d)或 0.25mg/d;12.5~15 岁应每间隔 6~12 个月逐步增加雌二醇剂量,超过 2~3 年达成人剂量,通过经皮给药:12.5、25、37.5、50、75、100μg/d(成人剂量:100~200μg/d)或口服雌二醇:5、7.5、10、15μg/(kg·d)(成人剂量:2~4mg/d);14~16 岁应用雌激素两年后或发生子宫内膜突破性出血后开始周期应用孕酮,应每月口服微粉化孕酮 100~200mg/d 或地屈孕酮 5~10mg/d,应用 12~14 天。目前已有治疗方案:开始剂量为 0.5mg/d 口服微粉化雌二醇或 12.5μg/d 皮肤贴片。初始雌二醇剂量可以每 3~6 个月逐渐增加,至少两年后增至成人剂量。

对于较晚诊断及无需考虑身高的患者,雌激素起始剂量可以更大,增加更快。随着 17β- 雌二醇口服和透皮的剂量增加,可实现正常乳房和阴毛的发育。治疗期间应检测乳房发育。因乳房发育过快会导致妊娠纹和乳房发育不对称。口服雌激素治疗后对子宫发育的影响尚不确定。经皮雌激素治疗对青少年代谢的影响尚不明确。口服或经皮 17β- 雌二醇对骨骼自然增长的短期效果类似,但尚无长期研究。

因此,建议青春期诱导应用 17β- 雌二醇,应该在 12 岁小剂量开始使用并 2~3 年逐渐增加剂量。对于较晚诊断及无需考虑身高的患者,可以采用雌激素加强方案。应用雌激素方式的最佳方案(口服或皮贴)证据尚不明确。但皮贴雌激素更符合生理水平,因此建议首选。口服避孕药不应用于青春期诱导。应用雌激素至少两年或发生子宫内膜突破性出血后才可开始周期性应用孕激素。

(王世宣　杨书红)

参考文献

1. 葛秦生. 实用女性生殖内分泌学. 北京: 人民卫生出版社, 2008.
2. 王世宣. 卵巢衰老. 北京: 人民卫生出版社, 2021.
3. 中华医学会生殖医学分会. 辅助生殖促排卵药物治疗专家共识. 生殖与避孕, 2015, 35 (4): 211-223.
4. 中华医学会妇产科学分会绝经学组. 早发性卵巢功能不全的激素补充治疗专家共识. 中华妇产科杂志, 2016, 51 (12): 881-886.
5. Gougeon A. Human ovarian follicular development: from activation of resting follicles to preovulatory maturation. Ann Endocrinol (Paris), 2010, 71 (3): 132-143.
6. Zhang H, Liu K. Cellular and molecular regulation of the activation of mammalian primordial follicles: somatic cells initiate follicle activation in adulthood. Hum Reprod Update, 2015, 21 (6): 779-786.
7. Zhang H, Risal S, Gorre N, et al. Somatic cells initiate primordial follicle activation and govern the development of dormant oocytes in mice. Current biology, 2014, 24 (21): 2501-2508.
8. Jehan S, Syed S. Association of ovarian reserve with age, BMI and serum FSH level in subfertile women. JPMA The Journal of the Pakistan Medical Association, 2016, 66 (4): 409-413.
9. Rodrigues P, Limback D, McGinnis LK, et al. Multiple mechanisms of germ cell loss in the perinatal mouse ovary. Reproduction, 2009, 137 (4): 709-720.
10. Cedars MI. Evaluation of Female Fertility—AMH and Ovarian Reserve Testing. J Clin Endocrinol Metab, 2022, 1: dgac039.
11. Moiseeva AV, Kudryavtseva VA, Nikolenko VN, et al. Genetic determination of the ovarian reserve: a literature review. J Ovarian Res, 2021, 14 (1): 102.
12. Weghofer A, Kim A, Barad DH, et al. Age at menarche: a predictor of diminished ovarian function? Fertil Steril, 2013, 100 (4): 1039-1043.
13. Deng J, Jia M, Cheng X, et al. ABO blood group and ovarian reserve: a meta-analysis and systematic review. Oncotarget, 2017, 8 (15): 25628-25636.
14. Practice Committee of the American Society for Reproductive Medicine. Testing and interpreting measures of ovarian reserve: a committee opinion. Fertil Steril, 2020, 114 (6): 1151-1157.
15. Moolhuijsen LME, Visser JA. Anti-Müllerian Hormone and Ovarian Reserve: Update on Assessing Ovarian Function. J Clin Endocrinol Metab, 2020, 105 (11): 3361-3373.
16. Birch Petersen K, Hvidman HW, Forman JL, et al. Ovarian reserve assessment in users of oral contraception seeking fertility advice on their reproductive lifespan. Hum Reprod, 2015, 30 (10): 2364-2375.
17. Cohen J, Chabbert-Buffet N, Darai E. Diminished ovarian reserve, premature ovarian failure, poor ovarian responder—a plea for universal definitions. Journal of assisted reproduction and genetics, 2015, 32 (12): 1709-1712.
18. Al-Safi ZA, Liu H, Carlson NE, et al. Omega-3 fatty acid supplementation lowers serum fsh in normal weight but not obese women. J Clin Endocrinol Metab, 2016, 101 (1): 324-333.
19. Chen SN, Tsui KH, Wang PH, et al. Dehydroepiandrosterone Supplementation Improves the Outcomes of in vitro Fertilization Cycles in Older Patients With Diminished Ovarian Reserve. Front Endocrinol (Lausanne), 2019, 10: 800.
20. Webber L, Davies M, Anderson R, et al. European Society for Human R, Embryology Guideline Group on POI, ESHRE Guideline: management of women with premature ovarian insufficiency. Hum Reprod, 2016, 31 (5): 926-937.
21. Rahman R, Panay N. Diagnosis and management of premature ovarian insufficiency. Best Pract Res Clin Endocrinol Metab, 2021 Dec, 35 (6): 101600.

22. Rozenberg S, Di Pietrantonio V, Vandromme J, et al. Menopausal hormone therapy and breast cancer risk. Best Pract Res Clin Endocrinol Metab, 2021, 35 (6): 101577.

23. Lumsden MA. The NICE Guideline-Menopause: diagnosis and management. Climacteric, 2016, 19 (5): 426-429.

24. Cobin RH, Goodman NF. AACE Reproductive Endocrinology Scientific Committee. American association of clinical endocrinologists and college of endocrinology position statement on menopause—2017 update. Endocr Pract, 2017, 23 (7): 869-880.

第二十九章　绝　　经

本章关键点

1. 我国女性人均预期寿命已超过 75 岁,部分一线城市已达 80 岁。这意味着大多数女性将有 1/3 生命的时间在绝经状态下度过。
2. 围绝经期女性因雌、孕激素失调,引起一系列临床症状和疾病,影响生活质量。重视围绝经期和绝经后妇女的健康,开展多学科综合管理,有重要的社会意义。

第一节　绝经生理

一、绝经的相关基本概念

绝经(menopause)是指女性卵巢功能衰竭所致的永久性无月经状态,这是生殖衰老的过程,属于女性正常的一个生理阶段。绝经的诊断是回顾性的,超过 40 岁女性末次月经之后 12 个月内无月经来潮,排除妊娠后则可临床诊断为绝经。绝经的真正含义并非单纯指月经停止,而是指卵巢功能最终衰竭。若仅行子宫切除,虽然不再有月经来潮,只要卵巢功能正常,则不属于绝经的范畴。绝经的根本原因是卵巢功能衰竭,卵巢对垂体促性腺激素的应答能力衰退甚至丧失,进而不能维持雌激素及孕激素正常分泌量。我国大部分女性的绝经年龄在 45~55 岁之间,绝经年龄与遗传、营养、地区、环境、吸烟等因素有关。

绝经可以分为自然绝经和人工绝经。自然绝经是指卵巢内卵泡耗竭,或是残余卵泡对促性腺激

素无反应,卵泡不再发育,也不再分泌雌激素,从而子宫内膜失去周期性变化造成绝经。人工绝经是指手术切除双侧卵巢或化疗、放射性治疗等损伤卵巢功能所致的绝经。

围绝经期是指随着生殖衰老过程的进展、卵巢功能不断下降乃至衰竭,女性出现与此相关的一系列内分泌、生物学和临床特征开始到末次月经的后一年。

绝经期综合征是指女性卵巢功能下降至衰竭所出现的一组低雌激素综合征,包括血管舒缩症状、神经精神症状、代谢异常及心脑血管疾病等。值得注意的是,人工绝经更易导致绝经期综合征。

二、绝经的生理改变

(一)女性生殖系统

1. **卵巢功能衰竭**　绝经的本质是卵巢功能衰竭,围绝经期卵巢的体积缩小,窦状卵泡数量减少,窦状卵泡对血清 FSH 的应答减弱,周期募集进入生长发育轨道的窦状卵泡群数量下降,可供选择的优势卵泡数量也大为减少,继而导致排卵活动减少且不规则,最终排卵停止。由于绝经过渡期排卵活动的不规则,血清雌激素水平呈波动状态,直到卵巢停止排卵,血清雌激素水平下降。在绝经过渡早期,排卵时仍有孕酮分泌,但因黄体功能不足,孕酮水平降低,排卵停止后,孕酮水平下降更明显。

2. **生殖道改变**　由于绝经期女性盆底肌功能的衰退,部分女性可能出现不同程度的子宫脱垂。随着卵巢功能衰竭,绝经期女性雌孕激素水平降低,子宫体积缩小,子宫内膜萎缩变薄,一般呈单纯萎缩和囊性萎缩两种组织学形态。这两种不同形

态的萎缩内膜可能与绝经前的末次月经周期有无排卵有关。单纯萎缩(simple atrophy)内膜很薄,功能层与基底层界限不清,腺体少而分散,腺腔小而直,腺上皮单层,呈立方形或低柱状形,间质内纤维结缔组织增生;囊性萎缩(cystic atrophy)内膜很薄,腺体大小不一,但腺上皮细胞和间质细胞均无增生活跃表现。萎缩的内膜对感染的抵抗力降低,易发生原发性慢性子宫内膜炎。内膜腺体萎缩,间质中有大量浆细胞及淋巴细胞浸润,局部溃疡形成。慢性炎症时,内膜表面上皮可有各种化生性变化,特别是鳞状细胞化生。

由于绝经期女性性激素水平不再发生规律的周期性变化,子宫内膜也不再规律地进入增生期、分泌期及脱落期,故绝经期女性的月经可以表现为月经周期缩短,经量减少,最后绝经,或月经周期和经期延长,经量增多,然后逐渐绝经,亦或月经突然停止。但在绝经后的数年,某些绝经期女性可能会再次月经来潮,因为她们的卵巢功能并未完全衰竭,卵巢亦未彻底停止分泌激素,内膜经过一段时期的激素累积刺激后,可出现增生反应,而且绝经后可能出现偶发排卵,均可致绝经后再次月经来潮。

绝经期随着雌激素水平降低,阴道呈萎缩性改变,阴道壁变薄,上皮皱襞消失,阴道弹性减弱。雌激素的缺乏还会引起阴道 pH 升高,乳酸杆菌的生长增殖受到阻碍,继而阴道菌群容易失衡,易导致萎缩性阴道炎。萎缩性阴道炎的常见病原体为需氧菌、厌氧菌,或两者的混合感染。萎缩性阴道炎可表现为阴道分泌物稀薄,呈淡黄色,严重者呈脓血性,阴道黏膜充血,有出血点,有时可见局部形成溃疡,溃疡面可与对侧形成粘连,严重者可引起阴道狭窄甚至闭锁。

(二)泌尿系统

绝经期女性盆底肌功能下降,除了子宫脱垂的风险外,还可能会发生膀胱膨出。绝经期女性机体免疫力减弱,阴道自净作用减弱,病原体易在前庭和阴道内繁殖,易引起泌尿系统感染。引起尿路感染的细菌多为革兰氏阴性杆菌,主要为大肠埃希氏菌及副大肠埃希氏菌,其次为变形杆菌、克雷伯杆菌、产气杆菌、铜绿假单胞菌等。部分为革兰氏阳性球菌,主要为葡萄球菌和链球菌。还可见真菌、病毒、寄生菌等。

(三)内分泌系统

围绝经期最早的改变是卵巢功能的衰退,之后是下丘脑 - 垂体功能的退化,进而围绝经期女性内分泌系统发生改变,激素水平也发生改变。

1. **性激素及相关激素的改变** ①雌激素:围绝经期卵巢功能下降,卵泡数明显减少到逐渐消失,排卵活动逐渐消失。但循环中的雌激素水平不呈逐渐降低的趋势,围绝经期早期雌激素水平波动很大,在卵泡生长发育停止时,雌激素水平才下降。血液中雌激素大部分为雌酮而不是雌二醇。雌酮并非直接来源于卵巢或肾上腺,而是肾上腺和卵巢合成的睾酮、雄烯二酮在周围组织(如肌肉和脂肪组织等)在芳香化酶的作用下转化而来。②雄激素:绝经后,雄烯二酮 85% 来自肾上腺,15% 来自卵巢间质。绝经后早期促性腺激素水平升高,卵巢产生睾酮较绝经前增多,加之性激素结合蛋白减少,使游离雄激素水平升高。③孕激素:在绝经过渡早期,排卵时仍有孕酮分泌,但因黄体功能不足,孕酮水平降低,随着排卵停止,卵巢分泌孕激素的量明显减少,绝经后肾上腺分泌极少量的孕酮。④促性腺激素:绝经过渡期仍有排卵的女性,卵泡雌激素(follicle-stimulating hormone,FSH)通常升高,黄体生成素(luteinizing hormone,LH)在正常范围。绝经后,FSH、LH 明显升高,FSH 升高更为显著,FSH/LH>1。在绝经后 12 个月内,FSH 上升约 13 倍,而 LH 上升约 3 倍。绝经后 2~3 年,FSH/LH 达到最高水平,以后随年龄增长逐渐下降,但仍处于较高水平。⑤抑制素:绝经后血清抑制素水平下降,比雌二醇水平下降更早且更明显,抑制素浓度与 FSH 水平呈负相关,绝经后 FSH 处于高水平,而抑制素含量极低。⑥抗米勒管激素(anti-müllerian hormone,AMH):随着卵巢功能衰退,卵巢储备功能下降,卵子存量降低,绝经期 AMH 水平降低。

2. **其他激素的改变** ①甲状腺激素:绝经后的女性可能发生甲状腺功能下降,游离甲状腺激素水平降低,促甲状腺激素(thyroid-stimulating hormone,TSH)水平升高,机体代谢水平下降。②甲状旁腺激素:雌激素可对抗甲状旁腺素(parathyroid hormone,PTH)的骨吸收作用,还可调节降钙素(calcitonin,CT)的分泌。研究发现破骨细胞表面有降钙素受体,降钙素是唯一直接作用于破骨细胞的激素。降钙素使细胞内钙离子转入线粒体,抑制破骨细胞活性,并抑制大单核细胞转变为破骨细胞,从而减少骨吸收。绝经期由于雌激素水平的下降,绝经期女性骨量迅速下降,血钙水平降低,降钙素水平下降,甲状旁腺激素分泌增多,以升高血钙、降低血磷,导致绝经期骨的钙盐被过分吸收,造成骨质疏松。③胰岛素:有研究表明,雌激素可以增加胰岛素的敏感性,而绝经期女性雌激素水平降低,胰岛素对葡萄糖激惹释放反应下降,导致糖代谢异常。④肾上腺皮质激素:雌激素与肾上腺皮质激素相拮抗维持平衡,绝经后女性雌激素水平下降,肾上腺皮质激素作用相对增强,糖皮质激素可引起骨形成下降,破骨细胞数量增加,造成骨质疏松。

(四) 神经系统

雌激素能促进胆碱神经元生长和生存,可以诱导细胞介质内可溶性氨基端残片(soluble amyloid precursor protein,sAPP)聚集,从而减少 β- 淀粉样物质聚集的可能。绝经期女性雌激素水平降低,可能影响机体对糖皮质激素的反应性,从而与阿尔茨海默病(Alzheimer's disease,AD)的发病相联系。此外,雌激素可能具有调整炎症反应、调节氧化过程、改变脑血流速度的能力,这些非特异的途径可能在 AD 的发展过程中起到了一定的作用。研究表明,服用雌激素的女性罹患 AD 的风险降低,且雌激素还可推迟 AD 的发病年龄。

在血管系统中,雌激素可刺激肾上腺素受体产生,阻断突触前再摄取去甲肾上腺素,并抑制去甲肾上腺素酶降解,导致了交感传递的改变。绝经期女性雌激素水平下降时,肾上腺素受体触发的交感传递,可能引起严重的血管收缩,导致血管扩张头痛发生。

(五) 骨骼系统

雌激素可使成骨细胞活性增加,破骨细胞活性降低,主要通过改变骨平衡(骨形成与骨吸收)阻止骨量减少。雌激素与骨钙调节激素也有着密不可分的关系,雌激素可促进维生素 D 的生成,并使其活性增加,维生素 D 可使肠钙吸收增加,保持钙平衡。雌激素可对抗甲状旁腺素的骨吸收作用,还可调节降钙素的分泌。

骨细胞浆中有糖皮质激素受体及孕酮受体。糖皮质激素可引起骨形成减少,破骨活动增加,肾脏钙离子排出增加,从而导致骨吸收率增加。孕激素可竞争性结合糖皮质激素受体,从而起抗糖皮质激素作用,并通过糖皮质激素受体的介导而影响成骨细胞。此外,孕酮可促进降钙素分泌,继而抑制破骨细胞活性,最终影响骨吸收。

而绝经期女性卵巢功能衰退,雌孕激素水平下降,甲状旁腺激素、糖皮质激素功能相对增强,降钙素、维生素 D 合成减少,继而成骨活动减少,破骨活动增加,导致骨质过度吸收,引起绝经期女性骨质疏松。

(六) 心血管系统

大量研究发现,绝经后雌激素水平下降是引起动脉粥样硬化及冠心病的危险因素。缺乏雌激素时,血管内皮功能受损,血液中的脂肪等成分易于渗透至血管内皮下,诱发炎症反应,形成动脉粥样硬化斑块;血管弹性下降,肾上腺素能系统紊乱,可导致血压不稳定;血管舒缩功能异常,出现潮热、出汗症状。研究表明,雌激素可促进高密度脂蛋白胆固醇合成,降低血清低密度脂蛋白胆固醇和总胆固醇水平。雌激素作用于血管壁,能抑制动脉粥样硬化斑块形成,防止动脉硬化;还可增加心肌收缩力和搏出量,扩张血管,降低外周血管阻力,并降低冠心病的发生率。此外,可降低心肌梗死、心律失常的发病风险。

有研究表明,绝经前女性与同年龄组的男性相比,冠状动脉粥样硬化性心脏病的发生率与死亡率均低于男性。而女性在绝经后,冠心病的发生率迅速上升,60 岁以后接近同年龄组男性水平。绝经成为心血管疾病发病率和死亡率上升的独立危险因素。

第二节　围绝经期临床表现

绝经是一个生理过程,是涉及全身多系统多脏器的生物学事件。绝经相关症状可多达百余种,除月经紊乱、泌尿生殖道症状、血管舒缩功能障碍、神经精神症状以外,还涉及骨骼运动系统、心血管系统、消化系统、内分泌系统、免疫系统等改变。

绝经的本质在于卵巢功能的衰退,根据卵巢功能和月经周期的改变情况可以进一步分为绝经过渡期和绝经后期,其临床表现有相应的特点。

(一) 绝经过渡期

绝经过渡期时生殖激素(包括黄体生成素、卵泡刺激素、雌激素、孕激素)会出现大幅度的波动及快速下降。经历这一时期的女性随着生殖激素的紊乱,容易伴有潮热、大汗、失眠、乏力、心悸、肌肉关节疼痛等百余种临床症状。根据这些临床症状所涉及的生理系统和脏器不同,包括生殖内分泌紊乱症状、血管舒缩症状、泌尿生殖系统症状、精神神经症状、水电解质代谢紊乱、骨关节改变等。

1. 生殖内分泌紊乱症状

（1）月经改变：随着年龄的增长,女性卵巢功能逐渐减退,表现为卵泡数量减少,排卵稀发或黄体功能不足,伴随雌激素水平的波动和下降,孕激素水平下降,生殖激素的分泌失去规律性和协调性。绝经过渡期可出现月经周期、经期、经量的改变,如月经不规律、月经稀发、月经频发、闭经、月经过多、月经过少、淋漓出血、月经间期出血等。针对绝经过渡期女性,如果出现月经的异常改变,尤其是月经过多、淋漓出血时,应警惕器质性病变,及时进行排查。对于异常子宫出血,应进行积极的治疗,伴有贫血时应及时纠正。

（2）乳房改变：绝经过渡期女性由于卵巢功能的下降,雌激素及孕激素的分泌失调,引起乳腺管增生及组织水肿。所以绝经过渡期女性经前期容易出现乳房肿胀发硬,乳头及乳房疼痛感,待月经来潮后,乳头及乳房缩小变软,触痛感随之消失。建议绝经过渡期女性常规进行乳腺疾病筛查,有利于乳腺癌的早发现、早诊断、早治疗。推荐的筛查方法包括乳腺彩色超声检查、乳腺 X 线检查（钼靶）、乳腺临床体检及乳腺自我检查。根据年龄和高危因素不同,可有针对性地选择筛查方法。

2. 血管舒缩症状

（1）潮热、出汗：绝经过渡期女性最常见的临床症状之一,为阵发性,常突然发生,突然消退。潮热症状由前胸皮肤开始出现,发热潮红并伴有出汗,然后逐步延伸至颈部、下颌、面部,症状历时数秒或数分钟后消失。大汗症状以夜间最为明显,醒来时发现衣被被浸湿。血管舒缩症状的发作时间、发作次数、发作频率因人而异。血管舒缩症状的临床机制尚不明确,目前认为与雌激素水平下降引起大脑体温调控机制失衡有关,常伴有循环中神经递质的改变。

（2）心悸：绝经过渡期女性常有心悸症状,为阵发性,伴心前区不适,胸闷,常在睡眠时发作。出现上述症状时应注意排查心脏器质性疾病,如冠心病等。患者常因心悸、胸闷症状于心内科首诊,辗转多个科室,增加患者经济负担,所以针对绝经过渡期女性应开展多学科综合管理。

（3）血压变化：绝经过渡期女性常出现血压异常,表现为收缩压升高或血压波动,常无需药物治疗,数小时后可恢复正常。

3. 精神神经症状

绝经过渡期女性随着激素水平的波动,容易伴发一系列精神神经症状,如疲乏、注意力涣散、头晕、头痛、眩晕、恶心、紧张、易激动、易怒、多疑、烦躁、焦虑、失眠、记忆力减退、情绪低落、悲伤、大哭、淡漠、肢体麻木、皮肤蚁走感、虫爬感等。其中焦虑和抑郁症状尤其值得引起临床医生的注意。

绝经过渡期是女性抑郁障碍的高发期。经历绝经过渡期的女性中约 50% 会出现抑郁症状,其中达到诊断标准的比例高达 26%。在临床上,应注意识别抑郁障碍的高危人群,尤其是存在自杀倾向的患者,注意病史的采集,包括儿童期经历、精神活性物质的滥用和依赖、社会环境因素等。评估焦虑、抑郁症状的量表包括抑郁自评量表（Self-Rating Depression Scale,SDS）、焦虑自评量表（Self-Rating Anxiety Scale,SAS）等。对于符合诊断标准的患者,应早期发现,尽快转诊。

4. 泌尿生殖系统症状

（1）生殖系统症状：主要包括阴道干涩、灼痛、性交困难等。随着雌激素水平的下降,外阴、阴道黏膜萎缩变薄,局部抵抗力减弱,阴道酸环境受到破坏,细菌容易繁殖,出现萎缩性阴道炎。白带为黄色、脓性,阴道黏膜充血、红肿,触之易出血,性交困难或性交后出血。患者有阴道坠胀、灼烧感,偶伴泌尿系统症状,如尿痛、尿频。

（2）泌尿系统症状：绝经过渡期女性,由于雌激素水平下降而逐渐出现萎缩症状,如尿道黏膜变薄、尿道变短、括约肌松弛,以及膀胱黏膜变薄,容易引起尿频、尿急、夜尿增多、尿失禁等症状。由于尿道黏膜变薄,尿道缩短,泌尿系统防御力下降,病原体通过尿道可逆行进入膀胱,诱发感染,如膀胱炎或肾盂肾炎。

5. 水电解质代谢紊乱

绝经过渡期女性随着生殖激素的波动,常伴有水电解质平衡紊乱,引起水钠潴留,表现为眼睑肿胀,手指有紧胀感,双下肢对称性水肿,乳房胀痛,偶伴血压升高、头痛、头晕等不适。

6. 骨关节变化

大约有 1/5 的绝经过渡期女性会出现骨关节疼痛肿胀,好发部位为膝关节和肩关节。在绝经过渡期,随着雌激素水平的下降,容易发生退行性关节炎或增生性关节炎。常表现为关节无力、肿胀、酸痛及活动受限,如不能屈膝,手臂不能上举。增生性关节炎多发生在膝、腰椎、颈椎等关节,压迫神经或血管时可出现肢体麻木、血液循环障碍等。

(二)绝经后期临床表现

绝经后期出现的一系列改变是绝经过渡期的延续,也是老年女性慢性疾病的起始。在绝经后期,绝经过渡期的症状可以持续存在,或症状缓解后在生理、心理或社会因素的诱发下再次出现。此外,更可发生心血管疾病、骨质疏松、反复泌尿系统感染、尿失禁、肿瘤、认知功能障碍等老年慢性疾病,严重影响女性健康和生活质量。

1. **骨质疏松症** 骨质疏松症(osteoporosis,OP)是一种以骨量减低和骨组织微结构破坏为特征的代谢性骨病,可导致骨质脆性增加,易于骨折。60岁以后骨质疏松症发病率明显增高,以绝经后期女性尤为突出,主要与雌激素缺乏相关。

当骨量减少≥12%时可出现骨骼疼痛。因为髓质骨丢失早于皮质骨,所以髓质骨占优势的脊椎骨出现症状早,即腰背痛较早出现。当骨量减少>20%时,易发生骨折,如脊椎骨的压缩性骨折。常表现为在无明显外伤的情况下,突然发生急性的腰背疼痛,持续数天,逐渐缓解。如果多次发生的压缩性骨折则疼痛为持续性,远期发展为脊柱畸形、侧弯、驼背、椎间腔狭窄及身高缩短,严重影响了绝经后期女性的生活质量。所以应注重绝经后期女性骨质疏松症的预防和筛查,尤其对于低体重、营养不良、吸烟、酗酒、缺乏运动的女性应重点关注。

2. **心血管疾病** 绝经后期是老年女性慢性疾病高发阶段,尤其是高血压、冠心病等心血管疾病。绝经过渡期以心绞痛、胸闷症状为主,而绝经后期则应警惕冠心病的发生。

绝经后期随着雌激素的减少,机体的脂代谢发生紊乱,出现高脂血症,即胆固醇、低密度脂蛋白胆固醇(LDL-C)、甘油三酯的上升。血脂的升高导致一系列血流动力学变化,引起动脉狭窄、痉挛、斑块形成,最终加速了心血管疾病的发生。绝经后期除了激素的变化外,循环中的神经递质也发生相应改变,从而加重心脏舒张功能减退、血压升高等心血管问题。

3. **皮肤改变** 绝经后期女性雌激素水平处于低下状态,导致胶原蛋白的合成减少,皮下组织变薄,皮肤贮水能力降低。所以绝经后期女性容易出现皮肤干燥、瘙痒,皮肤弹性减低等症状。

4. **牙齿脱落** 绝经后期女性随着骨密度的减低,骨质疏松的加重,牙槽嵴萎缩、变薄,从而出现牙齿松动、脱落。

5. **尿失禁** 绝经后期女性随着年龄的增加,尿失禁的患病率逐年增加。绝经数年以后,由于雌激素长期处于低下状态,泌尿道发生退行性变,黏膜变薄、萎缩,尿道张力减退伴尿道内压力下降,以致膀胱内压力大于尿道内的压力,当腹压增高时出现压力性尿失禁。压力性尿失禁常表现为体力劳动、下蹲、打喷嚏、咳嗽时出现尿液不自主流出。在压力性尿失禁的发病初期,可以通过盆底肌肉训练来改善症状,所以早期筛查和康复指导尤为重要。

6. **老年痴呆** 绝经后期女性随着年龄增长,原发性老年痴呆的发生率逐渐升高。主要表现为近期记忆力减退,计算力减退,反应迟钝,认知困难。随着出现性格改变和感情障碍,如易怒、躁狂、淡漠、抑郁、不语症等,严重影响生活质量。随着生活能力的减退,晚期大小便无法自理,甚至可能外出走丢引发意外,需要全面的身心评估和全方位的看护。

第三节　绝经症状的评价

绝经期综合征症状繁多,这一系列症状涉及全身各个系统,为了更好地将绝经期综合征的症状进行程度量化以便于治疗,国际上通常采用Kupperman评分法对更年期综合征症状的严重程度进行评估。

Kupperman评分由Kupperman等人于1952年提出,主要由11项指标组成。分别是潮热出汗、感觉异常、失眠、易激动、抑郁、眩晕、疲乏、骨关节肌肉痛、头痛、心悸、皮肤蚁走感。各项指标分别有加权系数,用于衡量不同症状的重要性。为了使该量表评分包含更多典型的围绝经期症状,使评分结果更加准确地表现围绝经期症状的严重程度,后期该量表中加入了泌尿系统症状和性生活两项,成为13项指标,称为改良Kupperman评分(表29-1),使其对绝经期综合征的评价更为有效(0~6分,无明显症状;7~15分,轻度;16~30分,中度;30分以上,重度)。

表 29-1 绝经期综合征症状改良 Kupperman 评分

症状	加权系数	程度评分			
		无(0分)	轻(1分)	中(2分)	重(3分)
潮热、出汗	4	无	<3 次/d	3~9 次/d	≥10 次/d
感觉异常	2	无	有时	常有刺痛、麻木、耳鸣等	经常且严重
失眠	2	无	有时	经常	经常且严重,需服药
易激动	2	无	有时	经常	经常不能自控
抑郁	1	无	有时	经常,能自控	失去生活信心
眩晕	1	无	有时	经常,不影响生活	影响生活、工作
疲乏	1	无	有时	经常	日常工作受限
肌肉骨关节痛	1	无	有时	经常,不影响功能	功能障碍
头痛	1	无	有时	经常,能忍受	需服药
心悸	1	无	有时	经常,不影响工作	需治疗
皮肤蚁走感	1	无	有时	经常,能忍受	需治疗
性交痛	2	无	有时	经常,能忍受	影响生活
泌尿系统症状	2	无	有时	经常,不影响生活	影响生活与工作

注:评分标准:症状评分 = 基本分 × 加权分数,各分数相加之和为总评分。症状程度分级:0~6 分,无明显症状;7~15 分,轻度;16~30 分,中度;30 分以上,重度。

除以上围绝经期症状严重程度的总体评估,临床针对相关症状也制定了具体的诊断标准,如骨质疏松、代谢综合征、抑郁症状及压力性尿失禁等。

骨质疏松的诊断标准目前仍采用 WHO 推荐的标准,即基于双能 X 线吸收测量法(dualenergy X-ray absorptiometry,DXA)的测定:骨密度值低于同性别、同种族健康成人的骨峰值不足 1 个标准差属正常;降低程度在 1~2.5 个标准差之间为骨量低下(骨量减少);降低程度 ≥2.5 个标准差为骨质疏松;骨密度降低程度符合骨质疏松诊断标准同时伴有一处或多处骨折时为严重骨质疏松。目前通常用 T-Score(T 值)表示,即 T 值 ≥ -1.0 为正常,-2.5<T 值<-1.0 为骨量减少,T 值 ≤ -2.5 为骨质疏松。对骨质疏松症的易患人群应尽早评估、尽早筛查和诊断,及早采取防治措施,避免发生骨质疏松性骨折。有骨折病史;糖皮质激素治疗 3 个月以上;X 线片提示骨质疏松;有骨折家族史;体重指数低于 20kg/m² ;45 岁前绝经者,应考虑进行骨密度测定及早发现骨质疏松。

代谢综合征的诊断标准如下:腹型肥胖(即中心型肥胖),腰围男性 ≥90cm,女性 ≥85cm;高血糖,空腹血糖 ≥6.1mmol/L 或糖负荷后 2 小时血糖 ≥7.8mmol/L 和/或已确诊为糖尿病并治疗者;高血压,血压 ≥ 130/85mmHg 和/或已确诊为高血压并治疗者;空腹甘油三酯 ≥ 1.7mmol/L;空腹 HDL-C <1.04mmol/L;具备以上三项或更多项即可诊断。

围绝经期抑郁症是指妇女在绝经前后由于女性激素下降,常产生一组精神神经症状,是一种以情感障碍为主要表现的精神疾病。临床症状以情感的忧郁、焦虑和紧张为主,多伴有失眠、躯体不适和自主神经功能紊乱等症状,一般无智力障碍和人格缺陷。抑郁症是一种综合征,抑郁状态有以下六种主要表现:①兴趣减退甚至丧失;②精力明显减退,疲乏感;③无助感;④自我评价过低或有内疚感;⑤思考能力显著下降;⑥感到生活没有意义,反复出现想死的念头。具备以上任何一条并表现明显或突出,上述情况每天出现且至少持续 2 周,则应想到抑郁症的可能。

压力性尿失禁的程度诊断包括临床症状主观分度,采用 Ingelman-Sundberg 分度法:①轻度,一般活动及夜间无尿失禁,腹压增加时偶发尿失禁,不需携带尿垫;②中度,腹压增加及起立活动时,有频繁的尿失禁,需要携带尿垫生活;③重度,起立活动或卧位体位变化时即有尿失禁,严重地影响患者的生活及社交活动。另外,推荐 1 小时尿垫试验,尿垫试验 ≥2g 即为阳性:①轻度,2g ≤ 漏尿 ≤5g;②中度,5g<1 小时漏尿<10g;③重度,10g ≤1 小时漏尿<50g;④极重度,1 小时漏尿 ≥50g。

第四节　绝经的治疗

一、绝经激素治疗

绝经激素治疗(menopause hormone therapy, MHT)是为弥补卵巢功能衰竭而采取的治疗措施,主要用于缓解潮热、出汗等血管舒缩症状,以及泌尿生殖道萎缩症状的疗效是肯定的,用于围绝经期精神神经症状、绝经相关的骨质疏松预防和治疗是有效的,还可在一定程度上预防老年慢性疾病的发生。

（一）MHT 的指导原则

1. MHT 需在具有适应证、无禁忌证、绝经女性本人有意愿使用的前提下尽早启动。

2. 老年女性与绝经过渡期女性使用 MHT 的获益和风险不同。对于绝经 10 年内或年龄<60 岁、无禁忌证的女性,在缓解血管舒缩症状、预防骨折和减缓骨质丢失方面的获益／风险比最高。

3. 虽然雌激素缺乏后尽早开始 MHT 可使女性获得雌激素对认知和心血管的保护作用,但不推荐仅为预防阿尔兹海默病和心血管疾病的目的而采用 MHT。

4. 已切除子宫的女性,通常不必加用孕激素,而有子宫的女性在补充雌激素时,应加用足疗程、足量孕激素以保护子宫内膜。

5. MHT 需个体化。根据治疗症状的需求、相关检查结果、获益风险的评估、治疗期望和个人偏好等因素,选择性激素的种类、剂量、用药途径、使用时间、配伍。

6. 使用 MHT 的女性至少每年进行一次全面的获益风险评估,包括绝经症状的评分、全面查体、新发疾病的筛查、必要的实验室检查,讨论防控慢性疾病的策略及生活方式,根据评估结果个体化调整 MHT 方案。目前尚无限制 MHT 应用时间的证据,只要获益风险评估的结果提示获益大于风险即可继续使用 MHT。

7. 乳腺癌术后患者不推荐使用 MHT。

8. 为改善围绝经期泌尿生殖综合征时建议首选雌激素局部治疗,当经皮口服或 MHT 不能完全改善生殖泌尿道局部症状时,可局部同时加用雌激素治疗。

9. 绝经后腹部脂肪增加与雌激素水平降低有关,雌激素治疗能减少绝经后腹部脂肪堆积、减少总体脂肪量、改善胰岛素抵抗,降低 2 型糖尿病的发生率。

（二）MHT 的适应证

1. **绝经相关症状**　潮热、多汗、月经紊乱、疲倦、睡眠障碍、情绪障碍(如烦躁、易激动、紧张、焦虑、低落)等。

2. **生殖泌尿道萎缩的相关问题**　外阴阴道疼痛、瘙痒,阴道干涩,反复发作的萎缩性阴道炎,性交痛,反复下尿路感染,尿频、尿急、夜尿等。

3. **低骨量及骨质疏松症**　具有骨质疏松症的危险因素及绝经后骨质疏松症。绝经 10 年内及年龄<60 岁女性,MHT 可以作为预防骨质疏松骨折的一线方案。

（三）MHT 的禁忌证

1. 原因不明的阴道流血。

2. 可疑或已知妊娠。

3. 可疑或已知患有乳腺癌。

4. 最近 6 个月内患有活动性动脉或静脉血栓栓塞性疾病。

5. 可疑或已知患有性激素依赖性恶性肿瘤。

6. 耳硬化症、血卟啉症。

7. 现患脑膜瘤(禁用孕激素)。

8. 严重肝肾功能不全。

（四）MHT 的慎用情况

慎用并非禁用,是指在应用前和应用过程中咨询相应专业的医师,共同制定 MHT 的方法和时机,同时采取比常规更为严密的随访措施,动态检测病情变化。

1. **子宫肌瘤**　子宫肌瘤剔除术后或子宫全切除术后的女性可行 MHT。保留子宫行 MHT 者,肌瘤直径<3cm 安全性较高,肌瘤直径>5cm 风险可能增大,肌瘤直径 3~5cm 应根据患者情况综合判断。

2. **子宫内膜异位症**　子宫内膜异位症患者自然绝经后行 MHT 者,不建议使用序贯方案,建议替勃龙治疗或雌孕激素连续联合治疗,雌激素应使用最低有效剂量。严重子宫内膜异位症行全子宫双附件切除后,如需 MHT,建议替勃龙或雌孕激素连续联合方案至少 2 年后再改为单用雌激素。

3. 子宫内膜增生症 无不典型子宫内膜增生症需在治疗子宫内膜完全逆转后才可考虑 MHT。子宫内膜不典型增生的治疗原则是切除子宫。雌孕激素连续联合方案对保留子宫的女性安全性更高。所有患者均应严密随访，有子宫者需定期行子宫内膜活检术。

4. 血栓形成倾向 MHT 启动前均需对血栓形成的危险因素、家族史及血栓栓塞病史进行详细的了解和评价，必要时专科就诊咨询，进行易栓症的相关筛查。

5. 胆囊疾病 绝经激素治疗可能促进胆囊结石的形成，增加胆囊手术的风险。

6. 系统性红斑狼疮 雌激素在系统性红斑狼疮的病理过程中可能起重要作用。此外，系统性红斑狼疮患者更易出现骨质疏松和卵巢早衰。病情稳定或处于静止期者可在严密随访下行 MHT，活动期或不适合 MHT。

7. 乳腺良性疾病和乳腺癌家族史 影像学检查提示的乳腺增生并非病理性增生，因此不是 MHT 的禁忌证。组织学诊断的乳腺增生，特别是不典型增生，需要咨询专科医师是否可以行 MHT。MHT 不会增加乳腺癌家族史女性，以及卵巢切除术后 *BRCA1* 或 *BRCA2* 基因突变女性的乳腺癌风险。

8. 癫痫、哮喘、偏头痛 MHT 中雌激素剂量的增加与癫痫发作频率的增加具有相关性；血清雌激素水平的波动可能影响哮喘患者发作的严重程度；对偏头痛的作用也与雌激素血清水平的波动密切相关。

(五) 绝经激素诊疗"三部曲"

绝经激素诊疗"三部曲"包括以下内容(图 29-1)：

1. 诊疗内容 对于有明确 MHT 适应证的患者，排查了禁忌证和慎用情况，在充分沟通和风险告知后，进一步给予 MHT。根据治疗症状的需求、受益风险评估、相关检查结果、个人偏好和治疗期望等因素，为患者选择个体化治疗方案，包括性激素的种类、剂量、配伍、用药途径、应用时间等。对于不需要或不愿意接受性激素治疗的患者，给予中成药、植物药、镇静剂、5-羟色胺再摄取抑制剂等治疗。

2. 诊疗流程 初诊患者进行采集病史和分级评估，判断是否有 MHT 的适应证、禁忌证或慎用

情况，并进一步给予患者健康指导和健康教育。对于需要接受 MHT 的患者，在开始治疗前，需与患者充分沟通，详细告知患者 MHT 相关注意事项，如用法用量、疗程、可能的不良反应及处理方法等，特别是使用 MHT 的受益和风险，耐心回答患者疑问，以帮助患者了解治疗方案，增加治疗依从性，从而提高疗效，保证用药安全。

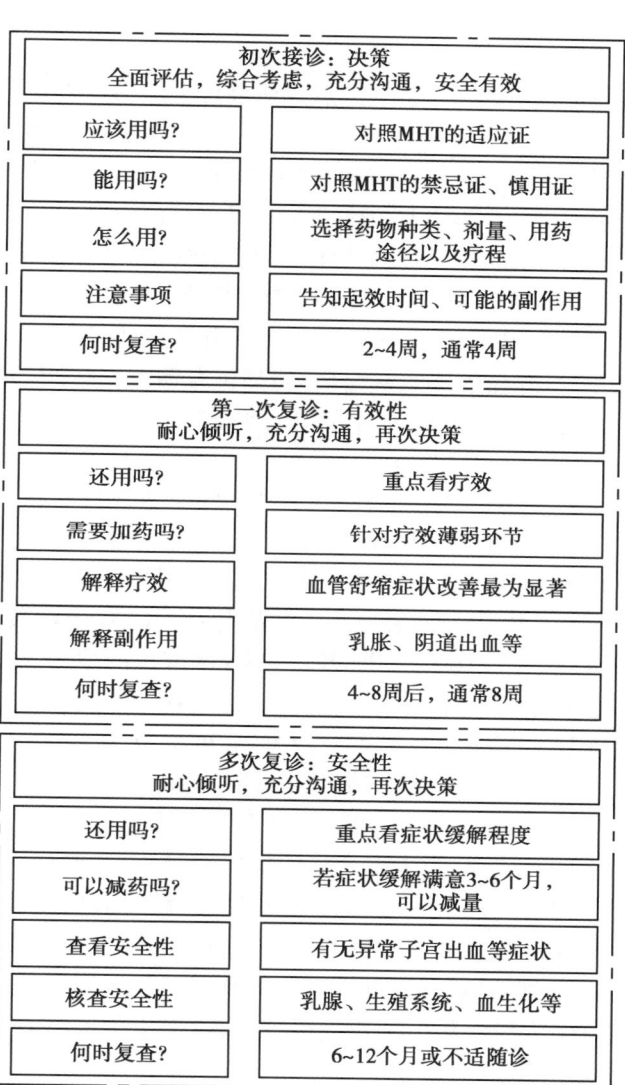

图 29-1　绝经激素诊疗"三部曲"

接受 MHT 的患者，在用药 2~4 周后第一次复诊，经与患者充分沟通后，根据患者症状缓解情况再次决策；随后在用药后 3、6、12 个月分别进行随诊，根据疗效再次决策；在用药 1 年后，建议每年至少随诊 1 次，评价治疗效果并制订后续治疗方案。随诊内容主要包括妇科检查、乳腺检查、子宫内膜情况评估、更新病史和家族史等。

3. 病历内容 除了基本的病史采集和记录

外，尤其要注意收集乳腺癌、子宫内膜癌、动静脉血栓、糖尿病、高血压、骨折及骨质疏松等病史或家族史。在患者的性激素治疗档案中详细记录性激素治疗的药物剂型、用法用量、疗程、副作用及全身多系统评估情况。

(六) MHT 常用药物

1. 口服药物

(1) 雌激素：首选天然雌激素：17β- 雌二醇、戊酸雌二醇、结合雌激素。

(2) 孕激素：首选天然或最接近天然的孕激素。①天然孕激素：微粒化黄体酮。②合成孕激素：地屈孕酮、17α- 羟孕酮衍生物（如甲地孕酮、醋酸甲羟孕酮、羟孕酮己酸酯）、19- 去甲睾酮衍生物（如炔诺酮、异炔诺酮、去甲炔诺酮、醋酸炔诺酮、左炔诺孕酮）、螺内酯衍生物（如屈螺酮）及 19- 去甲孕酮衍生物（如诺美孕酮）等。此类药物中，除屈螺酮外，均有轻微雄激素作用，能拮抗雌激素对血脂的有利影响。其中，地屈孕酮属于最接近天然的孕激素，对乳腺的刺激较小。

(3) 雌孕激素复合药物：①雌孕激素序贯药物：雌二醇 / 雌二醇地屈孕酮片：前 14 片含雌二醇，后 14 片含雌二醇及地屈孕酮，每盒 28 片。戊酸雌二醇 / 戊酸雌二醇醋酸环丙孕酮片：前 11 片含戊酸雌二醇，后 10 片含戊酸雌二醇及醋酸环丙孕酮，每盒 21 片。②雌孕激素连续联合药物：雌二醇 / 屈螺酮片，每片含雌二醇及屈螺酮，每盒 28 片。

(4) 替勃龙：商品名为利维爱（livial），主要成分为 7- 甲基 - 异炔诺酮，属于组织选择性雌激素活性调节剂，为人工合成的类固醇激素，主要代谢产物具有雌、孕、雄激素三种激素特性，对情绪低落和性欲低下有较好的效果。应用时不需加用孕激素，服用后可能对子宫内膜有轻微刺激作用，也可使内膜退化。副作用很少，偶尔发生阴道出血、眩晕等。

口服制剂的利弊见表 29-2。

表 29-2　口服制剂的利与弊

利	弊
便利	要求高剂量
经济	吸收不稳定
无痛	影响肝脏蛋白合成
易于控制	所有片剂都含有乳糖
选择多样	存在漏服可能

2. 非口服药物

(1) 经皮肤用药：药物经皮吸收，避免了口服药物的肝脏首过效应，且其他系统发生不良事件的风险显著降低，改善性欲的效果更优，适用于胃肠道、肝、胆、胰腺疾病、高脂血症、糖尿病、高胰岛素血症等。①雌激素凝胶：商品名为爱斯妥凝胶，为 11β- 雌二醇，属于天然雌二醇，每克凝胶含雌二醇 0.6mg，涂后无刺激。②雌激素缓释贴片：雌二醇控释贴片每天释放雌二醇 50μg，每 3.5 天使用一片，每月 6 片，共 21 天，停药 7 天，再开始下一个月用药。也可在使用的 17~21 天，加服安宫黄体酮，每天 5mg，连续 5 天，停药后即来月经。半水合雌二醇皮贴每天释放雌二醇 50μg，每周更换 1 次。③鼻腔喷雾剂：鼻腔黏膜有丰富的血供，雌激素易通过鼻腔黏膜吸收。这种鼻腔喷雾剂与经皮系统相似，能避免肝肠代谢。目前已研制出经鼻雌二醇喷雾剂。此种制剂呈脉冲式作用，使用后 10~30 分钟血液中雌激素达到峰值，12 小时后恢复到治疗前水平，这一点与口服制剂和贴膜不同（图 29-2）。但这种鼻腔喷雾剂缓解症状的效果明显，副作用也更少。④皮下埋植剂：雌激素皮下埋植剂已应用 50 多年，在此期间大多数情况下也是除口服治疗外的唯一选择。皮下埋植剂含有 25mg 或 50mg 结晶状雌二醇，局麻后通过一种特殊的器械将皮下埋植剂植入皮下，然后皮下埋植剂缓慢释放活性激素至皮下脂肪组织，再进入循环。每隔 6 个月需重新植入。皮下埋植剂适合子宫切除术后不需要接受孕激素治疗的患者。对于有完整子宫的患者，皮下埋植剂的益处有限，因为仍需定期使用孕激素。

(2) 经阴道用药：对泌尿生殖道症状及老年性阴道炎效果好。①雌三醇乳膏：雌三醇对子宫内膜刺激小，对血中雌二醇水平几乎无影响，每克乳膏含雌三醇 1mg；②普罗雌烯：属于严格局部作用的雌激素，不刺激子宫内膜增生，经阴道使用不会吸收入血，包括普罗雌烯阴道胶丸、氯喹那多 - 普罗雌烯阴道片；③结合雌激素：轻度作用于子宫内膜，也可轻度升高血雌二醇水平，临床应用如结合雌激素软膏；④雌二醇阴道环：每 24 小时内可释出雌二醇 7.5μg，每 3 个月换一次环。

3. 孕激素宫内节育器　左炔诺孕酮宫内节育系统（levonorgestrel-releasing intrauterine system, LNG-IUS）每天释放小剂量的孕激素（左旋 -18- 甲基炔诺孕酮 20μg/d）直接进入宫腔，可引起内膜腺体萎缩、间质蜕膜化、内膜变薄，甚至停经。可预防和治

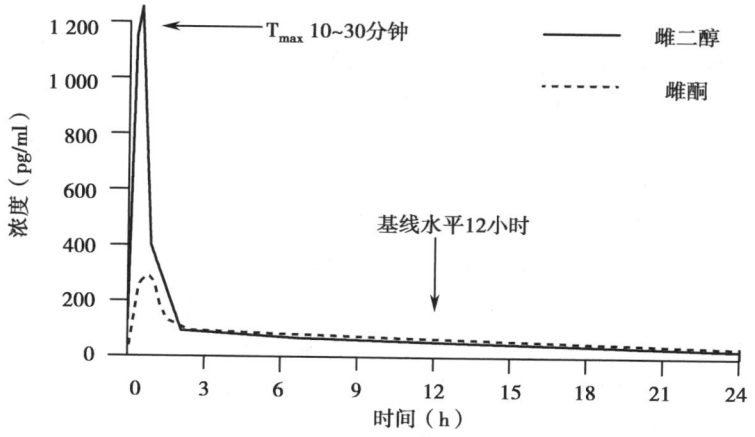

图 29-2　Aerodial 300μg 鼻喷雾剂的药代动力学

疗子宫内膜增生,也可应用于 MHT 发挥对子宫内膜的保护作用。需要强调的是,在绝经妇女中,孕激素的作用仅是保护子宫内膜,而对身体的其他部位没有作用。

(七) MHT 治疗方案及选择

1. 单雌激素治疗方案　适用于子宫已切除女性,通常连续服用。

(1)口服:17β- 雌二醇 1~2mg/d 或戊酸雌二醇 0.5~2mg/d 或结合雌激素 0.3~0.625mg/d。

(2)非口服:雌激素凝胶每晨或晚间涂 1~2g,涂于手臂、腹部或大腿(避开乳房和会阴),或雌二醇控释贴片每 7 天 2 片,或半水合雌二醇贴每 7 天 0.5~1 贴。

2. 单孕激素治疗方案　适用于绝经过渡期早期,在卵巢功能衰退过程中改善月经问题。

(1)口服:微粒化黄体酮 200~300mg/d 或地屈孕酮 10~20mg/d 或醋酸甲羟孕酮 4~6mg/d,于月经第 14 天起,连续服用 10~14 天。

(2)宫腔内放置:LNG-IUS。

3. 雌孕激素序贯治疗方案　适用于有完整子宫,且希望有月经样出血的妇女。

(1)连续序贯治疗方案:雌二醇 / 雌二醇地屈孕酮片 1 片 /d,共 28 天;或服用雌激素 28 天,后 10~14 天加用孕激素。

(2)周期序贯治疗方案:戊酸雌二醇 / 戊酸雌二醇醋酸环丙孕酮 1 片 /d,共 21 天;或服用雌激素 21~25 天,后 10~14 天加用孕激素,然后停药 3~7 天,再开始下一周期。

4. 雌孕激素连续联合治疗方案　适用于有完整子宫,且绝经后不希望有月经样出血妇女。可选择每天应用雌二醇 / 屈螺酮片 1 片或雌激素 + 孕激素,连续服用。

5. 组织选择性雌激素活性调节剂　2.5mg/d,维持量 1.25mg/d,连续服用。

6. 阴道局部雌激素的应用　雌三醇乳膏、普罗雌烯或结合雌激素软膏 1 次 /d,连续应用 2 周。症状得到改善后可改为 2 次 /w。但长期局部应用雌激素阴道制剂妇女需监测子宫内膜,关注其安全性。

(八) MHT 长期的收益与风险

1. 心血管疾病　①雌激素可增加心肌收缩力和搏出量,降低外周血管阻力,增加血高密度脂蛋白,降低血中低密度脂蛋白和胆固醇水平。雌激素可作用于血管壁,抑制动脉粥样硬化斑块形成。②对绝经期且无心血管疾病证据且年龄<60 岁的女性而言,雌激素可降低冠心病和全因死亡率;对于年龄 ≥ 60 岁或绝经时间已经超过 10 年的女性,MHT 会增加冠心病和卒中的风险,轻度增加缺血性卒中的发生风险,但与出血性卒中无关。小剂量的经皮肤雌激素(<50μg/d)不会增加脑卒中的风险。③虽然心血管疾病是导致女性死亡的主要原因,但是不推荐 60 岁以上女性仅为冠心病一级预防为目的而启动 MHT。在绝经晚期特别是病灶已经发展后使用有可能增加斑块不稳定性,诱发心血管病变。随机对照试验发现绝经 10 年以上的妇女使用雌孕激素治疗后发生冠心病(coronary heart disease,CHD)的风险增加。目前对单一使用雌激素是否对较年轻且身体健康的绝经妇女有益仍存争议。④随着年龄的增长,MHT 相关的静脉血栓栓塞症(venous thromboembolism,VTE)的风险也随之增加,且与肥胖的程度呈正相关。口服 MHT 治疗会增加患 VTE 的风险,故有 VTE 个人史的女性禁用口服的雌激素治疗,但是经皮的雌激素治疗并不增加 VTE 的风险。所以其中有 VTE 的高

风险的女性(如体重指数>30kg/m²、吸烟、易栓症的家族病史),经皮的雌激素治疗可能更安全一些。另外,还有某些孕激素,如甲羟孕酮,则会导致 VTE 的风险增加。

2. **骨质疏松症和骨折** ①雌激素能抑制骨量丢失。雌激素通过降低骨组织对甲状旁腺素的敏感性,减少骨的消融。雌激素可促进肠钙吸收;刺激体内降钙素合成,抑制破骨细胞活性,抑制骨的吸收。研究证实,绝经后女性接受持续性雌孕激素治疗,骨密度有显著改善。对于绝经前、后启动 MHT 的女性,可获得骨质疏松性骨折一级预防的好处。② MHT 降低所有骨折的发生率,即使是骨折低危女性也可降低。MHT 是唯一被证实可以降低骨量减少患者发生骨折的治疗〔2013 年国际绝经协会(International Menopause Society,IMS)指南不推荐 60 岁以后单纯为预防骨质疏松而开始使用 MHT〕。

3. **中枢神经系统** MHT 可改善与绝经相关的轻、中度的抑郁症状。研究表明,尽早开始 MHT 可降低女性患阿尔茨海默病和痴呆的风险,尤其对于手术绝经的女性。年龄 ≥60 岁或绝经 ≥10 年才启动 MHT 会对认知功能产生不利的影响,可能会增加痴呆的风险;而且 MHT 也可能会增加癫痫患者的发作率。MHT 与帕金森病的风险无明显相关性,而且对于偏头痛的女性、多发性硬化症的女性的影响目前尚不清楚。

4. **血管舒缩症状** MHT 能显著改善潮热和出汗的症状。对于大多数患者来说,2~3 年的治疗已足够,但小部分可能需更长的时间,应在个体化基础上有步骤地停止治疗。停止 MHT 后的短期内,症状可能会复发,所以应在最短时间内使用最低有效剂量。

5. **糖尿病** ①雌激素可增加胰岛素的敏感度,提高碳水化合物的代谢,有助于控制血糖,可减少或延缓 2 型糖尿病的发生发展。在给药方式上,雌激素口服给药和经皮雌激素给药相比,能较大程度地减少糖尿病的发展,在绝经 10 年内的 MHT 治疗获益更明显,但不提倡 MHT 用来预防 2 型糖尿病。②由于糖尿病患者的冠心病风险高,在应用 MHT 时需额外加强监护,如果血糖控制不佳,则应慎重权衡 MHT 的利弊后再行治疗。

6. **外阴阴道萎缩、尿失禁、泌尿系统感染** 雌激素可增加阴道血液供应,刺激宫颈和阴道口腺体分泌,维持阴道酸性环境,减少感染。口服雌激素

的作用可能有限,需阴道局部应用 1~2 个月后才开始发挥作用,此后可单用雌激素口服制剂。雌三醇作为一种天然雌激素特别适合用于改善泌尿生殖道症状,它可单一作用于泌尿生殖道,而不刺激子宫内膜。由于膀胱和尿道在解剖上与阴道很近,在阴道局部用药时也可以受益。如果局部应用雌三醇后症状有改善,就可以改为每周 1~2 次,但一旦停用症状可能复发。若乳腺癌患者有泌尿生殖道萎缩症状需要治疗,建议采用低剂量、不可吸收的雌激素局部制剂普罗雌醚。

7. **凝血问题** ①服用人工合成的雌激素,所有凝血因子均上升,最常升高的是凝血因子 Ⅱ、Ⅶ、Ⅸ、Ⅹ、Ⅻ和纤维蛋白原。雌激素能减少上皮细胞产生前列环素,后者对血小板黏着有预防作用。外用雌激素油膏很少发生凝血因子上升。服用天然雌激素未发现凝血因子增加。MHT 使绝经妇女血栓的发生的风险轻微增加。②对以往有血栓史者,应分别对待。如果是由于手术后或长期卧床后引起血栓,接受雌激素无任何不利影响,如果是妊娠期或口服避孕药后引起血栓,采用性激素治疗前应测抗凝血酶Ⅲ、C 蛋白、纤维蛋白原、血小板等。新近发生心肌梗死、脑梗死、脑卒中、血栓性静脉炎等禁用 MHT。

8. **牙齿** 绝经后妇女牙齿松动、脱落是骨质疏松症的表现。服用雌激素者牙齿脱落数少于未服用者。

9. **大脑血流量及神经传递功能** 雌激素可扩张脑小动脉血管,减低脑小动脉阻力,减缓脑动脉硬化;刺激中枢神经系统的乙酰胆碱代谢,促进神经元胞突生长,胶质细胞修复及重建,对睡眠、精神、心理、情绪、记忆等方面有良好影响,从而使脑细胞延缓衰老,可减少老年痴呆发生。

10. **结直肠癌** MHT 可降低结直肠癌的发生风险。荟萃分析结果提示,MHT 停止 4 年以后仍然对于结直肠癌的发生风险降低具有保护性作用。

11. **绝经后肌肉骨关节症状** 绝经后肌肉骨关节疼痛是常见的躯体症状,肌肉的疼痛主要是集中在肩、颈、腰背部肌肉;关节的疼痛主要是肩、膝、腰骶关节、手指关节,常伴有骨关节炎。雌激素的降低可能与骨关节炎的发生有一定的关系。MHT 能够减少软骨的降解和关节替代手术。

12. **乳腺癌** MHT 导致的乳腺癌风险很小,随着治疗的结束,乳腺癌的风险也逐渐降低。乳腺癌风险的增加与雌激素结合合成孕激素治疗及持

续的时间有关。天然孕激素和选择性雌激素受体调节剂可优化对代谢和乳腺的影响，与合成的孕激素相比，地屈孕酮或微粒化黄体酮则引起乳腺癌风险可能更低。无论口服治疗还是经皮的雌激素给药，给药途径之间对于乳腺癌风险没有差异。

13. **子宫内膜癌** 对于有子宫的女性，MHT方案中应使用足量、足疗程的孕激素来保护子宫内膜，雌激素、孕激素连续联合的方案对于防止子宫内膜增生、子宫内膜癌最有效。在每28天的周期治疗中，周期性加入至少10天的孕激素可显著降低内膜癌风险。

14. **宫颈癌** 随机对照研究显示，MHT治疗不增加宫颈癌的风险，长期队列研究的结果也提示MHT并不增加宫颈癌的风险。

15. **卵巢恶性肿瘤** 目前的研究表明，MHT与卵巢恶性肿瘤的风险关系不明确。

16. **肺癌** 高级别的证据表明，单用雌激素或雌激素、孕激素联合治疗均不增加肺癌的发病率；雌孕激素治疗5年以内，对所有类型的肺癌均有有益的作用；MHT方案治疗5~10年，对于非小细胞肺癌有保护性的作用；雌孕激素治疗 ≥ 10年的吸烟者，其肺癌的发生风险增加；雌孕激素治疗者肺癌的死亡风险较高，但是不增加50~59岁女性的肺癌死亡率。

（九）其他绝经相关症状的治疗策略

1. **血管舒缩症状**

（1）MHT：对于没有MHT禁忌证的女性，雌激素治疗是血管舒缩症状（vasomotor symptoms，VMS）最有效的措施，同时还可以改善患者睡眠障碍、情绪不稳定等绝经相关的症状。

（2）非MHT：主要用于有MHT禁忌证及对激素使用有顾虑不愿意使用的女性。①选择性的5-羟色胺再摄取抑制剂、选择性5-羟色胺及去甲肾上腺素双重再摄取抑制剂、可乐定等对于缓解VMS均有一定的效果，但是仍不能作为MHT的替代方案；②中成药、植物药对于缓解VMS及其他绝经症状也有一定的效果；③与内源性激素相同分子结构的合成外源性激素目前没有有力证据支持，不推荐使用；④大豆异黄酮类的植物雌激素缺乏安全性证据，不推荐使用；⑤其他心理治疗、催眠、针灸等可能起到辅助的治疗作用。

2. **泌尿生殖道症状** ①主要症状为更年期绝经生殖泌尿综合征（genitourinary syndrome of menopause，GSM）的绝经后女性，如果没有MHT的禁忌证，应该首选经阴道局部用雌激素治疗，如果是MHT禁忌证人群或有生殖泌尿道萎缩的情况，可以选用润滑剂和保湿剂进行治疗，若润滑剂、保湿剂均无效果，可以在严密的监测下短期地使用阴道局部雌激素进行治疗。②绝经后全身症状明显并且合并GSM的患者，系统地应用MHT可以使GSM得到缓解，如果不能缓解，可以在系统地使用MHT的同时在阴道内局部使用低剂量的雌激素。③不推荐使用MHT治疗压力性尿失禁。④膀胱过度活动症的患者，阴道局部使用雌激素可能可以改善尿急、尿频的症状；绝经后女性膀胱过度活动症的一线用药为抗胆碱能药物与阴道的局部雌激素联合使用，同时应该进行生活方式的改变和膀胱的训练。

3. **绝经女性的性健康和避孕方法** ①绝经相关症状导致了绝经妇女性功能障碍发生率的不断增高，常见的性功能障碍表现是性欲减退、性交困难和疼痛。MHT可以改善轻中度的绝经妇女性功能障碍，替勃龙可能可以改善女性性欲；阴道的润滑剂和保湿剂可以有效地治疗轻中度的阴道干涩。②围绝经期避孕：口服避孕药可以缓解阴道干涩但高龄的女性在使用口服避孕药时需十分警惕血栓的风险，因此选择屏障法避孕更为安全。不推荐绝经后女性使用口服避孕药来代替MHT。

二、中西医结合治疗更年期综合征

中医药体系是中国传统医学的瑰宝，依据中医整体理论，对绝经女性进行个体化辨证施治已有悠久的历史，而中西医结合治疗更是我国特有的医学财富。绝经的中医治疗可借鉴"绝经前后诸证""经断前后诸证"等病名的辨证和治疗方法，"诸证"指的是女性在绝经前后由于肾虚累及心、肝、脾三脏而出现的一系列脏腑功能紊乱症状。辨证标准分为主症和次症。主症：烘热汗出、心烦不宁；次症：失眠多梦、心悸、健忘、头晕耳鸣、面目水肿、腰膝酸软、尿频、尿失禁或伴有月经紊乱等与绝经相关的症状。对于存在MHT禁忌证或不愿意接受MHT的绝经女性，可使用中医药改善其绝经相关症状。

中成药是经方的沿用且遵循于辨证论治，是西医妇科医师应用更多的一类中药。根据证型不同，可选用不同的药物，如六味地黄丸、逍遥散、坤宁安、坤泰胶囊等。一项随机、双盲、平行对照研究发现，坤泰胶囊可以显著改善围绝经期女性的相关症状,但不升高血清雌二醇水平,也不增加子宫内膜厚度,证明坤泰胶囊安全性良好。

植物药不同于中成药的多种组方,是某种植物有效成分的提取物,经过物理、化学提取分离获得,制剂而成,并经临床验证对于缓解绝经的症状有效。其特点为使用现代检测技术,有明确的定量指标。已有多种植物药被证实可以缓解围绝经期相关症状,其中黑升麻根茎异丙醇提取物研究最为透彻。已有多项临床研究证实,黑升麻根茎异丙醇提取物可以缓解围绝经期相关的潮热、出汗、感觉异常、神经精神症状,并能预防骨质疏松。该药对子宫内膜和乳腺安全,不良反应轻微。适用于存在 MHT 禁忌或不愿激素治疗的患者。

黑升麻根茎异丙醇提取物是世界上第一个通过临床研究,证实能够安全而有效缓解绝经期综合征的现代标准植物药。北美绝经协会(North American Menopause Society,NAMS)、美国妇产科医师学会(American College of Obstetricians and Gynecologists,ACOG)以及我国的指南也推荐黑升麻用于缓解女性轻中度的围绝经期症状。已有研究认为,黑升麻提取物不含已知的任何植物雌激素的成分,也不具有雌、孕、雄激素的活性,作用机制目前还未完全明确。

大量研究表明,与安慰剂相比,黑升麻能够有效缓解围绝经期出现的各种症状。包括自然状态下的围绝经期以及恶性肿瘤术后、子宫内膜异位症使用促性腺激素释放激素激动剂(GnRH-a)等药物导致的医源性绝经。与安慰剂的随机双盲多中心研究结果提示,黑升麻缓解围绝经期症状疗效优于安慰剂,不良反应等同于安慰剂;与经皮吸收雌激素比较,缓解围绝经期症状疗效相似,不良反应低于激素治疗。系统回顾认为,黑升麻根茎异丙醇提取物可有效治疗围绝经期女性的失眠、焦虑、抑郁,即使这些症状与潮热、出汗无关,仍然具备疗效。我们团队进行的随机双盲多中心平行对照研究结果提示,黑升麻根茎异丙醇提取物 20mg、每天 2 次与替勃龙 2.5mg/d 相比,其缓解围绝经症状的疗效相似,包括潮热、出汗、烦躁、焦虑、抑郁、失眠、心悸、骨关节疼痛、头晕、疲乏、头痛等症状,而阴道出血、乳房胀痛、腹痛等不良反应显著低于替勃龙,提示莉芙敏是缓解更年期症状有效和更为安全的药物。在中国的一项多中心前瞻性病例对照研究中发现,妇科恶性肿瘤术后出现低雌激素症状的妇

女服用 3 个月的黑升麻后,Kupperman 评分显著降低,潮热、出汗、感觉异常、失眠、情绪波动、抑郁与疑心、眩晕、心悸都有显著的改善。同时也未发现原有肿瘤复发的风险增加。也有研究显示,乳腺癌妇女使用黑升麻不仅不增加乳腺癌的复发率,而且可以增加无癌生存时间,也不影响他莫昔芬的治疗效果。GnRH-a 反向添加莉芙敏的方法目前也在广泛使用。有研究表明,与替勃龙相比,对于 GnRH-a 治疗的患者,莉芙敏的临床疗效与黑升麻相似,但是比替勃龙的不良反应轻微。

在我国,大约 50% 的更年期妇女接受中成药治疗更年期症状,约 1% 接受 MHT。这提示我国的妇女更倾向于传统的、非激素疗法来缓解更年期症状。有多方面临床证据证实其有效性和安全性。黑升麻根茎异丙醇提取物有益于我国广大更年期妇女改善症状,提高生活质量。

第五节　更年期多学科综合管理

更年期患者具有症状繁多、病因复杂、合并症多等特点,这些症状涉及全身多个系统,增加了更年期保健工作的难度,因此以妇科专业特色为基础的多学科团队式协作就显得尤为重要。更年期多学科综合管理(multi-disciplinary team,MDT)门诊是以妇科专业特色为基础的多学科团队式协作门诊,采用三步诊疗法高效诊治更年期,团体治疗结合个体化指导为中年女性提供多学科、多层次、全面的保健措施及全方位的生命周期管理。

更年期 MDT 团队由核心团队与外延团队组成,核心团队包括妇科医师、护士、临床营养师和临床药师,外延团队包括内分泌、骨科、中医科、耳鼻喉科、精神科、变态反应科、康复医学科、全科医学科等科室。工作内容主要包括:

(1)健康教育:旨在帮助患者识别围绝经期症状并指导其健康的生活方式,帮助女性正确认识绝经,坦然接受绝经带来的一切生理变化,同时指导其进行自我健康管理,以健康的生活方式应对绝经,缓解绝经相关症状并预防绝经相关老年慢性疾病的发生。

(2)健康评估:全方位的健康评估有利于及早发现疾病危险因素并开展重点疾病的筛查,其中改

良 Kupperman 评分法的使用可以对患者更年期综合征症状的严重程度进行一个量化的掌握。危险因素：肥胖、抽烟、喝酒、生活压力、体能状况等；围绝经症状：绝经状态、月经情况及更年期症状的严重程度；重点疾病筛查：高血压、高血脂、糖尿病、骨质疏松、盆底脏器脱垂、抑郁状态、甲状腺疾病等；肿瘤监测：宫颈癌、乳腺癌、子宫内膜癌、卵巢癌等。

（3）个体化治疗：妇科医师根据患者的评估情况给予诊疗建议和方案，并配合临床营养师在饮食和运动方面的指导、临床药师在用药方面的管理和指导及临床护士的健康宣教，必要时提供转诊及随访服务。

（4）健康管理：在初诊时对每一个更年期 MDT 门诊的患者进行登记，并逐步建立和完善患者个人的健康档案，在健康档案中详细记录患者基本信息、就诊情况及随访情况，主要包括既往史、月经婚育史、家族史等；更年期症状的评价以及严重程度的评估、绝经相关症状对生活质量的影响等；合并用药以及既往更年期相关用药的情况及疗效、每次就诊的药物处方等；膳食营养调查表以及生活习惯评价等。健康档案由档案管理人员统一保存。嘱咐更年期女性于就诊后的第 1、3、6、12 个月到更年期 MDT 门诊进行随访，随访内容包括前次用药的疗效及安全性、患者继续用药的意愿、健康生活方式包括饮食运动的执行情况等，针对患者的整体情况进行反馈并再次指导健康的生活方式。

更年期 MDT 门诊的三步诊疗法让患者在标准全面的就诊流程下，享受来自多学科协作团体治疗的个体化指导，高效诊治更年期（图 29-3）。第一步：初次接诊时通过对患者的全方位评估以及相关检查结果确定适宜对象，识别更年期综合征可疑患者，如遇到具有以下特征的患者时可推荐至更

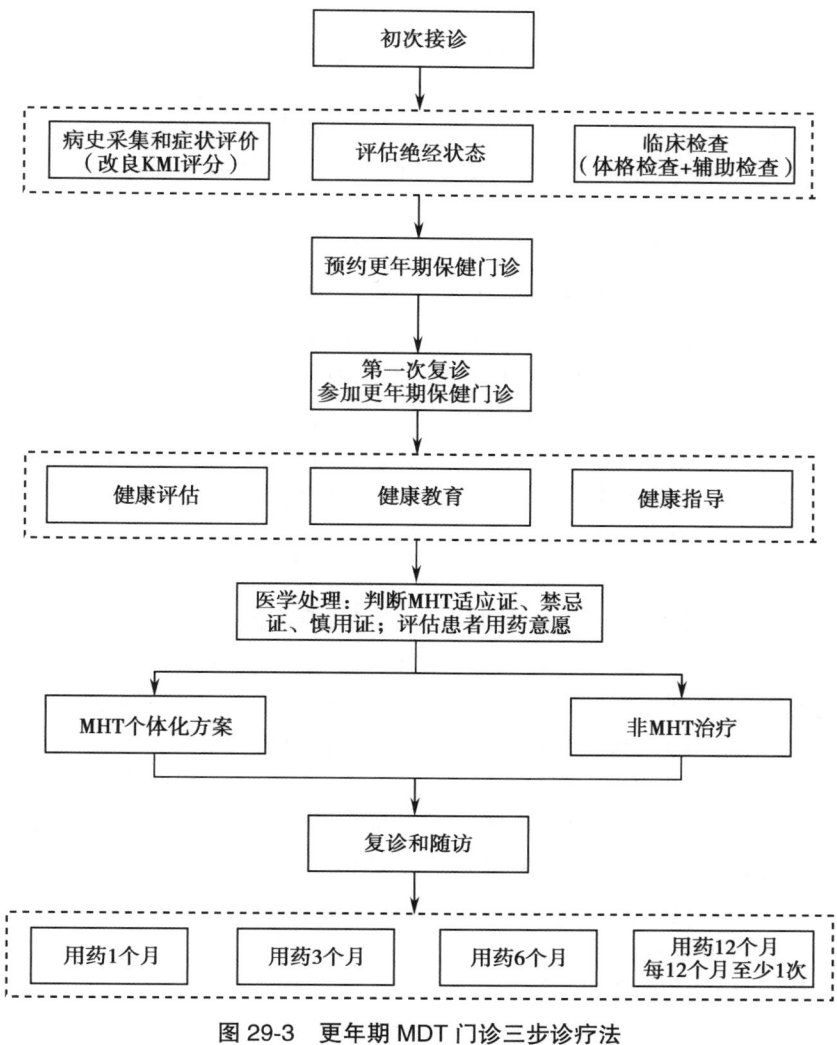

图 29-3　更年期 MDT 门诊三步诊疗法

年期 MDT 门诊就诊：处于围绝经期或绝经后期的 40~65 岁女性；具有一项或几项更年期症状；早发性卵巢功能不全或卵巢早衰；有更年期保健需求如需要盆底肌锻炼指导等。同时完善相关检查并预约下次更年期 MDT 门诊。第二步：患者复诊参加更年期 MDT 门诊，团体治疗结合个体化指导全面评估更年期。通过健康评估、健康教育以及健康指导的方式对复诊的患者进行更年期相关的团体治疗，以面对面交谈的形式解答患者的共性问题，纠正患者不合理的饮食习惯并根据实际情况制订个体化饮食方案，纠正患者错误的用药观念并解除其用药顾虑，提高患者用药依从性。在临床营养师、临床药师等团队人员协作下对患者进行更年期综合保健、盆底肌锻炼、营养、用药及运动指导，通过科学的指导方式让患者正确认识更年期，明白更年期的特殊意义，能够安心地采取应对更年期的相关措施，最后由妇科医师和患者共同参与制订用药及随访方案。第三步：嘱咐患者 4~6 周后复诊并随访，评估用药的有效性及安全性，同时询问患者营养、运动等健康措施的落实情况，长期管理更年期。此更年期三步诊疗法由北京世纪坛医院妇产科更年期保健门诊首创，严格贯彻在更年期患者的就诊流程中，使患者在 2 周内可以明确诊断并得到个体化治疗，高效诊治更年期。

更年期是多种老年慢性疾病的萌发阶段，除了生殖系统之外全身多系统都可累及，开展更年期 MDT 门诊可为更年期女性提供包括妇科在内的多学科全面评估、筛查与治疗。在围绝经期阶段对一些老年疾病的危险因素进行多学科管理，能够及早预防老年疾病的发生，这也是开展更年期妇女保健门诊的目的。更年期 MDT 门诊设立多学科转会诊机制，患者一天之内可以同时接受多个学科的咨询与指导，一站式院内转诊，避免了患者在多个科室间辗转，提高就诊效率。经过评估诊断当患者出现糖尿病、高血压、甲状腺等非妇科疾病；合并多个老年慢性疾病或其高危因素；出现难以用生活方式进行调整的异常指标；经妇科医师判断需要转诊到其他科室进一步确诊与治疗的病理状态；需要住院进行手术治疗的病理状态。出现以上这些情况时由更年期 MDT 门诊妇科医师填写院内转诊记录，患者便可携带转诊记录到相关科室进一步评估与治疗。相关科室处理完成后患者便可再次返回更年期 MDT 门诊，护士核查转诊记录单并进行后续随访与督导。

第六节　卵巢早衰

一、相关概念

卵巢早衰（premature ovarian failure，POF）是指女性 40 岁之前出现闭经同时伴有雌激素水平降低、FSH 水平升高（FSH>40U/L）等内分泌异常及绝经症状。卵巢早衰是一组病因复杂且进行性发展、临床表现多样的疾病。POF 的概念存在局限性，仅代表卵巢功能衰竭的终末阶段，无法体现疾病的多样性和进展性，因此结合国外相关文献指南以及我国的具体情况，形成了早发性卵巢功能不全的激素补充治疗专家共识。

1. **早发性卵巢功能不全（premature ovarian insufficiency，POI）**　指女性 40 岁之前卵巢活动衰退的临床综合征，以高促性腺激素、低雌激素和月经紊乱为特征。月经稀发 4 个月或停经，间隔>4 周连续两次 FSH>25U/L。

2. **卵巢早衰（premature ovarian failure，POF）**　是指 40 岁之前达到卵巢功能衰竭，闭经时间 ≥4~6 个月、两次间隔 4 周以上 FSH>40U/L、伴有雌激素降低及绝经症状。

3. **卵巢储备功能下降（diminished ovarian reserve，DOR）**　常指双侧卵巢的窦状卵泡数<6 个，AMH 水平低于 0.5~1.1ng/ml。

4. **绝经（menopause）**　回顾性概念，需要在最后 1 次月经的 12 个月之后确认，其真正的意义在于提示卵巢功能的衰竭，而非月经的有无。

二、病因

1. **染色体和基因缺陷**　包括染色体异常、脆性 X 综合征、常染色体基因突变等。然而，目前并不推荐 POI 患者进行常染色体基因突变的筛查，除非有证据支持的特异突变。

2. **自身免疫性卵巢损伤**　免疫因素是卵巢功能早衰常见的原因，约占 39%。自身免疫疾病，如艾迪生病、甲状腺炎、紫癜、红斑狼疮、重症肌无力等。

3. **感染因素**　有文献报道，各种感染因素与 POI 具有相关性，如麻疹可引起卵巢萎缩或呈索条状，久治不愈的重症结核患者可引致卵巢功能早衰。但是仅见病例报告，不建议常规筛查感染因素。

4. 医源性因素　主要是化疗、放疗和手术对卵巢的损伤，当某医疗措施可能导致 POI 发生时，需与患者讨论并取得知情同意。

5. 特发性 POI 及其他　仅 50% 的 POI 找不到确切病因，称为特发性 POI。

三、病理生理

卵巢衰竭的生理改变是卵巢中的卵泡闭锁所致。卵泡闭锁、雌激素生成减少，反馈性地引起垂体促性腺激素的分泌增加。大多数患者的卵子早已排完，导致过早闭经；少数患者表现为单纯的卵巢早衰，即有继发闭经伴高促性腺激素及低雌激素水平，但卵巢活检标本中仍有卵泡存在。个别患者的卵巢活检标本中可见很多始基细胞，淋巴细胞与浆细胞浸润。这些变化被认为可能与卵泡中的受体有关，也可能是自体免疫过程。

四、临床表现

POI 患者常以月经周期改变为先兆，主要表现为月经稀发或停经、潮热、盗汗、阴道干涩、尿频、性欲低下、乏力、情绪改变、睡眠不佳、性欲不适等雌激素缺乏症状，其临床症状的严重程度具有个体差异。POI 患者也会发生血脂异常、血压波动、心血管疾病、骨质疏松等绝经相关疾病。

五、诊断

POI 是以月经紊乱、低雌激素和高促性腺激素为特点。诊断标准：女性年龄<40 岁，出现月经稀发 4 个月或停经，连续两次间隔 4 周以上测 FSH>25U/L，可诊断为 POI。

AMH 水平虽可间接反映卵巢内的窦状卵泡数量，是卵巢储备功能更直接的指标，但尚不能以 AMH 水平诊断 POI。

六、治疗

1. 生活方式的调整　吸烟、饮酒、缺乏体育锻炼、低体重、缺乏维生素 D 和钙等高危因素可能增加年轻 POI 患者的骨折和心血管疾病发生风险，因此，平衡膳食、负重锻炼、维持适宜的体脂量、戒烟、维生素 D 和钙的充分摄入等是重要的干预措施。

2. 激素补充治疗　激素补充治疗（hormone replacement therapy，HRT）是指对卵巢功能衰竭或不全妇女在有适应证、无禁忌证并且兼顾慎用情况的前提下，个体化给予低剂量的雌激素和 / 或孕激素行药物治疗。POI 患者行 HRT 的获益更多，风险更小，只要没有禁忌证，POI 患者应给予 HRT。POI 患者行 HRT 的目的不仅可以缓解低雌激素症状，可能对骨质疏松和心血管疾病起到一级预防作用。

（1）HRT 的总体原则：一旦明确有雌激素缺乏的问题，在无禁忌证并且兼顾慎用情况的前提下，即可开始 HRT，POI 本身即可视为适应证；POI 患者的 HRT 应按照相应原则持续进行，并持续治疗至自然绝经的平均年龄；与正常年龄绝经的女性相比，POI 患者 HRT 需要更大剂量的雌激素，有子宫的女性应用雌激素治疗时应添加孕激素以保护子宫内膜；治疗期间每年常规随诊，以了解患者用药的满意度、依从性、副作用以及可能需要改变方案和剂量的需求，建议选用天然或接近天然的雌激素和孕激素。

（2）HRT 常用药物：①雌激素：口服途径常用的有 17β- 雌二醇、戊酸雌二醇、结合雌激素等；经皮途径有雌二醇凝胶、半水合雌二醇贴；经阴道途径有雌三醇乳膏、普罗雌烯阴道胶囊等。②孕激素：天然孕激素包括微粒化黄体酮胶囊和胶丸；合成孕激素包括 17α- 羟孕酮衍生物、孕酮衍生物和 19- 去甲睾酮衍生物，其中地屈孕酮最接近天然孕激素。

（3）HRT 的具体方案：

1）单纯雌激素治疗：适合于已切除子宫的 POI 患者，具体剂量需根据患者的具体情况进行个体化调整。

2）雌孕激素序贯治疗：适合于有完整子宫、仍希望有月经样出血的 POI 患者，又分为周期序贯和连续序贯。

3）雌孕激素连续联合用药：由于 POI 患者通常较年轻，需要的雌激素量高于绝经后女性，容易发生突破性出血，一般不采用连续联合方案。

4）阴道局部雌激素的应用：仅为改善泌尿生殖道萎缩症状时，以及对盆腔放疗、化疗、肿瘤手术和其他一些局部治疗后引起的症状性阴道狭窄和阴道萎缩者，推荐局部用药，如果全身用药后阴道局部仍有症状，可同时辅助阴道局部用药。

3. POI 患者的青春期诱导　POI 发生在青春期前时，患者将自始至终没有内源性雌激素的产生。HRT 应从童年、青春期直至成年期持续治疗。

因大剂量雌激素会加速骨骼成熟,应结合患者意愿,从小剂量开始补充雌激素,同时与儿科医师合作,必要时给予生长激素治疗,以改善患者的最终身高,治疗期间应监测患者骨龄和身高的变化。

4. POI 患者的生育问题 POI 患者在诊断后的早期,约 5% 可能自然妊娠,但大多数希望妊娠的患者需要进行辅助生殖治疗。

(白文佩)

参考文献

1. 曹泽毅. 中华妇产科学. 3 版. 北京: 人民卫生出版社, 2014.
2. 郁琦. 绝经学. 北京: 人民卫生出版社, 2013.
3. 张绍芬. 绝经: 内分泌与临床. 北京: 人民卫生出版社, 2014.
4. 中华医学会妇产科学分会绝经学组. 绝经管理与绝经激素治疗中国指南 (2018). 中华妇产科杂志, 2018, 53 (11): 729-739.
5. 中华预防医学会妇女保健分会, 更年期保健学组. 更年期妇女保健指南 (2015 年). 实用妇科内分泌杂志 (电子版), 2016, 3 (2): 21-32.
6. 中华医学会妇产科学分会绝经学组. 早发性卵巢功能不全的激素补充治疗专家共识. 中华妇产科杂志, 2016, 51 (12): 881-886.
7. 白文佩, 毛乐乐. 更年期多学科综合管理门诊的流程与管理. 山东大学学报 (医学版), 2019, 57 (2): 35-39.
8. 陈蓉, 陈继英, 林守清, 等. 坤泰胶囊治疗更年期综合征的作用——随机、双盲平行对照临床研究. 中国妇幼保健, 2005, 20 (14): 1751-1754.
9. 白文佩, 王淑玉, 刘建立, 等. 莉芙敏片与替勃龙改善围绝经期症状的效果和安全性比较. 中华妇产科杂志, 2009, 44 (8): 597-600.
10. 贾双征, 冷金花, 孙蓬然, 等. 黑升麻提取物对子宫内膜异位症患者 GnRH-a 治疗期间低雌激素症状及生命质量的影响. 中华妇产科杂志, 2015, 50 (9): 692-693.
11. 田秦杰, 徐苓, 沈铿, 等. 黑升麻制剂治疗妇科恶性肿瘤术后绝经相关症状的初步研究. 生殖医学杂志, 2011, 20 (3): 167-173.
12. US Preventive Services Task Force, Grossman DC, Curry SJ, et al. Hormone therapy for the primary prevention of chronic conditions in postmenopausal women: US Preventive Services Task Force Recommendation Statement. JAMA, 2017, 318 (22): 2224-2233.
13. Baber RJ, Panay N, Fenton A, et al. 2016 IMS Recommendations on women's midlife health and menopause hormone therapy. Climacteric, 2016, 19 (2): 109-150.
14. Sun Y, Yu Q, Shen Q, et al. Black cohosh ameliorates metabolic disorders in female ovariectomized rats. Rejuvenation Res, 2016, 19 (3): 204-214.
15. Jiang K, Jin Y, Huang L, et al. Black cohosh improves objective sleep in postmenopausal women with sleep disturbance. Climacteric, 2015, 18 (4): 559-567.
16. Xi S, Liske E, Wang S, et al. Effect of Isopropanolic Cimicifuga racemosa Extract on Uterine Fibroids in Comparison with Tibolone among Patients of a Recent Randomized, Double Blind, Parallel-Controlled Study in Chinese Women with Menopausal Symptoms. Evidence-based complementary and alternative medicine: eCAM, 2014, 2014: 717686.
17. Wang W, Bai W, Cui G, et al. The Effects of Estradiol Valerate and Remifemin on Norepinephrine Signaling in Ovariectomized Rat Brain. Neuroendocrinology, 2015, 101 (2): 120-132.
18. Takahashi TA, Jognson KM. Menopause. Med Clin N Am, 2015, 95 (3): 521-534.

第三十章 不 孕 症

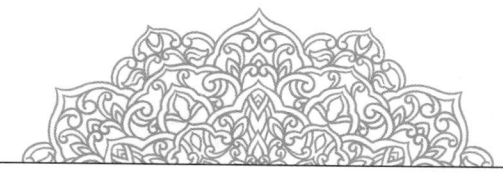

本章关键点

1. 不孕症是指在不避孕的情况下,育龄夫妇正常规律的性生活一年仍未能怀孕。对于35岁以上的女性无避孕性生活达6个月未受孕者应积极评估,以免延误干预时机。
2. 不孕原因有女方因素、男方因素和原因不明。输卵管和盆腔因素、排卵因素、子宫因素和子宫内膜异位症是女性不孕的主要原因,女性不孕症可能有一个或一个以上的病因诊断。根据病因的不同,男性不育可分为睾丸前、睾丸性和睾丸后因素。不明原因不孕是一种生育力低下状态,目前检测手段无法确诊原因。
3. 女性不孕的治疗包括一般治疗、促排卵治疗、手术治疗和辅助生殖技术治疗。男性因素导致的不育症,应在充分评估女方因素的前提下,对其不育因素进行积极治疗。主要治疗措施包括一般治疗、药物治疗、手术治疗及辅助生殖技术治疗等。

不孕症(infertility)是由多种病因导致的生育障碍,其发病率因国家、民族和地区的不同而存在差别。在我国的发病率为7%~10%。不孕症虽然不是致命性疾病,但不仅给个人带来痛苦,还严重影响夫妇感情导致家庭不和,是全球范围的一个医学和社会问题。近年来不孕症的发病率呈明显上升趋势,可能与晚婚晚育、人工流产、性传播疾病以及环境因素相关。1995年美国家庭人口调查统计,曾接受不孕症治疗的育龄人数由1982年的660万(约占12%)上升到930万(约占15%)。我国卫生部1988年对2‰的已婚妇女抽样调查,不

孕发生率为6.89%。高尔升等对2001年我国计划生育与生殖健康抽样调查的资料分析显示:我国原发不孕发生率为17.13%。

世界卫生组织(World Health Organization,WHO)《不孕夫妇标准检查与诊断手册》中定义不孕症是指在不避孕的情况下,育龄夫妇正常规律的性生活一年仍未能怀孕。约85%的正常育龄期夫妇在一年内可获得妊娠,所以对于一年以上未妊娠的夫妇应进行生育能力的评估。随着国家三孩政策的实施,许多高龄女性也开始考虑生育问题。对35岁以上的女性,超过6个月未成功受孕应积极进行评估,以免延误干预时机。

第一节　女性不孕的病因和检查

一、受孕的必备条件

受孕是一个复杂的过程,正常育龄期女性一般两侧卵巢交替排卵,排卵日期约在下次月经来潮前十四天左右。近排卵期性生活,精子进入阴道,通过宫腔进入输卵管,在通过女性生殖道的过程中精子获能(capacitation),在输卵管的壶腹部与被输卵管伞拾取的成熟卵母细胞相遇,精子和卵子相结合,形成受精卵。随后借助输卵管的蠕动和输卵管上皮纤毛的推动,受精卵逐步向宫腔移动,并逐步分裂成多个卵裂球,形成桑椹胚和早期囊胚。受精后第4天早期囊胚进入宫腔,随后透明带断裂,胚胎体积迅速增大,继续分裂和发育,形成晚期囊胚。与此同时,子宫内膜在黄体分泌的孕激素、雌激素的作用下增厚,腺体增长弯曲,血管迅速增加,间质

疏松水肿,蜕膜化。受精卵经过定位、黏附和侵入3个过程完全埋入子宫内膜中且被内膜覆盖。胚胎植入蜕膜生长和发育,成为胎儿和胎盘,直到足月分娩。由此可见,受孕需具备以下一些条件:

（一）正常的生殖细胞

包括卵巢排出正常卵子和精液内含有正常精子。

1. **卵子的生成**　详见第二十八章。

2. **精子的形成**　精子的产生过程类似于卵子。在生精小管内的精原细胞经有丝分裂产生初级精母细胞。这些细胞先进入间期的休止状态。第一次减数分裂产生次级精母细胞,染色体含量减半,从双倍体到单倍体,遗传物质重新分配,X 和 Y 染色体被分离,次级精母细胞间期核比初级精母细胞的核要小得多。次级精母细胞经过第二次成熟分裂产生了精子细胞。二分体在着丝点分裂成两个单分体,一个单分体经过了一次典型的纵向复制以后成为精子细胞,进一步成熟形成精子。成熟精子有头部和尾部,头部的主要成分是浓缩的细胞核,核的前 2/3 有特殊帽状结构,称为顶体,顶体内含多种水解酶。精子尾部又称鞭毛(flagellum),是精子的运动装置。

（二）卵子和精子的结合

获能的精子与次级卵母细胞相遇结合形成受精卵的过程称为受精(fertilization)。射精时精液储存在阴道后穹窿,阴道环境为酸性,精浆内混有的前列腺、尿道球腺和精囊分泌液呈碱性,可以中和阴道酸度,保护精子存活。射精后阴道内约有 6 千万至 8 亿个精子,但到达输卵管的精子只有数百个。精子借助于尾部活动,在女性生殖道的肌肉活动以及输卵管、子宫和宫颈上皮的纤毛运动的帮助下进入输卵管。在此过程中,精子顶体表面的糖蛋白被生殖道分泌物中的 α、β 淀粉酶降解,同时顶体膜结构中的胆固醇与磷脂比率和膜电位发生变化,降低顶体膜的稳定性,此过程称为精子获能。

卵细胞和它周围的卵丘颗粒细胞一起被排出的过程称为排卵(ovulation)。卵子排出后,经输卵管伞部捡拾,在输卵管壁蠕动以及输卵管纤毛活动协同作用下进入到输卵管壶腹部,与停留在此处的精子相遇。此时精子头部的顶体外膜破裂,释放出顶体酶,溶解卵子周围的放射冠和透明带,称为顶体反应(acrosome reaction)。只有发生了顶体反应的精子才能与次级卵母细胞融合。

精子穿过透明带进入卵周间隙,卵子细胞质内的皮质颗粒释放溶酶体酶,引起透明带结构的改变,阻止其他精子不能再穿入,有效防止多精子受精,这个过程称为透明带反应(zona reaction)。卵细胞膜上有大量微绒毛,当精子和微绒毛接触时,微绒毛首先将精子抱合,然后精子顶体后段及精子头后部的胞膜与卵细胞膜融合,继而两层膜逐渐完全融合,整个精子进入卵细胞内。卵细胞质的激活可以促使卵子迅速完成第二次减数分裂,释放带有少量细胞质的第二极体排出到卵周间隙,卵的染色质随之散开,染色质周围亦出现新的核膜,形成了雌性原核。精子进入卵细胞后,核膜开始破裂,染色质散开,周围出现核膜,形成雄性原核。两原核向卵细胞的中央移动,彼此靠近融合,核膜破裂,染色体相互混合,形成二倍体的受精卵,完成受精过程。

（三）受精卵的着床

卵巢排卵后卵泡腔内压下降,卵泡壁的卵泡颗粒细胞和卵泡膜细胞向内侵入,周围由结缔组织的卵泡外膜包围,形成黄体(corpus luteum)。黄体产生雌激素和孕激素,作用于子宫内膜,为胚胎的植入做准备。如排出的卵子未受精,黄体在排卵后 9~10 天开始退化,黄体功能一般持续(14±2)天左右。如果排出的卵子受精,黄体可在胚胎滋养细胞分泌的人绒毛膜促性腺激素的作用下增大,转变为妊娠黄体,至妊娠 3 个月末逐步退化,此后胎盘形成并分泌甾体激素维持妊娠。

子宫内膜受卵巢激素的影响。排卵前子宫内膜在雌激素的作用下发生增殖性变化,排卵后内膜在雌激素和孕激素的协同作用下,形成分泌性变化。受精卵着床后,子宫内膜腺体增大,腺上皮细胞内糖原增加,结缔组织细胞肥大,血管充血,此时的内膜称为蜕膜(decidua)。

受精卵进入宫腔,经过定位、黏附和穿透三个过程着床。受精卵着床的必备条件有:①透明带消失;②囊胚细胞滋养细胞分化出合体滋养细胞;③囊胚和子宫内膜同步发育且功能协调;④孕妇体内有足够量的孕酮。

二、女性不孕的病因

1961 年 Warner 对纽约市的 1 500 多份病案进行分析,提出第一篇关于不孕症病因学的调查报告,此后美国、英国、巴西、丹麦等国的学者也展开了类似的调查研究。各国学者对病因学调查的分类主要集中在排卵因素、输卵管因素、宫颈因素、男性因素和不明原因几个方面。

不孕症的临床检查在各地区医院或诊所之间差别很大，主要受限于设备条件，如腔镜设备、超声仪器与激素测定等，导致不孕症病因分类的繁杂。1985 年，Cates 分析 WHO1980 年至 1986 年不孕症夫妇的资料指出：排卵因素、输卵管因素、子宫因素和子宫内膜异位症是女性不孕的主要原因。女性不孕症可能有一个或一个以上的病因诊断。

（一）输卵管和盆腔因素

输卵管性不孕约占女性不孕的 25%~35%，是女性不孕最主要的病因之一。引起不孕的输卵管病变包括输卵管近端梗阻、远端梗阻、输卵管周围炎、输卵管功能异常和先天性输卵管畸形。输卵管性不孕的高危因素包括盆腔炎性疾病、异位妊娠史、盆腹部手术史、阑尾炎、宫腔操作史、子宫内膜异位症。

1. **先天性输卵管畸形**　在先天畸形中，输卵管缺失较为罕见；输卵管发育不良者因输卵管肌层非常薄、纤细，影响其收缩蠕动功能，从而对精子、卵子或受精卵的运输造成影响，患者容易发生输卵管妊娠；先天性输卵管扭曲，不利于卵子和精子的输送；先天性输卵管憩室，易发生输卵管妊娠；先天性输卵管多口可因副中肾管憩室穿破形成；多余输卵管（副输卵管）发育细小，常与伞部相连，可影响输卵管的功能进而影响受孕。

2. **输卵管炎症**　输卵管病变中最常见的是炎症，以慢性输卵管炎最多见，可由急性输卵管炎治疗不彻底或不及时而导致输卵管粘连或盆腔炎症，也可以是外阴阴道炎症而引起上行感染，形成慢性输卵管炎造成输卵管梗阻。输卵管炎还可由于输卵管周围器官或组织炎症形成，尤其是在输卵管伞部、卵巢周围形成炎症粘连，致输卵管伞部拾卵障碍。

导致炎症的致病菌有细菌、病毒、原虫、支原体。这些病原菌多在不洁流产、不全流产、人工流产和产褥感染中发现。由性传播者以淋病双球菌传染为主，目前尚有沙眼衣原体感染。支原体（mycoplasma）、溶脲型脲原体（ureaplasmaurealyticum）近来报告亦与不孕有关。

输卵管炎症中可见以下几种病理变化：①慢性间质性输卵管炎；②峡部结节性输卵管炎；③输卵管积水；④输卵管积脓。

3. **结核性输卵管炎**　占女性生殖器结核的90%~100%。生殖器官结核多继发于身体其他部位结核，如肺结核、肠结核、腹膜结核等，约 10% 肺结核患者伴有生殖器结核。输卵管增粗肥大，其伞端外翻如烟斗嘴状是输卵管结核的特有表现。输卵管腔内见到干酪样物质，有助于同非结核性炎症相鉴别。约半数患者可同时合并子宫内膜结核。

4. **子宫内膜异位症**　子宫内膜异位症（endometriosis，EMT），简称内异症，是育龄期女性常见病，2000 年 Buyalos 等首次提出"内异症相关性不孕"的概念，指出不孕症与内异症之间是互相影响的，内异症可能通过影响妊娠的各个环节而引起不孕或自然流产，反之不孕症也是内异症的危险因素之一。不孕症患者中内异症的发病率高于正常人群（25%~ 50% *vs.*10%~15%），内异症患者不孕症发生率较正常人群高（30%~50% *vs.*7%~18%），自然妊娠率低（2%~10% *vs.*15%~25%）。

内异症导致不孕的具体机制尚不明确，可能与盆腔内环境的改变、盆腔结构改变、卵巢功能降低和子宫内膜容受性受损有关。在临床工作中，准确评估内异症患者的生育能力，制订相应的治疗方案和选择适宜的助孕策略十分重要。自1921 年，Sampson 首次提出 EMT 的分类以来，相继有 Acosta（1973 年）、Kistnet（1977 年）、AFS 分期法（美国生育学会 AFS 分期法，1978 年），r-AFS 分期法（修订后美国生育学会分期法，1985 年）等不同的临床分期法问世。子宫内膜异位症生育指数（endometriosis fertility index，EFI）是目前唯一与患者的生殖预后相关的评分系统。EFI 评分系统由Adamson 和 Pasta 于 2010 年通过对内异症相关不孕症患者的前瞻性研究提出，是在 r-AFS 评分系统及输卵管最低功能（least function，LF）评分的基础上，进一步对患者年龄、不孕年限、孕产史、输卵管及卵巢功能进行综合量化评估，最终根据评分对患者的生育能力进行预测，并提出治疗建议。评分越高，妊娠概率越大。EFI>9 分，提示有良好的生育能力，EFI<4 分，提示生育能力差。需要注意的是，EFI 预测妊娠结局的前提是男方精液正常，女方卵巢储备功能良好且不合并子宫腺肌病（详见第三十六章）。

（二）排卵因素

正常排卵需要下丘脑 - 垂体 - 卵巢轴的正常功能，其中任何一个环节的功能失调或器质性病变，均可造成暂时或长期的排卵功能障碍。临床上最常见表现为闭经，也有不规则阴道出血、月经稀发等。除下丘脑、垂体、卵巢外，其他内分泌腺体如甲状腺、肾上腺也与排卵密切相关。

1. **下丘脑性排卵功能障碍** 下丘脑合成和分泌促性腺素释放激素（gonadotropin-releasing hormone，GnRH）缺陷或下降导致垂体分泌促性腺激素如 FSH、LH 功能低下，影响卵泡生长和排卵。

（1）原发的器质性因素：常见的几种综合征有：①卡尔曼综合征：是一类罕见的由于下丘脑促性腺素释放激素（gonadotropin-releasing hormone，GnRH）分泌障碍导致的伴有嗅觉缺失或减退的遗传性疾病，该病具有高度的临床异质性和遗传异质性，其特征是性腺功能减退导致第二性征发育缺失、嗅觉缺失或减退以及相关躯体异常表现，遗传方式有 X 连锁隐性遗传、常染色体显性遗传和常染色体隐性遗传。②弗勒赫利希综合征（Frohlich syndrome）：系一组因下丘脑损害导致生殖器发育障碍、性功能消失、伴肥胖的综合征，儿童期即可发病，青春期后症状明显。③劳-穆-比综合征（Laurence-Moon-Biedl syndrome）：又称性幼稚-色素性视网膜炎-多指畸形综合征，是一种以性幼稚、肥胖、智力低下、色素性视网膜炎，多指/趾畸形为临床特征的常染色体隐性遗传性疾病。

（2）原发的功能性因素：青春期初潮后一段时间内无排卵是正常的，可能与促性腺激素释放激素脉冲式分泌功能失调或缺乏有关。

（3）继发的器质性因素：脑外伤、脑炎、脑膜炎、下丘脑肿瘤等可引起生殖轴功能失调导致排卵功能障碍。

（4）继发的功能性因素：①体重下降或神经性厌食，后者多见于年轻女性，多在情感剧烈波动或为保持体型强迫节食时发生；②精神应激，突发或长期压抑、紧张、忧虑等均可引起神经内分泌障碍而导致排卵功能障碍；③药物因素，长期服氯丙嗪、避孕药、西咪替丁等药物会抑制下丘脑分泌 GnRH 或通过抑制下丘脑分泌多巴胺，使垂体分泌催乳素增多，通常可逆，停药 3~6 个月多能自然恢复。

2. **垂体性无排卵**

（1）器质性因素：①垂体梗死：常见希恩综合征，由于产后大出血合并休克导致腺垂体缺血或栓塞造成缺血性坏死，影响腺垂体功能；②垂体肿瘤：以催乳素腺瘤最为多见，可引起高催乳素血症及溢乳，抑制排卵；③空蝶鞍综合征：先天性发育不全、肿瘤或手术破坏，脑脊液流入蝶鞍的垂体窝，使蝶鞍扩大，垂体受压，称为空蝶鞍。可出现闭经和溢乳，CT 和 MRI 检查可以确诊。

（2）功能性因素：①垂体促性腺激素功能低下性闭经：卵泡刺激素（follicle-stimulating hormone，FSH）和黄体生成素（luteinizing hormone，LH）低于正常，雌二醇值低下；②功能性高催乳素血症：未证实有催乳素肿瘤的存在，但催乳素细胞增生。

3. **卵巢性无排卵**

（1）器质性因素：①特纳综合征（Turner syndrome）：临床特点为身材矮小、生殖器与第二性征不发育和躯体的发育异常，智力发育程度不一。染色体核型为 45，XO，可有多种嵌合体，如 45，X/46，XX，45，X/47，XXX。或 45，X/46，XX/47，XXX 等。②单纯性腺发育不良综合征（即 Swyer 综合征）：染色体核型为 46，XX 或 46，XY。体态瘦长，容貌和外生殖器呈女性型，但第二性征不发育。性腺为条索状，可为睾丸、卵巢或混合型。但有子宫和阴道。③睾丸女性化综合征或雄激素不敏感综合征：染色体为 46XY，睾丸发育不良，位于腹股沟处，外阴表型为女性。单纯性腺发育不良综合征和睾丸女性化综合征都有 Y 染色体的存在，未发育的性腺有恶变趋势，确诊后应行预防性切除。

（2）功能性因素

1）多囊卵巢综合征（polycystic ovary syndrome，PCOS）：是最常见的内分泌代谢疾病之一。多见于 25~35 岁女性，特点为月经异常、高雄激素血症和不孕，卵巢呈多囊样改变，可伴有肥胖、胰岛素抵抗、血脂紊乱等代谢异常。其发病机制目前尚不明确，具体见第三十章第二节。

2）黄素化未破裂卵泡综合征（luteinized unruptured follicle syndrome，LUFS）：是一组临床症候群，表现为成熟的卵细胞不能排出，卵泡颗粒细胞黄素化。诊断依据是在腹腔镜检查下，应有的排卵期后 4~10 天，卵巢表面看不到排卵孔，基础体温上升后 B 超检查见卵泡直径仍不缩小，月经周期中腹腔液量特别是腹腔液中雌激素和孕激素水平无突发性增高。可行卵泡穿刺术或采用人绒毛膜促性腺激素治疗。其机制尚不清楚，可能与前列腺素或精神因素有关。

3）卵巢早衰（premature ovarian failure，POF）：指妇女在 40 岁之前出现闭经，促性腺激素水平增加（FSH ≥ 40U/L）和雌激素水平降低，并伴有不同程度的围绝经期症状。其病因尚不清楚，可能和遗传因素、医源性因素、免疫因素和环境因素相关，是早发性卵巢功能不全（premature ovarian insufficiency，POI）的终末阶段。腹腔镜下观察卵巢皱缩，病理检查提示卵巢中无卵泡或仅有极少原始卵泡,类似绝经后卵巢。

4)卵巢不敏感综合征(resistant ovary syndrome, ROS):又称 Savage 综合征。较为少见,病因不明。临床表现为原发闭经或继发闭经,染色体检查正常,剖腹探查或腹腔镜手术取深部卵巢组织切片发现有始基卵泡和次级卵泡是确诊的金标准,但因创伤大,近年来已被抗米勒管激素(anti-Müllerian hormone,AMH)检测和阴道超声窦卵泡计数(antral follicle count,AFC)所替代。患者需极大量外源性促性腺激素才能促使卵泡发育,但妊娠机会仍很小。卵巢早衰和卵巢不敏感综合征均属于高促性腺激素性闭经。

4. 其他内分泌腺病变引起的排卵功能障碍　肾上腺与甲状腺激素对身体其他组织包括大脑均能产生十分重要的生物作用。肾上腺与甲状腺功能失调、亢进或不足,亦可影响下丘脑 - 垂体 - 卵巢系统而出现无排卵,临床表现有月经不规律、月经量多,严重者可表现为闭经和不孕。

(三)子宫因素

成功的着床需要容受性的内膜。子宫内膜容受性是胚胎植入并获得妊娠的关键条件。各种宫腔异常导致的子宫内膜容受性改变可致胚胎着床失败,引起不孕。

1. 子宫畸形　子宫为胚胎期双侧米勒管(Müllerian duct)中段发育并融合而成,其发育受性染色体核型和性激素的调节,子宫畸形或发育不全往往伴随卵巢发育不全和功能低下,从而导致月经不调和生育功能障碍。

其引起不孕的机制:①子宫形态和容积异常不利于孕卵着床和胚胎发育;②子宫内膜发育不良不利于精子存活、受精、孕卵着床、植入和胚胎发育。

2. 宫腔粘连　宫腔粘连(intrauterine adhesion, IUA)是指由创伤、感染等各原因导致子宫内膜损伤后致使宫腔和 / 或宫颈完全或部分性封闭,文献报道,多次人工流产、清宫后所致的 IUA 高达25%~30%,是继发性不孕的主要原因。有关 IUA 的病因机制主要有纤维细胞增生活跃学说和神经反射学说。其引起不孕的机制包括:①损伤和感染破坏子宫内膜层完整性,引起宫壁组织瘢痕粘连而致宫腔闭锁,降低了子宫容受性;②子宫内膜组织学变化,IUA 内膜组织学改变不利于精子储存、存活和获能,也不利于孕卵着床和胚胎发育。

3. 子宫肌瘤　子宫肌瘤性不孕约占不孕症1%~5%,黏膜下子宫肌瘤、体积较大影响宫腔形态的肌壁间肌瘤可因为阻塞输卵管开口、压迫输卵管使之扭曲变形或影响胚胎着床等因素导致不孕。

4. 子宫内膜炎　子宫内膜炎多由下生殖道感染上行蔓延所致。其引起不孕的机制:①子宫内膜炎造成子宫局部功能失调,出现月经失调和不孕;②局部炎症细胞浸润和炎症介质的渗出呈现胚胎毒性作用,不利于精子成活和孕卵着床,炎症累及输卵管可引起输卵管性不孕。

5. 子宫内膜息肉　子宫内膜息肉是一种常见的妇科疾病,最常见的临床表现为异常子宫出血,在不孕女性中发病率为 15%~24%。美国妇科腔镜学会 2012 年发布的《子宫内膜息肉临床实践指南》中指出去除子宫内膜息肉有利于自然妊娠及辅助生殖技术助孕的妊娠结局。

(四)宫颈和外阴阴道因素

宫颈和外阴阴道疾病亦可导致不孕。宫颈解剖学异常如宫颈畸形、解剖位置异常和宫颈黏液功能的异常以及某些外阴阴道器质性或功能性疾病影响精子进入女性宫腔进而导致不孕。

(五)不明原因性不孕

是一种生育力低下的状态,男女双方因素均不能排除,占不孕症人群的 10%~20%,可能病因包括免疫因素、隐性输卵管因素、潜在的卵母细胞异常、受精障碍、胚胎发育阻滞、胚胎着床失败和遗传缺陷等,但目前临床缺乏针对性的检测手段,难以确定明确病因。

三、女性不孕症的检查

女性不孕症的病因涉及面广,且常多种病因同时存在,要寻找确切的原因,并非易事。不孕妇女的检查步骤为:先进行全面的一般性检查,包括妇科检查,以排除器质性病变,然后进行生殖功能相关检查。

(一)病史采集

初诊时要询问各项病史,对其中与不孕不育相关病史更应详细询问。一般情况包括夫妇双方姓名、年龄、职业、家庭住址和联系电话等,并记录初诊日期和病史采集时间。仔细询问病史、症状诊疗和经过可为诊断提供一定的依据,因此详细询问病史在不孕症的病因诊断中尤为重要。

1. 现病史　不孕年限、是否接受过治疗及其效果;是否合并盆腹腔疼痛、低热、畏寒、白带异常;是否有盆腔炎、附件炎或盆腹腔手术史;近期心理、情绪、进食、过度运动、泌乳等。

2. **婚育史** 包括婚姻及性生活状况,如性生活的频率及其与排卵期的关系、持续时间、是否存在性交障碍;避孕方法、孕产史及有无并发症等。

3. **月经史** 初潮年龄、月经周期、经期天数和经量、是否痛经等。

4. **既往史** 既往特殊传染病史,如结核、性传播疾病等;既往重病和外伤史以及幼时特殊患病史、慢性疾病服药史、药物过敏史。

5. **个人史** 吸烟、酗酒、成瘾性药物、吸毒史、职业及特殊环境、毒物接触史。

6. **家族史** 家族中有无出生缺陷及流产史。

(二) 体格检查

体格检查应注意身高、体重、体脂分布特征。此外还应关注一些特殊特征,如双臂间距、双眼间距,有无多痣或突眼,有无雄激素过多体征如多毛、痤疮、黑棘皮征等,这些都对诊断遗传性疾病和内分泌疾病有特殊意义。特别要检查第二性征发育情况,乳腺检查应挤压乳晕,观察是否有异常液体流出。

(三) 妇科检查

外阴发育、阴毛分布、阴蒂大小、大阴唇是否融合、两侧大阴唇内及腹股沟部位应检查有无肿块,注意外阴是否有赘生物,阴道色泽、有无畸形、白带性状、宫颈是否正常、子宫发育大小、活动情况、两侧有无肿块、压痛等。

(四) 特殊检查

1. **卵巢储备功能评估**

(1) 窦卵泡计数(antral follicle count,AFC):AFC 是卵巢储备评估的最好指标之一。正常情况下,双侧 AFC 总数 >7 个且单侧少于 12 个。如单侧 AFC ≥ 12 个,则可诊断为多囊卵巢(PCO),2015 年中华医学会生殖医学分会发表的《卵巢低反应专家共识》中沿用了 2011 年欧洲人类胚胎与生殖学会提出的博洛尼亚标准,认为双侧 AFC 总数 <5~7 个即考虑为卵巢储备下降。

(2) 卵巢的体积:一般是与窦卵泡数目呈正比,卵巢体积小,卵巢萎缩,无明显窦卵泡,预示卵巢反应不良。

(3) 内分泌测定:应当在月经周期第 3 天采血,早卵泡期基础促卵泡刺激素(basic follicle-stimulating hormone,bFSH)高于阈值水平(10~15U/L)提示卵巢功能下降,预测体外受精-胚胎移植术周期取消率高、获卵少,可供移植胚胎少。月经周期第 3 天雌二醇(estradiol,E$_2$)>80pg/ml 可能预示卵

巢功能减退,与 FSH 相结合可提高预测的准确性。睾酮(testosterone,T)及催乳素(prolactin,PRL)检测有助于帮助诊断诊断 PCOS 及高催乳素血症。

(4) 抗米勒管激素(anti-Mülerian hormone,AMH):作为卵巢贮备下降的最早标志,改变早于 bFSH、抑制素 B(inhibin-B)。AMH 由窦前和窦卵泡的颗粒细胞产生,与小窦卵泡数目呈正比,与 bFSH 无相关性。其主要作用在于抑制始基卵泡的募集,缺乏 AMH,始基卵泡转变成生长卵泡的速度加快,导致过早耗竭始基卵泡池。AMH 在不同月经周期中维持稳定,无需在特定时间测定,目前公认其对卵巢储备功能具有最高的预测价值。

(5) 抑制素(inhibin):为卵泡颗粒细胞分泌的一种异二聚体糖蛋白,根据其亚单位的组成不同分为 A、B 两个亚型。抑制素 B 由非优势小窦状卵泡分泌,在卵泡期早期高水平表达,临近排卵时表达下降,黄体期降至低值。卵巢储备下降时,抑制素 B 降低发生在 FSH 升高之前。月经第三天检测抑制素 B 水平低下(<45pg/ml)常提示卵巢反应性下降。

2. **排卵监测**

(1) 一般表现:①月经周期:正常的周期为 25~35 天,多表示有排卵。②黏性白带呈周期性增多,排卵前数天内由于雌激素的作用,宫颈黏液分泌量高达每天 600mg,而且宫颈管外口开大,阴道排出的黏液明显增多,状如蛋清,可拉成长丝(约 10cm)。排卵后宫颈黏液减少而且变稠,不利精子的穿透。③排卵痛。④排卵期阴道出血。

(2) B 超监测卵泡发育及排卵:阴道 B 超不需充盈膀胱,可以较准确地观察卵泡发育、子宫内膜厚度及分型,是最实用的监测排卵的方法。一般于月经周期第 8~10 天开始监测,可看到一个发育较快的卵泡,称为优势卵泡,其直径接近 18~22mm 时卵泡消失,直肠子宫陷凹内出现液体,提示排卵。如优势卵泡不破裂而突然增大,可能是黄素化未破裂卵泡综合征,如逐步缩小则是卵泡闭锁。

(3) 基础体温测定:排卵后黄体分泌孕激素作用于体温调节中枢,引起体温升高 0.3~0.5℃,并持续 14 天左右。临床上可以依据基础体温的变化判断有无排卵。基础体温呈双相型,提示有排卵;若基础体温呈单相型,无后期升高的体温曲线,则提示无排卵,此方法无创、简单、经济、省时,但准确性差。

(4) 宫颈黏液检查:宫颈管上皮腺体分泌物的

量和性状随着月经周期有很大的变化。排卵前后宫颈分泌的黏液量增加,黏液拉丝度长,清亮,有利于精子穿透;排卵期宫颈管口由 1mm 张大至 3mm,超声检查可见宫颈管分离;将宫颈黏液平铺在载玻片上,置于室温下自然干燥,显微镜下可见羊齿植物状结晶,说明受较高雌激素影响;连续监测宫颈黏液,由典型的羊齿状结晶变为椭圆体,则提示可能有排卵。

(5)阴道脱落细胞学检查:阴道上皮细胞受雌激素影响会发生变化,连续做阴道涂片,在低倍显微镜下观察阴道上皮细胞的变化,可以了解体内雌激素情况。

随着超声检查和激素检测的普及,目前临床上较少应用宫颈黏液检查和阴道脱落细胞检查判断有无排卵。

(6)子宫内膜检查:月经来潮后 12~24 小时内取子宫内膜做组织病理学检查,如有分泌晚期改变,提示有排卵。该方法简单,但有一定创伤性,目前临床上多用于长期慢性无排卵女性中,用以排除子宫内膜增生过长或子宫内膜肿瘤。

(7)激素测定:激素水平测定对判断有无排卵非常重要。性激素水平随着卵泡的发育在整个月经周期中呈现周期性变化,所以检测时间对于激素的判读尤为关键。对于有月经的女性,激素测定通常安排在月经周期的第 3 天;对于闭经的女性则可以随时检测,并通过检测结果判断是否处于基础状态。月经前 7 天或排卵后一周测定孕酮可了解有无排卵和评价黄体功能。如孕酮 ≥ 9.6nmol/L 则提示有排卵。

3. 激素功能试验

(1)孕激素试验:对闭经患者给予黄体酮、地屈孕酮或醋酸甲羟孕酮,若停药后出现撤药性阴道流血(即试验阳性),表明子宫内膜已受一定水平雌激素影响,属 I 度闭经;如为阴性,需进一步行雌孕激素序贯试验。

(2)雌孕激素序贯试验:适用于孕激素试验阴性的闭经患者。先用雌激素,如戊酸雌二醇 2mg 或结合雌激素 1.25mg,连续 20 天,最后 10 天加用醋酸甲羟孕酮或地屈孕酮,停药后观察有无撤退性出血,如有出血表明子宫内膜功能正常,闭经原因在于患者体内雌激素水平低。如无撤退性出血,提示子宫内膜有缺陷或被破坏,可诊断为子宫性闭经。

(3)垂体兴奋试验:又称 GnRH 刺激试验,了解垂体对 GnRH 的反应性。注射促黄体素释放激素后 LH 升高说明垂体功能正常,病变在下丘脑;如不升高或升高不显著,提示垂体功能可能受到损害。

4. 染色体分析

对原发闭经、卵巢早衰或生殖器发育异常的女性应行染色体核型检查。

5. 输卵管通畅性检查

(1)子宫输卵管 X 线造影(hysterosalpingography,HSG):是诊断输卵管通畅性的首选检查,一般于月经干净后 3~7 天进行。造影前先做碘油过敏试验,可用 40% 碘化油 10ml,或用水溶性造影剂(如泛影葡胺),自宫颈内注入造影剂 5~10ml,在 X 线下观察子宫和输卵管的动态变化,显影不良时可稍增加压力或纠正导管的位置和方向。注意宫腔形态,有无占位性病变;输卵管走行、形态和位置,以及盆腔内造影剂弥散情况。2014 年的一项荟萃分析报道 HSG 诊断输卵管通畅度的敏感性和特异性高达 94% 和 92%。但 HSG 的缺点是对输卵管近端梗阻诊断敏感性不高,一项前瞻性研究发现对 HSG 诊断输卵管近端梗阻的患者再次进行 HSG,60% 的病例提示输卵管通畅。所以对于 HSG 提示输卵管近端梗阻的患者建议结合病史选择是否进一步检查排除由于黏液栓、组织碎片堵塞或子宫输卵管口痉挛导致的假阳性。

(2)三维超声造影(hysterosaflpingo-contrast sonography,HyCoSy):近年来,经阴道实时三维子宫输卵管超声造影技术应用广泛。该技术可实时动态显示造影剂进入宫腔,在双侧输卵管内流动并从伞端流出,继而弥散至盆腔的全过程,图像直观、逼真,有助于准确判断输卵管通畅度。与 HSG 相比,三维超声造影对子宫黏膜下肌瘤、宫腔息肉、宫腔粘连等病变的诊断有更高的敏感性。文献报道,以腹腔镜检查结果为参照,三维超声子宫输卵管造影诊断的敏感度、特异度、阳性预测值、阴性预测值、诊断符合率分别为 87%、83%、81%、89% 及 85%;以 HSG 检查为参照,其敏感度、特异度、阳性预测值、阴性预测值、符合率分别为 90%、87%、82%、93% 及 88%。该项技术的优势在于患者不需担心过敏反应和放射影响,临床诊断准确性和特异性高,有望成为无创评估输卵管通畅性的主要方法。

(3)腹腔镜检查(laparoscopy):腹腔镜下亚甲蓝通液试验可在直视下观察输卵管的形态、通畅度及周围有无粘连。经宫颈口注入稀释的亚甲蓝液

20ml,输卵管通畅者可见亚甲蓝自伞端流出;输卵管通而不畅者推液时有轻度阻力,输卵管先膨大、屈曲,加大压力后可见亚甲蓝液从伞端流出;输卵管梗阻者推液阻力大,未见亚甲蓝液自伞端流出。腹腔镜检查是判断输卵管是否通畅的"金标准",对同时合并生殖系统疾病需要腹腔镜手术处理者可直接选择腹腔镜下亚甲蓝通液术作为检查手段。但腹腔镜诊断也有 3% 左右的假阳性率,另外因价格昂贵、需要住院及可能面临手术相关的并发症,腹腔镜检查只能作为输卵管性不孕的二线诊断方法。

(4)宫腔镜检查(hysteroscopy):宫腔镜可检查输卵管子宫开口和间质部情况。联合腹腔镜可在输卵管内口插管,注射亚甲蓝以判别输卵管的通畅度。

(5)输卵管镜(falloposcopy):输卵管镜可了解输卵管内部的黏膜情况,配合腹腔镜可以更全面地评估输卵管功能。有研究发现输卵管镜检查结果对患者的生育结局有较好的预测,在输卵管病损程度的评估方面腹腔镜和输卵管镜检查有很高的吻合度,但因为输卵管镜检查需要腹腔镜配合进行,对设备要求高,价格昂贵,且缺乏统一的对于输卵管镜下输卵管病变程度的评价标准,目前临床应用较少,循证医学证据不足。

(6)子宫输卵管通液术:将含庆大霉素 8 万U、地塞米松 5mg、2% 普鲁卡因 2ml 及注射用水 20~30ml 的液体经宫颈管注入宫腔。如无明显阻力,很少液体漏出或反流,表示输卵管通畅。该方法简单易行,但假阴性和假阳性较高,不建议多次重复检查,以免引起感染。

第二节 女性不孕症的治疗

随着医学遗传学和辅助生殖技术的发展,女性不孕症的治疗已发生了巨大的变化。

一、一般治疗

进行性生活和受孕知识教育,消除精神因素。戒除饮酒及吸烟的习惯,矫正营养不良状况,检查及纠正其他内分泌性疾病等均有利于增加受孕机会。

(一)体重管理

2019 年的一篇荟萃分析认为与正常体重的不孕女性相比,超重(BMI 25~29.9kg/m²)或肥胖(BMI ≥25kg/m²)的女性行体外受精 / 卵细胞质内单精子注射活产率降低,流产率增高。因此,有效的体重管理有助于改善超重和肥胖患者的妊娠结局。

(二)高雄激素血症的处理

正常月经周期的卵泡期,血清睾酮浓度超过 0.7ng/ml(2.44nmol/L),即为高雄激素血症(hyperandrogenism),也称为高睾酮血症。

1. 病因 PCOS 是女性高雄激素血症最主要的原因,约占 34%;肾上腺皮质功能亢进者占 29%,少数见于卵泡增生和肾上腺皮质增生;约 28% 来源不明。

2. 促肾上腺皮质激素兴奋试验(adreno-cortico-tropic-hormone,ACTH) 可鉴别病变来源于卵巢或肾上腺皮质。ACTH 20mg 肌内注射,注射前、后分别测定 24 小时尿 17- 羟皮质类固醇和 17- 酮类固醇排泄量。如注射后的排泄量明显增高,则证明肾上腺皮质功能异常;如注射前后排泄量无明显变化,则提示病变在卵巢。

3. 糖皮质激素 糖皮质激素作用较广,妇科主要用于替代治疗,或用于高雄激素血症等。治疗时先做地塞米松试验,即地塞米松 2~4mg/d,共 3~4 天,用药后血清睾酮值恢复正常,可用泼尼松 5mg/d,用 5~7 天,此剂量很少产生严重的副作用,亦可改善痤疮,促使月经周期正常,但对减少毛发生长仅有 25% 的效果。

4. 高雄激素性不孕症 当用氯米芬等诱发排卵无效时,可加用糖皮质激素地塞米松 0.5mg,每天 1 次连续使用。

5. 补充治疗 用于艾迪生病或 21- 羟化酶缺乏症,糖皮质激素的补充治疗法是本症的基本疗法,常用氢化可的松 10~30mg/d,可的松 12.5~37.5mg/d,剂量应根据尿 17- 酮类固醇、孕酮、血 17- 羟孕酮和 DHEA-S 值调整。

(三)糖耐量异常和胰岛素抵抗的处理

当口服或静脉注射一定量葡萄糖,服糖 2 小时后血糖超过正常值 7.8mmol/L,但仍未达到 11.1mmol/L 时的糖尿病诊断标准,称为糖耐量异常(abnormal glucose tolerance)。胰岛素抵抗(insulin resistance,IR)是指各种原因使胰岛素促进葡萄糖摄取和利用的效率下降,机体代偿性地分泌过多胰岛素产生高胰岛素血症,以维持血糖的稳定。部分 PCOS 或肥胖患者存在糖耐量异常或胰岛素抵抗。胰岛素抵抗(IR)是 PCOS 的重要特征之一,高胰岛素血症一方面通过增加卵巢雄激素的产生,降低肝脏性激素结合球蛋白(SHBG)的合成,导致高雄激素血症;另一方面是导致PCOS代谢异常改变的中心环节。二甲双胍是一种双胍类胰岛素增敏剂,通过抑制肝糖输出,增加外周组织(如肌肉)对糖的摄取,发挥降血糖、降胰岛素作用;同时可通过抑制体内17α羟化酶的活性而降低体内雄激素水平。二甲双胍是研究最为广泛和深入的胰岛素增敏剂,其安全性相对较高。二甲双胍对PCOS患者ART助孕结局的作用已有较多的证据,在PCOS患者中,与安慰剂或不用药组比较,ART前或中给予二甲双胍不能提高活产率及临床妊娠率、但可使OHSS的风险降低70%~80%,可能通过影响颗粒细胞上FSH受体的表达及活性发挥上述作用。

(四)甲状腺功能异常的处理

正常的甲状腺功能对于促进女性生殖生理和生殖内分泌功能有重要意义,将甲状腺功能控制在合理范围之内有助于改善妊娠结局。中华医学会内分泌学分会和中华医学会围产医学分会2019年发表了妊娠和产后甲状腺疾病诊治指南第2版,2021年2月,欧洲甲状腺协会(ETA)发布了辅助生殖前以及辅助生殖过程中甲状腺疾病的管理指南,建议对所有不孕患者检查促甲状腺激素(thyroid stimulating hormone,TSH),已患临床甲减的妇女需先调整LT4剂量,将血清TSH控制在正常参考范围下限2.5mU/L后再计划妊娠(推荐级别A)。

二、促排卵治疗

促排卵治疗是现代生殖内分泌学的重大进步,根据患者有排卵或无排卵以及医疗干预的目的,希望得到一个或多个成熟的卵子。卵巢刺激可分为诱导排卵(ovulation induction,OI)和控制性卵巢刺激(controlled ovarian stimulation,COS)。诱导排卵是指对患者进行卵巢刺激,形成正常的排卵周期,模拟生理状态;控制性卵巢刺激目的旨在诱导多个卵泡发育,增加妊娠概率,可用于排卵正常或排卵功能障碍的患者,是提高体外受精成功率和促进辅助生殖技术衍生技术发展的基础。不规范使用促排卵治疗可能增加多胎妊娠、卵巢过度刺激综合征、异位妊娠的风险。尽管药物刺激卵巢与肿瘤发生之间的关系仍有争论,但高龄女性促排卵药物的过度使用,体内产生超生理剂量的雌孕激素,可能增加乳腺癌和子宫内膜癌的潜在风险。为保障医疗质量和医疗安全,2016年国家卫生和计划生育委员会医政医管局委托中华医学会生殖医学分会制定促排卵药物治疗规范。应用以下药物治疗:

(一)氯米芬促排卵治疗

1. 作用机制 氯米芬(克罗米芬,clomiphene citrate,CC,氯底酚胺)对雌激素有弱的激动和强的拮抗双重作用,首先拮抗占优势,通过竞争性占据下丘脑雌激素受体,干扰内源性雌激素负反馈,促使黄体生成素和促卵泡生成素分泌增加,刺激卵泡生长。还可以作用于卵巢,增加颗粒细胞对垂体促性腺激素的敏感性和芳香化酶活性。

2. 适应证 适用于无排卵性不孕(WHO Ⅱ型闭经,如PCOS)、继发性下丘脑性闭经、闭经溢乳综合征患者。对于低促性腺激素性腺功能减退患者(WHO Ⅰ型闭经)无效。对于可疑恶性肿瘤和肝病患者不宜使用。

3. 用药方法 氯米芬在诱发排卵中可以单独使用,也可以与其他药物联合应用。

(1)建议治疗先从小剂量开始,自月经周期第2~6天起,推荐起始剂量为50mg/d,连续5天。若卵巢无反应,可逐渐增加剂量。每天最大剂量为150mg。闭经的患者排除妊娠后可先用黄体酮或人工周期的方法产生撤药性阴道出血,随后于出血的第2~6天开始用药;处于基础状态的无排卵PCOS患者,可不经孕激素撤退出血直接用药。

(2)其他用法:单用CC诱发排卵失败时,建议根据患者情况应用CC合并外源性Gn或合并二甲双胍或合并低剂量糖皮质激素来诱发排卵。

1)氯米芬+人绒毛膜促性腺激素(hCG):适用于单用氯米芬后卵泡发育良好,但不能自发排卵者。一般于停用氯米芬后第4天起,以B超监测卵泡发育并观察宫颈黏液,待卵泡成熟时用hCG 4 000~6 000U,肌内注射1次。

2)氯米芬+雌激素:适用于单用氯米芬后宫颈黏液少而稠者或子宫内膜薄的患者,可在周期的第5天起加服戊酸雌二醇1mg/d,连用7~9天。

3)氯米芬+皮质激素:对高雄激素患者可于月经周期第5~14天间,每天用地塞米松0.25mg;或自月经周期第5天起先用泼尼松5mg/d,共5天,然后才用氯米芬。也有合并用药者,在月经周期第2天开始用地塞米松0.25mg/d,周期第5天起用氯米芬。

4)氯米芬+溴隐亭:适用于高催乳素血症引起的排卵功能障碍,经溴隐亭治疗后仍不能排卵患者。部分催乳素正常不排卵的女性,用氯米芬无效,亦可改用联合治疗,排卵率可达61%。

5)氯米芬+人类绝经期促性腺激素(human menopausal gonadotropin,hMG)+hCG:联合应用氯米芬可以降低hMG用量和并发症,这是目前较常用的方法:氯米芬50mg/d,共5天,hMG肌内注射1~2支/d(每支含FSH及LH各75U),待卵泡成熟后再用hCG诱发排卵。排卵率达98%,妊娠率为30%。副作用一般较轻,常见有血管舒缩性潮红(11%)、卵巢增大(14%)、腹部不适及少见的视物模糊、恶心、呕吐、头痛、疲乏等,停药后数天至数周可消失,并不产生永久损害。若所用剂量过大可出现卵巢过度刺激,卵巢增大甚至形成囊肿。过度增加剂量或延长使用时间也可能会降低子宫内膜对胚胎的接受性或增加自然流产率。

4. 副作用及安全性 氯米芬最常见的副作用为潮热、腹胀、恶心、呕吐、乳房不适、视觉症状和头痛。有报道显示,氯米芬使用>12个月增加卵巢癌风险,但这一风险并未在后续的报道中证实。报道显示应用氯米芬后子代的先天畸形发生率与正常人群相同。

(二)芳香化酶抑制剂

芳香化酶抑制剂(aromatase inhibitors,AIs):第三代高选择性的芳香化酶抑制剂来曲唑和阿那曲唑原本用于抑制绝经后乳腺癌患者体内雌激素的生成。2011年,Mitwally和Casper首先用来曲唑诱发排卵,发现PCOS患者的排卵率达75%,妊娠率为25%,且没有氯米芬抑制内膜作用。此后,已有多个报道应用芳香化酶抑制剂成功诱导排卵。2013年美国内分泌学会和欧洲内分泌学会在多囊卵巢综合征诊治指南中建议"对于PCOS合并无排卵性不孕患者,建议首选氯米芬柠檬酸盐或其他类似的雌激素调节药物(如来曲唑)"。来曲唑已经成为PCOS患者促排卵治疗的一线用药。

1. 作用机制及应用 芳香化酶是一种依赖细胞色素P450的酶,在雌激素合成最后一步中促使雄激素转化为雌激素。芳香化酶抑制剂能竞争性抑制芳香化酶体系,阻止雄激素向雌激素转化,减少雌激素对下丘脑的负反馈抑制作用,使FSH增高以促进卵泡的发育及成熟。雄激素在卵泡内积聚,增强FSH受体的表达促使卵泡发育;卵泡内雄激素水平的聚集还刺激胰岛素样生长因子-1(insulin-like growth factor,IGF-1)及其他自分泌和旁分泌因子表达增加,在外周水平通过IGF-1系统提高卵巢对激素的反应。芳香化酶抑制剂包括Ⅰ型抑制剂(非竞争性,如依西美坦)和Ⅱ型抑制剂(竞争性,如阿那曲唑和来曲唑),在诱发排卵中以第三代来曲唑应用最多。

来曲唑的常用方案为在月经周期第2~6天每天给予2.5mg,如卵巢无反应,第二周期可以增加剂量(递增剂量为2.5mg),最大剂量为7.5mg/d。也可与其他促排卵药物联合应用。有研究显示用来曲唑诱导排卵,患者活产率、排卵率、单卵泡发育率优于氯米芬,多胎妊娠率低于氯米芬,子代出生缺陷无显著性差异,可能成为PCOS一线促排药物。

2. 副作用 已报告的副作用有头痛、潮热、背痛、恶心和呼吸困难等,常在长期给药后发生。

(三)促性腺激素

当垂体促性腺激素(gonadotrophin,Gn)分泌不足,不能使卵泡成熟排卵,或对氯米芬、来曲唑无效时,可用外源性Gn刺激卵泡生长发育及排卵。外源性Gn用于临床诱导排卵已有40年的历史。Gn类药物分为两大类:天然Gn和基因重组Gn。前者包括从绝经妇女尿中提取的Gn,如人类绝经期促性腺激素(hMG)、尿源性人卵泡刺激素(uFSH);从孕妇尿中提取的人绒毛膜促性腺激素(uhCG)。基因重组Gn包括重组FSH(rFSH)、重组促黄体生成素(rLH)和重组hCG(rhCG)。FSH有增加卵泡数量和促进卵泡发育的作用。LH用于补充LH不足或刺激排卵,适用于低Gn、卵巢反应迟缓、高龄的患者。hCG有诱发排卵和黄体支持的作用。

1. 化学生物学功能 rFSH分为α和β两种,均为运用基因工程技术将编码FSH的基因导入中国仓鼠卵巢细胞,通过制备得到生化纯度超过99%的FSH制剂,平均比活性均可达到13 000U/mg。有粉针剂和水针剂两种剂型,水针剂的不良反应轻微,可以在更短的时间有更高效的刺激排卵效能。可促进性腺功能障碍(卵巢功能衰竭除外)妇女卵巢卵泡的生长,并可用于辅助生殖技术促使多个卵泡发育。rFSH-α皮下给药后,绝对生物利用度约为70%。多次给药后,在3~4天内蓄积3倍达到稳态。rFSH-β肌内注射或皮下注射后,达峰时间为12小时,半衰期约40小时,绝对生物利用度约77%。重复给药后,FSH的血药浓度比单次用药高1.5~2.5倍。

rLH(rLH-α)为白色冻干粉或无色澄清的注射用溶剂,每支含LH 75U。其主要药理作用为与卵泡膜细胞膜上LH/hCG受体结合,刺激其分泌雄激素,为颗粒细胞合成雌激素提供底物,以支持 FSH 诱导的卵泡发育;在卵泡发育末期,高水平的 LH 启动黄体形成并且排卵。150U 皮下注射时,在无内源性 LH 的干扰下,其药物血浆峰值浓度为 1.1U/L,绝对生物利用度约为 60%。

hMG 含有等量的 FSH 和 LH,有国产 hMG 和进口高纯度 uhMG 两种。为白色或类白色冻干块状物或粉末注射剂,以 FSH 效价计,每支含 FSH 75U。国产 hMG 在我国已应用多年,可独立作为促排卵治疗用药。进口高纯度 uhMG,纯度 >95%,其 LH 活性较非 hCG 驱动的 LH 活性具有更长的半衰期和更高的生物活性。

hCG 分人绒毛膜促性腺激素和 rhCG 两类,人绒毛膜促性腺激素为白色或类白色冻干块状物或粉末注射剂,剂型为每支 5 000U、2 000U、1 000U 和 500U;rhCG 为水针剂,每支为 250μg,注射 rhCG 250μg 与注射人绒毛膜促性腺激素 5 000U 和 10 000U 对诱导卵泡成熟和早期黄体化具有等效作用。

2. **适应证** 主要用于以下几种情况:

(1)下丘脑 - 垂体中枢排卵功能障碍患者:建议 FSH 与 LH 同时参与诱导排卵。推荐 hMG 作为下丘脑 - 垂体中枢排卵功能障碍的首选用药;建议在诱导排卵前给予雌、孕激素序贯治疗预处理。

(2)PCOS:Gn 作为 PCOS 二线诱导排卵方案药物,用于氯米芬抵抗患者,以及氯米芬或来曲唑后续的联合用药,可以增加卵巢对 Gn 的敏感性,降低 Gn 用量,控制募集卵泡数目,可有效减少卵巢过度刺激。

(3)因排卵功能障碍导致的不孕:建议先纠正引起排卵功能障碍相关内分泌及代谢因素;应用 Gn 可有效改善排卵不良,但需充分评估患者的风险与获益后选择适宜的卵巢刺激药物剂量。

(4)其他:不明原因不孕症、子宫内膜异位症 Ⅰ 期或 Ⅱ 期,配合宫腔内人工授精(intrauterine insemination,IUI)治疗而有益于妊娠结局。

(5)为体外受精 - 胚胎移植术及其衍生技术做准备。血清促性腺激素正常,性腺轴调节和反馈功能正常。使用促性腺激素的目的是在卵泡的募集阶段提高外周血中的促性腺激素的水平使之超过更多的募集前卵泡进入募集阶段所需的阈值,从而达到多个卵泡募集的目的,同时在卵泡的发育过程中促使更多的卵泡能克服卵泡的选择机制而继续发育成为成熟卵泡,以利于回收更多的卵子,提高辅助生殖技术的成功率。

3. **禁忌证** 有些闭经或不排卵者不宜用促性腺激素治疗,如卵巢早衰、高催乳素血症、伴有卵巢肿瘤者。对于卵巢不敏感综合征患者,有些学者认为可先用雌激素或 GnRH 激动剂抑制促性腺激素,而后再用 hMG 治疗,偶有成功受孕病例。

用药前必须全面了解病史,做详细的体格检查(包括妇科检查)和必要的内分泌测定,特别是 PRL 甚为重要,因为 PRL 增高者常伴有低 FSH、LH,此时用 hMG 和 hCG 治疗,不仅费用增加,效果也欠佳。

4. **治疗方案和方法** 用药前必须了解子宫大小,若子宫发育不良,应先用雌、孕激素周期疗法,促使子宫发育正常后再用药。在不同的情况或治疗目的下使用促性腺激素的治疗方案可以有多种(具体用药方法见第三十一章)。

5. **副作用和并发症** 促性腺激素药物本身无明显副作用,诱发排卵或妊娠可引起卵巢过度刺激综合征和多胎妊娠(详见第三十一章)。

(四)促性腺激素释放激素激动剂

促性腺激素释放激素激动剂(gonadotrophin releasing hormone agonist,GnRH-a)的治疗:天然的 GnRH 为十肽,可迅速被酶切激活,血浆半衰期很短。GnRH-a 通过酶切位点的结构改变提高受体的活性并延长半衰期。切除第 10 位甘氨酸后,其生物效应下降 90%,将乙基胺结合至第 9 位脯氨酸,恢复活性;或通过替代 C 端第 10 位甘氨酸增强 GnRH 的生物效应。并通过用 D- 氨基酸替代第 6 位甘氨酸来增强耐酶解能力,使 GnRH-a 具有更好的稳定性,且亲酯性增大,与血浆蛋白的结合力提高,可减少肾脏对其的排泄,导致更长的半衰期。

GnRH-a 与 GnRH 受体结合形成激素受体复合物,刺激垂体 Gn 急剧释放(一过性升高),在首次给药的 12 小时内,血清 FSH 浓度上升 5 倍,LH 上升 10 倍,E_2 上升 4 倍。若 GnRH-a 持续使用,则垂体细胞表面可结合的 GnRH 受体减少,对进一步 GnRH-a 刺激不敏感,即所谓降调节作用(down regulation),使 FSH、LH 分泌处于低水平,卵泡发育停滞,性激素水平下降,用药 7~14 天达到药物性垂体 - 卵巢去势,由此作为临床应用的基础。停药后垂体功能会完全恢复,具有正常月经周期的妇女停药后卵巢功能的恢复约需 6 周。

GnRH-a 有短效制剂和长效制剂,短效制剂为每天使用,而长效制剂有 1、3、4、6 和 12 个月使用 1 次之分。在健康志愿者中,曲普瑞林皮下注射 100μg 可以迅速被机体吸收。曲普瑞林由肝、肾共同清除。

在超促排卵中应用 GnRH-a 有如下目的：①减少早发 LH 峰的发生，后者可引发卵细胞恢复减数分裂，导致过早排卵和黄素化；②减少内源性的 LH 分泌，降低血浆内的 LH 水平，减少卵子暴露在高水平 LH 的可能；③在卵泡的募集阶段使用药物，利用用药初期的一个短促的血浆促性腺激素高峰（flare up），从而增加卵泡募集的数量；④期望卵巢内的卵泡能同时启动发育，从而改善卵泡发育的同步化，争取在同一时间有更多的卵泡成熟。目前在超排卵周期中广泛应用（详见第三十一章）。

GnRH-a 治疗的副作用与血清性激素水平下降有关。主要症状有潮红、性欲降低、阴道干燥、乳房缩小、情绪不稳和骨质丢失等。

（五）促性腺激素释放激素拮抗剂

促性腺激素释放激素拮抗剂（gonadotrophin releasing hormone antagonist, GnRH-ant）的作用特点：①与垂体 GnRH 受体竞争性结合；②即时产生抑制效应，降低 Gn 和性激素水平，无一过性升高（即 flare-up 效应）现象；③抑制效果呈剂量依赖型；④保留垂体反应性。目前在辅助生殖技术中常用的是第三代拮抗剂，有 Cetrorelix 和 Ganirelix 两种，均为 0.25mg/ 支，一般抑制 LH 峰的时间 24 小时，建议每天注射。Cetrorelix 还有 3mg/ 支的剂型，单次注射 Cetrorelix 3mg 可抑制 LH 峰的时间（保护期）最短 96 小时，最长 6 天。主要副作用是注射部位反应和恶心、头痛、疲劳和乏力等。

三、手术治疗

宫腹腔镜技术自应用于临床以来始终在不孕症治疗领域中占有重要的地位。由于女性生殖系统的解剖特点，众多的女性不孕原因无法通过非手术检查获得，宫腹腔镜手术不仅可以准确明确不孕的原因，已成为诊断盆腔子宫内膜异位症和盆腔粘连的金标准，并可同时进行相应的治疗，如盆腔粘连分离术、子宫内膜异位病灶的清除、输卵管成形术和卵巢活检、卵巢打孔术等。即使在当今辅助生殖技术日益发展的状态下，腔镜技术的临床应用亦不断延伸。在许多生殖医学中心，仍考虑对不孕患者首先进行腔镜下病因诊断、疾病的评估和治疗，经系统治疗未妊娠者再考虑实施辅助生殖技术，以免扩大辅助生殖技术的适应证和提高助孕技术的成功率（详见第三十一章）。

四、辅助生殖技术

上述各种治疗方法仍不能怀孕，可采用辅助生殖技术，如人工授精、体外受精与胚胎移植及其衍生技术等（详见第三十一章）。

（李豫峰　岳　静）

第三节　男性不育的诊断

男性不育（male infertility）是指经过至少 12 个月无避孕措施的性生活，未能使女方受孕。男性不育可分为原发不育和继发不育，其中原发不育是指男性从未使任何女性怀孕；继发不育是指不育男性曾使女性怀孕，无论受孕的女方是否是他目前的配偶，也无论最终的妊娠结局。

一、男性不育的病因

根据病因的不同，男性不育可分为睾丸前、睾丸性和睾丸后因素，此外，还有很多患者难以找到明确的致病因素，称为特发性不育。

（一）睾丸前因素

主要包括机体内分泌紊乱而造成的男性不育。

1. **下丘脑疾病**　下丘脑是生殖内分泌的中枢，脉冲式分泌促性腺激素释放激素（GnRH），GnRH 作用于腺垂体，调控下游激素的合成与分泌。各种下丘脑疾病，如卡尔曼综合征、特发性低促性腺性性腺功能减退（idiopathie hypogonadotropic hypogonadism，IHH）、单纯性 LH 或 FSH 缺乏症及颅内肿瘤或外伤等，可影响 GnRH 的合成与分泌，从而导致垂体分泌功能低下，最终引起睾丸生精功能障碍、男性不育。

2. **垂体疾病**　腺垂体分泌 FSH 和 LH 作用于睾丸，调节睾丸的生精功能和睾酮的分泌。垂体肿瘤、创伤、炎症等都可损害垂体的分泌功能，造成继发性的睾丸功能减低。

3. **高催乳素血症**　主要表现为血液催乳素水平过高、FSH 和 LH 偏低、睾酮降低以及精子发生障碍，最常见的原因是垂体腺瘤产生过多的催乳素，此外，也可由下丘脑疾病、药物、肾衰竭以及心理因素等造成。

4. **其他内分泌异常**　各种导致内分泌紊乱的因素，包括可分泌性激素的肿瘤、外源性雄激素或雌激素摄入过多、甲状腺功能亢进、库欣综合征、肝衰竭等,都可能导致睾丸的内分泌和生精功能受损,造成男性不育。

(二) 睾丸性因素

由于睾丸本身病变导致的生精功能障碍。

1. 遗传学因素 Y染色体微缺失、染色体数目或结构异常等。

2. 睾丸发育异常 先天性无睾症、睾丸下降不全等。

3. 生殖毒素 药物、电离辐射、工作和生活环境因素等。

4. 睾丸扭转、外伤或手术 可直接导致睾丸坏死萎缩,或通过产生抗精子抗体而损害睾丸功能。

5. 精索静脉曲张 精索内静脉的纡曲扩张,在不育患者中发生率明显高于一般人群。

6. 睾丸炎 青春期后的流行性腮腺炎常并发睾丸炎,可导致睾丸损害,造成严重少精子症甚至无精子症。

(三) 睾丸后因素

1. 输精管道梗阻 包括先天性梗阻、感染或创伤所致的获得性梗阻,以及功能性梗阻等。

2. 精子功能障碍 附睾功能异常造成精子成熟障碍而导致的严重弱精子症等。

3. 免疫性因素 抗精子抗体是免疫性不育的重要原因,可能与睾丸外伤、炎症、手术等有关。

4. 生殖道感染 感染可导致输精管道堵塞、抗精子抗体形成、精液白细胞过多等,影响生育能力。

5. 性功能障碍 性欲低下、勃起功能和射精障碍等因素会导致精液不能正常进入配偶体内而难以受孕。

(四) 特发性因素

找不到明确的致病因素,可能涉及一个或多个环节,大多数可能与遗传或环境因素有关。

二、男性不育的诊断

(一) 病史采集

病史采集是明确诊断的重要前提,要全面了解患者的婚育史、性生活史、家族史及其他影响因素,还应简要了解女方病史。

(二) 体格检查

体检应该在温暖并私密的房间内进行,患者应暴露良好。注意患者的体型和第二性征,在专科体检中应检查外生殖器有无畸形、睾丸的位置大小及质地、附睾与输精管有无结节或缺如、有无精索静

脉曲张等,必要时还要行经直肠指诊检查前列腺和精囊。

(三) 辅助检查

1. 精液分析 不育夫妇必须检测至少一次精液,精液分析的检测方法和标准应根据世界卫生组织发布的《WHO人类精液分析与处理实验室手册》(第5版,2010)精液参数的参考值(表30-1)。根据精液中所含有的精子数量、活动力及形态学等指标,可将精液归为少精子症、弱精子症、畸形精子症、少弱畸形精子症、隐匿精子症、无精子症及正常参数精液等。

精液分析结果必须与临床检查相印证。如果第一次精液分析结果正常,一般无需复查;精液分析异常时,应复查精液,如果复查结果与第一次显著不同,那么应该进行第三次精液分析。

除了精子之外,精液中还含有输精管道及附属性腺的上皮分泌的多种化学成分,分析这些生化指标,有助于评估输精管道及附属性腺的功能,查找精液质量异常的致病因素,评价药物及手术治疗的效果。最常用的精浆生化指标包括:锌、果糖及中性 α 葡糖苷酶,分别可以反映前列腺、精囊及附睾的功能,检测结果的参考值见表30-1。

表30-1 精液特性的参考值下限(第5百分位数,95%置信区间)

参数	参考值下限
精液体积(ml)	1.5(1.4~1.7)
精子总数(10^6/次射精)	39(33~46)
精子浓度(10^6/ml)	15(12~16)
总活力(PR+NP,%)	40(38~42)
前向运动(PR,%)	32(31~34)
存活率(%)	58(55~63)
精子形态学(正常形态,%)	4(3.0~4.0)
其他共识临界点	
pH	≥7.2
过氧化物酶阳性白细胞(10^6/ml)	<1.0
MAR试验(附着粒上的活动精子,%)	<50
免疫珠试验(附着珠上的活动精子,%)	<50
精浆锌(μmol/次射精)	≥2.4
精浆果糖(μmol/次射精)	≥13
精浆中性葡糖苷酶(mU/次射精)	≥20

引自:世界卫生组织.世界卫生组织人类精液检查与处理实验室手册.5版.国家人口和计划生育委员会科学技术研究所,中华医学会男科学分会,中华医学会生殖医学分会精子库管理组,译.北京:人民卫生出版社,2010.

2. **精子 DNA 完整性**　精子 DNA 双链是父源遗传信息的载体,DNA 的完整性对于胚胎发育具有十分重要的意义,多种病理因素,如炎症、精索静脉曲张、局部温度过高、环境污染物等都可能引起精子 DNA 链的损伤,从而影响男性生育能力,近年来越来越多的研究数据提示精子 DNA 完整性异常与不明原因不育、复发性流产以及 IVF 治疗失败有关。

3. **性激素检测**　主要用于怀疑生精功能低下、性腺功能低下及性功能异常的患者,包括 FSH、T、LH、PRL、抑制素 B 等。

4. **遗传学分析**　外周血染色体核型分析和 Y 染色体微缺失检查主要适用于严重少精子症、弱精子症、畸形精子症,以及可疑染色体异常的患者。对先天性双侧或单侧输精管缺如的患者,应进行囊性纤维化(cystic fibrosis,CF)基因突变的检测。

5. **血液检测**　血液检测有助于发现某些可能影响生育的全身性疾病,具体的检测项目应根据患者的病史及体检结果来选择。

6. **尿液检测**　性高潮后尿液检测有助于判断无精液症或精液量少的患者是否存在逆行射精。

7. **生殖系统超声检查**　当怀疑精索静脉曲张、肿瘤、输精管道梗阻及隐睾等情况时,可进行阴囊超声和经直肠超声检查,有助于明确诊断。

8. **其他检查**　高催乳素血症或促性腺激素分泌不足的患者,应行下丘脑垂体区的 CT 或 MRI 检查;前列腺按摩液检查有助于判断生殖道感染;阴囊红外温度热影像检测有助于判断亚临床型精索静脉曲张的存在。

9. **睾丸活检**　睾丸活检是有创性检查,仅适用于怀疑睾丸原位癌或手术寻找精子用于辅助生殖技术时,其他情况下不必仅为明确诊断分类而进行活检。

男性不育的诊断,应根据病史、体检及辅助检查的结果综合考虑,确定疾病诊断、病理诊断及病因诊断。诊断流程可参照图 30-1。

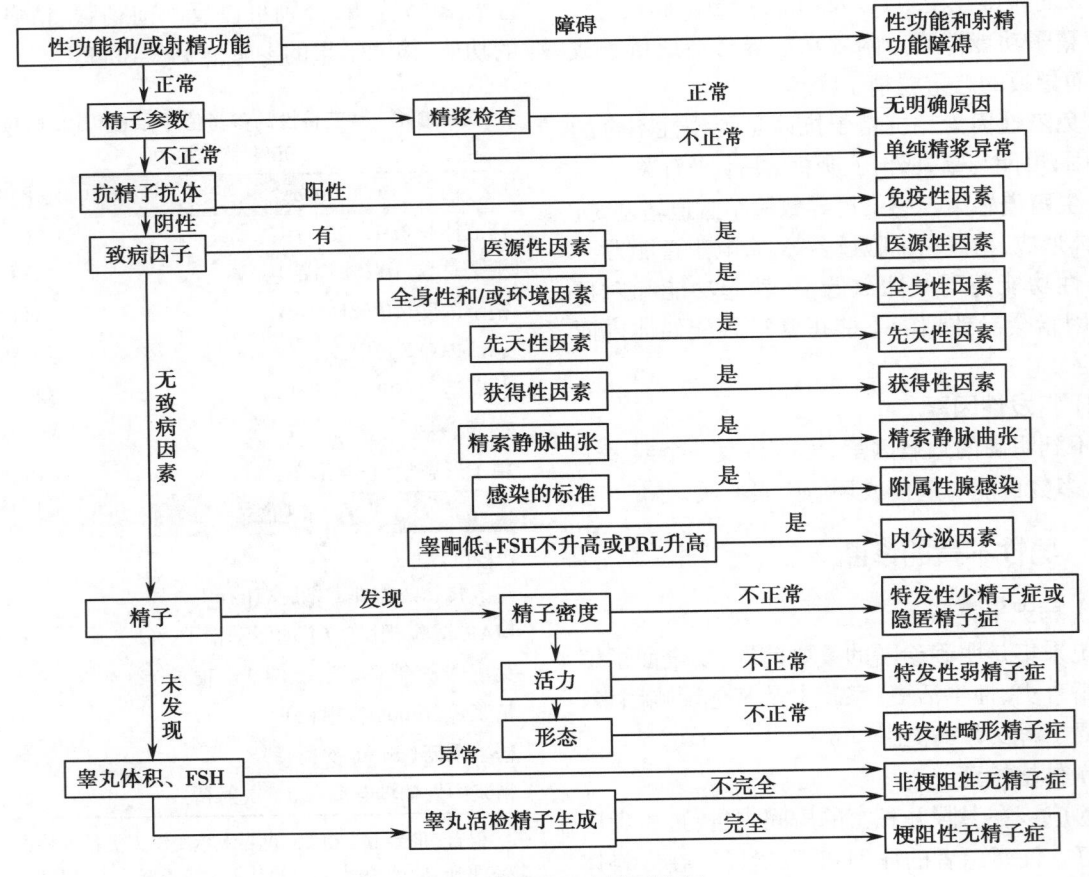

图 30-1　男性不育诊断流程

第四节 男性不育的治疗

不育症不是一种单一的疾病,而是多种致病因素共同作用的结果,与夫妻双方的生育能力有关。在治疗中,应综合考虑双方的具体情况,予以共同治疗。在主要由男性因素导致的不育症,应在充分评估女方因素的前提下,对男性不育因素进行积极治疗,主要的治疗措施包括一般治疗、药物治疗、手术治疗及辅助生殖技术治疗等。

一、一般治疗

男性的生育能力受到遗传、社会、工作和生活环境及心理等众多因素的影响,应予以必要的生殖健康知识宣教,引导患者保持良好的生活习惯,积极治疗可能存在的系统性疾病,避免或纠正不良因素的影响,为改善生育能力提供必要的基础。

在性功能障碍导致的男性不育患者中,可根据具体情况予以针对性治疗,必要时也可以选择适当的辅助生殖技术治疗。

二、药物治疗

当男性不育的病因明确,且有针对性的治疗措施时,药物治疗常常可以获得满意的疗效,但遗憾的是,经常难以查明导致不育的具体因素,或没有行之有效的针对性措施,只能采用经验性药物治疗,疗效常常难以令人满意。

(一)促性腺激素治疗

在低促性腺型性腺功能减退的男性中,由于垂体促性腺激素 FSH 和 / 或 LH 分泌不足,睾丸不能产生足够的睾酮和精子,最终导致男性不育。通过外源性补充促性腺激素,常可以纠正内分泌紊乱,恢复生育能力。此外,特发性少精子症也可使用促性腺激素治疗,但疗效不确切。

通常采用人绒毛膜促性腺素(hCG)2 000U 肌内注射,2~3 次 /w,以提高血液睾酮水平;当睾酮达到生理水平后,可加用人类绝经期促性腺激素(hMG)或尿源性 FSH 或重组人 FSH 75~150U 肌内注射,3 次 /w,一般在用药 3~9 个月后,患者精液中可找到活动精子。

对于 hCG+hMG 疗效不佳或不能坚持长期肌内注射治疗的患者,如果通过 GnRH 刺激试验显示垂体功能完好,可使用 GnRH 泵治疗,采用特制的输液泵将 GnRH 脉冲式注入患者体内,模拟下丘脑 GnRH 分泌的自然节律,可望获得更好的疗效。

(二)抗雌激素类药物治疗

这类药物可以竞争性结合于雌激素受体,阻断雌激素对下丘脑垂体的负反馈抑制作用,促进 FSH 和 LH 的分泌,从而刺激睾丸产生雄激素和精子,常用药物有氯米芬和他莫昔芬(tamoxifen)。

(三)芳香化酶抑制剂治疗

芳香化酶可催化睾酮转化为雌激素,而芳香化酶抑制剂通过抑制芳香化酶的作用,可抑制雄激素向雌激素的转化、降低雌激素水平,促进 FSH 和 LH 的分泌,提高雄激素水平,改善生精功能,常用药物有阿那曲唑(anastrozole)、来曲唑等。

(四)抗感染治疗

在感染性不育患者,适当的抗感染治疗常可清除病原体、减少生殖道白细胞,改善精液质量。具体的药物种类和疗程,应根据实际检测结果来选择。

(五)抗氧化治疗

精液中活性氧过多,可通过氧化应激反应损伤精子,是导致生育能力降低的一个重要机制。补充抗氧化剂,如维生素 E、维生素 C、辅酶 Q10 等,可能有助于清除活性氧,改善精液质量。

(六)高催乳素血症的治疗

在排除外科问题后,高催乳素血症可采用多巴胺受体激动剂溴隐亭治疗,疗程 3 个月,常可获得满意的疗效。

此外,临床上常常使用一些其他药物,如锌、硒、氨基酸、中药或中成药,以及改善微循环的药物等,有可能对精液质量的改善有帮助,但目前尚缺乏可靠的循证医学数据。

三、手术治疗

某些器质性疾病导致的男性不育,无法通过药物治疗时,可采用手术治疗。以下疾病可以用手术治疗:

(一)精索静脉曲张

精索静脉曲张是男性常见病,在不育症男性中发病率更高,可能影响精液质量,导致男性生育力下降;有研究显示,对合并有少弱畸形精子症的精索静脉曲张男性患者,手术治疗可提高精液质量,改善生育能力。手术可采用传统开放手术、显微外科手术、腹腔镜手术及介入治疗等多种方式,可根据医院自身技术和设备条件,选择合适的术式。但必须考虑到男性不育的病因中存在巨大的个体差异,并非所有合并精索静脉曲张的患者都能通过手术治疗而提高生育力,因此,应按照中华医学会男科学分会等专业学会的共识,严格把握手术适应证。

(二)梗阻性无精子症

根据梗阻部位的不同,选择适当的手术方式,恢复输精管道的畅通,如输精管 - 输精管吻合术、附睾 - 输精管吻合术、射精管囊肿切开术等。近年来,随着显微外科技术的广泛应用,术后复通率和配偶妊娠率已取得了很大提高。

(三)生殖器官畸形

某些生殖器官畸形,如隐睾、尿道下裂、尿道瘘、阴茎硬结症等,可根据具体情况选择手术治疗,改善性功能及睾丸生精功能。

四、辅助生殖技术治疗

辅助生殖技术(assisted reproductive technology,ART)是采用医学措施帮助不育夫妇受孕的方法,包括人工授精、体外受精 - 胚胎移植术等技术(详见第三十一章)。在实际工作中,医师应遵循降级原则,优先选择简便、廉价、无创或创伤小的治疗方法,如药物治疗、手术治疗等,其次才选择相对复杂、昂贵、有创的治疗。在女方因素明确的前提下,治疗方案的选择应重点依据精液质量来确定。

(李豫峰 谷龙杰)

参考文献

1. 胡琳莉, 黄国宁, 孙海翔, 等. 促排卵药物使用规范. 生殖医学杂志, 2017, 26 (4): 302-307.
2. Unuane D, Tournaye H, Velkeniers B, et al. Endocrine disorders & female infertility. Best Pract Res Clin Endocrinol Metab, 2011, 25 (6): 861-873.
3. Barbosa MW, Sotiriadis A, Papatheodorou SI, et al. High miscarriage rate in women treated with Essure for hydrosalpinx before embryo transfer: a systematic review and meta-analysis. Ultrasound Obstet Gynecol, 2016, 48 (5): 556-565.
4. La Marca A, Sunkara SK. Individualization of controlled ovarian stimulation in IVF using ovarian reserve markers: from theory to practice. Hum Reprod Update, 2014, 20 (1): 124-140.
5. Tremellen K, Savulescu J. Ovarian reserve screening: a scientific and ethical analysis. Hum Reprod, 2014, 29 (12): 2606-2614.
6. Exacoustos C, Di Giovanni A, Szabolcs B, et al. Automated three-dimensional coded contrast imaging hysterosalpingo-contrast sonography: feasibility in office tubal patency testing. Ultrasound Obstet Gynecol, 2013, 41 (3): 328-335.
7. Rittenberg V, Seshadri S, Sunkara SK, et al. Effect of body mass index on IVF treatment outcome: an updated systematic review and meta-analysis. Reproductive biomedicine online, 2011, 23 (4): 421-439.
8. Alexander EK, Pearce EN, Brent GA, et al. 2017 Guidelines of the American Thyroid Association for the Diagnosis and Management of Thyroid Disease During Pregnancy and the Postpartum. Thyroid, 2017, 27 (3): 315-3898.
9. Sikka SC. Current updates on laboratory techniques for the diagnosis of male reproductive failure. Asian J Androl, 2016, 18 (3): 392-401.
10. Practice Committee of the American Society for Reproductive Medicine. Diagnostic evaluation of the infertile male: a committee opinion. Fertil Steril, 2015, 103 (3): e18-25.
11. Ahmadi S, Bashiri R, Ghadiri-Anari A, et al. Antioxidant supplements and semen parameters: An evidence based review. Int J Reprod Biomed (Yazd), 2016, 14 (12): 729-736.
12. Tan RB, Guay AT. Clinical use of aromatase inhibitors in adult males. Sex Med Rev, 2014, 2 (2), 79-90.
13. Basaria S. Male hypogonadism. Lancet, 2014, 383 (9924): 1250-1263.
14. Fathi R, Rezazadeh VM, Ebrahimi B, et al. Fertility Preservation in Cancer Patients: In Vivo and In Vitro Options. Cell J, 2017, 19 (2): 173-183.
15. Sedaghatpour D, Berookhim BM. The Role of Varicocele in Male Factor Subfertility. Curr Urol Rep, 2017, 18 (9): 73.
16. 林小娜, 黄国宁, 孙海翔, 等. 输卵管性不孕诊治中国专家共识. 生殖医学杂志, 2018, 27 (11): 1048-1056.
17. 中华医学会妇产科学分会. 宫腔粘连临床诊疗中国专家共识. 中华妇产科杂志, 2015, 12 (50): 881-887.
18. 张琬琳, 王晓红. 子宫内膜异位症相关不孕诊治指南解读. 实用妇产科杂志, 2018, 34 (5): 341-343.
19. 陈子江, 刘嘉茵, 黄荷凤, 等. 不孕症诊断指南. 中华妇产科杂志, 2019, 54 (8): 505-511.

第三十一章　辅助生殖技术

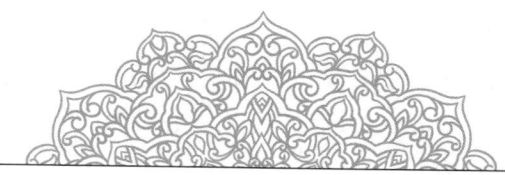

本章关键点

1. 人工授精是将精子通过非性交的方式放入女性生殖道内使其受孕的一种技术。性传播疾病是供精人工授精的主要危险因素。

2. 卵细胞质内单精子注射技术被认为是最革命化的体外受精技术，已成为男性因素或受精能力低下的不孕夫妇有效的辅助生殖助孕方法，其临床应用的安全性仍备受关注。

3. 胚胎冷冻保存可有效降低多胎妊娠率，预防中、重度卵巢过度刺激综合征，提高胚胎的有效使用率。冷冻胚胎安全性验证最常用的仍是形态学、流产率、活产率及畸形率，而对胚胎分子及细胞水平的冷冻损伤还需进一步研究。

4. 胚胎植入前遗传学检测从一定意义上讲是一种更早期的产前诊断，即对胚胎植入子宫前进行诊断，但仍然存在一定的风险及局限性。

5. 辅助生殖技术潜在的并发症包括卵巢过度刺激综合征、多胎妊娠等。

6. 生殖外科在辅助生殖技术前具有辅助治疗的意义，根据输卵管损伤部位进行不同的修复原则，修复中应牢记损伤三要素：管腔黏膜丰富程度、管壁厚度及输卵管开放程度，根据损伤评分决定输卵管的处理。

第一节　人工授精

人工授精（artificial insemination，AI）是将精子通过非性交的方式放入女性生殖道内使其受孕的一种技术。主要包括夫精人工授精（artificial insemination by husband，AIH）和供精人工授精（artificial insemination by doner，AID）。1790 年，英国的 John Hunter 将一位尿道下裂患者的精液置入患者妻子阴道内，获得妊娠。1890 年，美国的 Dulemson 开始在临床上应用 AI 技术；1953 年，美国阿肯色大学医学院首次应用冷冻精子行 AI 成功。国内湖南医学院于 1983 年用冷冻精子行 AI；1984 年，上海第二医科大学用洗涤过的丈夫精液行 AI 成功，现 AI 技术在我国广泛开展。

目前临床上常用的人工授精方法为宫腔内人工授精（intrauterine insemination，IUI）：将精液洗涤处理后去除精浆，在女方排卵期经导管注入子宫腔内的一种助孕技术。

一、人工授精的分类

（一）按精液来源不同主要分为

1. **夫精 AI**　夫精人工授精（AIH）。

2. **供精 AI**　供精人工授精（AID）。

（二）按精液使用方法不同分为

1. 新鲜精子人工授精（AI with fresh semen）。

2. 冷冻精子人工授精（AI with frozen semen）。

（三）按注射精子途径不同分为

1. 阴道内人工授精（intravaginal insemination，IVI）。

2. 宫腔内人工授精（intrauterine insemination，IUI）

3. 宫颈管内授精（intracervical insemination，ICI）

4. 输卵管内人工授精（intratubal insemination，ITI）。

5. 腹腔内人工授精（intraperitoneal insemination，IPI）。

6. 卵泡内人工授精（direct intrafollicular insemination，DIFI）。

后四种是曾经探索的 AI 治疗方法，目前主要以 IUI 为主。

二、适应证

(一) AIH 适应证

1. 女方输卵管至少一侧通畅；生殖器官无严重疾病。

2. 宫颈因素　先天性或继发于各种宫颈手术后的宫颈狭窄，精子难以穿透宫颈；宫颈黏液分泌不足或精子 - 宫颈黏液穿透反应差等。

3. 男方因素　精子计数低、活动力低或畸形率高等；男方患阳痿、早泄、逆行射精、尿道下裂等。精液洗涤处理后活动精子数量应多于 200 万，活动力 2 级。

4. 免疫因素　宫颈黏液中含抗精子抗体，男方血液或精液中存在自身免疫性抗精子抗体等。

5. 原因不明性不孕。

(二) AID 适应证

1. 丈夫无精症，多见于先天睾丸发育不全、双侧隐睾、双侧输精管梗阻等疾病。

2. 丈夫患显性常染色体病，或男女双方是同一常染色体隐性杂合子，如白化病等。

3. 丈夫血型为 Rh+，女方为 Rh-，避免二胎新生儿发生溶血性贫血可考虑 Rh- 男性精液做人工授精。

(三) AID 供精者的选择

1. 宜选智商高，身体素质好，已婚已育的青壮年自愿者。

2. 应无遗传性疾病和遗传性疾病的家族史。

3. 供受精双方互不相识。

4. 供受精者双方血型最好相同。

5. 供者五官端正，体格健壮；外貌最好与受方夫妇双方相似。

(四) AID 安全性

性传播性疾病是 AID 的主要危险。因沙眼衣原体可通过 AI 而传给受精者，而造成许多不良后果，如盆腔炎、宫外孕或输卵管梗阻性不孕，因此需对供精者尿道取材进行沙眼衣原体检查；而 HIV 感染后有 6 个月的潜伏期，故 AID 禁止用新鲜精液，所有冷冻精液都要进行 6 个月的检疫，6 个月后复查 HIV 阴性供者，其冷冻精液方可供临床使用。

(五) AID 的管理

1. 建立严格的保密措施，确保患者的个人隐私安全。

2. 加强对 AID 治疗患者的随访，要求随访率达 100%。

3. 及时向精子库单位反馈患者妊娠及子代情况，如一份供精者标本已使受精者受孕达 5 人次时，不能再继续使用。

(六) AI 的禁忌证

目前尚无统一标准。①患严重全身性疾病或传染病；②严重生殖器官发育不全或畸形；③输卵管梗阻。

(七) AI 的主要方法

1. **监测排卵**　可做自然周期监测排卵和药物促发排卵。

(1) 自然周期监测排卵：有正常排卵女性可通过：①月经周期史；②基础体温测定；③宫颈黏液；④ B 超卵泡监测；⑤实验室生化检查雌二醇（estradiol，E_2）、黄体生成素（luteinizing hormone，LH）；⑥尿 LH 测定等方式监测排卵，AI 在围排卵期进行。

(2) 药物促排卵：单用或联合应用氯米芬、来曲唑、促卵泡素及 hCG 等药物诱发排卵，能有效控制排卵时间，成功率较自然周期 AI 高。近年来 GnRH 拮抗剂也应用在 IUI 促排卵治疗中，荟萃分析显示：GnRH 拮抗剂能够有效抑制多囊卵巢综合征患者早发的 LH 峰；对于非多囊卵巢综合征患者能够显著抑制 LH 峰并提高临床妊娠率。

(3) AI 的时机问题：促排卵周期在 B 超下示 1~2 个（不超过 3 个）卵泡>18mm，hCG 肌内注射后 34~36 小时，自然周期于 LH 峰出现后 26~28 小时。有研究显示：自然月经周期中，在 LH 值上升后的 1 天行 IUI 较后 2 天行 IUI 的临床妊娠率显著提高；在促排卵周期中两次和一次 IUI 比较，没有提高妊娠率。

(4) AI 黄体支持问题：促排卵周期通常需要黄体支持。荟萃分析显示：Gn 促排卵周期行阴道黄体支持显著提高活产率，而 CC 促排卵周期未发现阴道黄体支持有益。

2. **精液收集及处理**　IUI 需行精子洗涤和优化，以减少精浆内含有的抑制生育物质，去除细菌、病毒等生物，避免宫内感染。荟萃分析显示：精液洗涤能够有效防止 HIV 病毒由感染的男性传递给母亲和子代。上游法及密度梯度离心法详见本章第二节体外受精-胚胎移植术。

3. IUI 步骤

（1）阴道内人工授精（IVI）：将精液直接注入阴道后穹窿。

（2）宫颈管内授精（intracervical insemination, ICI）：一般将导管插入宫颈管 0.5~0.8cm（不超过 1cm），以低压缓缓推注精液入宫颈管内，待注入精液自然徐徐地流至宫颈外口为止。

（3）宫腔内人工授精（IUI）

1）妇女取膀胱截石位，臀部略抬高，妇科检查确定子宫位置，以阴道窥器暴露宫颈，无菌棉球揩净子宫外口周围黏液。

2）用专门设计用于子宫腔内人工授精的移植管如 Tomcat 或使用于胚胎移植的导管。全过程按无菌操作要求进行。吸取精子悬液 0.3~0.5ml，沿宫颈及宫腔走向小心置入导管。导管必须能通过宫颈管达宫腔为宜，并尽量避免损伤宫颈及子宫内膜，确认进入宫腔后注入精子悬液 0.3ml，余下的注入宫颈管及阴道后穹窿处。有时插入导管和注入精液时会遇到困难，特别是在宫颈狭窄、严重的前位或后位子宫者，可预先用 B 超测量宫颈管、宫腔长度及宫腔方向，必要时使用探针了解宫颈管及内口方向。

3）注毕垫高臀部，仰卧 0.5~1 小时。术后 14 天常规查血 β-hCG 确认生化妊娠，术后 28 天 B 超确定临床妊娠。

第二节　体外受精-胚胎移植术

辅助生殖技术（assisted reproductive technology, ART）是指所有包含着将配子从人体内取出，并在体外进行处理，以达到妊娠目的的一系列技术。目前辅助生殖技术主要包括人工授精（artificial insemination, AI）和体外受精-胚胎移植术（in vitro fertilization and embryo transfer, IVF-ET）及其衍生技术两大部分。1978 年 7 月 25 日，英国学者 Steptoe 与 Edwards 经过多年研究，报道了世界上第一例体外受精（in vitro fertilization, IVF）婴儿——路易丝·布朗。这是人类生殖医学历史上的一项重大突破和贡献。其后澳大利亚、美国、德国、加拿大、日本及中国等国家相继报道了体外受精成功。我国内地第一例"试管婴儿"于 1988 年在北京大学第三医院诞生。路易丝·布朗于 2006 年 12 月 20 日自然怀孕而诞下一个正常男婴。随着辅助生殖技术的不断创新和成熟，完整的基本步骤包括药物促排卵、取卵、体外受精-胚胎移植、配子或胚胎的低温冷冻等技术。

一、适应证

（一）女性原因不孕症

1. 输卵管堵塞性不孕症（原发性和继发性）　最主要的适应证。如患有输卵管炎、盆腔炎致使输卵管通而不畅、梗阻堵塞、积水等；输卵管整形手术失败；输卵管结核；输卵管结扎术后复通失败；宫外孕致一侧输卵管切除或梗阻，另一侧输卵管堵塞或通而不畅；双侧输卵管均已切除者；输卵管结扎术后子女发生意外者。

2. 排卵功能障碍　如反复未破裂卵泡黄素化，药物诱导排卵无效；多囊卵巢综合征患者促卵泡发育不理想，难以控制卵泡发育数等。

3. 子宫内膜异位症经治疗仍不孕者。

4. 多囊卵巢综合征经药物治疗仍不孕者。

（二）男方原因

男方少、弱精子症：当精子数目过少或活力低下不足以人工授精时，可考虑常规体外受精辅助受孕。

（三）原因不明的不孕症

1. 经促排卵治疗或 3 次以上人工授精未孕者。

2. 对于>35 岁且不孕年限较长（>3 年）的原因不明的不孕患者可直接行 IVF-ET 助孕。

3. 其他　如免疫因素不孕者。

二、IVF-ET 前常规检查

（一）询问病史

详细了解患者月经史、生育史及不孕检查治疗史。妇科常规检查，了解盆腔器官状态、子宫大小、位置、附件情况、宫颈与阴道状况等。阴道分泌物，肝功能，血、尿常规检查等。

（二）辅助检查

1. B 型超声检查　了解盆腔、子宫、双侧卵巢及窦卵泡计数（antral follicle counting, AFC）、宫颈等情况。并了解生殖器官有无异常，如子宫肌瘤、卵巢囊肿；双侧卵巢是否易穿刺等。

2. 诊断性刮宫　子宫内膜病理检查，判定子宫内膜是否正常,有无排卵、黄体功能不足及有无感染及结核等。

3. 输卵管造影术(碘油或泛影葡胺,或 B 超下输卵管造影术) 了解输卵管通畅情况。

4. 基础体温测定。

5. 激素测定 在月经周期第 2~5 天采用放免法或酶免法测定患者基础内分泌全套,包括卵泡刺激素(follicle-stimulating hormone,FSH)、黄体生成素(luteinizing hormone,LH)、催乳激素(prolactin,PRL)、雌二醇(estradiol,E_2)、孕酮(progesterone,P)、睾酮(testosterone,T)等,以及生殖激素抗米勒管激素(anti-Müllerian hormone,AMH)和抑制素 B(inhibin B,INHB)等以了解垂体和卵巢功能状况。必要时测其他内分泌激素如甲状腺素、胰岛素等,发现异常可先进行必要的治疗。

6. 生殖道感染的检查 如白带、衣原体及支原体。

7. 胸片、心电图等排除相关疾病。

(三)男方检查

除在男科询问病史,全身检查外,应做精液分析检查,了解精子数量、活动力、活动率、畸形精子和死精数量及精浆状态等,必要时可查精子 DNA 碎片率(DFI)。

(四)男女双方染色体检查

男女双方如有遗传病史的需要遗传咨询,必要时行基因检测。

三、IVF-ET 前患者夫妇的心理辅导及准备

不孕症患者在漫长的疾病治疗过程中会产生焦虑、抑郁、恐惧、自卑和敏感等不良情绪。文献报道 IVF-ET 治疗过程中应激能力差的患者表现为收缩压、舒张压和心率增高,妊娠结局不良。在 IVF-ET 治疗过程中患者会向医护人员寻求情感和心理上的帮助。治疗过程中通过录像、音乐和交谈等措施能有效降低患者焦虑获得良好的妊娠结局。因此,越来越多的中心在 IVF-ET 治疗中逐渐重视患者的心理辅导。如向夫妇双方交代、解释有关的 IVF-ET 情况,约患者夫妇到中心参加试管婴儿治疗步骤等知识讲座,使夫妇双方充分做好心理准备等。

四、促排卵方案

随着辅助生殖技术发展,促排卵方案也呈现多样化和个体化。临床常常根据患者年龄、卵巢储备、体重指数、体外受精次数等综合考虑从而选择适合患者的个体化治疗方案。目前临床常用的促排卵方案如下:

(一)GnRH 激动剂方案

GnRH 激动剂(GnRH-a)对 GnRH 受体的亲和力强并持久。GnRH 受体在 GnRH-a 的作用下引起用药初期的一个短促的血浆促性腺激素高峰(flare up),随后 GnRH 受体耗竭,垂体 LH 和 FSH 分泌显著减少,呈药物去垂体状态,称为垂体降调节(pituitary down regulation),这种状态可随停药而逐渐恢复。GnRH 激动剂可分为长效和短效制剂,目前的荟萃分析结果显示:激动剂长效和短效制剂比较,临床妊娠率、持续妊娠率、活产率及卵巢过度刺激综合征(ovarian hyperstimulation syndrome,OHSS)发生率均无差异;长效制剂方案中的超促排卵促性腺激素(gonadotropin,Gn)使用时间长,Gn 总量大。

1. 黄体期长方案 又称经典长方案。在患者排卵后的黄体高峰期进行 GnRH-a 降调 14~21 天(0.1mg/d 或 1/3~1/2 长效剂量/次),降调后若 $E_2 \leq 50$pg/ml,LH ≤ 5mU/ml,P ≤ 1ng/ml,子宫内膜厚度 ≤ 5mm,无 10mm 以上卵泡,认为降调合格。降调合格后给予 Gn 启动并维持降调至 hCG 日。Gn 启动剂量根据患者年龄、FSH、AFC、体重指数等综合考虑,常规 100~300U/d。当 3 个卵泡直径达 18mm 以上时考虑扳机。华中科技大学附属同济医院生殖医学中心朱桂金、李豫峰等探索了不同的降调方案,降调时间及不同启动时间对体外受精临床结局的影响,以期优化 GnRH 激动剂方案,获得更好的妊娠结局。

2. 卵泡期长效长方案 在早卵泡期注射一支长效 GnRH-a 制剂,28 天后检测 E_2、LH、P、FSH 等激素水平、窦卵泡大小和内膜厚度等,如降调抑制过度可考虑推迟启动时间。Gn 启动剂量和扳机标准同黄体期长方案。

3. GnRH-a 超长方案 长效 GnRH-a 3.75mg,月经早期皮下注射,每 28 天一次,连用 2~3 个周期,最后一次给药后 28 天检测 E_2、LH、P、FSH 等血激素水平、卵泡大小和内膜厚度等。降调合格后根据患者窦卵泡大小及激素水平掌握启动时机。Gn 启动剂量和扳机标准同黄体期长方案。较多适用于子宫内膜异位症患者。

4. GnRH-a 短方案或超短方案 月经早期超声检查子宫内膜厚度<5mm 及最大卵泡径线<8mm,给予短效 GnRH-a 0.1mg 直至 hCG 日

（短方案），或仅给予短效 GnRH-a 3~5 天（超短方案）。在 GnRH-a 给予的第二天常规进行 Gn 促排卵，扳机标准同前。2015 年纳入 37 项 RCT 研究，3 872 患者的荟萃分析结果显示：激动剂长方案与短方案相比，持续妊娠率和活产率无差异；临床妊娠率长方案高于短方案。

（二）GnRH 拮抗剂（GnRH-ant）方案

拮抗剂方案因其方便、高效等优点在国外广泛应用，已逐渐成为一线促排卵方案。2016 年纳入 73 项 RCT 研究，共 12 212 例患者的荟萃分析结果显示：和激动剂方案相比，拮抗剂方案的持续妊娠率、活产率和流产率没有差异，OHSS 的发生率显著降低。

国内近年来也在逐步推广拮抗剂方案的应用。目前在体外受精治疗中常用的是第三代拮抗剂，有西曲瑞克（cetrorelix）和加尼瑞克（ganirelix）两种，为 0.25mg，一般抑制 LH 峰的时间为 24 小时，建议每天皮下注射。

GnRH-ant 的作用特点：①与垂体 GnRH 受体竞争性结合；②即时产生抑制效应，无"flare-up"现象；③拮抗剂抑制效果呈剂量依赖性；④保留了垂体反应性，可以用 GnRH-a 扳机。

目前使用方案主要有：①单次用药方案：Gn 用法同前，周期第 8 天或血 E_2 水平达 1 468pmol/L 时，也有在血 E_2 达 183.5~734pmol/L，最大卵泡直径达 14mm 时，皮下注射西曲瑞克 3mg，在最大卵泡直径达 18~20mm 时，注射 hCG 诱发排卵 36~48 小时后取卵。②连续用药方案：于促排卵治疗 5~6 天或优势卵泡直径达 12~14mm 或 E_2 超过 300pg/ml 时，开始注射拮抗剂 0.2mg。目前认为对于促性腺激素刺激卵巢反应差的女性使用 GnRH-a 可能导致过度抑制，从而延长治疗周期，增加治疗费用，且并不增加临床妊娠率。最近在人类卵巢上发现 GnRH 受体，一些调查者认为 GnRH-a 可能直接对卵巢产生有害作用，尤其在低反应者，因此倾向于不使用 GnRH-a。Mchmet 等采用在卵泡早期增加促性腺激素的传统方案（不使用 GnRH-a）与 GnRH-ant 联合促性腺激素的方案进行比较。两组周期取消率并无差别，但 GnRH-ant 组妊娠率高于未使用 GnRH-a。拮抗剂方案适用于高反应、低反应和正常反应患者。李豫峰等对因卵巢功能减退前次行激动剂方案体外受精失败的卵巢低反应患者再次行体外受精时使用拮抗剂方案，结果显示两者促排卵时间、Gn 的用量、获卵数目、胚胎形成率均无显著性差异，拮抗剂组优质胚胎形成率高

于激动剂组，无显著性差异，拮抗剂组的胚胎种植率和临床妊娠率均高于激动剂组，有显著性差异。Ragni 等认为对于高反应患者，GnRH-ant 可增加卵母细胞收集和胚胎移植的成功率、降低 OHSS 的发生率和由 OHSS 导致的被取消的新鲜周期胚胎移植的数量。

拮抗剂方案分为固定方案和灵活方案。两者均是在早卵泡期（月经周期第 1~5 天）进行 Gn 促排卵，固定方案常规在 Gn 促排卵的第 5 天或第 6 天添加拮抗剂；灵活方案则根据主导卵泡大小（12~14mm），LH 水平（≥10U/L）和 E_2 水平（≥300pg/ml）来决定添加拮抗剂的时间，使其有效抑制早发的 LH。拮抗剂方案可用 GnRH 激动剂扳机，高反应患者进行全胚冷冻，能有效降低 OHSS 的发生。GnRH 激动剂扳机后如要进行新鲜周期移植必须加强黄体支持。

（三）微刺激方案

对于微刺激的定义尚无统一标准。相对于全量刺激而言，在促排卵治疗中使用小剂量的 Gn 或辅以其他促排卵药物，对卵巢进行温和刺激的方案统称为微刺激方案。临床上多用于高龄、卵巢储备降低患者。在早卵泡期用氯米芬 + 小剂量 Gn 或来曲唑 + 小剂量 Gn 等促排卵，中后卵泡期如 LH 水平升高可能出峰，可考虑添加拮抗剂抑制早发的 LH 峰。刘嘉茵等对前次因卵巢功能减退行体外受精失败的卵巢低反应患者，采用组合氯米芬方案，临床妊娠率（25.0%）较常规方案组（12.5%）有明显增加，胚胎种植率（14%）较常规方案组（5%）明显增高。

随着辅助生殖技术的发展，临床妊娠率和胚胎种植率得到了较大幅度的提升，获得成功妊娠所平均需要的卵子数目逐渐降低，近年来有学者主张在体外受精 - 胚胎移植术治疗中使用小剂量的促排卵药物对卵巢实施"微刺激"：

1. 低剂量 Gn 的微刺激方案 也特别适用于多囊卵巢综合征的患者。多囊卵巢综合征的促排卵容易出现两个极端的结果，一是卵巢持续不反应，众多小卵泡对氯米芬和 Gn 均发生抵抗，卵泡生长迟缓，雌二醇水平上升缓慢；二是卵巢的过度反应，出现卵巢过度刺激综合征的风险。比较流行的微刺激方案以 FSH 75U 周期第 2~3 天启动，每天或隔天，到第 7 注射天开始在超声监测下，每 3 天以 50% 的剂量递增，持续到优势卵泡成熟。这种刺激方案有效地改善 OHSS 的预后，也减少了一

次获卵的数目,但妊娠率似乎不低。缺点是患者和医师不一定能忍耐如此长时期的用药和监测,周期取消率较高。

2. 联合 GnRH-a 的氯米芬微刺激方案 这个方案的基本原理是在氯米芬加 Gn 的基础上,对卵巢反应较低的患者,为了募集尽可能多的优质卵母细胞,联合 GnRH-a 的 "flare-up" 作用,在周期第 3 天,氯米芬 50~100mg 和 GnRH-a 0.1mg/d 同时启动,酌情加上 Gn 和雌二醇,这样的组合可以将两种来源的 Gn 叠加起来,大大增加了卵泡募集所需要 FSH 血浓度。

(四)黄体期促排卵方案

在月经周期的卵泡期和黄体期均有大量的卵泡生长、发育和闭锁。常规的促排卵方案募集的都是卵泡期的窦卵泡。1998 年,Rombauts L 报道了在黄体期进行卵泡募集。2008 年,Suleena Kansal Kalra 对卵巢低反应患者进行了卵泡期和黄体期促排卵的随机、对照研究,发现黄体期促排卵是安全、有效的,和卵泡期促排卵获得相同的体外受精结局。近年来,上海交通大学医学院附属第九人民医院的匡延平教授对卵巢低反应患者在卵泡期和黄体期进行连续促排卵和分次采卵治疗,获得良好的效果。

在 2015 年欧洲人类生殖与胚胎学学会(European Society of Human Reproduction and Embryology,ESHRE)匡延平教授又提出了人工黄体期促排卵方案。在月经第 3 天开始口服甲羟孕酮(medroxyprogesterone,MPA 10mg/d)至 hCG 日,并同时注射 Gn 促排卵,当目的卵泡直径达 18~20mm 时扳机,36~38 小时采卵。MPA 能够有效抑制早发的 LH 峰,较拮抗剂方便、经济,对卵巢低反应患者适用。当然少部分患者在后期仍会出现 LH 峰逃逸,注意及时采卵或添加拮抗剂。该方案的安全性尚在研究中。

黄体期促排卵为我们进行个体化治疗提供了新的思路和选择,特别对于高龄、低储备患者,可以在卵泡期或排卵后根据患者窦卵泡情况灵活地进行促排卵治疗,甚至进行连续促排和多次采卵。

(五)hCG 的使用时机

掌握注射 hCG 的时机是获得高质量的卵子的关键。两个成熟卵泡直径达 17mm 或三个达 16mm 时可考虑扳机。hCG 扳机(trigger)作用是为了提高排卵率和妊娠率,对垂体促性腺激素(gonadotropin,Gn)贮备低无排卵患者及用 GnRH-a 降调节后促排卵的患者,应用 hCG 促卵子最后成熟及排卵。可于当天停用促性腺激素,如卵泡直径大小、血中 E2 水平等指标提示月 60% 以上卵泡成熟时注射 hCG 5 000~10 000U,当成熟卵泡数目较多,为避免增高的 E2 水平诱发内源性的 LH 峰,可适当提前注射 hCG 的时间。

(六)卵泡监测频率

一般从超促排卵后 4~5 天开始,每隔 1~3 天相对固定的时间进行动态 B 超监测。根据其卵泡的数量、直径大小决定其停用促性腺激素时间和决定注射 hCG 的时间,以及预测可能排卵时限。

(七)卵子收集——采卵

目前最常用的方法是阴道 B 超引导,经阴道穹窿部穿刺取卵术。

1. 设备 超声仪;阴道探头和阴道探头配套的穿刺针导支架;穿刺针,一般用 COOK 产品 16G 或 17G,有单腔和双腔两种类型,双腔穿刺针有利于冲洗卵泡,但现多用单腔针;负压吸引器,现为电子自动负控制仪;灭菌的一次性试管等。

2. 患者准备 术前 30 分钟肛门塞双氯芬酸钠栓 1~2 粒或给予静脉麻醉;排空膀胱;用无菌生理盐水冲洗外阴及阴道;铺无菌手术单。

3. 手术操作 全过程无菌操作,阴道探头涂上耦合剂后套上经气体消毒的乳胶薄膜套,装上穿刺针导支架后置入阴道,作常规扫描检查后,活动探头清晰显示目标卵泡,沿针导置入穿刺针,缓慢穿透阴道壁,进入目标卵泡前加 100~120mmHg 负压后迅速刺入目标卵泡中央,同时快速捻转和小范围来回抽动穿刺针,直至目标卵泡完全塌陷。尽量穿刺所有的卵泡;位于同一穿刺线上的卵泡可自浅至深于一次进针内完成,对不同穿刺线上的卵泡,退针至卵巢表面(不退出阴道壁),改变穿刺方向再行穿刺;术毕常规扫描盆腔,检查有否内出血;手术结束后拭净阴道积血,如有穿刺点出血可置棉纱填塞压迫,数小时后取出;压迫无效见活动性小动脉出血时,也可缝扎止血。术毕平卧休息 30 分钟,如无异常可回家休息或住院观察,待胚胎移植。取出的卵泡液立即送培养室拾卵与培养。

(八)取精与处理

精子的洗涤是辅助生殖技术中的基本技术之一,从 IUI 到尖端的卵胞质内单精子注射(intracytoplasmic sperm injection,ICSI)都要求有良好的精子洗涤技术作为基础。

1. 精液的收集 男方禁欲 3~7 天(一般禁欲 4~5 天),收集精液当天注意局部的清洁,采集精液前洗净双手,需要使用精子前 2~3 小时收集精液。应提醒男方收集全程精液,特别是射精时的第一部分精液,其中常含有较高浓度的精子。将精液收集于一只无菌、无毒的专门用于收集精液的容器内,待精液液化后行常规检查,记录并进行精液分析。

2. 精子洗涤的方法 目前,临床上常用的精子优选方法主要包括密度梯度离心法、直接离心法等。精子处理方法的选择取决于精液标本的质量,各种方法都有其优缺点,选择时应该根据实际情况综合考虑,以达到获得可用于辅助生殖技术的最佳功能的精子,从而提高受精率。

(1)密度梯度离心法:适用于正常精液标本,也适用于严重少精子症、畸形精子症、弱精子症或冷冻复苏后的精液,能提高精子的回收率。本方法是辅助生殖技术程序中应用最广泛的常规首选,具体步骤如下:

1)将液化后的精液滴片,观察其精子密度、活动力及形态,作为决定授精方式的参考依据。

2)在锥形离心管管底加入 90% 精液优化液(Sperm Grad)1.5ml,在其表面缓慢加入 45% 精液优化液 1.5ml,注意勿混合,两液体间应有清晰的界面。

3)双人核对夫妻双方姓名,在两液体表面缓慢加入已液化的精液。

4)200g 离心 20 分钟。精液量多时可分多个离心管进行离心处理。

5)用 10ml 移液管去除上层的精浆及密度梯度离心液,精子沉淀留于锥形离心管管底。

6)再次核对患者姓名,换新的吸管,插入锥形管底,吸取精子沉淀到含 3ml G-IVF plus 液的试管中,混合后 300g 离心 6 分钟。

7)弃上清液,将精子沉淀缓慢加入含有 1ml G-IVF plus 液的试管管底。放入培养箱内,待精子上游 30 分钟左右。

8)滴片分析精子密度、活力及形态,置入 37℃ 培养箱待用。

(2)直接离心法:极度少精患者的精液可采用直接离心法处理。其步骤如下:

1)双人核对夫妻双方姓名,在精液中加入 3ml G-IVF plus 液,吹打混合后吸入离心管内。液量多时可分为 2 个离心管进行处理。

2)放入离心机内,300g 离心 6 分钟。

3)弃去上清液,再次核对患者姓名,将精子沉淀置于含有 1ml G-IVF plus 液的试管中吹打混匀,放入培养箱待用。行 ICSI 前再次离心。

4)如精子活力尚好,可在精子沉淀上加入少量

G-IVF plus 液,待精子上游。

(九)卵冠丘复合物和卵母细胞的形态和成熟度的评估

1. 卵冠丘复合物的评估 穿刺卵泡采集到的卵母细胞不是以单个细胞的形式存在,而是被多层颗粒细胞所包裹,以卵冠丘复合物(oocyte cumulus complex,OCC)的形式存在。包裹卵母细胞的由多层颗粒细胞(卵泡上皮细胞)组成的丘细胞团,我们称为卵丘(cumulus oophorus),而最内层的直接围绕卵母细胞的上皮细胞为放射冠(corona radiata)。虽然第一极体是评估卵母细胞成熟度的确定指标,但通常被卵丘包裹,不容易看到。因此只能根据卵丘的细胞密度和放射冠的形态来间接反映卵母细胞的成熟度,以决定合适的授精时间。

(1)不成熟 OCCs:卵丘致密不扩张,周围细胞紧紧包裹卵母细胞,无光环(图 31-1)。

(2)成熟排卵前 OCCs:卵丘非常扩张,呈绒毛状;冠细胞排列松散,呈放射状(图 31-2)。

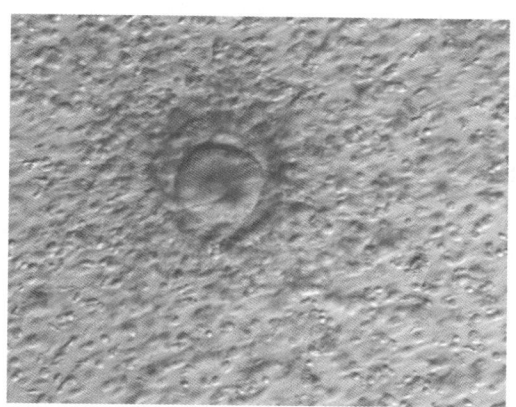

图 31-1 不成熟 OCCs

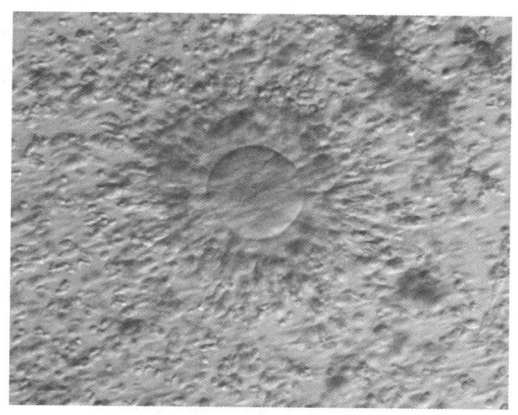

图 31-2 成熟 OCCs

(3)过熟 OCCs:卵很难被发现;卵丘断裂,有时缺失;放射冠部分缺失或成团,细胞发黑(图 31-3)。

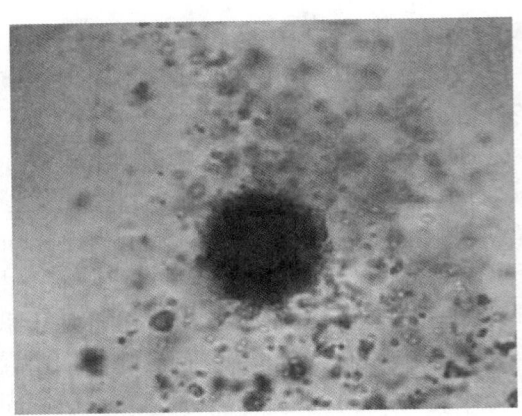

图 31-3　过熟的 OCCs

2. 卵母细胞的评估　根据次级卵母细胞是否有第一极体、生殖泡（germinal vesicle，GV）等情况来评估，同时记录卵胞质和透明带的特殊改变，包括空泡、包涵体、色泽、胞质颗粒、透明带厚度、第一极体形态等。

（1）MⅡ（MetaphaseⅡ）卵：即成熟卵母细胞，主要表现为卵胞质内 GV 泡消失，卵周间隙内可见第一极体（图 31-4）。

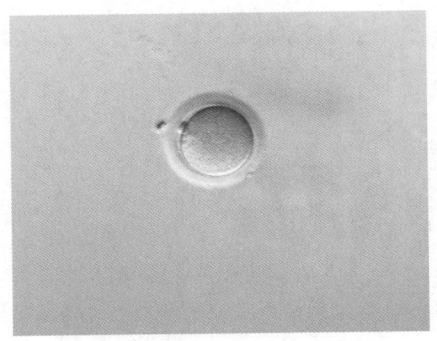

图 31-4　MⅡ卵（成熟卵母细胞）

（2）MⅠ（MetaphaseⅠ）卵：即不成熟卵母细胞的一种，主要表现为卵胞质内 GV 泡消失，卵周间隙内第一极体尚未排出（图 31-5）。

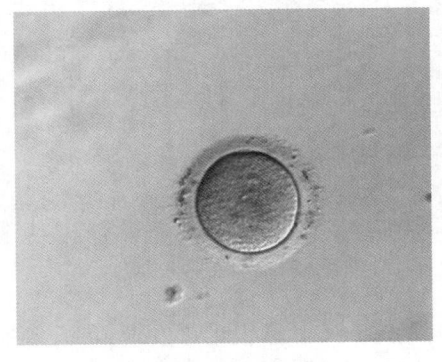

图 31-5　MⅠ卵（不成熟卵母细胞）

（3）GV 期卵：也是不成熟卵母细胞的一种，主要表现为卵周间隙内无第一极体，卵胞质内仍可见GV 泡（图 31-6）。

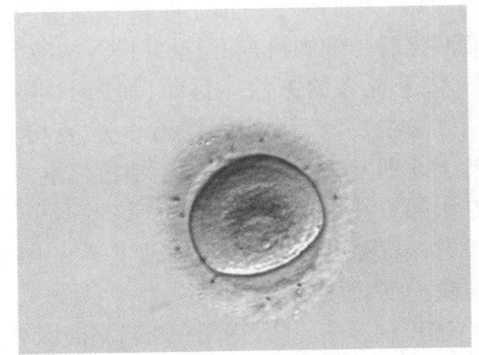

图 31-6　GV 期卵母细胞（不成熟卵母细胞）

3. 特殊情况

（1）胞质内可见一个或多个空泡（图 31-7）：可能是胞质修复中内吞过程的结果，或因卵黄膜不稳定或者闭锁造成的异常内吞作用所致。

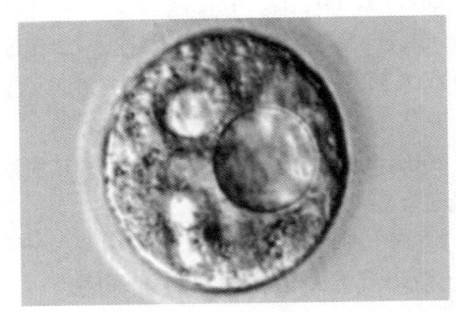

图 31-7　胞质空泡

（2）胞质内含包涵体（图 31-8）：在成熟和未成熟卵母细胞中均可出现，有研究认为其出现可伴随低受精率。

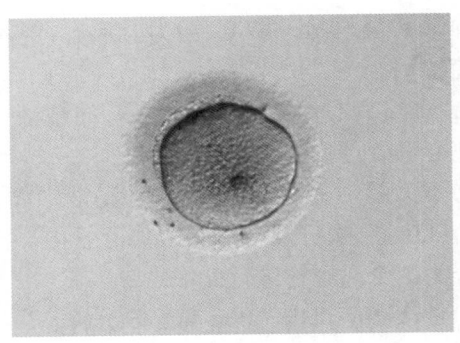

图 31-8　包涵体

（3）胞质中央颜色灰暗，颗粒变粗（图 31-9）：整个胞质呈颜色过深颗粒状与卵母细胞退变有关，颗粒性胞质处于卵母细胞中央,有研究认为可造成妊娠率低下。

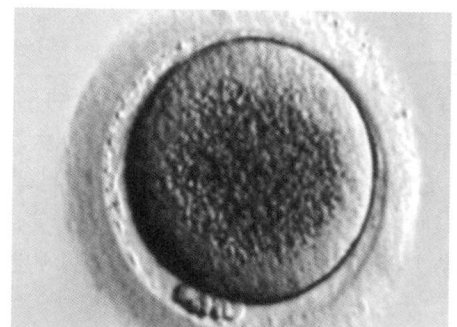

图 31-9　胞质颗粒

(4)卵周间隙充满碎屑(图 31-10):有研究认为其出现与体外受精中使用大剂量 HMG 促排卵有关,但是其存在对受精、卵裂、植入或妊娠结局不会产生影响。

(5)第一极体碎片状(图 31-11):极体退变可能和卵母细胞老化有关,从而导致纺锤体损害。

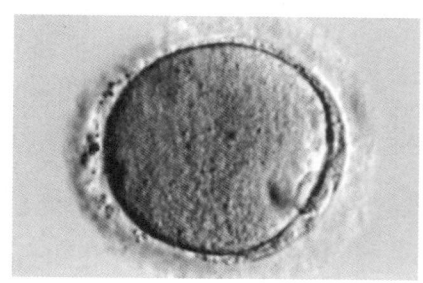

图 31-10　卵周间隙

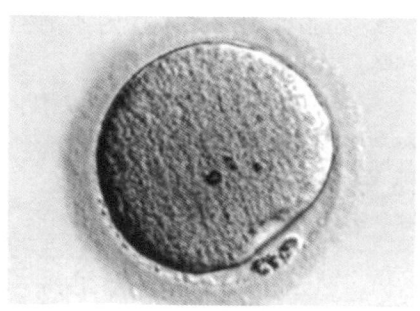

图 31-11　第一极体碎片

(十) 受精评估(原核评估)

1. 评估时间　原核形成至融合消失在一定的时间范围内,因此检查原核有时间限制。通常原核最早出现于常规 IVF-ET 授精后 5~6 小时,ICSI 后 4 小时,而于授精/注射后 20 小时左右原核开始消失。因此通常于授精后 16~18 小时评估原核,最晚不超过授精后 20 小时。

2. 根据卵胞质内原核(PN)数量和是否有第二极体等情况进行原核评估:

(1)正常受精卵(2PN):表现为胞质内有两个原核,可见第二极体(图 31-12)。

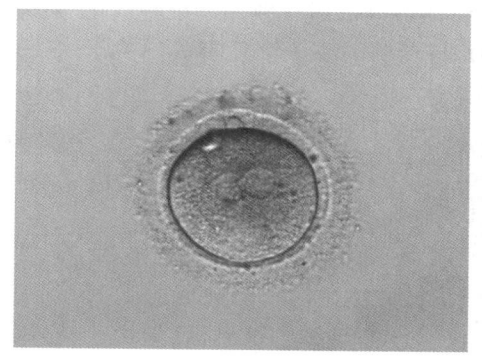

图 31-12　正常受精

(2)异常受精卵:

1)多原核:以 3PN 为例,发生率:常规体外受精为 5%~10%,ICSI 为 1%。不适合移植。因为在人自然流产胚胎中,三倍体占 20%(图 31-13);且研究发现:三倍体胚胎很少能足月分娩,即使极少数能足月,出生的新生儿多带有严重的体格发育异常和智力障碍。虽然绝大多数可以卵裂,少数可以发育至囊胚甚至着床,但绝大多数会流产或葡萄胎。而多原核卵裂后,与二原核胚胎无法区分开,因此在原核消失前正确评估原核数目非常重要。发生机制:

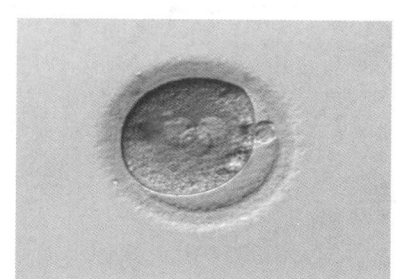

图 31-13　多精受精(三倍体)

A. 卵的成熟度和存活力:现在认为这是多精受精的主要原因。卵质不成熟或过熟均增加多精受精的发生率。卵必须处于适当的发育状态才能产生正确的皮质反应,来阻止多精受精。如授精时胞质不成熟,皮质颗粒可能数量不够或未移到皮质,导致皮质反应不全。有一项研究发现成熟卵体外受精后多原核发生率为 1%~2%,不成熟卵多精受精发生率>30%。而卵质过熟,如卵在培养过程中老化,转移到皮质区的皮质颗粒又退回到细胞内,皮质颗粒释放不足,也会导致皮质反应不全。

B. 卵的遗传缺陷:如第二次减数分裂时染色体不分离,高龄患者可能易发生。

C. 培养条件有关。暴露时间过长、过冷或过热等因素;培养时间过长致卵母细胞老化等。

D. 与授精的精子浓度有关。关于这一点有争议,尚未达成一致。

2)1PN:卵质内只见到一个原核,可有或没有2pb(图31-14)。发生率:体外受精3%;ICSI为9%,其机制如下:

A. 孤雌来源:卵母细胞偶尔被热、冷、生化、渗透压或机械方法激活。ICSI后的1PN多是这一来源,机械操作卵母细胞被激活,但由于技术原因精子并没有注入。

B. 雌雄原核发育不同步。

C. 雌雄原核融合:少见。一般双倍体的单原核要比通常的原核大。

一般认为,常规体外受精后产生的1PN通常是双倍体,在可移植胚胎数太少情况下可考虑移植。而ICSI后产生的1PN多为孤雌来源,一般不移植此类胚胎。

3)卵质内没有原核,但卵子有2pb(图31-15):即使该卵细胞在第2天和第3天出现正常分裂,这种胚胎原则上既不选择移植,也不冷冻,因其受精

情况不明,不能确定该卵是正常受精卵还是异常受精卵。

4)未受精卵:卵质内没有原核,卵周间隙也没有2pb,只有第一极体,表明该卵未受精。

（十一）卵裂期胚胎质量

当前采用的评估卵裂期胚胎质量的形态指标有:依据卵裂球数判断分裂速率,卵裂球大小,形状对称性及胞质形态,无核胞质碎片的比例等。尽管认为此种评估过于随意,不太客观,但因其快速、无损伤、易于操作,且有助于去除预后最差的胚胎,因而仍为广大中心广泛采用。

1. **形态学指标** 可根据卵裂球对称性和碎片的多少将卵裂期胚胎分为以下4级:

(1)1级:胚胎卵裂球大小均匀,胞质碎片≤5%(图31-16)。

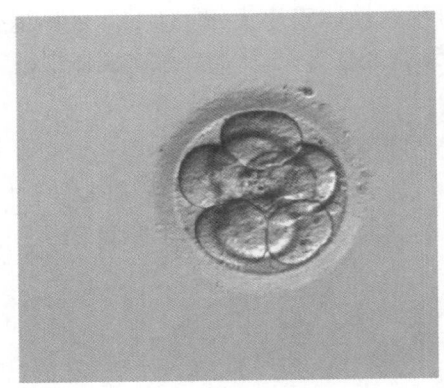

图31-16 1级胚胎

(2)2级:胚胎卵裂球大小均匀或稍不均匀,胞质碎片>5%,≤20%(图31-17)。

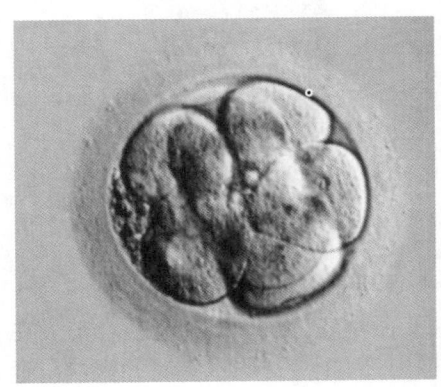

图31-17 2级胚胎

(3)3级:胚胎卵裂球大小均匀或不均匀,胞质碎片>20%,≤50%(图31-18)。

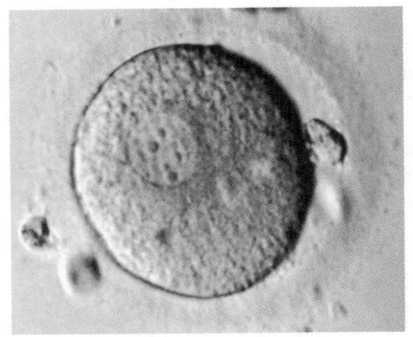

图31-14 异常受精1PN

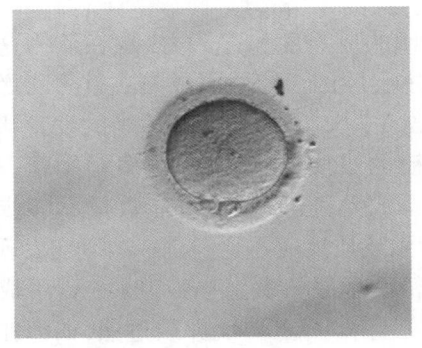

图31-15 异常受精 未见PN,2pb

(4)4级：胚胎卵裂球少,胞质碎片>50%(图31-19)。

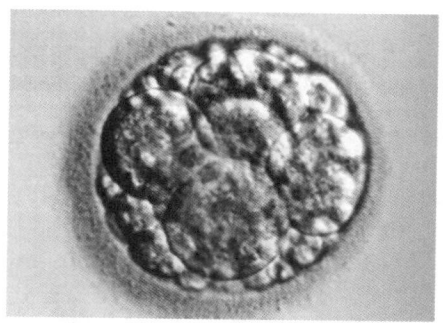

图 31-18　3 级胚胎

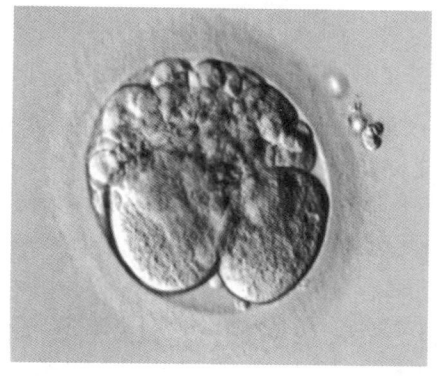

图 31-19　4 级胚胎

2. **卵裂速率**　卵裂速率是预测胚胎活力的另一有用参数,可能比形态学指标更重要。研究表明,发育缓慢的胚胎着床能力明显受损,而卵裂快的胚胎,如评估时细胞数最多的胚胎被认为着床能力更强。但也有研究认为,发育过缓和过快胚胎的妊娠率均低于正常卵裂速率的胚胎。通常在授精后 44~48 小时卵裂期胚胎应处于 4~5 细胞期,授精后 72 小时胚胎应处于 8 细胞期,应优先选择此期胚胎移植。

3. **其他因素**　还记录可能影响胚胎质量的因素:①透明带厚度和 / 或透明带厚度的变异:透明带薄且厚薄不均有变化为宜,透明带过厚可能不易孵出(图 31-20)。②卵裂球大小:卵裂球扩张,大为宜。③胚胎的每个卵裂球内是否有单个核存在(图31-21)。④胚胎卵裂球内有无多核存在:排除多核卵裂球胚胎(图 31-22)。⑤ 8 细胞期胚胎中,卵裂球间已开始形成紧密连接为宜(图 31-23)。⑥胚胎色泽,如图 31-24 所示为透明带和卵质颜色均深的胚胎。

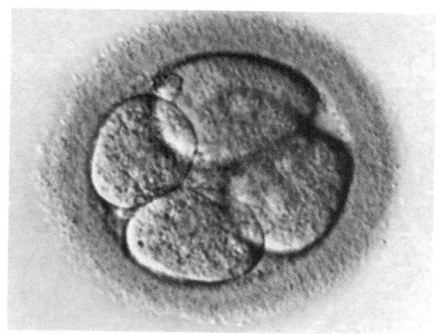

图 31-20　透明带过厚

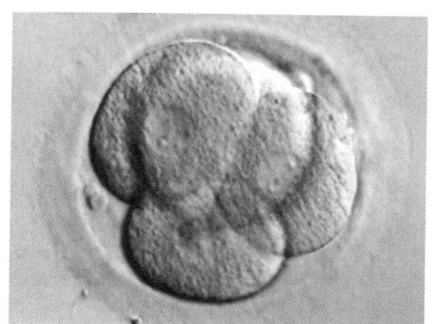

图 31-21　1 球单核

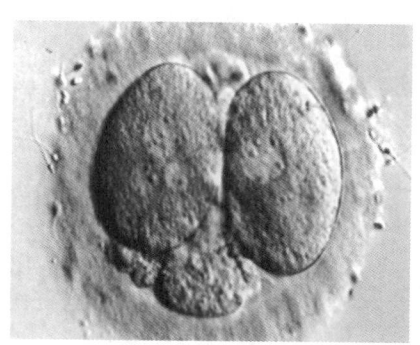

图 31-22　1 球多核

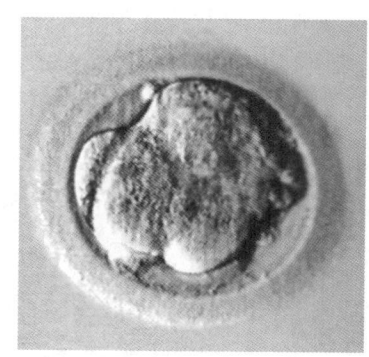

图 31-23　紧密连接形成

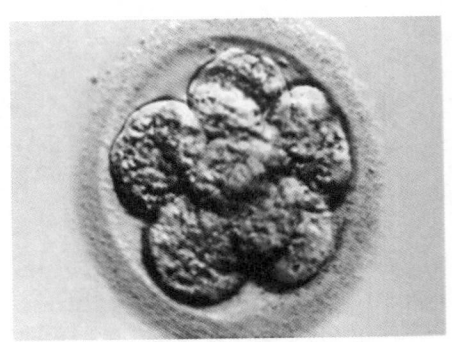

图 31-24　透明带胞质颜色较深

(十二) 囊胚期胚胎质量

囊胚期胚胎质量评估目前多采用 Gardner 囊胚评分系统,主要从囊胚腔扩张分级、内细胞团和滋养层细胞评分三个方面对其质量进行综合评估。

1. 囊胚腔分级　按照囊胚腔扩张程度分为以下 6 个阶段:

(1) 早期囊胚:囊腔出现,范围<胚胎体积的一半(图 31-25)。

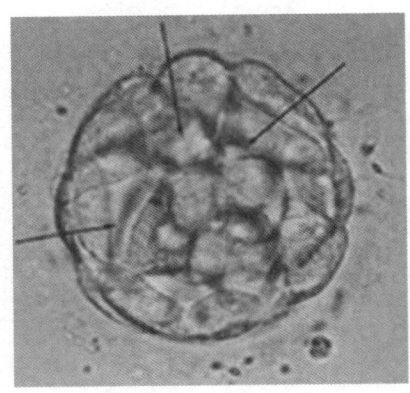

图 31-25　早期囊胚

(2) 晚期囊胚:囊腔范围≥胚胎体积的一半(图 31-26)。

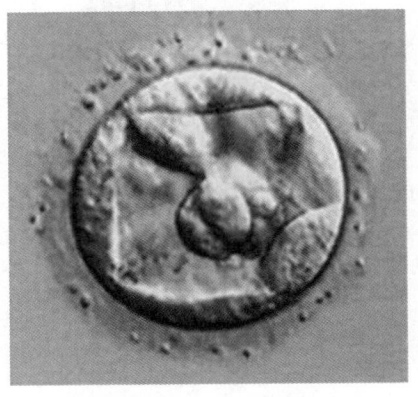

图 31-26　晚期囊胚

(3) 扩张期囊胚:囊腔占满胚胎,但未完全扩张(图 31-27)。

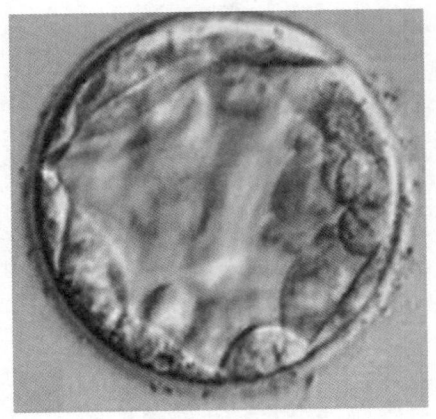

图 31-27　扩张期囊胚

(4) 完全扩张囊胚:胚胎完全扩张,体积增大,透明带薄(图 31-28)。

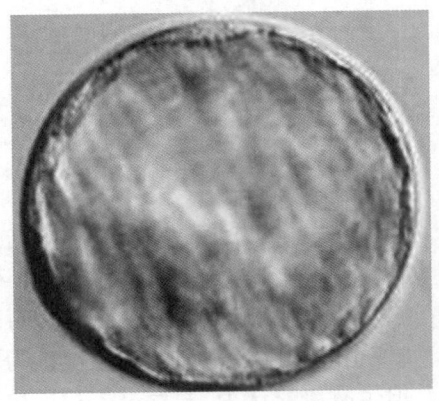

图 31-28　完全扩张囊胚

(5) 孵化囊胚:内细胞团(inner cell mass,ICM)和滋养层细胞(trophectoderm,TE)正从透明带(zona pellucida,ZP)孵出(图 31-29)。

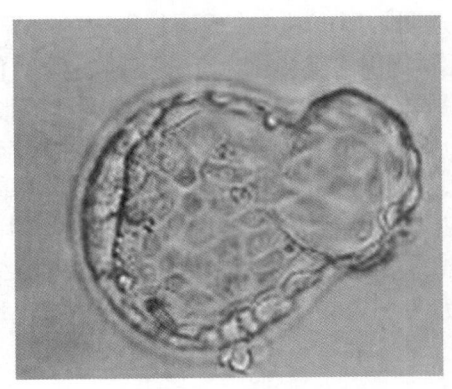

图 31-29　孵化囊胚

(6) 已孵出囊胚:ICM 和 TE 已完全从 ZP 孵出,见到空 ZP(图 31-30)。

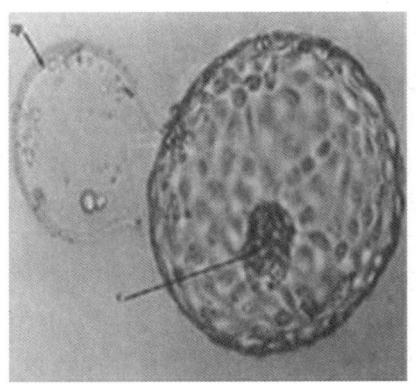

图 31-30　已孵出囊胚

对达到 3 期及以上的囊胚,按照囊胚 ICM 和 TE 的形态和数目又分为 A、B、C。

2. ICM 分级　A.ICM 细胞数多,紧密成团,清晰可见;B.ICM 细胞数少,排列松散;C.ICM 细胞数极少,几乎没有,不清晰。

TE 分级:A.TE 细胞数多,呈镰刀形连续平铺;B.TE 细胞少,排列松散;C.TE 细胞极少,几乎没有,不清晰。

囊胚评分以囊胚分级 +ICM+TE 分级综合评估来表示,如完全扩张期囊胚,内细胞团清晰紧密,滋养层细胞呈镰刀形连续平铺于 ZP 内壁,记为 4AA(图 31-31)。一般囊胚扩张程度为 3 期及以上,ICM 和 TE 细胞至少有一方为 B 级以上的囊胚符合移植和冷冻的标准,ICM 和 TE 均为 C 级的胚胎通常不予以利用。但是在临床实践中,高龄、卵巢储备差的患者常常经过多次取卵,仍难以获得优质囊胚,对于此类患者,建议不要轻易丢弃 CC 级别囊胚(图 31-32),移植 CC 级别的囊胚可增加患者受孕机会。

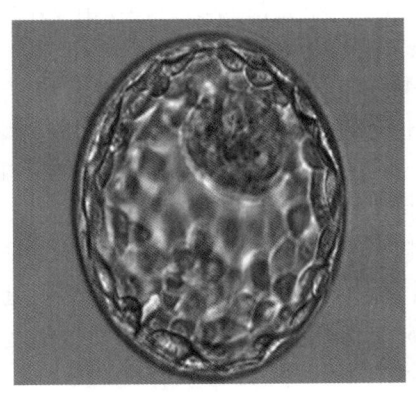

图 31-31　4AA 囊胚

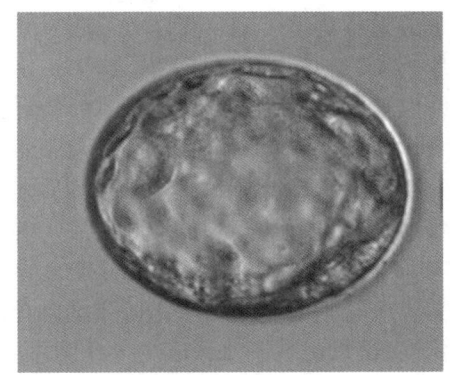

图 31-32　CC 级别囊胚

（十三）时差成像技术

时差成像(time-lapse imaging,TLI)技术是近年来出现的可以实时监控记录胚胎发育过程的新型无创胚胎培养及观察技术,该技术在不改变胚胎培养环境的条件下对其进行实时记录观察。传统的胚胎观察是静态的影像观察,观察时间固定,不能完全反映胚胎真实发育过程,有一定局限性。而 TLI 培养能够避免胚胎被多次移出培养箱观察,为胚胎发育提供更稳定的培养条件。通过分析 TLI 记录的形态动力学参数将有助于更全面评估胚胎质量,从而挑选出更具发育潜能的胚胎,是国内外胚胎培养和评估的一种新趋势。

TLI 所使用的定量参数包括以受精时间(t0)为起始点的绝对时间以及胚胎分裂至不同细胞时期之间的相对时间。常用指标有:原核出现时间(tPNa),原核消失时间(tPNf),胚胎发育至 2 细胞的时间(t2),发育至 3 细胞的时间(t3),以此类推 t4~t8;细胞开始融合的时间点(tSC),融合时间(tMf),囊胚腔形成时间点(tSB),囊胚扩张时间点(tEB),囊胚孵化的时间点(tHB),囊胚腔充满整个透明带的时间(tB)。还有一些细胞周期时长指标:2 细胞分裂到 3 细胞持续时间 CC2=t3-t2,3 细胞分裂到 5 细胞持续时间 CC3=t5-t3,3 细胞分裂到 4 细胞持续时间 S2=t4-t3,5 细胞分裂到 8 细胞持续时间 S3=t8-t5 等。除了观察记录以上定量参数以外,我们还需要观察异常的卵裂模式,比如直接分裂、无序分裂、反向分裂、卵裂球大小不均、多核以及碎片化等非典型现象。

（十四）胚胎移植

胚胎移植(embryo transplantation,ET)是指将卵裂期或囊胚期胚胎送回母体子宫腔内的过程。20 世纪 80 年代中期有学者提出 B 超引导下的胚胎移植可提高妊娠率。此法的优点是:①充盈膀胱可纠正子宫前屈度,便于插管,但应避免过度充盈引起患者不适并造成宫缩影响容受性。②超排周期增大卵巢可影响子宫位置，部分宫腔深度增加，B超下移植者可及时调整插管方向或深度，增加移植的信心，并避免盲插损伤内膜。③可直观插管及胚胎推注的全过程，移植物注入的位置，并了解移植后强回声点的移动情况。超声下观察到部分周期注入的强回声点迅速上移至宫角或间质部，分析可能是导致种植失败或异位妊娠的原因之一。④可测量患者宫颈管和子宫深度，根据患者子宫深度决定具体移植位置。

1. 操作步骤　①患者取截石位，按手术要求无菌操作，动作轻柔以免刺激宫颈、子宫等，窥器充分暴露宫颈，干棉球拭净阴道、宫颈白带及分泌物，再以培养液拭净宫颈口。②根据宫腔的深度将内芯尖端设置位于距宫底 0.5~1.0cm 处；并根据宫颈内口及宫腔的走向及其弯曲程度调整外套管的弯曲度。③内芯及外套管设置好后，取出内芯，并固定。④同时培养室工作人员将移植导管接到 1ml 注射器上；首先将选择好移植的胚胎转移至与胚胎一样的培养液的培养皿内，放入培养箱内待用。用同样培养液冲洗套上注射器的移植管 3 次，其目的是检查抽吸系统是否完好。然后将胚胎装载入导管内，移植总液量不超过 15μl。⑤吸好胚胎的移植导管，从外套管置入宫腔，将胚胎与移植液（约 15μl）注入宫腔内。固定注射器的活塞以免回抽导致移植失败。⑥取出移植导管送回培养室，将导管内剩余的培养液注入移植碟内，解剖镜下仔细观察是否有胚胎遗漏。⑦取出外管及器件，手术完毕。⑧患者在移植后减少剧烈活动，适当卧床休息。

2. 与妊娠率有关问题　①移植胚胎的质量与总评分和移植胚胎的平均评分呈正相关；②子宫内膜是否与植入胚胎发育同步；③胚胎数目太多如超过 6 个时，妊娠率并不一定相应提高，移植胚胎的数目宜限制在 1~2 个为宜，目前提倡单胚胎移植；④移植过程中子宫内膜受创伤而导致出血可明显影响胚胎移植的效果。

（十五）移植后的处理

1. 移植后适当卧床。虽无确切证据证明卧床休息可以提高着床率和妊娠率，但对年龄偏大者还是适当卧床休息好。

2. 超促排卵的黄体支持　由于在超促排卵下多使用降调节，GnRH-a 对垂体的过度抑制，导致 LH 分泌受到影响，继而使黄体酮的分泌减少，黄体期变短，E₂（雌二醇）/P（孕酮）的比例发生改变；抽吸卵泡导致颗粒细胞的过多丢失，使颗粒黄体细胞数

减少，而早期黄体期孕酮主要由颗粒黄体细胞合成，因而一般进行黄体期的支持。通常采用的方法如下：于取卵当天、取卵后第 3、6 天注射 hCG 2 000U。注意外源性 hCG 可影响妊娠试验结果，但一般停药 8 天后这种影响明显降低。使用 hCG 最大的顾虑是增加 OHSS 的危险，为了减少重度及危重 OHSS 的发生率，很多生殖中心选择了孕激素支持黄体功能。

黄体酮：由于人工合成孕酮的副作用和可能的致畸作用，在体外受精中极少使用。天然黄体酮除针剂外，还有口服微粒化黄体酮、孕酮凝胶（crinone）和孕酮阴道环，近年来也应用类似天然黄体酮的地屈孕酮。给药途径有肌内注射、口服、皮下、阴道、鼻内、直肠和舌下给药。目前国际和国内趋势都尽量用口服和阴道黄体酮代替肌内注射。用黄体酮的持续时间一般至少 12~14 天或直至月经来潮，如果妊娠试验阳性，孕酮治疗可持续到胚胎移植后 30 天，直至看到胎心或维持至妊娠 12 周。但也有文献报道，hCG 试验阳性后继续用黄体酮 3 周对分娩率无影响。还有试验表明，孕 4 周时血孕酮浓度>192nmol/L 时终止使用黄体酮，其分娩率与继续使用组无明显差异。

hCG 与黄体酮联合用药。于取卵当天、取卵后第 3、6 天注射 hCG 2 000U。同时肌内注射黄体酮。

黄体酮加天然雌激素：自采卵日起分两次肌内注射黄体酮总量 80~100mg/d，如妊娠则维持剂量至超声检查日，此后逐渐减量至停药；自移植日起给予 2~6mg/d 天然雌激素戊酸雌二醇，口服。Baird 等发现自然受孕周期比未受孕周期在排卵后 12 天有较高的 E₂ 水平。Sharara 等的一项研究表明 E₂ 峰值至黄体中期下降超过 4 倍可致低种植率和低妊娠率。目前仅在确认低雌激素的胚胎移植周期，雌激素和黄体酮同时被常规用于黄体支持。自 20 世纪 90 年代早期以来，人们开始尝试将雌激素用于常规体外受精周期黄体支持，并观察其效果。Fatemi 于 2006 年在拮抗剂方案体外受精周期中，自采卵日起加用 4mg/d 的戊酸雌二醇与单用黄体酮相比，种植率、继续妊娠率、早期流产率无显著差异。Lukaszuk 于 2005 年研究了 231 个单精子卵细胞质内注射技术-胚胎移植（ICSI-ET）周期，自采卵日起分别给 0、2、6mg/d 戊酸雌二醇（补佳乐）持续整个黄体期，同时黄体酮 600mg/d 阴道给药，结果发现 6mg 组获得高种植率和高妊娠率，差异有显著性。章汉旺等研究发现 6mg/d 戊酸雌二醇用于黄体支持有可能是提高体外受精或 ICSI-ET 周期种植

率和妊娠率、降低早期妊娠丢失率的有效剂量。

3. 妊娠的判定　于胚胎移植后的 14、16 天测定血清 hCG 水平及其上升情况以判断妊娠与否，或取晨尿查 hCG 以判断妊娠。若阳性可于相当于月经 49 天后进行超声检查以确定临床妊娠与否。要注意出现少量的阴道流血应继续密切观察，不能轻易否定妊娠。

（李豫峰）

第三节　卵母细胞胞质内单精子显微注射

卵细胞质内单精子注射（intracytoplasmic sperm injection，ICSI）是在显微操作系统帮助下，在体外直接将单个精子注入卵母细胞质内使其受精。1992 年，比利时布鲁塞尔自由大学，Palermo 等报道了世界首例人类经 ICSI 技术授精胚胎移植后获得妊娠成功，标志着 ICSI 技术在人类辅助生殖技术中的应用获得重大突破。

ICSI 技术授精缺少精子的穿透与精卵的自然融合，而是以一种侵入性操作将精子注入卵母细胞，由此引起的卵母细胞激活，其产生的 Ca^{2+} 振荡的强度和持续时间与常规体外受精受精卵母细胞的激活存在差异。

ICSI 技术的应用，为男性因素不育患者提供了获得子代的机会。较之常规体外受精，ICSI 极大地降低了对精子数量、活力及受精能力的要求。对于少、弱、畸精症及梗阻性无精症患者的受精率显著提高，可以获得同体外受精相近的妊娠率。目前，无论来自新鲜收集的精子或冻存解冻的精子，还是取自附睾与睾丸的精子或解冻冻存的睾丸、附睾精子，甚至是精子变形尚未完成的圆形精子细胞，均可行 ICSI 并能成功获得妊娠。影响 ICSI 结局的因素有多种。女性因素有年龄、卵母细胞的成熟度、子宫内膜容受性；实验室操作技术因素有精子注射入卵胞质前是否完全制动、精子是否真正注入卵胞质内、显微操作中对卵母细胞的损伤与否、卵母细胞的激活等。

而对于男性因素，如精子的来源、精子参数是否会影响 ICSI 的结局，国内外虽有大量研究，但至今仍无定论。但人们对 ICSI 技术安全性的担忧从未停止过，主要由于 ICSI 违背了自然受精的精卵结合的受精过程，以及 ICSI 作为一种侵入性操作，人为地选择精子对精子质量的筛选存在一定的盲目性。有研究认为 ICSI 的出生缺陷风险增加，这可能是精子原因导致，而非 ICSI 技术操作本身引起，因 ICSI 助孕的患者中部分是严重少、弱、畸精症，患者精子自身可能存在某些缺陷，从而增加了后代出生缺陷的风险。

一、ICSI 受精机制

（一）生理过程中 M Ⅱ 期卵母细胞的激活

在生理过程中，获能的精子与透明带结合，发生顶体反应，然后穿越透明带，精子融合开始后精子被制动，后者引起膜磷酸酶的激活，膜的超极化是精卵融合后的第一个反应，使卵细胞产生连续脉冲 Ca^{2+} 释放，激活卵细胞的成熟促进因子（mature promoting factor，MPF），从而激活 M Ⅱ 期的卵细胞。

（二）ICSI 过程中卵母细胞的人工激活

ICSI 时卵细胞不发生自然激活过程。显微注射针穿刺卵膜将引发 Ca^{2+} 的释放，在注射精子前回吸部分胞质，以及将精子推入胞质后退针，这一系列的刺激对卵细胞产生激活作用。卵胞质内的酶促进精细胞的膜释放精子细胞溶解蛋白，可进一步激活卵细胞。另外，精子制动过程部分破坏了精子尾部胞膜，确保精子进入卵母细胞胞质后释放精子蛋白以激活卵母细胞。

二、ICSI 方法

（一）卵细胞的处理

通常于取卵后 4~6 小时，去卵丘后选择有第一极体的成熟卵母细胞进行 ICSI 授精。

（二）显微注射过程

包括精子的制动、将精子先尾后头将精子吸入显微注射针、固定卵母细胞、将注射针从卵细胞 3 点或 9 点处穿越透明带及细胞膜进入胞质、回吸部分胞质，然后再将精子与回吸的胞质和尽量少的聚乙烯吡咯烷酮（PVP）一起注入卵细胞胞质内，最后迅速撤出注射针。检查精子是否确实在胞质内，如果发现精子在卵周间隙，则要重新注射。

三、卵细胞质内单精子显微注射的适应证和禁忌证

（一）ICSI 适应证

1. 严重的少、弱、畸精症。
2. 不可逆的梗阻性无精症。
3. 生精功能障碍（排除遗传疾病缺陷所致）。
4. 免疫性不育。

5. 既往常规体外受精失败。

6. 精子无顶体或顶体功能异常。

7. 需行胚胎植入前遗传学检测。

（二）ICSI 禁忌证

1. 男女一方患有严重的精神疾病、泌尿生殖系统的急性感染、性传播疾病。

2. 患有《母婴保健法》规定的不宜生育的、目前无法进行胚胎植入前遗传学诊断的遗传性疾病。

3. 任何一方具有吸毒等严重不良嗜好。

4. 任何一方接触致畸量射线、毒物、药物并处于作用期。

5. 女方子宫不具备妊娠功能或严重躯体疾病不能承受妊娠。

除常规 IVF-ET 所需准备外，男方可根据情况增加下列检查内容：

1. 染色体核型分析。

2. 性激素检查。

3. 无精症患者需行附睾穿刺或睾丸活检见成熟精子。

四、ICSI 的临床结果

ICSI 可以显著提高因男性因素导致不育的受精率和妊娠结局，但有研究显示对于非男性因素、仅输卵管结扎患者中实施 ICSI，并不提高临床妊娠率和活产率。ICSI 可用于补救常规体外受精失败的卵母细胞，称为"补救 ICSI"或"晚期 ICSI"，此类补救一般在受精后的第 2 天执行，其受精率可达50% 以上，但由于卵母细胞老化，获得的胚胎质量及移植后的妊娠结局显著降低。

五、ICSI 的安全性问题

由于 ICSI 违背了自然受精过程，且是一种侵入性的操作，人们对 ICSI 安全性问题的担忧一直没有停止过。ICSI 不像体外受精技术一样，在广泛应用到人类之前就有动物实验研究，而是因临床迫切需要而被迅速广泛应用；ICSI 技术失去了精卵结合过程中精子的自然筛选，人为地选择精子在质量上存在极大的盲目性。此外，ICSI 操作可能造成卵母细胞的机械损伤，ICSI 过程中使用的聚乙烯吡咯烷酮（PVP）是卵母细胞本身没有的物质，注入的PVP 去向以及其长期的影响都是令人担忧的问题。

目前，对 ICSI 安全性的研究报道结论并不一致。最近的研究显示，ICSI 出生缺陷率为 9.9%，高于体外受精的 7.2% 和自然妊娠的 5.8%，在经过多变量校正后分析，ICSI 仍存在出生缺陷增加的风险。流行病学调查研究发现，5~12 岁 ICSI 子代的认知能力、运动能力、社会心理发育，以及儿童头围、身高、体重与自然妊娠出生子代相比各项指标均无统计学差异，但 ICSI 远期的影响仍不明确。受精后早期钙离子信号和酶的活性调节表观遗传修饰，ICSI 是否引起异常表观遗传进而导致成年疾病或癌症发生率增加，需要进一步的观察和研究。

【经验分享】

ICSI 的临床应用越广泛，技术的安全性就越来越受关注。一方面临床上要严格掌握 ICSI 适应证；另一方面，胚胎实验室要建立标准操作流程，使侵入性操作的理论风险降到最低，减少对配子的潜在损伤，减少卵母细胞受到外界环境波动的干扰，保障受精与胚胎发育结局。

（乔 杰）

第四节 胚胎冷冻保存及冻融胚胎移植技术

生殖冷冻技术是生殖工程技术中非常重要的一部分。人类精子、卵母细胞、胚胎甚至卵巢组织冷冻的成功，不仅使辅助生殖技术的累计妊娠率大大提高，也使得长期保存生殖细胞或生殖组织成为可能，为肿瘤患者手术、化疗或放疗前，以及目前不想生育但担心将来可能因生育能力下降而致不孕的正常女性"储存"生育力。

胚胎冷冻技术将患者胚胎保存起来，以利选择合适的时机移植。胚胎冷冻保存 - 移植技术有效解决了剩余胚胎的去留问题，降低了卵巢过度刺激综合征等并发症的发生，提高了体外受精 - 胚胎移植术（in vitro fertilization and embryo transfer，IVF-ET）的累计妊娠率。

在 IVF-ET 治疗中，使用外源性促性腺激素进行控制性超排卵，往往获得数个至数十个卵母细胞，受精后获得多于移植所需要的胚胎，将近 1/2 的体外受精周期会有剩余胚胎。将这部分胚胎冷冻保存起来，冷冻保存的胚胎已经完全停止代谢，需要时采用适当的复温方法将其解冻，将解冻的胚胎移回母体,可增加累计妊娠率。

人类第一例冷冻胚胎解冻后移植获得妊娠的报道是 1983 年。此后,人类胚胎冷冻保存技术迅速发展并广泛地应用于临床,成为体外受精治疗的一个重要组成部分。第一例冷冻胚胎妊娠来自于慢速冷冻技术(slow freezing)。近年来玻璃化冷冻技术(vitrification)在体外受精中的广泛应用,尤其是囊胚期胚胎冷冻中的应用,获得了较好的临床结局。

一、胚胎冷冻保存的意义

胚胎冷冻保存的最大意义是增加体外受精治疗的累计妊娠率。此外,体外受精治疗中胚胎冷冻技术还可以用于预防卵巢过度刺激综合征;子宫内膜薄、粘连或出血等不适宜胚胎移植;卵母细胞捐赠,为捐卵者进行传染性或遗传性疾病的筛查和复查提供足够的时间;患者发生意外情况,如有发热性疾病或移植入宫腔非常困难者等;植入前遗传学检测。胚胎在原核期、卵裂期和囊胚期均可进行冷冻保存。

二、冷冻损伤与冷冻保护剂

冷冻保存的重要目标是胚胎经过降温冷冻和复温之后,胚胎仍能保持其原有的生物活性。在冷冻 - 复苏过程中,胚胎经历着一系列的温度变化:从生理温度降至非生理状态的超低温,随后又从超低温复温至生理状态的温度。这一系列的变化严峻地挑战着胚胎继续发育的潜力和存活力。

(一)冷冻对细胞的损伤

储存温度过低本身并不会导致胚胎细胞发生损伤,但由于活体细胞内存在众多细胞器,在冷冻和复苏过程中,因细胞内的冰晶形成、渗透性损伤、渗透性休克,以及在降温复温过程中出现的从生理温度降至非生理状况的超低温,又从超低温复温至生理温度,这种大幅度温度变化或波动,可能会严重影响胚胎的存活及生物活性,甚至导致胚胎死亡,这些损伤统称为冷冻损伤,从发生机制来看,包括物理性损伤和化学性损伤。

(二)冷冻保护剂

冷冻保护剂(cryoprotectant)是一类可在冷冻过程中用来保护细胞,抵抗冷冻损伤的化合物。冷冻保护剂是一种脱水剂,既帮助细胞最大限度地脱水,以防细胞内冰晶的形成,又是渗透性压力的缓冲剂,保护细胞在冷冻过程中不受渗透性损伤的

危害。冷冻保护剂从生物化学特性上分为渗透性冷冻保护剂、非渗透性冷冻保护剂和其他冷冻保护剂。

三、常用冷冻方法

(一)慢速冷冻法

又称平衡冷冻法或程序冷冻法。慢速冷冻法是利用较低浓度的冷冻保护剂,通过程序冷冻仪的控制,将胚胎放入含有一定浓度冷冻保护剂的冷冻液中处理后,慢速降温(0.2~2.0℃/min)至一个较低的温度(-80~-35℃),在缓慢降温过程中让细胞缓慢脱水。在 -8~-6℃时利用人工植冰的方法越过细胞的超冷阶段,进一步启动脱水过程,在进入液氮前使卵母细胞胞质处于玻璃化状态,实现卵母细胞低温保存。

慢速冷冻技术临床已应用多年,技术成熟、稳定,广泛地应用于体外受精中原核期到囊胚期胚胎的冷冻保存。慢速冷冻技术虽然在胚胎冷冻中发展了十几年,但在卵母细胞冷冻方面没有很大的突破,较低的冷冻复苏率及不高的发育潜能成为卵母细胞慢速冷冻发展的巨大障碍。

(二)玻璃化法

利用高浓度的冷冻保护剂溶液将细胞内的水分置换出来,经急速降温由液态转化为外形类似玻璃状的非晶体化固体状态。其机制在于使用高浓度冷冻保护剂和极快速的冷冻及解冻速率,避免了发生广泛的去玻璃化和再结晶,快速度过玻璃化的冰点,避免了细胞内外冰晶形成,维持了正常的超微结构,减少对细胞的损害,使得卵母细胞冷冻复苏率得到大大提高。但室温下高浓度的冷冻保护剂对细胞有一定的毒性,除要选择适宜的冷冻保护剂外,还要缩短平衡时间,降低平衡温度,提高冷却速率。常用的玻璃化冷冻载体按胚胎是否可能直接接触液氮可分为开放式载体或封闭载体。

目前玻璃化冷冻技术主要用于囊胚的冷冻,并获得比慢速冷冻好的效果。这主要与囊胚的结构相关,囊胚具有一个显著的特点就是囊胚腔,在冷冻过程中冷冻保护剂不能有效地渗入囊胚腔,囊胚腔内的液体形成冰晶而引起损伤,而玻璃化法避免了冰晶的形成。对于细胞期的胚胎,玻璃化法显著改善的是复苏率,而在移植周期的妊娠率并没有显著提高,但玻璃化冷冻技术高浓度冷冻保护剂的毒性对胚胎的影响仍是需要进一步观察和研究的问题。

四、胚胎冷冻时期的选择

胚胎在分裂胚期和囊胚期均可进行冷冻,具有相似的复苏率。囊胚培养会减少可利用胚胎的数量,但可以优选出发育潜能更好的胚胎。囊胚冷冻由于其复苏后的高种植率,更有可能实现单胚胎移植,以降低多胎妊娠率。应针对患者的胚胎情况,个体化制订冷冻方案。

五、胚胎质量对胚胎冷冻与复苏效果的影响

胚胎质量是影响冻融周期临床结局的重要因素。胚胎冷冻与复苏过程中,少部分胚胎的部分或全部卵裂球可能发生不可逆的损伤,甚至死亡。胚胎质量越好,抗冷冻和复苏损伤的能力越强,冷冻复苏后的存活率和完整率越高。胚胎碎片多少、卵裂球的均一化程度、胞质颗粒化、空泡是否存在及数量等因素均影响胚胎复苏效率。

六、胚胎冷冻保存 - 移植技术的适应证和禁忌证

(一) 适应证

1. 体外受精周期胚胎移植后剩余胚胎。
2. 体外受精周期为避免 OHSS 的发生。
3. 赠卵者与受卵者子宫内膜发育不同步(我国内地目前无此项适应证)。
4. 将进行化疗或放疗的已婚妇女胚胎冻存,储存生育力。
5. 体外受精周期因其他各种原因不能胚胎移植者。

(二) 禁忌证

1. 各种全身疾病不能胜任妊娠者。
2. 生殖器官急性炎症。
3. 传染性疾病的急性期。
4. 病毒感染急性期。
5. 正在吸毒者。

七、冻融胚胎的移植

(一) 自然周期

适用于年轻、月经周期规律且排卵正常者。月经周期第 8~10 天起超声监测卵泡发育和排卵情况,同时测血清雌二醇(estradiol,E$_2$)、黄体生成素(luteinizing hormone,LH)及孕激素值。如冷冻的胚胎为取卵受精后第 3 天的卵裂球期胚胎,自然周期监测排卵后第 3 天或 LH 峰后第 4 天进行移植。根据冷冻胚胎的时期不同依次类推。自然周期胚胎移植后可以不予药物进行黄体支持。如临床评估患者有黄体功能缺陷的可能,可给予黄体支持。自胚胎移植日起口服地屈孕酮 20~30mg/d,或黄体酮油剂 20mg/d,或微粒化黄体酮 100~300mg/d,或黄体酮凝胶(含微粒化黄体酮 90mg/d)。直至移植后 2 周,妊娠者维持至移植后 4~6 周。

(二) 激素补充周期

适用于体内雌激素水平低或排卵功能障碍的无排卵患者。激素补充周期包括降调节人工周期和直接替代人工周期两种。目前广泛应用直接替代人工周期,从月经周期或撤退性出血的第 2~3 天起,戊酸雌二醇 4~8mg/d,B 超监测子宫内膜厚度,10~14 天后当子宫内膜厚度 ≥8mm 时,开始加用黄体酮 60~100mg/d。通常受精第 3 天卵裂球期胚胎于应用黄体酮第 5 天移植。黄体酮用量方案不同胚胎移植时机需要相应调整。

> ## 【经验分享】
>
> 胚胎冷冻保存 - 移植技术作为保护和保存生育力的重要方法之一,如何提高技术水平,降低冷冻和复苏过程中对胚胎产生损伤的因素尤为重要。
>
> 虽然近年来的循证医学数据显示冻融胚胎移植出生的婴儿出生缺陷没有显著增加,但是仍存在争议,仍需长期随访和研究。

(乔 杰 马彩虹)

第五节 胚胎植入前遗传学检测

植入前遗传学检测(preimplantation genetic testing,PGT)是在体外受精的基础上,胚胎着床之前即对卵母细胞或胚胎进行遗传物质活检并检测基因是否异常或人类白细胞抗原(human leukocyte antigen,HLA)配型。PGT 是一种更早期的产前诊断,避免了产前筛查可能导致的人工流产或引产给母体带来精神和身体的创伤。

一、PGT 技术的临床应用与指征

PGT 技术主要包括染色体结构异常(PGT for

chromosomal structural rearrangements，PGT-SR）、单基因遗传病（PGT for monogenic gene defects，PGT-M）和非整倍体筛查（PGT for aneuploidies，PGT-A）。

（一）染色体异常

染色体是遗传物质的载体。人类的每条染色体上约有上千个基因，23 对染色体任何一条如果发生数目异常或微小的结构改变，都将导致遗传物质的改变。染色体数目异常或结构畸变通称为染色体异常。染色体异常会导致流产、畸形胎儿及出生缺陷等，因此应用 PGT 技术进行早期干预和预防尤为重要。

（二）单基因遗传病

单基因疾病是指受一对等位基因影响而发生的疾病，目前人类单基因遗传的疾病近 7 000 种，根据遗传方式不同又可分为常染色体显性、常染色体隐性、X 连锁显性、X 连锁隐性、Y 连锁和线粒体遗传等。1996 年，PGT 技术开始应用于单基因疾病，目前可进行 PGT 的疾病超过 300 多种。

（三）HLA 配型

HLA 是具有高度多态性的同种异体抗原，其化学本质为一类糖蛋白、HLA 受控于称作人类主要组织相容性复合体（major histocompatibility complex，MHC）的基因簇，除同卵双生子外几乎无 HLA 相同者的遗传基础。HLA 还是一些遗传性疾病的标志，如银屑病、强直性脊髓炎和肾上腺皮质增生症等。

（四）临床指征

在辅助生殖领域，PGT 除了应用于有遗传问题的夫妇选择胚胎外，还可用于胚胎染色体筛查，称为胚胎植入前遗传学筛查（preimplantation genetic screening，PGS），即 PGF-A 主要用于检测非整倍体，因为染色体非整倍性是在体外受精周期中引起胚胎发育停止、种植失败及自发性流产的主要因素。

目前 PGT 主要指征如下：

1. 夫妇双方至少一个有染色体数目及结构异常的患者。

2. 夫妇双方至少一个有单基因疾病的患者。

3. HLA 配型：为生育同胞子女为患儿提供干细胞治疗。

4. 不明原因反复妊娠丢失的患者。

5. 生育过染色体核型异常患儿的夫妇。

6. 高龄（超过 35~38 岁）。

7. 胚胎反复种植失败。

8. 需降低胚胎因素导致流产的部分不孕夫妇。

二、PGT 活检材料

PGT 技术的关键是卵母细胞或胚胎的活检，和活检材料的遗传学分析。PGT 遗传学检测的材料可来源于体外受精的各个阶段，包括极体活检、卵裂球活检、囊胚活检。极体活检只能提供母源性遗传信息。卵裂球活检多选在受精后第 3 天发育至 6~10 细胞阶段的分裂期胚胎，此时卵裂球具有发育的全能性，研究表明移去 1~2 个卵裂球并不影响胚胎的继续发育。囊胚活检则在囊胚形成时活检 3~10 个滋养外胚层细胞。

三、PGT 活检方法

活检包括透明带打孔和细胞获取两个过程。透明带打孔包括化学法、机械法、激光法。化学法由于 Tyrode 酸可能对胚胎有损伤，故目前很少采用；机械法虽然对胚胎损伤相对小，但是技术难度高，体外操作时间长，逐渐被激光法取材所取代。激光法透明带打孔指通过激光发生器产生的激光能量使局部透明带熔解挥发，通过调整激光能量、作用时间及脉冲次数来控制透明带打孔的大小。

四、PGT 所用诊断技术

（一）聚合酶链反应

聚合酶链反应（polymerase chain reaction，PCR）最早用于 PGT 进行性别选择，其后被相对简单、准确的 FISH 技术取代。目前 PCR 的应用主要针对单基因疾病的诊断，具有高敏感性，能够精确分析到单个碱基的改变。由于单细胞 PCR 存在扩增失败、污染、等位基因脱扣、优势扩增等问题，临床检测中常常采用多重 PCR（M-PCR）同时分析多个短串联重复序列（short tandem repeat，STR）进行连锁分析以提高诊断的准确性。荧光 PCR（fluorescent polymerase chain reaction，F-PCR）结合毛细管电泳分析因具有更高的敏感性和分辨率。全基因组扩增（whole genome amplification，WGA）是对全基因组序列以最小的偏倚进行非选择性扩增的技术，大幅增加 DNA 的总量。PGT 中对活检获得的数个细胞进行扩增，获得足量的 DNA 模板进行后续的 PCR、芯片分析或高通量测序。

（二）荧光原位杂交技术

荧光原位杂交技术(fluorescence in situ hybridization, FISH)是 20 世纪 80 年代末在已有的放射性原位杂交技术的基础上发展起来的一种非放射性分子细胞遗传学技术,根据两条单链核酸分子在一定条件下同源互补碱基顺序会产生分子杂交的原理,利用已知的标记的核酸探针,在组织、细胞或染色体上检测相应的 DNA 或 RNA 序列的一种技术。FISH 技术安全快速、灵敏度高,能显示中期分裂象和间期核,在其基础上又发展了多色荧光原位杂交技术(M-FISH)等,目前已被广泛应用于基础和临床研究中。

（三）微阵列比较基因组杂交

微阵列比较基因组杂交(array-based comparative genomic hybridization, aCGH)是一种高通量的分子细胞遗传学检测技术,将待检样本和标准参考品标记不同的荧光信号后,与芯片上的微阵列分布的探针进行竞争杂交,通过分析两者的信号强度,来判断染色体组的缺失和重复。aCGH 优势在于为不同患者不同染色体异常提供了一种通用的检测方法,不需要针对不同个体设计不同的探针,同时可以全面地分析胚胎染色体的异常。

（四）单核苷酸多态微阵列芯片技术

单核苷酸多态微阵列芯片技术(single nucleotide polymorphism-based array, SNP array)基本原理是应用已知的核苷酸序列作为探针与荧光标记的靶核苷酸序列进行杂交,通过对信号的检测进行 SNP 定性与定量分析。目前,SNP array 和 aCGH 均已逐渐取代 FISH 技术,越来越多地用于 PGT。SNP array 可以通过对胚胎样本及家系进行 SNP 分型,建立 SNP 单体型图,从而作为单基因疾病 PGT 的检测手段。

（五）二代测序技术

二代测序(new generation sequencing, NGS),又称高通量测序,基于芯片的测序方式,可以进行大规模的平行测序,实现边合成边测序。原理是将样本 DNA 构建文库,在固体表面上固定和扩增,通过荧光序列读取反应进行测序。

五、PGT 安全性和准确性评估

（一）安全性评估

关于卵裂球活检对胎儿的宫内生长、新生儿的健康及其智力发育的影响,欧洲人类生殖与胚胎学学会(ESHRE)近年来连续发表的全球 PGT 监测和随访的结果报告表明:迄今为止尚无任何资料提示这种影响的存在。最终的结论仍有待前瞻性、大样本和长时期的对照研究。

第一极体活检已应用于数万个卵母细胞的染色体异常筛查,迄今为止尚未见活检后卵细胞受精率、卵裂率、囊胚形成率的明显下降或多精受精的显著性上升。胚胎移植后的着床率、着床后的胚胎宫内生长发育,以及婴儿出生后的随访也均未发现与非活检者存在显著性差异。第二极体活检的小鼠实验结果也与上述结果相似。

从理论上讲,囊胚滋养层细胞活检较卵裂球活检应该更安全、更可靠,但由于囊胚活检后遗传学分析所需时间与胚胎移植窗口期之间存在矛盾,胚胎需要冷冻保存,其安全性评估同样需要前瞻性、大样本和长时期的对照研究。

（二）准确性评估

应用于 PGT 的细胞数量少,技术难度大,存在相对较高的诊断失败和错误的风险。其中单细胞 FISH 可因卵裂球嵌合体的存在、细胞核缺失或不完整、杂交不完全、杂交信号重叠等原因而发生诊断误差。而单细胞 PCR 的诊断失败或错误主要由扩增失败、外源性 DNA 污染和等位基因脱扣所致。

> **【经验分享】**
>
> PGT 是基于体外受精技术之上的遗传学检测技术,涉及药物促超排卵、卵泡穿刺、卵母细胞或胚胎活检、遗传学诊断等多个操作分析过程,费用昂贵,对母亲和胚胎均存在安全性的担忧。PGT 胚胎移植后妊娠的妇女,应在孕 16~20 周进行羊膜腔穿刺,羊水细胞遗传学分析以明确诊断。
>
> 未来活检取材的方法从有创走向无创,即无创胚胎染色体筛查(noninvasive chromosome screening, NICS),通过检测胚胎培养液中的胚胎游离 DNA 来反映胚胎的染色体状况。胚胎培养液中存在的基因组 DNA 平均约 9.9pg,全基因组扩增后获得足够的 DNA 模板进行二代测序,具有较好的应用前景。

（乔 杰 马彩虹）

第六节　辅助生殖技术的并发症

辅助生殖技术(assisted reproductive technology,

ART）中，尤其是体外受精-胚胎移植术（in vitro fertilization and embryo transfer，IVF-ET）中，卵巢控制超促排卵以获得多个卵母细胞，进而获得多个胚胎供选择和移植。超促排卵在提高妊娠率的同时也带来潜在风险。辅助生殖技术的并发症主要包括卵巢过度刺激综合征（ovarian hyperstimulation syndrome，OHSS）、多胎妊娠、取卵后腹腔内出血、感染和异位妊娠等。本文主要阐述卵巢过度刺激综合征和多胎妊娠。

一、卵巢过度刺激综合征

卵巢过度刺激综合征通常由于使用促排卵药物所引起，与患者的敏感度和内分泌状态、药物的种类及数量、是否妊娠有关，严重者如不及时适当治疗可致生命危险。OHSS 的特征为双侧卵巢囊性增大、毛细血管通透性增加、急性体液及蛋白外渗入人体第三间隙，从而引发血液浓缩、低血容量、电解质紊乱、肝肾功能受损及血栓形成等一系列临床体征。

（一）发病率

促排卵引起的轻度 OHSS 的周期发生率为 5%~10%，重度 OHSS 的发生率为 0.2%~0.5%。

辅助生殖技术中超促排卵引起 OHSS 的发生率更高，多发生于超促排卵周期中的黄体期与早妊娠期，分为早发型与晚发型两种。早发型多发生于人绒毛膜促性腺激素（hCG）扳机应用后的 3~7 天内，其病情严重程度与卵泡数、雌二醇（E_2）水平有关；如无妊娠，10 天后缓解，如妊娠则病情加重；晚发型多发生于 hCG 应用后 12~17 天，与妊娠尤其是多胎妊娠有关。

大多数 OHSS 病例的发生与注射促性腺激素进行卵巢刺激有关，偶有病例发生于氯米芬周期和自然受孕周期。自发性 OHSS 病例可能由于 FSH 受体的变异，导致对 hCG 的过度敏感引起。

OHSS 发生的高危因素包括年轻（<35 岁）、多囊卵巢综合征、妊娠、高血清雌激素水平、多个卵泡生长等。

（二）发病机制

OHSS 是卵泡期卵泡过度反应的结果，发生在黄体期 LH 峰后或 hCG 扳机促卵母细胞成熟后。应用外源性 hCG 进行黄体支持及内源性 hCG 水平的升高可加重症状并延长持续时间。

卵巢对 hCG 或 LH 的高反应导致血管活性物质释放，引起血管通透性升高、急性体液和蛋白渗出进入人体第三间隙，从而形成胸腹水、血液浓缩

与血容量减少。可能参与 OHSS 病理生理的因子包括血管内皮生长因子（vascular endothelial growth factor，VEGF）、前列腺素、其他细胞因子家族与内皮素以及肾素-血管紧张素系统构成成分，特别是血管紧张素Ⅱ。

（三）分类

1989 年，Golan 等根据临床症状、体征、B 超及实验室检查将其分为轻、中、重三度（表 31-1）。

表 31-1 OHSS 分度

	轻 中 重
Ⅰ	仅有腹胀及不适
Ⅱ	Ⅰ＋恶心、呕吐/腹泻 卵巢增大 5~12cm
Ⅲ	Ⅱ＋B 超下有腹水
Ⅳ	Ⅲ＋临床诊断胸腔积液/腹水/呼吸困难
Ⅴ	Ⅳ＋低血容量改变，血液浓缩、血液黏度增加、凝血异常、肾血流减少，导致少尿、肾功异常、低血容量休克

Navot（1992 年）和 Rizk（1999 年）等将重度 OHSS 分为重度与危重两组，其主要依据为体征与实验室检查（表 31-2）。

表 31-2 OHSS 重度分级

重度症状	严重	危重
卵巢增大	≥12cm	≥12cm
腹水	大量腹水	大量腹水
胸腔积液	伴或不伴胸腔积液	伴或不伴胸腔积液
血液浓缩	Hct>45% WBC>15 000/mm³	Hct>55% WBC≥25 000/mm³
少尿	少尿	少尿
血肌酐	0~1.5mg/dl	≥1.6mg/dl
肌酐清除率	≥50ml/min	<50ml/min
低蛋白血症	重度 肝功异常 全身水肿	重度 肾衰竭 血栓 成人型呼吸窘迫综合征

(四) 临床表现

1. **胃肠道症状** 轻度患者可有恶心、呕吐、腹泻，因卵巢增大与腹水增多腹胀逐渐加重。

2. **呼吸系统症状** 胸腔积液与大量腹水均可致胸闷、憋气，胸腔积液较重时可致肺组织萎缩出现呼吸困难，如发生肺栓塞或成人型呼吸窘迫综合征时也可致呼吸困难，出现低氧血症。

3. **肝功异常** 因液体渗出可致肝脏水肿，约25%患者出现谷草转氨酶、谷丙转氨酶升高，碱性磷酸酶往往处于正常值上限，肝功升高水平与OHSS病情轻重相关，并随病情的好转恢复正常。

4. **肾功异常** 因血容量减少或因大量腹水致腹腔压力增大，导致肾灌注减少，可出现少尿、低钠血症、高钾血症与酸中毒，严重时出现尿素氮、血肌酐升高，也随病情好转恢复正常。

5. **低血容量性休克** 因液体渗出，血容量减少可发生低血容量性休克。

6. **血栓** 发病率在重度OHSS患者中约占10%，多发生于下肢、脑、心脏与肺，出现相应部位症状，发病时间甚至在OHSS好转后数周。血栓形成是OHSS没有得到正确治疗而发生的极严重后果，危及患者生命，甚至可留下永久性后遗症，是必须予以积极防止的。

OHSS具有自限性，如未妊娠将随着黄体溶解的开始自然恢复。OHSS的恢复首先表现为腹水的进行性减少与尿量的迅速增多。如果患者妊娠，症状与体征因升高的内源性hCG将持续甚至恶化，通常需要进一步的观察与治疗。尽管hCG水平持续性升高，然而大多数病例将维持稳定，并且在妊娠6周前开始逐渐改善。

(五) 诊断

依据症状与体征，结合B超下腹水深度与卵巢大小的测量，诊断OHSS及其分度；同时检测血细胞比容（Hct）、白细胞计数（WBC）、电解质、肝肾功能以确定病情严重程度。

(六) 治疗

原则：因OHSS为自限性疾病，OHSS的病情发展与体内hCG水平相平行，未妊娠患者随着月经来潮病情好转；妊娠患者孕早期病情加重。

1. 轻度OHSS可不予处理，需避免剧烈活动防止卵巢扭转。

2. 中度OHSS可观察，多进高蛋白饮食，每天监测体重与24小时尿量，尿量应不少于1 000ml/d。

3. 重度OHSS应住院治疗，每天监测24小时出入量、腹围、体重；每天或隔天检测血细胞比容（Hct）、白细胞计数（WBC）、尿渗透压；据病情定期监测电解质、肝肾功能、B超监测卵巢大小，以及胸腔积液和腹水变化，以评估治疗效果。

(1) 扩容：OHSS因液体外渗致血液浓缩，因此扩容是最主要的治疗。扩容液体包括晶体液与胶体液。晶体液可选用5%葡萄糖或10%葡萄糖、5%葡萄糖盐。一般晶体液用量约500~1 000ml。只用晶体液不能维持体液平衡，因此要加用胶体液，如白蛋白、羟乙基淀粉、低分子右旋糖酐、冷冻血浆等胶体液扩容。

(2) 胸腹腔穿刺：穿刺的指征：①持续大量胸腔积液致呼吸困难；②少尿；③血Cr ≥ 1.5mg/dl；④肌酐清除率降低；⑤重度腹水致腹胀痛；⑥危重的OHSS发生肾衰竭、血栓等情况。在有腹腔内出血或血流动力学不稳定的情况下禁忌腹穿。穿刺一定要在B超定位后进行。穿刺可以减少腹腔压力，增加肾血流灌注，从而增加尿量；同时也减少了与发病相关的血管活性因子，从而缩短病程。穿刺引流前后要注意扩容治疗。

(3) 卵巢囊肿抽吸：B超下抽吸卵巢囊肿可以减少卵巢内血管活性物质的生成，但有引起囊肿破裂、出血可能，因此原则上不建议囊肿抽吸。

(4) 预防血栓：患者应筛查有无血栓倾向。对于严重的血液浓缩，如血细胞比容>50%，有血栓倾向者，应考虑预防血栓的治疗，可给予低分子量肝素。

(5) 终止妊娠

指征：合并严重并发症，如血栓、成人型呼吸窘迫综合征、肾衰竭或多脏器衰竭时；在持续扩容并反复多次腹水引流后仍不能缓解症状时，也可考虑终止妊娠。

(七) 预防

OHSS是一种严重的危及生命的疾病，最好的治疗是预防。

预防措施：

1. **个体化刺激方案** 确认OHSS高危人群，促性腺激素小剂量起始，促排卵后一定要B超监测卵泡生长。

2. **hCG的应用**

(1) GnRH-a替代hCG促卵母细胞成熟：未用GnRH-a降调节者，包括应用GnRH拮抗剂者，可用短效GnRH-a代替hCG促卵母细胞成熟，激发内源性 LH 峰,从而降低 OHSS 的发生。

（2）减少 hCG 量:减至 5 000U 甚至 3 000U 均可达到促卵泡成熟效果,但不能完全防止 OHSS 的发生。

（3）Coasting 疗法:对于 OHSS 高危人群,当有 30% 卵泡直径超过 14mm,血 E_2 > 6 000pg/ml,总卵泡数 > 30 个时,终止促性腺激素的使用,每天测定血中 E_2 浓度,当 E_2 降到一定水平后再应用 hCG,可明显降低 OHSS 的发生率。一般 Coasting 时间不超过 3 天,E_2 水平界值多以 < 3 000pg/ml 为标准。

3. **黄体支持**　hCG 的应用增加了 OHSS 的发病率,因而对于高危人群不用 hCG 黄体支持,仅用孕激素黄体支持可降低 OHSS 发生率。

4. **未成熟卵体外成熟培养(*in vitro* maturation, IVM)**　此技术最早于 1991 年由 Cha 等提出并报道了妊娠个案。其将卵巢中不成熟卵母细胞取出,使之脱离高雄激素环境于体外培养,成熟后应用 ICSI 技术使之受精,从而避免了超排卵所致 OHSS 的发生。

5. **冷冻胚胎**　在 OHSS 高危人群中可采用胚胎冷冻的方法,从而避免了内源性 hCG 的作用,减少了 OHSS 的发生。对于早发型 OHSS 患者冷冻胚胎避免了因妊娠而病情的进一步加重,即使发生 OHSS 通常持续时间短、症状轻,月经来潮可自行好转。

6. **多巴胺受体激动剂**　如卡麦角林,可以有效降低毛细血管通透性,从而降低 OHSS、尤其是重度 OHSS 的发生率,并对缓解腹胀等不适症状有积极作用。

【经验分享】

OHSS 主要由于促排卵后应用外源性 hCG 或妊娠 hCG 升高引起的一种严重医源性疾病。预防是关键,对高危患者降低促性腺激素剂量、降低 hCG 剂量或使用 GnRH-a 替代 hCG 促卵母细胞成熟、全胚冷冻等。治疗原则是补充血容量、防止血液浓缩。大量胸腔积液和腹水伴呼吸困难,或白蛋白扩容治疗仍少尿时,为了迅速缓解症状,可在 B 超监测下穿刺腹水引流以缓解腹腔压力,改善脏器微循环。必要时使用抗凝治疗以防止血栓形成。对病情严重且难以控制的患者应果断终止妊娠。

二、多胎妊娠

多胎妊娠是最常见的促排卵并发症,多数是双胎妊娠。辅助生殖技术的应用增加了单卵双胎与双卵双胎的危险,以及高序多胎分娩的危险。相较于普通人群 0.4% 的发生率,促排卵将单卵双胎的发生率增加到 1.2%。用氯米芬诱导排卵妊娠中双胎妊娠约占 10%,三胎妊娠约占 1%。而应用外源性促性腺激素可导致更高的多胎妊娠的风险,特别是年龄 < 32 岁及多囊卵巢综合征的患者。在用外源性促性腺激素妊娠的患者中,多胎妊娠的发生率达到 30%~40%。

（一）与多胎妊娠相关的问题

1. **早产**　约 30% 的三胎妊娠与约 75% 的四胎妊娠将在孕 32 周前出生。将近 25% 的双胎妊娠与 75% 的三胎妊娠将入住新生儿监护病房(neonatal intensive care unit, NICU)。这些婴儿在 NICU 的住院时间一般为双胎妊娠 18 天、三胎妊娠 30 天、四胎妊娠 58 天。

2. **小于胎龄儿**　除了胎儿未成熟,多胎妊娠也增加了小于胎龄儿(small for gestational age infant, SGA)的危险,其发生率随着孕龄而增加。对于双胎,达 34 周时 28% 将是 SGA,达 37 周时这一比率升到了 40%。对于三胎妊娠,达 35 周时 50% 将为 SGA。

3. **脑瘫与其他缺陷**　与单胎妊娠相比,双胎妊娠中新生儿脑瘫发生率增加 5.5 倍,三胎妊娠脑瘫危险性增加近 20 倍。出生缺陷在多胎妊娠中也有所增加。单卵双胎的先天畸形是双卵双胎的 2 倍。在一项研究中,明显的先天异常的危险在三胎妊娠中是 5%。

4. **婴儿死亡率**　多胎妊娠婴儿死亡率大大增加。三胎妊娠围产期婴儿死亡率 > 10%,包括所有的胎死宫内与 20 周后分娩。另外,先天畸形引起的死亡与 SGA 相关的危险、婴儿相关的羊水过少、脐带意外与双胎输血综合征的危险有所增加。因早产、新生儿死亡率增加,故多数与死亡相关的情况是呼吸窘迫综合征,占新生儿死亡的 1/2。

5. **孕产妇并发症**　因多胎妊娠,所有妊娠妇女的并发症都有增加。除早产外,还包括胎膜早破、子痫前期、妊娠期糖尿病、贫血、产后出血,甚至相当少见的妊娠期急性脂肪肝。

（二）减少与辅助生殖技术相关的多胎妊娠的策略

1. **控制促性腺激素的用量**　严格掌握促排卵

治疗的指征,控制促性腺激素的用量。在控制超促排卵中,选择温和的促排卵方案可以减少用药量、减少多胎妊娠率、减少过度刺激综合征风险并减少费用。

2. 减少移植的胚胎数量 美国生殖医学学会(American Society of Reproductive Medicine, ASRM)建议 35 岁以下没有特殊情况时移植 2 个胚胎。辅助生殖技术的目标应是获得一个健康的单活胎,多数情况应强烈提倡并严格执行规范。随着辅助生殖技术的发展,选择性单囊胚移植可以获得良好的临床妊娠率和活产率,多胎妊娠的风险显著降低,已在越来越多的国家得到应用和推广。

3. 多胎妊娠减胎术 减胎术分为多胎妊娠减胎术和选择性减胎术。选择性减胎术是减灭有畸形或基因缺陷的胎儿。多胎减胎术是作为出现多胎妊娠后改善妊娠结局而减灭部分胚胎的补救措施。减胎术的途径有两种:①经阴道 B 超引导减胎术:适用于早期妊娠,常于孕 7~8 周进行,术后流产率为 5%~10%。②经腹壁 B 超引导减胎术,多于孕 11~14 周进行,术后流产率为 4%~5%。选择性减胎术常于 B 超或羊水穿刺诊断胎儿重度畸形或染色体异常、基因缺陷等,必要时需要经过伦理讨论。

【经验分享】

多胎妊娠可导致孕妇的妊娠并发症、围产儿并发症及围产儿死亡率明显升高。为减少多胎妊娠的发生,应严格控制促排卵药物应用的适应证。此外,应在辅助生殖技术中减少移植胚胎的数目。高危妊娠妇女合并多胎妊娠,要及时和适时实施多胎妊娠减胎术。

(乔 杰 马彩虹)

第七节 生殖外科在辅助生殖技术中的意义

生殖外科(reproductive surgery),是指进行与恢复生殖功能相关的手术治疗体系。包括治疗生殖系统自身存在的异常,如输卵管病变、子宫病变及卵巢病变;以及处理在辅助生殖技术中出现的一系列生殖系统的异常,如促超排卵过程中出现的宫腔异常,胚胎移植前发现的输卵管积液的处理等,均需要通过生殖外科进行手术治疗。随着辅助生殖技术的广泛应用,生殖外科也得到了快速发展。

一、生殖外科在辅助生殖技术前辅助治疗的意义

输卵管积水源于生殖系统炎症、子宫内膜异位症或盆腔外科手术后引起的粘连。目前采用的病变分期仍然沿用 1986 年 Mage 制定的标准(表 31-3),根据输卵管管腔阻塞与否,管壁内的黏膜状况及管壁僵硬程度三项指标进行评分,将病变划分为 Ⅰ、Ⅱ、Ⅲ、Ⅳ期。该分期中的评判因素及评分与输卵管整形术的预后密切相关,其中管腔黏膜的状态与术后妊娠率和积水复发率最为相关。

表 31-3 输卵管远端损伤分期标准(Mage,1986)

	病变情况	评分
管腔阻塞	部分阻塞	2
	完全阻塞	5
输卵管黏膜	皱襞正常	0
	皱襞减少	5
	皱襞缺失	10
输卵管管壁	正常	0
	薄壁	5
	厚壁或僵硬	10

引自:G Mage, JL Pouly, JB de Jolinière, et al. A prospective classification to predict the intrauterine and ectopic pregnancy rates after distal tubal microsurgery. Fertil Steil, 1986, 46(5):807-810.

(一) IVF-ET 前输卵管积水的处理

大量的资料显示,当一侧输卵管积水时,其自然妊娠率及 IVF-ET 的成功率都明显降低。多数学者提出,进行 IVF-ET 前一旦发现有输卵管积水,应切除或结扎患侧输卵管,以提高 IVF-ET 的成功率。因此,对于输卵管造影(hysterosalpinography,HSG)提示的输卵管远端阻塞者,体外受精治疗前应该进行常规的腹腔镜检查,并根据病变的情况给予个性化处理。近年来,伴随生殖外科理念的提出,不少学者认为,体外受精前的输卵管积水并非需要一律切除或结扎以确保胚胎种植的成功。根据精确的输卵管损伤分级标准和精致的输卵管病变处理方式,可以进行输卵管修复微创手术,将大部分积水的输卵管修复成为既不影响体外受精的成功,又可以为患者保留输卵管,使其有自然妊娠的机会。从心理学角度考虑,被保留输卵管的患者心理更健

康,治疗配合更积极。北京大学人民医院生殖外科统计了近 5 年的输卵管远端重度病变治疗的结果显示:Ⅲ期输卵管损伤者进行保留输卵管治疗后的体外受精成功率和流产率,与切除或结扎输卵管者比较均无统计学差异。而Ⅲ期输卵管损伤者手术后自然妊娠率可达 42.5%,而Ⅳ期输卵管损伤修复后的妊娠率仅为 7.1%,两者相比,有显著的统计学差异。因此,对于远端输卵管积水者来说,并不意味着体外受精前必须切除输卵管,而是要求手术者精准评估输卵管积水的状况、正确分期,并结合自身的技术水平,选择最有益于患者的治疗方法。对于可以保留的输卵管做整形和修复;对于损伤严重的输卵管(如为Ⅳ期),为防止复发,甚至避免损伤同侧卵巢,应选择患侧输卵管切除术。

(二)子宫腔病变

宫腔的病变包括子宫发育的异常,如子宫纵隔、弓形子宫和子宫黏膜下肌瘤或肌壁间肌瘤凸向黏膜下者。对于拟进行体外受精治疗的患者,所有被发现的子宫异常都应咨询生殖外科医师,并积极处理以提高体外受精的成功率,降低流产率及宫外孕的发生率。子宫肌瘤是妇科常见的肿瘤,对生殖功能的影响很大,尤其是黏膜下和凸向黏膜下的子宫肌瘤对胚胎种植的影响更为明显。资料显示,黏膜下和凸向黏膜的肌瘤切除后宫内妊娠率明显升高。因此,在体外受精治疗中如发现黏膜下或凸向黏膜下的子宫肌瘤应行宫腔镜下肌瘤切除。

(三)反复种植失败

对于反复种植失败(recurrent implantation failure,RIF)的定义目前国际尚无统一标准,一般是指男方精液正常,体外受精后得到优质的胚胎,母体子宫发育良好,子宫内膜无病理变化,但在存在两次及以上胚胎种植均失败者。研究认为,对于 RIF 患者,子宫内膜容受性下降,是引起胚胎种植失败的关键因素之一。近年来的研究发现,在胚胎种植前将子宫内膜给予机械干预,如宫腔镜下或单纯的内膜活检可以提高内膜的容受性。其原理是子宫内膜的容受性需要一些因子的高表达,如胎盘蛋白 A、层连蛋白 α-4、整合素 α-6 和基质金属蛋白酶,当对子宫内膜进行机械干预时,可使上述因子的表达升高,进而达到提高子宫内膜容受性的目的。子宫内膜的创伤还可以导致局部炎症反应,引发炎性因子和生长因素的释放,如白细胞介素 -6、白血病抑制因子、肿瘤细胞坏死因子等。这些因子的高表达都可以进一步促进子宫内膜的蜕膜化和生长,而后者对胚胎的种植是

有利的。总之,子宫内膜局部的损伤引发了内膜的免疫系统和基因表达的变化,形成了有利于胚胎种植的环境。因此,对 RIF 患者均应行常规的宫腔镜检查,对发现的宫腔病变同时予以处理;对宫腔形态正常者则起到种植前机械干预的作用,以促进相关因子高表达,提高子宫内膜容受性。宫腔镜下子宫内膜处理的程度至今并无统一意见。笔者经验是,如果宫腔内没有发现明显的异常病变时,只需要持续的宫腔灌注,或电切环不带电情况下轻轻遍刮子宫内膜表层,操作时切记不可伤及子宫内膜基底层。

(四)卵巢良性肿物

体外受精前发现有手术指征的卵巢良性肿物,尤其是卵巢子宫内膜异位囊肿均应该在腹腔镜下予以切除。作为生殖外科的医师,囊肿切除时应注意保留卵巢的储备功能,尽量避免损伤正常的卵巢组织和卵巢门区的血管组织。此外,缝合卵巢时应该注意缝扎不可过紧(止血缝合例外),以免造成卵巢组织血供异常。

子宫内膜异位囊肿的处理比较复杂,目前一致接受的理论认为,90% 的卵巢子宫内膜异位囊肿源于卵巢皮质下陷和体腔上皮化生形成。因此,囊肿的包膜内含有大量的正常卵泡组织。在囊肿剥除过程中会有大量正常的卵泡组织在不经意间与囊肿组织被一并切除。其结果是卵巢功能受到损害,在随后的体外受精过程中基础卵泡数及获卵数均明显减少。因此,进行此类囊肿手术时要注意,在最大限度保留卵巢储备功能的前提下,尽可能地完整切除囊肿防止复发。目前比较被认可的术式为 Donnez 等推荐的两步法,第一步正确找到囊壁,剥除除卵巢门部位以外的囊皮;第二步,卵巢门区的组织用消融的方法解决,这样既防止了囊肿复发,又有效避免了血管的损伤。另外,术中应避免电凝止血,残余卵巢的缝合方式为螺旋式关闭囊腔,最终使卵巢恢复成圆形或椭圆形的原始状态。白膜的对合方式与前述相同。值得强调的是,子宫内膜异位囊肿术前术后应常规进行卵巢储备功能的评估,一般评估内容为:卵巢窦卵泡计数、月经第 2~4 天 FSH 值检测、抗米勒管激素(anti-Müllerian hormone,AMH)值测定。这样,既可以评估手术的效果,又可为后续的辅助生殖治疗提供卵巢储备能力的评估依据。

二、输卵管外科修复的诊治要点

(一)输卵管疾病的诊断和患者的甄选

输卵管疾病的治疗需依据确切的诊断,在我

国,很少将腹腔镜作为单纯的检查手术,一般是将检查与治疗合二为一。所以,术前输卵管病变的评估多以输卵管造影为主要依据。有经验的生殖专家大多可以根据输卵管造影片评估输卵管远端是否有严重病变;根据片中细微的环节,如病变的范围、血管淋巴影的多少、积水边缘的形态等评价输卵管病变的严重程度、是否可以通过手术的方式得以解决最终恢复输卵管的功能。在对输卵管病变进行诊断时,应该包括病变的位置、范围、损伤是否可以修复、术后妊娠率的初步评估。除精确解读输卵管造影片外,生殖医师还应该系统了解患者的病史,如年龄、卵巢储备功能、既往妊娠史、是否存在其他不孕因素、有无外科手术史以及输卵管损伤的部位等,全面综合分析,最终得出最为接近真实损伤状态的术前诊断结果。

(二)输卵管外科手术的理念

修复后的输卵管应具备伞端良好、活动自如、蠕动充分、壶腹部纤毛完整排列正常的特点。因此,与其他妇科手术不同的是,生殖手术去除赘生性组织后必须使手术创面无粘连或少粘连,这是一个最重要的前提。腹腔镜术中 CO_2 气腹本身可能造成腹膜间皮细胞损伤,导致术后粘连,为了尽可能地保证输卵管整形手术的成功率,在术中可以用生理盐水包绕输卵管,保持组织湿润,防止术后粘连形成。这也是显微外科技术的基本要求,即以最小的组织创伤,最大限度保持组织湿润、避免干燥,彻底的组织止血和尽可能的腹膜化处理盆腔脏器,目的是减少术后的粘连和得到理想的妊娠结局。

(三)输卵管外科修复的基本技巧

1. 输卵管近端阻塞的修复 输卵管近端阻塞约占输卵管因素不孕的 10%~25%。近端阻塞物多为黏液栓、非结晶性的物质,组织碎片或痉挛,真性的近端阻塞可以是结节性输卵管炎或闭锁性纤维化。一般情况下,除了闭锁性纤维化和结节性输卵管炎,近端的阻塞都可以在宫腔镜引导下,通过导丝疏通。但当输卵管远端同时存在较重的闭锁性病变时,近端插管则不予考虑。文献报道,93% 的近端纤维化和结节性输卵管炎需要切除患侧输卵管。所以,当导丝插入阻力很大,或尝试几次均无法疏通时,应终止近端疏通的尝试,直接推荐患者行体外受精治疗。输卵管近端阻塞的诊断一般依据输卵管造影的结果,有资料报道输卵管造影显示的近端阻塞中有 60% 在 1 个月后再次造影时是通

畅的,这一发现早些年的资料中也有报道。但即使是这种假阳性的间歇性阻塞发作频繁,也可以对妊娠造成不良影响,因为这种间歇阻塞与开放交替出现的状态可能是病理性状态。有研究者发现,输卵管近端阻塞可能预示输卵管腔内压力升高,而管腔内充盈压力升高者妊娠结局很差。当管腔压力很高时,即便用导丝疏通了输卵管,妊娠结局仍很差。另有研究者发现输卵管管腔压力的升高与子宫内膜异位症高度相关,应用抗内异症治疗后其妊娠率可得到明显改善。

输卵管近端阻塞因病因复杂,诊断和治疗都相对比较困难,很多手术前诊断的方式都有缺陷,即使是在腹腔镜下的插管治疗也可能只是治标而治不了本。所以近端阻塞治疗后的妊娠成功率差别很大,宫外孕的发生率也相对较高。

2. 输卵管中部病变的修复 输卵管中部病变主要为绝育术后要求再通者,也有部分第一次宫外孕处理后形成的中部输卵管断裂的再通者。至于选择手术再通输卵管还是直接进入体外受精治疗,应由患者仔细考虑后决定,对于除输卵管结扎外还存在其他不孕因素的患者来说,体外受精可能是更好的选择。但对于单纯输卵管绝育后的患者,年龄<37 岁进行开腹或腹腔镜下的输卵管吻合手术为首选治疗。年龄>40 岁者,吻合后的妊娠率也可达 30%~40%。腹腔镜下的显微输卵管吻合术目前已是一项非常成熟的技术,术后成功率等同于甚至高于开腹的显微吻合术。因此技术要求术者有较高的腹腔镜下显微操作的技巧,并接受过基本技术培训,所以对手术者而言,如不能达到技术的要求,采用直接开腹进行显微外科输卵管吻合术也是可以采用的手术方法。虽然国内外关于手术缝合方式的报道很多,有些术者甚至报道单层一针的缝合方式,但是这种处理的术后妊娠率还是不能与开腹显微外科与腹腔镜下双层缝合四针者的结局相同。因此,美国生殖医学学会(American Society of Reproductive Medicine,ASRM)推荐,腹腔镜下的显微输卵管吻合应该采用与开腹吻合完全相同的方式,即分层缝合输卵管管腔与系膜。在此推荐的手术方法为,使用单股不可吸收的 5~6 个"0" 缝合线,分层缝合输卵管管腔与系膜,管腔缝合 3~4 针,系膜可根据情况连续缝合。手术成功的关键是,尽量多地保留输卵管管腔外面的系膜组织,缝合管腔后应该有足够多的输卵管系膜覆盖管腔创面,防止术后粘连形成,妨碍输卵管蠕动

功能。

3. 输卵管远端病变的修复　输卵管远端病变分为闭锁性和非闭锁性,前者为大家熟知的输卵管积水,后者为输卵管远端内聚或伞端部分粘连。输卵管积水又根据病变的范围与程度分为薄壁积水和厚壁积水。两种状态均来自盆腔感染或严重的子宫内膜异位症,以及前次手术造成的粘连。虽然术前可根据病史、妇科检查,特别是输卵管造影的特点做出远端病变严重程度的初步判断,但预后需在手术中评估输卵管状态后才能最终确定。输卵管整形预后良好的特征为周围没有致密范围大的粘连、管腔黏膜丰富、管腔扩张<3cm,以及完好保留的丰富的输卵管系膜。而预后差的远端病变特点为广泛而致密的输卵管周围粘连、管腔黏膜稀疏或完全消失、管壁纤维增厚,血管淋巴增生严重。根据上述特点,术者在术中可以准确评估输卵管远端病变的严重程度并个性化选择手术的方式。输卵管造口和伞端成型都是将变形内聚或完全闭锁的远端开放整形为相对正常的状态,即暴露伞端成自然外翻、伞口位于管腔中心位置。外翻的伞瓣应该缝合固定在浆膜面防止因惯性作用再次形成粘连,推荐的缝合用线仍为5~6个"0"单股不可吸收线。预后良好的输卵管积水整形后宫内妊娠率和宫外孕发生率分别为58%~77%和2%~8%。而输卵管损伤严重时,上述数值则变为0~20%和0~17%。因输卵管病变严重,特别是持续存在的输卵管积水,不仅影响自然妊娠,更明显降低了体外受精的成功率,故病变严重时应选择切除或结扎患侧输卵管,具体方式可依据患者年龄与术中盆腔情况而定。虽然严重的输卵管远端病变的手术原则是结扎或切除患侧输卵管,当患者强烈要求保留输卵管时,笔者医院的处理原则为最大限度地防止术后复发的发生,术中尽量把输卵管管壁变薄,造口的伞瓣尽可能开大并外翻固定,防止再次内聚形成积水。同时增加管腔灌注,清除可能残留的病原菌,必要时术中应用抗生素灌注管腔。

总之,生殖外科作为一个古老而新兴的学科,一方面为辅助生殖技术起到了保驾护航的积极作用,另一方面也为女性生殖系统自身病变提供了系统而有效的治疗。生殖外科与辅助生殖技术的有机结合将为广大的不孕症患者提供更多、更精准的治疗选择和更完美的治疗结局。

（关　菁）

参考文献

1. 李力, 乔杰. 实用生殖医学. 北京: 人民卫生出版社, 2012: 383-385.

2. 中华医学会生殖医学分会. 辅助生殖促排卵药物治疗专家共识. 生殖与避孕, 2015, 35 (4): 211-223.

3. 中华医学会生殖医学分会. 不明原因不孕症诊断与治疗中国专家共识. 生殖医学杂志, 2019, 28 (9): 984-992.

4. 张巧利, 贾婵维. ASRM 不明原因不孕症的循证治疗指南 (2020 版) 解读. 实用妇科内分泌电子杂志, 2021, 8 (5): 1-9.

5. 中华医学会生殖医学分会. 人类体外受精- 胚胎移植实验室操作专家共识 (2016). 生殖医学杂志, 2017, 26 (1): 1-8.

6. 中华医学会生殖医学分会. 中国高龄不孕女性辅助生殖临床实践指南. 中国循证医学杂志, 2019, 19 (3): 253-270.

7. Luo S, Li S, Li X, et al. Effect of gonadotropin-releasing hormone antagonists on intrauterine insemination cycles in women with polycystic ovary syndrome: a meta-analysis. Gynecol Endocrinol, 2014, 30 (4): 255-259.

8. Blockeel C, Knez J, Polyzos NP, et al. Should an intrauterine insemination with donor semen be performed 1 or 2 days after the spontaneous LH rise？A prospective RCT. Hum Reprod, 2014, 29 (4): 697-703.

9. Biberoglu EH, Tanrıkulu F, Erdem M, et al. Luteal phase support in intrauterine insemination cycles: a prospective randomized study of 300 mg versus 600 mg intravaginal progesterone tablet. Gynecol Endocrinol, 2016, 32 (1): 55-57.

10. Barnes A, Riche D, Mena L, et al. Efficacy and safety of intrauterine insemination and assisted reproductive technology in populations serodiscordant for human immunodeficiency virus: a systematic review and meta-analysis. Fertil Steril, 2014, 102 (2): 424-434.

11. Kuang Y, Chen Q, Fu Y, et al. Medroxyprogesterone acetate is an effective oral alternative for preventing premature luteinizing hormone surges in women undergoing controlled ovarian hyperstimulation for in vitro fertilization. Fertil Steril, 2015, 104 (1): 62-70.

12. Kuang Y, Chen Q, Hong Q, et al. Double stimulations during the follicular and luteal phases of poor responders in IVF/ICSI programmes (Shanghai protocol). Reprod Biomed Online, 2014, 29 (6): 684-691.

13. Haas J, Casper RF. In vitro fertilization treatments with the use of clomiphene citrate or letrozole. Fertil Steril, 2017, 108 (4): 568-571.

14. Fan Y, Zhang X, Hao Z, et al. Effectiveness of mild ovarian stimulation versus GnRH agonist protocol in women undergoing assisted reproductive technology: a meta-

analysis. Gynecol Endocrinol, 2017, 33 (10): 746-756.

15. Babayev SN, Park CW, Bukulmez O. Intracytoplasmic sperm injection indications: how rigorous ? Semin Reprod Med, 2014, 32 (4): 283-290.

16. Palermo GD, Neri QV, Rosenwaks Z. To ICSI or Not to ICSI. Semin Reprod Med, 2015, 33 (2): 92-102.

17. Malter HE. Micromanipulation in assisted reproductive technology. Reprod Biomed Online, 2016, 32 (4): 339-347.

18. Johnson LN, Sasson IE, Sammel MD, et al. Does intracytoplasmic sperm injection improve the fertilization rate and decrease the total fertilization failure rate in couples with well-defined unexplained infertility ? A systematic review and meta-analysis. Fertil Steril, 2013, 100 (3): 704-711.

19. Gianaroli L, Racowsky C, Geraedts J, et al. Best practices of ASRM and ESHRE: a journey through reproductive medicine. Fertil Steril, 2012, 98 (6): 1380-1394.

20. Roque M. Freeze-all policy: is it time for that ? J Assist Reprod Genet, 2015, 32 (2): 171-176.

21. Rienzi L, Gracia C, Maggiulli R, et al. Oocyte, embryo and blastocyst cryopreservation in ART: systematic review and meta-analysis comparing slow-freezing versus vitrification to produce evidence for the development of global guidance. Hum Reprod Update, 2017, 23 (2): 139-155.

22. What is the optimal means of preparing the endometrium in frozen-thawed embryo transfer cycles ? A systematic review and meta-analysis. Hum Reprod Update, 2013, 19 (5): 458-470.

23. Bedoschi G, Oktay K. Current approach to fertility preservation by embryo cryopreservation. Fertil Steril, 2013, 99 (6): 1496-1502.

24. Lu L, Lv B, Huang K, et al. Recent advances in preimplantation genetic diagnosis and screening. J Assist Reprod Genet, 2016, 33 (9): 1129-1134.

25. Harton GL, Magli MC, Lundin K, et al. ESHRE PGD Consortium/Embryology Special Interest Group—best practice guidelines for polar body and embryo biopsy for preimplantation genetic diagnosis/screening (PGD/PGS). Hum Reprod, 2011, 26 (1): 41-46.

26. De Rycke M, Goossens V, Kokkali G, et al. ESHRE PGD Consortium data collection XIV-XV: cycles from January 2011 to December 2012 with pregnancy follow-up to October 2013. Hum Reprod, 2017, 32 (10): 1974-1994.

27. Cimadomo D, Capalbo A, Ubaldi FM, et al. The Impact of Biopsy on Human Embryo Developmental Potential during Preimplantation Genetic Diagnosis. Biomed Res Int, 2016, 2016: 7193075.

28. Dahdouh EM, Balayla J, Audibert F, et al. Technical Update: Preimplantation Genetic Diagnosis and Screening. J Obstet Gynaecol Can, 2015, 37 (5): 451-463.

29. Yan L, Wei Y, Huang J, et al. Advances in preimplantation genetic diagnosis/screening. Sci China Life Sci, 2014, 57 (7): 665-671.

30. Mathur RS, Tan BK. British Fertility Society Policy and Practice Committee: prevention of ovarian hyperstimulation syndrome. Hum Fertil (Camb), 2014, 17 (4): 257-268.

31. Smith V, Osianlis T, Vollenhoven B. Prevention of Ovarian Hyperstimulation Syndrome: A Review. Obstet Gynecol Int, 2015, 2015: 514159.

32. Nastri CO, Teixeira DM, Moroni RM, et al. Ovarian hyperstimulation syndrome: pathophysiology, staging, prediction and prevention. Ultrasound Obstet Gynecol, 2015, 45 (4): 377-393.

33. Johnson N, van Voorst S, Sowter MC, et al. Surgical treatment for tubal disease in women due to undergo in vitro fertilisation. Cochrane Database Syst Rev, 2010, 20 (1): CD002125.

34. Donnez J, Lousse JC, Jadoul P, et al. Laparoscopic management of endometriomas using a combined technique of excisional (cystectomy) and ablative surgery. Fertil Steril, 2010, 94: 28-32.

35. Boeckxstaens A, Devroey P, Collins J, et al. Getting pregnant after tubal sterilization: surgical reversal or IVF ? Hum Reprod, 2007, 22: 2660-2664.

36. Practice Committee of the American Society for Reproductive Medicine. Salpingectomy for hydrosalpinx prior to in vitro fertilization. Fertil Steril, 2008, 90: S66-68 (level III).

37. Arung W, Meurisse M, Detry O. Pathophysiology and prevention of postoperative peritoneal adhesions. World J Gastroenterol, 2011, 17 (41): 4545-4553.

第三十二章　外阴及阴道良性疾病

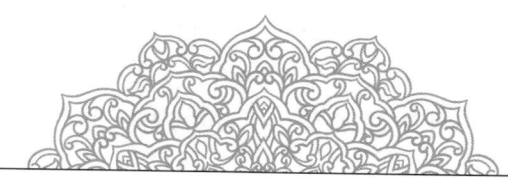

第一节　外阴色素减退性疾病

本节关键点

1. 外阴色素减退性疾病包括外阴慢性单纯性苔藓、外阴硬化性苔藓、外阴上皮内病变等外阴皮肤病。
2. 不同疾病依据临床或联合病理检查进行诊断，需要除外癌前病变和癌变。
3. 以药物治疗或物理治疗为主。

外阴色素减退性疾病是指女性外阴皮肤和黏膜色素改变的一组慢性疾病，以外阴瘙痒为主要症状。其病因迄今不明，种类繁多。2006 年国际外阴阴道疾病研究学会（International Society for the Study of Vulvovaginal Disease，ISSVD）提出基于组织病理学的分类，用于病理诊断。为方便临床诊断和处理，2011 年，ISSVD 又提出了基于病变颜色和特征的 8 种临床分类：①肤色病变；②红色病变；③红色病变；④白色病变；⑤深色（例如棕色、黑色或灰色）病变；⑥水疱；⑦糜烂和溃疡；⑧水肿。本节主要讨论外阴慢性单纯性苔藓、外阴硬化性苔藓，其中外阴慢性单纯性苔藓主要属于 2011 年 ISSVD 分类中的肤色病变或红色病变，而外阴硬化性苔藓主要属于白色病变。

一、外阴慢性单纯性苔藓

外阴慢性单纯性苔藓（vulvar lichen simplex chronicus，VLSC）是一种较为常见的外阴慢性、复发性炎症性疾病，以鳞状上皮增生伴过度角化和慢性炎症为主要特征。好发于外阴易摩擦、搔抓部位，多见于年轻和中年女性，儿童一般不发病。既往也称外阴鳞状上皮增生和增生性营养不良，目前已不再使用。

【病因】外阴慢性单纯性苔藓的发病原因不明，可能与长期刺激、搔抓、摩擦、局部环境因素、心理因素及过敏性皮炎病史等引起的外阴皮肤神经功能障碍有关。多数患者有个人或家族的季节性过敏、哮喘和慢性湿疹。外阴局部的长期慢性刺激，如出汗、热、摩擦、刺激物等，以及外伤可能导致发病。此外，患者居住在潮湿环境、阴道分泌物多、存在各种阴道炎症及精神紧张、心理压力大、抑郁等也可能成为发病因素。常见刺激物包括肥皂、防腐剂、杀精子剂、去污剂、染料、避孕套、卫生巾、合成纤维内衣、香水等日常用品；局部麻醉剂、抗生素、高锰酸钾、消毒剂（苯扎溴铵、氯）等药品及尿和大便等排泄物。外阴慢性单纯性苔藓分为原发型和继发型。原发型患者可发生于正常皮肤，并常见于过敏性皮炎患者；继发型可继发于湿疹、银屑病、硬化性苔藓或真菌感染等其他皮肤疾病。

【病理】组织学形态缺乏特异性，镜下主要表现为棘细胞层和颗粒细胞增生、过度角化/角化不全；表皮突增宽/延伸，真皮乳头窄；海绵层水肿；淋巴细胞/浆细胞浸润；轻度血管周围炎症。上皮细胞层次排列整齐，极性保持，细胞的大小和核形态、染色均正常。

【临床表现】

1. **症状**　外阴慢性单纯性苔藓常表现为外阴

严重瘙痒，坐卧不安，夜间加重，并经常影响睡眠。皮肤刺激物、热、出汗和摩擦等使瘙痒加重，患者多难忍受而搔抓，搔抓可刺激局部较大的神经纤维，抑制瘙痒神经纤维反射，患者瘙痒可暂时得到缓解，但搔抓又引起皮损加重，从而引发更严重的瘙痒，形成"痒—抓—痒"循环。慢性搔抓和摩擦可引起外阴皮肤增厚和苔藓样变，甚至表皮缺失，皮肤屏障功能破坏，从而导致神经末梢受刺激，引起瘙痒和不适，并常继发感染。但一般不形成瘢痕，无萎缩或粘连。

2. **体征** 患者的皮损主要累及大阴唇内侧、阴唇沟、阴阜、阴蒂包皮及肛周皮肤等，少数可累及小阴唇和会阴体，一般无外阴解剖结构的异常和阴道累及。病变早期皮肤呈暗红色或灰白色皮损，界限不清，角化过度部位可呈白色；病变晚期则常表现为皮肤增厚，似皮革样，表面粗糙，纹理加重，呈苔藓样变，色素沉着，皮嵴隆起，毛发减少，并常伴有皮肤擦伤或脱屑及红斑。病变可呈孤立、局灶性、多发病变或对称性。

【诊断和鉴别诊断】

1. **诊断** 根据典型的病史和临床表现可作出临床诊断，确诊需联合病理检查，特别是需要排除不典型增生和癌变时。应在色素减退区、增厚、角化、皲裂、溃疡、隆起、硬结或粗糙处进行，并选择不同部位多点取材。先用 1% 甲苯胺蓝（toluidine blue）涂抹病变皮肤，干燥后用 1% 醋酸液擦洗脱色。在不脱色区活检，发现不典型增生或早期癌变的可能性较大。若局部破损范围太大，应先治疗数天，待皮损大部分愈合后，再选择活检部位以提高诊断准确率。

2. **鉴别诊断**

（1）白癜风：外阴皮肤出现界限分明的发白区，但表面光滑润泽，质地完全正常，且无任何自觉症状者。

（2）外阴过度角化：糖尿病外阴炎、念珠菌外阴炎、接触性皮炎等长期刺激后，均可导致外阴过度角化，皮肤增厚，发白或发红，伴有瘙痒且阴道分泌物增多者。应首先排除并治疗炎症，原发病治愈后，瘙痒和局部白色区可消退。外阴部股癣、银屑病也可以引起外阴皮肤瘙痒和皮损，但在身体其他部位也有类似病变。

【治疗】治疗原则是消除外阴刺激物的刺激，治疗原发疾病，打断"痒—抓—痒"循环，治疗合并感染，恢复皮肤的屏障功能。对于诊断明确，对治疗反应良好的患者，经过治疗后，病变的皮肤可以恢复正常。

1. **一般治疗** 寻找并消除刺激物或诱发因素，如尿液和大便失禁、汗水，以及化纤内衣和护垫等可能成为刺激物；治疗原发外阴疾病：治疗原发疾病后，可能不再需要治疗慢性单纯性苔藓；恢复皮肤屏障功能，可使用润肤剂、润滑剂等皮肤保护剂。值得注意的是，为打断"痒—抓—痒"循环，避免搔抓，患者的教育和管理也成为治疗的重要部分。

此外，可局部使用抗组胺类药物、抗过敏治疗，睡前口服镇静剂以帮助睡眠，避免夜间搔抓。由于此类患者常合并焦虑和抑郁，注意心理调节，必要时抗抑郁治疗。对于合并念珠菌感染者，为减少局部用药刺激，可选择口服氟康唑 150mg 治疗。

2. **局部糖皮质激素治疗** 局部应用此类药物可控制瘙痒，开始治疗需选用低中效糖皮质激素药物。根据病变的情况，1 天 1 次，4 周后逐渐减少剂量，1 周 2 次，维持至 3 个月。症状复发可再次治疗。

3. **免疫抑制剂治疗** 上述治疗无效，可使用免疫抑制剂，对其有一定的效果。

总之，外阴慢性单纯性苔藓呈慢性进展，复发率高，恶变风险低。但如长期搔抓，或不能有效治疗，可出现外阴结构的异常，因此需要长期随访。

（陶 霞 李静然 温宏武）

二、外阴硬化性苔藓

外阴硬化性苔藓（vulvar lichen sclerosus，VLS）是一种外生殖器皮肤黏膜的慢性炎症性疾病，以外阴鳞状上皮的萎缩、角化、真皮层胶原结构丧失为主要特征。此病可发生于包括幼女在内的任何年龄妇女，估计在不同人群的发病率为 0.1%~3%。典型的发病规律呈双峰状，青春期前和绝经后是两个发病的高峰，但绝经后女性的发病率更高。VLS 的病程呈长期慢性进展性，反复发作，影响患者的身心健康和性生活质量。目前仍无治愈性措施，但早期诊断、早期干预，可减缓病变的进展和改善预后。

【病因】目前，VLS 的病因和流行病学不明，其发病可能与免疫系统疾病、遗传、内分泌失调、环境因素及慢性炎症刺激等多种因素有关。首先，随着研究的深入，自身免疫异常有关的证据逐渐增加，这与皮肤具有免疫功能密切相关，其中 20%~28% 的患者可能与自身免疫性失调有关，或与之并存，特别是甲状腺疾病(12%~30%)、斑形脱发(9%)和白癜风(6%)。此外,42%的患者可出现血清自身抗体升高。

其次,遗传因素与 VLS 的发病有密切关系,约12%的患者有家族史,特别是青春期前女孩中,约1/2 父母或祖父母患病。并且 VLS 一级亲属中发病率升高,有遗传易感性倾向,支持遗传学发病理论。

此外,值得重视的是,外阴皮肤损伤和慢性刺激,如穿紧身衣摩擦、手术及分娩创伤、放疗、瘢痕形成,长期尿液接触和潮湿环境等可能成为发病的诱因。

【病理】由于表皮过度角化和黑素细胞减少使皮肤外观呈白色。镜下见上皮萎缩变薄、过度角化;上皮脚变钝或消失;真皮浅层水肿,中层淋巴细胞和浆细胞浸润带;血管增粗及基底膜增厚;胶原结构丧失,呈均质化;基底膜下血管扩张。

【临床表现】

1. **症状** VLS 的发病可呈隐匿状态,1/3 的患者可无症状,仅体检时发现。2/3 的患者有典型的临床症状,即外阴瘙痒,表现为外阴的轻度或重度、间歇性或持续性瘙痒;其次是外阴疼痛、烧灼、性交痛及感觉迟钝等,以及由于皲裂等继发病变引起的局部出血和排便疼痛等。随着病情的进展,出现皮肤黏膜萎缩、性生活困难,以及外生殖器结构失常、瘢痕形成、阴道口挛缩狭窄、排尿受限,甚至癌变等。

2. **体征** VLS 好发于肛门外生殖器,多累及阴蒂和阴唇,其中累及小阴唇者为 87%,阴蒂为70%,会阴为 68%~85%,肛周为 32%~50%,仅约6% 的患者可累及生殖器外皮肤。

VLS 可引起外阴皮肤颜色和解剖学的变化。发病初期常始于阴蒂包皮及周围组织或小阴唇,进而发展至阴唇沟、大阴唇、前庭、阴唇后联合、会阴及肛周。早期病变呈片状非特异性红斑、肿胀,或散在的粉色或象牙白色、有光泽的多角形丘疹,病变逐渐融合后呈典型的紫癜或瘀斑,边界清楚,轻微凸起,多呈对称性。病变进一步发展为晚期病变,皮肤黏膜呈典型的特征性改变,包括皮肤萎缩变薄,角化性斑块,皮肤颜色变白,失去弹性,皱缩,呈玻璃纸样外观和特征性的"8"字形病变;阴蒂萎缩与阴蒂包皮粘连被封闭包埋,小阴唇缩小,逐渐与大阴唇内侧融合,以致完全消失。VLS 多仅局限于外阴,一般不累及阴道、宫颈及口腔黏膜。

过度搔抓可引起慢性损伤及上皮的过度增生等继发病变,包括表皮皲裂、出血、紫癜等。VLS 常合并念珠菌和葡萄球菌、链球菌等感染。

从目前的研究显示,所有成人 VLS 患者均有恶变风险,估计 VLS 患者一生中发展为鳞状细胞癌的风险为 4%~5%,主要为非 HPV 依赖性鳞状细胞癌。恶变时间为 10~34 年,年龄和鳞状上皮不典型增生是恶变的独立危险因素。这意味着 VLS 需要长期随访,但可根据患者的病情制订个体化随访方案。除直接恶变外,VLS 可通过非 HPV 依赖性鳞状细胞癌的癌前病变——分化型外阴上皮内瘤变(differentiated vulvar intraepithelial neoplasia,dVIN)途径进展。而且 dVIN 进展为癌的风险可高达 21%~86%,进展快,进展时间短(9~23 个月),因此 VLS 进展为dVIN 的过程常难于被发现。

【诊断和鉴别诊断】

1. **诊断** 根据典型的病史和临床表现可作出临床诊断,必要时取活检行病理检查作出临床病理诊断。

(1)一般可根据患者的临床表现、个人和家族性皮肤病史、全身和妇科检查及必要的辅助检查作出临床诊断。对于 VLS 患者,如果临床特征典型,可不必对所有患者进行活检,可以依据临床诊断进行治疗。但如果临床症状体征不典型,不能明确诊断,尤其是病变的早期阶段,诊断较为困难,需要进行病理检查。

(2)以下情况必须行病理检查:①顽固性过度角化,持续溃疡和红斑,新生疣状或乳头状病变,皮肤增厚、隆起及怀疑瘤样或恶性病变;②对治疗反应差,治疗效果不佳;③合并生殖器外病变,有硬化病特征;④原因不明的色素沉着。考虑到创伤,儿童一般不进行活检。

(3)辅助检查:包括阴道分泌物检查,注意假丝酵母菌的检测,特别是非白色念珠菌,必要时培养。此外,对于确诊的 VLS 患者,其家族成员患病和免疫性疾病增加,应进行相关检查。

2. **VLS 的鉴别诊断** 应包括扁平苔藓、慢性单纯性苔藓、银屑病、湿疹、白癜风(特别是儿童)、黏膜类天疱疮,以及感染、接触性皮炎、外阴上皮内病变及外阴癌等。

【治疗】VLS 很少自然缓解,仅部分年轻患者及儿童发病者至青春期可自行缓解。及早治疗可控制和缓解临床症状,改善长期预后。目前无标准的治疗方法,建议早期、个体化治疗,尤其是发病两年之内诊断治疗者,瘢痕形成风险降低。顽固性患者应综合治疗。治疗目的主要是缓解症状,改善患者性生活和生活质量。

1. 一般治疗

(1) 寻找刺激物及过敏原,去除过度刺激:常见刺激物包括肥皂、清洁剂、过度搔抓、紧身衣、不透气化纤内裤及尿液长期接触等。

(2) 进行宣教:告知患者注意外阴皮肤黏膜的保护,避免过度刺激及早期治疗的重要性。

(3) 改变不良卫生习惯和生活方式:避免外阴潮湿、过度清洗、经常骑车等;忌食用过敏、辛辣食物及饮酒;保持外阴清洁,使用无刺激保湿剂等。

此外,由于患者多对刺激物过敏,易出现接触性过敏性皮炎,可局部给予抗组胺药软膏;对于外阴重度瘙痒患者,特别是夜晚,可口服镇静药物。对合并感染者及时对症治疗。

2. 局部糖皮质激素治疗

局部糖皮质激素(topical cortisol steroids,TCS)有抗过敏、抗增生、抗炎及免疫抑制作用,并可预防病情进展和瘢痕形成。可控制局部症状,强调及时用药和初始治疗的重要性。

目前国际皮肤性病协会(International Dermatology Society,IDS)将 TCS 推荐为女性 VLS 患者安全有效的一线治疗药物。包括中效和高效糖皮质激素。可采用逐渐减量方案。一般 2~3 个月评估疗效。对于轻度患者,用药 1 个月后可隔天使用 1 次。之后根据患者的情况决定是否给予维持治疗,以减少复发。青春期前患者疗程可缩短至 6~8 周。肛周苔藓性病变应采用低效药物,如 2.5% 氢化可的松。

大多数患者 6 个月内可有效缓解症状。早期病变对药物的反应好于晚期病变,老年患者缓解率明显降低。目前多推荐小剂量、长期、个体化的维持治疗。药物不良反应包括局部红斑、灼热、瘙痒等刺激症状,毛囊炎、皮肤萎缩变薄、毛细血管扩张等,偶可引起变态反应性接触性皮炎,特别是青春期前患者。因此,应注意控制用药剂量,以避免出现不良反应。

3. 局部免疫抑制剂治疗

钙调磷酸酶抑制剂可抑制淋巴细胞的活性,抑制白介素 -2 释放,可改善 VLS 相关的瘙痒、烧灼和炎症反应。但由于局部免疫抑制等副作用问题,仅推荐用于一线药物治疗无效的患者,作为二线治疗,且在严密监护下应用,长期用药的安全性有待进一步研究。目前常用的是 0.1% 或 0.03% 他克莫司乳膏,1 天 1次,连用 12 周。

对顽固性发作,一、二线治疗无效的患者,病灶内注射派瑞松(50mg)或氟米松(2mg)对顽固性瘙痒可能有效。

4. 物理治疗

适用于对症状严重、药物治疗无效者或联合治疗。常用方法:①聚焦超声;② CO_2 点阵激光或氮气激光;③其他:波姆光、液氮冷冻等,对于顽固性患者可采用光动力疗法等,可改善症状,但疗效有待进一步研究。此外,物理治疗远期复发率均较高。

5. 手术治疗

当 VLS 患者出现重度不典型增生、可疑恶变、重度瘢痕形成、严重阴道口狭窄、影响排尿和性生活患者,可选择手术治疗。但手术虽可纠正解剖学异常,但也可能造成不可逆的损伤及瘢痕形成等。

总之,鉴于 VLS 呈慢性复发和进展性,以及恶变可能,强调早期诊断,及时治疗和长期随访,以减少对患者心理、身体及性生活质量的影响。

(李静然　温宏武)

三、外阴扁平苔藓

外阴扁平苔藓(vulvar lichen planus,LP)是一种慢性淋巴细胞介导的自身免疫性疾病,确切病因不明,可能与自身免疫、神经精神障碍、病毒感染等有关。其发病年龄多为 50~60 岁女性,主要累及黏膜,尤其是阴道及阴道前庭黏膜。扁平苔藓可分为三型:丘疹鳞屑型(典型)、肥厚型和糜烂型。以糜烂型扁平苔藓最多见,并且多数伴有口腔病变。如同时累及前庭、阴道和口腔黏膜称为外阴阴道牙龈综合征。

【病理】镜下见颗粒细胞层增厚,基底细胞液化变性,表皮突侵蚀,大量细胞小体,真皮浅层带状淋巴细胞浸润。由于糜烂型扁平苔藓上皮有缺失,活检不易对这一型做出诊断。

【临床表现】外阴扁平苔藓可无症状。有症状者多表现为疼痛、瘙痒、性生活困难、排尿困难等,有阴道累及者可出现阴道分泌物增加。多发于大阴唇内侧、小阴唇、前庭和阴道。表现为丘疹、红斑、糜烂,黏膜上皮增厚及脱屑。糜烂型特征性病变为阴道前庭和阴道内黏膜的红斑、糜烂,边界清楚。随着病变的进展,可出现外生殖器正常结构的改变,包括阴道粘连、瘢痕、狭窄,甚至阴道完全闭合。非糜烂性扁平苔藓以瘙痒多见,其中典型扁平苔藓呈丘疹或斑块性病变,表面伴有白色网状病变,称为 Wickham 条纹;肥厚性扁平苔藓表现为过度角化和肥厚性病变。

【诊断】目前推荐外阴扁平苔藓进行临床病理诊断,即结合病史、临床表现及病理检查进行诊断。虽然扁平苔藓可以作出临床诊断,特别是典型病变者,但对于不典型病变,活检非常必要。尤其是肥厚型扁平苔藓更需要活检排除鳞状细胞癌;糜烂型的变异型也应该进行活检,取活检应带有病变边缘组织。

由于多数糜烂型患者可累及阴道,需要进行妇科检查,判断是否累及阴道。2020 年 ISSVD 困难病理诊断委员会提出了糜烂型扁平苔藓的 5 个临床病理的诊断标准:①小阴唇、前庭和 / 或阴道可见边界清楚、有光泽的红斑 / 斑块;②病变位于非毛发区域、皮肤黏膜连接处和 / 或非角化鳞状上皮区域;③病理上有基底层损伤的证据,表现为退行性变或再生;④带状淋巴细胞浸润;⑤无上皮下硬化的表现。典型和肥厚型扁平苔藓的诊断均需结合临床表现,病理证据有角化过度、肉芽肿、棘皮增厚、基底层变性、淋巴细胞浸润,且无真皮硬化的表现。与典型扁平苔藓相比,肥厚型病理表现多有明显的上皮异常。

扁平苔藓应与苔藓样药物性皮炎、斑型银屑病、不典型玫瑰糠疹、硬化性苔藓、慢性单纯性苔藓及天疱疮及肿瘤等进行鉴别诊断。

【治疗】部分扁平苔藓患者可自愈,其自然病史依据其病变类型而不同。除一般治疗外,扁平苔藓的治疗可采用局部中、高效糖皮质激素,可有效改善症状。典型和肥厚型病变对治疗的反应良好,一般不形成瘢痕。如果肥厚型病变对药物的反应差,可行病灶内糖皮质激素注射治疗;糜烂型病变易形成粘连及瘢痕,是治疗的难点,如黏膜溃疡性病变广泛者,可口服泼尼松(10~20mg/d),1~3 个月,糜烂面可辅助使用消炎止痛药膜。阴道累及者可选用糖皮质激素直肠用栓剂,但为了避免阴道吸收造成全身影响,阴道给药应选择氢化可的松等低效药物。

对局部类糖皮质激素无效的顽固性扁平苔藓患者,局部使用钙调磷酸酶抑制剂可能有效,但复发率很高。如合并细菌性、真菌和疱疹病毒感染,应同时进行相关治疗。此外,外阴扁平苔藓发展为 dVIN 和癌变风险明显增加,甚至可高达 3%,应及时治疗并严密随访。

(李静然)

第二节　阴道腺病

本节关键点

1. 阴道腺病是指阴道壁的表面或黏膜下结缔组织内出现副中肾管系统的腺体组织或腺囊肿。
2. 病因不明,部分发病与患者母亲孕早期接触己烯雌酚有关。
3. 临床症状主要有白带增多或少量血性白带,偶有性交出血、性交痛或阴道灼热感。
4. 阴道镜下活检是最常用的诊断方法。
5. 病变表浅而散在者可采用微波或激光治疗,位于黏膜下的单个结节可以手术切除。

正常阴道壁黏膜均为鳞状上皮细胞,无腺体存在。阴道腺病(vaginal adenosis)是指阴道壁的表面或黏膜下结缔组织内出现副中肾管系统的腺体组织或腺囊肿。

【病理变化】阴道腺病的镜下病理表现为阴道鳞状上皮被腺上皮所替代,或在阴道黏膜正常鳞状上皮下方的固有层内见到腺体结构,不伴有腺体间质。绝大多数腺上皮为高柱状并可分泌黏液的宫颈内膜型,偶可为输卵管内膜的纤毛上皮或子宫内膜型上皮,腺体周围可伴有鳞状上皮化生。随着病程的延长,病灶中的腺体组织常可经鳞化转变为正常鳞状上皮。极少数可发展为透明细胞癌或鳞癌。

【发病率】阴道腺病较少见。20 世纪 60 年代,国外阴道腺病与阴道透明细胞癌的发病率迅增,患者几乎均为青春期及 30 岁前的妇女。流行病学调查发现绝大多数患者母亲都曾因妊娠早期出血服用过己烯雌酚治疗先兆流产。凡服用过该药者,约 1/3 女儿在青春期发生阴道腺病,而未用药者仅 1% 发病。妊娠 8 周前服药者发病率高达 70%,15 周后服药者降至 6%,18 周后则无一发病。说明本病与患者母亲孕早期接触己烯雌酚有关。接触时间越早、越长,剂量越大,发病的危险性越高。

【临床表现】

1. 发病年龄为 22~65 岁,临床症状主要有白带增多或少量血性白带,偶有性交出血、性交痛或阴道灼热感,部分患者无自觉症状。

2. 妇科检查时可发现下列几种不同类型的病变：①阴道壁有散在或密集的小结节，直径为0.5~5mm，多位于阴道上段，手指扪触时有粗糙不平的颗粒感，但肉眼观察时阴道黏膜未见异常；②阴道壁可见天鹅绒样红斑区或局限性表浅糜烂，可能有触血；③阴道上段、穹窿部或宫颈阴道部有横嵴、皱襞或鸡冠样突起等畸形表现。

【诊断】

1. **病史**　凡追溯到患者母亲在孕早期有服用己烯雌酚史时，应高度警惕阴道腺病可能。如长期白带增多、阴道少量血性分泌物或性交痛，在排除阴道炎症的情况下，应考虑阴道腺病的可能。

2. **阴道细胞学检查**　阴道上段或病变处取材细胞学涂片检查，见到黏液柱状细胞或鳞状上皮细胞化生，提示有阴道腺病的存在。多数人认为细胞学检查对诊断阴道腺病的价值不大，但对阴道腺病上皮不典型增生的诊断、随访和早期发现癌变有重要意义。

3. **阴道镜检查及活检**　是目前最常用的诊断方法。在阴道镜下配合宫颈黏膜碘试验取活检，多不着色，可提高确诊率。

【鉴别诊断】

1. **阴道子宫内膜异位症**　病变多位于阴道后穹窿或阴道上段，局部有紫蓝色结节样隆起，且有压痛。患者一般有痛经史，且盆腔同时有内膜异位病灶。活检病理学检查可见到子宫内膜腺体和内膜间质细胞；而阴道腺病则无内膜间质细胞。

2. **加特纳囊肿**　为胚胎期中肾管残留物，位于阴道侧壁。囊肿壁薄，内含无色透明液体，大小不一，可自0.5cm~5cm不等，镜检囊内壁被覆立方形或低柱状上皮，壁内可见平滑肌。

3. **包涵囊肿**　一般系阴道手术损伤阴道壁后，在创口愈合过程中，阴道黏膜被卷入黏膜下而形成的小囊肿。囊肿多位于阴道下段后壁或侧壁，病检无腺上皮。

4. **阴道腺癌**　发病较晚，多见于40~60岁妇女。癌肿早期表现为性交出血，局部黏膜糜烂、息肉状生长或质硬而厚，有触血。病理学检查可明确诊断。

【治疗】如患者无任何症状，病检无不典型增生时，可不予治疗，定期随访，发现病灶有变化时应再次活检。

阴道有炎症时，应先进行抗感染治疗，因有人认为炎症可诱发潜伏的阴道腺病出现临床症状。凡症状明显，病变表浅而散在者可采用微波或激光治疗。位于黏膜下的单个结节以手术切除为宜。

（陶　霞　胡　君　温宏武）

参考文献

1. 丰有吉, 沈铿. 妇产科学. 2版. 北京: 人民卫生出版社, 2010: 241-243.
2. 曹泽毅. 中华妇产科学. 3版. 北京: 人民卫生出版社, 2014: 1255-1257, 2087.
3. 石一复, 陈晓瑞. 外阴阴道疾病. 北京: 人民卫生出版社, 2005: 228-231.
4. 杨慧霞, 狄文. 妇产科学. 北京: 人民卫生出版社, 2016: 272-277.
5. 廖秦平, 李航. 妇产科皮肤病学. 北京: 北京大学医学出版社, 2012: 119-130.
6. Eva LJ. Screening and follow up of vulval skin disorders. Best Pract Res Clin Obstet Gynaecol, 2012, 26 (2): 175-188.
7. Ellis E, Fischer G. Prepubertal-onset vulvar lichen sclerosus: The importance of maintenance therapy in long-term outcomes. Pediatr Dermatol, 2015, 32: 461-467.
8. Lee A, Bradford J, Fischer G. Long-term management of adult vulval lichen sclerosus. A prospective cohort study of 507 women. JAMA Dermatol, 2015, 151 (10): 1061-1607.
9. Moyal-Barracco M, Wendling J. Vulvar dermatosis. Best Pract Res Clin Obstet Gynaecol, 2014, 28 (7): 946-958.
10. Schlosser BJ, Mirowski GW. Lichen sclerosus and lichen planus in women and girls. Clin Obstet Gynecol, 2015, 58 (1):125-142.
11. Fruchter R, Melnick L, Pomeranz MK. Lichenoid vulvar disease: A review. Int J Womens Dermatol, 2017, 3 (1): 58-64.
12. Helgesen AL, Warloe T, Pripp AH, et al. Vulvovaginal photodynamic therapy vs. topical corticosteroids in genital erosive lichen planus: A randomized controlled trial. Br J Dermatol, 2015, 173 (5): 1156-1162.
13. Pergialiotis A V, Ib A, Ecb A, et al. An arm-based network meta-analysis on treatments for vulvar lichen sclerosus and a call for development of core outcome sets. AJOG, 2020: 542-556.
14. Pretty M. The Clinical Role of LASER for Vulvar and Vaginal Treatments in Gynecology and Female Urology: An ICS/ISSVD Best Practice Consensus Document. J Low Genit Tract Dis, 2019 Apr, 23 (2): 151-160.
15. Stockdale CK, Boardman L. Diagnosis and treatment of vulvar dermatoses. Obstet Gynecol, 2018, 131: 371-386.
16. American College of Obstetricians and Gynecologists' Committee on Practice Bulletins—Gynecology. Diagnosis and Management of Vulvar Skin Disorders: ACOG Practice Bulletin, Number 224. Obstet Gynecol,2020, 136 (1): e1-e14.
17. Lewis FM, Tatnall FM, Velangi SS, et al. British Association of Dermatologists guidelines for the management of lichen sclerosus, 2018. J Dermatol, 2018, 178 (4): 839-853.

第三十三章　生殖道炎症

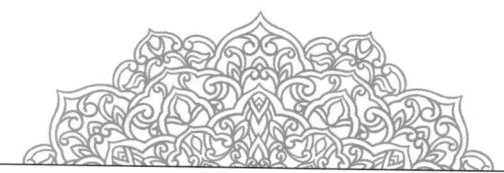

第一节　外阴部位炎症

外阴炎按发病原因可分为特异性和非特异性两大类。特异性外阴炎常与阴道炎并存,将在阴道炎中一并介绍,本节讨论非特异性外阴炎。外阴与阴道、尿道、肛门相毗邻,经常受到阴道分泌物、经血、尿液和粪便的刺激,当宫颈或阴道炎症时,阴道分泌物流出刺激外阴可引起外阴炎;穿着透气性差的化纤内裤,外阴皮肤经常湿润或尿瘘、粪瘘患者外阴长期被尿液、大便浸渍,若不注意局部清洁,常诱发外阴皮肤与黏膜的炎症,继发感染而导致外阴炎。

一、非特异性外阴炎

凡由一般化脓性细菌引起的外阴炎称为非特异性外阴炎(non-specific vulvitis),大多为混合性细菌感染,常见病原菌有金黄色葡萄球菌、乙型溶血性链球菌、大肠埃希氏菌、变形杆菌、厌氧菌等。临床上可分为单纯性外阴炎、毛囊炎、外阴脓疱病、外阴疖病、蜂窝织炎及汗腺炎等。

【临床表现】炎症多发生于小阴唇内、外侧或大阴唇甚至整个外阴部,急性期表现为外阴发红、肿胀、灼热、疼痛,亦可发生外阴糜烂、表皮溃疡或成片湿疹样变。有时并发腹股沟淋巴结肿大、压痛。慢性患者由于长期刺激可出现皮肤增厚、粗糙、皲裂,有时呈苔藓化或色素减退。严重时也可发生炎症的全身反应。

【治疗】治疗原则为消除病因,保持外阴局部清洁、干燥;有全身症状时应用抗菌药物。

二、前庭大腺炎

前庭大腺位于两侧大阴唇下 1/3 深部,腺管开口于处女膜与小阴唇之间。因解剖部位的特点,病原体易侵入引起前庭大腺炎(bartholinitis),常发生于生育年龄性活跃妇女,多为混合感染。

【临床表现】前庭大腺炎可分为三种类型:前庭大腺导管炎、前庭大腺脓肿和前庭大腺囊肿。

1. **前庭大腺导管炎**　初期感染阶段多为导管炎,局部红肿、疼痛及性交痛。

2. **前庭大腺脓肿**(bartholin abscess)　多为单侧,局部有红肿热痛,皮肤变薄,触痛明显,有波动感,脓肿继续增大,壁薄,可自行破溃,症状随之减轻,若破口小,脓液引流不畅,症状可反复发作。全身症状可有发热,白细胞计数增高,患侧腹股沟淋巴结肿大。

3. **前庭大腺囊肿**(bartholin cyst)　前庭大腺导管因非特异性炎症阻塞,使腺体内分泌物积聚,形成囊性扩张所致,但腺体无炎症。小者长期存在而无自觉症状,大者囊肿阻塞阴道口,导致患者行动不便,有肿胀感。检查可见大阴唇下方有囊性块物,椭圆形,肿物大小不等,囊肿内含清澈透明液体,感染时可呈脓性。

【治疗】

1. **前庭大腺导管炎** 多卧床休息;口服广谱抗生素;局部可用 1:5 000 高锰酸钾液坐浴。

2. **前庭大腺脓肿** 待脓肿成熟有波动感时行切开引流术。愈合后有可能反复发作,故可在炎症消除后,行前庭大腺开窗术或摘除术。

3. **前庭大腺囊肿** 可行囊肿造口术。亦可采用 CO_2 激光造口术,复发率较低。

(文 佳 廖秦平)

第二节 阴道微生态环境与阴道炎

正常阴道内有微生物寄居,阴道与这些微生物之间形成生态平衡并不致病。正常女性阴道内可分离出 50 余种微生物,平均每个妇女可分离出 6~8 种微生物,其中以细菌为主。产生过氧化氢(H_2O_2)的乳杆菌是优势菌,将阴道上皮细胞中的糖原转化为乳酸,与自身产生的细菌素共同维持阴道正常酸性环境,并抑制或杀灭其他细菌,同时通过竞争排斥、局部免疫等机制,阻止致病微生物黏附于阴道上皮,维持阴道生态平衡。当各种因素不利于乳杆菌生长,或机体免疫力低下,阴道微生态平衡破坏时,均可使其他致病病原体成为优势菌,引起阴道炎症。

一、女性阴道微生态环境

(一) 微生态环境概念

在人体体表和与外界相通的腔道中经常寄居着对人体无损害作用的微生物,通称为正常微生物群或正常菌群。一个健康成年人大约有 10^{13} 个体细胞,而全身定植的正常微生物总数高达 10^{14} 个,主要分布于皮肤、口腔、消化道、呼吸道和泌尿生殖道。在长期进化过程中,通过环境适应、自然选择,正常菌群不同种类之间,正常菌群与宿主之间,正常菌群、宿主和环境之间始终处于动态平衡状态,形成一个相互依存、相互制约的系统。

微生态学是研究人类、动物和植物与自身定居的正常微生物群相互依赖、相互制约的客观关系的科学。它是一门新兴的学科,近年来随着科技的迅猛发展,医学微生态学已成为一门独立的边缘学科,日益受到人们的重视。

女性下生殖道为开放性腔道,是人体内重要微生态体系,正常情况下是以乳杆菌等优势菌为主组成的微生态系统。近年来,人们研究了女性健康和病理状态下的阴道微生态系统,发现在细菌性阴道病、外阴阴道假丝酵母菌病和滴虫性阴道炎等炎性疾病时,阴道乳杆菌会发生很大变化。从而证明阴道微生态系统是一个非常敏感、动态变化的系统,在受到内源性和外源性因素影响时,很容易发生改变。

(二) 阴道微生态环境特点

1. **外阴及阴道的解剖及生理特点** 女性两侧大阴唇自然合拢,遮掩阴道口、尿道口;阴道口闭合,阴道前后壁紧贴;女性阴道壁是由完整的复层鳞状上皮细胞构成,它们能随着体内雌激素水平的上升而不断增殖、加厚,并且在孕激素的作用下逐渐富含糖原。阴道内没有发现分泌性腺体,但分泌物可来自前庭大腺、尿道旁腺、宫颈黏液、子宫内膜和输卵管等部位分泌出的液体,甚至以"出汗"的方式从黏膜下层渗出。健康女性阴道分泌物呈酸性,pH 3.8~4.5。这些解剖生理特点形成了女性阴道的自然防御系统。

2. **正常菌群** 阴道内正常菌群是阴道微生态研究的核心内容。早在 1892 年,Doderlein 首次发表了关于人类阴道微生态菌群的研究。他认为阴道微生物仅由革兰氏阳性杆菌构成,即乳杆菌。随着对阴道菌群研究的不断深入,人们发现健康女性的阴道菌群是由多种厌氧菌和需氧菌构成。正常状态阴道内微生物是多种的,目前已分离到数十种微生物,其中最重要的益生菌是乳杆菌,它在健康女性的阴道分泌物标本中分离率高达 50%~80%。定植于阴道内的微生物群主要由细菌、真菌、原虫和病毒组成,它们主要栖居于阴道四周的侧壁黏膜皱褶中,其次是穹窿,部分在宫颈。包括革兰氏染色阳性兼性厌氧菌,如乳杆菌,革兰氏染色阳性需氧菌,如棒状杆菌、非溶血性链球菌、肠球菌及表皮葡萄球菌;革兰氏阴性需氧菌有大肠埃希氏菌、加德纳菌。厌氧菌包括梭状芽胞杆菌、消化链球菌、类杆菌及梭形杆菌等。通常阴道内厌氧菌与需氧菌的比例为 5~10:1,两者处于动态平衡状态。同时还有一些其他病原体,如动弯杆菌、支原体及衣原体等存在。随着年龄、妊娠等生理变化,可发生不同微生物种群的演替过程。各种病原体通过黏附机制生长于阴道壁黏膜,与细胞及代谢产物共同组成薄薄的菌膜保护机体。另外,在正常情况下,细菌与阴道壁上皮细胞均携带负电荷,同性相斥,不易黏附;但在酸性环境下能减少细胞表面的负电荷,有助于黏附的发生。

乳杆菌为革兰氏阳性大杆菌,无芽胞,细长弯曲或呈球杆状、杆状,单个、成双或链状,无动力,微需氧或兼性厌氧,但在厌氧环境下生长更好,最适生长温度为35~38℃,每克阴道分泌物含有 10^7~10^8 CFU 乳杆菌。目前研究表明,健康妇女阴道内可分离出 20 多种乳杆菌,最常见的是卷曲乳杆菌、加氏乳杆菌、惰性乳杆菌、詹氏乳杆菌。主要产 H_2O_2 的菌种为卷曲乳杆菌、加氏乳杆菌、詹氏乳杆菌、嗜酸乳杆菌、唾液乳杆菌、发酵乳杆菌等。

阴道内正常存在的乳杆菌对维持阴道正常菌群起着关键的作用。阴道鳞状上皮细胞内的糖原经乳杆菌的作用,分解成乳酸。使阴道的局部形成弱酸性环境(pH ≤4.5,多在 3.8~4.5 之间),可以抑制其他嗜碱性致病菌、寄生菌的生长。此外,乳杆菌通过替代、竞争抑制机制阻止致病微生物黏附于阴道上皮细胞;分泌过氧化氢、乳酸菌素、类细菌素和生物表面活性剂等抑制致病微生物生长,从而维持阴道微生态环境的平衡。

3. 宿主和菌群间及菌群与菌群之间相互作用 宿主和菌群之间及菌群与菌群之间是相互制约、相互作用、相互依赖的对立统一,或共生关系,或拮抗关系,共处于阴道的微生态环境中,保持着一种协调、平衡的状态。雌激素水平、月经、妊娠和年龄等因素,会使阴道微生物群随之发生一些改变,它们在生理范围内波动有利于宿主适应环境及乳杆菌的健康消长。月经开始后需氧菌和兼性厌氧菌的活菌数不断减少,直至比下次月经前约少 100 倍,而专性厌氧菌却始终保持不变。随着年龄的增加、衰老的出现,阴道乳杆菌的分离率不断减少,导致 pH 随之升高,阴道的酸性环境被破坏,使白色假丝酵母菌、棒状杆菌和乳杆菌随着年龄的增加而减少,而阴道内 B 族链球菌、金黄色葡萄球菌和大肠埃希氏菌随着年龄的增加而升高。

4. 局部免疫 女性生殖道局部免疫系统也属于黏膜免疫系统,其特点是生殖道黏膜表面含有大量 SIgA,发挥局部免疫防御作用。此外,含少量 T 和 B 淋巴细胞、巨噬细胞等免疫细胞,维持生理水平的免疫活动,保护女性生殖道免遭病原微生物等抗原的侵袭。其中主要是阴道黏膜对微生物的免疫反应,可分为非特异性免疫和特异性免疫。

(1)阴道抗感染的非特异性免疫:非特异性免疫主要包括屏障结构、吞噬细胞及细胞因子。

1)阴道黏膜屏障结构:①机械阻挡作用:完整的阴道黏膜可有效地防止细菌、真菌等微生物侵入体内;②弱酸性环境:多数病原菌生长的最佳酸碱度是 pH 7.2~7.6,阴道的弱酸环境不利于病原微生物的定居繁殖。但阴道冲洗、性交等行为都可以造成阴道黏膜轻微的破损、酸碱度改变、细胞因子被稀释等,从而破坏了阴道的屏障作用。

2)吞噬细胞:包括中性粒细胞和单核巨噬细胞两大类。当病原体突破黏膜屏障后,吞噬细胞从毛细血管中逸出,聚集到病原体部位,发挥其吞噬作用。一般情况下,病原体可被吞噬消灭,只有毒力强、数量多的病原体才能进入血液或其他器官,再由血液和其他器官的吞噬细胞继续进行吞噬杀灭作用。

3)细胞因子:当外界微生物入侵时,生殖道上皮细胞会分泌具有杀伤作用的细胞因子和抗微生物肽,如 TNF-α、IL-1、IL-6、IL-8、人类防御素、溶菌酶、钙卫蛋白、富组蛋白等,同时促进局部特异性细胞免疫的建立。

国内已有用组织块培养法成功培养人阴道上皮原代细胞,并因此了解到人阴道上皮细胞有先天性抗白色假丝酵母菌的作用。白色假丝酵母菌感染人阴道上皮细胞时,TNF-α 和 IL-10 的分泌量均有增加,IL-2 和 IL-8 的分泌量无变化。

(2)阴道抗感染的特异性免疫:特异性免疫包括细胞免疫和体液免疫。

1)细胞免疫:一般的研究认为阴道感染与细胞介导的免疫状态有关。研究结果表明,不同的阴道感染状态下,阴道内 IFN-γ、IL-5、IL-2、IL-13、IL-8 等水平有不同程度的升高或降低,说明在阴道感染状态下,阴道局部细胞免疫功能也发生了一定的变化。

2)体液免疫:正常情况下阴道内都可检测到 IgG、IgM、IgA 及 IgE,一般均处于正常水平,特别是 SIgA。国内外多项研究表明,阴道感染组的 SIgA 及 IgG 较正常对照组均明显升高,推测体液免疫在抗感染中可能有一定的作用,但其确切作用及机制还需要进一步的研究。

(三)阴道微生态评价体系

目前临床上的各种阴道炎症(包括能够明确诊断或不能明确诊断的)都存在不同程度的阴道微生态失调。利用微生物学的基础理论及临床妇产科感染性疾病研究的结果,建立了阴道微生态评价体系。

阴道微生态评价体系常常是通过描述阴道菌群的密集度、多样性、优势菌、机体炎症反应和病原菌等形态学并结合阴道 pH、过氧化氢、白细胞酯酶等功能性的指标对阴道微生态环境进行全面评价。以上任何一项指标出现异常均可诊断微生态失调。

微生态评价体系可以一次性快速诊断临床常见的阴道炎症,如细菌性阴道病、外阴阴道假丝酵母菌病、滴虫性阴道炎、混合性感染等,最重要的是还可以对目前临床上有白带增多、外阴瘙痒等症状而无特殊病原菌的现有方法难以诊断的阴道炎症患者进行微生态评价,从而达到指导临床治疗的目的。在疾病诊断的同时通过菌群和功能检测能快速给临床医师以预见性的提示。这样既可以减少因症状消失而停止治疗的"表面"治愈,也能避免因有症状而反复持续用药的过度治疗。它超越了现有阴道感染性疾病的诊治理念,将以杀灭微生物为主要的治疗方法变为增加益生菌恢复阴道正常微生态环境为目的的新型治疗理念,推动了由生物医学的杀菌时代向生态医学的促菌时代转变。它的实施推广,将给现有阴道炎症的诊断带来革命性的进步。

(四)微生态治疗

治疗应该包括三个方面:①合理使用抗菌药物;②尽快修复受损的黏膜;③微生态调节剂的合理应用。微生态调节剂包括益生菌、益生元和合生剂。

益生菌是含活菌和/或包括菌体组分及代谢产物的死菌的生物制品,经口或其他黏膜投入,旨在黏膜表面处改善微生物与酶的平衡或刺激特异性与非特异性免疫。益生元是一种不被消化的通过有选择地促进一种或几种细菌生长和/或活性的而对宿主产生有益作用的食物成分。包括果寡糖、菊糖、半乳寡糖及大豆寡糖等。合生剂是指益生菌与益生元混合制品,其作用是相得益彰。

总之,阴道微生态系统是人体几大生态系统中较为复杂的系统,也是研究较为清楚的一个系统,无论内外因素的变化均可以影响其微生态平衡。临床上常见的许多妇科疾病如细菌性阴道病及需氧菌性阴道炎都存在着明显的阴道微生态系统失衡。我们妇产科医师应该了解阴道微生态环境的概念,充分利用阴道微生态评价体系从微生态角度重新审视妇科感染性疾病,全面评价阴道感染及治疗前后的阴道微生态状况,指导临床治疗达到恢复正常阴道微生态环境这一最终目标。

二、阴道炎

女性阴道及其特定的菌群共同形成了一个巧妙的平衡生态体系,当此平衡被破坏时,可导致阴道炎(vaginitis)。改变阴道生态平衡的因素为抗菌药物、激素、避孕药、阴道冲洗、阴道用药、性交、紧张和多性伴侣等。

阴道炎主要病因分类如下:①外阴阴道假丝酵母菌病;②滴虫性阴道炎;③细菌性阴道病;④老年性阴道炎;⑤阿米巴性阴道炎;⑥婴幼儿阴道炎;⑦过敏性阴道炎。

(一)外阴阴道假丝酵母菌病

外阴阴道假丝酵母菌病(vulvovaginal candidiasis,VVC)是由假丝酵母菌引起的一种常见外阴阴道炎,约75%妇女一生中至少患过1次外阴阴道假丝酵母菌病。

【病因】假丝酵母菌呈卵圆形,有芽生孢子及细胞发芽伸长而形成的假菌丝,80%~90%病原体为白色假丝酵母菌,10%~20%为非白酵母菌,如光滑假丝酵母菌、近平滑假丝酵母菌、热带假丝酵母菌等。假丝酵母菌孢子系阴道内常驻菌种,也可由肠道传染而来,其繁殖、发病取决于宿主抵抗力及阴道内环境的变化。妊娠、避孕药、抗菌药物、激素和免疫抑制剂的使用均有利于假丝酵母菌繁殖,肥胖及甲状旁腺、甲状腺功能减退等均影响假丝酵母菌的繁殖和生长且与发病有关,亦与大量雌激素应用、糖尿病血糖控制不良、穿紧身化纤内裤、性交过频、偏嗜甜食有关。

【临床表现】主要表现为外阴阴道瘙痒,严重时抓破外阴皮肤,可有外阴烧灼感、阴道痛、性交疼痛及排尿灼热感,排尿或性交可使症状加剧,阴道分泌物增多,典型的白带为白色豆渣样,稠厚,无臭味。

检查时可见阴道黏膜被白色膜状豆渣样分泌

物覆盖,擦除后见黏膜充血、水肿或为表浅糜烂面,外阴因搔抓或分泌物刺激可出现抓痕、表皮剥脱、肿胀和粉红色斑。

【诊断】典型病例不难诊断,若在分泌物中找到假丝酵母菌的芽胞及菌丝即可确诊。检查时也可用革兰氏染色或悬滴法(10%氢氧化钾)在显微镜下找到芽胞和假菌丝。如有症状但多次检查阴性时,可改用培养法。顽固病例应检查空腹血糖,并详细询问有无服用大量皮质激素和长期应用抗菌药物的病史,以寻找发病的可能诱因。

【治疗】

1. **去除诱因** 及时了解存在的诱因并及时消除,如停服广谱抗菌药物、雌激素等。合并糖尿病时要同时予以治疗,宜选用棉质内裤,患者的毛巾、内裤等衣物要隔离洗涤,用开水烫,以免传播。假丝酵母菌培养阳性,但无症状者无需治疗,因为10%~20%健康妇女阴道内有假丝酵母菌孢子寄生。

2. **改变阴道酸碱度** 假丝酵母菌在pH 5.5~6.5环境下最适宜生长繁殖,因此可改变阴道酸碱度造成不利于其生长的环境。方法是用硼酸溶液冲洗阴道或硼酸胶囊放置阴道内治疗。

3. **药物治疗** 包括阴道用药和口服用药两种,治疗方案如下:

(1)单纯性VVC,下列方案任选一种:

1)阴道用药:咪康唑软胶囊1 200mg,阴道内,单次用药;咪康唑栓400mg,软胶囊,阴道内,每晚1次,共3天;咪康唑栓200mg,阴道内,每晚1次,共7天;克霉唑片500mg,阴道内,单次用药;克霉唑栓100mg,每晚1次,共7天;制霉菌素泡腾片10万U,阴道内,每晚1次,共14天;制霉菌素片50万U,阴道内,每晚1次,共14天。

2)口服用药:氟康唑150mg,顿服,共1次;伊曲康唑200mg,2次/d,共5天。

(2)重度VVC:在单纯性VVC治疗基础上,延长疗程,直至实验室检查菌丝、芽胞和孢子均阴性为止。局部瘙痒症状严重者,可局部应加用低浓度糖皮质激素软膏或唑类霜剂,如派瑞松等。

(3)复发性VVC的治疗:外阴阴道假丝酵母菌病患者经过治疗,临床症状及体征消失,真菌学检查阴性后,又出现症状,真菌学检查阳性,并且一年内发作4次或4次以上者,称为复发性外阴阴道假丝酵母菌病(recurrent vulvovaginal candidiasis,RVVC),复发原因除机体免疫力低下外可能与性交传播或直肠假丝酵母菌感染有关。

1)查尿糖、血糖,除外糖尿病。

2)月经期间不能中断治疗,治疗期间不能性交。

3)根据培养和药敏试验选择药物,推荐强化加6个月的巩固治疗。首先用口服或局部的敏感抗真菌药物给予积极治疗至真菌学阴性,随即巩固治疗6个月。

巩固治疗根据病患复发的规律可选择月疗或周疗。如复发有规律,则选择在复发前用药一个疗程(月疗),若复发没有规律,则每周服用一个疗程的药物预防复发(周疗)。

4)应用广谱抗菌药物治疗其他感染性疾病期间,注意防止复发。注意避免滥用抗菌药物。

5)当伴有肠道、尿道真菌感染时,需加用全身抗真菌药物。如口服氟康唑、伊曲康唑、制霉菌素等治疗假丝酵母菌感染。

6)当与滴虫性阴道炎、厌氧菌感染等并存时,应注意同时治疗。

(4)VVC再发的治疗:外阴阴道假丝酵母菌病患者经过治疗,临床症状及体征消失,真菌学检查阴性后,又出现症状,真菌学检查阳性,并且一年内发作2~3次,少于4次者,称为外阴阴道假丝酵母菌病再发。此种状态的治疗既不能按照单纯型的治疗又不能按照RVVC进行治疗,应在强化治疗的基础上再加2~3个月的巩固治疗。具体治疗同前。

(5)妊娠期感染的治疗:为避免流产和新生儿感染,应进行局部治疗。目前认为制霉菌素或克霉唑妊娠期局部用药对胎儿无明显损害,可用其阴道置入上述栓/片剂。孕期禁忌口服抗真菌药物。

(二)滴虫性阴道炎

【病因】滴虫性阴道炎(trichomonal vaginitis)由阴道毛滴虫引起。阴道毛滴虫为厌氧可活动的原虫,梨形,全长15~20μm,虫体前端有4根鞭毛,在pH 5.5~6.0下生长繁殖迅速。月经前后阴道pH发生变化时,隐藏在腺体及阴道皱襞中的滴虫常得以繁殖,引起炎症发作。本病主要因性交引起,是典型的性传播疾病。也可与使用不洁浴具或穿着污染衣裤、接触污染便盆、被褥等有关。

【临床表现】20%~50% 患者无症状，称为带虫者。滴虫单独存在时可不导致炎症反应。但由于滴虫消耗阴道细胞内糖原，改变阴道酸碱度，破坏其防御机制，故常在月经前后、妊娠期或产后等阴道 pH 改变时，继发细菌感染，引起炎症发作。

临床症状表现为阴道分泌物异常增多，常为稀薄泡沫状，有臭味，当混合细菌感染时分泌物呈脓性。大多滴虫感染的患者诉外阴、阴道口瘙痒、疼痛，有时伴性交痛、尿频、尿痛、血尿。

检查可见阴道黏膜呈散在红色点状皮损或草莓状宫颈，后穹窿有较多的泡沫样脓性分泌物。单纯带虫者阴道黏膜可无异常发现。

【诊断】采用悬滴法在阴道分泌物中找到滴虫即可确诊。阴道分泌物涂片可见大量白细胞而未能从镜下检出滴虫者，可采用培养法。采集分泌物前 24~48 小时应避免性交、阴道冲洗或局部用药，且不宜行双合诊检查，扩阴器不涂抹消毒润滑剂。近来开始运用荧光标记单克隆抗体检测、酶联免疫吸附法和多克隆抗体乳胶凝集法诊断，敏感度为 76%~95%。

【治疗】

1. 甲硝唑（灭滴灵）　甲硝唑 2g 顿服，夫妻（性伴侣）双方同治。近年来耐药滴虫感染增加，若上述治疗无效，可予以甲硝唑 2g，每天 1 次，共 5 天。若妊娠时可予甲硝唑 400mg 阴道上药，每天 2 次，共 7 天。用药期间或用药后 24 小时内不能饮用含酒精的饮料。

2. 对甲硝唑有抗药性的患者，可考虑采用：①替硝唑 2g，顿服；②替硝唑 1g，口服，1 次 /d，共 5 天。

3. 阴道局部用药　阴道局部用药症状缓解相对较快，但不易彻底杀灭滴虫，停药后易复发。先采用 0.5% 醋酸清洗阴道后，将甲硝唑 200mg 置入阴道内，每晚 1 次，7 天为一疗程，或用阴康宁（甲硝唑泡腾片）200mg，滴维净（每片含乙酰肿胺 250mg、硼酸 30mg），卡巴肿 200mg，曲古霉素栓 10 万 U，每晚 1 枚置阴道内，7 天为一疗程。

4. 治疗中的注意事项　月经干净后阴道 pH 偏碱性，利于滴虫生长，因而可能在月经干净后复发，故应在下次月经净后再治疗一疗程，以巩固疗效。

（三）细菌性阴道病

【病因】细菌性阴道病（bacterial vaginosis, BV）为阴道内正常菌群失调所致的一种混合感染。以往曾称非特异性阴道炎、嗜血杆菌性阴道炎、加德纳菌性阴道炎等，1984 年被正式命名为细菌性阴道病。此病非单一致病菌引起，而是多种厌氧致病菌大量繁殖导致阴道生态系统失调的一种状态，因局部无明显炎症反应，分泌物中白细胞少，故而称为细菌性阴道病。

细菌性阴道病为生育妇女常见的阴道感染性疾病。有统计在性传播疾病门诊的发生率为 15%~64%，年龄为 15~44 岁，妊娠妇女发病率为 3.5%~50%。细菌性阴道病时，乳杆菌减少而其他细菌大量繁殖，主要有加德纳菌、动弯杆菌、普雷沃菌、类杆菌、消化链等厌氧菌以及人型支原体等。阴道生态环境和 pH 的改变，是加德纳菌等厌氧菌大量繁殖的致病诱因，其发病与妇科手术、既往妊娠数、性伴侣数目有关。

【临床表现】20%~50% 患者可无症状，症状表现为稀薄阴道分泌物增多，鱼腥味，尤其是性交后更为明显，因碱性黏液可使阴道 pH 升高，促进加德纳菌等厌氧菌的生长，引起胺类释放所致。少数患者可有外阴瘙痒及灼热感。检查见阴道口有糜状、鱼腥味分泌物流出，单纯感染阴道黏膜无充血等炎症改变。BV 可引起子宫内膜炎、输卵管炎、盆腔炎、异位妊娠与不孕。孕期 BV 感染可引起早产、胎膜早破、绒毛膜羊膜炎、产褥感染、新生儿感染。近年发现宫颈上皮内瘤变（cervical intraepithelial neoplasia，CIN）及宫颈癌的发生也与 BV 相关。

【诊断】根据临床特征和阴道分泌物镜检多能明确诊断。1983 年，Amsel 等提出 BV 诊断的 4 项标准，有其中的 3 项即可诊断：①阴道分泌物增多，均匀稀薄；②阴道 pH > 4.5；③胺臭味试验阳性：取阴道分泌物少许置玻片上，加入 10% 氢氧化钾溶液 1~2 滴，立即可闻及一种鱼腥味即为阳性，这是由于厌氧菌产生的胺遇碱释放氨所致；④线索细胞阳性：取少许阴道分泌物置玻片上，加 1 滴生理盐水于高倍镜下观察，视野中见到 20% 以上的线索细胞即为阳性。由于上述方法主观性较强，目前临床推荐使用阴道革兰染色涂片细菌评分诊断 BV，即 Nugent 评分 ≥ 7 分诊断 BV，评分为 4~6 分为 BV 中间型，评分为 0~3 分为正常，此方法具有更好的重复性、标本可长期保存，且摒弃了前者的主观性，是目前最适用于临床诊断和科学研究的评价阴道微生态和准确诊断阴道炎的方法。

【治疗】治疗目的是缓解阴道症状和体征。治疗原则是：①中间态且无症状者无需治疗；②性伴侣不必治疗；③妊娠期 BV 应积极治疗；④子宫内膜活检、宫腔镜、宫内节育器放置、子宫输卵管碘油造影检查、刮宫术等在妇科手术前应积极治疗，以减少术后病率的发生。

1. **全身治疗**　首选药物为口服甲硝唑；甲硝唑有助于 BV 患者重建正常阴道内环境。美国疾病控制和预防中心的推荐方案为甲硝唑 500mg 口服，每天 2 次，共 7 天；或我国制定的标准：甲硝唑 400mg 口服，每天 2 次，共 7 天，治愈率达 82%~97%。

氯林可霉素（克林霉素）：对厌氧菌及加德纳菌均有效。用法：300mg 口服，每天 2 次，共 7 天，治愈率 97%，尤其适用于妊娠期 BV 患者及甲硝唑治疗失败或不能耐受者。副作用有腹泻、皮疹、阴道刺激症状，均不严重。

2. **局部治疗**　甲硝唑 400mg 置于阴道内，每晚 1 次，7~10 天为一疗程，或 0.75% 甲硝唑软膏（5g）阴道涂布，每天 2 次，5~7 天为一疗程。

2% 氯林可霉素软膏 5g 阴道涂布，每天 1 次，7 天为一疗程，治愈率 80%~85%，适宜于妊娠期 BV 治疗。

对于混合感染如合并滴虫性阴道炎、外阴阴道假丝酵母菌病患者，应进行综合治疗。

3. **妊娠期 BV 的治疗**　治疗指征为有症状患者、产科手术前患者及无症状高危早产孕妇。推荐方法为甲硝唑 400mg，阴道内，每天 2 次，共 7 天。替代疗法为克林霉素 300mg，口服，每天 2 次，共 7 天。妊娠期应用甲硝唑需采用知情选择原则。

（四）老年性阴道炎

【病因】绝经后妇女由于卵巢功能衰竭，雌激素水平下降，阴道黏膜变薄，皱褶消失，细胞内缺乏糖原，阴道内 pH 升高，杀灭病原菌能力降低，加之血供不足，当受到刺激或被损伤时，毛细血管容易破裂，出现阴道不规则点状出血，如细菌侵入繁殖，可引起老年性阴道炎。

【临床表现】阴道分泌物增多，水样、脓性或脓血性。可有下腹坠胀不适及阴道灼热感。由于分泌物刺激，患者感外阴及阴道瘙痒。

检查见阴道呈老年性改变，皱襞消失，上皮非常薄，阴道黏膜充血，有点状出血，严重时形成表浅

溃疡。若溃疡面相互粘连，阴道检查分离时可引起出血，粘连严重者可导致阴道闭锁，闭锁段上端分泌物不能排出可形成阴道或宫腔积脓。

【诊断】根据临床表现不难诊断，但必须除外滴虫性阴道炎或外阴阴道假丝酵母菌病。此外，发现血性白带时还需警惕子宫恶性肿瘤的存在，必要时应行宫颈防癌检查及分段诊断性刮宫除外宫颈癌和子宫内膜癌。

【治疗】治疗原则为增强阴道抵抗力和抑制细菌生长。

1. 保持外阴清洁和干燥，分泌物多时可用 1% 乳酸或 0.5% 醋酸坐浴或冲洗阴道。

2. **雌激素制剂全身给药**　除外性激素的禁忌证，可以全身使用含雌激素的药物或中药制剂。但要注意勿长期使用单纯雌激素制剂口服。

3. **雌激素制剂局部给药**　雌三醇软膏每晚 1 次，7 天为一疗程，己烯雌酚 0.5mg，每晚 1 次，7 天为一疗程；或倍美力阴道软膏 0.5~2g/d，7 天为一疗程。

4. **抗菌药物软膏或粉剂局部给药**　有炎症时使用。甲硝唑、氧氟沙星、磺胺异噁唑、氯霉素局部涂抹，隔天 1 次，7 次为一疗程。

（五）婴幼儿阴道炎

【病因】婴幼儿卵巢尚未发育，阴道黏膜仅由数层立方上皮组成，上皮糖原很少，阴道 pH 6.0~7.5，故对细菌的抵抗力弱，阴道内乳杆菌极少，而杂菌较多，这些细菌作用于抵抗力较弱或受损的阴道时，极易产生婴幼儿阴道炎（infantile vaginitis）。婴幼儿阴道炎常与外阴炎并存，多见于 1~5 岁的幼女。80% 为大肠埃希氏菌属感染，葡萄球菌、链球菌、变形杆菌、淋病奈瑟菌、滴虫、假丝酵母菌、蛲虫也可引起感染。年龄较大儿童阴道内异物亦常致继发性感染。

【临床表现】主要症状为阴道口处见脓性分泌物，味臭。由于阴道分泌物刺激可导致外阴瘙痒，患者常用手搔抓外阴，甚至哭闹不安。检查可见外阴红肿、破溃、前庭黏膜充血。慢性外阴炎可致小阴唇粘连，慢性阴道炎可致阴道闭锁。

【诊断】根据症状、体征，临床诊断并不困难。应取分泌物找滴虫、假丝酵母菌或涂片染色找致病菌，必要时做细菌培养。还应做肛门检查以排除阴道异物及肿瘤。

【治疗】

1. 保持外阴清洁、干燥，不穿开裆裤。如阴道

分泌物较多,可在尿布内垫上消毒棉垫并经常更换棉垫与尿布。

2. 婴幼儿大小便后用 1:5 000 高锰酸钾温热水冲洗外阴,年龄较大的小儿可用 1:5 000 高锰酸钾温水坐浴,每天 3 次。外阴擦干后,可用下列药物:15% 氧化锌粉、15% 滑石粉、炉甘石洗剂、紫草油。瘙痒剧烈时可用制霉菌素软膏或氢化可的松软膏,但婴幼儿是否应用激素治疗应慎重。

【经验分享】

1. 女性阴道内优势菌是乳酸杆菌,产生乳酸、分泌过氧化氢及其他抗微生物因子,维持阴道微生态平衡。

2. 根据细菌形态学及功能学进行阴道微生态评价,可快速诊断临床常见的阴道炎症。

3. 推荐使用阴道微生态评价体系对不同类型阴道炎症选择适宜的治疗方案。对于单纯性阴道炎、混合性阴道炎及妊娠特殊时期的阴道炎症在药物使用、疗程上存在不同。

4. 推行将传统的杀灭微生物为主要的阴道炎症治疗方法转变为恢复阴道正常微生态环境的新型治疗理念。

(陈　锐　廖秦平)

第三节　宫　颈　炎

宫颈炎是妇科常见疾病之一。正常情况下,宫颈具有多种防御功能,包括黏膜免疫、体液免疫及细胞免疫,是阻止病原菌进入上生殖道的重要防线,但宫颈也容易受分娩、性交及宫腔操作的损伤,且宫颈管柱状上皮抗感染能力较差,易发生感染。临床上一般将宫颈炎分为急性和慢性两种类型。

一、急性宫颈炎

【病因】急性宫颈炎(acute cervicitis)常发生于不洁性交后,分娩、流产、宫颈手术等亦可导致宫颈损伤而继发感染。此外,接触高浓度刺激性液体、药物,阴道内异物如遗留的纱布、棉球也是引起急性宫颈炎的原因。最常见的病原体为淋病奈瑟菌和沙眼衣原体,淋病奈瑟菌感染时 45%~60% 常合并沙眼衣原体感染,其次为一般化脓菌如链球菌、葡萄球菌、肠球菌、大肠埃希氏菌以及假丝酵母菌、滴虫、阿米巴原虫等。淋病奈瑟菌及沙眼衣原体主要侵犯宫颈管柱状上皮,如直接向上蔓延可导致上生殖道黏膜感染,亦常侵袭尿道移行上皮、尿道旁腺和前庭大腺。一般化脓菌则侵入宫颈组织较深,并可沿两侧宫颈淋巴管向上蔓延导致盆腔结缔组织炎。

【临床表现】主要表现为白带增多,呈脓性或脓血性,常伴有下腹坠痛、腰背痛、性交疼痛和尿路刺激症状,体温可轻微升高。妇科检查见宫颈充血、红肿,颈管黏膜水肿,宫颈黏膜外翻,宫颈触痛,脓性分泌物从宫颈管内流出,若尿道、尿道旁腺、前庭大腺感染,则可见尿道口、阴道口黏膜充血、水肿以及多量脓性分泌物。沙眼衣原体性宫颈炎则症状不典型或无症状,有症状者表现为宫颈分泌物增多,点滴状出血或尿路刺激症状,妇科检查宫颈口可见黏液脓性分泌物。

【诊断】根据病史、症状及妇科检查,诊断急性宫颈炎并不困难,关键是确定病原体。疑为淋病奈瑟菌感染时,应取宫颈管内分泌物做涂片检查(敏感性 50%~70%)或细菌培养(敏感性 80%~90%),对培养可疑的菌落,可采用单克隆抗体免疫荧光法检测。检测沙眼衣原体感染时,可取宫颈管分泌物涂片染色找细胞质内包涵体,但敏感性不高,培养法技术要求高,费时长,难以推广,目前推荐的方法是直接免疫荧光法或酶免疫法,敏感性为 89%~98%。近年来,随着分子生物学技术的逐渐进步,成熟的技术应用于临床,应用宫颈分泌物或尿液中的 DNA 或 RNA 进行病原体的核酸检测使一些以往检出率不高或不易检出的病原体得以检出,如衣原体、人型支原体、解脲脲原体、淋病奈瑟菌及生殖支原体等。此外,在宫颈感染诊断时要注意考虑是否合并有上生殖道感染。

【治疗】采用抗菌药物全身治疗。抗菌药物选择、给药途径、剂量和疗程则根据病原体和病情严重程度决定。目前,淋菌性宫颈炎推荐的首选药物为头孢三嗪(头孢曲松钠),备用药物有壮观霉素、青霉素、氧氟沙星、左旋氧氟沙星、依诺沙星等,治疗时需同时加服多西环素。沙眼衣原体性宫颈炎推荐的首选药物为阿奇霉素或多西环素,备用药物有米诺环素、氧氟沙星、红霉素等。一般化脓菌感染最好根据药敏试验进行治疗。假丝酵母菌和滴虫性宫颈炎可参见阴道炎的治疗方法。急性宫颈炎的治疗应力求彻底，以免形成慢性宫颈炎。

二、对于慢性宫颈炎症中病理类型的再认识

以往在慢性宫颈炎中，提到的表现有宫颈糜烂、宫颈囊肿、宫颈肥大和宫颈息肉。当前对慢性宫颈炎有以下新的认识：

（一）宫颈糜烂

宫颈糜烂（cervical erosion）是指宫颈外口处的宫颈阴道部外观呈细颗粒状的红色区，称为宫颈糜烂。目前，国际已废弃宫颈糜烂这一术语，而改称为宫颈柱状上皮异位（columnar ectopy）。"宫颈糜烂"成为一种临床征象，包括宫颈生理性柱状上皮异位；当有 HPV 持续感染时可能有宫颈上皮内瘤变的存在，甚至是早期宫颈癌的表现；也可能是宫颈炎症时宫颈黏膜充血、水肿的表现。对于有这种征象的妇女建议行细胞学检查和 HPV 双筛查排除宫颈上皮内瘤变及宫颈癌。

（二）宫颈腺囊肿

宫颈腺囊肿（naboth cysts）是宫颈糜烂愈合过程中，宫颈腺管口被新生的鳞状上皮覆盖，腺管口堵塞，导致腺体分泌物排出受阻，液体潴留而形成囊肿。检查时见宫颈表面突出数毫米大小青白色囊泡，内含无色黏液。以往认为它是慢性宫颈炎的一种病理类型，需要治疗，目前认为是宫颈转化区生理改变的结果，提示此处曾为原始鳞 - 柱交接的起始处，定期随访，无需治疗。

（三）宫颈肥大

宫颈肥大（cervical hypertrophy）是由于慢性炎症的长期刺激，宫颈组织充血、水肿，腺体和间质增生，纤维结缔组织增厚，导致宫颈肥大，但表面仍光滑，严重者较正常宫颈增大 1 倍以上。目前在临床上并无明确诊断标准，一般无需治疗。

（四）宫颈息肉

宫颈息肉（cervical polyp）过去认为是慢性炎症长期刺激，使宫颈管局部黏膜增生并向宫颈外口突出而形成局部突起病灶。国外已将其归为宫颈良性增生病变。首选手术切除，之后切除组织送病理组织学检查。

【经验分享】

1. 急性宫颈炎是由淋病奈瑟菌、沙眼衣原体、葡萄球菌、链球菌等病原体侵犯所致，未及时诊治可导致上生殖道感染等一系列并发症。

2. 急性宫颈炎两个特征性体征　肉眼见黏脓性分泌物及宫颈管出血，显微镜检查阴道分泌物白细胞增多，据此初步诊断。

3. 急性宫颈炎主要为抗菌药物治疗，对于获得病原体者，针对病原体选择合适、敏感的抗菌药物，对于未获得病原体者，可根据具体情况进行经验性治疗。

4. 对于以往慢性宫颈炎的诊断目前已经废止，一些病理性改变可能是一种生理现象，无症状者在除外宫颈上皮内瘤变和宫颈癌后可不予处理。

（黄振宇　廖秦平）

第四节　盆腔炎性疾病

盆腔炎性疾病（pelvic inflammatory disease，PID）是指女性上生殖道及其周围盆腔组织的炎症，主要包括子宫内膜炎、子宫肌炎、输卵管炎、输卵管卵巢炎、输卵管 - 卵巢脓肿、盆腔结缔组织炎及盆腔腹膜炎。炎症可局限于一个部位，也可同时累及几个部位。既往将盆腔炎分为急性和慢性两类，现多认为 PID 主要指盆腔的急性炎症，而将慢性盆腔炎称为盆腔炎性疾病后遗症（sequelae of pelvic inflammatory disease）。PID 严重影响妇女健康，甚至危及生命，应予以积极防治。

由于 PID 非特异性临床表现导致患者未及时就诊，使 PID 的发病人数难以统计。PID 主要在性活跃女性中流行，最常见的发病年龄为 20~35 岁。国外统计资料显示，15~19 岁 PID 发病率为 3%，30~34 岁为 14%；未婚者为 6%，新近结婚者为 12%，仅有一个性伴侣者为 7%，有多个性伴侣者为 10%~22%，性伴侣多于 10 个者发病率较单个性伴侣者多 3 倍。据 2004 年中华医学会妇产科分会感染性疾病协作组调查数据显示，3 590 例门诊患者中 PID 发病率为 10.1%。另一全国大宗流行病学

调查显示,PID 的感染微生物常为混合感染,且 1/3 为性传播感染。

一、盆腔炎性疾病

【病因】PID 是一组病原学复杂、多重感染(需氧菌感染、厌氧菌感染和非特异性感染)的疾病。其典型的发病模式为病原微生物沿下生殖道上行,从宫颈口到子宫、输卵管、卵巢、盆腔的感染。大量国内、外研究显示,淋病奈瑟菌感染和沙眼衣原体(chlamydia trachomatis,CT)感染的发生率都与 PID 发病率相平行。大约有 30% 由 CT 或淋病奈瑟菌引起的下生殖道感染患者及 15% 的细菌性阴道病(bacterial vaginosis,BV)患者都有亚临床 PID(证据来源于子宫内膜活检),但临床上缺乏典型的急性 PID 的症状和体征,提示亚临床 PID 的发生率不会低于典型的急性 PID。尽管国内对性传播疾病致病微生物取材不足、相关研究较少,但已有研究结果仍显示性传播疾病致病微生物与 PID 的发生有密切关系。既往病原诊断方法多为培养法、ELISA 方法,准确性差,容易误诊和漏诊;现在更多提倡 PCR 法进行病原学检查,能提高几种特殊病原体的检出率,有助于指导抗菌药物的选择。

有研究显示 PID 受以下因素的影响:①性传播疾病;②性活跃者;③低收入;④卫生保健知识缺乏;⑤经常阴道冲洗;⑥吸烟和滥用药物;⑦宫内节育器的使用。从该结果看出,尽管 PID 高危因素随着不同的病原体而变化,但最常见的原因仍然是下生殖道的上行感染。

【病理】

1. 输卵管炎、卵巢炎、输卵管积脓、输卵管卵巢脓肿 炎症可通过宫颈淋巴播散至宫旁结缔组织,首先入侵输卵管浆膜层,发生输卵管周围炎,然后累及输卵管肌层,而黏膜层受累较轻,管腔因肿胀变窄,病变以输卵管间质炎为主。炎症亦可经子宫内膜向上蔓延,首先入侵输卵管黏膜层,管腔黏膜肿胀,间质充血水肿和大量白细胞浸润,上皮可发生退行性变或剥脱。若伞端粘连封闭,脓性分泌物积聚在管腔内,则形成输卵管积脓(pyosalpinx);若炎症通过卵巢排卵的破孔侵入卵巢实质形成卵巢脓肿,脓肿壁与输卵管积脓粘连并穿通,则形成输卵管卵巢脓肿(tubo-ovarian abscess),脓肿多位于子宫后方、阔韧带后叶及肠管间隙,偶可向阴道、直肠穿破,亦可破入腹腔引起弥漫性腹膜炎。

2. 盆腔腹膜炎 感染累及腹膜充血、水肿、增厚;大量炎性渗出,形成盆腔脏器间粘连,渗出液中含大量中性粒细胞。若年轻体健,病变范围局限,程度轻,则炎性渗出液逐渐被吸收,炎症消散;若局限感染较严重,则炎性渗出液积聚于直肠子宫陷凹及髂窝等处形成包裹性脓肿;年老体弱,病变程度重,则感染可扩散形成弥漫性腹膜炎,甚至发生麻痹性肠梗阻、中毒性休克。

3. 盆腔结缔组织炎 原发性盆腔结缔组织炎系手术或创伤引起,如全子宫切除、宫颈或阴道裂伤、腹膜外渗出或血肿,感染后向病变侧的结缔组织扩散所致。继发性盆腔结缔组织炎系内生殖器(子宫、输卵管)炎症扩散所致,扩散途经以淋巴系统蔓延及生殖器黏膜上行蔓延为主。盆腔结缔组织充血、水肿,大量白细胞及浆细胞浸润,组织增厚、边界不清,组织间形成局限性小脓肿。以宫旁结缔组织炎最常见,开始局部增厚,质地较软,边界不清,以后向两侧盆壁呈扇形浸润,若组织化脓则形成盆腔腹膜外脓肿,可自发破入直肠或阴道。

4. 败血症及脓毒血症 当病原体毒性强、数量多、患者抵抗力降低时,常发生败血症。多见于严重的产褥感染、感染性流产及播散性淋病。发生 PID 后,若身体其他部位发现多处炎症病灶或脓肿者,应考虑有脓毒血症存在,但需经血培养证实。

5. Fitz-Hugh-Curtis 综合征 指肝包膜炎症而无肝实质损害的肝周围炎。淋病奈瑟菌和衣原体感染均可引起。肝包膜上有脓性或纤维素渗出,早期在肝包膜与前腹膜之间形成松软粘连,晚期形成琴弦样粘连,吸气时右上腹疼痛。

【药物敏感性】引起 PID 的病原体有两个来源:①内源性病原体,来自寄居于盆腔、阴道内的菌群;②外源性病原体,主要为性传播疾病的病原体。

1. 需氧菌 包括阴道杆菌、棒杆菌、链球菌、大肠埃希氏菌、葡萄球菌、肠球菌、淋病奈瑟菌等。

(1)葡萄球菌:为较常见的病原体,属革兰氏阳性球菌,其中以金黄色葡萄球菌致病力最强,多见于产后、剖宫产后、流产后或妇科手术后,细菌通过阴道上行感染至宫颈、子宫、输卵管黏膜、盆腔腹膜。分为产 β- 内酰胺酶和不产 β- 内酰胺酶的葡萄球菌,产 β- 内酰胺酶的葡萄球菌应首选含 β- 内酰胺酶抑制剂的青霉素或头孢菌素,其次为万古霉素。

(2)链球菌:属革兰氏阳性球菌,有溶血型链球菌、肺炎链球菌、草绿色链球菌、类链球菌,其中以乙型溶血链球菌致病力最强,能产生溶血素及多种酶,导致感染扩散。青霉素或氨苄西林作为首选药物,替代药物有红霉素或头孢菌素。

（3）大肠埃希氏菌：为肠道的寄生菌，是革兰氏阴性杆菌，当机体抵抗力减弱，或因外伤等侵入肠道外组织或器官时可引起严重的感染甚至引发内毒素休克，常与其他致病菌发生混合感染。本菌对氨基糖苷类抗菌药物如阿米卡星、妥布霉素、庆大霉素或头孢菌素或羧苄西林敏感，但易产生耐药菌株，使用时应作药敏试验指导用药较合适。

（4）淋病奈瑟菌：系革兰氏阴性球菌，99%~100%经性接触感染，治疗淋病的药物很多，但应以高效、安全和价格适宜为原则进行选择。青霉素类药物通过破坏菌壁合成而起杀菌作用。此类药物适于治疗非耐青霉素酶的淋病奈瑟菌（PPNG）引起的淋病，是本病的"标准疗法"。头孢菌素类药物具有破坏菌壁和抑制菌体蛋白合成的作用。虽也属于含 β- 内酰胺环的抗菌药物，但它们对 β- 内酰胺酶比较稳定或十分稳定，因此，对 PPNG 菌株和染色体介导的耐药菌株所致的淋病，常能有效地取代青霉素类。

2. **厌氧菌** 是盆腔感染的主要菌种之一，常来源于结肠、直肠、阴道及口腔黏膜，妇产科常见的厌氧菌有消化链球菌、脆弱类杆菌、梭状芽胞杆菌、放线菌等。

（1）消化链球菌：属革兰氏阳性菌，在产后子宫内坏死的蜕膜碎片或残留的胎盘中容易生长繁殖，其产生的内毒素毒力较大肠埃希氏菌为低，可破坏青霉素的 β- 内酰胺基，对青霉素有抗药性；还产生肝素酶，溶解肝素，促进凝血，导致盆腔血栓性静脉炎。

（2）脆弱类杆菌：系革兰氏阴性菌，在严重的盆腔厌氧菌感染中主要是脆弱类杆菌，其分泌物有恶臭味，感染后恢复期很长。本菌对甲硝唑、替硝唑、头孢菌素或多西环素敏感，对青霉素易产生耐药。

（3）梭状芽胞杆菌：系革兰氏阴性菌，分泌物有恶臭味，组织内有气体产生，易产生中毒性休克。本菌对青霉素、氯林可霉素或甲硝唑敏感。

（4）放线菌：系正常的胃肠道厌氧菌，在放置宫内节育器的妇女中 8%~20% 可检测到此菌，本菌对青霉素、米诺环素、阿奇霉素敏感。

3. **沙眼衣原体** 类似革兰氏阴性菌，有细胞壁，对抗菌药物敏感。盆腔感染患者 12%~67% 可检测到沙眼衣原体，淋病奈瑟菌感染患者 45%~60% 伴有沙眼衣原体感染。首选药物为多西环素或阿奇霉素，备用药物有米诺环素、氧氟沙星、红霉素。

【传播途径】

1. **经淋巴系统蔓延** 细菌经外阴、阴道、宫颈创伤、宫体创伤处的淋巴管侵入内生殖器及盆腔腹膜、盆腔结缔组织等部分，常见于产后感染、流产后感染、手术后感染或放置宫内节育器后的感染。

2. **沿生殖器黏膜上行蔓延** 病原体侵入外阴、阴道后沿黏膜面经宫颈管、子宫内膜、输卵管内膜，至卵巢及盆腔发生感染。葡萄球菌、淋病奈瑟菌、沙眼衣原体常沿黏膜上行导致输卵管炎。

3. **直接蔓延** 盆腔中其他脏器感染后，直接蔓延至内生殖器，如阑尾炎可直接蔓延到右侧输卵管，发生输卵管炎。盆腔手术的损伤可引起严重盆腔感染。

4. **经血液循环传播** 病原体先侵入人体的其他系统，再经过血液循环，到达内生殖器，如肺结核或其他器官结核可经血液循环传播至内生殖器，全身菌血症也可导致 PID 的发生。

【临床表现】主要症状为下腹疼痛及发热，其程度随炎症程度不同而稍异，可伴有寒战、头痛、食欲缺乏、白带增多，部分患者有阴道及膀胱刺激症状。妇科检查见白带呈脓性或黏液脓性，附件区压痛、触痛、水肿增厚感，有时可扪及附件包块，边界不清，压痛明显，不活动。月经期发病者可出现经量增多，经期延长，若盆腔炎包裹形成盆腔脓肿可引起局部压迫症状，压迫膀胱可出现尿频、尿痛、排尿困难；压迫直肠可出现里急后重等直肠症状。急性盆腔炎进一步发展可引起弥漫性腹膜炎、败血症、感染性休克，严重者可危及生命。

【诊断】根据 PID 的临床特点，中华医学会妇产科学分会感染性疾病协作组对盆腔炎症性疾病的诊治规范制定标准如下：

1. **PID 诊断的最低标准** 在性活跃女性及其他存在性传播疾病风险者，如排除其他病因且满足以下条件之一者，应诊断 PID 并给予经验性治疗：①子宫压痛；②附件压痛；③宫颈举痛。下腹疼痛同时伴有生殖道感染征象时，诊断 PID 的可能性增加。

2. **PID 诊断的附加标准** ①口腔温度 ≥38.3℃；②宫颈或阴道脓性分泌物；③阴道分泌物显微镜检查有白细胞增多；④红细胞沉降率升高；⑤C 反应蛋白水平升高；⑥实验室检查证实有宫颈淋病奈瑟菌或沙眼衣原体感染。大多数 PID 患者有宫颈脓性分泌物或阴道分泌物镜检有白细胞增多。如果宫颈分泌物外观性状正常,并且阴道分泌物镜检无白细胞,则诊断 PID 的可能性不大,需要考虑其他可能引起下腹痛的病因。如果有条件,应积极寻找病原菌。

3. PID 的特异性标准 ①子宫内膜活检显示有子宫内膜炎的组织病理学证据;②经阴道超声检查或 MRI 检查显示输卵管管壁增厚、管腔积液,可伴有盆腔游离液体或输卵管卵巢包块;③腹腔镜检查见输卵管表面明显充血、输卵管水肿、输卵管伞端或浆膜层有脓性渗出物等。

【检查】

1. 检查项目

(1)血液学检查:PID 亦可以引起全身炎症反应,全血白细胞、C 反应蛋白、血沉及降钙素原都会相应升高。因此,对于以上几个指标的监测可以间接反映病情的严重程度。

(2)阴道微生态及宫颈分泌物检查:对于有明确阴道炎症状的患者应行阴道微生态检查,如白带增多、颜色发黄或白带异味等,镜检阴道分泌物白细胞、白细胞酯酶及菌群情况以明确诊断。淋病奈瑟菌及沙眼衣原体是 PID 的主要病原体,临床怀疑 PID 患者,应同时行宫颈分泌物淋病奈瑟菌及沙眼衣原体检测。

(3)子宫内膜活检:子宫内膜活检,病理检查提示浆细胞、中性粒细胞浸润,即可诊断 PID。

(4)影像学检查:CT、MRI 均对 PID 有一定的诊断价值。超声检查可见盆腔积液、盆腔炎性包块或输卵管积水等,子宫内膜炎可表现为子宫内膜回声增强、增厚,边界毛糙;子宫肌炎可见宫体回声较低或增高,颗粒增粗,形态饱满。

(5)腹腔镜检查:既往腹腔镜被认为是急性盆腔炎的禁忌。但数年临床经验证明,腹腔镜探查在急性盆腔炎的诊断中具有不可替代的作用。不但可以明确诊断,还可以行病原学检测。最重要的是镜下可以进行脓肿切开冲洗,盆腔粘连带松解,恢复盆腔正常解剖关系,进行治疗。

2. 检测病原体需要注意的问题

(1)病原体检测的取材可以通过以下方法:行阴道后穹窿穿刺取盆腔液或脓液;行腹腔镜或剖腹探查时,在直视下取输卵管伞端或直肠子宫陷凹的积液;取宫腔分泌物;在宫颈管内取分泌物;对较严重的 PID 患者,要行血液细菌培养检查。通过以上方法取出的积液或分泌物,立即涂片检查、需氧和厌氧细菌培养或聚合酶链反应(PCR)技术检测。但经阴道后穹窿穿刺所检测的细菌有可能是阴道

污染菌而非真正的致病菌,如血液能培养出细菌,则往往是致病菌,因其受到污染的机会较少。

(2)盆腔内炎性液体的培养结果是阴性时,有多种可能性:一种是之前使用抗生素使脓液中的细菌检测不出,另一种可能是取材局限性和培养技术的问题。因此,不断改进细菌特别是厌氧菌的培养技术,对正确诊断 PID 极为重要。

(3)细菌培养时最好同做抗菌药敏试验以指导抗菌药物的选择,在未得到结果前,由于 PID 常由多种厌氧菌、需氧菌和非特异性感染混合感染引起,且以厌氧菌为主。一般选用广谱抗菌药物或加用抗厌氧菌药物,待结果报告后,再制订最佳治疗方案。

【鉴别诊断】盆腔炎性疾病的临床表现有时易与急性阑尾炎、异位妊娠、卵巢囊肿蒂扭转或卵巢子宫内膜异位囊肿相混淆,诊断时应注意鉴别。

1. 异位妊娠 多数患者有明确停经病史,可出现一侧附件区疼痛、不规则阴道出血等。妇科检查可触及附件区包块,形状不规则,伴轻压痛。查尿妊娠试验酶免疫法阳性,血 hCG 升高。超声检查可见附件区囊实性包块,甚至可见胎心、胎芽结构。腹腔镜探查可见一侧输卵管增粗膨大,切除取病理检查可见绒毛组织。

2. 子宫内膜异位症 与盆腔炎的临床特点类似,表现为痛经、腰酸、不孕、月经改变或慢性盆腔痛等。体格检查可触及直肠子宫陷凹不规则触痛结节,形成附件囊肿时可触及附件区包块,超声检查提示卵巢囊性包块,低回声液性暗区,伴细密回声光点。腹腔镜下可见直肠子宫陷凹、宫骶韧带及卵巢表面典型蓝紫色结节、卵巢子宫内膜异位症等。且子宫内膜异位症痛经症状呈进行性加重。但由于子宫内膜异位囊肿常出现破裂出血,血液外溢而成为病原微生物的良好培养基,导致炎症发生,故此类患者在抗感染治疗后疼痛症状可明显好转,致使此两种疾病鉴别困难。

3. 卵巢肿瘤扭转及破裂 多数患者原有卵巢肿瘤的病史,在体位突然改变后发生剧烈下腹痛,卵巢肿物扭转后出现缺血坏死,或在扭转后囊腔内常有出血,肿物体积增大破裂,最终均导致与 PID 类似的剧烈腹痛,需通过妇科查体、B 超进行鉴别。

4. 阑尾炎 可表现为转移性下腹痛、恶心、呕吐等,查体可触及麦克伯尼点明显压痛,直肠指诊可触及直肠前壁右侧压痛点。超声检查可见阑尾区充血、水肿、渗出,阑尾呈低回声管状结构,较僵

硬,若炎症播散导致腹膜炎可见腹腔积液、肠管胀气等。腹腔镜下可见阑尾与回盲部粘连,阑尾增粗纤曲固定。若发展为慢性阑尾炎,可出现间歇性下腹疼痛或持续性腹部隐痛。

5. **盆腔静脉淤血综合征** 因盆腔静脉丛扩张、淤血,引起子宫及附件区肿胀、淤血、结缔组织增生。多表现为下腹部钝性酸痛或下坠感,腰痛、性交痛、淤血性痛经、白带过多、外阴阴道肿胀坠痛等。特点是长期站立或活动后疼痛加剧而卧床休息后减轻。超声可见盆腔静脉扩张、淤滞,但其敏感性不高,腹腔镜探查可明确诊断。

【治疗】

1. **治疗原则** 盆腔炎的治疗应包括短期的临床症状的缓解、微生物学的治愈,以及长期预防和控制盆腔炎后遗症的治疗(后者主要指输卵管炎所致的不孕、异位妊娠及慢性盆腔痛)。

治疗应在诊断后立即开始。盆腔炎的治疗以静脉滴注或口服抗菌药物治疗为主,可同时辅以中成药物或物理治疗。治疗方案应结合患者的个体情况,包括其经济能力、依从性、药物敏感性、当地医院药物可获得性及疾病严重程度来选择不同的治疗方案。

2. **抗菌药物治疗必须规范、足疗程。** 选择的经验性抗菌药物必须覆盖可能的病原体,包括需氧菌、厌氧菌、非典型病原微生物(淋病奈瑟菌、沙眼衣原体),子宫内膜和宫颈筛查无阳性发现并不能除外上生殖道感染存在。

需根据疾病的严重程度选择静脉滴注或口服给药。静脉给药者应在临床症状改善后继续维持抗菌药物静脉治疗至少24~48小时,然后转为口服药物治疗,用药时间需持续至少14天。药物治疗72小时症状无明显改善者,应重新确认诊断并调整治疗方案。抗菌药物的治疗并不能扭转盆腔感染已经造成的生殖道损伤。给药方案如下:

(1)方案:二代或三代头孢类抗菌药物,根据具体药物的半衰期决定给药间隔时间,如头孢替坦2g/12h,静脉滴注;或头孢曲松1g/24h,静脉滴注或250mg,肌内注射,单次给药;或头孢西丁2g/6h,静脉滴注或2g,肌内注射,单次给药。单次肌内给药后改为其他二代或三代头孢菌素类药物,如头孢唑肟、头孢噻肟等,口服给药。

(2)方案:氧氟沙星0.4g/12h,静脉滴注或0.4g/12h,口服;或左氧氟沙星0.5g/d,静脉滴注或0.5g,口服。

(3)方案:氨苄西林钠舒巴坦钠3g/6h,静脉滴注;或阿莫西林克拉维酸钾1.2g/(6~8)h,静脉滴注。

(4)方案:林可霉素剂量0.9g/8h,静脉滴注;加用硫酸庆大霉素,首次负荷剂量为2mg/(kg·8h),静脉滴注或肌内注射,维持剂量1.5mg/(kg·8h);两种药物均可采用每天1次给药。

为覆盖厌氧菌,以上所有方案需加用硝基咪唑类药物,如甲硝唑0.5g/12h,静脉滴注或0.4g/12h,口服。

为覆盖非典型病原微生物(包括支原体、衣原体及其他非典型感染原),可加用多西环素0.1g/12h,口服,14天;或米诺环素0.1g/12h,口服,14天;或阿奇霉素0.5g/d,静脉滴注或口服,1~2天后改为口服0.25g/d,5~7天。

3. **中药及物理治疗** 中医认为外感湿、热、毒邪是PID发病的主要外因;阴阳失调、正气不足是PID发病的主要内因。内、外因在PID的发生发展过程中相互影响,关系密切。PID的中药治疗以多途径综合治疗为主,在单独口服中药制剂或采用单一外治方法治疗方案的基础上,结合中药外敷、灌肠、离子导入、纳药诸法等综合治疗方案,多途径给药,内外合治。中药治疗PID讲究分期治疗,即急性发作期、急性症状缓解期、后遗症期,施以不同治则、用药。在急性发作期,病因以热毒为主,治则以清热解毒、化瘀通络为主。此期治疗常用药物为金银花、连翘、当归、元胡、川楝子、蜈蚣、路路通等。在急性症状缓解期,则施以活血通络,健脾利湿法,此期常用药物为党参、白术、路路通、茯苓、当归、赤芍、蒲黄等。而到PID后遗症期,则主要以补肾健脾利湿为法,扶正祛邪。常用药物包括桑寄生、杜仲、白术、茯苓、赤芍、丹参、鸡血藤、冬瓜皮、金银花、地丁、黄芪等。

另外,也可选择不同的中成药控制患者症状。包括康妇消炎栓、少腹逐瘀颗粒、红花如意丸、桂枝茯苓丸、金刚藤胶囊、金鸡冲剂等。目前可供选用的中成药较多,选择时需以辨证为基础,根据患者不同的辨证症状,选择对症用药。

【手术指征】

1. **PID的手术指征**

(1)药物治疗无效:输卵管卵巢脓肿或盆腔脓肿经药物治疗48~72小时,体温持续不降,患者中毒症状加重或包块增大者。

(2)脓肿持续存在:经药物治疗病情有好转,

继续控制炎症数天(2~3周),包块仍未消失但已局限化。

(3)脓肿破裂:突然腹痛加剧,寒战、高热、恶心、呕吐、腹胀,检查腹部拒按或有中毒性休克表现,应怀疑脓肿破裂。脓肿破裂为PID的严重并发症,脓液污染腹腔可引起弥漫性腹膜炎,发生中毒性休克,甚至危及生命,一旦诊断应立即手术,同时给予大剂量敏感广谱抗菌药物联合治疗。目前盆腔脓肿破裂的病死率已下降至5%以下,若继续保守治疗,病死率高达80%~90%。

2. PID后遗症的手术指征

(1)久治无效且有临床症状的较大炎性包块(一般指直径>8cm)。

1)输卵管积水肿块较大或发生扭转者,需手术治疗。

2)输卵管卵巢囊肿较大,或与卵巢肿瘤鉴别诊断有困难时,应考虑手术治疗。

(2)输卵管粘连所致不孕:手术松解粘连或作输卵管造口术,有助于恢复输卵管功能而保存生育的机会。

(3)宫腔粘连:子宫内膜炎可引起宫腔粘连,导致月经量少、闭经、周期性腹痛、不孕,需手术分离粘连。

【手术方式及范围】手术可根据情况选择经腹手术或腹腔镜手术。手术范围应根据病变范围、患者年龄、一般状态等全面考虑。原则上以切除病灶为主。年轻妇女应尽量保留卵巢功能,以采用保守性手术为主;年龄大、双侧附件受累或附件脓肿屡次发作者,可行全子宫及双附件切除术;对极度衰弱危重患者的手术范围需按具体情况决定。若盆腔脓肿位置低、突向阴道后穹窿时,可经阴道切开排脓,同时注入抗菌药物低压冲洗。

1. 盆腔脓肿穿刺引流术,如怀疑盆腔脓肿,经B超定位后,可在B超监视下行穿刺术,抽吸出的脓液做细菌培养,放置盆腔引流管,保持引流通畅,3~5天后重复B超检查,若仍有较大暗区存在,可重复穿刺。

2. 后穹窿切开引流术,位于直肠子宫陷凹的脓肿可经后穹窿切开引流,因并发症多、再次手术率高,对生育影响较大,现认为单侧附件切除术较后穹窿切开引流术更有利。

3. 经腹脓肿引流术,仅用于全身情况极差,不能耐受手术或广泛粘连手术困难的盆腔脓肿患者。因单纯经腹脓肿引流而不切除肿块,术后感染灶仍存在,引流术后复发率较高。

4. 附件切除术,适用于较年轻、未生育或希望保留生育功能者,仅切除患侧附件以保留患者的内分泌功能及生育功能。

5. 输卵管粘连分解及造口术,炎性粘连致输卵管卵巢粘连或伞端闭锁而致不孕的年轻患者,可经腹或腹腔镜行输卵管粘连松解术或输卵管造口术,有可能获得受孕机会。

6. 宫腔粘连分解术,可在宫腔镜下进行粘连分解术,术后给以雌激素治疗促进内膜修复,可减少术后复发率。

7. 全子宫及双侧附件切除术,严重的宫腔积脓,多发性子宫肌壁间脓肿,盆腔脓肿广泛而无生育要求者可做全子宫及双侧附件切除术。

【随访】患者应在开始治疗3天内出现临床情况的改善,如退热、腹部压痛或反跳痛减轻、子宫及附件压痛减轻、宫颈举痛减轻等。在此期间病情无好转的患者需住院治疗,进一步检查及手术治疗。建议对于沙眼衣原体和淋病奈瑟菌感染的PID患者,还应在治疗结束后4~6周时重新筛查上述病原体。如治疗不彻底需要进一步巩固治疗。

【性伴侣的治疗】如盆腔炎患者检测出衣原体或淋病奈瑟菌感染,需对出现症状前两个月内接触过的性伴侣进行检查及相应治疗。如盆腔炎患者检测出其他性传播疾病相关病原微生物,性伴侣也需要同时接受检查和治疗。在女性盆腔炎患者治疗期间,需进行保护性性生活,直至患者及其性伴侣完全治愈。

【预防】沙眼衣原体感染筛查和高危妇女的治疗能有效降低PID的发病率。对高危妇女的宫颈分泌物筛查可以预防大部分PID的发生。

【特殊人群的治疗】

1. 绝经后人群　尽管比较少见,但绝经后的女性中也存在盆腔炎患者。这类人群多以慢性下腹痛及绝经后阴道出血为主要表现,也可以合并发热、恶心、呕吐及排便习惯改变,并更容易出现输卵管脓肿。一些研究中显示,在绝经后盆腔炎患者进行手术治疗中所留取病理结果提示,有接近1/2的人群合并恶性肿瘤(子宫内膜、宫颈或卵巢癌)。因此,治疗该类人群盆腔炎应在诊断时即考虑患者合并盆腔恶性肿瘤的可能,诊治时加以鉴别及排除。

2. 妊娠期女性　妊娠期女性因雌激素、孕激素等性激素水平的升高,机体的免疫功能下降,血液系统、内分泌系统、免疫系统带来的变化,导致妊娠期妇女从下生殖道感染到发生 PID 的机会较非孕期妇女增高许多。PID 会导致妊娠妇女死产、流产、早产及孕产妇死亡风险增高。因此,应在诊断的同时住院,积极进行静脉抗菌药物治疗。因多西环素对胎儿存在耳毒性,喹诺酮类药物可抑制胎儿软骨生长,因此妊娠及哺乳期的盆腔炎患者禁用四环素、多西环素、米诺环素及喹诺酮类药物。

3. 放置宫内节育器患者 激素类及铜类避孕装置并不会提升盆腔炎远期的发病率。但在放环后的 20 天内,患者感染衣原体及淋病的概率会增加。两种类型的节育器在导致盆腔炎的发生没有差异。急性盆腔炎的带环患者在处置上与其他患者相同,并不建议同时摘除盆腔炎患者的宫内节育器。

二、盆腔炎性疾病后遗症

盆腔炎性疾病后遗症(sequelae of pelvic inflammatory disease)是盆腔炎性疾病的遗留病变,相当于过去所称的慢性盆腔炎。

【病理】盆腔炎性疾病后遗症主要病理改变为组织破坏、广泛粘连、增生及瘢痕形成。输卵管-卵巢炎的遗留病变可造成输卵管粘连阻塞、输卵管增粗;输卵管卵巢粘连形成输卵管卵巢肿块;输卵管伞端闭锁、浆液性渗出物聚集形成输卵管积水(hydrosalpinx);输卵管积脓或输卵管卵巢脓肿的脓液吸收,被浆液性渗出物代替形成输卵管积水或输卵管卵巢囊肿(tubo-ovarian cyst)。盆腔结缔组织炎的遗留改变为纤维结缔组织增生,主、骶韧带增生、变厚,逐渐成为坚硬瘢痕组织,若病变广泛,可使子宫固定,甚至形成"冰冻骨盆"。

【临床表现】盆腔炎性疾病后遗症的发生率为25% 左右,主要表现为不孕、异位妊娠、慢性盆腔痛以及盆腔炎性疾病的反复发作。

1. 不孕 PID 后不孕发生率为 20%~30%,多为输卵管性不孕。不孕的发生与 PID 发作的次数及严重程度直接相关。据统计第一次 PID 发作,不孕危险为 8%~13%,第二次为 19.5%~36%,第三次为 40%~60%;轻度 PID,不孕的发生率为 0.6%,中度 PID 为 6.2%,重度则升高至 21.4%。

2. 异位妊娠 PID 后异位妊娠的发生率是正常妇女的 8~10 倍,组织学研究证实约 50% 的异位妊娠发生在既往因输卵管炎而损害的输卵管,异位妊娠发生的危险性与 PID 发作次数有关。

3. 慢性盆腔痛 慢性盆腔痛常发生于 PID 急性发作后的 4~8 周,主要表现为下腹部坠胀、腰骶部酸痛,且在劳累、性交后及月经前后加剧。PID后遗症形成的粘连、瘢痕以及盆腔充血是造成慢性盆腔痛的原因。文献报道,约 20%PID 发作后遗留慢性盆腔痛,其发生亦与 PID 发作的次数及严重程度相关,1 次发作后 12% 发生慢性盆腔痛,发作 3次或 3 次以上者慢性盆腔痛发生率上升为 67%。

4. PID 反复发作 PID 发作后造成的输卵管组织结构的破坏,输卵管的扭曲、积水,以及患者免疫力降低等因素,可导致再次感染发作。有 PID 病史者,约 25% 将再次急性发作。

【诊断】有急性 PID 病史以及症状、体征明显者,诊断多无困难。但不少患者自觉症状较多,而无明显 PID 病史及阳性体征时,诊断较困难,有时需行腹腔镜检查以明确诊断。

PID 后遗症需与子宫内膜异位症、卵巢囊肿鉴别。子宫内膜异位症痛经常呈继发性、进行性加重,若能触及典型质硬触痛结节,有助于鉴别。卵巢囊肿周围无粘连,包块活动,而输卵管积水或输卵管卵巢囊肿肿块呈腊肠状,囊壁薄,周围有粘连,不活动。

【治疗】对于 PID 后遗症,目前尚无特殊有效的治疗方法,重点在于预防。由于输卵管病变常为不可逆损害,不孕患者采用保守治疗多无效,常需要辅助生殖技术协助受孕。对于慢性盆腔痛,可采用保守的药物或物理治疗,必要时可考虑手术治疗。

1. 药物治疗

(1)中药治疗:以温经散寒、理气活血、化瘀止痛、益气扶正为主。方剂有少腹逐淤汤、下瘀血汤和四逆散方。中药保留灌肠有一定疗效,其药物组成为:红藤 30g,败酱草 30g,蒲公英 30g,紫地丁30g,元胡 15g,浓煎 100ml,每天一次保留灌肠。

(2)抗菌药物治疗:对 PID 再次急性发作者,可行抗菌药物治疗。由于细菌常对一般抗菌药物有耐药性,应选择新型广谱的抗菌药物。

2. 物理疗法 可促进局部血液循环,改善组织的营养状态,提高新陈代谢,以利炎症吸收和消退。如温热水坐浴、微波、超短波、紫外线、激光或红外线照射治疗等。注意应用物理治疗的禁忌证:①月经期及孕期;②生殖道恶性肿瘤;③伴有出血;④内科并发症如心、肝、肾功能不全;⑤活动性结核;⑥高热;⑦过敏性体质。

3. 手术治疗 手术指征有:①久治无效的较

大炎性包块,包括输卵管积水和输卵管卵巢囊肿;②存在感染灶,反复引起炎症急性发作;③伴有严重盆腔疼痛,经保守治疗无效者。手术原则是力求彻底清除病灶,避免遗留导致复发。手术范围应根据患者年龄、生育情况及病变轻重而定,可行单侧附件切除术或全子宫双附件切除术,年轻患者尽量保留卵巢功能。对输卵管粘连性不孕,可行输卵管造口术或开窗术。

【经验分享】

1. 盆腔炎性疾病的病原体来源于外源性及内源性病原体,两种病原体可单独或混合感染,不同病原体有不同致病特点。

2. 病原体有多种途径感染导致盆腔炎,包括沿生殖道黏膜上行蔓延、经淋巴系统蔓延、经血液循环传播以及直接蔓延。

3. 盆腔内不同脏器部位受累发生病变,可有多种病理改变及临床表现。

4. 针对病原体选择有效抗菌药物治疗,如考虑手术治疗,术前明确手术适应证。

(张 蕾 廖秦平)

第五节 生殖器结核

女性生殖器结核(tuberculosis,TB)是由结核分枝杆菌引起输卵管、子宫内膜和卵巢等的炎症改变。近年来,由于对结核病控制工作有所松懈,以及耐多药结核(MDR-TB)和艾滋病病例增多,结核病发病率呈上升趋势。约80%~90%生殖器结核发生于20~40岁的妇女,但也可见于绝经后的老年妇女。

【传染途径】

1. **血行传播** 是最常见的传播途径,结核菌首先感染肺部,短时间内进入血液,由于青春期正值生殖器发育,血供丰富,输卵管常最先被累及,而累及宫颈、阴道、外阴者极少见。

2. **淋巴传播** 较少见,如肠结核可通过淋巴管逆行传播至生殖器官。

3. **直接蔓延** 腹腔结核与输卵管间可直接蔓延而传播,干酪样变破裂后,与生殖器广泛粘连;输卵管结核可直接蔓延到子宫内膜。

4. **原发性感染** 经阴道上行性感染者非常罕见。一般为男性患泌尿生殖器结核,通过性交传播上行感染。

【病理】女性生殖器结核中,输卵管结核最为常见,其次为子宫内膜、卵巢、宫颈、阴道和外阴结核。

1. **输卵管结核** 多数为双侧性,病变早期输卵管外形改变不明显或仅有结节感。随着病情发展,多数表现为增生粘连型,在输卵管表面可见大量黄白粟粒结节,与周围组织有广泛粘连,管壁增厚、变硬,伞端肿大外翻。少数表现为渗出干酪型,导致输卵管腔内充满干酪样物质。结核痊愈后管壁增厚,管腔狭窄、闭锁或有钙化灶。

2. **子宫内膜结核** 多由输卵管结核直接蔓延而来,病灶首先出现在两侧子宫角部的内膜处。病灶虽可随子宫内膜周期性剥脱而排出,然而受侵犯的基底层内膜及浅肌层病灶是再度感染的来源。病变严重时,可形成干酪样溃疡,继而形成瘢痕,宫腔粘连变形、缩小。

3. **卵巢结核** 多为双侧,在其表面或皮质区出现结核灶,与周围组织形成粘连。少数由血行感染,引起卵巢实质干酪坏死,甚至形成脓肿。

4. **宫颈及外阴阴道结核** 均较少见,系子宫内膜结核下行感染所致,或经淋巴或血液循环传播。宫颈处或外阴形成溃疡,或乳头状菜花样增生。有的外阴结核形成瘘道,久治不愈。

5. **盆腔腹膜结核** 分为渗出型和粘连型,前者盆腔腹膜上布满大小不等灰黄色结节,渗出草黄色浆液性液体,有时可形成包裹性囊肿。近年来,胸膜、腹膜结核伴盆腔腹膜渗出性结核明显增多。另一类是粘连型,腹膜增厚,与周围器官发生粘连或干酪样坏死。

【临床表现】盆腔结核的临床表现常缺乏特异性,患者可无症状或仅表现为不孕,亦有症状非常严重者。

1. **不孕** 我国绝大多数盆腔结核患者是因不孕就诊而被发现,特别是原发不孕。其原因主要在于输卵管黏膜被破坏,管腔闭锁所致。

2. **月经失调** 发病初期因子宫内膜溃疡、充血,可有经量增多,晚期因子宫内膜遭受不同程度破坏继而经量逐渐减少乃至闭经。

3. **下腹胀痛或坠痛** 由于盆腔的炎症和粘连,可有不同程度的下腹坠痛,以月经期更明显。盆腔腹膜结核时腹痛可以较重。

4. 全身症状 常缺乏特异性,轻者全身症状不明显,有时仅有经期发热,经期发热是生殖器结核典型临床表现之一。重症患者有长期低热、消瘦、疲劳,甚至高热等全身中毒症状。

5. 妇科检查 妇科检查可无明显体征。若发现子宫活动受限,在子宫的一侧或双侧触及僵硬呈结节状的索状物,或表面不平、质地较实而不活动的包块,或组织增厚有小结节时应怀疑盆腔结核的可能。

【诊断】多数患者缺乏明显症状,阳性体征不多,因而易漏诊。病史中应重视不孕、月经量稀少或闭经、慢性盆腔炎症史、腹水,以及结核病史或结核接触史。盆腔结核的诊断常需依靠下列辅助检查:

1. 子宫内膜病理检查 是诊断盆腔结核最可靠的依据。于经前1周或月经来潮的12小时内行诊断性刮宫送病理检查,病理切片找到结核结节,即可确诊。无结核性病变但有巨细胞体系存在也不能否认结核的存在,可疑患者需每隔2~3个月复查,3次内膜检查均阴性者可排除此病。术前1周用异烟肼0.3g口服,并加链霉素0.75g肌内注射以免结核病灶扩散。宫颈、外阴结核应做活组织切片检查。

2. 胸部平片 应常规行胸部X线检查。肺结核或陈旧性结核钙化灶提示有盆腔结核可能,但胸片正常不能除外生殖道结核。

3. 子宫输卵管造影术 (hysterosalpingography, HSG) 是诊断盆腔结核常用的方法,盆腔结核时可见到以下特征性改变:①子宫腔狭窄变形,边缘呈锯齿状;②输卵管多处狭窄并阻塞,呈串珠状或管腔细小而僵直;③碘油进入子宫壁间质或子宫旁血管;④盆腔内见到不规则钙化点。

4. 腹腔镜检查 如无盆腔腹膜粘连,其他方法又未确诊者可选用。

5. 结核菌培养 经血或刮出物做结核菌培养,但需6~8周,且阳性率不高。

6. TB-PCR检测 患者月经血、宫腔分泌物、刮出的子宫内膜洗涤液均可采用TB-PCR检测DNA。此法快捷、简便,阳性率高,但TB-PCR阴性也不能除外本病,应结合临床考虑。

7. 血清结核抗体 可作为参考指标,阳性率为60%~80%,我国敏感率平均为68.1%。

【防治】

1. 预防 积极正规治疗开放型肺结核患者,科学消毒,隔离患者,加强公共卫生教育也很有必要;对密切接触肺结核患者的人群,如结核菌素试验为强阳性者,可用异烟肼口服6个月以起到预防作用。

2. 药物治疗 需在有经验的医师严密监督下进行,遵循早期、联合、规律、适量、全程的"十字方针"进行治疗。

治疗方案:目前全球都推行两阶段短疗程化疗,除非对利福平过敏或肝功不全者。短程治疗要求:①必须含两种或两种以上杀菌剂;②异烟肼(isoniazid,INH)和利福平(rifampicin,RFP)为基础,并贯穿疗程始末;③不加抑菌剂,但乙胺丁醇(ethambutol,EMB)除外,含有乙胺丁醇时疗程应9个月。以6~9个月为全程,前2~3个月为强化期,后4~6个月为巩固期。具体方案为2HRZS/4HR(开始2个月每天用HRZS,以后4个月每天用HR)、2HRSE/4H₃R₃(开始2个月每天用HRSE,以后4个月每周用HR 3次)、2HRSZE/4HRE、2HRS/7H₂R₂(H为异烟肼,每天0.3g口服;R为利福平,每天0.45g口服;S为链霉素,每天0.75g肌内注射;Z为吡嗪酰胺,每天0.75g口服;E为乙胺丁醇,每天0.75g口服)。

初治患者原发耐药不常见,主要对异烟肼和链霉素耐药,用药前最好行培养和药敏试验,保证至少2~3种药物敏感。如果患者原发耐药,必须延长治疗时间。临床最为棘手的是耐多药结核(multiple-drug resistant tuberculosis,MDR-TB),是指至少对异烟肼和利福平这两种最为有效的抗结核药物耐药的结核分枝杆菌引起的疾病,需要使用二线抗结核药物长期进行化疗,疗程达18~24个月。由于MDR-TB多数为获得性耐药,少数为原发性耐药,因此在初治结核患者时更要正确诊断,足疗程、足量有效治疗。

3. 手术治疗 盆腔包块较大或经药物治疗未能消退,特别是不能除外恶性肿瘤者;药物治疗无效或治疗后又反复发作者;已形成较大的包裹性积液者;子宫输卵管结核药物治疗无效者均可行手术治疗。术前应采用抗结核药物治疗1~2个月。术后根据结核活动情况,病灶是否取净,继续抗结核治疗以免结核的播散和复发。治疗时间根据病情而定。手术范围根据年龄及病变范围而定,病变范围广,患者年龄大,可行全子宫及双侧附件切除术;病变局限于输卵管,患者迫切要保留生育功能,可行输卵管切除保留子宫和卵巢。术时应注意解剖关系,避免损伤。

4. **不孕症的处理**　生殖器结核经正规抗结核治疗并经病检证实已痊愈者妊娠成功率低,可应用辅助生殖技术助孕。

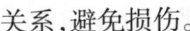

【经验分享】

　　1. 结核分枝杆菌感染女性生殖道及盆腔其他脏器,主要经血行传播或直接蔓延引起女性生殖器官炎症,多同时合并盆腔腹膜结核。

　　2. 生殖器结核是全身结核的表现之一,诊断辅助子宫内膜病理检查、子宫输卵管碘油造影、腹腔镜检查及取材结核分枝杆菌检验。

　　3. 遵循早期、联合、规律、适量、全程的抗结核治疗。

（陈华云　廖秦平）

参考文献

1. 谢幸, 孔北华, 段涛. 妇产科学. 9 版. 北京: 人民卫生出版社, 2018.
2. 中华医学会妇产科学分会感染性疾病协作组. 阴道微生态评价的临床应用专家共识. 中华妇产科杂志, 2016, 51 (10): 721-723.
3. 中华医学会妇产科学分会感染性疾病协作组. 滴虫阴道炎诊治指南 (草案). 中华妇产科杂志, 2011, 46 (4): 318.
4. 中华医学会妇产科学分会感染性疾病协作组. 细菌性阴道病诊治指南 (草案). 中华妇产科杂志, 2011, 46 (4): 317.
5. 中华医学会妇产科学会感染性疾病协作组. 外阴阴道假丝酵母菌病 (VVC) 诊治规范修订稿. 中国实用妇科与产科杂志, 2012, 6: 401-402.
6. 贺国丽, 王世阆. 关于"宫颈糜烂"的认识进展. 现代妇产科进展, 2011, 20 (5), 407-408.
7. 廖秦平, 杨慧霞. 女性生殖道感染性疾病. 北京: 人民卫生出版社, 2010: 223-247.
8. Lederberg J. Infectious history. Science, 2000, 288 (5464): 287-293.
9. Thaiss CA, Zmora N, Levy M, et al. The microbiome and innate immunity. Nature, 2016, 535 (7610): 65-74.
10. Soper DE. Pelvic inflammatory disease. Obstet Gynecol, 2010, 116: 419-428.
11. Risser WL, Risser JM, Risser AL. Current perspectives in the USA on the diagnosis and treatment of pelvic inflammatory disease in adolescents. Adolesc Health Med Ther, 2017, 8: 87-94.
12. Das BB, Ronda J, Trent M. Pelvic inflammatory disease: improving awareness, prevention, and treatment. Infect Drug Resist, 2016, 9: 191-197.

第三十四章　性传播感染与性传播疾病

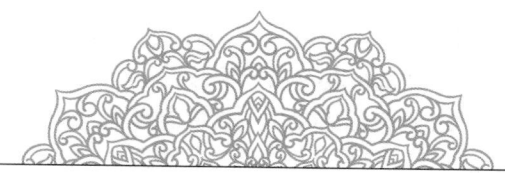

本章关键点

1. 性传播感染与性传播疾病命名的由来。
2. 性传播感染与性传播疾病的病原体种类极广，以性接触为主要传播途径，严重危害人类生殖健康，然而可控可治，预防更是重点。
3. 人乳头状瘤病毒感染：低危型主要引起尖锐湿疣；高危型16、18等的持续感染是宫颈癌的病因。
4. 人类免疫缺陷病毒感染：发展为获得性免疫缺陷综合征潜伏期平均7~10年。患者进行性免疫功能低下，死于并发多种感染和/或恶性肿瘤；但正确应用抗逆转录病毒治疗，可显著延长生存期。
5. 人类免疫缺陷病毒常与梅毒、淋病、沙眼衣原体感染并存，应同时检测治疗。
6. 梅毒：早期侵犯皮肤黏膜，阴部出现溃疡（硬下疳），腹股沟淋巴结肿大（横痃）；晚期常侵犯内脏和神经系统。暗视野可查见梅毒螺旋体和梅毒血清试验阳性。青霉素仍为主要治疗药物。
7. 淋病：急性期引起淋菌性尿道炎和宫颈炎。分泌物涂片或培养可查到淋病奈瑟菌。治疗选用头孢曲松，并建议加用多西环素。治疗不及时可导致盆腔炎及播散性淋病。
8. 非淋菌性尿道炎和宫颈炎：分泌物稀薄，涂片或细胞培养检出衣原体或支原体，治疗首选多西环素。
9. 性病性淋巴肉芽肿：病原体是沙眼衣原体亚型L1~3，表现为阴部初疮，腹股沟横痃，其皮肤呈槽沟状。衣原体补体结合试验或培养阳性。治疗用多西环素。
10. 生殖器疱疹：外生殖器有群簇或散在小水疱，化脓后形成痛性溃疡。残存病毒长期潜伏于神经节，易反复发作。聚合酶链反应方法可检出HSV-2型DNA。抗病毒药阿昔洛韦效佳。
11. 软下疳：外阴有多个质软痛性溃疡，单侧横痃化脓破溃。涂片见革兰氏阴性短杆菌成对排列。治疗用阿奇霉素或头孢曲松。

性传播疾病（sexually transmitted disease，STD）在全球广泛流行，所报告的发病例数远低估于实际感染人数，此因大多数STD患者是无症状的，更多情况是漏报疫情。早年所称的性病（venereal disease，VD）是指通过性交传染，损害病变主要发生在外生殖器部位的疾病。STD是以性接触或类似性接触为主要传播途径和传播方式的一组疾病的总称。1975年，世界卫生组织（World Health Organization，WHO）将传统所指性病一词改称为性传播疾病。经典性病包括梅毒、淋病、软下疳和性病性淋巴肉芽肿，国际上和中国一部分医学专家将腹股沟肉芽肿也列入其内，总共五种，被认为是第一代性病。随着医学科学的进步和实验室诊断手段的改进，临床上发现的STD病原体种类日益增多扩展达20余种，其中既有传统认识的五种经典性病，还包括非淋菌性尿道炎、尖锐湿疣、艾滋病、生殖器疱疹、阴道白色念珠菌病、阴道毛滴虫病、人巨细胞病毒感染、肝炎病毒感染、疥螨病和阴虱等。STD之病原体谱极广，从病毒到细菌，从单细胞到多细胞以及寄生虫均可致病，尤其是衣原体和一些病毒病原体的致病严重性和感染频率都超过性病。

性传播感染（sexually transmitted infections，

STI）一词是从 STD 引申而来，早年文献已见诠释，2021 年美国疾病控制和预防中心（Centers for Disease Control and Prevention，CDC）首次提出将 STD 治疗指南改称为 STI 治疗指南。STI 是指人体通过性接触受到病原体感染，而 STD 是指在 STI 发展中形成的疾病。两者的区别在于 STI 包含了有症状的疾病和无症状的感染，因此较 STD 涵盖更为全面。提出 STI 概念是源于 STD 病原体感染后常无明显症状，但无症状携带者或亚临床感染者同样具有传染性，可造成更广泛的 STI 传播，并对机体自身隐形潜在病变不能及时发现而延误诊治。WHO 2019 年公布全球每天新发可治愈 STI 超过 100 万例，这是基于 2016 年的资料，在 15~49 岁人群中 STI 新发（包括衣原体、淋球菌、梅毒螺旋体及滴虫感染）共有 3.764 亿例。STI 更常发生于发展中国家，感染危险因素包括社会服务有限、教育水平低等。STI 难以管控的最主要原因是 STI 无症状或不能认知感染症状，对于无症状感染的有风险人群不可能接受定期筛查和治疗。STI 除影响个人健康外，对社会、经济、公共卫生带来严重后果。不言而喻，STI 这一概念强化了性病防治意识的深层意义。2021 年 CDC 特别指出接触前预防（pre-exposure prophylaxis，PrEP）和接触后预防（post-exposure prophylaxis，PEP）的重要性，各国应根据不同的经济条件、文化背景、医疗保健系统制定最佳防控策略。

我国卫生部于 2013 年颁布了《性病防治管理办法》，规定了必须监测系统报告的 8 种性病沿用至今，即梅毒、淋病、非淋菌性尿道炎、尖锐湿疣、生殖器疱疹、软下疳、性病性淋巴肉芽肿和艾滋病。这 8 种性病习惯上被称为"中国法定性病"，其中前 5 种为临床常见性病。

第一节　人乳头瘤病毒感染

乳头瘤病毒广泛存在于牛、狗、兔、猴等哺乳类动物的上皮细胞及成纤维细胞中。人乳头瘤病毒（human papilloma virus，HPV）感染则人是唯一的宿主，HPV 对宿主组织具有高度的物种特异性，以上皮细胞为靶向，感染限于皮肤及黏膜，可引起良性疾病或恶性肿瘤。自 1949 年 Strauss 在电镜下发现 HPV 以来，至今已被鉴定的 HPV-DNA 家族基因型共有 150 型，其中约 40 型为生殖道黏膜感染，20 型为皮肤感染，绝大部分通过性传播。

HPV 主要分为高危型 HPV 和低危型 HPV 两大类：临床常见的尖锐湿疣 90% 以上是由低危型 HPV6 或 11 引起；而 14 种高危型具有潜在的致癌性，其中最常见的是 HPV16 或 18，可能与接近 100% 的宫颈癌、70% 的外阴鳞癌和 60% 的阴道鳞癌发病有关。从感染高危型 HPV 到发生浸润性宫颈癌平均需要 15 年时间，HPV 感染是宫颈癌致病的必需条件，但不是全部因素。

一、结构与功能

乳头瘤病毒是小型病毒，病毒颗粒直径 55nm，为环状双链 DNA 病毒，约含 8 000 个碱基对（base-pair，bp），病毒被包裹于 72 边、20 面体的蛋白壳中，但无包膜。病毒基因组（genome）通常存在于附加体结构，附加体指游离于基因组外的能独立复制的 DNA。由于基因组所有信息位于一条链上，故仅有此链具备转录能力。

HPV 基因组分为 3 区：上游调节区（upper regulatory region，URR）、早期区（early region，E）和晚期区（late region，L）。URR 是 HPV 基因组的无编码区，负责病毒复制的调节和转录早期区下游序列。有功能的乳头瘤基因仅见于 E 区和 L 区，用开放读码框（open reading frame，ORF）作指示，每个 ORF 被 RNA 聚合酶读为特异性单位，如此则 E 区有 8 个（E1~E8），L 区有 2 个（L1~L2）。E 区主要在病毒复制时对蛋白编码，它发生在病毒生活周期的早期。L 区为了病毒结构蛋白需要产生包壳，它发生于病毒生活周期晚期。L1 和 L2 仅在接近上皮表层的分化细胞中表达。L1 编码病毒的主要衣壳蛋白，L2 则编码病毒的次要衣壳蛋白。在衣壳装配过程中 L1 与 L2 相互作用（图 34-1）。

HPV 基因的功能各有不同，E6 和 E7 基因对病毒的转化蛋白编码，介导病毒的致瘤性物质；E1 基因为病毒 DNA 复制所需；E2 基因主要调控病毒转录；E4 基因虽位于早期区，但在病毒周期的后期表达，它破坏细胞角蛋白，可能促使病毒从感染的细胞中释放出来；E5 基因是一膜蛋白，与生长因子受体互相作用，对牛的乳头瘤病毒是主要转化基因，对人则不是；E3 和 E8 基因的功能尚不完全清楚。L1 占病毒颗粒（virion）的大部分，介导病毒的吸附，这是病毒侵袭细胞的初始；L1 蛋白还发挥免疫显性作用，特异性中和抗原决定簇（表 34-1）。

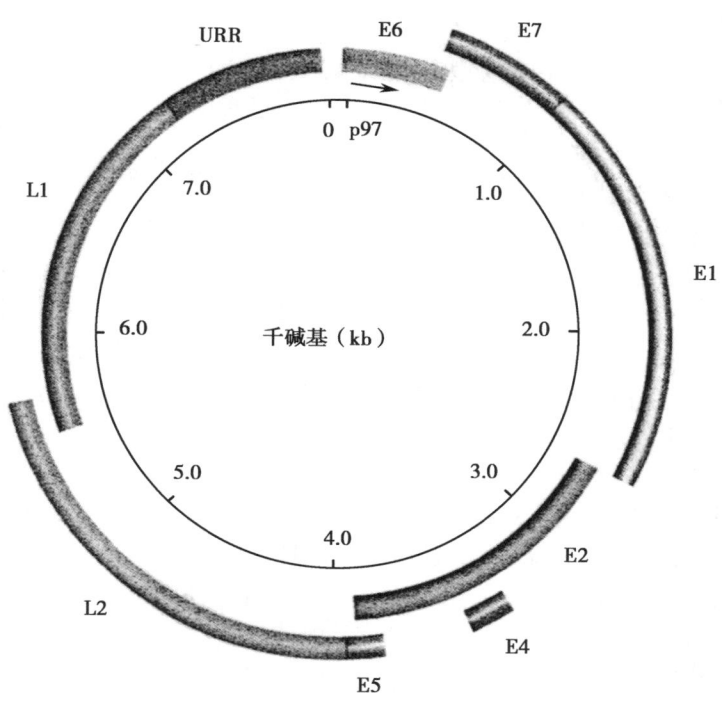

图 34-1　*HPV* 基因组核苷序列

引自：Mayeaux EJ，Cox JT.Modern Colposcopy.Textbook and Atlas.3rd
ed.Wolters Kluwer：Lippincott Williams & Wilkins，2014：74-98.

表 34-1　*HPV* 基因功能

基因名称	功能
E1	启动病毒 DNA 复制
E2	调节病毒转录，辅助 DNA 复制
E3	尚不清楚
E4	瓦解细胞角蛋白
E5	转化（仅在动物）
E6	转化，靶向降解 P53
E7	转化，结合至 PRB
E8	尚不清楚，可能参与复制
L1	主要衣壳蛋白
L2	次要衣壳蛋白

引自：Mayeaux EJ，Cox JT.Modern Colposcopy.Textbook and Atlas.
3rd ed.Wolters Kluwer：Lippincott Williams & Wilkins，2014：74-98.

二、发病机制

HPV 致癌的潜在能力来自高危型 HPV 的 E6
和 E7 蛋白。实验研究证明，高危型 HPV 的 E6、
E7 都能转变小鼠 3T3 细胞，两者联合起来使人体
表皮的角质形成细胞永生化，含 *E6*、*E7* 基因的高
危型 HPV 可使宫颈上皮产生高级别鳞状上皮内病
变（high-grade squamous intraepithelial lesion，HSIL）

样损害，并毫无例外地在与 HPV 相关的宫颈癌细
胞中表达。大多数浸润性癌的病毒基因组整合进
入细胞内 DNA，整合作用需要环形病毒基因组直
线化，其发生几乎总是在 E2 区断裂，整合后 E6、E7
不但保持完整，而且通过 E2 蛋白的抑制作用释放，
故在浸润性癌中高水平表达，因此，高水平的 E6 和
E7 蛋白抗体是浸润性癌的标志物。

高危型 HPV 的 *E6*、*E7* 基因促使细胞恶变的
分子学机制已充分了解，E6 蛋白复合物和肿瘤抑
制蛋白 P53 通过独一无二的途径而被摧毁，E7 蛋
白复合物结合肿瘤抑制蛋白 Rb，然后释放转录因
子 E2F，E2F 激活 *myc* 和其他基因的表达，由此激
活细胞周期。在正常细胞周期中，通过 P53 和 Rb
抑制细胞增殖；但当 P53 和 Rb 的功能被 HPV 的
E6、E7 蛋白失活后，导致细胞增殖，且无能力修复
DNA 损害，由此引起基因的不稳定，累积更多的细
胞突变和染色体改变，如早期浸润性宫颈癌总是伴
有染色体 3q 的增加。因此，高危型 HPV 感染造成
细胞基因的改变，从而成为发生宫颈癌的基础。

总之，高危型 HPV 的 E6、E7 蛋白在正常人体
细胞中可能各自发生基因组不稳定，E6 引起基因
扩增和删除，E7 引起染色体非整倍性，E6 和 E7 蛋
白共同作用使细胞有丝分裂纺锤体产生中心体相

关缺陷,由此造成非整倍体和染色体不稳定性。低危型 HPV 的 E6、E7 蛋白的功能与高危型 HPV 不同,并不引起基因组的不稳定性,正由于低危型 HPV 不存在此种分子学变化,故不会使细胞进入致瘤高危型 HPVE6 细胞表达性过程。至于少数低危型 HPV6 或 11 引起的生殖器、肛门部位的 Buschke-Loewenstein 疣状癌的发生机制仍不明白。

三、流行病学

在性活跃期妇女和青少年中生殖道 HPV 感染极为常见,80% 的成年女性一生中至少有过一次生殖道 HPV 感染,但大多数是亚临床的。

2007 年用聚合酶链反应(polymerase chain reaction,PCR)对美国 14~59 岁女性检测 HPV-DNA,感染率为 26.8%,从 14 岁开始显示增加趋势,20~24 岁时达峰值为 44.8%,此后逐步下降直至 59 岁。在一般人群中,全球 HPV 感染率存在显著的地区差异,如西班牙用 PCR 方法以标准化年龄统计 HPV 感染率为 1.4%,而尼日利亚达 25.6%。由于免疫功能受损增加了对多种感染和恶性肿瘤的易感性,在一些特殊人群如 HIV 感染者,HPV 感染率高达 97%。大多数性活跃妇女一生中至少有一种型别的 HPV 感染,一般人群可有 20%~30% 同时感染多种型别的 HPV。

HPV 感染的活跃性随年龄而下降,<25 岁的性活跃妇女有最高的感染率,随着年龄增加生殖道获得免疫力和性行为降低可解释感染率下降。HPV 感染的其他危险因素包括近期有多个性伴侣、频繁性交、免疫功能受损,以及性伴侣本身感染 HPV 或其一生中拥有多个性伴侣。

HPV 感染持续时间一般短暂,70% 患者会在 12 个月内自动清除,而 2 年内可获 90% 的 HPV 清除率,究竟是病毒全部被细胞免疫清除还是病毒仅是受抑制而呈隐伏状态尚不清楚。持续性 HPV 感染是发生和进展为宫颈癌的一个重要危险因素,虽然临床上尚无持续感染的确切定义,但已知清除 HPV 感染时间需 6~18 个月。HPV 持续感染愈久,则今后一定时间内清除病毒的可能愈少,致癌的危险随之增加。年轻妇女感染 HPV 的流行率高,而年长者则 HPV 持续感染率较高。在所有高危型 HPV 感染中,仅约 10% 伴有诊断癌前期的危险,发生癌则需 10~15 年。HPV 持续性感染的其他影响因素包括免疫抑制、HPV 病毒负荷量高和多种型别的 HPV 感染。

围产期感染 HPV 是否增加女婴日后一生中宫颈上皮内瘤变(cervical intraepithelial neoplasia,CIN)的危险尚不确定。

四、传播途径

(一)性传播

通过 HPV 检查尚无性接触史妇女中多为阴性,强有力证明 HPV 感染是性传播性疾病。对近 100 名妇女(包括处女)进行 HPV 检测并做 2 年随访,证明只有开始性交后才会出现 HPV-DNA 阳性和 / 或产生 HPV16 抗体。

性活动是导致宫颈和阴茎发生 HPV 所致病变最重要的危险因素。分析危险因素发现男女两方的性史同等重要,哥伦比亚宫颈癌发生率(48/10 万妇女)和西班牙(6/10 万妇女)有 8 倍差别,同时发现哥伦比亚男性的终生性伴侣比西班牙男性高 3.3 倍,嫖娼高出 1.6 倍;与此相应,在哥伦比亚阴茎 HPV-DNA 感染率比在西班牙高 5 倍。

尖锐湿疣(condyloma acuminatum)又称性病疣或生殖器疣,90% 以上由 HPV6 或 HPV11 引起,可在下生殖道、会阴、肛门等处皮肤和黏膜出现疣状良性病变。好发于 20~30 岁的性活跃人群,女性多于男性。性接触后尖锐湿疣感染率可达 60%。性伴侣患有生殖器疣,则妇女感染尖锐湿疣危险高达 60%~85%。孕期 HPV 感染率明显高于非孕期,且亚临床感染率达 10%。

(二)生殖道外和污物传播

HPV 传播主要通过性行为,但已有足够证据证明非性行为引起的传播。婴儿和儿童的 HPV 感染可由于接触污染的手指或毛巾洗浴,也可通过唾液和其他不洁物的接触,甚至在检查床、诊疗台或医疗器械检出 HPV-DNA 而造成医源性传播。

(三)垂直传播

可分为三类途径:①受精时传播;②妊娠时传播;③分娩时和产后传播。新生儿黏膜的 HPV 感染常见,以高危型 HPV16 最多,但 HPV6、18、54、61 也可检出。从羊水、胎膜、胎盘滋养细胞、脐血中检出 HPV-DNA,说明 HPV 感染可以发生在胎儿出生前尚在宫内时。孕妇子宫内膜、输卵管,甚至卵巢检出 HPV-DNA 提示受孕时子宫内膜已存在 HPV 感染,从而造成围受孕期的垂直传播。分娩过程中 HPV 的垂直传播是最常见的垂直传播途径,母亲和新生儿的宫颈 HPV 检出率一致的中位数为 39%;但最近报道 HPV 垂直传播至婴儿还是少见,母亲

HPV 阳性为 30%，新生儿仅为 1.5%。关于垂直传播最大的荟萃分析提示，阴道分娩后 HPV 检出率为 18.3%，高于剖宫产后的 8%。剖宫产不能完全保护新生儿感染 HPV，因分娩前可能已被传播。幸而大多数 HPV 垂直传播为时短暂，出生 1 年后 HPV 检出率迅速下降，口腔和生殖道黏膜的持续性感染分别为 10% 以下和 2%。

HPV 垂直传播虽不影响胎儿生长发育，但偶可引起严重后果，出现复发性呼吸道乳头状瘤病（recurrent respiratory papillomatosis，RRP），通常 5 岁前发病，主要为 HPV6、11，但很少见，发生率为 (1.7~4.3)/10 万。

五、临床特点

HPV 是通过脱落的生殖道上皮细胞传播。HPV 在病变组织的基底细胞中一般 DNA 拷贝数低，但一旦 DNA 复制开始，每一细胞产生 50~100 HPV 基因组，每一细胞周期复制一次；此后细胞成熟，复制细胞靠近表面，容易脱落，此种感染的脱落细胞含有高载量病毒。脱落细胞退化后，使 HPV 衣壳自由地与基底角化形成细胞受体结合，而基底角化形成细胞最容易暴露在微伤或已经很薄和不成熟组织，如宫颈移行带、肛缘或口咽部。HPV 最易在宫颈鳞柱交界处致癌，因此处既不受角化鳞状上皮保护，又无柱状上皮的免疫环境。相反，无移行带地区也最常发生生殖器疣，但不易发生恶性转变（表 34-2）。

表 34-2　生殖道和其他部位黏膜的 HPV 感染与临床疾病相关性

临床疾病	HPV 型别	HPV 感染率	传播途径
生殖道			
亚临床感染	所有生殖道 HPV	5%~27%	性传播
外生型湿疣	6,11	>90%	性传播
扁平湿疣	6,11,16,18,31,其他		性传播
巨大湿疣	6,11		性传播
鲍温样丘疹病	16		性传播
宫颈		>90%	性传播
高级别病变	16,18,31,33,35,39,45,51,52,56,58,59,68		

续表

临床疾病	HPV 型别	HPV 感染率	传播途径
低级别病变	6,11,26,42,43,44,53,54,55,62,66		
鳞癌	16,18,31,33,35,39,45,51,52,56,58,59,68	>90%	
腺癌	16,18	75%~84%	
阴道癌	16,18	73%	性传播
肛门癌	16,18	90%	性传播
阴茎癌	16,18	50%~71%	性传播
呼吸道乳头瘤（幼年）	6,11	少	垂直传播
眼结膜乳头瘤	6,11		垂直传播
口腔（由生殖道 HPV 感染引起）	6,11,16		母婴或性传播

引自：Cohen J，Opal SM，Powderly WG.Infectious Diseases.Vol 1.3rd ed.Mosby Elsevier，2010：631-672.

（一）潜伏感染

无明显临床表现，上皮细胞形态正常，未能检测到形态学病变，但可查出 HPV，HPV-DNA 在细胞内无活性。

（二）亚临床感染

暴露于 HPV 后，亚临床感染或潜伏感染可能是最常见的后果。亚临床感染者通常无症状，皮肤黏膜表面外观正常，但有细胞形态学改变，也可检出 HPV 的证据。

（三）宫颈癌

发展中国家宫颈癌是最常见的女性恶性肿瘤。根据临床及实验研究，1976 年 Harald zur Hausen 提出 HPV 是宫颈癌的主要病因，成为首个病因明确的妇科肿瘤（表 34-3）。

表 34-3　HPV 感染与宫颈癌发病相关的证据

证据	
流行病学	HPV 接近 100% 存在于宫颈癌的低发或高发地区妇女
	HPV 感染先于宫颈癌发生
	HPV 流行病学和宫颈癌筛查可解释宫颈癌全球的差异

证据	
发病机制	HPV 基因组存在于每一癌细胞中
	HPV 与全部宫颈上皮内瘤变程度相关,从细胞学异常至浸润性癌
	HPV 型别在宫颈癌最常见者,也是实验室分析最具致瘤性的
	HPV 致瘤的 E6、E7 在癌细胞中恒定表达
	HPV 基因组在浸润前疾病呈附加体状态,浸润性癌则整合至细胞内
分子学机制	高危型 HPV E6、E7 蛋白破坏细胞周期,促使基因不稳定,此由于肿瘤
	抑制蛋白 P53 降解和肿瘤抑制蛋白 Rb 灭活所致
	病毒基因组整合至细胞内 DNA,使 E6、E7 表达增强

引自:Cohen J,Opal SM,Powderly WG.Infectious Diseases.Vol 2.3rd ed.Mosby:Elsevier,2010:1565-1569.

(四)其他肛门生殖道癌

HPV 感染主要引起年轻妇女的外阴基底细胞样癌或疣状癌,但与发生在老年妇女更为常见的典型角化鳞状上皮细胞癌不相关。此外,HPV 感染与肛管癌、阴道癌、阴茎癌的发生显著相关。

(五)尖锐湿疣

是主要的性传播疾病之一,90% 以上的尖锐湿疣(condyloma acuminatum)由 HPV6 或 11 引起。好发于 20~30 岁的性活跃人群,不洁性接触后 1~8 个月发病,平均潜伏期为 3 个月。约 70% 患者无自觉症状,部分患者主诉白带多、外阴痒痛。病变常为多灶性分布,好发于大阴唇、小阴唇、处女膜、尿道口、肛门周围、会阴及阴道、宫颈等部位。皮损初起时为淡红色丘疹,逐渐融合成乳头状、菜花状或鸡冠状增生突起。典型者呈粉红色或灰白色质软的赘生物,表面湿润,根部有蒂,常因皮损脆性增加而出血。少数患者因妊娠期或免疫功能低下可发生较大的疣损害;罕见情况下表现局部侵袭、破坏,但并非转移性损害,称为巨大尖锐湿疣(Buschke-Loewenstein 肿瘤)。

诊断可通过阴道细胞学涂片试验,脱落的鳞状细胞出现皱缩致密核,核周包围透亮区或晕样特征性改变,称为挖空细胞(koilocytosis)或晕细胞(halo cell)。

(六)口咽部癌

估计全球由于 HPV 感染引起的口咽部癌每年有 51 000 例。病因与高危型 HPV 尤其是 HPV16 相关,占 90% 以上,这些肿瘤转录活性 HPV 基因组定位于瘤细胞核。病史和其他头颈部癌患者不同,少有吸烟酗酒史,常有多个性伴侣和口交史。其预后显著较好。

(七)复发性呼吸道乳头瘤病

生殖道 HPV6、11 型感染至呼吸道可引起复发性呼吸道乳头瘤病(recurrent respiratory papillomatosis,RRP),绝大多数由于胎儿通过已被感染的产道而致病,偶尔为宫内感染引起。一般在幼年期发病,约 25% 病例发生于出生后第 1 年,其中多发生于出生后 7~12 个月,然后每年有少数病例发病。发生乳头瘤的最常见部位是喉部和声带,虽为良性疾病,但生长阻塞气道可致命。手术切除后易复发,有的病例甚至需要每隔数周反复手术,术中气管切开可使瘤细胞转送至其他部位,但恶变罕见。预防措施很重要,当产妇生殖道存在活动性 HPV 感染时,行剖宫产将减少幼年期发生 RRP 的危险;接种 HPV6、11 疫苗可能保护儿童免除发生 RRP。

六、预防及治疗

由 HPV 感染引起的疾病绝大多数是可以预防的,其中 HPV 疫苗接种是一种从根本上预防宫颈癌和生殖器疣的有效方法。

(一)预防性疫苗

HPV 预防性疫苗的开发已有 10 年之久,旨在增强免疫应答以预防 HPV 感染。现有的疫苗是由壳蛋白 L_1 或 L_1 与 L_2 组成,在细胞内可自我组装成多价病毒样颗粒(virus-like particles,VLPs)。研制时以病毒样颗粒为主体,它从 L_1 壳蛋白自动聚集,通过酵母或杆状病毒表达体系表达重组 DNA 载体,提供免疫原,诱导机体产生抗体,防止病毒进入宿主细胞,故可作为预防性疫苗。

VLPs 无病毒 DNA,却具有真正的成熟病毒的构象表位。通过 HPV 不同型别中 VLPs 的免疫作用,可产生高滴度的病毒中和抗体,抗体效价比自然感染 HPV 的患者高 50 倍,获得接近 100% 的对抗该型 HPV 感染的保护作用,从而可以预防由相关基因型导致的宫颈癌前病变、阴道和外阴癌前病变及生殖器疣。由于疫苗产物为病毒结构蛋白组成,故 VLPs 不具传染性和致癌性,使用安全。

目前在全球已有三种 HPV 疫苗(二价、四价、九价)已经广泛应用,我国自主研发二价疫苗也被批准上市(详见第四十一章第四节)。

(二)治疗性疫苗

和预防性疫苗相比是方兴未艾。它是应用免疫方法治疗已形成的高度宫颈鳞状上皮内瘤变和浸润性宫颈癌,为此研制一种细胞毒性 T 细胞,直接对抗表达高危型 HPVE6、E7 的细胞。嵌合疫苗(chimeric vaccine)兼有预防和治疗作用,尚在进一步研究中。最近,Trimble 等报道关于针对 HPV16,HPV18/E6、E7 蛋白的合成 DNA 疫苗 VGX-3100 治疗 CIN2、3 的安全性、有效性和免疫源性做随机、双盲、安慰剂对照的临床试验。其 II 期临床研究结果显示,VGX-3100 治疗组(107 例)与安慰剂组(36 例)相比,CIN2、CIN3 者病理学逆转至正常,分别为 53 例及 11 例,治疗组明显高于对照组(49.5% vs.30.6%,P=0.034),故对 CIN2、CIN3 患者可作为非手术治疗方法的选择。

(三)避孕套预防

虽然人们主张性交时使用阴茎套以预防 HPV 感染;实际上,即使是认真使用阴茎套,也仅起到部分保护作用,因为整个肛门生殖器的皮肤性接触时容易受到生殖道 HPV 感染,包括会阴和其他未被阴茎套覆盖的部位。因此,夫妇双方避免多个性伴侣,保持和谐健康的性生活,生活规律有序,提高机体免疫力,是预防 HPV 感染的根本。

(四)加强宫颈癌筛查

有利于早期诊治宫颈癌前病变和宫颈癌。筛查应按指南进行,有性生活女性应定期接受筛查,若均阴性,可间隔 3~5 年再查。

(五)HPV 感染的治疗

原则上是仅仅治疗高危型 HPV 感染引起宫颈高级别病变的患者,对没有引起宫颈病变的 HPV 感染不需治疗,此因 70% 的 HPV 感染是一过性的。对宫颈浸润前疾病的治疗可获接近 100% 的治愈率。

生殖器尖锐湿疣可能自然消退,多发生在 1 年内。美国 CDC 2021 年指南对外阴部尖锐湿疣推荐多种治疗方案,要根据病变部位,疣的大小和数目而定。可选用局部免疫增强剂咪喹莫特(imiquimod)3.75% 或 5% 霜剂。也可用抗有丝分裂药普达非洛(podofilox)0.5% 溶液或凝胶。还有用茶多酚(sinecatechins)15% 软膏。再有三氯乙酸(trichloro acetic acid,TCA),二氯乙酸(bichloro acetic acid)80%~90% 溶液涂抹局部,然而这些治疗需数周至数月,治疗常失败。因此可考虑液氮冷冻治疗,也可通过剔出、剪除、刮出、激光、电灼及手术切除。阴道尖锐湿疣推荐液氮冷冻治疗,但不用冷冻探针,因可引起阴道穿孔形成阴道瘘危险。宫颈尖锐湿疣处理前对外生性宫颈疣先活检排除高级别鳞状上皮内病变(HSIL),再做液氮冷冻治疗或手术切除。

尖锐湿疣的替代治疗包括局部涂抹鬼臼树脂(podophyllin resin),病灶内干扰素(intralesional interferon),光动力治疗(photodynamic therapy,PDT)。

第二节　获得性免疫缺陷综合征

艾滋病指获得性免疫缺陷综合征(acquired immunodeficiency syndrome,AIDS),于 1981 年方被诊断,由人类免疫缺陷病毒(human immunodeficiency virus,HIV)感染所致,成为 20 世纪的新型 STD。HIV 是一种 RNA 逆转录病毒(retrovirus),HIV 主要侵犯的靶细胞是辅助性 T 淋巴细胞,往往引起细胞免疫严重缺陷,导致条件致病性感染和伴发恶性肿瘤而死亡,目前用抗逆转录病毒治疗,已可显著延长生存时间。

【流行病学】自 1981 年 6 月美国疾病控制和预防中心(Centers for Disease Control and Prevention,CDC)报道首例 AIDS 以来,至今 HIV 感染人数已接近全球总人口的 1%,其中 68% 的 HIV 感染者居住在非洲撒哈拉沙漠以南地区。根据联合国艾滋病规划署(UNAIDS)发布截至 2020 年底,全球共存活 HIV/AIDS 3 770 万例,其中 2 750 万例正在接受抗逆转录病毒治疗。当年新发 HIV 感染 150 万例。

我国在 1985 年 6 月报告了第 1 例艾滋病,随后发现的感染者是应用进口血制品的血友病患者,当时就注意到 HIV 通过血液制品已传入中国,20 世纪 90 年代后,中国 HIV 感染进入快速增长期,感染人数每年以 30% 的速度递增。1989 年开始在吸毒人群中流行,随后发现通过性传播的 HIV 感染者逐年增加。我国艾滋病疫情形势依然严峻,而且性传播正在成为主要传播途径。

【病原体及发病机制】HIV 是逆转录 RNA 病毒,细胞膜芽生。病毒核心为两条 RNA 链,外围为核膜,其外层则为包膜。1983 年首次分离出 HIV-1 型,1986 年在西非又分离到 HIV-2 型。两型间氨基酸序列的同源性为 40%~60%。两者的核心蛋白呈明显的血清交叉反应,而包膜蛋白的血清反应则有较高的特异性。HIV-1 对人的致病性、传染性、机体内复制能力、垂直传播率、引起的临床症状严重度均比 HIV-2 强。目前全球流行的主要是 HIV-1 型。我国以 HIV-1 为主要流行株,1999年起在部分地区发现并证实已有少数 HIV-2 型感染者。

HIV 有 3 个病毒复制所必需的结构基因,即编码核心蛋白 gag,编码逆转录酶与整合酶的 pol,以及编码包膜蛋白的 env 基因。env 基因前体裂解成糖蛋白 gp120 和 gp41,而 gp120 是病毒的主要包膜蛋白。

HIV 感染后,由于 gp120 与宿主辅助性 T 淋巴细胞表面的 CD4 受体有很强的亲和力,两者结合后病毒逐渐脱去衣壳,进入靶细胞胞质内,在逆转录酶作用下,以 RNA 为模板,逆转录为 DNA,然后进入细胞核,与宿主细胞 DNA 整合,依靠细胞生物器进行自我复制,组装成新的完整病毒。

HIV 在繁殖过程中通过多种方式杀伤 T4 淋巴细胞,导致机体免疫功能受损:① HIV 在宿主 T4 淋巴细胞内大量复制,引起细胞损伤,发生溶解和破裂;②体内杀伤性 T 细胞可直接杀伤感染了 HIV 的 T4 淋巴细胞;③已感染 HIV 的 T4 淋巴细胞可融合未感染的 T4 淋巴细胞,使其细胞膜通透性改变而破坏;④大量的 gp120 脱落并游离在血液循环中,很容易与 CD4 表面受体结合,从而受到体内杀伤性 T 细胞的攻击;⑤ HIV 还可感染巨噬细胞。

随着 HIV 感染的加重,辅助性 T 淋巴细胞数量将明显减少,辅助性 T 细胞与抑制性 T 细胞的比例(CD4/CD8)从正常的 2:1 逐渐发展到比例倒置。AIDS 时,辅助性 T 淋巴细胞总数在 200/mm³ 以下,导致机体免疫功能严重缺陷。

【传播途径】HIV 对理化因素抵抗力较弱,56℃加热 30 分钟可被灭活,但在室温下可存活 7天。对乙型肝炎病毒有效的消毒和灭活方法均适用于 HIV。除此之外,75% 乙醇、10% 漂白粉、2%戊二醛及 4% 甲醛等也可使之灭活,但紫外线或 γ射线不能灭活 HIV。

AIDS 的传染源是 HIV 携带者及 AIDS 患者(HIV/AIDS)。HIV 主要存在于 HIV/AIDS 患者的血液、精液、阴道分泌物和乳汁中。通过性接触、血液及血制品(包括共用针具静脉吸毒、介入性医疗操作等)和垂直传播(包括产前、产时和产后)三种途径传播。握手、拥抱、礼节性亲吻、同吃同饮,以及共用厕所、浴室、办公室、公共交通工具、娱乐设施等日常生活接触,不会传播艾滋病。不同传播途径 HIV 传播的危险性不同,见表 34-4。

表 34-4　传播途径与 HIV 传播的危险性

传播途径	HIV 传播危险性
性传播	
女性→男性	1/3 000~1/700
男性→女性	1/2 000~1/200
男性→男性	1/1 600~1/10
血液传播	
输入感染血液	95/100
共用注射针头	1/150
垂直传播	
无齐多夫定治疗	1/4
经齐多夫定治疗	<1/10

【临床表现及分期】HIV 感染初起时表现为短暂的急性逆转录病毒综合征(acute retroviral syndrome),是早期诊治的最重要阶段;然后转入持续多年的慢性病,伴进行性 CD4⁺T 淋巴细胞减少,此期维持有效免疫功能是关键所在;最后是终末期感染,出现有症状的免疫缺失,可影响生命,称为 AIDS。但有 80%~90% 的感染人群为无症状 HIV 携带者成人。在未经治疗的患者中,从潜伏 HIV 发展到 AIDS 的时间为数月至 17 年,中位数 11 年。在未经治疗的情况下,几乎所有 HIV 感染者都会发展为 AIDS,AIDS 患者 5 年内死亡率约为 90%。2015 年美国 CDC 提出,HIV 感染者若能在早期得到抗逆转录病毒药物的有效治疗,则预计寿命可接近正常人。因此,早期诊治不但对患者健康有益,同时也减少了传播危险。

1. **急性 HIV 感染期**　通常发生在初次感染 HIV 后 2~4 周。部分感染者出现 HIV 病毒血症和免疫系统急性损伤所产生的临床症状。大多数患者临床症状轻微,持续 1~3 周后缓解。临床表现以发热最为常见(>80%),平均体温 39.4℃,可伴有咽痛、盗汗、恶心、呕吐、腹泻、皮疹、关节痛、淋巴结肿大及神经系统症状。由于此期临床症状无特异性,应着重于实验室检查。在血液中可检出 HIV-RNA 和 p24 抗原,RNA 可高达 10⁶/ml 拷贝数,具有高度感染性,而 HIV 抗体常阴性,直至感染后数周才出现,致使患者误认为没有感染,继续传播 HIV。

2. 慢性无症状期　可从急性期进入此期,或无明显的急性期症状而直接进入此期。此期持续时间中位数为 10 年,临床无症状,外周血中一般不能或很少检测到 HIV 抗原,但抗 HIV 抗体阳性;CD4/CD8>1。当 HIV 大量在体内复制并造成机体免疫系统进行性损伤时,则出现临床症状。

3. 艾滋病　为感染 HIV 后的最终阶段。患者 CD4$^+$T 淋巴细胞计数明显下降,多<200/mm^3,血浆 HIV 病毒载量明显升高。此期主要临床表现为 HIV 相关症状、各种机会性感染及肿瘤。

(1) AIDS 相关综合征(AIDS-related complex):主要表现为持续 1 个月以上的发热、盗汗、腹泻;体重减轻 10% 以上。部分患者表现为精神神经症状,如记忆力减退、神情淡漠、性格改变、头痛、癫痫及痴呆等。另外,还可以出现持续性全身淋巴结肿大,其特点为:①除腹股沟以外有两个或两个以上部位的淋巴结肿大;②淋巴结直径 ≥ 1cm,无压痛,无粘连;③持续时间 3 个月以上。

(2) 各系统常见的机会性感染及肿瘤:肺孢子菌肺炎(pneumocystis carinii pneumonia,PCP)、弓形虫性脑炎、分枝杆菌感染、肺结核和细菌性肺炎等,继发性肿瘤,如卡波西肉瘤、恶性淋巴瘤等。

此期若无抗逆转录病毒治疗,一般历经 2~3 年即导致死亡。美国 CDC(2014)HIV 感染分期(表 34-5)。

表 34-5　HIV 感染分期(美国 CDC,2014)

期别	限定
0 期	HIV 试验(−)或不确定,随访 180 天内试验(+)
Ⅰ期	CD 4>500/μl,无 AIDS 确定性病变
Ⅱ期	CD 4 200~500/μl,无 AIDS 确定性病变
Ⅲ期	CD 4 ≤ 200/μl 或有 AIDS 确定性病变
不明	无足够信息

(3) AIDS 确定性病变:根据下述即可诊断:① CD4<200/μl。② CD4 数 / 总淋巴细胞数<15%。单有①或②,但实验室检查无 HIV 感染,仍不能诊断 AIDS。③若有肺孢子菌肺炎即可诊断。

【诊断】HIV/AIDS 的诊断需结合流行病学史、临床表现和实验室检查等进行综合分析,慎重做出诊断。诊断 HIV/AIDS 必须是 HIV 抗体阳性(经确认试验证实),或 HIV 抗体阳性,CD4$^+$T 淋巴细胞数<200mm^3,也可诊断为艾滋病。HIV/AIDS 的

实验室检测方法包括 HIV 抗体、病毒载量、CD4$^+$T 淋巴细胞、p24 抗原检测等。HIV-1/HIV-2 抗体检测是诊断 HIV 感染的金标准,病毒载量测定和 CD4$^+$T 淋巴细胞计数是判断疾病进展、临床用药、疗效和预后的两项重要指标。疑难病例若有条件应做 HIV-1/HIV-2 的抗原 / 抗体联合免疫试验,以确定诊断。

1. HIV-1/HIV-2 抗体检测　包括筛查试验(含初筛和复测)和确认试验。HIV 感染诊断通常是通过检测 HIV-1 抗体,一些联合检测方法也可检测 HIV-2 抗体。HIV 抗体一般在感染 4 周后逐渐出现,在感染后 3 个月内 95% 的感染者可检测出 HIV 抗体。尽管抗体检测阴性结果常表示未被感染,但抗体检测阴性不能排除近期感染。

(1) 筛查试验:酶联免疫试验(EIA)是常用的抗体筛查方法。HIV 感染 6 个月内 95% 以上病例可被检出。EIA 阳性者应再复查 1 次证实。

(2) 确认试验:免疫印迹试验(western blot analysis)特异性高,是 HIV 抗体确认试验的常用方法。

2. 病毒载量测定　病毒载量一般用血浆中每毫升 HIV-RNA 的拷贝数(copies/ml)来表示。病毒载量测定常用方法有逆转录 PCR 系统(RT-PCR)、核酸序列依赖性扩增(NASBA NucliSens)技术、分支 DNA 信号放大系统(bDNA)。

3. 免疫功能测定　HIV 感染人体后,出现 CD4$^+$T 淋巴细胞进行性减少,CD4$^+$/CD8$^+$T 细胞比值倒置现象,细胞免疫功能受损。目前常用的 CD4$^+$T 淋巴细胞亚群检测方法为流式细胞术,可以直接获得 CD4$^+$T 淋巴细胞数绝对值,也可通过白细胞分类计数后换算为 CD4$^+$T 淋巴细胞绝对数。

2015 年美国 CDC 强调指出,在 HIV/AIDS 诊断程序中,要牢牢掌握筛查、诊断和转诊 3 个关键性时段:①筛查:由于 50%~90% 的 HIV 急性感染期患者因合并其他 STD 症状而求医,故所有 STD 病例必须筛查 HIV 被列为常规,尤其是早期梅毒、淋病、衣原体感染是发生 HIV 的高危因素;②诊断:HIV 感染急性期或新发病例及早诊最重要,确诊后即启动抗逆转录病毒治疗,避免传播他人,并改善患者自身的实验室疾病指标,从而减轻急性期病情,降低病毒载量,减少病毒突变和保存机体免疫功能;③转诊:确诊后立即转送至专业机构,进行医疗及心理安抚,保持体质和精神情感方面的健康。

【治疗】治疗目的是最大限度地抑制病毒的复

制,保存和恢复免疫功能,降低病死率和 HIV 相关性疾病的发病率,提高患者的生活质量,减少艾滋病传播。

1. 高效抗逆转录病毒治疗(highly active anti-retroviral therapy,HAART) 迄今虽无特效药治愈艾滋病,但 HAART 是目前针对 HIV/AIDS 被公认为最有效的治疗方法,正确合理使用 HAART 可减缓疾病进展,改善患者生活质量,延长生存时间。

(1)药物种类:国际上抗逆转录病毒药物分为 6 大类:

1)核苷类逆转录酶抑制剂(nucleoside analog reverse transcriptase inhibitors,NRTIs):通过抑制逆转录酶而影响 DNA 前病毒形成,但不能杀灭已整合到宿主细胞内的病毒。首选齐多夫定(zidovudine,ZDV 或 azidothymidine,AZT),成人推荐剂量 300mg,口服,每日 2 次。其他如拉米夫定(3TC)、司他夫定(d4T)等。

2)非核苷类逆转录酶抑制剂(non-nucleoside analog reverse transcriptase inhibitors,NNRTIs):作用机制与 NRTIs 相似。如依非韦伦(efavirenz,EFV),成人推荐剂量每天 600mg,空腹口服。其他如奈韦拉平(NVP)等。

3)蛋白酶抑制剂(protease inhibitors,PIs):能够阻止病毒在离开 CD4 细胞之前组装它们的保护性外壳,抑制病毒率约可高达 99%。如沙奎那韦(saquinavir)600mg,口服,每日 2 次。

4)融合抑制剂(fusion inhibitors,FIs):通过抑制 HIV-1 的融合蛋白 gp41 而发挥抗 HIV 活性。已被批准上市的恩夫韦肽(enfuvirtide)因药效不高仅作为二线抗 HIV 药。

5)趋化因子辅助受体拮抗剂(chemokine coreceptor antagonist):通过抑制趋化因子受体 -5 而发挥抗 HIV 活性。经美国 FDA 批准的马拉韦罗(maraviroc)需作辅助受体检测以选择用药。

6)整合酶抑制剂(integrase inhibitor):通过抑制整合酶功能而发挥抗 HIV 活性。经美国 FDA 批准的拉替拉韦(isentress)依从性好,但对不同基因型 HIV-1 有低水平交叉耐药。

(2)治疗方案:应根据药物的不同机制采用合适的联合用药,防止病毒发生突变。所谓的鸡尾酒疗法即基本采用三药或三药以上联合用药,常用组合为两种以上逆转录酶抑制剂和一种蛋白酶抑制剂,比使用单药治疗效果好。目前我国推荐的一线联合方案为:AZT(或 d4T)+3TC+EFV(或 NVP)。

(3)治疗开始和持续时间:何时启用高效抗逆转录病毒治疗(highly active anti-retroviral therapy,HAART)治疗? 所有年龄(包括孕妇)的 HIV/AIDS 诊断后立即治疗,无论 CD4 计数多少,一旦治疗开始,不中断、终生用药。治疗目的是使血浆病毒载量 HIV-RNA<50 拷贝 /ml 为理想;HIV-RNA>400 拷贝 /ml 提示治疗控制不够。开始治疗时选用 2 种 NRTIs 加一种 NNRTIs 或 PIs,使血浆病毒载量<50 拷贝 /ml。

目前仍无根治 HIV 感染的有效药,现阶段治疗目标是最大限度地抑制病毒复制,以降低 HIV 感染的并发症和死亡率,故在治疗开始后应终生持续用药。若停止治疗,则药物阻抗的 HIV 株显著生长,此后治疗十分困难。出现严重副作用者可更改药物。

(4)药物副作用:轻度副作用包括腹泻、恶心、呕吐和皮疹,对症治疗多可控制。中度和重度副作用主要是脂肪代谢障碍,发生体型改变;重要的是由于脂质异常增加心脏病风险。

2. 合并其他 STD 的诊治 对 HIV 患者应进行梅毒、淋病、衣原体的检测,而对性病患者也要进行抗 HIV 抗体的检测,积极治疗伴存疾病。

3. 常见机会性感染的诊治与预防 包括肺孢子菌肺炎、结核病、真菌感染。

【预防】 艾滋病目前尚不能治愈,预防尤为重要。

1. HIV 疫苗 安全、有效的 HIV 疫苗仍未研究成功,迄今已有 9 项 HIV 预防性疫苗有效性试验,大多在非洲进行,试验时保证安全性是关键。此外,HIV 疫苗产生的抗体必须和 HIV 感染引起的抗体鉴别。其中仅有 1 项 RV144 报告达到人类预防 HIV 的部分效果。

2. 局部杀灭 HIV 近 10 年来有显著变化,从非特异性抑制剂转变为抗逆转录病毒制剂。1% 替诺福韦(tenofovir)胶(属 NRTIs)已被证明能够阻止 HIV 复制和 / 或对其他 STD 阻断经黏膜传播,用药后 HIV 发生率为 5.6/100 妇女年,安慰剂组为 9.1/100 妇女年($P=0.017$)。但也有不同结果,仍在继续研究中。另一种为阴道环,即达匹韦林(dapivirine),其抗逆转录病毒效力高于其他药物,正在试验中。

3. 加强 健康教育及道德教育,提倡安全性行为;设立 HIV/AIDS 的咨询、检测及服务机构,提供接触前和接触后预防;使用血制品时需经 HIV 检测,防止医源性感染;HIV/AIDS 妇女避免妊娠,意外怀孕应人工流产,已出生婴儿不能母乳喂养。

第三节　梅　毒

梅毒（syphilis）是苍白密螺旋体（treponema pallidum）（又名梅毒螺旋体）感染人体所引起的一种慢性、系统性的 STD。其病原体为一微小、嗜氧、细长的螺旋状菌体，长度 6~15μm，宽度 0.15~0.20μm，有 6~12 个螺旋。经基因组分析为一单纯圆形染色体，有 138 006 碱基对。梅毒螺旋体只感染人类，在人体内可长期生存，离开人体不易生存，因菌体需要多种营养，而其本身又不能生物合成。对湿度及温度极敏感，在干燥环境中 1~2 小时就会死亡，遇高温 100℃立即死亡，在血液中 4℃经 3 天就可死亡，故在血库冷藏 3 天以上的血液即无传染性。感染梅毒后表现极为复杂，可累及人体多系统多脏器，产生多种多样的临床表现。早期主要侵犯皮肤黏膜，但有 6%~10% 患者可引起早期神经梅毒；晚期特别容易侵犯心血管和中枢神经系统，导致组织破坏、功能失常，甚至危及生命。另一方面，梅毒又可能很多年无症状而呈潜伏状态。梅毒可分为后天获得性梅毒（acquired syphilis）和先天性梅毒（congenital syphilis）。梅毒主要通过性交传染，与患传染性梅毒的个体性交后罹患梅毒的风险约为 30%。此外，梅毒螺旋体在孕 16 周后可通过胎盘传染胎儿，但近来发现其在早期妊娠时即可穿越滋养层进行宫内传播。

【流行病学】青霉素问世前，梅毒曾是危害最大的 STD。WHO 估计全球每年梅毒发生率约为 1 220 万，大多数发生在发展中国家。在我国，经济相对发达的沿海地区梅毒患病率较高。近年来我国梅毒呈现较严重的流行态势。1993—1999 年年均增长 85%，2006 年通过中国疾病预防控制系统报告梅毒病例达 174 506 例，2007 年达到 225 601 例，且全国梅毒病例数首次超过淋病，梅毒发病率已从 1987 年的 0.083/10 万上升到 2006 年的 13.35/10 万，20 年间增长了 16 倍。2006 年全国各类梅毒的报告病例数以隐性梅毒和先天性梅毒增长幅度最大，分别为 60.03% 和 47.54%，其次为一期梅毒，占 31.16%。梅毒男女发病率之比为 0.94∶1，女性发病率为 13.73/10 万。女性感染者多年轻，故垂直传播危险性大。近些年来，我国梅毒发病率有逐年上升的趋势，目前已居性传播疾病发病之首位。

【发病机制】一期感染时，梅毒螺旋体通过完整的黏膜或擦伤的皮肤进入人体，在接种处开始出现炎症反应，并迅速扩散。动物实验证明，接种后几分钟梅毒螺旋体即已进入淋巴结和血液，在几个小时内广泛扩散，18 小时后在兔脑脊液中可测得密螺旋体。由此说明早在出现梅毒的临床征象前就已发生全身感染，且其血液具有感染性。

菌体进入深层组织是真皮细胞内产生基质金属蛋白酶 -1 所致，它激活血管内皮细胞，然后炎症细胞和免疫细胞进入感染组织。淋巴细胞虽首先对致病菌侵入作出反应，但为时短暂有限。Toll 样受体 -2（Toll-like receptor，TLR-2）在先天性免疫系统中起关键作用，一旦微生物入侵，TLR 显示其天然识别能力，并刺激树突状细胞吞噬梅毒螺旋体，然后进入淋巴结中激活 T 细胞。梅毒螺旋体成分还诱导产生肿瘤坏死因子和其他促炎症细胞因子，进一步激活免疫反应。体液免疫产生 IgG 和 IgM 抗体，感染后 6 小时可测知，它对螺旋体表面分子有特异性反应，通过补体起调理素作用，有稳定细菌、中和病变形成的能力。此种抗体虽无杀螺旋体能力，但细菌数在感染后 14~16 天下降。以上说明梅毒螺旋体入侵后，机体通过免疫应答，杀死大部分菌体，暂时进入无症状的潜伏期，未被杀灭的螺旋体继续在体内繁殖，伺机而动。此后随着机体免疫能力的消长，病情活动与潜伏交替。最后，由于梅毒螺旋体表面抗原本身呈惰性反应，致病菌因繁殖缓慢，数目有限，不足以刺激产生强有力的免疫反应，宿主一旦发生免疫逃逸，病程逐渐发展为晚期梅毒。

【自然病程】梅毒的自然病程（图 34-2）。

【临床表现】

1. **潜伏期**　平均为 21 天，范围 10~90 天不等。潜伏期长短与接种灶大小呈反比。

2. **一期梅毒（硬下疳、淋巴结病）**　有不洁性交史，通常在皮肤也可在黏膜发病，初起为丘疹，此后形成硬结，直径 1~2cm，很快破溃形成椭圆形或圆形无痛性溃疡，界限清楚，边缘略隆，称硬下疳（chancre）。多数为单发，也可多发。90% 发生在外生殖器，女性的大、小阴唇及阴唇系带，男性的冠状沟、包皮及系带等处。有时发生于宫颈，但阴道不发生。同性恋患者可见于肛门或直肠。少数则见于口唇、乳房、手指等部位。原发灶即使未经治疗，可在 3~6 周内自行愈合，遗留瘢痕。硬下疳出现 1~2 周，单侧腹股沟淋巴结可肿大，在 1 周后对侧淋巴结也肿大，无痛热表现，不破溃，俗称横痃。

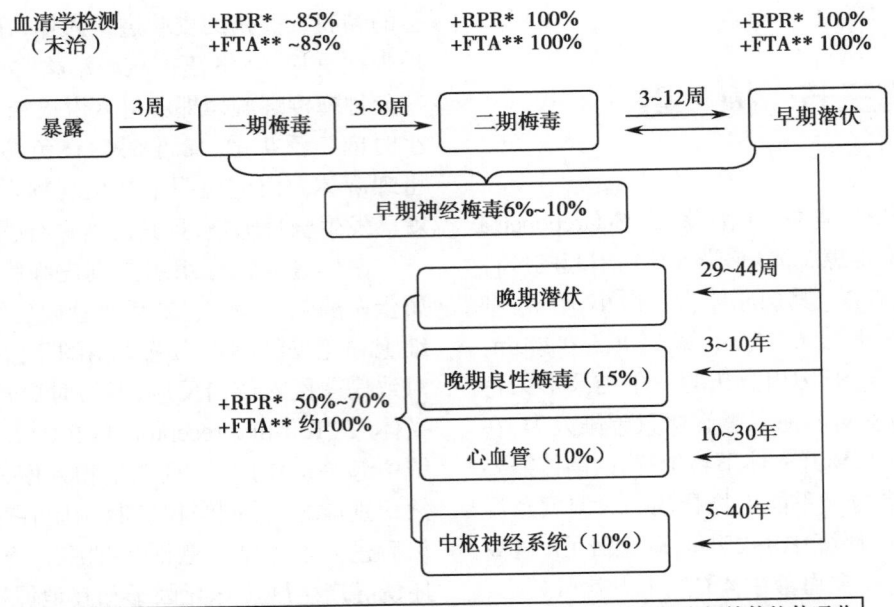

| | +RPR* ~85%
+FTA** ~85% | +RPR* 100%
+FTA** 100% | +RPR* 100%
+FTA** 100% |

血清学检测（未治）

暴露 →(3周)→ 一期梅毒 →(3~8周)→ 二期梅毒 →(3~12周)→ 早期潜伏

早期神经梅毒6%~10%

+RPR* 50%~70%
+FTA** 约100%

晚期潜伏 ←(29~44周)—
晚期良性梅毒（15%）←(3~10年)—
心血管（10%）←(10~30年)—
中枢神经系统（10%）←(5~40年)—

RPR*：快速血浆反应素试验，敏感及特异性不高；FTA**：荧光梅毒螺旋体抗体吸收试验，敏感、特异

图 34-2　梅毒的自然病程
引自：Cohen J,Opal SM, Powderly WG. Infectious Diseases. Vol 1. 3rd ed. Mosby Elsevier,2010:632

实验室检查：暗视野显微镜检查可见有特征性形态和运动的梅毒螺旋体。梅毒血清学试验阳性。如感染不足 2~3 周，非梅毒螺旋体抗原试验可为阴性，应于感染 4 周后复查。

3. **二期梅毒（皮疹、淋巴结肿大、全身症状）** 如果硬下疳不予治疗，通常会在 6 周左右进入螺旋体血症（spirochetemia）期，此期大量梅毒螺旋体扩散至全身，2/3 以上患者有前驱症状，表现为流感样综合征（发热、头痛、肌肉及关节酸痛），历经 3~5 天好转。半数以上患者伴全身淋巴结肿大，80%~95% 患者皮肤和黏膜受累。

感染后平均 8~12 周出现皮疹，最为常见，特点是对称性，皮疹稠密而不融合。皮疹为多形态，典型的为环行疹、玫瑰疹（斑疹），尚可出现斑丘疹、丘疹、鳞屑性皮疹及脓疱疹。皮疹好发于躯干和四肢，掌跖部易见暗红斑及脱屑性斑丘疹，外阴及肛周皮疹多为湿丘疹及梅毒湿疣等，稍高出皮肤，蝶形分布，外观灰色坏死状。皮损一般无自觉症状，可有瘙痒。二期复发梅毒，皮损数目较少，直径较大，形态奇异，不对称分布。

二期梅毒的黏膜损害好发于口唇、齿龈及舌部。表现为梅毒黏膜斑，呈圆形糜烂面，表面覆以渗出物或披覆白膜，无痛。并可见口腔黏膜红肿伴有渗出的梅毒性黏膜炎。宫颈损害易被忽略，典型黏膜斑是浅表的糜烂性损害，呈圆形、扁平、发亮、

灰白色或粉红色，周围有暗红色晕。此外，尚可出现梅毒性虫蚀样脱发（约 10%）、梅毒性骨膜炎、虹膜睫状体炎、肾小球肾炎等。二期梅毒病变通常在 2~6 周内消失。

实验室检查：二期皮疹尤其梅毒湿疣、湿丘疹及黏膜斑，易查见梅毒螺旋体。梅毒血清反应呈强阳性。

4. **潜伏梅毒（隐性梅毒）** 指有梅毒感染史，但未经治疗或治疗不彻底，已无任何临床症状或体征，仅梅毒血清学阳性者。感染时间两年以内为早期潜伏梅毒，两年以上为晚期潜伏梅毒。25% 的无症状病例将复发。潜伏梅毒未能识别而不治疗者，1/3 可能进展为显性晚期梅毒。潜伏梅毒因无皮肤黏膜损害，性传播少，但垂直传播仍可发生。

实验室检查：非梅毒螺旋体血清学试验两次以上阳性或梅毒螺旋体血清学试验阳性（需排除生物学假阳性），脑脊液检查阴性。

5. **三期梅毒（晚期良性梅毒、心血管梅毒和神经梅毒）** 二期梅毒结束后，一般会有半年至一年的潜伏期。未经治疗病例中约 1/3 进入三期梅毒。晚期良性梅毒发生于感染后 3~10 年，典型病损包括肉芽肿和梅毒瘤。肉芽肿常见于臀、背和面部皮肤，表现为外形不规则的结节或斑块。梅毒瘤是在肉芽肿组织部位，自皮下隆起，有中央坏死和溃疡形成倾向，周围组织愈合形成薄纸样瘢痕，此种凿

孔样损害最常见于头皮、面部、胸锁区和小腿外侧。梅毒瘤可致上腭穿孔，鼻软骨破坏而形成鞍鼻。还可出现弥散性间质性舌炎，日后可能恶变。

心血管梅毒出现于感染后10~30年，典型病损是升主动脉内膜炎，可以无症状，但胸片显示升主动脉扩大，常伴有管壁线状钙化，可能引起主动脉瓣闭锁不全或主动脉瘤，发生左心室衰竭或破裂猝死。

神经梅毒常与心血管梅毒并存。梅毒螺旋体感染后侵犯中枢神经系统时间不一，短至数周或长至数十年，大多数无症状，无症状神经梅毒进展至临床明显疾病约占所有神经梅毒的1/3。约10%在感染后5~40年发生有症状的神经梅毒，出现脑膜神经梅毒、脑膜血管梅毒、脑实质梅毒症状。三期梅毒病程长，可致残甚至致命。

实验室检查：血清非梅毒螺旋体血清学试验大多阳性，亦可阴性，梅毒螺旋体血清学试验为阳性，脑脊液检查阳性。有三期梅毒的组织病理变化。

上述的一、二期为早期梅毒，传染性大；三期为晚期梅毒，基本上已无传染性。

6. 梅毒合并人类免疫缺陷病毒（human immunodeficiency virus, HIV）感染 英美国家估计16%~25%感染梅毒螺旋体者同时感染HIV。双重感染患者往往改变了梅毒的自然病程，典型者一期和二期梅毒表现可同时出现，迅速进展为三期梅毒，并且早期出现有症状的脑膜神经梅毒病例增多。由于双重感染者风险更高，诊断其中之一就必须立即检测另一感染是否存在，诊断方法相同，但假阳性频率增加。

【诊断方法】除病史、典型的临床表现外，病原学及血清学检查是确诊梅毒的重要依据。

1. 梅毒螺旋体检查 用以判断早期梅毒有价值。

（1）暗视野显微镜检查：取皮损处渗液或淋巴结抽吸液涂片作暗视野镜检，多可找到活动的梅毒螺旋体。

（2）直接免疫荧光抗体法：可查见发荧光的梅毒螺旋体。

2. 梅毒血清学试验 当人体感染梅毒螺旋体后4~10周，血清中可产生一定数量的抗类脂质抗原的非特异性反应素和抗梅毒螺旋体抗原的特异性抗体（主要是IgM、IgG）。这些抗体均可用免疫学方法进行检测。根据检测所用抗原不同，梅毒血清学试验分为两大类：

（1）非梅毒螺旋体血清学试验：因检测的是血清中的反应素，不是抗梅毒抗体，故假阳性率较高。

这些试验主要应用于梅毒的筛查和疗效观察。两次非梅毒螺旋体试验抗体滴度变化4倍（如从1:16降为1:4或从1:8升至1:32）具有重要的临床意义。试验包括快速血浆反应素试验（rapid plasma reagin test, RPR）、血清不需加热的反应素试验（unheated serum reagin test, USR）、甲苯胺红不加热血清试验（toluidine red unheated serum test, TRUST）、性病研究实验室试验（venereal disease research laboratories test, VDRL）。

（2）梅毒螺旋体血清学试验：特异性和敏感性均高，主要用于确诊试验。因此不用于疗效观察、鉴别复发或再感染。一般在感染3~4周后梅毒螺旋体血清学试验出现阳性，一旦阳性，患者终生都将阳性，但15%~25%一期梅毒患者治疗后可在2~3年后转阴。试验包括梅毒螺旋体颗粒凝集试验（treponema pallidum particle agglutination assay, TPPA）；梅毒螺旋体血细胞凝集试验（treponema pallidum hemagglutination assay, TPHA）；荧光梅毒螺旋体抗体吸收试验（fluorescent treponemal antibody absorption test, FTA-ABS）；梅毒螺旋体酶联免疫吸附试验（TP-ELISA）等。

3. 脑脊液检查：近几年来，一期和二期梅毒发生增加，且侵入中枢神经也常见，但不推荐常规行脑脊液穿刺，必须有下述适应证：①神经学或临床上出现症状和体征（如眼、耳感官方面）；②其他部位活动性感染的临床证据（如主动脉炎、梅毒瘤、虹膜炎等）；③无重复感染情况下，即使已经足够治疗，血清学滴度仍不下降；④HIV感染存在情况下，尤其是RPR=1:32，CD4细胞计数<350/ml时；⑤血清非螺旋体抗原血清学滴度>1:32，梅毒感染1年以上者；⑥计划用非青霉素治疗方案者。

神经梅毒患者脑脊液检查的典型变化：①脑脊液单核细胞计数中度增加（10~400/ml）；②总蛋白上升（0.46~2.0g/L）；③脑脊液VDRL试验或FTA-ABS试验阳性。

【治疗】

1. **治疗原则** 及时并及早治疗，治疗需规范并足量以及治疗后随访足够长的时间，对传染源及性接触者应同时进行检查和治疗。早期梅毒未经治疗者，25%有严重损害发生，而接受不适当治疗者则为35%~40%，比未经治疗者结果更差，说明不规则治疗可增加复发及促使晚期损害提前发生。

2. **治疗方案** 60年来青霉素G（penicillin G）始终是各期梅毒的首选治疗药物，疗效最佳且迄今尚未发现对青霉素耐药的梅毒螺旋体。以下为美国 CDC 推荐方案（表 34-6），2020 年版与 2015 年版无改变；若对青霉素过敏，则用替代方案，较多资料建议用头孢曲松，但头孢曲松和青霉素可能存在交叉过敏而应慎重。特别指出的是，青霉素过敏要明确界定，排除 Ig E 介导的反应，以及对药物不耐受引起的反应等，以确定青霉素或其它 beta- 内酰胺类抗生素过敏。

表 34-6　各期梅毒的治疗方案（美国 CDC，2020）

	推荐方案	替代方案
早期梅毒： 　一期、二期梅毒 　早期潜伏梅毒 　病程<1~2 年	苄星青霉素 G 240 万 U，i.m. 单剂	头孢曲松 1g，i.m.，q.d.，10 天；若青霉素过敏，用多西环素 100mg，p.o.，b.i.d.，14 天
晚期梅毒： 　潜伏梅毒病程>1~2 年 　心血管梅毒 　晚期良性梅毒	苄星青霉素 G 240 万 U，i.m.，q.w.，3 次	四环素 500mg，p.o.，q.i.d.，28 天或多西环素 100mg，p.o.，b.i.d.，28 天；若青霉素过敏，用多西环素 100mg，p.o.，b.i.d.，28 天
神经梅毒	水剂青霉素 G 300 万 ~400 万 U，i.v.，q.4h.，10~14 天	头孢曲松 2g，i.m./i.v.，q.d.，10~14 天；若青霉素过敏，用多西环素 100mg，p.o.，b.i.d.，28 天

3. 吉海反应（Jarish-Herxinheimer reaction）　又称梅毒治疗后增剧反应，即梅毒患者在首次使用驱梅药物时所出现的急性不良反应，常发生于用首剂抗梅毒药物治疗后 4 小时内发作，8 小时达高峰，24 小时内消退。全身反应包括发热、全身不适、头痛、肌肉骨骼痛、恶心及心悸等。此反应常见于早期梅毒中，反应时硬下疳可发生肿胀，二期梅毒疹可加重或第一次出现二期梅毒损害。在晚期梅毒中发生率虽不高，但反应比较严重，如麻痹性痴呆、梅毒性主动脉炎等可致生命危险。避免该反应发生应以预防为主，在治疗前 1 天开始给泼尼松（强的松）20mg，分 2 次口服，持续 3 天。一旦发生时，即对症处理，必要时住院治疗。

【预后】梅毒的判愈标准分为临床治愈和血清治愈。临床治愈：梅毒损害愈合或消退，症状消失。以下情况不影响判断临床治愈：继发或遗留功能障碍（视力减退等）；遗留瘢痕或组织缺损（鞍鼻、牙齿发育不良等）；梅毒损害愈合或消退，梅毒螺旋体血清学反应仍阳性。血清治愈：抗梅毒治疗后 2 年以内非梅毒螺旋体血清学试验由阳性转变为阴性，脑脊液检查阴性。

第四节　淋　病

淋病（gonorrhea）是指泌尿生殖道上皮感染淋病奈瑟菌（Neisseria gonorrhoeae）所致的性病，它发病率高，潜伏期短，传染性强，可导致播散及菌血症，对女性影响尤为显著，治疗不及时日后可引起输卵管梗阻和慢性盆腔痛。

淋病奈瑟菌是革兰氏阴性双球菌，咖啡豆形，直径 0.6~1μm，无鞭毛、无芽胞，常成对排列。急性感染时脓液标本一般可见淋菌位于多形核白细胞内，而在慢性感染时则多位于细胞外。淋菌生长适宜温度为 37℃，55℃时历经 5 分钟立即死亡。淋菌繁殖适宜潮湿环境，离体后在完全干燥条件下 1~2 小时死亡。一般消毒剂适宜 pH 为 7.2~7.5，使其迅速灭活。

人体是淋菌的唯一天然宿主，淋菌喜好生长于柱状上皮和移行上皮。淋病奈瑟菌外壳清晰地分为 3 层：内层为细胞浆膜，中层为肽聚糖细胞壁，外层为外膜。外膜的主要成分为外膜蛋白、脂多糖和菌毛。淋菌通过菌毛上的黏附因子黏附于有亲和力的部位，如尿道、宫颈和输卵管黏膜；外膜蛋白参与细菌的黏附和对宿主细胞的侵入；脂多糖内毒素在补体的协同下介导免疫应答，侵入细胞内繁殖，使细胞溶解脱落后再侵入黏膜下层引起炎症反应，导致局部充血、水肿，黏膜糜烂、脱落，形成典型的尿道脓性分泌物和引起疼痛。若治疗不及时，淋病奈瑟菌进入尿道腺体和隐窝成为慢性淋病的主要病灶。

【流行病学】淋病在全世界广泛流行，自 20 世纪 70 年代中期美国颁布控制淋病计划后，2009 年美国淋病发病率降为 99.1/10 万，但发展中国家淋病发生率仍是发达国家的 10~20 倍。我国淋病发病率近些年来也呈下降趋势，2010 年卫生部公布的全国法定报告传染病疫情中,淋病发病率较 2009 年下降 12.36%,但仍居卫生部监测 8 种性病中的第 5 位。我国 CDC 报告,2019 年发病人数继续下降为 117938 人,发病率 8.44/10 万。

淋病发病率在不同年龄组有显著差异,淋病患者中 25%~40% 发病于青少年;发病的高峰年龄为 20~24 岁,占所有淋病的 3/4。淋病主要通过性交直接传染,单次性接触即可发生感染,女性较男性更易感染,如女性与男性淋病患者性接触后,50%~80% 发生淋菌性宫颈炎,而男性则 20%~25% 获得感染。

【临床表现】潜伏期 10 天以内。感染淋病后无明显临床症状或症状轻微,但仍具传染性。

1. **无症状淋病** 即隐性淋病,约 50% 的女性患者不出现症状,但无症状带菌者成为主要的传染源。

2. **无并发症淋球菌感染**(uncomplicated gonococcal infections) 常因病情隐匿而难以确定潜伏期。急性期淋菌感染最初引起宫颈管内膜炎和尿道炎。最常见症状是阴道分泌物增多和尿路刺激征。检查可见宫颈口有黄绿色黏液脓性白带呈泪滴状,颈管内膜充血、水肿、脆性增加,易接触出血,但仅有 35% 的淋菌性宫颈炎出现如此典型的黏液脓带;有时尿道 Skene 腺或前庭大腺可挤压出脓性分泌物。淋菌性阴道炎罕见,除非在儿童或绝经后妇女,因成人阴道覆盖复层鳞状上皮对淋菌感染有保护作用。妊娠期阴道上皮对淋病奈瑟菌易感性增强。

约 40% 的无并发症的宫颈淋病患者直肠培养淋病奈瑟菌阳性,大部分无症状,偶可引起急性直肠炎症状,表现肛门痛痒坠胀、里急后重。

女性淋病患者中 10%~20% 伴有咽部感染,相反,男性仅有 3%~7%。尚无足够证据表明咽部淋病倾向于播散性感染。大部分咽部淋病无症状或轻度症状,表现为咽部干痛,局部充血,咽后壁附有脓液,可自然消退,从咽部传染至他人少见。

眼部淋病多为急性化脓性结膜炎,从感染的生殖器部位自我接种引起。由于感染菌株不同,症状轻重不等,偶可无症状,严重时可发生角膜溃疡,引起穿孔,因此及时诊治非常重要。

3. **有并发症淋球菌感染**(complicated gonococcal infection) 多为感染淋菌性宫颈炎症状不明显而被忽略,直至淋病奈瑟菌上行感染出现并发症求医,盆腔炎性疾病(pelvic inflammatory disease,PID)是最常见的感染后果,包括子宫内膜炎、输卵管炎、输卵管卵巢脓肿、盆腔腹膜炎、盆腔脓肿等。

PID 可发生于任何年龄,主要在 25 岁以下。

40%~60% 患者在月经终止时出现症状,表现为两侧下腹痛,阴道分泌物增多,腰骶部疼痛及月经不规则。严重者出现毒性症状,发热、恶心、呕吐、腹痛等。

淋菌性盆腔炎往往遗留后患,PID 发作 1 次,宫外孕发生率增加 15%,发作 2 次,输卵管性不孕增加 12%~15%,18% 有慢性盆腔痛后遗症。

4. **播散性淋球菌感染**(disseminated gonococcal infection,DGI) 早年报道未治淋病 0.5%~3% 发生播散性感染,目前发生率下降。DGI 好发于女性,半数在月经期开始的 7 天内,这是由于:①经期子宫内膜及颈管黏液栓脱落利于淋菌上行性感染;②月经前阴道菌群改变,尤其是乳酸杆菌增加,可能刺激淋病奈瑟菌生长;③阴道分泌物碱性增加,降低了过氧化物酶介导的杀菌系统作用;④月经期孕酮水平降低,使孕酮抑制淋菌生长的能力消失。

DGI 临床征象一般可分为两期,初起为菌血症期,表现高热、寒战、腱鞘炎和皮损。若未治疗即可进入化脓性关节炎期。严重病例两期征象重叠或同时出现。皮损见于 75% 病例,四肢多发性丘疹、脓疱,疱液往往带有血性,数目 5~40 个。淋病奈瑟菌性关节炎是 DGI 中比较局限的一种类型。开始时影响一个关节,以指 / 趾等小关节红肿为著,其后累及膝、肘、腕、踝、肩等大关节,关节外周肿胀,关节腔内积液,活动受限。病情重者可引起淋菌性败血症,出现淋菌性心内膜炎、心包炎、脑膜炎、肺炎、肝周炎等。

【诊断】必须根据病史、临床表现和实验室检查结果进行综合分析,需慎重做出诊断。

1. **病史** 不洁性交史或配偶感染史及其他患者密切接触史。

2. **临床表现** 多数女性淋病在早期并无明显症状,隐性淋病易被忽略漏诊。即使有明显症状,但因缺乏特异性临床表现,仍需依靠实验室结果确定诊断。

3. **实验室检查**

(1)涂片法:取宫颈或尿道分泌物涂片,95% 酒精溶液固定、晾干,革兰氏染色,油镜下见到多形核白细胞内肾形革兰氏阴性双球菌 6 对以上可以诊断。其特异性为 97%,敏感性仅 40%~60%。涂片对女性检出率低,有假阴性;由于颈管内某些细菌与淋病奈瑟菌相似,也可出现假阳性。

(2)培养法:是 WHO 诊断淋病的金标准。从宫颈取材,先擦去宫颈口黏液,将专用拭子插入宫口深

1~1.5cm处,在1分钟内转动1圈,立即接种到改良的 Thayer-Martin 培养基(MTM),置入 5%CO_2 孵箱 36℃下培养。24 小时后已可见某些菌落,大多数在 48 小时出现。其敏感性可达 80%~90%。

(3)核酸扩增试验(nucleic acid amplification tests,NAATs):使用 PCR 等方法扩增特异的 DNA 和 RNA 序列,检测淋病奈瑟菌核酸,其特异性和培养法类似,而敏感性较优。

(4)所有检测淋病奈瑟菌的患者应同时检测其他 STDs,包括沙眼衣原体、梅毒和 HIV。

【治疗】原则上要求早诊断、早治疗、足量、规范用药,性伴侣同时治疗,STD 复合感染同时治疗。注意随访复查。

淋病抗菌治疗快速有效,但耐药问题全球普遍存在,且耐药菌株比例逐年增加,故治疗期间应密切观察疗效,必要时及时调整用药,更新方案。美国疾病控制和预防中心(Centers for Disease Control and Prevention,CDC)于 2007 年发现淋菌对氟喹诺酮耐药改用头孢霉素;2010 年 CDC 又发现其耐药,建议联合应用头孢霉素和阿奇霉素或多西环素;2012 年 CDC 鉴于头孢克肟对体外培养淋菌的最小抑菌浓度增加,提示有效率下降,不再建议头孢克肟作为治疗淋病的一线药物;2015 年 CDC 推荐头孢曲松和阿奇霉素联合治疗来延缓耐药的发生,选用阿奇霉素而非多西环素是因为阿奇霉素仅单次用药即可。直至 2020 年,头孢曲松仍是治疗淋菌的最敏感药物;由于淋病奈瑟菌常和沙眼衣原体同时伴存,故推荐和多西环素,或和阿奇霉素联合用药。此类患者及时规范治疗均可获愈。但应缩短抗生素暴露时间,除非抗生素获益高于风险。无并发症时淋病用药见表 34-7。

有并发症淋病盆腔炎(PID)时,根据病情及个

表 34-7 无并发症淋病的治疗方案(美国 CDC,2021)

	推荐方案	替代方案
宫颈、尿道、直肠	头孢曲松 500mg,i.m.,单剂(体重>150kg 剂量加倍)加多西环素 100mg,p.o.,b.i.d.,7 天(未排除衣原体感染)或阿奇霉素 1.0g,p.o.,单剂(妊娠期)	庆大霉素 240mg,i.m.,单剂 + 阿奇霉素 2g,p.o.,单剂或头孢克肟 800mg,p.o.,单剂 + 多西环素 100mg,p.o.,b.i.d.,7 天(未排除衣原体感染)或 + 阿奇霉素 1g,p.o.,单剂(妊娠期)
咽部	同上	如对 β-内酰胺过敏,无可靠替代方案,应仔细评估反应必要时请感染科会诊

体情况选用推荐方案或替代方案(表 34-8)。

表 34-8 有并发症淋病的治疗方案(美国 CDC,2021)

推荐方案	替代方案
头孢曲松 1g,i.v.,q.d. + 多西环素 100mg,p.o./i.v.,q.12h. + 甲硝唑 500mg,p.o./i.v.,q.12h. 或头孢替坦 2g,i.v.,q.12h. + 多西环素 100mg,p.o./i.v.,q.12h. 或头孢西丁 2g,i.v.,q.6h. + 多西环素 100mg,p.o./i.v.,q.12h. 症状多在 24~48 小时内改善,继用 1~2 天,然后多西环素 100mg,p.o.,b.i.d.,14 天 + 甲硝唑 500mg,p.o.,b.i.d.,14 天	氨苄西林/舒巴坦 3g,i.v.,q.6h. + 多西环素 100mg,p.o./i.v.,q.12h. 或克林霉素 900mg,i.v.,q.8h. + 庆大霉素负荷量 2mg/kg,i.v./i.m. 维持量 1.5mg/kg,q.8h. 也可单剂 3~5mg/kg 症状改善后 24 小时,继之多西环 100mg,p.o.,b.i.d.,14 天或克林霉素 450mg,p.o.,q.i.d.,14 天

注:四环素类在孕期或哺乳期禁用;甲硝唑孕早期禁用。

若输卵管卵巢脓肿或盆腔脓肿患者对抗生素治疗效果不满意,应及时通过腹腔镜切开引流,或切除附件,或切除子宫及附件。

播散性淋病是由于淋病早期未及时诊治,淋球菌通过血液传播,引起败血症;血液内大量淋球菌繁殖,导致全身感染。典型的如淋菌性关节炎、脑膜炎、心内膜炎等。播散性淋病虽然少见,并发率<1%,但若拖延治疗后果严重,应及时转入相关科室(表 34-9)。

【治愈标准】治疗结束后 1 周及两周后复查,符合下述标准者可判断为治愈。

1. 症状及体征完全消失。

2. 尿道及宫颈分泌物淋菌培养阴性。

淋病患者容易重复感染,应在治疗后 3 个月再次进行复查。

【预后】急性期淋病若能按上述推荐方案及时治疗可完全治愈,治疗不彻底者可导致不孕、异位妊娠、盆腔炎或播散性淋病。

表 34-9　播散性淋病的治疗方案（美国 CDC，2021）

	推荐方案	替代方案
关节炎 - 皮炎综合征	头孢曲松 1g i.m./i.v.，q.d. 至少 7 天 + 多西环素 100mg，p.o.，b.i.d.，7 天 （未排除衣原体感染）	头孢噻肟 1g，i.v.，q.8h. 或头孢唑肟 1g，i.v.，q.8h. + 多西环素 100mg，p.o.，b.i.d.7 天（未排除衣原体感染）
脑膜炎 心内膜炎	头孢曲松 1~2g，i.v.，b.i.d. 共 10~14 天（脑膜炎） 至少 28 天（心内膜炎） + 多西环素 100mg，p.o.，b.i.d.，7 天（未排除衣原体感染）	

第五节　沙眼衣原体感染

衣原体（chlamydia）为专性上皮细胞内寄生的介于细菌和病毒之间的原核微生物，因有一个像革兰氏阴性菌的细胞壁，归属于细菌；含有 DNA 和 RNA 两种类型核酸，又通过二分裂增殖，像病毒那样在细胞内生长。只能用组织培养才能生长。其中，沙眼衣原体（chlamydia trachomatis，CT）是衣原体属中与人类感染最密切的病原体，易侵犯泌尿道及生殖道上皮。男性和女性均易感染，并可导致严重的后遗症，如宫外孕、输卵管性不孕以及男性不育等，也可通过垂直传播。CT 根据编码其外膜蛋白的 Omp1 基因分为 18 个血清型，即 A、B、Ba、C；D、Da、E、F、G、H、I、Ia、J、K；L1、L2、L2a、L3。其中 A~C 型引起地方性沙眼，D~K 型主要引起泌尿生殖道感染。L1~3 则引起性病性淋巴肉芽肿。

沙眼衣原体血清型 D、E、F、G、H、I、J、K 是急性尿道炎、宫颈炎、子宫内膜炎和盆腔炎的病原体。尤其宫颈和尿道是 CT 的入侵门户及隐藏地，而 CT 又只侵犯柱状上皮及移行上皮，故宫颈和尿道成为其主要靶细胞。CT 还可以引起新生儿眼结膜炎和肺炎。

【流行病学】泌尿生殖道 CT 感染在发达国家和发展中国家均极为常见。据世界卫生组织估计，每年有 9 200 万新的泌尿生殖道 CT 感染病例发生。CT 常与淋菌同时引起感染，约 40% 的 CT 感染合并有淋病。CT 主要通过性行为传播，也可通过污染的媒介物间接感染，引起泌尿生殖道炎症。单次性交由男性传染女性的可能性为 65%，由女性传染男性的可能性为 68%。本病在年轻人多发，15~24 岁的患者占总患者人数的 2/3。我国岳晓丽报道生殖道沙眼衣原体感染发病率已由 2015 年的 37.18/10 万，增加到 2019 年的 55.32/10 万，年均增长 10.44%，发病数已超过梅毒和淋病。因此，对高危人群进行定期筛查显得尤为重要。

【病原体及发病机制】衣原体的生活周期是独一无二的，可分为两期：①原体（elementary body，EB）：体积小，直径 350nm。为感染生物相，代谢不活跃。②网状体（reticulate body，RB）：体积较大，直径 800~1 000nm。为代谢活跃相，繁殖力强，但无感染性。

EB 的主要功能是黏附于易感宿主细胞表面，通过黏附因子和受体介导的胞吞作用，也可通过胞饮作用进入宿主细胞胞质，此液泡成为吞噬体或包涵体。由于 EB 不能与溶酶体融合，宿主细胞攻击时受到保护，并防止宿主细胞凋零，以保证宿主细胞存活，直至病原体生活周期完成产生新的子代。包涵体成熟后，突出于宿主细胞，通过胞吐作用或被溶解成粒子，随着宿主细胞的破裂，EB 或感染的粒子即被释放出来，感染新的宿主细胞。

一旦 EB 进入细胞，重新组织结构转变为 RB。RB 处于代谢活跃期，迅速繁殖形成新的 EB。因衣原体具有寄生特性，只能从宿主细胞获取高能磷酸盐复合物和氨基酸，然后通过二分裂方式，增加体积，繁殖子代。由于 RB 细胞壁渗透性不稳定，不能在宿主细胞外生存，因此不会感染新的宿主细胞。

【临床表现】潜伏期为 1~3 周，可长达 6 周。泌尿生殖道 CT 感染时多无特异性临床表现，常为无症状或亚临床症状。致使病程隐匿，成为无症状携带者，容易迁延为慢性持续性感染，并易反复感染，最终导致晚期并发症。女性患者可有如下临床表现：

1. **宫颈管炎**　是 CT 感染的最常见部位，宫颈炎中 20%~40% 由 CT 感染引起。可出现阴道分泌物异常，非月经期或性交后出血。体检可发现宫颈管黄色黏液脓性分泌物，宫颈管黏膜外翻，表面红肿、充血、脆性增加易接触性出血。拭子试验阳性（将白色棉拭子插入宫颈管，取出后肉眼可见变为黄绿色），涂片做革兰氏染色 ≥30 个白细胞 / HPF 为阳性。这种检查方法阳性提示临床应进一步检查。

2. 尿道炎 常同时伴有衣原体宫颈炎。女性衣原体尿道炎的特点是症状不明显或无症状。约50%的患者出现排尿困难、尿频、尿急。

3. 子宫内膜炎 30%~40% 宫颈管炎上行感染引起子宫内膜炎。临床可表现为下腹痛或不正常的阴道出血。

4. 输卵管炎/盆腔炎 如未治疗或治疗不当，8%~10% 宫颈管炎患者可上行感染而发生盆腔炎，常为亚急性。表现为下腹痛，深部性交痛，阴道异常出血，阴道分泌物异常等。体检可发现下腹部压痛，尤其附件区压痛，宫颈举痛，发热等。病程经过通常为慢性迁延性。远期后果包括输卵管性不孕、异位妊娠和慢性盆腔痛。

【**筛查及诊断**】筛查目的是及早发现 CT 感染，防止盆腔炎等并发症，并对其性伴侣进行评估及诊治。由于无症状 CT 感染常见，且多见于<25 岁妇女，常通过筛查才发现 CT 感染，因此推荐全部 25 岁以下有性生活的妇女包括性伴侣每年筛查一次。

诊断方法中，细胞培养分离被认为是诊断 CT 感染的金标准，其特异性几乎是 100%，但价格高，需要 3~7 天时间才能作出诊断，且其灵敏度低，为70%~85%，因此并未像其他非培养法得到广泛应用。几种检测方法的比较见表 34-10。

表 34-10　CT 检测方法的评价

	检测方法	敏感性	特异性	评价
培养法	细胞培养	70%~85%	100%	金标准,价格高,技术要求高
	直接荧光抗体法（DFA）	70%~85%	93%~96%	主观因素明显,可靠性低
非培养法	酶联免疫试验（EIA）	50%~75%	92%~96%	客观评价,但敏感性低
	核酸扩增试验（NAATs）	80%~95%	99%~100%	敏感和特异性高有假阳性和假阴性

女性用阴道拭子自宫颈管内取材，男性用尿道拭子取材或收集前段晨尿检查，NAATs 是最敏感的试验，但应防止污染导致的假阳性。

【**治疗**】CT 治疗的目的是防止产生合并症和并发症，阻断进一步传播，缓解症状。由于 CT 具有独特的生物学性质，要求抗生素具有较好的细胞穿透性，所用的抗生素疗程应延长或使用半衰期长的抗生素。目前用于治疗 CT 的药物主要有四环素类、大环内酯类和喹诺酮类。2021 年美国 CDC-STI 治疗方案中指出，多西环素对泌尿生殖道，直肠和/或咽喉部衣原体感染证明有效。虽然阿奇霉素对女性泌尿生殖道衣原体感染高效，考虑其伴有直肠衣原体感染时不易预测，且近来 RCT 研究多西环素对其有效性高于阿奇霉素，因此推荐方案为多西环素，阿奇霉素作为替代方案。红霉素因胃肠道副反应影响疗效而限制应用。氧氟沙星可以应用（表 34-11）。

表 34-11　CT 感染治疗方案（美国 CDC,2021）

推荐方案	替代方案
多西环素 100mg,p.o.,b.i.d.,7 天	阿奇霉素 1g,p.o.,单剂或左氧氟沙星 500mg,p.o.,q.d.,7 天

凡诊断衣原体生殖道感染妇女应同时监测艾滋病、淋病及梅毒是否伴存。

【**随访**】用阿奇霉素或多西环素治疗的患者，除妊娠妇女外，在完成治疗后一般无需进行微生物随访。有下列情况时要考虑微生物学随访：症状持续存在；怀疑再感染；未依从治疗；无症状感染；红霉素治疗后。

判愈试验的时间：抗原检测试验为疗程结束后的两周；核酸扩增试验为 3~4 周。若症状消失，病原体检测阴性为临床治愈。由于衣原体治疗后感染多数都是再感染所造成，而反复感染更易导致盆腔炎及其他并发症，因此对于女性患者，建议在治疗后 3 个月再次进行 CT 检测。

第六节　性病性淋巴肉芽肿

性病性淋巴肉芽肿（lymphogranuloma venereum，LGV）是由 L1、L2 或 L3 血清型的沙眼衣原体亚型引起的一种慢性 STD，引起局部和区域性溃疡，并破坏生殖器组织。性病性淋巴肉芽肿又称第四性病或热带横痃，为经典性病的一种，主要通过性接触传播、同性恋和异性恋均可发生。

【**流行病学**】LGV 较常见于热带及亚热带国家，在非洲、印度、东南亚、中美洲呈地方性流行趋势,而在欧洲、澳大利亚、北美洲和南美洲大部分国家和地区则呈散发。与其他 STD 一样,LGV 多见于城市圈、性乱者及低收入阶层。

在新中国成立前 LGV 较常见,1964 年我国基本消灭了性病,LGV 也随之灭迹 20 余年,自 1991 年开始 LGV 重新抬头,每年发病 30 例左右,至 2002 年已上升至 571 例,但其诊断大多根据临床而无实验室依据。

【病原体及发病机制】病原体为可以引发人类疾病的沙眼衣原体(chlamydia trachomatis,CT),包括沙眼亚种和 LGV 亚种,两者有交叉抗原性。

CT 不能入侵完整的皮肤或黏膜,必须通过微小破损进入人体,与其他血清型 CT 主要侵犯皮肤和淋巴组织不同,L 型 CT 累及更深层次,甚至引起较严重的全身病变。

LGV 本质上是一种淋巴组织疾病,基本病理改变为血栓性淋巴管炎和淋巴管周围炎,使原发感染部位的引流淋巴结迅速肿大,形成星状脓肿(stellate abscess),脓肿可融合、破裂,最后形成瘘管或窦道。炎症过程可持续数周或数月,愈合后组织纤维化,淋巴回流受阻,引起患处组织肿胀、粘连和狭窄。

LGV 感染时的多数组织损害可能均系针对 CT 抗原的细胞介导性超敏反应所致,感染 1~2 周后患者体内可测出迟发型超敏反应及 LGV 特异性 CT 抗体,感染早期还可在组织吞噬细胞中见到 CT 胞质包涵体。宿主免疫力虽可限制 CT 的繁殖,但不能清除此种病原体。

【临床表现】潜伏期 3~30 天,平均 7~10 天。根据临床过程可分为三个阶段:

1. **原发损害**　外阴部、阴道后壁、宫颈后唇以及尿道、肛周等处出现原发性损害,又称初疮(primary lesion),直径 1~6mm,为无痛性丘疹、水疱或溃疡。有时感染部位发生自限(self-limited),就诊时病损常已消失。一般在数周内愈合,不留瘢痕。

宫颈炎和尿道炎在女性 LGV 初疮中最常见,宫颈炎局部蔓延可导致子宫内膜炎或输卵管炎;尿道炎多较轻微甚或无症状。

2. **二期损害**　主要病变为淋巴结炎和直肠炎。常在初疮出现 2~6 周后发生,也可晚至 4~6 个月后发生。腹股沟和股淋巴结出现肿大和疼痛,称腹股沟横痃(inguinal bubo),仅 20%~30% 女性 LGV 表现腹股沟横痃。2/3 病例为单侧受累。

15%~20% 的病例出现"沟槽征(groove sign)",是由于腹股沟韧带上方的腹股沟淋巴结和下方的股淋巴结均肿大,使皮肤呈现沟槽状。肿大、坏死的淋巴结可发生波动和破溃,形成瘘管似"喷水壶状",愈后遗留瘢痕。可有发热、关节痛、肝脾大、结节性红斑等。女性 LGV 感染引起的直肠结肠炎,临床可见直肠排出黏液状或血性分泌物,肛门胀痛,里急后重,伴有发热、肌痛等全身症状。

3. **晚期损害**　未治疗的慢性病例中 10%~20% 可发展至此期,数年或 10 余年病程后发生。由于阴道和盆腔的慢性淋巴管炎所致的淋巴管阻塞,可使阴唇发生象皮肿。同性恋患者直肠受累可能导致直肠结肠炎或直肠周围组织炎性病变,形成狭窄或瘘管。

【诊断】

1. 根据临床症状、流行病学信息,并排除其他病因引起的直肠结肠炎、腹股沟淋巴结炎、生殖器或直肠溃疡,做出临床诊断。

2. 衣原体分离培养　通过横痃吸取物、生殖器病损或直肠组织用棉拭子取样,接种于鼠脑、鸡胚卵黄囊或组织培养,可分离出沙眼衣原体,其检出率以横痃脓液最高,达 85%。

3. 补体结合试验　感染两周后衣原体补体结合试验出现阳性。高滴度 ≥1∶64 的衣原体抗体,或间隔两周以上前后 2 次的抗体滴度相比增加 4 倍时对本病有诊断意义。

虽然补体结合试验在 LGV 感染和其他类型衣原体感染可产生交叉反应,但活动性 LGV 患者的抗体滴定度 ≥1∶64,而衣原体性尿道炎、宫颈炎患者的滴度极少 ≥1∶16。

4. 微量免疫荧光抗体试验(microimmunofluoresecence,MIF)　可区别不同血清型沙眼衣原体的抗体,比补体结合试验敏感性和特异性强。在 LGV 患者急性期血清中常含有高滴度的 MIF 抗体,但抗体滴度必须>1∶512 才有临床意义。

5. 核酸检测　PCR 基因分型可区分 LGV 和非 LGV 的沙眼衣原体,临床不可能普遍应用,但并不影响临床处理。

6. 病理学检查　肿大的淋巴结可见星状脓肿,周围有上皮细胞栅状排列。

【治疗】诊断必须明确;治疗越早效果越好;用药必须规则足量,完成规定疗程;治疗后要经过足够时间定期追踪观察,预防晚期并发症;性伴侣必须同时接受检查治疗;治疗前及治疗期间避免性生活。

1. **药物治疗** 美国CDC(2021)意见：

(1)推荐方案：多西环素100mg，口服，每日2次，21天。

(2)替代方案：阿奇霉素1g，口服，每周1次，共3周。

(3)替代方案：红霉素500mg，口服，每日4次，21天。

以上方案主要适用于无并发症的感染。对慢性感染者可采用一个以上疗程，交替使用上述抗生素。

2. **局部处理** 淋巴结脓肿原则上应抽吸脓液，禁忌切开排脓，否则创面不易愈合。直肠狭窄行扩张术。阴唇象皮肿可手术切除。

第七节　支原体感染

支原体(mycoplasmas)是一类无细胞壁而能在无活细胞培养基中繁殖的、多形性的、能通过滤菌器的最小原核细胞型微生物。支原体首次发现于1980年，是男性尿道炎的重要原因，占非淋菌性尿道炎(nongonococcal urethritis，NGU)病例的15%～20%，为持续性尿道炎原因的30%。NGU是指通过性接触感染出现泌尿生殖道炎症状，但尿道分泌物查不到淋病奈瑟球菌的一类疾病。其病原体主要是沙眼衣原体(占40%～50%)、解脲支原体(占20%～30%)及真菌、滴虫等。女性支原体的致病性比男性较为不确定，支原体可寄生于宿主的正常泌尿生殖道而不表现感染征象，但它也是女性生殖道常见的潜在性致病原，在一定条件或某些因素促成下引发感染。

【病原体】从人体分离出的支原体共有16种，其中7种对人体有致病性，除肺炎支原体外，其他6种支原体均可存在于女性泌尿生殖道，最重要的有3种，即解脲支原体(Ureaplasma urealyticum，UU)、人型支原体(mycoplasma hominis，Mh)和生殖支原体(mycoplasma genitalium，Mg)。解脲支原体分为14个血清型，归为两种生物型，分别称为微小脲原体(ureaplasma parvum，Up)和解脲脲原体(ureaplasma urealyticum，Uu)，对未能区分两种生物型的统称为UU。

【流行病学】生殖道支原体有较高的携带率，各国报道对非孕期妇女的UU检出率为20%～60%。我国陈澂等(2010年)对8 494例疑为支原体的女性用培养法检测UU阳性率为26.4%，Mh为0.3%，双重感染为5.5%；Tibaldi(2009年)回顾性研究27 172例非孕期妇女阴道和宫颈拭子培养结果，UU检出率为16.9%，Mh为1.7%。PCR较培养法敏感性高，有报道在无症状人群中UU检出率约为60%，而在性传播疾病门诊为70%～90%。

生殖支原体(Mg)是兼性厌氧性微生物，是一独立的性传播病原体，也使相伴感染增加易感性。全球性活跃年龄有症状和无症状妇女的Mg感染率为1%～6.4%，说明其比淋病奈瑟菌更常见(0.4%)，目前并不建议常规筛查此致病原，但对高危人群应加考虑。

【临床表现】

1. **支原体携带者** 支原体易寄居于阴道、宫颈和子宫内膜，正如衣原体和淋病奈瑟菌一样，女性支原体感染常无症状和体征而成为携带者。这种情况以UU尤其是Up最显著，不主张抗生素过度干预。英国通过大宗病例荟萃分析，无症状Mg感染妇女经15个月后自然清除。但对无症状个体长期携带会否造成生殖后果尚需进一步研究。

2. **阴道炎** 支原体与阴道嗜血杆菌同存，可发生非特异性阴道炎。另外，细菌性阴道病妇女有2/3可检出Mh。

3. **宫颈炎** 目前已证明Mg是男性NGU和女性宫颈炎的病原体。临床观察发现宫颈炎患者中10%～30%能查到支原体。

4. **盆腔炎** 通过对灵长类动物接种Mg后发生输卵管内膜炎的研究证实Mg可引发盆腔炎。临床研究也发现非淋菌非衣原体性盆腔炎患者用PCR方法检测宫颈和子宫内膜的Mg，检出率分别为12%和8%。盆腔炎病例中2%～22%(中位数10%)检出Mg，但感染Mg妇女此后发生盆腔炎<5%，概率相对为低。Mg感染引起宫外孕少见。

【诊断】目前对持久性或复发性尿道炎或宫颈炎患者应考虑为支原体感染，一般不建议常规筛查支原体，但在高危人群应加考虑。

1. **支原体培养及药敏试验** 一般用Uu培养基，必须采用双向培养法，敏感性和特异性均较高，48～72小时出结果。Mg因生长缓慢，培养周期长，被临床弃用。用尿道、阴道或宫颈拭子各部位所取标本以阴道分泌物的阳性率最高，将尿道和阴道标本联合培养可获最高的阳性率。国内普遍开展此法，但仅使用单向液体培养基培养，易出现假阳性。

2. 核酸扩增试验 是国外检测支原体方法的最好选择。PCR作为基因诊断最敏感，特异性也高，所需标本量少，无需提纯DNA，但实验室条件不严格时会有假阳性。

由于支原体属于条件致病性微生物，因此诊断泌尿生殖道支原体感染必须具备明确的临床征象，且实验室结果阳性；如果仅为支原体阳性而无临床征象，应诊断为支原体携带。

【治疗】支原体本身无细胞壁，对于干扰细胞壁合成的青霉素和头孢菌素不可能有效，但对影响细菌蛋白质合成和DNA合成的抗生素如大环内酯类、四环素类、喹诺酮类等敏感。

对于支原体引起的女性生殖道感染，经核酸扩增试验（NAATs）诊断明确后，根据美国CDC 2021年公布的治疗意见：首选药物是多西环素和阿奇霉素。由于阿奇霉素耐药现象日益严重，应先进行耐药试验。如果对大环内酯类敏感，推荐方案是多西环素100mg，口服，每天2次，连服7天后，继用阿奇霉素1.0g，一次顿服，然后500mg，口服，每天1次，共3天，总量2.5g。如果对大环内酯类耐药，推荐方案是多西环素100mg，口服，每天2次，连服7天后，然后用莫西沙星400mg，口服，每天1次，连服7天。这一方案也可作为替代方案。目前已有报道莫西沙星每天400mg，连服7~14天治疗支原体的感染疗效高达100%，然而由于可能并发不良副作用如肌腱断裂，虽少见但不宜作为首选药物。

同时应对性伴侣进行治疗，以避免重复感染。

第八节　生殖器疱疹

生殖器疱疹（herpes genitalis）由单纯疱疹病毒（herpes simplex virus，HSV）引起。HSV是一种线形双链DNA病毒，已经确定的HSV有两型，即HSV-1和HSV-2。HSV-1通过呼吸道、皮肤和黏膜密切接触传播，主要引起口唇、咽、眼及皮肤感染，约10%由于口-生殖器接触引起生殖器感染。HSV-2则是生殖器疱疹的主要病原体（90%），存在于皮肤和黏膜损害的渗出液、精液、前列腺分泌液、宫颈及阴道分泌液中，主要通过性交传播，引起原发性生殖器疱疹。

人类是疱疹病毒的唯一宿主，离开人体则病毒不能生存，紫外线、乙醚及一般消毒剂均可使之灭活。HSV感染在临床发作期排毒最多，但亚临床感染或无症状排毒也会导致病毒的传播。

【流行病学】生殖器疱疹的发病率在全球范围内有逐年升高趋势。西方国家HSV感染引起的生殖器疱疹是病毒性STD中发病率最高者。世界卫生组织于2008年发表的调查报告显示全球共有5亿多人感染了生殖器疱疹病毒，每年新增病例达到2 000多万例。调查结果显示，全球15~49岁人口中有16%是生殖器疱疹病毒携带者。在撒哈拉以南非洲地区，超过70%的妇女感染了这种病毒。

我国1993年的生殖器疱疹发病率只有0.10/10万，2000年为2.48/10万；8年间，生殖器疱疹的发病率接近升高25倍。孕妇易感染，为非孕期2~3倍。岳晓丽等2018年报道，应用描述性流行病学方法对全国105个国家性病监测报告资料进行分析，结果生殖器疱疹发病率从2008年的8.30/10万下降到2017年的6.14/10万，年均下降3.29%，呈整体下降趋势。

【病原体及发病机制】HSV是一大的被包裹的DNA病毒，直径约150nm。核心为双链DNA，基因组约含150千碱基对（kb）；周围由162个壳粒组成呈20面体的壳体；其外有一无固定形状的外被层，内含数种包括切断病毒体-宿主的蛋白质；最外层则由蛋白质和脂质组成的包膜，有11个不同的糖基化蛋白自包膜中钉样突出，它是病毒体和宿主细胞表面吸附和向细胞散布的决定性因子。

完整的皮肤对病毒感染有相当强的抵抗力，但破损的皮肤或黏膜则易感染。病毒接触细胞表面，通过特异性受体使病毒包膜与宿主细胞膜融合；病毒体吸附至细胞表面以及病毒穿透入细胞内则受病毒表面糖蛋白介导。于是病毒核壳体被释入胞质，然后转移至细胞的核微孔，进行病毒DNA复制。复制的核壳体犹如苞芽，通过核膜获得包膜，有包膜的核壳体经胞质和胞膜转运获取表面糖蛋白。

病毒复制使细胞溶解，感染向局部扩散。患者感染HSV后体内产生抗体，大部分病毒通过宿主的免疫反应而被清除，但某些残存于神经末端的病毒则经周围神经轴索逆行性扩散传入骶神经节长期潜伏，当机体抵抗力降低或某些激发因素如发热、寒凉、感染、月经、胃肠功能紊乱、创伤等作用下，可产生病毒繁殖所需的特异性转录酶，使体内潜伏的病毒激活而复发。病毒从潜伏感染的后根神经节中释放出来,主要侵犯邻近的外胚层来源的组织,包括皮肤、黏膜及神经组织。病毒体也可沿神经顺行性迁移扩散至其他部位。

【临床表现】

1. **亚临床感染** 大多数 HSV-1 和 HSV-2 为亚临床感染,在 HSV-2 抗体阳性的人群中,有 2/3 属于这个范畴。亚临床感染者存在无症状排毒,可有传染性。

2. **原发性生殖器疱疹** 多有性伴侣感染史。潜伏期 3~14 天,好发部位为外阴部(阴蒂、阴唇)及宫颈。典型病损为红斑基础上群集粟米大小之水疱,内含淡黄色渗出液,2~4 天后破溃形成糜烂或浅表溃疡。表现灼痛及瘙痒,黏液脓性白带,并可引起严重排尿困难和尿潴留。急性期有全身发热、乏力、头痛、肌肉疼痛,双侧腹股沟淋巴结肿大伴压痛,$S_{2~4}$ 感觉异常。不经治疗无继发感染的患者自然病程约 2~3 周,但有复发倾向。

3. **复发性生殖器疱疹** 首次复发多出现在原发感染后 1~4 个月。复发频率的个体差异较大,平均每年 3~4 次,有达 10 多次者。多有诱因,如应激、劳累、月经期或性生活过频。复发性生殖器疱疹较原发性全身症状及皮损轻,病程较短,局部损害约 7~10 天消退。如果是 HSV-2 感染,则 90% 的患者在 1 年内复发,发作的频率与首次感染的严重程度有关,并随时间的延长递减。如果是 HSV-1 感染,60% 的患者将在 1 年内复发,但 1 年后再发作的不多见。

【诊断】按照美国 CDC 标准可做出临床诊断:①患者或性伴侣有生殖器癌或疱疹病史;②生殖器或肛门部位初次发生或反复发生疼痛性的集簇性炎性丘疹、水疱、脓疱和小溃疡等典型皮损。由于许多生殖器疱疹感染者不表现典型征象,应进一步做如下检查以确诊:

1. **细胞学检查(Tzanck 涂片)** 从病损基底部取材作印片,用 Wright 或吉姆萨染色,可见到具有 HSV 感染特征的多核巨细胞和核内病毒包涵体为阳性,这是一种位于细胞核内的嗜酸性病毒包涵体,此时即可做出快速诊断,但其阳性率仅为 50%,特异性亦较低。

2. **病毒培养** 水疱液或溃疡边缘取材,注入内含病毒保存液 1ml 的无菌试管中,送病毒室分离、鉴定并分型,阳性率 90%,且大多数标本在接种后 48~96 小时即可进行鉴定。但培养法对复发性损害敏感性低,且阳性率随损害的快速愈合而降低。

3. **分子生物学检测核酸** 常用的 PCR 检测 HSV-DNA 的敏感性较病毒培养法高,但需注意污染造成的假阳性。

4. **血清学检测抗体** 基于两型 HSV 最易被区分的蛋白质是糖蛋白 G,因其具有免疫显性的抗原决定簇。HSV-1 约含 238 氨基酸,HSV-2 则含 699 氨基酸。用酶联免疫吸附试验(ELISA)或蛋白免疫印迹法(Western blot)能测出 HSV-2 感染患者血清中针对 gG2 抗原决定簇的型别特异性抗体,而 gG1 不存在。其敏感性和特异性均达 99%,是目前应用最广的方法,用以检出感染 HSV-2 的无症状人群,并能达到鉴别两型 HSV 感染的目的。

【治疗】抗病毒治疗是主要治疗,对大多数有症状的原发性 HSV 感染患者可取得良好临床效果;而对复发性 HSV 感染仅能控制部分症状和体征;长期服用抑制病毒药物治疗可减少复发,减轻复发症状;但药物不能清除骶神经节的潜伏病毒,停药后仍可复发。

随机试验表明三种抗病毒药对生殖器疱疹治疗有效,即:①阿昔洛韦(acyclovir,ACV);②伐昔洛韦(valacyclovir,VCV);③泛昔洛韦(famciclovir,FCV)。三种药物都能选择性抑制疱疹病毒 DNA 聚合酶活性,阻止病毒复制。VCV 是 ACV 的缬氨脂(valine ester),VCV 和 FCV 口服均较 ACV 生物利用度高。抗病毒药局部治疗效果甚微,故不采用。

美国 CDC 2021 指南中根据 HSV 感染不同病期推荐方案见表 34-12。

表 34-12 初发和复发 HSV 感染治疗方案

初发	复发
阿昔洛韦 400mg,p.o., t.i.d.,7~10 天 *	抑制治疗(长期用药)
或泛昔洛韦 250mg,p.o., t.i.d.,7~10 天	阿昔洛韦 400mg,p.o.,b.i.d.
或伐昔洛韦 1.0g,p.o., b.i.d.,7~10 天	或伐昔洛韦 500mg,p.o.,q.d.**
	或 1.0g,p.o.,q.d.
	或泛昔洛韦 250mg,p.o.,b.i.d.
	发病期治疗
	阿昔洛韦 800mg,p.o.,b.i.d.,5 天
	或 800mg,p.o.,t.i.d.,2 天
	或泛昔洛韦 1g,p.o.,b.i.d.,1 天
	或 500mg,p.o.,即刻,然后
	250mg,p.o.,b.i.d.,2 天
	或 125mg,p.o.,b.i.d.,5 天
	或伐昔洛韦 500mg,p.o.,b.i.d.,3 天
	或 1g,p.o.,q.d.,5 天

注:*若阿昔洛韦用药后 10 天不能完全治愈可延长治疗;** 伐昔洛韦 500mg,p.o.,q.d.,对频繁复发(≥10 次/年)疗效较差。

频繁发作的生殖器疱疹，即每年复发≥6次，可采用长期抑制疗法1年。抑制治疗可减少70%~80%的复发，且复发可为无症状的。有报道患者每天服用ACV长达6年仍然有效和安全，生活质量比发作后治疗提高。

【预后】HSV感染治疗后，全身症状消失，皮损消退，局部疼痛、感觉异常及淋巴结肿大消失，即为临床痊愈。本病易复发，尤其在原发感染后1年内复发较频繁。生殖器HSV-2感染较HSV-1感染者易复发。随着病程的推延，复发有减少的趋势。生殖器疱疹可能构成宫颈癌的辅助病因，为新生儿疱疹病的传染源。

第九节 软 下 疳

软下疳（chancroid）是由杜克雷嗜血杆菌（haemophilus ducreyi）引起的生殖器痛性溃疡伴股部淋巴结脓肿的一种性传播疾病，几乎都是由性接触传播。该病在18世纪前常与一期梅毒硬下疳相混淆，1852年Bassereau首先将两者区分开来。

【流行病学】以往软下疳的发病率仅次于梅毒及淋病居第三位，所以又称为第三性病。主要见于发展中国家，多发生于社会经济低层的人群中。目前在热带地区软下疳仍是外生殖器溃疡的主要病因，约占23%~56%。在新中国成立初期，软下疳较为常见，之后发病率有所下降。但20世纪80年代性病在我国再度流行，软下疳在我国广西、广东、四川、上海、黑龙江及福建等省市均有散在报道，有逐年增加趋势。2000年，全国软下疳报告病例数为1 047例，发病率为0.084/10万。

软下疳最常发生于性活跃、性乱男性，女性相对为少，男性患病率是女性的9~25倍。阴部外伤有利于病菌进入黏膜组织。和生殖器疱疹、梅毒一样，软下疳是HIV传播的协同因子，与有杜克雷嗜血杆菌和HIV合并感染的患者性接触后感染HIV的风险增加10~15倍。软下疳患者中HIV的感染率较高，10%软下疳患者伴有梅毒螺旋体或HSV感染。

【病原体和发病机制】杜克雷嗜血杆菌为革兰氏染色阴性杆菌，菌体呈短棒状，两端钝圆，成对纵行或链状排列，故又称链杆菌（streptobacillus）。该菌为寄生的兼性厌氧菌，其生长需要氯高铁血红素，具有硝酸盐还原酶、氧化酶阳性和过氧化氢酶阴性特征。

杜克雷嗜血杆菌经性接触直接传播，通过皮肤微小擦伤或黏膜使致病菌穿透表皮造成感染。当宿主免疫防御逃逸时，细菌所产生的超氧化物歧化酶和溶血素可使组织受损和溃疡形成。细菌一旦进入表皮，即可刺激宿主细胞免疫反应和淋巴细胞、巨噬细胞浸润。炎性损害最初表现为红斑丘疹，然后化脓，发生中央坏死，形成痛性溃疡。病检可见3层组织学区带：表浅带中容易见到细菌，含坏死组织残渣、纤维素和中性粒细胞；中间带则是水肿的炎性组织，有新生血管；深层带有致密的细胞浸润。

【临床表现】

1. 潜伏期 3~5天，无前驱症状。

2. 发病部位 女性病变可见于外生殖器，主要在大阴唇，其他如小阴唇、阴唇系带、前庭、阴蒂、阴道口、会阴部均可发生，但阴道和宫颈少见。男性多发生于阴茎冠状沟、包皮、龟头等处。

3. 皮损特征 初起为炎性丘疹，1~2天后形成脓疱，破溃后形成溃疡。溃疡面积自2~20mm不等，在女性常为多发（4个以上），呈卫星状分布，表面有脓性分泌物，基底软，故称为软下疳。软下疳的典型病变为局部表浅性坏死溃疡，边缘锯齿状，基底部软，外周有红晕，疼痛较男性为轻。

4. 腹股沟淋巴结炎 原发损害出现后的1~2周，约30%~60%的患者出现痛性的腹股沟化脓性淋巴结炎即软下疳横痃，常为单侧，也可双侧受累。约25%的患者的软下疳横痃可继续进展，淋巴结进一步肿大、化脓、表面皮肤红肿。肿大的淋巴结常有波动感，可自然破溃流脓，形成溃疡和窦道。尤其是溃疡边缘外翻呈"鱼口样"，非常具有特征性，愈后留有瘢痕。

5. 软下疳多局限于生殖道，极少引起全身症状。

【诊断】软下疳必须根据病史、体检和实验室检查结果进行综合分析，慎重做出诊断。诊断时需排除梅毒螺旋体和HSV感染。

1. 涂片检查 取溃疡面分泌物或穿刺肿大的淋巴结吸取液涂片，革兰氏染色后直接镜检，杜克雷嗜血杆菌阳性可确诊。但此法敏感性仅为50%。

2. 培养法 从溃疡灶或横痃处取材培养，此菌在拭子上仅能生存2~4小时，取材后应立即置入培养基送往实验室。见到革兰氏染色阴性的短杆菌,平行排列成"鱼群状"即有诊断意义。

由于本菌是一需要特殊营养和对温度敏感的微生物,离开人体至外界只能短时间生存,培养法的敏感度仅为70%~80%,即使如此,培养法仍是诊断标准。杜克雷菌需要特殊培养基才能生长,国际上用的是哈蒙德淋球菌培养基(Hammond gonococcal media),含淋病奈瑟菌琼脂、2%牛血红蛋白和5%胎牛血清。另一种则为Mueller Hinton琼脂和5%巧克力化的马血组成的培养基。我国采用淋病奈瑟菌巧克力马血培养基。培养皿在35℃ 5% CO_2培养,菌落通常在72小时内生长,但需保存5天才能报告阴性。培养出的菌落需经生化鉴定,杜克雷菌氧化酶试验或硝酸盐还原试验阳性。

3. **核酸检测** PCR技术检测杜克雷嗜血杆菌核酸阳性,敏感性83%~96%,特异性100%。国外已有市售PCR测定药盒,可同时检测杜克雷嗜血杆菌、苍白梅毒螺旋体和人单纯疱疹病毒,使诊断生殖器溃疡简单化。

【鉴别诊断】软下疳的临床表现主要为生殖器溃疡和腹股沟淋巴结炎(即软下疳横痃),易与其他STD引起的阴部溃疡和近卫淋巴结炎相混淆,治疗前应排除硬下疳、生殖器疱疹及性病性淋巴肉芽肿等做出鉴别诊断(表34-13)。

表34-13 生殖器溃疡的鉴别诊断

	潜伏期	病损特征	实验室检查
软下疳	3~5天	多个质软痛性溃疡,1~2周后出现横痃	涂片革兰氏阴性短杆菌,杜克雷嗜血菌培养阳性
硬下疳	2~4周	单个质硬无痛溃疡,1~2周后出现横痃	暗视野见梅毒螺旋体,7~8周后梅毒血清反应阳性
生殖器疱疹	3~14天	反复发作群簇或散在小疱疹,破溃后形成痛性溃疡,1~2周后自愈	PCR检测HSV抗原阳性
性病性淋巴肉芽肿	7~10天	常为单发质软浅溃疡,症状轻,数天后自愈,1~4周后发生第四性病横痃,呈槽沟征,有发热等全身症状	衣原体培养阳性 4周后衣原体补体结合试验阳性

【治疗】应遵循及时、足量、规则用药的原则。注意在未排除梅毒硬下疳之前不要应用能掩盖梅毒诊断的药物。如果患者在临床症状出现的10天内有性接触,无论其性伴侣有无症状,均应同时接受治疗,治疗后应进行随访。

1. **药物治疗** 美国CDC(2021)建议可选用下列药物:阿奇霉素(azithromycin)1g,单次口服;或头孢曲松(ceftriaxone)250mg,单剂肌内注射;或环丙沙星(ciprofluoxacin)500mg,口服,每天2次,连服3天;或红霉素(erythromycin)500mg,口服,每天3次,连服7天。

治疗后1周复查,如果病情未有改善,即应考虑:①诊断是否正确;②伴有其他STD;③尤其同时感染HIV;④杜克雷嗜血杆菌耐药。

2. **局部治疗** 局部治疗以杀菌清洁为原则,用0.5%甲硝唑液清洗病损,外涂红霉素软膏。肿大的淋巴结脓疡,可用穿刺针从正常皮肤斜行刺入脓腔抽吸脓液,必要时也可切开引流。

【随访和预后】治疗3~7天后患者要复查。如果治疗有效,溃疡一般会在3天内出现症状改善,7天内体征改善。完全治愈所需时间依赖于溃疡的大小,大溃疡需要两周以上。未经治疗的软下疳自然病程可持续数月,可能并发尿道瘘、尿道狭窄和阴唇象皮肿。淋巴结肿大直径<5cm者,一般治疗后消退,较大的肿块往往化脓破溃后愈合。晚期患者虽然治疗有效,但会留下瘢痕。

(顾美皎 陈颖)

参考文献

1. 中国疾病预防控制中心性病控制中心,中华医学会皮肤性病学分会性病学组,中国医师协会皮肤科医师分会性病亚专业委员会.梅毒、淋病和生殖道沙眼衣原体感染诊疗指南(2020).中华皮肤科杂志,2020,53(3):168-179.

2. 岳晓丽,龚向东,李婧,等.2015—2019年中国性病监测点生殖道沙眼衣原体感染流行病学特征.中华皮肤科杂志,2020,53(8):596-601.

3. 岳晓丽,龚向东,李婧.2008—2017年中国生殖器疱疹流行特征分析.中华皮肤科杂志,2018,51(5):333-336.

4. 中华人民共和国卫生部.性病防治管理办法:卫生部令第89号(EB/OL).(2020/01/08).

5. Mayeaux EJ, Cox JT. Modern Colposcopy. Textbook and Atlas. 3rd ed. Wolters Kluwer: Lippincott Williams & Wilkins, 2014: 74-98.

6. Ying Z, Li X, Dang H. 5-aminolevulinic acid-based photo-

dynamic therapy for the treatment of condylomata acuminata in Chinese patients: a meta-analysis. Photodermatol Photoimmunol Photomed, 2013, 29 (3): 149-159.

7. J Cohen, WG Opal, SM Powderly. Infectious Diseases. 3rd ed. Mosby (Maryland, USA): Elsevier, 2010: 1565-1569.

8. Emans SJ, Laufer MR, Goldstein DP. Pediatric and Adolescent Gynecology. 5th ed. Philadelphia: Lippincott Williams & Wilkins, 2005: 565-684.

9. Stanberry LR, Rosenthal SL. Sexually Transmitted Diseases. 2nd ed. Amsterdam: Elsevier, 2013: 3-33.

10. Workowski KA, Bolan GA. Sexually transmitted diseases treatment guidelines, 2015. MMWR Recomm Rep, 2015, 64 (RR-03): 1-137.

11. Hoen B, Bonnet F, Delaugerre C, et al. French 2013 guidelines for antiretroviral therapy of HIV-1 infection in adults (Review). J Int AIDs Soc, 2014, 17: 19034.

12. Chen RT, Hu DJ, Dunne E, et al. Preparing for availability of a partially effective HIV vaccine; Some lessons from other licensed vaccines. Vaccine, 2011, 29 (36): 6072-6078.

13. Ona S, Molina RL, Diouf K. Mycoplasma genitalium: An overlooked sexually transmitted pathogen in women？ Infect Dis Obstet Gynecol, 2016: 4513089.

14. Trimble CL, Morrow MP, Kraynyak KA, et al. Safety, efficacy, and immunogenicity of VGX-3100, a therapeutic synthetic DNA vaccine targeting human papillomavirus 16 and 18 E6 and E7 proteins for cervical intraepithelial neoplasia 2/3: a andomized, double-blind, placebo-controlled phase 2b trial. Lancet, 2015, 386 (10008): 2078-2088.

15. Central for Disease Control and Prevention. Sexually Transmitted Infections Treatment Guildelines, 2021. Central for Disease Control and Prevention MMWR Recommendations and Reports, 2021 July 23, Vol. 70/No. 4.

16. WHO. Guildelines for the Management of Symtomatic Sexually Transmitted Infections. WHO, 2021 June.

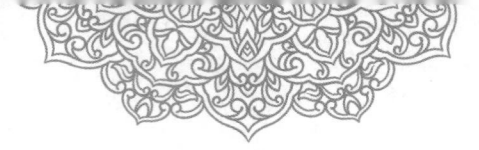

第三十五章　下　腹　痛

本章关键点

1. 急性下腹痛是某一种疾病的一组症状，而不是一种疾病；起病急，多以突发剧痛或持续剧痛为主；病因复杂，多学科疾病均可引起；同一学科，多种疾病均可引起。寻找下腹痛的病因，临床上应根据年龄、诱因、起病缓急、部位、性质，以及伴随症状等进行区分和鉴别。

2. 慢性盆腔痛是指定位于下腹部或盆腔间断或持续性的疼痛，持续 6 个月以上。典型表现为非周期性疼痛、性交痛、慢性疼痛综合征等。病因涉及泌尿道、生殖道、胃肠道、肌肉骨骼等系统的器质性疾病或功能性疾病，通常需排除妊娠和恶性肿瘤。

第一节　急性下腹痛

急性下腹痛（acute abdominal pain），又称急腹症，为妇女常见症状之一，下腹痛多由妇科疾病所致，但也有部分为内外科疾病所致，如阑尾炎、胆囊炎、胃肠炎、溃疡病、泌尿系统结石、肠梗阻，以及寄生虫、外伤后脏器破裂等。本节重点介绍各种妇科疾病所引起的急性下腹痛。

【病因】

1. **刺激性疼痛**　当脏器破裂、穿孔、感染，盆腹腔内积血、积脓或渗出物刺激腹膜引起疼痛。

2. **缺血性疼痛**　由于血管堵塞，脏器缺血引起急性疼痛。

3. **痉挛性疼痛**　由于平滑肌或横纹肌收缩引起盆腔内脏器痉挛疼痛。

4. **粘连与梗阻性疼痛**　盆腔脏器粘连、输尿管结石梗阻、肠梗阻等。

5. **其他**　精神心理因素引起疼痛。

【病史特点】

1. **年龄**　患者根据年龄不同，常见的腹痛原因不同。

（1）青春期前患者多为卵巢肿瘤蒂扭转。

（2）青春期患者多为痛经、卵巢囊肿蒂扭转、卵巢囊肿破裂或生殖器官发育异常（处女膜闭锁等）。

（3）育龄期患者病因较多，可能为痛经、异位妊娠、盆腔炎、卵巢囊肿蒂扭转、卵巢囊肿破裂、流产或子宫内膜异位症等。

（4）围绝经期及绝经后患者多为卵巢囊肿蒂扭转、卵巢囊肿破裂、炎症和晚期恶性肿瘤。

2. **诱因**　多种疾病均可引起下腹痛。

（1）非妊娠相关引起的腹痛：体位改变后出现腹痛，多见于肿瘤蒂扭转或破裂；安放、取出宫内节育器或人工流产时，突然出现下腹部剧痛，应考虑为子宫穿孔；妊娠滋养细胞肿瘤或恶性肿瘤患者，突然出现下腹剧痛，应考虑为肿瘤破裂、子宫穿孔等。

（2）与妊娠相关的腹痛：育龄妇女，停经后出现阵发性下腹坠痛，可见于流产、早产或临产；妊娠晚期腹部外伤或有妊娠期高血压疾病史出现腹痛者，应考虑为胎盘早剥；子宫肌瘤合并妊娠，在妊娠期或产褥期出现剧烈下腹痛，应考虑为肌瘤红色变性；分娩过程中，产程延长，出现剧烈腹痛，应考虑为子宫先兆破裂或破裂。

（3）也有许多非妇产科疾病引起的腹痛，如外科的进行性阑尾炎、胰腺炎、肠梗阻及外伤后脾破裂等。

3. 起病急缓　急性下腹疼痛是妇产科急症常见的主诉,其原因有下列几种:

(1)腹腔内出血:如异位妊娠、黄体破裂等。

(2)卵巢囊肿蒂扭转或破裂等。

(3)盆腔器官的急性炎症,如急性盆腔炎、输卵管炎、急性子宫内膜炎等。

(4)经血排出受阻:如先天性生殖道畸形或手术后宫颈、宫腔粘连等。

(5)其他:如痛经等。一般起病缓慢而逐渐加剧者,多为内生殖器炎症或恶性肿瘤所引起;急骤发病者,应考虑为卵巢囊肿蒂扭转或囊肿破裂;反复隐痛伴有阵发性剧痛者,应考虑有输卵管妊娠破裂或流产的可能。

4. 疼痛部位

(1)下腹正中部出现疼痛多系子宫性疼痛。

(2)一侧下腹痛应考虑为该侧附件病变,如卵巢囊肿蒂扭转、破裂,以及异位妊娠流产或破裂等;双侧下腹痛常见于子宫附件炎性病变。

(3)卵巢囊肿破裂、输卵管妊娠破裂或盆腔腹膜炎时,可引起整个下腹痛甚至全腹疼痛。

(4)下腹痛向肛门部放射,多为内出血引起;放射至肩部可为内出血刺激膈肌引起;放射至大腿处,常为晚期癌瘤侵犯骨盆壁、闭孔神经,引起坐骨神经痛。

5. 疼痛性质

(1)持续性钝痛多为炎症或腹腔内积液所致。

(2)顽固性疼痛难以忍受应考虑为晚期癌肿的可能。

(3)卵巢囊肿蒂扭转表现为剧烈腹痛,可有缓解及阵发加剧。

(4)异位妊娠或卵巢囊肿破裂可引起撕裂性锐痛;子宫收缩特别是宫腔内有积血或积脓不能排出,以及输卵管肿瘤常导致下腹坠痛。

6. 与月经的关系

(1)有停经史:流产、异位妊娠、妊娠合并卵巢囊肿蒂扭转、妊娠合并阑尾炎、先兆早产、临产、胎盘早剥、子宫破裂。需要注意的是,该类疾病个别患者停经史不明显,应警惕避免漏诊、误诊。

(2)无停经史:痛经、急性盆腔炎、卵巢囊肿蒂扭转、黄体破裂、卵巢子宫内膜异位囊肿破裂。在月经周期中间出现一侧下腹隐痛,应考虑为排卵性疼痛;经期出现腹痛者,或为原发性痛经,或有子宫内膜异位症的可能;周期性下腹痛但无月经来潮多

为经血排出受阻所致,见于先天性生殖道畸形或术后宫腔、宫颈管粘连等。

7. 伴随症状

(1)疼痛时伴恶心、呕吐考虑有卵巢囊肿蒂扭转的可能。

(2)疼痛并发内出血症状,甚至出现失血性休克,应考虑为异位妊娠流产或破裂,子宫穿孔或破裂,肿瘤破裂等所致腹腔内出血。

(3)出现肛门坠胀一般为直肠子宫陷凹有积液所致;疼痛并有畏寒、发热,多为炎症引起;疼痛并发恶病质,则应考虑晚期癌瘤。

【体格检查】

1. 一般状况及生命体征　包括血压、脉搏、呼吸、体温等检查。①如血压下降、心跳加快应警惕出血性疾病,如不全流产、葡萄胎等,尤其应该注意异位妊娠、黄体破裂等所致的腹腔内出血,也应除外如严重感染所致感染中毒性休克所表现出的血压和心率变化。②体温升高提示感染性疾病的可能。患者面色苍白、贫血貌应注意出血性疾病;面色潮红注意有无感染、体温升高。③急性出血患者面色苍白、贫血貌,常伴有血压、心率的变化;慢性出血所致贫血患者虽有贫血貌,但由于代偿,可以没有血压的明显下降。患者一般情况差、恶病质,提示晚期恶性肿瘤。

2. 腹部检查

(1)望诊:需注意腹部形态,如腹部膨隆,若为腹水则腹部形似蛙腹,腹部膨隆以两侧为主;若为卵巢肿瘤引起,则腹部膨隆以中央隆起为主。

(2)触诊:检查腹肌紧张度,有无压痛及反跳痛,有无肿块。盆腔炎症特别是盆腔腹膜炎时,检查腹肌紧张,有明显的压痛及反跳痛;内出血时,腹肌紧张常不如炎症显著。腹部压痛点往往是病变所在处,如炎症处、异位妊娠破裂处、卵巢囊肿蒂扭转、破裂处;妊娠子宫破裂处,每于腹壁下方可清楚地触到胎儿,子宫往往于胎儿之一侧。

(3)叩诊:注意有无移动性浊音,移动性浊音阳性患者提示腹腔内较多游离液体,可能为腹腔内出血、腹水或其他性质液体,对于可疑腹腔内出血患者应尤其注意检查。在鉴别巨大卵巢肿瘤与腹水时,前者肠管往往被肿瘤挤在腰肋部,叩诊时该区可呈鼓音;后者由于肠管漂浮于腹水中,往往在腹中部呈现鼓音区。

(4)听诊:听胎心音、肠鸣音等,协助判断胎儿是否存活、有无肠梗阻或肠麻痹等。

3. **妇科检查**　妇科检查包括外阴、阴道、宫颈,以及子宫、附件的检查。

(1)外阴及阴道检查:应注意检查有无炎症表现,脓性白带,提示炎症疾病。阴道流血应检查出血来源,阴道来源可能为阴道损伤、滋养细胞肿瘤阴道转移等。阴道穹窿饱满提示盆腹腔积液,警惕异位妊娠、黄体破裂腹腔内出血。少女闭经伴腹痛注意除外阴道闭锁所致经血潴留。

(2)宫颈口流出血液提示流产、葡萄胎、异位妊娠、痛经、黏膜下肌瘤、子宫内膜息肉、围绝经期异常子宫出血,以及子宫内膜癌或子宫肉瘤等。宫颈着色见于妊娠状态,提示流产、异位妊娠等。宫颈举痛及摇摆痛提示腹膜刺激、腹膜炎,常见于异位妊娠、黄体破裂等所致腹腔内出血对腹膜的刺激及盆腔炎等。子宫增大提示妊娠性疾病,如先兆流产、葡萄胎等,也可见于子宫腺肌病所致痛经,不除外患者腹痛性疾病合并子宫肌瘤的情况。子宫漂浮感提示盆腹腔积液。附件区包块或增厚提示卵巢囊肿、异位妊娠、浆膜下肌瘤的可能。附件包块有固定压痛点提示卵巢囊肿蒂扭转或浆膜下肌瘤蒂扭转的可能。盆腹腔多处包块提示晚期肿瘤多处转移。

【实验室及辅助检查】

1. **血液检查**　白细胞计数及分类。白细胞总数及中性粒细胞升高,提示细菌性感染,尤其是严重盆腔炎症性疾病。卵巢囊肿蒂扭转及异位妊娠流产或破裂时也可以有白细胞总数及中性粒细胞反应性升高,但常没有炎症性疾病升高明显。红细胞计数、血红蛋白及血细胞比容下降提示出血性疾病,但急性失血时,可能为正常或仅轻度降低,其下降程度不完全代表失血量。对于部分尿妊娠试验阴性患者及需要监测血 hCG 的患者可行血 β-hCG 检测。肿瘤标志物 CA125 等升高对恶性肿瘤有提示作用,但应注意炎症、子宫内膜异位症等情况下也会有 CA125 的升高。

2. **尿液检查**　尿妊娠试验阳性支持与妊娠相关的疾病所致腹痛,如流产、异位妊娠等,但尿妊娠试验阴性并不能完全除外以上情况,这可能与妊娠时间短、绒毛活性较差、尿液稀释等有关,晨尿检查有助于提高化验阳性率,必要时进行血 hCG 测定,协助诊断。

3. **影像学检查**　B 超检查对妇科下腹痛诊断有重要意义,宫腔内胎囊、妊娠组织见于先兆流产、不全流产等,宫腔内落雪状图像见于葡萄胎,附件

包块提示卵巢囊肿、异位妊娠等,腹腔游离液体提示腹腔内出血等。彩色多普勒超声对卵巢囊肿蒂扭转及恶性肿瘤等有辅助诊断意义。

4. **其他**　疑诊由腹腔内出血引起的腹痛,可通过腹腔穿刺、后穹窿穿刺协助诊断。如穿刺出不凝固血液,应考虑异位妊娠、黄体破裂等所致的腹腔内出血;如为脓性液体应考虑脓肿、化脓性盆腔炎或腹膜炎。此外,诊断性刮宫对部分不能明确宫内妊娠或异位妊娠患者诊断有一定意义。必要时也可应用腹腔镜检查等协助诊断。肠梗阻患者 X 线检查立位腹部平片可见扩大充气肠袢及液气平面。

【诊断思路】

1. **是否为妇科疾病所致下腹痛**　女性腹部疼痛原因较复杂,除妇科疾病外,也有部分内外科疾病可以导致腹痛,如阑尾炎、胆囊炎、胃肠炎、溃疡病、泌尿系统结石、肠梗阻以及寄生虫、外伤后脏器破裂等,应注意询问患者病史,各种疾病腹部疼痛部位不同,妇科多为下腹部疼痛,而胃肠炎多为脐周疼痛,胆囊炎为右上腹痛等,既往胆囊炎、阑尾炎病史,以及腹痛前外伤史等均对相应疾病有提示作用,各种内外科疾病查体也有相应发现,但阑尾炎等疾病常难与妇科疾病相鉴别。

2. **是否为急性腹痛**　急性腹痛常病程较急,腹痛较重,部分情况下可迅速危及患者生命,应及时诊断,及时处理。常见妇科急腹症包括:异位妊娠破裂或流产、黄体破裂、卵巢囊肿蒂扭转和急性盆腔炎等。一般起病缓慢而逐渐加剧者,多为内生殖器炎症或恶性肿瘤所引起;急骤发病者,应考虑卵巢囊肿蒂扭转或囊肿破裂;反复隐痛伴有阵发性剧痛者,应想到有输卵管妊娠破裂或流产的可能。

3. **是否为妊娠相关性下腹痛**　妊娠与许多妇科腹痛病因相关,如流产、异位妊娠、妊娠黄体破裂、先兆早产、临产、胎盘早剥、子宫破裂等。先兆早产、临产、胎盘早剥、子宫破裂等情况下,患者常已经查出妊娠,不难判断为妊娠相关的下腹痛,而流产、异位妊娠、妊娠黄体破裂等,患者常不清楚是否妊娠,应注意询问患者月经情况,有无停经史,并查尿妊娠试验协助诊断,但应注意部分患者可以没有明确的停经史,部分患者虽然妊娠而尿妊娠试验仍为阴性,必要时进行血 hCG 测定,协助诊断。急性下腹痛伴阴道流血,有或无停经史:此类急性下腹痛多与病理妊娠有关,常见于输卵管妊娠(流产型或破裂型)与流产(先兆流产或不全流产)。若由

输卵管妊娠所致,下腹痛常表现为突然撕裂样疼痛,疼痛表现随出血多少与速度而不同。若出血量少、出血速度缓慢,腹痛常局限于下腹一侧,血液积聚于直肠子宫陷凹处,可引起肛门坠痛,若出血量多,速度快,血液迅速波及全腹腔引起全腹疼痛,向上刺激膈肌可引起肩痛。患者常伴有贫血及休克。若为流产所致,疼痛常位于下腹中部,呈阵发性。

4. 判断其他急性下腹痛原因 急性下腹痛伴发热,有或无寒战:考虑炎症所致,一般见于急性盆腔炎或输卵管卵巢脓肿,患者多有引起生殖道感染的诱因或病史,如产后、流产后、手术后或卵巢囊肿扭转后继发感染等,常伴有发热,中性粒细胞增高及全身中毒症状。右侧下腹痛还应考虑有急性阑尾炎的可能。急性下腹痛伴附件肿块:常发生在体位改变之后,为卵巢非赘生性囊肿或卵巢肿瘤扭转,子宫浆膜下肌瘤扭转,疼痛突然发生于下腹部一侧,为持续性绞痛,常伴有恶心与呕吐,偶因再次改变体位而使疼痛自然缓解。此外,也可能是输卵管妊娠。如果突然引起全腹性剧痛,出现腹部移动性浊音,原有的肿块明显缩小,应考虑为囊肿破裂,囊液流出刺激腹膜造成腹痛。右下腹痛伴肿块还应考虑阑尾周围脓肿。子宫肌瘤发生红色变性时也可引起剧痛,尤以子宫肌瘤合并妊娠时常见。

(李明珠　魏丽惠)

第二节　慢性盆腔痛

【概述】

1. 慢性盆腔痛(chronic pelvic pain,CPP)**的一般特征** 慢性盆腔痛在育龄期女性中较常见,近年来已逐渐引起临床医师的重视。CPP 患者占妇科门诊量的 10%、妇科诊断性腹腔镜的 40%、子宫切除术的 10%~15%。CPP 的发病率高于偏头痛,与哮喘、后背痛相近,但是 CPP 的治疗手段远不及这些慢性疾病的治疗策略成熟,许多治疗手段尚在摸索中,至今尚未有针对 CPP 的国际认可的诊治规范。许多 CPP 患者长期忍受盆腔疼痛的困扰,生存质量受到严重损害。在美国,CPP 患者的卫生保健年花费超过 20 亿美元。因而,对于慢性盆腔痛的治疗手段的探索和规范化迫在眉睫。

2. CPP 的神经致敏理论 疼痛是由实质上或潜在的组织损伤引起的不愉快的感觉。疼痛刺激作用于游离的神经末梢,释放致痛物质,经传入神经纤维将痛觉信号传至脊髓背根神经节,再经脊髓丘脑束等传向大脑皮质,产生痛觉。对于慢性疼痛而言,反复慢性刺激促使脊髓背角细胞发生病理变化,释放神经递质,产生逆向动作电位,神经末梢释放递质和神经生长因子,增加感受器的兴奋性,增强外周痛觉信号向中枢传递。同时,组织损伤导致神经受损诱发异位电活动,使受损神经在无任何外部刺激的条件下产生电活动,导致痛觉过敏和感觉异常。

【诊断】

1. 临床病史采集 慢性盆腔痛的临床评估需要详细询问病史、系统全面的查体及有的放矢的辅助检查。在采集病史时,需要有足够的时间和耐心,倾听患者,适当引导。

推荐采用填写问卷的方式,可现场填写或网上填写,有助于获得完整病史,包括患者的一些"难言之隐",详细记录患者的疼痛情况及与其相关的病史,有助于在门诊短时间内快速捕捉重点、引导诊疗思路,但问卷不能代替医师与患者面对面的交流。国际盆腔痛协会(The International Pelvic Pain Society,IPPS)网站上有盆腔疼痛评估的问卷,内容包括患者的基本信息、疼痛的描述及诱因、不同情况下疼痛的视觉模拟评分(visual analog score,VAS)、治疗措施、疼痛的人体定位图、月经史、消化道症状、健康习惯、排尿症状、疼痛性质、盆腔淤血综合征问题等。在疼痛评估方面,需要教会患者正确进行视觉模拟评分。

如果没有问卷,可选择一些问题进行初筛(表 35-1)。在初筛的基础上,还要再次详细采集病史,仔细询问。如疼痛与月经相关,需详细询问具体发生时间,如是月经期还是排卵期。如为性交痛,需了解是性交时疼还是性交后疼,是阴道口疼、深部阴道疼还是下腹痛,以及疼痛的时间。如子宫内膜异位症往往是性交时深部性交时阴道深部或下腹痛。阴部神经痛可以是性交时开始的阴道口或阴道内疼痛,疼痛一旦被激发,往往持续至性交后数小时甚至几天,坐位疼痛加重。盆腔炎及间质性膀胱炎往往性交后下腹疼痛。如与排尿相关疼痛,应具体询问有无尿频(次数)、尿痛,夜尿增多;有无诱发因素,如辛辣饮食;是否用过抗生素治疗,是否有效等,来区分泌尿系统感染及间质性膀胱炎。

表 35-1　疼痛临床病史采集初筛 14 个问题

序号	问题
1	什么时候开始疼痛？最开始疼痛是如何发作的？有什么诱因？
2	使疼痛加重或缓解的因素？
3	疼痛是否引起情绪异常如焦虑或抑郁？
4	你自己曾采取过什么措施来缓解疼痛？哪些有用？哪些不起作用？
5	曾经采用什么治疗？是否有效？
6	以前用过什么药物？现在用什么药物治疗？
7	您认为疼痛的原因是什么？
8	对于疼痛，您最关注什么？
9	疼痛是否与月经周期有关？
10	是否有性交痛？
11	疼痛一旦开始是否有扩散或放射？
12	是否留意到疼痛与皮肤（疼痛、瘙痒、烧灼感）及肌肉关节有关？
13	疼痛是否与排尿相关（尿频、憋尿时疼痛、夜尿增多、尿道口痛）？
14	是否有便秘、腹泻或与肠道相关症状有关？

2. **体格检查**　体格检查的目的是了解疼痛的位置和压痛的情况，复制疼痛，疼痛的记录可使用疼痛地图。体格检查需在不同体位进行相应的检查，包括站位、坐位、平卧位及膀胱截石位，所有查体内容需记录，建议多使用图片记录。

（1）站位查体：包括有无单腿站姿异常、腹股沟疝、腹股沟压痛、腹疝、切口疝、髂嵴不对称、耻骨联合压痛等。如产后耻骨联合分离可导致长期慢性下腹痛，局部关节炎亦可导致类似的疼痛。单腿站立时需要检查有无疼痛或需要支撑。扭髋运动时有无疼痛。检查有无脊柱前突和后突异常或脊柱侧弯。前屈时及后仰时腰背部有无疼痛、弧度是否正常。最后检查全身肌肉筋膜压痛点，自颈项部至下肢。

（2）坐位检查：可在询问病史时完成，主要是在患者变换体位时身体是否对称，有无异常的身体语言。

（3）卧位查体：关注于患者腹部查体。首先是望诊，观察腹部是否有包块、瘢痕、切口、膨隆、疝等。然后触诊，腹部有无扳机点，有无压痛、反跳痛、肌紧张及包块，腹股沟压痛、腹股沟肿大、耻骨上压痛、卵巢位置压痛。下腹部还需注意髂腹下神经、髂腹股沟神经及生殖骨神经走行部位的疼痛及疼痛过敏现象。如果在这些部位发现扳机点，在扳机点注射局部麻醉药，可以快速缓解疼痛。另外，还需加做直腿抬高疼痛或无力、闭孔肌试验、腰大肌试验、Patrick 试验。闭孔肌试验阳性可能出现在闭孔肌缩短、闭孔肌综合征及阑尾炎患者。腰大肌试验阳性可能出现在髂腰肌缩短、髂腰肌综合征、肌肉筋膜扳机点、阑尾炎等患者。Patrick 试验，也称 4 字试验，主要检查髋关节及骶髂关节的功能。背部、腰骶部及臀部的查体包括脊柱各节段的压痛、骶棘关节的压痛，以及有无扳机点。双下肢的检查包括有无水肿、静脉曲张、感觉过敏、感觉减弱或长度不一致。

（4）膀胱截石位检查：主要是便于泌尿及妇科相关的查体。首先是观察外阴，有无萎缩、红斑、白斑、分泌物异常、溃疡、皮疹、肿物、瘢痕、会阴体陈旧裂伤、脱垂等。外阴痛的查体主要包括皮肤捏痛、棉签试验、牙签试验。外阴不同部位的皮肤捏痛对应不同神经的病变，从前至后分别为骶 2、骶 3、骶 4 神经。棉签试验或牙签试验阳性多见于前庭炎、外阴痛及阴部神经痛患者，两者主要是触觉和针刺觉的差别。阴蒂、小阴唇、肛周的疼痛分别对应不同神经，可使用棉签或牙签试验进行疼痛分级。盆腔检查首先进行单指检查。单指检查可评估盆底肌张力情况，可触诊不同肌肉并进行盆腔肌肉疼痛分级，包括闭孔肌、梨状肌、耻尾肌、肛门括约肌。阴部神经管压痛、膀胱区压痛、阴道顶端触痛、宫颈举痛、宫颈摇摆痛、输尿管触痛、子宫后壁触痛结节、骶韧带触痛结节。然后进行阴道窥器视诊，有无阴道黏膜异常、分泌物异常，观察宫颈是否正常，有无糜烂、肿物、肥大。对于切除子宫者，需观察阴道残端是横向闭合还是纵向闭合。对于有盆腔脏器脱垂患者，需记录子宫、膀胱及直肠膨出的分度。最后进行双合诊。子宫位置、轮廓、大小、质地、活动度及有无压痛，附件区有无压痛、肿物或粘连。最后一步三合诊，观察直肠有无结节、黏膜病变、触痛、指套染血。

经过问诊和查体之后，需给出初步评价，寻找可能诱导疼痛的病因，再制订下一步的诊疗计划。如患者的膀胱症状及相应阳性体征明显，那么，可安排患者进行排尿日记记录、尿常规、尿细菌培养、膀胱钾离子灌注试验等，指导进一步治疗。

3. **特殊检查方法**　对于从未进行过任何体格检查和疾病筛查的患者，这类患者应进行基本的体检相关检查：如血常规、尿常规、肝肾功能、肿瘤标志物、胸片、腹部及妇科超声、宫颈细胞学检查等一般体检内容。

在填写问卷、问诊、全面查体后，初步判断疼痛的病因，再有的放矢地进行相关的辅助检查。与月经相关的疼痛，可选择查血 CA125、妇科超声，必要时查盆腔 MRI。与排尿相关的疼痛，需完善尿常规、尿细菌培养及泌尿系统的超声检查，如果存在泌尿系统感染，可给予抗生素治疗，在足够疗程的治疗后，仍有排尿相关疼痛，可完善膀胱钾离子灌注试验，必要时行膀胱镜下水扩张试验，进一步排查患者有无间质性膀胱炎。与阴部神经相关的疼痛，查体应有阴部神经管压痛，局部阻滞可作为治疗性诊断。与肌肉筋膜和骨骼相关的疼痛，可进行相关的 X 线、CT、MRI 检查，到骨科就诊。与消化系统相关的疼痛，可进行肠镜、消化道造影、直肠电生理等检查。

对于高度可疑子宫内膜异位症或盆腔粘连的患者，可进行腹腔镜探查。腹腔镜可直视盆腹腔的病变情况，并同时进行手术治疗。Howard 报道，大约 40% 的诊断性腹腔镜的检查指征是慢性盆腔痛，腹腔镜下慢性盆腔痛患者中子宫内膜异位症占 33%，盆腔粘连占 24%，无病理异常占 35%。值得一提的是，腹腔镜作为一种有创检查，不能作为慢性盆腔痛诊断的"魔杖"。

【治疗】主要针对 CPP 的治疗。CPP 的综合治疗可分为药物治疗、手术治疗、神经阻滞或神经电刺激治疗、物理治疗四类。

1. 药物治疗 治疗慢性盆腔痛的药物包括止痛药、激素类药物、抗抑郁药、解痉药等。对于不同个体，药物的疗效各异，但均不持久，多数停药后复发。长期使用同种药物可以引起耐受使疗效减弱而不得不更改治疗方案。

（1）止痛药，分为两类：①作用于外周神经系统的镇痛药和作用于中枢神经系统的镇痛药。包括常见的非甾体抗炎药如阿司匹林、对乙酰氨基酚等，它们是减轻慢性盆腔痛的一线用药，但长期服用需警惕其不良反应，如胃肠道的刺激反应、血小板聚集功能异常等。②阿片类药物：阿片类药物具有强有力的镇痛作用，但阿片类药物长期使用有成瘾的风险，一般只能提供给所有治疗方法均失败后的疼痛患者使用，并且需要严格参照阿片类药物合理使用推荐。另外，阿片类药物可能会加重胃肠道症状，对于以肠道症状为主的慢性盆腔患者可能

不适用。不同的个人可能只对某几种特定的止痛药的反应较好，所以一般需要在尝试三种不同止痛药无效之后，才考虑其他治疗手段。

（2）激素类药物：部分 CPP 妇女在绝经后疼痛症状明显缓解，因而使用激素治疗来抑制卵巢功能可能有效，尤其是治疗周期性疼痛。常用的激素类药物包括复合口服避孕药、持续使用孕激素、促性腺激素释放激素类似物（gonadotrophin releasing hormone analogue）等。激素治疗可抑制下丘脑 - 垂体 - 性腺轴，有益于缓解与月经周期相关的盆腔疼痛，包括子宫内膜异位症、间质性膀胱炎、肠易激综合征、卵巢遗留综合征、卵巢残余综合征等。目前，愈来愈多医师趋向于先使用 GnRH-a，而不是先做腹腔镜。鉴于骨质疏松和药物诱导的绝经期症状等副作用，使用 GnRH-a 的时间不宜超过 6 个月，但若使用雌孕激素反向添加治疗，GnRH-a 使用时间可延长。雌孕激素反向添加治疗可明显缓解 GnRH-a 的副作用，并且不影响 GnRH-a 的治疗效果。

（3）抗抑郁药物：对治疗慢性盆腔痛的效果目前没有明确结论，许多研究认为抗抑郁药物的效果与安慰剂无显著性差异，但缺乏大样本多中心的随机临床对照试验等有力证据。对于难治性 CPP 可以试用三环类抗抑郁药、5- 羟色胺再摄取抑制剂（selective serotonin reuptake inhibitors, SSRIs）、5- 羟色胺肾上腺素再摄取抑制剂（serotonin-norepinephrine reuptake inhibitors, SNRIs）等。Andrew Paul Baranowski 在他的系统综述中提到，不同药物的疗效存在差异并且不良反应各异，每个患者可能对特定的药物反应较好。对于慢性盆腔痛可能有效的三环类抗抑郁药包括阿米替林、丙米嗪、氯丙米嗪；在 SSRIs 中，帕罗西汀、西酞普兰的效果似乎比氟西汀好；在 SNRIs 中，文拉法辛作用最强，但因心脏副作用而使用受限，度洛西汀可能对压力性尿失禁有益。对于有尿道症状者，丙米嗪和杜罗西汀可能效果更佳。SSRIs 可用于不能耐受抗胆碱能副作用的患者。米氮平的致抑郁副作用较小，若使用阿米替林出现药物源性抑郁症可改用米氮平。

（4）解痉药：如卡马西平和苯妥英钠，对神经病变引起的疼痛效果较好，如术后痛和疱疹后遗神经痛。使用加巴喷丁后再继续使用普瑞巴林可能对神经损伤性疼痛有效。加巴喷丁在糖尿病外周神经病和疱疹后遗神经痛的研究中显示比安慰剂明

显有效,但不能完全缓解疼痛。普瑞巴林的研究结果与加巴喷丁类似。Wiffen 等人系统研究了 9 个 RCT 后认为解痉药在治疗神经病变性疼痛方面比安慰剂明显有效。但是没有专门针对慢性盆腔痛患者的解痉药效果的研究。解痉药的副作用较常见,如头晕、嗜睡、便秘、恶心、呕吐、共济失调等,在使用时需注意。

(5)其他治疗慢性盆腔痛的药物:包括钠通道阻滞剂(美西律和静脉使用利多卡因)、NMDA 拮抗剂(金刚烷胺、氯胺酮)、大麻素(sativex)、盐酸洛非西定(α_2- 肾上腺素受体激动剂)及针对改善相应功能的药物等,效果皆不确定。

2. 手术治疗 目前缺乏手术治疗慢性盆腔痛的大规模临床试验。慢性盆腔痛的病理生理变化并不局限于盆腔,神经 - 体液 - 免疫等机制可能参与其中,故盆腔局部的手术并不是缓解疼痛的有效方法。对于保守治疗失败、有迫切手术意愿且伴严重功能障碍的慢性盆腔痛患者可尝试手术治疗。常见手术方式包括子宫切除术合并或不合并双侧卵巢切除术、神经切断术、病灶切除术。

(1)子宫切除术:Stovall 等人报道,无宫外病变 CPP 患者在子宫切除术后 1 年,3/4 的患者疼痛缓解。另一研究中,32 名 CPP 患者子宫切除术 1 年后,90% 患者疼痛缓解。36 名无器质性病变 CPP 患者行全子宫双附件切除后随访 1 年,1/3 患者仍存在盆腔疼痛,其中 1 人疼痛较严重,影响日常生活。在一项前瞻性调查中发现,对于慢性盆腔痛妇女行子宫切除术合并或不合并双附件切除术,术后随访 3 年,2/3 的妇女疼痛明显改善。子宫切除术在治疗慢性盆腔痛方面无 RCT 研究,由于其创伤较大,目前只能作为有切除子宫意愿的妇女的一种选择。

(2)神经切断手术:一般认为,神经切断手术治疗价值有限,且仅对中线疼痛有益。骶前神经切断术(presacral nerve ablation,PSN)即切断上腹下丛的神经纤维,阻断盆腔脏器的疼痛传导通路。该手术较为复杂,可能的手术并发症包括血肿、大血管损伤、肠管损伤等,术后部分患者出现大小便功能障碍,表现为便秘、尿潴留和 / 或大小便失禁。骶前神经切断术适用于严重痛经合并子宫内膜异位症或顽固性 CPP,PSN 对于痛经的效果优于 CPP。Chen FP 等人回顾分析了 655 名接受腹腔镜下 PSN 的妇女,其中痛经患者 72% 术后缓解,CPP 患者 62% 术后疼痛缓解。子宫神经走行于宫骶韧带中,子宫骶神经切断术(laparoscopic uterosacral nerve ablation,LUNA)即切断宫骶韧带。LUNA 手术相对简单,手术并发症明显比 PSN 少。LUNA 术后很少有患者出现大小便功能障碍,但有增加子宫脱垂的风险。LUNA 术仅适用于痛经患者,可能有一定疗效,无证据支持 LUNA 对 CPP 有疗效。神经切断手术适用于原发性和继发性痛经,但术后随着时间迁移,疼痛缓解的效果越来越差。术后早期的疼痛缓解能否排除手术的安慰剂效应不得而知。Chen F 等比较了 PSN 和 LUNA 手术效果,发现随访 6 个月两者的效果无显著性差异,而随访 12 个月时 PSN 的效果明显优于 LUNA。目前,由于神经切断手术的创伤较大、并发症多、仅对痛经的效果较好,对于 CPP 患者,不提倡使用神经切断手术。而且,针对疼痛的神经机制方面的研究,提示区域疼痛可能作为诱因引起中枢神经系统的病理生理改变和结构病变,由于中枢致敏化机制的长期存在,仅仅切断局部神经对缓解疼痛并不可靠。

(3)病灶切除术:施行前需找到明确的引发疼痛的病灶。由于前庭引起的疼痛,可行前庭切除术或重建术。由于尾骨不稳定引起的疼痛,可行尾骨部分或全部切除术。由于神经压卡引起的疼痛,可手术解除卡压,如腹股沟瘢痕组织的切除、肥大的梨状肌部分切除等。由于肠管或输尿管梗阻引起的疼痛,可手术解除梗阻。由于间质性膀胱炎引起的疼痛,膀胱镜不仅可直接观察到病变,为诊断提供依据,还可进行水扩张试验,损毁膀胱痛觉神经末梢,减少疼痛向中枢神经系统的传导,对 CPP 有一定的治疗作用。另外,粘连可能导致 CPP,腹腔镜或开腹手术中应同时进行粘连松解。

3. 神经阻滞或神经电刺激治疗 当药物及手术治疗效果不佳或并非首选时,神经阻滞或神经电刺激治疗 CPP 是值得期待的一种疗法。

神经阻滞疗法是指使用药物或物理措施,阻断局部感觉神经纤维的传导功能,以达到缓解或消除疼痛的目的。采用药物即化学性神经阻滞疗法,是将局部麻醉药或破坏神经组织的药物注射到神经局部以阻断或破坏神经纤维的传导功能,达到暂时或长久的镇痛效果。针对女性 CPP 和痛经的神经阻滞治疗,包括上腹下丛神经阻滞、阴部神经阻滞和交感神经阻滞中的奇神经阻滞和星状神经阻滞,均有一定疗效,在临床上不失为治疗方法的一个选择,但其治疗的适应证的选择、长期效果、副作用都有待进一步研究。

上腹下丛的阻滞多用于治疗盆腔脏器所致的疼痛，阻滞方法包括X线、CT、B超引导以及腹腔镜直视等。上腹下丛神经阻滞有创伤小、易反复操作的优点。文献报道，上腹下丛神经阻滞对于盆腔疼痛的有效率可达70%~90%，疼痛的最长缓解时间达2~3周。Bosscher等人报道，使用6%的苯酚进行上腹下丛神经毁损术，36%的患者疼痛缓解率高于50%，仅有极轻微的并发症。

阴部神经痛发生在会阴及其周围区域，诊断标准为：①阴部神经分布区内疼痛；②坐位时疼痛加重；③夜晚睡觉时不会被痛醒；④临床检查不到感觉丧失；⑤局部麻醉阴部神经可以止痛。阴部神经阻滞可用于会阴痛及阴部神经痛的诊断和治疗，其主要的阻滞方法有CT引导、B超引导及X线引导，包括经阴道和经皮两种途径。Stanley等人报道，具有膀胱刺激症状的1例女性CPP患者，查体未发现明显异常，在经过膀胱水扩张、子宫切除术、服用精神类药物、止痛药、骶神经刺激等治疗均无效后，经阴部神经阻滞，其疼痛明显缓解。Vancaillie等人对66例阴部神经痛的女性患者行阴部神经阻滞术，86.9%的患者治疗后有至少一种症状的减轻，44.3%的患者感到至少有一种症状的消失。阴部神经阻滞对盆腔阴部神经痛患者的疼痛缓解具有一定的效果，但是其效果的短暂性在一定程度上限制了其应用。由于阴部神经同时支配感觉和运动，仅利用局部麻醉药进行神经阻滞，暂未见神经毁损的报道。

奇神经节位于骶前孔内侧，骶尾关节的前面，是椎旁交感神经链的末端，支配会阴部、直肠、肛门、尿道等处的痛觉。奇神经节阻滞或毁损术主要用于顽固的会阴痛、肛门痛、骶尾痛、各种盆腔疼痛综合征及痛觉等，短期疗效尚可，可经肛门尾骨韧带入路或经骶尾联合部入路。奇神经节阻滞相关的并发症主要为直肠穿孔、感染、瘘管形成、排便功能异常等。

星状神经节由颈下交感神经节和第1胸交感神经节融合而成。阻断星状神经节可减少神经节内的神经肽、神经传导物质的释放，阻滞终止于星状神经节的交感神经感觉纤维。子宫合成和释放的前列腺素是原发性痛经的重要原因，交感神经兴奋后，末梢神经释放前列腺素的数量增加，引起痛经，因此，抑制交感神经紧张、减少神经传导物质的释放，是星状神经节阻滞疗法治疗痛经的基础。文献报道，星状神经节阻滞治疗原发性痛经，有效率

高达90%以上，与前列腺素抑制剂效果相当但疗效更持久。星状神经节阻滞的标志为霍纳综合征的出现，表现为瞳孔缩小、上睑下垂、颜面潮红、皮温升高、鼻塞等，这也是星状神经节阻滞的并发症之一。

神经电刺激疗法是将脉冲电流作用于相应神经或穴位，使神经纤维出现暂时或永久性的传导功能障碍，达到神经阻滞目的，从而缓解顽固性神经疼痛。与女性CPP治疗相关的电刺激疗法主要有骶神经电刺激、胫神经电刺激、阴部神经电刺激和经皮穴位电刺激。神经电刺激的途径有介入法和经皮法。文献报道，神经电刺激疗法对治疗女性CPP有一定疗效，并发症少。经皮电刺激仪操作简单，较介入电刺激更有优势，方便患者在家按医嘱自行治疗。

4. **物理治疗** 物理治疗在慢性盆腔痛方面的研究证据较少，其效果存在争议。许多慢性盆腔痛患者可归因于盆底肌肉的痉挛，肛提肌的放松治疗、盆底肌肉的锻炼、局部按摩治疗等可改善肌肉的协调性。局部电刺激可以使盆底肌肉震颤而疲劳，打破其痉挛的恶性循环，可能起到使疼痛持续缓解的作用，如经肛管放置电极行低频交流电刺激、阴道电刺激等。另外，还可肌内注射肉毒素来对抗肌肉痉挛引起的疼痛。生物反馈疗法可能对外阴疼痛有效，对于改善盆底肌肉痉挛和排尿、排便等功能障碍可能也有益处。慢性盆腔痛严重影响患者的日常生活和工作能力，康复治疗在患者自身生存能力方面也是有益的。

针灸、针压疗法正在全世界日渐普及，疼痛是世界卫生组织列出的针灸适应证之一。针灸也可用于治疗CPP。A R White回顾分析了针灸、针压疗法治疗妇科疾病的临床对照试验，有4个研究结果显示针灸或针压疗法对痛经可能有效，其机制可能是针灸引起中枢神经系统神经递质的释放，包括β-内啡肽和5-羟色胺，可以起到下行抑制的作用；另外，针灸也可能改善扳机点敏感化程度，并且引起局部改变如刺激血流等。Fitz Gerald等认为阴道局部的针压治疗或手指按摩可能有效。但是，由于相关研究数量较少且质量普遍较低，这些物理治疗对痛经的效果不得而知。

【针对病因的治疗】CPP的病因复杂，人群中基于症状的诊断中病因分布为泌尿系统占31%、胃肠道系统占37%、妇科疾病占20%，在转诊至三级医院接受腹腔镜检查的CPP妇女中，腹腔镜检查

结果显示子宫内膜异位症占 33%、粘连占 24%、未发现病理改变占 35%。最常见的 CPP 病因为肠易激综合征(irritable bowel syndrome,IBS)(46%),其次分别为卵巢囊肿(26%)、子宫内膜异位症(21%)、应激(20%)。子宫内膜异位症、粘连、间质性膀胱炎和肠易激综合征占慢性盆腔痛病因的绝大部分。

1. **子宫内膜异位症(endometriosis,EM)** 1/3 腹腔镜检查的慢性盆腔痛患者存在子宫内膜异位症病灶,但子宫内膜异位症与慢性盆腔痛的关系尚不明确,疼痛的严重程度与内异症病灶的大小和浸润深度无明显相关性,很多内异症患者并无疼痛。子宫内膜异位症机制不明,在育龄期多见,常常表现为卵巢子宫内膜异位囊肿。对于症状不严重者可暂不治疗,观察监测即可。针对病因的药物治疗可采取激素治疗来抑制卵巢功能,减缓内异症病灶的增长,促进异位内膜的萎缩。复方口服避孕药是治疗子宫内膜异位症的一线药物,可长期使用。有证据表明,持续性使用口服避孕药比周期使用效果好,患者满意度较高,且不增加不良反应的发生率。二线用药包括孕激素和抗孕激素、GnRH-a、达那唑等。孕激素包括口服用药如甲羟孕酮,肌内注射用药如狄波 - 普维拉,宫内含孕激素节育器如曼月乐。抗孕激素如孕三烯酮(内美通)2.5mg 每周 2 次口服。GnRH-a 疗效较显著,但需注意骨质丢失、围绝经期症状等副作用,可在充分权衡其利弊的情况下短期使用。

腹腔镜下内异症病灶剔除术治疗慢性盆腔痛仅对 45%~85% 的病例有效,且复发率高达 40%~60%。子宫切除术仅在其他治疗无效时采用,但有 60% 的复发率,若同时切除双侧卵巢,则复发率可降至 10%。文献报道认为,绝经前妇女切除双侧卵巢后使用激素补充不增加疼痛复发率。

2. **粘连** 粘连多发生于有腹盆腔手术史或者炎症病史的患者。盆腔粘连与盆腔疼痛的关系目前并不明确。存在盆腔粘连的患者并不都有慢性盆腔痛,而 CPP 患者中并不是所有人都存在粘连。1 项包括 3 000 余名 CPP 妇女和 2 000 余名对照的荟萃分析显示 36% 的 CPP 妇女存在粘连,对照妇女 15% 存在粘连。Kligman 等使用免疫组化检查了 17 份粘连组织,在 10 份粘连组织中发现有神经纤维,与患者术前是否存在疼痛无关。Swank DJ 等在 2003 年发表于 Lancet 上的一篇关于腹腔镜下粘连松解术对慢性腹痛患者的多中心随机对照试验显示,行粘连松解术患者和未行粘连松解术的

患者结果无显著性差异。Stones RW 等人在一篇 Cochrane 综述中得出的结论是没有证据支持粘连松解术对 CPP 患者有益,但这并不代表粘连松解术对 CPP 患者没有益处。因此,当怀疑 CPP 患者存在粘连时,是否需要行粘连松解术尚存在争议。有人认为越致密且血管越丰富的粘连组织越有可能会引起疼痛,Peters 等人亦认为粘连松解术对致密粘连可能有效。

3. **盆腔淤血综合征** 盆腔淤血综合征(pelvic congestion syndrome)与盆腔静脉的扩张和血液回流能力下降有关,临床表现为游走痛、深部性交痛、长期站立后疼痛可加重。静脉造影、超声、腹腔镜可发现盆腔静脉直径增宽和血流瘀滞。一些临床随机对照试验认为卵巢抑制治疗,如使用醋酸甲羟孕酮和 GnRH-a 对盆腔淤血综合征所致慢性盆腔痛有效,但停药后疼痛易复发。服用醋酸甲羟孕酮对患者的疼痛评分和自评量表的改善是显而易见的,但这些疗效均不能持续至停药后 9 个月。总之,卵巢的药物抑制治疗对盆腔淤血综合征的效果是不持久的。

4. **胃肠道疾病** 胃肠道疾病引起的慢性盆腔痛中最常见的是肠易激综合征(irritable bowel syndrome,IBS)。肠易激综合征表现为胃肠道功能紊乱,腹痛、腹胀、腹泻、便秘或两者交替出现。主要治疗方法首先是饮食调整,避免乳糖、山梨醇、咖啡因、果糖、吸烟等,推荐 IBS 患者做饮食记录,以便于发现对自己有刺激的食物并且尽量避免。其次是对症药物治疗,治疗肠易激综合征的药物大多证实效果与安慰剂无显著性差异,药物仅用于缓解一时症状,如便秘患者可以增加膳食纤维、多饮水,必要时使用容积性或刺激性缓泻药,但不建议长期使用刺激性缓泻药;腹痛、腹胀患者可以使用解痉药;5-HT$_3$ 受体拮抗剂如昂丹司琼和格拉司琼对伴有腹泻的 IBS 可能有用,阿洛司琼已在美国上市;5-HT$_4$ 受体拮抗剂替加色罗也已在美国上市,可用于 IBS 和便秘。另外,运动、充足的睡眠、减轻压力对缓解症状有益。

5. **泌尿道疾病** 泌尿道疾病中引起慢性盆腔痛最常见的是间质性膀胱炎(cystitis interstitial,IC)。间质性膀胱炎表现为耻骨上区的疼痛,可放射至下后背,多有尿频,且排尿后疼痛可减轻。膀胱镜检查对诊断间质性膀胱炎较特异,镜下可见膀胱容量减小、膀胱充水后的出血点,有时可见 Hunner 溃疡。Daha LK 等泌尿科医师发现膀胱

内灌注钾离子试验诊断间质性膀胱炎的敏感性为73%、特异性为83%。间质性膀胱炎诊断困难,需排除感染性膀胱炎、肠易激综合征、炎症性肠病、纤维肌痛等。间质性膀胱炎的可能机制是膀胱黏多糖层缺陷或被破坏,导致尿液中的钾离子易渗入膀胱肌层产生刺激症状,其引起慢性盆腔痛的机制有神经源性炎症假说。修复黏多糖层的方法,如膀胱内药物灌注可能有效。美国 FDA 唯一认证的用于间质性膀胱炎灌注治疗的药物为二甲亚砜,其他可用药物包括透明质酸酶、卡介苗、肝素加碱化的利多卡因等。灌注 50ml 50% 二甲亚砜可缓解症状,但 50% 患者 1 年内复发。灌注卡介苗后 60% 患者疼痛和尿频可缓解。膀胱内灌注二甲亚砜和卡介苗可减轻疼痛。

戊聚糖多硫酸钠是美国 FDA 认证的唯一可用于间质性膀胱炎的口服药物,需长期使用才逐渐显效,一般在使用 3 个月后进行评估,若有效则继续口服 3 个月,随后改为按需服用。其他口服药物包括抗组胺药、三环类抗抑郁药和解痉药等。另外,IC 患者可进行行为调整和饮食调整,如延长排尿间隔时间起到扩张膀胱的作用,减少咖啡、酒、辣、酸、人工甜、碳酸饮料等的摄入。轻度疼痛可用生物反馈疗法、按摩。对于难治性疼痛,可能需要解痉药如加巴喷丁,或尝试骶神经刺激,亦有人使用免疫抑制剂如泼尼松、氟羟泼尼松龙、环孢素等。

6. **肌肉、骨骼、神经疾病** 对伴有姿势不良的患者,如脊柱侧弯或者驼背,需考虑肌肉骨骼疾病。既往长期高强度运动可造成肌肉紧张或肥大,引起神经卡压。自然分娩亦会造成骨盆损伤。另外,当有髂腹股沟部位手术史时,需警惕腹股沟神经被瘢痕组织卡压。当查体有腹壁扳机点时,在扳机点注射局部麻醉药和 / 或糖皮质激素可缓解疼痛,虽然该治疗方法仍存在争议,但如若有效则对诊断和后续治疗决策有较高价值;如阴部神经阻滞有效时,说明患者为阴部神经痛,手术解除阴部神经卡压可能获得一劳永逸的效果。

【经验分享】

慢性盆腔痛严重影响妇女的身心健康,病因复杂,对其诊断和治疗规范的探索任重而道远。许多治疗手段效果不明确,尚需大样本多中心临

床随机对照试验来验证。目前认为,不管是对症治疗、对因治疗或两者联合治疗,都有助于缓解疼痛。若患者存在引起慢性盆腔痛的特定病因,采取针对病因的治疗是合适有益的。对于找不到器质性病因的慢性盆腔痛患者,缓解疼痛、提高患者的生存质量是治疗的目标,多学科合作综合治疗是最有效的手段。止痛药是治疗慢性盆腔痛的一线用药,卵巢激素抑制对治疗周期性疼痛是可靠有效的,手术治疗需慎重,对患者心理社会因素的评估和干预是必需的,其他治疗如理疗、中医治疗等方法也是可尝试使用的。由于慢性盆腔痛病因可能涉及多个系统的疾病,其治疗必须强调多学科合作综合治疗,这依赖于妇科专家、泌尿科专家、消化科专家、疼痛科专家、心理医师和门诊护士等的通力合作。

(郭红燕 贺豪杰)

参考文献

1. 曹泽毅. 中华妇产科学. 3 版. 北京: 人民卫生出版社, 2014.
2. 魏丽惠. 妇产科临床思维. 北京: 科学出版社, 2008.
3. 谢幸, 孔北华, 段涛. 妇产科学. 9 版. 北京: 人民卫生出版社, 2018.
4. 贺豪杰, 郭红燕. 慢性盆腔痛的临床评估及诊断流程. 实用妇产科杂志, 2016, 32 (5): 323-324.
5. 孔东丽, 田晓军. 膀胱疼痛综合征/ 间质性膀胱炎的诊断和治疗. 实用妇产科杂志, 2016, 32 (5): 326-328.
6. Weinschenk S, Hollmann MW, Strowitzki T. New perineal injection technique for pudendal nerve infiltration in diagnostic and therapeutic procedures. Archives of Gynecology & Obstetrics, 2016, 293 (4): 805.
7. Huisman M, Staruch RM, Ladouceur-Wodzak M, et al. Non-invasive targeted peripheral nerve ablation using 3D MR neurography and mri-guided high-intensity focused ultrasound (MR-HIFU): pilot study in a swine model. Plos One, 2015, 10 (12): e0144742.
8. Morelli M, Sacchinelli A, Venturella R, et al. Postoperative administration of dienogest plus estradiol valerate versus levonorgestrel-releasing intrauterine device for prevention of pain relapse and disease recurrence in endometriosis patients. Journal of Obstetrics & Gynaecology Research, 2013, 39 (5): 985-990.

第三十六章　子宫内膜异位症和子宫腺肌病

本章关键点

1. 子宫内膜异位症为良性疾病,临床表现为恶性生物学行为,以反复发作为特点,可以引起疼痛、不孕、结节或包块等,呈现浸润生长甚至恶变。
2. 近年发病率有明显上升趋势,在盆腔痛或不孕症女性中常见。
3. 腹腔镜是确诊盆腔子宫内膜异位症的理想方法。
4. 子宫内膜异位症的治疗原则是缩减和去除病灶,减轻和控制疼痛,治疗和促进生育,预防和减少复发。根据患者年龄、症状、病变及生育要求制订个体化治疗方案,采取多元治疗及慢病长期管理。

第一节　子宫内膜异位症

子宫内膜异位症(endometriosis,EM)简称内异症,是指子宫内膜组织(腺体和间质)在子宫腔被覆内膜及子宫以外的部位出现、生长、浸润,反复出血,继而引发疼痛、不孕及结节或包块等。内异症是生育年龄妇女的常见病,近些年发病率有明显上升趋势;其特点表现为:①症状与体征及疾病的严重性不成比例;②病变广泛、形态多样性;③极具浸润性,可形成广泛而严重的粘连;④具有激素依赖性,易于复发。子宫内膜异位症从发现到现在百余年以来,对它确切的发病机制仍不太清楚。此病好发病变部位为卵巢、直肠子宫陷凹、宫骶韧带、腹膜,是引起盆腔疼痛和不孕的最常见的原因之一。由于目前尚无一种简单有效、无创性的确诊方法,致使其准确的总体人群发病率尚不清楚。

【发病率】文献报道有关子宫内膜异位症的发病率范围差异甚大,1%~50%不等,从已报道的妇科住院手术患者的情况估计,子宫内膜异位症发病率为7%~15%,一般为15%左右,子宫内膜异位症的发病率与因不同疾病而行各种手术的种类有关(表36-1)。

表 36-1　各种手术妇女子宫内膜异位症的发病率

手术	总例数	子宫内膜异位症发病率	
		例数	百分比/%
输卵管吻合术	1 860	19	1
输卵管切除术	3 060	61	2
阴式子宫切除	858	69	8
腹式子宫切除	5 511	606	11
诊断性腹腔镜(不孕)	724	116	16
手术腹腔镜	2 065	619	30
诊断性腹腔镜(青春期少女盆腔疼痛)	140	74	53

引自:Nezhat CR,Berger GS,Nezhat FR,et al.Endometriosis:Advanced Management and Surgical Techniques.New York:Springer-Verlag,1995:267-274.

由表36-1可以看出:在不孕妇女及有盆腔疼痛史的妇女,子宫内膜异位症的发病率较高,而其他妇女则发病率较低。综合各文献报道,患有不孕症妇女的内膜异位症发病率为21%~47%,而有生育能力的妇女,其发病率为1%~5%。

子宫内膜异位症的发病率除与不孕和盆腔疼痛有关外,还与妇女年龄、职业、月经状况、孕产史、生活习惯、生殖道梗阻、内分泌紊乱以及人工流产、免疫、遗传、环境因素和社会经济状况等有密切关系。子宫内膜异位症多发生于生育年龄，至绝经后自行消退，而在青少年女性中罕见。研究还表明：初潮早、月经周期短（≤27天）、行经时间长（≥8天）或月经过多者子宫内膜异位症发病率增高。对206例确诊为内膜异位症的患者进行病例对照分析，发现初潮年龄与发病危险呈负相关。当以初潮年龄13~16岁的相对危险度为1时，则年龄≤12岁的RR显著高于年龄≥17岁者，两者相比差异有显著性意义（表36-2）。

表36-2 初潮年龄与发病相对危险度（RR）的关系

初潮年龄/岁	例数	对照例数	RR	95%置信区间
≤12	53	46	3.21	1.79~5.74
13~16	144	320	1.00	
≥17	9	40	0.50	0.20~1.23

腹腔镜是确诊子宫内膜异位症的理想方法。由于缺乏无创性的诊断方法，其总体人群发病率仍属未知，因此，需要建立一种无创的、特异性的检测方法，以便能真正掌握该疾病的流行病学。

【发病机制】子宫内膜异位症是一种良性疾病。然而，其发病何以如此广泛，又如何形成病变？目前对此尚无定论，但是根据发病的实际情况，提出以下几种致病因素：

1. 经血逆流种植学说 1921年，Sampson就指出月经来潮时，子宫内膜细胞可随月经血经输卵管逆流入腹腔，种植于盆腔腹膜上。异位的子宫内膜同样接受周期性激素的调节作用，发生周期性的出血。20世纪50年代，有学者实验证明退行性变的子宫内膜也能种植，如将月经血注入腹腔能引起腹膜型子宫内膜异位症。临床上可见在月经结束前行剖腹手术或孕早期进行负压吸引人工流产的妇女，若术后即行剖腹手术，常可发现陶氏腔内积血，这说明经血经输卵管进腹腔的发生率很高。这些现象均支持经血逆流学说。因此，此学说至今仍被大多数人接受。临床上还可见剖宫产后发生腹壁子宫内膜异位症及会阴切口的子宫内膜异位症的患者。但是，Sampson学说可解释发生在盆腔内、腹腔内、生殖器内、手术切口的异位灶，而不能解释盆腔外的子宫内膜异位症，也无法解释为什么仅有15%~20%的妇女发生子宫内膜异位症，而大

部分妇女不发病。因此，在经血逆流的基础上还有其他因素共同作用导致发病。

2. 体腔上皮化生学说 即Meyer学说。该学说认为，卵巢及盆腔子宫内膜异位症是由腹膜的间皮细胞化生而来。原始体腔上皮细胞，除能分化为米勒管系统外，还能分化为躯体其他组织如腹膜、胸膜、卵巢细胞等，而且在胚胎的早期发育过程中还可滞留或深入身体的其他部位和组织中。此学说能解释卵巢和腹膜上子宫内膜异位的病灶来源，也能解释肺、肾、鼻黏膜等处的病灶从何而来？它如何分化为子宫内膜样组织或其他特殊细胞的问题，目前尚未阐明，也许是某种激素的反复作用或月经血、慢性炎症的刺激所导致。

3. 血管或淋巴管播散学说 子宫内膜异位症是良性病变，但有恶性生物学行为。早在20世纪20年代曾有报道静脉和淋巴管内发现子宫内膜细胞栓，说明某些远处内膜异位灶可能是通过这种途径引起的。并且在动物实验中也证明，将内膜组织注射到动物的静脉内可以导致远处的种植。该学说认为子宫内膜可以像恶性肿瘤一样，先侵入子宫肌层或肌束间的淋巴管及微血管，随后向邻近器官盆腔淋巴结转移及远处转移。

4. 免疫学说 前述各种可以导致内膜异位症发生的因素都普遍存在，但是仅有部分妇女发病，而更多的妇女并不发病，这是为什么呢？大量研究表明，子宫内膜异位症常伴有局部及全身的细胞和体液免疫功能异常，对异位内膜的种植、黏附、增生具有直接或间接作用。

（1）T淋巴细胞及其亚群：对子宫内膜异位症患者的外周血及腹腔液中T淋巴细胞及其亚群的研究已有很多文献报道，但对此尚无肯定的结论。多数文献报道患者的腹腔液中单个核细胞亚群的构成比例发生了明显变化，包括巨噬细胞、T细胞、B细胞、$CD4^+/CD8^+$比值上升，T细胞所占的百分比增加，$CD3^+$、$CD25^+$的T细胞数量明显下降；自然杀伤细胞数量无明显变化。异位症患者的外周血淋巴细胞总数及免疫细胞亚群的构成比例无明显变化，但患者的外周血淋巴细胞对自身内膜抗原的识别能力下降；同时对自身内膜细胞的细胞毒作用亦明显减弱。

（2）巨噬细胞：内膜异位症患者的腹腔液中单核细胞数量明显增多，其中主要为巨噬细胞。巨噬细胞可分泌多种介质改变患者的腹腔液微环境，可能与内膜异位症的发病及对生育的干扰有关，但至

今仍未完全明确其在内膜异位症发病机制中的作用。近期研究表明,腹腔液中单核细胞趋化蛋白含量增加,它通过募集并激活外周血单核细胞进入腹腔,导致腹腔液中巨噬细胞的数量及活性增加,而参与子宫内膜异位症的发病机制。

(3)自然杀伤细胞:作为一种无需致敏而具细胞毒作用的淋巴细胞,在机体的免疫监视中起着重要作用。内膜异位症患者的外周血自然杀伤细胞活性显著低于正常妇女,自然杀伤细胞活性与临床期别呈负相关,随临床期别增加而递减。

(4)自身抗体:许多证据表明,子宫内膜异位症是一种自身免疫反应性疾病,在患者的异位病灶、外周血和腹腔液中出现各种非器官特异性抗体(如抗多核苷酸类、抗组蛋白及抗磷脂、心脂类抗体等)及器官特异性抗体(如抗子宫内膜和卵巢抗体)。尤其是抗子宫内膜抗体对子宫内膜异位症的发病及不孕均具有重要的作用,Ota等报道异位的子宫内膜组织能表达人类组织相容性(MHC)Ⅱ类抗原,因而能向T辅助细胞(T_h)呈递抗原,诱导机体产生抗子宫内膜抗体。

(5)细胞因子:细胞因子是由活化的免疫细胞等分泌的能调节免疫反应的小分子。子宫内膜异位症患者腹腔液中白细胞介素1、6(IL-1、IL-6)、肿瘤坏死因子(TNF)等含量及活性增高,巨噬细胞分泌上述因子的能力增强。通过刺激T、B淋巴细胞增殖、活化,介导免疫反应,并可促进前列腺素合成及局部成纤维细胞增生,胶原沉积和纤维蛋白形成,导致盆腔粘连和纤维化,从而促进疾病进展。

(6)细胞黏附分子(adhesion molecule,CAM):国内外文献均有报道异位内膜中整合素β_3明显低于正常增生期子宫内膜,CAM明显高于正常增生期子宫内膜。黏附分子的变化,特别是CAM的表达升高,可产生免疫抑制和降低自然杀伤细胞活性,有助于异位组织逃避机体免疫系统的杀伤,对异位内膜的定位、黏附及种植过程等起促进作用。尽管目前还缺乏详细、深入的研究探讨子宫内膜异位症中CAMs的作用,但子宫内膜异位症发生、发展过程中细胞间相互作用及多种细胞因子的存在,提示CAMs对异位内膜的免疫黏附可能起不可忽视的作用。综合一些研究结果,CAMs至少在以下几方面参与内膜异位症的发病机制:①腹腔液中免疫细胞选择性渗出可能与CAMs在不同类型细胞表达的差异以及细胞因子对CAMs表达的不同调节作用有关;②CAMs介导细胞的移动,这对异位内膜到达宫腔外部位的选择性定位具有促进作用;③CAMs参与异位内膜细胞与基质的附着,是细胞存活、增殖所必需,这主要由整合素家族的黏附分子介导;④CAMs参与细胞间的附着,主要由钙黏附家族的CAMs以自身识别方式作用,保证异位内膜细胞的聚集。

5. 遗传因素　许多证据表明子宫内膜异位症发病有家族群集性以及一级亲属发病率增高的特点。姐妹中若有患子宫内膜异位症者,其患内异症的危险性为丈夫姐妹的6倍,为其他妇女的8倍。若其母亲或姐妹患有子宫内膜异位症,其患严重内异症的比例明显高于无家族史的患者,前者为61%,而后者仅为23%。Stefansson等报道:冰岛妇女姐妹之间患子宫内膜异位症的风险系数为5.20,堂表姐妹之间为1.56,子宫内膜异位症患者的平均血缘关系系数显著高于对照组($P<0.001$)。子宫内膜异位症还存在基因突变而致的基因多态性,如乙酰基转移酶2基因、谷胱甘肽转移酶基因、*ERa*基因等。Wieser等发现子宫内膜异位症患者*PR*等位基因突变频率增加,影响配体与之结合,导致雌激素作用占优势,内膜细胞增殖增加。

6. 子宫内膜干细胞与干细胞学说　该学说认为月经期从原位子宫内膜中脱落的、随经血逆流等途径异位种植存活的子宫内膜干细胞是内异症病灶形成和发展的"真凶"。早在1978年,Schofield就提出了干细胞概念。科学家鉴定出干细胞样的子宫内膜细胞锚定于子宫基底层,且大多数来自于子宫内膜间质细胞。研究发现,子宫内膜干细胞正常情况下处于相对分裂静止状态。一旦从原有部位脱离,将启动增殖并进入分化程序,而不同环境中不同因素诱导下,干细胞的分化程度和方向可能不相同。研究表明,盆腔腹水微环境主要作用于漂浮其中或附于腹膜表面的异位病灶,卵巢局部微环境调节卵巢内膜异位囊肿,而深部异位结节病灶受血浆因子等调节。异位内膜细胞通过改造微环境来利于自身生长,促进疾病发展。

7. 子宫在位内膜决定论　近年郎景和教授提出关于子宫内膜异位症的"在位内膜决定论",即EM患者在位内膜细胞黏附在异域生长、发育、出血并引起相应的临床症状,这个过程需要在位内膜细胞在异域通过"黏附(attachment)、侵袭(aggression)、血管形成(angiogenesis)",即"3A"模式发病,其中黏附是异位内膜"入侵"盆腹腔腹膜或其他脏器表面的第一步,继而进一步侵袭突破细胞外基质,血管形成则是其种植后生长的必要条件。

【病理】子宫内膜异位症的主要病理变化为异位内膜随卵巢功能周期性的变化而发生周期性出血和其周围组织纤维化,以致在病变区形成小黑点、咖啡色、紫红色、白色透明的小斑或小疱,甚至发展为大小不等的紫蓝色实质结节或肿块。但病变可因其部位和程度不同而有所差异。最常见的发生部位是卵巢,依次为盆腔腹膜、直肠子宫陷凹、宫骶韧带、子宫后壁浆膜、乙状结肠和膀胱。其他受影响的部位包括阑尾、回肠和膈肌。内膜异位灶也可出现在外阴、阴道、宫颈、直肠阴道间隙、腹壁、脐部、支气管、肺、肾以及腹股沟区。

1. 子宫内膜异位症包括以下四种临床病理类型

(1)腹膜型子宫内膜异位症(peritoneal endometriosis,PEM):指盆腔腹膜的各种内异症种植灶,包括红色病变(早期病变)、蓝色病变(典型病变)及白色病变(陈旧病变)。

(2)卵巢型子宫内膜异位症(ovarian endometriosis,OEM):根据囊肿的大小以及囊壁的粘连以及浸润程度分成Ⅰ型、Ⅱ型。Ⅰ型囊肿多<2cm,囊壁有粘连,不易剥离;Ⅱ型又分为三种亚型。ⅡA囊壁无明显浸润但合并生理性囊肿如黄体囊肿或滤泡囊肿;ⅡB囊壁有浸润,手术仍较易剥离;ⅡC囊肿明显浸润或多房,手术不易剥离。发生于卵巢的子宫内膜异位症占60%~80%,波及双侧卵巢者约为50%。其表面可出现如上述的内膜异位灶斑点。但是,病灶也可侵入深处或卵泡内,病灶内的内膜组织可随性激素的周期性变化而反复发生月经样内膜脱落出血,血液经久积聚,陈旧性血液聚集在囊内形成咖啡色黏稠液体,类似巧克力样而俗称"巧克力囊肿",医学上应称为子宫内膜异位囊肿。囊肿直径自小渐大,最大可达25cm。由于在经期时卵巢腔内反复出血,囊腔内压力过高,囊壁可能出现小裂隙并有微量血液渗出,但裂隙随即被渗出物引起的腹膜局部炎症反应和组织纤维化所愈合,久之卵巢与周围的乙状结肠、子宫和阔韧带紧密粘连,固定在盆腔内,不活动。如手术时强行剥离,囊壁往往破裂,流出陈旧血液。这样的紧密粘连是卵巢子宫内膜异位囊肿的特点之一,并可借此与其他出血性卵巢囊肿相鉴别。输卵管常与卵巢或周围组织粘连,蠕动受限,但伞部尚可畅通或部分畅通。有时可见发生结节性异位病灶而阻塞管腔者。

(3)深部浸润型子宫内膜异位症(deep infiltrating endometriosis,DIE):内异症病灶在腹膜下,病灶浸润深度≥5mm,通常指内异症病灶浸润直肠隔。其发病率占盆腔内异症的33%以上。多位于子宫后方,即宫骶韧带、阴道直肠陷凹、直肠结肠壁、阴道穹窿等,位于盆腔前部(膀胱)的DIE较少,有文献报道不同部位的DIE发病率:道格拉斯陷凹(55%)、宫骶韧带(65.5%)、阴道(17.4%)、直肠(9.5%)和膀胱子宫反折腹膜(7.5%)。现在,此类型的子宫内膜异位症越来越引起人们的重视。对于DIE的分型,目前尚无统一标准。Koninckx等根据组织发生学将DIE分为3类:第Ⅰ类,病灶呈圆锥形,基底部朝向腹膜表面而尖端指向腹膜下方,是最为常见的类型;第Ⅱ类,异位灶与肠管、膀胱相邻;第Ⅲ类,球型结节完全隐藏在腹膜内,这类病灶浸润最深,症状最严重,但腹腔镜检查最容易漏诊。异位灶浸润深度越深,引起的盆腔痛和深部性交痛症状越重。这种分类对病因学研究具有指导意义。Chapron等按解剖部位将DIE分为四型:Ⅰ型,累及膀胱,病灶浸润固有肌层;Ⅱ型,累及宫骶韧带,指病灶仅浸润宫骶韧带;Ⅲ型:累及阴道,病灶浸润直肠子宫陷凹(cul-de-sac,CDS),阴道后穹窿及腹膜后区域;Ⅳ型,累及肠道,病灶浸润肠壁固有肌层。腹腔镜手术适用于膀胱型、骶子宫韧带型和阴道型内异症,而肠道DIE则有时需要开腹手术治疗,这种分型对指导手术具有一定意义,但分型复杂。上述分型方法定义界定较模糊,对治疗的指导和疾病预后意义有限。2002年,Donnez等根据影像学结果将DIE分为:Ⅰ型,直肠阴道隔病灶,病灶较小(约2cm),占10%,容易诊断,术前不需要作静脉肾盂造影(intravenous pyelography,IVP)检查,经阴道途径手术即可;Ⅱ型,阴道后穹窿病灶,最常见,占65%,钡餐造影常正常;Ⅲ型,为沙漏形状病灶,占10%,78%者有直肠壁浸润,术前必须做钡餐造影及肠道准备,较大病灶还需行静脉肾盂造影检查。该分型基于术前无创检查,明确病灶部位、范围和程度,对术前准备及手术方式有一定指导意义。北京协和医院将后盆腔DIE分成3型:单纯型(指病灶未累及穹窿或直肠)、穹窿型(指累及阴道后穹窿,而不伴直肠肌层浸润)和直肠型(指累及直肠肌层伴或不伴有穹窿受累)。并证实不同类型的DIE具有各自特征性的疼痛症状,且在手术切净程度及疼痛复发率上均存在统计学意义。北京协和医院DIE分类方法更简单直观,容易界定,临床操作性较好,这种 DIE 分型为内异症疼痛的评估和治疗提供了比较准确的参考体系。中山大学附属第一医院提出 EMs 姚氏手术病理分型(EMs 姚氏分期)将直肠子宫陷凹病变作为 EMs 的基本病变之根本所在,再根据病变是否累及阴道壁、直肠壁及泌尿系统,将 EMs 的基本病变分为Ⅴ型。并根据直肠子宫陷凹病变是否合并子宫腺肌病、单侧或双侧卵巢 EMs 囊肿而将每个基本病变类型进而分为 a、b1、b2、c、d1 和 d2 亚型。以此分型用来评估预后及预测妊娠结局。

(4) 其他型(other endometriosis,OtEM):可累及消化道(gastrointestinal,G)、泌尿道(urinary tract,U)、呼吸道(respiratory system,R)、瘢痕(scar,S)以及其他少见远处的内异症。

2. 组织学变化 镜检时在病变部位可见子宫内膜的腺上皮细胞和间质细胞、内膜腺体或腺样结构、内膜间质及其出血灶,其周围还常有纤维组织,有时伴有肌纤维。但异位内膜反复出血后,上述典型的组织结构可能被破坏而不能见到,引起临床和病理不一致现象。子宫内膜异位的临床表现愈典型,内膜异位的组织病理特征则愈少。内膜异位的出血是来自间质而不是来自腺体或腺上皮,故在镜检下能找到少量间质细胞即可确诊此病。如临床表现和手术时肉眼所见病理改变十分典型,即使镜检下仅能在囊壁中发现红细胞、含铁血黄素或含铁血黄素的巨噬细胞等出血证据,亦应视为子宫内膜异位症。

【临床表现】 子宫内膜异位症约 1/3 患者可表现为突出的典型症状,但也有部分患者虽然患病但并无症状,或仅间接地表现为生殖功能异常,只是因其他原因行剖腹手术时发现。子宫内膜异位症的主要症状如下:

1. 疼痛 是最常见的症状,与病变程度不完全平行。DIE 型内异症与患者的疼痛有明确而密切的关系。疼痛多限于盆腔,少见于胃肠道、泌尿道和呼吸系统。因疼痛是患者的主观症状,很难精确地估计其发生率。腹腔镜下诊断有明确的子宫内膜异位症的患者约 30%~50% 伴有疼痛。而微小病变可能会更高些。有人报道在一系列无明确病变的盆腔疼痛患者中,约有 50% 从阔韧带、宫骶韧带和直肠子宫陷凹等处的活检证实为微小子宫内膜异位病灶。内膜异位症引起的疼痛程度与病变部位及浸润深度等有关,与病灶的大小无明显关系。内膜异位症引起疼痛的原因包括局部压力增加、炎症、粘连、前列腺素产生增加,以及病灶侵及

神经、心理因素等。腹腔液巨噬细胞数量增加可增加溶酶体酶的释放、诱导组织损伤和疼痛。

(1)痛经:最常见,约 50% 的患者有痛经。最典型的痛经表现为经前 1~2 天开始,月经第 1 天最剧,经后逐渐停止。痛经程度可逐渐加剧,从不需用镇痛措施到剧痛卧床不起。疼痛时可伴有颜面苍白、出冷汗、恶心、呕吐、里急后重等。

(2)性交痛:表现为深部盆腔疼痛,常为宫骶韧带病灶引起。月经前疼痛最严重,且有其特异的性交体位。可能为性交活动时引起盆腔器官移位和直接压于宫骶韧带病灶处或牵扯腹膜引起。

(3)慢性盆腔痛:是指盆腔疼痛至少持续 6 个月,月经期疼痛可加重。常与晚期内膜异位症病变有关。

(4)经期肛门坠胀及排便痛:是子宫内膜异位症较特异的症状。因病灶在盆底、直肠子宫陷凹、直肠和乙状结肠且有粘连,排便时肠蠕动,引起腹膜牵拉所致。

2. 不孕 约 50% 的内膜异位症患者可发生不孕。内膜异位症引起不孕的原因复杂,从排卵功能障碍、卵子质量不佳、输卵管粘连、拾卵及配子运输不力、子宫内膜容受性差或着床问题,几乎是"全方位"对受孕的干扰。

(1)机械性盆腔因素:内膜异位症引起的粘连直接干扰卵巢排卵或影响输卵管拾卵功能。

(2)腹腔液的胚胎毒性:异位的子宫内膜可诱导腹腔内的炎症反应,表现巨噬细胞数量及活性增加,细胞因子、前列腺素和黏附分子含量增加。许多学者通过体外胚胎培养的方法已证实,在培养基中加入内异症患者腹腔液后,胚胎的囊胚形成率、囊胚细胞数及滋养层细胞数明显下降,囊胚凋亡率明显上升。这提示内异症腹腔液具有胚胎毒性作用,但其机制尚未明确。可能与内异症患者腹腔液中由巨噬细胞分泌的 IL-1、IL-6、TNF-α 水平明显增高有关。IL 的异常变化可以从不同角度激活 T 和 B 淋巴细胞,介导免疫和炎症反应,促进细胞分化和增殖。体外实验发现,在胚胎培养基中分别加入 IL-1、IL-6 或 TNF-α 后,胚胎发育受限,囊胚形成率明显降低。这说明内异症腹腔液中高浓度的细胞因子对胚胎具有毒性作用。内膜异位症患者的腹腔液对精子的活动有抑制作用,对受精后的胚胎的卵裂也有抑制作用。腹腔液中巨噬细胞及其产生的前列腺素的增加,能吞噬精子,促进局部成纤维细胞增生,胶原沉积、纤维化和粘连,导致输卵

管蠕动及拾卵功能异常而致不孕。

(3) 干扰胚胎着床：内异症患者腹腔液中黏附分子、多种细胞因子的改变均可影响子宫内膜的容受性而干扰胚胎的着床。

(4) 排卵/内分泌异常：前列腺素在调节卵巢的卵泡发育、排卵、黄体功能等方面起重要作用，因此推测内膜异位症患者存在内分泌异常。

1) 无排卵：Acosta 等报道 107 例内膜异位症患者，29 例无排卵（占 27%）。给这些患者诱导排卵，其中 11 例（占 38%）妊娠。Soules 等报道 350 例内膜异位症不孕患者，58 例（占 17%）为无排卵或排卵稀少，同时治疗内膜异位及无排卵，可使 43% 的患者妊娠。Dmoswski 等报道给一组轻度子宫内膜异位症伴有排卵功能障碍患者，同时用达那唑和诱发排卵治疗，70% 患者可获妊娠，而单纯诱发排卵仅 28% 的患者妊娠。

2) 高催乳素血症：少部分内膜异位症患者存在高催乳素血症，影响其排卵导致不孕。Gregoriou 等测定 40 例异位症合并不孕症的患者的基础血催乳素（prolactin，PRL）以及给予促甲状腺激素释放激素（thyrotropin-releasing hormone，TRH）后的血清催乳素水平，发现患者的基础催乳素及给药诱发后催乳素均与临床分期明显相关。分期越晚，催乳素越高。在给予促性腺激素释放激素拮抗剂（GnRH-antagonist，GnRH-ant）治疗后，妊娠者的催乳素水平明显低于未妊娠者。认为高催乳素是引起未妊娠者的不孕原因之一。

3) 卵泡发育过程异常：经阴道超声连续监测内膜异位症患者的卵泡发育过程，发现微小内膜异位症患者，18 个月经周期中仅 12 个周期（占 67%）卵泡发育正常。异常的卵泡发育表现为发育缺失、迟缓、异常卵泡变化、未成熟卵泡破裂、黄素化未破裂卵泡。Doody 等比较了 46 例异位症和 18 例正常妇女的卵泡生长率和排卵前卵泡生长时间，发现内膜异位症患者的卵泡生长率明显低于正常妇女，排卵前卵泡生长发育时间与正常妇女相比明显延长。

4) 黄体功能不足（luteal phase deficiency，LPD）：综合各文献报道，内膜异位症患者约 10%~20% 存在黄体功能不足。同其他原因引起的不孕患者相比并无统计学差异。因此，内膜异位症患者的 LPD 发生率增高可能并非其不孕的原因，至少不是其主要原因。

5) 未破卵泡黄素化综合征（luteinized unruptured follicle syndrome，LUFS）：内膜异位症患者偶尔可出现未破卵泡黄素化综合征，同其他因素相比，未破卵泡黄素化综合征在内膜异位症患者的不孕机制中并不是主要因素。

(5) 自发性流产：许多回顾性分析报道内膜异位症患者的自发性流产发生率增加。可能的机制为患者的黄体功能不全，前列腺素增加导致异常的子宫收缩，免疫排斥导致胚胎种植失败。Metzger 等报道 139 例内膜异位症患者，63% 有自发性流产病史。

3. 月经异常　月经异常是另一常见主诉，可表现为月经过多、经期延长、经前点滴样出血或子宫不规则出血。卵巢功能异常是引起这些症状的主要原因。

4. 非子宫部位的异常出血　如气管内内异症会导致每次月经时少量咯血或大口咯血；肺胸膜内异位灶可引起月经期气胸、胸腔积血。输尿管膀胱内的内膜异位灶导致月经期血尿，输尿管内的病灶增大还可以阻塞管道，引起肾盂积血、积液等并发症，结直肠内的病灶致周期性的便血。鼻腔内的病灶可引起周期性的鼻出血。腹壁瘢痕子宫内膜异位症表现为周期性瘢痕疼痛及肿块增大。会阴切口瘢痕结节经期增大，疼痛加重。

5. 体征　典型的盆腔子宫内膜异位症表现为子宫后倾粘连固定，子宫一侧或双侧附件区扪及与子宫相连的不活动囊性肿块，有轻压痛，宫骶韧带、直肠子宫陷凹处有触痛性结节。若直肠阴道隔受累，可在阴道后穹隆扪及甚至看到突出的紫蓝色结节。

【临床分期】

1. ASRM 分期　近年来，子宫内膜异位症在临床上的诊断率大大增加，且发现它与不孕症关系密切。但是，各国学者又发现由于对病情和防治效果的描述缺少统一的标准，难以进行交流和比较，因此试图制订统一的标准来评价患者的病情。子宫内膜异位症的分类系统经历了一系列发展，至今仍不完善。目前，常用的内异症分期方法是美国生殖医学学会（American Society for Reproductive Medicine，ASRM）分期，即 1996 年第 3 次修订的内异症分期（r-AFS）。ASRM 分期主要根据腹膜、卵巢病变的大小及深浅，卵巢输卵管粘连的范围以及程度，直肠子宫陷凹的封闭程度进行评分，分为 4 期：Ⅰ期（微小病变），1~5 分；Ⅱ期（轻度），6~15 分；Ⅲ期（中度），16~40 分；Ⅳ期（重度），>40 分。评分方法见表 36-3。ASRM 分期是目前国际上最普遍使用的内异症临床分期，其主要缺陷是对患者的妊娠结局、疼痛症状、复发没有很好的预测性。

表 36-3　子宫内膜异位症 ASRM 分期评分表

类别	异位病灶					粘连			直肠子宫陷凹封闭程度	
	位置	大　小			程度	范围			部分	完全
		<1cm	1~3cm	>3cm		<1/3 包裹	1/3~2/3 包裹	>2/3 包裹		
腹膜	表浅	1 分	2 分	3 分	–	–	–	–	–	–
	深层	2 分	4 分	6 分	–	–	–	–	–	–
卵巢	右侧,表浅	1 分	2 分	4 分	右侧,轻	1 分	2 分	4 分	–	–
	右侧,深层	4 分	16 分	20 分	右侧,重	4 分	8 分	16 分	–	–
	左侧,表浅	1 分	2 分	4 分	左侧,轻	1 分	2 分	4 分	–	–
	左侧,深层	4 分	16 分	20 分	左侧,重	4 分	8 分	16 分	–	–
输卵管	–	–	–	–	右侧,轻	1 分	2 分	4 分	–	–
	–	–	–	–	右侧,重	4 分	8 分	16 分	–	–
	–	–	–	–	左侧,轻	1 分	2 分	4 分	–	–
	–	–	–	–	左侧,重	4 分	8 分	16 分	–	–
直肠子宫陷凹封闭	–	–	–	–	–	–	–	–	4 分	40 分

注:如果输卵管伞端完全粘连,评 16 分;如果患者只残留一侧附件,其卵巢及输卵管的评分应乘以 2 ;-,无此项;ASRM,美国生殖医学学会。

2. 子宫内膜异位症生育指数　子宫内膜异位症生育指数(endometriosis fertility index,EFI)主要用于预测内异症合并不孕患者腹腔镜手术分期后的自然妊娠情况,评分越高,妊娠概率越高(表36-4)。预测妊娠结局的前提是男方精液正常,女方卵巢储备功能良好且不合并子宫腺肌病。输卵管最低功能评分(least function,LF),指单侧输卵管、输卵管伞端、卵巢三个部位各自进行评分,两侧均取单侧评分最低者,两者相加即为 LF 评分,以此纳入最后的统计。根据三个部位的情况,将评分分成 0~4 分:4 分,功能正常;3 分,轻度障碍;2 分,中度障碍;1 分,重度障碍;0 分,无功能或缺失。

【诊断】

1. 病史　对于有盆腔疼痛、不孕、月经异常、盆腔肿块等临床表现的患者应考虑存在内异症的可能。

对于无疼痛症状的不明原因的不孕,可能即为轻度子宫内膜异位症,应行腹腔镜确诊。确诊内异症需要病理检查,病理诊断的标准是病灶中可见子宫内膜腺体和间质,伴有炎症反应及纤维化。其他部位的异位病灶,除周期性的疼痛外,还有出血症状,应警惕与其他原因引起的出血鉴别。

表 36-4　子宫内膜异位症生育指数(EFI)评分

类别	评分
病史因素	
年龄 ≤35 岁	2 分
年龄 36~39 岁	1 分
年龄 ≥40 岁	0 分
不孕年限 ≤3 年	2 分
不孕年限 >3 年	0 分
原发不孕	0 分
继发不孕	1 分
手术因素	
LF 评分 7~8 分	3 分
LF 评分 4~6 分	2 分
LF 评分 0~3 分	0 分
ASRM 评分(异位病灶评分之和)<16 分	1 分
ASRM 评分(异位病灶评分之和)≥16 分	0 分
ASRM 总分 <71 分	1 分
ASRM 总分 ≥71 分	0 分

2. 体格检查　盆腔、外阴或腹壁创口部位的病灶一般形成或大或小的不规则质硬结节,触痛明显,盆腔内也可粘连形成团块,附件区可触及囊性

肿块。

3. 辅助检查方法 腹腔镜是最通用的检测盆腔或腹部子宫内膜异位症的方法,仍有人誉之为诊断内异症的金标准。其次可行影像学检查及血清标志物 CA125 的测定。

(1)腹腔镜检:可确诊子宫内膜异位症并可取得组织活检。选择月经周期的什么时间行腹腔镜检,主要根据想了解的内容而定。不孕妇女在黄体期行腹腔镜检,可确定有无排卵、黄体形成,同时行诊断性刮宫可诊断为黄体功能不足。不孕妇女若怀疑子宫内膜异位症,可在月经后的任何时间行腹腔镜确诊。诊断性腹腔镜行 2 个穿刺点,应全面细致地检查,进入腹腔时,要注意腹腔液的颜色、数量。从盆腔的一侧开始,逐步检查卵巢、输卵管、子宫前面、阔韧带、膀胱区等,再检查对侧。如果卵巢固定,应推动卵巢检查其表面及卵巢窝,卵巢窝是内膜异位症相对常见的部位,如果不仔细检查可能会漏诊。子宫应被举起,直肠子宫陷凹处的液体应抽吸干净,以便能看清子宫后壁、直肠子宫陷凹、宫骶韧带、乙状结肠及输尿管有无病变。其次要检查腹腔脏器,如小肠、大肠、阑尾、肝脏、脾脏及膈肌。膈肌的子宫内膜异位病灶可引起少见的症状如月经期肩部疼痛。内膜异位灶可表现为黑色、蓝色、红色和棕色,也有白色、浅灰色和纤维化的报道,当怀疑时可取活检明确诊断。

(2)影像学技术:用于内膜异位症辅助诊断的影像学检查有超声、CT 和 MRI 检查。

1)超声检查:超声扫描主要对卵巢的子宫内膜异位症诊断有意义。典型的超声影像为附件区无回声包块,内有强光点。声像图不易与卵巢肿瘤相区别,需结合临床和其他检查予以鉴别。一般在盆腔内可探及单个或多个囊肿,囊肿直径一般为 5~6cm,最大可达 25cm,囊壁较厚且粗糙不平,与周围组织粘连。月经期由于囊肿内出血,B 超下可稍增大。笔者医院将卵巢子宫内膜异位症的声像图分为以下五种类型:①单纯囊肿型:肿块为清晰的无回声区,囊壁较厚,界限清楚,呈圆形或椭圆形,后方伴回声增强。该型常见于病程短的病例,囊液较稀薄。②多囊型:肿块为多个圆形无回声区,边界清晰,形态可不规则,亦可有细小光带回声,手术标本可见子宫内膜异位灶在同一卵巢多点种植而形成多个囊腔或因纤维素凝集分隔而成,腔内为咖啡样囊液。③均匀光点型:肿块为无回声区,内布满均匀细小的光点回声,边界清晰,囊壁较厚而毛糙,呈圆形或椭圆形,后方伴回声增强。该型多见,系由于黏稠的陈旧性血液或子宫内膜碎屑沉积所致。④囊内团块型:肿块为无回声区,内呈散在细小光点,其间可见光团,边界清楚,形态变化大,多呈圆形,与囊壁粘连或不相连。因囊内陈旧性机化凝血块所致。⑤混合型:肿块为囊、实相间的杂乱回声,内可见无回声、细小光点、光斑及宽粗的光带回声。笔者医院于 1994 年分析了 131 例卵巢子宫内膜异位囊肿患者的 B 超声像图,依据上述形态类型,发现 B 超诊断卵巢子宫内膜异位症与病理诊断的符合率达 85.3%,因此,我们认为 B 超是诊断卵巢子宫内膜异位囊肿的简便可行的办法。

2)CT 和 MRI 检查:CT 扫描多表现为边界不清、密度不均匀的病灶,有出血者显示为高密度,局部积液者为低密度。MRI 对卵巢内膜异位囊肿、盆腔外内异症,以及深部浸润病变的诊断和评估有意义,特别是直肠阴道隔、直肠乙状结肠之间的内膜异位灶显示较好,但对腹膜及韧带之异位灶显示欠佳。

(3)血清标志物:CA125 是卵巢上皮性肿瘤的一种标志物,在发生子宫内膜异位症时也有较高的值,但一般在 200U/ml 以下。根据子宫内膜异位症不同的类型,CA125 增高的比例有所不同。总体来说,60% 以上有 CA125 增高,由于 CA125 是上皮性卵巢肿瘤一个相对比较特异的标志物,与子宫内膜异位症往往有重叠,我们在临床上应予重视,予以仔细鉴别。子宫内膜异位症对药物治疗的效应及手术治疗的效果可用连续监测 CA125 的值来反映。有人提出手术后 CA125 持续升高或降低后又升高的患者术后妊娠率低。

抗子宫内膜抗体也是子宫内膜异位症的血清标志物,初步研究显示,抗子宫内膜抗体对异位症诊断的敏感性为 56%~75%,假阳性率为 0~21%。抗子宫内膜抗体水平与疾病分期无关。患者经用达那唑及 GnRH-a 治疗后,血清中抗子宫内膜抗体明显降低,故测定抗子宫内膜抗体有助于子宫内膜异位症的诊断和疗效观察。目前认为抗子宫内膜抗体的特异性比较高,滴度与期别有相关性,这样对于诊断、观察疗效都有帮助。

另一血清标志物是 CA199,CA199 在子宫内膜异位症患者中可以明显升高,但不具有特异性。对辅助诊断有一定的判断价值。

(4)其他辅助检查:对可疑膀胱内异症或肠道内异症,术前应行膀胱镜或肠镜检查并行活检,以除外器官本身的病变,特别是恶性肿瘤。必要时可行其他辅助检查,如静脉肾盂造影、膀胱镜、结肠镜等。

【鉴别诊断】子宫内膜异位症主要应与慢性盆腔炎、盆腔恶性肿瘤及子宫腺肌病相鉴别。

1. **慢性盆腔炎** 慢性盆腔炎患者多有急性盆腔炎病史,检查子宫固定不活动,且多在子宫双侧扪及肿块,特别是结核性盆腔炎患者还能在宫骶韧带及直肠子宫陷凹等处扪及结核性结节,因而不易与内膜异位症相鉴别。但慢性盆腔炎患者的疼痛不仅限于月经期,平时也有隐痛,且可出现反复的急性盆腔炎发作,伴有发热。结核性盆腔炎常有经量减少甚至闭经史。碘油造影如发现输卵管通畅,一般可排除慢性盆腔炎的存在。结核性盆腔炎可有结核病的特殊表现,如午后低热、消瘦等。抗感染治疗对内膜异位症无效,而对炎症有效,因而凡诊断为慢性盆腔炎经久治疗症状不消失者,应考虑有内膜异位症的可能。

2. **盆腔恶性肿瘤** 盆腔恶性肿瘤特别是卵巢恶性肿瘤除在子宫旁扪及固定的肿块外,还可在盆腔内发现散在转移结节,因而易与子宫内膜异位症混淆,但恶性肿瘤患者一般健康情况较差,病情发展迅速,疼痛为持续性,与月经周期无关,多伴有腹水。凡诊断不明确者,应尽早剖腹探查。

3. **子宫腺肌病** 痛经症状与内膜异位症相似,有时甚至更剧烈。子宫可呈对称性或结节性增大,质硬。子宫腺肌病有时与盆腔子宫内膜异位症并存。

【治疗】子宫内膜异位症发病率高,流行广泛,是否所有的内膜异位症均需治疗呢? Rawson 报道约 50% 患者可以不经治疗而自然妊娠,61% 因肌瘤而手术的患者存在无症状的内膜异位灶,目前对内膜异位症的治疗基本原则是缩减和去除病灶,减轻和控制疼痛,治疗和促进生育,预防和减少复发。治疗主要考虑的因素包括:①年龄;②生育要求;③症状的严重性;④病变范围;⑤既往治疗史;⑥患者的意愿。治疗措施要规范化与个体化。对盆腔疼痛、不育及盆腔包块的治疗要分别对待。

治疗的方法分为手术治疗、药物治疗、介入治疗及辅助生育治疗等。原则上症状轻微者采用非手术治疗;要求生育的轻度患者明确诊断后先行激素治疗,病变较重而需要生育者则行保守手术;年轻但病变较重、无生育要求者采用保留卵巢功能的手术再辅以药物治疗;症状和病变较重且无生育要求者或保守性手术治疗后复发者,可考虑行全子宫及双附件切除术。

(一) 手术治疗

手术治疗的目的:去除肉眼可见病灶,恢复盆腔解剖,改善相关症状,如缓解疼痛、提高妊娠率。

手术种类及选择原则:子宫内膜异位症的手术治疗逐步演变发展,在 20 世纪 60 年代前,子宫内膜异位症的手术治疗多用根治性手术,由于当时对该病认识及治疗的局限,认为子宫及卵巢是引起该病的根本原因,只有切除子宫及双侧附件,才能治愈疾病。直到 20 世纪 60 年代,保守性手术才被认为是合理的有效的治疗方法。20 世纪 80 年代,内镜技术的产生及在医学上的运用,使子宫内膜异位症保守性手术有了很大进展。从 1985 年开始,腹腔镜开始用于子宫内膜异位症的诊断并进行精确的分期,随着腹腔镜技术的迅速发展,腹腔镜手术治疗子宫内膜异位症的地位逐步提高,至现在已基本上取代了剖腹保守性手术。

子宫内膜异位症腹腔镜手术治疗的指征为:盆腔痛需手术者;子宫内膜异位症伴不孕者;卵巢内膜样囊肿<3cm 药物治疗无效或>5cm 者,亦有学者认为卵巢内膜样囊肿有伴随症状或囊肿>3cm 者即需手术;浸润性生长的子宫内膜异位症如直肠阴道隔的子宫内膜异位症;泌尿道或消化道内膜异位症伴梗阻。

手术种类分为以下几种:

1. **保守性手术** 保留患者的生育功能:手术尽量去除肉眼可见的病灶,剔除卵巢巧克力囊肿以及分离粘连。适合年轻或需要保留生育功能者。保守性手术主要适用于不孕症患者。腹腔镜手术是保守性手术的主要手段。

2. **子宫切除术** 切除全子宫和病灶,但保留卵巢。主要适合无生育要求、症状重或复发后经保守性手术或药物治疗无效,但年龄较轻希望保留卵巢内分泌功能者。

3. **子宫及双侧附件切除术** 切除全子宫及双附件以及所有肉眼可见的病灶。适合年龄较大、无生育要求、症状重或经多种治疗无效者。子宫和双侧卵巢切除后内异症再复发的概率很小。Ranney 报道子宫和双侧卵巢切除后若用雌激素补充治疗,复发率约为 3%,若未用雌激素补充治疗,则无复发。Gray 等也有类似的报道。根治性手术同样主张行腹腔镜手术切除。

4. **神经阻断手术** 如腹腔镜子宫骶神经切断

术（laparoscopic uterosacral nerve ablation，LUNA）及骶前神经切除术（presacral neurectomy，PSN），主要治疗中线部位的疼痛。由于手术的治疗效果不够理想及手术存在风险，目前已很少采用。

5. 特殊部位的子宫内异症的手术治疗

（1）深部浸润型（DIE）的手术治疗：DIE 典型的临床症状是痛经、性交痛、排便痛和慢性盆腔痛；侵犯结肠、直肠、输尿管及膀胱等，引起胃肠道及泌尿系统相关症状。可以在阴道后穹窿或子宫后方触及触痛结节。大部分 DIE 病灶位于后盆腔，累及宫骶韧带、直肠子宫陷凹和直肠阴道隔。DIE 的治疗因人而异，根据患者年龄的大小、症状的严重程度、是否有生育要求及计划何时进行生育制订个体化的治疗方案。目前治疗以手术治疗首选，药物治疗辅助。DIE 的手术指征为：①疼痛症状，药物治疗无效；②合并卵巢子宫内膜异位囊肿和 / 或不孕；③侵犯肠道、输尿管等器官梗阻或功能障碍。对于年轻需要保留生育功能的患者，以保守型病灶切除为主，保留子宫及双侧附件。对于年龄大、无生育要求或病情重特别是复发的患者，可以采取子宫切除或子宫及双侧附件切除术。

手术是治疗 DIE 的唯一选择，DIE 手术远较妇科肿瘤手术复杂，没有固定的手术模式，往往涉及泌尿系统、消化系统、盆腔血管及神经。DIE 导致严重盆腔粘连，手术成功关键是先辨认解剖标志，分离粘连，恢复盆腔的基本解剖结构，彻底切除病灶。DIE 行手术治疗能缓解疼痛及改善生活质量。但是，DIE 行手术治疗可能出现大量术中及术后并发症。

1）宫骶韧带异位灶的手术治疗：是 DIE 的常见部位。常表现为痛经及性交痛，病灶呈散在或集中，多部位病灶常合并存在，病灶可封闭直肠子宫陷凹，累及宫骶韧带。独立的宫骶韧带子宫 DIE，手术方式包括宫骶韧带切除术及骶前神经切除术。但当异位病灶在宫骶韧带、宫颈后方病灶较集中，阴道后穹窿亦有受累者，对无生育要求患者，应选择全子宫切除＋盆底病灶清除，才能有效镇痛及降低复发率。手术操作时首先分离输尿管以避免输尿管损伤，术前可植入双 J 管，若病灶较大，有时需要将直肠侧窝分离。如果病变累及单侧宫骶韧带需切除单侧，累及双侧宫骶韧带则需切除双侧韧带。若病灶累及阴道壁，需要先分离直肠旁间隙，将直肠壁从阴道壁游离，方可切除阴道壁上病灶。

2）直肠阴道隔异位灶的手术治疗：主要症状表现为痛经，经期肛门坠胀，少数患者表现为经期便血。虽然药物可减轻疼痛，但大部分学者认为腹腔镜下切除结节病灶是最有效的治疗方法。对于直肠阴道隔的 DIE 可分为 4 级：Ⅰ 级，病灶浸润肠管表浅的浆肌层；Ⅱ 级，病灶浸润部分肠段壁全层，可达黏膜层；Ⅲ 级，病灶浸润整个节段肠道壁全层；Ⅳ 级，病灶浸润整个区段肠道。此种分级对指导直肠阴道隔的 DIE 手术范围颇有意义，根据分级作 DIE 病灶切除、部分肠壁切除或节段肠切除。由于病灶位于直肠阴道隔内，手术难度大，容易损伤直肠造成肠瘘。腹腔镜具有视野暴露清楚、止血容易，更适于治疗直肠阴道隔子宫内膜异位症。术前应做好充分的肠道准备，手术时一术者将手指置于直肠内做指引可减少肠损伤。

3）阴道后穹窿异位灶的手术治疗：阴道后穹窿异位灶是 DIE 常见类型，是由直肠子宫陷凹处的子宫内膜异位症病灶直接向下扩展而浸润阴道后穹窿和直肠阴道隔。常有性交困难及性交后出血症状，检查时在阴道后穹窿可触及一个或多个压痛结节，呈红色或暗蓝色。手术要点：先解剖输尿管和分离直肠陷凹的粘连，打开直肠阴道隔，将直肠向后方推离，再行病灶切除术。解剖输尿管应从盆腔腹膜未被病灶侵犯的部位分离，以锐性分离加水分离为主，将输尿管一直游离至宫旁子宫动脉的下方。

4）肠道 DIE 的手术治疗：对于可疑肠道 DIE，术前可进行乙状结肠或直肠镜检查，用于排除肠道肿瘤的可能。肠道 DIE 目前的手术主要有肠壁病灶削切术（shaving）、蝶形切除（disc excision）及肠段切除加吻合术。无肠狭窄，手术以病灶减灭为宜，尽量保证肠壁的完整性和功能。肠道 DIE 最佳手术方案目前仍有争议。手术决策时，要权衡手术安全性与手术效果。

5）侵犯膀胱的 DIE：在膀胱逼尿肌中出现子宫内膜腺体和间质，可以认为是侵犯膀胱的 DIE。主要症状为排尿困难、血尿和反复出现的泌尿道感染。术前应行膀胱镜检查。依据膀胱壁累及程度，选择不同的手术方案：①累及膀胱表浅腹膜，可行病灶剔除术；②未累及膀胱黏膜面的病灶，可沿黏膜面完整剥除病灶，保留膀胱黏膜，间断缝合；③累及膀胱黏膜面，则行膀胱部分切除术。应注意保护输尿管开口处的膀胱三角区及神经结构。术中应灌注亚甲蓝判断有无膀胱瘘，并放置输尿管支架 6~8 周。

6) 侵犯输尿管的 DIE：膀胱和输尿管异位症发病率<1%，因输尿管外的内膜异位瘢痕压迫输尿管管腔影响肾功能，输尿管 DIE 治疗目的是及时解除输尿管梗阻，保护肾功能。一旦出现输尿管梗阻，应立即手术治疗，行粘连松解或行输尿管部分切除，以及吻合术或行输尿管膀胱移植术。术前输尿管内放置双 J 管作为指示。若未出现梗阻，应先给予药物治疗。完整切除膀胱子宫内膜异位症是预防复发的关键。

(2) 盆腔外子宫内膜异位灶的手术治疗

1) 小肠内膜异位症：根据受累部位、程度、对小肠功能的影响而定。小的病灶可行局部病灶切除；若病变广泛，则行部分小肠切除；出现肠梗阻，需立即剖腹探查。

2) 腹部及会阴瘢痕子宫内膜异位症：首选手术治疗，因子宫内膜与周围正常组织间无完整包膜，病灶周围的正常组织可散在异位的子宫内膜组织，故手术范围应包括病灶外围 0.5~1cm 处的正常组织。

3) 呼吸系统子宫内膜异位症：表现为月经性气胸及月经性咯血或胸腔渗液。对症状较轻患者或术后复发患者可考虑药物治疗。如果症状严重，需手术治疗，行开胸异位病灶清除术或胸腔引流术。如果无需保留生育功能，可考虑切除子宫＋双侧附件等。

6. 腹腔镜手术同剖腹手术在治疗内膜异位症中的比较 子宫内膜异位症主要引起疼痛和不孕，评价疗效主要依据疼痛减轻程度及是否妊娠。评价这两种治疗效果是比较困难的。因为前者是主观的，而后者的研究多为回顾性研究，缺乏随机性及对比性。文献报道，保守性剖腹手术后疼痛完全缓解率为 49%~89%，腹腔镜保守性手术后疼痛完全缓解率为 25%~97%。Redwine 等报道用腹腔镜完全切除异位灶后其 5 年复发率为 19%，与剖腹手术切除异位灶后的复发率相同。可见，剖腹手术与腹腔镜手术治疗疼痛效果类似，为中度有效。治疗后 5 年复发率约为 20%。Olive 等于 1986 年报道子宫内膜异位症保守性剖腹手术治疗后的妊娠率轻度约为 60%，中度为 50%，重度为 39%；Fayes 等于 1990 年报道保守性剖腹手术后的妊娠率与 Olive 相似，轻度为 65%，中度为 55%，重度为 40%。Nezhat 等报道 243 例异位症患者，腹腔镜手术治疗后的妊娠率Ⅰ期 72%、Ⅱ期 70%、Ⅲ期 67%、Ⅳ期 69%。由此可见，对于重度异位症患者，

腹腔镜手术治疗后的妊娠率高于保守性剖腹手术，而轻中度患者两种手术治疗后妊娠率类似。因此，腹腔镜是最好的手术治疗，目前已经取代了开腹手术。

(二) 药物治疗

子宫内膜异位症药物治疗目的：抑制卵巢功能，阻止内异症的生长，减少内异症病灶的活性以及减少粘连的形成。药物选择原则：①应用于基本确诊的病例，不主张长期"试验性治疗"；②尚无标准化方案；③各种方案疗效基本相同，但副作用不同，所以选择药物要考虑药物的副作用；④患者的意愿以及经济能力。

子宫内膜异位症的药物治疗可以分为单纯药物治疗、术前辅助用药及术后辅助用药三大类，各有其适应证。

单纯药物治疗：不推荐为首选治疗方案。对恐惧手术患者，当初步诊断为子宫内膜异位症，且没有恶变倾向时，可以考虑给予经验性药物治疗。

术前辅助用药治疗：不建议。但对病变较重，估计手术困难者，如较大的瘢痕（会阴切口、腹壁切口等）子宫内膜异位症、病变广泛的深部浸润型子宫内膜异位症。术前可短暂应用 GnRH-a 3 个月，可减少盆腔充血并减小病灶大小，从而一定程度上减少手术难度，提高手术的安全性。

术后辅助用药治疗：术中病变粘连，估计有残留病变者；术前疼痛症状明显而术后无明显缓解者；术后疾病复发者。可根据病情选择一线或二线药物治疗。术后药物治疗及长期管理可有效缓解疼痛，显著降低卵巢子宫内膜异位囊肿的复发。术后药物治疗疗程 3~6 个月。

1. 可供选择的药物 主要分为非甾体抗炎药（non-steroidal anti-inflammatory drug，NSAID）、口服避孕药、高效孕激素、雄激素衍生物及促性腺激素释放激素激动剂 GnRH-a 五大类。常用的药物治疗方案、作用机制及副作用如下：

(1) NSAID 用法：根据需要应用，间隔不少于 6 小时。其作用机制为抑制前列腺素合成；抑制淋巴细胞活性和活化的 T 淋巴细胞的分化，减少对传入神经末梢的刺激；直接作用于伤害性感受器，阻止致痛物质的形成和释放。

副作用：主要是胃肠道反应，偶有肝肾功能异常。长期应用警惕胃溃疡的可能。

(2) 口服避孕药（oral contraceptives，OCs）：口服避孕药用法可连续或周期用药，共 6~12 个

月。其作用机制是低剂量的高效孕激素和炔雌醇的复合片,可抑制下丘脑 - 垂体 - 卵巢轴,通过抑制激素的分泌,从而抑制排卵,降低雌激素水平,使在位及异位子宫内膜发生蜕膜化,并逐渐萎缩。副作用较少,有消化道症状或肝功能异常等。

(3)甲羟孕酮(medroxyprogesterone,MPA):甲羟孕酮为合成高效孕激素,用法为每天 20~30mg,分 2~3 次口服,连用 6 个月。作用机制是孕激素作用于垂体,抑制垂体促性腺激素释放,制造低雌激素水平的环境。同时,孕激素可以直接作用于在位和异位内膜,降低内膜的增殖能力,引起内膜组织蜕膜样改变,最终导致萎缩。副作用主要是突破性出血、乳房胀痛、体重增加、消化道症状及肝功能异常等。

以上两种药物治疗是由雌、孕激素联合或大剂量孕激素诱导的假孕治疗。大剂量连续给予雌激素和孕激素诱导一种高激素状态的闭经,以及其他一些类似正常妊娠的状况,故又称为假孕治疗。这种疗法首先是在 1958 年由 Kistner 提出运用。口服避孕药用于治疗子宫内膜异位症,一般需要持续 6~9 个月。若有突破性出血,则增加一片。这种治疗方案所诱导的垂体和卵巢功能抑制较假绝经疗法更深。使基础以及中期卵泡刺激和黄体生成素水平均低,卵巢雌激素和孕激素水平也低。然而,最初应用的外源性雌激素和孕激素能结合在位和异位的子宫内膜的雌、孕激素受体,使内膜细胞肥大、血管充血、发生蜕膜变。需经治疗一段时间后才见病灶坏死吸收。因此,有些患者在治疗初期症状可加重,病灶可扩大。

单纯大剂量孕激素也能诱导假孕状态,因此,可用于治疗子宫内膜异位症。1967 年,Gunning 等报道外源性孕激素能协同内源性雌激素,抑制卵巢功能,诱导高激素状态的闭经及子宫内膜蜕膜样变。这些变化类似于雌、孕激素诱导的假孕。用于治疗子宫内膜异位症的孕激素除甲羟孕酮外,还可用炔诺酮(norethindrone)、醋酸炔诺酮(norethindrone acetate)。甲羟孕酮也有针剂。最好从月经周期的第 3 天开始用药。孕激素治疗的剂量依个体而定。口服甲羟孕酮 40mg/d 通常可致闭经。炔诺酮 30mg/d、醋酸炔诺酮 15mg/d 及肌内注射长效缓释型甲羟孕酮 100~200mg/m 可起到有效的作用。孕激素诱导的卵巢功能抑制通常是不稳定的,雌激素水平波动和突破性出血经常发生。为

控制突破性出血,常需应用少量的雌激素,这就转变为典型的假孕疗法。

(4)地诺孕素:是 19- 去甲睾酮衍生物,不具有雄激素活性,但具有抗雄激素活性,其活性约为醋酸环丙孕酮的三分之一。地诺孕素与人体子宫孕激素受体结合的亲和力仅为孕酮的 10%,虽然其与孕激素受体的亲和力低,但在体内具有强效的孕激素作用。地诺孕素通过减少雌二醇内源性生成,从而抑制雌二醇对正常位置及异位的子宫内膜的刺激作用,对子宫内膜异位症发挥作用。当连续给药时,地诺孕素导致低雌激素、高孕激素的内分泌环境,引起子宫内膜组织蜕膜化,进而使子宫内膜异位病灶缩小。每天 2mg 可缓解子宫内膜异位症引起的慢性盆腔痛、控制病灶增长。

(5)达那唑(Danazol):达那唑是一种雄激素类衍生物,达那唑在 1971 年 Greebett 首次报道用于治疗子宫内膜异位症,在 20 世纪 80 年代因其高临床缓解率被广泛应用。用法为每天 600~800mg,分 2~3 次口服,共 6 个月。作用机制是抑制下丘脑性腺激素及月经中期的卵泡刺激素 / 黄体生成素等垂体促性腺激素的释放,从而抑制卵泡发育和排卵的发生;还可以直接与子宫内膜雄激素受体及孕激素受体结合,抑制子宫内膜的增生;还可抑制参与类固醇合成的多种酶并增加血液中游离睾酮的水平;抑制巨噬细胞依赖性 T 淋巴细胞增生反应,抑制 B 淋巴细胞免疫抗体生成。但达那唑的不良反应率高于 30%。副作用主要是男性化表现,如毛发增多、情绪改变、声音变粗。此外,还可能影响脂蛋白代谢、肝功能损害以及体重增加等。由于其严重不良反应在临床应用受限。

(6)孕三烯酮(gestrinone):孕三烯酮是合成的 19- 去甲睾酮衍生物,用法为 2.5mg,口服,2~3 次 / 周,共 6 个月。作用机制是拮抗孕激素、抗雌激素作用,降低性激素结合球蛋白水平及升高血中游离睾酮水平,从而直接抑制子宫内膜和异位内膜,使异位病灶细胞失活及退化。副作用主要是低雌激素及雄激素作用,基本同达那唑,但较轻。

(7)促性腺激素释放素(GnRH)类似物:GnRH 类似物包括 GnRH 激动剂(GnRH-a)和 GnRH 拮抗剂(GnRH-ant)。其中,GnRH-a 是目前公认的治疗子宫内膜异位症最有效的药物,是发达国家最常用的药物,在我国临床应用近年来明显增多。

促性腺激素释放素激动剂(GnRH-a)是合成的

10肽GnRH衍生物,用法依不同的制剂有皮下注射或肌内注射,每月一次,共用4~6个月。作用机制是下调垂体功能,造成药物暂时性去势及体内低雌激素状态。副作用主要是低雌激素血症引起的更年期症状,如潮热、阴道干燥、性欲下降、失眠及抑郁等。长期应用可引起骨质丢失。

天然的GnRH是由10个氨基酸组成的肽链,通过改变GnRH肽链上的第6和/或第10位氨基酸的结构形成不同效能的GnRH-a复合物,其效力通常比天然的GnRH高50~100倍,半衰期长。在大剂量给药5~10天后下调(down regulation)垂体GnRH受体水平,诱导垂体功能抑制,故又称为药物性垂体切除。在抑制卵泡刺激素和黄体生成素前,通常有短暂的促性腺激素的释放,之后出现较持久的垂体功能抑制。GnRH-a口服无效,通过鼻内给药、皮下或肌内注射给药。制剂有长效和短效类。

GnRH-a诱导的低雌激素程度主要与药物的剂量及给药的途径有关。有些途径给药可使雌激素水平维持在73~184pmol/L(20~50pg/ml)。而长效制剂,雌激素可被抑制到更低水平。

1)长效GnRH-a:例如戈舍瑞林(goserelin),每28天腹部皮下注射3.6mg;亮丙瑞林(luprolide),每月皮下注射3.75mg;曲普瑞林(triptorelin),每4周肌内注射1次,每次3.75mg。

2)短效GnRH-a:布舍瑞林(buserelin)喷鼻,900~1 200μg/d或皮下注射200~400μg/d;那法瑞林(nafarelin)喷鼻,每次200μg,每天2次,能通过鼻黏膜稳定吸收,半衰期为4小时;亮丙瑞林(lupron)皮下注射1mg/d;阿拉瑞林(alarelin)150μg/d肌内注射,系国产制剂。

GnRH-a诱导的卵巢抑制需通过周期性地测定血清雌激素水平来评价。如果必要,可调整GnRH-a的剂量。推荐GnRH-a使用的时间为6个月,对有些患者,特别是体内雌激素水平被抑制到很低水平的患者,治疗时间可缩短。

GnRH-a可有效改善子宫内膜异位症的症状,缩小病灶大小。通常有50%的患者疼痛可完全缓解,90%以上的患者的疼痛频率和强度明显降低。内膜异位病灶明显缩小,腹腔镜评分可降低50%。各种GnRH-a效果类似。

GnRH-a的副作用主要是雌激素水平过低引起。90%以上的患者可出现乳房缩小、阴道干燥、血管舒缩功能障碍。特别是有精神压抑或偏头痛

的患者,这些症状可能会更明显。然而,一般患者均能耐受其副作用。长期严重的低雌激素水平<73pmol/L(20pg/ml)可能引起钙代谢异常,导致骨质疏松症。GnRH-a特别适用于那些不能用甾体类激素治疗的患者及内异症合并肌瘤的患者。

与GnRH-a相比,GnRH类似物中的GnRH拮抗剂(GnRH-ant)可快速作用于下丘脑-垂体-卵巢轴,通过竞争性阻断GnRH受体而产生效应,没有像GnRH-a出现一过性上调垂体刺激作用,且经GnRH拮抗剂预治疗后,腺垂体仍保持其对GnRH的反应性。GnRH-ant的药理学机制,为卵巢刺激和治疗性激素依赖性疾病提供了新的途径,这一途径依赖于GnRH拮抗剂与内源性GnRH作用的平衡。GnRH拮抗剂发挥治疗子宫内膜异位症,但是无低雌激素状态,骨质流失副作用小,无需要反向添加疗法,有望成为GnRH激动剂(GnRH-a)的替代品。目前GnRH拮抗剂elagolix已进入Ⅲ期临床试验,口服GnRH拮抗剂可能有望成为子宫内膜异位症治疗方法。

GnRH-a+反向添加方案:由于GnRH-a可致雌激素水平过低而导致一系列副作用,故出现了GnRH-a反向添加方案(Add-back):理论基础是依据"雌激素窗口剂量理论",不同组织对雌激素的敏感性不一样,将体内雌激素的水平维持在30~50pg/ml既不刺激异位内膜的生长,又不引起更年期症状及骨质丢失的范围,既不影响治疗效果,又可减轻副作用,延长治疗时间。

反向添加方案有:①雌孕激素联合方案:每日结合雌激素0.3~0.625mg+甲羟孕酮(MPA)2~4mg;②单用孕激素方案:每日醋酸炔诺酮1.25~2.5mg;③替勃龙:每日1.25mg。

反向添加注意事项:应用GnRH-a 3个月以上,多主张应用Add-back。根据症状的严重程度,也可从用药第二个月开始;治疗剂量个体化,有条件应监测雌激素水平。

(8)联合调节:3个月内的GnRH-a短期应用,只为缓解症状的需要,也可以采用植物药,如黑升麻异丙醇萃取物/升麻乙醇萃取物,莉芙敏20mg,每日2次。

(三)子宫内膜异位症患者疼痛的治疗

1. 内异症疼痛的评估 对于内异症的疼痛程度评估,大多采用视觉模拟疼痛(visual analogue scale,VAS)评分系统。即VAS评估尺来评分:使用横向从左到右刻有0~10数字的移动标尺测定疼

痛值。尺上标有 0 为无痛,10 为最剧烈疼痛,让患者根据自己疼痛的感觉来自行移动尺标而确定疼痛值。

2. 内异症疼痛的治疗原则 ①合并不孕或附件包块者,首选手术治疗;②未合并不孕或无附件包块者,首选药物治疗;③药物治疗无效者可考虑手术治疗。一般手术处理病灶,可使 70%~80% 患者的疼痛症状得到缓解。

3. 内异症疼痛的药物治疗 无包块的内异症疼痛患者的治疗可按三步进行:①一线用药:非甾体抗炎药(NSAIDs)或口服避孕药及高效孕激素 3~6 个月,间断或连续;有效者可继续应用,无效改用二线用药。②二线用药方案:可选用 GnRH-a 以及左炔诺孕酮宫内缓释系统(levonorgestrel-releasing intrauterine system,LNG-IUS),其中以 GnRH-a+ 反向添加为首选,对其长期用药的副作用可有效控制。③如二线药无效,应考虑腹腔镜手术。所有的药物治疗都存在停药后疼痛的高复发率。痛经也可以考虑中药治疗。

4. 内异症疼痛的手术治疗 手术指征:卵巢子宫内膜异位囊肿直径 ≥ 4cm;合并不孕;痛经药物治疗无效。手术首选腹腔镜。手术切除内异症病灶特别是 DIE 可有效缓解症状。但手术后症状复发率较高,内异症患者单纯手术后 5 年疼痛累计复发率达 40%~50%,年复发率高达 10%。故手术后应辅助药物治疗并长期管理。

(四)内异症不孕的治疗

治疗原则:对于内异症合并不孕患者首先进行全面的不育检查排除其他不育因素,单纯药物治疗无效时应行腹腔镜检查以评估内异症病变分期、输卵管功能、腹腔粘连程度及子宫内膜异位症生育指数(表 36-4)。根据患者情况选择治疗方法。其中输卵管最低功能评分系统(least function scoring system,LF)则反映的是输卵管的功能状态,主要评分指标为输卵管伞端结构、输卵管活动度、输卵管粘连程度以及通畅程度,评分标准(表 36-5)。评分为 0 分代表缺失或无功能;1、2 及 3 分依次代表重度、中度及轻度功能异常;4 分表示在生殖过程中正常器官或结构的功能。

子宫内膜异位症生育指数综合了子宫内膜异位症严重程度、病史因素和输卵管功能,可有效评估子宫内膜异位症患者的生育能力,主要用于预测内异症合并不孕患者在腹腔镜手术分期后的自然妊娠情况,评分越高,妊娠概率越高。有学者报道 EFI

不同,其 3 年的累计妊娠率亦不同。若 EFI 在 9~10 分,3 年累计妊娠率可达 70% 以上,EFI 为 0~3 分者,3 年累计妊娠率几乎为零。

表 36-5　输卵管最低功能评分系统(LF)

结构	功能异常	描述
输卵管管腔	轻度	输卵管浆膜层轻度损伤
	中度	输卵管浆膜层或肌层中度损伤;蠕动功能的中度减弱
	重度	输卵管纤维化或轻/中度输卵管炎性包块;蠕动功能严重受限
	无功能	输卵管完全阻塞、广泛纤维化或输卵管炎性包块
输卵管伞端	轻度	伞端微小粘连形成
	中度	伞端中度粘连形成,纤毛结构的中度丢失或纤毛内部的微小纤维化
	重度	伞端严重粘连,纤毛结构的严重丧失和纤毛内部的中度纤维化
		伞端广泛粘连,纤毛结构完全丧失,输卵管完全阻塞或伞端严重损伤
卵巢	轻度	卵巢大小正常或接近正常;卵巢浆膜极少或轻度受损
	中度	卵巢大小减少 1/3 或更多;卵巢皮质中度受损
	重度	卵巢大小减少 2/3 或更多;卵巢皮质严重受损
	无功能	卵巢缺失或完全包裹粘连

对年轻、轻中度内异症者,术后期待自然受孕 6 个月,根据 EFI 值给予生育指导。有高危因素者(年龄 35 岁以上;输卵管粘连、功能评分低;不育时间超过 3 年;尤其是原发不育者;中重度内异症;盆腔粘连;病灶切除不彻底者)应积极采用辅助生殖技术助孕。包括控制超[促]排卵(controlled ovarian hyperstimulation,COH)和/或宫腔内人工授精(intrauterine insemination,IUI)或体外受精-胚胎移植(in vitro fertilization and embryo transfer,IVF-ET)。

COH/IUI 指征:轻度或中度子宫内膜异位症;轻度男性因素(轻度少弱精等);宫颈因素及不明原因不育。单周期 IUI 妊娠率约为 15%,3~4 个疗程不成功,调整助孕方式。

IVF-ET 指征:重度子宫内膜异位症,其他方法失败者(包括自然受孕、诱导排卵、人工授精、手术治疗后);病程长、高龄不育患者。

IVF-ET助孕前预处理:建议在IVF-ET前使用GnRH-a 3~6个月,有助于提高助孕成功率。用药长短依据患者内异症严重程度、卵巢储备进行调整。

内异症引起的不育,要从多环节检查和处理,内异症专家和生殖内分泌专家密切合作,采取综合治疗方法。

(五) 子宫内膜异位症复发的治疗

复发是指经手术和规范药物治疗,病灶缩小或消失、症状缓解后,再次出现临床症状且恢复至治疗前水平或加重,或再次出现子宫内膜异位病灶。

子宫内膜异位症总体的复发率高,约为50%。不同的治疗方法,复发率也不一样,其中最低的是手术治疗和药物治疗的结合。单纯药物治疗复发率是最高的。文献报道,单纯的药物治疗时,GnRH-a和孕三烯酮效果相当。单纯保守性手术治疗,3年复发率大概为13.5%,5年复发率约为40%。保守性手术治疗和GnRH-a治疗结合5年复发率为30%,所以,推荐手术后再用GnRH-a治疗可降低复发率。药物治疗,如果不考虑经济问题的话,推荐使用GnRH-a。孕酮和孕三烯酮可以重复使用,也可以用来治疗复发的子宫内膜异位症。

复发后的基本治疗原则:遵循初治的原则,但应个体化。卵巢子宫内膜异位囊肿:可进行手术或超声引导下穿刺,术后药物治疗。疼痛的治疗:药物治疗后复发,应手术治疗;手术后复发,可先用药物治疗,仍无效,应考虑手术。如年龄较大、无生育要求且症状重者,可考虑子宫切除或子宫及双附件切除手术。不育的治疗,如合并子宫内膜异位囊肿,则可进行手术治疗或超声引导穿刺,予GnRH-a 3~6个月后进行IVF-ET;未合并卵巢子宫内膜异位囊肿者,予GnRH-a 3~6个月后进行IVF-ET。

(六) 子宫内膜异位症的激素补充治疗

内异症患者经手术治疗后可能发生卵巢早衰或早绝经,术后出现围绝经期症状,需要进行激素补充治疗,以改善生活质量。但由于应用激素补充治疗使女性体内雌激素水平升高,可导致疼痛或疾病的复发。故而激素补充治疗应根据患者的症状,进行个体化治疗。在内异症患者中使用了GnRH-a等假绝经疗法、未行附件切除的自然绝经患者、双附件切除术后的手术绝经者所致的低雌激素引起的围绝经期症状及骨质丢失症状患者均需要应用

HRT治疗。

1992年,Barbieri等提出了一个"雌激素窗口期",即雌激素范围浓度,在该范围内既能缓解绝经期相关症状、抑制骨量丢失,又不刺激子宫内膜生长。子宫内膜异位症患者理论上可以应用激素补充治疗,其遵循原则:子宫内膜异位症不是激素补充治疗的绝对禁忌证;子宫内膜异位症患者激素补充治疗的适应证和其他禁忌证与普通绝经后妇女类似。对于全子宫切除和双附件切除术后手术绝经、无较大残留病灶的妇女,在能够保证随访的情况下,激素补充治疗是可行的;对于保留子宫和卵巢的妇女,根据病灶大小评价治疗的风险。无论患者有无子宫,激素补充治疗时均建议采用连续联合疗法;雌激素建议采用超低剂量;孕激素采用连续联合疗法,不建议采用周期治疗。在子宫全切除后,如有残存的内异症病灶,建议雌激素补充治疗同时补充孕激素。若无异位内膜,可以单一补充孕激素。治疗过程中可监测血雌二醇水平。

【恶变】内异症恶变发生率约为1%。1925年,Sampson首次发表了起源于内异症的癌肿的报道。此后相继有类似报道。恶变的部位主要在卵巢,其他部位如直肠阴道隔、腹部或会阴切口等较少。恶变最常见的组织学类型为子宫内膜样癌,约为69.1%,发生于性腺外的异位内膜病灶的癌肿也多为子宫内膜样癌。其次为透明细胞癌,约为13.5%,肉瘤约为11.6%,其他约为6%。起源于异位内膜的肿瘤恶性程度一般较同病理类型非异位内膜起源的癌肿低且恶变组的年龄一般偏低,在35岁左右。有以下情况警惕恶变:①囊肿直径>10cm或短期内明显增大;②绝经后复发;③疼痛节律改变,疼痛进展或呈持续性;④影像学检查有实性或乳头状结构,彩色多普勒超声病灶血流丰富,阻力指数(resistance index,RI)低;⑤血清CA125明显升高(>200U/ml)。

1. 子宫内膜异位症恶变的病理组织学诊断标准 Sampsom曾提出子宫内膜异位症恶变的诊断标准,虽然经过改良,至今仍沿用。①癌组织与内异症组织并存于同一病变部位;②两者有组织学的相关性,类似于子宫内膜间质及腺体,或有陈旧性出血;③排除其他原发肿瘤的存在,或癌组织发生于内异症病灶,而不是从其他部位转移而来;④有内异症向恶性移行的形态学证据,或良性子宫内膜异位症与恶性肿瘤组织相接。

2. 不典型内异症 指异位内膜腺上皮的不典

型或核异型性改变,但未突破基底膜。临床上应重视所发现的不典型的子宫内膜异位症,是癌前病变的一种形态。其病理有如下的特点:异位内膜腺上皮细胞核深染或淡染、苍白,伴有中至重度异型性;核/浆比例增大;细胞密集、复层或簇状突起,而且这种异型性的比例在细胞的总数里占有一定的比例。

治疗应遵循上皮性卵巢癌的治疗原则。其发病年龄较轻,期别较早,预后比非内异症相关的卵巢恶性肿瘤好。对子宫内膜异位症术后使用激素补充治疗的患者应注意随访有无恶变的可能。

(王常玉　郭立丽)

第二节　子宫腺肌病

子宫腺肌病(adenomyosis)首先是在 1860 年由 Rokitansky 描述。是指子宫肌层内存在子宫内膜的腺体和间质,即子宫内膜在标志着其与肌层分界的基底膜下方生长。以往此病曾被称为"内在性子宫内膜异位症",以别于子宫外的盆腔内膜异位症。但由于两者的发病因素不同,此名已被淘汰。子宫腺肌病可表现为两种形式:局限型或弥漫型,两种形式也可共存。有关子宫腺肌病的研究进展不多。其真正的发生率、病理及病理生理等方面仍不确定。文献报道的发生率差异较大,有的报道在所有行子宫切除的妇女中其发病率<20%,而有的则报道>50%,此病在我国并不少见,且有逐渐增多趋势。

【病因】子宫腺肌病的病因未明,结合流行病学和病理情况,有以下几种致病因素:

1. **子宫内膜从基底层直接向下生长**　子宫腺肌病致病机制不详,临床上子宫腺肌病病理连续切片发现子宫内膜与异位病灶之间存在子宫内膜腺体和间质的连接。因此,许多学者认为异位病灶是由原位子宫内膜侵入肌层并在肌层进一步向周围侵蚀生长。引起子宫内膜向下长的原因有:①机械因素:多产、剖宫产、人工流产、引产、清宫、诊刮及宫内节育器使用不当均可导致内膜损伤。近年来,有宫腔操作史的患者明显增多而导致了子宫腺肌病发病率上升且趋于年轻化。由此提出减少子宫创伤是预防子宫腺肌病发生的关键。然而,也有研究得出了相反的结论,认为子宫腺肌病

的发生与是否有剖宫产、人工流产或刮宫、产次多少无关,而与子宫内膜增生有着密切的联系。②慢性炎症损伤:有利于内膜向下生长。③侵蚀因素:目前研究认为腺肌病与细胞外基质的重建有关。基质金属蛋白酶(matrix metalloproteinases, MMPs)在细胞外基质(extra cellular matrix, ECM)降解中起关键作用。有研究报道 MMPs 及其抑制剂——金属蛋白酶组织抑制因子(tissue inhibitor of metalloproteinase, TIMP)在异位内膜和在位内膜中的表达,MMPs 在异位内膜中高表达,而 TIMP 呈低表达状态,与在位内膜中的表达水平相比较差异均具有显著性。

2. **性激素的作用**

(1)雌、孕激素及其受体:子宫腺肌病约有半数合并子宫肌瘤,约 15% 合并子宫内膜异位症,并且主要发生于绝经前期,绝经后症状常消退,病灶逐渐萎缩,均提示此病与体内雌激素水平密切相关。高雌激素水平诱导子宫腺肌病的机制,可能是与雌激素刺激内膜过度生长有关。因子宫内膜缺乏黏膜下层屏障,故内膜过度生长易侵入子宫肌层而发病。目前观点多倾向于认为异位灶内多种性激素受体同时存在所致,激素水平升高通过受体刺激局部内膜增殖,促进病灶生长。子宫腺肌病异位内膜中雄激素受体(androgen receptor, AR)、黄体生成素受体阳性率明显高于卵巢内膜异位囊肿及在位内膜,而卵泡刺激素受体阳性率显著低于卵巢内膜异位囊肿。由此推测,这些性激素受体在子宫腺肌病及卵巢内膜异位囊肿中分布不同,可能是子宫腺肌病与卵巢内膜异位囊肿药物治疗疗效不同的原因所在。动物实验亦表明小鼠长期接受雌激素治疗(至少 8 个月以上)可诱导子宫腺肌病的产生,给小鼠皮下埋植孕酮可增加腺肌病的产生。但并非所有的实验结果均支持以上的结论。而在人体又不可能行实验证明。

(2)催乳素:动物实验证明催乳素在子宫腺肌病的发病机制中起重要作用。给同系小鼠移植腺垂体,诱导血中催乳素升高,导致移植小鼠的腺肌病发病率升高。Mori 等给刚出生的小鼠及成年鼠注射催乳素可诱导子宫腺肌病,而在出生后 4 周即开始给予麦角溴隐亭 4 周以上,可使腺肌病的发病率明显下降,但如果治疗时间短于 3 周或治疗时间晚于出生后 11 周,则治疗无效。他们同时发现这些小鼠的血中催乳素升高,孕酮水平降低才能引起小鼠子宫腺肌病的发病率增加。这种现象说明催

乳素诱发子宫腺肌病的产生是间接的,可能是通过影响体内雌、孕激素水平发挥作用。

(3)类固醇激素受体:多数研究报道腺肌病患者异位内膜组织中的雌激素受体(estrogen receptor,ER)、孕激素受体(progesterone receptor,PR)明显低于在位内膜,雄激素受体也存在于子宫腺肌病异位内膜中。也有作者报道腺肌病组织中雌激素受体下降而孕激素受体增加,对此尚无定论。张华、顾美皎等报道的78例子宫腺肌病在位内膜与异位内膜中ER、PR均为阳性,且阳性率差异无显著性;但在位内膜ER、PR强阳性率显著高于异位内膜。雄激素治疗疗效好的患者的异位内膜中ER强阳性率及PR阳性率、强阳性率明显高于疗效差的患者。因此得出结论ER、PR与腺肌病的发病有关。

3. 芳香化酶细胞色素 p450　芳香化酶细胞色素 p450 的作用是将雄烯二酮及睾酮转化成雌酮及雌二醇。此酶在正常妇女子宫内膜中不表达,而在雌激素依赖性疾病如子宫腺肌病、子宫内膜异位症、子宫肌瘤中均有表达。Ishihara 等进一步研究报道,使用促性腺激素释放激素激动剂(GnRH-a)或达那唑治疗有效的患者的在位内膜 p450 水平明显降低,并认为 GnRH-a 作用机制是通过降低这些组织的高雌激素水平,而达那唑是对异位内膜直接抑制,介导细胞凋亡。因此,未来有望通过降低 p450 水平来治疗子宫腺肌病等雌激素依赖性疾病。

4. 细胞凋亡　Bcl-2(B-cell-leukemia/lumphoma-2)是一种原癌基因,主要在淋巴组织中表达。Bcl-2 过度表达可通过抑制程序性细胞死亡(凋亡)来阻碍或延迟正常细胞的分化,从而延长细胞的寿命。研究显示:在正常子宫内膜与子宫腺肌病在位内膜中 Bcl-2 表达呈现明显的周期性,但两者差异无显著性,而在子宫腺肌病月经各期异位内膜中,Bcl-2 持续表达,失去周期性。Bcl-2 的表达使细胞凋亡减少,因此可使异位内膜腺上皮长期增生导致子宫腺肌病的发生。

5. 其他　20 世纪 90 年代初研究发现,子宫腺肌病患者体内有高效价抗体,子宫腺肌病局部有较强的免疫反应。应用达那唑治疗能使患者的自身免疫力下降,由此认为子宫腺肌病可能是一种免疫性疾病。在异位病灶血管形成方面也有相关研究,认为腺肌病患者内膜功能层毛细血管数量及面积明显增加,这些变化可能使异位病灶存活,导致

患者痛经及月经过多。此外,在基因遗传方面也有文献报道,有学者认为子宫腺肌病具有遗传性的特点,但仍需进一步研究证实。

【病理】

1. 大体观　内膜组织侵入肌层中常引起子宫均匀增大,质地硬,异位内膜也可局限于子宫肌层,形成腺肌瘤,周围没有包膜样结构,与子宫肌层没有明显的分界。病灶常见于宫底,也可累及前后壁,以后壁更为明显,常使子宫呈球形增大。子宫不同部位硬度可不一样。切面呈旋涡状或颗粒样小梁状,伴有含液体或血液的黄色或棕色小囊间隙。小出血灶表示肌层内膜岛已出现过月经样出血。肌瘤和腺肌瘤可以并存。

2. 镜下观　表现为内膜岛散在于子宫肌层。多数情况下病变组织对雌激素的反应良好而对孕酮反应差。异位内膜也可参与妊娠时典型的蜕膜样变。类固醇激素受体存在于腺肌病病灶,雌激素受体更多更常见,而孕激素受体存在于 60% 的病例中。由于孕激素受体分布不一致,因此,对孕激素的临床反应就有限。

【临床表现】

1. 症状　腺肌病患者约 65% 有症状,35% 无任何症状。症状出现的频率、程度与子宫腺肌病的广泛程度有关。主要的症状为:

(1)痛经:15%~30% 的患者有痛经。一般随病灶的增生长大,痛经进行性加剧。约 7% 的患者有性交痛。

(2)月经过多:40%~50% 患者主诉月经过多。可能原因有:①子宫内膜面积增大;②由于肌层存在子宫内膜可影响子宫的正常收缩;③子宫内膜功能失调所致。

(3)不规则阴道出血:10%~12% 的患者可有不规则阴道出血。

(4)不孕:少数病灶较大的患者可继发不孕。也有子宫腺肌病致原发不孕的病例报道。

2. 体征　主要体征为子宫增大,多为弥漫性对称性增大,少数为局限性突出。子宫质地偏硬,较子宫肌瘤更硬。子宫腺肌病可和子宫肌瘤并存。

【诊断及鉴别诊断】

1. 诊断　根据子宫腺肌病的上述典型症状和体征多能正确诊断。但仅有 20% 的患者同时存在痛经和月经过多的典型症状,因此,术前确诊子宫腺肌病的患者不到总数的 1/3。误诊的原因主要是症状不典型,未考虑有本病的可能。有时是因同时

存在子宫肌瘤、内膜息肉、子宫内膜增生、子宫内膜癌或内异症而误诊。必要时可行辅助检查。

2. 诊断辅助性检查技术

（1）超声检查：超声可发现子宫增大、子宫肌层增厚。超声对子宫腺肌病的诊断已有许多文献报道。张华等报道的 78 例子宫腺肌病患者的 B 超特征：①子宫增大。②子宫回声强且不均匀，与子宫肌壁间无明显界限。③子宫形态改变为宫体肥大，饱满圆钝；异位内膜聚集的区域，则表现为突起包块而使子宫凹凸不平，子宫浆膜层不光滑。④宫腔回声前移，为异位内膜侵犯子宫后壁所致。78 例患者中，术前 B 超诊断为子宫腺肌病 54 例（69.2%），诊断为子宫肌瘤 24 例（30.8%）。Siedler 等报道用超声检测 80 例腺肌病患者的结果，敏感度为 63%，特异性为 97%。Fedele 报道用阴道超声检测 49 例因子宫出血而行子宫切除患者的超声结果。其中 22 例超声诊断为腺肌病，16 例（73%）病理证实为腺肌病。阴道超声检测腺肌病的敏感度为 80%，特异性为 74%。

（2）MRI：利用 MRI 的 T_2 加权图像测定子宫连接层厚度能精确诊断腺肌病。弥漫性子宫腺肌病有如下特点：低信号强度带围绕正常高密度子宫内膜，局限性或弥漫性。一个超过 5mm 厚度的未明确分布的带影高度提示腺肌病。如果<5mm，应在月经期再检查一次。弥漫性腺肌病患者的厚度是不变的，而正常的连接带是可变的。有时可能会出现单个或多个高信号强度，一般认为是小的出血所致。腺肌瘤通常没有很明确的边界，常为均匀一致的低信号区。MRI 一般很容易区分腺肌瘤与子宫肌瘤。MRI 是非浸润性非放射性检查方法，鉴别子宫肌瘤与腺肌病准确性高。但价格昂贵，难于普及运用。

（3）子宫肌层活检：行腹腔镜或剖腹手术时可取子宫肌层组织活检，可确诊此病。

（4）CA125 测定：有些腺肌病患者血清 CA125>35U/ml，但并非所有的患者均升高。因此，CA125 对子宫腺肌病并无特异性，不能作为腺肌病的诊断与鉴别诊断指标。

3. 鉴别诊断

需与子宫腺肌病鉴别诊断的疾病有：①妊娠：有停经史，子宫增大变软，血尿 hCG 升高，B 超可见胚胎或孕囊；②黏膜下肌瘤：表现为月经过多，可与子宫腺肌病引起的月经过多相混淆，但黏膜下肌瘤无痛经史；③子宫内膜癌：多为绝经后妇女或围绝经期妇女出现不规则阴道出血，无痛经，分段诊刮病理组织学可确诊；④特发性子宫肥大症：表现为单纯子宫肥大，子宫质地通常为中等硬度，无痛经史，有些患者也可有痛经史，通常需子宫切除后病理组织学确诊；⑤盆腔淤血综合征：以慢性盆腔痛和月经过多为特征。某些情况下，子宫呈对称性略增大，稍有柔软感。宫颈可呈青紫色，且有一定程度的扩张；⑥盆腔子宫内膜异位症：经前期和月经期腹痛。检查可发现粘连性附件肿块和直肠子宫陷凹变浅或宫骶韧带结节。约 15% 的患者合并子宫腺肌病。

【治疗】子宫腺肌病好发年龄段为 40~50 岁，绝大多数患者已完成了生育，加之临床症状痛经及月经过多常严重，所以多年来认为子宫切除是子宫腺肌病最为有效的治疗方法。近几年来，该病有年轻化倾向，故患者常有保留生育功能的要求，因此，全子宫切除的处理虽较简单，但存在一定的局限性，药物治疗及保守手术的应用就显得十分必要。

1. 手术治疗

（1）子宫切除术：手术切除子宫是治疗子宫腺肌病的最为有效而彻底的方法。全子宫切除为选择性子宫切除方式。有人提出子宫次全切除术，因宫颈的保留可能造成病灶切除的不彻底而导致腺肌病复发，故一般主张全子宫切除术。全子宫切除术有经腹式、阴式或腹腔镜辅助下子宫切除法。

（2）子宫内膜切除术：宫腔镜下子宫内膜切除术（同时切除浅层病灶）最适合于无生育要求有明显月经过多的患者。McCausland 报道 50 例因月经量增多行宫腔镜下子宫内膜切除术，发现可以将穿透浅肌层的病灶切除而达到治疗目的，但侵入较深者则效果不佳。所以主张此法治疗前应先行阴式 B 超或 MRI 检查了解病灶在肌层内的深度。

（3）腺肌病病灶切除术：腹腔镜下腺肌病病灶切除已有许多报道。Morita 等研究表明对病灶边界清楚的腺肌病者，尤其是腺肌瘤患者行腹腔镜下病灶切除术，手术后第一次行经痛经和月经过多现象均消失，仅住院 3 天，术中术后未见并发症发生。它适用于希望怀孕的妇女，但不能根治子宫腺肌病。若子宫均匀增大，月经量过多，又强烈要求生育的患者也可行子宫腺肌病病灶楔形切除术。

（4）子宫动脉栓塞术：子宫动脉栓塞术是近年来新开展的保守手术治疗方法，栓塞术为希望保留子宫的患者带来了福音，适用于诊断明确、有症状的子宫腺肌病患者。Kim 等分析了 43 例子宫腺肌病的栓塞治疗疗效，术后在痛经程度、月经量、子宫体积方面与术前比较差异有统计学意义，术后 95.2% 的患者痛经明显减轻，95.0% 的患者月经量明显减少，子宫体积平均缩小 32.5%。治疗前（321.7±142.0）cm^3，治疗后子宫体积（216.7±130.1）cm^3。子宫动脉栓塞治疗近期疗效明显，对于中远期疗效仍在观察中，少数病例已存在复发问题。另外，放射线对卵巢的功能是有影响的，年轻患者应慎重，操作时注意减少射线量。

（5）高强度聚焦超声消融术（high intensity focused ultrasound，HIFu）：HIFu 治疗是近年来一种新型非侵入性肿瘤治疗技术，已广泛应用于子宫腺肌病和子宫肌瘤等妇科疾病的临床治疗。它利用超声波具有生物组织内可穿透性及能量可聚集性的特点，形成一个高强度超声波汇聚的焦域区，致使异位于子宫肌层的内膜组织变性、凝固性坏死，从而使腺肌病病灶缩小，子宫大小恢复正常，月经周期及月经量基本恢复正常，贫血得到纠正，痛经得到缓解。HIFu 治疗子宫腺肌病可作为渴望改善临床症状及有保留子宫意愿的患者选择。Rabinovici 等报道 1 例局限性子宫腺肌病灶经 HIFu 治疗后 6 周，病灶明显缩小，治疗后 3 个月妊娠并自然分娩。但由于 HIFu 治疗后子宫瘢痕组织形成，一旦妊娠有子宫破裂风险，对于有生育要求的子宫腺肌病患者该方法安全性有待大样本临床病例验证。

2. **药物治疗**

（1）左炔诺孕酮宫内缓释系统（levonorgestrel-releasing intrauterine system，LNG-IUS）：一般认为子宫腺肌病不同于子宫内膜异位症，因其腺体来源于基底层子宫内膜，故对孕激素反应不敏感，且全身用药有突破出血、体重增加等副作用。近年来局部用药研究越来越多。对于腺肌病和痛经患者，如果暂时没有生育要求、不愿意手术治疗则应考虑左炔诺孕酮宫内缓释系统（LNG-IUS）治疗，即宫腔放置释放左旋 18- 甲基炔诺酮 IUD（曼月乐）治疗子宫腺肌病，可有效控制痛经和经量过多。血清 CA125 水平较术前也明显降低，点滴出血为常见的副作用，一般能耐受，对年轻不生育需保留子宫的患者值得推广。

（2）达那唑：Ota 等研究发现子宫腺肌病患者体内有高效价的自身抗体，应用达那唑能引起患者的自身抗体下降，以达那唑 400mg/d 共治疗 16 周，血清中免疫指标特别是 C3 补体水平下降，从而证实了该药的治疗作用。Takebayashi 等用达那唑悬

液局部注射宫颈治疗子宫腺肌病，4 周后临床症状得以改善，24 周后全部症状均改善。Igarashi 报道使用含达那唑的宫内节育器治疗子宫腺肌病也取得了良好效果。不但治疗后子宫体积缩小，痛经减轻，而且治疗后有病例受孕。但达那唑的不良反应发生率高，其在临床应用受限。

（3）促性腺激素释放激素激动剂（GnRH-a）：GnRH-a 是目前用来治疗子宫内膜异位症及子宫腺肌病最有效的药物。由于子宫腺肌病的发病机制可能为异位灶内多种性激素受体同时存在所致，GnRH-a 可下调多种性激素受体，因此可达到较好的治疗效果。多主张应用 GnRH-a 6 个月。该方案治疗使体内雌激素水平达到一个"窗口剂量"，E_2 水平维持在 20~50pg/ml，既不影响子宫腺肌病的治疗，又可最大限度地减轻低雌激素所带来的副作用。

（4）地诺孕素：可作为腺肌症保守手术后长期管理的首选药物之一，有文献报道地诺孕素可有效降低患者的 VAS 评分，明显降低月经过多患者的比例，控制病灶的生长。长期服用其缓解痛经的症状与 GnRHa 的效果类似。

（5）氨甲蝶呤：洪颖等报道在 B 超定位下行氨甲蝶呤局部病灶及周围注射治疗子宫腺肌病取得疗效。20 例患者每月注射氨甲蝶呤 50mg 1 次，连续 6 个月，结果显示 19 例痛经明显缓解（缓解率为 95.0%），治疗前与治疗后 3 个月相比，在子宫长度、厚度、后壁厚度缩小方面差异有显著性，治疗前与治疗后 6 个月相比子宫长度缩小差异有非常显著性，子宫厚度、后壁厚度缩小差异有显著性。

（6）其他药物：三苯氧胺 10mg 口服，每天 2 次，可减轻痛经症状，减少月经量。用药期间要定期复查肝功能。丙酸睾酮 25mg 肌内注射，每 3 天 1 次，每月最大量不能超过 300mg，以防过量引起男性化。用药过程中如出现嗓音变粗、痤疮等男性化表现或血转氨酶升高，应停药。芳香化酶抑制剂来曲唑 2.5mg 口服，每天 1 次，连续用药。张培海等研究表明，应用来曲唑治疗痛经的有效率达 75%，并能减少月经量。Badawy 等曾比较了芳香化酶抑制剂及 GnRH-a 对子宫腺肌病治疗效果，发现两者疗效相当，可使子宫体积显著缩小、痛经显著减轻，但来曲唑没有出现低雌激素症状，不需要反向添加治疗。

3. **手术与药物联合治疗**

（1）腹腔镜下子宫腺肌瘤病灶切除术后置入

曼月乐（LNG-IUS）：随着生活质量提高，越来越多子宫腺肌瘤患者要求保留子宫，全子宫切除术可以根治性治疗子宫腺肌病，但其弊端是给患者带来生理器官缺失，容易造成卵巢功能减退、盆底功能障碍而影响患者生活质量及对患者造成心理伤害。对此类患者我们以缩小病灶、控制症状为治疗目的。目前多采用腹腔镜下子宫腺肌瘤病灶切除术＋术后置入曼月乐。子宫腺肌瘤病灶切除术只能使病变减量，难以切除殆尽，存在复发率高、疗效不稳定等特点。冷金花等研究显示腹腔镜子宫腺肌瘤病灶切除术如无后续治疗，2 年后症状复发率高达 36%。而术后置入曼月乐，子宫缩小后再施置LNG-IUS，能形成序贯治疗，又能减少曼月乐脱落，此序贯治疗可以明显缓解术后痛经症状，患者生活质量得到明显改善。术后还可口服 COC、地诺孕素长期管理控制疼痛。

（2）腹腔镜下子宫腺肌瘤病灶切除术后配合GnRH-a 治疗：子宫腺肌病发病呈年轻化趋势，对于有生育要求患者行子宫腺肌瘤病灶切除术后补充 GnRH-a 治疗，能降低疼痛及复发，同时术后配合 GnRH-a 治疗能够改善妊娠结局。林金芳等对4 例严重子宫腺肌病合并盆腔子宫内膜异位症、盆腔粘连不孕的患者，采用腹腔镜下病灶切除、粘连松解，再配合 GnRH-a 治疗 6 个月，4 例不孕患者中有 3 例恢复 4 次正常月经后怀孕，1 例足月剖宫产出一个 3 150g 男婴，1 例孕 30 周因子宫腺肌病并发先兆子宫破裂紧急行剖宫产终止，另 1 例报道时正常孕 28 周，最后 1 例已恢复了 2 次正常月经。Devlieyer 等报道，腹腔镜下病灶切除（也称减细胞术）配合 GnRH-a 治疗子宫腺肌病合并不孕，已有 4例新生儿诞生。笔者认为减细胞术后激素治疗的高成功率归于术后增加了病灶组织血供，增强了机体的免疫功能，提高了对激素的敏感性。但患者受孕后也存在一些产科问题不容忽视，如产前出血、早产、子宫破裂等风险大大增加。因此，此种联合疗法仅适用于单用 GnRH-a 治疗无效的患者，而且在术后最少避孕 6 个月。

4. 子宫腺肌病和子宫内膜癌 子宫腺肌病患者常伴发子宫内膜过增生。少数的病例会发生子宫内膜癌。诊断较困难，症状缺乏。除非切除子宫，一般难于确诊。Giammalvo 等报道的 120 例内膜癌患者和 264 例对照组，33% 的内膜癌患者有腺肌病，而对照组仅为 18%。Hayata 报道的 30 例内膜癌患者，8 例（27%）与腺肌病有关。Takai 等报道

了 2 例起源于腺肌病的子宫内膜腺癌患者。

（王常玉　郭立丽）

参考文献

1. 中华医学会妇产科学分会子宫内膜异位症协作组. 子宫内膜异位症的诊治指南（第三版）. 中华妇产科杂志, 2021, 56 (12): 812-824.
2. Members of the Endometriosis Guideline Core Group, Becker CM, Bokor A, et al. ESHRE guideline: endometriosis. Hum Reprod Open, 2022; 2022 (2): hoac009.
3. Working group of ESGE, ESHRE, WES, et al. Recommendations for the surgical treatment of endometriosis. Part 2: deep endometriosis. Hum Reprod Open, 2020; 2020 (1): hoaa002.
4. Ugwumadu L, Chakrabarti R, Williams-Brown E, et al. The role of the multidisciplinary team in the management of deep infiltrating endometriosis. Gynecol Surg, 2017, 14 (1): 15.
5. Taylor HS, Kotlyar AM, Flores VA. Endometriosis is a chronic systemic disease: clinical challenges and novel innovations. Lancet, 2021, 397 (10276): 839-852.
6. Gordts S, Koninckx P, Brosens I. Pathogenesis of deep endometriosis. Fertil Steril, 2017, 108 (6): 872-885. e1.
7. Falcone T, Flyckt R. Clinical Management of Endometriosis. Obstet Gynecol, 2018, 131 (3): 557-571.
8. Bulun SE, Yilmaz BD, Sison C, et al. Endometriosis. Endocr Rev, 2019, 40 (4): 1048-1079.
9. Zakhari A, Delpero E, McKeown S, et al. Endometriosis recurrence following post-operative hormonal suppression: a systematic review and meta-analysis. Hum Reprod Update, 2021, 27 (1): 96-107.
10. Chapron C, Marcellin L, Borghese B, et al. Rethinking mechanisms, diagnosis and management of endometriosis. Nat Rev Endocrinol, 2019, 15 (11): 666-682.
11. Leeners B, Damaso F, Ochsenbein-Kölble N, et al. The effect of pregnancy on endometriosis-facts or fiction? Hum Reprod Update, 2018, 24 (3): 290-299.
12. Practice Committee of the American Society for Reproductive Medicine. Endometriosis and infertility: a committee opinion. Fertil Steril, 2012, 98 (3): 591-598.
13. Peiris AN, Chaljub E, Medlock D. Endometriosis. JAMA, 2018, 320 (24): 2608.
14. Kobayashi H, Kawahara N, Ogawa K, et al. A Relationship Between Endometriosis and Obstetric Complications. Reprod Sci, 2020, 27 (3): 771-778.
15. de Ziegler D, Borghese B, Chapron C. Endometriosis and infertility: pathophysiology and management. Lancet, 2010, 376 (9742): 730-738.

16. Frank ML, Schäfer SD, Möllers M, et al. Importance of Transvaginal Elastography in the Diagnosis of Uterine Fibroids and Adenomyosis. Stellenwert der transvaginalen Elastografie in der Diagnose von uterinen Myomen und Adenomyose. Ultraschall Med, 2016, 37 (4): 373-378.

17. Vercellini P, Consonni D, Dridi D, et al. Uterine adenomyosis and in vitro fertilization outcome: a systematic review and meta-analysis. Hum Reprod, 2014, 29 (5): 964-977.

18. Vigano P, Corti L, Berlanda N. Beyond infertility: obstetrical and postpartum complications associated with endometriosis and adenomyosis. Fertil Steril, 2015, 104 (4): 802-812.

19. Pang LL, Mei J, Fan LX, et al. Efficacy of High-Intensity Focused Ultrasound Combined With GnRH-a for Adenomyosis: A Systematic Review and Meta-Analysis. Front Public Health, 2021, 9: 688264.

20. Cheung VYT. High-intensity focused ultrasound therapy. Best Pract Res Clin Obstet Gynaecol, 2018; 46: 74-83.

21. Hijazi A, Chung YJ, Sinan NA, et al. Efficient myometrial defect closure in a layer by layer fashion after robot-assisted laparoscopic adenomyomectomy: a novel technique. Obstet Gynecol Sci, 2021, 64 (3): 332-335.

22. McKinnon BD, Bertschi D, Bersinger NA, et al. Inflammation and nerve fiber interaction in endometriotic pain. Trends Endocrinol Metab, 2015, 26 (1): 1-10.

23. Benagiano G, Brosens I, Habiba M. Structural and molecular features of the endomyometrium in endometriosis and adenomyosis. Hum Reprod Update, 2014, 20 (3): 386-402.

24. Ferrero S, Evangelisti G, Barra F. Current and emerging treatment options for endometriosis. Expert Opin Pharmacother, 2018, 19 (10): 1109-1125.

25. Barra F, Scala C, Mais V, et al. Investigational drugs for the treatment of endometriosis, an update on recent developments. Expert Opin Investig Drugs, 2018, 27 (5): 445-458.

26. Ball E, Khan KS. Recent advances in understanding and managing chronic pelvic pain in women with special consideration to endometriosis. F1000 Research, 2020, 9: 83.

第三十七章　女性生殖器官发育异常

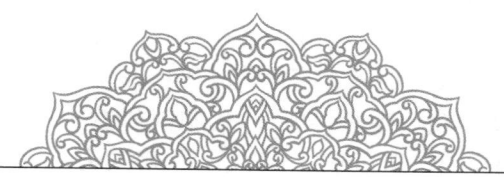

本章关键点

1. 女性生殖器官在胚胎期发育形成过程出现异常导致女性生殖器官发育异常。
2. 女性生殖道发育异常的新分类系统是临床正确诊断和恰当处理的依据。
3. 目前诊断主要采用无创检查及分子生物学方法。

第一节　女性生殖器官的正常发育

人胚性别取决于卵子受精时有无 Y 性染色体存在，有 Y 性染色体时生殖腺向睾丸分化，发育为男胎；无 Y 性染色体时生殖腺向卵巢分化，发育为女胎。在胚胎生殖器官生长发育过程中，可分为两个阶段，第一阶段是生殖腺的发育和分化，继之在生殖腺发育基础上，再出现第二阶段生殖管道和外生殖器的分化。

一、生殖腺的发生

(一) 生殖腺未分化阶段

生殖腺是由原始生殖细胞、体腔上皮和上皮下间质三部分胚胎组织共同组成的。胚胎第 4 周时，位于卵黄囊后壁近尿囊处有许多源于内胚层的大圆形细胞，称原始生殖细胞 (primordial germ cell)。第 5 周时，左、右中肾嵴内侧的表面上皮下方间充质细胞增殖，形成一对纵行的生殖腺嵴。它们于第 6 周经背侧肠系膜陆续向生殖腺嵴迁移，原始生殖细胞进入初级性索内。性索渗入原始生殖细胞周围而成为支持和调节生殖细胞发育的组织，故在生殖腺发育和形成过程中性索和生殖细胞两者都是不可或缺的。如性索不渗入生殖细胞，后者退化消失；如原始生殖细胞不能迁移至中肾适当部位，就不可能有性索和生殖腺的形成。在第 6 周以前，无论胚胎的性染色体是 XX 型，还是 XY 型，生殖腺的结构皆相同，故称此时期的生殖腺为未分化生殖腺或原始生殖腺。未分化生殖腺具有向睾丸或卵巢分化的双向潜能。

(二) 生殖腺分化

人胚自第 7 周开始，生殖腺进一步分化取决于有无睾丸决定因子 (testis determination factor, TDF)。睾丸决定因子位于 Y 短臂的 IA1 区，称之为性别决定区 (sex determining region of Y, SRY)。如有睾丸决定因子，原始生殖腺分化为睾丸；如无睾丸决定因子，在胚胎第 8 周时，原始生殖腺分化为卵巢，故卵巢及其生殖细胞的发育和形成不是由于 X 染色体的存在，而是由于缺乏 Y 染色体短臂上 *SRY* 基因所致。从性染色体为 XY 的女性患者中发现有 SRY 的突变或缺失，和从染色体为 XX 的男性患者中，发现有 *SRY* 基因的存在，均证实 *SRY* 在生殖腺分化中所起的关键作用。但现已发现除 *SRY* 基因外，还需 X 染色体及常染色体某些基因的共同调节才能完成生殖腺向男性分化。

1. **睾丸的发生**　当胚胎细胞的性染色体为 XY 时，在 *SRY* 基因等调节下，胚胎第 7~8 周，生殖腺的髓质索继续发育，而外层皮质则逐渐萎缩消失。在表层上皮细胞与髓质之间仅余一层致密的结缔组织称白膜，髓质索则发育成睾丸索，至胚胎第 4 个月时睾丸索分化成长袢状生精小管。在近睾丸门的部分，互相连成睾丸网，此时生殖腺已分化成为睾丸，但自胎儿期起直至青春期，曲精小管是由来自原始生殖细胞的精原细胞和来自髓质索上皮的支持细胞所构成的无管腔的细胞索。生精小管至青春期才开始出现管腔，此时精原细胞不断复制增多，并向初级精母细胞→次级精母细胞→精子细胞→精子分化。在第7~8周时，发育中的支持细胞分泌抗中肾旁管激素抑制中肾旁管的生长。间质细胞在支持细胞发育后1周开始分化，妊娠第8周时开始分泌睾酮，第15~18周时睾酮达高峰，其后分泌量下降，但一直持续到出生时。出生后，睾丸内的间质细胞减少并变小，分泌停止。至青春期，间质细胞又增多增大，重新开始分泌睾酮。

2. **卵巢的发生** 当胚胎的性染色体为XX时，由于无Y染色体的存在，原始生殖腺将分化为卵巢。在胚胎第7周，含有原始生殖细胞的增厚的表面上皮向深层间质内长出许多皮质索，又称第二次性索，随着皮质索的生长发育，髓质索逐渐向深部退缩消失，仅在卵巢门处残留痕迹的细胞索网，称卵巢网。在皮质索内，原始生殖细胞分化为卵原细胞，并不断分裂增大为初级卵母细胞。至16周左右皮质索与表面上皮脱离，并由表面上皮细胞分化而来的一层卵泡细胞包围初级卵母细胞而形成大量原始卵泡（primordial follicle）。在原始卵泡外围还有间质分化而来的卵泡膜细胞（theca cell）。

原始生殖细胞或卵原细胞在胚胎期不断分裂，至第5个月达约700万，随后不再分裂，且逐渐退化消失，出生时仅剩70万~200万初级卵母细胞。在胎儿卵巢内，所有初级卵母细胞开始进行第一次成熟分裂，但在进入网线期后即不再向成熟分裂的中期进展而出现分裂停滞，直到青春期卵泡成熟，在将排卵前才由网线期进入分裂中期，迅速完成第一次成熟分裂。

二、生殖管道的发生

（一）未分化管道时期

在人胚第6周时，无论男性或女性在生殖嵴外侧都形成两对原始生殖管道，一对为中肾管，另一对为副中肾管，又称米勒管（Müllerian duct）。中肾旁管由体腔上皮内陷卷褶而成，上段位于中肾管的外侧，两者相互平行；中段弯向内侧，越过中肾管的腹面，到达中肾管的内侧；下段的左、右中肾旁管在中线合并。中肾旁管上端呈漏斗形开口于腹腔，下端是盲端，突入尿生殖窦的背侧壁，在窦腔内形成

一隆起，称窦结节（sinus tubercle）。中肾管开口于窦结节的两侧。

（二）男性生殖管道分化

在男性，由于Y染色体的存在，生殖腺分化为睾丸时，在hCG刺激下，睾丸内间质细胞产生的睾酮刺激同侧中肾管继续发育为副睾、输精管和精囊，中肾小管大多退化，仅与睾丸相邻的中肾小管分化为副睾的输出小管；与此同时，睾丸内的支持细胞则分泌抗中肾旁管激素，抑制同侧中肾旁管的发育，使其逐渐退化吸收，从而使生殖管道向男性分化。

（三）女性生殖管道分化

整个发育过程涉及3个主要阶段：①初始器官形成：双侧副中肾管的发育。②融合：双侧副中肾管下段在中线处合并形成子宫、宫颈及阴道的上2/3段；上段保持分离，发育为双侧输卵管。③中隔吸收：双侧副中肾管下段融合以后，管腔内遗留一中隔，在人胚胎第9周时开始吸收，至第11周时，中隔吸收消失，最后形成单腔的子宫体及宫颈。合并的中肾旁管尾端与尿生殖窦会合后形成的窦结节继续增生为实心的阴道板，阴道板逐渐生长和延伸，增加了宫颈管与尿生殖窦间的距离，同时也将尿生殖窦分为上部和下部，上部发育为膀胱和尿道，下部最后演变为前庭。在第5或第6个月时，阴道板中的细胞由下而上退化吸收，形成阴道。阴道末端与尿生殖窦间形成一薄膜，称处女膜，继而处女膜上出现小孔即为阴道开口。残留的中肾管及中肾小管分别形成卵巢冠及卵巢旁体（图37-1、图37-2）。

三、外生殖器的发生

（一）未分化外生殖器

人胚胎早期，男女两性外生殖器是相同的，胚胎第5周始，在尿生殖膜的头侧出现一隆起，称生殖结节，以后增大称初阴，在其两侧各出现两条隆起，内侧较小的为尿生殖褶，外侧较大的为阴唇阴囊隆起。尿生殖褶间的凹陷为尿道沟，沟底为尿生殖膜。在胚胎第9周以前男女外生殖器结构相同，不能分辨性别。

（二）男性外生殖器分化

生殖腺为睾丸时，分泌的睾酮在外周组织中经5α-还原酶作用转化为双氢睾酮后，促使初阴逐渐生长形成阴茎，两侧的尿生殖褶从阴茎的腹侧面从后向前合并成管形成尿道海绵体部，左右阴唇阴囊隆起相互靠拢，在中线处连接形成阴囊。

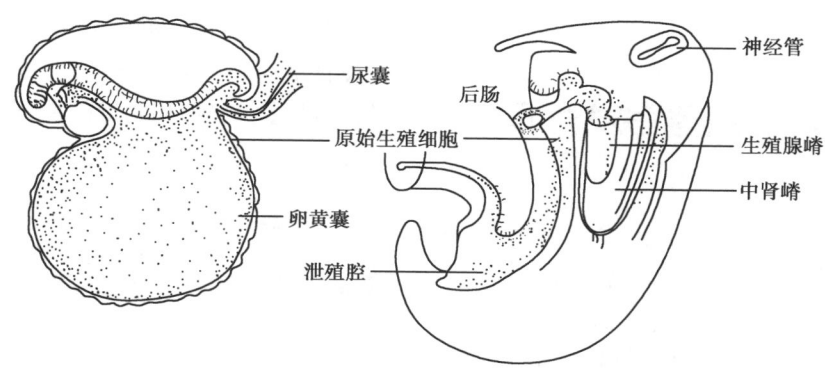

图 37-1　生殖管道的形成

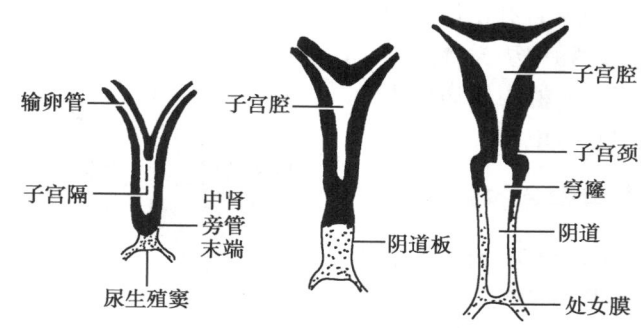

图 37-2　泌尿生殖管道发生中退化结构的遗迹

（三）女性外生殖器分化

生殖腺为卵巢时，因无睾酮的作用，未分化外生殖器向女性发育。约在第 12 周末，初阴略增大发育为阴蒂。两侧尿生殖褶不合并，形成双侧小阴唇。两侧阴唇阴囊隆起在阴蒂前方会合形成阴阜，后方会合形成阴唇后联合。左右两侧阴唇阴囊隆起不合并则形成双侧大阴唇，尿道沟扩展并与尿生殖窦下段合并成阴道前庭。

外生殖器的分化虽受性染色体支配，但从性别表型的发生机制来看睾丸和卵巢所起的作用不是等同的。男性表型的分化完全是睾丸的作用，而女性的分化和卵巢无关。胚胎的生殖管和外阴具有自发的向女性分化的能力，它无须雌激素的作用，而向雄性方向分化则必须有雄激素即睾酮的作用。此外，睾酮还需通过外阴局部靶器官组织中 5α- 还原酶的作用，衍化为双氢睾酮，后者再与外阴组织中相应的双氢睾酮受体结合后，才能使外阴向雄性分化（图 37-3）。

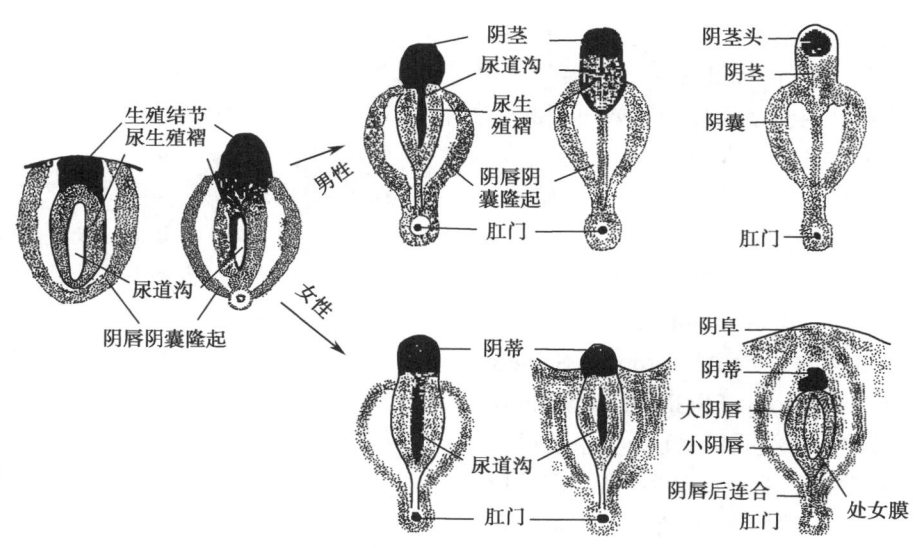

图 37-3　女性及男性外阴分化发育过程

第二节　女性生殖器官发育异常

　　女性生殖器官在胚胎期发育形成过程中,若受到某些内源性因素(如基因或染色体异常等)或外源性因素(如使用性激素类药物)的影响,原始性腺的分化、发育、内生殖器始基的融合、管道腔化和发育,以及外生殖器的衍变可发生改变,导致各种女性内外生殖器官畸形发生,且常合并泌尿系统畸形。女性生殖道畸形通常为良性疾病,总体人群中发病率约为6%,在复发性流产人群中发病率可高达15%。应在诊断过程中特别关注。

一、女性生殖器官发育异常的分类

　　了解女性生殖道发育畸形的分类分型,进而正确诊断和恰当处理,方能获得良好的预后。对临床妇产科医师减少医疗纠纷,提高临床处理决策水平有着重要的实际意义。

　　女性生殖道畸形有许多分类,但目前世界范围内广泛接受的是美国生育协会(American Fertility Society,AFS)1988年制定的生殖道畸形分类系统。该分类系统根据胚胎学发育的理论基础,现普遍应用于临床,其中子宫畸形分成7种类型。Ⅰ:不同程度的子宫发育不全或缺失。Ⅱ:单角子宫、残角子宫(一侧中肾旁管发育不全或者缺失)。Ⅲ:双子宫(中肾旁管未融合,各自发育成子宫和阴道。Ⅳ:双角子宫(宫角在宫底水平融合不全)。Ⅴ:纵隔子宫(子宫阴道纵隔未吸收或吸收不全)。Ⅵ:弓形子宫(宫底有一轻微凹陷:源于近乎完全吸收的子宫阴道纵隔)。Ⅶ:DES(diethylstilbestrol,己烯雌酚)相关异常(胎儿期在宫内受己烯雌酚暴露可引起子宫肌层形成收缩带样发育异常,宫腔呈T形改变)(图37-4)。1998年,AFS进一步完善了外生殖器、宫颈、阴道畸形的分类(表37-1)。

　　2013年欧洲人类生殖与胚胎学学会(European Society of Human Reproduction and Embryology,ESHRE)/和欧洲妇科内镜学会(European Society for Gynaecological Endoscopy,ESGE)提出新的女性生殖道发育异常的新分类系统:①分类系统设计的主要理念以解剖学为基础进行分类,将子宫畸形分为7个主型;②子宫解剖结构偏离胚胎正常发育过程引起的畸形是设计主分类的基本依据;③各个主分类中不同程度的子宫畸形及相应的临床意义是设计亚分类的基本依据,并按严重程度从轻到重进行排序;④宫颈和阴道的发育异常划分为独立的亚分类。见图37-5、表37-2、表37-3。

表 37-1　外生殖器、阴道、宫颈畸形的
美国生育协会分类(1998)

畸形总称	分类	亚类
宫颈畸形	宫颈未发育	
	宫颈完全闭锁	
	宫颈管狭窄	
	宫颈角度异常	
	先天性宫颈延长症伴宫颈	
	管狭窄	
	双宫颈等宫颈发育异常	
阴道畸形	副中肾管发育不良(MRKH综合征)	阴道闭锁Ⅱ型
	泌尿生殖窦发育不良	阴道闭锁Ⅰ型
	副中肾管垂直融合异常	完全性阴道横隔
		不完全性阴道横隔
	副中肾管侧面融合异常	完全性阴道纵隔
		部分性阴道纵隔
	副中肾管垂直-侧面融合异常	阴道斜隔
外生殖器畸形	处女膜闭锁(无孔处女膜)	
	外生殖器男性化	

表 37-2　ESHRE/ESGE 子宫异常分类(2013)

子宫异常	主型	亚型
U0	正常子宫	
U1	畸形子宫	a.T形子宫
		b.幼稚子宫
		c.其他
U2	中隔子宫	a.不全性
		b.完全性
U3	双角子宫	a.不全性
		b.完全性
		c.双角子宫
U4	单角子宫	a.伴残角宫腔(双侧/单侧)
		b.无残角宫腔(残角无宫腔/无残角)
U5	发育不良	a.伴残角宫腔(交通/不交通)
		b.无残角宫腔(残角无宫腔/无残角)
U6	未分类型	

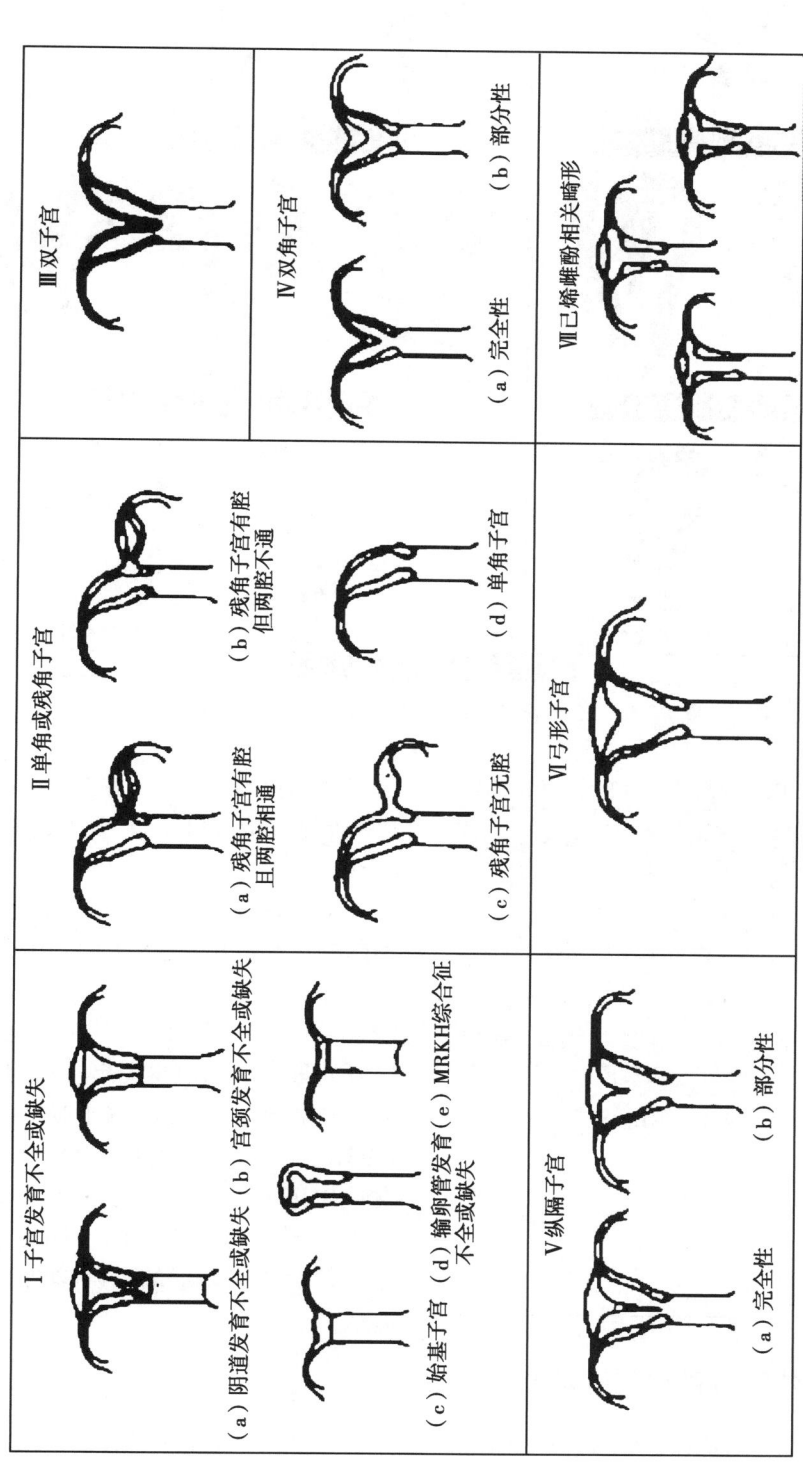

图 37-4 子宫畸形的美国生育协会分类（1988）

I 子宫发育不全或缺失

（a）阴道发育不全或缺失 （b）宫颈发育不全或缺失

（c）始基子宫 （d）输卵管发育 （e）MRKH综合征
不全或缺失

II 单角或残角子宫

（a）残角子宫有腔 （b）残角子宫有腔
且两腔相通 但两腔不通

（c）残角子宫无腔 （d）单角子宫

III 双子宫

IV 双角子宫

（a）完全性 （b）部分性

V 纵隔子宫

（a）完全性 （b）部分性

VI 弓形子宫

VII 己烯雌酚相关畸形

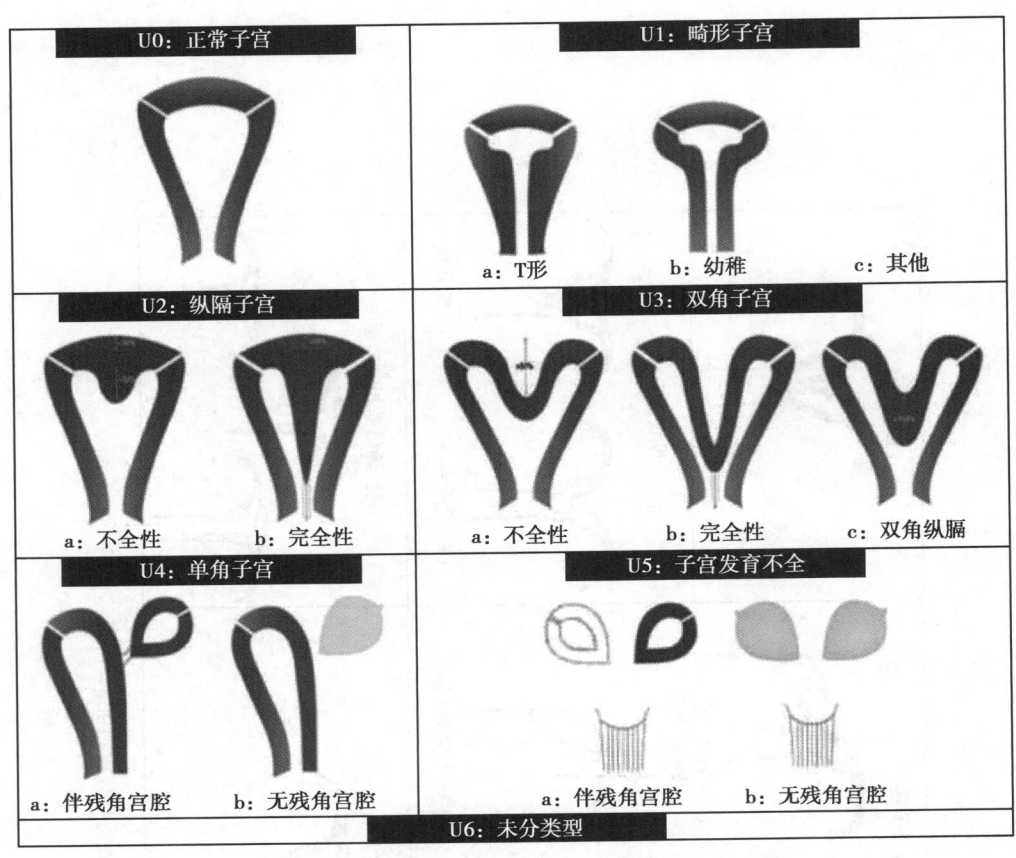

图 37-5　ESHRE/ESGE 子宫异常分类示意图 (2013)

表 37-3　ESHRE/ESGE 宫颈及阴道畸形分类 (2013)

宫颈异常	描述	阴道异常	描述
C0	正常宫颈	V0	正常阴道
C1	纵隔宫颈	V1	非梗阻性阴道纵隔
C2	双（正常）宫颈	V2	梗阻性阴道纵隔
C3	一侧宫颈发育不良	V3	阴道横隔和/或处女膜闭锁
C4	（单个）宫颈发育不良 宫颈未发育 宫颈完全闭锁 宫颈外口闭塞 条索状宫颈残迹	V4	阴道闭锁

二、女性生殖器官发育异常的诊断

女性生殖道畸形患者临床表现多样，以青春期后生殖道阻塞引起临床表型的生殖道畸形类型较多。部分患者可终生无临床症状。因女性生殖系统与泌尿系统在胚胎起源上均起源于胚胎中胚层的间介中胚层成分，故泌尿系统的发育异常合并生殖系统的发育异常。妇产科医师在诊治女性生殖道畸形患者的同时一定要考虑是否伴有泌尿系统异常。

由于既往分类体系的非系统性使用的、准确性不同的诊断方法，先天畸形的精确诊断仍具有临床挑战性。因部分畸形并不常见，临床上极易误诊误治，不必要的开腹和器官切除是在女性生殖道畸形患者处理中特别值得提出警示的问题。目前，大量的无创检查措施已应用于临床。2015 年 ESHRE/ESGE 先天性子宫畸形（COUNTA）工作组推荐的女性生殖道畸形标准的诊断措施，以及 2015 年女性生殖器官畸形诊治的中国专家共识，可帮助临床医师对先天畸形的精确诊断及选择正确的治疗方法。

（一）临床症状

有症状人群包括：①原发闭经者、不能正常性生活者、慢性盆腔痛（痛经、性交痛、周期性下腹痛）者；②不良孕产史者；③合并女性生殖道畸形相关临床症状的青少年女性。此外，其他少见的症状：如泌尿系统发育异常症状。合并其他器官畸形：部分患者合并骨骼系统、心脏、耳、眼等其他多发性畸形而出现相应症状。

（二）体格检查

包括全身一般检查和妇科检查。

1. 全身一般检查　注意第二性征的发育情况，如身材、体态及乳房的发育是否正常，以排除有无性腺发育异常。

2. 妇科检查　对于原发闭经的患者，应仔细观察外生殖器的形态，是否有阴道末端的缺失。仔细检查阴道、宫颈和子宫的情况。检查阴道时，避免因仅进入双阴道腔中的一腔而漏诊阴道纵隔患者。使用窥具仔细检查阴道穹窿，明确单宫颈或双宫颈。对于周期性盆腔痛、合并或不合并原发闭经的患者，仔细触诊是否有经血聚集的可触及的包块（阻塞性）。

（三）辅助检查

包括三维超声、盆腔 MRI 检查、子宫输卵管造影、实验室检查和内镜检查。

1. 影像学检查　主要目的是提示生殖器官畸形的部位、局部解剖特点、是否存在相关合并症，以及排查有无合并其他器官形态学异常。三维超声、盆腔 MRI 检查对宫颈畸形、子宫畸形、盆腔复杂畸形的诊断有优势，可作为诊断女性生殖道畸形的标准检查措施。CT 检查不推荐用于女性生殖道畸形的诊断。此外，应常规行泌尿系统检查。

2. 子宫输卵管造影　可以显示宫腔和输卵管的位置、形态、大小，能够较好地显示大部分的宫腔发育异常，是协助诊断子宫畸形的主要方法，有其他辅助检查不可替代的优势。但不能反映子宫外部轮廓，在进行子宫畸形的分类时应予以考虑。

3. 实验室检查　特殊的实验室检查包括染色体检查及女性激素水平检查，必要时需检查有关下丘脑、垂体、肾上腺皮质功能的试验及分子生物学检查等来协助诊断。

4. 内镜检查　腹腔镜操作具有侵入性，不能成为一线检查措施。在复杂的畸形的诊断过程中，与影像学检查相互补充。对于合并有其他手术治疗指征、经上述辅助检查仍不能完全明确诊断者，可考虑行腹腔镜或宫腔镜检查诊断并同时完成治疗。少数合并下泌尿道畸形的患者，膀胱镜检查有助于协助诊断。

三、常见的生殖器官发育异常

生殖器官畸形明确诊断后，治疗原则依其畸形类型及患者的意愿而定。对于无临床症状或不需

要解决生育问题的、染色体及性腺正常的患者可不进行治疗。大部分生殖器官畸形需要手术纠正，应解除梗阻、恢复解剖、促进生育和提高生存质量。

手术治疗的途径可通过开腹、内镜、阴式三种术式来完成。同时注意对共存的泌尿道畸形进行矫治。对于复杂的多发性畸形或手术困难的生殖器官畸形的矫治，制订治疗方案时考虑的次序应为：先解决症状问题、再功能问题、再解剖问题；当然，三者均解决是最完美、最理想的目标。以下介绍对临床常见的女性生殖道畸形的诊断与处理。

（一）处女膜闭锁

处女膜闭锁（imperforate hymen）又称无孔处女膜，临床上较常见，系尿生殖窦上皮未能贯穿前庭部所致。

处女膜闭锁的女婴在新生儿期多漏诊。偶有幼女因大量黏液潴留在阴道内，导致处女膜向外突出而确诊。绝大多数患者至青春期时，因处女膜闭锁，经血无法排出，最初血积在阴道内，反复多次月经来潮后，逐渐发展至子宫积血、输卵管积血，甚至腹腔内积血。出现逐渐加剧的周期性下腹痛，严重者伴便秘、肛门坠胀、尿频或尿潴留等症状。检查时可见处女膜向外膨隆，表面呈紫蓝色，无阴道开口。肛诊时可扪及阴道内有球状包块向直肠前壁突出。盆腔超声检查可发现子宫及阴道内有积液。

确诊后应尽快手术。理想的手术时间包括新生儿期、青春期发生周期性下腹痛时。术前应排除阴道闭锁或 MRKH 综合征（Mayer-Rokitansky-Küster-Hauser syndrome）等先天性畸形。手术切开处女膜并清除阴道积血，即将处女膜做"X"形切开，引流积血，切除多余的处女膜瓣，再用 3/0 可吸收线缝合切口边缘黏膜。积血大部排出后，常规检查宫颈是否正常，但不宜进一步探查宫腔以免引起上行性感染。

（二）阴道发育异常

1. 先天性无阴道（congenital absence of vagina）　是由于胚胎在发育过程中，双侧副中肾管尾段发育受阻或停滞，未能与尿生殖窦会合形成管道所致，故先天性无阴道几乎均合并无子宫或仅有痕迹子宫，也可合并泌尿和骨骼系统的发育异常，但有正常卵巢和输卵管，临床上称此畸形为 MRKH 综合征。

（1）临床表现：患者多系青春期后一直无月经来潮，或因婚后性交困难而就诊。检查可见外阴和第二性征发育正常，但无阴道口或仅在阴道外口

处见一浅凹陷。肛查和盆腔超声检查无子宫。约15%合并泌尿道畸形。临床上应将此病与完全性雄激素不敏感综合征相鉴别。后者染色体核型为46,XY,且与先天性无阴道不同之处是阴毛、腋毛极少,血睾酮升高。

（2）治疗:先天性无阴道的治疗方法很多。治疗目的主要是解决性生活问题。

1）保守治疗:采用压迫法成形阴道,又称Frank法,适用于如有短浅阴道,且外阴发育良好,组织松软者。可采用由小到大的阴道模型,每晚加压机械扩张,以逐渐加深阴道长度,直至能满足双方性生活为止,2~6个月或更长时间可形成满意性生活的阴道;个别患者由于婚后频繁性生活顶压所形成的阴道即可满足性生活而不需其他治疗。

2）手术治疗:绝大多数患者仍需采用成形术矫治。人工阴道成形术即是在尿道、膀胱和直肠之间,分离出足够的腔穴,然后利用不同的覆盖物纳入腔内形成人工阴道。人工阴道成形术的方法很多,主要区别在于人工阴道穴腔的衬里材料选择的不同。目前常用的人工阴道成形术包括肠道法、腹膜法、羊膜法和生物补片法等。推荐18岁后进行治疗(如有特殊要求,建议有性生活要求前进行手术)。

皮片(瓣)移植与羊膜移植是20世纪中期被国内广泛采用的术式。1964年,Williams报道的外阴阴道成形术,即利用外阴皮瓣形成"袋鼠窝"状皮瓣袋,手术简单易行,无损伤脏器之虞,但仅适用于外阴发育良好的患者。游离皮瓣阴道成形术和羊膜阴道成形术,手术简单、安全,缺点是阴道置模时间较长(>6个月),且皮片、羊膜均易招致感染、瘢痕挛缩至阴道缩短、狭窄和性交困难。

目前国内多主张采用乙状结肠阴道成形术,早在1914年由Ruge报道。此法所形成的阴道有足够的深度和宽度,术后不必戴模型,长时间不结婚亦不致狭窄,而且组织松软,具有一定的分泌功能,多数患者可获性高潮,可与自然阴道媲美,应是MRKH综合征最理想的术式之一。缺点为手术大,需切除一段乙状结肠。如肠吻合失败则形成肠瘘,移植肠管坏死则失败。此术目前已可以通过腹腔镜手术完成。腹膜阴道成形术早在1993年由Ksido报道。术式简单,经将盆腔底腹膜前、后、左、右充分游离下置穴到外口,穴顶腹膜牢固封闭即成。成形的阴道光滑、湿润、弹性好,受雌激素影响可鳞状上皮化,缺点是术后需要长达6个月以上的

阴道置模具,否则易挛缩失败。此外,Vecchietti曾于1965年独创一种前庭黏膜伸延术,经外阴前庭纳入一穿线钮扣,经由腹壁逐日牵引缝线以建立新阴道的方法。虽然此法安全性高,但手术后操作烦琐,患者前庭需发育好,顶之有明显凹陷,且尿道口高位者适合此术。

极个别先天性无阴道患者仍有发育正常的子宫,故至青春期时因月经来潮导致宫腔积血而出现周期性腹痛。直肠腹部诊时可扪及增大而有压痛的子宫。治疗为初潮时即行人工阴道成形术,同时引流宫腔积血以保存子宫生育功能。无法保留子宫者,应予切除。

2. 阴道闭锁(atresia of vagina) 为尿生殖窦未参与形成阴道下段,该处阴道被纤维组织替代。阴道闭锁为生殖器官梗阻型畸形,分为阴道下段闭锁(即Ⅰ型)和阴道完全闭锁(即Ⅱ型)两类。临床症状与处女膜闭锁相似,检查时亦无阴道开口,但闭锁处黏膜表面色泽正常,亦不向外膨隆,肛查扪及向直肠突出的阴道积血包块,其位置较处女膜闭锁者为高。治疗一经诊断,应尽早手术治疗。阴道上段扩张积血可以提供充足的黏膜,手术成功率高,可直接行闭锁段切开,引流经血。如切开的闭锁阴道不长,可直接把上方的黏膜间断缝合至处女膜。一般术后无需佩戴模具,定期扩张预防挛缩即可。阴道完全闭锁处理的关键为是否有保留子宫的可能。阴道完全闭锁多合并宫颈发育异常、子宫体发育不良或子宫畸形,若无宫颈结构,术后再闭锁风险高,目前主张直接行子宫切除术,再行肠道法或腹膜法等人工阴道成形术。阴道完全闭锁且有保留子宫可能者,需"上下结合",行子宫阴道贯通及宫颈成形术。

3. 阴道横隔(transverse vaginal septum) 临床较少见。有关阴道横隔形成的原因观点不一。横隔可位于阴道内任何部位,但以上、中段交界处为多见,其厚度约为1cm。完全性横隔较少见,多数是隔的中央或侧方有一小孔,月经血可自小孔排出。横隔位于上段者不影响性生活,常系偶然或不孕检查时发现;位置较低者少见,多因性生活不满意而就医。治疗方案及原则:完全性阴道横隔患者在阴道发育成熟后或青春期月经来潮后出现腹痛症状,一旦明确诊断,应尽早进行手术治疗。不完全性阴道横隔患者若生育前出现临床症状或影响生育,则需行手术治疗。一般选择行阴道横隔切开术,尽可能切除阴道横隔,创面上下端的阴道黏膜用可吸收缝

线间断缝合。术后定期扩张,防止阴道狭窄。对于妊娠期发现的不完全性阴道横隔,横隔薄者可于临产时处理;横隔较厚处理困难,可选择剖宫产术。

4. 阴道纵隔（longitudinal vaginal septum） 为双侧中肾旁管会合后,其中隔未消失或未完全消失所致。有完全纵隔和不完全纵隔两种。完全纵隔形成双阴道,常合并双宫颈、双子宫。绝大多数阴道纵隔无症状,有些是婚后性交困难才被发现,另一些可能晚至分娩时产程进展缓慢才确诊。阴道纵隔不影响性生活及分娩者无需手术。有不孕或反复流产史的完全性或部分性阴道纵隔影响性生活或分娩时阻碍胎先露下降者,应行阴道纵隔切除术。

5. 阴道斜隔（oblique vaginal septum） 是一种少见的不对称性的生殖道畸形,有多种畸形共存,常同时合并双宫颈、双子宫、多伴有阴道斜隔侧的肾脏缺如。阴道纵隔偏向一侧导致该侧阴道闭锁,不直接与外界相通时称阴道斜隔。因为此病为一组畸形,又称阴道斜隔综合征（oblique vaginal septum syndrome,OVSS）。

（1）分型:1985年,北京协和医院提出了根据双阴道间或双子宫间有无通道,将阴道斜隔分为3种类型（图37-6）:①Ⅰ型,无孔斜隔型:一侧阴道完全闭锁,隔后的子宫与外界及对侧子宫完全隔离,两子宫和阴道间无通道,宫腔积血在隔后阴道腔。

②Ⅱ型,有孔斜隔型:一侧阴道不完全闭锁,隔上有一个直径数毫米的小孔,隔后子宫亦与对侧隔绝,经血可通过小孔滴出,但引流不畅。③Ⅲ型,无孔斜隔合并宫颈瘘管型:一侧阴道完全闭锁,在两侧宫颈之间或隔后阴道腔与对侧宫颈之间有一小瘘管,隔侧的经血可通过另一侧宫颈排出,但引流不畅。④Ⅳ型,2011年,北京协和医院又提出了第Ⅳ型的分类,其特点为无孔斜隔,斜隔后的子宫有左侧附件,右侧缺如,宫颈管为盲端;右侧子宫有右侧附件,左侧附件缺如,宫颈发育正常;两子宫完全分离,相距较远,同时伴有左肾缺如（图37-6）。

（2）临床表现:阴道斜隔综合征的临床特征主要由隔后腔积血或反复积脓引起,当血或脓引流不畅而梗阻时,诱发一系列症状及体征,甚至产生急腹症。此病常于初潮至育龄期,突发症状或相继出现异常而就诊。主要表现为:①突发或继发性痛经:Ⅰ型初潮即有,疼痛重而难忍。Ⅱ及Ⅲ型呈渐进性加重痛经或持续性隐痛。②月经失调或阴道排液:以Ⅱ型及Ⅲ型为主,月经点滴不净,阴道长期排液、流脓,有异味。③盆腔检查:发现子宫畸形,妇科检查或肛查时可扪及位于阴道旁及直肠前下方张力大、压痛明显的囊性包块。B型超声检查除见到阴道旁有囊块外,如同时发现为双子宫且伴有囊块侧的肾脏缺如时即可确诊。

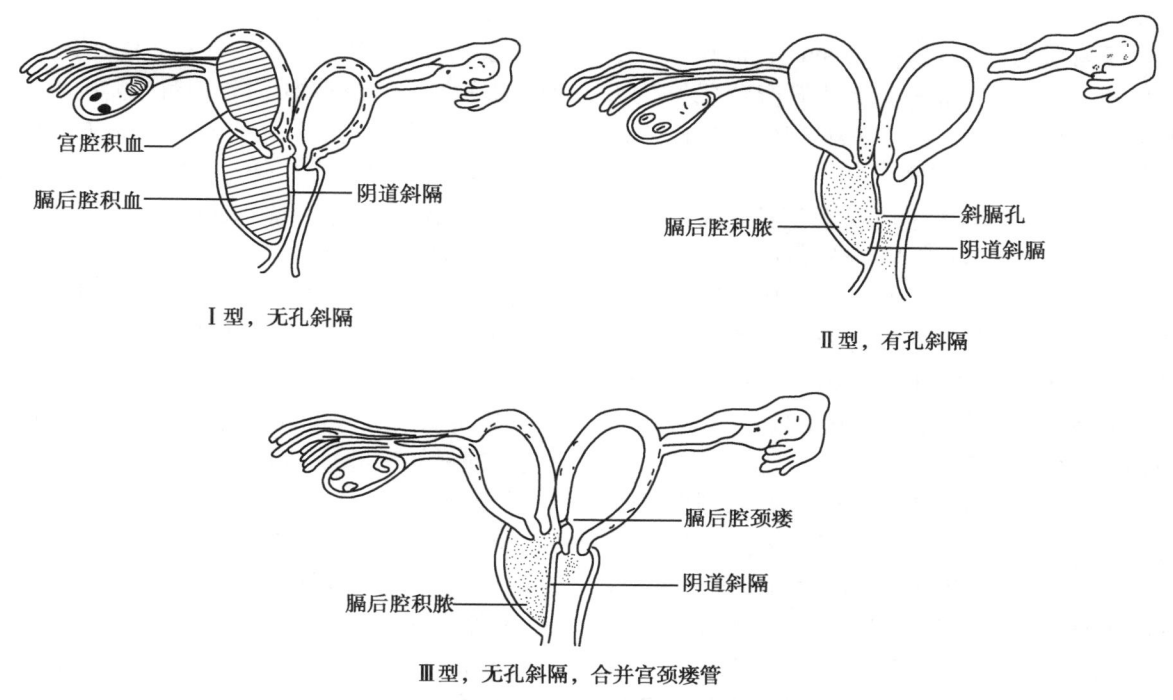

Ⅰ型,无孔斜隔

Ⅱ型,有孔斜隔

Ⅲ型,无孔斜隔,合并宫颈瘘管

图 37-6　阴道斜隔综合征的临床类型（2011）
A. 阴道完全闭锁;B. 双阴道间有通道;C. 子宫间有通道。

（3）治疗：一经确诊尽早行阴道斜隔切除术，缓解症状和防止并发症的发生，并保留生育能力。手术选择在月经期进行。阴道斜隔切除术是理想的手术方式，手术的关键在于充分切除斜隔，保证引流通畅。

（三）先天性宫颈闭锁

先天性宫颈闭锁（congenital atresia of cervix）临床上极罕见。若患者子宫内膜有功能时，青春期后可因宫腔积血而出现周期性腹痛，经血还可经输卵管逆流入腹腔，引起盆腔子宫内膜异位症。目前保留生育功能的手术方法主要为子宫阴道再通术，建立人工子宫阴道通道以使经血畅流，但即使手术成功，亦鲜有受孕可能，故一般仍多主张行子宫全切术。此外，随着近年来新型材料的发展，覆有移植上皮的支架可用于防止术后新造的宫颈管腔粘连再狭窄，提高此类患者保留生育功能手术的可行性和有效性。

（四）子宫未发育或发育不全

1. 先天性无子宫（congenital absence of uterus）系两侧中肾旁管下段及尾段未发育和会合所致，常合并无阴道，但卵巢发育正常，第二性征不受影响。直肠腹部触诊扪不到子宫。详见上述"先天性无阴道"部分。

2. 始基子宫（primordial uterus）又称痕迹子宫，系两侧中肾旁管会合后不久即停止发育所致，常合并无阴道。子宫极小，仅长1~3cm，无宫腔，故无月经来潮。

3. 子宫发育不良（hypoplasia of uterus）又称幼稚子宫（infantile uterus），系中肾旁管会合后短时期内即停止发育所致。子宫较正常小，有时极度前屈或后屈。宫颈呈圆锥形，相对较长，宫体与宫颈之比为1:1或2:3，但卵巢发育正常。临床表现为患者月经量极少，甚至无月经，婚后无生育。直肠腹部诊可扪及小而活动的子宫。B型超声检查可确诊。治疗无良策。对无月经者可试给予17β-雌二醇2mg/d，连续服20天，停药后观察有无流血，如有流血，可周期性治疗3~6个月。

（五）子宫发育畸形

1. 双子宫（uterus didelphys）是双侧中肾旁管完全未融合，各自发育形成两个子宫和两个宫颈，左右侧子宫各有单一的输卵管和卵巢，约75%同时伴有阴道纵隔形成双阴道。患者除可能有月经量增多外，多无其他症状。一般是在常规妇科检查时偶然发现双阴道，也有些是产前检查甚至晚至分娩时才发现。但盆腔B超检查不难确诊。双子宫一般不影响受孕，妊娠失败率也远较纵隔子宫或双角子宫为低。但双子宫患者受孕后，在妊娠早期可因未孕侧子宫蜕膜脱落而出现流血，临床医师可能误诊为早期流产。双子宫早孕行人工流产时，如不仔细检查，有可能仅刮出未孕侧子宫内大量蜕膜组织，而漏刮另一侧妊娠子宫内胚胎，以致胚胎存活，子宫仍继续增大。

双子宫的早产率较高，妊娠晚期臀先露较多见，分娩时未孕侧子宫可能阻碍先露下降，子宫收缩乏力亦较多，故剖宫产率有所增高。双子宫受孕，多反复发生在同一侧子宫内，但两侧均有受孕机会，甚至还可出现早期复孕（superfetation），即先后不同时期受孕，故两个胎儿可在相距数天至10余天后分别娩出。

由于双子宫无明显症状，且其妊娠结局尚好，而手术治疗的效果亦难估量，故除必要时行阴道纵隔切除外，不主张行手术治疗。

2. 双角子宫（uterus bicornis）因双侧中肾旁管尾端会合后中隔消失，但宫底部融合不全而呈双角，称双角子宫。双角子宫一般无症状，妇科检查时多难发现，即使子宫输卵管造影亦无法将其与子宫纵隔相鉴别，临床上应根据宫腔镜检查，腹腔镜检查和B型超声检查予以确诊。双角子宫早孕时，有可能将孕侧宫角视为输卵管间质部妊娠而误行剖腹探查；中孕时易将未孕侧子宫角诊断为子宫肌瘤。如子宫两角间的宫底部陷沟较浅，胎儿多呈斜或横位，一般应行剖宫产；如陷凹较深时，则胎儿纵轴与子宫纵轴多平行，但臀先露的发生率高达30%。双角子宫的妊娠侧子宫，有时甚至整个子宫在妊娠晚期可发生扭转。扭转后的临床表现酷似胎盘早剥，术前难以鉴别，一般均需剖腹探查方可确诊。既往无不良孕产史者，可先试孕；有生育要求及不孕、不良产史者，可行宫腹腔镜联合手术。腹腔镜仔细检查盆腔，并在其监护下进行宫腔镜子宫隔板切除术，腹腔镜下横行切开子宫底至距双侧子宫角1~1.5cm，纵向间断缝合子宫底全层以闭合宫腔（即横切纵缝）。术后放置宫内节育器或口服雌、孕激素预防宫腔粘连。

3. 鞍状子宫（saddle form uterus）宫底部轻度融合不全所致，表现为宫底部向宫腔内轻微内陷，但外形可有或无明显压痕，因而不影响受孕，妊娠结局亦与正常子宫相同，故不需任何手术治疗。

4. 纵隔子宫（septate uterus）为两侧中肾管合并后融合不全，在宫腔内形成中隔。从宫底至宫颈口将宫腔完全隔开者为完全纵隔,从宫底部往下将宫腔部分隔开者为不全纵隔。纵隔子宫外形正常,子宫输卵管碘油造影的图像与双角子宫相同,故无法将两者鉴别。在子宫畸形中,纵隔子宫可引起不孕,特别是妊娠失败率高,可能与经由纵隔供应子宫内膜的血流不足有关,而宫腔容积较小,腔内压力过高和宫颈相对关闭不全则可能是引起早产的最主要因素。既往无不良孕产史者,可先试孕。有生育要求及不孕、不良产史者,可在腹腔镜或 B 超监护下行宫腔镜子宫纵隔切除术。完全子宫纵隔切除术注意两侧宫腔是否相通。相通者自宫颈内口水平开始进行纵隔切除术;不相通者在对侧宫腔内放入探针作为指示,切开纵隔使左右两侧宫腔相通,再进行纵隔切除。

5. 单角子宫(unicornous uterus) 仅一侧中肾旁管发育而成为单角子宫,对侧中肾旁管完全未发育或未能形成管道,实际上对侧往往仍有体积极小而难于察觉的残角子宫存在。未发育侧的卵巢、输卵管、肾脏亦多缺如。盆腔检查时可扪及子宫明显偏向一侧。妊娠虽可发生在单角子宫,但不孕率增高,胎儿存活率明显降低,特别是常出现胎儿生长受限,此可能与单角子宫仅能从一侧获得血供以致胎儿血供不足有关。

6. 残角子宫(rudimentary horn of uterus) 一侧中肾旁管发育正常,另一侧发育不全形成残角子宫,可伴有该侧泌尿道发育畸形。多数残角子宫与对侧正常宫腔不相通,仅有纤维带相连,但亦有两者间有狭窄管道相通者。若残角子宫内膜无功能,一般无症状;若内膜有功能且与正常宫腔不相通时,往往因宫腔积血而出现痛经,甚至并发子宫内膜异位症。即使残角子宫与正常子宫无通道相连,精子也可经正常子宫腔和该侧输卵管进入腹腔,并与任何一侧卵巢中排出的卵子结合成孕卵,再经残角子宫侧输卵管进入残角子宫腔,以致形成残角子宫妊娠。若妊娠发生在残角子宫内,人工流产时无法刮到,至妊娠 16~20 周时往往破裂而出现类似典型的输卵管妊娠破裂症状,且出血量更多,若不及时手术切除破裂的残角子宫,患者可因大量内出血而死亡。残角妊娠子宫可发生扭转,术前多误诊为卵巢囊肿蒂扭转。如残角妊娠子宫继续增大,妇科检查时可将其视为正常妊娠而将对侧正常子宫误认为是带蒂的浆膜下肌瘤或卵巢肿瘤。残角子宫的治疗取决于是否是有功能性内膜的子宫。若超声等影像学检查未提示残角子宫有内膜存在,并且无周期性腹痛的症状,

可不处理。若证实残角子宫宫腔有内膜存在、有症状者,需尽早行残角子宫切除术,同时切除同侧输卵管。合并子宫内膜异位症的患者,同时进行相应的手术治疗。

(六)输卵管发育异常

输卵管发育异常有:①单侧缺失:为该侧副中肾管未发育所致;②双侧缺失:常见于无子宫或痕迹子宫患者;③单侧(偶尔双侧)副输卵管:为输卵管分支,具有伞部,内腔与输卵管相通或不通;④输卵管发育不全、闭塞或中段缺失:类似结扎术后的输卵管。

输卵管发育异常可能是不育的原因,亦可能导致输卵管妊娠,但临床罕见,几乎均为手术时偶然发现。除输卵管部分节段缺失可整形吻合外,其他均无法手术。

(七)卵巢发育不全

先天性卵巢发育不全(congenital ovarian dysgenesis):Henry Turner 在 1938 年最早报道,故称特纳综合征(Turner syndrome)。1959 年,Ford 等证实此症的染色体核型为 45,XO,故又称 X 单体综合征,是由于父系或母系生殖细胞在成熟分裂过程中,一个性染色体未分离或丢失所致。

核型为 XO 约占受精卵的 0.8%,约占活产女婴中 0.4‰。确诊需作染色体检查,其核型有以下几种类型:①单体型:45,XO,最多见,具有典型症状。②嵌合型:有多种不同嵌合体,如 45,X/46,XX;45,X/47,XXX;45,X/46,XX;47,XXX 等。③X 染色体结构畸变型:一条 X 染色体长臂和 / 或短臂缺失,如 46,Xdel(Xq) 或 46,Xdel(Xp),还有 X 等染色体,如 46,Xi(Xq) 或 46,Xi(Xp)。此外,X 染色体结构异常如 X 染色体长臂缺失或短臂缺失,均将导致生殖腺发育不全。

特纳综合征有以下基本特征:①表型为女性,有女性生殖器官。②青春期女性第二性征不发育。阴毛少,无腋毛,乳房不发育,幼稚型内生殖器,无月经来潮。③躯体异常,身体矮小,但智能发育基本正常。还可有蹼颈、后发际低、盾状胸、乳头间距增大、肘外翻等,约半数患者合并肾脏异常,20% 有主动脉狭窄。临床表现与嵌合体中细胞系所占比例有关,正常性染色体多,则上述异常体征较少,反之则异常体征较多。B 型超声检查见不到卵巢,腹腔镜或剖腹探查可见到生殖腺呈条索状,内生殖器仍呈幼稚型。血卵泡刺激素(follicle-stimulating hormone,FSH)、黄体生成素(luteinizing hormone,

LH)呈高值,雌激素水平低,骨密度测定低于正常。

治疗:此病患者若以 46,XX 细胞为主,约 20% 可有青春期发育,月经来潮,部分可有生育能力,但其自然流产率和死胎率均高,且子代患染色体畸变的风险率亦高;妊娠时存在主动脉破裂风险,其产科和非产科并发症发生率均较高。确诊为卵巢功能不全的患者,已无保留生育能力的机会。对其生育要求,接受赠卵仍然是大多数女性的主要选择。

性腺发育不全患者就诊的主要原因是身材矮小和缺少第二性征的发育。医师必须权衡这两种情况来选择适当的治疗,因为使用性激素刺激第二性征发育的同时也会导致长骨的骨骺愈合,从而使身高停止增长。而这种患者的骨龄常常落后于实际年龄数年,因此关于何时开始治疗的决定成为一个难题。2016 年 1 月,ESHRE 发布的女性卵巢功能不全的管理指南中指出,对于特纳综合征女孩,应给予性激素青春期诱导治疗。一般可在 12 岁开始使用低剂量雌激素治疗,2~3 年内逐渐增加至常规剂量,直到乳房发育完全。在雌激素应用至少两年,或出现子宫内膜突破性出血后,再加用孕激素联合治疗,以防止管状乳房形成。一旦完成青春期发育,需持续激素治疗维持长期健康。

对此病患者是否使用生长激素(growth hormone,GH)存在争论。虽然典型的特纳综合征患者常身材矮小,但生长激素缺乏是罕见的。生长激素虽然可以加快生长速度,但并不增加最终身高。但最近的研究表明,若再治疗方案中附加生长激素,尤其是在患儿年幼时开始治疗,可以增加最终身高。

第三节 两性畸形

男女性别可根据性染色质和性染色体、生殖腺结构、外生殖器形态以及第二性征加以区分。但有些患者生殖器官同时具有某些男女两性特征,称为两性畸形(hermaphroditism)。两性畸形为先天性生殖器发育畸形的一种特殊类型,对患儿的抚育、身心、学习、生活、工作和婚姻等带来一系列问题,必须及早诊断和处理。

根据本章第一节所述生殖腺、生殖管道和外生殖器的分化,可将身体性分化分为两个阶段,即生殖腺分化为第一阶段,生殖管道和外生殖器分化为第二阶段,性分化的第二阶段取决于性分化的第一阶段。当生殖腺分化为睾丸时,在睾丸分泌的雄激素作用下,外生殖器将向男性方向分化;但如无雄激素影响,则将自然地向女性方向发育。因此,如性染色体为 XX,生殖腺为卵巢,但体内雄激素过多时,或性染色体为 XY,生殖腺为睾丸,而雄激素不足时,均将出现两性畸形,前者称女性假两性畸形,后者称男性假两性畸形。与以上情况不同的是,若生殖腺在分化的第一阶段出现异常,即同时出现了睾丸和卵巢,则在随后发生的外生殖器分化阶段,既非完全没有雄激素,使外生殖器向女性分化,也非有足量的雄激素,使外生殖器向男性分化,而是介乎男女两性之间,此时形成的畸形称真两性畸形。此外,如性染色体为 XY,但性腺发育不全时,患者外生殖器亦将出现两性畸形。

根据上述发病原因不同,可将两性畸形分为以下三类:

(1)女性假两性畸形。

(2)男性假两性畸形。

(3)生殖腺发育异常:生殖腺发育异常包括以下不同类型:①真两性畸形;② 46,XY 单纯性生殖腺发育不全;③混合性生殖腺发育不全(XO/XY 生殖腺发育不全)。

一、女性假两性畸形

女性假两性畸形(female pseudo hermaphroditism),即女性男性化。本病染色体核型为 46,XX,卵巢的功能也无明显异常,内生殖器的发育也正常,因此,子宫、宫颈和阴道均存在,但外生殖器出现部分男性化,男性化的程度取决于胚胎暴露于高雄激素的时期早晚和雄激素量,可从中度阴蒂粗大直至阴唇后部融合和出现阴茎。和本章讨论的大多数其他性发育异常不同,此类患者经过适当治疗后,有生育的可能性。女性假两性畸形常常是由于肾上腺甾体激素生物合成过程中酶的异常而导致先天性肾上腺增生的结果。罕见的情况是母亲在孕期服用了有雄激素活性的甾体制剂也可以导致这种性发育异常。

先天性肾上腺皮质增生症(congenital adrenal hyperplasia,CAH)是临床上最常见的两性畸形,又称肾上腺生殖综合征(adrenogenital syndrome),是一组由肾上腺皮质类固醇合成通路各阶段各类催化酶的缺陷,引起以皮质类固醇合成障碍为主的常染色体隐性遗传性疾病。CAH 于 1865 年由解剖学家 De Crecchio 首次发现。至 20 世纪 80 年代 P450 酶系的大多数甾体合成酶的基因被克隆。21- 羟 化 酶 缺 乏 型 (21-hydroxylase deficiency, 21-OHD) 是最常见的类型，占 90%~95%，国际报道发病率为 1/20 000~1/10 000，国内报道其发病率约为 1/16 000~1/11 000。其次为 11β- 羟化酶缺陷和 3β- 羟类固醇脱氢酶缺陷。2016 年，中华医学会儿科学分会内分泌遗传代谢病学组专家制定本病临床诊治共识，规范和优化了我国 21-OHD 的临床诊治。

1. **发病机制**　肾上腺所产生的类固醇包括糖皮质激素（皮质醇）、盐皮质激素（醛固酮）和雄激素等都是以胆固醇为原料，在促肾上腺皮质激素 (adrenocorticotropic hormone, ACTH) 调控下合成的，它作用于激素合成的许多环节，但主要作用于胆固醇转化为孕烯醇酮这一步。在合成过程中，每一转化都需要一定特殊酶的催化。首先是胆固醇转化为孕烯醇酮，然后在 17- 羟化酶的催化下转化为雄激素，在 21- 羟化酶的催化下转化为皮质醇和在 11- 羟化酶的催化下转化为醛固酮（图 37-7），当皮质醇增多时，通过负反馈作用，抑制脑垂体产生的 ACTH，从而避免了大量胆固醇转化为孕烯醇酮。由肾上腺类固醇合成过程中某种酶的基因突变引起，如 21- 羟化酶或 11- 羟化酶因其相关基因变异而缺乏时，则不能将孕烯醇酮转化为皮质醇。当皮质醇低下，经负反馈使 ACTH 分泌增加，刺激肾上腺皮质细胞增生，以增加皮质醇合成；但酶缺陷使皮质醇依然低下。因雄激素合成通路无缺陷，在高 ACTH 刺激下，堆积的 17-OHP 和孕酮向雄激素转化增多。雄激素升高显著程度依次为雄烯二酮 (androstenedione, DHT)、睾酮 (testosterone, T) 和脱氢表雄酮 (dehydroepiandrosterone, DHEA)。合成的雄激素大量增加，导致女性胎儿外生殖器部分男性化。盐皮质激素合成通路阻滞使孕酮不能向醛固酮转化致醛固酮低下，致水盐平衡失调，可发生致命的失盐危象。

2. **临床表现**　取决于皮质醇和醛固酮生成过程中酶缺陷程度，以及由于酶阻断而生成得大量甾体激素前体物质的生物活性。至今发现 *CYP21A2* 基因的突变类型百余种，80% 基因型 - 表型有相关性。按基因型 - 临床表型的关系，醛固酮、皮质醇缺乏和高雄激素的程度，21-OHD 分为两大类型：①典型 21-OHD：按醛固酮缺乏程度又分为失盐型（约占 75%）和单纯男性化型（约占 25%）；②非典型 21-OHD，即非经典的肾上腺皮质增生症 (nonclassic adrenal hyperplasia, NCAH)。

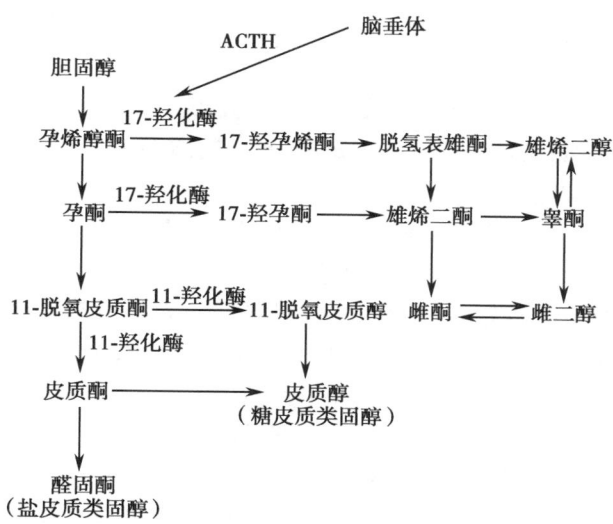

图 37-7　类固醇激素的合成途径与两性畸形的关系

21-OHD 导致的女性男性化可因胎儿期雄激素增高的时间不同而有差异。胎儿在第 20 周以后发病者，此时阴道与尿道已分化，出生时阴道与尿道分开，仅表现为阴蒂较大。但胎儿在 20 周前发病者，阴蒂显著增大，阴道与尿道开口于共同的尿生殖窦。严重者阴蒂显著增大似阴茎，阴茎基底部为尿生殖窦，类似尿道下裂，两侧生殖隆起部分或完全融合似阴囊，但其中无睾丸。患者子宫、输卵管和卵巢均存在，但阴道下段狭窄，难以发现阴道口。至幼儿期，两性均会呈现外周性性早熟，男孩呈现阴茎增大，伴或不伴阴毛早生；女孩呈现异性性早熟。高水平性激素对下丘脑促性腺激素释放激素神经元的长期影响，至 5 岁起两性均可转化为中枢性性早熟。少数非典型患者可晚至青春期月经来潮后发病，称迟发型先天性肾上腺皮质增生症，表现为月经初潮后不久或数年后月经稀发，出现多毛及痤疮，阴蒂增大，但无其他外生殖器畸形。

严重的 21-OHD 者还可因醛固酮过低，胎儿于出生后即出现呕吐、脱水、血钾高、钠与血氯降低等失盐现象。此情况仅见于严重的外阴畸形新生儿，且多因酸中毒或高血钾而死亡。

3. **诊断**　患者有阴蒂明显增大或其他男性表现的外阴畸形，而染色体核型为 46,XX 时，应首先考虑为 CAH 的可能性。同时结合生化和激素检测综合判断，必要时应用基因诊断。

（1）实验室检查

1）清晨血清 17- 羟孕酮 (17-OHP) 和睾酮显著增高，17-OHP 升高是 21-OHD 的特异性诊断指标和主要治疗监测指标：① 17-OHP>300nmol/L 时考虑为典型的 21-OHD；② 6~300nmol/L 时考虑为非典型；③<6nmol/L 时不支持非典型 21-OHD。

2）如临床拟诊或怀疑为迟发型 21-OHD，需行 ACTH 兴奋试验。①基础血清皮质醇和 ACTH；②典型患者血清皮质醇低下伴 ACTH 升高。

3）雄激素：雄激素升高显著。

（2）染色体和基因诊断：对临床不能确诊 21-OHD 或需与其他相关疾病鉴别时，必须做基因诊断确诊。综合以上临床表现和辅助检查做出 21-OHD 诊断和分型，制订治疗方案。

4. **治疗**　确诊后应立即开始治疗。

（1）药物治疗：药物治疗的原理是补充肾上腺皮质激素的不足。大量的糖皮质激素可通过负反馈减少促肾上腺皮质激素释放激素和 ACTH 的分泌，从而减少雄激素的合成及氢化可的松前体物质的积聚。氢化可的松是基本和终生的替代治疗。治疗后月经可来潮，乳房开始发育，甚至婚后有妊娠可能。对于非典型 21-OHD 患者，建议对发病年龄过早、阴毛初现及骨龄增加过快的儿童，以及明显女性男性化的青少年患者进行治疗。不建议对无症状的 NCAH 患者进行治疗。

（2）手术治疗：有外生殖器畸形者应予整形。阴蒂手术应在儿童期药物治疗开始后尽早进行，手术应选择保留血管神经的阴蒂整形术，部分切除增大的阴蒂，保留阴蒂头以使之接近正常女性阴蒂大小。阴道畸形手术则应在外阴发育后进行。如患者阴茎长已按男性抚养，成年后不易改变性别时可切除女性生殖器并行阴茎成形术。手术时应适当加大氢化可的松用量。

二、男性假两性畸形

男性假两性畸形（male pseudo hermaphroditism）患者性腺是睾丸，染色体核型为 46，XY，而表现为不同程度的女性。由于生精功能异常和阴茎极小，一般无生育能力。可能的原因包括存在雄激素合成不足、缺乏对雄激素的反应（即缺乏雄激素的作用）和抗米勒管激素（anti-Müllerian hormone，AMH）的合成或作用缺陷。此病的发病机制有：①生物合成睾酮的 17- 羟化酶缺失；②外周组织中 5α- 还原酶缺乏；③外周组织或靶器官雄激素受体缺少或功能异常。

（一）17α- 羟化酶缺乏

17α- 羟化酶缺乏（17α-hydroxylase deficiency）是 CAH 的一种罕见类型，仅占 1%。染色体为 46，XY，是常染色体隐性遗传病。微粒体细胞色素 P450c17 酶同时具有 17α- 羟化酶和 17,20- 裂解酶的活性。人类存在着 1 个 CYP17 基因编码这两种酶（称为 P450c17 酶），并在肾上腺和性腺均有表达。现已发现临床上存在 17α- 羟化酶 /17,20- 碳链裂解酶完全性联合缺陷，这两种酶活性部分性缺陷，及 17,20- 碳链裂解酶孤立性缺乏的患者。目前国际上已经发现并报道了 30 余种基因突变类型。

17α- 羟化酶能将孕烯醇酮转化为 T、E_2 和皮质醇。当此酶缺乏时，具有保钠排钾功能的 11- 脱氧皮质酮等激素增多，而具有男性功能的 T、DHEA 合成受阻，故外生殖器表现为女性幼稚型。睾丸发育不全，位于盆腔内、腹股沟或大阴唇内。外生殖器的发育因缺乏 DHT 的作用而不能向男性方向发育，而保持为幼女型。因雌激素亦缺乏，故也没有女性第二性征的发育。因胚胎期抗中肾旁管激素正常，故无子宫及输卵管，阴道呈盲端。

因临床少见，往往对该病认识不足而延误诊断与治疗。典型的 17α- 羟化酶缺陷症患者的临床表现为高血压、低血钾与性腺不发育。临床上女性社会性别，凡外生殖器发育异常的闭经患者，第二性征不发育，伴有高血压、低血钾，染色体为 46，XY 时，应考虑 17α- 羟化酶缺乏的可能。实验室检查 FSH、LH 值明显升高，ACTH 升高，E_2 和 T 水平明显低于正常生育年龄女性，而孕酮增高，低血钾，血清及尿游离皮质醇值低于正常水平，染色体检查提示核型 46，XY，则诊断基本成立。术中探及发育不良的睾丸组织，则诊断成立。对 46，XY 的 17- 羟化酶缺乏患者需切除发育不全的睾丸以防发生肿瘤。染色体为 46，XX 者则不需手术。治疗需长期口服地塞米松、泼尼松以降低血压，并使血钾上升。青春期后需给予雌激素补充治疗以促进女性第二性征发育和防止骨质疏松症的发生。

（二）5α- 还原酶缺乏

5α- 还原酶缺乏（5α-reductase deficiency，5αRD）是一种家族性常染色体隐性遗传病。虽然两性都可受累，但只有男性患者出现临床异常表现。在我国极罕见。

1. **发病机制**　睾丸 Loydig 细胞合成和分泌的 T 是机体的主要雄激素。正常男性外生殖器靶组织中存在 5α- 还原酶，能将血液循环中 T 转化为 DHT。正常生理状态下，外周循环中 80% 以上的 DHT 来源于 T 外周靶组织这一途径的转化。T

和 DHT 是男性体内互相不可替代的雄激素：T 在男性胎儿性分化过程中刺激男性内生殖器官的分化形成，而 DHT 介导尿生殖窦的分隔和男性生殖器的分化，促进前列腺的分化与发育。在胚胎发育过程中，如男性胚胎组织中缺乏 5α- 还原酶时，T 不能转变为 DHT，则导致临床上的男性假两性畸形。催化 T 转变为 DHT 的类固醇 5α- 还原酶有两种：一种是碱性 PH（Ⅰ型）酶，分布于肝和非生殖器皮肤；另一种是酸性 PH（Ⅱ型）酶，主要分布于外生殖器、会阴皮肤和前列腺。本病是Ⅱ型酶缺陷所致，故又称为类固醇 5α- 还原酶 2（SRD5A2）缺乏症。

2. **临床表现** ①生殖系统：内生殖器能正常男性化，且无女性内生殖器官。外生殖器发育异常，虽表现为女性，但阴蒂粗大或为短小阴茎，阴囊呈分叉状，似大阴唇阴囊，会阴型尿道下裂、盲端阴道常与尿道共同开口，前列腺不发育，睾丸位于腹股沟或分叉阴囊内，中肾管包括附睾、输精管、精囊发育良好。②青春期发育：青春期正常启动，出现进行性男性化，变声、阴茎变粗大勃起，阴囊增大，皱襞增加。阴毛和胡须生长或稀少，除个别患者外，一般无男子乳腺发育。

3. **诊断**

（1）激素水平测定：血清 T 水平正常或升高，DHT 低，T/DHT 比值增高。LH 水平正常或轻度升高，FSH 半数患者升高。

（2）精液分析：通常严重少精子或无精子，少数患者精子计数正常。

（3）确诊有赖于取大阴唇组织皮肤活检，直接分析其 5α- 还原酶Ⅰ、Ⅱ型同工酶活性及其靶组织的胞质和核内的 AR 配基结合活性对本症有确诊意义。SRD5A2 基因分析证明存在酶基因突变亦有诊断价值，并提倡将 SRD5A2 基因检测作为首选检查。

4. **治疗** 初期诊断对患儿性别的决定十分重要。5αRD 患儿若按女性抚养，成年后常发生性倒转，患儿的性心理和性行为倾向于男性，故主张对明确诊断的 5αRD 婴儿应按男婴抚养，在青春期前作男性外生殖器矫形术，青春期后给予雄激素，尤其是一些不需经过 5α- 还原作用的睾酮 MENT（7α- 甲基 -19- 去甲睾酮），可作为早期雄激素的补充治疗。外阴表现为女性、手术变性有困难者应按女性抚养，睾丸切除术是必要的，以避免青春期男性化，并给予女性激素补充治疗以提供第二性征

发育。

（三）雄激素不敏感综合征

雄激素不敏感综合征（androgen insensitivity syndrome，AIS）是由于雄激素受体基因（AR）异常导致 AR 活性减弱，靶器官对雄激素无应答，出现不同程度男性化不全的一种 X 连锁隐性遗传病。在遗传性别为男性的患儿中发病率为 1/99 000~1/20 000。1953 年，Morris 首次描述了表型为女性但性腺为睾丸的患者，并将其称为"睾丸女性化综合征"（testicular feminization）。

1. **发病机制** 通常正常男性胎儿于第 9 周时睾丸 Leydig 细胞开始分泌 T 并刺激中肾管的 AR 受体应答，使其向附睾、输精管及储精囊发育。而睾丸 Sertoli 细胞分泌的抗米勒管激素则抑制米勒管进一步发育为输卵管、子宫及阴道的上部。同时 T 会在 5α- 还原酶的作用下形成 DHT，刺激尿生殖窦的 AR 受体应答，进一步形成正常的男性外生殖器。由于 AR 活性减弱，靶器官对雄激素无应答，AIS 通常表现为中肾管发育不良及外生殖器程度不同的男性化不全。该病除性发育异常表现外，通常不累及其他系统。根据受体敏感程度的差异，临床上分为完全性雄激素不敏感综合征（complete androgen insensitivity syndrome，CAIS）、部分性雄激素不敏感综合征（partial androgen insensitivity syndrome，PAIS）和轻型 AIS（mild androgen insensitivity syndrome，MAIS）。

2. **临床特征**

（1）CAIS：为 AIS 一种极端表型，是由于 AR 受体完全失活表现为外生殖器正常女性表型，患者出生时外阴完全为女性，无男性化表现，故自幼即以女婴抚育。青春期后体内大量 T 通过芳香化酶转化为雌激素后，由于无孕激素或睾酮对抗，患者呈女性体态，乳房发育丰满，但乳头小，无或极少阴毛、腋毛。大小阴唇虽略欠丰满但外观正常，阴道呈短浅盲端，无宫颈或子宫。生殖腺为睾丸，大小正常，位于盆腔内、腹股沟或大阴唇内。患者血 FSH、T 为正常男性水平，血 LH 水平升高，雌激素水平亦略高于正常男性。

（2）PAIS：临床上少见，受 AR 受体残存功能的影响使得临床表型差异极大。与完全性不同的主要区别在于外阴有不同程度的男性化，包括阴蒂粗大或为短小阴茎，阴唇部分融合，阴道极短或仅有浅凹陷。至青春期可出现阴毛、腋毛增多和阴蒂继续增大等男性改变。睾丸可出现于下降路线上任

意的位置。青春期后乳房发育程度与受体不敏感程度呈正相关。青春期时 PAIS 血清 LH、T 水平增高,但亦可为正常水平。性激素结合球蛋白及雌二醇均显著性增高,而 FSH 升高则不显著,可在正常范围内。

（3）MAIS：为 AIS 另一极端表型,目前认为不伴有外生殖器的异常,仅表现为不育或少精症或性毛稀疏等。成年后可普遍出现阳痿及男子乳房女性化表现。

3. **诊断** 明确的诊断 AIS 并准确分型是提供最佳的治疗与咨询的基础。CAIS 因外生殖器女性特征典型,青春期后出现正常乳房发育,毛发稀少、无月经,结合正常激素水平、46,XY 染色体及家族史可作为主要诊断依据。而 PAIS 表型变化多样,即使青春期后临床确诊也十分困难。既往多以外生殖器皮肤成纤维细胞培养,检测 AR 受体表达和结合力作为确诊 AIS 的标准。近年研究认为 AR 基因异常是准确诊断 CAIS 的必要条件。而临床怀疑 PAIS 者,由于临床无特异性,诊断困难,且基因诊断准确率相对不高。

AIS 临床表现复杂易与其他疾病混淆,此病需与 46,XY 单纯性生殖腺发育不全和 17α- 羟化酶缺乏等相鉴别（表 37-4）,46,XY 单纯性生殖腺发育不全患者血 T 和雌激素水平低下,乳房不发育,有阴道、宫颈和子宫,给予人工周期后有出血,生殖腺位于腹腔内,呈条索状。17α- 羟化酶缺乏时,可有或无阴道、宫颈和子宫,血 T 和雌激素水平低下,但有高血压和低血钾表现,如子宫存在时,周期治疗有出血。

4. **治疗** 核心为性别选择,早期确诊对患者的生理、心理及家庭极为重要,同时也为性别选择争取了时间,创造了条件。CAIS 患儿通常按女孩抚养,心理似正常女性,大多数认同女性性别。相比而言,PAIS 患者则会有不同程度的男性化倾向。

AIS 患者慎重决定是否进行早期性腺或外生殖器矫形手术。无论选择男性或女性,都建议尽可能保留性腺组织。存留的性腺一般能够保证青春期发育及骨骼健康,还为可能出现的性别转换提供机会。故一般应等待至青春期后,建议 20 岁后再进行性腺切除术,以保证患者充分女性化。睾丸发生肿瘤的机会与一般隐睾相同。PAIS 患者如果充分考虑后选择性别为女性,应尽早行性腺切除术防止进一步男性化,并可以通过阴蒂缩短术及阴道成形术来改善外生殖器外观及功能。CAIS 患者可结婚,但无生育能力,尽管大多数 CAIS 患者阴道短于正常女性,但基本不影响正常性生活,不提倡积极进行阴道延长手术,部分行阴道扩张即可。性腺切除术后,都需要使用激素补充治疗来诱导青春期或维持第二性征,促进身心健康。

表 37-4　46,XY 三种生殖腺异常所致畸形鉴别

	完全性雄激素不敏感综合征	46,XY 单纯性生殖腺发育不全	46,XY17- 羟化酶缺乏
染色体	46,XY	46,XY	46,XY
生殖腺（部位）	睾丸发育不全（腹股沟、大阴唇内或盆腔内）	条索状（盆腔内）	睾丸发育不全（腹股沟、大阴唇内或盆腔内）
外生殖器	女	女	女
阴道	阴道盲端	有	盲端或有
宫颈、子宫	无	有	无或有
人工周期出血	无	有	无或有
乳房发育	+	-	-
雄激素	正常或升高	低下	低下
雌激素	正常或升高	低下	低下
高血压	无	无	有
低血钾	无	无	有

三、生殖腺发育异常

(一) 真两性畸形

在患者体内有睾丸和卵巢两种生殖腺同时存在称真两性畸形（true hermaphroditism）,是一种最罕见的两性畸形。患者可能一侧生殖腺为卵巢,另一侧为睾丸;或每侧生殖腺内同时含卵巢及睾丸两种组织,称为卵睾（ovotestis）;也可能是一侧为卵睾,另一侧为卵巢或睾丸。两性的生殖细胞以及两种性腺的其他成分应该同时存在。

根据性腺组织的部位,可以将两性畸形进一步分为单侧型、对侧型或双侧型。单侧型最常见,约占该病病例的半数,一侧性腺时含卵巢及睾丸两种组织,而另一侧性腺为卵巢或睾丸。对侧型的患者一侧性腺为卵巢,另一侧性腺为睾丸,约占 1/3。而双侧型患者,约占 1/5,其两侧性腺均含有睾丸和卵

巢。约70%真两性畸形患者的性染色质为阳性，染色体核型多数为46，XX，其次为46，XX/46，XY嵌合型，46，XY较少见。

临床表现与其他两性畸形相同，生殖道和第二性征的发育异常的临床所见差异非常大。外生殖器多为混合型，或以男性为主，或以女性为主，以男性抚育者，多数有阴茎、尿道下裂，1/2以上有阴唇阴囊不完全融合，少有正常男性外生殖器；表现型为女性者多有大的阴蒂和发育不良的子宫。但往往具有能勃起的阴茎，而乳房则几乎均为女性型。体内同时有雌激素和雄激素。

诊断：不能只靠外阴畸形和性染色体测定，必须通过剖腹探查或腹腔镜检对生殖腺加以辨认，并进行活检，明确有两种生殖腺存在方可确诊。

治疗：性别的确定主要取决于外生殖器的功能状态。应将不需要的生殖腺切除，保留与其性别相适应的生殖腺。个别有子宫的患者在切除睾丸组织后，不但月经来潮，还具有正常生育能力。外生殖器官重建的主要目的是使外阴具有近乎所认定性别相适应的形态，并具有足够好的性功能。

(二) XY 单纯性生殖腺发育不全

患者染色体核型为46，XY，为 X 连锁隐性或常染色体显性遗传。近来有学者认为，XY 单纯性生殖腺发育不全（XY pure gonadal dysgenesis）系 SRY 基因突变或其他与性分化有关的基因突变而消除 SRY 基因的功能所致。患者虽有 Y 染色体但因基因缺陷，于胚胎早期睾丸已停止发育，故不能分泌副中肾管抑制物（Müllerian inhibiting substance，MIS）及睾酮。

临床表现：呈女性表型，但身材较高大，有发育不良的输卵管、子宫和阴道上段，女性外阴。进入青春期年龄后，无女性第二性征发育、无月经，无阴毛、腋毛或极稀少，乳房不发育，且外生殖器持续呈幼稚型。用人工周期可来月经。患者血 FSH、LH 水平升高，雌激素水平低，T 水平较正常女性为高。青春期后可能发生部分男性化表现，如阴蒂肥大等。患儿生长发育正常，无生殖索以外的先天畸形。

XY 单纯性生殖腺发育不全需与完全性雄激素不敏感综合征和46，XY 的 17- 羟化酶缺乏相鉴别（表37-4），XY 单纯性生殖腺发育不全者残存的条索状性腺组织极易发生肿瘤性病变，且发生时间早，故在诊断后应及时将睾丸切除。肥大的阴蒂亦可切除。到达青春期后应给予周期性雌、孕激素补充治疗以促进女性第二性征发育，并预防发生骨质疏松症。

(三) XO/XY 生殖腺发育不全

染色体为45，X/46，XY 嵌合型，故又称混合性生殖腺发育不全。生殖腺大多一侧为异常睾丸，另一侧为未分化呈条索状的生殖腺。发育主要取决于睾丸所分泌的睾酮水平，睾酮不足时则外阴有不同程度融合和出现尿道下裂等畸形。据统计，此类患者约59% 表现为外生殖器两性畸形，25% 为女性外阴，16% 为男性外阴。

凡有 Y 染色体而生殖腺发育不全者，生殖腺发生肿瘤的可能性较大，且以生殖细胞瘤最为多见。为预防发生肿瘤，凡按女性抚育者，应在青春期前切除发育不全的睾丸。

（钟　刚　卞度宏）

参考文献

1. 卞美璐, 马莉阴. 道斜隔综合征分型和诊治. 中国实用妇科与产科杂志, 2013, 29 (10): 767-769.
2. 中华医学会妇产科学分会. 女性生殖器官畸形诊治的中国专家共识. 中华妇产科杂志, 2015, 50 (10): 729-733.
3. 中华医学会儿科学分会内分泌遗传代谢学组. 先天性肾上腺皮质增生症新生儿筛查共识. 中华儿科杂志, 2016, 54 (06): 404-409.
4. Öçal G. Current concepts in disorders of sexual development. J Clin Res Pediatr Endocrinol, 2011, 3 (3): 105-114.
5. Eggers S, Ohnesorg T, Sinclair A. Genetic regulation of mammalian gonad development. Nat Rev Endocrinol, 2014, 10 (11): 673-683.
6. Pask A. The Reproductive System. Adv Exp Med Biol, 2016, 886: 1-12.
7. Biason-Lauber A, Chaboissier MC. Ovarian development and disease: The known and the unexpected. Semin Cell Dev Biol, 2015, 45: 59-67.
8. Heinonen PK. Distribution of female genital tract anomalies in two classifications. Eur J Obstet Gynecol Reprod Biol, 2016, 206: 141-146.
9. Grimbizis GF, Gordts S, Di Spiezio Sardo A, et al. The ESHRE-ESGE consensus on the classification of female genital tract congenital anomalies. Gynecol Surg, 2013, 10 (3): 199-212.
10. Grimbizis GF, Gordts S, Di Spiezio SA, et al. The ESHRE/ESGE consensus on the classification of female genital tract congenital anomalies. Hum Reprod, 2013, 28 (8): 2032-2044.
11. Di Spiezio SA, Campo R, Gordts S, et al. The comprehensiveness of the ESHRE/ESGE classification of

female genital tract congenital anomalies: a systematic review of cases not classified by the AFS system. Hum Reprod, 2015, 30 (5): 1046-1058.

12. Grimbizis GF, Di Spiezio SA, Saravelos SH, et al. The Thessaloniki ESHRE/ESGE consensus on diagnosis of female genital anomalies dagger. Hum Reprod, 2016, 31 (1): 2-7.

13. Jacquinet A, Millar D, Lehman A. Etiologies of uterine malformations. Am J Med Genet A, 2016, 170 (8): 2141-2172.

14. Choussein S, Nasioudis D, Schizas D, et al. Müllerian dysgenesis: a critical review of the literature. Arch Gynecol Obstet, 2017, 295 (6): 1369-1381.

15. Witchel SF. Congenital Adrenal Hyperplasia. J Pediatr Adolesc Gynecol, 2017, 30 (5): 520-534.

16. Zhang B, Lu L, Lu Z. Molecular diagnosis of Chinese patients with 21-hydroxylase deficiency and analysis of genotype-phenotype correlations. J Int Med Res, 2017, 45 (2): 481-492.

17. Hiort O. Clinical and molecular aspects of androgen insensitivity. Endocr Dev, 2013, 24: 33-40.

18. Hughes IA, Werner R, Bunch T, et al. Androgen insensitivity syndrome. Semin Reprod Med, 2012, 30 (5): 432-442.

19. ESHRE Guideline: management of women with premature ovarian insufficiency. Hum Reprod, 2016, 31 (5): 926-937.

第三十八章　女性盆底功能障碍性疾病及损伤性疾病

本章关键点

1. 正常位置的子宫位于骨盆中央,骨盆入口与坐骨棘平面之间,其前方有膀胱,后方有直肠,下方连接阴道。

2. 子宫位置靠其周围的韧带及盆底肌肉和筋膜维持,如果这些支持组织受到损伤,子宫及其相邻的尿道、膀胱和直肠均可能发生向下移位,出现盆腔脏器脱垂。

3. 盆腔脏器脱垂及相应的器官功能障碍统称为盆底功能障碍性疾病。盆腔脏器脱垂包括子宫脱垂、阴道前壁脱垂(膀胱膨出)和阴道后壁脱垂(直肠膨出)。

4. 盆腔脏器脱垂引起器官功能障碍,表现为下尿路症状(尿频、尿急、尿失禁及排尿困难)等;排便功能障碍(便秘、便失禁)等;性生活障碍(性交疼痛或高潮缺失)。治疗方法包括非手术治疗和手术治疗。

5. 尿失禁是中老年女性常见的疾病。常见的两种尿失禁为压力性尿失禁和急迫性尿失禁。

6. 当女性生殖器官因损伤或疾病与相邻泌尿道或肠道相通时,则形成尿瘘或粪瘘,二者统称为生殖器官慢性损伤性疾病。

第一节　正常女性盆底结构

女性盆底解剖复杂,包括有多个层次和多种组织。盆底肌肉是盆底支持结构中最重要的组织。

整体理论认为解剖和功能相对应,共同构成一个解剖和功能整体。任何轻微损伤都会打破这种平衡,而由该系统其他结构代偿,超出一定代偿范围就会引起疾病。

一、女性盆底解剖

女性盆底是由封闭骨盆出口的多层肌肉和筋膜组成,有尿道、阴道和直肠贯穿其中。盆底肌肉群、筋膜、韧带及其神经构成了复杂的盆底支持系统,其互相作用和支持,承托并保持子宫、膀胱和直肠等盆腔脏器的正常位置。盆底前方为耻骨联合下缘,后方为尾骨尖,两侧为耻骨降支、坐骨升支及坐骨结节。

(一)盆底肌肉系统

盆底自外向内由三层组织构成(图 38-1)。

1. **外层**　在外生殖器、会阴皮肤及皮下组织下面,由会阴浅筋膜及深面的三对肌肉和一对括约肌组成,包括球海绵体肌、坐骨海绵体肌、会阴浅横肌及肛门外括约肌,其肌腱汇合于阴道外口与肛门之间,形成中心腱。

2. **中层**　由上下两层坚韧筋膜、会阴深横肌及围绕尿道周围的尿道括约肌组成。以往称为泌尿生殖膈(urogenital diaphragm),是一层三角形致密的肌肉筋膜组织,现认为是一层厚的膜性纤维片。

3. **内层**　盆膈(pelvic diaphragm),由肛提肌(levator ani muscle)、尾骨肌及其内、外面的筋膜层组成。肛提肌是骨盆底的重要支撑力量,其由耻骨阴道肌、耻骨直肠肌、耻尾肌、髂尾肌四部分组成。由两侧盆底向下向中线走行。起自耻骨联合后面、肛提肌腱弓(tendinous arch of levator ani)和坐骨

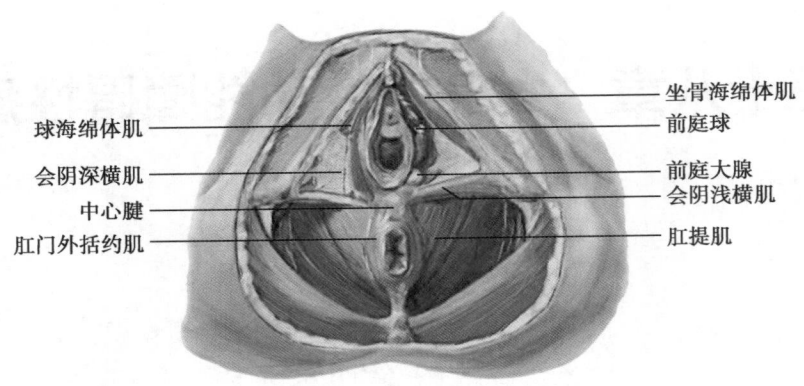

图 38-1　盆底肌肉系统

左侧：球海绵体肌　会阴深横肌　中心腱　肛门外括约肌

右侧：坐骨海绵体肌　前庭球　前庭大腺　会阴浅横肌　肛提肌

棘,止于尾骨、肛尾韧带和会阴中心腱。在左右两肌的前内缘与耻骨联合后面之间有一空隙称作生殖道裂孔,其间有尿道、阴道及直肠穿过。后缘与尾骨肌相邻接。

尾骨肌(coccygeus)位于肛提肌后方,止于骶尾骨的侧缘。该肌协助肛提肌封闭骨盆底,承托盆内脏器和固定骶、尾骨位置。紧贴骶棘韧带呈三角形。

会阴(perineum):广义的会阴是指盆膈以下封闭骨盆出口的所有软组织。狭义的会阴是指阴道口与肛门之间的软组织,厚3~4cm,由外向内逐渐变窄呈楔形,表面为皮肤及皮下脂肪,内层为会阴中心腱,又称会阴体(perinea body)。妊娠期会阴组织变软有利于分娩。分娩时要正确保护此区,以免造成会阴裂伤。

(二)盆底重建手术中的重要解剖标志

1. 耻骨尿道韧带　耻骨尿道韧带是盆腔内筋膜的增厚,其起点位于盆腔筋膜腱弓起点内侧紧连于耻骨,下行纤维呈扇形,向内侧插入尿道上中1/3交接处,向外侧插入耻尾肌和阴道壁的筋膜,呈锥体形,总长约1cm。该韧带将尿道有力地悬吊于耻骨。肛提肌也是通过与之紧密的连接直接参与尿道的支持作用。这一韧带的薄弱可使尿道中段向后下移位。

2. 盆筋膜腱弓　又称"白线",是一个增厚的壁筋膜。同肛提肌腱弓一样起自坐骨棘,但达到耻骨联合时,从肛提肌腱弓中下部经过,在耻骨直肠肌起点之上插入耻骨支上缘的下面。站立位时肛提肌腱弓和盆筋膜腱弓轴均接近于水平位。

3. 骶棘韧带　是盆底重建手术重要的解剖位置。起自坐骨棘,止于骶骨侧面,呈扇形。参与构成坐骨大孔和坐骨小孔的构成。阴部血管神经在

坐骨棘内侧绕行。阴道神经在阴道血管内侧穿过坐骨小孔后与阴部血管一起进入阴部管,沿坐骨直肠窝外侧的内表面行走,出阴部管后分为三支:肛神经、会阴神经和阴蒂背神经。

二、盆底整体理论

女性盆底解剖及功能近10余年来有了重大变革。1990年,Petros提出盆底整体理论,刷新了对盆底疾病发病机制的认识。也使女性盆底疾病作为亚专业开始兴起。整体理论在其发展过程中吸纳了Delancey的"三水平"理论(three levels of vaginal support)和"吊床假说",建立了定位结缔组织缺陷的"三腔系统(three compartments system)"。整体理论认为盆底是一个相互关联的有机整体而并非各部分的简单叠加,不同腔室不同阴道支持轴水平共同构成一个解剖和功能整体。任何轻微损伤都会打破这种平衡,而由该系统其他结构代偿,超出一定代偿范围就会引起疾病。

(一)三水平理论

三水平理论(three levels of vaginal support):将阴道的支持结构分为Ⅰ、Ⅱ、Ⅲ水平:Ⅰ水平为最上段的支持,由主骶韧带复合体完成;Ⅱ水平为阴道中段的侧方支持,包括盆腔筋膜腱弓、阴道膀胱筋膜和阴道直肠筋膜;Ⅲ水平为远端的支持结构,包括会阴体和会阴隔膜。

(二)三腔系统

三腔系统(three compartments system):将盆腔人为地分为前、中、后三区。其中,前区包括尿道外韧带、尿道下方之阴道("吊床")、耻骨尿道韧带;中区包括盆筋膜腱弓、耻骨宫颈筋膜及其位于膀胱颈下方的重要弹性区;后区包括宫骶韧带、直肠阴道筋膜及会阴体。

深刻理解盆底的解剖和对应的功能对于诊治盆底功能障碍性疾病非常重要。盆底肌肉为骨骼肌,因此可以通过主动锻炼达到增强的目的。而其他一些解剖标志如坐骨棘、盆筋膜腱弓对于盆底重建手术尤其是网片套盒的穿刺路径非常重要。熟悉盆底的重要血管神经走行及邻近器官的解剖位置有助于降低并发症的发生。

第二节　盆腔脏器脱垂

盆腔器官脱垂(pelvic organ prolapse,POP)是盆底功能障碍性疾病中最常见的一种,发病率高,对生活质量影响大,因此又被称为"社交癌"。临床上,将盆腔脏器脱垂及相应的器官功能障碍统称为盆底功能障碍性疾病(pelvic floor dysfunctional disease,PFD)。盆腔器官脱垂包括子宫脱垂(uterine prolapse)、阴道前壁脱垂(anterior vaginal prolapse),也称膀胱膨出,阴道后壁脱垂(posterior vaginal prolapse),也称直肠膨出。由于脱垂引起的相应器官功能障碍包括泌尿系统症状、肠道症状及性功能障碍等。

【病因】盆腔脏器脱垂的主要原因是妊娠和分娩损伤,尤其是经阴道难产,其次是长期增加腹压致使盆底受力的疾病如慢性咳嗽、便秘、慢性阻塞性肺疾病(chronic obstructive pulmonary disease,COPD)等。绝经后女性更易发生,较少见的原因是支持组织先天发育缺陷或结缔组织疾病等。

【病理生理】当盆底肌肉和筋膜,以及子宫韧带因损伤而发生撕裂,或其他原因导致其张力减低时,可发生子宫及其相邻的膀胱、直肠的移位即盆腔器官脱垂。位于骨盆底最下方的肛提肌有一定的静息张力,能关闭生殖裂孔,为盆腔脏器提供一个稳定的支撑平台。如果其张力下降,会使生殖裂孔开放,改变肛提肌板的水平方向。阴道周围的结缔组织牵拉阴道上段,使其近乎水平方向,正好位于肛提肌上方。当腹压增高时,阴道上段向下压迫肛提肌,盆腔脏器得以保持正常位置。如果阴道周围的结缔组织损伤,阴道轴变成垂直方向,则腹压增加时,盆腔器官及阴道会向下脱出生殖裂孔,发生盆腔器官脱垂。

1. 前盆腔缺陷　阴道前壁的支持组织主要是耻骨宫颈筋膜,它起自耻骨联合后面及耻骨弓,止于宫颈环。两侧附着于盆筋膜腱弓上。如果耻骨宫颈筋膜薄弱或损伤,不足以支撑膀胱及尿道,就会发生阴道前壁脱垂。根据耻骨宫颈筋膜缺陷部位的不同,阴道前壁脱垂又分为三种类型:横向缺损(耻骨宫颈筋膜从宫颈环上撕脱)、中央型缺陷(耻骨宫颈筋膜中央薄弱或缺失)及阴道旁缺陷(耻骨宫颈筋膜从双侧盆筋膜腱弓上撕脱)。如果耻骨宫颈筋膜前部支持尿道的部分亦受损害,则发生尿道下移。

2. 中盆腔缺陷　中盆腔缺陷往往是一水平支持结构损伤薄弱导致。主要是宫颈环和子宫骶骨韧带薄弱造成。

3. 后盆腔缺陷　阴道后壁的主要支撑是直肠阴道筋膜以及包绕直肠的耻骨尾骨肌。当其薄弱有缺陷时,可使直肠向阴道内膨出甚至脱出于阴道口。阴道后壁膨出可发生于阴道后壁的上段或下段,发生于下段时称为直肠膨出,发生于上段时称为直肠子宫陷凹疝,又称道格拉斯腔疝、肠膨出(enterocele)、肠疝或阴道后疝。是指腹膜腔向直肠子宫陷凹方向疝出,以致小肠或乙状结肠下降至直肠及阴道后壁之间,多由盆底组织支持不良造成,为妇科一种少见疝。常在妇科检查时被忽略或不被识别而误诊为阴道后壁膨出(即直肠膨出)。肠膨出可单独出现,也有时与直肠膨出并存。

【临床表现】盆腔脏器脱垂临床表现有脱垂特异症状和非特异症状,通过妇科检查即可明确诊断。

1. 症状

(1)盆腔脏器脱垂特异症状:患者能看到或感到阴道口有肿物脱出,脱出的程度可以随活动量、体位及负重等而变化。

(2)非特异的症状:阴道及盆腔胀感不适、腰酸下坠等。

(3)泌尿系统相关症状:阴道前壁脱垂及子宫脱垂可有排尿困难及不能完全排空膀胱。脱垂的患者也可以同时合并压力性尿失禁,随着脱垂病情的加重,尿失禁症状可逐渐减轻甚至完全消失,即隐匿性尿失禁;值得注意的是,盆腔器官脱垂合并隐匿性尿失禁者,在手术纠正了脱垂后尿失禁症状会再次出现甚至加重。

(4)肠道症状:阴道后壁脱垂患者可出现便秘及排便困难,偶尔合并有便失禁。

(5)性功能障碍：包括不同程度的性交困难、性高潮缺失、性冷淡、性交疼痛，严重者无法性交。

2. 妇科检查　妇科检查时，应注意以下表现：

(1)外阴阴道有无萎缩表现，测量阴裂大小。

(2)盆腔脏器脱垂情况：用标准的双叶窥器检查，观察阴道壁有无脱垂，并进行测量(详见 POP-Q 评分)。

(3)检查会阴体的移动度：用一手指放在阴道或直肠内，向检查者方向轻拉会阴体，如果移动>1cm，提示移动度过大。

(4)肛门和直肠检查：评估会阴体的完整性及肛门括约肌的张力。

(5)尿失禁诱发试验：脱垂复位后，让患者屏气用力或咳嗽，如见尿液溢出则为诱发试验阳性，证实有压力性尿失禁。

(6)盆底肌力评估：将一手示指和中指放在阴道内，紧贴阴道后壁中段 4、8 点位置，检查者可以感知基础肌张力，收缩时是否张力增加，还可以感知收缩强度、持续时间和对称性。肌肉张力和强度可分级评分为 0~5 分，5 分为正常，0 分完全没有张力和收缩(牛津评分系统)。还应该进行直肠阴道三合诊检查来评价肛门括约肌复合体的基础肌张力和收缩时的肌张力。

【分期】目前国内外多采用盆腔脏器脱垂量化分期标准(pelvic organ prolapse quantitation，POP-Q)，此分期系统是分别利用阴道前壁、阴道顶端、阴道后壁上的 2 个解剖指示点与处女膜的关系来界定盆腔器官的脱垂程度。与处女膜平行以 0 表示，位于处女膜以上用负数表示，处女膜以下则用正数表示。阴道前壁上的 2 个点分别为 Aa 和 Ba 点，阴道顶端的 2 个点分别为 C 和 D 点。阴道后壁的 Ap、Bp 两点与阴道前壁 Aa、Ba 点是对应的。另外包括阴裂(gh)的长度、会阴体(perineal body，pb)的长度以及阴道的总长度(total vaginal length，TVL)。测量值均为厘米表示(表 38-1)。

1. 体位　排空膀胱后取膀胱截石位，双足放在脚蹬上，向下屏气用力，在脱垂最大程度下进行测量。

2. POP-Q 指示点　通过对盆腔器官脱垂患者进行 6 个测量点及 3 条径线的测量，确定脱垂的程度(图 38-2)。POP-Q 分期应在向下用力屏气时，以脱垂最大限度出现时的最远端部位距离处女膜的正负值计算。

表 38-1　盆腔脏器脱垂量化分期测量指示点 POP-Q

指示点	内容描述	范围
Aa	阴道前壁中线距尿道外路口 3cm 处，相当于尿道膀胱沟处	−3~+3cm
Ba	阴道顶端或前穹隆到 Aa 点之间阴道前壁上段中的最远点	在无阴道脱垂时，此点位于 −3cm，在子宫切除术后阴道完全外翻时，此点将为 +TVL
C	宫颈或子宫切除后阴道顶端部分的最远端	−TVL~+TVL
D	有宫颈时的后穹隆的位置，提示了子宫骶骨韧带附着到近端宫颈后壁的水平	−TVL~+TVL 或空缺(子宫切除后)
Ap	阴道后壁中线距处女膜 3cm 处，Ap 与 Aa 点相对应	−3~+3cm
Bp	阴道顶端或后穹隆到 Ap 点之间阴道后壁上段中的最远点，Bp 与 Ba 点相对应	在无阴道脱垂时，此点位于 −3cm，在子宫切除术后阴道完全外翻时，此点将为 +TVL

各数值的意义：①阴裂的长度(gh)为尿道外口中线到处女膜后缘的中线距离；②会阴体的长度(pb)为阴裂的后端边缘到肛门中点距离；③阴道总长度(TVL)。

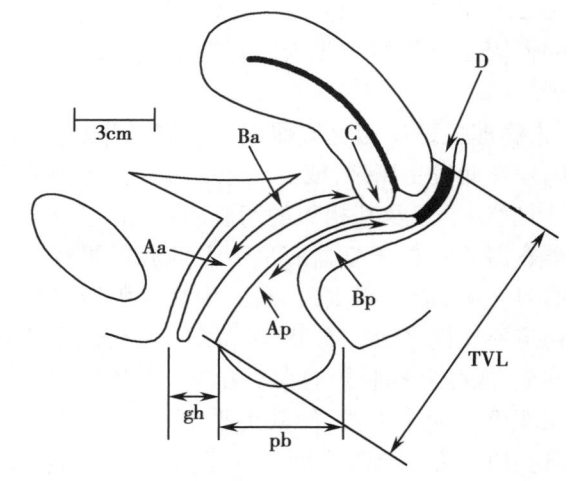

图 38-2　POP-Q 测量点
gh，阴裂的长度；pb，会阴体的长度；TVL，阴道总长度。

3. POP-Q 分期标准　根据 POP-Q 测量结果，可以将盆腔脏器脱垂程度分期见表 38-2，按照前、中、后盆腔的最低点进行诊断。

表 38-2　盆腔脏器脱垂分期（POP-Q 分期法）

分期	标准
0	无脱垂，Aa、Ap、Ba、B 均在 –3cm，C、D 两点在阴道总长度和阴道总长度 –2cm 之间，即 C 或 D 点量化值 <（TVL-2）cm
Ⅰ	脱垂最远端在处女膜平面上 >1cm，即量化值 <–1cm
Ⅱ	脱垂最远端在处女膜平面上 <1cm，即量化值 >–1cm，但 <+1cm
Ⅲ	脱垂最远端超过处女膜平面 >1cm，但阴道总长度 –2cm，即量化值 >+1cm，但 <（TVL-2）cm
Ⅳ	下生殖道呈全长外翻，脱垂最远端即宫颈或阴道残端脱垂超过阴道总长度 –2cm，即量化值 >（TVL-2）cm

引自：谢幸，孔北华，段涛．妇产科学．9 版．北京：人民卫生出版社，2019.

【诊断】

根据症状及体征，一般不难诊断。典型的主诉是阴道口可复性肿物。阴道检查时令患者向下屏气，行 POP-Q 分期可直观判断出是否有脱垂、脱垂的部位及程度。检查时需注意下列各项：

（1）注意脱垂最严重的腔室部位：前盆腔、中盆腔、后盆腔，还是联合脱垂？

（2）注意前盆腔缺陷的类型：中央型、旁侧型还是横向缺损？

（3）注意中盆腔缺陷：子宫脱垂还是宫颈延长？

（4）注意后盆腔缺陷是否合并有小肠疝？

（5）有无会阴裂伤情况，肛提肌解剖情况，肌肉收缩张力。

（6）有无脱垂部位的局部溃烂及输尿管积水。

（7）患者体质情况，有无长期引起腹压增加的因素存在。

（8）是否合并压力性尿失禁？是否有隐匿性尿失禁？

（9）是否合并有其他下尿路症状，如尿潴留、排尿无力、膀胱过度活动症等。

（10）是否合并有肛肠功能异常？

【辅助检查】

1. **盆底超声检查**　有助于判定缺陷部位、生殖道裂孔面积等，同时可较直观判定有无小肠疝等。

2. **盆腔磁共振（MRI）**　可以更精确地检测盆底影响，因其费用较高昂，目前多用于科研。对于特殊情况的盆腔器官脱垂建议行盆腔 MRI。

3. **尿动力学检查**　如患者合并有下尿路症状，建议术前行尿动力学检查。

【治疗】对于盆底功能障碍性疾病的治疗分为非手术治疗和手术治疗。

1. 非手术治疗

（1）生活方式指导：适用于脱垂程度轻（Ⅰ 期和 Ⅱ 期，尤其是脱垂下降点位于处女膜之上），且无特殊症状的患者。给予生活指导，包括减重、治疗便秘及长期慢性咳嗽等增加腹压疾病。

（2）子宫托：主要用于妊娠、老年和虚弱有手术禁忌证及不愿接受手术患者。目前子宫托多为硅胶材质，优点是惰性、不吸收分泌物、不产生异味、柔韧、不过敏、不致癌、可反复高温消毒。子宫托有不同形状、大小，适合各种类型盆底缺陷，具有经济、简单、低风险等优点。子宫托大致分为两类：支持型（见文末彩图 38-3）和空间填充型（见文末彩图 38-4）。支持型为中空的环形或有带镂空的薄膜的环形。适用于轻 - 中度脱垂，Ⅱ 期脱垂者有效率达 100%，Ⅲ 期者达 71%。侵蚀性小，罕有严重的分泌物增多，易于放入 / 取出，有刻痕可折叠，便于性交，对尿失禁有一定的改善作用。空间填充型支撑力更强，具有一定的吸引作用。适用于出口支持组织较差的重度脱垂，Ⅲ 期的治疗效果较好，Ⅳ 有效率为 64%。最大问题是不易取出，需他人帮助。每 4 周清洗 1 次。能引起大量的分泌物。子宫托无严格禁忌证。相对禁忌证包括：阴道炎症、严重的溃疡，严重阴道黏膜萎缩，急性盆腔炎性疾病，随访依从性差如老年痴呆等。决定使用子宫托的患者需在医务人员的帮助下先试用，选择适合的类型及型号，确定合适后需要定期随访。

使用子宫托应定期随访，常见并发症有机械刺激、阴道黏膜溃疡、感染等，甚至有因长期压迫感染引起生殖道瘘的病例。局部使用雌激素可以缓解症状。

（3）盆底肌训练：盆底肌肉锻炼又称凯格尔锻炼，20 世纪 40 年代由 Kegel 首先提出并推广普及的。通过正确的训练及锻炼，可以增强盆底肌肉的力量及自我控制能力，从而可以治疗及预防盆底功能障碍性疾病尤其是压力性尿失禁。方法：正确锻炼的前提是识别及自主控制盆底肌肉。可通过"尿流中断法"让患者体会需要锻炼的盆底肌肉的部位及正确的收缩方法。具体训练方法：迅速并尽可能收缩盆底肌肉，持续 3~10 秒，然后放松，放松时间与收缩时间 1:1，每组 20~30 次，每天 2~3 组。根据自身情况，每次收缩时间从 3 秒开始，逐渐延长，但避免过劳，以免引起肌肉疲劳度增加。初学者可以在站立位或坐位时训练，以后逐渐做到任何体位均能有效训练。

目前许多医院设立有盆底康复治疗门诊，利用低频电刺激激活盆底肌肉、促进神经肌肉接头的调控，通过生物反馈使患者更好地学习控制盆底肌肉。

正确的盆底肌肉训练不仅对轻中度的盆底器官脱垂有一定疗效，还可以有效控制及预防压力性尿失禁，也可以治疗膀胱过度活动及急迫性尿失禁。凯格尔训练贵在持之以恒。这种治疗的效果是逐步的，通常有效锻炼 4 周后，效果才会逐渐体现出来，坚持 6 个月以上会取得良好的疗效。所以需要跟患者沟通，使其真正理解盆底肌肉锻炼的特点，鼓励患者坚持。医师应定期对患者进行随访，以了解患者锻炼的正确性及持续性，从而达到对患者的治疗提供支持与帮助。

2. 手术治疗　原则上对于 POP-Q 分期Ⅲ期及以上的盆腔脏器脱垂患者应采用手术治疗，部分Ⅱ期有症状者也可选择手术治疗。因盆腔器官脱垂是非致死性疾病，关乎生活质量的优劣，所以手术的决策应征得患者的同意。盆底器官脱垂手术方式很多，包括自体组织修复、应用补片的修复、保留阴道及牺牲阴道（闭合手术）等。手术方式的选择应综合考虑患者的脱垂部位、严重程度、年龄、是否有性生活需求等，要个体化。

（1）阴道前壁脱垂：可行阴道前壁自体组织修补术、阴道旁侧修补术、阴道前壁加用补片（聚丙烯合成补片或生物补片）修补术。前壁脱垂的手术多以经阴道途径为主，也有行腹腔镜下阴道旁修补的报道。一般来讲，对于较年轻的患者尽量不行经阴道网片植入术（transvaginal mesh，TVM），而对于高龄复发的重度前壁脱垂推荐采用 TVM，可降低复发率。高龄无性生活需求者在征得患者的同意基础上可行阴道闭合手术。如合并压力性尿失禁可加用抗尿失禁手术。

（2）子宫脱垂及阴道穹窿脱垂：顶端的悬吊对于防止复发非常重要。常用术式包括曼彻斯特手术（Manchester operation）、骶棘韧带固定术（经阴道或腹腔镜）、子宫 / 阴道骶骨固定术、高位骶韧带悬吊术（经阴道或经腹）及阴道闭合术等。对于宫颈延长者可行曼彻斯特手术。中盆腔缺陷者单纯子宫切除不足以治愈疾病，一定需要将顶端悬吊在一个牢固的部位。

1）经阴道骶棘韧带固定术（vaginal sacrospinous ligament fixation，SSLF）：1958 年由 Sederl 首次提出，经多次改良后，现已成为较常用的术式，成功率 85%~90%，略低于经腹骶骨阴道固定术，但安全性高。可行单侧或双侧固定，多行右侧固定法，但术后膀胱膨出的复发率较高（11%）。使用辅助缝合器可以避免分离组织所造成的损伤和定位准确，但其价格昂贵，不易推广。对于阴道短缩的患者，难以进行骶棘韧带固定术，大约 4% 的患者难以完成手术，据文献报道，骶棘韧带固定术后，由于阴道狭窄引起性交困难的患者可达 10%。

2）骶骨阴道固定术（sacral colpopexy）：骶骨固定术对阴道穹窿膨出的治愈率达 90% 以上，是一种治愈率很高的手术，但 57% 的患者术后有排便困难等问题。1950 年，Shuguier 和 Scali 首次报道了经腹途径，随着腔镜外科的发展，开创了经腹腔镜途径。目前认为，经开腹优于经腹腔镜途径，但开腹手术有创伤大、住院时间长及补片有侵蚀等缺点。而腹腔镜具有创伤小、伤口美容、住院时间短、并发症少、患者满意率高的优点，主要并发症是骶前静脉出血，发生率为 1.12%~2.16%。

3）经腹或经腹腔镜高位骶韧带悬吊术（utero sacral ligament vault suspension）：手术时首先寻找阴道顶和子宫骶韧带的近端，然后切开阴道顶上的腹膜，以暴露前方的耻骨宫颈筋膜和后方的直肠阴道筋膜，将这两个筋膜互相靠拢缝合后，形成新的阴道顶，并将其悬吊于宫骶韧带上。也可经腹腔镜下行高位骶韧带悬吊术。经阴道途径时术中需行膀胱镜检查除外有无输尿管缝扎或扭曲。

（3）阴道后壁脱垂：常用术式包括应用补片的修补术和阴道后壁自体组织修补术。强调特异位点缺陷修补术。目前许多临床研究结果显示，自体组织阴道后壁修补术与后路 TVM 疗效无明显差异而副作用更少。会阴体修补术可以加强三水平的支撑。

（4）多部位联合脱垂：对于 POP-Q 分期Ⅲ期及以上的多部位联合脱垂患者，常用手术方式包括多种术式联合的盆底重建术和应用补片的全盆底重建术,无性生活要求者可行阴道闭合术。

3. 手术治疗的适应证与禁忌证

(1)适应证

1)严重生殖道脱垂而有显著症状者。

2)子宫脱垂伴有重度会阴裂伤。

3)曾经非手术治疗无效者。

4)子宫脱垂并有明显宫颈延长、肥大。

(2)禁忌证

1)有外阴炎、阴道炎、盆腔炎者,需先治疗炎症,然后手术。

2)宫颈及阴道有溃疡者,治愈后再手术。

3)有严重心脏病、高血压、肾炎、糖尿病、肝功能损害、活动性肺结核、慢性支气管炎、恶性肿瘤及出血性疾病等,暂不宜手术,待病情好转后再考虑。

4)宫颈或子宫体有恶性病变者。

5)月经期、妊娠期不宜手术。

4. 手术并发症

(1)术中并发症

1)膀胱损伤:多发生在修补阴道前壁分离阴道壁与膀胱时,特别是当阴道壁曾有慢性溃疡,愈合后局部形成瘢痕,手术分离困难,易损伤膀胱。损伤后,可见尿液溢出,此时可用"00"号肠线缝合漏孔,切勿穿过膀胱黏膜,再在膀胱肌层用细丝线缝合一层或二层,术后留置导尿管5~7天。

2)输尿管损伤:手术时未将膀胱向上及向侧旁(包括输尿管)充分推开,或钳夹宫旁组织过宽、过多时,有可能损伤输尿管。一般输尿管损伤多在手术后数天内发现,患者诉一侧腰胀痛,尿量少,患者腰部有叩击痛,确诊后立即行外科处理。

3)直肠损伤:手术分离阴道后壁与直肠间组织时,如果层次不清,阴道后壁过厚或粘连,易发生直肠损伤。发现损伤应立即修补,用"00"号铬肠线缝合直肠壁,不要穿透直肠黏膜,然后用1号丝线间断缝合阴道黏膜下组织。术后服流食5天。

4)出血:手术时对血管或残端结扎不牢,或牵拉残端,致使残端线结滑脱而出血,或分离阴道前壁黏膜两侧过宽,或分离阴道后壁两侧肛提肌过宽时均可引起大量出血。术者应熟悉主要血管部位,牢固结扎,熟悉局部解剖,按层次分离,可减少出血。

(2)手术后并发症

1)出血或血肿形成:手术时血管残端结扎不牢固,术后1~2天内阴道内可发生渗血或血肿形成,如为少量阴道渗血,可用纱布卷填塞阴道加压止血。止血无效或出血严重时,应拆开阴道壁缝线,寻找出血部位,再次缝扎出血点。

2)伤口感染、裂开:由于手术时消毒不严密,或术后外阴清洁注意不够,可发生感染。轻症者伤口感染化脓,重症者可发热,局部伤口愈合不良或坏死。此时应给予引流,并使用抗生素治疗。

3)排尿困难:手术后拔除导尿管后,有些患者不能自然排尿。这是由于术时分离膀胱过广泛,使骨盆底的交感神经受到损伤,或由于尿道括约肌痉挛,致术后不能自然排尿。此时应协助患者坐起排尿,如仍不能排尿,可放留置导尿管,每4小时放尿一次,避免膀胱过度膨胀。

4)尿失禁:部分阴道前壁重度脱垂的患者在脱垂纠正后会出现不同程度的压力性尿失禁,又称为术后新发尿失禁,主要原因是术前有隐匿性尿失禁,因膀胱脱垂导致尿道扭曲,因此术前漏尿症状被掩盖。因此,脱垂手术前一定向患者交代术后新发尿失禁的可能。对于术前评估有隐匿性尿失禁或已合并有尿失禁者,可在脱垂修复手术同时行抗尿失禁手术。也有部分术后尿失禁可能由于尿道括约肌或其周围瘢痕形成,或由于分离膀胱膨出时神经受损害所致。应在手术时适当修复膀胱颈,避免尿失禁发生。

5)性交困难及性交疼痛:阴道修补术时切除过多阴道黏膜,或会阴修补过高使阴道口狭窄。

6)膀胱炎:常由术时及术后多次导尿引起膀胱感染,应给予抗生素治疗,或肛提肌缝合过紧过深,导致阴道过短或狭窄。手术时应避免以上过度修补,以适中为宜。

7)网片相关并发症:包括侵蚀(erosion)、感染、网片挛缩和疼痛等。与术者的熟练程度、网片放置的深浅及排斥等因素有关。侵蚀率为3%~20%。

(3)术后复发的处理方法

1)手术后膀胱及直肠膨出程度轻,无明显症状者,可不必再手术。应避免重体力劳动,增强体力。

2)术后子宫发生重度脱垂者,尤其伴有压力性尿失禁、直肠子宫陷凹疝时,可以考虑再次手术,手术方式有阴道前、后壁修补术,宫颈切除术,阴道直肠陷凹疝修补,部分阴道闭合术或外阴修补术等。可经腹行子宫固定术(将子宫底固定在骶骨前方),或经腹行阴道顶端悬吊术(将阴道顶部悬吊在腹直肌前筋膜),或行全盆底网片悬吊术。

【预防】盆腔脏器脱垂是可以预防的，具体措施如下：

1. **产程中的预防** 正确处理产程，避免滞产和第二产程延长。

2. **产后筛查** 对产后女性的盆底电生理检查有助于早期发现盆底肌肉纤维的功能异常，早期干预可避免发展为严重的盆底功能障碍性疾病。

3. **加强锻炼** 注意增强体质，加强营养，劳逸结合，避免重体力劳动，经常保持大便通畅，积极治疗慢性咳嗽。提倡盆底肌肉训练，增强盆底支撑力量。

小结：盆底功能障碍性疾病是由于盆底支持组织的薄软和损伤导致的盆腔器官脱垂及相应的器官功能障碍。盆腔器官脱垂主要包括子宫脱垂、阴道前壁脱垂和阴道后壁脱垂。相应的器官功能障碍包括有下尿路症状、性功能障碍及肠道功能障碍。国内外多采用 POP-Q 分期标准，此分期系统是分别利用阴道前壁、阴道顶端、阴道后壁上的两个解剖指示点与处女膜的关系来界定盆腔器官的脱垂程度。盆腔器官脱垂有特异性症状和非特异性症状。治疗方法包括有观察、子宫托和手术治疗。

第三节　尿失禁

尿失禁是指客观上的不自主漏尿，可引起社会或卫生健康问题。液体流动的规律是从高压处流向低压处。排尿期膀胱压大于尿道压，尿液得以排出。同理，若储尿期出现膀胱压大于尿道压的现象，则将发生尿失禁，各种尿失禁都具有这一基本特征。尿失禁是中老年女性常见的疾病。虽非致死性疾病，但对生活质量影响严重。常见的两种尿失禁为压力性尿失禁和急迫性尿失禁。

一、压力性尿失禁

压力性尿失禁（stress urinary incontinence，SUI）指腹压增加（咳嗽、大笑、喷嚏、提举重物等）时，尿液不自主地由尿道口溢出，发病率14%~50%。其特点是在正常状态下无尿失禁，在腹压增加时尿液不自主流出，漏尿时无明显尿意。

【病因】

1. **妊娠、分娩** 妊娠中期后随着腹部的增大，

腹压持续增加，会对盆底组织造成不同程度的影响。经阴道分娩，尤其是经阴道难产及手术助产时，由于胎头的压迫、盆底肌肉的过度拉伸，可引起肌纤维的损伤、断裂、神经纤维去极化。同时，韧带会有不同程度的损伤。妊娠分娩引起的盆底支持结构的损伤早期可能无任何症状，仅为盆底肌电的变化，如果没有及时康复合并其他高危因素持续存在，久而久之可发生解剖上的变化，即"吊床"松弛、尿道下移、盆腔器官脱垂等，相应的功能异常如压力性尿失禁随之发生。

2. **引起腹压增加的慢性疾病** 长期便秘、慢性呼吸系统疾病如哮喘、慢阻肺等可引起盆底支持结构的损伤，肥胖尤其是腹壁肥胖的女性盆底长期承受压力较大，易发生压力性尿失禁。

3. **雌激素下降** 约 50% 的老年妇女有尿失禁症状。雌激素对维持女性尿道平滑肌紧张度和尿道长度起重要作用，当雌激素缺乏时，尿道张力明显减退，尿道内压力下降，以致膀胱内压力远远超过尿道内压力，而出现尿失禁。此外，由于泌尿道发生退行性改变，尿道黏膜萎缩，尿道长度变短，尿道阻力进一步下降而加剧尿失禁。

4. **手术、放疗损伤** 由于尿道损伤、放疗或其他原因引起的尿道内括约肌功能障碍，导致储尿期括约肌关闭不全甚至完全打开，可发生持续性严重漏尿。

5. **其他** 盆腔内大肿物压迫可致使腹压增高，膀胱颈位置降低，易患压力性尿失禁。另外，遗传因素也有一定的关系。

【发生机制】

1. **尿道高活动性（hyperactivity）** 尿道下方的韧带、筋膜及阴道壁像吊床一样支撑着尿道，使尿道位于正常的解剖位置。如果由于各种原因引起"吊床"松弛薄弱则不足以为尿道提供有力的支持，导致尿道下移、高活动性。近端尿道下降至腹内压作用范围以外，当腹内压增加时，压力只能传递到膀胱，而不能传至尿道，使瞬间膀胱内压高于尿道压力，尿液自尿道口溢出。

2. **内括约肌功能障碍（intrinsic urinary sphincter deficiency，ISD）** 正常情况下，尿道内括约肌在储尿期应处于关闭状态。由于尿道损伤、放疗或其他原因引起的尿道内括约肌功能障碍，导致储尿期括约肌关闭不全甚至完全打开，可发生持续性严重漏尿。尿道高活动性压力性尿失禁患者也往往合并不同程度的括约肌功能障碍。

【临床表现及分度】有三种方法对压力性尿失禁进行分度,判定尿失禁的严重程度。

1. **按主观症状分度** 尿失禁程度轻重不一,由偶发几滴遗尿到全部尿不能控制流出。按照主观症状的严重程度常分为轻、中、重度。轻度:腹压剧烈增加,如咳嗽、打喷嚏等时偶有尿失禁。中度:腹压中度增加,如快走大笑时常有尿失禁。重度:直立或变换体位时即有尿失禁。

2. **按照 1 小时尿垫试验(1h Pad)分度** 依据 1 小时尿垫试验结果进行分度的标准如下:无尿失禁为 <2g;轻度,2~10g;中度,10~30g;重度,30~50g;极重度, >50g。

3. **根据尿动力学检查结果分型** 可根据尿动力学检查的储尿期腹压最大漏尿点压(abdominal leak point pressure,ALPP)值进行分型。ALPP>90cmH_2O 为 Ⅰ 型,60~90cmH_2O 为 Ⅱ 型,≤60cmH_2O 为 Ⅲ 型,如果 ALPP≤60cmH_2O,最大尿道闭合压(maximum urethral closure pressure,MUPP)≤20cmH_2O 可诊断为内括约肌功能障碍。

【诊断】详细询问病史,鉴别是压力性尿失禁还是急迫性尿失禁;有无尿频、尿急、尿痛及脓尿,与膀胱炎及尿道炎鉴别;注意询问尿失禁与增加腹压的关系;神经源性膀胱多伴有其他神经支配障碍。妇科检查应注意有无泌尿生殖瘘、子宫脱垂、膀胱膨出、尿道膨出及盆腔肿物等。可进行以下检查:

1. **压力诱发试验** 患者仰卧位,双腿屈曲外展,嘱患者咳嗽或加腹压,如有尿液溢出,腹压解除后溢出停止,即为阳性。

2. **膀胱颈抬高试验** 检查者右手伸入阴道,中示指置阴道壁尿道的两侧,指尖位于膀胱及尿道交接处,向前上方轻托膀胱颈,再行诱发试验,如无尿液溢出,即为阳性。

3. **膀胱尿道造影** 可发现尿道后角消失伴尿道倾斜角>45°;膀胱尿道位置下移,膀胱颈位置为膀胱的最下缘,膀胱颈开放如锥状。

4. **尿动力学检查** 储尿期咳嗽或加腹压后如有漏尿,同时不伴有逼尿肌收缩,为压力性尿失禁。进一步根据腹压漏尿点压判定分型。单纯压力性尿失禁不需做尿动力学检查。

5. **超声检查** 阴道超声下的一些指标有助于鉴别尿失禁的类型,主要指标有膀胱颈移动度、尿道旋转角度、膀胱尿道后角、尿道内口是否呈漏斗形。

【治疗】

1. **盆底肌锻炼** 因盆底组织松弛导致的尿道高活动压力性尿失禁,可通过有效的盆底肌锻炼得到改善。具体方法见本章第二节。盆底肌收缩锻炼自如后,可加入情景训练,在咳嗽、打喷嚏前提前缩紧盆底肌肉,直至能有效地控制腹压漏尿。盆底肌训练为压力性尿失禁的一线治疗方案,多个文献结果显示,40%~60% 的患者经 3 个月以上的盆底肌锻炼,尿失禁症状明显改善。

2. **手术治疗** 手术原则为修补膀胱颈及尿道的支持力量,重建尿道膀胱后角,增加尿道长度。子宫脱垂手术时应注意修补阴道前壁膨出及尿道膨出。手术多应用于保守治疗无效且生活质量受影响者。临床上,中度以上的压力性尿失禁选择手术治疗。按手术原理和术式可分四组:①泌尿生殖膈成形术:包括阴道前壁修补术、尿道折叠术等;②耻骨后固定术(retropubic urethropexy):包括耻骨后膀胱尿道悬吊固定术(Marshall-Marchetti-Krantz,MMK procedure)和固定尿道旁组织于 Cooper 韧带术式(Burch 术);③尿道中段悬吊术(suburethral suspension):包括筋膜悬吊术(Albrige Studdiford 术和 Milia-Read 术)和复合医用材料吊带术等;④针刺悬吊术(needle suspension),包括 Peregra、Stamey、Gittes、Raz 等术式或联合手术。

随着现代生物技术的发展,吊带的材质有了很大改进,使尿失禁手术发生了革命性的变化,各种微创手术相继出现。1996 年,Ulmsten 等提出了经阴道无张力尿道悬吊术(tension-free vaginal tape procedure,TVT),几乎同时 Petros 提出经阴道吊带成形术(the intravaginal sling plasty,IVS),随之又出现了经耻骨上无张力悬吊带术(SPARC)、经闭孔尿道悬吊术(TOT)、逆向经阴道无张力尿道悬吊术(tension-free vaginal tape procedure-Obturator,TVT-O)等。目前,经阴道尿道中段无张力悬吊带术已经被认为是压力性尿失禁的金标准术式。根据吊带放置位置和穿刺路径的不同,可将手术分为以下两类:

(1)耻骨后无张力尿道中段悬吊术:手术经耻骨联合上穿出,将吊带无张力放置在尿道中段水平。术中出血、感染等并发症少,术后留置导尿和住院时间短,康复快。采用的吊带为非吸收性,持久耐用,排斥反应小。手术治疗的主要作用是加强尿道中段支撑,增加尿道阻力。手术最大的进步是提出了吊带无张力置放的新观念,降低了术后排尿困难、尿道侵蚀等并发症,提高了手术治愈率。

（2）经闭孔无张力尿道悬吊术:可经外向内穿刺（TOT）或经阴道内向外穿刺（TVT-O）。其穿刺路径不经耻骨后间隙,而是经闭孔的耻骨降支,将吊带同样置于尿道中段下形成支撑。与耻骨后路径相比,穿刺路径更远离膀胱和尿道,减少了损伤、出血和血肿等并发症的发生。

以上两种路径对于轻、中度压力性尿失禁治疗效果相当,经耻骨后路径术中膀胱损伤概率高于经闭孔路径,但术后长期疼痛病例少于后者。对于尿道括约肌功能障碍型尿失禁,耻骨后路径疗效优于闭孔路径。

3. 尿道填充剂注射治疗 在尿道周围或尿道内注射填充剂,使膀胱颈和近端尿道发生黏膜贴合,使尿道阻力增加,主要用于治疗尿道内括约肌功能障碍。目前临床应用不广泛,主要瓶颈在于缺乏理想的填充材料。理想的填充材料应具备以下条件:有生物相容性、无免疫性和低致敏性,不降解、不迁移（直径 $\geq 80\mu m$）。

4. 药物治疗 凡合并慢性咳嗽、尿道感染、阴道炎者应对症治疗。有老年性阴道炎、阴道炎者多合并尿道黏膜萎缩,可口服雌激素或阴道用雌激素软膏。阴道用雌激素软膏是治疗绝经妇女尿失禁的较好选择,比较安全。但不能治疗及预防骨质疏松症及心血管疾病等其他老年疾病。也可用 α 受体拮抗剂如特拉唑嗪（高特灵）等减低尿道压力,但临床少用,效果不确定。

【预防】提倡孕中期开始进行盆底肌锻炼。正确处理分娩,及时处理第二产程滞产,避免困难的或不适当的产时助产。产后进行保健运动锻炼,特别避免增加腹压的重体力劳动,治疗慢性咳嗽、便秘等。

二、急迫性尿失禁

急迫性尿失禁（urgent urinary incontinence,UUI）是膀胱过度活动症（overactive bladder,OAB）的一种特殊类型,膀胱过度活动症以尿频、尿急迫及夜尿为主要症状,如尿急迫不能控制而伴发尿液经尿道流出即为急迫性尿失禁,也称为湿性膀胱过度活动症。男女均可发生,女性高于男性。1997 年 Abrams 统计,急迫性尿失禁在女性人群中的发病率 20~30 岁为 15%,40~50 岁为 16%,60~70 岁为 20%。

【病因及发病机制】

1. 感觉急迫性尿失禁 仅有急迫性尿失禁,

而无逼尿肌不稳定性收缩,称为感觉急迫性尿失禁。见于各种原因引起的膀胱炎症刺激,如各种膀胱炎、膀胱肿瘤的浸润、膀胱结石、膀胱异物、尿道综合征等。中年女性感觉急迫性尿失禁较常见。

2. 运动急迫性尿失禁 尿失禁原发于储尿期逼尿肌不稳定性收缩,即逼尿肌过度活动（detrusor over activity,DO）,也称为不稳定膀胱。虽然并非所有的不稳定膀胱均发生尿失禁,但运动急迫性尿失禁的原因与膀胱过度活动的原因完全相同,故运动急迫性尿失禁是不稳定膀胱的一种特殊的临床表现。多见于下尿路梗阻、神经系统疾病等,也有原因不明的原发性运动急迫性尿失禁。

【鉴别诊断】急迫性尿失禁与压力性尿失禁症状鉴别要点如表 38-3 所示。

表 38-3 急迫性尿失禁与压力性尿失禁症状鉴别要点

症状	急迫性尿失禁	压力性尿失禁
尿急(强烈的、突然的排尿需求)	有	无
尿频(≥ 8 次 /24 小时)	有	无
体力活动(如咳嗽、喷嚏、举重物等)发生漏尿	无	有
尿急迫伴随漏尿	无	有
夜间醒来排尿	经常	极少

【治疗】

1. 原发病治疗 下尿路梗阻会引起排尿困难、膀胱激惹和剩余尿,半数以上会有不稳定性膀胱。所以首先应解除梗阻,然后再对症治疗,否则会带来严重后果。感觉急迫性尿失禁为疾病的一种症状,在对症治疗的同时,应对原发病进行治疗。如各种膀胱炎、结石、肿瘤等,原发性疾病治愈后,感觉急迫性尿失禁亦随之消失。

2. 药物治疗 目的是抑制逼尿肌收缩,降低膀胱内压,增加膀胱容量,降低膀胱的敏感性。常用药物有:①抗胆碱药:如丙胺太林等,注意若有下尿路梗阻,应先解除梗阻,否则不能应用此类药物;②逼尿肌松弛药:如黄酮哌酯、托特罗定、奥昔布宁等。

3. 膀胱训练 通过膀胱训练,抑制膀胱收缩,增加膀胱容量。方法是白天多饮水,尽量憋尿,延长排尿间隔时间。夜晚不再饮水,可适量服用镇静安眠药物,使能安静入睡。治疗期间应记录排尿日记,增强治愈信心。膀胱训练的疗效是肯定的,特别是对原因不明的原发性运动急迫性尿失禁的疗效更佳。

4. 生物反馈治疗 这是行为治疗的一种形式。方法是置入阴道内的反馈治疗仪以声、光、图像等形式,表达膀胱的活动,当患者出现逼尿肌无抑制性收缩或不稳定膀胱时,仪器即发出特定的声、光、图像等信号,使患者能直接感知膀胱活动并有意识地逐渐学会自我控制,达到抑制膀胱收缩的目的。

5. 电刺激治疗 近年来,电刺激治疗排尿功能障碍取得了重大进展,特别是对急迫性尿失禁及压力性尿失禁。电刺激器分外置式及内置式两种。内置式骶神经根电刺激疗法已获美国 FDA 认证并应用于临床,主要用于治疗急迫性尿失禁、严重尿频尿急及非梗阻性尿潴留。通过脉冲电刺激 S_3 神经,调节与排尿相关的逼尿肌、括约肌和盆底肌的神经反射,能显著改善症状,提高生活质量。

6. 手术治疗 对以上治疗无效,病情特别严重,有上尿路扩张导致肾脏损害的患者可慎重考虑手术治疗,如膀胱扩大术、选择性 S_{2-4} 神经根切除术、尿路改道术等。

【经验分享】

尿失禁在中老年女性中发病率高,严重者影响生活质量。尿失禁的分类有多种,常见的是压力性尿失禁和急迫性尿失禁。虽同为尿失禁,但两者发病机制不同,治疗原则不同。压力性尿失禁漏尿与腹压增加有关,机制是盆底支撑组织松弛导致的尿道高活动性,以及尿道括约肌功能障碍有关,治疗方法有盆底肌锻炼和手术治疗。急迫性尿失禁主要发病机制是膀胱逼尿肌不稳定收缩,治疗方法以药物为主。

第四节 生殖道瘘

生殖道瘘主要原因是分娩损伤及手术损伤。包括泌尿生殖瘘和直肠阴道瘘。本节将分别介绍其病因、临床表现、诊断方法及处理原则。

生殖道瘘是指生殖道与其邻近器官间有异常通道,临床上尿瘘最多见,其次为粪瘘,两者可同时存在,称混合性瘘。

一、尿瘘

尿瘘(urinary fistula)是指泌尿生殖瘘,生殖道与泌尿道之间形成的异常通道。患者常无法自主排尿,表现为尿液自阴道流出。根据尿瘘的发生部位,分为膀胱阴道瘘、膀胱宫颈瘘、尿道阴道瘘及输尿管阴道瘘等,其中以膀胱阴道瘘最多见,有时两种或多种尿瘘同时并存。

【病因】

1. 产伤 产伤所致的尿瘘多因难产处理不当所致,有坏死型和创伤型两类。坏死型尿瘘是由于骨盆狭窄、胎儿过大或胎位异常所致头盆不称、产程延长,尤其是第二产程延长,使阴道前壁、膀胱、尿道长时间被挤压在胎先露部与耻骨联合之间,以致局部缺血、坏死脱落形成尿瘘。创伤型尿瘘是产科助产手术或剖宫产手术时操作不当直接损伤所致。

2. 妇科手术损伤 经腹或经阴道妇科手术时,可因解剖位置不清,操作不仔细或盆腔广泛粘连而损伤输尿管、膀胱或尿道,如损伤后未发现或修补失败,均可形成尿瘘。

3. 其他 阴道或膀胱结核、晚期生殖道或膀胱肿瘤、局部药物注射、长期放置子宫托压迫致组织坏死、盆腔放射治疗后、外伤、膀胱结石以及先天性输尿管口异位畸形等,均能导致尿瘘,但并不多见。

【临床表现】

1. 阴道排液 为尿瘘的主要症状。出现症状的时间因产生瘘孔的原因不同而有区别。分娩时压迫及手术时组织剥离过度或热损伤所致坏死型尿瘘,多在产后或手术后 3~7 天开始漏尿,手术时直接损伤者术后立即开始漏尿。漏尿表现形式与瘘孔的部位、大小及患者的体位有关,如膀胱阴道瘘尿液通常不能控制,全部由阴道排出;尿道阴道瘘仅在膀胱充盈时才漏尿;输尿管阴道瘘常为单侧性,因对侧输尿管正常,患者除漏尿外,还有自控性排尿;膀胱内瘘孔小或瘘道弯曲,则在膀胱充盈时或体位改变时才有尿液漏出。

2. 外阴皮炎 由于尿液长期浸渍刺激所致。

3. 尿路感染 因瘘孔与外界相通,易上行感染,伴发膀胱炎和肾盂肾炎。

4. 输尿管肾盂扩张 输尿管阴道瘘可致患侧肾盂及输尿管不同程度扩张。

5. 其他症状 10%~15% 患者可因漏尿引起精神创伤出现闭经或月经稀发等症状。

【诊断】

1. 病史 仔细询问病史了解尿瘘发生的原因。

2. 妇科检查 除确定尿瘘存在外，还应明确瘘孔的部位、大小、数目、周围瘢痕组织的情况，以及尿道括约肌和肾功能的情况，以便制订治疗方案。较大的瘘孔多可触及，用阴道窥器检查也能看到。如瘘孔过小或位于耻骨联合后方难以暴露时，应嘱患者取胸膝卧位，以单叶阴道拉钩将阴道后壁向上拉起，使瘘孔充分暴露，或嘱患者咳嗽，即可见尿液自瘘孔溢出。常规用子宫探针或金属导尿管插入尿道，以了解尿道长度、有无狭窄、断裂等。也可将探针插入膀胱，与阴道内的手指配合检查确定瘘孔位置。

3. 辅助检查

(1) 亚甲蓝试验：目的在于鉴别尿瘘的类型，并可协助辨认位置不明的极小瘘孔。方法为将200ml 稀释亚甲蓝溶液经尿道注入膀胱，若见到有蓝色液体经阴道壁小孔溢出者为膀胱阴道瘘，蓝色液体自宫颈外口流出者为膀胱宫颈瘘，阴道内流出清亮尿液，说明流出的尿液来自肾脏，则属输尿管阴道瘘。

(2) 靛胭脂试验：亚甲蓝试验阴性者可静脉推注靛胭脂 5ml，10 分钟内见到瘘孔流出蓝色尿液，为输尿管阴道瘘。

(3) 膀胱镜、输尿管镜检查：可了解膀胱内的情况，明确膀胱瘘孔位置、数目、大小、瘘孔与输尿管口和尿道内口的关系及有无结石、炎症、憩室等。由膀胱向输尿管插入输尿管导管或行输尿管镜检查，可以明确输尿管受阻的部位。

(4) 肾图：进一步确诊输尿管阴道瘘，并了解双侧肾功能和上尿路通畅情况。

(5) 排泄性尿路造影：在限制饮水 12 小时及肠道充分准备下，静脉注射 76% 泛影葡胺 20ml 后，分别于注射后 5、15、30、45 分钟摄片，以了解双侧肾功能及输尿管有无异常，用于诊断输尿管阴道瘘、结核性尿瘘和先天性输尿管异位。

【治疗】以手术治疗为主，行尿瘘修补术。非手术治疗适用于分娩或手术后 1 周内发生的膀胱阴道瘘和输尿管阴道小瘘孔，留置导尿管于膀胱内或在膀胱镜下插入输尿管导管，2~4 周后有可能愈合。局部有病变如恶性肿瘤、结核，需先对症处理。

老年体弱不能耐受手术者，可使用尿收集器。

1. 手术时间 膀胱阴道瘘如为器械损伤造成的新鲜瘘孔应立即修补。如有感染或局部组织坏死应等待 3~6 个月，炎症消除、瘢痕软化、局部血供恢复正常再行手术。修补失败者至少应待 3 个月后再行手术。手术于月经干净后 3~7 天进行，以免术后月经来潮影响伤口愈合。输尿管阴道瘘发现后尽早修补。

2. 手术途径 原则上应根据瘘孔类型和部位选择不同途径。绝大多数膀胱阴道瘘和尿道阴道瘘经阴道手术，输尿管阴道瘘多需经腹手术，可行开腹或腹腔镜手术，根据瘘的部位及大小可行输尿管端端吻合，小的漏口也可直接修补。如漏口位置较低可行输尿管膀胱再植手术。术中放置输尿管导管，留置 3~6 个月。

3. 术前准备 术前 3~5 天用 1∶5 000 高锰酸钾溶液坐浴，有外阴湿疹者在坐浴后局部涂擦氧化锌油膏，待痊愈后再行手术。老年妇女或绝经患者，术前 20 天应口服雌激素制剂，促进阴道上皮增生，以利于创面愈合。术前行尿液常规检查，有尿路感染者应先控制感染，再行手术。围手术期应用抗生素预防感染。

4. 术后护理 是保证手术成功的重要环节。应用抗生素预防感染，保持导尿管或膀胱造瘘管通畅，导尿管保留 7~14 天。

5. 预防 正确处理分娩过程，手术操作应规范化。对产时软组织压迫过久，疑有损伤可能者，产后应留置导尿管，持续开放 10~14 天，保持膀胱空虚，改善组织血供，预防尿瘘形成。经阴道手术分娩时，术前先导尿，术中严格遵守操作规程，术后常规检查生殖道和泌尿道有无损伤。妇科手术时应辨清解剖关系，避免损伤，发现损伤应立即修补。

二、粪瘘

粪瘘 (fecal fistula) 是指肠道与生殖道之间有异常通道，致使粪便由生殖道排出，临床上以直肠阴道瘘多见。

【病因】发病原因与尿瘘大致相同。另外，会阴Ⅲ度裂伤未缝合，缝合后未愈合，或会阴切开缝合时，缝线穿透直肠黏膜而未被发现，感染后形成直肠阴道瘘。此外，恶性肿瘤侵犯直肠壁、盆腔根治性放疗等可引起直肠阴道瘘。先天性生殖器官发育畸形者，可伴有先天性直肠阴道瘘，且常与先天性肛门闭锁并存。

【临床表现】瘘孔较大者,排便及排气均不能控制,而由阴道漏出。若瘘孔小时,则干便可控制,稀便和排气仍不能控制。阴道及外阴因受粪便及带有粪便的分泌物刺激而常发生慢性炎症。

【诊断】大的瘘孔可在阴道窥器暴露下直接窥见瘘孔;瘘孔较小者往往仅在阴道后壁见到一鲜红的肉芽样组织,插入探针,另一手指深入直肠内如触及探针即可确诊。阴道穹窿处小的瘘孔、小肠和结肠阴道瘘需行钡剂灌肠检查方能确诊。

【治疗】手术修补为主要治疗方法。手术或产伤引起的粪瘘应即时修补。先天性直肠阴道瘘且无肛门闭锁者应于月经初潮后进行修补,过早手术可引起阴道狭窄。组织坏死造成的粪瘘,应等待3~6个月,待炎症完全消退后再行手术。

【预防】产时避免第二产程延长。注意保护会阴,避免会阴Ⅲ度撕裂,会阴切开缝合后常规肛门检查,发现有缝线穿透直肠黏膜,应立即拆除重缝。手术操作时需熟悉解剖,如可疑术中损伤直肠应积极查找,及时发现,术中同期处理。

【经验分享】

　　生殖道瘘是严重的妇科损伤性疾病,严重影响生活质量,常见原因多为医源性,如经阴道分娩损伤、手术和放疗损伤,以及疾病引起或先天性发育异常等。以阴道尿瘘和粪瘘为多见,临床表现多为典型的经阴道排尿及排便,通过临床检查及相应的辅助检查可以明确诊断,临床处理应根据发病原因及病情程度,采用及时手术修补或择期手术修补术。应重视该类疾病的预防。

(孙秀丽　王建六)

参考文献

1. 王建六, 朱兰. 盆底功能障碍性疾病诊疗进展. 北京: 人民军医出版社, 2007.

2. Mark D, Walters Mickey M, Karram. 妇科泌尿系与盆底重建外科. 王建六, 译. 4 版. 北京: 人民卫生出版社, 2017.

3. PE PaPa Petros. 女性骨盆底: 基于整体理论的功能、功能障碍及治疗. 罗来敏, 译. 上海: 上海交通大学出版社, 2007.

4. Mouritsen L. Classification and evaluation of prolapse. Best Pract Res Clin Obstet Gynaecol, 2005, 19 (6): 895-911.

5. Jelovsek JE, Maher C, Barber MD. Pelvic organ prolapse. Lancet, 2007, 24; 369 (9566): 1027-1038.

6. AUGS. American Urogynecologic Society Best Practice Statement: Evaluation and Counseling of Patients With Pelvic Organ Prolapse. Female Pelvic Med Reconstr Surg, 2017, 23 (5): 281-287.

7. Sharma N, Chakrabarti S. Clinical Evaluation of Urinary Incontinence. J Midlife Health, 2018, 9 (2): 55-64.

第三十九章 外阴肿瘤

第一节 外阴良性肿瘤

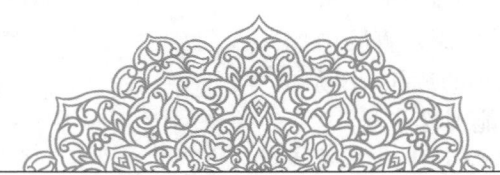
外阴良性肿瘤(vulvar benign tumor)较少见,主要有乳头状瘤、纤维瘤、脂肪瘤、汗腺瘤等。其他更少见的有神经纤维瘤、淋巴管瘤、血管瘤等。一般生长缓慢,无症状,偶有恶变。

一、前庭乳头状瘤

前庭乳头状瘤包括前庭乳头状瘤病、阴唇微乳头状瘤病或生殖器珍珠样丘疹病。病变局限于处女膜环或前庭区域,多发,比尖锐湿疣小而矮钝,表面光滑。该病与人乳头瘤病毒(human papilloma virus,HPV)感染无关,有人甚至认为是正常解剖所见。与尖锐湿疣相比,可总结为以下5点:无复杂的乳头状分支、无棘层肥厚、细胞无非典型性、无挖空细胞形成、无p16表达。

二、乳头状瘤

外阴乳头状瘤(vulvar papilloma)比较少见,又分为两类,即乳头状瘤和疣状乳头状瘤。此外,还有一种以上皮增生为主的纤维上皮乳头状瘤,可视为外阴乳头状瘤的一种亚型。有时临床所见的乳头状瘤并非真正的乳头状瘤,只是具有乳头的形状而已。真正的乳头状瘤系良性上皮性肿瘤,是以上皮增生为主的病变。

【病理特点】

1. **典型的乳头状瘤**　肉眼所见为单发或多发的局部突起。表面呈菜花状或有无数乳头状突起,乳头小而多,质略硬。镜下可见复层鳞状上皮有明显的棘层细胞增生肥厚,上皮向表面突出而形成多数的乳头状形态,上皮脚变粗向真皮纤维结缔组织内伸展。上皮细胞排列整齐,细胞无明显的异型性,但偶尔可见少数核分裂象。肿瘤恶变率低,为2%~3%。

2. **疣状乳头状瘤**　乳头细而密,如菜花或疣状,质地硬。镜下可见上皮棘层增生肥厚,基底膜较平坦,无明显上皮脚向下延伸。

3. **纤维上皮乳头状瘤**　由肿瘤上皮和纤维组织构成,肿瘤表面有较宽而粗的突起或皱襞。镜下可见表面为复层鳞状上皮覆盖,细胞中度增生,细胞无异型性,上皮脚多且宽大,一般不发生恶变。

【临床表现】可见于任何年龄,但多发生于中老年妇女,发病年龄大多在40~70岁。病变生长缓慢,可无症状,但也可有外阴瘙痒及局部炎症病史。病变多见于大阴唇、阴阜、阴蒂或肛门周围等部位。可单发或多发,质略硬,一般不大,偶可达4~5cm。

【诊断及鉴别诊断】根据临床表现,一般不难做出初步诊断,但应注意确诊常需依靠活检或肿瘤切除后的病理检查。在诊断时还需与外阴尖锐湿疣相鉴别。后者系 HPV 感染,镜下见棘层细胞增生,细胞内可见空泡。

【治疗】以肿瘤局部切除为主,但范围宜稍广。切除不尽,术后可复发,切除组织应送病理检查。

三、纤维瘤

外阴纤维瘤(vulvar fibroma)是来源于外阴结缔组织的良性肿瘤。

【病理特点】外阴纤维瘤一般为小或中等大的带蒂肿瘤,常为单发,呈球形或卵圆形,表面分叶不规则,光滑,质硬。切面为致密灰白色,纤维组织呈束状纵横交错排列或呈旋涡状排列。如发生退行性变,肿瘤可变软。镜下可见包膜为纤维结缔组织,实质由成熟的成纤维细胞和胶原纤维组成,呈束状编织状肿瘤,恶变少见。

【临床表现】外阴纤维瘤多见于生育年龄妇女,生长缓慢,一般无症状,偶因摩擦表面可有溃疡,有时可出现下坠及疼痛症状。如肿瘤过大可影响行动和性生活。检查可见大阴唇绿豆到樱桃大小,光滑质硬有蒂的赘生物,表面有沟纹,色泽如正常皮肤或呈淡黄色,常为单发。个别较大的肿瘤当局部血液循环发生障碍时可囊性变,质地变软。

【诊断及鉴别诊断】根据临床表现即可诊断。如发展快表面有破溃,可做活检病理学检查明确诊断。外阴纤维瘤有时需与腹股沟圆韧带肌瘤相鉴别。后者一般位置较高,系多发性,或见于双侧。

【治疗】行局部肿瘤切除,切除组织标本送病理检查。一般术后不再复发。

四、脂肪瘤

外阴脂肪瘤(vulvar lipoma)少见,是由成熟脂肪细胞构成的良性肿瘤。

【病理特点】一般发生于大阴唇,单发。肿瘤位于大阴唇皮下,大小不一,大多无蒂,质地柔软,圆形有时呈分叶状。肿瘤与周围组织分界清楚,有包膜。切面呈黄色。镜下见肿瘤由成熟的脂肪细胞构成,间质有多少不等的纤维组织和血管。

【临床表现】肿瘤较小时一般无不适症状,如肿瘤体积较大,则会引起行走不便或性交困难。

【诊断及鉴别诊断】根据临床表现诊断无困难,检查可见大阴唇或阴阜的皮下局部稍隆起,必要时可行活检病理学检查。肿瘤生长迅速、异常坚硬时

需与脂肪肉瘤相鉴别,活检病理学检查可鉴别。

【治疗】肿瘤较小无症状者不需治疗,大者可手术切除。

五、色素痣

外阴色素痣(vular pigmented nevi)是由黑色素"痣"细胞组成的一种肿瘤,为皮肤色素细胞生长过度所致。患者常有家族史。色素痣来源于上皮色素细胞和真皮神经鞘细胞,按生长部位分为交界痣、皮内痣和复合痣三种。早期的痣或儿童期的痣大多是交界痣,即痣细胞团位于表皮基底层和真皮乳头层交界处,以后痣细胞逐渐脱离上皮基底层而完全进入真皮内,称为皮内痣,成人的痣大多是这一种。当交界痣的一部分或大部分已进入皮内时,称为复合痣。

【病理特点】痣可表现为平坦的斑点或突起的丘疹。典型的痣表现为棕色或黑色,着色均匀,边界分明,单个或多发,一般直径为 2~10mm,表面还可有毛发。当黑色素产生较少时,一些丘疹样痣表现为表面平坦且与肤色一致。扁平的痣常常是交界痣。镜下见痣细胞呈黑色,细胞呈卵圆形、半圆形或立方形,细胞膜清楚,胞质内为黑棕色细颗粒,核仁不清楚。痣可位于外阴部的黏膜或皮肤区域。肤色深的患者痣的颜色也较深,单从颜色无法判断其是否有恶变的可能。

【临床表现】痣可与生俱来,可逐渐变大、变深。后天获得的痣往往产生在年幼时期,成年早期数目增加。中年以后痣的数目一般开始减少。各年龄段均可发生,早期无症状。如受长期刺激或摩擦后,局部可出现疼痛、瘙痒、出血或炎症。检查在大小阴唇处见棕色、浅褐色或青黑色平坦或隆起的斑点或丘疹。局部稍隆起或扁平,有的长毛。单发常见,病变一般较小。

当色素颜色加深发亮;色素痣增长迅速;表面经常有出血或痂形成;色素痣出现溃疡;色素痣形成硬结;色素痣周围有卫星黑痣出现;患者自觉痒痛等应警惕恶变为恶性黑色素瘤的可能。组织学非典型痣包括结构不对称、边界不规则或模糊、着色不均匀、直径>7mm。色素性皮损的变化病史也很重要,但由于很少仔细观察,女性一般很难发现外阴部的色素性皮损的变化。

【诊断及鉴别诊断】大部分色素深的痣易于辨认。可与脂溢性角化病相鉴别,脂溢性角化病的

皮损表面为粗糙伴有剥脱。根据临床表现诊断不难。活检有助于除外恶变,但应较大范围的将病灶切除。

【治疗】关于外阴色素痣的处理目前存在一定争议,有观点认为良性表现的痣不需要切除,切除性活检只在临床表现非典型特征时进行,但亦有观点认为因外阴色素痣常处于被刺激摩擦的部位,可恶变,故应切除,特别是扁平的交界痣和前述有非典型表现时。切除范围需要超过痣的边缘 0.5~1cm,切除深度达浅筋膜,切除组织送病理检查。可疑恶变时,应尽快切除并做病理检查。

六、汗腺瘤

外阴汗腺瘤(vular hidradenoma)是由汗腺上皮增生而形成的一种比较罕见的外阴肿瘤,一般为良性,恶变者极少。

【病理特点】汗腺瘤呈圆形或卵圆形结节,直径多<2cm。结节质地软硬不一,切面为囊性,有乳头生长。镜下可见乳头状结构的腺体和腺管。

【临床表现】汗腺瘤多见于 40 岁以上妇女,一般无症状或伴有瘙痒。于外侧大阴唇皮下可及界限清楚隆起于皮肤的小结节,色灰红,偶带蒂。有时肿物表皮可向下凹陷或破溃。

【诊断及鉴别诊断】根据临床表现可初步诊断,活体组织检查可确诊。当肿物表皮向下凹陷或破溃时,需行活检与外阴癌相鉴别。

【治疗】局部病灶切除,标本送病理检查。

七、平滑肌瘤

外阴平滑肌瘤(vular leiomyoma)是由平滑肌细胞组成的外阴皮肤良性肿瘤,少见,可发生于外阴的平滑肌,毛囊的立毛肌或血管的平滑肌组织。

【病理特点】平滑肌瘤多为单个性,活动,呈分叶状或哑铃状的实性肿瘤。切面灰白色有光泽,有包膜。镜下可见平滑肌细胞。

【临床表现】各种年龄均可发病,青年女性多见。一般无症状,肿瘤过大可产生外阴下坠感,甚至影响活动和性生活。

【诊断及鉴别诊断】于阴唇或阴唇系带的皮下可及实性、界限清楚肿瘤。根据临床表现一般可诊断,应注意除外恶变。病理检查可确诊。

【治疗】以手术切除为主。切除组织送病理检查。

八、颗粒细胞瘤

颗粒细胞瘤(granular cell tumor)曾被称为粒性成肌细胞瘤(granular cell myoblastoma),极为少见,约占全身颗粒细胞瘤的 15%,是一种生长缓慢、可能来源于神经组织的良性肿瘤,少数可恶变。在非裔美国人中高发。确诊年龄为 35~60 岁。

【病理特点】局部呈结节状隆起,多呈单个肿块,边界清楚,直径多<1cm。质地较坚韧。切面无包膜,质地均匀,呈淡黄色,有光泽。镜下瘤细胞集合成粗索条状或巢状,被细纤维分隔。

【临床表现】多数无自觉症状。于外阴部、前庭大腺、尿道口旁见到坚硬、表面光滑的结节,直径为 1~5cm。

【诊断及鉴别诊断】根据临床表现可疑本病者,行活检病理检查确诊。如为多发性,应警惕恶变可能。

【治疗】由于此肿瘤一般呈浸润性生长,推荐行病灶局部扩大切除术,手术不彻底时易复发。

九、血管瘤

外阴血管瘤(hemangioma)起源于中胚叶,属先天性疾病,由无数毛细血管或海绵状血管所构成。较少见。分为两种,即毛细血管瘤(即血管痣)和海绵状血管瘤,几乎仅在婴儿发生。

【病理特点】毛细血管瘤突出皮肤表面,质地柔软,大小可为直径数毫米到数厘米,边界不清。镜下见毛细血管管腔扩大,内皮增生、肥大。海绵状血管瘤系皮内及皮下血管扩张增生而形成,肿瘤形态不规则,面积大小不一,由数平方毫米到数平方厘米不等。镜下可见多数扩张而不规则的血管或腔隙,管壁衬以单层扁平内皮细胞,扩大的管腔内常有血栓形成。

【临床表现】外阴血管瘤多见于新生儿,一般无症状,较大时外阴部有肿胀感。在大阴唇或阴阜处的皮下或皮内可见小红血管痣或蓝紫色、红色海绵状肿物。血管瘤可在数月内逐渐增大,然后稳定在一定大小。5~8 岁时会发生退化,有时会伴有瘢痕。

【诊断及鉴别诊断】根据临床表现不难诊断,压之红色可消退,放开后又恢复原状。阴道镜下可见增生的血管。

【治疗】外阴毛细血管瘤随时间的推移可自控

或消退,故不需积极治疗。成人的海绵状血管瘤如无症状,也不需治疗。对生长迅速、发生溃疡、出血和感染的血管瘤,则需行冷冻、放射性核素 ^{32}P 贴敷、深部 X 线或 ^{60}Co 照射,还可在局部注射硬化剂 5% 的鱼肝油酸钠等治疗,每次 0.2~0.5ml,1~2 周 1 次。对较广泛的、深在的海绵状血管瘤还可考虑手术切除,但可复发。

十、淋巴管瘤

外阴淋巴管瘤(lymphangioma)极少见,系由淋巴管扩张增生而成。

【病理特点】肿瘤由淋巴管扩张增生而成,呈单个或多个浅红或灰白色囊性结节,大小不一,一般直径由数毫米到数厘米。镜下可见在真皮或皮下组织内有囊性扩张的淋巴管,囊腔内有淋巴液及淋巴细胞。

【临床表现】一般无症状。检查可见外阴皮肤有单个或多个浅红或灰白色囊性结节或疣状物。肿瘤表面可呈水疱,压之,水疱破裂有淋巴液流出。可伴有皮肤弥漫性肥厚突起。

【诊断及鉴别诊断】根据临床表现可初步诊断,明确诊断需依靠活检病理检查。

【治疗】小的淋巴管瘤可行激光或电灼、放射性核素治疗。较大者可手术切除。

十一、神经纤维瘤

外阴神经纤维瘤(neurofibroma)由外胚层的施万鞘细胞所发生,非常少见,极少恶变。

【病理特点】为多发性皮下结节,大小不等,一般体积较小,无包膜。表面呈粉红色或局部皮肤见黄褐色色素沉着。镜下见肿瘤由松散的波浪形纤维和淡蓝色的细胞组织形成旋涡状图像,细胞核呈栅栏状排列。

【诊断及鉴别诊断】根据症状和体征,一般不难做出初步诊断。确诊常需肿瘤切除后的病理检查。

【治疗】如无症状,可不手术。如有症状或影响生理功能者,可考虑手术切除。

十二、外阴的其他良性肿瘤

其他良性肿瘤,如汗管瘤、皮脂腺腺瘤、非朗格汉斯细胞增生形成的疣状黄瘤、血管黏液瘤,以及血管成纤维细胞瘤也有发生于外阴组织的报道,由于临床罕见,在此不做论述。

第二节 外阴鳞状上皮内病变

本节关键点

1. 外阴鳞状上皮内病变多与 HPV 感染相关,主要症状为外阴瘙痒。
2. 分化型外阴上皮内瘤变常与外阴硬化性苔藓和 / 或扁平苔藓相关。
3. 外阴上皮内病变的诊断需依据病理诊断,应重视临床上局部病变的表现,以便及早识别并进行活体组织学检查。
4. 治疗方法包括药物治疗、物理治疗及手术切除。

外阴鳞状上皮内病变(vulvar squamous intraep-ithelial lesion,VSIL)是一组与 HPV 感染相关的、局限于外阴上皮细胞内、有不同程度增生伴核异型性的病变。其包括既往的外阴上皮非典型增生、外阴原位癌及鲍恩病。

一般认为 VSIL 可发生于任何年龄,但多发生于 40~60 岁妇女。现患病年龄趋于年轻化,平均年龄约为 50 岁。其发病率也呈增长趋势,近 20 年来,VSIL 年发病率几乎为过去的 4 倍,达 2.1/100 000。

1987 年,国际外阴阴道疾病研究会(International Society for the Study of Vulvovaginal Disease,ISSVD)将与 HPV 感染相关的外阴上皮内瘤变(vulvar intraepithelial neoplasia,VIN)分为轻度非典型增生(VIN Ⅰ)、中度非典型增生(VIN Ⅱ)和重度非典型增生及原位癌(VIN Ⅲ)。2004 年,ISSVD 按病因学、发病机制和临床病理特点对外阴癌前病变进行了重新分类,因 VIN Ⅰ 主要是 HPV 感染的反应性病变,不再使用 VIN Ⅰ 这一名词;VIN Ⅱ 及 VIN Ⅲ 之间因病理诊断中常有交叉,可重复性差,不再进行区分,总简称为 VIN,因此 VIN 仅指高级别病变。根据组织学形态又分为普通型 VIN(usual type VIN,u-VIN)、疣状、基底细胞样和混合型。VIN 主要与 HPV 感染相关;另一类与 HPV 感染无关者,命名为分化型 VIN(differentiated type VIN,d-VIN),主要见于 60~80 岁女性,常与硬化性苔藓和 / 或扁平苔藓等相关;外阴佩吉特病等其他不能归入上述两类的病变而归入未分化型 VIN。2012 年,美国病理学会(College of

American Pathologists, CAP) 和美国阴道镜及宫颈病理学会 (American Society for Colposcopy and Cervical Pathology, ASCCP) 联合发表了下生殖道 HPV 相关的鳞状上皮内病变的命名标准化计划 (The Lower Anogenital Squamous Terminology Standardization Project for HPV Associated Lesions), 简称为 LAST 计划, 其对包括下生殖道 HPV 感染相关的 VSIL 进行了命名的修订, 并且将其分为两类: 外阴低级别鳞状上皮内病变 (low grade squamous intraepithelial lesion, LSIL) 和外阴高级别鳞状上皮内病变 (high grade squamous intraepithelial lesion, HSIL), 随后被第 4 版 WHO 女性生殖器官肿瘤分类采纳并提出 d-VIN 为单独一类。2015 年, ISSVD 也同样发布了三分类法, 其中 LSIL 包括 HPV 感染、扁平湿疣、VIN Ⅰ、不典型挖空细胞, 并取代了轻度不典型增生和 VIN Ⅰ 的诊断名词, 由于不同病变的生物学行为和预后不同, 2020 年第 5 版 WHO 女性生殖器官肿瘤分类对 HSIL 和 d-VIN 进行了亚分类。LSIL 主要与低危型和高危型 HPV 感染有关; HSIL 取代了 u-VIN 和 VIN Ⅱ/Ⅲ, 主要与高危型 HPV 感染有关, 特别是 HPV16 型感染。其中外阴 HSIL 和 d-VIN 是外阴鳞状细胞癌的癌前病变 (表 39-1)。

【病因】75% 的 VSIL 样本中可发现高危型 HPV 感染。在这些 HPV 阳性的病变中, 80%~90% 可发现 HPV 16 感染。相比之下, HPV 18、HPV 33、HPV 35 及 HPV 52 较少见。HPV DNA 检测阳性几乎均见于有多发病灶的女性。患有 VSIL 的女性多伴有其他部位的下生殖道上皮内病变, 其中 50% 为宫颈上皮内病变, 其次为阴道上皮内病变或肛门上皮内病变。在人类免疫缺陷病毒 (human immunodeficiency virus, HIV) 阳性患者中, 患肛门上皮内病变的风险略有升高。吸烟也是 HPV 相关 VSIL 的发病危险因素之一。癌变的发病机制可能与高危型 HPV DNA 与宿主基因整合有关。一旦这种整合发生, 则 HPV 的早期基因编码的蛋白——E6 和 E7 就会出现过度表达, 进而使由 $p53$ 和 Rb 基因产生的重要的肿瘤抑制蛋白的作用减退, 导致 DNA 修复减少, 从而使产生肿瘤的突变得以累积。

d-VIN 患者的发病与 HPV 感染无关, 此型患者多为具有单发病灶的老年女性。此外, 相当一部分该型患者与外阴硬化性苔藓有关, 也有少部分病例与扁平苔藓有关。其发病机制未明, 可能与基底细胞 $TP53$ 和 $DNKN2A$ 基因的突变有关。

【病理改变】外阴鳞状上皮内病变的病理组织学改变表现为表面角化及上皮层增厚, 颗粒层明显, 基底至棘细胞层出现异型细胞, 形态大小不等, 细胞核增大, 染色质增多、粗糙深染, 核膜尚清晰。核分裂象增多, 有异型性。LSIL 为由 HPV 感染导致的病变, 镜下表现为上皮增生, 核大小形态不一, 角化不全、过度角化和各种非典型挖空细胞均可见。对于年轻患者具有湿疣的其他特征而缺乏挖空细胞形成的病变, 可借助于 p16 及 Ki67 进一步检测以明确病变。p16 呈连续或弥漫表达才被考虑为阳性, 而单个细胞微弱或斑片状染色均应视为阴性。HSIL 的镜下表现: 上皮细胞核深染, 拥挤, 核形态大小不一, 核质比例增大, 细胞排列紊乱, 出现不同程度增生伴核异型, 核分裂象增加, 伴有角化不全及角化过度; 1/3 累及毛囊或皮脂腺。老年患者和病变范围较大及临床症状明显者, 与癌伴发的危险度增加 20%。

d-VIN 的识别对病理科医生是一个挑战, 由于其分化程度较高, 并常伴有硬化性苔藓, 相互重叠, 易被漏诊。d-VIN 的细胞分化程度高, 但缺乏广泛的细胞结构排列紊乱、核多形性和弥漫的核非典型性, 非典型细胞仅局限于基底层和旁基底层, 呈"过早分化或角化"现象: 鳞状上皮细胞增生并伴不同

表 39-1 外阴鳞状上皮内病变命名的演变

ISSVD 1987	ISSVD 2004	LAST 2012	WHO 2013	ISSVD 2015/WHO 2014	WHO 2020
VIN Ⅰ (湿疣)	湿疣或 HPV 感染普通型 (u-VIN):	LSIL (VIN Ⅰ)	LSIL (VIN Ⅰ)	LSIL (扁平湿疣, HPV 感染)	LSIL (扁平湿疣、HPV 感染)
VIN Ⅱ	疣状型	HSIL (VIN Ⅱ/Ⅲ)	HSIL (VIN Ⅱ/Ⅲ)	HSIL (u-VIN, VIN Ⅱ/Ⅲ)	HSIL (VIN2/3)
VIN Ⅲ	基底细胞型				HSIL/VIN2
	混合型				HSIL/VIN3
	分化型 (d-VIN)				d-VIN
		HSIL, d-VIN	d-VIN		分化性外生型 (DE-VIL)
					伴分化改变的外阴棘皮病 (VAAD)

程度角化,细胞核大呈空泡状,核仁明显,近基底层可见角化不良,有时见角珠形成。基底和副基底层Ki67染色明显,但不像外阴HSIL那样扩展至整个上皮层。p16染色呈阴性表达。

【临床表现】

1. **症状** VSIL患者症状缺乏特异性,主要症状为外阴瘙痒,多持续数月甚至数年,抓伤后可有局部灼痛,但亦有大约40%的患者无任何症状。

2. **临床表现** 病变可位于外阴任何部位,最常见于会阴体、阴蒂周围及小阴唇外阴。皮损外观各异,最常见者为边界清晰的色素性斑点和斑块,大小不一,呈多灶性,可有1~20个病灶。有20%的患者病灶会出现融合,形成更大的病灶,在罕见病例中甚至会覆盖整个外阴组织。偶尔也会出现结节样病灶。病灶的颜色多样,可为白色、棕黑色、粉色、红色等,混合颜色的发生率约为20%。病变既可侵犯外阴的皮肤,也可侵犯黏膜。49%的患者呈多病灶,32%的患者合并肛门、阴道及宫颈的多中心病变。

【诊断及鉴别诊断】VSIL的诊断,首要应重视临床症状及局部病变的表现。对于外阴瘙痒、外阴硬化性苔藓等治疗效果不佳者,尤其是结节、角化过度、糜烂及溃疡等,应警惕为VSIL的可能。因此,必须进行局部活体组织检查以明确诊断。为了提高活体组织检查的阳性率,可采用阴道镜检查,在阴道镜的引导下取活检,以免漏诊。醋白试验可见明显的醋白上皮,边界清晰,可见点状血管,异常血管或镶嵌可能不明显,醋白试验的敏感性72.7%~90%,特异性较低,仅40%左右。此外,1%甲苯胺蓝染色可能有助于诊断。方法是用1%甲苯胺蓝溶液涂抹外阴部,待2~3分钟干燥后再用1%~2%的醋酸脱色。如存在VSIL或浸润癌,则甲苯胺蓝与活跃细胞核内的DNA结合,而使病变区域呈紫蓝色而不脱色,在不脱色处行活检可提高诊断的准确性。但甲苯胺蓝染色法敏感性和特异性不高。活检时应注意,取材要有一定深度,以免遗漏浸润癌,注意外阴的多中心性病灶。

VSIL需与生殖器疣、脂溢性角化病、银屑病、神经性皮炎、硬化性苔藓及扁平苔藓等进行鉴别。主要依靠病理检查。

【治疗】

HSIL/VIN2、3的治疗 由于VIN的自然消退率相对较低,因此一经确诊推荐治疗,应根据患者的年龄、病变程度和病变范围进行个体化的治疗,治疗目的主要是缓解临床症状,阻断其向恶性进展。治疗方法包括药物治疗、物理疗法及手术切除等,或必要时联合治疗。随着对VIN的认识,目前趋向于保留外阴结构和功能的药物治疗和物理治疗,特别是年轻患者,但其不能获得二次标本,不能进一步评价,因此治疗前强调应多点活检除外浸润癌。一般情况下,无毛发区VIN累及上皮组织的厚度通常<2mm,而有毛发区,累及毛囊区的深度多达2~4mm。因毛发区VIN累及深度较深,选择物理治疗需谨慎,治疗应达到相应的组织深度。

因VIN患者可同时合并阴道和宫颈病变,故VIN患者应行宫颈细胞学检查,并仔细检查阴道、宫颈等,必要时进行阴道镜检查。VIN的预后尚不清楚。1.2%~11.6%可发生自然消退,且仅发生在HPV相关的VIN,年轻女性消退率较高,超过30岁后消退率明显下降。"严密观察"以待其自然消退可能只适用于患有HPV相关型VIN的年轻女性(25~30岁),观察时间应限制在1年以内。其他患者均需治疗。

1. **药物治疗** 局部免疫反应调节剂咪喹莫特(imiquimod)可用于外阴HSIL(VIN2、3)的治疗,随机对照研究结果显示,有效率为35%~81%。用药6个月完全缓解率为38%~58%,部分缓解患者所需的手术范围缩小。但此药物为超说明书治疗,需要获得患者的知情同意和机构备案。所用制剂为5%的咪喹莫特软膏,每周2~3次,持续12~16周,需要注意预防副作用。治疗期间4~6周进行阴道镜检查。最常见的副作用为局部糜烂、烧灼感和疼痛,但程度较轻,如程度加重,可给予减量,有些患者可能出现全身症状,如发热、流感样症状等。西多福韦(cidofovir)的随机对照研究证实也有类似的疗效。

2. **激光治疗** 激光治疗能保留外阴的外观和功能。一般采用二氧化碳激光。适合于各种病灶,但可能需要多次重复治疗。激光治疗前需要对患者进行准确的评估,排除浸润癌,治疗的深度也需要控制。对浸润癌高危者,有溃疡者禁忌激光治疗。激光治疗包括:

(1)激光切除:切除病灶及周围正常组织5mm,深度为1~3mm,对病灶位于毛发区域者,因可能有毛囊被累及,切除深度需达3~4mm。此方法可获得病变组织标本行病理学检查。

(2)激光气化:利用激光的热效应破坏病灶,其破坏深度可达1.5mm。治疗部位准确,瘢痕小,失败率约为40%,缺点是不能获得组织学标本,多用于年轻的病灶广泛患者的治疗。

3. 手术治疗 对于可疑癌、累及毛发区病变、多灶性、复发性 HSIL、dVIN、外阴 Paget 病及原位黑素瘤应进行切除性治疗。切除至少达病变外 5~10mm 的正常皮肤，达相应的组织深度，排除隐匿性浸润癌的存在。术前应行阴道镜检查，确定病变范围和手术切缘。

(1) 外阴病灶局部表浅切除术（local superficial excision of the vulvar lesion）：切缘距病灶 0.5~1.0cm，是局限型 VIN 治疗的金标准，同时应尽可能保留重要的解剖结构，切除时尽量减少真皮层的损伤。

(2) 外阴皮肤切除术（skinning vulvectomy）：用于病变较广泛或多灶性病变。切除部分或全部外阴和会阴皮肤的表皮和真皮层，保留皮下组织，维持外阴形态，尽量保留阴蒂。缺损区可以行皮肤移植或表层皮片植皮术。

局部切除手术的复发率为 40%，缝合时应尽可能恢复局部解剖关系，如张力较大可潜行游离邻近外阴皮肤，必要时行外阴皮肤移位术或皮瓣术。对于阴蒂、尿道口及肛门周围等病变，外科手术可与激光气化等物理治疗联合应用，尽可能地保留其生理功能。

(3) 单纯外阴切除术（simple vulvectomy）：适于年龄较大的患者。

无论何种方法治疗，VIN 治疗后的复发率均较高，可达 38%~48%，其中 3.8%~20% 进展为鳞状细胞癌。VIN 复发的危险因素包括高危型 HPV 感染、病变多灶性、切缘阳性及吸烟等，大部分 VIN 病例的复发在术后 3 年内，因而 VIN 术后定期密切随访十分必要，推荐终生随访，随访中应同时检查宫颈、阴道和肛门，当患者出现外阴溃疡、新生病灶等，应考虑复发的可能。

第三节 外阴恶性肿瘤

本节关键点

1. 外阴鳞状细胞癌多见于绝经期及高龄妇女，平均发病年龄为 60 岁。
2. 诊断时必须有肿瘤的组织学证据。
3. 腹股沟淋巴结和股淋巴结是肿瘤区域扩散的部位，盆腔淋巴结（髂外、髂内、闭孔及髂总淋巴结）受累应视为远处转移。

4. 外阴癌的治疗必须个体化。没有标准的手术，在保证治疗效果的前提下，尽量采用最保守的手术。
5. 对癌灶组织分化较差和中晚期病例可辅以放射治疗或化学治疗。
6. 目前外阴黑色素瘤倾向于更保守的手术治疗。原发病变应行广泛局部切除术，切缘离病变至少 1cm。
7. 外阴佩吉特病绝大多数是上皮内病变，偶有表现为浸润性腺癌。大多数患者主诉外阴不适和瘙痒，体检常呈湿疹样外观。确诊常靠活检。
8. 外阴癌指肿瘤原发病灶位于外阴，主要发生于绝经后妇女，发病率随年龄的增长而升高。外阴癌虽长于体表易于早期发现，但却常被延误。必须排除来源于生殖器或生殖器外的外阴部继发肿瘤，外阴鳞状细胞癌是外阴癌中最常见的一种。

一、外阴鳞状细胞癌

外阴鳞状细胞癌（squamous cell carcinoma of vulva）也称为浸润性鳞状细胞癌，是外阴癌中最常见的一种，占女性生殖道原发性恶性肿瘤的 3%~5%，约占外阴恶性肿瘤的 85%~90%。外阴鳞状细胞癌一般分化较好。多见于绝经期及高龄妇女，平均发病年龄 60 岁。外阴癌最常见的发生部位为大阴唇，占 56.2%；其次为阴蒂，占 12%；其他部位有小阴唇，占 7.1%，后联合占 6.4%，尿道口周围占 1.7%。还有 20% 为多中心性。

【病因】确切病因尚不清楚。可能与下列因素有关：

1. 慢性外阴硬化性苔藓，扁平苔藓，dVIN，鳞状上皮有不典型增生等。
2. 人乳头瘤病毒（HPV）16 型、18 型感染。
3. 外阴部慢性炎症，如外阴慢性皮炎、慢性溃疡、外阴瘙痒等长期刺激。
4. 肥胖、高血压、糖尿病、梅毒等常与外阴癌合并存在。

【病理】组织病理学类型主要分为角化型（keratinizing）、非角化型（non-keratinizing），其他少见类型还有基底样型 (basaloid)、湿疣型 (warty or condylomatous) 和疣状 (verrucous) 癌等。

1. **角化型鳞状细胞癌** 是外阴癌中最常见类型，属于高分化鳞状细胞癌，由相对分化较成熟的鳞状细胞组成，细胞异形性轻，常伴有角珠及角化不良细胞，基底部可见推挤或不规则舌状浸润。该型常伴有 p53 基因突变，周围常可见分化型 VIN。

2. **非角化型鳞状细胞癌** 为中至低分化鳞状细胞癌，由呈巢片分布的短梭形或卵圆形鳞状或基底样细胞组成，细胞分化差，异型较明显，肿瘤中缺角珠及角化细胞，该型与 HPV 感染相关。

3. **浅表浸润性鳞状细胞癌** 是指最早期的浸润性癌，国际外阴疾病研究协会（International Society for the Study of Vulvar Diseases, ISSVD）定义其为肿瘤最大径≤2cm，浸润间质的深度≤1mm。

【临床表现】

1. **症状**

（1）多见于绝经后妇女，患者常有外阴前驱病变的病史，如外阴硬化萎缩性苔藓、外阴增生性营养障碍等。

（2）外阴瘙痒为外阴癌的常见症状，病程一般较长。少部分患者无症状。

（3）出现外阴部结节或肿块。

（4）如局部有溃疡，常伴有外阴疼痛、分泌物增多，有时有出血。

（5）肿瘤邻近尿道或晚期病例肿瘤侵犯尿道可出现尿频、尿痛、排尿烧灼感及排尿困难。

2. **体征**

（1）病灶多位于大阴唇，其次是小阴唇、阴蒂及后联合。

（2）早期病灶为局部出现丘疹、结节或小溃疡。

（3）晚期病灶常表现为溃疡型、菜花样或乳头样肿块，表面可因破溃和继发感染而有血性或脓性分泌物，有触痛。

（4）有时一侧或双侧腹股沟可触及增大、质硬、固定、无压痛的淋巴结。但需注意的是，增大的淋巴结并非均为癌转移，未触及增大淋巴结也不能除外淋巴结转移。

妇科检查时应注意外阴肿物的部位、大小、质地、活动度、与周围组织的关系，注意双侧腹股沟区是否有肿大的淋巴结。并应仔细检查阴道、宫颈、子宫及双侧附件区，以排除其他生殖器官恶性肿瘤转移至外阴。

【诊断及鉴别诊断】外阴鳞状细胞癌位于体表，据病史、症状和体征诊断并不困难。但外阴早期病灶常与一些慢性的良性疾病和上皮内瘤变同时存在，而且浸润癌灶可能不明显。因此，对外阴可疑癌灶均需结合辅助检查以确诊。

1. **病理检查** 确诊需依靠在可疑癌组织的非坏死区域取活检进行病理检查。在甲苯胺蓝染色、醋酸脱色后的不脱色区取活检，有助于获得准确的诊断结果。

表 39-2　外阴恶性肿瘤的分期（FIGO, 2009）

FIGO 分期	TNM 分期	肿瘤范围
Ⅰ 期	$T_1N_0M_0$	肿瘤局限在外阴
Ⅰ A 期	$T_{1a}N_0M_0$	肿瘤局限在外阴或外阴和会阴，无淋巴结转移，最大径线 ≤2cm，间质浸润深度 ≤1.0mm[a]
Ⅰ B 期	$T_{1b}N_0M_0$	肿瘤局限在外阴或外阴和会阴，无淋巴结转移，最大径线>2cm，或间质浸润深度>1.0mm[a]
Ⅱ 期	$T_2/T_3N_0M_0$	肿瘤局部扩散至邻近会阴器官（下 1/3 尿道、下 1/3 阴道、肛门），无淋巴结转移
Ⅲ 期		腹股沟淋巴结转移。无论肿瘤大小或有无邻近会阴器官（下 1/3 尿道、下 1/3 阴道、肛门）受累
Ⅲ A 期	$T_1、T_2、T_3N_{1a}、N_{1b}M_0$	① 1 个淋巴结转移（ ≥5mm）或② 1~2 个淋巴结转移（ <5mm）
Ⅲ B 期	$T_1、T_2、T_3N_{2a}、N_{2b}M_0$	① ≥2 个淋巴结转移（ ≥5mm）或② ≥3 个淋巴结转移（ <5mm）
Ⅲ c 期	$T_1、T_2、T_3N_{2c}M_0$	阳性淋巴结出现囊外扩散
Ⅳ 期		肿瘤侵犯其他区域（上 2/3 尿道、上 2/3 阴道）或远处器官
Ⅳ A 期	$T_4N_0–N_2M_0$	肿瘤侵犯下列任何部位： ①上尿道和 / 或阴道黏膜，膀胱黏膜，直肠黏膜或固定于骨盆，或 ②腹股沟淋巴结固定或溃疡形成
Ⅳ B 期	任何 TN_3M_0	任何部位（包括盆腔淋巴结）的远处转移

注：[a] 肿瘤浸润深度指肿瘤从接近最表皮乳头上皮 - 间质连接处至最深浸润点的距离。

原则上体检发现的任何外阴病变在治疗前均应行活检病理确诊。一般在局麻下行病灶楔形活检已足够，活检应包括病灶周围的皮肤和其下的间质。FIGO 指南中建议，活检时最好不切除整个病灶，否则不利于确定进一步切除的范围。如果病灶直径 ≤2cm，并且楔形活检发现间质浸润深度 ≤1cm 时，则必须完整切除病灶，做连续切片以正确评估浸润深度。

外阴癌需与外阴尖锐湿疣、外阴溃疡、外阴结核、外阴乳头状瘤、外阴慢性营养不良等相鉴别。活检病理检查为唯一可靠的鉴别方法。

2. 其他辅助检查

(1)宫颈涂片细胞学检查。

(2)阴道镜检查，了解宫颈和阴道是否同时也有病变。

(3)盆腔和腹腔 CT/MRI 检查有助于了解相应部位的淋巴结及周围组织器官受累的情况。

(4)对晚期患者，可通过膀胱镜、直肠镜了解膀胱黏膜或直肠黏膜是否受累。

(5)必要时可对临床可疑淋巴结或其他可疑转移病灶行细针穿刺活检。

(6)建议常规行宫颈及外阴病灶 HPV DNA 检测及梅毒抗体检测。

【治疗】

1. 治疗原则 外阴鳞状细胞浸润癌的治疗以手术为主。对癌灶组织分化较差和中晚期病例可辅以放射治疗或化学治疗。

(1)手术治疗：传统的手术范围是外阴广泛切除及腹股沟淋巴结清扫术，部分还附加盆腔淋巴结清扫术。长期以来，这种传统手术普遍应用于各种不同期别及不同组织学类型的外阴癌并取得了较好的治疗效果。但存在的问题是手术范围广，患者创伤大，大多数手术伤口不能一期愈合，需要长期换药或植皮。对于部分肿瘤病灶大、部位特殊的患者，如手术常会累及阴道、尿道和肛门，局部手术创伤较大，围手术期并发症较多，伤口愈合后其瘢痕使外阴严重变形，且可能会影响患者排尿、排便等，甚至需要行耻骨上膀胱造瘘、乙状结肠造瘘等，对患者性生活或心理影响较大，并影响患者的生活质量。此外，老年患者对这种创伤性较大的手术耐受性差，易发生各种并发症。因此，自 20 世纪 70 年代以来，相继有不少作者对外阴癌的手术范围予以适当的改良，进行了深入的研究，希望在手术治疗方面能恰到好处，避免手术范围过大而增加患者的

痛苦，也不要过分保守而影响治疗效果。经过多年对大量病例的总结分析及对外阴癌淋巴结转移的规律的新认识，近年来对外阴癌的手术已提出了新的改进方案，手术范围趋于缩小。外阴癌的治疗必须个体化。没有标准的手术，在保证治疗效果的前提下，尽量采用最保守的手术。

(2)放射治疗：一般不作为外阴癌的首选治疗。由于外阴解剖形态的关系，照射剂量不易均匀分布，同时，由于外阴皮肤潮湿，易受摩擦，对放射线耐受性低，易造成放射性皮炎，患者痛苦大，不易达到根治剂量，治疗后复发率高，因此，除少数早期、范围小的病例可行单纯放疗外，一般仅作为外阴癌的辅助治疗。但放疗是外阴癌综合治疗重要的组成部分，是手术治疗的补充。术前放疗主要用于初治手术困难的局部晚期患者，调强适形放疗(intensity modulated radiation therapy，IMRT)临床靶区应包括双侧低位髂总、髂外、髂内和腹股沟淋巴结区域连同整个外阴区域，外阴巨大肿瘤或侵及尿道、肛门者，术前放疗可以减小肿瘤体积、降低肿瘤细胞活性、增加手术切除率及保留尿道和肛门括约肌功能，达到姑息治疗或治愈的目的。术后放疗用于淋巴结阳性、切缘有癌等情况。淋巴结状态是外阴癌最重要的独立预后因素。淋巴结转移的患者，术后腹股沟区及盆腔放射治疗有利于改善生存，减少复发。为减少术后复发及转移风险，对腹股沟淋巴结转移 ≥2 个、单个淋巴结包膜外转移或转移淋巴结明显增大、单个淋巴结转移而手术清扫数量过少者建议辅助放疗。照射范围应常规包括腹股沟和盆腔淋巴结区。少数由于心、肝、肾功能不全或其他手术禁忌证，不宜接受手术治疗的患者，或因肿瘤情况无法手术的患者，也可选择放疗。

外阴癌的放疗，一般采用 ^{60}Co、直线加速器、电子加速器对外阴原发癌灶或盆腔髂部淋巴区行体外放疗，按病灶的大小结合临床要求进行个性化设计。盆腔髂部腹股沟区的放疗，其照射野上界为耻骨联合上缘上 8~10cm，相当于第 5 腰椎上缘；下界为耻骨联合上缘下 4~5cm，相当于闭孔膜处；外界为股骨头中线，内界为脐耻连线外 2cm。整个放射野为 7cm×12cm 至 9cm×15cm 的前后左右 4 野。对外阴早期小而表浅的病灶，腹股沟、盆腔淋巴结未切除者行根治性放疗，盆腔髂部剂量 50~55Gy/5~6 周。姑息性放疗可作为术前放疗或用于术后盆腔淋巴结阳性者。术前放疗的外阴照射剂量 25~30Gy/5~6 周，术后盆腔淋巴结阳性者盆

髂区剂量为 45~50Gy/5~6 周。另外,也可采用放射源针 ^{60}Co、^{192}Ir 或 Ra,插入癌灶组织内进行组织间插入放疗。

(3)抗癌药物化学治疗:化疗在外阴癌治疗中的地位尚存在一定争议,其应用主要有以下几个方面:作为手术或放疗前的新辅助治疗,缩小肿瘤以利于后续的治疗;与放疗联合应用治疗无法手术的患者;作为术后的补充治疗,可单独使用或与放疗联用;用于复发患者的治疗。但由于外阴癌发病率低,病例数少,化疗对外阴癌的作用尚缺乏循证医学的证据。

常用的化疗药物有长春新碱、环磷酰胺、氟尿嘧啶(5-FU)、博来霉素、顺铂、乙托泊苷、氮芥、丝裂霉素等。这些药物可单用,也可联合应用。对外阴癌,为提高局部药物浓度,可采用盆腔动脉给药。盆腔动脉给药通常采用两条途径,一为经腹壁下动脉插管,此法经一侧腹壁下动脉插入导管,经髂外、髂总动脉,达腹主动脉下段,可连续每天灌注。另一途径为经一侧股动脉插入导管,经髂外、髂总动脉,达髂内动脉,经造影,选择最接近肿瘤的供应血管进行一次性灌注即所谓的超选择性动脉灌注化疗。还可同时行暂时性栓塞。

2. 不同期别外阴鳞状细胞癌的治疗

(1)外阴微小浸润癌(ⅠA 期)的治疗:外阴微小浸润癌定义为直径 ≤2cm 及浸润深度 ≤1mm 的单个外阴病灶。应行根治性局部切除术(radical local excision),手术切缘距离肿瘤边缘 1cm,深度至少 1cm,需达皮下组织。如果局部切除标本显示有神经或血管侵犯,应该考虑行更广泛的切除。通常不需要切除腹股沟淋巴结。

(2)早期外阴癌的处理:早期外阴癌被定义为病灶局限于外阴,临床无可疑淋巴结转移的患者。对这些早期患者,应先处理原发病灶,然后依据病灶的病理检查情况,决定进一步对淋巴结的处理。

1)原发病灶的治疗:如果病变局限,推荐采用外阴根治性局部切除术。手术切除范围应包括癌灶周围至少 1cm 宽的外观正常的组织,深度应达尿生殖膈下筋膜。与传统手术相比,此保守性术式在预防局部复发方面疗效相当,可减少术后对患者性心理的影响。

如果癌灶在阴蒂部位或其附近,则应切除阴蒂。

如果同时存在 VIN 或硬化性苔藓,应该切除其病变部位的表浅皮肤组织;若怀疑有潜在的浸润性病灶,则切除深度同浸润癌。

对病灶较大(Ⅱ期)或病灶靠近尿道或肛门的病例,可根据具体情况选择以下治疗:①进行更广泛的手术。在预估不会引起尿失禁的情况下可切除尿道远端 1cm。②术前辅助放疗或同期放化疗,以缩小对尿道及肛门部位的切除范围。术前放疗可使病变缩小,增加病变边缘部位手术的彻底性,并使保留尿道和肛门成为可能。放射剂量一般为 25~30Gy/3~4 周,照射时注意保持外阴清洁和干燥,减少感染,放疗结束休息 2~3 周后行手术治疗。

常用的化疗药物为顺铂、氟尿嘧啶、博来霉素等。同期放化疗者,可单用顺铂,剂量为每周 30~40mg/m²。也可选用 FP 或 PMB 方案于放疗过程的第 1 周及第 4 周给药。

2)腹股沟淋巴结的切除:腹股沟区复发者死亡率非常高,适当的腹股沟和股淋巴结切除术是减少早期外阴癌死亡率的重要因素。其处理原则如下:对 Ⅰb 期(T_1)和所有 Ⅱ 期(T_2)的侧位型肿瘤患者,行同侧腹股沟、股淋巴结切除术。

A. 对位于中线和累及小阴唇前部的肿瘤,以及病灶较大的侧位型肿瘤,应行双侧腹股沟、股淋巴结切除术。

B. 因传统的蝴蝶形或长牛角形单切口术后切口裂开率高达 50% 以上,目前多推荐使用三切口技术。三切口保留了外阴和腹股沟之间的皮肤,减少术后皮肤裂开与感染的可能。

C. 近年来,开展了腹腔镜下腹股沟淋巴结切除术。主要有下腹部皮下通路、下肢皮下通路。不影响淋巴结和皮下组织切除的彻底性,有效地解决了传统腹股沟切除术后伤口愈合难的问题。

D. 术中发现可疑肿大淋巴结并经冷冻病理检查证实为阳性者,建议仅切除增大的淋巴结而避免系统的淋巴结切除,术后给予腹股沟和盆腔放疗。系统的淋巴结切除加术后放疗可能导致严重的下肢淋巴水肿。

E. 推荐同时切除腹股沟淋巴结和股淋巴结。股淋巴结位于卵圆窝内股静脉的内侧,切除股淋巴结时不必去除阔筋膜。建议行腹股沟淋巴结切除术时保留大隐静脉,有助于减少术后伤口的炎症及下肢水肿。同时行缝匠肌移位有助于保护股管,减少术后可能发生的损伤。

3)术后原发病灶的补充治疗:手术切缘未净或手术切缘距肿瘤边缘太近、淋巴管有癌栓者,可行术后外照射,剂量为 40~50Gy/4~5 周。术后放疗开始时间与手术间隔不宜超过 6 周。

4)腹股沟淋巴结转移的补充治疗:大体检查或

经上述手术后病理检查发现腹股沟淋巴结转移的患者,应考虑给予补充盆腔和腹股沟区放疗,区域放疗的效果优于盆腔淋巴结切除术。

术后病理检查发现仅有一处微转移(<5mm)者不需要辅助放疗。术后放疗指征包括:一处大转移(直径>10mm);淋巴结囊外扩散或血管脉管间隙受累;两处或更多处微转移。

放疗剂量根据病变范围和残余病灶来确定。对腹股沟淋巴结为镜下转移者,放疗剂量50Gy;如果多个淋巴结阳性或有囊外扩散,给予60Gy;如果有大块残余病灶,剂量需增加至60~70Gy。

早期外阴癌的处理见图39-1。

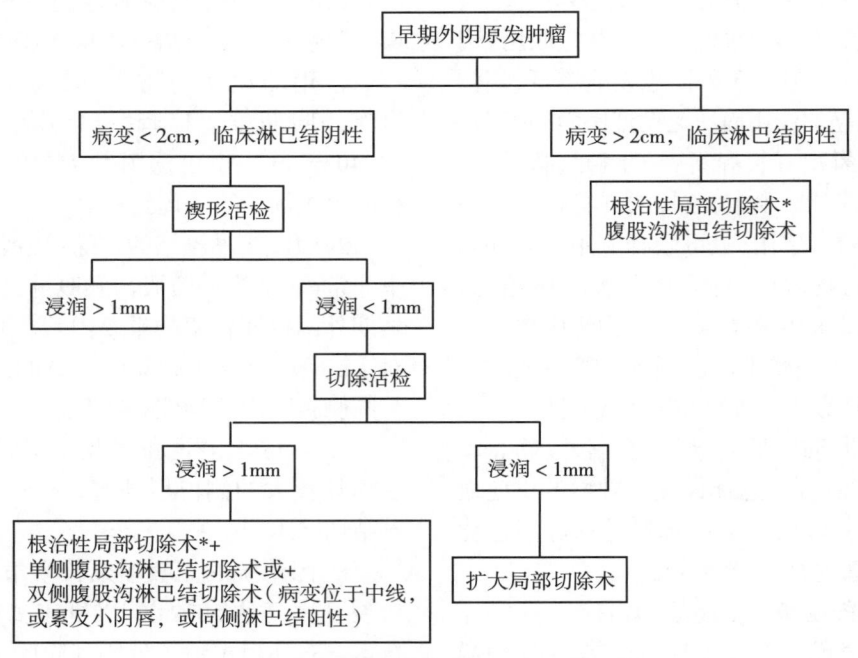

图 39-1 早期外阴癌的处理(引自 FIGO 指南)
注: * 合并 VIN 或硬化性苔藓时需病灶浅表切除。

(3)晚期外阴癌的处理:晚期外阴癌定义为肿瘤为 T_3、T_4 期或临床体检腹股沟淋巴结明显阳性者。对晚期患者,多种方法的综合治疗非常重要。与早期外阴癌的处理有所不同,对晚期病例在进行任何治疗前应先了解腹股沟淋巴结的状态,原发外阴病灶的处理应在腹股沟淋巴结切除之后进行。

1)腹股沟淋巴结的处理:①在腹股沟区未触到可疑的淋巴结,应行双侧腹股沟和股淋巴结切除术。如果病理检查淋巴结阳性,术后应给予腹股沟区和盆腔区辅助放疗(参考早期外阴癌淋巴结转移的处理)。②临床检查发现腹股沟淋巴结肿大、可疑有转移者,应考虑先行盆腔 CT 检查,以确定腹股沟和盆腔淋巴结切除的范围,再切除所有增大的腹股沟淋巴结,行冷冻切片检查。冷冻病理检查淋巴结阴性者行系统的腹股沟、股淋巴结切除术,如果最后的病理检查淋巴结阳性,术后给予辅助放疗(参考早期外阴癌淋巴结转移的处理)。冷冻病理检查淋巴结阳性者,建议仅切除增大的淋巴结,而避免系统的淋巴结切除术,术后给予腹股沟和盆腔放疗。因为系统的腹股沟股淋巴结切除术加术后放疗可能导致严重的下肢淋巴水肿。③临床检查发现腹股沟淋巴结阳性者,行盆腔 CT 检查,然后切除腹股沟和盆腔增大的淋巴结,术后补充放疗。如果腹股沟淋巴结固定或出现溃疡不可手术切除,应先取活检确诊,再行放疗或放疗加化疗。部分病例放疗后可再行淋巴结切除术。④对腹股沟淋巴结阳性的患者,术后的辅助放疗宜尽早施行。

临床可疑阳性腹股沟淋巴结的处理见图39-2;临床阳性腹股沟淋巴结的处理见图39-3。

2)原发肿瘤的处理:如果估计可完整切除原发肿瘤使切缘阴性,且不损伤括约肌造成大小便失禁,可以考虑手术。

A.对于外阴癌切除创面的修复方法有很多种,中小型的缺损修复比较容易,使用局部菱形皮瓣或V-Y 推进皮瓣等方法即可。外阴癌广泛性切除术后组织缺损范围常较大,常用腹直肌肌皮瓣、股薄肌肌皮瓣及股前外侧皮瓣等方法修复外阴的外形及功能。根据皮肤组织缺损范围和形状,术前应用多普勒探头确定穿支血管的位置后,可以设计单侧或双侧的穿支皮瓣,达到更好的外形及功能重建。

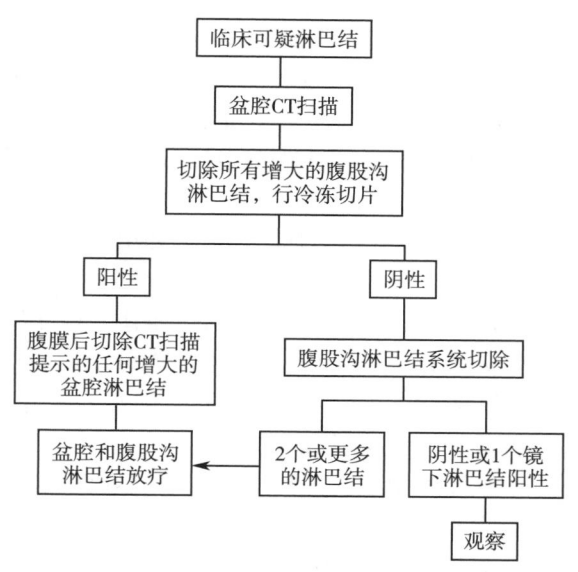

图 39-2　临床可疑阳性腹股沟淋巴结的处理

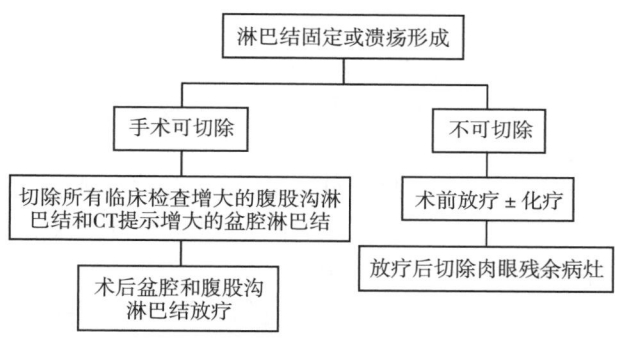

图 39-3　临床阳性腹股沟淋巴结的处理

B. 如果手术需行肠造瘘或尿路改道,最好先放疗或放疗加化疗,待肿瘤缩小后再手术。若计划行手术治疗,术前放疗剂量不宜超过 55Gy。

C. 如无法手术切除,可行根治性放疗加化疗。放射野包括原发病灶、腹股沟及盆腔淋巴结区域。原发灶剂量一般需 60~70Gy,淋巴结区域需 50~60Gy。大块外阴病灶的放射治疗,需要 60~70Gy 才能达到局部控制。少数患者在放疗后密切随访 6~12 周,如仍有肿瘤残留,可考虑手术切除残留病灶。

D. 若手术切缘邻近癌灶(<5mm),又无法再行扩大切除,术后应补充局部放疗。对某些病例,可加用近距离放射治疗阳性切缘,但应避免组织坏死的出现。

晚期外阴癌原发病灶的处理见图 39-4。

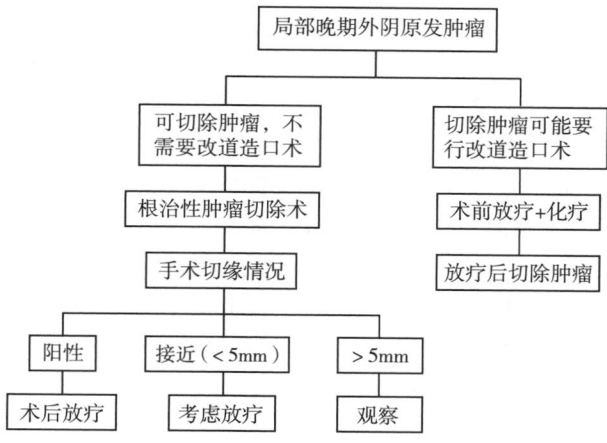

图 39-4　晚期外阴癌原发病灶的处理

3)辅助化疗:化疗多作为手术或放疗的辅助治疗,也是对 IVB 期患者常需采用的治疗方法。常用的化疗方案如下:

A. 单药顺铂:$30\sim40mg/m^2$,每周 1 次,5~6 次,与放疗同期进行。

B. 联合化疗:疗程数视具体情况而定。

FP 方案(5-Fu 每 24 小时 $0.75\sim1g/m^2$,持续静脉滴注,第 1~5 天;DDP $60\sim80mg/m^2$,静滴,第 1 天或第 2 天;每 3 周重复)

PMB 方案(DDP $60\sim80mg/m^2$,第 1 天;BLM 15mg,第 1 天和第 8 天;MTX $300mg/m^2$,第 8 天;每 3 周重复)

FM 方案(5-FU 每 24 小时 $0.75\sim1g/m^2$,持续静脉滴注,第 1~5 天;MMC $15mg/m^2$,静滴,第 1 天;间隔 2 周后进行第二疗程)

(4)复发性外阴癌的治疗:外阴浸润性鳞癌复发率为 15%~33%。外阴局部为最常见的复发部位约占 70%,其次是腹股沟区为 25%,盆腔复发约为 15%,远处转移为 18%。治疗方案及疗效取决于复发的部位和范围。

1)近半数的复发病灶是外阴的孤立病灶,可以再次手术切除。不能手术者行局部放疗,50~60Gy/5~6 周,当局部皮肤有明显反应时,可照射 30~40Gy 后休息 2~3 周,再继续治疗。必要时可加用组织间插植放疗。

2)阴道有浸润时,可加用阴道后装放疗。如果既往已接受足量放疗,无法接受再程放疗者,可考虑手术切除。但这类情况手术难度大,需要充分考虑切除后的重建和改道手术。

3）腹股沟区复发的预后很差，处理方法应根据具体情况，包括以往的治疗情况来权衡利弊选择治疗手段。

4）对复发患者的化疗，可选择 FP（5-FU+DDP）或 PMB（DDP+BLM+MTX）方案。若化疗过程肿瘤进展或为铂类化疗后复发者，可考虑用紫杉醇、吉西他滨、拓普替肯、长春瑞滨等。

【预后】其预后与临床分期、病变部位、病灶大小、淋巴结是否转移、治疗方法等有关。外阴癌总的 5 年生存率约为 75%，Ⅰ期和Ⅱ期可达 90%，Ⅲ～Ⅳ期仅 30%~40%。有腹股沟淋巴结转移者为50%，盆腔淋巴结转移者仅为 20%。

二、外阴佩吉特病

外阴佩吉特病（Paget disease）又称外阴湿疹样癌，也是一种特殊形式的原位癌，属于非鳞状上皮的 VIN Ⅲ。外阴佩吉特病的特点是表皮内有佩吉特细胞，其病程是一个缓慢发展的顽固性局限性过程。1/3 的外阴佩吉特病合并有汗腺癌，且常与其他原发癌如宫颈癌、黏液腺癌、膀胱癌、胆囊癌、乳腺癌等并存。占外阴恶性肿瘤的 1%~3%。在老年白种人女性中更常见。患病平均年龄为 70 岁，范围为 50~80 岁。40 岁以下发病罕见。

【病理】具有特异性。棘细胞层增厚，上皮脚增宽延长。在基底层内可见单个或成群大而不规则的细胞，佩吉特细胞呈圆形、卵圆形或多边形，胞质空而透明，细胞核的大小、形态、染色不一。细胞非典型和分裂象常表现明显。这些细胞常蔓延至毛囊和汗腺的上皮部。在 5%~15% 的外阴病例中，具有潜在的汗腺相关浸润性腺癌。病变常为多中心发生，病变范围超出肉眼所见病灶的边缘，并倾向于在表皮内水平生长扩散，表皮基底膜完整。部分患者病灶下常伴有汗腺癌。

【临床表现】

1. **症状**　75% 的患者有中 - 重度的瘙痒。患者常常发现病变或肿块。少部分患者可出现疼痛或从糜烂样表面"流液"。症状平均持续两年或以上。患者常已多次就医，对局部激素治疗和 / 或抗真菌药治疗无效可提示本病诊断。

2. **体征**　发病部位多见于大阴唇及肛周，逐渐波及会阴、腹股沟及阴阜。外观上不具有特异性，常见的表现为界限分明的红色斑片。表皮粗糙、增厚、有渗液，呈湿疹样改变。分期较高的病变常常在广泛的糜烂样区域中散布多个白色岛状组织，病变常以多中心发生为特征。

【诊断及鉴别诊断】在临床表现上与银屑病、神经性皮炎、接触性皮炎、上皮内瘤样变、硬化性苔藓及扁平苔藓相鉴别，确诊及与其他外阴病变的鉴别需依靠活组织病理检查。

【治疗】外阴佩吉特病以手术治疗为主。

1. 佩吉特病需要进行表浅局部广泛切除术。由于潜在的组织学改变常超过临床可见的病变范围，确定一个清楚的手术切除范围非常困难。尽管切除范围往往超过肉眼可见病灶数厘米，仍会在切除组织边界发现病变细胞。当临床和组织学（术中冷冻切片确认）均显示切缘净时，复发率仍然很高（20%~40%）。Mohs 显微手术仅轻微改善了复发率。

2. 如果仅为组织学上皮内瘤样变，则不需要剔除淋巴结。如果浸润超过 1mm，则需要剔除前哨淋巴结或行大部淋巴结切除。

3. 肿瘤侵犯或扩散到尿道或肛门处非常困难，可能需要激光治疗。

4. 如果是潜在腺癌，对浸润部分必须行根治性局部切除术，切缘至少离开病灶边缘 1cm。单侧病变至少应行同侧腹股沟淋巴结切除术，术后是否辅助放疗有争议。

5. 局灶性外阴佩吉特病，也可行激光治疗。

6. 患者的预后与复发无关，而取决于浸润的等级。目前有学术观点认为对本病最好的治疗方法可能是切除肉眼可见病灶，减少切除肉眼正常的组织，以减少术后恢复时间，并使组织得以保留。当病灶复发再行二次切除。

7. 佩吉特病常合并其他脏器原发癌，应注意查找。

【预后】病变局限于表皮（原位瘤样变）或浸润较小（<1mm），预后良好。不会发生淋巴结浸润或远处转移，患者不会因本病死亡，寿命与未患病的同龄人相同。但浸润超过 1mm 者预后较差，有淋巴结和远处转移发生，且根据浸润的深度的不同，5 年生存率为 0~35%。对于伴发乳腺、泌尿系统或胃肠道恶性肿瘤的患者，其预后取决于伴发肿瘤。

三、疣状鳞状细胞癌

疣状鳞状细胞癌（verrucous squamous cell carcinoma）是一种特殊的低度恶性鳞状细胞癌，少见，具有生长缓慢、局部浸润、易复发但很少转移的特点。多发生在 30 岁以后，一般病程较长。肿瘤生长在外阴皮肤或黏膜上，呈较大的疣状、乳头状或菜花状肿物。

【病理】鳞状上皮增生变厚,呈宽大乳头状伸入上皮下间质。表面有角蛋白但角化不全。细胞增大,常呈高分化。胞质嗜伊红淡染,核小而无异型性,核分裂象少见。细胞排列失去极性。在突起的乳头处无结缔组织中心柱结构。

【临床表现】

1. **症状** 可无症状或有外阴瘙痒,病程一般较长。

2. **体征** 外阴皮肤或黏膜有较大的疣状、乳头状或菜花状肿物,质地较一般外阴癌软。常合并外阴尖锐湿疣。

【诊断及鉴别诊断】根据病史及检查所见可考虑本病,确诊需依靠病理检查。诊断时应与乳头状瘤及巨大尖锐湿疣相鉴别。

【治疗】唯一的治疗方法是手术治疗,行较广泛局部切除。禁忌放射治疗,放疗可能引起肿瘤生长迅速或促使复发。

【预后】疣状鳞形细胞癌具有生长缓慢、局部浸润、易复发但很少转移的特点。手术治疗后预后很好。

四、基底细胞癌

外阴基底细胞癌(vular basal cell carcinoma)少见,属低度恶性。病变呈局部浸润,易复发,但不发生转移。多见于55岁以上的老年妇女。约20%可伴发其他癌肿及外阴鳞状细胞癌、恶性黑色素瘤、宫颈癌等。

【病理】癌组织自表皮基底层长出,呈团块状成堆伸入真皮层,周围常有收缩间隙。有时细胞排列呈腺腔样,中央为间质,有黏液变性。细胞浓染,核大,有分裂象。

【临床表现】

1. **症状** 初起无自觉症状。此后以外阴瘙痒、烧灼感为主要症状。有溃疡形成可出现疼痛或有出血、渗出。

2. **体征** 常表现为小的病灶,位于大阴唇。有三种基本类型,可单独存在,也可混合存在。

(1)结节溃疡型:表现为一实质性结节,中间形成溃疡。

(2)扁平型:病灶较表浅,扁平,表面呈蜡状、丘疹、红斑样。

(3)息肉型:呈息肉状赘生物,表面完整。

【诊断及鉴别诊断】根据病史及检查所见可考虑本病,确诊需依靠病理检查。诊断时需与鳞状细胞浸润癌、乳头状瘤等鉴别。鉴别诊断依赖病理。

【治疗】基底细胞癌的治疗为手术治疗,宜行广泛的局部病灶切除术,包括周围正常皮肤及皮下的深部组织。一般不需行女阴根治术及腹股沟淋巴结清扫术。

五、外阴腺癌

外阴腺癌少见,可来源于前庭大腺、尿道旁腺或汗腺。前庭大腺癌(carcinoma of bartholin's gland)约占外阴癌的5%,较少早期诊断,预后较差。本病多发生于老年妇女,尤其是60岁以上者。

【病理】前庭大腺癌的病理类型为鳞状细胞癌和腺癌,两者几乎各占1/2,偶然可见混合癌及角化癌。鳞状细胞癌来源于腺管的鳞状上皮,腺癌则来源于腺体的分泌细胞。镜下见前庭大腺鳞状上皮癌与外阴的鳞状细胞癌相似。腺癌多为分叶状,小叶间为纤维结缔组织。腺上皮为复层,核异形,排列紊乱,有时呈筛孔样排列。

【临床表现】

1. **症状** 早期常无症状。首先出现的症状往往是性交疼痛。患者就诊的主诉常为前庭大腺部位出现肿块。随着病情发展,肿瘤破溃形成溃疡或继发感染,局部分泌物增多,有臭味,并出现刺痛。

2. **体征** 早期在小阴唇深部触及坚实肿块,晚期可在此处触及增大、质硬、色暗红、活动差的肿块,表面可有溃疡和感染,左侧多于右侧。腹股沟淋巴结可由于癌的转移而肿大。

【诊断及鉴别诊断】前庭大腺部位有较硬肿物,经抗感染治疗无效,应及早做活检进行病理检查以明确诊断。前庭大腺癌的诊断标准如下:

1. 肿瘤位于前庭大腺。

2. 肿瘤位于阴唇深部。

3. 肿瘤与前庭大腺相连。

4. 肿瘤与前庭大腺组织并存。

前庭大腺癌应与外阴汗腺瘤及外阴鳞状细胞癌相鉴别。取活体病理检查可明确诊断。前庭大腺癌还应与前庭大腺囊肿鉴别。根据病史及检查所见,前庭大腺囊肿诊断一般无困难,诊断困难时,需行病理检查确诊。

【治疗】该病以手术治疗为主,对中晚期病例应综合应用化学治疗和放射治疗。

1. 手术应行外阴根治术及双侧腹股沟淋巴结清扫术。如腹股沟淋巴结受累,应行盆腔淋巴结清扫术。

2. 化疗有效的药物包括顺铂、环磷酰胺等。凡对其他部位的黏液腺癌有效的药物对前庭大腺腺癌也有效,凡对外阴鳞癌有效的药物对前庭大腺起源的和转移的鳞癌也有效。

3. 高能放射治疗对前庭大腺起源的鳞状细胞癌的作用同一般的外阴鳞状细胞癌,但前庭大腺腺癌疗效差。

【预后】总的 5 年生存率约为 70%。由于前庭大腺癌位置较深,且易出现淋巴结转移,因此在诊断时常比外阴部位的其他表皮癌瘤期别晚,预后也比外阴鳞状细胞癌差。

六、外阴恶性黑色素瘤

外阴恶性黑色素瘤(malignant melanoma of vulva)是发病居第二位的外阴恶性肿瘤,占外阴恶性肿瘤的 1%~3%,估计发病率为每年 0.10/100 000)。尽管外阴黑色素瘤表面上发病率低,但外阴仅占体表面积的 2%,而其恶性黑色素瘤占全身的 3%~7%。外阴黑色素瘤多数由色素痣恶变所致,由于恶性程度较高,常延误诊断,较早出现远处转移,易复发,预后较差。外阴黑色素瘤可发生于任何年龄妇女,但多为 50 岁以上的老年妇女。在美国,诊断时的中位年龄为 66 岁,高峰发病率为 50~80 岁,最近研究发现外阴黑色素瘤和其他黏膜的黑色素瘤与皮肤的外阴黑色素瘤在组织病理和遗传方面都有不同。尽管已知紫外线辐射是成人皮肤外阴黑色素瘤的重要发病因素,但外阴黑色素瘤,慢性炎症、人乳头瘤病毒感染、有毒化学制剂和基因易感性是主要可疑的发病因素。

【病理】发生恶变的色素痣大多为痣细胞位于表皮与真皮交界处的混合痣。肿瘤细胞呈极度多形性改变,可为多角形含空泡、梭形及多形态的混合型,常有核分裂。瘤细胞与间质无界限。细胞排列多样,呈片状、条索状或假腺泡状,有时弥漫一片。细胞内黑色素颗粒分布不均。

【分期】外阴黑色素瘤的分期有多种,包括 FIGO 的外阴癌分期、TNM 分期、美国癌症联合委员会(American Joint Committee on Cancer)分期以及 Clark、Breslow、Chung 的镜下病变厚度分期。FIGO 推荐采用 Clark 或 Breslow 的改良镜下分期而不用外阴癌的 TNM/FIGO 分期。有报道 FIGO 分期在预测外阴黑色素瘤的预后方面价值不大,而 Clark 和 Breslow 分期对估计预后更有价值。国内妇科常见肿瘤诊治指南则建议参考 AJCC 分期。Clark、Breslow 的镜下分期见表 39-3。

表 39-3　Breslow、Clark 镜下分期

分期	Breslow[*]	Clark
I	肿瘤厚度<0.76mm	原位黑色素瘤
II	肿瘤厚度 0.76~1.50mm	病灶浸润至浅表真皮乳头层
III	肿瘤厚度 1.51~2.25mm	肿瘤细胞充满真皮乳头层并使真皮乳头扩张
IV	肿瘤厚度 2.26~3.0mm	肿瘤浸润至真皮网状层
V	肿瘤厚度 ≥3.0mm	肿瘤浸润深度超过真皮网状层,进入皮下脂肪或更深组织

注:*Breslow 厚度测量从被覆表皮的颗粒层下方至肿瘤浸润最深处的距离。

【临床表现】

1. **症状**　患者既往多有外阴色素痣史。其症状常有外阴瘙痒、烧灼感、疼痛、出血、溃疡、分泌物有臭味,局部变色和排尿困难。

2. **体征**　原发性恶性黑色素瘤最常见发病部位是大阴唇或小阴唇、阴蒂和阴蒂包皮,也可发生于尿道口周围,可单发或多发,有 20% 呈多中心病变。病灶常有色素沉着,颜色可为青黑、深蓝、棕色。也可无色素沉着。表面稍隆起,呈结节状或表面有溃疡。

美国癌症协会(American Cancer Society,ACS)将恶性黑色素瘤的早期征象归结为 4 个特征:①不对称病变;②边缘不规则;③颜色多样;④直径增大。这些特征可为临床早期诊断提供依据。

3. **诊断及鉴别诊断**　根据外阴黑痣病史、症状及外阴检查所见,特别是外阴部原有的痣迅速长大变厚,颜色加深,或有破溃、出血者,应警惕恶变可能,但确诊必须靠病理检查。

以前认为在病灶上做活组织检查会使肿瘤迅速扩散,活检时禁忌在瘤组织上直接切取,以免加速瘤细胞的扩散,建议在充分手术准备下,对可疑者行病灶局部切除,切口距病灶边缘 2~3mm,快速病理确诊后再行扩大手术。但近年研究结果发现,活检并不增加患者的复发率及死亡率,也不影响患者的预后。有些患者易出现转移是肿瘤本身的生物学特征所致,并非活检影响。

黑色素瘤细胞类型多样,主要由上皮细胞、痣

细胞和梭状细胞组成，因而易误诊为鳞癌、腺癌甚至肉瘤，还有 6%~10% 的患者少色素或无色素，此类患者更易误诊。当组织病理学诊断困难时需要免疫组织化学染色甚至超微结构检查以协助诊断。

4. 治疗　本病的治疗方法包括手术治疗、化学药物治疗、免疫治疗及放射治疗等。手术治疗是最主要、最有效的治疗手段。

（1）手术治疗：目前，手术治疗争议的焦点仍然是外阴局部手术范围和区域淋巴结切除的问题。过去外阴恶性黑色素瘤的标准术式为外阴广泛性切除加双侧腹股沟淋巴结清扫术，现一般认为根治性外阴切除与有限的外阴切除相比并未改善预后，而且容易出现手术并发症，包括死亡、淋巴水肿、不能性交或性交困难、直肠和膀胱膨出、尿失禁等。目前外阴黑色素瘤的治疗原则与其他外阴恶性肿瘤相同，手术倾向于更为保守。原发病变应行广泛局部切除术，手术切缘应离开病变至少 1cm。也有人建议外阴黑色素瘤深度 <1mm 者切除病变外皮肤 1cm，≥1mm 者切除病变外皮肤 2cm。淋巴结切除的作用还有争议。对外阴黑色素瘤，预防性淋巴结清扫术不作为常规，因为镜下病理淋巴结阴性者，远处转移率仍较高。还有人对肿瘤厚度 ≥1mm 或 <1mm 但有溃疡的外阴黑色素瘤者如皮肤黑色素瘤同样行前哨淋巴结活检，而其作用尚待证实。另有研究显示选择性淋巴结切除术对改善生存有意义。

（2）化疗：化疗有一定疗效，可用于晚期患者的姑息治疗。化疗药中最有效的药物为达卡巴嗪（dacarbazine，DTIC）、替莫唑胺（temozolomide）、沙利度芬（thalidomide）。化疗方案为：

1）PEB 方案（顺铂 + 依托泊苷 + 博来霉素）（详见本书第四十四章第四节内卵巢恶性生殖细胞瘤化疗方案相关内容）。

2）KFC（放线菌素 D+ 氟尿嘧啶 + 环磷酰胺）：

KSM	300μg/ 次	静滴，第 1~5 天
5-FU	500mg/ 次	静滴，第 1~5 天
CTX	200~400mg/ 次	静滴，第 1~5 天

每间隔 3~4 周一疗程

3）DPII 方案（达卡巴嗪 + 顺铂 + 白细胞介素 -2+α- 干扰素）

DTIC	200mg/m²	静脉滴注，第 1~3 天
DDP	30mg/m²	静脉滴注，第 5~7 天
IL-2	2MIU/m²	皮下注射，第 1,3,5 天 /w,共 3 周

IFN-a	3MIU/m²	皮下注射，第 2 周第 2、4、6 天
	6MIU/m²	皮下注射，第 2 周第 2、4、6 天
	9MIU/m²	皮下注射，第 2 周第 2、4、6 天

间隔 4 周重复

4）DI 方案（达卡巴嗪 + 白细胞介素 -2）

DTIC	750mg/m²	静脉滴注，第 1 天
IL-2	9MIU/m²	皮下注射，第 1~4 天

间隔 4 周重复

5. 免疫治疗　在黑色素瘤的治疗中占有较为重要的地位。手术后的辅助治疗应首选免疫治疗。如卡介苗、α- 干扰素（术后每天用 2 000 万 U/ml，静脉注射，4 周后改为每天 1 000 万 U/ml，皮下注射，3 次 /w，共 48 周）等。

6. 预后　外阴恶性黑色素瘤的预后与肿瘤侵入外阴皮肤真皮的深度，以及有无淋巴结转移有关。复发率可达 66%，其 5 年生存率仅为 8%~55%，有腹股沟淋巴结转移者生存率低于 14%。无黑色素的皮下黑色素瘤是恶性程度极高的肿瘤。表浅扩散的黑色素瘤存活率高于结节型。

七、外阴肉瘤

外阴肉瘤（vular sarcoma）是来源于中胚叶的恶性肿瘤，较少见，约占外阴恶性肿瘤的 1%。可原发或由良性肿瘤如纤维瘤恶变而来，预后不良。可发生于任何年龄，但多见于 30~50 岁。外阴胚胎性横纹肌肉瘤则多见于新生儿及婴幼儿。

【病理】外阴肉瘤为实性肿块。切面可呈鱼肉状，淡红色、灰白色或暗红色，质脆或软，但有些纤维较多的病灶则质地较韧实。较大的病灶可伴有出血和坏死。外阴肉瘤的组织学类型有平滑肌肉瘤、横纹肌肉瘤、皮肤纤维肉瘤、脂肪肉瘤、表皮样肉瘤、神经源性肉瘤、血管肉瘤等。镜下依病变的组织学来源不同而有不同的表现。

【临床表现】

1. 症状　早期可无症状。晚期在肿块部位可出现疼痛、出血、坏死、破溃，局部有分泌物。

2. 体征　好发于大阴唇、阴蒂及尿道周围。开始时肿瘤边界清楚，呈结节状或分叶状，大小不一，圆形或椭圆形，有时带蒂，也可呈弥漫性分布。初起在皮下，以后可穿破皮肤形成溃疡。表面发白、灰黄或呈红色肉样，常有弹性，软硬不一。

【诊断及鉴别诊断】凡外阴皮下肿块逐渐增大,尤其短期内迅速增大者,应怀疑为软组织恶性肿瘤。诊断依据病理组织检查。对浸润皮肤或皮肤已溃破者,可钳取活检,对皮肤完好者,可作针吸活检,也可作切取活检或切除活检。

外阴肉瘤需与外阴软组织良性肿瘤进行鉴别。前者一般发展较快,后者则生长较慢。外阴的肿块,尤其位于皮下、质地较实者,通常都要做活检才能做出最后诊断。

【治疗】外阴肉瘤的治疗以手术为主。平滑肌肉瘤可行较广泛的局部病灶切除术,患者预后良好。横纹肌肉瘤需行超过常规的扩大手术并结合其他治疗,但预后仍很差。其他肉瘤应行根治性外阴切除术,术后可酌情辅以化疗或对外阴及腹股沟进行放疗。

八、外阴转移性癌

生殖道、泌尿道、消化道及其他器官的恶性肿瘤可经血行或淋巴道转移到外阴。患者可无症状或有外阴疼痛、不适等。检查可见大阴唇、阴蒂、小阴唇及会阴有单个或多个结节,大小不等。诊断主要依靠病史及活体病理检查。其组织结构、分化程度与原发癌一致。治疗依据患者情况及原发癌的性质而定,可手术治疗,也可行其他治疗。

(李静然　张　岩　温宏武)

参考文献

1. Hacker NF, Eifel PJ, Velden J. Cancer of the vulva. Int J Gynecol Obstet, 2015, 131: S76-S83.

2. Mahner S, Jueckstock J, Hilpert F, et al. Adjuvant therapy in lymph node positive vulvar cancer: The AGO-CaRT-1 study. J Natl Cancer Inst, 2015, 107 (3): dju426.

3. Aragona AM, Cuneo N, Soderini AH, et al. Tailoring the treatment of locally advanced carcinoma of the vulva: Neoadjuvant chemotherapy followed by radical surgery: Results from a multicenter study. Int J Gynecol Cancer, 2012, 22 (7): 1258-1263.

4. Mert I, Semaan A, Winer I, et al. Vulvar/vaginal melanoma: an updated surveillance epidemiology and end results database review. Comparison with cutaneous melanoma and significance of racial disparities. Int J Gynecol Oncol, 2013, 23 (6): 1118-1125.

5. Iavazzo C, Pitsouni E, Athanasiou S, et al. Imiquimod for treatment of vulvar and vaginal intraepithelial neoplasia. Int J Gynaecol Obstet, 2008, 101: 3-10.

6. Micheletti L, Preti M. Surgery of the vulva in vulvar cancer. Best Pract Res Clin Obstet Gynaecol, 2014, 28: 1074-1087.

7. Ragnarsson-Olding BK. Primary malignant melanoma of the vulva—an aggressive tumor for modeling the genesis of non-UV light-associated melanomas. Acta Oncol, 2004; 43 (5): 421-435.

8. Sideri M, JonesRW, Wilkinson EJ, et al. Squamous vulvar intraepithelial neoplasia: 2004 modified terminology, ISSVD Vulvar Oncology Subcommittee. J Reprod Med, 2005, 50: 807-810.

9. Srodon M, Stoler MH, Baber GB, et al. The distribution of low and high-risk HPV types in vulvar and vaginal intraepithelial neoplasia (VIN and VaIN). Am J Surg Pathol, 2006, 30: 1513-1518.

10. van Seters M, van Beurden M, ten Kate FJ, et al. Treatment of vulvar intraepithelial neoplasia with topical imiquimod. N Engl J Med, 2008, 358: 1465-1473.

第四十章 阴道肿瘤

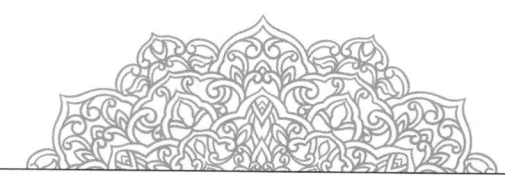

本章关键点

1. 阴道肿瘤分为阴道良性肿瘤和恶性肿瘤。
2. 阴道良性肿瘤有囊性肿瘤、实性肿瘤和阴道腺病。
3. 高危型人乳头瘤病毒感染引起的高级别阴道上皮内瘤样病变为癌前病变,可进展为阴道浸润性鳞癌。
4. 阴道恶性肿瘤系发生在阴道壁组织中的恶性病变,有原发于阴道壁的,亦有其他部位恶性肿瘤转移而来的继发性肿瘤。
5. 治疗分为药物治疗和手术治疗,由于存在发生阴道恶性肿瘤的高危因素,术后仍需密切随访。

第一节 阴道良性肿瘤

阴道良性囊性肿瘤(阴道囊肿)主要由外伤缝合时阴道黏膜被卷入阴道深层,黏膜增生脱屑并液化而成的上皮包含囊肿和胚胎期中肾管与副中肾管遗迹形成的囊肿两类。阴道的良性实性肿瘤有纤维瘤、平滑肌瘤、血管瘤、脂肪瘤和乳头状瘤等。阴道良性肿瘤无症状者无需处理,若肿瘤较大可致性生活困难或性交不适,阻碍分娩,或压迫膀胱,引起尿频等泌尿系统症状,则需要手术切除。

一、阴道囊性肿瘤

阴道囊性肿瘤又称阴道囊肿。按照组织来源将其分为表皮来源的,如上皮包涵囊肿;上皮附属物来源的,如脂质囊肿;胚胎遗留物来源的,如中肾管(沃尔夫管)囊肿、副中肾管(米勒管)囊肿、皮样囊肿(畸胎瘤);胚胎早期暴露于己烯雌酚相关的阴道腺病,亦有其他起源的囊肿,如子宫内膜异位囊肿等。

(一)上皮包涵囊肿

上皮包涵囊肿是经阴道分娩黏膜损伤或阴道手术缝合黏膜时,将阴道黏膜卷入阴道深层,伤口愈合后此黏膜的鳞状上皮继续增生、分泌和脱屑,并液化形成的包涵囊肿。一般无症状,常于检查时发现,数毫米至几厘米,圆形,白色、黄色或橘黄色,内容物稠厚,有时为黄色脓样液体,一般无需治疗。若囊肿引起患者忧虑或美观的原因,可手术剥除。

(二)胚胎遗留性囊肿

1. **中肾管或副中肾管囊肿** 起源于残余的中肾管(沃尔夫管)或副中肾管(米勒管)较为常见,阴道旁的中肾管或副中肾管如有阻塞,分泌物潴留可形成囊肿,在阴道侧壁或下段的前壁可见到。中肾管或副中肾管囊肿可以延伸到阴道口,偶尔囊肿延伸至宫颈、阔韧带内和输尿管旁。一般没有症状不需治疗,如较大或发生感染可行剔除术。

2. **阴道皮样囊肿** 阴道的皮样囊肿或称阴道畸胎瘤,临床上偶然见到。阴道皮样囊肿内容物主要为脂质和角蛋白的混合物,可有毛发,偶见软骨和骨组织。囊内仅存在脂质并不代表是真正的皮样囊肿,和诊断卵巢皮样囊肿一样,含有从其他胚层来源的成分方能做出诊断。

二、阴道实性肿瘤

常见的阴道的良性实性肿瘤有纤维瘤、神经纤维瘤、平滑肌瘤、血管瘤、脂肪瘤和乳头状瘤等,偶见良性阴道横纹肌瘤、阴道黑色素瘤和施万细胞瘤。

（一）阴道纤维瘤

阴道纤维瘤很少见，主要来源于阴道壁的结缔组织所含的弹性纤维。常呈单个生长，质硬，好发于阴道前壁，边界清楚，肿瘤切面呈乳白色或粉红色，镜下成分为纤维细胞和胶原纤维组织。肿瘤小者无明显症状，增大时可出现阴道下坠感或性感不快。一旦发现，多主张手术切除。

（二）神经纤维瘤

主要来源于神经鞘细胞，为位于阴道黏膜下边界不清的多发性结节，触之软而有弹性感。一般无症状，检查时发现，宜活检病理诊断后行肿瘤切除术。

（三）阴道平滑肌瘤

主要来源于阴道壁内的平滑肌组织，多见于阴道前壁，呈结节状，边界清楚，质硬，肿瘤切面可见旋涡状结构，大体和镜下特征与子宫平滑肌瘤类似。肿瘤小者，多无症状，可观察。增大时有阴道坠胀感、性交障碍等症状者，可手术切除。

（四）阴道乳头状瘤

阴道乳头状瘤为阴道的良性黏膜病变，大体特征为小的菜花样肿物，表面乳白色，有乳头状突起，质脆，易出血。镜下特征肿瘤表面为鳞状上皮过度增生，主要是棘层细胞增生，无角化，中心为纤维结缔组织。

阴道乳头状瘤可发生于阴道的任何部位，呈单灶性或多灶性生长，无临床症状或有白带增多、阴部瘙痒，很少发生恶变。可局部冷冻、电灼、激光或手术切除。

三、阴道腺病

详见"第三十二章第二节阴道腺病"。

【经验分享】

阴道肿瘤由于解剖上邻近膀胱与直肠，手术时要注意辨认清楚解剖关系，特别是阴道前壁肿瘤要注意防止误伤尿道与膀胱，阴道后壁肿瘤注意勿伤及直肠。另外，阴道上段的中肾管或副中肾管囊肿偶见延伸至宫颈及阔韧带内者，经阴道手术易致手术困难，误伤阔韧带内血管与输尿管。此类阴道囊肿，术前B型超声检查了解囊肿的部位与大小十分重要。阴道实质性肿瘤术前需检查肿瘤标志物并行影像学检查了解局部血流，以除外肿瘤恶性变与肉瘤等，术中大体标本可疑恶性者需送冷冻切片，快速病理诊断。

第二节　阴道上皮内病变

阴道鳞状上皮内病变与宫颈鳞状上皮病变相同，根据世界卫生组织（World Health Organization，WHO）（2014）第4版将阴道上皮内瘤变（vaginal intraepithelial neoplasia，VaIN）也统一命名为鳞状上皮内病变，并采用两级分类。根据其现阶段或是未来癌变的风险性，分为低级别鳞状上皮内病变（low-grade squamous intraepithelial lesion，LSIL）和高级别鳞状上皮内病变（high-grade squamous intraepithelial lesion，HSIL），其中VaIN 1归入LSIL，VaIN 2、3归入HSIL，属于癌前病变，当病变突破上皮基底层时即为浸润癌。VaIN是高危型HPV感染所致的阴道鳞状上皮不典型增生。阴道上皮内病变往往呈多灶性，且主要发生在阴道上1/3段，中、下段的发病率低于10%，可能与胚胎发育过程中阴道上皮上1/3来自米勒管、下1/3来源于泌尿生殖窦腔化的双重起源相关。

VaIN常为多发病灶，并易与同样由HPV病毒感染所致的宫颈上皮内瘤变（cervical intraepithelial neoplasia，CIN）或外阴上皮内瘤变（vulvar intraepithelial neoplasia，VIN）同时存在。

VaIN发病率低，约占所有女性下生殖道上皮内瘤变的0.5%~1%。临床进展缓慢，无特异性症状，多于参加宫颈癌筛查或阴道镜检查时被发现。局部治疗可治愈。

近年来，随着人们对该病认识的提高及检测技术的改进，该病的检出率不断提高。另外，由于女性生殖道HPV感染的增加，使该病的发病率呈上升趋势，尤其年轻患者明显增加。

【病因与病史】目前研究认为HPV感染是VaIN的首要病因。流行病学资料表明，VaIN患者标本中HPV检出率高达83%~100%，被检出的HPV型别有HPV16、18、30、31、35、40、42、43、51、52、53、54、56、58和66型，其中以HPV16型感染最为常见，占75%。VaIN发病的高危因素还包括吸烟、性传播疾病、使用免疫抑制剂及曾因宫颈病变行子宫全切术病史等。

VaIN最常见于HPV感染引起阴道、宫颈和外阴增生性病变的年轻女性，而阴道鳞癌的发病高峰年龄为68~71岁，并且阴道HPV病变很常见而阴道鳞癌却很少,均说明 VaIN 虽增加了患阴道鳞癌的风险,但是从 HPV 感染到出现癌变,需要经过漫长的时间。VaIN 进展的概率远小于 CIN,大部分 VaIN1 可以自然消退,VaIN2、3 为癌前病变。

【临床表现】

1. **年龄**　VaIN 的平均发病年龄为 35~50 岁,VaIN1、VaIN2 和 VaIN3 的平均发病年龄分别为 44.5 岁、47.8 岁和 61.8 岁。

2. **症状和体征**

(1)VaIN 可无症状或仅有阴道分泌物增多和/或接触性阴道出血。

(2)妇科检查:VaIN 的好发部位为阴道上段,约占 80%。VaIN 病灶可呈单个或多个,以多发性病灶常见,占 61%。

有子宫切除病史者,临床上 VaIN 可以是独立存在的,但大部分的 VaIN 伴发 CIN、宫颈癌、外阴 HPV 感染相关病变,或继发于原有的宫颈病变。有些 VaIN 会在 CIN 或宫颈浸润癌行子宫切除术后方诊断,亦可发生在良性病变行子宫切除术后的妇女。在子宫切除术后发生的 VaIN,超过半数病变发生在阴道残端缝线和阴道穹窿角处。病变部位隐匿,易于漏诊。

【诊断】　由于 VaIN 无特殊的症状和体征,肉眼观察阴道黏膜可正常或仅有轻度糜烂,临床诊断有一定难度,主要依靠辅助检查。

1. **阴道细胞学检查**　阴道细胞学检查是 VaIN 初步筛选的有效方法,其诊断敏感性达 83%。凡是阴道细胞学异常,应排除该异常细胞是否来自宫颈或外阴。由于宫颈病变行子宫全切术病史是 VaIN 发病的高危因素,故对这类患者每年进行一次阴道脱落细胞学检查十分必要。

2. **阴道镜检查**　对于宫颈细胞学检查异常但无宫颈病变的患者,应行阴道黏膜的阴道镜检查并且进行醋酸和 Lugol 氏碘试验。特别要注意阴道穹窿部位,超过 28% 的 VaIN 患者病变存在于该处。阴道黏膜表面涂 3%~5% 醋酸后,病灶在阴道镜下常为轻微隆起、表面粗糙的白色区域、点状血管或镶嵌样改变。由于 VaIN 病灶常常为多中心性,加之阴道壁多皱褶,容易造成漏诊,故行阴道镜检查时,应从阴道口到顶端全面仔细检查。

3. **HPV 检测**　HPV DNA 及基因分型检测可作为评估预后的参考指标。HPV 检测检出 VaIN 比阴道细胞学检查具有更高的敏感性,但特异性较低。

4. **病理检查**　病理检查是确诊 VaIN 的金标准,为提高活检的准确率,应在阴道镜指导下进行。

5. **VaIN 分级**　病理学检查根据细胞形态、核分裂象及病变局限在鳞状上皮基底膜以上的部位,分为 LSIL 和 HSIL。当病变浸润到鳞状上皮基底膜下方,基底膜不完整,即成为阴道鳞状上皮癌。

【治疗】

1. **治疗原则**

(1)低级别病变(LSIL)的治疗:由于阴道上皮是由原始鳞状上皮发展而来,一般比宫颈的移行部上皮有更强的抗病能力。LSIL 可自行消退,对年轻病变轻微者无需治疗,定期随访细胞学或阴道镜即可。

(2)高级别病变(HSIL)的治疗:包括局部组织的破坏和手术切除病灶。在局部破坏或手术切除术时,阴道壁与尿道、膀胱和直肠的毗邻关系是一个重要的考虑因素。治疗过程对邻近部位的破坏和损伤,都可能发生功能异常和瘘管形成等并发症,应慎重进行。

2. **治疗方法**　主要有以下几种:

(1)局部药物治疗:最常用的药物有 5-FU。将 5%5-FU 软膏涂于病灶表面,每周 1~2 次,连续 10 周,每次阴道置药后在阴道口放置棉塞、外阴涂抹凡士林软膏或皮质类固醇药物,有助于保护外阴部皮肤,减轻阴道刺激症状。该方法简单易行,不需要麻醉及复杂的设备,不良反应小,单一治疗有效率达 77%,可用于治疗多病灶或病灶面积大的 VaIN。由于该治疗有一定的复发率,故应长期随访,必要时与其他治疗方法联合应用。

(2)CO_2 激光治疗:激光治疗时,应先用醋酸清洗阴道黏膜,再涂醋酸和碘液显示病灶部位,采用低能量激光治疗。激光治疗 VaIN 时,为控制激光破坏组织的深度不致损伤邻近器官,可在病灶基底部注入生理盐水或利多卡因,使上皮层与皮下层分开,激光破坏组织的深度一般不超过 1mm。治疗后应停止性生活,直至阴道上皮愈合。CO_2 激光治疗 VaIN 具有安全有效、出血少等优点。

(3)手术治疗:VaIN 的手术方式包括局部阴道切除、部分或全部阴道切除。手术治疗复发率相对较低,并可及时发现隐匿性浸润癌。但如果病灶范围广,拟手术切除全部阴道黏膜,其手术操作难度大,围手术期管理复杂,需要审慎考虑。

子宫全切术后阴道高度 VaIN,病灶多位于阴道残端部位,宜选择阴道残端黏膜切除术。曾有作者对 32 例 VaIN 患者行阴道残端黏膜切除术,9 例(28%)术后病理发现浸润性鳞状上皮癌。

(4) 其他治疗:近年来涌现了一些新的 VaIN 治疗方法,力图克服传统疗法的缺陷,提高治愈率、降低复发率,如光动力治疗(photodynamic therapy,PDT)、超声吸切术治疗(cavitational ultrasonic surgical aspiration,CUSA)等。PDT 是全身或局部应用光敏药物,用特定波长激光照射病变部位,使选择性聚集在病灶组织的光敏药物活化,引发光化疗反应破坏病灶。该疗法与传统的 CO_2 激光同样有效,但缩短了治疗时间,并且术后不留瘢痕。与 5-FU 软膏局部治疗、激光等方法相比,超声吸切术(CUSA)治疗 VaIN 复发率低、无排尿困难、灼伤、疼痛等并发症。该方法安全有效,可用于 VaIN 治疗后复发的患者,有望成为 VaIN 患者理想的治疗方法。

总之,VaIN 的治疗应注意个体化,临床上根据患者的年龄、生育要求、病变级别、病灶数量等选择适宜的治疗方法。

【复发与随诊】VaIN 治疗后复发率为21%~33%,影响复发的因素与选择的治疗方法及病灶数量有关。有研究报道,激光治疗的复发率为38%,而 5-FU 治疗的复发率可高达 59%。单个微小病灶复发率低,而多发性病灶复发率高。另外,VaIN 有发展为浸润癌的潜能,VaIN 治疗后仍有2%~8% 进展为浸润癌。因此,对 VaIN 患者要长期随访,于治疗后每 3~6 个月复查 1 次阴道细胞学和阴道镜,两年后每年复查 1 次。

【经验分享】

VaIN 病灶以阴道穹窿部位多见,发生于因宫颈病变或宫颈癌行子宫切除手术后的阴道高度 VaIN 多位于阴道残端部位。为避免子宫切除手术后遗留阴道残端病灶,术前阴道镜需仔细检查阴道穹窿黏膜,了解有无合并 VaIN。如有阴道穹窿病灶,术中宜同时切除阴道顶端病变的阴道壁。子宫切除后 HPV 阳性或阴道残端细胞学检查异常,需行阴道镜检查仔细观察残端处阴道黏膜,于可疑部位活检,病理诊断。如阴道残端高度 VaIN,宜选择阴道残端黏膜切除术,拆除阴道残端缝线,切除卷入缝线上方的阴道黏膜,以防阴道残端存在浸润性鳞状上皮癌。

第三节　阴道恶性肿瘤

原发性阴道恶性肿瘤中,绝大部分为阴道鳞状上皮癌,其发生可能与长期黏膜刺激或损伤,以及高危型 HPV 感染有关。年轻妇女阴道透明细胞癌可能与胚胎早期暴露于己烯雌酚有关。手术治疗仅适于癌变限于阴道黏膜的 Ⅰ 期和部分浸润不深的 Ⅱ 期患者,大多数患者采用放射治疗。预后与癌瘤分期和组织类型相关,Ⅰ~Ⅱ 期可达到临床治愈,晚期患者因阴道原发肿瘤侵及毗邻的膀胱与直肠,且易于转移,治疗困难,预后不良。

原发性阴道恶性肿瘤较少见,仅占妇科恶性肿瘤的 2% 左右。但是,阴道是妇科恶性肿瘤和全身其他部位恶性肿瘤如膀胱癌、尿道癌、乳腺癌或肺癌的常见转移部位。诊断阴道癌应首先排除来源于生殖器官或生殖道外的继发性肿瘤。

阴道原发性恶性肿瘤 85% 为鳞状细胞癌,其次为腺癌(约占 10%)与透明细胞癌(约占 5%~10%)。其他少见类型的肿瘤有阴道肉瘤、阴道恶性黑色素瘤、阴道颗粒细胞瘤、未分化癌、腺鳞癌和胚胎癌等。年龄有助于辨别肿瘤类型,阴道内胚窦瘤和葡萄状横纹肌肉瘤是新生儿最常见的肿瘤,葡萄状癌和腺癌常见于青春期女性,平滑肌肉瘤在育龄女性常见,鳞癌和恶性黑色素瘤更多见于 70~80 岁的高龄妇女。

一、原发性阴道鳞状上皮癌

【病因及相关因素】原发性阴道鳞状上皮癌较少见,病因尚不十分清楚,可能与 HPV 感染、阴道白斑、长期慢性炎症刺激和子宫脱垂局部长期摩擦等因素有关。妊娠期服用己烯雌酚可使其女性子代发生阴道癌的风险增加。

【临床表现】

1. **年龄**　阴道癌高发年龄为 40~59 岁,文献报道最小 7 岁,最大 82 岁。

2. **症状**　阴道癌的主要症状是阴道不规则流血和阴道分泌物增多。早期可无任何症状,随着病变进展,出现无痛性阴道不规则流血和阴道分泌物增多,当肿瘤破溃时出现恶臭血性阴道分泌物,合并感染时分泌物呈脓血性。晚期患者出现下腹部或腰骶部疼痛。

3. **体征** 妇科检查可发现阴道壁僵硬，或局部呈结节状、菜花样、溃疡等。大体病理有三种类型：①菜花型：较多见，肿物呈菜花样，为外生型，很少向内浸润；②浸润型或溃疡型：癌肿形成溃疡，常迅速向阴道周围浸润；③黏膜型：较少见，病变发展缓慢，可长时间局限于阴道黏膜层。

阴道癌病变多位于阴道上段，约占50%，阴道中段与下段分别占20%和30%；阴道后壁多见，约占60%，阴道前壁与侧壁分别占25%和15%。

4. **扩散与转移** 由于阴道壁薄、结缔组织疏松和淋巴较丰富等特殊解剖特点，阴道癌瘤较易扩散。扩散途径主要为直接蔓延和淋巴转移。癌变的蔓延是肿瘤向周边直接扩散，可延伸扩散至局部阴道旁组织、膀胱或直肠；阴道有丰富的淋巴，阴道下段病灶经腹股沟淋巴结转移，上段病灶经盆腔淋巴结转移，阴道中段经上述两途径转移；阴道癌亦可血行转移

【诊断】阴道癌诊断并不困难，诊断步骤如下：

1. **症状** 如有阴道分泌物增多或性状异常，需进行阴道检查。

2. **阴道检查** 观察阴道分泌物性状，有无异味。认真检查黏膜的颜色、弹性，有无结节、肿物和溃疡等。

3. **阴道细胞学检查和 HPV 检测** 阴道检查如有异常发现，应行阴道薄层液基细胞学检查，取材部位应注重阴道后壁和后穹窿，同时取阴道分泌物行 HPV 检测。

4. **阴道镜检查** 在阴道镜下检查阴道黏膜，可疑部位行活组织病理学检查。应注意阴道病变可能是多部位多病灶，注意避免遗漏。同时要检查宫颈情况，必要时行宫颈活组织病理检查，明确有无宫颈病变。

5. **影像学检查** 明确诊断为阴道癌者，可行盆腔 CT 或 MRI，了解病变范围，以及周围脏器有无受累。

6. **肿瘤标志物** 阴道癌患者，可监测外周血癌抗原 125、鳞癌相关抗原（squamous cancinoma-associated antigen, SCC）等。

【鉴别诊断】

1. **宫颈癌** 阴道癌与宫颈癌的症状表现类似，如果阴道和宫颈同时存在相同病变，且病灶相连，应首先考虑宫颈癌；若两者病灶并不相连或病变性质不同，则应考虑多发病变。

2. **尿道癌** 尿道癌累及阴道前壁时，应与阴道前壁部位癌症鉴别，通常尿道癌患者有排尿异常、血尿等。尿道镜多可发现尿道病灶。

3. **直肠癌** 阴道后壁肿瘤应与直肠癌鉴别。直肠癌患者多有里急后重、便秘、便血及大便变形等，直肠指诊和直肠镜可有异常发现，并有助于鉴别诊断。

4. **阴道子宫内膜异位症** 阴道壁子宫内膜异位病灶易与阴道癌混淆，需进行鉴别诊断。通常子宫内膜异位症多为年轻患者，伴有痛经，妇科检查可发现盆腔等其他部位子宫内膜异位病灶。

【临床分期】目前，国内外多遵循 FIGO 2009年修订的依据查体、活检和影像学检查所做的阴道癌临床分期。2009 年 FIGO 分期及与其他分期系统（AJCC, TMN）的比较见表 40-1。

由于阴道癌临床表现缺乏特征性症状和体征，不易早期发现。文献报道多数患者明确诊断时已属Ⅱ~Ⅲ期。近年来，随着妇女病普查普治的推广，越来越多的阴道癌前病变和阴道癌得以早期诊断。

【治疗】原发性阴道癌的治疗方法有单纯放射治疗、手术或手术联合放疗、放疗联合化疗等。治疗方法的选择主要取决于病变部位，病灶大小、期别，医疗机构的条件与医师的经验，遵循个体化原则。原位癌可局部切除，Ⅰ期和少数Ⅱ期可行手术治疗或单纯放疗，Ⅲ~Ⅳ期行单纯放射治疗或同时进行化疗。对于大多数患者，保留有功能的阴道非常重要。

1. **手术治疗** 解剖上阴道与膀胱和阴道与直肠间隔仅 0.5cm。由于阴道癌病灶邻近膀胱和直肠，手术治疗仅适于Ⅰ期和部分浸润不深的Ⅱ期患者，手术范围根据病变部位选择。

（1）阴道上段肿瘤：可行广泛子宫切除和阴道上段切除并盆腔淋巴结清扫术，阴道切缘至少在癌缘下 2~3cm。

（2）阴道下段肿瘤：行阴道和外阴切除并双侧腹股沟淋巴结清扫术。

（3）阴道中段肿瘤：原发于阴道中段的肿瘤手术比较困难，应根据病灶范围及淋巴结转移部位确定手术范围。通常需行全子宫全阴道切除并盆腔淋巴结及腹股沟淋巴结清扫术。

年轻患者需放疗者，可于放疗前行卵巢移位术。可选择腹腔镜卵巢移位术，同时手术分期并切除盆腔可疑淋巴结。

对病变较广浸润深的ⅣA 期患者或放疗后中央型复发者，特别是合并直肠阴道瘘或膀胱阴道

表 40-1　阴道癌 FIGO 分期及与其他分期系统的比较

AJCC[*] 分期	TNM[**] 分期	FIGO 分期	分期标准
I A	T_{1a}	I	癌灶仅限于阴道,癌灶 ≤2.0cm(T_{1a})
	N_0		无邻近淋巴结转移(N_0)或远处转移(M_0)
	M_0		
I B	T_{1b}	I	癌灶仅限于阴道,癌灶>2.0cm(T_{1b})
	N_0		无邻近淋巴结转移(N_0)或远处转移(M_0)
	M_0		
II A	T_{2a}	II	癌灶超出阴道壁范围但未达盆壁,癌灶 ≤2.0cm(T_{2a})
	N_0		无邻近淋巴结转移(N_0)或远处转移(M_0)
	M_0		
II B	T_{2b}	II	癌灶超出阴道壁范围但未达盆壁,癌灶>2.0cm(T_{2b})
	N_0		无邻近淋巴结转移(N_0)或远处转移(M_0)
	M_0		
III	T_1 至 T_3	III	癌灶任意大小,可能达到盆壁和/或侵及阴道下 1/3,阻塞尿路(肾盂积水)影响肾脏功能(T_1 至 T_3)
	N_1		播散到邻近的盆腔淋巴结或腹股沟淋巴结(N_1),但无远处转移(M_0)
	M_0		
	或		
	T_3	III	癌灶达盆壁和/或侵及阴道下 1/3,和/或阻塞尿路(肾盂积水)影响肾脏功能(T_3)
	N_0		无邻近淋巴结转移(N_0)或远处转移(M_0)
	M_0		
IV A	T_4	IV A	癌灶侵及膀胱或直肠或超出盆腔(T_4)
	任意 N		可有或未播散到邻近的盆腔或腹股沟淋巴结(任意 N 转移),但无远处转移(M_0)
	M_0		
IV B	任意 T	IV B	远处器官转移,如肺或骨骼(M_1)。癌灶可以是任意大小,可有或没有侵及邻近组织或器官(任意 T)
	任意 N		可有或没有播散到邻近的淋巴结(任意 N 转移)
	M_1		

注:[*]AJCC,美国癌症联合委员会(American Joint Committee on Cancer)。[**]T,原发肿瘤的范围;N,区域淋巴结转移;M,远处转移。引自:Adams TS,Cuello MA.FIGO Cercer Report:Cancer of the vagina.Int J Gynecol Obstet,2018,143(Suppl.2):14-21.

瘘患者,可行盆腔脏器去除术联合盆腔淋巴结清扫术。

由于手术复杂,创伤大、并发症较高,临床较少实施。

2. **放射治疗**　阴道癌病变易浸润周围的组织器官,彻底的手术往往要切除邻近器官,直接影响患者生活质量,且疗效亦不满意,故绝大多数患者采用放射治疗。美国国家癌症数据库(The National Cancer Data Base)资料,1985—1994 年治疗 3 244 例浸润性阴道癌,74% 采用放射治疗。国内总结 1 033 例阴道癌,80% 采用单纯放疗,单纯手术仅占 5%。放射治疗优点为安全,疗效明确,患者易接受。

(1)单纯放射治疗:阴道癌放射治疗包括远距离体外照射和腔内照射。体外照射主要针对淋巴结转移及肿瘤周围浸润区,腔内照射主要针对阴道原发病灶及邻近癌瘤浸润区。以往阴道癌治疗强调腔内治疗为主，但是近距离照射存在不均匀性。近年来，随着高能射线在临床广泛使用，体外照射的地位不断提高，甚至有人主张采用体外照射为主、腔内治疗为辅的治疗方式。

1) 体外照射：主要补充淋巴结转移区及阴道旁组织的剂量。阴道上段肿瘤给予盆腔四野垂直照射，阴道中下段肿瘤的体外照射野包括腹股沟区或类似外阴癌的照射。Ⅰ期和Ⅱ期患者单纯使用腔内放疗；病变范围较大者先外照射（50Gy剂量）缩小原发肿瘤并治疗盆腔淋巴结转移，之后再腔内放疗，可改善局部控制效果，总放射剂量不少于70Gy。

2) 腔内照射：近距离腔内治疗的容器种类有宫腔管、卵圆容器、阴道塞子、中心圆柱和插针。

腔内照射治疗阴道癌的方法：①原位癌或早期浸润癌：采用单纯腔内治疗，肿瘤基底部剂量6周给予60~70Gy。肿瘤较大时，行组织间插植照射使肿瘤缩小后，再选择阴道塞子照射。②阴道浸润癌：癌灶位于阴道上1/3者，按宫颈癌放射治疗方法进行；癌灶位于阴道中或下1/3者，先分次给予局部模敷帖，并根据肿瘤消退情况，调整剂量，肿瘤基底部剂量为3~4周给予30~40Gy。由于阴道壁其他部位往往有亚临床病灶存在，完成上述治疗后，采用中心线源阴道圆柱型容器或阴道塞子，选择合适长度作阴道照射，肿瘤基底部剂量2~3周给予20~30Gy。③晚期病灶：肿瘤侵犯多处阴道壁，病变广泛致阴道壁狭窄者，腔内治疗有困难，行全盆体外照射，盆腔正中平面剂量为3周给予30Gy，继以盆腔四野照射，肿瘤量为2周给予20Gy。根据肿瘤情况，同时补充腔内治疗。

对晚期阴道癌（Ⅲ期~Ⅳ期）肿瘤体积大，腔内治疗难以适当给量者，有人推荐应用Syed模或Syed-Nebleff模板做支架，在超声指导下，针源可以正确植入组织间做放射治疗。因为腔内治疗的放射源接近阴道表面，而肿瘤远离放射源，接受剂量与距离平方呈反比。这样阴道表面剂量很大，肿瘤内得不到适当剂量。肿瘤做组织间治疗，植入多个放射源，肿瘤接近放射源、剂量高、疗效好。

20世纪80年代以来，国内外后装放射治疗发展迅速。出现高强度、微型^{192}Tr源和带有电脑控制的放疗计划系统（treatment planning system，TPS）或治疗控制系统。它一方面使放射剂量分布更为精确、合理，另一方面使操作更为简便。放射源的微型化亦使腔内组织间插植的操作变得较为

方便。传统低剂量率腔内照射一般肿瘤基底量给予50~60Gy，高剂量率后装腔内照射一般肿瘤基底给予30~40Gy。文献报道190例原发性阴道癌，其中110例低剂量率近距离腔内治疗，80例高剂量率近距离腔内治疗。两组在分期、肿瘤分级和肿瘤部位无统计学差异。两组均随访5年。结果低剂量率治疗组5年存活率Ⅰ期81%、Ⅱ期43%、Ⅲ期35%、Ⅳ期24%，总的5年存活率41%；高剂量率治疗组5年存活率Ⅰ期54%、Ⅱ期53%、Ⅲ期53%、Ⅳ期20%，总的5年存活率51%。研究者认为高剂量率近距离治疗原发性阴道癌至少可取得与传统低剂量率相同效果。高剂量率近距离治疗具有可减少工作人员接受放射线、可门诊治疗、放置阴道放疗容器位置正确等优点。

3) 放疗副作用及并发症：阴道癌放疗常见的近期并发症有放射性膀胱炎、肠炎，远期并发症有放射性膀胱阴道瘘、直肠阴道瘘等。有报道，放射性肠炎、放射性膀胱炎、阴道纤维化狭窄闭锁和膀胱阴道瘘的发生率分别为18.5%、11.6%、9.3%和2.7%。

（2）手术后辅助放疗

1) 手术后放疗目的：控制转移的腹股沟或盆腔淋巴结及局部残余肿瘤，提高存活率。

2) 适应证：手术切除后边缘仍有癌瘤残留、腹股沟及盆腔淋巴结或腹主动脉旁淋巴结阳性及脉管内有癌栓者。

3) 术后辅助放疗方法：术后病理淋巴结转移者，于术后1个月补加体外盆腔照射，剂量45Gy；阴道切缘癌瘤阳性者腔内后装治疗，25Gy分次给予。根据术后病理检查决定采用外照射抑或外照射加腔内治疗。

（3）放射治疗联合化疗：阴道癌单纯化疗疗效不佳，多与放疗联合应用。放疗结合化疗是提高晚期阴道癌局部控制率，提高治疗效果的有效途径。

1) 放疗前后化疗：放疗前化疗目的在于减少肿瘤负荷，有利于腔内放射治疗。放疗后化疗，可加强疗效，消灭微小转移灶。

2) 放疗与化疗同步治疗：化疗除使肿瘤缩小和消灭微小转移外，还对放疗有协同和增敏作用。

【预后】阴道癌的5年生存率与宫颈癌相近。Ⅰ~Ⅱ期的患者可以达到临床治愈，复发率也较低。晚期阴道癌不仅阴道原发肿瘤侵及毗邻的膀胱与直肠，而且肿瘤易于转移，特别是Ⅳ期接受过手术或放化疗患者，各治疗方法均可致严重的副作

用与并发症,治疗困难。美国安德森癌症中心肿瘤中心报道193例,50例Ⅰ期患者的5年生存率为85%,97例Ⅱ期患者的5年生存率为78%,46例Ⅲ~Ⅳ期患者的5年生存率为58%。生存率除与阴道癌的临床期别相关外,还与组织类型有关,鳞癌的5年生存率为59%,而腺癌仅为29%。病灶部位与生存率关系不大,阴道上段和下段癌的5年存活率均为44%,阴道中段癌为49%。

二、阴道腺癌

大约10%的原发阴道癌为腺癌,发病年龄较轻。阴道原发腺癌发病率远远低于源自生殖道其他部位肿瘤的扩散或远程转移而来的肿瘤。因此,诊断阴道腺癌首先应除外转移癌。

原发性透明细胞腺癌主要发生于曾有过宫内己烯雌酚暴露史的年轻女性,由阴道腺病发展而来。以往原发性透明细胞腺癌一直是年轻女性最常见的阴道腺癌类型。但是,随着曾有宫内己烯雌酚暴露史的女性年龄不断增长,这一类型的腺癌变得越来越少见。透明细胞腺癌有息肉型和溃疡型两种。透明细胞癌的预后较好,总的生存率为78%。阴道非透明细胞癌,包括子宫内膜腺癌、宫颈腺癌、尿道旁腺癌等的生存率明显较之为低。

腺癌治疗与鳞癌相似。对于年轻患者,应该尽力保护阴道和卵巢功能。因此需要考虑重建阴道和放疗前卵巢移位。

三、继发性阴道恶性肿瘤

继发性阴道癌很少见,多为宫颈癌的延伸,少数自外阴癌、子宫内膜癌、直肠癌等转移而来。

【经验分享】

放射治疗是阴道癌的主要治疗手段,仅早期患者可选择手术治疗。治疗方法及手术范围根据病变部位不同而不同。阴道上段肿瘤行阴道上段切除和广泛子宫切除并盆腔淋巴结清扫术,阴道下段肿瘤行阴道切除和外阴切除并双侧腹股沟淋巴结清扫术,阴道中段肿瘤需行全子宫、全阴道切除术并盆腔淋巴结及腹股沟淋巴结清扫术。放射治疗的方案取决于癌瘤的部位及浸润范围。阴道上部肿瘤的治疗同宫颈癌,阴道旁有浸润及癌瘤范围较大者先外照射缩小肿瘤,之后再腔内放疗,可改善治疗效果。

(吴瑞芳 王建六)

参考文献

1. 冯艳玲, 刘继红. 外阴癌和阴道癌早期诊断及预防. 中国实用妇科与产科杂志, 2010, 26 (9): 669-672.
2. 中国抗癌协会妇科肿瘤专业委员会. 阴道恶性肿瘤诊断与治疗指南(第4版). 中国实用妇科与产科杂志, 2018, 34 (11): 1227-1229.
3. 沈铿, 马丁. 妇产科学. 3版. 北京: 人民卫生出版社, 2015.
4. 林仲秋. FIGO/IGCS 妇科恶性肿瘤分期及临床实践指南(二): 阴道癌. 国际妇产科学杂志, 2008, 35 (2): 151-152.
5. Rajagopalan MS, Xu KM, Lin JF, et al. Adoption and impact of concurrent chemoradiation therapy for vaginal cancer: a National Cancer Data Base (NCDB) study. Gynecol Oncol, 2014, 135 (3): 495-502.
6. Blecharz P, Reinfuss M, Jakubowicz J, et al. Prognostic factors in patient with primary invasive vaginal carcinoma. Ginekol Pol, 2012, 83 (12): 904-909.
7. FMY Lim, KY Wong, ACK Cheng, et al. Outcomes of FIGO Stage Ib-IVa Cervical Cancer With or Without Nodal Metastases After Radical Radiotherapy or Chemoirradiation. Hong Kong J Radiol, 2014, 17: 87-97.
8. Hiniker SM, Roux A, Murphy JD, et al. Primary squamous cell carcinoma of the vagina: Prognostic factors, treatment patterns, and outcomes. Gynecologic Oncology, 2013, 131: 380-385.

第四十一章　宫颈肿瘤

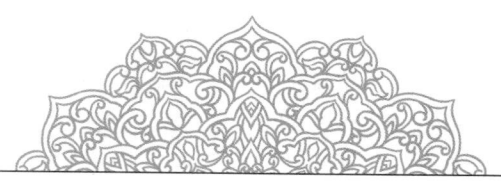

第一节　组织学分类

宫颈肿瘤中最常见的是鳞状上皮来源肿瘤,其次是腺性来源肿瘤,其他组织来源的肿瘤在宫颈较为少见。本节将参照2020年《第5版WHO女性生殖器官肿瘤组织学分类》对常见宫颈肿瘤的病理组织学分类做简要介绍。

一、宫颈鳞状上皮肿瘤

(一)鳞状上皮肿瘤癌前病变

宫颈鳞状细胞癌是宫颈最常见的恶性肿瘤,其发生发展与高危型HPV持续感染密切有关。在癌变发生之前鳞状上皮可以出现不同程度的异型增生,这些病变可以通过细胞学筛查或阴道镜检查发现。2003年《第3版WHO女性生殖器官肿瘤分类》将这种癌前鳞状上皮病变命名为宫颈上皮内瘤变(cervical intraepithelial neoplasia,CIN),并分为三级。为了提高诊断的可重复性,并与临床进展更为相关,2014年《第4版WHO女性生殖器官肿瘤分类》将其命名为鳞状上皮内病变（squamous intraepithelial lesion，SIL），并且采用两级分类，根据其现阶段或是未来癌变的风险性，分为低级别鳞状上皮内病变（low-grade squamous intraepithelial lesion，LSIL）和高级别鳞状上皮内病变（high-grade squamous intraepithelial lesion，HSIL）。2020年《第5版WHO女性生殖器官肿瘤分类》在沿用鳞状上皮内病变的两级分类的同时，需要标注宫颈鳞状上皮内瘤变（cervicalintraepithelial neoplasia，CIN），即宫颈鳞状上皮低级别病变（LSIL，CIN1）、宫颈鳞状上皮高级别病变（HSIL，CIN2）和（HSIL，CIN3），以便于更为精准地管理宫颈鳞状上皮内病变。

1. 低级别鳞状上皮内病变（LSIL，CIN1） 包括现在普遍使用的宫颈上皮内瘤变Ⅰ级（CIN1）及旧称的轻度非典型性增生，单纯HPV感染所致的扁平湿疣及挖空细胞病等。

（1）显微镜下：鳞状上皮的基底及副基底样细胞增生，显示细胞核极性轻度紊乱，有轻度的异型性，但异常增生的细胞一般不超过上皮的下1/3层，核分裂象也局限于此层。上皮的上2/3层为分化成熟的上皮成分，其间常可见挖空细胞，表层可见角化不全及角化不良细胞（见文末彩图41-1）。

（2）免疫组化染色：大部分LSIL对p16呈现阴性或点状及小灶状阳性表达。约1/3的LSIL可以呈现p16的阳性，这种阳性表达主要位于基底层或副基底层，少数病例也可呈现全层阳性，但这并不代表其为HSIL，其意义尚待观察及研究。在LSIL中，Ki-67主要在基底层及副基底层表达，其阳性细胞比例<30%。

2. 高级别鳞状上皮内病变（HSIL、CIN2、CIN3） 是指如果不治疗具有进展为浸润性癌风险的鳞状上皮内病变。包括宫颈上皮内瘤变Ⅱ级（CIN2）、宫颈上皮内瘤变Ⅲ级（CIN3），以及旧称的中度非典型性增生、重度非典型性增生、鳞状上皮原位癌。

（1）显微镜下：HSIL全层鳞状上皮缺乏分化，或仅有上1/3层保留少量分化的细胞，而异型增生的细胞扩展到上皮1/2以上层面（CIN2）甚至上皮全层（CIN3），这些细胞核质比例增加，核分裂象数增多，有时还可看到病理性核分裂象（见文末彩图41-2A）。

（2）免疫组化染色：p16在HSIL时病变上皮呈现连续大片状深棕色染色（见文末彩图41-2B）。Ki-67：HSIL的上皮>30%以上细胞呈现阳性，且阳性细胞分布超过上皮的1/2以上层面。

（二）微小浸润性鳞状细胞癌

是指只能在显微镜下观察到且浸润深度≤3mm、宽度≤7mm的最早期浸润性鳞状细胞癌，临床FIGO分期中为Ⅰ$_{a1}$期，2018版FIGO分期对于Ⅰ$_{a1}$的宫颈癌不再限定浸润的宽度。也有称为浅表浸润性鳞状细胞癌、早期浸润性鳞状细胞癌。

微小浸润性癌必须是在环形电切术（loop electro-surgical excision procedure，LEEP）、锥切或子宫全切术标本进行全面的检查后方能做出诊断。活检标本不能做出微小浸润癌的诊断。病理医师需对全部宫颈切除标本进行12点连续取材，在显微镜下，采用测微尺测量肿瘤的浸润深度及宽度，并做病理报告，还需关注有无淋巴脉管间隙浸润（lymphvascular space invasion，LVSI）说明。对LEEP或锥切标本，还有应该报告宫颈内口、外口及基底切缘有无癌残留情况。

（三）浸润性鳞状细胞癌

宫颈浸润性鳞状细胞癌是由不同分化程度的鳞状细胞组成的浸润性癌，也是宫颈最常见的恶性肿瘤。

1. 大体上

（1）较早期的病变为宫颈黏膜粗糙、隆起及红色的颗粒样病变。

（2）进展期的肿瘤可见累及宫颈口的肿物，肿瘤可累及阴道穹窿，有些肿瘤可在宫颈壁弥漫生长，导致宫颈管变硬、变粗，形成"桶形宫颈"（见文末彩图41-3）。

2. 显微镜下 2020年《第5版WHO女性生殖器官肿瘤组织学分类》，依据是否与HPV感染相关将宫颈鳞状细胞癌分为：HPV感染相关性、非HPV依赖性以及非特指性三大类型（表41-1），显微镜下依据肿瘤生长方式、细胞类型、分化程度进一步分为以下病理亚型：非角化性（见文末彩图41-4）、角化性（见文末彩图41-5）、乳头状（见文末彩图41-6）、基底细胞样、疣状、湿疣状、鳞状移行性、淋巴上皮瘤样，其中HPV感染相关性鳞状细胞癌以非角化亚型最为多见，而非HPV依赖性鳞状细胞癌以角化亚型为主。

表41-1 宫颈鳞状细胞癌分类（WHO，2020）

鳞状细胞癌，HPV感染相关性
鳞状细胞癌，非HPV依赖性
鳞状细胞癌，非特指性

二、宫颈腺性肿瘤

（一）宫颈腺性癌前病变

2014年《第4版WHO女性生殖器官肿瘤分类》将原位腺癌（adenocarcinoma *in situ*，AIS）列入宫颈腺性肿瘤癌前病变，同时将高级别宫颈腺上皮内病变（high-grade cervical glandular intraepithelial neoplasia，HG-CGIN）列为原位腺癌的同义词。2020年《第5版WHO女性生殖器官肿瘤分类》中，由于宫颈腺性病变与鳞状病变不同，具有一定比例的宫颈腺性病变与HPV感染不相关，因而在对于原位腺癌进一步分为HPV相关性AIS（HPV-associated AIS）和非HPV依赖性AIS（HPV-independent），后者常显示胃型分化，与HPV感染无关。

1. **大体上** 由于病变主要位于宫颈管，AIS很难通过阴道镜发现病变。多数AIS是局灶性的，但约有13%~17%的病例为弥漫多灶性，少数病例可以呈跳跃性。因此，临床活检时，宫颈管内膜的搔刮对于排除AIS及腺性肿瘤非常重要。

2. **显微镜下** 几乎所有的AIS均累及宫颈表面上皮和腺体。正常腺体结构尚保存，但黏膜上皮或腺腔上皮被覆核大、深染且有核仁的恶性细胞，细胞核分裂活性增加，胞质内黏液减少，病变上皮细胞与正常腺上皮细胞之间可见转化（见文末彩图41-7A）。

3. **免疫组化染色** 在AIS时，p16常呈弥漫强阳性表达（见文末彩图41-7B）。Ki-67：呈高表达。雌激素受体和孕激素受体有明显丢失。

（二）宫颈早期浸润性腺癌

也称微小浸润腺癌，是指浸润性腺癌最早期的形式，浸润间质<5mm，淋巴结转移的危险性极低。临床FIGO分期为Ⅰa期。

1. **大体上** 难以观察到明确肿物，表现类似于AIS。

2. **显微镜下** 早期浸润性腺癌的细胞学改变与AIS相近，与之不同的是组织结构的变化：

具有异型细胞的腺体超过原有宫颈腺体的位置，浸润到周围间质中，表现为腺体更加密集、形状更不规则，出现乳头、筛状及融合的腺体结构。但这些异型浸润的腺体深度不超过5mm。

（三）宫颈浸润性腺癌

是指具有明确间质浸润，显示腺性分化的宫颈癌，《第5版WHO女性生殖器官肿瘤分类》，依据肿瘤发生是否与HPV感染相关进行分类（表41-2）。

表 41-2　宫颈腺癌分类（WHO，2020）

腺癌，非特指
腺癌，HPV感染相关性（见文末彩图41-8）
腺癌，非HPV依赖性，胃型
腺癌，非HPV依赖性，透明细胞型
腺癌，非HPV依赖性，中肾管型
腺癌，非HPV依赖性，非特指
子宫内膜样癌
腺鳞癌
黏液表皮样癌
腺样基底细胞癌
癌，未分化，非特指

1. **大体上** 大约50%的病例可在阴道镜下看到宫颈外生性肿物，少部分病例可在宫颈表面形成溃疡性，极少部分病例在宫颈上看不到明确的肿物，但宫颈管壁弥漫增厚。

2. **显微镜下** 可依据肿瘤中腺体结构及细胞中黏液成分的多少，以及含有其他组织细胞成分的特征，将宫颈腺癌进一步分成不同的组织学类型：黏液性癌、非特殊类型、胃型（见文末彩图41-9）、肠型、印戒细胞型、绒毛腺管状癌（见文末彩图41-10）。

三、其他少见类型的宫颈肿瘤

（一）宫颈神经内分泌肿瘤

《第5版WHO女性生殖器官肿瘤分类》将宫颈发生的神经内分泌肿瘤，与女性生殖系统其他器官发生的该类肿瘤都统一归入女性生殖道神经内分泌肿瘤进行分类及阐述，该分类仍推荐采用胃肠道神经内分泌肿瘤的分类方法将其分为神经内分泌肿瘤（neuoendocrine tumor，NET）和神经内分泌癌（neuoendocrine，carcinoma，NEC）两大类。

1. **神经内分泌肿瘤（NET）** 在宫颈极为少见，包括类癌及非典型类癌。

2. **神经内分泌癌（NEC）** 大体上，常常在宫颈形成肿块，表面出现坏死及溃疡，显微镜下，依据细胞形态分为小细胞癌和大细胞癌：

小细胞癌是宫颈神经内分泌肿瘤中最为常见的类型，这一型肿瘤类似于肺的小细胞癌，细胞短梭形或卵圆形，核质比例增高，核分裂象易见（>10个/10HPF），常可见坏死（见文末彩图41-11A），免疫组化染色，常显示神经内分泌标记阳性（见文末彩图41-11B），Ki-67增生指数高。这一肿瘤的预后很差，文献报告宫颈小细胞癌5年生存率仅为14%~39%。

（二）宫颈间叶性肿瘤

宫颈较为常见间叶性肿瘤为良性平滑肌瘤，罕见的有横纹肌瘤、平滑肌肉瘤、横纹肌肉瘤及腺泡状软组织肉瘤。

（三）宫颈上皮和间叶混合性肿瘤

包括腺纤维瘤、腺肌瘤、非典型息肉样腺肌瘤、腺肉瘤及癌肉瘤。

宫颈还可以发生一些罕见的色素性、生殖细胞、滋养细胞、淋巴组织和继发性恶性肿瘤。

（沈丹华）

第二节　宫颈良性肿瘤

一、宫颈平滑肌瘤

宫颈平滑肌瘤（cervical leiomyoma）是宫颈良性肿瘤中较常见的一种。来自宫颈间质肌组织或血管平滑肌组织。常为单发。迄今为止，宫颈平滑肌瘤的病因尚不确定。但大量临床观察及实验结果提示此种肿瘤为激素依赖性肿瘤。大多发生于生育年龄妇女。在35岁以上的妇女中，约20%~25%的人有大小不一、数目不等的子宫肌瘤或潜在子宫肌瘤。宫颈肌瘤与子宫肌瘤同源，约占子宫肌瘤的4%~8%，平均为5%。

【病理特点】宫颈肌瘤发展同子宫体肌瘤。为实质性的圆形或椭圆形球状肿块，表面光滑或分叶状，可大可小，切面为白色螺旋状结构，质地硬韧。大多突向宫颈管内，称宫颈管内黏膜下肌瘤；其次为宫颈壁间肌瘤（前、后唇）及宫颈旁膨胀性生长性肌瘤。肌瘤表面有一层假包膜，是由肌瘤周围肌壁的结缔组织和肌纤维素构成。显微镜下观察，肌瘤组织由平滑肌瘤细胞及纤维结缔组织构成。肌瘤的软硬程度取决于其中纤维结缔组织含量的多少，纤维结缔组织越多，肌瘤越硬、色泽越白。反之，肌瘤的平滑肌瘤细胞比例越多，则肌瘤质地越软，颜色越接近正常子宫肌壁。

【症状】小的宫颈肌瘤无明显症状，常在妇科检查时偶然发现。肌瘤长大后可表现为压迫症状，如压迫膀胱则会出现尿频、排尿困难、尿潴留等；压迫输尿管则导致肾盂积水、肾盂炎症等。宫颈后唇的大肌瘤可压迫直肠，引起便秘，甚至排便困难。大的宫颈肌瘤除引起压迫症状外，还可摸到腹部增大的实性包块。颈管内黏膜下肌瘤常有不规则阴道流血或阴道分泌物增多。

【体征】小的宫颈肌瘤不仅能看到宫颈前或后唇增厚，质地变硬，还可扪及宫颈部位的表面光滑、结节状的实性肿块，宫颈的外形变化不大；大的宫颈肌瘤可使宫颈变形明显，宫颈口呈现鱼口状，并可触到增大的肌瘤。

【诊断及鉴别诊断】

1. **诊断**　根据症状及体征可初步诊断，确诊靠手术及病理检查。

2. **鉴别诊断**

（1）宫颈息肉：外观为宫颈外口向颈管内突出的质软、鲜红、接触性出血阳性、泪滴样赘生物。确诊靠病理检查。

（2）宫颈乳头状瘤：可见乳头状物从宫口脱出，大小不一，质地软、色灰红，易出血。赘生性乳头状瘤在宫颈上可见小的乳头状突起。靠近鳞状上皮及柱状上皮交界，基底较宽。确诊需靠病理检查。

（3）子宫黏膜下肌瘤：常有月经量增多、月经淋漓不尽、阴道排液、下腹坠痛等症。检查肿瘤表面常有坏死组织，色泽灰暗或暗红，质地实性，肿物较大或下缘低，宫口常扩张，蒂部较高时可从子宫内坠出。

（4）感染性流产：常有不太明确的流产史，不规则阴道流血或排液史，宫颈口可见一表面灰黄覆有坏死组织的实性包块，从宫腔内脱出。流出的液体脓性、有臭味。最后确诊靠病理检查。

（5）慢性子宫内翻：此病常有产后出血史及月经量增多，检查时可见翻出的子宫突出于宫颈口外，被扩张均匀的一圈宫颈包绕，有时突出的子宫黏膜面上可见输卵管开口。

【治疗】宫颈肌瘤以手术治疗为主。是否切除子宫，原则上与子宫肌瘤相同。但因宫颈内口旁2cm即有输尿管通过，肌瘤生长过大增加了手术难度，容易造成输尿管损伤，故一旦发现宫颈肿瘤则应积极手术。小肌瘤手术时，可剔除肌瘤后按常规子宫切除进行；宫颈管黏膜下肌瘤突出颈口时，可按子宫黏膜下肌瘤处理；大肌瘤术时应注意防止输尿管损伤，争取游离输尿管后再切除肿物和子宫。目前普遍应用的宫腔镜下手术可能对手术的安全性有所帮助。

【预后】良性宫颈肌瘤术后预后良好。恶性宫颈肌瘤应按子宫肉瘤处理。

二、宫颈乳头状瘤

宫颈乳头状瘤（cervical papilloma）有两种，一种为与妊娠有关的宫颈乳头状瘤，其发生与妊娠黄体及胎盘分泌的雌激素、孕激素特别是雌激素的刺激有关。另一种为赘生性乳头状瘤，与妊娠无关，有 5% 可恶变。前者较后者多见。

【病理特点】宫颈乳头状瘤为从宫颈外口脱出的乳头状赘生物。镜下观棘细胞层增生，整个上皮层增厚呈乳头状，其中心为纤维结缔组织。棘细胞排列整齐有层次，核分裂少见，胞质内含糖原。

【临床表现】

1. **症状**　患者常无症状，多在妇科检查时发现。也可有阴道分泌物增多、不规则少量阴道出血或接触性出血。

2. **体征**　妊娠期宫颈乳头状瘤常为单发，可见乳头状物从宫口脱出，大小不一，质软，色灰红，易出血。赘生性乳头状瘤在宫颈上可见小的乳头状突起，直径多<1cm，靠近鳞柱状上皮交界，基底较宽。

3. **辅助检查**　确诊需依靠病理检查。

【诊断及鉴别诊断】

1. **诊断**　根据宫颈口乳头状赘生物形态可初诊，确诊靠病理诊断。

2. **鉴别诊断**

（1）宫颈乳头状瘤需靠病理与宫颈的外生型鳞状细胞癌鉴别。

（2）依靠病理检查与宫颈单个尖锐湿疣进行鉴别。

【治疗】妊娠期发生的乳头状瘤不需治疗，妊娠终止后肿瘤便逐渐消退。非妊娠期者，经活体组织检查排除宫颈恶性肿瘤后，治疗原则为将病灶切除或行乳头状瘤根部电凝电切术，标本做病理检查。也可行冷冻或激光等物理消融治疗。

【预后】治疗后预后良好。

（赵 超　魏丽惠）

第三节　宫颈上皮内病变及宫颈癌筛查

目前，宫颈癌位居世界范围内女性恶性肿瘤死亡的第四位。每年约超过 275 000 例死于宫颈癌。宫颈癌在全球范围内分布不均衡。超过 85% 的病例发生在资源落后国家中，撒哈拉以南非洲地区发病率和死亡率最高。多种因素造成了这种不平衡状况，如社会经济基础、人乳头瘤病毒（human papilloma virus，HPV）感染暴露风险、地理位置等。宫颈癌病因明确，有癌前病变阶段，是一种可以预防的恶性肿瘤。发病率和死亡率的有效降低关键在于是否实施有效的筛查和干预体系。

一、宫颈上皮内病变

众所周知，HPV 感染与宫颈癌发病密切相关。大约 80% 的女性一生中感染过 HPV，绝大多数可经自身免疫清除，少数女性被高危型 HPV 持续感染，经过 5~10 年，甚至更长的时间，部分女性可进展为癌前病变，甚至为宫颈癌。通过筛查手段早期发现并治疗宫颈癌前病变，使阻断宫颈癌的发展进程成为可能。近 20 年来，在世界卫生组织分类中宫颈上皮内病变的分类几经演变。

（一）鳞状上皮内病变

宫颈鳞状上皮内病变是显微镜下的病变，肉眼观无明确特征性改变。镜下的主要特点表现为细胞的异型性和细胞排列紊乱。以往根据其病变程度的不同分为三级，即 CIN 1、CIN 2 和 CIN 3。既往的原位癌（carcinoma in situ，CIS），现包含在 CIN 3 中。

自 2003 年世界卫生组织分类正式推广 CIN 命名系统开始，很好地指导了临床处理。但临床工作中逐渐发现 CIN 1 大部分具有自限性可自行消退，将其归为癌前病变并治疗并不合适。据统计，CIN 发展为浸润癌总的风险率为 15%，CIN 1、CIN 2、CIN 3 发展的概率分别是 15%、30% 和 45%，其持续状态的概率分别是 31%、35% 和 56%，消退的可能性则分别是 47%、43% 和 32%。2014 年在世界卫生组织再版女性生殖系统肿瘤分类中，采用 2012 年美国病理学家协会（College of American Pathologists，CAP）和美国阴道镜和病理学会（American Society for Colposcopy and Cervical Pathology，ASCCP）提出的两级命名法，即低级别鳞状上皮内病变（LSIL）和高级别鳞状上皮内病变（HSIL）。在无其他辅助分子诊断指标协助下，按照既往标准诊断的 CIN1 归为 LSIL，CIN2 和 CIN3 归为 HSIL。2014 年第 4 版 WHO 分类采用此种分类法。2020 年《第 5 版 WHO 女性生殖器官肿瘤分类》女性生殖器官肿瘤分类基本沿用了第 4 版分类名称,但是强调对于 HSIL 病变应进一步表明是 CIN2,还是 CIN3。"宫颈上皮内病变→早期浸润癌→浸润癌"的一系列变化,反映了宫颈癌发生发展的过程。

(二)腺上皮内病变——原位腺癌

宫颈原位腺癌是宫颈浸润性腺癌的前驱病变,即癌前病变。其组织形态特征表现为宫颈黏膜保持正常腺体结构,细胞学表现恶性的上皮细胞累及全部或部分黏膜表面或腺腔上皮。细胞增大,染色质粗糙,有小的单个或多个核仁,核分裂增多,可有不同程度的细胞核复层。

【临床表现】宫颈上皮内病变发病年龄多在育龄期。

1. **症状** 一般无症状。部分患者可有类似慢性宫颈炎的非特异性症状,如分泌物增多,伴或不伴异味,接触性出血或分泌物夹杂有血丝,多发生于性生活或妇科检查后。

2. **体征** 无特异性体征。肉眼观察一部分患者的宫颈光滑,另一部分患者体征表现为柱状上皮外移、宫颈充血、上皮缺失等,与慢性宫颈炎体征无明显区别。

【诊断及鉴别诊断】

1. **诊断** 明确诊断依靠取活体组织进行病理学检查,一些辅助检查有助于提高病理学诊断的准确性。常用的辅助诊断方法有:①宫颈细胞涂片检查;②宫颈醋酸及宫颈黏膜碘试验辅助下多点活检;③阴道镜检查,并在阴道镜指导下多点活检;④宫颈管搔刮术;⑤宫颈锥切术后病理学检查。还有一些研究显示有些方法也有助于诊断,如肿瘤固有荧光诊断法;叶酸受体介导的特殊染色法;以及细胞 DNA 倍体、p16 免疫组化辅助细胞学检查等,依然需要大量的数据进一步证实。

2. **鉴别诊断**

(1)宫颈癌:肉眼观察晚期宫颈浸润癌常表现为宫颈失去正常形态,菜花状、溃疡状或桶状宫颈。宫颈僵硬固定,组织糟脆,与宫颈上皮内病变的体征有明显差别,易于鉴别。早期宫颈癌与宫颈上皮内病变肉眼观察无明显差别,均可以表现为无症状,或有分泌物异常、接触性出血。细胞学的判读结果对于鉴别诊断有一定的帮助,但不能作为诊断的依据。需要依赖于组织病理学诊断。由于活检的组织标本较小,取材和组织包埋、固定、切片等制备过程中可能存在一定的误差。当活检标本不足以诊断宫颈微小浸润癌,需要锥切标本进一步明确

诊断。

(2)正常的宫颈柱状上皮异位(外移):肉眼观察正常的宫颈柱状上皮外移显示为宫颈表面颗粒状、不平滑,偶有接触性出血。细胞学结果通常显示为未见上皮内病变或恶性变。阴道镜下观察外移的柱状上皮颗粒状分布于宫颈表面,未见异常上皮。部分宫颈上皮内瘤变肉眼观察与此相同。宫颈细胞涂片多数未见上皮内病变或恶性变,少数情况下细胞学结果异常,如无明确诊断意义的不典型鳞状细胞。少数情况下阴道镜下也可观察到醋白、点状血管和镶嵌样改变,与上皮内病变的阴道镜图像相似。难以鉴别时需要取活检明确诊断。

【处理】当前对于宫颈上皮内病变的处理趋于保守,基本原则为:①宫颈低级别上皮内病变 LSIL/CIN1 推荐随诊观察。②宫颈高级别上皮内病变 HSIL/CIN2、CIN3 推荐治疗,但妊娠期除外。③年轻有生育能力且有生育愿望的女性,宫颈上皮内病变的处理倾向于保守。这种情况下,对于明确诊断的 CIN3 依然推荐治疗,CIN2、CIN2~3 或仅仅报告为 HSIL 没有进行明确细分的病理诊断,可以结合病例特点及阴道镜图像,转化区特点酌情随诊观察。每 6 个月内复查细胞学和阴道镜。如果病变进展予以治疗。④ AIS 是宫颈浸润性腺癌的癌前病变,病灶常向宫颈管深部延伸。部分病变可呈多中心跳跃性特征。其最终确诊需要通过宫颈切除性标本获得。AIS 一经诊断应积极治疗行宫颈切除术。对于完成生育功能的女性,建议行子宫全切术。详细见中国优生科学协会阴道镜和宫颈病理学分会(Chinese Society for Colposcopy and Cervical Pathology of China Healthy Birth Science Association,CSCCP)制定的宫颈低级别鳞状上皮内病变管理的中国专家共识和宫颈高级别上皮内病变管理的中国专家共识,提出当组织学确诊为低级别病变(LSIL)的处理流程(图 41-12),和组织学确诊为高级别病变(HSIL)的处理流程(图 41-13)。

【治疗方法】宫颈上皮内瘤变的治疗包括消融治疗和切除性治疗。无论采用哪种治疗方式,需要强调的是尽管病变被去除,但 HPV 病毒依然可能长期存在或再次感染宫颈,患者仍有可能再次出现宫颈上皮内病变,因此治疗后依然应至少随访 20 年。

1. **消融治疗** 包括电凝、冷冻、激光等,是通过物理的手段破坏宫颈上皮内瘤变组织。其不足之处在于无组织学标本,无法进一步行病理学检查。消融治疗适用于组织学确诊为 CIN2、3 或具

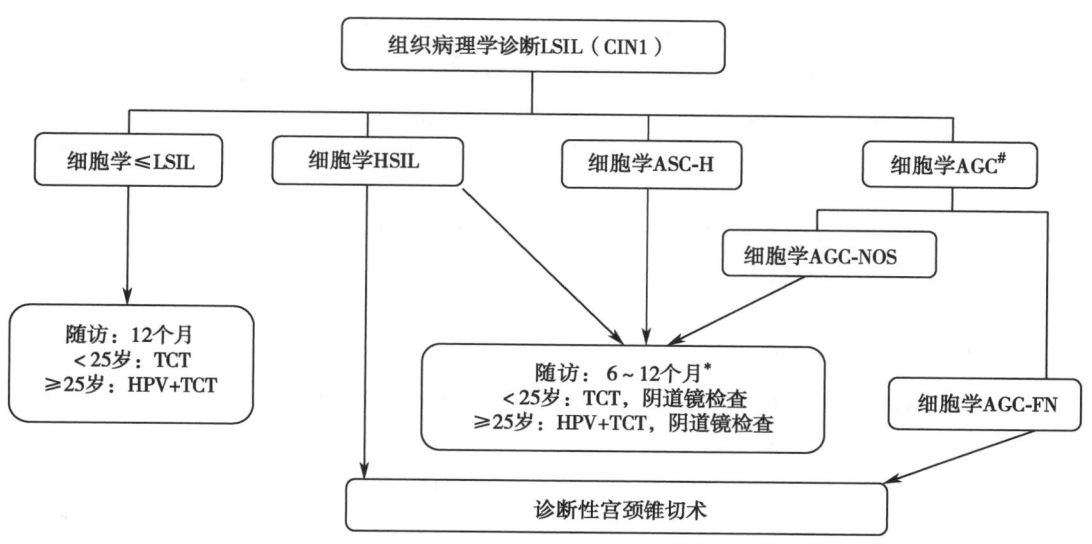

图 41-12　组织病理学确诊 LSIL 的处理流程

* 仅适用于 SCJ 和病变范围可见，且 ECC＜CIN2 者；# 当年龄＞35 岁，
需行子宫内膜诊断性刮宫；AGC-NOS，未明确诊断意义的 AGC；AGC-FN，AGC 倾向瘤变。

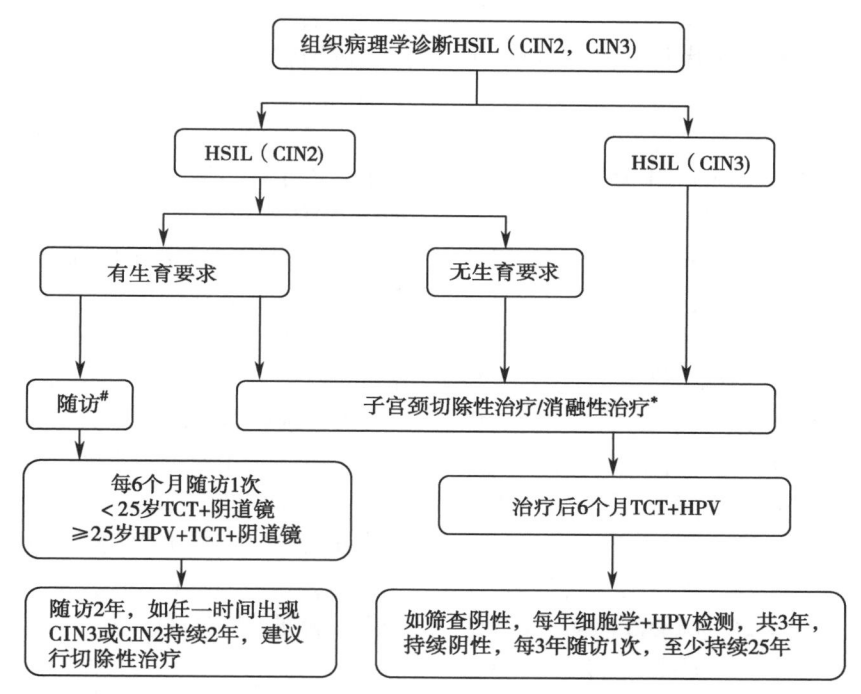

图 41-13　组织病理学确诊 HSIL 的处理流程

SCJ 及病灶完全可见；* 要符合适应证，需慎重选择

有高危因素的持续 CIN1 的患者。接受消融治疗需要具备如下条件：①整个病变区域及转化区完全可见，病变范围不超过宫颈的 3/4；②细胞学、阴道镜无可疑浸润癌及腺上皮病变证据；③细胞学、阴道镜及组织学诊断间无差异；④颈管搔刮未见 CIN2、CIN3。

2. **切除性治疗**　包括环形电切除术（loop electrosurgical excision procedure，LEEP）、宫颈冷刀锥形切除术（cold knife conization，CKC）和子宫全切术，目前后者通常不作为宫颈上皮内病变的首次治疗方法。切除治疗能行组织学标本检查进一步明确诊断。切除性治疗适用于 CIN2 和以上级别病变，以及可疑存在有腺性病变时。宫颈锥形术可以通过不同的方式进行，如宫颈环形电切术、冷刀锥切、激光锥切等，激光锥切在我国使用较少。

（1）宫颈环形电切术：1989 年，Prendiville 等

提出了宫颈环形电切除术（LEEP）。Grane 认为，LEEP 后早产的危险度为 1.8，低体重儿的危险度为 1.6，除去相关影响因素后，早产的危险度降至 1.4，对低体重儿无影响。与冷刀锥切相比，LEEP 不仅具有出血少、创伤小、恢复快、术后并发症少等优势，而且多位学者的研究均证实在病变的清除、复发上，两者无显著差异。目前，对 LEEP 术的争议主要围绕能否保持标本的完整性及电流对切缘的影响。由于 LEEP 切除标本的完整性受限于 LEEP 环的形状是否与病变的分布相匹配，某些情况下难以保持标本的完整性，破碎的切除标本无法满足病理诊断对病变的定位及切缘判读的要求。另外，如果操作欠熟练，电流切割热损伤造成的组织假象也会影响切缘状态的判读。由于 LEEP 环的形状所限，对于较深的病变，颈管常需要进行补充切除，造成有些专家对向宫颈管内延伸的宫颈高级别上皮内病变会慎重选择 LEEP 切除。遇到以上这些情况，临床应加强与病理科的沟通与交流，以获得满意的病理诊断。

（2）宫颈冷刀锥形切除术：为宫颈病变传统的诊断及治疗方法，是用手术刀锥形切除宫颈病变组织。目前，大量的宫颈冷刀锥切术被环形电切术所取代。但冷刀锥切术依然具有其优越性：①冷刀的切除范围可以随病变的分布范围进行设计；②可以完整地切除更深的宫颈管组织；③对于可疑有早期浸润性宫颈癌和宫颈原位癌的患者，冷刀锥切术切除更大范围宫颈的同时可以保持标本的完整性，以满足病理学诊断；④切缘的组织学判读不受电流热损伤的影响。因此，针对某些病例，冷刀锥切术依然是最佳的选择。

3. 子宫全切术 对于经济不发达的地区，不能定期随访，且无生育要求的 CIN3 患者，充分除外浸润癌的可能后，子宫全切术被认为是可以接受的治疗方法。对于宫颈锥切切缘阳性或锥切术后病灶复发，难以再次行宫颈锥切术时，子宫全切术也是可以接受的。传统的子宫切除术通过开腹或阴道途径完成，近年来腹腔镜子宫切除术的应用逐渐广泛。与开腹手术相比，腹腔镜子宫切除术具有失血量少、术后住院时间短、康复快、切口美观和微创等优点。

二、宫颈癌筛查

宫颈癌可以通过筛查预防。宫颈癌的筛查方法、分流方法和筛查间隔共同构成筛查策略，是人群宫颈癌筛查体系的重要组成部分。纵观宫颈癌筛查方法的变革，最引人注目的是从传统的细胞学作为初筛方法，到高危型人乳头瘤病毒（HR-HPV）辅助细胞学筛查，再到近年逐步在探讨的以 HPV 作为初筛应用于人群中宫颈癌的筛查。对于欠发达地区，世界卫生组织依然推荐用肉眼观察法进行筛查。

（一）主要的筛查方法

1. 宫颈细胞学检查（cytology test） ①传统的宫颈细胞学检查（Pap smear cytology，巴氏涂片）主要采取巴氏涂片 + 人工镜检法，由于 80% 以下的样本还留在取样器上被丢弃；被转移至玻片上的细胞存在涂片不均匀、细胞重叠，以及被黏液、红细胞、白细胞等覆盖的现象，其假阴性高达 53%~90%。②液基细胞学（liquid-based cytology）的制片技术明显优于传统的巴氏涂片，在液基制片过程中去除了样本中过多的血液和黏液，减少了其对上皮细胞的覆盖；在计算机程序控制下制成单层平铺的细胞薄片，减少了细胞重叠；标本湿固定，结构清晰易于鉴别；每张涂片观察细胞量减少，减轻了细胞学工作者视力疲劳；并且剩余的标本可用来进行 HPV 检测。

随着对宫颈癌分子生物学发病机制认识的不断深入，细胞学判读的方式也发生了变化。1988 年 12 月，在美国国家癌症研究所（National Cancer Institute，NCI）召开的病例报告研讨会上，讨论了宫颈 / 阴道细胞学诊断报告方式，提出了 Bethesda 系统的宫颈 / 阴道细胞学诊断方法。2001 年 4 月召开包括中国病理学术委员会参加共 42 个学术团体协办的研讨会，推出 2001 年 TBS 相关术语，其后又经过修改，目前使用的是 2014 年制定的 TBS 报告系统标准（表 41-3）。

表 41-3　TBS 报告系统（2014）

1. 标本类型　液基制片、传统涂片（巴氏涂片）或其他类别 样本质量评估：评估满意样本　不满意样本
2. 总体分类 无上皮内病变或恶性病变（NILM） 其他类别：见判读 / 结果（子宫内膜细胞出现在 45 岁以上妇女的样本中） 上皮细胞异常：见判读 / 结果（指明是"鳞状上皮细胞"还是"腺上皮细胞"）。
3. 判读 / 结果 非肿瘤发现（可自行选择是否列入报告） 上皮细胞异常

鳞状细胞

不典型鳞状细胞（atypical squamous cells，ASC）：无明确诊断意义的不典型鳞状细胞（atypical squamous cells of undetermined significance，ASC-US）

不能除外高级别鳞状上皮内病变的不典型鳞状细胞（atypical squamous cells-cannot exclude，ASC-H）

低级别鳞状上皮内病变（low-grade squamous intraepithelial lesion，LSIL）（包含 HPV/ 轻度异型性增生 /CIN1）

高级别鳞状上皮内病变（high-grade squamous intraepithelial lesion，HSIL）（包含中度和重度异型性增生，原位癌；CIN2 和 CIN3）

具有可疑的侵袭特点（如怀疑侵袭）

鳞状细胞癌

腺细胞

不典型　宫颈管腺细胞（非特异，否则在注释中说明）

子宫内膜腺细胞（非特异，否则在注释中说明）

腺细胞（非特异，否则在注释中说明）

不典型　宫颈管腺细胞，倾向于肿瘤性

腺细胞，倾向于肿瘤性

宫颈管原位腺癌

腺癌　　宫颈癌腺癌

子宫内膜腺癌

子宫外腺癌

没有特别指明类型的腺癌

其他类别的恶性肿瘤（需说明）

引自：Nayar R，Wilbur DC.The Bethesda System for Reporting Cervical cytology：Definitions，Criteria，and Explanatory Notes.3rd ed.Switzerland：Springer International Publishing.2015。

2. 高危型 HPV 检测　HPV 感染和宫颈癌之间的明确关系，使得高危型 HPV 检测作为单一检测方法或联合细胞学一起应用于宫颈癌筛查工作中，弥补了细胞学敏感性不足的问题。其阴性预测值高的特点，可使 HPV 阴性的女性筛查间隔延长。在过去的 15 年里，以评价 HPV 筛查效力的大规模随机对照试验给高危型 HPV 检测参与宫颈癌筛查提供了有力的支持证据。目前 HPV 检测通过三种途径加入筛查策略：①单独细胞学为主体的筛查策略，高危型 HPV 检测作为无明确诊断意义的不典型鳞状细胞（atypical Squamous cells of undetermined significance，ASC-US）的分流检测方法；②辅助细胞学进行联合筛查；③单独 HPV 检测作为初筛。

近 10 余年来，美国 FDA 先后批准了可应用于宫颈癌筛查中的 HPV 检测方法包括：杂交捕获方法（HC2 HPV）、酶切信号放大法（Cervista HPV）、实时荧光定量 PCR 技术（Cobas 4800）、逆转录扩增法（APTIMA-mRNA）检测 HPV、多重荧光 PCR 分管分型法（onclarity HPV）。对于其他的实验室开发的检测技术（laboratory-developed tests，LDTs），缺乏以 CIN2+ 为临床终点的数据，没有经过美国 FDA 认证，不推荐在宫颈癌筛查中使用。目前我国已经上市的 HPV 检测方法众多，国家药品监督管理局也正在规范我国的 HPV 检测方法的临床应用。

3. 醋酸白和碘试验（visual inspection with acetic acid and visual inspection with Lugol's iodine，VIA/VILI）　也称肉眼观察法。肉眼观察法在不具备其他筛查方法的时候，可以用醋酸和复方碘溶液涂抹宫颈，可不经放大，用白炽灯光照明，肉眼直接观察宫颈上皮的变化。VIA 指 5% 醋酸溶液染色后肉眼观察。VIA 阳性指宫颈可见致密较厚的醋白上皮，边界清晰持续时间较长提示可疑宫颈癌前病变。VILI 指 5% 复方碘液染色后肉眼观察。VILI 阳性时宫颈可见浓厚的芥末黄或香蕉黄改变。提示可疑有宫颈癌前病变。当有可疑癌时，宫颈菜花样或结节溃疡状，失去正常形态，组织糟脆触血明显。VIA/VILI 是一个相对简单，较少依赖操作设施的方法，检查当时即可得到结果。在经济欠发达地区具有推广的可行性和实用价值，是世界卫生组织推荐资源缺乏地区的一种可供选择的宫颈癌筛查方法。缺点是主观性强，且无法客观记录所见，其灵敏度和特异度相对较低，对于绝经期妇女效果更差。因此，在应用此方法筛查时要考虑假阴性和假阳性均较高的问题。目前我国单独应用此法进行筛查不多。

（二）宫颈癌筛查方案和流程

筛查的起始年龄在各国稍有差别，美国癌症协会（American Cancer Society，ACS）、美国阴道镜和病理学会（American Society for Colposcopy and Cervical Pathology，ASCCP）、美国临床病理学会（American Society for Clinical Pathology，ASCP）建议对 21 岁以上有性生活史的女性开始进行筛查。世界卫生组织建议在 30 岁或以上的女性中开展宫颈癌筛查；对于 HIV 感染或在 HIV 感染高发区居住、机体免疫功能低下的女性，筛查起始年龄需适当提前。目前世界各地不同经济基础的国家常用的宫颈癌筛查方案主要为以下四种：以 HPV 初筛、VIA 肉眼观察、细胞学单独筛查、HPV 和细胞学联合筛查。结合我国现状，中华预防医学会制定了《中国宫颈癌综合防控指南》，推荐在人群中的筛查方案见表 41-4。

表 41-4 宫颈癌筛查方案与分流（中华预防医学会，2017）

筛查年龄	筛查方法	筛查间隔时间	筛查异常的分流方法
<25 岁	不筛查		
25~29 岁	细胞学检查	细胞学（−） 每 3 年 1 次	1. ASCUS：HPV 分流 ① HPV（+）做阴道镜；HPV（−）3 年复查 ② 12 个月复查细胞学 ③无随访条件者做阴道镜 2. >ASCUS，阴道镜
30~64 岁	HR-HPV 检测	HPV（−） 每 3~5 年 1 次	HPV（+） ①细胞学分流（−），12 个月复查；>ASCUS，阴道镜 ② HPV16/18（+），阴道镜检查 　　HPV16/18（−），其他 12 种（+），12 个月复查 ③ VIA（−），12 个月复查 　　VIA（+），阴道镜检查
	细胞学检查	细胞学（−） 每 3 年 1 次	1. ASCUS：HPV 分流 ① HPV（+）做阴道镜；HPV（−）3 年复查 ② 12 个月复查细胞学 ③无随访条件者做阴道镜 2. >ASCUS，阴道镜
	HPV+ 细胞学 联合筛查	HPV（−） 细胞学（−） 每 5 年 1 次	1. HPV（+），细胞学（−） ① 12 个月复查 ② HPV16/18（+），做阴道镜 ③其他 HPV（+），12 个月复查 2. HPV（+），细胞学（+）：≥ASCUS，阴道镜 3. 细胞学（+），HPV（−） ①高质量 ASCUS，3 年复查 HPV+ 细胞学 ② ≥LSIL，阴道镜
	VIA 检查	VIA（−） 每 2 年 1 次	VIA（+），阴道镜检查
≥65 岁	过去 10 年筛查结果，无 CIN 病史，终止筛查		

针对筛查结果异常的管理，中国优生科学协会阴道镜和宫颈病理学分会（Chinese Society for Colposcopy and Cervical Pathology of China Healthy Birth Science Association，CSCCP）制定的中国宫颈癌筛查及异常管理相关问题专家共识提出的筛查流程图。

1. 以 HPV（分型或不分型）检测作为初筛方法的筛查流程（图 41-14）。

2. 以细胞学检查作为初筛方法的筛查流程（图 41-15）。

3. 以 HPV 和细胞学联合筛查的流程图（图 41-16）。

以上筛查及异常结果的管理适合于人群筛查的管理方案，不一定完全适合临床患者的管理。前者是健康人群，后者是有症状的个体。前者是在无症状人群中寻找可能的患者，后者是在有症状个体中明确疾病来源。不同人群进行检查的目的不同，使用的方法不尽相同。对于医院就诊的有症状患者，推荐采用细胞学和 HPV 联合筛查。目前，我国高危型 HPV 检测方法众多，全国范围细胞学检查质量有限。临床医师在参考国外基于人群筛查数据制定的指南进行病例管理的同时，一定要结合当地实际情况对患者进行诊疗，避免漏诊和误诊。我国宫颈癌防治工作任重而道远。JAMA 2014 年报道在美国诊断出患有宫颈癌的女性有 50% 从未接受过筛查，另外有 10% 在确诊前 5 年未进行筛查。北京大学人民医院宫颈癌住院患者数据显示临床宫颈癌患者约有 60% 来自从未筛

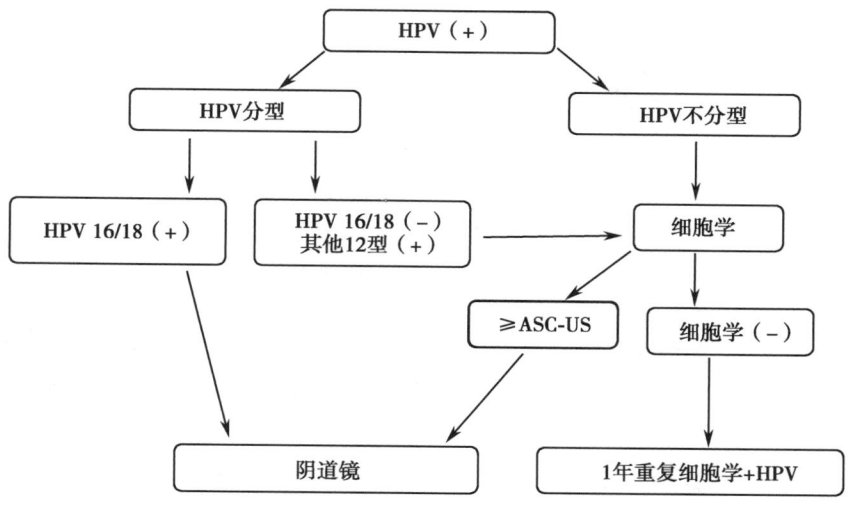

图 41-14 高危型 HPV 阳性的处理流程

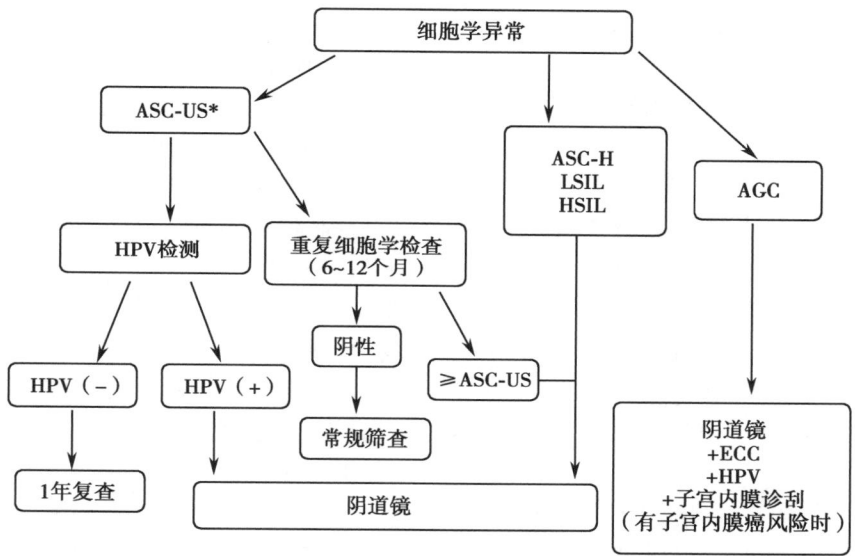

图 41-15 宫颈细胞学异常的处理流程

* 不能行高危型 HPV 检测或分型时,可行阴道镜检查

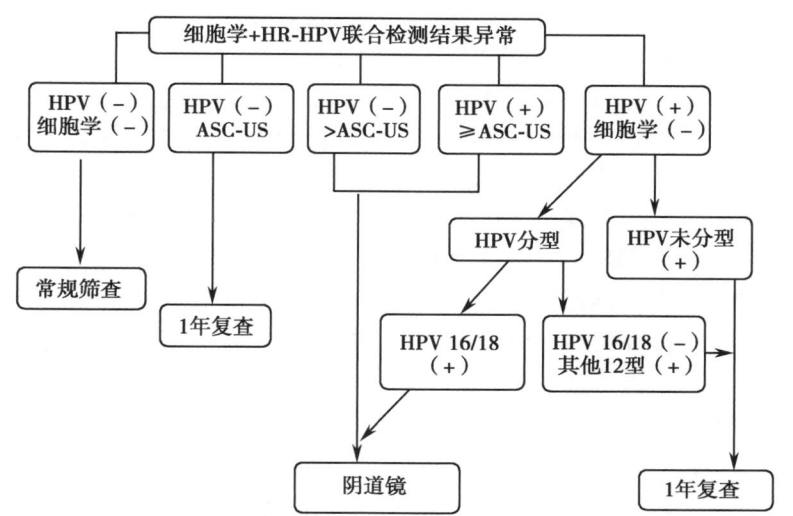

图 41-16 宫颈细胞学 + 高危型 HPV 联合检测结果异常的处理流程

查或没有规范化筛查的人群。为了取得最大筛查效益,真正降低宫颈癌的发病率和死亡率,伴随宫颈癌预防性疫苗的应用,选择高效筛查策略和加强筛查阳性者的管理,增加筛查覆盖率是关键。

(赵 昀 魏丽惠)

第四节 宫颈癌疫苗

本节关键点

1. 宫颈癌疫苗是由 HPV 病毒衣壳蛋白 L1 或 L1 与 L2 组成,不含病毒 DNA,不具有传染性。
2. 目前全球上市有三种 HPV 疫苗,分别是二价(我国适用于 9~45 岁)、四价(我国适用于 20~45 岁)和九价(我国适用于 16~26 岁)。
3. 我国国产双价疫苗也获批准上市(适用于 9~45 岁女性),临床研究显示 9~14 女孩可以接种 2 剂。
4. 应用于女性 10 余年的数据表明,HPV 疫苗是安全和有效的。
5. 对于成年女性,接种 HPV 疫苗同时还应定期接受宫颈癌筛查。

人乳头瘤病毒(human papilloma virus, HPV)是无包膜、双链的脱氧核糖核酸(DNA)病毒,属乳头瘤病毒科。HPV 基因被主要衣壳蛋白(L1)和次要衣壳蛋白(L2)这两种结构蛋白包被。HPV 感染人体后,机体针对 HPV 衣壳蛋白 L1 和 L2 产生的中和抗体,能预防 HPV 感染。由于预防性 HPV 疫苗是用人工制备的病毒样颗粒(virus-like particles, VLPs)为抗原的疫苗,由病毒衣壳蛋白 L1 或 L1 与 L2 组成。HPV 疫苗只有病毒的衣壳蛋白 L1,无病毒核酸等,不含导致感染的病毒 DNA,不具备感染能力,但保留了 L1 的免疫原性,能诱发机体产生具有保护性的中和抗体。所以疫苗在具有免疫原性的同时,不会导致病毒感染或诱发癌症,使用安全。临床试验及全球上市后研究表明,预防性 HPV 疫苗有效并安全,但是对疫苗接种后的远期效果评估尚需继续,对于可能发生的不良事件等还需要长期监测。关于 HPV 预防性疫苗的简述见下文。

一、HPV 疫苗种类及在全球和我国应用概况

目前已被美国 FDA 认证并在全球应用的宫颈癌预防性疫苗有三种,即双价 HPV 吸附疫苗、四价 HPV 疫苗(酿酒酵母)及九价疫苗(酿酒酵母)。我国国家食品药品监督管理总局分别在 2016 年、2017 年和 2018 年先后批准了这三种疫苗,并在 2019 年 12 月批准了我国自主研发的双价疫苗(大肠埃希氏菌),2022 年 3 月批准双价疫苗(毕赤酵母)。五种预防 HPV 的型别、用途,以及适用年龄、注射方法和剂次见表 41-5。

(一)双价人乳头瘤病毒吸附疫苗

1. **用途** 双价人乳头瘤病毒吸附疫苗[bivalent human papilloma virus vaccine(adsorbed), bv-HPV]是针对 HPV16、18 型的疫苗,用于预防 HPV16/18 导致的宫颈癌,2、3 级宫颈上皮内瘤变(CIN2/3)和宫颈原位腺癌,以及 1 级宫颈上皮内瘤变(CIN1)。

2. **接种适用年龄** 在我国获准该双价疫苗接种在 9~45 岁女性。2013 年获欧盟委员会(European Commission, EC)批准,以 2 剂次接种免疫程序(第 0、第 6 个月)用于 9~14 岁女孩的接种。我国食品药品监督管理局根据中国 HPV 临床实验数据,批准在国产双价疫苗用于 9~14 岁女孩也可以接种 2 剂次免疫程序(第 0、第 6 个月)。

3. **接种时间** 分别为第 0、第 1 和第 6 个月分三针肌内注射接种,但第 2 剂可在第 1 剂后 1~2.5 个月接种,第 3 剂可在第 1 剂后 5~12 个月接种。

4. **保护效力** 在全球 14 个国家开展的Ⅲ期临床试验研究显示,对 15~25 岁健康女性,接种 3 剂疫苗,对接种前未感染过任一 HPV 型别者,疫苗对 AIS 的保护效力为 100%,对 HPV16/18 型相关的 CIN3+ 的保护效力为 100%,对所有 CIN3+ 的保护效力为 93.2%,对所有 CIN2+(不考虑 HPV 型别)的保护效力为 64.9%。对于 >25 岁的女性,国外Ⅲ期临床研究显示疫苗接种后对 HPV 16/18 型相关 6 个月持续感染或 CIN1+ 的保护效力为 90.5%。

在我国对 18~25 岁中国女性的Ⅲ期临床试验研究,疫苗对 HPV16/18 相关的 CIN2+ 的保护效力为 87.3%;对 6、12 个月持续性感染的保护效力分别为 96.3% 和 96.9%。

(二)四价人乳头瘤病毒疫苗(酿酒酵母)

1. **用途** 四价人乳头瘤病毒疫苗(酿酒酵母)(quadrivalent human papilloma virus vaccine, qv-HPV)

表 41-5　在全球和我国批准使用的 HPV 疫苗特点和使用方法

	国产二价 HPV 疫苗（大肠埃希氏菌）	国产二价 HPV 疫苗（毕赤酵母）	二价 HPV 疫苗吸附疫苗	四价 HPV 疫苗（酿酒酵母）	九价 HPV 疫苗（酿酒酵母）
	bv-HPV(E.c)	bv-HPV(p)	bv-HPV(a)	qv-HPV	9v-HPV
全球/中国境内上市时间	—/2019 年	—/2022 年	2007 年/2016 年	2006 年/2017 年	2014 年/2018 年**
中国女性适用接种年龄	9~45 岁	9~30 岁	9~45 岁	9~45 岁	9~45 岁
HPV LVP 型别	16/18	16/18	16/18	6/11/16/18	6/11/16/18/31/33/45/52/58
预防 HPV 相关疾病（中国境内批准）	预防 70% 宫颈癌 CIN1、CIN2/3、AIS HPV16/18 持续感染	预防 70% 宫颈癌 CIN1、CIN2/3、AIS	预防 70% 宫颈癌 CIN1、CIN2/3、AIS	预防 70% 宫颈癌 CIN1、CIN2/3、AIS	预防 90% 宫颈癌 CIN1、CIN2/3、AIS HPV6/11/16/18/31/33/45/52/58 持续感染
抗原含量	40/20	40/20	20/20	20/40/40/20	30/40/60/40/20/20/20/20/20
表达系统	大肠埃希氏菌	毕赤酵母	杆状病毒	酿酒酵母	酿酒酵母
佐剂	铝佐剂	铝佐剂	AS04	铝佐剂	铝佐剂
免疫量	共接种 3 剂*，每剂 0.5ml	共接种 3 剂*，每剂 0.5ml	共接种 3 剂*，每剂 0.5ml	共接种 3 剂，每剂 0.5ml	共接种 3 剂，每剂 0.5ml
接种部位	肌内注射，首选上臂三角肌	肌内注射，首选上臂三角肌	肌内注射，首选上臂三角肌	肌内注射，首选上臂三角肌	肌内注射，首选上臂三角肌
免疫程序（接种方案）*	第 0、1、6 个月	第 0、2、6 个月	第 0、1、6 个月	第 0、2、6 个月	第 0、2、6 个月

注：*对 9~14 岁女性可以采用 0、6 个月分别接种 1 剂次（间隔不小于 5 个月）的免疫接种程序，每剂 0.5ml。**2022 年 8 月九价 HPV 疫苗获批适用于 9~45 岁适龄女性。

是针对 HPV 低危亚型（6、11 型）和针对 HPV 高危阳性型（16、18 型）的疫苗；四价疫苗可预防 70% 的宫颈癌和 90% 的生殖器湿疣；可预防由 HPV6、11、16、18 型感染所引起的癌症、癌前病变、不典型病变、生殖器疣及感染。我国研究表明：HPV 四价疫苗用于预防 HPV16/18 导致的宫颈癌，2、3 级宫颈上皮内瘤变（CIN2/3）和宫颈原位腺癌，以及 1 级宫颈上皮内瘤变（CIN1）。在我国的临床研究（RCT）资料尚未证实对低危 HPV6、11 型相关疾病的保护效果。

2. 接种适用年龄　我国食品药品监督管理局批准 4 价疫苗用于 9~45 岁女性预防宫颈癌前病变和 AIS。在一些国家批准适用于 9~45 岁女性及 9~26 岁男性。

3. 接种时间　第 0、第 2 和第 6 个月分别接种 1 剂次肌内注射接种。四价疫苗可预防 70% 的宫颈癌和 90% 的生殖器湿疣。首剂与第 2 剂接种间隔至少 1 个月，第 2 剂与第 3 剂接种间隔至少为 3 个月，所有 3 剂应在一年内完成。

4. 保护效力　在 16~26 岁女性人群中，1 年内完成 3 剂疫苗接种，且完成第 3 剂疫苗接种后 1 个月未感染疫苗相应 HPV 型别者，疫苗对 HPV16/18 型相关的 CIN2/3 或 AIS 的保护效力为 98.2%；对 HPV16/18 相关的 VIN2/3 的保护效力为 100%；对 HPV16/18 相关的 VaIN 2/3 的保护效力为 100%。对 HPV6/11/16/18 相关的 CIN1+ 或 AIS 的保护效力为 96.0%。对 HPV6/11/16/18 相关生殖器疣的保护效力为 99.0%。

在中国 20~45 岁女性中的 III 期临床试验研究，疫苗对 HPV6/11/16/18 相关的 CIN1/2/3、AIS 和宫颈癌的保护效力为 100%；对 HPV6/11/16/18 相关的 6 个月和 12 个月宫颈持续性感染的保护效力分别为 91.6%、97.5%。我国在完成针对小年龄组的免疫桥接和安全性试验后，2020 年 11 月我国食品药品监督管理局批准四价 HPV 疫苗应用于 9~19 岁女性。目前在我国四价疫苗接种年龄为 9~45 岁。

（三）九价 HPV 疫苗

是针对预防 6/11/16/18/31/33/45/52/58 九种 HPV 亚型，于 2014 年底获得美国 FDA 批准上市。四价疫苗所含型别除 6/11/16/18 以外，还对 HPV31/33/45/52/58 型导致的 HPV 感染及疾病，9 价

HPV 疫苗可预防 90% 的宫颈癌和 90% 的生殖器湿疣。分别为 0、2、6 个月分 3 针肌内注射接种。首剂与第 2 剂接种间隔至少 1 个月,第 2 剂与第 3 剂接种间隔至少为 3 个月,所有 3 剂应在一年内完成。

九价疫苗在一些国家批准适用于 9~26 岁的女性和 9~15 岁的男性,以预防 HPV16、18、31、33、45、52 和 58 型引起的宫颈癌、外阴癌、阴道癌和肛门癌,以及人乳头瘤病毒 6 和 11 型引起的生殖器疣。在东亚人群(包括中国香港和台湾等地)的亚组分析结果显示,九价 HPV 疫苗对 HPV31/33/45/52/58 型相关的 CIN1+ 的保护效力为 100%;对 HPV31/33/45/52/58 相关的 6 个月及以上宫颈、阴道、外阴、肛门持续感染的保护效力为 95.8%。

在我国 2018 年批准九价疫苗用于 16~26 岁女性预防宫颈癌前病变和 AIS,以及预防 HPV 病毒 16、18、31、33、45、52 和 58 型引起的感染。2022 年 8 月九价 HPV 疫苗获批扩increase至 9~45 岁适龄女性。

(四)双价 HPV 疫苗(大肠埃希氏菌)[bv-HPV(E.c)]

由厦门大学夏宁邵教授团队自主研发,针对 HPV16、18 型的疫苗,我国国家食品药品监督管理总局 2019 年 12 月批准上市;可以预防 70% 的宫颈癌及其相关癌前病变。该疫苗共接种三剂,第 2 剂可在第 1 剂之后的 1~2 个月接种,第 3 剂可在第 1 剂后的第 5~8 个月接种。

该疫苗适用于预防因高危型人乳头瘤病毒(HPV)16、18 型所致下列疾病:宫颈癌;2 级、3 级宫颈上皮内瘤样病变(CIN2/3)和 AIS;1 级宫颈上皮内瘤样病变(CIN1);以及 HPV16、18 型引起的持续感染。

另外,根据该疫苗在我国临床试验结果,并参考 2017 年世界卫生组织《HPV 疫苗立场文件》,推荐对 9~14 岁女性也可以选择采用 0、6 个月分别接种 1 剂次(间隔不<5 个月)的免疫程序,每剂 0.5ml。

二、疫苗临床长期效应的评价

(一)接种 HPV 疫苗后的免疫原性

在全球和我国的临床试验结果,三种 HPV 疫苗接种后的免疫原性(即接种 HPV 疫苗后,血清中相关 HPV 型别的阳转率)均能达到 96%~100%。

(二)三种 HPV 疫苗均表现出较好的免疫持久性和长期保护效果

1. 双价吸附疫苗 9.4 年随访时 HPV16/18 抗体均为阳性,未发生 HPV16/18 相关的 CIN1+ 和 CIN2+ 病变。一项对 16~17 岁女性长达 12 年的随访,HPV16/18 型抗体阳性率>90%。

2. 四价疫苗(酿酒酵母) 10 年长期随访结果显示,89%~96% 的对象在 10 年随访时疫苗相关血清抗体阳性,无 HPV6/11/16/18 相关的病例发生。12 年的随访研究未发现 HPV16/18 相关 CIN2+ 病例,疫苗接种后 ≥10 年,疫苗效果仍>90%。

3. 九价疫苗(酿酒酵母) 16~26 岁的女性在接种后 7.6 年(中位随访时间 4.4 年),9~15 岁女性人群接种后 6.4 年(中位随访时间 5.9 年),均未发现疫苗型别相关高度上皮内瘤样病变的病例。

三、疫苗安全性

(一)接种 HPV 疫苗后的不良事件

接种疫苗后可以引起接种部位或全身反应等不良事件。三种疫苗均以局部反应为主,多表现为一过性轻至中度的症状。最常见的局部反应为疼痛、红斑和肿胀等;全身反应有发热、头痛、眩晕、肌肉痛、关节痛和胃肠道症状(恶心、呕吐、腹痛)等;未出现因疫苗相关的严重不良事件引致的接种中止;疫苗组和安慰剂组严重不良事件发生率相当。临床试验中死亡病例分析,均未发现与疫苗相关。上市后的安全性监测未出现与上市前良好的安全性不一致的报道,大规模的上市后安全性监测正在进行。只有注射部位不良事件和头痛、发热等高于安慰剂组。

全球疫苗安全咨询委员会 2017 年发表的最新评估意见,认为 HPV 疫苗具有非常好的安全性。我国研制的双加疫苗(大肠埃希氏菌)在我国临床研究中,其安全性与其他三种疫苗相似。

(二)疫苗与妊娠

九价疫苗组报告 1 192 例妊娠,四价疫苗组报告 1 129 例妊娠。大约 85% 报告了妊娠结局。两组的活产、难产、自然流产及死胎率相似。32 例婴儿和 9 例胎儿报告有先天异常(九价疫苗组 20 例,四价疫苗组 21 例)。但因目前尚无高质量的孕妇人群接种 HPV 疫苗的研究数据,因此不建议孕妇接种 HPV 疫苗。有一些研究收集了部分女性在未知怀孕情况下接种 HPV 疫苗后的妊娠结局,表明 HPV 疫苗接种未影响怀孕结局或胎儿发育。

四、对疫苗的立场性文件以及在我国的应用

世界卫生组织高度重视已成为全球性公共卫生问题的宫颈癌和其他 HPV 相关疾病,建议具备条件的国家引入 HPV 疫苗常规接种。建议 HPV

疫苗在既往未暴露于疫苗相关HPV基因型的女性接种效果最佳。引进HPV疫苗时,首先应考虑作为主要目标人群的青春期早期女孩中实现较高的接种率,满足条件时,也可对次级目标人群(青春期后期和年轻成年女性)开展HPV疫苗接种。接种疫苗后,并不意味着未来就不需要接受宫颈癌筛查。HPV疫苗的引入应作为预防宫颈癌和其他HPV相关疾病策略的一部分。不建议给妊娠妇女接种疫苗,但这三种疫苗均未显示与妊娠妇女及其胎儿的不良后果因果相关。故对于接种疫苗后,发现意外妊娠者,没有必要终止妊娠。

我国在2019年制定了《宫颈癌等人乳头瘤病毒相关疾病免疫预防专家共识》明确HPV疫苗在我国属于非免疫规划疫苗(第二类疫苗),接种单位应遵照《疫苗流通和预防接种管理条例》和《预防接种工作规范》的要求,按照疫苗说明书规定和"知情同意、自愿自费"的原则,科学地告知家长或受种者后,为受种者及时提供疫苗接种。2021年中华医学会妇科肿瘤学分会、中国优生科学协会阴道镜和宫颈病理学分会提出《人乳头瘤病毒疫苗临床应用中国专家共识》明确一般人群和特殊人群的就HPV疫苗推荐接种(表41-6)。

表41-6 普通和特殊人群(女性)HPV疫苗接种的推荐级别[#*]

	不同特征	推荐级别
普通人群	9~26岁女性	优先推荐
	27~45岁女性	推荐
特殊人群	HPV感染/细胞学异常者	推荐
	妊娠期女性	不推荐
	哺乳期女性	谨慎推荐
	HPV相关病变治疗史者	推荐
	遗传易感人群和宫颈癌发病高危因素者[*]	优先推荐
免疫功能低下女性[#]	HIV感染者	推荐
	自身免疫性疾病:系统性红斑狼疮、风湿性关节炎、结缔组织病、干燥综合征、桥本甲状腺炎等	推荐
	1型和2型糖尿病	推荐
	肾衰竭血液透析者	与临床医生共同探讨
	器官/骨髓移植后长期服用免疫抑制剂患者	与临床医生共同探讨

注:HPV为人乳头瘤病毒;HIV为人类免疫缺陷病毒。[#]全身脏器功能差、病情不乐观、预期寿命有限者,不推荐;[*]建议首次性暴露前或尽早接种。

由于在我国刚开始接种HPV预防性疫苗,需要加强对人群进行疫苗接种教育;加强对中国人群的有效性与安全性仍需要继续观察随访。同时强调在接种疫苗同时加强适龄女性的宫颈癌的筛查。

2020年11月17日在世界卫生组织(WHO)发布的加速消除宫颈癌全球战略中宣告,全球194个国家将携手在2030年实现:90%的女孩在15岁前完成HPV疫苗接种;70%的妇女在35岁和45岁之前接受高效检测方法筛查;90%确诊宫颈疾病的妇女得到治疗。

面对全球消除宫颈癌的目标,我国任重而道远。国家卫生健康委员会表示,中国支持加速消除宫颈癌全球战略,将通过疫苗接种、筛查和治疗三级防治路径,走向消除宫颈癌之路。

(赵 超 魏丽惠)

第五节 宫颈恶性肿瘤

宫颈癌是最常见的女性生殖道恶性肿瘤之一,其发病率有明显的地区差异,在世界范围内,发展中国家显著高于发达国家。我国属于高发区,但不同的地区发病率也相差悬殊,其地区分布特点是高发区连接成片,从山西、内蒙古、陕西,经湖北、湖南到江西,形成一个宫颈癌的高发地带。随着近50年来国内外长期大面积普查普治及妇女保健工作的开展,其发病率和死亡率均已明显下降,且晚期肿瘤的发生率明显下降,早期及癌前病变的发生率在上升。发病年龄以40~55岁为最多见,20岁以前少见。

一、宫颈鳞状细胞癌

宫颈恶性肿瘤中70%~80%为鳞状细胞癌(squamous cell carcinoma of cervix)。多发生于宫颈鳞状上皮细胞和柱状上皮细胞交界的移行区。

【病因】宫颈癌比较明确的病因是与高危型人乳头瘤病毒持续感染有关。目前鉴定出的HPV种类120多种亚型,大约有40种与肛门生殖道感染有关。根据其在宫颈癌发生中的危险性不同,可将HPV分为高危型和低危型两类,相关内容详见本章第三节,此处不再赘述。此外,宫颈癌的发生也与下列因素有关：

1. **早婚、早育、多产　性生活过早**(初次性交年龄<16岁)，患宫颈癌相对危险性为初次性生活在20岁以上者的2倍，原因在于青春期宫颈发育尚未成熟，对致癌物较敏感。分娩次数增多，宫颈创伤概率也增加，分娩及妊娠内分泌及营养也有改变，患宫颈癌的危险增加。孕妇免疫力较低，HPV DNA检出率很高。

2. 性生活紊乱、性卫生不良、有高危的性伴侣。

3. 宫颈裂伤、外翻、糜烂及慢性炎症的长期刺激。

4. 生殖道其他微生物的感染，如疱疹病毒Ⅱ型(HSV-Ⅱ)、人巨细胞病毒(HCMV)、淋病奈瑟菌、衣原体和真菌等可提高生殖道对HPV感染的敏感性。吸烟可增加HPV效应。

5. 社会经济地位低下、从事重体力劳动者。

【病理特点】详见本章第一节。

【转移途径】

1. **直接蔓延**　癌组织局部浸润，向邻近组织及器官扩散。向下累及阴道壁，向上由宫颈管累及宫腔；癌灶向两侧扩散可累及主韧带及阴道旁组织；晚期向前、后蔓延累及膀胱或直肠，形成膀胱阴道瘘或直肠阴道瘘。癌灶压迫或侵及输尿管时，可引起输尿管阻塞及肾积水。

2. **淋巴转移**　这是宫颈癌转移的主要途径，转移率与临床期别有关。最初受累的淋巴结有宫旁、宫颈旁、闭孔、髂内、髂外、髂总、骶前淋巴结，称初程淋巴结转移。继而受累的淋巴结有腹股沟深浅、腹主动脉旁淋巴结，称为次程淋巴结转移。晚期还可出现左锁骨上淋巴结转移。

3. **血行转移**　较少见，多发生在癌症晚期。主要转移部位有肺、肝、骨等处。

【临床分期】目前应用的是宫颈癌FIGO 2009分期，在2018年，FIGO已推出宫颈癌新的分期。

1. **宫颈癌临床分期**　FIGO2009分期。

(1)宫颈癌临床分期(FIGO 2009)：见表41-7。

(2)FIGO 2009分期注意事项：

1)新的分期取消了0期即原位癌或CIN 3级，只包括浸润癌。

2)ⅠA期应包括最小的间质浸润及可测量的微小癌；ⅠA1及ⅠA2均为显微镜下的诊断，非肉眼可见。

3)宫颈癌累及宫体不影响预后，故分期时不予考虑。

表41-7　宫颈癌分期(FIGO 2009)

Ⅰ期	肿瘤局限于宫颈(扩展至宫体应被忽略)
ⅠA	仅在显微镜下诊断，间质浸润深度<5mm，宽度≤7mm
ⅠA1	间质浸润深度≤3mm，宽度≤7mm
ⅠA2	浸润深度>3mm，但≤5mm，宽度≤7mm
	血管、淋巴管侵犯不改变期别
ⅠB	肉眼可见癌灶局限在宫颈，或显微镜下病灶>ⅠA期
ⅠB1	肉眼可见癌灶直径≤4cm
ⅠB2	肉眼可见癌灶直径>4cm
Ⅱ期	肿瘤超越子宫，但未达骨盆壁或未达阴道下1/3
ⅡA	肿瘤侵犯阴道上2/3，无明显宫旁浸润
ⅡA1	临床肉眼可见病灶最大直径≤4cm
ⅡA2	临床肉眼可见病灶最大直径>4cm
Ⅲ期	瘤已扩展到盆壁，在进行直肠指诊时，肿瘤和盆壁之间无间隙。肿瘤累及阴道下1/3。由肿瘤引起的肾盂积水或肾无功能的所有病例，除非已知由其他原因引起
ⅢA	肿瘤累及阴道下1/3，没有扩展到骨盆壁
ⅢB	肿瘤扩展到骨盆壁或引起肾盂积水或肾无功能
Ⅳ期	肿瘤超出真骨盆范围，或侵犯膀胱和/或直肠黏膜
ⅣA	肿瘤侵犯邻近的盆腔器官
ⅣB	远处转移

4)检查宫旁组织增厚并非一定是癌性浸润所致，也可因炎性增厚所致；只有宫旁组织结节性增厚、弹性差、硬韧未达盆壁者才能诊断为ⅡB期，达盆壁者诊断为ⅢB期。

5)癌性输尿管狭窄而产生的肾盂积水或肾无功能时，无论其他检查是否仅Ⅰ或Ⅱ期，均应定为ⅢB期。

6)仅有膀胱泡样水肿者不能列为Ⅳ期而为Ⅲ期。必须膀胱冲洗液有恶性细胞或病理证实有膀胱黏膜下浸润，方可诊断为Ⅳ期。

(3)FIGO(2009)分期的不足：鉴于宫颈癌80%以上均在发展中国家，不少诊断时已是局部晚期。为了便于宫颈癌的诊断和治疗，FIGO(2009)仍采用的是临床分期。目前已有不少学者认为术前在影像学辅助下，结合手术，应将有无淋巴结转移及其他相关因素考虑在内,进行病理分期,更符合治疗的需要。

2. **宫颈癌分期**(FIGO 2018) 在 2018 年 FIGO 提出了新的宫颈癌分期,ⅠA 中不再计算镜下浸润宽度;ⅠB 中根据肿瘤直径大小分 ⅠB1、ⅠB2、ⅠB3;ⅢC 期将有无盆腔及腹主动脉旁淋巴结转移分为 ⅢC1 和 ⅢC2;同时强调了术前影像学在宫颈癌分期中的作用。表 41-8 为宫颈癌分期(FIGO 2018)。

表 41-8 宫颈癌分期[a](FIGO 2018)

Ⅰ期	肿瘤局限于宫颈(扩展至宫体应被忽略)
ⅠA	仅在显微镜下诊断,间质浸润深度 <5mm[b]
ⅠA1	间质浸润深度 <3mm
ⅠA2	浸润深度 >3mm,但 <5mm,血管、淋巴管侵犯不改变期别
ⅠB	肿瘤局限于宫颈,或镜下最大浸润深度 ≥5mm
ⅠB1	浸润深度 ≥5mm,最大径线 <2cm
ⅠB2	肿瘤最大径线 ≥2cm,<4cm
ⅠB3	肿瘤最大径线 ≥4cm
Ⅱ期	肿瘤超越子宫,但未达骨盆壁或未达阴道下 1/3
ⅡA	肿瘤侵犯阴道上 2/3,无明显宫旁浸润
ⅡA1	临床肉眼可见病灶最大直径 <4cm
ⅡA2	临床肉眼可见病灶最大直径 ≥4cm
ⅡB	有明显宫旁浸润
Ⅲ期	肿瘤累及阴道下 1/3,和 / 或扩展到骨盆壁,和 / 或引起肾盂积水或肾无功能,和 / 或累及盆腔和 / 或腹主动脉旁淋巴结
ⅢA	肿瘤累及阴道下 1/3,没有扩展到骨盆壁
ⅢB	肿瘤扩展到骨盆壁和 / 或引起肾盂积水或肾无功能
ⅢC	肿瘤累及阴道下 1/3,和 / 或扩展到骨盆壁,和 / 或引起肾盂积水或肾无功能,和 / 或累及盆腔和 / 或腹主动脉旁淋巴结[c]
ⅢC1	仅累及盆腔淋巴结
ⅢC2	腹主动脉旁淋巴结转移
Ⅳ期	肿瘤超出真骨盆范围,或侵犯膀胱和 / 或直肠黏膜
ⅣA	肿瘤侵犯邻近的盆腔器官
ⅣB	远处转移

[a,b,c] 对用于诊断 Ⅲ C 期的证据,需注明所采用的方法是 r(影像学)还是 p(病理学)。例:若影像学显示盆腔淋巴结转移,分期为 Ⅲ C1r;若经病理学证实,分期为 Ⅲ C1p。所采用的影像学类型或病理技术需始终注明。

【诊断及鉴别诊断】

1. **诊断** 宫颈癌在出现典型症状和体征后,一般已为浸润癌,诊断多无困难,活组织病理检查可确诊。但早期宫颈癌及癌前病变往往无症状,体征也不明显,目前国内外均主张使用三阶梯检查法来进行宫颈病变和宫颈癌的筛 / 检查,从而尽早发现癌前病变和早期癌,同时减少漏诊的发生。

(1)症状

1)无症状:原位癌及微灶型浸润癌一般无症状,多在普查中发现。

2)阴道出血:ⅠB 期后,癌肿侵及间质内血管,开始出现阴道出血,最初表现为少量血性白带或性交后、双合诊检查后少量出血,称接触性出血。也可能有排卵期或绝经后少量不规则出血。晚期癌灶较大时则表现为多量出血,甚至因较大血管被侵蚀而引起致命大出血。

3)排液、腐臭味:阴道排液,最初量不多,呈白色或淡黄色,无臭味。随着癌组织破溃和继发感染,阴道可排出大量米汤样、脓性或脓血性液体,常伴有蛋白质腐败样的恶臭味。

4)疼痛:晚期癌宫颈旁组织有浸润,常累及闭孔神经、腰骶神经等,可出现严重持续的腰骶部或下肢疼痛。癌瘤压迫髂血管或髂淋巴,可引起回流受阻,出现下肢肿胀疼痛。癌肿压迫输尿管,引起输尿管及肾盂积水,则伴有腰部胀痛不适。

5)水肿:癌症晚期肿瘤压迫髂淋巴或髂内、髂外动静脉引起血流障碍,发生下肢水肿、外阴水肿、腹壁水肿等。末期营养障碍也可能发生全身水肿。

6)邻近器官转移:①膀胱:晚期癌侵犯膀胱,可引起尿频、尿痛或血尿。双侧输尿管受压,可出现无尿、排尿异常及尿毒症。癌浸润穿透膀胱壁,可发生膀胱阴道瘘。②直肠:癌肿压迫或侵犯直肠,常有里急后重、便血或排便困难,严重者可发生肠梗阻及直肠阴道瘘。

7)远处器官转移:晚期宫颈癌可通过血行转移发生远处器官转移。最常见的是肺、骨骼及肝脏等器官。①肺转移:患者出现咳嗽、血痰、胸痛、背痛、胸水等;②骨骼转移:常见于腰椎、胸椎、耻骨等,有腰背痛及肢体痛发生,病灶侵犯或压迫脊髓,可引起肢体感觉及运动障碍;③肝脏转移:早期可不表现,晚期则出现黄疸、腹水及肝区痛等表现。

(2)体征：早期宫颈癌宫颈的外观和质地可无异常，或仅见不同程度的糜烂。宫颈浸润癌外观上可见外生型、内生型、溃疡型和颈管型4种类型。

妇科检查除注意宫颈情况外，还应注意穹隆及阴道是否被侵犯，子宫是否受累。要注意子宫大小、质地、活动度、宫旁有无肿物及压痛。由于宫颈癌分期为临床分期，检查时应有2~3个有经验的高年资医师同时进行，以便比较正确的分期，从而采取正确的治疗。宫颈癌行妇科检查时必须行三合诊，三合诊检查是确定宫颈癌分期不可缺少的步骤。检查时注意直肠前壁是否光滑，宫颈管粗细和硬度，宫旁主韧带及骶韧带有无增厚、变硬和结节，注意盆壁有无癌肿侵犯及转移肿大的淋巴结。

(3)辅助检查：对于早期宫颈癌，特别是镜下早浸癌主要是通过宫颈癌筛查，发现细胞学异常或HPV阳性者，最终通过阴道镜下取活检病理学证实确诊（详见第四十一章第三节）。对于肉眼检查已高度可疑为宫颈癌者，主要用宫颈活检，病理学检查确诊。

1)宫颈冷刀锥形切除术（cold knife conization，CKC）：在广泛应用阴道镜前，绝大部分阴道涂片检查异常的患者，都用宫颈锥切术作为辅助诊断的方法，以排除宫颈浸润癌。目前阴道镜下多点活检结合颈管诊刮术已代替了许多锥切术。但在下列情况下应用锥切：①宫颈刮片细胞学检查多次为阳性，而宫颈活检及颈管刮术为阴性时；②细胞学检查与阴道镜检查或颈管刮术结果不符；③活检诊断为宫颈原位癌或微灶型浸润癌，但不能完全除外浸润癌；④级别高的CIN病变超出阴道镜检查的范围，延伸到颈管内；⑤临床怀疑早期腺癌，细胞学检查阴性，阴道镜检查未发现明显异常时。做宫颈锥切时应注意：手术前要避免过多的阴道和宫颈准备，以免破坏宫颈上皮；尽量用冷刀不用电刀，锥切范围应包括阴道镜下确定的异常部位、颈管的异常上皮。怀疑鳞癌时，重点为宫颈外口的鳞柱状细胞交界处及阴道镜检查的异常范围；怀疑为腺癌时，宫颈管应切达宫颈管内口处。

2)宫颈环状电切术（LEEP）及移行带大的环状切除术（LLETZ）（在2021年WHO宫颈癌预防的宫颈癌前病变筛查和治疗的指南第2版中，已将LEEP和LLETZ统称为LEEP）：为一种新型但较为成熟的CIN及早期浸润癌的诊断及治疗方法。

常用于：①不满意的阴道镜检查；②颈管搔刮术阳性；③细胞学和颈管活检不一致；④宫颈的高级别病变（CIN Ⅱ~Ⅲ）。此种方法具有一定的热损伤作用，应切除范围在病灶外0.5~1.0cm，处，才不影响早期浸润癌的诊断。

3)其他：当宫颈癌诊断确定后，根据具体情况，可进行肺部X线、淋巴造影、膀胱镜、直肠镜及肾盂造影等检查，以确定宫颈癌的临床分期。

4)鳞状细胞癌抗原（squamous cell carcinoma antigen，SCCA）检测：SCCA是从宫颈鳞状上皮中分离出来的鳞状上皮相关抗原TA-4的亚单位，由SCCA-1和SCCA-2抗原组成，是宫颈鳞癌较特异的肿瘤标志物。SCCA的血浆水平与宫颈鳞癌患者的临床分期、病情进展及预后有关，可作为患者疗效评定的指标之一，对于复发宫颈癌，SCCA升高先于复发的临床症状和体征出现。

2. 鉴别诊断

(1)宫颈糜烂和宫颈息肉：可出现接触性出血和白带增多，外观有时与宫颈癌难以鉴别，应做宫颈涂片或取活体组织进行病理检查。

(2)子宫黏膜下肌瘤：表面如有感染坏死，有时可误诊为宫颈癌。但肌瘤多为球形，来自颈管或宫腔，常有蒂，质硬，且可见正常的宫颈包绕肌瘤或肌瘤的蒂部。

(3)子宫内膜癌：累及宫颈时，检查时颈管内可见癌组织堵塞，为确诊需做分段诊断性刮宫送病理检查。

(4)其他：宫颈一些少见病变如宫颈结核、宫颈乳头状瘤、宫颈尖锐湿疣等也易误诊为宫颈癌，需宫颈活检病理检查进行鉴别。

【治疗】宫颈癌的治疗方法主要是放射及手术治疗或两者联合应用。近年来，随着抗癌药物的发展，化疗已成为常用的辅助治疗方法，尤其在晚期癌及转移癌患者。其他还有生物治疗、免疫治疗等。

患者选择放疗还是手术，应根据宫颈癌的临床分期、病理类型、患者年龄、全身健康情况、患者意愿，以及治疗单位的设备条件和技术水平等而定。一般早期鳞癌如Ⅰ期和ⅡA期，多采用手术治疗，ⅡB期以上多用放疗。早期病例放疗与手术治疗的效果几乎相同。手术治疗的优点是早期病例一次手术就能完全清除病灶，治疗期短，对年轻患者既可保留正常卵巢功能，又可保留正常性交能力。其缺点是手术范围大，创伤多，术时、术后可能发生严重并发症。放射治疗的优点是适合于各期患者，缺点是病灶旁可造成正常组织的永久性损伤及发生继发性肿瘤。

1. 手术治疗

（1）手术适应证、禁忌证及手术范围

1）手术适应证：手术治疗是早期宫颈浸润癌的主要治疗方法之一。其适应证原则上限于Ⅰ期及ⅡA期以下的病例，特别情况应当另行考虑。患者年轻、卵巢无病变、为鳞状细胞癌，可以保留卵巢。

2）禁忌证：患者体质不良，过于瘦弱；过于肥胖，对极度肥胖的患者选择手术时应慎重；伴有严重心、肺、肝、肾等内科疾病不能耐受手术者，不宜行手术治疗；对70岁以上有明显内科合并症的高龄患者尽量采用放射治疗。

3）不同期别的手术范围如下

ⅠA1期：行扩大筋膜外子宫全切术。本手术按一般筋膜外子宫全切术进行。阴道壁需切除0.5~1.0cm。目前有不少学者提出，对于ⅠA期宫颈癌，可以用宫颈冷刀锥切术，以保留生育功能。

ⅠA2期：行次广泛性子宫全切术。术时需切除的范围应为全子宫切除，切除宫旁组织1.5~2cm，宫骶韧带2cm，阴道壁需切除1.5~2cm。手术时必须游离输尿管内侧，将其推向外侧。游离输尿管时必须保留其营养血管。

美国国立综合癌症网络（NCCN，2018）提出，如果ⅠA期发现淋巴脉管间隙浸润（lymphovascular space invasion，LASI）应同时行盆腔淋巴切除术。

ⅠB~ⅡA期：行广泛性子宫全切术及盆腔淋巴结清扫术。对于年轻、鳞癌患者应考虑保留附件。切除子宫时必须打开膀胱侧窝、隧道及直肠侧窝，游离输尿管，并将前后及两侧连接子宫的韧带及结缔组织分离和切断，主韧带周围的脂肪组织亦需切除。切除主韧带的多少可以根据病灶浸润范围决定，至少要在癌灶边缘外2.5cm以上，一般切除的宫旁组织及主韧带应在3cm以上，有时甚至沿盆壁切除。阴道上段有侵犯时，应切除病灶外缘1.0cm以上。需清除的盆腔淋巴结为髂总、髂内、髂外、腹股沟深、闭孔及子宫旁等淋巴结，必要时需清除腹主动脉旁、骶前等淋巴结。

此外，有人主张对ⅡB期及部分ⅢB期患者行超子宫根治术，即将主韧带从其盆壁附着的根部切除；对ⅣA期年轻、全身一般情况好的病例行盆腔脏器切除术。但这些手术范围广，创伤大，手术后

并发症多，即使有条件的大医院也需慎重考虑。

4）关于宫颈癌腹腔镜手术的争议：腹腔镜手术以并发症少、恢复快、住院时间短等优势广泛用于妇科的良恶性肿瘤的切除，目前广泛用于早期宫颈癌根治性子宫切除术的治疗，但其缺乏高质量的循证医学依据。2018年11月，*The New England Journal of Medicine* 发表了两项关于早期宫颈癌微创或开腹手术方式与生存预后的研究，一项是多中心、前瞻性、随机对照临床试验，另一项是回顾性的流行病学研究。结果提示，开腹手术组的预后显著优于微创手术组。由于其研究结果与以往发表的回顾性研究结果不同，在国际上引起了很大的震动和争议，也引起了我国专家的思考和关注。中华医学会妇科肿瘤学分会召开专家研讨会，提出应严格掌握宫颈癌微创手术的适应证，积累更多的循证医学资料。个体化地评估每例患者选择不同手术的风险与获益，选择合适的病例，开展腹腔镜下宫颈癌广泛切除手术。

（2）手术后常见并发症及其防治

1）膀胱功能障碍：宫颈癌行广泛性子宫全切术时因术中切除组织较多，常易损伤支配膀胱的副交感神经，引起术后膀胱逼尿肌功能减弱，影响膀胱功能，导致排尿困难、尿潴留、尿路感染。为减少此并发症，术中处理宫骶韧带及主韧带时应尽量保留盆腔神经丛及其分支；分离膀胱侧窝及直肠时尽量减少神经纤维的损伤，保留膀胱上、下动脉及神经节。常规保留尿管7~10天，后2天尿管要定时开放，做膀胱操，每2~3小时开放30分钟，促进膀胱舒缩功能的恢复。拔除尿管后，需测残余尿，以了解排尿功能。如残余尿<100ml，则认为膀胱功能已基本恢复，不必再保留尿管；如剩余尿>120ml，则需继续保留尿管，并可做下腹热敷、耻上封闭、针灸、超声、理疗等促进膀胱功能恢复。同时应注意外阴清洁，并给予抗生素预防感染。

2）输尿管瘘：术中游离输尿管时，易损伤输尿管鞘或影响其局部血液循环，加之术后继发感染、粘连、排尿不畅等，可使输尿管壁局部损伤处或血供障碍处发生坏死、脱落，形成输尿管瘘。输尿管瘘最常发生于术后1~3周。为防止输尿管瘘的形成，应提高手术技巧，术中尽量保留输尿管的外鞘及营养血管，术后预防盆腔感染。如术中发现输尿管损伤，应立即进行修补，大多能愈合。术后发生输尿管瘘，可在膀胱镜下试行瘘侧插入输尿管导管，一般保留2~3周可自愈。若导管通不过修补

口,则需行肾盂造瘘,之后行吻合术,修补性手术应在损伤发现后3~6个月进行。

3) 盆腔淋巴囊肿:行盆腔淋巴结清扫术后,腹膜后留有无效腔,回流的淋巴液滞留在腹膜后形成囊肿,即盆腔淋巴囊肿。常于术后1周左右在下腹部腹股沟上方或其下方单侧或双侧触及卵圆形囊肿,可有轻压痛。一般可在1~2个月内自行吸收。也可用大黄、芒硝局敷或热敷可消肿,促进淋巴液吸收。如囊肿较大有压迫症状或继发感染,应用广谱抗生素,或行腹膜外切开引流术。

4) 盆腔感染:因手术范围大,时间长,剥离创面多,渗血、渗出液聚积等,易发生盆腔感染。若抗生素应用无效,且有脓肿形成,宜切开引流。术中若在双侧闭孔窝部位放置橡皮条经阴道断端向阴道外引流,可减少盆腔感染的发生。

(3) 保留生育功能的宫颈癌手术:随着宫颈癌发生的年轻化趋势,部分早期宫颈癌患者尚未生育,保留生育功能的宫颈癌手术成为一种新选择。

1) 手术适应证:①年龄<40岁,未育,有生育要求,无不孕因素;②术前病理证实为鳞癌或腺癌,除外高危的组织学类型如神经内分泌肿瘤;③经宫颈活组织检查或锥切证实早期浸润性宫颈癌(FIGO ⅠA1~ⅠB1期),且切缘无瘤区距病灶≥8mm;④癌灶直径≤2cm,浸润深度≤5mm;⑤阴道镜检查未发现宫颈内口上方有肿瘤浸润;⑥无淋巴结转移。

2) 手术方式:包括宫颈锥切和广泛性宫颈切除两种方式。

宫颈锥切主要适用于ⅠA1期不伴脉管浸润的宫颈癌患者,目前也有用于ⅠA2期甚至ⅠB1期的报道。对于绝大部分ⅠA2~ⅠB1期宫颈癌来说,标准的保留生育功能的手术是广泛性宫颈切除。根据手术路径不同后者又分为阴式广泛性宫颈切除术、经腹广泛性宫颈切除术、腹腔镜下广泛性宫颈切除术和机器人辅助广泛性宫颈切除术。无论何种广泛性宫颈切除术,需先行盆腔淋巴结切除术,明确无转移后再行保留生育功能手术。

3) 安全性及妊娠结局:一项回顾性研究收录了1 409例年龄不超过40岁的宫颈癌ⅠA1期患者,研究结果表明宫颈锥切组和子宫切除组之间的5年生存率未见明显差异(98%和99%)。Plante分析了来自6个研究中心924例阴式广泛性宫颈切除术后患者,发现其术后复发率为4.4%,死亡率仅为2.1%。而经腹广泛性宫颈切除术复发率<4%,死亡率更低。多数文献显示广泛性宫颈切除术后妊娠率>50%,50%~60%患者妊娠至孕晚期。

(4) 保留自主神经的广泛性子宫切除术:1898年奥地利外科医师Wertheim实施了世界上第一例经腹的宫颈癌根治术,但该术式一直未解决术后尿潴留问题。早在1941年,国外的冈林教授就提出了保留神经的宫颈癌根治术,1988年形成了著名的"东京术式",直至1992年才对这一术式正式命名为保留盆腔自主神经的广泛性子宫切除术(nerve-sparing radical hysterectomy,NSRH)。

1) 盆腔自主神经的解剖:盆腔自主神经包括盆腔内脏神经及腹下神经,受交感和副交感神经双重支配。腹下神经根据其走行大致分为三段:腹下神经上丛(上腹下丛、下腹上丛、骶前神经丛),左右腹下神经,腹下神经下丛(下腹下丛)。胸部下段及腰神经交感节发出的交感神经纤维沿腹主动脉前方下降,在骶岬前方呈三角形分布,自腹主动脉分叉至骶岬水平为腹下神经上丛。下腹神经上丛在骶岬水平分为左右两支,贴直肠两侧系膜后方由前内侧向后外侧走行。同时由骶孔发出的盆腔内脏神经走行于盆后壁在骶韧带水平与$S_2 \sim S_4$的神经纤维融合,同时与上述左右两支融合,构成左右腹下神经。左右腹下神经围绕直肠两侧分布,继续下行,并与对应$S_2 \sim S_4$神经节(副交感神经节)及骶交感神经节发出的盆腔内脏神经大约在子宫动脉水平融合形成腹下神经下丛(盆神经丛、盆丛),矢状面上呈三角形分布。下腹神经丛继续向下、向前走行,部分围绕直肠两侧形成直肠支,继续向前、向下形成子宫阴道支及膀胱支。腹下神经下丛延伸至骶韧带及主韧带,骶韧带中包含的神经组织比主韧带中更多,并且骶韧带中包含更多粗大的神经用于支配远端的器官如直肠、膀胱等,主韧带内含有较多穿行于结缔组织的较细神经纤维,用于支配韧带本身及靠近韧带的组织如宫颈、子宫体和阴道上段。在这两组韧带中,越靠近盆壁,其中所包含的神经干及神经节越丰富,骶韧带深部其神经组织较浅部丰富,并且以交感神经为主。主韧带(根据东京术式)分为上部的血管部和底部的神经部,神经部为保留神经的广泛性子宫切除术的保留目标。但Ysbuki等提出盆腔内脏神经并未走行在主韧带内,富含神经的筋膜组织位于主韧带的底下或背缘,并且神经部与血管部是完全分离的,同时证实盆腔自主神经来自于神经部的背内侧,而此神经部位于直肠侧窝底部,东京术式所说的神经部是由结缔组织构成的。腹下神经下丛平行于输尿管下方共同走行于输尿管系膜内，与盆腔内脏神经汇合形成膀胱支，在分离膀胱宫颈韧带后叶的过程中可见膀胱下静脉，向上牵拉膀胱下静脉的内侧端，可见膀胱支在此处分为内支和外支。

2）广泛性子宫切除术后发生膀胱功能障碍的原因：广泛性子宫切除术中分离膀胱侧窝过程中可见膀胱侧窝由外到内分为筋膜层、血管层和神经层，神经层内含盆腔神经丛，神经丛的损害是引起神经源性膀胱最主要的原因。在广泛性子宫切除术中，切除骶韧带深部时可能损伤腹下神经丛；分离并完全切除主韧带时切除主韧带深部的神经部及走向膀胱的腹下神经丛膀胱分支；分离膀胱宫颈韧带时损伤甚至切除走行于膀胱宫颈韧带后叶的膀胱支。若术中损伤交感神经，可能引起膀胱顺应性降低和高存储压力，同时导致膀胱颈功能不全；若损伤副交感神经，可能引起膀胱对压力敏感性降低，发生尿潴留。

3）保留盆腔自主神经的广泛性子宫切除术（NSRH）手术要点：Sakamoto 等基于东京术式认为主韧带可分为血管部和神经部，根据术中观察及触诊上层较软的部分为血管部，即子宫深静脉以上的部分，术中应予完整切除，而下部为神经部应予保留。Yabuki 等在术中仔细解剖，观察到盆腔内脏神经是从位于直肠侧窝底部的主韧带神经部的背内侧部上升而来，Sakomoto 所说的神经部实际为结缔组织，并不含有神经纤维，因此提出要保证保留盆腔自主神经的广泛性子宫切除术（NSRH）的根治性，应将主韧带完全切除，并提出主要手术方法：分离切断子宫静脉，可见其下的部分腹下神经纤维，予以保留。打开膀胱侧窝，可见条索状或束状的神经纤维，钝性分离使神经组织依附于膀胱侧窝外侧组织，打开直肠侧窝，也可见条索状或束状分布的白色神经纤维，钝性分离使之依附于直肠侧窝外侧组织，小心剪开膀胱宫颈韧带的后叶，分离出膀胱下静脉，可以看到由腹下神经发出的膀胱支从膀胱下静脉走行，分离切除子宫支，保留膀胱支。至此可见连成片状的腹下神经下丛，盆腔自主神经及其膀胱支得以保留。

4）保留盆腔自主神经的广泛性子宫切除术（NSRH）的疗效及目前存在的相关问题：术后膀胱功能的评价主要通过膀胱残余尿量的检测、留置尿管的时间及尿流动力学等。国内外研究显示保留盆腔自主神经的广泛性子宫切除术（NSRH）较根治性子宫切除术术后留置尿管时间显著缩短，尿潴留显著减少。亦有学者认为，无论腹腔镜还是开腹手术，对神经解剖均缺乏统一、简化的手术步骤，同时对保留神经的完整性难以明确。保留盆腔自主神经的广泛性子宫切除术（NSRH）的有效性和安全性仍需进行大宗、随机的前瞻性对照研究，在保证根治性的同时注重功能保留，提高患者生活质量是当前趋势。

5）关于前哨淋巴结切除的应用：前哨淋巴结（sentinel lymph node mapping，SLN）早在 1977 年被提出，Ramon Cabanas 在阴茎癌患者的阴茎背侧用染料进行淋巴结造影时发现一种特殊的淋巴结，该淋巴结最先接受肿瘤部位的淋巴引流，为发生肿瘤转移的第一站淋巴结，并将其命名为前哨淋巴结。目前，前哨淋巴结的示踪剂主要包括三类：放射性核素如 ^{99}Tc，生物活性染料如亚甲蓝、专利蓝、异硫蓝等，近红外的荧光染料如吲哚菁绿（ICG）。此外，可以同时运用染料 - 核素联合示踪法进行前哨淋巴结识别。通过回顾性研究发现ⅠA 期患者淋巴结累及率为 0~4.8%，ⅠB 期患者为 17%，ⅡA 期患者为 12%~27%。因此，对前哨淋巴结示踪并活检将有助于评估肿瘤是否发生淋巴结转移从而避免过度手术带来的损伤。早期宫颈癌淋巴结转移率相对较低，手术时可以先做前哨淋巴结检测，再确定是否清扫淋巴结或清扫范围，术中发现前哨淋巴结阴性则不需要做淋巴结清扫手术，前哨淋巴结阳性而髂总淋巴结阴性则进行盆腔淋巴结清扫手术，是当前国际上一些专家的建议。但是，由于前哨淋巴结测定的临床操作复杂，不够准确，假阴性结果占一定比例，目前其应用尚有待改善。

2. 放射治疗 是治疗宫颈癌的主要方法，适用于各期。早期病例以腔内放疗为主，体外照射为辅；晚期病例以体外照射为主，腔内放疗为辅。腔内照射的目的是控制局部病灶。体外照射则用于治疗盆腔淋巴结及宫颈旁组织等转移灶。腔内照射的放射源主要有 ^{60}Co、^{137}Cs、^{192}Ir。现已采用后装技术，既保证放射位置准确，又可减轻直肠、膀胱的反应，提高治疗效果，同时也解决了医务人员的防护问题。体外照射目前已用直线加速器、高线性能量传递射线（high linearenergy transfer，高 LET 射线）、快中子、质子、负 π 介子等射线。低剂量率照射时 A 点（相当于输尿管和子宫动脉在宫颈内口水平交叉处）给 70~80Gy/10 天。高剂量率在早期患者 A 点给 50Gy/5 周（宫腔 25Gy，穹窿 25Gy）。

晚期患者 A 点给 40Gy/4 周(宫腔 17.5Gy、穹窿 22.5Gy)。体外照射,早期患者给予两侧骨盆中部剂量为 40~45Gy,晚期患者全盆腔照射 30Gy 左右,以后小野照射至骨盆中部剂量达 50~55Gy。

(1)选择放射治疗应考虑的因素

1)既往有剖腹手术史、腹膜炎、附件炎史,可能有肠管粘连、肠管与腹膜的粘连及肠管与附件的粘连;进行大剂量的放疗时易损伤膀胱及肠管。

2)阴道狭窄者行腔内治疗时,直肠及膀胱的受量增大。

3)内脏下垂者,下垂的内脏有被照射的危险。

4)放射耐受不良的患者,能手术时尽量手术治疗。

5)残端癌患者宫颈变短,膀胱和直肠与宫颈部接近,有与膀胱、直肠粘连的可能,使邻近器官受量大,且由于既往的手术改变了宫颈部的血流分布,使放射敏感性降低。

(2)放射治疗的时机

1)术前照射:在手术前进行的放射治疗为术前照射,放疗结束后应在 4~6 周内手术。术前照射的目的为:

A. 使手术困难的肿瘤缩小,以利手术;如 I B2 期肿瘤。

B. 减少肿瘤细胞的活性,防止手术中挤压造成游离的肿瘤细胞发生转移。

C. 手术野残存的微小病灶放疗后灭活,可防止术后复发。术前照射一般取放射剂量的半量,术前照射一般副作用较大,常造成术中困难、术后创伤组织复原困难。

2)术中照射:即在开腹手术中,术中对准病灶部位进行放射。这是近年来出现的一种新的、较为理想的治疗方式。

3)术后照射:对术后疑有癌残存及淋巴清扫不彻底者应进行术后补充治疗,以提高术后疗效。术后照射的适应证:①盆腔淋巴结阳性者;②宫旁有浸润、切缘有病灶者;③宫颈原发病灶大或有脉管癌栓者;④阴道切除不足者。术后照射的原则:为体外照射。应根据术中的情况进行全盆腔或中央挡铅进行盆腔四野照射,总的照射剂量可达 45~50Gy。

(3)放射治疗后并发症

1)丧失内分泌功能:完全采用放射治疗,使卵巢功能丧失,造成性功能减退、性欲下降。若手术后保留卵巢者,则应游离悬吊双卵巢,并放置标志物,使体外照射治疗时可保留双卵巢功能。

2)放射性炎症使器官功能受损

A. 阴道狭窄及闭锁:放射治疗后阴道上端及阴道旁组织弹性发生变化,黏膜变薄、充血、干燥、易裂伤;甚至上段粘连发生闭锁。

B. 放射性膀胱炎:治疗期间可发生较严重的急性膀胱炎,出现尿频、尿急、尿痛、血尿等表现;远期可出现慢性膀胱炎的表现。

C. 放射性肠炎:可表现为腹痛、顽固性腹泻、营养不良等表现。

D. 骨髓抑制:放射性治疗可造成骨髓抑制,白细胞降低、贫血及出血倾向。

3)放射治疗后可引发远期癌症:如卵巢癌、结肠癌、膀胱癌及白血病。

3. 化学治疗 手术及放射治疗对于早期宫颈癌的疗效均佳,但是对中晚期、低分化病例的疗效均不理想。近 30 年来,随着抗癌药物的不断问世,使晚期病例在多药联合治疗、不同途径给药等综合治疗下生存期有所延长。作为肿瘤综合治疗的一种手段,化学治疗本身具有一定疗效;同时对于放疗有一定的增敏作用。宫颈癌的化疗主要用于以下三方面:①对复发、转移癌的姑息治疗;②对局部巨大肿瘤患者术前或放疗前的辅助治疗;③对早期但有不良预后因素患者的术后或放疗中的辅助治疗。

化疗与手术或放疗并用,综合治疗的意义在于:杀灭术野或照射野以外的癌灶;杀灭术野内的残存病灶或照射野内的放射线抵抗性癌灶;使不能手术的大癌灶缩小,提高手术切除率;增加放射敏感性。

(1)常用单一化学治疗用药:顺铂(cisplatin,DDP)、博来霉素(bleomycin,BLM)、异环磷酰胺(ifosfamide,IFO)、5-氟尿嘧啶(5-fluorouracil,5-FU)、环磷酰胺(cyclophosphamide,CTX)、阿霉素(adriamycin,ADM)、氨甲蝶呤(methotrexate,MTX)等效果较好。如顺铂 20~50mg/m^2,静滴,每 3 周为 1 周期;其单药反应率为 6%~25%。

(2)联合静脉全身化疗常用的方案有:

1)紫杉醇:135~175mg/m^2,静滴,第 1 天,每 3 周重复。顺铂:70~80mg/m^2,静滴,第 2 天,每 3 周重复。或卡铂 AUC5,静滴,第 2 天,每 3 周重复。

2)拓扑替康:1.0~1.2mg/m^2,静滴,第 1~5 天,每 4 周重复。顺铂:50~60mg/m^2,静滴,第 2 天,每 4 周重复。

3）异环磷酰胺：5g/m²，静滴。卡铂：300mg/m²（AUC=4.5），静滴，每4周重复。

4）顺铂：60mg/m²，静滴，第1天。异长春花碱：25mg/m²，静滴，第1天，每3周重复。博来霉素：15mg，静滴，第1、8、15天。

（3）动脉插管化疗：采用区域性动脉插管灌注化疗药物，可以提高肿瘤内部的药物浓度，使肿瘤缩小，增加手术机会；在控制盆腔肿瘤的同时又可减少对免疫系统的影响，因而可以提高疗效。所使用的药物与全身化疗药物相同，但可根据所具有的条件采用不同的途径给药，如髂内动脉插管、腹壁下动脉插管、子宫动脉插管等，在插管化疗的同时还可加用暂时性动脉栓塞来延长药物的作用时间。常采用的化疗方案为：顺铂70mg/m²，博来霉素15mg，异长春花碱25mg/m²，3~4周重复，动脉注射，一次推注。顺铂70mg/m²，吡柔比星40mg/m²，异长春花碱25mg/m²，3~4周重复，动脉注射，一次推注。顺铂70mg/m²，阿霉素25~50mg/m²，环磷酰胺600mg/m²，3~4周重复，动脉注射，一次推注，静脉注射，分两次入小壶。

4. 生物治疗

（1）血管生成抑制剂：在阻止肿瘤生长和进展，甚至清除较小体积残余病灶方面可能有效。贝伐单抗（bevacizumab）是一种重组人抗血管内皮生长因子（VEGF）单克隆抗体，美国FDA已经批准将其作为宫颈癌的治疗药物，2016年美国国立综合癌症网络（NCCN）指南指出卡铂和紫杉醇联合贝伐单抗作为复发转移性宫颈癌一线化疗药物（接受过顺铂前期治疗）。

（2）治疗性HPV疫苗：Kang等的一项前瞻性研究将宫颈环形电切术（LEEP）治疗后的737名CIN2~3病例分为两组，一组接种Gardasil四价疫苗（n=360），另一组不干预（n=377），进行为期两年的随访。其间疫苗组、对照组分别有2.5%、8.5%观察对象出现HPV16/18感染相关的复发性疾病，复发率降低了71%。另一项研究将活检证实为CIN2~3的患者分为两组分别接受3次肌内注射安慰剂或ZYC101a（一种含有质粒DNA的疫苗，含有编码HPV16/18 E6和E7基因片段），结果证明这种疫苗具有良好的耐受性，有促使CIN2~3消退的作用。

【预后】宫颈癌的预后与临床期别、有无淋巴结转移、肿瘤分级等的关系最密切。临床期别高、组织细胞分化差、淋巴结阳性为高危因素。国际年报第21期报道了32 052例宫颈癌的生存率，其中

Ⅰ期患者的5年生存率为81.6%；Ⅱ期为61.3%；Ⅲ期为36.7%；Ⅳ期为12.1%。宫颈癌的主要死亡原因是肿瘤压迫双侧输尿管造成的尿毒症，肿瘤侵蚀血管引起的大出血以及感染、恶病质等。

宫颈小细胞癌患者的预后较宫颈鳞癌和腺癌差，肿瘤的侵袭性强，患者的淋巴结转移率非常高（>50%）。患者的预后与肿瘤的分期、淋巴结转移、间质浸润深度、肿瘤大小、治疗方式等有关。患者5年生存率ⅠA约为80%，ⅠB~ⅡB约为40%~50%，ⅢA~ⅢB约为10%，ⅣA~ⅣB约为5%。

【随访】建议治疗后2年内每3~6个月随访1次，第3~5年每6~12个月1次，5年后每年随访1次。高危患者应缩短随访间隔（如第1~2年每3个月1次），低危患者可以较长（如6个月1次）。随访内容应包括盆腔检查，至少每年进行一次阴道断端及阴道壁的细胞学检查及高危型HPV检测，如可疑复发应及时转诊阴道镜。随访过程中不需要常规进行影像学检查，但应每1~2年进行一次检查，如有症状或怀疑复发时可随时检查。

【预防】

1. 开展性卫生教育，提倡晚婚和计划生育。

2. 普及防癌知识，绝经前后妇女有性交后出血或月经异常者，应警惕生殖道癌的可能性。

3. 健全妇女防癌保健网，定期开展妇女疾病（包括宫颈癌）的筛查工作。在门诊，对性生活3年以上的妇女应常规进行宫颈液基细胞学检查和HPV检测。高危型HPV DNA阴性、细胞学阴性，每3年复查一次。高危型HPV DNA阳性、细胞学阴性，应每年至少随访一次；高危型HPV DNA阳性、细胞学阳性，或仅细胞学阳性，均应行阴道镜检查及宫颈多点活组织检查。

4. 积极发现、治疗宫颈上皮内瘤变。

二、宫颈腺癌

宫颈腺癌（adenocarcinoma of cervix）较宫颈鳞癌少见，占宫颈浸润癌的20%~25%。近年来发病率有上升趋势。发病平均年龄为54岁，略高于宫颈鳞状细胞癌。但20岁以下妇女的宫颈癌以腺癌居多。

【病因】宫颈腺癌的发病原因与鳞癌有区别。高危型HPV感染是重要发病因素，超过80%的患者有HPV16或18型的感染，其中HPV18型约占50%，而在鳞癌中HPV18型仅占15%。此外，腺癌

的发生可能与肥胖、性激素失衡等相关，与性生活及分娩无关。宫颈腺癌中75%~80%为HPV相关性肿瘤，约20%为非HPV依赖型肿瘤。

【转移途径及临床分期】 同宫颈鳞癌。

【诊断及鉴别诊断】 症状与宫颈鳞癌大致相同。可有异常阴道流血包括接触性出血、白带内带血、不规则阴道流血或绝经后阴道出血。但宫颈腺癌患者的白带有其特点，一般为水样或黏液样、色白、量大、无臭味。患者常主诉大量黏液性白带，少数呈黄水样脓液，往往一天要换数次内裤或卫生垫。查体宫颈局部可光滑或呈糜烂、息肉状生长。部分宫颈内生性生长呈有特色的质硬的桶状宫颈。根据症状及体征还需做以下检查，阴道细胞学涂片检查假阴性率高，阳性率较低，易漏诊。因此，阴道细胞学涂片检查只能用于初筛，如症状与涂片结果不符，需进一步检查。如细胞学检查腺细胞异常或腺癌细胞为阳性，还应行宫颈管搔刮术（endocervical curettage，ECC），甚至分段诊刮术，以明确宫颈管内有无病变，以及腺癌是来自子宫内膜还是来自宫颈管。宫颈腺癌的确诊必须依靠病理检查。宫颈腺癌起源于宫颈腺上皮，常为多灶性，且10%~15%的患者存在"跳跃性"病变，仅凭活检对ⅠA期的诊断比较困难。当活检病理学为原位腺癌，应行宫颈诊断性切除术。确诊为宫颈腺癌后再制定治疗方案。

【治疗】 宫颈腺癌对放疗不甚敏感。其治疗原则是只要患者能耐受手术，病灶估计尚能切除，早中期患者应尽量争取手术治疗。晚期病例手术困难或估计难以切干净者，在术前或术后加用动脉插管化疗、全身化疗或放疗可能有助于提高疗效。

1. **Ⅰ期** 行广泛性全子宫切除＋双附件切除术及双侧盆腔淋巴结清扫术。

2. **Ⅱ期** 能手术者行广泛性全子宫切除＋双附件切除术及双侧盆腔淋巴结清扫术，根据情况决定术前或术后加用放、化疗。病灶大者可于术前放疗，待病灶缩小后再手术。如病灶较小，估计手术能切除者，可先手术，根据病理结果再决定是否加用放疗。

3. **Ⅲ期及Ⅳ期** 宜用放疗为主的综合治疗。若病变仅侵犯膀胱黏膜或直肠黏膜，腹主动脉旁淋巴结病理检查为阴性者，可考虑行全、前或后盆腔除脏术。

三、宫颈神经内分泌肿瘤

宫颈神经内分泌癌（neuroendocrine carcinoma of the cervix，NECC）是一种罕见的宫颈恶性肿瘤，约占宫颈癌的1%，具有较高的侵袭性及远处转移的特性。由于NECC发病罕见，对预后因素及好的治疗方案的研究，绝大部分是回顾性分析及基于小样本的研究。

宫颈神经内分泌癌分为4类：小细胞癌、大细胞癌、典型类癌和非典型类癌，其中小细胞癌较为常见，预后差。大细胞癌相对罕见，生物学行为类似于小细胞癌，临床处理基本相同。原发的宫颈类癌和非典型类癌极为罕见，且仅仅由于其免疫组化标记相似而归为NECC。

【诊断】 宫颈神经内分泌癌（NECC）与最常见的鳞癌和腺癌相似，绝大部分是在早期诊断，但其常伴有淋巴结转移。其临床表现为阴道出血、排液、盆腔痛和盆腔压迫症状，副癌综合征非常罕见。单纯的NECC仅占36%~89%，通常与鳞癌、腺癌混合存在。NECC的准确诊断对病理专家来说是一个挑战，通过常规的HE染色不能明确诊断，还可能与其他高级别病变的宫颈癌相混淆，如子宫下段未分化癌、胚胎横纹肌肉瘤、分化差的鳞癌和淋巴瘤。有时宫颈活检组织较少，仅能得出低分化宫颈癌的结论，只有通过子宫切除标本才能最后诊断。

HPV是否诱发宫颈神经内分泌癌（NECC）发生还不清楚，约50%的宫颈鳞状细胞癌有HPV16/18型的感染（以18型最为常见）。细胞小，呈梭形、圆形或卵圆形，边界不清，细胞质少；核深染，颗粒状染色质，无核仁，核分裂象多见。镜下见癌细胞呈巢状、片状、小梁状分布，可见细胞坏死，癌细胞侵犯淋巴管血管。电镜下可见神经内分泌颗粒。30%~50%的鳞状细胞癌至少有一种神经内分泌指标的表达，常见的有嗜铬粒蛋白A（chromogranin A，CgA）、突触素（synapsin，SYN）、神经元特异性烯醇化酶（neuron specific enolase，NSE）。此外，还包括CD56、CD57、甲状腺转录因子-1（thyroid transcription factor-1，TTF-1）等。

不同部位来源的神经内分泌肿瘤在组织学上不可区分，仅凭病理学诊断无法明确原发部位。同时NECC易早期发生淋巴转移和远处转移。因此，影像学评估尤为重要，主要包括CT和PET-CT检查。

【分期及预后】 通常沿用传统的宫颈癌FIGO分期，这是一种临床分期，并未考虑淋巴结情况。必须认识到 NECC 的淋巴结转移率高,淋巴脉管间隙浸润(lymphvascular space invasion,LVSI)发生率高,血行转移常见,盆腔外复发可能性高,常预后不良。监测、流行病学和最终结果数据库的数据显示,41%的小细胞癌患者确诊时为Ⅰ期,17% 为Ⅱ期,15% 为Ⅲ期,27% 为Ⅳ期(其中大部分是ⅣB 期伴有远处转移)。但是,NECC 淋巴结阳性率为 40%~50%,而非 NECC 的淋巴结阳性率仅为 10%~15%。因此,NECC 的预后远差于同一期别的非 NECC。即使早期患者(Ⅰ~Ⅱ期),5 年无瘤生存率仅为 32%~63%;有局部转移的,生存率为 0~18%;远处转移的 5 年生存率为 0%。与之相比,非 NECC 的 5 年无瘤生存率分别为 91%、57%、16%。

【治疗及随访】尽管神经内分泌癌(NECC)患者可能混有鳞癌和腺癌,只要存在任何高级别的神经内分泌癌成分,均应按照 NECC 治疗方案进行治疗。目前没有 NECC 前瞻性研究可以指导标准治疗,仅 2011 年美国妇科肿瘤学会(Society of Gynecologic Oncology,SGO)和 2014 年国际妇科肿瘤协会(International Gynecologic Cancer Society,IGCS)基于专家共识和可获得回顾性研究文献发布了指导性意见:神经内分泌癌(NECC)采用综合治疗。

对于早期肿瘤<4cm 的 NECC 患者,建议行根治性子宫切除术及淋巴结切除术,切除或不切除双附件,术后通常给予化疗,化疗药物常用的为 EP 方案(依托泊苷、顺铂)和 VAC 方案(长春新碱、阿霉素、环磷酰胺),和 / 或放疗。对于早期肿瘤>4cm 的 NECC 患者,建议给予新辅助化疗,反应明显的患者手术治疗,再进一步的系统化疗和 / 或放疗。局部晚期患者,先放化疗,再给予系统的化疗。远处转移的患者给予姑息治疗。

患者治疗结束,影像学检查阴性后,建议每 3 个月复查 1 次,包括常规的症状评估、体格检查和盆腔检查,定期影像学检查,如 CT、PET-CT。

(马 丁 奚 玲)

参考文献

1. 曹泽毅. 中华妇产科学. 3 版. 北京: 人民卫生出版社, 2014: 2138-2223.
2. 陈乐真. 妇产科诊断病理学. 2 版. 北京: 人民军医出版社, 2014: 98-142.
3. 郑文新, 沈丹华, 郭东辉. 妇产科病理学. 北京: 科学出版社, 2013: 197-228.
4. 徐丛剑, 华克勤. 实用妇产科学. 4 版. 北京: 人民卫生出版社, 2018.
5. 沈铿, 马丁. 妇产科学. 3 版. 北京: 人民卫生出版社, 2015.
6. 马丁, 沈铿, 崔恒. 常见妇科恶性肿瘤诊治指南. 5 版. 北京: 人民卫生出版社, 2016: 28-46.
7. 王梅, 李金龙, 周文丽, 等. 44 例宫颈肌瘤手术方式的临床分析. 中国妇幼保健, 2009, 24 (15): 2049-2051.
8. 冯丹, 方芳. 宫颈巨大平滑肌瘤的临床分析. 华西医学, 2011, 26 (3): 385-387.
9. 中华预防医学会, 妇女保健分会. 中国宫颈癌综合防控指南. 北京: 人民卫生出版社, 2017.
10. 中国优生科学协会阴道镜和宫颈病理学分会专家委员会. 中国宫颈癌筛查及异常管理相关问题专家共识 (一). 中国妇产科临床杂志, 2017, 18 (2): 190-192.
11. 魏丽惠, 沈丹华, 赵方辉, 等. 中国宫颈癌筛查及异常管理相关问题专家共识 (二). 中国妇产科临床杂志, 2017, 18 (2): 190-192.
12. 王华庆, 赵方辉, 赵昀. 宫颈癌等人乳头瘤病毒相关疾病免疫预防专家共识 (简版). 中国疫苗和免疫. 2019, 12 (6): 718-735.
13. 李双, 李明珠, 丛青, 等. 人乳头瘤病毒疫苗临床应用中国专家共识. 中国妇产科临床杂志, 2021, 22 (2): 1-8.
14. 郦光晓, 杨建华. 宫颈癌保留生育功能的现状和未来. 中国计划生育和妇产科, 2017, 9 (5): 15-18.
15. 梁志清. 宫颈癌微创手术治疗现状与相关问题. 国际妇产科学杂志, 2014, 41 (4): 342-345.
16. 陈娟, 杨瑞. 宫颈癌保留神经的广泛子宫切除术改善膀胱功能的基础. 中国微创外科杂志, 2012, 12 (8): 745-747.
17. 邓桂林, 杨炳. 早期宫颈癌前哨淋巴结的诊疗价值. 实用妇科内分泌杂志 (电子版), 2016, 3 (3): 22-24.
18. 徐匆, 狄文, 李卫平. 宫颈神经内分泌癌诊治困惑与对策. 中国实用妇科与产科杂志, 2017, 33 (4): 342-345.
19. 赵超, 毕蕙, 赵昀, 等. 宫颈高级别上皮内病变管理的中国专家共识. 中国妇产科临床杂志, 2022, 23 (2): 220-224.
20. 毕蕙, 李明珠, 赵超, 等. 子宫颈低级别鳞状上皮内病变管理的中国专家共识. 中国妇产科临床杂志, 2022, 23 (4): 443-445.
21. Tavassoli FA, Devilee P. Pathology and genetics of tumours of the breast and female genital organs. 3rd ed. IARC press: Lyon, 2003: 259-287.
22. Kurman RJ, Carcangiu ML, Herrington CS, et al. WHO classification of tumours of female reproductive organs. 4th ed. IARC press: Lyon, 2014: 169-206.
23. Zhao FH, Hu SY, Zhang Q, et al. Risk assessment to guide cervical screening strategies in a large Chinese population. Int J Cancer, 2016, 138 (11): 2639-2647.
24. Wright TC, Stoler MH, Behrens CM, et al. Primary

cervical cancer screening with human papilloma-virus: end of study results from the ATHENA study using HPV as the first-line screening test. Gynecol Oncol, 2015, 136 (2): 189-197.

25. Joura EA, Giuliano AR, Iversen OE, et al. A 9-Valent HPV Vaccine against Infection and Intraepithelial Neoplasia in Women. N Engl J Med, 2015, 372: 711-723.

26. Skinner SR, Szarewski A, Romanowski B, et al. Efficacy, safety, and immunogenicity of the human papillomavirus 16/18 AS04-adjuvanted vaccine in women older than 25 years: 4-year interim follow-up of the phase 3, double-blind, randomised controlled VIVIANE study. Lancet, 2014, 384: 2213-2227.

27. Zhu FC, Hu SY, Ying Hong, et al. Efficacy, immunogenicity, and safety of the HPV-16/18 AS04-adjuvanted vaccine in Chinese women aged 18-25 years: event-triggered analysis of a randomized controlled trial. Cancer Medicine, 2017, 6 (1): 12-25.

28. WHO. WHO guideline for screening and treatment of cervical pre-cancer lesions for cervical cancer prevention, second edition. Geneva: World Health Organization, 2021.

29. World Health Organization. WHO classification of tumours. 5th Edition. Female genital tumours. Lyon: IARC press, 2020.

30. Qiao YL, Wu T, Li RC, et al. Efficacy, Safety, and Immunogenicity of an Escherichia coli-Produced Bivalent Human Papillomavirus Vaccine: An Interim Analysis of a Randomized Clinical Trial. J Natl Cancer Inst, 2020, 112 (2): 1-9.

31. Salvatici M, Achilarre MT, Sandri MT, et al. Squamous cell carcinoma antigen (SCC-Ag) during follow-up of cervical cancer patients: Role in the early diagnosis of recurrence. Gynecologic oncology, 2016, 142 (1): 115-119.

32. Alldredge JK, Tewari KS. Clinical Trials of Antiangiogenesis Therapy in Recurrent/Persistent and Metastatic Cervical Cancer. Oncologist, 2016, 21 (5): 576-585.

33. Satoh T, Takei Y, Treilleux I, et al. Gynecologic Cancer InterGroup (GCIG) consensus review for small cell carcinoma of the cervix. International journal of gynecological cancer, 2014, 24 (9 Suppl 3): 102-108.

34. Margolis B, Tergas AI, Chen L, et al. Natural history and outcome of neuroendocrine carcinoma of the cervix. Gynecologic oncology, 2016, 2011 (2): 247-254.

35. Ramirez P T, Frumovitz M, Pareja R, et al. Minimally invasive versus abdominal radical hysterectomy for cervical cancer. N Engl J Med, 2018, 379 (20): 1895-1904.

36. Melamed A, Margul D J, Chen L, et al. Survival after minimally invasive radical hysterectomy for early-stage cervical cancer. N Engl J Med, 2018, 379 (20): 1905-1914.

第四十二章 子宫肌瘤

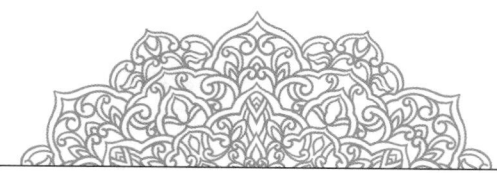

子宫肌瘤是女性生殖器官最常见的一种良性肿瘤,好发于30~50岁女性,多见于子宫体部,也可见于宫颈和阔韧带,罕见于子宫血管内。主要由子宫平滑肌细胞单克隆增生发展形成。子宫肌瘤引起月经异常、痛经、贫血和压迫症状,主要与肌瘤在子宫中的位置和大小有关。超声检查是常用的辅助诊断方法。对于无症状者可以观察,药物治疗适用于症状轻和接近绝经年龄者,而手术是最有效的治疗方法,适用于症状重和可疑肉瘤者。子宫肌瘤合并妊娠是一种特殊情况,在临床处理上应兼顾母体和胎儿,还应注意患者是否有保留生育的要求。

子宫肌瘤(myoma of uterus)又称为子宫平滑肌瘤(leiomyoma of uterus),是女性生殖道肿瘤中最常见的一种良性肿瘤。受卵巢分泌的雌孕激素影响,单克隆平滑肌细胞增生并与其间少量结缔组织形成肿瘤。子宫肌瘤多见于30~50岁女性,在生育年龄的妇女中发病率为25%~70%,有20%~50%可以出现临床症状。

【发病机制】子宫肌瘤的病因和发病机制不十分清楚。但是,多种临床表现表明子宫肌瘤的生长依赖于甾体性激素的影响,包括:①没有青春期前发病的报道;②绝经后子宫肌瘤多萎缩;③妊娠期随着雌、孕激素水平的升高,子宫肌瘤增大,产后随着哺乳和恢复月经,子宫肌瘤又恢复至孕前大小;④诱导性腺功能减退的药物可使子宫肌瘤缩小;⑤子宫肌瘤细胞中有雌、孕受体表达;⑥子宫肌瘤患者常合并子宫内膜增生过长、子宫内膜异位症、子宫内膜息肉甚至子宫内膜癌。

研究表明,孕激素也是子宫肌瘤的促生长因素,孕激素在直接刺激肌瘤细胞有丝分裂的同时,还能提高子宫肌瘤细胞上的雌激素受体含量,并通过提高表皮生长因子(epidermal growth factor,EGF)含量以及诱导肌瘤细胞内Bcl-2蛋白间接刺激子宫肌细胞增生。临床上使用抗孕激素制剂米非司酮(RU486)治疗子宫肌瘤,可使子宫肌瘤明显缩小。

通过临床观察,在子宫肌瘤患者的一级女性亲属中,约有40%以上会罹患子宫肌瘤。基因遗传学研究显示,子宫肌瘤是单克隆细胞肿瘤。约有1/3的子宫肌瘤有不同类型的染色体变异,但是同一个患者的不同子宫肌瘤中染色体变异不一致,这一点进一步支持子宫肌瘤的单克隆特性。最常见的基因突变型有以下几种:12号和14号染色体之间的移位,7号染色体短臂缺失和6号染色体长臂基因重排。

【病理】

(一) 子宫肌瘤分类

根据 2020 年《第 5 版 WHO 女性生殖器官肿瘤分类》，子宫肌瘤来自子宫体间叶组织，包括平滑肌瘤和恶性潜能未定的平滑肌瘤（表 42-1）。

表 42-1　子宫间叶性肿瘤分类——子宫平滑肌瘤（WHO, 2020）

子宫平滑肌瘤，非特指

脂肪平滑肌瘤

卒中性平滑肌瘤

水肿性平滑肌瘤

分割性平滑肌瘤

富细胞平滑肌瘤

黏液样平滑肌瘤

上皮样平滑肌瘤

合体细胞性平滑肌瘤

平滑肌瘤病，非特指

静脉内平滑肌瘤病

恶性潜能未定的平滑肌肿瘤

恶性潜能未定上皮样平滑肌肿瘤

恶性潜能未定黏液样平滑肌肿瘤

恶性潜能未定梭形细胞平滑肌肿瘤

转移性平滑肌瘤

(二) 子宫肌瘤的组织病理学

1. **大体所见**　肌瘤常为多发、散在，呈球形或不规则分叶状，小者仅在镜下可见，大者可达几十千克。肌瘤周围的平滑肌受压，形成一层疏松区域即假包膜，使肌瘤易于从子宫肌层剥离。剖开肌瘤时，由于周围肌层收缩，肌瘤常突出于表面。肌瘤剖面可见旋涡状结构，质地较硬，颜色较正常肌层浅。肌瘤软硬度取决于瘤体内所含纤维结缔组织的多少，多者肌瘤色白质硬，少则偏软。假包膜中的血管呈放射状排列。肌瘤过大时，由于血管受压，循环障碍，可使肌瘤发生变性。子宫肌瘤可以单发，也可见多发。

(1) 生长类型：按其生长部位分为宫体肌瘤和宫颈肌瘤，子宫体肌瘤多见；按肌瘤与子宫内膜、肌壁和浆膜的关系分为以下三种，并参见国际妇产科联盟子宫肌瘤亚分类系统图表（表 42-2）：

1）肌壁间肌瘤（intramural myoma）：是最常见的一种肌瘤，占肌瘤的 60%~70%。肌瘤位于肌层内，周围均被肌层包绕，小肌瘤不引起子宫外形改变，较大肌瘤可使子宫增大，质地不均，子宫表面隆起，也可向宫腔内突出。

2）浆膜下肌瘤（subserous myoma）：占 20%~30%，肌瘤向子宫浆膜面生长并突出，表面仅由浆膜覆盖；也可形成带蒂的浆膜下肌瘤；当蒂部扭转断裂，肌瘤脱落至腹腔形成游离性肌瘤或粘连于大网膜或肠系膜成为寄生肌瘤（parasitic myoma）；当肌瘤位于宫体向侧旁生长至阔韧带前后叶之间，形成阔韧带肌瘤（secondary intraligamentary myoma）。

3）黏膜下肌瘤（submucous myoma）：占 10%~15%。肌瘤向子宫黏膜面生长，突出于宫腔，表面仅由黏膜覆盖，多为单个性。易形成带蒂的黏膜下肌瘤，在宫腔内犹如异物，引起子宫收缩并可使肌瘤经宫颈排入阴道，成为悬吊于阴道内的黏膜下肌瘤。此时可由于瘤蒂部供血不足，肌瘤表面发生坏死，并伴有感染、溃疡出血。

(2) FIGO 子宫肌瘤分型：为了便于评估子宫肌瘤对患者的影响，以利于选择治疗方法，根据子宫肌瘤与肌层的关系，FIGO（2011）将子宫肌瘤分为九种类型（表 42-2）。

表 42-2　国际妇产科联盟（FIGO）子宫肌瘤亚分类系统

	型别	肌瘤部位
SM- 黏膜下肌瘤	0	完全位于宫腔的黏膜下肌瘤
	1	肌瘤大部分位于宫腔内，位于肌壁间的部分 ≤50%
	2	肌壁间突向黏膜下的肌瘤，肌瘤位于肌壁间的部分 >50%
O- 肌壁间肌瘤	3	肌瘤完全位于肌壁间，但紧贴黏膜
	4	肌瘤完全位于肌壁间，不靠近突向浆膜层，也不突向黏膜层
	5	肌瘤突向浆膜，但位于肌壁间部分 ≥50%
O- 浆膜下肌瘤	6	肌瘤突向浆膜，但位于肌壁间部分 <50%
	7	带蒂的浆膜下肌瘤
	8	其他类型（特殊部位如宫颈、阔韧带肌瘤）

如为混合型肌瘤，则由连线连接两种不同类型肌瘤的代表数字。通常第一个数字代表肌瘤与黏

膜的关系,第二个数字代表肌瘤与浆膜的关系。

该分类中 0、1、2 型是将黏膜下肌瘤进行细化分为三类。这三种分类来自于欧洲妇科内镜学会(European Society of Gynaecological Endoscopy, ESGE),按照 0 型便于宫腔镜操作,依次序升高,逐渐增加宫腔镜操作切除黏膜下肌瘤的难度。3、4、5 型为肌壁间肌瘤;6、7 型为浆膜下肌瘤,更适合腹腔镜手术切除。

2. 镜下所见 显微镜下可见子宫肌瘤由交叉排列,形态、大小一致的成熟的平滑肌细胞和纤维组织构成。肌瘤细胞呈细长的梭形,胞质嗜酸性,胞核淡染位于中央。肌束向不同方向排列,形成旋涡状或栅栏状结构。应注意有无核非典型性及分裂象,除外肉瘤。

3. 子宫肌瘤变性 当肌瘤直径较大时,由于血供障碍,多于肌瘤中心部位继发变性。常见变性有以下几种:

(1)玻璃样变(hyaline degeneration):又称透明变性。肌瘤剖面旋涡状结构消失,代之以均匀透明样物质,色苍白。

(2)囊性变(cystic degeneration):继发玻璃样变后组织坏死,液化形成囊腔,囊内含有透明液体。

(3)红色变性(red degeneration):多见于妊娠期和产褥期。由于肌瘤内小血管发生退行性变,引起溶血,血红蛋白渗入瘤组织,或引起血管栓塞、血管破裂,出血弥散于组织内,使肌瘤迅速增大,肌瘤剖面呈暗红色,如生牛肉状。临床出现发热、腹痛。

(4)脂肪变性(fatty degeneration)和钙化(degeneration with calcification):多发生在绝经后妇女的肌瘤中,肌瘤剖面呈黄色,旋涡状结构消失,肌细胞内有小空泡出现,内含脂肪。若进一步发展,脂肪皂化与钙盐结合使肌瘤变硬如石,称为"子宫石"。X 线片可见钙化阴影。剖面可见白色钙化灶,常有沙粒感。镜下见深蓝色层状钙盐沉积。

(5)黏液变性:又称黏液样变,切面呈胶冻状,富有酸性黏多糖,Alcian 蓝染色呈强阳性。

(6)肉瘤样变(sarcomatous change):至今,临床上和学术界对于是否存在子宫肌瘤肉瘤变(即恶性变)仍存有争论。因为子宫肌瘤是单个肌细胞单克隆发生的,所以认为子宫平滑肌肉瘤是单克隆肌细胞受基因突变的影响,直接生长发育为肉瘤,而非由良性肌瘤转变为肉瘤。在病理组织切片中,没有见到某个肌瘤从良性到恶性的移行过程。只见到多发子宫肌瘤中某一个肿瘤是肉瘤,使病变性质

发生转变。在术前诊断为"子宫平滑肌瘤"的妇女中,子宫平滑肌肉瘤的发生率为 0.13%~0.29%。两者病理学特征和鉴别要点见表 42-3。

表 42-3　平滑肌肉瘤与平滑肌瘤病理学特征比较

	病理学特征	平滑肌肉瘤	平滑肌瘤
大体所见	肿瘤数量	孤立,常是明显的肿物	多发性肿物
	大体界限	边界不清或浸润	边界清楚,肿物通常隆起并挤压周围组织
	切面多样性	常见,明显,多灶状出血或坏死	不常见,常呈灶状或中心性
	切面颜色	灰色、黄色或棕色	白色或棕色
	切面质地	软,"鱼肉"样	质硬,旋涡状
镜下所见	增生活性	增加,常见异常核分裂象	不良,通常较低
	核和细胞非典型性	≥10 核分裂象/10HPF,呈弥漫性或灶状	罕见
	变性形式	凝固性、地图样肿瘤、细胞坏死	梗死,玻璃样变,水肿或黏液变性
	细胞构成	富含细胞,有时显著	不定,通常中度增加
	镜下界限	浸润邻近肌层	界限清晰

4. 特殊类型子宫肌瘤(unusual smooth muscle neoplasia) 为良性肿瘤,但在临床生物学及显微镜下组织学形态有其特殊性。主要有以下几种:

(1)富于细胞平滑肌瘤:大体同普通平滑肌瘤。镜下见肿瘤有丰富平滑肌瘤细胞,细胞大小形态较一致,无异型性或仅有个别细胞异型,偶见核分裂象。

(2)奇异型平滑肌瘤:大体同普通平滑肌瘤。镜下瘤细胞为多边形或圆形等多形性,失去普通型子宫肌瘤细胞呈梭形的特征,核大浓染,有多核巨细胞,核分裂象极少。妊娠期或服用大剂量孕酮时,肌瘤可出现类似奇异细胞。

(3)血管型平滑肌瘤:大体同普通平滑肌瘤,切面颜色较红。镜下见血管型平滑肌瘤中血管丰富,血管内皮细胞明显,瘤细胞围绕血管排列,与血管平滑肌紧密相连。

(4)上皮样平滑肌瘤:为一种罕见的子宫肌瘤。

瘤细胞排列成群或索条状类似上皮细胞,而失去普通肌瘤细胞的梭形状态。

(5)静脉内平滑肌瘤病:也称脉管内平滑肌瘤病(intravascular leiomyomatosis),为一种极罕见的肌瘤。此病为子宫肌瘤向脉管内生长或由脉管本身的平滑肌瘤组织增生后突向管腔的肿瘤,除静脉外也可累及淋巴管。此类子宫肌瘤可以超出子宫范围,若手术未完全取净,可在静脉内延伸达下腔静脉,甚至到心脏而出现相应症状。子宫增大呈不规则形,均为暗红结节状和特殊的静脉形态,病变主要在子宫肌壁或盆腔静脉内。这类子宫肌瘤易复发,复发可在盆腔或脉管内,主张做全子宫、双附件及子宫外肿瘤切除。

(6)腹膜弥漫性平滑肌瘤病:属罕见疾病。子宫肌瘤合并多发性平滑肌瘤小结节弥漫分布于腹膜、大网膜、肠系膜、直肠子宫陷凹及盆腹腔脏器表面。结节为灰白色、实性、大小不等,类似恶性肿瘤的种植,常在术中发现。该肌瘤治疗后易复发,全子宫双附件切除后可退缩。

(7)良性转移性平滑肌瘤:罕见,为良性子宫肌瘤无核分裂象或极少核分裂象时,伴发盆腔或腹膜后淋巴结及肺转移。激素治疗后可消退,也可行手术切除。

(8)脂肪平滑肌瘤:成熟的脂肪细胞和平滑肌瘤细胞构成的平滑肌瘤。该亚型常见于绝经后妇女,属于平滑肌瘤脂肪化生。

(9)卒中性平滑肌瘤:也称出血性平滑肌瘤。肌瘤内出血或血肿形成,病理组织内见新鲜星状出血带。出血灶周围瘤细胞增生致密,核分裂象可达8/10HPF,但增生的细胞无异型性。瘤内或瘤周可见变性坏死的血管和血栓形成。血肿可破入腹腔或宫腔,造成急腹症或阴道大出血。

5. **恶性潜能未定的平滑肌瘤**(smooth muscle tumors of uncertain malignant potential,STUMP) 在诊断与鉴别诊断恶性潜能未定的平滑肌瘤时应符合以下特征:①肿瘤无明确的浸润性边缘,核分裂象 2~4/10HPF,但有一定细胞异型性;②肿瘤无明确的浸润性边缘,细胞无异型性,但 10 个高倍视野核分裂象>15 个;③肿瘤无明确的浸润性边缘,但 10 个高倍视野核分裂象为 5~9 个,细胞有轻度异型性等。主要根据组织病理学检查做出诊断,免疫组织化学分子分型及基因组分析可能对诊断和评估预后有一定的帮助。虽然尚无指南或共识规范,专家比较一致认为对于已完成生育的患者行子宫全切术;而对于年轻有生育需求的患者,则行子宫肌瘤切除术,保留生育功能。

【临床表现】

1. **月经改变** 月经改变是肌瘤的主要症状,大约 30%~50% 患者有此症状。小肌瘤、浆膜下肌瘤常无月经改变;肌壁间肌瘤使子宫体积增大、宫腔变深,子宫收缩不良,并常伴有子宫内膜增生,引起月经周期缩短、经期延长、经量增多;黏膜下肌瘤使子宫内膜面积增大、宫腔凹凸不平,月经期内膜剥脱不完全,黏膜下血管走行异常,引起子宫内膜凝血机制改变,造成不规则阴道出血,甚至大出血。即使肌瘤很小也可引起月经过多,导致严重贫血。带蒂的黏膜下肌瘤因血运异常,肌瘤表面坏死、出血、感染,可有阴道持续出血,或者血性分泌物伴有臭味,如果黏膜下肌瘤被排挤入阴道,常表现为大量阴道出血、下腹坠痛,偶可见阴道口肿物。

2. **腹部肿块** 子宫肌瘤使子宫体积增大,当子宫增大至如妊娠 10~12 周大小时,可在下腹部正中扪及质硬、形态不规则肿物,特别当膀胱充盈时更易扪及。

3. **白带增多** 肌瘤使宫腔面积增大,内膜腺体分泌增多,盆腔充血,致白带增多。黏膜下肌瘤排入阴道继发感染可有脓血性白带。

4. **腹痛** 由于肌瘤压迫盆腔器官、血管、神经,可使盆腔淤血,出现腰酸、下腹胀疼,有时还可出现背部或下肢放射状痛;浆膜下肌瘤蒂扭转、肌瘤红色变性时可引起剧烈腹痛;黏膜下肌瘤刺激子宫收缩或继发感染时,可引起下腹痛,有时呈分娩样坠胀痛;肌瘤增长过快时可出现下腹隐痛。

5. **压迫症状** 压迫症状与子宫增长较大及肿瘤部位有关。子宫前壁下段肌瘤或宫颈肌瘤压迫膀胱可引起尿频、排尿障碍;极罕见肌瘤压迫输尿管导致肾盂积水;后壁肌瘤压迫直肠可引起便秘、里急后重、大便不畅;巨大肌瘤压迫盆腔静脉,可造成盆腔淤血和下肢水肿。

6. **不孕或流产** 子宫肌瘤患者继发不孕约占 25%~40%。可因肌瘤压迫输卵管或使宫腔变形,影响精子运动和间歇性不排卵。肌瘤患者妊娠后流产发生率较正常妊娠高 2~3 倍,可达 25%~40%。妊娠晚期可造成胎位异常,早产和剖宫产率增加。

7. **继发贫血** 由于月经过多可引起继发贫血,多为缺铁性贫血,严重时表现为面色苍白、气短、心慌。肌壁间肌瘤一般引起轻中度贫血。黏膜下肌瘤引起中重度贫血。

【诊断与鉴别诊断】

1. **诊断** 根据患者的病史、体格检查、妇科检查和以下辅助检查,可较容易地做出诊断。辅助检查主要包括以下方法:

(1)超声检查(包括经腹部超声、经阴道超声、对比宫腔声学造影):肌瘤呈圆形、低回声,肌瘤周围呈环形低回声线;肌瘤玻璃样变时呈均质回声;囊性变时中心呈透明暗区;肉瘤时回声增强、不均匀。通过 B 超可了解肌瘤的生长部位、数目、大小和有无变性,并可与卵巢肿物鉴别。

(2)宫腔镜检查:用于观察黏膜下肌瘤的大小和位置。一般检查与手术可同时进行。

(3)CT 和 MRI 不是常规检查子宫肌瘤的方法。当盆腔肿瘤难以鉴别诊断时,可以选择 MRI,以便观察子宫与周围组织的关系。

2. **鉴别诊断**

(1)妊娠子宫:根据患者有停经后子宫增大,检查血 hCG 或尿 hCG 呈阳性,盆腔 B 超显示宫腔内有妊娠囊等,容易鉴别。

(2)卵巢肿瘤:主要与带蒂浆膜下肌瘤、肌瘤囊性变鉴别。卵巢肿瘤无明显月经改变,妇科检查时肿瘤偏向一侧附件,与子宫无直接联系。通过 B 超、腹腔镜可鉴别。

(3)子宫腺肌病:与肌瘤鉴别有一定困难。子宫腺肌病常伴有继发性进行性加重的痛经和不孕史,子宫均匀增大。B 超显示子宫肌壁增厚,回声不均,有短线状回声,无肌瘤影像。

(4)盆腔炎性包块:有感染病史。肿块界限不清。抗感染治疗后肿块可缩小或消失。

(5)子宫畸形(双子宫或残角子宫)经 B 超、腹腔镜可鉴别。

(6)子宫平滑肌肉瘤:术前鉴别较困难,细胞学涂片、诊断性刮宫可协助诊断,明确诊断需要依靠手术标本的病理学检查。

【治疗】

1. **随访观察** 对肌瘤小、无症状者可以观察,每 3~6 个月复查 B 超,待肌瘤增大或症状明显再治疗。45 岁以上患者,伴随卵巢功能减退和绝经,肌瘤会停止生长,逐渐萎缩。

2. **药物治疗** 药物治疗适用于子宫肌瘤体积较大,术前需要将肌瘤体积缩小,以减少手术难度,为腹腔镜手术或经阴道手术提供机会;肌瘤合并贫血者,为避免术中输血,可以药物治疗达到闭经,贫血得以纠正后择期手术;子宫肌瘤直径 4~5cm,

尚未生育,但又不愿意马上行肌瘤剔除术者;因子宫肌瘤拟行内镜手术(如宫腔镜下黏膜下肌瘤切除术),术前可药物治疗,缩小瘤体,以便减少术中出血;有外科手术禁忌者。

(1)促性腺激素释放激素激动剂(gonadotropin releasing hormone agonist,GnRH-a):GnRH-a 是将 GnRH 的第 6、10 位氨基酸加以改变而形成的强有力的衍生物,它具有抵抗肽链内切酶的分裂作用,半衰期长,对 GnRH 受体有高效亲和力。开始使用 GnRH-a 时,因为它对垂体表现为上调作用,血清中 FSH 和 LH 水平暂时升高;继续使用时,则腺垂体细胞的受体全部被 GnRH-a 结合并被带进垂体内部而分解,垂体的敏感度下调,机体处于促性腺激素分泌不足的减退状态,导致卵巢内分泌降至自然绝经水平,达到药物性垂体-卵巢去势,是对激素依赖性疾病的治疗方法。术前使用可使肌瘤缩小,减少出血,便于手术;围绝经期患者使用可使肌瘤缩小,进入绝经状态,避免手术。其副作用主要是出现更年期症状及骨质疏松,一般用药 3~6 个月。在应用 GnRH-a 后出现更年期症状和骨质疏松等副作用时,可用反向添加治疗(add back),给予小量的雌激素或雌激素加孕激素治疗,既能改善雌激素低下引起的症状,又不影响 GnRH-a 的治疗作用,以不产生由反向添加疗法引起的副作用为准。常用的制剂有戈舍瑞林(goserelin,诺雷德)、亮丙瑞林,(leuprorelin,抑那通)、曲普瑞林(triptorelin,达菲林)。

(2)雄激素:对抗雌激素,使子宫内膜萎缩,直接作用于子宫,使肌层及血管的平滑肌收缩,减轻盆腔充血,减少出血。并使近绝经期患者提早绝经。常用的药物有丙酸睾酮(testosterone propionate),一般为 25mg,每周 2 次肌内注射,6~8 周为 1 个疗程,每月总量不宜超过 300mg,以免引起男性化。或甲睾酮(methyltestosterone)5~10mg,每天 1 次,从月经第 5 天开始,舌下口含,每月 20 天。单用丙酸睾酮的治疗效果较差,停药后复发率高,故目前不主张单独作为治疗子宫肌瘤的药物,一般作为辅助和联合用药应用。

(3)米非司酮(mifepristone,RU486):是 19-去甲睾酮的衍生物,具有拮抗孕激素受体作用,取代体内孕激素与其受体相结合,抑制孕激素活性,继而卵巢黄体溶解,体内孕激素和雌激素水平也随之下降。另外,它还通过非竞争性拮抗雌激素,破坏下丘脑-垂体-卵巢轴,诱发闭经,使子宫肌瘤退缩。每天口服 10mg，连续服用 3~6 个月，副反应有轻微的低雌激素血症症状，如潮热、小关节轻微不适等。个别患者有肝功能暂时升高，停药后降至正常。

3. 手术治疗

（1）手术指征：子宫大于 10 周妊娠子宫大小，无生育要求；肌瘤引起继发贫血，保守治疗无效；肌瘤增长迅速，可疑肉瘤；浆膜下肌瘤蒂扭转；肌瘤压迫膀胱、直肠引起压迫症状；黏膜下肌瘤引起异常子宫出血和严重贫血；绝经后肌瘤不缩小，反而增大；特殊部位的子宫肌瘤，如宫颈肌瘤或阔韧带肌瘤。出现以上情况之一应考虑手术治疗。

（2）手术方式

1）子宫切除术或子宫次全切除术（hysterectomy or supracervical hysterectomy）：适用于肌瘤较大、无生育要求患者。可开腹手术或选择腹腔镜辅助阴式手术，也可经阴道手术。

2）子宫肌瘤切除术（myomectomy）：适用于年轻，无论是否生育有保留子宫要求的患者。可开腹手术或选用腹腔镜手术，也可经阴道手术。如果肌瘤数量多于 3 个、单个直径 >8cm 适宜行开腹手术。

3）宫腔镜下黏膜下肌瘤切除术（hysteroscopic myomectomy）：适用于治疗子宫黏膜下肌瘤 FIGO 分型的 0、1 和 2 型，肌瘤 <5cm。手术应由有经验的妇科手术医师完成。当切除 2 型（≥50% 肌瘤的部分位于肌壁间）黏膜下肌瘤时，应注意避免过多液体吸收入血，引起低钠血症；并注意预防切割肌瘤时发生子宫穿孔。应该在 B 超或腹腔镜监测下进行手术。必要时分二次手术。

4）腹腔镜浆膜下肌瘤切除术：主要针对子宫肌瘤 6、7 型进行手术。手术应该由有经验的妇科手术医师完成。

（3）手术注意事项

1）术前必须做宫颈细胞学检查和高危型人乳头瘤病毒检测，以除外宫颈上皮内瘤变或宫颈癌。

2）因常与子宫内膜增生同时存在，对阴道不规则出血患者，术前应行分段诊刮，以除外子宫内膜癌。

3）术中应检查切除标本，若切面组织松脆，呈生鱼肉样，送快速冷冻病理检查，以除外子宫平滑肌肉瘤。

4）阔韧带肌瘤和宫颈肌瘤：手术中应注意避免损伤周围脏器，尤其是避免损伤输尿管，可先行肌瘤切除术，恢复正常解剖关系后再切除子宫。

5）如果术中发现子宫静脉血管内平滑肌瘤，应尽量取干净；术后进行相应部位的超声或血管造影检查，以除外脉管内平滑肌瘤沿着盆腔大血管生长至下腔静脉，脱落后引起严重的肺栓塞。同时嘱咐患者定期检查，预防复发和血管栓塞。

6）腹腔镜辅助子宫全切或肌瘤切除术中，有时会使用电动旋切器（又称腹腔镜下电动分碎术，laparoscopic electric morcellation）以便于取出标本。但是，文献中有使用电动旋切器后，导致良性子宫肌瘤碎片播散于腹腔内继续生长，甚至导致子宫平滑肌肉瘤转移扩散、肿瘤分期增加和不良预后的病例报道。鉴于此，术前评估子宫肌瘤的性质，向患者说明术中使用电动旋切器可能造成的危险，谨慎使用旋切器，或将标本装入袋内，在袋内旋切分碎肌瘤然后取出是非常必要的。对于术前高度可疑子宫平滑肌肉瘤的病例，术中避免使用。

4. 子宫动脉栓塞 子宫动脉栓塞（uterine artery embolization，UAE）是一种微创治疗子宫肌瘤的方法。常采用 Seldinger 法，即在局部麻醉下行股动脉穿刺，置入 4F 或 5F 的 COBRA 导管，在 X 线数字减影血管造影（digital subtraction angiography，DSA）下通过同轴导丝的引导，超选择性插管至子宫动脉并注入栓塞剂的一种介入性治疗技术。目前已有大量的临床研究报道，认为该方法安全、创伤小、并发症少，能在短期内控制子宫肌瘤导致的月经量过多、过频、经期延长等临床症状，使子宫肌瘤体积缩小，缓解盆腔压迫和贫血症状，还能保留子宫和卵巢的正常生理功能，临床治疗效果良好。

适应证：对有症状的子宫肌瘤，患者要求保留子宫或不接受手术，希望通过治疗避免手术而度过围绝经期的妇女可行子宫动脉栓塞治疗。但对瘤蒂细长的浆膜下肌瘤或单纯黏膜下肌瘤；巨大的肌壁间肌瘤（子宫 > 孕 20 周）；年轻患者要求生育者不宜使用。禁忌证：有血管造影禁忌；心、肺、肝、肾等重要器官病变；凝血功能障碍；不能排除子宫或卵巢恶性肿瘤；妇科急慢性炎症；严重动脉硬化；盆腔有手术史；严重盆腔动脉畸形；子宫脱垂、妊娠、压力性尿失禁等。

患者术后绝对卧床 24 小时，穿刺部位加压包扎并置沙袋压迫 12 小时，穿刺侧肢体制动 12 小时，给予抗生素预防感染；术后严密观察生命体征，穿刺部位有无活动性出血。

栓塞剂应选择不可吸收和组织反应小的永久性栓塞剂。目前国内外使用较多的有聚乙烯醇微粒（PVA，直径300~700μm）、真丝线段、钢圈等。明胶海绵易被组织吸收，一般不用于子宫肌瘤的动脉栓塞治疗。

副作用和并发症：

（1）梗死后综合征：子宫动脉栓塞后出现的疼痛、发热、恶心、呕吐、厌食及其他不适等表现被称为"梗死后综合征"。

（2）不规则阴道出血：约20%的患者术后出现少量阴道流血，可能与栓塞治疗后子宫血供骤减，不能维持子宫内膜生长有关。

（3）穿刺部位血肿：与反复递送导管、压迫时间短及穿刺侧肢体过早活动有关。

5. 超声引导下射频治疗子宫肌瘤 在B超引导下，利用每秒15万次的高频震动交流电，将射频发生器产生的射频定点发射到子宫肌瘤中心，使肌瘤加热至60℃以上，最后脱水、变性、坏死，以后逐渐被机体吸收排出体外。

射频热效应使子宫肌瘤发生如下作用：①肌瘤细胞死亡；②血管损伤和血管闭锁；③肌瘤内的神经被破坏；④pH下降；⑤激素受体被破坏；⑥免疫系统特别是吞噬系统被激活，最后瘤体达到自行缩小、消失。

治疗前准备：①治疗时间选择月经干净后3~4天进行；②常规妇科检查，了解肌瘤的大小及部位，并清洁阴道2天；③查血常规、肝肾功能及心电图；④B超复查子宫肌瘤的大小及部位。术前30分钟肌内注射地西泮、654-2各10mg，膀胱充盈适当。

操作方法：患者取膀胱截石位，在B超监护下，扩张器扩张宫颈管至7号，用探针测宫腔深度及肌瘤所在部位，将自凝刀送达宫底，黏膜下肌瘤用自凝刀在其蒂部凝固，使之与宫壁剥离；肌壁间肌瘤及不带蒂浆膜下肌瘤，用自凝刀穿刺到肌瘤中央凝固。如肌瘤直径≤3cm，可同时治疗2~3个肌瘤；如肌瘤>3cm，直径≤5cm，则一次最多可治疗2个肌瘤；如肌瘤>5cm，可先服米非司酮2~3个月，使其缩小至5cm以下再治疗。

术中注意事项：①穿刺点的选择：当肌瘤直径≤3cm时，穿刺点应在肌瘤的中心；当直径>3cm时，穿刺点应选1/2或1/3的中心，先穿刺肌瘤一侧或一极，然后穿刺肌瘤另一侧，穿刺时纵切进刀。②穿刺深度：如黏膜下及肌壁间肌瘤，不宜穿过肌瘤包膜，浆膜下不带蒂的肌瘤穿刺时，其刀尖距浆膜表面最少>0.8cm，以免穿出子宫壁。③穿刺的顺序：先后壁，后前壁；先外侧，后内侧；先上端，后下端。④穿刺时刀体的弯度向前壁或后壁，不能弯向左右侧。

超声引导下射频治疗子宫肌瘤适用于壁间或者黏膜下肌瘤直径2~5cm。相关的副作用及并发症包括：①脏器损伤；②下腹疼痛；③生殖器感染；④宫颈宫腔粘连；⑤阴道流血；⑥子宫穿孔；⑦其他与宫腔操作有关的并发症，如人工流产综合征等。

治疗优点：①微创，费用低；②见效快，疗程短，对肌瘤直径<5cm者，只需10~15分钟射频治疗；③安全可靠，无严重并发症发生；④能保留子宫和卵巢正常生理功能；⑤患者恢复快，顺应性好，几乎不影响工作和生活。

【预后】

1. 子宫肌瘤的复发 文献报道，术后复发率为25%~35%，多发子宫肌瘤的复发高于单发；术后年限越长，复发率越高。复发原因可能为患者自身存在肌瘤生长高危因素。另外，子宫内小肌瘤术中未切除，术后在雌激素作用下逐渐长大。

2. 术后妊娠率及流产率 文献报道，术后妊娠率为10%~89%，差距较大。术后影响妊娠与年龄、肌瘤的数目有关，年轻者肌瘤单发较易受孕。大多数患者在术后3年内怀孕，故术后避孕期不宜过长，一般主张避孕1年，如切除肌瘤与子宫内膜关系不密切，也有主张避孕6个月。对术后妊娠者应按高危妊娠监护。

术后流产率较术前降低，但高于无肌瘤患者。

3. 子宫肌瘤切除术后，特别是保留子宫者需定期随访，防止复发；对恶性潜能未定平滑肌瘤术后定期随访，可以及时发现有无出现恶性变。

附：子宫肌瘤合并妊娠

子宫肌瘤合并妊娠应该包含双重含义，其一是子宫肌瘤患者准备妊娠，是否可以进行？其二是子宫肌瘤患者已经妊娠，应该注意什么？对于前者，应该检查子宫肌瘤的大小和位置，如果是黏膜下肌瘤，并且伴有月经异常的症状，应该说服患者先接受宫腔镜检查和手术，切除黏膜下肌瘤，术后恢复3个月月经后再怀孕。如果是肌壁间肌瘤或浆膜下肌瘤、单发、<4cm、不伴有月经异常的临床症状，同时患者不愿意接受手术，可以谨慎怀孕，妊娠后注意预防肌瘤红色变性、流产和早产。但是，如

果肌壁间肌瘤较大、>5cm、多发性、伴有月经异常和贫血，应该先行子宫肌瘤切除，术后至少严格避孕1年以上再妊娠。如果子宫肌瘤患者合并不孕，检查不孕症的原因与肌瘤有关，也应该先手术再妊娠。对于已经妊娠的子宫肌瘤患者，其流产发生率为0.3%~7.2%。肌瘤小、无症状者，在妊娠、分娩中可以被忽略。但是应该注意以下情况：

（一）子宫肌瘤对妊娠的影响

子宫肌瘤在妊娠早期会引起流产；妊娠中期较大肌瘤可引起胎位异常、胎儿发育迟缓、胎盘前置，应严密观察；分娩时可引起宫缩乏力；肌瘤位于子宫下段时，可因产道梗阻造成难产；产后易出现产后出血、感染等。

（二）妊娠对肌瘤的影响

妊娠期雌孕激素水平增高，可使肌瘤迅速增大，有时引起红色变性。带蒂的浆膜下肌瘤可因子宫增大、位置改变而出现浆膜下肌瘤蒂部扭转。

（三）诊断与鉴别诊断

患者有停经，尿妊娠试验阳性或血清β-hCG升高，妇科检查子宫大于妊娠月份，子宫表面不规则，有结节状突起。超声检查除宫腔内可见妊娠囊外，在子宫肌层或表面有圆形低回声结节，可以诊断。妊娠期子宫肌瘤增大变软，应注意与卵巢肿物鉴别。卵巢肿物多位于宫旁，与子宫有界限。

（四）处理

1. 妊娠期　主要防止流产、早产，注意休息，避免性生活。发生红色变性时，经卧床休息、镇痛、预防感染等治疗，多可自行缓解，但应严密观察，如保守治疗效果不佳，确需手术，孕早、中期行子宫肌瘤切除，术后保胎；孕晚期可视胎儿成熟情况，在切除子宫肌瘤的同时行剖宫产术。

2. 分娩期　一般妊娠合并子宫肌瘤行剖宫产的机会增高。预计可自然分娩者，临产后应仔细观察产程，分娩早期发现宫缩乏力应给予积极处理；随产程进展，发现产道受阻，或因产科原因需行剖宫产，可考虑术中同时行肌瘤切除；如果肌瘤多发不易切除，又合并难以控制的出血，可行子宫次全切除。也可由术者根据术中情况综合判断，术中暂不处理肌瘤，留待产后追踪观察。

3. 产褥期　在产褥期主要预防产后出血和产褥感染。一般产后随着子宫复旧和哺乳，肌瘤会相应变小。确需手术治疗者，一般产后6个月后进行。

（赵　彦　魏丽惠）

参考文献

1. 曹泽毅. 中华妇产科学. 3版. 北京: 人民卫生出版社, 2014.
2. 谢幸, 孔北华, 段涛. 妇产科学. 9版. 北京: 人民卫生出版社, 2018.
3. Hernandez, Atkinson. 临床妇科病理学. 袁耀萼, 译. 北京: 人民卫生出版社, 1996: 228-251.
4. WHO Classification of Tumours Editorial Board. WHO classification of tumours: female genital tumours [M]. Lyon (France): IARC Publications, 2020: 1-632.
5. Vilos GA, Allaire C, Laberge PY, et al. The management of uterine leiomyomas. J Obstet Gynaecol Can, 2015, 37 (2): 157-178.
6. Munro MG, Critchley HO, Fraser IS. The FIGO classification of causes of abnormal uterine bleeding in the reproductive years. Fertil Steril, 2011, 95 (7): 2204-2208.

第四十三章　子宫恶性肿瘤

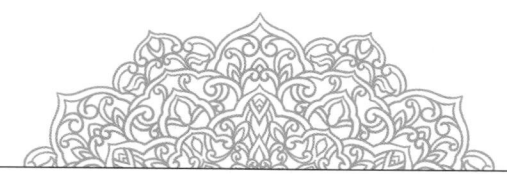

第一节　组织学分类

一、子宫内膜癌前驱病变

子宫内膜癌的前驱病变在 2003 年《第 3 版 WHO 女性生殖器官肿瘤分类》（简称第 3 版 WHO 分类）中分为四型：①不伴典型的单纯性增生（simple hyperplasia without atypia）；②不伴典型的复杂性增生（complex hyperplasia without atypia）；③单纯性不典型增生（simple atypical hyperplasia）；④复杂性不典型增生（complex atypical hyperplasia）。2014 年第 4 版 WHO 分类对子宫内膜增生病变的命名与分类进行了简化及调整，主要分为两大类：不伴有不典型性的增生和不典型增生/子宫内膜样上皮内瘤变。在 2020 年第 5 版 WHO 分类中保留了第 4 版 WHO 分类。

（一）子宫内膜不伴有不典型性的增生

子宫内膜不伴有不典型性的增生（hyperplasia without atypia）包括以往由无拮抗的雌激素刺激所致的子宫内膜单纯性增生及复杂性增生，由于两者的生物学行为无明显差异，故第 4 版 WHO 分类不再区分，但现阶段国内一些临床医师认为两者处理上略有不同，在病理诊断时仍可以同时注明是单纯性还是复杂性增生。

显微镜下：子宫内膜腺体类似增生期腺体，但形状和大小不一，可见囊性扩张的腺体，腺体增生常超过间质的增生，腺体与间质比例增加，通常 >1:1，但无显著细胞异型性（见文末彩图 43-1）。

（二）子宫内膜不典型增生／子宫内膜样上皮内瘤变

子宫内膜不典型增生／子宫内膜样上皮内瘤变（atypical hyperplasia/endometrioid intraepithelial neoplasia，AH/EIN）属于子宫内膜样癌的癌前病变，两者在病理形态学上有很多相似性，但由于命名体系的不同，两者在形态描述上又略有不同。但从生物学行为及临床处理上基本相同，故把两者等同起来做诊断更为合适。由于对于不典型增生中异型程度的判断缺乏客观指标，且其与临床进展无关，因而，现已不主张对子宫内膜不典型增生再进行分级。

显微镜下，增生的腺体排列拥挤，腺体之间仅有很少的内膜间质分隔；与不伴有非典型性的增生不同之处是腺上皮细胞出现异型性，表现为细胞核增大，核变圆，失去极性，核仁明显（见文末彩图 43-2）。

二、子宫内膜癌

子宫内膜癌（endometrial carcinoma）是起源于子宫内膜上皮成分的恶性肿瘤。根据发病机制及临床病理特点的不同，可以将子宫内膜癌分为两大类型：Ⅰ型和Ⅱ型。Ⅰ型占 70%~80%，以子宫内膜样癌为主，属于激素依赖性，子宫内膜不典型增生／EIN 是其癌前病变。好发于围绝经期或绝经期妇女，多数病例临床进展缓慢，预后较好。Ⅱ型占 10%~15%，与雌激素无关，发病年龄晚于Ⅰ型约10 年，多见于绝经后老年女性，具有代表性的组织类型是浆液性癌，常伴有 p53 肿瘤抑制基因的突变，具有高度侵袭性，预后差。

子宫内膜癌的组织学类型较多，目前应用的是 2020 年第 5 版 WHO 分类。该版与第 4 版变化不大，删除了黏液腺癌，在子宫内膜样癌中增加了分子分型，并增加了四个特殊类型：鳞状细胞癌、胃肠型黏液癌、中肾管腺癌及中肾样腺癌，并将神经内分泌癌单独列出（表 43-1）。

表 43-1 子宫内膜癌分类（WHO，2020）

子宫内膜样癌（分子分型）
POLE 超突变型
错配修复 - 缺陷型
p53 突变型
非特殊分子改变型
浆液性癌
透明细胞癌
未分化癌
混合型腺癌
鳞状细胞癌
胃肠型黏液癌
中肾管腺癌
中肾样腺癌

（一）子宫内膜样癌

子宫内膜样癌（endometrioid carcinoma）是子宫内膜癌中最常见的类型。组织学上具有腺管结构，高分化时类似于增生期子宫内膜。但腺体结构复杂，相互吻合，甚至形成筛孔及迷路结构，有时腺腔内可见坏死碎片（见文末彩图 43-3）。腺上皮被覆单层或假复层柱状细胞，细胞核轻度增大变圆，核仁多少不等，核分裂象（mitosis）增多。肿瘤腺体间内膜间质细胞消失，可见呈巢状、索条状及单个细胞浸润至子宫肌层中。大约 20%~50% 的子宫内膜样癌可出现不同数量的鳞状上皮分化，称为子宫内膜样癌伴鳞状分化，该肿瘤的预后主要取决于肿瘤中腺体成分多少及细胞的分化的程度，而鳞状分化程度及范围不影响肿瘤分级及预后。

（二）浆液性癌

浆液性癌（serous carcinoma）是一种具有高度侵袭性的原发于子宫内膜的腺癌。发病机制分型属Ⅱ型子宫内膜癌，它不同于Ⅰ型子宫内膜样癌，与雌激素刺激无关，也很少与子宫内膜增生有关联。多见于绝经后妇女。组织学特征为具有乳头状结构，细胞成簇，核异型明显，可见多形和巨大的嗜酸性核仁，核分裂象易见（见文末彩图 43-4A），免疫组化染色：p53 常常呈现弥漫的强阳性表达（见文末彩图 43-4B）或完全表达缺失，雌激素受体（estrogen receptor，ER）及孕激素受体（progesterone receptor，PR）常呈低表达。

有一部分浆液性癌的细胞仅仅位于子宫内膜表面或其下的腺体中，没有或仅有微小的间质浸润（见文末彩图 43-5A），并且这些异型肿瘤细胞对 p53 呈强阳性表达（见文末彩图 43-5B）。第 4 版 WHO 分类中将其命名为浆液性上皮内癌（serous endometrial intraepithelial carcinoma，SEIC），并且作为子宫内膜癌的特殊亚型单独列出，而没有放在子宫内膜癌前驱病变中。这是因为越来越多的研究发现，它常与浸润性浆液性腺癌共同存在，即使其单独出现时，也可发生盆腔及腹膜播散性病变。因此，临床医师应知晓 SEIC 不是癌前期病变，它同样具有高度侵袭性，只是病变表浅而微小，一旦病理诊断 SEIC,临床应按照浸润性浆液癌进行分期手术,以确定患者的预后。

(三)透明细胞癌

透明细胞癌(clear cell carcinoma)在发病学分类中也属于Ⅱ型子宫内膜癌,它比浆液性癌少见,也常见于老年女性。组织学上,肿瘤由透明细胞或鞋钉细胞组成,可排列呈实性、腺管状、乳头状等形态。临床预后与浆液性癌相似,多数透明细胞癌患者在诊断时已属临床晚期(见文末彩图 43-6)。

(四)混合型腺癌

混合型腺癌(mixed adenocarcinoma)是指由Ⅰ型(子宫内膜样癌,包括它的各种亚型或黏液腺癌)和Ⅱ型(浆液性或透明细胞性)组成的子宫内膜癌。以往认为Ⅱ型肿瘤成分>10%时提示预后差。但近年研究发现,即使肿瘤中出现5%的浆液性癌,也会影响预后。因此,第4版 WHO 分类特别提出只要在子宫内膜癌中出现浆液性癌成分,无论多少都应在病理报告中体现出来,临床医师也应特别予以关注。

三、子宫肉瘤

子宫肉瘤(uterine sarcoma)是来自子宫体间叶组织:包括子宫平滑肌肉瘤、子宫内膜间质肉瘤,以及血管等其他间叶组织来源的恶性肿瘤(表 43-2)。

表 43-2　子宫间叶性肿瘤分类——子宫肉瘤(WHO,2020)

平滑肌肉瘤,非特指
梭形细胞平滑肌肉瘤
上皮样平滑肌肉瘤
黏液样平滑肌肉瘤
子宫内膜间质结节
低级别子宫内膜间质肉瘤
高级别子宫内膜间质肉瘤
未分化子宫肉瘤
类似于卵巢性索肿瘤的子宫肿瘤
血管周上皮细胞肿瘤,良性
血管周上皮细胞肿瘤,恶性
炎症性肌纤维母细胞肿瘤
上皮样肌纤维母细胞肉瘤

(一)子宫平滑肌肿瘤

子宫平滑肌肿瘤是妇科肿瘤中最常见的肿瘤,绝大部分肿瘤为良性平滑肌瘤。但是有少部分子宫平滑肌肿瘤呈现恶性生物学行为,需要通过组织病理学进行诊断,另有一些病例病理组织学表现可能介于良性和恶性之间,造成病理诊断的困难,并且其生物学行为也不确定,故称其为恶性潜能未定的平滑肌肿瘤。

1. **平滑肌肉瘤(leiomyosarcoma)**　好发于40岁以上的妇女,大体上,除黏液样平滑肌肉瘤外,其间的差异不大,通常肿瘤的体积较大,平均直径在 8.0cm 以上。与子宫平滑肌瘤不同,平滑肌肉瘤通常为单发,很少伴有平滑肌瘤。大多数平滑肌肉瘤切面上,质地软而细腻,呈鱼肉样,颜色发灰,编织状不明显,切开时肿瘤不向表面突起(见文末彩图 43-7A)。肿瘤常常出现灶片状出血和坏死,这些病灶边缘不规则,分布不均匀。显微镜下,肿瘤细胞丰富,细胞核染色深,核仁明显,核分裂象多见,常常超过 10/10HPF。经常可以找到肿瘤细胞凝固性坏死,有些病例可以看到肿瘤细胞侵犯血管(见文末彩图 43-7B)。

2. **子宫平滑肌肉瘤的特殊类型**

(1)上皮样平滑肌肉瘤:肿瘤细胞呈现上皮样分化,细胞胞质嗜酸或透亮,肿瘤同样具有普通型平滑肌肉瘤的一些恶性特征:如细胞的异型性、肿瘤细胞坏死及核分裂象增多等,但是,诊断上皮样平滑肌肉瘤时,其核分裂象数目,要较普通型平滑肌肉瘤标准低,当核分裂象>5/10HPF,就要考虑上皮样平滑肌肉瘤的可能性。

(2)黏液样平滑肌肉瘤:肿瘤常体积较大,切面呈胶冻样,有时可呈囊性变。显微镜下,肿瘤性的平滑肌细胞被黏液样物质分开。与非黏液性子宫平滑肌肉瘤不同,由于肿瘤组织中有大量的黏液基质,使得肿瘤细胞被分散,故镜下显示肿瘤细胞并不丰富,甚至呈现稀少表现,同样,每 10HPF 也仅有很少的分裂象(>2/10HPF)。

3. **恶性潜能未定的平滑肌瘤(smooth muscle tumour of uncertain malignant potential,STUMP)**　当一些病例根据上述标准不能肯定地诊断为良性或恶性的平滑肌肿瘤,且其诊断有可能导致不同的临床治疗及预后意义时,可使用"恶性潜能未定的平滑肌瘤"。至于何时做出这一诊断,文献报告也不一致,2006年 Crum 和 Lee 等提出的诊断标准为:①有可疑的凝固性地图状肿瘤坏死,无论核分裂象多少,有或无细胞的异型性;②没有凝固性肿瘤坏死,但核分裂象>15/10HPF,细胞缺乏异型性;③没有凝固性肿瘤坏死,核分裂象接近但是<10/10HPF,有弥漫性或多灶性的显著的非典型性;④上皮样或黏液样平滑肌肿瘤,细胞具有异型性,但核分裂象介于良性和恶

性之间;⑤令人担忧的肿瘤,即怀疑但又不能确定肿瘤出现了上皮样或黏液样分化的特征。

(二) 子宫内膜间质肿瘤

1. 低级别子宫内膜间质肉瘤(low grade endometrial stromal sarcoma,LG-ESS) 一般表现为孤立的、位于肌壁间或突入宫腔的肿物。部分病例肿瘤可沿着子宫旁的血管浸润生长,形成蠕虫样表现。切面肿瘤显示黄色到棕褐色,质地较子宫平滑肌瘤软。显微镜下,肿瘤由一致的、类似于增生期子宫内膜间质细胞的肿瘤细胞组成,缺乏明显的非典型性和多形性,核分裂象较少。与良性的子宫内膜间质结节的鉴别主要是观察肿瘤与周围组织的界限,LG-ESS 肿瘤边界不清,周围肌壁组织中可见结节状及舌状浸润的肿瘤成分(见文末彩图 43-8)。有时肿瘤中可以出现平滑肌分化,一般少于肿瘤的 30%,不影响诊断。当平滑肌成分占肿瘤的 30% 或更多时,则诊断为混合性子宫内膜间质和平滑肌肿瘤。

2. 高级别子宫内膜间质肿瘤(high grade endometrial stromal sarcoma,HG-ESS) 该肿瘤在 2003 版 WHO 分类中被取消,但随着临床、病理及分子遗传学发展,发现在子宫间质肿瘤中有部分肿瘤临床预后界于低级别间质肉瘤与未分化子宫肉瘤间,且具有独特的组织病理学及分子遗传学表现,因而,在 2014 年第 4 版 WHO 分类中又将其重新命名分类(见文末彩图 43-9)。显微镜下,HG-ESS 有两种主要的组织形态,一部分为由高级别的圆形细胞组成,细胞丰富、核分裂象易见(见文末彩图 43-9A),另一部分为低级别的梭形细胞成分,且常常呈现纤维黏液样特征,肿瘤呈融合性和破坏性生长,常侵入深肌层。免疫组化染色,高级别圆形肿瘤细胞 CD10、ER、PR 常阴性,Cyclin D1(>70%)阳性(见文末彩图 43-9B),而低级别梭形细胞区域:CD10、ER、PR 可阳性,Cyclin D1(<50%)异质性表达。这一肿瘤具有特异的分子遗传学改变:t(10:17)(q22:p13),产生 *YWHAE-FAM22* 融合基因。

3. 未分化子宫肉瘤(undifferentiated uterine sarcoma,UUS) 这一肿瘤呈浸润性生长,肿瘤细胞高度异型,失去子宫内膜间质细胞的特点,核分裂象多见(>10/10HPF,有时接近 50/10HPF)。肿瘤中常出现广泛的坏死,这一肿瘤具有高度恶性生物学行为,多数患者在诊断 3 年内死于局部复发或远处转移。

(沈丹华)

第二节　子宫内膜增生

子宫内膜增生(endometrial hyperplasia)与长期受雌激素刺激、缺乏孕激素拮抗有关,是发生在子宫内膜的一组增生性病变,以腺体病变为主、伴有少量间质病变,少数内膜增生可以发展成癌。

目前在病理学上有两类分类法。WHO 分类法:以增生性病变中有无腺上皮细胞的异型性作为子宫内膜增生分类的主要依据。"EIN"分类法:以组织结构为主要依据的分类法。

(一) WHO 分类

1994/2003/2014 年分类法:1986 年,Kurman 和 Norris 根据子宫内膜增生的组织结构和细胞学特征,即有无腺上皮细胞的异型性提出一种分类,1987 年,国际妇科病理协会(International Society of Gynecological Pathology,ISGP)采用了这种分类法,将子宫内膜增生分为单纯增生、复杂增生和不典型增生。后被 1994 年国际妇科病理协会及 2003 年第 3 版 WHO 分类所采用,是国内外妇产科临床及病理学诊断中应用最为广泛的分类方法。WHO(2003)分类法将子宫内膜增生分为:①子宫内膜增生(典型性):不伴不典型性的单纯性增生(simple hyperplasia);不伴不典型性的复杂性增生(complex hyperplasia)。②子宫内膜不典型增生(atypical hyperplasia):分为单纯性增生伴不典型性(simple atypical hyperplasia)、复杂性增生伴不典型性(complex atypical hyperplasia)。该分类法重点评估细胞学有无不典型性,与子宫内膜增生是否容易发生癌变的危险程度相关。子宫内膜良性增生仅少数在 10 年左右发展为癌,而不典型增生平均经过 4 年发展为癌。

因考虑到病理诊断一致性问题,以及部分不同增生类型临床处理及预后相似,2014 第 4 版 WHO 分类将子宫内膜增生简化为两类诊断:增生不伴不典型性(hyperplasia without atypia)和不典型增生(atypical hyperplasia),2020 年第 5 版 WHO 分类沿用了第 4 版分类方案。

(二)"EIN"分类法

针对上述将细胞的异型性改变作为评估恶变倾向的重要标志,一些学者认为国际妇科病理协会(ISGP)分类尚缺乏确切的客观诊断标准。在正常生理情况下,体内不断变化的激素水平使子宫内膜出现脱落、修复。在月经周期中,子宫内膜腺细胞的形态是可变化的。即使在正常月经周期中,子宫内膜的某些腺体细胞也可能出现不典型增生的改变,这些内膜细胞于月经期脱落,却无癌变发生。另外,这种分类的可重复性也很低。子宫内膜增生的四个亚类还不能和相应的临床治疗方案对应,更不能反映每一亚类的生物学行为。ISGP 将细胞异型性作为子宫内膜癌前病变的主要诊断标准,忽略了癌前病变结构的诊断意义,使癌前病变的诊断模糊不清。

EIN 是一个诊断子宫内膜增生症新的概念,2000 年 Mutter 提出子宫内膜上皮内瘤变(endometrial intraepithelial neoplasia,EIN)的新分类方法。EIN 是相对于宫颈上皮内瘤变(CIN)而提出的子宫内膜上皮内肿瘤。目前尚未普遍应用。这种分类法更强调组织结构的重要性,应用形态剂量学分析方法,作为癌前病变 EIN 的组织结构特征是腺上皮细胞增生并取代该处的间质,使此处间质量少于全部组织量 1/2 以上,即间质量百分比 < 50%。

两种分类法的角度不同。WHO 分类法重点评估细胞学有无不典型性;EIN 诊断则更侧重腺体结构的改变(腺体与间质的比例),以及其与背景腺体不同的细胞学改变。WHO 分类法仍是目前国内外妇产科临床及病理学诊断中应用最为广泛的分类方法。当前诊断子宫内膜增生症主要采用 WHO 分类标准,在 WHO 2014 中也将不典型增生 / 子宫内膜样上皮内瘤变(atypical hyperplasia/endometrioid intraepithelial neoplasia)列在一起,但如果病变符合 EIN 的诊断标准,可以附加注明。

【病因】子宫内膜增生是雌激素依赖性病变(estrogen-dependent),雌激素作用可分为内源性和外源性。

1. **内源性雌激素作用** 在无排卵和排卵不规则的女性中,由于长期受到雌激素作用,缺乏孕激素,使子宫内膜持续增生;在不孕妇女子宫内膜不间断受雌激素影响,也使子宫内膜增生;肥胖妇女由于外周脂肪组织内含有芳香化酶,可使雄烯二酮转变为雌酮,增加了雌激素的储存,使子宫内膜长期受雌激素影响,而导致子宫内膜增生。

2. **外源性雌激素作用** 一些绝经后妇女应用激素补充治疗,较长期服用雌激素,而未同时服用孕激素;有引起子宫内膜增生的可能。

由于高雌激素刺激,伴发子宫内膜增生病变的疾病为无排卵性异常子宫出血、多囊卵巢等疾病。

【病理特点】按照 2020 年第 5 版 WHO 分类,有以下病理表现:

1. **增生不伴不典型性属良性病变** 镜下见子宫内膜腺体和间质增生,腺体 / 间质比例大于 1:1,腺体不规则,可呈囊性扩张并有群集,呈现结构复杂和背靠背的群集,但无细胞异型性。

2. **不典型增生属癌前病变** 在增生中出现细胞非典型性,但无间质浸润。

【临床表现】

1. 可发生在任何年龄妇女中。发生于年龄较轻者,常伴有多囊卵巢、无排卵性月经、不孕症。发生于绝经前的妇女,常伴有肥胖、子宫肌瘤,或有较长期服用外源性雌激素,而未同时服用孕激素史。

2. 阴道不规则出血是最常见的症状,也有少数患者呈月经稀发或闭经后出现阴道大量出血。

3. 因内分泌功能失调,不排卵,常伴有不孕。

4. 妇科检查无特殊异常,有时子宫稍大、稍软。

【诊断】

1. 根据阴道不规则出血结合年龄、妇科病史应高度警惕,特别要注意有无不典型增生或内膜癌存在。

2. 由于妇科检查无特殊异常,主要依靠以下方法诊断:

(1)分段诊断性刮宫:是主要的诊断方法。因子宫内膜不典型增生可与子宫内膜癌同时存在,诊断时应予以注意。分段诊刮应先刮颈管,再探宫腔,刮宫时应注意宫壁四周的情况,不必强求听到刮至肌层的沙沙声,当有刮不净感觉时,取足够送病理检查的组织即可。刮出组织应肉眼进行观察,注意组织量多少,组织是否新鲜,有无糟脆似豆腐渣样组织,然后按宫颈、宫体刮出物分别送病理学检查。

(2)B 超检查:常见子宫内膜明显增厚,通常 ≥5mm,有时呈弥漫状或息肉状。

(3)宫腔镜检查:可直视下观察病变情况,并取活体组织行病理学检查。

(4)活体组织病理学检查是确诊的依据。

【鉴别诊断】

1. **围绝经期异常子宫出血** 患者有阴道不规则出血,诊断性刮宫组织病理学检查可见子宫内膜增生，但无腺上皮细胞异型性。

2. **子宫内膜息肉** 患者有阴道不规则出血，B超检查对鉴别有一定帮助。

3. **子宫内膜癌** 主要依靠刮宫组织病理学检查可见腺上皮细胞异型性，腺体共壁伴有间质浸润。

【治疗】治疗子宫内膜增生应遵循个体化（individualize）原则，根据患者年龄、生育情况、有无子宫内膜癌发生的高危因素而采取不同的治疗方案。

1. 子宫内膜增生，因属良性病变，根据年龄采取不同的治疗方法：

(1) 生育年龄者

1) 外源性雌激素引起的子宫内膜增生：服用雌激素引起的子宫内膜增生者，由于外源性雌激素引起的子宫内膜增生很少发展成癌，刮宫后停用雌激素即可；如患者仍需用雌激素，则应加用孕激素采取周期疗法。

2) 内源性雌激素引起的子宫内膜增生：应用孕激素治疗同时应密切观察子宫内膜情况，进行内膜活检或诊刮。常用孕激素：甲羟孕酮（medroxyprogesterone，MPA）10mg/d，共 10 天；甲地孕酮（megestrol acetate）40mg/d，共 10 天。对希望妊娠者也有学者提出用氯米芬治疗。GnRH-a 可治疗复杂性增生，特别是不能手术、需行孕激素治疗的年轻患者。

(2) 围绝经或绝经者：主要采用孕激素治疗，给药方法同上，近年来，也有用芳香化酶抑制剂（aromatase inhibition，AI），如阿那曲唑（anatrozole），治疗患子宫内膜增生的围绝经期妇女或肥胖妇女。治疗后 3~6 个月取内膜观察其发展。若无疗效，或有家族史、肥胖、高血压等高危因素者也可行子宫全切术。对高龄、严重内科合并症不能手术者用孕激素治疗，但也应定期刮宫取内膜做病理检查。

2. 不典型增生因属癌前病变，且部分患者可能合并子宫内膜癌变，应高度警惕。

(1) 药物治疗：生育年龄者约 30% 治疗后可治愈并怀孕。传统的治疗方案是用大剂量孕激素治疗：甲羟孕酮 250mg/d，或甲地孕酮 160mg/d 用药 3 个月后应诊刮追踪。2016 年英国皇家妇产科医师学会（Royal College of Obstetricians and Gynecologists，RCOG）和英国妇科内镜学会（British Society for Gynaecological Endoscopy，BSGE）均推荐左炔诺酮宫内缓释系统（LNG-IUS）作为有生育要求患者的一线治疗方案，大剂量口服孕激素作为替换方案。

在药物治疗期间，对患者一定要密切随访注意病情有无进展。

(2) 手术治疗：因子宫内膜不典型增生不易与高分化腺癌鉴别，原则上应手术治疗，行全子宫及双附件切除。对高龄、严重内科合并症不能手术者用孕激素治疗，但也应定期刮宫取内膜做病理检查。手术的主要方式为子宫全切术，还包括刮宫等，也可采用子宫内膜切除术（transcervical resection of endometrium，TCRE）保留子宫。

TCRE 的基本原理是破坏或切除子宫内膜全层及其下方部分的浅肌层组织，防止子宫内膜再生，可代替部分子宫全切术。理论上讲，TCRE 术后有留下岛样子宫内膜的可能，以后发展为子宫内膜癌且不易察觉，需连续随访。Sagiv（2005）报道一例无高危因素的围绝经期异常子宫出血患者行宫腔镜下子宫内膜去除术后 3 年发展成为子宫内膜癌，因而提出即便有严格的手术适应证，术后仍有发生子宫内膜癌的危险。因此，有学者认为 TCRE 对于子宫内膜增生症并不是安全的。

【预后】

1. 子宫内膜增生是良性病变，绝大部分患者预后好，仅有少部分可在 10 年左右发展为癌，20% 病变可自然消退。

2. 不典型增生是癌前病变，随访 11 年 23% 可发展为癌。孕激素治疗后 50%~94% 的病变转化、消退，并可妊娠，但停用孕激素后复发率较高。年龄与癌变有很大关系，绝经前 3% 癌变、绝经后 25% 癌变。

【预防】

1. 定期妇科检查 与宫颈癌防癌检查相同，每年检查一次，除妇科检查外，应做宫颈刮片细胞学检查。

2. 遇有月经不规则或绝经后出血，应先行诊断性刮宫，不可在未查清原因前，即给予激素治疗。

（王志启 魏丽惠）

第三节　子宫内膜癌

子宫内膜癌（endometrial carcinoma）是女性生殖道常见的妇科恶性肿瘤之一，由于发病在宫体部，也称子宫体癌（corpus carcinoma）。过去，其发病率约占女性生殖道恶性肿瘤的 20%~30%，仅次于宫颈癌。近年来，子宫内膜癌的发病率有逐年增高的趋势，2002 年全球新发病例 19.8 万，2015 年文献报道的全球 2012 年新发病例已增至 31.9 万。其发病率与社会经济情况相关，在发达国家女性全身恶性肿瘤中列第 4 位，为 167 900 例，而在发展中国家排第 7 位，为 151 700 例。2010 年，美国新发病例 43 470 例，而在 2016 年上升至 61 380 例，仅次于乳腺癌、肺癌、结直肠癌列第 4 位，远高于宫颈癌的年新发病例 12 820 例和卵巢癌年新发病例 22 440 例（Siegel RL，2017）。在我国，随着经济水平的不断提升，子宫内膜癌的发生也呈现出上升趋势，中国肿瘤登记中心《2013 年中国肿瘤登记年报》中的数据显示，我国子宫内膜癌发病率为 5.84/10 万；在北京、上海和中山市，其发病率已经超过宫颈癌，位于女性生殖道恶性肿瘤的首位。2022 年国家癌症中心公布的我国 2016 年子宫体恶性肿瘤（子宫内膜癌）新发病为 71 100 例，发病率为 10.54/10 万 . 居于女性恶性肿瘤第 8 位。

子宫内膜癌好发年龄为 50~69 岁，平均 60 岁左右，较宫颈癌晚，多见于围绝经期或绝经后老年妇女，60% 以上发生在绝经后妇女，约 30% 发生在绝经前。子宫内膜癌的年龄分布：绝经后 50~59 岁妇女最多；40 岁以下患者仅占 2%~5%；25 岁以下患者极少。近年来，有年轻化趋势，发达国家中 40 岁以下患者由 2/10 万增长为 40~50/10 万。

【发病机制】发病机制尚不完全明了，一般认为与雌激素有关，主要是由于体内高雌激素状态长期刺激子宫内膜，可引起子宫内膜癌的发生。高雌激素状态有来自内源性和外源性两种。内源性雌激素引起的子宫内膜癌患者表现为：多有闭经、多囊卵巢及不排卵，不孕、少孕和晚绝经，常合并肥胖、高血压、糖尿病。外源性雌激素引起的子宫内膜癌患者有雌激素补充史及与乳癌患者服用三苯氧胺史有关。外源性雌激素所致子宫内膜癌一般分期较早、细胞分化好，预后较好。

Armitage（2003）等对子宫内膜癌发病机制的研究表明，无孕激素拮抗的高雌激素长期作用，可增加患子宫内膜癌的风险。1960—1975 年，在美国 50~54 岁的妇女子宫内膜癌增加了 91%，而该时期恰好是雌激素补充治疗盛行的阶段，研究发现应用外源性雌激素将增加 4~8 倍罹患子宫内膜癌的风险，若应用超过 7 年，则该风险性增加 14 倍。激素补充所致的内膜癌预后较好，这些患者分期早、侵肌浅、分化好，常合并内膜增生，5 年生存率为 94%。

【相关因素】

1. **未孕、未产、不孕与子宫内膜癌的关系**　与未能被孕激素拮抗的雌激素长期刺激有关。受孕少、未产妇比>5 个孩子的妇女患子宫内膜癌风险高 3 倍；年轻子宫内膜癌患者中 66.45% 为未产妇；子宫内膜癌发病时间多在末次妊娠后 5~43 年（平均 23 年），提示与原发或继发不孕有关；不孕、无排卵及更年期排卵紊乱者，子宫内膜癌发病率明显高于有正常排卵性月经者。

2. **肥胖**　子宫内膜癌肥胖者居多，将近 20% 患者超过标准体重 10%；超标准 10%~20% 者的宫体癌发病率较体重正常者高 3 倍，而超出标准体重 22.7% 则子宫内膜癌高发 9 倍。肥胖与雌激素代谢有关：雌激素蓄积在多量脂肪内，排泄较慢。绝经后妇女雌激素主要来源为肾上腺分泌的雄烯二酮，在脂肪中芳香化转换为雌酮，体内雌酮增加可导致子宫内膜癌的发生。脂肪越多转化能力越强，血浆中雌酮越高。

3. **糖尿病**　临床发现 10% 子宫内膜癌患者合并糖尿病；糖尿病患者子宫内膜癌发病率较无糖尿病者高 2~3 倍。

4. **高血压**　50% 以上子宫内膜癌患者合并高血压；高血压妇女的子宫内膜癌发病率较正常者高 1.7 倍。

5. **遗传因素**　约 20% 有家族史。遗传性非息肉性结直肠癌（hereditery nonpolyposis colorectal cancer，HNPCC），也称 Lynch Ⅱ 综合征，与子宫内膜癌的关系密切，受到重视。

6. **癌基因与抑癌基因**　分子生物学研究显示癌基因与抑癌基因等与子宫内膜癌的发生、发展、转移有关，其中抑癌基因主要有 *PTEN* 和 *p53*。PTEN［10 号染色体缺失的磷酸酶及张力蛋白同源物（phosphatase and tensin homolog deleted on chro-

mosome ten）］是一种具有激素调节作用的肿瘤抑制蛋白,在子宫内膜样癌中,ER 及 PR 多为阳性,30%~50% 的病例出现 *PTEN* 基因的突变,极少病例出现 *p53* 突变。而在子宫浆液性癌中 ER、PR 多为阴性,*p53* 呈强阳性表达。

【分型】 子宫内膜癌分为雌激素依赖型（Ⅰ型）或相关型,和雌激素非依赖型（Ⅱ型）或非相关型,这两类子宫内膜癌的发病及作用机制尚不甚明确,其生物学行为及预后不同。Bokhman 于 1983 年首次提出将子宫内膜癌分为两型。他发现近 60%~70% 的患者与高雌激素状态相关,大多发生于子宫内膜过度增生后,且多为绝经晚（>50 岁）、肥胖,以及合并高血糖、高脂血症等内分泌代谢疾病,并提出将其称为 Ⅰ 型子宫内膜癌;对其余 30%~40% 的患者称其为 Ⅱ 型子宫内膜癌,多发生于绝经后女性,其发病与高雌激素无关,无内分泌代谢紊乱,病灶多继发于萎缩性子宫内膜之上。其后更多的研究发现两种类型子宫内膜癌的病理表现及临床表现不同,Ⅰ 型子宫内膜癌组织类型为子宫内膜样腺癌,多为浅肌层浸润,细胞呈高、中分化,很少累及脉管;对孕激素治疗反应好,预后好。Ⅱ 型子宫内膜癌,多为深肌层浸润,细胞分化差,对孕激素治疗无反应,预后差。

由于 Ⅱ 型子宫内膜癌主要是浆液性癌,少部分透明细胞癌,易复发和转移,预后差,近年来越来越多地引起了人们的关注。实际早在 1947 年 Novak 就报道了具有乳头状结构的子宫内膜癌,但直到 1982 年才由 Hendrick-son 等将其正式命名为子宫乳头状浆液性癌（uterine papillary serous carcinoma,UPSC）,并制订了细胞病理学诊断标准,近年来也将其称为子宫浆液性癌（uterine serous carcinoma,USC）。King 等（1995）报道在 73% 子宫浆液性癌患者中检测到 *p53* 基因的过度表达,且 *p53* 过度表达者的生存率明显低于无 *p53* 过度表达的患者。Kovalev 等也报道 USC 中有 78% 呈 *p53* 基因的过度表达,而且其中有 53% 可检测到 *p53* 基因的突变,而在高分化子宫内膜样癌中其表达仅为 10%~20%。Sherman 等提出子宫内膜癌起源的两种假说。认为在雌激素长期作用下可导致子宫内膜样癌通过慢性通道发生,而在 *p53* 作用下则可能为快速通路,导致 USC 的发生。*p53* 基因被认为与 USC 的发生和发展有很大的关系。2014 年 WHO 分类中将子宫恶性中胚叶混合瘤（癌肉瘤）也归入到 Ⅱ 型子宫内膜癌中。对两种类型子

宫内膜癌诊断比较困难,主要依靠组织病理学的诊断。子宫内膜不典型增生被认为是子宫内膜样癌的癌前病变,在子宫内膜增生部分已进行介绍。关于子宫内膜浆液性癌的癌前病变曾有许多研究,Ambros 等（1995）提出内膜上皮内癌（endometrial intraepithelial carcinoma,EIC）的概念,认为 EIC 多发生在内膜息肉内,特征为子宫表面上皮和 / 或腺体被相似于浆液性癌的恶性细胞所替代,间质无侵袭。在细胞学和免疫组织化学上与 USC 具有同样的形态学和免疫组织化学特征,表现为细胞分化差和 p53 强阳性,曾被作为子宫内膜浆液性癌的癌前病变,但有研究发现,尽管子宫内膜局部为 EIC,也可以存在远处的转移病灶,因此不认为 EIC 为浆液性癌的癌前病变,而将子宫内膜腺体异型增生（endometrial glandular dysplasia,EmGD）作为浆液性癌的癌前病变。这一概念的提出有利于对 USC 进行早期诊断和早期治疗。2014 年第 4 版 WHO 分类,已将浆液性子宫内膜上皮内癌单独列入。

在 2020 年第 5 版 WHO 分类中引入了子宫内膜癌分子分型。结合 2013 年,由美国国家癌症研究所（National Cancer Institute,NCI）和国家人类基因组研究所（National Human Genome Research Institute,NHGRI）合作的癌症基因组图谱（The Cancer Genome Atlas,TCGA）把子宫内膜癌分为 4 型:① POLE 超突变型（POLE-ultramutated）:约占 12%,患者年轻,预后最好。②错配修复 - 缺陷型（mismatch repair-deficient）:约占 40%,预后中等,可能与 Lynch 综合征相关,并且患者可能从免疫抑制剂细胞程序性死亡受体 1（programmed cell death protein 1,PD-1）/ 细胞程序性死亡配体 1（programmed cell death 1 ligand 1,PD-L1）治疗中获益。③ *p53* 突变型（浆液样）:约占 18%,通常伴有 *TP53* 基因突变,预后最差,并已在临床中应用。④非特殊分子改变型（no specific molecular profile,NSMP）:约占 30%,预后中等。

【病理特点】

1. **大体表现** 可发生在子宫内膜各部位,不同组织类型的癌肉眼无明显区别,侵及肌层时子宫体积增大,浸润肌层癌组织边界清楚,呈坚实灰白色结节状肿块。子宫内膜癌呈两种方式生长:

（1）弥漫型:肿瘤累及整个宫腔内膜,可呈息肉菜花状,表面有坏死、溃疡,可有肌层浸润,组织呈灰白色、质脆、豆渣样。

（2）局限型:肿瘤局限于宫腔某处,累及内膜面

不大,组织呈息肉样或表面粗糙呈颗粒状,也可有肌层浸润。

2. 镜下表现 腺体增生、排列紊乱,腺体侵犯间质,出现腺体共壁。分化好的肿瘤可见腺体结构明显;分化差的肿瘤腺体结构减少,细胞呈巢状、管状或索状排列。腺上皮细胞大小不等,排列紊乱,极性消失,核呈异型性,核大、深染。

3. 病理组织类型 1987 年,国际妇科病理协会提出子宫内膜癌的分类,现采用 WHO(2020)子宫内膜癌分类。最常见的是子宫内膜样癌(endometrioid carcinoma),占 75%~80%,其中包括子宫内膜样癌伴有鳞状分化的亚型(variant with squamous differentiation);浆液性癌(serous adenocarcinoma)、透明细胞癌(clear cell adenocarcinoma)、癌肉瘤(malignant mullerian mixed tumor)等。其中浆液性癌是常见恶性度高的肿瘤。

关于子宫内膜样癌伴有鳞状分化的亚型,以往作为鳞状上皮化生,并分为腺棘癌和腺鳞癌,认为腺鳞癌较腺棘癌恶性度更高。但研究发现:子宫内膜样癌的预后主要与肿瘤中腺体成分的分化程度有关,而与是否伴有鳞状上皮分化及鳞状分化关系不大,故现已不再分为腺棘癌和腺鳞癌,将两者均包括在子宫内膜样癌伴有鳞状分化亚型内。在子宫内膜癌中浆液性乳头状癌、透明细胞癌恶性度高,去分化癌、未分化癌较罕见,恶性度高。

【分期】

1. FIGO(1971)临床分期 1988 年以前子宫内膜癌使用 FIGO1971 年的规定进行临床分期。目前该分期仍应用于少数非手术患者及手术前放疗患者(表 43-3)。

表 43-3 子宫内膜癌临床分期(FIGO,1971)

Ⅰ期	癌局限于宫体	
ⅠA	子宫腔长度 ≤8cm	
ⅠB	子宫腔长度 >8cm	
	腺癌组织学分级:G1	高分化腺癌
	G2	中分化腺癌(有部分实质区域的腺癌)
	G3	低分化腺癌(大部分或全部为未分化癌)
Ⅱ期	癌瘤累及子宫体及宫颈,局限于子宫,无子宫外病变	
Ⅲ期	癌扩散至子宫外,局限于盆腔内(阴道、宫旁组织可能受累,但未及膀胱、直肠)	
Ⅳ期	癌播散于盆腔内,累及膀胱、直肠(黏膜明显受累),或有盆腔外转移	
ⅣA	膀胱、直肠受累	
ⅣB	远处转移	

2. FIGO(1988) 1988 年 10 月 FIGO 推荐子宫内膜癌手术病理分期(表 43-4)。该分期增加了与预后有关的因素:子宫肌层浸润的深度,淋巴结有无转移,腹腔冲洗液细胞学检查是否阳性,有无子宫外的转移灶等。

表 43-4 子宫内膜癌手术病理分期(FIGO,1988)

Ⅰ期		
ⅠA	G1、2、3	癌瘤局限于子宫内膜
ⅠB	G1、2、3	癌瘤浸润深度 ≤1/2 肌层
ⅠC	G1、2、3	病变浸润深度 >1/2 肌层
Ⅱ期		
ⅡA	G1、2、3	仅宫颈内膜腺体受累
ⅡB	G1、2、3	宫颈间质受累
Ⅲ期		
ⅢA	G1、2、3	癌累及浆膜和 / 或附件,和 / 或腹腔细胞学阳性
ⅢB	G1、2、3	阴道转移
ⅢC	G1、2、3	盆腔淋巴和 / 或腹主动脉旁淋巴结转移
Ⅳ期		
ⅣA	G1、2、3	癌瘤累及膀胱和 / 或直肠黏膜
ⅣB		远处转移,包括腹膜内转移和 / 或腹股沟淋巴结转移

注:组织病理学分级:G1:非鳞状或非桑葚状实质性生长类型成分 ≤5%;G2:非鳞状或非桑葚状实质性生长类型成分 6%~50%;G3:非鳞状或非桑葚状实质性生长类型成分 >50%。

3. FIGO(2009) FIGO 1988 年分期经历约 20 年后,于 2009 年 FIGO 发布了新的内膜癌分期,将 Ⅰ 期局限于内膜和侵犯浅肌层合并为 ⅠA,宫颈腺体受累不再作为 Ⅱ 期,腹腔细胞学阳性不列入分期,但仍需记录,ⅢC 期淋巴结转移细分为 ⅢC1 和 ⅢC2(表 43-5)。

表 43-5 子宫内膜癌手术病理分期(FIGO 2009)

Ⅰ*	肿瘤局限于子宫体
ⅠA*	肿瘤浸润深度 <1/2 肌层
Bb*	肿瘤浸润深度 ≥1/2 肌层
Ⅱ*	肿瘤侵犯宫颈间质,但无宫体外蔓延**
Ⅲ*	肿瘤局部和 / 或区域扩散
ⅢA*	肿瘤累及浆膜层和 / 或附件***
ⅢB*	阴道和 / 或宫旁受累***
ⅢC*	盆腔淋巴结和 / 或腹主动脉旁淋巴结转移***
ⅢC1*	盆腔淋巴结阳性
ⅢC2*	腹主动脉旁淋巴结阳性和 / 或盆腔淋巴结阳性

续表

Ⅳ*	肿瘤侵及膀胱和 / 或直肠黏膜,和 / 或远处转移
ⅣA*	肿瘤侵及膀胱或直肠黏膜
ⅣB*	远处转移,包括腹腔内和 / 或腹股沟淋巴结转移

注:*G1、G2、G3 任何一种。**仅有宫颈内膜腺体受累应当认为是Ⅰ期,而不再认为是Ⅱ期。***细胞学检查阳性应单独地报告,并没有改变分期。

【转移途径】约 75% 子宫内膜癌患者为Ⅰ期,余 25% 为其他各期。特殊组织类型及高级别癌(G3)易出现转移,主要转移途径为直接蔓延、淋巴转移,晚期可有血行转移。

子宫内膜癌的淋巴结转移不像宫颈癌那样有一定的规律性,而与癌灶在宫腔内的位置及病变范围的大小,肌层浸润的深度,是否侵犯宫颈,附件有无转移,癌细胞组织病理学分级有关。①临床Ⅰ期、G1、G2、侵及肌层 <1/2 或 G3、癌灶仅限于内膜时,盆腹腔淋巴结转移率为 0~2%。②临床Ⅰ期、G2、G3 或 G1、侵及肌层 >1/2 时,盆腔淋巴结转移率 20%,腹主动脉旁淋巴结转移率为 16%。③临床Ⅰ、Ⅱ期盆腔淋巴结转移率为 9%~35%,腹主动脉旁淋巴结为 6%~14%。④在盆腔淋巴结中,最易受累为髂外淋巴结有 61%~78% 转移,其次为髂内、髂总、闭孔和骶前淋巴结。转移中 37% 淋巴结直径 <2mm,需经镜下检查确诊。目前,应用前哨淋巴结绘图来决定淋巴的切除范围。

子宫内膜癌的卵巢转移:转移到卵巢可能有两种途径,即经输卵管直接蔓延到卵巢;经淋巴转移到卵巢实质。前者腹腔细胞学检查 100% 阳性,可无淋巴转移。后者腹腔细胞学检查 19% 阳性,36% 淋巴转移。但两者复发率相近,分别为 50% 和 52%。故子宫内膜癌分期手术常规切除双侧附件。

【临床表现】

1. 常与雌激素水平相关疾病伴存:无排卵性围绝经期异常子宫出血、多囊卵巢综合征、功能性卵巢肿瘤。

2. 易发生于不孕、肥胖、高血压、糖尿病、未婚、不孕、少产、绝经延迟的妇女,这些内膜癌的高危因素称为子宫体癌综合征。

3. 有近亲家族肿瘤史,较宫颈癌高。

4. 症状与体征　75% 均为早期患者,极早期

可无症状,病程进展后有以下表现:

(1)阴道流血:为最常见的症状。未绝经者经量增多、经期延长,或经间期出血。绝经后者阴道持续性出血或间歇性出血,个别也有闭经后出血。

(2)阴道排液:在阴道流血前有此症状。少数主诉白带增多,晚期合并感染可有脓血性白带伴臭味。

(3)疼痛:因宫腔积液、宫腔积脓可引起下腹痛。腹腔转移时可有腹部胀痛。晚期癌浸润周围组织时可引起相应部位疼痛。

(4)全身症状:腹腔转移时可有腹部包块、腹胀、腹水,晚期可引起贫血、消瘦、恶病质及全身衰竭。

(5)子宫增大、变软:早期患者无明显体征;病情进展后触及子宫稍大、稍软;晚期子宫固定,并可在盆腔内触及不规则肿块。

【诊断及鉴别诊断】

1. 诊断

(1)病史:育龄妇女出现不规则阴道出血,尤其是绝经后阴道出血,结合上述临床特点,应考虑患子宫内膜癌的可能。

(2)辅助检查

1)细胞学检查:仅从宫颈口吸取分泌物涂片细胞学检查阳性率不高,用宫腔吸管或宫腔刷吸取分泌物涂片,可提高阳性率。

2)分段刮宫:是诊断子宫内膜癌最常用的方法,确诊率高。①先用小刮匙环刮颈管。②再用探针探宫腔,然后进宫腔搔刮内膜,操作要小心,以免子宫穿孔。刮出物已足够送病理学检查,即应停止操作。肉眼仔细检查刮出物是否新鲜,如见糟脆组织,应高度可疑癌。③宫颈管及宫腔刮出物应分别送病理学检查。

3)影像学检查

A. B超:超声下子宫内膜增厚,失去线形结构,可见不规则回声增强光团,内膜与肌层边界模糊,伴有出血或溃疡,内部回声不均。彩色多普勒超声显示内膜血流低阻。通过 B 超检查,可了解病灶大小、是否侵犯宫颈及有无侵肌,有无合并子宫肌瘤。有助于术前诊断更接近手术病理分期。

B. CT:可正确诊断肌层浸润的深度以及了解腹腔脏器及淋巴结转移情况。

C. MRI:能准确显示病变范围、肌层受侵深度和盆腔淋巴结转移情况。Ⅰ期准确率为 88.9%,Ⅱ期为 75%,Ⅰ / Ⅱ期为 84.6%。

D. PET：出现 18F-FDG 聚集病灶，有利于发现病灶，但对子宫内膜癌术前分期的诊断欠佳。

4）宫腔镜检查：可在直视下观察病灶大小、生长部位、形态，并取活组织检查。适应证：有异常出血而诊断性刮宫阴性；了解有无宫颈管受累；疑为早期子宫内膜癌可在直视下活体组织检查。

在应用宫腔镜对子宫内膜癌进行检查时，是否会因使用膨宫剂时引起内膜癌向腹腔扩散，一直是争论的焦点。不少学者认为不增加子宫内膜癌的转移。Kudela 等进行的一项多中心的临床研究。对术前子宫内膜癌两组病例分别进行宫腔镜检查活检与诊断性刮宫操作，于术中观察两组腹腔冲洗液细胞学变化，结果显示两组术中腹腔冲洗液癌细胞阳性无统计学差异，结论是宫腔镜诊断不增加子宫内膜癌细胞向腹膜腔播散的风险。对术前曾接受宫腔镜检查的子宫内膜癌病例进行随访，认为宫腔镜对子宫内膜癌的预后未产生负面影响。尽管如此，仍应强调宫腔镜适用于早期子宫内膜癌的检查，且在使用时应注意膨宫压力，最好在 80~100mmHg 以内。

5）血清标志物检查：癌抗原 125（cancer antigen 125）、糖类抗原 19-9（carbohydrate antigen 19-9，CA19-9）、癌胚抗原（carcinoembryonic antigen，CEA）等检测有一定参考价值。在 95% 的特异度下 CA125 敏感性较低，I 期内膜癌只有 20.8%，II ~ IV 期敏感性为 32.9%，多种肿瘤标志物联合检测可以提高阳性率。近年来发现人附睾分泌蛋白 4（human epididymis secretory protein 4，HE4）可作为肿瘤标志物，在卵巢癌和子宫内膜癌的诊断中优于 CA125。在早期和晚期内膜癌中 HE4 优于其他的肿瘤标志物，比 CA125 的敏感性高。如果 HE4 与 CA125 联合使用优于单独使用 CA125，可以提高诊断率。

2. 鉴别诊断

（1）围绝经期异常子宫出血：病史及妇科检查难以鉴别，诊断性刮宫病理学检查可以鉴别。

（2）子宫内膜炎合并宫腔积脓：宫腔积脓时患者阴道排出脓液或浆液，出现腹胀，有时发热，检查子宫增大，扩宫可有脓液流出，病理检查无癌细胞。但要警惕与子宫内膜癌并存的可能。

（3）子宫黏膜下肌瘤或内膜息肉：诊断性刮宫、B 超、宫腔镜检查等可鉴别诊断。

（4）宫颈癌：通过妇科检查、宫颈细胞学检查、阴道镜下活检、分段刮宫及病理学检查可以鉴别。

宫颈腺癌与子宫内膜癌鉴别较难，前者有时呈桶状宫颈，宫体相对较小。

（5）子宫肉瘤：均表现为阴道出血和子宫增大，分段刮宫有助于诊断。

（6）卵巢癌：卵巢内膜样癌与晚期子宫内膜癌不易鉴别。

【治疗】

1. 手术治疗 是子宫内膜癌首选的治疗方法，根据患者的年龄、有无内科合并症等，以及术前评估的分期，选择适当的手术范围。通过手术可以了解病变的范围，与预后相关的因素，术后采取的相应治疗。根据期别采用以下术式：

手术前应评估低危和高危两组：

低危组：子宫内膜样癌、G1 或 G2、MRI（或 CT）无宫颈及深肌层受累、无淋巴结可疑转移。

高危组：腺癌 G3、有深肌层或宫颈受累、淋巴结可疑转移、特殊病理类型（透明、浆乳、未分化等）。

（1）手术范围

1）I A 期及细胞分化好（G1）或中分化（G2）可行筋膜外子宫切除、双附件切除。酌情加盆腔淋巴结及腹主动脉旁淋巴结取样送病理学检查。近年来，也有研究提出进行前哨淋巴结切除。

对于年轻、子宫内膜样癌 I A 期 G1 的患者可行筋膜外全子宫、单侧附件切除术，保留一侧卵巢。但强调术后需定期严密随访。目前也有一些研究显示对年轻患者可以保留双侧卵巢，但在术前应仔细检查，排除高危因素，并在治疗后定期随访。

随着微创技术的提高，对早期子宫内膜癌可应用腹腔镜进行分期手术。

2）I 期 B（侵及肌层 > 1/2）、II 期、细胞分化差（G3），或虽为 I 期，但组织类型为子宫内膜浆液性癌，透明细胞癌，因其恶性程度高，早期即可有淋巴转移及盆腹腔转移，即使癌变局限于子宫内膜，30%~50% 患者已有子宫外病变。其手术应切除盆腔及腹主动脉旁淋巴结，II 期可进行子宫扩大根治术，特殊组织类型还应切除大网膜及阑尾。

3）III 期或 IV 期（晚期癌、浆液性癌或子宫外转移）应以缩瘤为目的，行肿瘤细胞减灭术，切除子宫、双附件及盆腔和腹主动脉旁淋巴结、大网膜、阑尾外，应尽可能切除癌块，但需根据个体情况区别对待。

(2) 术中注意事项

1) 尽管 FIGO（2009）分期中，腹腔细胞学是否阳性不再列入分期，但仍应记录。吸取直肠子宫陷凹处腹腔液，或用生理盐水 200ml 冲洗直肠子宫陷凹、侧腹壁，然后抽取腹腔冲洗液，做细胞学检查找癌细胞。

2) 探查盆腹腔各脏器有无转移，腹膜后淋巴结（盆腔及腹主动脉旁淋巴结）有无增大、质硬。

3) 高位切断结扎卵巢动静脉。

4) 切除子宫后应立即肉眼观察病灶位置、侵犯肌层情况，必要时送快速冷冻病理检查。

5) 子宫内膜癌标本应行雌、孕激素受体检查，有条件还可行 PTEN、P53 等基因蛋白免疫组化检测，进行分子分型。

(3) 复发癌的手术治疗：如初次治疗为手术治疗，阴道断端复发者可首选手术切除；如初次治疗为放疗，或已行次广泛或广泛性子宫全切术后的中心性复发者，可经严格选择及充分准备后行盆腔脏器廓清术；如为孤立病灶复发灶者可手术，术后行放、化疗及激素治疗。

2. 放射治疗

(1) 术前放疗：目的是给肿瘤以致死量，减小肿瘤范围或体积，使手术得以顺利进行。适应证：可疑癌瘤侵犯肌层；Ⅱ期宫颈转移或Ⅲ期阴道受累者；细胞分化不良于术前行腔内放疗，放疗后再手术。晚期癌患者先行体外照射及腔内照射，大剂量照射后一般需间隔 4~6 周后手术。

(2) 术后放疗：细胞分化差、侵犯肌层深、有淋巴转移者行术后放疗；组织类型为透明细胞癌者需术后放疗。多行体外照射，如有宫颈或阴道转移则加腔内照射。

3. 化疗
由于子宫内膜癌对化疗药物的耐药性，目前主要对晚期、复发者进行化疗，多采用以下方案：

(1) CAP 方案：顺铂（cisplatin，DDP）、阿霉素（adriamycin，ADM）、环磷酰胺（cyclophosphamide，CTX）联合化疗：DDP 50mg/m², ADM 500mg/m², CTX 500mg/m²，静脉注射，4 周 1 次。

(2) CA 方案：CTX 500mg/m², ADM 500mg/m²，静脉注射，4 周 1 次。

(3) CAF 方案：CTX 500mg/m², ADM 500mg/m², 5-FU 500mg/m²，静脉注射，4 周 1 次。

(4) 紫杉醇（taxol）、卡铂（carboplatin）联合化疗方案。

4. 抗雌激素治疗

(1) 孕激素治疗：可直接作用于癌细胞，延缓 DNA、RNA 的修复，从而抑制瘤细胞生长。孕激素治疗后使癌细胞发生逆转改变，分化趋向成熟。目前主要对早期子宫内膜癌应用大剂量孕激素治疗，保留生育功能。对晚期复发子宫内膜癌也进行激素治疗。常用孕激素有以下几种：① 醋酸甲羟孕酮（medroxyprogesterone acetate），剂量 250~500mg/d，口服。② 醋酸甲地孕酮（megestrol acetate），剂量 160mg/d，口服。③ 己酸孕酮（17α-hydroxyprogesterone caproate），为长效孕激素，剂量 250~500mg，每周 2 次，肌内注射。通常使用孕激素 1 年以上。

(2) 三苯氧胺（tamoxifen）：为非甾体抗雌激素药物，并有微弱雌激素作用，可与 E_2 竞争雌激素受体占据受体面积，起到抗雌激素作用。可使孕激素受体水平升高。用法：口服 10~20mg/d，3~6 个月。对受体阴性者，可与孕激素每周交替使用。

【预后】 子宫内膜癌因生长缓慢，转移晚，症状显著，多早期发现，约 75% 为早期患者，预后较好。5 年生存率为 60%~70%。预后与以下因素有关：组织类型、临床分期、细胞分化、肌层浸润深度、盆腔及腹主动脉旁淋巴结有无转移。

【预防】

1. 定期防癌检查。

2. 对更年期月经紊乱和绝经后不规则阴道出血应及时诊断性刮宫，除外恶性肿瘤后再对症治疗。

3. 对高危患者应注意及时检查。

4. 正确指导使用激素补充疗法，服用雌激素同时，还应每个月服用孕激素不少于 10 天，以保护子宫内膜，防止增生。使用激素补充治疗者应定期妇科检查。有家族史、乳腺增生或子宫内膜增生者慎用。

5. 由于长期大剂量服用三苯氧胺可引起子宫内膜增生，甚至有子宫内膜癌发生的可能，因此对乳腺癌术后服用三苯氧胺患者，应定期行妇科检查，并做 B 超检查，了解子宫内膜厚度，如内膜>5mm，或有阴道不规则出血，则应及时行诊断性刮宫。

（王志启　魏丽惠）

第四节　子宫肉瘤

子宫肉瘤（uterine sarcoma）是起源于子宫平滑肌、间质、结缔组织等的一类间叶源性恶性肿瘤，是生殖道肉瘤中最常见的一种，多发生在 40~60 岁，其发病率低，约占女性生殖道恶性肿瘤的 1%，占子宫恶性肿瘤的 3%~7%，由于诊断技术的日益改进及社会的老龄化，近年来发病率有上升趋势。综合近 10 年的多项研究结果显示，子宫肉瘤的每年平均发病率为 2.2/100 000 人。子宫肉瘤的病因及发病高危因素目前仍不详。其组织成分繁杂，可来源于子宫平滑肌、子宫内膜间质等不同成分，常见的类型包括：子宫平滑肌肉瘤（leiomyosarcoma of uterus，LMS）、低级别子宫内膜间质肉瘤（low grade endometrial stromal sarcoma，LGESS）、高级别子宫内膜间质肉瘤（high grade endometrial stromal sarcoma，HGESS）、子宫未分化肉瘤（udifferentiated endometrial/uterine sarcoma，UUS）和腺肉瘤（adeno-sarcoma）等，不同的组织类型具有不同的临床病理特征。由于子宫肉瘤缺乏特异性临床表现，术前诊断较为困难，常需术中冷冻切片及术后石蜡病理检查才能明确诊断。此外，子宫肉瘤恶性程度较高，早期诊断困难，易远处转移，术后复发率高，放疗和化疗不敏感，预后较差，5 年存活率仅为 30%~50%。

【组织学分类】目前最常用的组织学分类为 2020 年第 5 版 WHO 的分类，将子宫肉瘤分为单纯间叶性肿瘤及上皮-间叶混合性肿瘤，常见类型前者包括子宫平滑肌肉瘤、子宫内膜间质肉瘤等；后者最常见的是腺肉瘤。分类中将癌肉瘤又称恶性米勒混合瘤（carcinosarcoma/malignant mixed Müllerian tumor，MMMT）归为子宫内膜癌范畴。

【病因学及高危因素】大部分子宫肉瘤病例为散发型而无明确的病因和高危因素。有些研究显示肥胖、糖尿病或使用他莫昔芬超过 5 年者罹患子宫肉瘤的风险会增加，但是绝对风险很小。少数病例报道腺肉瘤的生长可能与内源性雌激素过多有关，而宫外腺肉瘤的生长可能与子宫内膜异位症有关。子宫 LMS 的患者继发于子宫良性平滑肌瘤的不足 1%，但在 60 岁以后会随年龄增长而增加至 >1%。

【组织病理学与分子遗传学】

1. 子宫平滑肌肉瘤

（1）大体标本：①肿瘤多数为单个，体积较大（通常 >10cm），以肌壁间（intramural）多见，浆膜下（subserous）和黏膜下（submucous）少见；②可有清楚的假包膜，也可弥漫性生长，与肌层界限不清；③切面质软，呈鱼肉状，质糟脆，子宫肌瘤典型的旋涡结构消失，有时可见灶性、片状出血或坏死。

（2）镜下特征：①细胞异常增生，排列紊乱，旋涡状排列消失；平滑肌细胞增生，排列紊乱，旋涡状结构消失。②细胞大小形态不一致，可为梭形细胞型、圆形细胞型、巨细胞型及混合型，核异型性明显，染色质多、深染、分布不均。③肿瘤组织病理性核分裂象 ≥5/10HPF。④肿瘤组织有凝固性坏死。

（3）免疫组化：对于区分 LMS 与其他肿瘤有很大帮助，提示平滑肌分化的标志物如平滑肌肌动蛋白（smooth muscle actin，SMA）、结蛋白（desmin）、钙调蛋白结合蛋白（caldesmon）可用于支持诊断。30%~40% 的 LMS 病例不同程度地表达 ER、PR 和雄激素受体（androgen receptor，AR）。与多数恶性肿瘤一样，LMS 有多种体细胞染色体异常。目前研究中最常见的是 p16、p53、Ki-67 的异常。

2. 恶性潜能未定的平滑肌瘤（smooth muscle tumors of uncertain malignant potential，STUMP）
指存在某些恶性生物学行为，但形态学改变或临床资料不足以认定为 LMS 的肿瘤。在镜下可出现局灶细胞凝固性坏死，病理性核分裂象，或核分裂象 ≥15/HPF 但无细胞密集和明显异型性，或核分裂象 5~10/10HPF，但仅伴细胞轻至中度异型性，或核分裂象 <5/10HPF 但伴细胞中至重度异型性。恶性潜能未定的平滑肌瘤治疗应更保守，需临床严密随访，综合国内外长期随访报道，其复发率为 4%~27%。

3. 低级别子宫内膜间质肉瘤

（1）大体标本：低级别子宫内膜间质肉瘤可形成息肉状或结节自宫内膜突向宫腔或突至宫颈口外，肿瘤蒂宽，质软脆；也可似平滑肌瘤位于子宫肌层内，浸润子宫肌层，呈结节状或弥漫性生长。肿瘤切面质地柔软，似生鱼肉状，伴出血、坏死时，则可见暗红色、棕褐色或灰黄色区域。宫旁组织或子宫外盆腔内可见似蚯蚓状淋巴管内肿瘤，质如橡皮，富有弹性，此为低级别内膜间质肉瘤常见的特征。

（2）镜下特征：低级别子宫内膜间质肉瘤可

见瘤细胞类似增殖期子宫内膜间质细胞,核分裂象≤5~10/10HPF,肿瘤内血管较多,肿瘤沿扩张的血管淋巴管生长,呈舌状浸润周围平滑肌组织,ER和PR可阳性,DNA倍体多为二倍体。

(3)免疫组化:常见的可表达波形蛋白、α-SMA、角蛋白等。LGESS几乎均不同程度表达ER和PR。

4.子宫未分化肉瘤

(1)大体标本:是一种分化极差的子宫肉瘤。可呈包块状,也常表现为息肉样,通常较大,切面呈灰白鱼肉状,可见大片的出血坏死组织。

(2)镜下特征:其病理学特征主要表现为破坏性肌层浸润,严重细胞异型性,明显的核分裂象和/或细胞坏死,并且难以辨认平滑肌或内膜间质分化,可见肌层血管内癌栓。核分裂象几乎均>10/HPF,甚至可达50/HPF,并伴有广泛的细胞坏死。

5.腺肉瘤

(1)大体标本:腺肉瘤多为向宫腔内呈息肉样生长,可分叶,体积为(1~17)cm³,大者可脱出宫口,切面可见囊腔和局灶出血坏死。

(2)镜下特征:镜下可见良性外观的上皮成分和恶性的间叶细胞成分,上皮成分通常为子宫内膜样,恶性间叶成分为低级别。大多数腺肉瘤只包含同源的间叶成分,最常见的是类似ESS的间质成分,约25%的腺肉瘤有异源成分,主要为横纹肌细胞,其他报道有软骨肉瘤、脂肪肉瘤、性索间质肿瘤成分。病理学特征包括腺周套袖和间质息肉样突入腺腔的结构、核分裂活跃、细胞异型性。

【分期】子宫肉瘤目前采用的分期是2009年的FIGO手术-病理分期(表43-6)。

表43-6 子宫肉瘤手术-病理分期(FIGO 2009)

(1)子宫平滑肌肉瘤(LMS)和内膜间质肉瘤(ESS)	
I期	肿瘤局限于子宫体和子宫内膜间质肉瘤(ESS)
IA	≤5cm
IB	>5cm
II期	肿瘤侵及盆腔
IIA	附件受累
IIB	子宫外盆腔组织受累
III期	肿瘤侵及腹腔组织(不包括子宫肿瘤突向腹腔)
IIIA	一个病灶
IIIB	一个以上病灶
IIIC	盆腔淋巴结和/或腹主动脉旁淋巴结转移
IV期	膀胱和/或直肠,或有远处转移
IVA	肿瘤侵及膀胱和/或直肠
IVB	远处转移
(2)腺肉瘤	
I期	肿瘤局限于子宫体
IA	肿瘤局限于子宫内膜或宫颈内膜,无肌层浸润
IB	肌层浸润≤1/2
IC	肌层浸润>1/2
II期	肿瘤扩散至盆腔
IIA	附件受累
IIB	子宫外盆腔内组织受累
III期	肿瘤扩散到腹腔(不单是突向腹腔)
IIIA	一个病灶
IIIB	一个以上病灶
IIIC	盆腔淋巴结和/或腹主动脉旁淋巴结转移
IV期	膀胱和/或直肠,或有远处转移
IVA	肿瘤侵及膀胱和/或直肠
IVB	远处转移

【转移】子宫肉瘤的转移途径主要有以下三种:

1.**血行播散** 是LMS的主要转移途径。低级别ESS的宫旁血管内癌栓较为多见。

2.**直接浸润** 可直接蔓延到子宫肌层甚至浆膜层。UUS局部侵袭性强,常有肌层浸润及破坏性生长。

3.**淋巴结转移** UUS较易发生淋巴结转移。

【临床表现】

1.**发病年龄** 子宫肉瘤可见于任何年龄女性,但高发年龄为40~60岁,且各不同分类的子宫肉瘤发病年龄不同。据不同文献报道,LMS诊断的平均年龄为60岁,多数为绝经后期,ESS的中位年龄为50岁,1/2的患者为绝经前期。UUS中位年龄为55~60岁。腺肉瘤也于绝经后更多见。

2.**症状** 子宫肉瘤一般没有特异性临床表现,可表现为类似子宫肌瘤或子宫内膜息肉的症状。常见的症状包括：①阴道不规则流血，为最常见的症状，约 2/3 的患者出现。②下腹疼痛、下坠等不适感患者占 1/4。③压迫症状，肿物较大时则压迫膀胱或直肠，出现尿急、尿频、尿潴留、便秘等症状。如压迫盆腔则影响下肢静脉和淋巴回流，出现下肢水肿等症状。④其他症状则多见于肉瘤晚期患者，可出现消瘦、全身乏力、贫血、低热等症状。

3. **体征** 与常见的良性子宫肌瘤或子宫内膜/宫颈息肉相似，术前区分很困难。体格检查中可发现：①下腹部包块，约见于 1/3 患者；② LMS 可位于子宫黏膜下和肌层，可与子宫肌瘤同时存在；③ ESS 可表现为宫颈口或阴道内发现软脆、易出血的息肉样肿物，如肿物破溃合并感染，可有极臭的阴道分泌物，也常合并贫血、子宫增大、盆腔肿物。

【诊断】子宫肉瘤的诊断，除要详细询问病史，认真进行体格检查和盆腔检查，了解症状和体征外，还需进行相关辅助检查，最终诊断依靠病理组织学检查。

常用的辅助检查方法有以下几种：

1. **盆腔彩色多普勒超声** 子宫肉瘤在 B 超下可表现为包块与周围界限不清、回声不均、肿物内有不规则囊区、无旋涡状结构、结节周边不规则或环形血流信号且血流低阻力等。测定子宫及肿物的血流信号及血流阻力，有助于诊断，有报道若血流阻力指数（resistance index，RI）<0.42，要高度怀疑子宫肉瘤。

2. **CT、MRI 增强扫描及 PET-CT** 尤其是 MRI 对于子宫肉瘤的诊断有一定意义，可评估疾病对盆腔毗邻结构的侵犯。近年来发现 PET-CT 可用于诊断子宫肉瘤，它对于早期诊断、识别远处转移、淋巴结转移及肉瘤的复发有高度的敏感性及特异性。另外，因子宫肉瘤多数早期即发生远处转移，所以应注意检查胸部、腹腔脏器、脑等部位。

3. **血清肿瘤标志物** 子宫肉瘤缺乏良好的血清学肿瘤标志物。部分子宫肉瘤患者血清 CA-125 升高，尤其是有宫外扩散的 LMS 和少部分腺肉瘤患者。

4. **诊断性刮宫或宫腔镜检查** 是术前诊断的重要方法，因 ESS 和腺肉瘤均有起源于内膜间质成分，多突向宫腔，可呈息肉样生长，故诊断性刮宫或宫腔镜检查尤其适用于 ESS 及腺肉瘤的诊断，文献报道其诊断率可达 70% 以上。尽管目前关于宫腔镜是否引起医源性肿瘤播散仍存在争议，但临床多主张对 B 超等提示宫腔占位或肿物压向内膜生长的可疑子宫肉瘤的病例，或伴有不规则阴道出血的患者均可先行诊断性刮宫或宫腔镜检查，以减少漏诊。而 LMS 起源于肌层，多位于肌壁间，除非突向宫腔生长，很难通过诊刮或宫腔镜诊断，文献报道其诊断率仅为 40%。

5. **术中剖视标本及冷冻病理检查** 肿瘤形成息肉状或结节自宫内膜突向宫腔或突至宫颈口外，肿瘤体积比一般息肉大，蒂宽，质软脆，肌层内肿瘤呈结节或弥漫性分布，但界限不清，不易完整剔除；肿瘤切面呈鱼肉样，可有出血、坏死及囊性变。对可疑病例，应行冷冻切片检查，但最终诊断还要依赖石蜡切片检查。

【治疗】子宫肉瘤以手术治疗为主，辅以放疗或化疗。

1. **手术治疗** 手术是子宫肉瘤主要的治疗方法。正确的手术治疗是影响患者预后的重要因素。

（1）初始手术治疗：子宫肉瘤的初始手术治疗的标准术式：子宫全切术和双附件切除术。大部分研究均推荐子宫肉瘤术中同时切除双侧附件。尤其激素敏感 ESS，通常均表达 ER、PR，在未切除卵巢的女性中复发率更高。应强调不宜保留卵巢。而 UUS 的恶性度更高，应同时切除双侧附件。对年轻的早期子宫平滑肌肉瘤患者，肿瘤分化较好，可考虑保留卵巢。

当病变局限于子宫时，肿瘤切缘是否干净至关重要。破坏肿瘤的完整性可造成肿瘤细胞扩散，导致医源性肿瘤播散盆腹腔，进而致肿瘤的转移和复发。对已知是子宫肉瘤的患者禁止行腹腔镜下肿物粉碎技术，不建议可疑肉瘤的患者行腹腔镜下子宫肌瘤切除术。在碎瘤术后意外发现的肉瘤（尤其是 LMS）二次手术很重要，可帮助发现盆腹腔残留病灶。

关于子宫肉瘤患者的淋巴结切除存有争议。早期的 LMS 与 ESS 不推荐淋巴结切除，然而在恶性度高的 UUS 和有肉瘤增生过长的腺肉瘤中可考虑同时行盆腔和腹主动脉旁淋巴结切除术，并应常规留取腹腔冲洗液送细胞病理学检查。

（2）复发或转移手术治疗：子宫肉瘤容易复发。复发患者多数预后很差。对于局部病变转移或复发的患者，满意的肿瘤细胞减灭术以达到肉眼无残留是最有效的治疗方法。如多处复发并广泛转移，评估后难以切除的患者应采用其他辅助治疗或姑息性治疗。

2. **放射治疗** 盆腔复发是子宫肉瘤重要的临床生物学行为之一,也是影响该病预后的主要因素之一。有报道,即使是临床Ⅰ、Ⅱ期的子宫肉瘤,仍有超过60%的病例复发,其中70%以上发生在初次手术后2年内,约50%病例复发的初始部位为盆腔。虽然有学者认为放疗对子宫肉瘤的作用有限,但也有一些研究认为放疗可以使盆腔的局部病变得到控制,并延缓子宫肉瘤在盆腔的复发。子宫肉瘤放疗采用盆腔外照射和阴道内照射。对于复发或转移的晚期患者,可行姑息性放疗。

3. **化疗** 由于子宫肉瘤有远处复发的高风险,辅助化疗是子宫肉瘤患者主要的辅助治疗手段。目前临床上尚未建立统一的一线化疗方案。一般主张对晚期LMS患者、UUS及肉瘤复发患者,可辅助化疗。化疗以阿霉素(ADM)的疗效最佳,文献报道单药有效率为25%,而其他有效的药物有异环磷酰胺(ifosfamide,IFO)、顺铂(DDP)及足叶乙甘(VP16)等。目前,尚无理想的化疗方案,据文献报道ADM+IFO方案作为LMS一线化疗方案,有效率可达30%,吉西他滨(gemcitabine,Gem)+多西紫杉醇(docetaxel)治疗晚期或复发LMS的有效率可高达53%,可作为二线化疗方案。目前针对ESS有效的化疗方案报道较少,IFO单药对ESS的有效率可达33%,有学者用表阿霉素加DDP治疗ESS也可取得较好的疗效。

4. **内分泌治疗** ESS为性激素依赖性肿瘤。孕激素受体、雌激素受体多阳性,因此,子宫肉瘤的辅助内分泌治疗主要用于激素受体阳性率较高的ESS。通常采用大剂量孕激素治疗,一般主张剂量不少于200mg/d。常用药物包括醋酸甲地孕酮(megestrol acetate)、醋酸甲羟孕酮(medroxyprogesterone acetate,MPA)和己酸孕酮(17α-hydroxyprogesterone acetate)。适用于各期别的ESS,对晚期或复发性ESS仍有一定疗效。内分泌治疗时间应在1~2年以上。

【预后】子宫肉瘤复发率高,预后差。文献报道,5年生存率为20%~38%,复发率高达60%左右。子宫肉瘤预后相关因素有以下几方面:

1. **组织类型** 低级别子宫内膜间质肉瘤预后较好,其次为子宫平滑肌肉瘤,子宫未分化肉瘤的预后最差。

(1)子宫平滑肌肉瘤:LMS的5年生存率为32%,Ⅰ期LMS的5年生存率为51%,Ⅱ期为25%(依据1988年分类标准),所有有远处转移的LMS患者均在5年内死亡。首次手术无残留病灶是LMS最主要的预后因素。肿瘤大小也是重要的独立预后因素,肿瘤>10cm时,死亡的相对风险增加2.7倍。核分裂指数(mitotic index,MI)是LMS中唯一与无进展生存率相关的预后因素。

(2)子宫内膜间质肉瘤患者总体的5年生存率为69%。Ⅰ期ESS患者的5年生存率为84%,10年生存率为77%,Ⅱ期ESS分别为62%和49%。首次手术切缘干净是ESS最主要的预后因素,宫旁有无肿瘤组织扩散也很重要。肿瘤大小也与预后相关。

(3)子宫未分化肉瘤:预后较差,总体5年生存率为42%,其中Ⅰ期UUS患者5年总体生存率为57%,其他大于Ⅰ期的UUS患者均5年内死亡。

(4)腺肉瘤:5年、10年生存率分别为72%和58%,其中Ⅰ期的5年、10年生存率分别为76%和61%。许多研究报道腺肉瘤的分期、肿瘤浸润深度、分级、核分裂指数(mitotic index,MI)、异源性成分的出现均与预后相关。而肌层浸润的深度和宫外扩散是最主要的预后因素。

2. **临床期别** 分期愈晚,预后愈差,有学者报道Ⅰ、Ⅱ、Ⅲ、Ⅳ期的5年生存率分别为58%、33%、13%及0。

3. **宫旁血管淋巴管受侵** 宫旁血管淋巴管受侵(lymphovascular invasion,LVSI)与预后密切相关。文献报道,LVSI是唯一的子宫肉瘤预后的独立指标,若发生LVSI,则复发转移率明显上升。

4. **核分裂象** 肿瘤组织中核分裂象多少与预后有关,一般认为,核分裂象≥10/10HPF预后差,<5/10HPF预后好,核分裂象的多少是决定肉瘤预后的一个重要因素。

5. **子宫肌层受侵** 子宫肌层是否受侵及受侵程度与预后有关。

6. **月经状态** 有报道,绝经后患者预后比绝经前患者差。绝经前子宫肉瘤5年存活率为66.7%,绝经后则为17.6%。

7. **ER、PR状态** 子宫肉瘤ER、PR多为阴性,但ESS的ER、PR则多为阳性,应用孕激素类药物治疗有效,预后较好。而受体阴性者则激素治疗效果较差,预后不佳。

(王 悦 魏丽惠)

参考文献

1. 曹泽毅. 妇科肿瘤学. 北京: 北京出版社, 2000: 699-739.
2. 陈乐真. 妇产科诊断病理学. 2 版. 北京: 人民军医出版社, 2014: 157-274.
3. 郑文新, 沈丹华, 郭东辉. 妇产科病理学. 北京: 科学出版社, 2013: 281-428.
4. 王志启, 杨筱青, 王建六, 等. 子宫内膜非典型增生 79 例临床病理特征分析. 中华妇产科杂志, 2011, 46 (1): 19-23.
5. 王志启, 张燕, 王建六, 等. 子宫内膜癌淋巴结转移的特征及对预后的影响. 中华妇产科杂志, 2011, 46 (6): 435-440.
6. 周敬伟, 赵丽君, 祁文娟, 等. 子宫内膜癌 FIGO 2009 分期 I 期的临床意义. 中国妇产科杂志, 2014, 49 (10): 776-779.
7. Tavassoli FA, Devilee P. WHO classification of tumours. Pathology and genetics of tumours of the breast and female genital organs. 3rd Eds. Lyon: IARC press, 2003: 217-258.
8. WHO Classification of Tumours Editorial Board. WHO classification of tumours: female genital tumours. Lyon (France): IARC Publications, 2020: 1-632.
9. Kurman RJ, Carcangiu ML, Herrington CS, et al. WHO classification of tumours of female reproductive organs. 4th Eds. Lyon: IARC press, 2014: 121-154.
10. Chandra V, Kim JJ, Benbrook DM, et al. Therapeutic options for management of endometrial hyperplasia. J Gynecol Oncol, 2016, 27 (1): e8.
11. Sanderson PA, Critchley HO, Williams AR, et al. New concepts for an old problem: the diagnosis of endometrial hyperplasia. Hum Reprod Update, 2017, 23 (2): 232-254.
12. Tamauchi S, Kajiyama H, Utsumi F, et al. Efficacy of medroxyprogesterone acetate treatment and retreatment for atypical endometrial hyperplasia and endometrial cancer. J Obstet Gynaecol Res, 2018, 44 (1): 151-156.
13. Lewin SN. Revised FIGO staging system for endometrial cancer. Clin Obstet Gynecol, 2011, 54 (2): 215-218.
14. Liu YD, Dai M, Yang SS, et al. Overexpression of lysine-specific demethylase 1 is associated with tumor progression and unfavorable prognosis in Chinese patients with endometrioid endometrial adenocarcinoma. Int J Gynecol Cancer, 2015, 25: 1453-1460.
15. Du J, Li Y, Lv S, et al. Endometrial sampling devices for early diagnosis of endometrial lesions. J Cancer Res Clin Oncol, 2016, 142 (12): 2515-2522.
16. D'Angelo E, Prat J. Uterine sarcomas: a review. Gynecol Oncol, 2010, 116 (1): 131-139.
17. Wu TI, Yen TC, Lai CH. Clinical presentation and diagnosis of uterine sarcoma, including imaging. Best Pract Res Clin Obstet Gynaecol, 2011, 25 (6): 681-689.
18. Beckmann MW, Juhasz-Böss I, Denschlag D, et al. Surgical methods for the treatment of uterine fibroids-risk of uterine sarcoma and problems of morcellation: position paper of the DGGG. Geburtshilfe Frauenheilkd, 2015, 75 (2): 148-164.
19. Abeler VM, Røyne O, Thoresen S, et al. Uterine sarcomas in Norway. A histopathological and prognostic survey of a total population from 1970 to 2000 including 419 patients. Histopathology, 2009, 54: 355-364.
20. Toro JR, Travis LB, Wu HJ, et al. Incidence patterns of soft tissue sarcomas, regardless of primary site, in the surveillance, epidemiology and end results program, 1978-2001: an analysis of 26, 758 cases. Int J Cancer, 2006, 119: 2922-2935.
21. Pautier P, Nam EJ, Provencher DM, et al. Gynecologic Cancer InterGroup (GCIG) consensus review for high-grade undifferentiated sarcomas of the uterus. Int J Gynecol Cancer, 2014, 24: S73-77.

第四十四章 卵巢肿瘤、输卵管肿瘤及原发性腹膜癌

本章关键点

1. 卵巢肿瘤的分类非常复杂,依据不同来源分为卵巢上皮性肿瘤、性索间质肿瘤、生殖细胞肿瘤以及卵巢外器官转移至卵巢肿瘤。
2. 卵巢良性肿瘤没有典型的临床表现,并发症包括扭转、破裂和感染。应该手术治疗。
3. 卵巢交界性肿瘤发病年龄轻,分期早,预后好。诊断主要依据病理,以浆液性和黏液性为多。主要为手术治疗,腹膜浸润性种植需要化疗。
4. 卵巢恶性肿瘤的临床表现有三联症。彩色多普勒超声和肿瘤标志物是最常用的辅助检查。卵巢早期上皮癌的初始治疗要进行分期手术,晚期要进行肿瘤细胞减灭术。化疗是重要的辅助治疗手段。
5. 妊娠合并卵巢肿瘤的危害较非孕期严重。常见并发症为肿瘤蒂扭转、破裂、产道阻塞,其中最主要的是蒂扭转。依妊娠时期、肿瘤的性质、患者的要求等情况综合考虑施行个体化治疗。
6. 输卵管良性肿瘤十分罕见,手术切除后一般预后良好。输卵管恶性肿瘤仅占女性生殖器肿瘤的 0.5%~1%。
7. 原发性腹膜癌的治疗参照卵巢癌。

第一节 组织学分类

一、卵巢上皮性肿瘤分类(包括输卵管、腹膜上皮性肿瘤)

卵巢上皮性肿瘤是卵巢肿瘤中最为常见的组织学类型,按照细胞类型又进一步分为浆液性、黏液性、浆液黏液性、子宫内膜样、透明细胞及 Brenner 来源肿瘤。按照生物学行为,每类肿瘤又可以进一步分为良性(包括腺瘤、囊腺瘤、腺纤维瘤等)、交界性肿瘤和恶性(癌)。由于输卵管与卵巢的密切关系,一些研究发现输卵管很有可能是卵巢及腹膜米勒管上皮性肿瘤的发源地,因此有关输卵管及腹膜肿瘤的分类也进行了修订。本文用的是 2014 年《第 4 版 WHO 女性生殖器官肿瘤分类》(简称第 4 版 WHO 分类)(表 44-1)。

在卵巢上皮性肿瘤中最为常见的组织类型是浆液性肿瘤,第 4 版 WHO 分类中对卵巢浆液性癌分级进行了修订,将其分为二级,即低级别浆液性癌(low-grade serous carcinoma,LGSC)和高级别浆液性癌(high-grade serous carcinoma,HGSC),取消了以前的高、中、低分化的三级分类法。

表 44-1　卵巢、输卵管及腹膜上皮性肿瘤分类（WHO，2014）

卵巢上皮性肿瘤
　浆液性肿瘤
　　良性
　　　浆液性囊腺瘤
　　　浆液性腺纤维瘤
　　　浆液性表面乳头状瘤
　　交界性
　　　浆液性交界性肿瘤 / 不典型增生性浆液性肿瘤
　　　浆液性交界性肿瘤 - 微乳头亚型 / 非浸润性低级别浆液性癌
　　恶性
　　　低级别浆液性癌
　　　高级别浆液性癌
　黏液性肿瘤
　　良性
　　　黏液性囊腺瘤
　　　黏液性腺纤维瘤
　　交界性
　　　黏液性交界性肿瘤 / 不典型增生性黏液性肿瘤
　　恶性
　　　黏液腺癌
　子宫内膜样肿瘤
　　良性
　　　子宫内膜样囊肿
　　　子宫内膜样囊腺瘤
　　　子宫内膜样腺纤维瘤
　　交界性
　　　子宫内膜样交界性肿瘤 / 不典型增生性内膜样肿瘤
　　恶性
　　　子宫内膜样癌
　透明细胞肿瘤
　　良性
　　　透明细胞囊腺瘤
　　　透明细胞腺纤维瘤
　　交界性
　　　透明细胞交界性肿瘤 / 不典型增生性透明细胞肿瘤
　　恶性
　　　透明细胞癌
　Brenner 肿瘤
　　良性

Brenner 瘤
　交界性
　　交界性 Brenner 瘤 / 不典型增生性 Brenner 瘤
　恶性
　　恶性 Brenner 瘤
浆液黏液性肿瘤
　良性
　　浆液黏液性囊腺瘤
　　浆液黏液性腺纤维瘤
　交界性
　　浆液黏液性交界性肿瘤 / 不典型增生性浆液黏液性肿瘤
　恶性
　　浆液黏液性癌
　　未分化癌
输卵管上皮性肿瘤
　良性上皮肿瘤
　　乳头状瘤
　　浆液性腺纤维瘤
　前驱上皮病变
　　浆液性输卵管上皮内癌
　上皮性交界性肿瘤
　　浆液性交界性肿瘤 / 不典型增生性浆液性肿瘤
　恶性上皮性肿瘤
　　低级别浆液性癌
　　高级别浆液性癌
　　子宫内膜样癌
　　未分化癌
　其他
　　黏液性癌
　　移行细胞癌
　　透明细胞癌
腹膜上皮性肿瘤
　米勒管上皮性肿瘤
　　浆液性交界性肿瘤 / 不典型增生性浆液性肿瘤
　　低级别浆液性癌
　　高级别浆液性癌
　其他

低级别浆液性癌是一类组织学分化较好，临床恶性度较低的浆液性肿瘤，可能来源于卵巢表面上皮，其组织学上呈现丰富的微乳头结构，细胞中度异型，伴有间质浸润，肿瘤中常可见交界性病变，甚至良性病变（见文末彩图 44-1）；临床上，肿瘤恶性度较低，以腹膜种植转移复发为主；细胞遗传学改变主要是 *KRAS*、*BRAF*、*ERBB* 和 *PTEN* 基因突变。

高级别浆液性癌可能来自输卵管恶性肿瘤，在组织学上，肿瘤分化差，细胞呈现高度异型，肿瘤组织中一般不出现交界性病变或低级别肿瘤成分（见文末彩图 44-2）。临床上，肿瘤快速进展，就诊时即为高临床分期，预后极差。细胞遗传学主要为 *TP53* 基因或家族性 *BRCA* 基因突变。近年研究发现卵巢高级别浆液性癌及发生于盆腹腔的"原发腹膜米勒管肿瘤"大部分都起源于输卵管上皮内癌(tubal intraepithelial carcinoma,TIC),这一发病学新变化,颠覆了人们以往认为卵巢浆液性肿瘤来自卵巢生发上皮,腹膜原发癌来源于腹膜第二米勒上皮的概念。因此,对于发生在卵巢及盆腔的浆液性癌,均应按广泛逐层切取检查法(sectioining and extensively examining the fimbria,SEE-FIM)将输卵管全部取材,进行病理学检查,以寻找输卵管病变。第4版WHO分类还取消了移行细胞癌的分类,这是由于从分子遗传学及免疫表型研究发现,以前很多诊断的移行细胞癌实际上是分化极差的高级别浆液性癌。

第4版WHO分类还对于卵巢交界性病变采用了双命名法,即浆液性肿瘤/非典型肿瘤,以浆液性交界性肿瘤为例,采用浆液性交界性肿瘤/(serous borderline tumor,SBT)/不典型增生性浆液性肿瘤(atypical proliferative serous tumor,APST)形式来命名这一肿瘤。以往在浆液性交界性肿瘤中有一型微乳头型浆液性肿瘤(见文末彩图44-3),由于其易出现高的临床分期以及腹膜浸润性种植,其临床预后较普通的浆液性交界性肿瘤差,并且约50%的病例可能伴有浸润性的低级别浆液性癌。因此,在第4版WHO分类中将其单独列出,命名为浆液性交界性肿瘤微乳头亚型/非浸润性低级别浆液性癌,以提示其不良的预后。

在上皮性肿瘤新增加了浆液黏液性肿瘤,以前这类肿瘤归为宫颈黏液型肿瘤,但肿瘤部分病理形态表现及临床进程类似于浆液性肿瘤,如可以出现微乳头结构及腹膜种植等,因而,第4版WHO分类将其单独分类命名。

正如前述,由于一些研究提出卵巢及盆腔浆液性癌有可能来源于输卵管,因而输卵管病变受到了重视,在第4版WHO分类中列出了输卵管上皮前驱病变,将这一病变命名为输卵管浆液性上皮内癌(serous tubal intraepithelial carcinoma,STIC),其定义为输卵管中的非浸润性浆液性癌(见文末彩图44-4)。STIC见于5%~15%的无症状BRCA突变携带者的输卵管切除标本,与盆腔浆液性癌关系密切。STIC多位于输卵管远端,即伞端和漏斗部。形态学表现为核明显多形性,核仁明显,核质比增加(见文末彩图44-4A)。由于细胞黏附性差,常脱落入管腔,进而播散到卵巢及盆腹腔浆液性癌的发生。免疫组化染色肿瘤细胞呈现p53强阳性(见文末彩图44-4B)。

第4版WHO分类中还取消了以往的原发性腹膜癌、腹膜原发性交界性肿瘤分类,而是采用米勒管上皮性肿瘤来命名发生在腹膜的这类肿瘤,其中包括浆液性交界性肿瘤/不典型增生性浆液性肿瘤、浆液性癌(低级别浆液性癌、高级别浆液性癌)及其他肿瘤。之所以如此,是基于盆腔浆液性癌可能起源于输卵管病变的新认识。

二、卵巢性索间质肿瘤

卵巢性索间质肿瘤是一组由不同分化程度的性索间质细胞单一或混合组成的肿瘤,最多见的是向卵巢性索间质分化的肿瘤,其中由单纯性索细胞组成的肿瘤有粒层细胞瘤,由单纯间质细胞构成的肿瘤有卵泡膜细胞瘤、硬化性间质瘤及类固醇细胞瘤等;少部分肿瘤呈现睾丸性索间质分化,其中由单纯睾丸间质细胞组成的肿瘤命名为莱迪(间质)细胞瘤(Leydig cell tumor),单纯睾丸支持细胞构成的肿瘤有支持细胞(Sertoli cell)瘤及环小管性索肿瘤,由睾丸性索与间质混合构成的肿瘤命名为支持-间质细胞瘤,又根据分化程度分为高、中、低分化;少数情况下肿瘤还可呈现双向分化,即包含卵巢及睾丸两种性索间质成分,称为两性母细胞瘤,由于极为少见,第4版WHO分类中没有作为一种类型单独列出;还有一些肿瘤分化缺乏特异性,难以归入具体的类型中,则被命名为非特异性性索间质肿瘤(表44-2)。

表44-2 卵巢性索间质肿瘤分类(WHO,2014)

卵巢性索间质肿瘤
单纯间质性肿瘤
纤维瘤
富细胞纤维瘤
卵泡膜细胞瘤
黄素化卵泡膜细胞瘤伴硬化性腹膜炎
纤维肉瘤
硬化性间质瘤
印戒细胞型间质瘤
微囊性间质瘤
莱迪(间质)细胞瘤
类固醇细胞瘤
恶性类固醇细胞瘤
单纯性索肿瘤
成年型粒层细胞瘤(见文末彩图44-5)
幼年型粒层细胞瘤
支持细胞瘤
环小管性索肿瘤(见文末彩图44-6)

続表

混合性性索间质肿瘤
　支持 - 间质细胞肿瘤
　　高分化
　　中分化
　　伴异源性成分
　　低分化
　　伴异源性成分
　　网状型
　　伴异源性成分
　非特异性性索间质肿瘤

三、卵巢生殖细胞肿瘤

卵巢生殖细胞肿瘤（表 44-3）约占卵巢原发性肿瘤的 30%，仅次于上皮性肿瘤。它是由原始生殖细胞向多个方向分化的一组异质性肿瘤，大部分起源于胚胎期迁徙入卵巢的不同发育阶段的生殖细胞。发病年龄具有一定的特征性，主要见于儿童和年轻女性，绝经后妇女罕见，21 岁以下的女性卵巢肿瘤 60% 为生殖细胞肿瘤。

从组织类型来看，卵巢生殖细胞肿瘤约 95% 为成熟性囊性畸胎瘤，它是由三个胚层的成熟组织构成，仍保留某种器官的形态或结构；如果畸胎瘤中含有数量不等的未成熟胚胎成分（通常为原始神经管成分），则命名为未成熟畸胎瘤，并可根据肿瘤中含有的原始神经管成分的数量分为 Ⅰ、Ⅱ 及 Ⅲ 级；如果成熟性畸胎瘤中某一种成分恶变，则称为成熟性畸胎瘤恶变，最为常见的恶变成分是鳞状细胞癌。由原始生殖细胞构成的肿瘤，主要有无性细胞瘤、卵黄囊瘤，前者组织形态类似于睾丸的精原细胞瘤，细胞较大，圆形，胞质丰富透明；后者也被称为内胚窦瘤，形态模仿内胚层结构，形成网状、微囊、多囊、乳头等结构。而在睾丸较为多见的原始生殖细胞肿瘤 - 胚胎性癌，在卵巢则较为少见。此外，卵巢生殖细胞肿瘤中还可由单一胚层构成，最为常见的是甲状腺肿，既可以是良性的，也可以发生恶变。更为少见的肿瘤有起源于皮样囊肿的体细胞型肿瘤：皮脂腺瘤等。有时生殖细胞肿瘤还会与性索间质肿瘤混合存在，命名为性腺母细胞瘤。

四、卵巢继发性肿瘤

是指由卵巢外器官播散到卵巢的肿瘤，这一肿瘤并不少见，根据地域及人种的不同，其在卵巢肿瘤中所占比例有所不同，西方国家为 3%~15%，而东方国家则为 21%~30%。卵巢继发性肿瘤可以与原发癌同时发生，也可以异时发生。

表 44-3　卵巢生殖细胞肿瘤分类（WHO，2014）

生殖细胞肿瘤
　无性细胞瘤（见文末彩图 44-7）
　卵黄囊瘤（见文末彩图 44-8）
　胚胎性癌
　非妊娠性绒毛膜癌
　成熟性畸胎瘤
　未成熟性畸胎瘤（见文末彩图 44-9）
　混合性生殖细胞肿瘤
单胚层畸胎瘤和起源于皮样囊肿的体细胞型肿瘤
　良性甲状腺肿
　恶性甲状腺肿
　类癌
　甲状腺肿类癌
　黏液性类癌
　神经外胚层型肿瘤
　皮脂腺肿瘤
　皮脂腺瘤
　皮脂腺癌
　其他罕见的单胚层畸胎瘤
　癌（起源于皮样囊肿的体细胞型肿瘤）
　鳞状细胞癌
　其他
生殖细胞 - 性索间质肿瘤
　性腺母细胞瘤，包括性腺母细胞瘤伴恶性生殖细胞肿瘤
　不能分类的混合性生殖细胞 - 性索间质肿瘤

卵巢继发性肿瘤中最为常见的是转移癌，在未考虑输卵管伞端病变的前提下，既往统计的卵巢转移癌中，约 2/3 来自非生殖器官，原发灶以胃肠道及乳腺最为多见。最为熟知的卵巢转移癌是库肯勃瘤（Krukenberg tumor），这是来自胃的低分化印戒细胞癌转移至卵巢所形成的肿瘤，约 80% 为双侧性，但大小并不对称，较小的肿瘤可保留卵巢外形（见文末彩图 44-10A）。显微镜下，在纤维间质背景中可见散在及成簇的印戒样癌细胞（见文末彩图 44-10B）。随着输卵管伞端病变被认为是卵巢浆液性癌的主要原发部位后，继发性肿瘤在卵巢肿瘤中的所占比将会提高，且其起源部位的分布也将发生变化。

（沈丹华）

第二节　卵巢良性肿瘤

【临床表现】卵巢良性肿瘤一般生长缓慢,肿瘤较小时多无症状。当肿瘤生长至一定大小时,常有下腹不适感、下坠、腹围增粗,腹部增大,甚至自行发现腹部肿物,很少出现腹痛。具有内分泌功能的肿瘤,可能有月经紊乱病史。肿瘤生长过大或合并有腹水,可引起压迫症状。

【并发症】

1. **蒂扭转**　成熟性囊性畸胎瘤最易发生,肿瘤常为中等大小有一定重量,而重心偏在一侧,发生率约为10%。突然一侧下腹急性剧痛,常伴有恶心、呕吐等症状。扭转不能恢复时,首先静脉回流受阻,瘤内高度充血,瘤体可呈紫褐色;如有瘤内血管破裂出血,动脉血流受阻,则可出现坏死;再严重时肿瘤可破裂甚至继发感染。对于年轻患者,尽快手术尤为重要。

2. **破裂**　破裂率约为3%。分外伤性及自发性两种,后者多发生在恶性肿瘤,生长过快,囊壁的局部血液供应不足,囊液或肿瘤组织可自瘤壁的薄弱部位破出。

3. **感染**　多发生在肿瘤蒂扭转或破裂之后,发生率为1%~3%。邻近器官有感染灶,可涉及邻近的卵巢肿瘤。临床表现为腹膜炎症现象,发热,白细胞计数升高,腹痛,腹肌紧张,肿物有压痛等。应先尽量用抗生素控制炎症,然后手术,但有时短期内不能控制,应及时手术,同时给予大量抗生素。

【诊断及鉴别诊断】

1. **非卵巢肿瘤的鉴别**

(1)卵巢瘤样病变:最常见的是滤泡囊肿、多囊卵巢及黄素囊肿,以单侧为多,壁薄直径很少>5cm。黄素囊肿有时体积也可较大,多并发于葡萄胎、侵蚀性葡萄胎或绒毛膜癌,此时血人绒毛膜促性腺素(human chorionic gonadotropin,hCG)阳性。多囊卵巢综合征常双侧卵巢增大,多伴有闭经。

(2)盆腔炎性肿物:多有盆腔炎病史,形成炎性肿物甚至脓肿。

(3)子宫肌瘤:浆膜下子宫肌瘤,或肿瘤有继发变性的红色变或囊性变时,不易与卵巢肿瘤鉴别。

(4)妊娠子宫。

2. **卵巢良恶性肿瘤的鉴别**

(1)临床特点:见表44-4。

表 44-4　卵巢良恶性肿瘤临床特点

特点	良性肿瘤	恶性肿瘤
病史	逐渐长大,病程较长	生长较快,病程较短
外形	表面光滑	表面不光或结节状
性质	多为囊性	囊性或实性
活动度	良好	固定或活动度较差
双侧性	5%	70%
后穹隆检查	多无异常	多可触及结节或乳头状物
腹水	偶见	常见
全身情况	良好	较易出现恶病质

(2)辅助诊断:肿瘤标志物、B超、CT,必要时取腹水查癌细胞,以及腹腔镜等。

3. **腹水的鉴别诊断**　肝病史、心脏病史或胃肠道病史等。

【治疗】良性卵巢肿瘤确诊后即应手术治疗,有扭转、破裂等合并症时应急诊手术,一般附件肿物直径>5cm时,多应手术明确其性质。腹腔镜手术常是最适宜的手术方式之一。

手术范围要根据年龄、生育要求及对侧卵巢情况决定。年轻患者,单侧良性卵巢肿瘤应做患侧肿物剥除术;如不能除外交界性或恶性应先做患侧附件切除术,除非对侧卵巢有明显其他病变时,才考虑做肿瘤剔除术。双侧卵巢均有良性肿瘤时,争取做肿瘤剔除术,以保留部分正常卵巢组织。年老患者绝经前后,尽量行子宫及双附件全切术,其他年龄可根据情况进行一侧附件切除。

第三节　卵巢交界性肿瘤

卵巢交界性肿瘤(borderline ovarian tumors,BOT),又称为低度潜在恶性(low malignant potential)。一般是指介于良性腺瘤与癌之间的具有恶性潜能的卵巢上皮性肿瘤。肿瘤上皮呈复杂性增生并形成上皮簇,细胞及结构的非典型性在轻至中等程度,并且这种结构应至少占肿瘤的10%。肿瘤一般不出现间质浸润,即使出现也不超过微浸润的界限,诊断主要依据病理结果。发病年龄多为 20~40 岁,较卵巢上皮性癌早,占全部卵巢肿瘤的 10%~20%。预后较恶性者好,临床分期与卵巢恶性肿瘤相同。5 年生存率可达 95%,Ⅰ期可达 100%,而Ⅲ期只有 56%~73%。治疗以手术为主。

【病因学】卵巢交界性肿瘤病因不清。流行病学调查显示未产妇比经产妇风险高,哺乳是保护因素,但口服避孕药无保护作用。应用促排卵氯米芬类药物,有潜在发生交界性肿瘤的风险。

【病理】交界性肿瘤的诊断主要依据病理,以浆液性和黏液性较多,内膜样及透明细胞较少。

1. **卵巢浆液性交界性肿瘤**(serous borderline ovarian tumors,SBOT) 大体上,肿瘤呈囊性及乳头状生长,直径为 2~25cm,平均 10cm,肿瘤表面可以出现外生性乳头。镜下可以出现间质微浸润灶。微乳头型浆液性交界性肿瘤,2014 年 WHO 组织学分类中又称为“非浸润性低级别浆液性癌”。更易出现浸润性腹膜种植,并且复发的间隔期也更短。微乳头型浆液性交界性肿瘤出现间质微浸润,或重度异型性应诊断为浆液性癌。

2. **黏液性交界性肿瘤**(mucinous borderline ovarian tumors,MBOT) 超过 90% 的病例为单侧肿物,肿瘤体积较大,平均直径为 17cm。切面呈多房性,含有水样或黏液样内容物,被膜光滑。镜下可以出现间质 <5mm 的微浸润。黏液性交界性肿瘤可以伴有上皮内癌,其定义是黏液性交界性肿瘤中某些区域显示癌的细胞学特征,如高度细胞异型上皮复层达到 4 层或更多层、腺腔内出现筛状或出现无间质的乳头状增生等,但无间质浸润。

3. **腹膜种植** 卵巢浆液性交界性肿瘤经常伴有较高频率的卵巢外病变。约 20%~46% 的浆液性交界性肿瘤出现盆腹腔浆膜及网膜表面的种植。腹膜种植分为以下两种:

(1)浸润性种植(invasive implant):组织学上表现为上皮杂乱无章的增生,不规则地延伸到腹膜下面的正常组织并将其破坏。种植常常由细长的乳头、腺体、小的实性细胞巢或筛状上皮巢组成。细胞一般轻至中度异型,有时有重度异型。伴有浸润性种植,可以诊断为浆液性癌。Seidman 统计 4 129 例交界性浆液性肿瘤,经 7.4 年(中位数)随访,非浸润性腹膜种植者存活率达 95%,而浸润性腹膜种植者为 66%。这类患者按浆液性癌处理,需要化疗。

(2)非浸润性种植(non-invasive implant):在形态学上又分为两种,有上皮增生但无间质反应的上皮性种植(epithelial implant)和伴随明显间质反应的促纤维生成性种植(desmoplastic implant)。无论为何种类型的非浸润性种植,均不影响其 10 年存活率。

4. **间质微浸润** 卵巢交界性肿瘤可以伴有间质的微浸润,微浸润灶的大小标准不超过 5mm,细胞的异型性未达到重度(高级别),其预后都是非常好的。

5. **淋巴结受累** 淋巴结受累(lymph node involvement)是指淋巴结中出现类似卵巢交界性的上皮增生,通常受累的是盆腔或主动脉旁淋巴结。据报道,在接受淋巴结取材的浆液性交界性肿瘤患者中有 7%~23% 区域淋巴结受累。但淋巴结受累一般并不影响预后。Seidman 统计 43 例交界性浆液性肿瘤伴淋巴结转移者,经 6.5 年(中位数)随访,存活率达 98%。因此,建议不使用“淋巴结转移”这一名词,而是使用“淋巴结受累”来描述此类病变。

6. **腹膜假黏液瘤** 腹膜假黏液瘤(pseudomyxoma peritonei,PMP)是指在手术中发现盆腹腔内出现大量黏液腹水和/或在腹膜表面有多量黏液结节,通常还伴有卵巢和阑尾的黏液性肿瘤。最近的形态学、免疫组化和分子遗传学研究都提供了强有力的证据,表明实际上几乎所有的腹膜假黏液瘤都起源于胃肠道,尤其是阑尾黏液性肿瘤,而与腹膜假黏液瘤同时存在的卵巢肿瘤是继发性的。

【临床表现】与卵巢浸润性癌相似,一般早期很难发现症状或不适,但如仔细询问,也能找到一些问题,如腹部增大、包块、腹痛、不规则出血等。由于生长低速,转移率低,以局部扩展和盆腔腹膜转移为主,远处转移症状少见。

【诊断】结合病史及妇科检查(三合诊)发现盆腔肿物,与卵巢恶性肿瘤诊断相似。阴道彩色多普勒超声有利于诊断。交界性浆液性肿瘤中约 50% 出现癌抗原 125(cancer antigen 125,CA125)升高,晚期较早期升高者多;糖类抗原 72-4(carbohydrate antigen 72-4,CA72-4)在黏液性交界性肿瘤中升高。术中冷冻病理非常重要,最后诊断需依据病理检查。

【治疗】卵巢交界性肿瘤的治疗主要为手术治疗,除特殊病例外,现多不主张加用辅助治疗。

1. **手术** 临床Ⅰ期成年人如不再需要生育

时,标准术式是留取腹腔冲洗液后做全子宫、双附件、大网膜、阑尾切除术、腹膜多点活检。由于常常在同一肿瘤中同时存在良性、交界性和恶性成分,如术中冷冻切片病理检查不能确定交界性或恶性,则应进行淋巴结清扫;Ⅱ、Ⅲ、Ⅳ期者可行肿瘤细胞减灭术。

2. 保守性手术 保守性手术通常指患侧附件切除,适用于年轻、有生育要求的患者。手术应满足以下条件:①患者年轻、渴望生育;②确定为Ⅰ期、对侧卵巢和输卵管正常;③术后有条件长期随访。对侧卵巢不常规剖视。

3. 辅助治疗 目前不主张给予辅助性化疗或放疗。①有肿瘤残留者可给予化疗,为再次减瘤手术成功创造条件,但不能期待利用辅助治疗改善预后;②浆液性交界性肿瘤中只有发生浸润种植者需要化疗。

【预后因素】最重要的预后因素是卵巢外病变的性质,腹膜种植的形态学是主要的预后因素,预后不良者可显示以下三种特征之一:微乳头型,浆液性交界性肿瘤伴微乳头型预后差,10年生存率仅60%。腹膜浸润性种植预后较差,按癌处理,50%以上有复发,10年存活率约35%。非浸润性种植仅14%复发,术后残留病灶的大小也有预后意义,初次手术后有残留病灶是预后不良的指标。无残留病灶的患者影响预后的独立因素有DNA倍体,形态测定,FIGO分期,组织学类型和分级,年龄。手术方式和化疗不是独立的影响因素。

【随访】与卵巢恶性肿瘤相同。

(李 艺 崔 恒)

第四节 卵巢恶性肿瘤

卵巢位于盆腔深部,早期病变不易发现,一旦出现症状多属晚期。近20年来,由于有效化疗方案的应用,使卵巢恶性生殖细胞肿瘤的治疗效果有了明显的提高,死亡率从90%降至10%;但卵巢恶性上皮肿瘤的治疗效果却一直未能改善,5年生存率徘徊于30%~40%,死亡率居妇科恶性肿瘤首位。

【高危因素】

1. 已明确的高危因素

(1)家族史:卵巢癌可有散发性及家族性两种。有卵巢癌家族史者,终生患卵巢癌风险为1.4%,有一级亲属患者升为5%,而一级亲属中有两个或两个以上患者则上升为7%~30%。这种家族史又可分成三种,所谓遗传性卵巢癌综合征(hereditary ovarian carcinoma syndrome,HOCS)。

1)遗传性乳腺癌/卵巢癌综合征(hereditary breast/ovarian carcinoma,HBOC):即卵巢癌家族一、二级亲属中有三个或三个以上的乳腺癌患者,约占遗传性卵巢癌综合征的65%~75%。

2)遗传性非息肉性结肠癌(hereditary nonpolyposis colon carcinoma,HNPCC):也称林奇综合征(Lynch)Ⅱ型,卵巢癌一级亲属中有三个或三个以上非息肉性结肠癌或子宫内膜癌患者,约占10%~15%。

3)遗传性特异位点卵巢癌(hereditary site specific ovarian carcinoma,HSSOC):家族中有两个或两个以上卵巢癌,约占10%~15%。

(2)BRCA1、2:在遗传性卵巢癌综合征的患者有 *BRCA* 基因突变,则其后代卵巢癌发病危险极大。

2. 可能有关的因素 接触滑石粉、初潮年龄较早、绝经年龄较晚、初次分娩年龄>35岁、激素补充疗法、不育、诱发排卵药物、未经过哺乳及社会环境等。

3. 可能的保护因素 口服避孕药。有遗传性卵巢癌综合征病史者进行预防性切除附件。

【病理】

1. 卵巢上皮癌

(1)浆液性腺癌(serous adenocarcinoma):是最常见的原发性卵巢恶性肿瘤,约占所有卵巢恶性肿瘤的40%~60%。其特点为大量质脆的乳头状突起,位于肿瘤内壁,也可穿透瘤壁,向外继续生长,呈菜花状。此时很容易侵犯周围器官,并形成广泛癌性种植。

(2)黏液性腺癌(mucinous adenocarcinoma):约占卵巢恶性肿瘤的2%~4%。切面显示多数界限不清的囊腔,分布在实质块中并有出血或坏死区域。

(3)内膜样癌(endometrioid adenocarcinoma):约占卵巢恶性肿瘤的10%~20%。组织形态与子宫内膜腺癌极相似。约有1/3卵巢内膜样癌伴有子宫内膜腺癌。以下几点可有助于鉴别原发灶在何处,或两处均为原发灶。①子宫内膜腺癌病灶<2cm,分化好,不侵犯肌层,卵巢癌多为原发;②子宫内膜腺癌病灶>2cm,分化不好,侵犯肌层深,卵巢癌多为转移性;③卵巢癌伴发子宫内膜异位症时,支持为卵巢内膜样癌;④子宫内膜腺上皮伴发非典型增生时,可能卵巢及子宫均为原发癌;⑤卵巢内膜样癌呈乳头样结构,非常多而显著,而在子宫内膜腺癌不太常见;⑥临床症状支持哪一种癌也值得参考;⑦在分子水平上,与子宫内膜样癌有些不同,尽管两者形态相似,提示两者可能有不同的基因发病机制,几乎 1/2 的卵巢内膜样腺癌可检测到基因突变导致的 β- 纤维连接素的失调。

(4)透明细胞癌(clear cell carcinoma):发生率低于 6%。中等大小,外观与其他腺癌类似,多发生于单侧,直径多为 2~3cm,可为囊实性或实性,切面呈鱼肉状或淡黄色,此癌较其他肿瘤更易伴发卵巢及盆腔子宫内膜异位症。其预后差,5 年生存率低,易远处转移和复发,主要发生在盆腔、肺和肝,平均复发时间为 8 个月,复发至死亡平均 3 个月。国内外文献报道了几种影响预后的因素:① FIGO 手术分期是影响预后的最主要因素。Ⅰ、Ⅱ 期患者预后较 Ⅲ、Ⅳ 期患者好。②残瘤灶大小。初次手术无肿瘤残留者 5 年生存率达 71%,有残留者尽管经历辅助化疗,5 年生存率仍为 6%($P \leq 0.001$)。③伴子宫内膜异位症预后好。④病理学镜下表现以透明细胞为主者预后较好;鞋钉细胞为主及透明细胞、鞋钉样细胞共存者预后较差。病灶单纯为透明细胞癌预后差,同时合并有其他类型的卵巢上皮性癌预后好,且后者对化疗更敏感。⑤肿瘤血管生成因子与预后有关。广泛表达肿瘤血管生成因子中的血管内皮生长因子(vascular endothelial growth factor,VEGF)者预后差;表达血小板源性内皮细胞生长因子(platelet-derived growth factor,PDGF)胸腺磷酸化酶阳性,多数预后差。

2. 性索间质肿瘤

(1)颗粒细胞瘤(granulosa cell tumor):大多数具有雌激素标记。

1)幼年型颗粒细胞瘤(juvenile granulosa cell tumors):好发生于 30 岁以前,45% 发生于 10 岁以下。单侧性多,体积较大,平均直径 12cm,切面实性或囊实性。约 5% 临床表现为恶性,但易在两年内复发。

2)成人型颗粒细胞瘤(adult granulose cell tumor):占所有卵巢肿瘤的 1.5%~2%,占卵巢恶性肿瘤的 10%,至少是潜在恶性。1/3 发生于生育年龄,其余发生在绝经后。单侧多,大小差别很大。多为实性或囊实性,表面光滑。复发间隔平均为 8 年,甚至有患者在 20 年后复发,且主要在腹腔内

扩散。

(2)支持 - 间质细胞瘤(Sertoli-Leydig cell tumor):又称男性母细胞瘤,发生率占所有卵巢肿瘤的0.2%,是卵巢肿瘤中最常见的男性化瘤,但只 3/4表现为男性化。75% 在 30 岁以下发病,多为单侧,平均直径 10cm,表面光滑,实性。肿瘤支持细胞分泌一定量雄激素,但间质细胞也可产生雌激素。中及低分化者预后不好,易发生远处转移。

(3)性索瘤具有环状结构(sexcord tumors with anular tubles):约占性索间质肿瘤的 10%,介于颗粒细胞瘤及支持间质细胞瘤之间,并可向这两种细胞分化。此瘤多为良性,9.46% 为临床恶性,5.4% 伴有宫颈腺癌。

3. 生殖细胞肿瘤

(1)无性细胞瘤(dysgerminoma):是卵巢恶性生殖细胞肿瘤中最常见的,约占卵巢恶性肿瘤的0.9%~2%。平均发病年龄 20 岁。多为单侧,表面光滑分叶状,切面实性质脆。大细胞多直接蔓延或经淋巴转移,小细胞多血行转移。

(2)卵黄囊瘤(yolk sac tumor):又名内胚窦瘤(endodermal sinus tumor),占卵巢恶性肿瘤的 1% 左右。在生殖细胞肿瘤中发病仅次于无性细胞瘤。常为单侧,圆形或卵圆形,表面光滑,大小不等,多数直径>10cm。有包膜,但常见自然破裂。该瘤高度恶性,生长快,转移率高,短期内复发,预后差。因有卵黄囊成分,血中可测出 αFP 阳性,且以之为肿瘤标志物。

(3)胚胎癌(embryonal carcinoma):占卵巢恶性生殖细胞肿瘤的 3%,单侧多,直径约在 20cm,包膜薄易有出血及坏死。肿瘤内可见类似合体滋养细胞的多核巨细胞,故 hCG 可阳性。还可同时合并其他恶性生殖细胞肿瘤。

(4)绒毛膜癌(choriocarcinoma):非妊娠性原发卵巢绒毛膜癌极罕见,多呈实性,常与邻近器官粘连。由滋养细胞及合体滋养细胞组成,但无绒毛,切面见大片出血及坏死,常合并畸胎瘤或胚胎癌。由于分泌 hCG,可形成幼年假性早熟,月经不规律。

(5)畸胎瘤(teratomas)

1)未成熟畸胎瘤(immature teratomas):仅占所有畸胎瘤中不到 1%,却占原始生殖细胞瘤的 20%。瘤体较大,可呈分叶状,胞膜不坚实,常已自行破裂,或在手术切除中破裂。切面多样化,因系三种不同组织组成,可找到各种成分。外胚层中以皮肤及其附属器最多见,其次为神经组织,其中又以神

经胶质最多见,其他尚有脉络丛、神经节细胞团,偶见大脑皮质样组织。中胚层成分有结缔组织、脂肪、透明软骨、骨片、平滑肌等,幼稚成分有幼稚软骨、疏松网状结构或似肉瘤样组织。内胚层由黏液柱状上皮或多层纤毛柱状上皮形成小腔,有平滑肌或软骨、黏液腺等围绕,类似肠管或呼吸系统结构。Thurlback 及 Scully 按肿瘤所含幼稚成分的多少进行分级。Norris 根据不成熟组织的程度和数量,提出分级的标准,对预后及治疗均有意义。此瘤转移及复发率均高,其病理分级与原发灶可不完全相同,病程较长的复发灶,有自未成熟向成熟转化的趋势。

2)成熟型畸胎瘤恶变(malignant change of mature teratoma):恶变发生率为1%~3%,此瘤中任何一种成分均可发生恶变,最常见的为鳞癌,约占80%,可伴有高血钙。其他为腺癌、黑色素瘤及肉瘤等。如有恶变,瘤体切开后,有实质性部分或糟脆坏死组织,恶变多发生在囊壁内"乳头"或"头节"的附近。死亡率较高,与肿瘤包膜是否完整,有无浸润有关。此癌易直接扩散,鳞癌变者常发生鼠蹊部、腋下、胸部或腹腔内淋巴结转移。腺癌变者常扩散到大肠、小肠、子宫旁组织、直肠子宫陷凹、网膜、卵巢、直肠、子宫及膀胱等处。肉瘤变主要为血行转移。

3)单胚层畸胎瘤 - 类癌(monodermal teratoma-carcinoid):本瘤罕见。单胚层畸胎瘤中,一种为卵巢甲状腺肿属于良性,另一种为卵巢类癌,属于潜在恶性,预后较好,仅有少数病例发生转移或死亡。

4. **性腺母细胞瘤**(gonadoblastoma) 较罕见,由生殖细胞及性索成分构成,多发生于发育不良的性腺,尤其是带 Y 染色体性腺发育不良者。常见染色体核型为 46,XY 及 45,X/46,XY 嵌合体,个别染色体有畸变。瘤体较小,很少有直径>6cm 者。肿瘤多呈圆形,表面光滑外凸,质韧或硬,多数有钙化。

5. **继发性癌**(secondary carcinoma) 几乎任何类型肿瘤均可转移至卵巢,约占所有卵巢恶性肿瘤的8%,多为双侧,来自胃肠道和大肠的实体瘤居多。

【临床分期】1971 年 FIGO 第一次制定了原发卵巢癌的临床分期,其后修订版是 1988 年和 2014 年 FIGO 手术病理分期。鉴于发现卵巢高级别浆液性癌及发生于盆腹腔的"原发腹膜米勒管肿瘤"大部分都起源于输卵管上皮内癌,FIGO(2014)分期将卵巢癌、输卵管癌和原发性腹膜癌作为一类制定分期(表 44-5)。

表 44-5 卵巢癌、输卵管癌、原发性腹膜癌的手术病理分期(FIGO,2014)

Ⅰ期	肿瘤局限于卵巢或输卵管
ⅠA	肿瘤局限于一侧卵巢(包膜完整)或输卵管,卵巢和输卵管表面无肿瘤;腹水或腹腔冲洗液未找到癌细胞
ⅠB	肿瘤局限于双侧卵巢(包膜完整)或输卵管,卵巢和输卵管表面无肿瘤;腹水或腹腔冲洗液未找到癌细胞
ⅠC	肿瘤局限于单或双侧卵巢 / 输卵管,并伴有如下任何一项:
	ⅠC1:手术导致肿瘤破裂
	ⅠC2:手术前肿瘤包膜已破裂或卵巢 / 输卵管表面有肿瘤
	ⅠC3:腹水或腹腔冲洗液发现癌细胞
Ⅱ期	肿瘤累及一侧或双侧卵巢或输卵管并有盆腔扩散(在骨盆入口平面以下)或原发性腹膜癌
ⅡA	蔓延和 / 或转移到子宫和 / 或输卵管和 / 或卵巢
ⅡB	蔓延至盆腔其他组织
Ⅲ期	肿瘤累及一侧或双侧卵巢、输卵管或原发性腹膜癌,伴有细胞学或组织学证实的盆腔外腹膜转移或证实存在腹膜后淋巴结转移
ⅢA	
	ⅢA1:仅有腹膜后淋巴结阳性(细胞学或组织学证实)
	ⅢA1(i)期:转移灶最大直径 ≤ 10mm
	ⅢA1(ii)期:转移灶最大直径>10mm
	ⅢA2:显微镜下盆腔外腹膜受累,伴或不伴腹膜后阳性淋巴结
ⅢB	肉眼盆腔外腹膜转移,病灶最大直径 ≤ 2cm,伴或不伴腹膜后阳性淋巴结
ⅢC	肉眼盆腔外腹膜转移,病灶最大直径>2cm,伴或不伴腹膜后阳性淋巴结(包括肿瘤蔓延至肝包膜和脾,但无转移到脏器实质)
Ⅳ期	超出腹腔外的远处转移
ⅣA:胸腔积液中发现癌细胞
ⅣB:腹腔外器官实质转移(包括肝实质转移和腹股沟淋巴结和腹腔外淋巴结转移)

【临床表现】"卵巢癌三联症",即指年龄、有腹部不适、卵巢功能障碍。

1. **年龄**　卵巢上皮癌多发生于 40 岁以上,因此 40 岁以上妇女出现腹胀不适,应特别警惕。但恶性生殖细胞肿瘤发病年龄的中位数为 19 岁,15 岁以前幼女发现肿瘤中 80% 为恶性。

2. **腹部不适感**　包括消化不良、腹部发胀、腹围增大。约 2/3 卵巢癌患者合并腹水,有明显腹胀者往往已有腹水。

3. **卵巢功能障碍**　经量增多或月经紊乱。如有内分泌功能肿瘤,可表现为雌激素或雄激素分泌过高。前者如颗粒细胞瘤等可引起幼女性早熟,生育年龄不规则出血,或绝经后出血;后者可表现为男性化、月经少或闭经,如支持间质细胞瘤等。上皮性癌中尤以卵巢内膜样癌常有不规则出血症状。

4. **腹痛**　除以上三联症外,腹痛也是常见症状。卵巢恶性肿瘤破裂多为自发性,如卵黄囊瘤生长迅速,3/4 以上患者易发生以上情况。由于卵巢癌易发生局部扩散及表面种植,肠管浆膜面的种植及盆腔内的脏器粘连,或已有肠转移,均可引起肠梗阻,因而出现急性腹痛,甚至伴有恶心、呕吐、中止排气等严重症状,均应引起警惕。

5. **消瘦**　合并腹水患者,多伴有胃肠症状,进食不好;大量腹水渗出及癌组织的生长,消耗大量蛋白质,可引起消瘦,严重时形成恶病质。

【诊断及鉴别诊断】

1. **病史及临床表现**　往往能发现三联症特点,注重有无家族史,尤其是遗传性卵巢癌综合征者。

2. **妇科检查**　必须做三合诊检查,注意后穹窿情况。

(1)子宫旁肿物:呈实性或囊实性,不规则,活动度较差,肿物直径>3cm,或继续生长。

(2)绝经后触及卵巢征(postmenopausal palpable ovary,PMPO):绝经 3 年后,妇科检查如仍能触及卵巢,即非正常现象。

(3)幼女或青春期发现盆腔肿物。

(4)三合诊发现后穹窿结节。

(5)双侧卵巢肿物:卵巢癌中 70% 为双侧,而良性卵巢肿瘤仅 5% 左右。

(6)腹水:卵巢上皮癌患者约 2/3 合并有腹水,Ⅰ期患者也可出现腹水。产生的原因可能是癌细胞表面或种植部分直接分泌渗出,或腹膜下淋巴流通的改变等。

3. **辅助检查**

(1)超声检查:经阴道彩色多普勒超声诊断最有力。除注意肿物囊性、实性或囊实性外,边界是否完整,单房或多房,腔内有无乳头状突起,或回声不均外,测定血流阻力有助于诊断。

(2)CT 检查:主要用于明确肿瘤范围和分期,评价盆腹腔内脏器浸润及淋巴结转移。

(3)MRI 检查:在软组织中对比优于 CT。

(4)细胞学检查:抽取腹水找癌细胞。单抗免疫细胞化学染色可提高诊断的阳性率,协助鉴别诊断。

(5)腹腔镜:可在直视下观察盆腔直至横膈部位,必要时还可同时取活检送病理诊断。

4. **肿瘤标志物**

(1)CA125:已被广泛用于卵巢癌的诊断与预测复发及随访。上皮性卵巢癌中以浆液性卵巢癌 CA125 的阳性率、检测值为高。

(2)甲胎蛋白(alpha-fetal protein,AFP):对卵巢卵黄囊瘤有特异性诊断价值,并对卵巢未成熟畸胎瘤等有诊断意义。Kawai 报道 αFP 阳性率在卵黄囊瘤为 100%,未成熟畸胎瘤为 61.9%,无性细胞瘤为 11.8%。在阳性患者中,AFP 是治疗后追踪的一项有用标志。

(3)hCG:生殖细胞肿瘤中卵巢原发绒毛膜癌阳性,胚胎癌也可阳性。

(4)癌胚抗原(carcinoembryonic antigen,CEA):可见于结肠癌、乳腺癌、肺癌等恶性肿瘤患者及某些非肿瘤患者,不是卵巢癌的特异性标志物。

(5)糖类抗原 19-9(carbohydrate antigen 19-9,CA19-9)在胰腺和胆道系统的恶性肿瘤中明显升高,对检测黏液性卵巢癌和透明细胞癌有较高的敏感性。

5. **鉴别诊断**

(1)非卵巢恶性肿瘤引起的腹水:包括肝硬化或结核性腹膜炎等。转移至卵巢的恶性肿瘤,也可以伴发腹水。要注意过去史及全身检查,如大便潜血、血清肿瘤特异性标志物,必要时做胃镜、结肠镜或肠系造影等。

(2)子宫内膜异位症:虽然盆腔或后穹窿也可触及结节,但多有痛经史而无恶病质、低热、消瘦等。HE4 一般阴性,必要时可做腹腔镜检。

(3)生殖器结核:患者可有低热、消瘦、食欲缺乏等症状,但多有不孕或其他部位结核史,常有月经过少或闭经,盆腔检查也可以触及包块或后穹窿有结节,肿瘤标志物检查多阴性。

(4)非卵巢的生殖器恶性肿瘤:子宫内膜癌、宫颈癌转移至卵巢、妊娠性绒毛膜癌等。

(5)盆腔非生殖器肿瘤:腹膜后肿瘤有来自间叶组织的脂肪瘤,来自神经组织的神经纤维瘤等。肠系膜恶性肿瘤活动度差,一般较硬,但变性坏死时即呈囊性感。

【治疗】卵巢恶性肿瘤的治疗以手术为主,然后根据临床分期、组织学类别、转移部位等决定术后是否辅以化疗或放疗。

1. 手术

(1)分期手术(staging surgery):早期(FIGO Ⅰ~Ⅱ期)卵巢上皮癌应行全面分期手术。以纵行切口为宜,长度应达到肿瘤能完整地切除,并能暴露肝区及横膈等处以完成必要的检查或转移瘤的切除,故一般均需达脐上三指。开腹后如有腹水应尽量吸出送检查癌细胞;如无腹水,需用300ml生理盐水分别注入盆腔右及左结肠旁沟等处,即刻送检找癌细胞。手术探查时应上达横膈,必要时做活检。继而检查肝、脾、大网膜、肠管、肠系膜、腹腔腹膜壁层及后腹膜,尤其是后穹窿等处。大网膜一般需切除,是否做全子宫双附件或一侧附件切除,需根据病变及患者是否需保留生育功能来决定。腹主动脉旁及盆腔淋巴结,多需在后腹膜打开后方能查清。有经验的医师,可以做腹腔镜分期手术。

(2)保留生育功能的手术(conservative surgery):对上皮性卵巢癌患者,年轻渴望生育符合下列情况者可考虑做单侧附件切除的全面分期手术。高分化、Ⅰa期、对侧卵巢外观正常或活检阴性、腹腔细胞学阴性、高危转移区域(直肠子宫陷凹、结肠旁沟、肠系膜、横膈、大网膜、腹膜后淋巴结等)探查活检均阴性,且能按要求随诊。

性索间质肿瘤ⅠA期年轻患者可行单侧附件切除或分期手术,ⅠA/B期已完成生育功能的患者,行分期手术。

恶性生殖细胞瘤保留生育功能的手术适应证,可不受期别限制,对Ⅱ、Ⅲ、Ⅳ期者,只要子宫及对侧附件未受累,仍可保留其生育功能,即仅切除患侧附件,同时行全面分期手术,术后给予化疗。

(3)肿瘤细胞减灭术(cytoreductive surgery或debulking surgery):适用于晚期卵巢癌,理想的肿瘤细胞减灭术可以明显改善患者预后。主要包括:①充分够大的腹壁直切口。②腹腔冲洗液或腹水癌细胞检查。③全面探查盆腹腔,特别要注意大网膜、横膈、消化道、肝脾等,估计上腹腔病灶切除的可能性,对决定盆腔肿瘤切除范围很重要。如横结肠下可切除网膜全部病灶,则行结肠下网膜切除术。如病灶已波及胃、结肠、网膜,则应从胃大弯下缘切除全部大网膜。④全子宫双附件及盆腔转移灶尽量切除。⑤为了尽最大可能切净肿瘤,除过去常进行的肠切除、部分膀胱切除、输尿管部分切除+吻合术等手术外,可以考虑行根治性盆腔脏器切除术。上腹部手术包括:横膈肿瘤的剥除术、脾切除术、肝脏部分切除术、胆囊切除术、胃部分切除术、胰体尾切除术。⑥阑尾切除,尤其是黏液性卵巢癌应切除。⑦腹主动脉旁及盆腔淋巴结清扫。有盆腔淋巴结转移者,5年生存率为26%,无转移者为74%,临床分期越晚转移率越高。在淋巴结转移中,髂外为24%,髂总为14%,髂内为14%,腹股沟为11%,闭孔为10%。腹主动脉旁淋巴结切除术至少达到肠系膜下动脉水平,最好达到肾血管水平。

1)满意的细胞减灭术(optimal cytoreductive surgery):尽最大努力切除原发及一切转移瘤,使残余癌直径<1cm。最好无肉眼残留。

2)不满意的细胞减灭术(sub-optimal cytoreductive surgery):手术后残余癌直径>1cm。

(4)中间性或间歇性细胞减灭术(interval cytoreductive surgery):术前大量胸腔积液、腹水,肿瘤广泛转移,全身情况难以耐受较大手术等,先用新辅助化疗3~6个疗程再进行手术。或初次减灭术不彻底,在化疗3个疗程后再进行手术。

(5)二次细胞减灭术(secondary cytoreductive surgery):手术指征是首次治疗临床完全缓解患者复发间隔时间6~12个月;病灶孤立可以完整切除;无腹水。尽量切除残余癌灶。

2. 化疗 上皮性卵巢癌除Ⅰa/ⅠbG1,术后可不用化疗外,其他均应进行。

化疗前全面检查包括全身查体、化验检查(特别注意应包括肿瘤标志物检查)、影像学检查。

(1)常用化疗:以联合化疗为主。

1)上皮性卵巢癌:腹腔化疗或静脉化疗方案:第1天,紫杉醇135mg/m² 持续静脉滴注>3小时或>24小时;第2天,顺铂75~100mg/m² 腹腔化疗(紫杉醇后);第8天,紫杉醇60mg/m² 腹腔化疗,每周为1个疗程,共用6个疗程(1类证据)。

静脉化疗方案:

方案一:紫杉醇175mg/m² 静脉滴注>3小时,

卡铂[总铂浓度-时间曲线下面积（area under roc，AUC）]5~6，静脉滴注>1小时，每3周为1个疗程，共用6个疗程（1类证据）。

方案二：剂量密集给药。紫杉醇 80mg/m² 静脉滴注>1小时，第1天、8天、15天各1次，卡铂AUC 6，静脉滴注>1小时，每3周为1个疗程，共用6个疗程（1类）。

方案三：紫杉醇 60mg/m² 静脉滴注1小时，卡铂 AUC 2 静脉滴注>30分钟，每周1次，共18周（1类）。此方案主要适用于年老患者及一般状态不良者。

方案四：多西他赛 60~75mg/m² 静脉滴注>1小时，卡铂 AUC 5~6 静脉滴注>1小时，每3周为1个疗程，共用6个疗程（1类）。

方案五：美国 GOG-218 Ⅲ期临床试验推荐的包括贝伐珠单抗方案，紫杉醇 175mg/m² 静脉滴注>3小时，卡铂 AUC 5~6 静脉滴注>1小时，贝伐珠单抗 7.5mg/kg 静脉滴注 30~90分钟，每3周为1个疗程，共用5~6个疗程，贝伐珠单抗继续使用12个疗程（2B类）。或紫杉醇 175mg/m² 静脉滴注>3小时，卡铂 AUC 5~6 静脉滴注>1小时，每3周为1个疗程，共用6个疗程。第2个疗程第1天开始使用贝伐珠单抗 15mg/kg，静脉滴注，30~90分钟，每3周1个疗程，总共用22个疗程（2B类）。

少见的病理类型可选择的化疗方案：①恶性混合型米勒管肿瘤（malignant mixed Müllerian tumor，MMMT）：卡铂/异环磷酰胺，顺铂/异环磷酰胺，紫杉醇/异环磷酰胺（2B类）。黏液性癌：氟尿嘧啶（5-FU）/甲酰四氢叶酸/奥沙利铂，卡培他滨/奥沙利铂。②交界性上皮肿瘤和G1（低级别）：浆液性/内膜样癌：内分泌治疗[芳香化酶抑制（如阿那曲唑、来曲唑、醋酸亮丙瑞林、他莫昔芬）]（2B类）。

2）非上皮性卵巢癌恶性肿瘤：①恶性生殖细胞肿瘤：博来霉素、依托泊苷、顺铂（BEP），博来霉素 30U/w，依托泊苷 100mg/m²，连用5天，顺铂 20mg/m²，连用5天，每21天为1个疗程，低危患者用3个疗程（2B类），高危患者用4个疗程。依托泊苷/卡铂对部分 ⅠB~Ⅲ期已手术的无性细胞瘤患者，耐受差需要减少药物毒性的可以用3个疗程依托泊苷/卡铂，卡铂：400mg/m²，第1天；依托泊苷：120mg/m²，第1~3天；每4周为1个疗程，共用3个疗程。②恶性性索间质肿瘤：博来霉素、依托泊苷、顺铂（BEP）（2B类），紫杉醇/卡铂（2B类）。

（2）新辅助化疗：新辅助化疗后行间歇性细胞减灭术目前仍有争议。对于肿瘤较大、无法手术的 Ⅲ~Ⅳ期患者可考虑进行新辅助化疗（1类），但需由妇科肿瘤专科医师评估确定。化疗前必须有明确的病理诊断结果（可通过细针抽吸、活检或腹水穿刺获得）。

尽管新辅助化疗可减少肿瘤负荷量、缩小腹腔内病变范围，提高手术切净率，增加手术安全性，减少手术难度和并发症，缩短重症监护治疗病房时间和总住院时间，但并不能延长生存。

3. 放射治疗 卵巢恶性肿瘤中无性细胞瘤对放疗非常敏感，由于对生育功能损害，目前有被化疗代替的趋势。无性细胞瘤有以下列情况者可考虑：①手术不能切除或切除不彻底；②术后复发；③对化疗不敏感者。卵巢上皮癌血行转移较少，尤其是脑转移患者。放疗、化疗及手术综合治疗有一定疗效。

4. 维持治疗 美国国家综合癌症网络（NCCN）指南推荐的维持治疗药物包括：抗血管生成药物贝伐珠单抗和多腺苷二磷酸核糖聚合酶抑制剂。初治患者曾用过贝伐珠单抗作为联合治疗并达到部分缓解（partial response，PR）/完全缓解（complete response，CR），可继续贝伐珠单抗维持治疗。多腺苷二磷酸核糖聚合酶抑制剂无论作为卵巢癌初始治疗后一线维持治疗，还是铂敏感复发性卵巢癌的维持治疗均显示了卓越的疗效。一线维持治疗中，有胚系 BRCA 突变（gBRCAm）或体系 BRCA 突变（sBRCAm）患者获益最大。

【复发性卵巢上皮癌】

1. 复发性卵巢上皮癌 是指经过满意的肿瘤细胞减灭术和正规足量的化疗达到临床完全缓解，停药6个月后临床上再次出现肿瘤复发的证据。卵巢癌复发的迹象和证据：① CA125 升高；②出现胸腹水；③体检发现肿块；④影像学检查发现肿块；⑤不明原因肠梗阻。只要存在上述中的两项就可考虑为肿瘤复发。复发的诊断最好有病理的支持。

2. 复发性卵巢癌的分型

（1）化疗敏感型：定义为对初期以铂类药物为基础的治疗有明确反应，且已经达到临床缓解，停用化疗6个月以上病灶复发。

（2）化疗耐药型：定义为患者对初期的化疗有反应，但在完成化疗相对短的时间内证实复发，一般认为完成化疗后6个月内的复发应考虑为铂类药物耐药。

(3)生化复发:仅有 CA125 水平升高而无临床表现及影像学证据。

(4)难治型:经过连续两种化疗方案,没有持续性临床获益。包括在初始化疗期间肿瘤稳定或肿瘤进展者。

3. 复发性卵巢癌的治疗

(1)治疗前的准备:详细复习病史包括:①手术分期;②组织学类型和分级;③手术的彻底性;④残余瘤的大小及部位;⑤术后化疗的方案、途径、疗程、疗效;⑥停用化疗的时间;⑦出现复发的时间等。

(2)对复发性卵巢癌进行分型,对复发灶进行定位分析。

(3)对患者的生活状态(performance status,PS)进行评分,对患者重要器官的功能进行评估。

4. 复发性卵巢癌治疗基本原则 在选择复发性卵巢癌治疗方案时,对所选择方案的预期毒性作用及其对整个生活质量的影响都应该加以重点考虑。在制定二线化疗方案时,常把耐药型和难治型卵巢癌考虑为一组,而对铂类药物敏感的复发癌常被分开考虑。对复发性卵巢癌的治疗应该个体化,分层进行治疗。耐药型和难治型卵巢癌对再次治疗的反应率很低,仅为 10%~15%。多发部位的复发灶和复发瘤>5cm 也提示对再次治疗反应差。敏感型卵巢癌,尤其是有较长无瘤缓解期的患者,对再次治疗有很好的疗效,对这一部分复发患者应该积极进行治疗。

5. 复发性卵巢癌的化疗 目前没有任何一种单药方案可以被推荐用于复发性卵巢癌的化疗。铂类敏感的复发病例仍推荐使用以铂类为基础的联合化疗(1 类)。化疗方案包括:卡铂/紫杉醇(1 类)、卡铂/紫杉醇周疗、卡铂/多西他赛、卡铂/吉西他滨、卡铂和多柔比星脂质体(1 类)或顺铂/吉西他滨。对于铂类耐药的病例,首选非铂类单药(多西他赛、口服依托泊苷、吉西他滨、多柔比星脂质体、紫杉醇周疗、拓扑替康)。

6. 复发性卵巢癌的手术治疗 复发性卵巢癌的手术治疗主要有 3 个目的:①解除肠梗阻;②>12 个月复发灶的减灭;③切除孤立的复发灶。

二次减灭术的适应证:初次化疗结束后复发间隔时间>6~12 个月;病灶孤立可以完整切除;无腹水。术前进行 PET-CT 检查,评估复发病灶切净程度。

7. 化疗敏感型复发的治疗 停用化疗时间越长,再次治疗缓解的可能性越大,对这类患者的治疗应该采取积极的态度。对于>12 个月复发的孤立可切除病灶,考虑先行手术切除,然后再化疗。对于敏感型复发的化疗主要选用 TC 方案,吉西他滨与卡铂的联合,以及脂质体阿霉素与卡铂的联合也是不错的选择,还有拓扑替康与卡铂的联合效果也是很好的。

8. 生化复发的治疗 生化复发是否立即处理仍有争议。原来从未接受过化疗的患者,应作为新诊断病例处理,进行必要的影像学检查和细胞减灭术,然后根据前文中推荐的方案进行处理。对于原来已接受过化疗的生化复发患者,立即开始治疗并不能使患者获益,建议患者参与临床试验或暂时推迟治疗时间(观察)直到出现临床症状。

9. 耐药型和难治型复发的治疗 大约发生于 20% 的患者,这类患者对二线化疗的有效反应率最低,治疗效果很不理想,除了解除肠梗阻外,一般不考虑手术治疗。对于耐药型复发的患者治疗原则应该是改善生活质量、控制肿瘤的进展,最大限度地延长无铂期间,最好采用无铂单药治疗。改善患者的生活质量应为主要的治疗目标。

【预防及追踪】卵巢癌病因不明,很难提出有效的预防办法。治疗后 5 年内每 3~6 个月随访 1 次,5 年后每年随访 1 次。生育完成后应考虑完成全面分期手术(2B 类)。

(李艺 崔恒)

第五节 卵巢肿瘤合并妊娠

卵巢肿瘤合并妊娠并非少见,以 21~31 岁孕妇多见,其发生率为 0.08%~0.90%。本节将介绍妊娠合并卵巢肿瘤对母儿的影响、并发症、良恶性肿瘤的治疗方案。

【病理类型和特点】妊娠合并卵巢肿瘤的病理类型较多,以囊性成熟性畸胎瘤最多见,其次为浆液性囊腺瘤和黏液性囊腺瘤,约占妊娠合并卵巢肿瘤的 90%。妊娠期卵巢恶性肿瘤较少见,约占卵巢肿瘤合并妊娠的 3%。较年轻的孕妇以生殖细胞来源为主,随着年龄的增大,上皮性来源较多,尤以低度恶性为常见。

【对母儿的影响】妊娠合并卵巢肿瘤的危害较

非孕期严重,早期可引起流产,中期易并发肿瘤蒂扭转,晚期肿瘤较大占据盆腔可致胎位异常,分娩时肿瘤破裂,阻塞产道,使产程延长而发生滞产、难产、子宫破裂、胎儿窘迫、新生儿窒息等并发症,晚期恶性肿瘤还可危及孕妇及胎儿生命。肿瘤一般不直接影响胎儿生长发育。

【诊断及鉴别诊断】

1. 诊断

(1)妇科检查:妊娠早期常规妇科检查,特别是超声检查,是诊断妊娠合并卵巢肿瘤最简单有效的方法,可发现 70% 卵巢肿瘤。

(2)B 型超声:是极为重要的辅助检查方法。当卵巢肿瘤较小时,增大的子宫常常遮挡了卵巢包块,加上周围肠管内气体的干扰,即使妊娠早、中期也有漏诊的可能,而晚期妊娠,B 超检查往往注重观察胎儿及其附属物,附件包块由于位置的改变,或囊性包块受增大子宫的压迫而变形,均造成漏诊。因此超声检查时应将全腹部做系统扫描,以免遗漏。

(3)剖宫产术中探查:孕前或孕期中发现卵巢肿瘤者仅占 50% 左右,另有 1/2 系剖宫产术中探查双侧附件时偶然发现。

(4)肿瘤标志物:卵巢肿瘤标志物在妊娠期常会发生波动,但其水平的检测仍有价值,可辅助鉴别是否合并肿瘤或术后监测继续妊娠的病情变化。

1)AFP:可用来筛查胎儿神经管畸形,若其明显升高,亦应警惕妊娠期卵巢卵黄囊瘤。开放性神经管畸形或其他胎儿畸形时,妊娠妇女血清 AFP 可超过均值的 2.5 倍,而含有胚胎癌成分或卵黄囊瘤成分的生殖细胞肿瘤患者血清 AFP 水平是均值的 9 倍以上。

2)CA125:在妊娠各期及产后会发生波动性变化。CA125 在停经 10 周时升高达高峰,可达 1 250kU/L 左右,妊娠早期末开始下降并持续低于 35kU/L,妊娠中晚期其血清浓度低于 35U/ml,分娩发作时血浓度再次达高峰,产后 1 小时左右可再次短暂升高,但当出现绒毛羊膜炎或胎盘早剥时,其血浓度亦复升高。

2. 鉴别诊断 妊娠早期发现的单侧、单房、活动良好、直径<5cm 的附件囊肿,常是卵巢功能性囊肿,90% 以上历时 6 周左右可自行消失。妊娠早期发现附件肿块后应常规进行超声监测,如肿块持续至妊娠中期不消退且结构复杂(多房、囊实性、实性或有乳头),应高度警惕恶性肿瘤的可能,如同时伴有腹水,更应警惕可能为晚期恶性肿瘤。

【并发症】急腹症发生率高于非妊娠期。常见并发症为肿瘤蒂扭转、破裂、产道阻塞,其中最主要的是蒂扭转。妊娠期卵巢肿瘤蒂扭转发生率较非孕期增加 23 倍,多发生在孕中期,最常见的是畸胎瘤。肿瘤破裂较蒂扭转少见,但后果较严重,囊性肿瘤偏实性或混合性肿瘤易发生破裂。产时位于盆腔内较大的卵巢肿瘤阻碍胎先露下降可引起产道梗阻性难产,使产程延长而发生滞产、难产、子宫破裂、胎儿窘迫、新生儿窒息等并发症。孕晚期发生并发症较多,导致急诊手术,此时手术增加早产发生率。

【治疗】

1. **处理时机的选择** 对孕前检查发现卵巢肿瘤的妇女,原则上应手术切除卵巢肿瘤后再妊娠;对于诊断明确的卵巢肿瘤,严密观察等待至孕中期(孕 12~22 周)手术较为安全。

(1)孕 12 周前,卵巢赘生性肿物不容易与妊娠所致的卵巢黄素囊肿区别,并且此时胎盘未完全形成,可能诱发流产。

(2)孕 22 周后,子宫较大,手术较为困难,术中过多搬动子宫,刺激宫缩,可能引起流产或早产。但此期的子宫敏感性最低,子宫又不太大,手术操作比较方便;同时此期胎盘已形成,可替代卵巢的妊娠黄体功能,流产率较低。

(3)孕 28 周后的晚期妊娠合并卵巢肿瘤者,因手术易诱发宫缩导致早产,应尽可能避免。此类病例可期待至足月后剖宫产时一并切除肿瘤或产后 1 周内手术切除。

(4)卵巢肿瘤合并妊娠若肿瘤不大且随诊中无其他并发症者可期待至足月时手术探查;若随诊中发现肿瘤增大明显,生长速度较快,且囊内出现实性成分,则应尽快行剖腹探查。

2. **良性卵巢肿瘤合并妊娠的治疗** 处理应结合孕周、肿物大小、部位、性质等综合考虑。对无生育要求的早孕合并卵巢肿瘤,其肿瘤呈囊性,且直径<6cm,先行人工流产,观察 6~8 周以排除生理性囊肿,若肿瘤仍不消退再考虑手术;若肿瘤较大可在腹腔镜下剥除肿瘤的同时行人工流产术。

因卵巢肿瘤合并妊娠中良性肿瘤多见,应尽可能采用囊肿剥除术。术中酌情送快速切片病理组织学检查,以决定手术范围。术中应减少对子宫的干扰,术前、术后给予保胎治疗。

无论在妊娠的任何时期,肿瘤一旦发生扭转、破裂或有恶性变的可能,均应进行急诊手术,绝不应顾及胎儿因素。多数研究认为腹腔镜手术在妊娠期开展是安全可行的,妊娠期腹腔镜手术的适宜时机为妊娠10~15周。也可考虑进行无气腹腹腔镜手术。

3. 恶性卵巢肿瘤合并妊娠的治疗 原则上应尽快手术。但手术范围的大小,对胎儿的处理,都应根据患者的年龄、妊娠期的早、中、晚、组织类型、临床分期、对生育的要求及患者与家属意愿等多方面的考虑,应强调个体化。

(1)卵巢恶性生殖细胞肿瘤无论临床分期的早晚均可行患侧附件切除和分期手术。除无性细胞瘤术时要探查对侧卵巢,取活检或楔形切除外,其他组织类型的生殖细胞瘤,如对侧卵巢外观正常,均不活检。

(2)Ⅰ期性索间质瘤:手术范围同上,由于肿瘤生长以单侧卵巢为主,早期患者多见,故对外观正常的对侧卵巢不予干扰。

(3)上皮性交界瘤与上皮性癌Ⅰ期G1级者均可继续妊娠,并可行保留生育功能的手术。对ⅠB期以上的患者,应终止妊娠,按常规治疗原则进行处理。

1)肿瘤细胞减灭术:对于晚期或已有转移的卵巢恶性肿瘤患者,可施行肿瘤细胞减灭术。是否继续妊娠,应根据临床分期、妊娠周数及患者和家属的要求决定。若为早孕阶段应动员患者终止妊娠。

2)化疗:卵巢恶性肿瘤对化疗敏感,为了获得治疗的最佳效果,化疗应及时使用,不因合并妊娠,考虑胎儿而减量、减疗程。化疗药物可能引起流产、早产,特别是早孕阶段,药物对胎儿有致畸作用;妊娠中、晚期可引起胎儿生长受限等,并应强调化疗对宿主的重要治疗价值。

3)无性细胞瘤ⅠA期、未成熟畸胎瘤Ⅰ期G1级、上皮性癌Ⅰ期G1级、性索间质瘤ⅠA期和妊娠期交界性肿瘤单纯手术即可,除此以外,均应化疗,上皮性癌选择TP或PC方案;非上皮性癌首选BEP或BVP方案。

化疗药物对胎儿的影响与用药时的孕周、用药的种类及剂量、单一用药还是联合用药有关。化疗的主要不良作用包括近期作用和远期作用。近期作用有流产、致畸、早产、低体重、胎儿生长受限、器官毒性等。远期作用有对子代淋巴细胞致突变的致癌作用,染色体突变引起下一代畸形、不育等。化疗对胎儿的毒性作用在孕早期间影响比较大,而在中晚期主要表现为低体重儿、胎儿生长受限及早产,故对肿瘤进行化疗时,应尽量选择妊娠中晚期。美国国家癌症研究所(National Cancer Institute,NCI)回顾调查210例妊娠期卵巢癌患者的化疗后结局,29例畸形儿中,27例患者于妊娠早期接触过细胞毒性药物。妊娠中、晚期化疗一般不会致畸,但可引起胎儿生长迟缓或早产。因此早孕阶段为了及时化疗,应动员患者终止妊娠,以期达到最好的治疗效果;妊娠中、晚期可酌情尝试妊娠期化疗。有报道,在妊娠中、晚期使用紫杉醇、顺铂、卡铂、博来霉素、依托泊苷、环磷酰胺后,分娩的新生儿近期随访均正常。大多数学者认为在妊娠中晚期使用化疗对胎儿是安全的,对孕妇是有效的。

孕早、中、晚期合并卵巢恶性肿瘤手术方式应视肿瘤和胎龄而论,若患者自愿,可于孕期行患侧附件切除,术后应用对胎儿影响小的化疗药,产后再行根治术,或剖宫产术中行根治术,以便获得一活婴。

(高庆蕾 李艺 崔恒 马丁)

第六节 输卵管肿瘤

输卵管发生于米勒管(Müllerian duct),即副中肾管(paramesonephric duct)的上部。输卵管内表面被覆黏膜。其上皮为单层高柱状细胞构成,可分为四种不同类型,即纤毛细胞、分泌细胞、楔形细胞和未分化细胞。其中前三种为具有特征性的输卵管上皮细胞。输卵管亦为雌、孕激素的靶器官,直接受卵巢内分泌激素的调控。对卵子的摄取,精子的获能,卵子受精和受精卵的分裂、成熟及输送均具有极其重要的作用。

一、输卵管良性肿瘤

输卵管良性肿瘤(benign tumor of fallopian tube)十分罕见,很难统计其确切的发生率。这类肿瘤少数可因其体积增大、合并炎症或发生扭转、破裂等就诊时发现,而多数则在其他手术中偶然发现。由于输卵管与子宫、宫颈在胚胎发生上属同一来源,故凡可在子宫和宫颈发生的肿瘤亦可发生于输卵管。Tatum(1982)根据细胞类型,将良性输卵管肿瘤分类如下:①上皮细胞瘤:腺瘤、乳头状瘤、息肉;②内皮细胞瘤:血管瘤、淋巴瘤、包涵囊肿;③间叶细胞瘤:平滑肌瘤、脂肪瘤、软骨瘤、骨瘤;④混合性畸胎样肿瘤:囊性畸胎瘤生殖细胞残迹(germinal rests)、中肾管甲状腺瘤或其他混合瘤。这些肿瘤手术切除后一般预后良好。本节仅介绍几种主要的类型。

(一)腺瘤样瘤

腺瘤样瘤(adenomatoid tumor)是输卵管良性肿瘤中最常见的一种。亦有人称之为良性间皮瘤(benign mesothelioma)。以前报道的输卵管淋巴管瘤(lymphangioma)亦可能属于此瘤。本病80%以上患者伴有子宫肌瘤,未见有恶变病例。间皮起源可能性较大。

1. 临床表现

(1)发病年龄:可发生于不同年龄的妇女,以生育年龄为多。

(2)症状:临床表现很不典型,多数以其并发疾病如子宫肌瘤、慢性输卵管炎及输卵管周围炎症状出现。在手术中无意被发现者居多数。

(3)体征:子宫一侧可触及体积不大的肿瘤,直径多在3cm以下,多数位于输卵管浆膜下,质硬。

2. 诊断和鉴别诊断 术前诊断困难。B超检查可协助诊断。CT可明确肿瘤的生长部位、大小、性质。本瘤易与输卵管淋巴管瘤和平滑肌瘤混淆。免疫组化染色有助于鉴别,角蛋白(keratin)阳性支持腺瘤样瘤的诊断。

3. 治疗和预后 手术切除患侧输卵管。预后良好。

(二)乳头状瘤

输卵管乳头状瘤(papilloma)极为少见,生长于输卵管黏膜,常为多发性,与输卵管炎和输卵管积水并发率较高,偶然亦与输卵管结核或淋病并存。

1. 临床表现

(1)发病年龄:生育期女性多见。

(2)症状:因肿瘤生长于输卵管黏膜,早期可无症状,但由于这种肿瘤常合并输卵管炎及输卵管周围炎,因而常有不孕,下腹部疼痛及月经过多等症状。随着肿瘤的发展,逐渐出现阴道排液,为浆液性或血性分泌物。当较多量液体通过部分梗阻的输卵管向阴道排出时,可出现下腹部绞痛。若输卵管通畅时,肿瘤分泌的液体可流入腹腔而形成腹水。如合并感染则分泌液体呈脓性。

(3)体征:盆腔检查可触及附件实性肿块,多较小。

2. 诊断和鉴别诊断 术前诊断多较困难。B超可见附件肿块。CT可进一步了解肿瘤的部位、大小形状及腹膜上有无种植、转移肿瘤、有无腹水等。子宫输卵管造影术可发现输卵管病灶,但亦有引起癌瘤扩散的可能性,因而不宜随便进行。最后诊断有赖于病理检查。本瘤临床表现类似输卵管癌,应注意加以鉴别。

3. 治疗 手术切除患侧输卵管。值得注意的是本瘤偶有恶变,术中最好行冷冻切片检查。如肿瘤有恶变倾向,应根据患者年龄和是否有生育要求适当扩大手术范围;如肿瘤已有恶变,则按输卵管癌的处理原则治疗。

(三)畸胎瘤

输卵管畸胎瘤(teratoma)是较罕见的生殖细胞肿瘤,仅约有50例报道。其中绝大多数为良性,只有1例为恶性。组织发生来源,目前认为可能是生殖细胞向卵巢移行过程中,进入输卵管胚基而后发展形成。

1. 临床表现

(1)发病年龄:可发生于20~60岁,以40多岁常见。

(2)症状:多无症状,少数出现腹痛或月经不规则等。

(3)体征:妇科检查时可于患侧触及囊实性肿物。

2. 诊断和鉴别诊断 盆腔B超检查有助于协助诊断。但术前与卵巢畸胎瘤区别较难。

3. 治疗与预后 可手术切除患侧输卵管,如属带蒂畸胎瘤,也可行肿瘤切除术。术中如可疑恶变或未成熟畸胎瘤,应行冷冻切片检查,病理证实后可按卵巢恶性生殖细胞肿瘤治疗原则处理。

(四)平滑肌瘤

输卵管平滑肌瘤(leiomyoma)极少见,迄今文献报道仅约100例,但在原发于输卵管的软组织肿瘤中属最常见的一种。其来源为输卵管和阔韧带的平滑肌,或两者中的血管壁。

1. 临床表现 小的输卵管肌瘤多无临床症状,但有的也可导致不孕。大肌瘤或出现变性、扭转等则可引起腹痛,甚至急腹症。

2. 诊断和治疗 术前难以诊断。可行肿瘤切除术或患侧输卵管切除术。

二、原发输卵管癌

原发输卵管癌(primary fallopian tube carcinoma, PFTC)十分少见,约占全部妇科癌症的0.3%~

1.9%。其发生率排列于宫颈癌、宫体癌、卵巢癌、外阴癌和阴道癌之后，而列居末位，美国报道每年每百万妇女新发病例 3.6 人。然而如卵巢恶性肿瘤一样，由于部位隐匿，恶性度高，危害甚为严重。

【分期】采用国际妇产科联盟（FIGO，2014）制定的输卵管癌分期方法（见表 44-5）。

【临床表现】

1. **发病年龄** 18~88 岁均有患病，常见于 40~65 岁，平均 55 岁。

2. **不育史** 有不育史的占 33%~60%。

3. **症状**

(1)阴道排液、阴道流水：是输卵管癌患者最常见的症状，排出的液体为淡黄色或血水样稀液，量多少不一，排液一般无气味，但个别有恶臭。液体可能是由于输卵管上皮在癌组织的刺激下产生的渗液，由于输卵管伞端常常闭锁或被癌瘤阻塞而通过管腔自阴道流出。如肿瘤有坏死出血，则液体呈血性水样。文献报道，有患者间歇性阴道大量排液后，痉挛性腹痛减轻，盆腔包块缩小，被称为外溢性输卵管积水（hydrops tube profluens），这是输卵管癌最具特征的症状，但只有 5% 的患者有此表现。

(2)阴道出血：阴道不规则出血亦是常见症状之一，出血与排液可解释为同一来源，当肿瘤坏死侵破血管，血液可流入子宫经阴道排出。有阴道出血和排液的患者占 50%~60%。

(3)腹痛：30%~49% 的患者表现为下腹部疼痛，一般不重，常表现为一侧下腹间断性钝痛或绞痛，钝痛可能与肿瘤发展，分泌物聚积，使输卵管壁承受压力有关，绞痛可能是由于输卵管在排出其内容物而增加输卵管蠕动所致。如出现剧烈腹痛，则多系并发症引起。

(4)下腹或盆腔包块：仅有部分患者能自己触及下腹部包块，而以肿块为主诉者更属少数。肿块可以为肿瘤本身，亦可由并发输卵管积水或广泛盆腔脏器粘连形成。

(5)其他：由于病情发展，肿块长大，压迫附近器官或广泛转移的结果，可出现排尿不畅，部分肠梗阻的症状，以致恶病质，均为晚期的表现。

4. **体征**

(1)盆腔检查：由于输卵管癌多合并炎症粘连，盆腔检查时常与附件炎性肿物相似。肿物可为实性、囊性或囊实性，位于子宫一侧或后方，有的深陷于直肠子宫陷凹内，多数活动受限或固定不动。

(2)腹水：较少见。腹水发生率为 10% 左右。

【诊断与鉴别诊断】术前明确诊断十分困难，通常是卵巢癌或盆腔炎性包块。诊断要点需注意以下几方面：

1. **临床特征** 三联症（trial of tubal carcinoma）：阴道排液、腹痛和盆腔包块。同时存在的病例较少。二联症（bigerminal signs of tubal carcinoma）：阴道排液和盆腔包块。诊断率提高。

2. **辅助诊断**

(1)阴道细胞学检查：由于输卵管与宫腔相通，从输卵管脱落的癌细胞理论上应比卵巢癌更容易经阴道排出，因此，涂片中找到癌细胞的机会也应较高。如临床具备输卵管癌二联症，阴道涂片阳性，而宫颈和子宫内膜检查又排除癌症存在者，应考虑为输卵管癌的诊断。

(2)子宫内膜检查：对绝经后阴道出血或不规则阴道出血，阴道排液者，经一次全面的分段诊刮，详细探查宫腔，除外黏膜下肌瘤，如宫颈及子宫内膜病理检查阴性，有助于输卵管癌的诊断。如病理检查发现癌，首先考虑为子宫内膜癌，但不能除外输卵管癌宫腔转移。

(3)B 超和 CT 扫描：有助于明确诊断和术前估计分期。

(4)血清 CA125 测定：有助于诊断，但无特异性。

(5)腹腔镜检查：为明确诊断。但对晚期病变播散到盆腹腔器官及卵巢，并有粘连者，不易与卵巢癌相鉴别。

3. **鉴别诊断**

(1)附件炎性肿物：原发性输卵管癌与输卵管积水或输卵管卵巢囊肿，均可表现为活动受限的附件囊肿，盆腔检查时很难区别，且两者均可有长期不育的病史。但是，如果患者有阴道排液，则应考虑为卵巢癌。有时两者在剖腹后仍难分辨。因此，当发现肿物壁厚或部分实性感时，应在标本取下后立即切开，如在输卵管腔内看到乳头状组织应送冷冻检查，以利于诊断。

(2)卵巢肿瘤：症状相似，有时有不规则阴道出血，输卵管癌可有或无排液。盆腔检查如为卵巢良性肿物，一般多活动，而输卵管癌所形成的肿块常较固定，表面结节感，而且在病变尚未穿出管壁之前，表面较光滑。此外，如患者有腹水征时，则可疑为卵巢恶性肿瘤。当两者均进入晚期，伴有广泛的盆腹腔种植转移时，根据体检几乎无法鉴别。卵巢癌患者,当发现输卵管处有癌时,一般定位为卵巢高级别浆液性癌。

(3)子宫内膜癌:症状易混淆。一般内膜癌没有子宫外的肿块,通过刮宫后病理检查即可确诊。当病变进入晚期,输卵管癌可侵及宫腔内膜并扩散至附件而无法鉴别。

【治疗】与卵巢上皮性癌相同。

【预后】影响预后的因素:

1. 症状存在的时间　症状出现距就诊时间越长,预后越差。

2. 临床分期　输卵管癌扩散的范围或临床分期是最重要的因素。癌瘤扩散越广,疗效必然越差。淋巴结转移阳性,预后较差。5年存活率,Ⅰ期高达95%,Ⅱ期约75%,Ⅲ期为69%,Ⅳ期为45%。

3. 双侧输卵管病变　两侧输卵管均有病变时,预后很差。

4. 初次手术后残存癌灶与生存率之间的关系与卵巢癌相似,是重要的预后因素。

5. 病理分级　病理分级和预后有密切关系,但对预后的意义远不如临床分期重要。

6. 其他　输卵管癌组织微血管计数、cerb B-2和 p53 表达、DNA 倍体分析对预后的意义均在研究之中。

【预防】目前,研究发现原发输卵管癌和慢性输卵管炎症,输卵管积水之间存在着一定的因果关系,故对输卵管炎的治疗应更加积极。对于输卵管积水病例,不建议长期观察和保守治疗,手术切除的适应证应予放宽。

三、绒毛膜癌

原发性输卵管绒毛膜癌(choriocarcinoma)罕见,多由输卵管妊娠的滋养层细胞演变而来,更罕见于异位的胚性残余或具有形成恶性畸胎瘤潜能的未分化胚细胞。

【临床表现】

1. **发病年龄**　多见于生育年龄妇女,平均发病年龄约为 30 岁。

2. **症状**　输卵管绒毛膜癌由于所在部位关系,能较早出现输卵管妊娠的症状。而来源于异位胚性残余者还可出现性早熟征,如生长过快、乳房增大、月经来潮等。

3. **特征**　宫颈举痛明显,子宫大小正常或稍大,附件可触及不规则柔软之肿块,活动度差。

【诊断与鉴别诊断】血或尿 hCG 测定可发现 hCG 滴度增高,并有助于病情监测。肺部 X 线片有助于确定转移病灶。CT 有助于诊断。

原发性输卵管绒毛膜癌应与子宫内膜癌、附件炎性肿块、卵巢肿瘤和异位妊娠相鉴别。

【治疗】可参照子宫恶性滋养细胞肿瘤的治疗原则。但不同的是,因本病术前诊断困难,故为明确诊断多先经手术病理确诊,再予以化疗或放疗。手术范围以明确诊断和去除病灶为目的,不必过大,因本病对化疗十分敏感。

四、恶性中胚叶混合瘤

原发输卵管恶性中胚叶混合瘤(malignant mixed mesodermal tumor)又称为恶性米勒混合瘤(malignant Müllerian mixed tumor)。本瘤罕见。就其形态学与生物学性能而言,与子宫的中胚叶混合性瘤相似。

【临床表现】此瘤几乎均发生于绝经后妇女,平均年龄 59 岁。临床表现与输卵管癌相似,可发生阴道排液或血性分泌物。癌瘤于输卵管蔓延时则出现胀满感。晚期可广泛转移至肝、肺等,并出现疼痛等转移症状。妇科检查时在附件区可触及实性肿块。

【诊断与鉴别诊断】应与子宫内膜癌、附件炎性肿块、卵巢肿瘤相鉴别。

【治疗】手术为首选治疗方式,原则与输卵管癌相同。术后可辅以化疗或放疗。

五、肉瘤

原发性输卵管肉瘤(sarcoma)极为罕见。起源于输卵管黏膜或肌层。

【临床表现】可发生于任何年龄的妇女。临床表现为不规则阴道出血,阴道持续或间歇性流黄色水样分泌物,有时伴恶臭。下腹部可发现肿块,肿块生长迅速。早期即可出现恶病质,但多至晚期才出现疼痛症状。妇科检查时可于子宫一侧或双侧触及实性肿块。可出现腹水征。

【鉴别诊断】应与附件炎性肿块、子宫内膜癌、卵巢肿瘤相鉴别。

【治疗】治疗原则同输卵管癌。

(李 艺　赵 彦　崔 恒)

第七节　原发性腹膜癌

腹膜原发性乳头状浆液性癌（primary peritoneal papillary serous adenocarcinoma），又称卵巢外浆液性乳头状癌（extraovarian peritoneal serous papillary carcinoma）。

【病理特点和诊断标准】原发腹膜浆液性腺癌的发病年龄平均为 40~57 岁。肉眼大体标本腹膜肿瘤较大且范围较广，表现为弥漫性腹膜癌，几乎均可累及到大网膜。偶尔较小肿瘤可表现为腹膜表面多发性散在分布的结节。镜下与卵巢浆液性腺癌形态类似，肿瘤细胞呈典型的羽毛样表现，伴有多量乳头及少量至大量砂粒体。肿瘤分级可出现类似于 1~3 级卵巢肿瘤的成片未分化细胞。

目前普遍接受的原发性腹膜癌的诊断采用美国妇科肿瘤组推荐的标准：①卵巢大小正常或因良性病变而增大或已切除；②卵巢以外部位的癌明显大于任一卵巢表面受累的肿瘤；③卵巢无肿瘤成分或肿瘤成分局限于卵巢表面，伴或不伴间质浸润，大小 < 5mm × 5mm，或位于卵巢实质内，大小 < 5mm × 5mm；④组织学特征提示任一级的浆液性腺癌。分子生物学研究提示部分腹膜癌的起源为多克隆型，标志物包括 *P53*、*bcl-2*、*HER-2/neunm23*、*BRCA1*，而卵巢癌几乎均为单克隆性。

【转移途径】

1. **局部扩散**　类似于卵巢癌，主要是直接蔓延和腹腔种植。

2. **淋巴转移**　约 10%~33%。

3. **血行播散**　晚期患者可以通过血液循环转移至远处器官，如肺、脑、肝等。

【肿瘤分期和分级】

1. **分期**　参照卵巢癌的国际妇产科联盟（FIGO）的手术 - 病理分期。

2. **组织学分级**　采用的是 WHO 分级标准，根据组织结构、细胞分化程度分为 3 级：1 级（grade 1，G1），即高分化；2 级（grade 2，G2），即中分化；3 级（grade 3，G3），即低分化。

【临床表现】

1. **症状**　多见于绝经后妇女，与相应的卵巢肿瘤相似。可能存在一定的家族聚集性。

2. **体征**　腹部常有包块，伴有腹水时可有移动性浊音。三合诊于后穹窿处可触及质硬、不规则结节。

【诊断与鉴别诊断】

1. **诊断**　根据病史、临床表现、妇科检查及全身检查进行诊断。同时应进行必要的辅助检查。

2. **辅助检查**

（1）肿瘤标志物：常用肿瘤标志物 CA125、CEA、CA19-9 等联合监测，有助于恶性肿瘤的诊断、鉴别诊断、疗效评价及治疗后随访监测。

（2）影像学检查：超声检查应注意有无腹水，肿物囊实性，边界是否完整，单房或多房，腔内有无乳头状突起或回声不均；最好行经阴道彩色多普勒超声检查，测定血流阻力有助于诊断。CT 及 MRI 能发现一些微小肿瘤或淋巴结有无转移。

（3）细胞学检查：经后穹窿穿刺或经腹部局部细针穿刺，取腹水行细胞学检查找癌细胞。

（4）腹腔镜检查：可直视下观察肿块情况。

3. **鉴别诊断**

（1）生殖器恶性肿瘤：主要与卵巢和输卵管癌等相鉴别。

（2）弥漫性恶性间皮瘤：女性腹膜间皮性瘤发生率低，多发于男性，偶见中年或绝经后女性，多有石棉接触史。临床表现不特异，包括腹水、腹痛、腹胀及腹部不适、消化功能紊乱和体重下降等。

（3）腹膜结核。

（4）非肿瘤性腹水：肝、肾、心脏等疾病。

（5）非妇科肿瘤转移性肿瘤：如胃肠道、肺、乳腺转移癌等。角蛋白 7 和 20 的免疫组化对米勒管（Müllerian duct）来源肿瘤和胃肠道来源肿瘤具有鉴别意义。多数情况下米勒管（Müllerian duct）来源肿瘤 CK-7（+），CK-20（-），而胃肠道来源则相反，CK-7（-），CK-20（+）。

（6）腹膜假黏液瘤：是一类腹腔内存在黏液并引起腹膜种植反应、主要来源于卵巢和阑尾的黏液性肿瘤。临床表现与原发性腹膜癌相似，但其常有不典型和复层的上皮细胞，病理上属于良性或交界性肿瘤，也易复发。

【治疗和随访】治疗和随访都参照晚期卵巢癌的治疗方法。

【预后】主要因素是期别、手术范围及其残留灶大小，以及肿瘤组织的分化程度、砂粒体等。临床上期别多属于晚期，多数呈局部浸润性生长，范围广，手术治疗后易复发，而手术彻底性（手术后残留病灶<1cm）是影响预后的重要因素,但淋巴结受累与否并不是影响预后的主要因素。此外,对化疗和放疗均不敏感,患者预后较差,5年生存率为10%~20%,较同级别的卵巢癌差。

（李 艺 李小平 崔 恒）

参考文献

1. 曹泽毅. 中国妇科肿瘤学. 北京: 人民军医出版社, 2011: 1204-1380.

2. 陈乐真. 妇产科诊断病理学. 2版. 北京: 人民军医出版社, 2014.

3. 郑文新, 沈丹华, 郭东辉. 妇产科病理学. 北京: 科学出版社, 2013: 524-684.

4. 吴春, 韦玮, 石群立. 卵巢浆液性癌的研究进展. 临床与实验病理学杂志, 2012, 28 (10): 1140-1142.

5. 卢淮武, 林仲秋.《2018 NCCN 卵巢癌包括输卵管癌及原发性腹膜癌临床实践指南》解读. 中国实用妇科与产科杂志, 2018, 34 (5): 526-536.

6. 侯敏敏, 陈悦, 吴雨柯, 等. 664例上皮性卵巢癌的临床病理分析. 四川大学学报 (医学版), 2014, 45 (5): 859-862.

7. 吴霞, 狄文. 应用第2代测序技术检测高级别卵巢浆液性腺癌患者 BRCA1/2 基因的突变. 中华妇产科杂志, 2016, 1: 51-54.

8. 曹文枫, 刘明, 孙保存. 上皮性卵巢癌起源二元论及分子生物学基础. 中国肿瘤临床, 2013, 20 (8): 1264-1267.

9. 吴悦茜, 陶洁, 赵肖波, 等. 不同类型上皮性卵巢癌中卵巢与输卵管病变累及关系的研究. 现代妇产科进展, 2014, 23 (7): 545-547.

10. 高庆蕾, 孔北华, 尹如铁, 等. PARP 抑制剂治疗复发性卵巢癌专家共识. 现代妇产科进展, 2018, 27 (10): 721-725.

11. Kerman RJ, Carcangiu ML, Herrington CS, et al. WHO classification of tumors of female reproductive organs. 4th ed. Lyon: IARC Press, 2014: 11-86.

12. Tavassoli FA, Devilee P. WHO classification of tumours. Pathology and genetics of tumours of the breast and female genital organs. 3rd ed. Lyon: IARC press, 2003: 1171-1114.

13. Harter P, Gershenson D, Lhomme C, et al. Gynecologic cancer InterGroup (GCIG) consensus review for ovarian tumors of low malignant potential (borderline ovarian tumors). Int J Gynecol Cancer, 2014, 24 (9 Suppl 3): S5-8.

14. Mutch DG, Prat J. 2014 FIGO staging for ovarian, fallopian tube and peritoneal cancer. Gynecol Oncol, 2014, 133 (3): 401-404.

15. Morency E, Leitao MM Jr, Soslow RA. Low-Stage Serous Ovarian Carcinomas: Support for an Extra ovarian Origin. Int J Gynecol Pathol, 2016, 35 (3): 222-229.

16. Darb-Esfahani S, Kolaschinski I, Trillsch F, et al. Morphology and tumor-infiltrating lymphocytes in high-stage, high-grade serous ovarian carcinoma correlated with long-term survival. Histopathology, 2018, 73 (6): 1002-1012.

17. Rodriguez-Freixinos V, Mackay HJ, Karakasis K, et al. Current and emerging treatment options in the management of advanced ovarian cancer. Expert Opin Pharmacother, 2016, 17: 1063-1076.

18. Swisher EM, Lin KK, Oza AM, et al. Rucaparib in relapsed, platinum-sensitive high-grade ovarian carcinoma (ARIEL2 Part 1): an international, multicentre, open-label, phase 2 trial. Lancet Oncol, 2017, 18 (1): 75-87.

19. Benoit MF, Hannigan EV. A 10-year review of primary fallopian tube cancer at a community hospital: a high association of synchronous and metachronous cancers. Int J Gynecol Cancer, 2006, 16: 29-35.

20. Ajithkumar TV, Minimole AL, John MM, et al. Primary Fallopian Tube Carcinoma. Obstetrical and Gynecological Survey, 2005, 60: 247-252.

21. Heintz AP, Odicino F, Maisonneuve P, et al. Carcinoma of the fallopian tube. FIGO 6th Annual Report on the Results of Treatment in Gynecological Cancer. Int J Gynaecol Obstet, 2006, 95 (Suppl 1): S145-160.

22. Liapis A, Bakalianou K, Mpotsa E, et al. Fallopian tube malignancies: A retrospective study of 17 cases. J Obstet Gynaecol, 2008, 28 (1): 93-95.

23. Pujade-Lauraine E, Wagner U, Aavall-Lundqvist E, et al. Pegylated liposomal doxorubicin and carboplatin compared with paclitaxel and carboplatin for patients with platinum-sensitive ovarian cancer in late relapse. J Clin Oncol, 2010, 28: 3323-3329.

24. Vergote I, Tropé CG, Amant F, et al. Neoadjuvant chemotherapy or primary surgery in stage ⅢC or Ⅳ ovarian cancer. N Engl J Med, 2010, 363: 943-953.

第四十五章　妊娠滋养细胞疾病

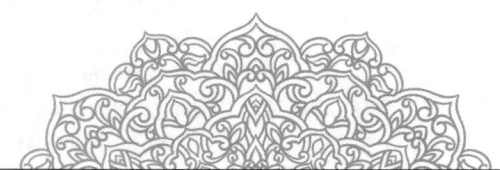

第一节　妊娠滋养细胞疾病的组织病理学

滋养细胞疾病分为妊娠滋养细胞疾病和非妊娠滋养细胞疾病两大类;后者与妊娠无关,临床上也少见,主要有女性的卵巢原发性绒癌和男性的睾丸绒癌。本章只涉及妊娠滋养细胞疾病。

一、妊娠滋养细胞疾病分类

2020 年《第 5 版 WHO 女性生殖器官肿瘤分类》(简称 WHO 第 5 版分类)与 2014 年第 4 版 WHO 分类变化不大,根据细胞的起源,病变性质等将妊娠滋养细胞疾病(gestational trophoblastic disease,GTD)分为葡萄胎,妊娠滋养细胞肿瘤(gestational trophoblastic neoplasia,GTN)和非肿瘤性病变(表 45-1)。

表 45-1　妊娠滋养细胞疾病分类（WHO，2020）

葡萄胎
　　完全性葡萄胎
　　部分性葡萄胎
　　侵蚀性葡萄胎

妊娠滋养细胞肿瘤
　　妊娠性绒癌
　　胎盘部位滋养细胞肿瘤
　　上皮样滋养细胞肿瘤

肿瘤样病变
　　胎盘部位过度反应
　　胎盘部位结节和斑块

异常（非葡萄胎）绒毛病变

二、妊娠滋养细胞肿瘤

1. 绒毛膜癌（choriocarcinoma）　简称绒癌，是来自绒毛中间滋养层细胞的恶性肿瘤，临床可表现为阴道出血、子宫增大及血清 β-hCG 水平增高。可伴有腹痛或急腹症。

大体上：肿瘤直径从数毫米至大到充满整个宫腔，常常呈现为一个或多个出血性结节，肿瘤质地脆，常伴有浸润性边界。

显微镜下：肿瘤由增生的单核细胞滋养细胞、合体细胞滋养细胞及中间型滋养细胞混合组成。这些滋养细胞具有异型性，可见异常核分裂象，肿瘤的中心区常伴有大片的出血坏死，但肿瘤中无绒毛出现（见文末彩图 45-1）。

免疫组化染色及分子遗传学检测：肿瘤细胞表达细胞角蛋白，其中合体滋养细胞和一些单核滋养细胞表达 hCG，肿瘤细胞呈现高增生指数（Ki-67＞90%）。分子遗传学检测发现 7p 扩增和 8q 缺失的复杂核型。

2. 胎盘部位滋养细胞肿瘤（placental site trophoblastic tumor，PSTT）　是由胎盘种植部位中间型滋养细胞来源的肿瘤，常发生于育龄期妇女，多见于正常妊娠、流产后，少数病例可发生在水疱状胎块之后。

大体上：多表现为息肉状或向肌层内生长的出血性结节状肿块，可单发也可多发。平均直径5cm，切面黄褐色，质地软。肿瘤多位于子宫体，可浸润到子宫深肌层并扩展到浆膜，约 10% 的病例可累及宫颈。

显微镜下：肿瘤细胞呈实性片状、条索状排列，由相对单一的多角形或圆形中间型滋养细胞组成

（见文末彩图 45-2）。肿瘤中不出现绒毛，肿瘤细胞可侵袭平滑肌纤维及血管壁。

免疫组化染色及分子遗传学检测：肿瘤细胞表达上皮标记：如 CK、CK18、EMA，且特异性地表达人胎盘催乳素（human placental lactogen，HPL）等中间滋养细胞标记，而对 hCG、胎盘碱性磷酸酶（recombinant human alkaline phosphatase，PLAP）、抑制素、P63 仅呈弱阳性或阴性反应。肿瘤细胞增值指数（Ki-67）在 10%~30%。分子遗传学检测肿瘤多为二倍体，少数报道比较基因组杂交显示 19、21、22 染色体增加。

3. 上皮样滋养细胞肿瘤（epithelioid trophoblastic tumor，ETT）　是由平滑绒毛膜的中间型滋养细胞来源的肿瘤，罕见。临床上难以与胎盘部位滋养细胞肿瘤区别，常表现为不规则阴道出血或月经过多。超声检查多表现为子宫和 / 或颈管肌壁内边界清楚的单发结节，肺转移常表现为多发小结节。

大体上：肿瘤多发生于宫颈或子宫下段，呈现边界清晰、推挤性生长的肿块，直径 0.5~8.5cm，肿瘤切面灰黄、灰褐色，质偏软。局部出血坏死明显。

显微镜下：肿瘤呈巢团状和片状排列，由相对一致的单核绒毛膜型滋养细胞组成。细胞核圆，异型不明显，胞质嗜酸性或透明，边界清，呈上皮样表现。可见核分裂象，肿瘤细胞巢中或细胞之间可见较明显的嗜酸性玻璃样物质沉积（见文末彩图 45-3）。

免疫组化染色：肿瘤细胞对上皮标记如 CK 及 EMA 均呈弥漫阳性表达，并表达 P63。但对 hCG、人胎盘催乳素（HPL）、Mel-CAM 仅局灶性阳性。细胞增生指数（Ki-67）常常＞10%。

三、葡萄胎

葡萄胎（hydatidiform mole）是一种由于异常卵子受精所导致的绒毛水肿伴有不同程度滋养细胞增生的异常妊娠病变，依据遗传学变化的不同及病变是否侵袭肌壁分为以下三种：

1. 完全性葡萄胎（complete hydatidiform mole）　是由空卵与一个或两个精子受精的异常妊娠，水疱状胎块累及大多数的绒毛并且具有典型二倍体核型者。临床上表现为停经后不规则阴道出血、听不到胎心、子宫通常大于妊娠期数、排出水疱状组织。血清 β-hCG 水平持续升高或高水平。

大体上：表现为绒毛弥漫水疱样肿大，状如葡萄（见文末彩图 45-4）。直径从 1mm 至 2cm。但在早期完全性水疱状胎块时绒毛外观可能呈现正常

表现,可找不到"葡萄串"样结构。

显微镜下:广泛的绒毛间质水肿、中央水池形成、血管消失,滋养细胞增生活跃、排列无极向性(见文末彩图 45-5)。早期完全性水疱状胎块绒毛水肿不明显,但可见绒毛呈现分叶状或杵状、趾状突起,绒毛间质蓝染,呈现黏液变性。

免疫组化染色及分子遗传学检测:免疫组化染色显示绒毛间质和细胞滋养细胞的细胞核 p57^{KIP2} 阴性,细胞滋养细胞增生指数(Ki-67)高表达(>70%)。分子遗传学检测,胎块基因组全部来自父方,90% 以上的完全性水疱状胎块为一个 23,X 精子与空卵复制后形成 46,XX。

2. **部分性葡萄胎(partial hydatidiform mole, PM)** 是由一个正常卵子与两个精子受精形成的双雄单雌的异常妊娠,病变具有典型的三倍体核型。临床表现不像完全性水疱状胎块那样明确,常被误诊为难免流产或稽留流产。超声检查多可见胚囊,有或无胚芽,血清 β-hCG 增高。

大体上:通常仅部分绒毛呈水疱状,散布于大致正常的胎盘组织中。水疱大小不等,直径 1~3mm,有时可见明确的胚芽或胎儿(见文末彩图 45-6)。

显微镜下:水疱状胎块与正常大小的绒毛混合存在。绒毛外形不规则,形成扇贝样轮廓,海湾样凹陷及滋养细胞假包涵体。滋养细胞增生程度不如完全性水疱状胎块明显,多以合体滋养细胞增生为主(见文末彩图 45-7)。

免疫组化染色及分子遗传学检查:绒毛间质和细胞滋养细胞的细胞核 p57^{KIP2} 大多呈阳性表达,细胞滋养细胞增生指数(Ki-67)高表达。分子遗传学检测胎块的基因来源于一个正常卵子与两个精子受精形成双雄单雌三倍体,70% 的核型为 69,XXY,27% 为 69,XXX,极少数为 69,XYY。

3. **侵蚀性葡萄胎(invasive hydatidiform mole)** 是指水疱状胎块侵袭到子宫肌层和/或子宫血管或子宫外组织,既可以是完全性水疱状胎块,也可以是部分性水疱状胎块。多数病例是继发于水疱状胎块后,可能出现子宫破裂,也可发生转移,肺是主要转移的器官。

大体上:表现为子宫腔、子宫肌层或邻近的子宫外组织内的出血性结节,其间可见多个大小不等的水肿性绒毛。

显微镜下:水疱状的绒毛侵犯到子宫肌层、肌层的血管内或子宫外的部位。可以发生类似于绒毛膜癌中的大量出血和坏死。

四、肿瘤样病变

肿瘤样病变(tumor-like lesions)包括超常胎盘部位反应和胎盘部位结节/斑块。

1. **胎盘部位结节和斑块(placetal site nodule and plaque)** 是一种来源于绒毛膜型中间型滋养细胞良性病变,可能为妊娠后绒毛外的滋养细胞在子宫内残留所致。多数病例没有症状,是偶然在刮宫或子宫切除的标本中发现,常位于子宫下段或宫颈。预后良好。

大体上:肿瘤很小,直径 1~4mm,呈单个或多个界限清楚的结节或斑块,黄褐色。

显微镜下:在子宫内膜中出现界限清楚的圆形或卵圆形结节性病变,结节由单个或成簇状、小巢状分布的细胞组成。细胞核退化或模糊,胞质透明、嗜双色或空泡状,间质中可见嗜酸性玻璃样变的基质和纤维蛋白样物质沉积(见文末彩图 45-8)。

免疫组化染色:病变细胞对 CK、EMA、CD10、PLAP、α-inhibin 弥漫阳性,而对 hCG、人胎盘催乳素(HPL)、Mel-CAM 局灶阳性,细胞增生指数(Ki-67)一般 <5%。

2. **胎盘部位过度反应(exaggerated placental site reaction)** 也称为"逾常胎盘部位"或"超常胎盘部位反应"。是一种妊娠导致的种植部位滋养细胞过度增生的良性病变,也有学者认为可能是一种正常的生理学变异。多发生于正常妊娠及选择性流产后,也可发生于水疱状胎块后,主要表现为产后反复出血,甚至大出血。

大体上,难以与正常妊娠区别。

显微镜下:子宫内膜及浅肌层的中间型滋养细胞数量增加,中间滋养细胞呈单个、小巢状、小片状排列,可进入子宫内膜腺体及平滑肌纤维,但不破坏肌纤维。周围常伴有胎盘绒毛(见文末彩图 45-9)。

免疫组化染色:增生的中间滋养细胞对 HPL、CK 等呈现阳性,细胞增生指数(Ki-67)一般 <10%。

五、异常(非葡萄胎)绒毛病变

异常(非葡萄胎)绒毛病变(atypical villous lesions)是指各种葡萄胎性质的绒毛病变,这组病变的组织学表现类似部分性水疱状胎块,包括水肿流产、染色体三体综合征、原核三倍体妊娠和胎盘间叶发育不良,由于这类病变临床上发生持续性滋养细胞病变的风险较低,因而正确的诊断仍很重要,但是难以从组织学形态及免疫组化染色（如 p57）上与真正的水疱状胎块鉴别，故只有进行 DNA 基因型分型可以有助于诊断。

（沈丹华）

第二节　妊娠滋养细胞疾病概况

一、滋养细胞疾病和滋养细胞肿瘤的演变及分类

1. 最早将由胚胎滋养细胞发生变化而来的分为两种　良性的称为葡萄胎（hydatidiform mole），恶性的称为绒毛膜上皮癌。后来，多数人将上述介于葡萄胎和绒毛膜上皮癌的这种疾病，另分一类为恶性葡萄胎（malignant mole）或侵蚀性葡萄胎（invasive hydatidiform mole）或破坏性绒毛膜瘤。绒毛膜上皮癌，因其来源于妊娠后胚外层的滋养上皮细胞（细胞滋养细胞、合体滋养细胞），并非来源于组织学上三胚层组织中的外胚层，故称为绒毛膜癌，简称绒癌，废弃绒毛膜上皮癌的名称。20 世纪 40 年代病理组织学家将妊娠滋养疾病分为葡萄胎、侵蚀性葡萄胎和绒毛膜癌。其后以病理学是否可见绒毛和有无侵蚀为区分上述三种疾病的主要标准（Novak 和 Seah，1954）。

关于胎盘部位滋养细胞肿瘤：1976 年，Kurman 通过免疫组化检查确定滋养细胞假瘤为滋养细胞起源；1981 年，Scully 和 Young 建议命名为胎盘部位滋养细胞肿瘤；1983 年，WHO 正式建议命名为胎盘部位滋养细胞肿瘤并确定为恶性肿瘤的性质。1994 年，Mazurad 和 Kurman 提出上皮样滋养细胞肿瘤，是由绒毛膜型中间型滋养细胞来源的，是罕见的一种妊娠滋养细胞肿瘤。

2. WHO 妊娠滋养细胞疾病的组织学分类　1983 年，WHO 提出了妊娠滋养细胞疾病的标准术语，是目前临床采用妊娠滋养细胞疾病术语的基础，其是建立在临床和生化参数基础上，而非组织病理学标准基础上。其后 WHO 分别于 1994 年、2003 年和 2014 年、2020 年 的第 2 版至 2020 年《第 5 版 WHO 女性生殖器官肿瘤分类》（简称 WHO 第 5 版分类）中，对妊娠性滋养细胞疾病分类做了修改（表 45-2）。

表 45-2　妊娠滋养细胞疾病分类演变（WHO）

1994 年	2003 年（第 3 版）	2014 年（第 4 版）	2020 年（第 5 版）
1. 葡萄胎	妊娠滋养细胞肿瘤	妊娠滋养细胞肿瘤	葡萄胎
完全性葡萄胎	绒毛膜癌	绒毛膜癌	完全性
部分性葡萄胎	胎盘部位滋养细胞肿瘤	胎盘部位滋养细胞肿瘤	部分性
2. 侵蚀性葡萄胎	上皮样滋养细胞肿瘤	上皮样滋养细胞肿瘤	侵蚀性
3. 绒毛膜癌	胎块妊娠	非肿瘤性病变	妊娠滋养细胞肿瘤
4. 胎盘部位滋养细胞肿瘤	水疱状胎块	胎盘部位过度反应	绒癌
5. 杂类滋养细胞肿瘤	完全性	胎盘部位结节和斑块	胎盘部位滋养细胞肿瘤
胎盘部位过度反应	部分性	胎块妊娠	上皮样滋养细胞肿瘤
胎盘部位结节和斑块	侵蚀性	葡萄胎 / 水疱状胎块	混合性滋养细胞肿瘤
6. 未分类妊娠滋养细胞病变	转移性	完全性	肿瘤样病变
	非肿瘤性，非胎块性滋养细胞病变	部分性	胎盘部位过度反应
		侵蚀性	胎盘部位结节和斑块
	胎盘部位结节和斑块	异常（非胎块）绒毛病变	异常（非葡萄胎）绒毛病变
	胎盘部位过度反应		

妊娠滋养细胞疾病的疾病谱可分为临床疾病谱和组织病理学疾病谱。

（1）临床疾病谱：由于多数的妊娠滋养细胞疾病的治疗是建立在临床特征和 hCG 水平的下降曲线，而非组织病理学证据。尽管从 2014 年第 4 版 WHO 分类中开始将侵蚀性葡萄胎归为交界性或不确定为肿瘤，但因其在临床表现，诊断和治疗原则上同绒癌。在临床上将侵蚀性葡萄胎和绒癌，胎盘部位滋养细胞肿瘤和上皮样滋养细胞肿瘤统称为滋养细胞肿瘤。另外，在临床上对葡萄胎（包括完全性和部分性）以及肿瘤样病变应严密随访，以防发生恶变。

（2）组织病理学疾病谱：在 WHO 分类中是以病理学为基础进行分类，包括葡萄胎，妊娠滋养细胞肿瘤、肿瘤样病变和异常（非葡萄胎）绒毛病变（表 45-1、表 45-2）。其中葡萄胎和异常（非葡萄胎）绒毛病变来源于绒毛膜绒毛滋养层细胞，妊娠滋养细胞肿瘤和肿瘤样病变来源于中间滋养层细胞。

二、妊娠滋养细胞疾病的特征

妊娠滋养细胞疾病（肿瘤）与其他肿瘤相比，其特殊性主要表现为：

1. 它来源于精卵结合而成的胚胎，部分成分来自异体，而其他肿瘤基本上系由体细胞变异而来，因此滋养细胞肿瘤比其他肿瘤具有更多的抗原性。

2. 好发于生育期妇女，远比其他肿瘤发病年龄低。

3. 绝大多数发生在妊娠数周或数月内，潜伏期短。

4. 疾病的形态学与生物学行为不完全平行。

5. 滋养细胞分泌人绒毛膜促性腺激素能应用生物学、免疫学、免疫组织化学、分子生物学等方法测定，作为诊断、鉴别、疗效判断、随访及预后判定的标志物，且特异性高。

6. 生物学行为有时难以预测，可有生理性转移、恶性转移、转移性自行消失等。临床上发生转移很常见，且出现时间早，转移以血行为主、少数（4%~6%）可有淋巴转移。转移灶与原发灶在形态学上偶有不一致，绒毛膜癌和胎盘部位的滋养细胞肿瘤有转移到新生儿的报道。

7. 对化疗十分敏感且可根治，故可保留子宫，保留生育能力。

8. 流行病学上有地区和人种等差异。

9. 妊娠滋养细胞疾病均发生在妊娠后，因此它的发病时间易于追溯，常与流产、葡萄胎发病年龄及其风险有关。

10. 这类疾病容易通过临床、hCG 检测、影像学（B 超、X 线）等及早诊断。

11. 由于诊断方法的进步、部分性葡萄胎的发病率较前增多。

12. 由于生育观念和计划生育工作的开展、发病率均较前下降。

三、妊娠滋养细胞疾病与各种妊娠的相互关系

妊娠滋养细胞疾病从名称上可见与妊娠有关，而妊娠又有正常妊娠和异常妊娠之分，妊娠滋养细胞疾病可由精卵结合后发生各种异常妊娠后发生；也可从正常妊娠足月产后发生。发生时间可与妊娠同时，也可相距 1~2 个月或数月，甚至数年之后。妊娠滋养细胞肿瘤 60% 继发于葡萄胎妊娠，30% 继发于流产，10% 继发于足月妊娠和异位妊娠，其中侵蚀性葡萄胎全部来源于葡萄胎妊娠。妊娠滋养细胞疾病与各种妊娠的相互关系见图 45-10。

四、中间型滋养细胞及其相关疾病

人胎盘中与绒毛相关的滋养细胞称为绒毛滋养细胞，在其他邻位的滋养细胞称为绒毛外滋养细胞。绒毛滋养细胞主要有细胞滋养细胞（cytotrophoblastic cell，CT）和合体滋养细胞（syncytio-trophoblastic cell，ST），除上述两种细胞外还有少量中间型滋养细胞（intermediate type trophoblastic cell，IT）。

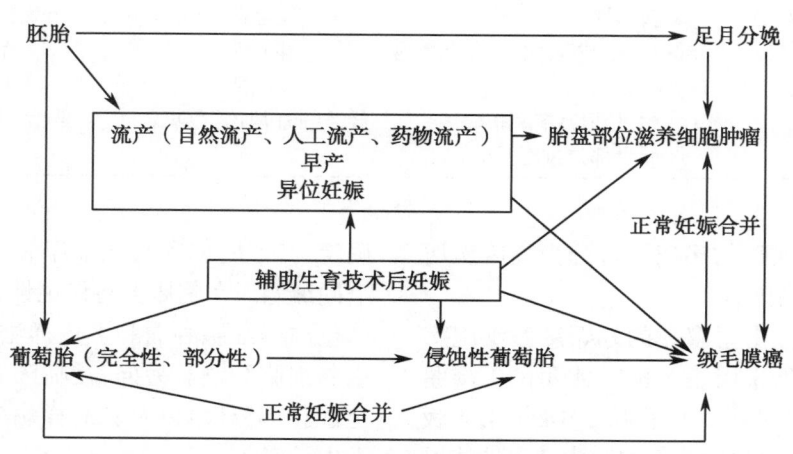

图 45-10 妊娠滋养细胞疾病与各种妊娠的相互关系

绒毛外滋养细胞几乎全部由中间型滋养细胞组成,主要浸润蜕膜,子宫肌壁间和胎盘部位的螺旋动脉。细胞滋养细胞是滋养叶的干细胞,最终分化为合体滋养细胞。绒毛和绒毛外滋养发育过程中,细胞滋养细胞沿两个不同途径分化(图45-11):

(1)由细胞滋养细胞直接融合为合体滋养细胞,位于绒毛表面。

(2)固定绒毛为绒毛接触胎盘床处的滋养细胞则分化为绒毛性中间型滋养细胞,其在孕12周时分化为绒毛膜中间滋养细胞和种植部中间滋养细胞。

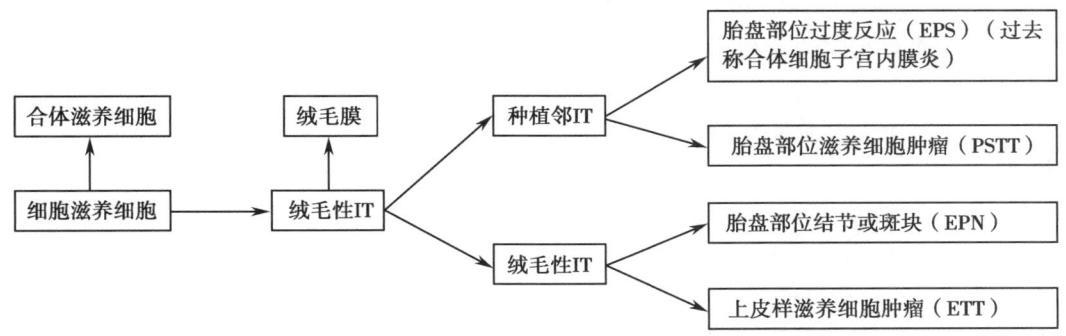

图45-11　细胞滋养细胞的分化与滋养细胞肿瘤的发生

第三节　葡 萄 胎

一、完全性葡萄胎

完全性葡萄胎(complete hydatidiform mole)是胎盘的一种良性病变,主要是胎盘的绒毛发生水肿变性,各个绒毛变成水疱,它们之间由绒毛干梗相连,成串,形状极像葡萄,故称葡萄胎。

(一)流行病学

葡萄胎的发生率在世界不同地区中差别明显,根据完整的病理检查,完全性和部分性葡萄胎发生率分别为1:1 945和1:695。

1975年,宋鸿钊报道我国13省市以医院为基础的发病率为1:150妊娠,此后宋鸿钊又对我国23个省市开展全国性大规模回顾性调查,共202余万妇女,综合全国葡萄胎平均发病率为:290/10万;以千次妊娠计算为0.78‰;以妊娠次数中1次葡萄胎计算为1:290次。

2005年,石一复等联合我国7省市118所医院共367余万妊娠中,平均每258次妊娠中有1例妊娠滋养细胞疾病,每千次妊娠中为3.87‰次妊娠滋养细胞疾病,比1975年报告的以医院为基础葡萄胎国内平均1:400次妊娠有所下降。年幼或

年长者可因性生活次数相对过频,或>40岁妇女卵巢功能逐渐减退以及产生的精子或卵子质量不好,染色体异常及内分泌紊乱等易发生葡萄胎。

高龄葡萄胎发病率:>35岁和40岁妇女葡萄胎发病率是年轻妇女的2倍和7.5倍。高龄葡萄胎及妊娠滋养细胞肿瘤(GTN)特点:①孕产次多;②停经史不明显,似月经紊乱;③易误诊;④并发症多;⑤化疗反应重;⑥易早期转移;⑦转移率高与早产、足月产、葡萄胎、药物流产、人工流产、引产等有密切关联。

高龄是高危因素:易恶变,易局部侵蚀或远处转移,至少增加3~4倍,40岁恶变率达37%,>50岁恶变率达56%,易出现葡萄胎并发症,>35岁妇女葡萄胎发生率增加2倍,>40岁发病风险增加7.5倍,45~49岁发病风险增加26倍,>50岁发病风险增加100倍,<15岁发病风险增加6倍,25~29岁妇女发生率最低。

至今葡萄胎在中国及亚洲某些地区发病率为2/1 000次妊娠;而在欧洲和北美发病率通常小于1/1 000次妊娠。近年来,亚洲某葡萄胎的发生率有所下降,为1/40 000~9/40 000次妊娠。

(二)遗传学

从遗传学和染色体研究,目前认为完全性葡萄胎的染色体核型为二倍体,均来自父系,其中90%为46,XX由一个细胞核基因物质缺乏或失活的空卵与一个单倍体精子(23,X)受精,经自身复制为

二倍体 46，XX。另有 10% 核型为 46，XY，认为系由一个空卵分别和两个单倍体精子(23，X 和 23，Y)同时受精而成。虽然完全性葡萄胎染色体基因均为父系，但其线粒体 DNA 仍为母系来源。分子生物学研究发现在家族性双亲完全性葡萄胎中，可见 NLRP7(NALP7)或 KHDC3L 的遗传突变。

【临床表现】越来越多的完全性葡萄胎在妊娠早期被诊断，并在出现典型体征和症状前得到治疗。如常在妊娠早期对有阴道流血和无症状的妇女应用阴道超声检查，可以改变临床病程。下面是根据作者的经验对完全性葡萄胎典型和现时的临床特征的描述。

1. **阴道流血** 是完全性葡萄胎患者就诊最常见的症状，60% 的葡萄胎妊娠存在阴道流血。胎块组织可使蜕膜分离和破坏母体血管，大量的积血可扩张子宫内膜腔。由于阴道流血的量相当多且持续时间长，1/2 患者有贫血(血红蛋白<100g/L)。目前由于早期诊断和及早就诊，仅 5% 患者存在贫血。

2. **子宫异常增大** 大约 1/2 患者的子宫体积比同孕龄子宫体积增大，是完全性葡萄胎的典型体征之一。子宫内膜腔可因绒毛组织和积血而扩大。由于子宫增大与滋养细胞过度增生有关，因此，人绒毛膜促性腺激素(hyperglycosylates，hCG)水平显著升高。目前，因 B 超检查广泛应用，可以在早期就明确诊断，故仅有 28% 的患者存在子宫异常增大。

3. **子痫前期** 既往报道，子痫前期在完全性葡萄胎患者中较多。当妊娠早期发生子痫前期时，要考虑葡萄胎的可能。

4. **妊娠剧吐** 完全性葡萄胎妇女因剧吐需要用止吐药或静脉补充液体，尤其是子宫异常增大和 hCG 水平显著升高的患者。可发生严重的水电解质紊乱，并需要肠胃外液体治疗。现今，诊断及早发生剧吐者甚少。

5. **甲状腺功能亢进** 完全性葡萄胎患者有时有临床症状明显的甲状腺功能亢进表现，如心动过速、皮肤温暖和震颤症状，通过检测血清游离的甲状腺激素(T_3)和游离的三碘甲状腺原酸(T_4)升高而诊断，国内报道甚少。

6. **滋养细胞栓塞** 有 2% 的完全性葡萄胎患者出现呼吸窘迫，通常发生于子宫异常增大和 hCG 水平显著升高的患者，可有胸痛、呼吸困难、呼吸急促和心动过速，在胎块清除期间和术后感到严重

的呼吸窘迫。胸部听诊通常有弥漫性啰音，胸部 X 线检查显示双肺浸润。呼吸窘迫通常在心肺支持治疗 72 小时内缓解。在某些情况下患者需要机械通气。呼吸功能不全可来自滋养细胞栓塞或甲状腺危象、子痫前期和大量的液体输入所引起的心肺并发症。

7. **卵巢黄素化囊肿**(theca lutein ovarian cyst) 大约有 1/2 完全性葡萄胎患者出现明显的卵巢黄素化囊肿(直径为 6cm)。卵巢黄素化囊肿是由于高血清 hCG 水平导致卵巢过度刺激所引起。由于子宫也可异常增大，卵巢黄素化囊肿在体格检查时难以触及。然而超声检查可准确检测并测量其大小。在胎块清除后，黄素化囊肿于 2~3 个月内自行消退。

【诊断】病理及临床检查必须重视。许多葡萄胎患者最初的临床表现是排出葡萄样组织，如果未能获取排出的葡萄样物进行病理诊断，则采用其他辅助诊断。

1. **血清肿瘤学标记物**

(1)hCG 检测：正常妊娠时，在孕卵着床后开始分泌 hCG，并逐渐升高，孕 8~10 周血中 hCG 达到高峰，1~2 周后开始下降。当 hCG 高于相应正常孕周、子宫增大、伴阴道流血等都提示有葡萄胎的可能。大约 45% 的完全性葡萄胎患者血清学 hCG 可升高至 1×10^5U/L，甚至可高达 240 万 U/L，>8 万 U/L 即可诊断。单次的 hCG 测定不具有诊断意义，因在单胎或双胎妊娠时 hCG 也可升高，或少数葡萄胎因绒毛退行性变，hCG 升高不明显。故诊断葡萄胎时，不能将单次 hCG 检测值作为决定因素。同样与相应孕周的"正常的"hCG，或有比"正常的"hCG 还低者，也可能出现在葡萄胎的病例中，所以对 hCG 测定应动态观察，还应结合 B 超及临床表现而定。在 hCG(人绒毛膜促性腺激素)结构中包括 α、β 两个亚基，α 亚基与促黄体激素(LH)促卵泡激素(FSH)促甲状腺激素(TSH)近似，尤其与 LH 有较大的免疫交叉反应；而 β 亚基为妊娠期独有，被用来制备特异性抗体测定血清中的 β-hCG 更准确。当前临床已广泛应用血清 β-hCG 进行检测，在妊娠滋养细胞疾病的诊断中是非常重要的诊断依据。检测的 hCG 数值一般是 β-hCG 的 4 倍。

(2)其他血清学肿瘤标志物：国外有学者对完全性葡萄胎患者外周血中的 CA125、CA19-9、CA15-3、CEA 指标进行检测，研究发现 CA19-9 由

羊膜细胞而非蜕膜产生,完全性葡萄胎者缺乏羊膜,故其血浆浓度明显低于流产患者,且CA19-9在整个孕期母体血浆浓度变化不大,可作为相对稳定的参照指标。此发现为我们提供了又一新的鉴别手段。

2. 经阴道彩色多普勒超声检查 超声检查对于完全性葡萄胎的诊断是可靠和敏感的手段,由于绒毛膜的绒毛显示弥漫性水肿膨胀和出血,完全性葡萄胎可产生特有的小囊状、落雪状、蜂窝状超声图形。同时超声检查也能发现卵巢黄素囊肿。经阴道超声检查较经腹部超声有助于诊断和鉴别诊断。当超声检查难以确诊时,可行MRI及CT等影像学检查。

3. 其他方法

(1)胸部影像学检查:胸部X线检查,显示欠清晰时,疑有肺栓塞或肺转移时,需进行CT检查。

(2)宫腔镜:在20世纪70年代后日本和我国石一复将宫腔镜检查用于葡萄胎的有关诊断。

(3)腹腔镜检查用于妊娠滋养细胞疾病的诊断、治疗和观察。

因目前依靠超声检查及血清学hCG检测比较容易确诊葡萄胎,临床上用宫、腹腔镜检查进行诊断的方法已基本不用。

4. 实验室检查

葡萄胎患者除做全面体检和妇科检查外,还应做实验室检查,如全血细胞计数、血小板计数、尿素氮、肌酐和肝功能、血型、血凝试验,疑有甲状腺功能异常者,测定甲状腺功能。

【鉴别诊断】近年来,随着临床诊断技术尤其是B超和血hCG测定敏感性的提高,葡萄胎提前到孕8.5~12周确诊,与之相应的临床症状也发生了变化,提示了鉴别诊断的重要性。葡萄胎需要与以下疾病相鉴别:

1. 流产 临床上葡萄胎,尤其是部分性葡萄胎和流产的鉴别十分困难。据统计,部分性葡萄胎误诊为不全流产或稽留流产高达92%,需要依靠清宫的组织病理学检查确诊。超声可提供一定的鉴别诊断依据,但常常误诊为流产患者的超声表现并不典型:如无子宫大于相应孕周,无明显的黄素化囊肿,未呈现葡萄胎典型的落雪状或蜂窝状改变等,无疑增加了诊断的难度。

(1)先兆流产:不少病例最先被误诊为先兆流产。流产有停经史及阴道流血病史,妊娠试验可阳性;而葡萄胎患者子宫多大于同期妊娠子宫,孕期

超过12周时hCG水平仍高。B型超声图像可显示葡萄胎特点。

(2)过期流产或死胎:不完全典型葡萄胎时,由于停止发育或退变的葡萄胎组织在宫腔内可以逐渐退化甚至坏死出血,但仍有生存的滋养细胞,形成了B超图像中的不规则、大小不一实质性强回声光团及大片融合的液性暗区。过期流产或死胎时也会出现类似图像,但实质性强回声区均匀致密,子宫往往小于停经月份,血清学hCG水平低于正常妊娠水平,可以鉴别。

(3)药物流产不全:因药物流产的广泛应用,某些基层医院未能严格掌握药物流产适应证,不进行B超检查即用药,对于排出物没有仔细检查,故造成漏诊和误诊,应引起注意,加以鉴别。

2. 双胎妊娠 子宫较同期单胎妊娠大,hCG水平也稍高,易于葡萄胎混淆,但双胎妊娠无阴道流血,B型超声显像可确诊。

3. 羊水过多 可使子宫迅速增大,虽多发生于妊娠后期,但发生于妊娠中期者需与葡萄胎鉴别。羊水多时不伴阴道出血,hCG水平较低,B型超声显像可确诊。

4. 妊娠剧吐 葡萄胎患者如果停经后未发生阴道出血,而恶心、呕吐重者,易误诊为妊娠剧吐。通过B超显像不难与此鉴别。

5. 异位妊娠 由于输卵管妊娠发病率增高,同时异位妊娠保守治疗日益增多,因此,发生于子宫外的其他部位如卵巢、输卵管、宫角、阔韧带、大网膜及直肠子宫陷凹腹膜等的葡萄胎概率将有所增加,应注意与异位妊娠相鉴别。葡萄胎有特征性的声像图,当在子宫旁见到此声像图时,要考虑宫外孕葡萄胎的可能。结合病史、临床表现、血hCG水平及其他检查可确诊。

6. 子宫肌瘤合并妊娠 子宫也大于停经月份,仔细的盆腔检查可发现肌瘤突起或子宫不对称性增大,hCG滴度不高,超声检查除可见胎心、胎动外,有时也可见胎体。

【治疗】一旦确诊为葡萄胎,应仔细评估患者是否存在内科并发症,包括子痫前期、甲状腺功能亢进,电解质紊乱和贫血,在患者病情稳定后,采用最适当的葡萄胎清除术。

葡萄胎的初次处理应甚为重视,否则易引起大出血、残留、子宫穿孔,甚至恶变或危及生命。当子宫过大时,建议转送到有治疗条件的医院,并请有经验的医师处理。术前应有输血、输液准备,个别

患者应做开腹准备,有关葡萄胎的治疗应遵循以下几点:

1. 葡萄胎一经明确诊断,应尽快清除。

2. 刮宫前充分准备(输血、输液、必要的手术准备、纠正贫血、抗生素使用,以及纠正电解质紊乱、酸中毒或心力衰竭等),详细查体,纠正并发症,一旦病情稳定,立即处理。

3. 采用较大吸管(一般采用 8 号吸管)做吸刮术。因葡萄胎妊娠的子宫为病理性子宫,血供丰富,子宫柔软,又有滋养细胞对肌壁易浸润,操作过程中易致子宫穿孔,或因子宫过大吸刮不净,故必要时可在 B 超监视下做吸刮术。在吸刮前宫口要充分扩张,动作要轻柔,以防患者术中紧张或不适,更要防止在急剧操作中引起意外或滋养细胞栓塞。

4. 子宫收缩剂不宜常规使用,如需使用应在宫口扩张后,开始吸宫后使用。切忌宫口未扩张时,因使用子宫收缩剂而引起滋养细胞栓塞和因挤压滋养细胞经静脉血扩散,增加恶变、转移发生。

5. 葡萄胎刮宫后必须将刮出物送病理检查,送检标本应为两份,并分别标明取材的部位,一份为典型水疱样组织,另一份为靠近子宫壁的组织。如此送检的目的除明确诊断外,还可比较不同部位滋养细胞增殖程度,也可辅助区分为完全性葡萄胎或部分性葡萄胎。若两份标本中,有一份可见绒毛,则可诊断为部分性葡萄胎。

6. 葡萄胎为一次刮宫为宜,多次刮宫对子宫壁有损伤,可引起感染、出血及对再次妊娠结局有不良影响,如前置胎盘、胎盘早剥、胎儿宫内发育不良等。更主要是多次刮宫可破坏子宫内环境的免疫系统,增加恶变的机会,同时造成子宫内膜血管内皮和基底膜损伤和缺陷,葡萄胎组织或滋养细胞易穿透基底膜而进入血液循环,向肌层或远处浸润转移。绝大多数葡萄胎,应在有经验的医师或 B 超监视下操作,争取一次清宫完成。

第一次清宫术后如有持续出血或超声提示疑有残留,需行第二次刮宫。

7. 卵巢黄素囊肿的处理 葡萄胎清宫后,绝大多数卵巢黄素囊肿会在 2~3 个月自然消退,无需处理。若卵巢黄素囊肿出现并发症(如破裂、扭转、出血等)则应及时处理。石一复(1984)等报道腹腔镜处理卵巢黄素囊肿,扭转时间不长、卵巢外观无明显变化者,可将囊液抽出,扭转予以复位;破裂者可予修补、电灼止血等,除卵巢发生坏死者均可保留卵巢组织。腹腔镜下对增大的卵巢黄素囊肿穿刺抽液,也有利于降低外周血 hCG 水平,同时抽吸囊液后可减少并发症,对年轻、未生育,尚需保留子宫和卵巢者尤为重要和适宜。

8. 预防性化疗

(1)预防性化疗的意义:10%~20% 的葡萄胎可发生恶变,目前尚无有效预防的方法,对有恶变倾向的患者采用预防性化疗能减少恶变的发生率。

(2)预防性化疗:有特定的时间概念:即在葡萄胎清宫前,或清宫当天或次日进行。超过上述时间的化疗,不应称为预防性化疗。若超过上述时间,病人有高危倾向而临床及客观检查尚不足以诊断恶性滋养细胞肿瘤,但有高度可疑或易发展为恶性滋养细胞肿瘤者所有采用的化疗称为选择性化疗。预防性化疗不常规推荐,仅适用于有高危因素和随访困难者的完全性葡萄胎。化疗时应选用单一药物,一般 1~2 疗程至 hCG 转为阴性。部分性葡萄胎不做预防性化疗。

(3)进行预防性化疗的高危因素:①年龄>40 岁者,因年龄>40 岁,恶变率可达 37%,而>50 岁时,可高达 56%;②子宫明显大于停经月份(子宫大于孕周 4 周或以上者);③ hCG>1 × 10⁶U/l;④卵巢黄素囊肿直径>6cm;当子宫体积明显大于停经月份,并合并卵巢黄素化囊肿。恶变率 40%~50%。此外葡萄胎以小水疱为主者;有咯血史可疑为转移;滋养细胞肺栓塞者;合并妊娠期高血压疾病;或边缘地区难以随访者;均为考虑是否进行预防性化疗的因素。

(4)预防性化疗的药物选择:选用单一药物,国际上一致肯定且常用的药物为氨甲蝶呤(MTX)和放线菌素 D(Act-D)(国内称更生霉素),化疗至 hCG 转阴,不需要巩固化疗。

预防化疗的开始时间、药物选择、用药时间,剂量有多种选择;给药途经也有静脉滴注、肌内注射等。中国抗癌协会妇科肿瘤专业委员会指定的妊娠滋养细胞疾病诊断与治疗指南(2021 年版)有明确的介绍(表 45-5)。方法:① MTX 方案:MTX 静脉滴注,每天 1 次,共 5 天;或 MTX 1mg/kg 肌内注射,隔天 1 次;为了减少 MTX 的毒性,需要用四氢叶酸(tetrahydrogen folic acid,FA)预防,0.1mg/kg 肌内注射,与 MTX 交替,隔天 1 次,即 8 天疗法。第 1、3、5、7 天肌内注射 MTX,第 2、4、6、8 天肌内注射 AF。② Act-D 方案:400~500μg+5% 生理盐水 500ml 静脉滴注 5 天。③国内也有使用 5- 氟尿嘧啶(5-FU)750~1 000mg+ 5% 生理盐水 500ml 静脉滴注,共 5 天。

9. 预防性子宫切除术　因单纯子宫切除术只能去除葡萄胎侵入子宫肌层的危险,不能预防子宫外转移的发生,所以不能作为常规处理的手段。其适合年龄>40 岁、有高危因素、无生育要求者,但双侧卵巢均可尽量保留,除非卵巢有其他肿瘤者。预防性子宫切除术一般宜在刮宫后进行,否则术中可能增加出血,或手术操作时不可避免对子宫挤压等引起葡萄胎组织或滋养细胞进入血管及组织,造成扩散和转移。葡萄胎患者做预防性子宫切除术后仍需定期预防。

【随访】葡萄胎患者在刮宫术后必须进行随访,及早发现滋养细胞肿瘤。随访内容包括如下几方面:

1. 有无阴道流血　葡萄胎清除后,无残留、无感染者一般 2 周左右均能停止阴道流血,且日后恢复月经。若葡萄胎刮宫后有较长时间的阴道流血,或停止后又有流血,或恢复月经后又有不规则阴道流血,应考虑是否有子宫炎症、有组织残留或有无恶变可能,可分别通过抗生素、子宫收缩剂、止血药的使用,结合超声和 hCG 检测予以区分。

2. 询问有无咳嗽、咯血等现象,必要时肺部 X 线或 CT 检查,及早发现肺部有无转移灶。

3. 妇科检查　观察阴道壁有无转移结节,尤其阴道前壁,尿道口两侧是阴道结节的好发部位,此处也常易被扩阴器的前叶所覆盖而造成漏诊;检查子宫大小、软硬度、子宫峡部血搏动程度,子宫有无不规则突起;双侧卵巢黄素囊肿是否存在及大小等。

4. B 超检查　葡萄胎术后随访期间,结合上述临床表现、妇科检查及超声检查(最好采用彩色多普勒超声),观察宫腔情况、有无组织残留、子宫内膜是否光滑及厚度、子宫肌层厚度、是否对称,子宫肌层有无病变,探测血流、阻力指数、脉冲指数等对子宫有无病变或转移及早做出诊断。

5. hCG 测定　是重要的观察指标。葡萄胎排空后,hCG 下降方式遵循一定规律,Goldstein 将血 hCG 下降归为四种类型:①Ⅰ型:迅速下降,常在首次刮宫后 4 周内降至正常;②Ⅱ型:缓慢下降,但刮宫后 8 周内也降至正常;③Ⅲ型:曾下降至正常,但 8 周内又上升;④Ⅳ型:虽葡萄胎刮宫后 hCG 有所下降,但始终未降至正常。绝大多数葡萄胎患者刮宫后 4~8 周内 hCG 转阴,仅少数至 10~14 周才降至正常,所以葡萄胎刮宫后 4~6 周

hCG 持续高值不降,或已降后又上升,或 10~14 周仍未正常者,在排除再次妊娠、葡萄胎残留、卵巢黄素囊肿未消退后,临床上应视为恶变,应按恶性滋养细胞肿瘤处理。

6. 葡萄胎清宫后的避孕问题　葡萄胎随访期间应采用可靠的方法避孕,避孕方法首选避孕套或口服避孕药。不选用宫内节育器,易引起子宫不规则出血,混淆阴道流血原因,或导致穿孔。Schmitt 等研究发现葡萄胎后如果 β-hCG 自然降至正常,发生滋养细胞肿瘤的概率不足 1%。若葡萄胎清宫后血 hCG 呈对数下降已正常,则随访 6 个月后即可妊娠;如随访不足 6 个月的意外妊娠,只要孕前 hCG 已恢复正常,也无需终止妊娠;若清宫后 hCG 下降缓慢,则需等待更长的时间才可妊娠,且下次妊娠时应在早期做超声检查,同时检测 hCG,以确保其在正常范围内。如妊娠终止后亦应随访观察 hCG,直至正常水平。

二、部分性葡萄胎

部分性葡萄胎(partial hydatidiform mole,PM)指胎盘绒毛部分变化,通常仅部分绒毛发生水肿,但未受累的绒毛形态正常,有时可见明确的胚芽或胎儿,但血管随胎儿死亡而消失,胚胎胎儿早期死亡。

【遗传学和病因学】细胞遗传学研究部分性葡萄胎合并胎儿者 80%~95% 是三倍体。而少数成活后死亡者发现生物化学平衡缺失,导致基因变异超过解剖学异常所致。三倍体婴儿很少正常,典型者是早产、生长迟缓、多发畸形,常累及头部(脑积水)、指/趾端畸形和生殖器畸形,通常只能存活几天。许多水疱状胎块合并妊娠者均属双胎,其中有一个是正常二倍体核型无异常者。三倍体部分性葡萄胎含有二套父方和一套母方染色体。如部分性葡萄胎合并成活胎儿者,则可有二套母体和一套父体的单数染色体。部分性葡萄胎可分为四种类型:①三倍体部分性葡萄胎;②双胎妊娠:合并一个部分性葡萄胎和一个正常妊娠;③二倍体部分性葡萄胎;④假性葡萄胎。染色体核型检查和免疫组织化学 P57Kip2 有助于完全性和部分性葡萄胎的鉴别诊断。

围产期应采用超声检查和测定母体血 hCG、AFP 做鉴别诊断。

【临床表现】部分性葡萄胎患者(PM)通常没有完全性葡萄胎所特有的临床特征。一般情况下,

患者的体征和症状像不完全流产或稽留流产,几乎半数临床表现为自然流产,43% 为过期流产,在刮宫取组织行组织学检查后方可做出部分性葡萄胎的诊断。

1. PM 停经时间较长,常可>12 孕周直至孕中期才出现症状而就诊,个别可接近或>28 周。

2. PM 的阴道流血时间也较葡萄胎晚,且一般出血量较少,持续期长,血呈暗褐色。

3. PM 妊娠反应一般不重,但也有报道伴有严重的妊娠期高血压疾病。

4. PM 子宫大小常小于停经月份,也可相同或增大,但较少见。Miggi 报道 PM 患者年龄较完全性葡萄胎大,阴道流血的量和频度也较少;刮宫后3 个月 β-hCG 仍阳性和 β-hCG 很快上升者有潜在恶性的可能,需予以治疗。

5. PM 的 hCG 滴度一般较完全性葡萄胎低,但也有少数可出现高值,其与胎盘绒毛水疱样变性范围的大小及滋养细胞增殖程度有关。

妊娠中期合并 PM 报道日渐增多,其特点是可合并妊娠期高血压疾病,血 hCG 增高,也常合并羊水过多,于孕中期腹围突然增大,超声检查发现胎盘巨大,且明显增厚,可见胎盘蜂窝样结构,胎儿多合并多发畸形,如心脏缺陷、腹壁缺损、肾异常或生长迟缓等,若合并神经管畸形者,AFP 常增高,可有胎死宫内。以往多数临床医师未将胎盘送病理检查,故常漏诊。

临床上 PM 也可发生重复性部分性葡萄胎,各种重复性葡萄胎均易发生持续滋养细胞疾病或恶性滋养细胞肿瘤。也有输卵管部分性葡萄胎及输卵管滋养细胞疾病。

【诊断】超声诊断在滋养细胞疾病中已广泛应用,而超声用于部分性葡萄胎诊断其图像不完全性明显,常会误诊为过期流产。超声所见子宫均比孕周小,宫内蜂窝状结构不甚清晰,常于子宫内可见胚胎组织,卵巢黄素囊肿少见。

恶变问题:部分性葡萄胎恶变问题在临床上已逐渐引起注意,其恶变率较完全性葡萄胎低,但临床仍应定期随访。部分性葡萄胎可恶变为侵蚀性葡萄胎、绒毛膜癌和胎盘部位滋养细胞肿瘤,已均有报道。

附:少见的妊娠滋养细胞疾病

(一)发生在子宫的其他葡萄胎

1. 残余葡萄胎　葡萄胎排除不净,部分葡萄胎组织残留宫内,可使子宫持续少量出血,子宫复旧欠佳,血或尿内 hCG 测定持续阳性。但如再次刮宫,将残留葡萄胎组织刮净,所有症状和体征迅速消失,hCG 即转正常,这种情况称"残余葡萄胎(residual mole)",一般无严重后果。但由于长期流血,易发生宫内感染,处理也应极为小心。

2. 持续性葡萄胎　如上述情况再次刮宫,仍未见症状和体征好转,血或尿内 hCG 持续 3 个月仍阳性,数值不降,则称为持续葡萄胎(persistent mole)。部分持续性葡萄胎虽经过一定时期可自行转为正常。但多数患者在不久后即出现血或尿内 hCG 含量上升,或肺和阴道转移,发生恶变,故应及时处理。

3. 重复性葡萄胎　一次葡萄胎后,再次妊娠又为葡萄胎并不少见,称为重复性葡萄胎(recurrent hydatidiform mole)。有学者将第二次、第三次或更多次的葡萄胎称为"复发"。

4. 家族性复发性葡萄胎(familial recurrent moles,FRM)　是指在一个家系中两个或两个以上的家族成员反复发生(两次或两次以上)葡萄胎。

5. 辅助生殖技术后的葡萄胎　随着辅助生殖技术的开展,世界各地均有辅助生殖技术后发生妊娠滋养细胞疾病的报道。由于多次妊娠发生妊娠滋养细胞肿瘤的风险性增高,故接受促排卵药的患者葡萄胎总体风险性可增高。

6. 双胎之一完全性葡萄胎(a twin pregnancy consisting of a complete mole and coexisting fetus,CMCF)　近年来应用促排卵药和辅助生殖技术后 CMCF 发生率增加,文献报道了 200 余例。Hutean 等进行 CMCF 遗传性分析,所有 CMCF 的葡萄胎和胎儿均为二倍体。CMCH 有 2 种:①完全性性葡萄胎与正常胎儿共存:罕见,国内仅有个例报道。发生率为 1/100 000~1/22 000 次妊娠。②双胎之一部分性葡萄胎,更为罕见。对于这些患者,分娩前诊断十分重要,直接关系到能否继续妊娠,并应充分告知围产期相关疾病发生风险;早期流产(40%)和早产(36%)的风险均增加;进展为滋养细胞肿瘤(GTN)的风险也较高,从 15%~20% 增加到 27%~46%。Pollio 等认为若葡萄胎是三倍体核型,则胎儿均为畸胎,应立即终止妊娠;若是正常核型,则可继续妊娠,但是必须加强产前监护。

(二)发生在生殖器其他部位的妊娠滋养细胞疾病

1. 输卵管葡萄胎　输卵管葡萄胎临床少见,

其临床表现与异位妊娠相似,术前诊断不易,常误诊。确诊需靠术后病理检查。输卵管葡萄胎与输卵管妊娠的临床表现相似,临床上很难分辨,均表现为停经、阴道不规则流血、盆腔包块、血hCG上升,有内出血时表现为腹痛、休克。常因诊断为异位妊娠破裂而手术治疗。由于术前诊断困难,故术中注意检查标本,如发现病灶内有小米粒样水疱物,就应高度怀疑葡萄胎。常规标本送病检可避免漏诊。术中操作宜轻柔,以免引起大出血、休克或挤压引起远处转移。若术后病检为葡萄胎或侵蚀性葡萄胎,应常规胸部X线检查。

2. 卵巢葡萄胎　卵巢葡萄胎罕见,可从卵巢妊娠的罕见推测而知。Bennent曾观察到一例病理标本。1965年,Yenen曾报道4例。作者在现今的文献中未能找到。

3. 腹腔内葡萄胎　腹腔内葡萄胎1959年Dumitriesen等曾报道一例。也有学者认为是输卵管葡萄胎、卵巢葡萄胎流产或破裂的结果。

4. 绝经后葡萄胎和滋养细胞肿瘤　妊娠滋养细胞疾病往往发生于生育年龄妇女,以13~49岁居多,病理类型可以是良性或恶性。但妊娠滋养细胞疾病很少发生于50岁以上,罕见于绝经后的妇女,且常为恶性。

(三)治疗后hCG持续异常

1. 持续性低水平hCG异常　持续呈低水平血清hCG、无子宫或转移病灶证据的患者,是临床上的棘手问题。如果对这些肿瘤标志物阳性但无病灶存在证据者采取化疗和/或手术治疗,必然使一部分患者过度治疗,而采取观察,又担心贻误治疗。此类患者有四种可能:①假阳性或假性hCG(phantom hCG),此为由于嗜异性抗体(人抗动物IgG)而造成的血清hCG异常,其特点是血清中测到hCG而尿中测不到;②静止型或非活动性或非侵蚀性滋养细胞疾病,可持续2个月至16年,大多测不到侵蚀性滋养细胞抗原(invasive trophoblast antigen,ITA),ITA缺乏表示无侵蚀性滋养细胞存在,但也有少数日后hCG迅速上升诊断为绒癌或胎盘部位滋养细胞肿瘤;③垂体性;④hCG活性仅源于游离β-hCG和β亚单位核心片段。持续低水平hCG应定期做盆腔B超、MRI,定期hCG监测,若上升诊断妊娠滋养细胞肿瘤。

2. 真正低水平hCG的滋养细胞肿瘤综合征　2001年第11届国际滋养细胞疾病会议上提出,其为持续长期存在低水平hCG,但无明确的滋

养细胞肿瘤存在,对化疗无反应或轻微反应,可能是葡萄胎后静息hCG,称为静息妊娠滋养细胞肿瘤(quiescent gestational trophoblastic neoplasia);也可能是无妊娠滋养细胞病史,而流产或异位妊娠,或不规则阴道流血后真正低水平hCG,可称为不明原因hCG升高;也可能是罕见的垂体性hCG或类固醇激素反应性hCG(pitutary hCG或steroid hormone responsive hCG)。

3. 静息型滋养细胞疾病(quiescent gestational trophoblastic disease,QGTD)　是真正的hCG低水平持续3个月或更长,其波动轻微;无临床或影像学的肿瘤证据;不受化疗或手术的影响。

2005年第13届国际滋养细胞疾病会议提出,认为本病常发生在葡萄胎排出后或妊娠滋养细胞肿瘤(GTN)或绒癌化疗后,hCG从未降至正常或hCG低值,<200mU/ml或更低,几周后转阴,然后再次升高,持续低值至少3个月,也有持续16年之久,其为真实的hCG而不是hCG假阴性。

测定高糖基化hCG能将本病与活动性的绒癌或持续性的葡萄胎/妊娠滋养细胞肿瘤区别开,若测定无或近乎缺乏高糖基化hCG则可诊断为静息型滋养细胞疾病。高糖基化hCG是由细胞滋养细胞产生,在静息型滋养细胞疾病中虽有细胞滋养细胞,但不产生高糖基化hCG。有20%的静息型滋养细胞疾病患者发现之后总hCG急剧升高,并出现明显的临床表现,有的已经转移,此时应予以化疗,原先的化疗通常无效。

三、侵蚀性葡萄胎

侵蚀性葡萄胎(invasive hydatidiform mole)是指葡萄胎组织侵入子宫肌层或转移至子宫外,因具有恶性肿瘤行为而命名。侵入肌层的绒毛继续发展可突破子宫肌壁及其血管,造成腹腔内大出血,并可随血流转移至阴道、肺和其他器官,形成局部组织的破坏和/或出血。2014年WHO分类中将侵蚀性葡萄胎归为葡萄胎,但因其临床表现为恶性,诊断和治疗原则上同绒癌,在临床上将侵蚀性葡萄胎和绒癌,以及少数诊断的胎盘部位滋养细胞肿瘤统称为滋养细胞肿瘤。

宋鸿钊等将侵蚀性葡萄胎病理分为3型:1型,肉眼见大量水疱,形态似葡萄,但已侵入子宫肌层或血窦,很少出血坏死;2型,肉眼见少量或中等量水疱,滋养细胞中度增生,部分细胞分化不良,组织有出血坏死;3型,肿瘤几乎全部为坏死组织

和血块，肉眼仔细观察才能见到少数水疱，个别仅在显微镜下找到残存肿大的绒毛，滋养细胞高度增生并分化不良，形态上极似线癌。

【临床表现】

1. 不规则阴道流血 侵蚀性葡萄胎基本上完全来源于葡萄胎。因此，葡萄胎排出后出现不规则阴道流血是本病最常见的症状，阴道流血可以是持续不断或间歇性的。有的患者先有几次正常月经，然后闭经，随即发生不规则阴道流血。

2. 子宫增大及卵巢黄素囊肿 妇科检查时子宫较正常大而软，部分可出现卵巢黄素囊肿并持续存在，常为双侧性，大小不一。若瘤组织穿透子宫肌壁，可造成不同程度腹腔内出血或盆腔血肿和腹痛。

3. 转移灶症状 症状和体征随转移部位而异，最常见的部位是肺，其次是阴道、宫旁，脑转移少见。肺转移早期，胸片显示肺野纹理增粗，逐步发展为外带单个或多个半透明小圆形阴影，晚期所见与绒癌相似。肺转移者常可以无任何症状，出现咳嗽、咯血、胸痛者少见。阴道转移于阴道前壁、尿道口处，可见蓝紫色结节，破溃者有出血及溃疡，个别出血量多，可引起休克，反复出血可致感染，分泌物有臭气。若有脑转移可出现剧烈头痛或一过性的语言障碍，四肢失灵。

【诊断】

1. 病史及临床表现 根据葡萄胎流产后 6 个月内出现典型的临床表现和转移灶症状结合辅助诊断方法，临床诊断可以确定。

2. hCG 测定 葡萄胎吸宫后 12 周以上，或子宫切除后 8 周以上，β-hCG 仍持续高于正常水平，或 hCG 曾一度降至正常水平又迅速升高，或定性试验阴性后又转为阳性，临床已排除残余葡萄胎，黄素囊肿或再次妊娠，可诊断为侵蚀性葡萄胎。

3. 影像学检查 B 超可早期发现葡萄胎组织侵入子宫肌层，宫壁显示局灶性或弥漫性强光点或光团与暗区相间的蜂窝样症状，此常为恶性滋养细胞肿瘤的 B 超下所见。

4. 组织学诊断 侵入子宫肌层或子宫外转移的切片中，见到绒毛结构或绒毛退变痕迹，即可确诊为侵蚀性葡萄胎。若原发灶与转移灶诊断不一致，只要任何一标本中有绒毛结构，即应诊断为侵蚀性葡萄胎。

【治疗】同绒癌处理。

【预后】一般均能治愈，个别病例可死于脑转移。病理分型 3 型常发展为绒癌。

【随访】临床治愈出院后应严密随访，第 1 年每月随访 1 次，1 年后第 3 个月随访 1 次，持续至 3 年，再每年 1 次至 5 年，此后每 2 年 1 次，随访内容同葡萄胎。

第四节　妊娠滋养细胞肿瘤

妊娠滋养细胞肿瘤（gestational trophoblastic neoplasia，GTN）包括绒毛膜癌、胎盘部位滋养细胞肿瘤和上皮样滋养细胞肿瘤。侵蚀性葡萄胎因其在临床表现为恶性，诊断和治疗原则上同绒癌，临床上归入妊娠滋养细胞肿瘤。

一、绒毛膜癌

绒毛膜癌（简称绒癌）（choriocarcinoma）是一种高度恶性的肿瘤，早期即可通过血液循环转移至全身，破坏组织或器官，最常见的转移部位是肺，其次为阴道、脑、肝、肾等。绒癌继发于葡萄胎，流产和足月分娩后，其发生比为 2：1：1，少数可发生于异位妊娠之后。

患者多为生育期年龄妇女，个别可因滋养细胞在非增殖状态，隐匿潜伏多年，以后因某种因素刺激而变为活跃，甚至可发生于绝经之后，极少数与妊娠无关，可称为非妊娠性或原发性绒癌，可见于未婚或绝经后妇女，通常和卵巢恶性肿瘤（无性细胞、恶性畸胎瘤或胚胎瘤）同时存在，由于 hCG 检测技术进步及化学治疗的发展，现绒癌的预后有了显著改善。

【临床表现】

1. 阴道流血 葡萄胎后，或产后、流产后出现阴道不规则流血，量多少不定。也可正常月经一段时间后停经，再出现阴道流血，此时易与流产混淆。若子宫原发灶已消失，而继发灶发展，则无阴道流血。若阴道有转移结节破溃，也可发生大出血。

2. 腹痛 子宫内肿瘤侵及子宫壁或穿破浆膜，或子宫内有积血均可引起不同程度的腹痛，尤其是癌组织穿破子宫可引起急腹痛及腹腔内出血或盆腔内血肿形成。

3. 盆腔肿块 常因子宫内有病灶，阔韧带血肿或卵巢黄素囊肿主诉下腹肿块,妇科检查可触及大的子宫和触及肿块,也可扪及卵巢黄素囊肿,但不及葡萄胎时黄素囊肿明显。

4. 转移灶表现

(1)肺转移:因部位不同而产生各种症状。早期肺转移胸部 X 线可见肺纹理增粗,呈串珠状、小片状阴影等;逐渐融合出现小结节状阴影,以后病灶扩大呈棉球状或团块状。癌肿侵及支气管,可有咳嗽、痰中带血;若阻塞支气管则形成肺不张,转移至胸膜可有胸痛、血胸,急性肺栓塞表现为肺动脉高压及呼吸循环功能障碍,出现成人呼吸窘迫综合征。

(2)阴道转移:转移灶位于阴道前壁,尿道口周围最多见,呈紫红色或蓝紫色结节,破溃时易引起大出血,也可继发感染有脓痂样物覆盖。

(3)脑转移:可出现头痛、呕吐、抽搐、偏瘫及昏迷等,临床上可分为瘤栓期,出现一过性症状,如猝然跌倒、失语等。脑瘤期发生头痛、呕吐、抽搐等颅内压升高,最后进入脑疝期。

(4)也可转移到其他部位而产生相应的症状,许多患者入院时主诉为转移瘤症状,如不注意常误诊为其他疾病。

5. 绒癌合并妊娠
罕见,在妊娠时可发生子宫出血,易误诊为前置胎盘,分娩时出血也严重,由于胎盘侵蚀,通过脐带致胎儿发生绒癌,胎儿常胎死宫内,但也有活产儿在新生儿期死亡的。

6. 异位绒癌
异位绒癌又称子宫外绒癌,主要指原发性输卵管绒癌和原发性卵巢绒癌,不是由于子宫绒癌继发转移至输卵管或卵巢所形成的转移瘤。输卵管绒癌大多由输卵管葡萄胎妊娠演变而来,卵巢绒癌可在卵巢妊娠后发生。临床表现不典型,易与宫外孕相混淆。

7. 子宫切除术后绒癌
极罕见,Mack 等于 1992 年报道子宫切除术后 5 年一例肺转移和肾转移的病例,至今未见其他报道。

【诊断】

1. 临床特点
凡产后、流产后,尤其是葡萄胎后阴道有不规则出血,子宫复旧不全,子宫增大而软,血或尿 hCG 阳性,应考虑绒癌的可能。末次妊娠为葡萄胎流产后 1 年以上发病者,临床可诊断为绒癌;半年至 1 年内发病者则侵蚀性葡萄胎和绒癌均有可能,需组织学检查鉴别。

2. hCG 测定
葡萄胎清除后一般 hCG 阳性不超过 2 个月(个别有 3 个月),人工流产和自然流产 hCG 阳性不超过 30 天和 20 天,足月分娩后为 12 天,异位妊娠为 8~9 天。若超过上述时间,hCG 仍持续高值或继续上升,结合临床表现可诊断为绒癌。若临床症状疑为中枢神经系统转移,可行腰穿测定脑脊液与血清 hCG 之比>1∶60 对未行化疗者可协助诊断脑转移。

3. 影像学诊断
可分别采用 B 超或彩色多普勒超声辅助诊断。由于子宫肌层有浸润,肌层破坏,子宫肌层血运增多,局部血管丰富,病灶内血流显示明显或束状,或有血管扭曲、变形、扩张及动静脉瘘形成。可对子宫壁有无病灶存在,病灶大小、部位、数目等做出诊断,通过动态观察可间接估价化疗药物及方案是否敏感,有无耐药或需手术治疗等参考。

其他诊断尚有计算机断层扫描,肺部 CT 可发现普通 X 线片难以发现的肺部病灶,胸部 X 线阴性者,常需做肺部 CT 检查,颅脑 CT 对诊断脑转移价值大。磁共振检查主要用于脑转移及肝脾部位转移。动脉造影可诊断盆腔、肝等部位的病灶。

腹腔镜可诊断:①发现一般妇科检查不能被发现的病灶,如盆、腹腔脏器,腹膜和子宫的转移病灶;②修正临床分期;③区分子宫病灶性质如妊娠滋养细胞肿瘤或其他病变;④查明 hCG 升高原因,有无残留卵巢黄素化囊肿或盆腔病灶复发。

宫腔镜及子宫碘油造影仅用于与子宫腔相通的子宫病灶诊断。

【临床分期与预后评分系统】 目前采用的是国际妇产科联盟(FIGO)提出的滋养细胞肿瘤解剖分期(FIGO,2000),见表45-3。

表 45-3　滋养细胞肿瘤解剖学分期(FIGO,2000)

期别	病变情况
I	病变局限于子宫
II	病变超出子宫,但仍局限于生殖器官(宫旁、附件、阴道)
III	病变转移至肺,伴或不伴有生殖道转移
IV	病变转移至脑、肝、肠、肾等其他器官

同时 FIGO 和 WHO 提出了预后评分系统(2000)以便评估患者对化疗的反应和预后(表45-4)。

表 45-4　滋养细胞肿瘤 FIGO/WHO 预后评分系统 (2000)

预后因素	计分 / 分			
	0	1	2	3
年龄 / 岁	<39	>39		
末次妊娠	葡萄胎	流产	足月产	
妊娠终止至化疗开始间隔 / 月	<4	4~<7	7~12	>12
hCG/(U·L^{-1})	<10^4	10^3~10^4	>10^4~10^5	>10^5
肿瘤最大直径 /cm		3~<5	≥5	
转移部位	肺	脾、胃	胃肠道	脑、肝
转移病灶数目 / 个 *		1~4	5~8	>8
化疗			单药化疗	多药化疗

注：* 肺内转移病灶直径超过 3cm 者，或根据胸片予以计数。总积分 0~6 分为低危，>6 分为高危。

对该评分尚存在一些不足。从临床报道来看，若多脏器转移，主要是肝、脑、胃肠道，前次妊娠是非葡萄胎妊娠和 WHO 预后评分 ≥8 分因素最有意义。而血清 hCG，疾病持续时间不一定是预示治疗失败的因素。

理想的 GTN 预后评分系统应能符合：①能估价疾病和分布；②指导和决定初次治疗；③预示个体生存情况。目前上述提及的各种预后预示方法均不能完全满足要求有待进一步研讨。

【治疗】妊娠滋养细胞肿瘤（包括侵蚀性葡萄胎和绒癌）的治疗相同，故一并叙述。根据 FIGO 分期、年龄、有无生育要求及患者的经济状况综合考虑，结合滋养细胞肿瘤的治疗指南，进行个体化治疗。

1. 化学治疗

（1）年轻的低危患者（预后评分 0~4 分），末次妊娠为葡萄胎，病理为非绒癌，无子宫外转移，又有生育要求，可选用单药化疗，如氨甲蝶呤（MTX）、放线菌素 -D（Act-D）、5- 氟嘧啶（5-FU）等。大约 9%~33% 会出现耐药，或有反应，可以更换药物。如治疗仍不理想，可改用联合化疗（表 45-5）。

（2）低危患者：预后评分 5~6 分，病理为绒癌，

可选择联合化疗。

低危患者 hCG 正常后，再巩固两个疗程可以停止化疗，转入随访。

表 45-5　滋养细胞肿瘤常用单药化疗方案 #

药物	给药方案	疗程间隔	CR*（%）
MTX	1mg/kg 或 50mg，肌内注射或静脉滴注，第 1、3、5、7 天；四氢叶酸 0.1mg/kg，肌内注射或口服，第 2、4、6、8 天（24 小时后用）	2 周	74~90
	0.4mg/kg 或 15mg，肌内注射或静脉滴注，连续 5 天	2 周	87~93
	30~50mg/m^2 肌内注射	1 周	49~74
	100mg/m^2 静脉滴注，200mg/m^2 静脉滴注，维持 12 小时，四氢叶酸（FA）15mg 每 12 小时肌内注射，共 4 次	2 周	69~90
Act-D	1.25mg/m^2 静脉滴注（最大 2mg）	2 周	69~90
	10~12μg/kg 或 0.5mg 静脉滴注，连续 5 天	2 周	77~94
5-FU	20~30mg/(kg·d) 静脉滴注，连续 8~10 天	2 周	

注：*CR，完全缓解率。

（3）高危妊娠滋养细胞肿瘤（GTN）的化疗方案：病理为绒癌，可选多种联合化疗。推荐的化疗方案如下（表 45-6）：

1）首选 EMA-CO 方案：依托泊苷（VP-16）、氨甲蝶呤（MTX）、放线菌素 -D（Act-D）、环磷酰胺（CTX）和长春新碱（VCR）。

EMA/EP 化疗方案：部分同 EMA-CO 方案。依托泊苷（VP-16）、氨甲蝶呤（MTX）、放线菌素 -D（Act-D）和顺铂（DDP）。

2）5-FU/FUDR（5- 氟尿嘧啶、氟尿苷）为主的联合化疗方案：① FAV 方案：5- 氟尿嘧啶 / 氟尿苷（5-FU/FUDR）、放线菌素 -D（Act-D）和长春新碱（VCR）；② FAEV 方案：5- 氟尿嘧啶 / 氟尿苷（5-FU/FUDR）、放线菌素 -D（Act-D）、依托泊苷（VP-16）和长春新碱（VCR），治疗高危和耐药 GTN 的完全缓解率达 80% 以上。

3）TE/TP 方案：紫杉醇（T）、依托泊苷（VP-6，E）、顺铂（DDP）。

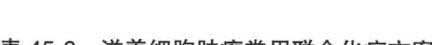

表 45-6 滋养细胞肿瘤常用联合化疗方案

化疗方案	药物	剂量与溶剂	用法
1. VCR+5-FU/FUDR+Act-D（FAV）	VCR	2mg+NS 20ml	静脉注射,化疗前 3 小时（第 1 天用）,床旁化药
	5-FU/FUDR	24~26mg/（kg·d）+5% GS 500ml	静脉滴注,每天 1 次（匀速,8 小时）
	Act-D	4~6μg/（kg·d）+5% GS 250ml	静脉滴注,每天 1 次（1 小时）
注意事项	6 天为 1 个疗程,间隔 17~21 天		
2. VCR+5-FU/FUDR+Act-D+Vp-16（FAEV）	VCR	2mg+NS 20ml	静脉注射,化疗前 3 小时（第 1 天用）,床旁化药
	5-FU/FUDR	24~26mg/（kg·d）+5% GS 500ml	静脉滴注,每天 1 次（匀速,8 小时）
	Act-D	200μg/（m²·d）+5% GS 250ml	静脉滴注,每天 1 次（1 小时）
	5-FU/FUDR	800~900mg/（m²·d）+5% GS 500ml	静脉滴注,每天 1 次（匀速,8 小时）
注意事项	5 天为 1 个疗程,间隔 17~21 天		
3. EMA/CO			
EMA　第 1 天	Act-D	500μg+5% GS 250ml	静脉滴注（1 小时）,体重<40kg 用 400μg
	VP-16	100mg/m²+NS 500ml	静脉滴注（1 小时）
	MTX	100mg/m²+NS 30ml	静脉注射
	MTX	200mg/m²+NS 1 000ml	静脉滴注（12 小时）
注意事项	水化 2 天,日补液总量 2 500~3 000ml,记尿量,尿量应>2 500ml/d		
	Act-D	500μg+5% GS 250ml	静脉滴注（1 小时）,体重<40kg 用 400μg
	VP-16	100mg/m²+NS 500ml	静脉滴注（1 小时）
	CVF	15mg+NS 4ml	肌内注射,每 12 小时 1 次,从静脉注射 MTX 开始 24 小时后,共 4 次
CO　第 8 天	VCR	2mg+NS 20ml	静脉注射,化疗前 3 小时
	CTX	600mg/m²+NS 500ml	静脉滴注（2 小时）
	或 IFO	1 600~1 800mg/m²+NS 500ml	
注意事项	补液 1 500~2 000ml（用 CTX 者不需大量补液）;IFO 时用美司钠解救,用法:20% IFO 的量（一般为 400mg）,0、4、8 小时		
第 15 天	重复下一疗程第 1 天		
4. VP-16+Act-D（AE） VP-16		100mg/（m²·d）+NS 500ml	静脉滴注,每天 1 次（1 小时）,化疗第 1~3 天用
	Act-D	500μg+5% GS 250ml	静脉滴注,每天 1 次（化疗第 1~3 天用）
注意事项	3 天为 1 个疗程,间隔 9~12 天		

化疗方案	药物	剂量与溶剂	用法
5. TE/TP 第1天	地塞米松	20mg	口服,化疗前12、6小时
	西咪替丁	30mg+NS 100ml	静脉注射>30分钟
	紫杉醇	135mg/m²+NS 250ml	静脉注射>3小时
	10% 甘露醇	500ml	静脉注射>1小时
	DDP	60mg/m²(最大100mg)+NS 1 000ml	静脉注射>3小时
	水化液	5% GS 1 000ml	静脉注射
第15天	地塞米松	20mg	口服,化疗前12、6小时
	西咪替丁	30mg+NS 100ml	静脉注射
	紫杉醇	135mg/m²+NS 250ml	静脉注射>3小时
	Vp-16	150mg/m²(最大200mg)+NS 1 000ml	静脉注射>1小时
注意事项	TE 和 TP 2 周交替,4 周为 1 个疗程		

2. **手术治疗** 尽管化疗对改善滋养细胞肿瘤治疗已取得很大成功,但手术对大多数患者仍是重要的治疗措施之一,各类手术的目的:①除去病灶;②减少化疗所需时间和总量;③控制出血,挽救生命;④缓解气道、泌尿道或胃肠道梗阻;⑤治疗局部感染;⑥明确诊断和临床分期;⑦减少耐药病例;⑧保守性手术有利于保留患者生育功能。目前,由于早发现、化疗效果好,相关手术已大大减少。

(1)阴道转移结节切除术和缝合术:恶性滋养细胞肿瘤者发生阴道转移者较多,可为单发或多发病灶。阴道转移灶大多通过化疗均能迅速消退,若经化疗后病灶消退缓慢或未缩小者,则可行病灶挖出术。遇有阴道转移灶破溃出血和/或继发感染,病灶不易完整剥除者,应在消毒和麻醉下清除血块,再用羊肠线做阴道黏膜对合缝合术以制止出血。

(2)子宫切除术:子宫切除术在治疗滋养细胞疾病中仍有积极作用,对有高危倾向或已生育过的葡萄胎患者来说,预防性子宫切除虽不能完全达到预防恶变的效果,但总对部分患者有作用。尤其在人口众多,大力提倡控制人口的国家仍有意义。Hammond 等报告无论有无转移,子宫切除术及全身化疗联合应用可明显减少达到完全缓解的住院时间和所需化疗疗程数;对化疗耐药病灶继后再手术切除同样是有益的,但其效果比及早手术效果为差。一般仅做子宫全切术,双侧卵巢可予以保留。妊娠滋养细胞疾病原发灶在子宫,主要系血行转移,宫旁子宫血管常异常怒张充盈,血管内常有瘤栓,甚至可见水疱状组织,故宋鸿钊等提出子宫次广泛切除术,此也为大多医师所接受。目前一般视术前化疗数及开腹后观察宫旁和漏斗韧带血管充盈情况而定,若血管充盈明显,则常做子宫次广泛切除术。

(3)子宫修补术:此手术应用甚少,个别侵蚀性葡萄胎或绒癌患者发生子宫穿孔破溃。但病灶局限,破口不大,出血尚可控制,患者年轻无生育者,可做病灶切除及子宫修补,术后继续全身化疗以保留子宫及生育功能。

(4)子宫病灶切除术:恶性滋养细胞肿瘤者大多年轻,未生育,若经多疗程化疗后子宫病灶缩小不明显或不消退者可做此保守性手术,仅将病灶挖出,保留子宫。

(5)肺叶切除术:本类疾病易发生肺转移,绒癌可高达85%,侵蚀性葡萄胎为65%,然而化疗后能使90%的肺部病灶完全缓解或持续缓解。适合手术切除肺部局限性病灶者是有限的。

(6)开颅术:本类疾病20%可发生颅内转移和潜在致命的危险,采用脊髓腔内预防性化疗可减少中枢神经系统的转移,单一化疗也能治愈早期脑转移,但更多的经验是采用联合化疗同时合并全脑放疗。开颅术的作用不确切,因全身已有转移或脑部有多处转移者开颅术意义不大。开颅术可引起严重并发症。偶对个别脑部有静止而无活动性出血的顽固病灶,临床无其他部位转移者,开颅术或对脑内出血或血肿形成者治疗有效。

(7)卵巢黄素囊肿的手术处理:滋养细胞疾病者卵巢易合并黄素囊肿,葡萄胎为33%,侵蚀性葡萄胎为61%,绒癌为23%。黄素囊肿一般不需要任何处理可逐步自行消失,但个别因黄素囊肿巨大发生胀痛、破裂、扭转等急腹症。此外,黄素囊肿存在者可使血清hCG升高,所以对较大的卵巢黄素囊肿或出现急腹症者,可在B超介入下经腹或阴道穿刺吸取囊液;或在腹腔镜直视下抽吸囊内液或复位等,对缓解症状、降低血清hCG均有所裨益。

(8)其他手术:在处理因子宫穿孔、破裂、盆腔病灶大出血等紧急情况下,需经腹膜外或腹膜内做双侧髂内动脉结扎及术中腹主动脉阻断术;缓解输尿管梗阻、肠梗阻、肠道大出血等需做输尿管移植术或肠切除术;治疗盆腔顽固病灶时用腹壁下动脉或盆腔髂内动脉插管化疗灌注术;也有为控制出血的栓塞治疗等。上述这些手术均是为解决急腹症、腹腔内出血或处理盆腔顽固病灶时进行的手术,有一定难度,可能需外科、泌尿科、放射科医师配合进行。

3. **放射治疗** 由于妊娠滋养细胞肿瘤是一种全身播散性疾病,而放疗是区域治疗,且放疗要有效需达到一定剂量,故较少被采用。一般用于化疗和手术难以控制的阴道、肺、脑转移局部病灶,且病灶直径不能过大。

【临床治愈标准】治愈和停止化疗标准:临床症状消失;体征完全消失;血hCG测定每周1次,至少连续3次持续正常水平以后,再巩固化疗2~3个疗程后停止化疗,之后进行治愈随访。观察5年没有复发者称根治。对于治愈后的妊娠滋养细胞肿瘤,随访非常重要。

1. **随访时间** 停止治疗1年内每个月1次,1年后每3个月1次,3年后每年随访,至少5年。复发病例再治愈者需终生随访。

2. **随访内容** 包括出院后健康情况,恢复工作时间,月经、婚育情况,重复血hCG和胸片检查。对保留生育功能已妊娠或生育者,建立特殊记录,对已生育者,其子女应随母亲一起进行随访,观察后代健康状况。

二、胎盘部位滋养细胞肿瘤

胎盘部位滋养细胞肿瘤(placenta site trophoblastic tumor,PSTT)起源于胎盘种植部位中间滋养层,是一种极为少见的滋养细胞肿瘤。由于其少见,一直未作为一种疾病而单独加以叙述,过去将这类疾病归于绒毛膜癌。对本病曾采用许多不同的名称,如不典型绒癌、合体细胞瘤、绒毛性疾病、滋养细胞假瘤等,直至1981年Scully才正式提出使用胎盘部位滋养细胞肿瘤名称,1983年世界卫生组织科学小组建议采用此名,现已获得公认,是滋养细胞疾病中除葡萄胎、侵蚀性葡萄胎和绒癌以外的第四种滋养细胞疾病。

【临床特征】本病多见于生育期年龄的经产妇,常发生于足月产、流产或葡萄胎后,患者可在恢复正常月经后出现闭经,或一开始即出现闭经,继而出现不规则阴道出血。hCG测定可能阳性,但水平不甚高,亦可阴性。妇科检查子宫增大如8~16周不等,呈均匀性增大或结节状突起,少数患者可无子宫增大。双侧附件无异常发现。临床上易误诊为不全流产、难免流产或过期流产。

少数患者可发生自发性子宫穿孔,表现为急腹症,也有少数患者可有肾病综合征表现。本病大多数预后良好,但也可因转移加重病情,甚至死亡。

【诊断与鉴别诊断】本病诊断需要依据病理结果,其特点是:①为单一类型中间型滋养细胞,无绒毛;②缺乏典型的细胞滋养细胞和合体细胞;③出血坏死较少,如有也较局限;④免疫组化染色大多细胞HPL阳性,仅少数细胞hCG阳性。虽然很多PSTT可通过刮宫标本做出诊断,但要全面、准确判断PSTT侵蚀子宫肌层的深度和范围必须依靠子宫切除标本。

本病需与过期流产、合体细胞子宫内膜炎相鉴别,形态上需与平滑肌肉瘤、内膜间质肉瘤和透明细胞癌相区分。

PSTT的影像学有超声、彩色多普勒超声和磁共振。超声检查可见子宫肌层内多个囊状结构类似子宫肌瘤回声。彩超显示子宫和病灶血流丰富,低阻抗血流图像。磁共振显示病灶部位呈匍行的血管扩张和血流增加。

【治疗】手术是首选的治疗方法,手术范围一般为全子宫及双侧附件切除术。卵巢转移少见，且卵巢切除也不能阻止术后子宫外转移或改善预后，故年轻患者手术时未见卵巢转移者可保留卵巢。

刮宫治疗仅适合病灶是息肉状位于子宫腔者，但大多患者有中间型细胞在肌纤维间侵蚀生长，甚至达子宫浆膜或超出子宫达盆腔，故这些均不能通过刮宫解决。

PSTT 对化疗效果不及绒癌和侵蚀性葡萄胎，仅为手术后的辅助治疗。对年轻、无子宫外转移，希望保留生育功能者，可采用 B 超监视下刮宫，清除宫腔内病灶，再予以化疗，但必须严密随访。若出血不止，hCG 下降不理想或 HPL 增高等仍应做子宫全切术。凡在子宫外转移者手术后均需化疗，常可选用 MAC、PVB 和 EMA/CO 方案。

【预后】大多 PSTT 呈良好的临床经过，仅 10%~15% 预后不良，一般认为有下列高危因素者预后差：①前次妊娠为女胎；②核分裂>5/10HPF，但核分裂不高并不一定预后良好；③出现大片坏死和出血；④出现大量透明细胞；⑤血清 β-hCG 阴性或低度升高，但 β-hCG 染色阳性更具有进展性；⑥合并足月妊娠；⑦子宫外有转移。本病应与其他滋养细胞肿瘤一样，治疗期和治疗后必须监测病情和定期随访。

三、上皮样滋养细胞肿瘤

上皮样滋养细胞肿瘤非常罕见，来源于绒毛膜型的中间型滋养细胞，1994 年，Mazurad 和 Kurman 提出上皮样滋养细胞肿瘤，后被 2003 年第 3 版 WHO 分类中采用。该病发生于生育年龄妇女，与妊娠相关性可以从妊娠结束后 2 周至 17 年，平均在妊娠后 6.2 年发生。

【临床表现】70% 有阴道出血，临床上难以与胎盘部位滋养细胞肿瘤区别，常表现为不规则阴道出血或月经过多。

【诊断】血清 hCG 升高不明显，以此诊断缺乏特异性。由于病灶位于子宫，超声检查多表现为子宫和/或颈管肌壁内边界清楚的单发结节。

当出现肺转移时 X 线片常表现为多发小结节。

【治疗】手术是主要的治疗方法，对化疗不能敏感，文献提出可以用 EMA/CO 联合化疗方案。

第五节　妊娠滋养细胞疾病及肿瘤的相关临床问题

一、妊娠滋养细胞疾病急重症的处理

（一）葡萄胎的急重症及其处理

1. **葡萄胎流产大出血**　因子宫过大，宫底脐平未及时处理，发生突然阴道大出血。遇到此情况应积极抗休克治疗，补充血容量，子宫收缩剂，排空宫腔做相应处理。基层单位无刮宫条件时补液抗休克，子宫收缩剂，纱布填塞，转运上级单位处理。

2. **葡萄胎刮宫术中子宫穿孔**　葡萄胎的子宫血供丰富，柔软。在探测宫腔、扩宫、吸刮时容易引起子宫穿孔，可发生腹腔/阴道大出血。当疑有穿孔时应停止操作，注射宫缩剂，观察腹痛、血压、脉搏，做 B 超或腹腔镜检查。在充分评估后，如破口不大，在超声监测下继续吸宫。如确定穿孔，可开腹或腹腔镜下行修补术，严重时需要切除子宫，同时应检查肠管或其他脏器损伤情况并进行相应处理。

3. **卵巢黄素囊肿扭转、破裂**　按急腹症处理，可在腹腔镜下或开腹或 B 超下分别诊断、处理。扭转时间不长，可行腹腔镜下穿刺、放液、复位。扭转时间长发生坏死，感染者应手术切除。尽量保留卵巢，当破裂有内出血，应抽吸腹腔血液或液体，缝合止血。

4. **葡萄胎广泛肺栓塞和急性心力衰竭**　可发生在葡萄胎未排出前，子宫受外界压力（妇检、手术、催产素应用等），促使组织及滋养细胞挤入子宫壁血窦，随血运侵入肺动脉，形成瘤栓，周围血管痉挛，肺循环受阻，出现急性右心室扩大和急性右心心力衰竭症状严重时可致死。应停用催产素，给予吸氧，抗心力衰竭处理。也易发生肺转移，日后需密切注意肺转移和化疗。

（二）滋养细胞肿瘤的急重症及其处理

1. **阴道转移结节**　大出血时可用纱布压迫，瘤内注入 5-Fu 或 MTX，切除破溃灶、血块，局部注入，缝合或完整剥出基底注药、缝合；也可栓塞介入治疗。在紧急止血后应尽快开始化疗。

2. **肺转移合并肺部出血症状**　患者出现呼吸困难，端坐呼吸，胸痛，咳嗽，胸部压迫感，气管、心

脏移位。应进行 X 线检查,必要时胸腔穿刺。确诊者宜保持安静,吸氧,给予止血药,胸腔穿刺抽液、注入药物,同时进行全身化疗。

3. 大咯血 应立即给予静脉垂体后叶激素 20U+5% GS 500ml 促使血管收缩,同时应用止血药、抗贫血药、镇静剂、止咳药并配合全身化疗。

4. 子宫穿孔自发破裂 确诊者急诊开腹手术,分别行病灶切除、子宫修补术或子宫切除术。同时进行全身化疗。

5. 子宫切除术中大出血 术中容易发生,尤其是宫旁有转移者。应补充血容量,压迫止血,寻找出发点,结扎、缝合止血。根据具体情况可行小髂内动脉结扎术(单侧或双侧)或腹主动脉暂时阻断止血。

6. 脑转移 应急处理降低颅内压,防止脑疝,立即使用甘露醇、山梨醇、地塞米松。颅内压急速高涨时做颅骨开窗术。多次抽搐,激烈头痛者,除给予脱水、利尿药外,应使用镇静药、止痛药、止血药。控制液体摄入量。防止昏迷、抽搐、偏瘫或跌伤等。个别病例可开颅行病灶切除或放疗。

7. 成人呼吸窘迫综合征 肺广泛转移或瘤栓致肺动脉高压者,伴贫血、憋气、胸痛、呼吸困难,发绀,神经精神症状;X 线片示两肺广泛转移或全心扩大;血气分析有酸中毒、低氧血症、CO_2 潴留。此时应积极改善通气,持续加压吸氧,有效抗炎,纠正酸中毒。同时进行全身化疗。

8. 呕血或便血 常是胃肠道转移的早期症状,少见,临床诊断困难;晚期可出现呕血或便血。应全身化疗、补充血容量、纠正贫血、抗休克、有效止血,必要时开腹探查,切除病灶部位。

9. 滋养细胞疾病急重症时的介入治疗 有介入性腹腔镜,介入性超声治疗,血管性介入治疗:动脉栓塞或动脉灌注化疗。

10. 异位妊娠中的滋养细胞疾病 有输卵管滋养细胞疾病,包括完全性葡萄胎、部分性葡萄胎、绒癌。也有少见的卵巢滋养细胞疾病、阔韧带滋养细胞疾病,均应急诊处理。

11. 滋养细胞肿瘤大出血的应急处理

(1)阴道流血无腹腔内出血:可积极进行阴道内止血。阴道大的转移灶出血可用镭锭或深度 X 线阴道管腔放射治疗,能迅速止血,癌灶 4~7 天脱落。

若血从宫颈涌出可用 1:50 万 U 肾上腺素窄纱条填塞或镭锭管置宫内(30mg,48 小时)。无放射设备,阴道下段大的转移灶出血不止可手术。

目前临床多用子宫动脉栓塞止血,立即起到止血效果,但医院要有一定设备和技术条件,且需要放射科的合作。

(2)急性腹腔内出血或阔韧带血肿应立即开腹手术,钳夹髂内、髂总动脉,或大纱条填充,大长纱条压迫止血。缝合阔韧带,留一小口将纱条末端引出,再自腹腔引出,逐分段取出。

(3)滋养细胞肿瘤的介入治疗借助某些器械或仪器进入体腔,完成各种操作,以达到诊断和治疗目的。介入性动脉栓塞、急救止血:用于子宫病灶、阴道转移结、肝转移灶破裂、盆腔血管动静脉瘘等处理,如动脉灌注化疗,药物直接进入肿瘤。可使局部反应增加,避免药物对肝和肾的首过效应,减少药物的破坏和排泄,减少肝、肾毒性和胃肠道反应。

二、滋养细胞疾病与猝死

目前引起滋养细胞肿瘤死亡的原因主要是晚期病灶广泛转移或恶病质、呼吸衰竭、脑转移灶破裂出血、药物反应、骨髓严重抑制和继发感染等,上述死亡原因、临床表现和病程均有逐步进展的过程,常因出血休克、感染、衰竭等原因而致死亡,而非猝死。然而滋养细胞疾病也有猝死,临床应予以积极防治。有关滋养细胞疾病的猝死主要有如下因素:

(一)滋养细胞广泛肺栓塞和急性心力衰竭

葡萄胎可经血液循环转移或游走到身体其他部位,最常见是肺和阴道。若葡萄胎组织或滋养细胞在肺部引起广泛栓塞可致患者猝死。常发生在葡萄胎尚未排出时,子宫受外界压力,如妇科检查、葡萄胎未排出前手术切除子宫、术中挤压或用力刮宫造成子宫壁损伤、宫口未扩张而使用缩宫素、前列腺素等。葡萄胎组织或滋养细胞被挤入子宫壁血窦,从而随血运侵入肺动脉,形成瘤栓。通常,若侵入量不大,则患者无明显症状,或仅有胸部隐痛等不适,但如侵入量较大,有较多的瘤栓在肺动脉内形成,加上周围血管的痉挛,则肺循环受阻,患者出现急性右心室扩大和急性右心衰竭的症状,严重者死亡。若葡萄胎组织侵入肺动脉量极大,致使所有或大部分肺动脉均遭阻塞,病程则相对短暂,患者可窒息或突然死亡。以往国内外均有报道,现由于对此现象有了充分认识,所以发生猝死已明显减少,但仍应高度警惕,避免发生。

（二）葡萄胎合并重度妊娠期高血压疾病

葡萄胎合并妊娠期高血压疾病与滋养细胞产生大量绒毛促性腺激素，子宫增大引起肾血管反应，肾小球微血管变化等有关。葡萄胎约10%~20%可发生不同程度的妊娠期高血压疾病，除呕吐外，少数可出现高血压、水肿和蛋白尿，个别可发生子痫、抽搐、昏迷或突然死亡。葡萄胎合并妊娠期高血压疾病易发生急性左心衰竭，尤其在体位突然改变，或劳累时会引起右心排血量增加，左心负担加重而导致左心衰竭或突然死亡。

（三）甲状腺功能亢进

葡萄胎患者也可有甲状腺功能增加，甚至亢进。当刮宫时使用诱导麻醉，因麻醉和手术可致甲状腺危象，其表现为高热、谵妄、抽搐、心动过速、心排血量大、心脏衰竭等。术中应使用 β 肾上腺受体拮抗剂，防止甲状腺危象，快速恢复代谢和防止心血管并发症发生，否则个别患者也易导致猝死。

（四）脑转移和脑栓塞

滋养细胞肿瘤脑转移也不少见，疾病进入晚期，病变由肺向全身扩散时，脑部几乎很难幸免。脑转移一旦发生，病情凶险，抢救困难，病死率高，也可发生猝死。脑转移瘤栓期常可出现一过性症状；脑瘤期则出现占位性病变；脑疝期则病死率极高，常因病情危重，不能坚持治疗，极易发生呼吸心搏骤停而猝死。脑转移常发生在肺转移后，在脑血管内找到瘤栓，如大脑前动脉、中动脉、后动脉、中央回脑沟内小动脉、颞叶脑膜血管、延髓上部蛛网膜下腔小动脉及病灶周围小静脉内均可有瘤栓。脑动脉内瘤栓可引起出血性脑梗死、脑软化等。若有脑膜转移，脑内常有大出血，绝大多数发生在大脑皮质，也可出血破入脑室，引起颅内压增高而导致脑疝，压迫延髓生命中枢引起死亡或猝死。

（五）肺广泛转移和成人呼吸窘迫综合征

滋养细胞肿瘤肺部广泛转移可出现呼吸功能障碍，导致成人呼吸窘迫综合征，常是引起死亡的原因之一。肺部转移病灶两肺呈弥漫性分布，转移范围广，浸润力强，主要由于滋养细胞造成弥漫性的肺泡——毛细血管单位受损，导致渗透性肺水肿，肺表面活性物质失活，表面张力增高，功能残气量（functional residual capacity，FRC）降低，使肺泡萎缩。萎陷的肺泡没有通气功能，仍有持续的血液灌注，而导致严重低氧血症。另外，癌组织侵犯胸膜，导致胸膜液渗出或粘连，呼吸时胸痛，使呼吸受限。又因病灶侵犯支气管黏膜等影响通气、换气功能而致呼吸衰竭，同时引起代谢紊乱。肺部转移后的继发感染会加重呼吸衰竭及成人呼吸窘迫综合征病情，极易引起死亡。

滋养细胞肿瘤广泛肺转移致成人呼吸窘迫综合征者，常有高热，全身状况差，化疗相对禁忌，给治疗带来矛盾。但在积极改善通气功能、有效抗炎和纠正酸中毒治疗下，同时进行化疗是控制病灶发展、改善肺功能的主要方法。能使病情转危为安，避免死亡。若单纯对症处理而不重视同时强有力的化疗，则病死率甚高。若此时未经上述处理，在无子宫穿孔、腹腔大出血等急诊手术指征，而不恰当地强行手术治疗，因手术、麻醉抑制呼吸及手术时挤压子宫，还可促使滋养细胞播散至肺，导致患者术中猝死。

（六）心脏转移

滋养细胞肿瘤心脏转移极少见，常于患者突然死亡尸检后发现，实际在滋养细胞肿瘤猝死病例中可能也存在，只是未做尸检证实而已。这类猝死病例中可能有冠状动脉内瘤栓、心外膜转移、心包转移、心脏病变等，引起心脏供血受阻、心包炎、心包积液等现象，若未及时发现处理常致猝死。低钠、低钾、高钠和高钾血症等也可导致患者死亡，临床医师正确认识并积极处理电解质紊乱是非常重要的。

三、辅助生殖技术后发生滋养细胞疾病/肿瘤相关问题

随着辅助生殖技术（assisted reproductive technique，ART）的发展，为不孕不育夫妇带来了福音，但世界各地均有辅助生殖技术后发生妊娠滋养细胞疾病和妇科肿瘤的报道。ART 术后是否增加妊娠滋养细胞疾病和妇科肿瘤的发病率，目前报道不一。大多数学者（Sheffield，2004）报道 ART 并不增加妊娠滋养细胞疾病和妇科肿瘤的风险性，2007年 Huana 等也认为不是 IVF 技术所致，而是其母体和性伴侣辅助怀孕后处在葡萄胎的危险之中。由于病例极为少见，至今尚无前瞻性的研究。

有报道 ART 的妊娠滋养细胞疾病有完全性葡萄胎、部分性葡萄胎、移植冷冻胚胎后部分性葡萄胎，对双胎妊娠中完全性/部分性葡萄胎与正常妊娠合并，三胎妊娠（完全性葡萄胎和两个胎儿），体外受精-胚胎移植术（in vitro fertilization and embryo transfer，IVF-ET）妊娠后胎盘部位滋养细胞肿瘤，（IVF-ET 后 PSTT），侵蚀性葡萄胎，绒毛膜癌及输卵

管绒癌,促排卵后诱导输卵管绒癌,体外受精-胚胎移植术(in vitro fertilization and embryo transfer,IVF-ET)卵巢妊娠并有早期葡萄胎合并滋养细胞增生,配子输卵管内转移(gamete intra-fallopian transfer,GIFT)技术后葡萄胎合并多胎妊娠,体外受精-胚胎移植术后妊娠滋养细胞肿瘤(GTN)复发等。

上述各种妊娠滋养细胞疾病(肿瘤)报道主要集中在体外受精-胚胎移植术和胞质内单精子受精(intracytoplasmic injection,ISCI)后,个别为使用促排卵药后。IVF后发生部分性葡萄胎与完全性葡萄胎,复发性妊娠滋养细胞肿瘤,胎盘部位滋养细胞肿瘤,胎盘部位滋养细胞肿瘤等均有报道。

关于ART中使用促排卵药是否为持续滋养细胞治疗的高危因素时提到促排卵药与肿瘤发生有关,另与多次妊娠发生妊娠滋养细胞疾病的风险增高是否也有关,值得关注。

鉴于辅助生殖技术后妊娠滋养细胞疾病(GTD)和妊娠滋养细胞肿瘤(GTN)均有发生。考虑其原因与精子、卵子异常有关。超促排卵刺激,其排出的卵子有异常,男方不孕因素造成的精子本身有质量问题,移植胚胎数量及其质量,以及受精过程均为人工操作等,多种因素均可能会造成胚胎有一定的问题。在第二代试管婴儿(ICSI)随访中也看到智力不足和出生缺陷发生率相对高,尤其是带Y染色体精子者有较高的遗传病等,均说明此技术与婴儿质量有一定关系,可能会发生妊娠滋养细胞疾病。

ART获成功者必须定期监测β-hCG和B超,对早发现、避免异常和发现妊娠滋养细胞疾病有所裨益。对精子和排出物进行病理、遗传学、分子生物学检查等均有助研究或查明原因。

四、耐药和复发妊娠滋养细胞肿瘤的防治

妊娠滋养细胞肿瘤(GTN)是化疗可以完全治愈的实体肿瘤之一。据报道,无转移和低危转移GTN的治愈率几乎达100%,但是耐药和复发病例仍是其死亡的重要原因,占死因的70%,因此,耐药和复发是治疗GTN的难题。

1. 耐药性和复发性GTN的概念 其定义尚无统一,目前有如下几种的说法。

(1)耐药性妊娠滋养细胞肿瘤(GTN):指化疗过程中血清hCG下降不显著或下降呈平台状,甚至上升,其他客观检查提示GTN病灶不缩小或增大,甚至出现新病灶。有关血清hCG下降不显著的定量标准及观察疗程尚未统一。多数认为经2~3个疗程化疗后可出现hCG下降,在$10^{-2} \sim 10^{-1}$提示有耐药可能。也有学者认为若一疗程化疗后hCG下降<20%,则判断为耐药。有关药物治疗需掌握药物非交叉耐药的含义,即对某药物耐药而不导致对第二药物耐药,GTN耐药基本属于非交叉耐药;如已对氨甲蝶呤(MTX)耐药的GTN,可用放线菌素D(Act-D)治愈,依托泊苷(VP16)、Act-D、MTX之间不发生交叉耐药。

(2)复发妊娠滋养细胞肿瘤:治疗后hCG连续3周阴性,其他检查提示病灶消失3个月后,出现hCG升高或其他检查发现新病灶则提示复发;若1年后出现上述情况为晚期复发;若3个月内出现上述情况则为持续性GTN。

2. 妊娠滋养细胞肿瘤耐药和复发的机制

(1)耐药细胞发生化疗耐药的机制:①自然耐药,即实体肿瘤其细胞群的组成具有异源性,存在自然耐药克隆和非耐药克隆亚群,一般每$10^3 \sim 10^6$肿瘤细胞内可存在一个耐药的细胞,而10^{12}肿瘤细胞内可存在一个耐两种药物的细胞,所以肿瘤体积越大,肿瘤细胞越多,其自然耐药细胞也多。②获得性耐药:恶性肿瘤对化疗耐药是肿瘤细胞自然突变的结果,已知肿瘤对某一药物总是以一定比例发生耐药突变,即每一定数量分裂细胞的突变提示:a.对单一药物耐药的发生率随肿瘤体积增大而增加;b.同时给药比顺序给药产生耐药机会小;c.若药物联合使用,因交叉耐药、不同等疗效和各种药物相加的毒性将影响药物的使用,也比使用小剂量、非交叉耐药的药物效果为低;d.若多个非交叉耐药的药物组合成一个方案同时使用,在多数情况下循环给药(A—B—A—B……)比前后给药(A—A……,B—B……)更有效。从妊娠滋养细胞肿瘤(GTN)治疗的研究中发现,GTN疗效估价的结果与体突变模式(somatic mutation model)的预示具有良好的相关性。

(2)分子生物学因素与耐药基因:妊娠滋养细胞肿瘤(GTN)有凋亡诱导和多药耐药基因(MDR)表达。目前关于耐药机制研究主要分四个方面:①多药耐药基因(MDR)及其产物P糖蛋白(P-gp)的过度表达与耐药泵作用。P-gp的功能为ATP能量依赖性转移排出泵,减少细胞内药物浓度,P-gp起到耐药泵作用,使耐药细胞对多种药物产生耐药性,涉及长春新碱(VCR)、阿霉素(ADM)、依托泊苷

（VP16）等。正常组织中也有 P-gp 表达，但化疗可诱导 P-gp 表达增强。P-gp 除与耐药有关外，与肿瘤细胞增殖、分化、转移也有关。②多药耐药相关蛋白（multidrug resistance related proteins，MRPs）。③胞质中谷胱甘肽（glutathione，r-glutamyl cysteingl glycine，GSH）与甘胱甘肽转移酶（glutathione s-transferase gump，GSTs）：人类 GSTs 有四种亚型，命名为 α、μ、π 和微粒体 GST。GST-π 是一组多基因蛋白，主要作用为催化铂类、烷化剂类亲电子药物与谷胱甘肽结合，并由谷胱甘肽外排泵排出，降低细胞内药物浓度。体外的研究证明，肿瘤细胞可有 GST-π 增高，与多药耐药性（multiple drug resistance，MDR）的形成有关。④拓扑异构酶与 DNA 损伤修复等。

（3）其他基础研究：与化疗耐药有关的基础研究很多，包括：①肿瘤的血供；②药物在体内的降解；③静止期细胞的比例等。

3. 滋养细胞肿瘤（GTN）产生耐药和复发的因素 造成 GTN 复发和耐药的因素诸多，与临床处理密切相关，其可能因素如下：①化疗方案的选择，未选用敏感药物，疗程不够，剂量不足者。②hCG 下降后未能进行巩固化疗：治疗中如果 hCG 一降至正常即停药，实际外周血测定 β-hCG 1U/L，可推算出体内还有 1×10^5 个滋养细胞，所以 β-hCG 阴性后仍应巩固化疗，根据病情或高危因素不同，分别采用不同疗程巩固化疗，否则易复发，也易产生耐药。③化疗中 hCG 下降缓慢，未及时更改化疗方案。④化疗副作用剧烈，未积极采用对症措施，延误和拖延化疗间隙期或未能按计划坚持化疗者。⑤广泛转移的晚期、巨大病灶，尤以肝、脑转移者。⑥免疫功能低下者。⑦检测方法不敏感，未采用灵敏的 hCG 测定，或未做 CT 检查肺部病灶，被"阴性"假象所掩盖。⑧临床医师对抗癌药的药物浓度和药代动力学等基本知识未掌握。⑨患者的经济承受能力弱。

4. 耐药和复发 GTN 的预后评分系统 1956 年，Li 首先将 MTX 引入转移性 GTN 治疗获得令人鼓舞的效果，20 世纪 60~70 年代早期，妊娠滋养细胞肿瘤（GTN）对单药化疗耐药显著增加，具有很高的死亡率，这促使临床医师寻找是否有预示化疗失败的危险因素。1973 年，Hammond 将转移性 GTN 分为预后良好和预后不良，这是传统的 GTN 预后评分系统，适合于转移性 GTN，依据肿瘤负荷、病程长短、是否有盆腔或肺部转移而定。1976 年，Bagshawe 介绍一种新的预后评分系统，并

于 1983 年由世界卫生组织（WHO）接受向全球推广，但仍存在某些缺陷。1992 年，宋鸿钊在临床病理研究基础上建立了解剖分期法，并在此基础上明确提出在治疗前应用两个高危因素进行分层管理：①治疗前 hCG 水平超过 1×10^5U/L，②疾病持续时间 >6 个月。国际妇产科联盟（FIGO）采用在宋鸿钊的解剖部位分期法管理转移和非转移滋养细胞肿瘤。这种分期法也与 FIGO 对其他妇科恶性肿瘤以肿瘤解剖部位为分期标准一致。

2000 年国际妇产科联盟（FIGO）将解剖学分期和高危因素结合，审定并通过了新的分期和预后评分系统（表 45-4）并沿用至今。该系统依据解剖学进行临床分期，并根据危险评分将患者分为高危组（评分 >6 分）和低危组（评分 0~6 分）。这一系统统一诊疗标准，对患者个体化治疗的选择有参考意义，即对低危患者采用单一药物治疗，对高危患者采用多药联合治疗。

从目前的临床报道看，若多脏器转移，主要是肝、脑、胃肠道，前次妊娠是非葡萄胎妊娠和 WHO 预后评分高最有意义。而血清 hCG、疾病持续时间不一定是预示治疗失败的预后因素。

理想的滋养细胞肿瘤（GTN）预后评分系统应能符合：①能估价疾病和分布；②指导和决定初次治疗；③预示个体生存情况。目前上述提及的各种预后预示方法均不能完全满足要求，所以尚需进一步研讨。

5. 耐药性和多发性妊娠滋养细胞肿瘤（GTN）的预防和治疗

（1）预防：预防 GTN 发生耐药和复发的关键是诊断治疗、耐药机制的研究、随访的个体化等。根据妊娠滋养细胞肿瘤 FIGO 2000 年预后评分标准决定初次化疗方案、疗程和是否进行辅助治疗等。避免和消除临床上 GTN 耐药和复发的因素，同时尽可能正确地根据耐药和复发的标准评估 GTN 化疗后的反应。新的更有效的化疗药物的开发，和新方案的启用，对预防高危转移 GTN，减少耐药和复发也很重要。减少 GTN 复发可以延长生命，这与治疗后肿瘤被抑制时间有关，应不断提高对 GTN 的监测方法和评估方法。目前现有评价 TN 化疗后抑制细胞状态的方法，不能作为化疗是否敏感和有效的标准，即使是相当特异的 β-hCG 检测结果也有不足。β-hCG 阴性并不一定代表疾病完全被抑制，所以当 β-hCG 阴性后，巩固治疗也显得特别重要。根据 WHO 预后评分、绒癌和浸润性葡萄胎

不同的病理诊断,采用不同疗程,对巩固治疗,防止复发十分重要。

(2)治疗:①耐药性 GTN 的治疗:虽然 EMA-CO 和 EMA-EP 方案(表 45-6)对耐药 GTN 取得 80% 左右的完全反应率,但仍有部分病例无效,所以进一步研究对 EMA-CO 方案耐药研究患者的治疗已成为当务之急。最近引人注目的是应用异环磷酰胺、紫杉醇,以及依托泊苷(VP16)和顺铂(DDP)治疗男性睾丸癌的取得成功。Sutton 采用长春新碱、(VIP)方案治疗难治性 GTN 获得令人满意的结果;在卵巢生殖细胞肿瘤治疗中采用的 PVB 方案,还有以及对 EMA-CO 和 DDP 化疗耐药绒癌使用紫杉醇结合卡铂均有效的报道。至今文献报道超大剂量化疗治疗难治复发绒癌多为个案或小样本病例,应用的药物包括环磷酰胺、依托泊苷、异环磷酰胺和卡铂等。

②复发性 GTN 的治疗:复发患者仍以化疗为主,可根据初次治疗选择上述提及的药物及不同方案,并适时辅以手术或放射治疗,如子宫内大病灶,多疗程不消退或化疗后无变化,根据生育情况,行子宫病灶挖出术或子宫全切术;肺部孤立大团块病灶可做肺叶切除术等。

③耐药和复发性 GTN 的免疫化学治疗:有关免疫化疗治疗耐药和复发 GTN 国内外也均有报道,对于多药耐药的患者,可选择大剂量化疗联合自体干细胞移植、靶向治疗及 PD-1/PD-L1 抗体单独或联合化疗使用。也可采用动脉灌注化疗来提高耐药、复发患者的疗效。一般在血 β-hCG 正常后仍需再巩固化疗 3~4 个疗程。

综上所述,耐药和复发是 GTN 死亡的主要原因,需要进一步研究 GTN 耐药和复发高危人群的临床筛选方法新的更有效的治疗方案。

【经验分享】

妊娠滋养细胞疾病是一种十分特殊的疾病,它来源于滋养细胞。根据目前的认识,它包括了葡萄胎、侵蚀性葡萄胎、绒毛膜癌与胎盘部位滋养细胞肿瘤四大类。在诊断与治疗方面很难有典型的临床症状、体征和诊断等成熟方法可循。妊娠滋养细胞疾病的病情多变,并发症多,有时难以鉴别,但是,只要对本病有高度警觉性,依靠其血行转移与 hCG 升高的特点,加以 B 超的检查,可以得出正确的诊断。侵蚀性葡萄胎以及绒毛膜癌一度被认为是难以治愈的疾病,但它们却是最早被人们用化疗药物(MTX、5-FU、放线菌素-D 及顺铂等),完全根治的疾病,甚至保留了患者的生育功能。但因本病可复发,还有很多绝经后重新复发的患者,所以术后随访成为重点工作之一。总之,滋养细胞疾病经过一个世纪人们对之不断探索研究,已摸索其发展规律与特异性表现,能正确地对患者进行正确的诊断、治疗和随访,使得该病得以治愈。

(石一复　魏丽惠)

参考文献

1. 石一复, 李娟清, 郑伟, 等. 360 余万次妊娠中妊娠滋养细胞疾病发生情况调查. 中华妇产科杂志, 2005, 40 (2): 76-78.

2. 石一复. 12 年来第 1-4 版 FIG0 妊娠滋养细胞疾病分期、分类及临床实践指南的演变和思考. 国际妇产科学杂志, 2013, 40 (3): 195-197.

3. 郑文新, 沈丹华, 郭东辉. 妇产科病理学. 北京: 科学出版社, 2013: 742-759.

4. 沈丹华. 妇产科病理学纲要. 北京: 科学出版社, 2017: 120-129.

5. 蒋芳, 向阳, 万希润, 等. 妊娠滋养细胞肿瘤临床分期与预后评分系统 (FIGO 2000) 再评价. 中国实用妇科与产科杂志, 2016, 32 (12): 1198-1203.

6. 中国抗癌协会妇科肿瘤专业委员会. 妊娠滋养细胞疾病诊断与治疗指南 (第四版). 中国实用妇科与产科杂志, 2018, 34 (9): 994-1001.

7. 方三高. 解读 2014 年 WHO 女性生殖器官肿瘤分类 (妊娠滋养细胞疾病). 诊断病理学杂志, 2017, 24 (2): 136-140.

8. 向阳, 尹如铁, 蒋芳, 等. 妊娠滋养细胞疾病诊断与治疗指南 (2021 年版). 中国癌症杂志, 2021, 31 (6): 520-532.

9. P Hui, R Baergen, ANY Cheung, et, al. Gestational trophoblastic disease//Kurman RJ, Carcangiu ML, Herrington CS, et al. WHO classification of tumours of female reproductive organs. 4th ed. Lyon: IARC Press, 2014: 156-167.

10. WHO Classification of Tumours Editorial Board. WHO classification of tumours: female genital tumours. Lyon (France): IARC Publications, 2020: 1-632.

11. Slim R, Fallahian M, Rivière JB, et al. Evidence of a genetic heterogeneity of familial hydatidiform moles. Placenta, 2005, 26 (1): 5-9.

12. Fisher RA, Hodges MD, Newlands ES. Familial recurrent hydatidiform mole: a review. J Reprod Med, 2004, 49 (8): 595-601.

13. Bucncrd A. PSTT of uterus after in vitro fertilization. Ann Pathol, 2003, 23: 236-239.

14. Dilek S, Pata O, Tok E, et al. Extraovarian nongestational choriocarcinoma in a postmenopausal woman. Int J Gynecol Cancer, 2004, 14: 1033-1035.

15. Baykal C, Tulunay G, Bulbul D, et al. Primary choriocarcinoma of the uterine cervix in a postmenopausal patient: a case report. Gynecol Oncol, 2003, 90: 667-669.

16. Bates M, Everard J, Wall L, et al. Is there a relationship between treatment for infertility and gestational trophoblastic disease ? Hum Reprod, 2004, 19 (2): 365-367.

17. Bovicelli L, Ghi T, Pilu G, et al. Prenatal diagnosis of a complete mole coexisting with a dichorionic twin pregnancy: Case report. Hum Reprod, 2004, 19 (5): 1231-1234.

18. Smith HO, Hilgers RD, Bedrick EJ, et al. Ethic differences at risk Gestational trophoblastic disease in New Mexican: a 25 year population based study. AM J Obstet Gynecol, 2003, 188 (2): 357.

19. Palmieri C, Fisher RA, Sebire N, et al. Placental site trophoblastic tumor arising from a partial hydatidiform mole. Lancet, 2005: 366-688.

20. Sita-Lumsden A, Short D, Lindsay I, et al. Treatment outcomes for 618 women with gestational trophoblastic tumours following a molar pregnancy at Charing Cross Hospital, 2000-2009. Br J Cancer, 2012, 107 (11): 1810-1814.

21. Koyama S, Tomimatsu T, Sawada K, et al. A case of complete hydatidiform mole with coexistent fetus: conclusive diagnosis of androgenesis of the molar placent by variation of paternal acrocentric short arms. Am J Perinatol, 2010, 27: 143-149.

22. Taylor F, Grew T, Everard J, et al. The outcome of patients with low risk gestational trophoblastic neoplasia treated with single agent intramuscular methotrexate and oral folinic acid. Eur J Cancer, 2013, 49 (15): 3184-3190.

23. Chapman-Davis E, Hoekstra AV, Rademaker AW, et al. Treatment of nonmetastatic and metastatic low-risk gestational trophoblastic neoplasia: factors associated with resistance to single-agent methotrexate chemotherapy. Gynecol Oncol, 2012, 125 (3): 572-575.

第四十六章 妇科肿瘤与生殖相关问题

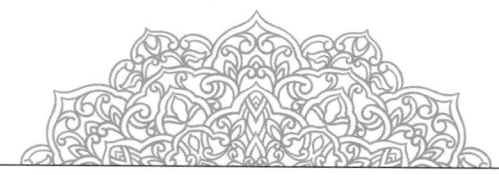

本章关键点

1. 本章介绍了恶性肿瘤作为慢性病,随着肿瘤年轻化趋势,提出肿瘤生殖学理念,在治疗年轻女性肿瘤患者时,需要多学科团队合作,从肿瘤及生殖出发治疗疾病。

2. 在妇科常见恶性肿瘤保留生育功能中,分别介绍了子宫内膜癌和宫颈癌保留生育功能的原则和进展。

3. 当前采取更为积极的保护生育功能的方法日趋成熟,精子和胚胎冷冻保存,以及卵母细胞低温保存被认为是标准的做法,并且广泛应用。

第一节 恶性肿瘤保留生育功能的原则

近30多年来,恶性肿瘤患者呈增加及年轻化的趋势,随着科学的进步,各种新的诊断和检测方法不断更新,以及各种新的治疗方法的应用,使得很多恶性肿瘤可以在早期诊断、治疗,从而得到治愈,患者得以生存。随着年轻肿瘤患者生存率的提高,如何进行生育力的保存成为全球关注的问题。在中国,年轻患者肿瘤的发生率呈逐年上升态势。10%的肿瘤发生于<45岁的女性中。<40岁女性中,1/47例就有一例患有浸润性癌。在育龄女性中最常见的癌症有乳腺癌、黑色素瘤、宫颈癌、非霍奇金淋巴瘤及白血病,5年生存率分别为90%、91%、71%、69%和55%。

一、建立肿瘤生殖学理念

随着医学对人性化的重视,医师在医疗处理模式上有了很大的转变。临床上,由过去单一治病,走向不但关注治疗疾病,更加关注患者的全身心状况及治病后的生活质量。面对患者及其疾病,全面考虑,选择最恰当的治疗方案成为医师的职责。同样,一百多年来,在妇科恶性肿瘤的治疗上也有了很大变化。以往,出于人们对癌症的恐惧,手术又是当时最有效的治疗手段,普遍认为手术范围越大越好。各种妇科恶性肿瘤的手术治疗几乎都经历过最大范围切除肿瘤及其周围相关组织,以求获得长期生存的目的。肿瘤生殖学(oncofertility)是肿瘤学与生殖学交叉领域的一门新兴学科,最早于2006年由美国著名妇产科学教授Teresa K.Woodruff提出,她首次将"onco"和"fertility"结合在一起提出了这个全新的理念,并出版了全世界肿瘤生殖学的第一本专著 *Oncofertility Fertility Preservation for Cancer Survivors*。2006年美国临床肿瘤学会(American Society of Clinical Oncology,ASCO)会议上提出,当医师面对生育年龄的肿瘤患者时,在制订治疗肿瘤方案前,应当告知其不孕的可能性。对于有生育要求的患者,力求做好保留生育能力的准备。其中尤为关注年轻女性早期恶性肿瘤患者保留生殖功能,以期在肿瘤治疗后能有好质量的生活,这个理念得到了多学科医师的广泛关注。2012年,美国临床肿瘤学会(American Society of Clinical Oncology,ASCO)又做了更新,进一步强调了在癌症治疗之前,尽管患者最初可能会关注他们的癌症诊断,但卫生保健提供者(包括医疗肿瘤科、放射肿瘤科、妇科肿瘤科、泌尿科、血液科、儿童肿瘤科和外科专家)对患者应进行教育和知情同意,应该在治疗过程中尽早告知患者潜在的生育威胁,以便为生育保护提供最广泛的选择。

二、肿瘤生殖学内容

肿瘤生殖学包括肿瘤和生殖两方面的内容。

(一) 评估妇科肿瘤的恶性程度

从妇科肿瘤医师角度,应结合患者的年龄,对生育的要求,对妇科肿瘤的恶性程度进行全面的评估。在治疗前主要评估肿瘤的恶性程度。当前尚缺乏有价值的高灵敏性的诊断方法,多在术前结合病史、体征,影像学、肿瘤标志物、肿瘤的基因检测,以及从有限的活体标本病理结果进行肿瘤恶性度的评估。因需要保留生殖器官,故治疗前的评估极为重要。

治疗前根据评估结果,选择最优化的治疗方案治疗。如拟行手术治疗,尽可能全面考虑手术途径、手术范围,并且在手术治疗后,结合术中探查及术后病理学结果再次评估。需要注意恶性肿瘤的高危因素,如组织类型、组织病理学分级、侵犯子宫肌层或宫颈间质的深度,有无淋巴脉管间隙浸润(lymphatic vascular space infiltration,LVSI)、盆腔及腹主动脉旁淋巴结有无转移等。有高危因素者,术后是否选择辅助治疗,如化疗或放疗,包括化疗的药物、剂量,以及放疗的部位、放射剂量。如果对非手术治疗患者,则更需要利用现代技术详细检查后评估,包括影像学检查、肿瘤标志物的检测。

(二) 评估肿瘤患者生育能力

生殖内分泌医师在生育能力上评估,特别是有无不孕症的问题。

(三) 多学科团队合作诊疗模式

无论是对恶性肿瘤患者保留生育功能,或妊娠后发现恶性肿瘤,均需要多学科团队合作诊疗(multidisciplinary team,MDT)和管理,即由多学科专家针对肿瘤的病例进行会诊讨论,并在综合各学科意见的基础上,为患者制订出最佳的治疗方案。治疗前和治疗中对恶性肿瘤和生育能力进行评估和管理,需要有妇科肿瘤、影像学、病理学及生殖内分泌学多科医师共同进行。无论是采用手术或包括术后的辅助治疗在内的综合治疗,都需要加强在治疗结束后的随访,并与生殖内分泌医师合作观察卵巢功能,决定肿瘤治疗后的受孕时间并加以指导。妊娠后,还需要妇科肿瘤医师和产科医师在妊娠期内对患者的肿瘤状况和产科情况做全面监测和管理。所以对于肿瘤患者保留生育功能需要多学科团队的综合管理。

无论是手术或非手术治疗或手术及放、化疗等综合治疗,在决定进行保留功能及保留生育功能的治疗时,与患者及家属的沟通非常重要,患者及家属必须有清晰的知情同意,包括了解诊断和分期,充分了解其利弊,做出选择,并在决定接受治疗方案后能遵循医嘱,特别是在治疗结束后能接受随访,主动接受医师对肿瘤的随访和对生育时机的指导。

(四) 选择保护生育功能的治疗方案

从生殖学角度考虑,卵巢是与女性生殖能力直接相关的最重要的生殖器官,具有排卵和内分泌功能。女性一生的生殖生理变化与卵巢的生殖内分泌功能变化密切相关。女性从胚胎期每个卵巢内有几百万个卵细胞,到出生时只有约 75 万个原始卵泡,随着年龄的增长发育,绝大部分原始卵泡逐渐解体而消失,至青春期只有 30 万个卵泡。从青春期开始,虽每个月有一定数量的卵泡生长发育,但多只有一个卵泡成熟排卵;而卵巢又是维持女性内分泌活动的重要器官,其周期性分泌各种激素以维持女性的各种特征和功能。在生理状态下,女性随着年龄的增长卵泡不断消失。35 岁后卵泡衰竭加速并且卵子质量也在下降。

年轻女性恶性肿瘤患者在接受化疗时,一些化疗药物,如烷化剂、环磷酰胺等可以损伤卵泡,使卵巢储备功能的下降,而且这种损害是不可逆的,在化疗结束后患者仍会有排卵功能及内分泌功能障碍,并有可能导致卵巢早衰。放疗更易导致卵巢损伤,当卵巢接受的放疗剂量达到一定剂量后,可以使卵巢完全去势,丧失功能。因此在决定辅助治疗时,应全面慎重考虑。

第二节 妇科恶性肿瘤保留生育功能的方法

目前临床上在妇科恶性肿瘤中,对保留生育功能已有了比较成熟的治疗常规。保留生育功能的治疗方法已成功地应用在宫颈癌、子宫内膜癌、卵巢癌和滋养细胞肿瘤。这里主要介绍对子宫内膜癌和宫颈癌的保留功能的治疗。

一、子宫内膜癌保留生育功能的问题

子宫内膜癌是女性生殖道常见的妇科恶性肿瘤之一。其发病率仅次于宫颈癌,约占女性生殖道肿瘤的20%~30%。近年来,随着现代生活节奏的加快、饮食不均衡、缺乏锻炼,伴随高血压、高血脂(肥胖)和糖尿病的增加,其发病有增高的趋势和年轻化的趋势。WHO公布的2008年全球发病情况表明,在发达国家子宫内膜癌的发病率远高于宫颈癌。

在我国,尽管缺乏全国详细的统计资料,但子宫内膜癌也呈现上升趋势。2004—2005年,我国对前十位恶性肿瘤死亡率的抽样调查中,子宫恶性肿瘤死亡率为4.32/10万,位居第七位。子宫内膜癌好发年龄多在围绝经期妇女中,40岁以下的年轻患者仅占10%左右,但近年来有年轻化的趋势。尽管年轻的子宫内膜癌患者发生率不高,但对其是否可以保留生育功能一直是治疗中关注的焦点问题。经过多年的探讨,目前临床上在妇科恶性肿瘤中,对保留生育功能已有了比较成熟的治疗常规。保留生育功能的治疗方法已被成功地应用在妇科恶性肿瘤的治疗中。

(一)子宫内膜癌保留生育功能的问题

因早期的子宫内膜癌患者约有12%的患者可以出现卵巢转移,原则上应切除卵巢(双侧附件)。子宫内膜癌ⅠA期的标准术式是子宫及双侧附件切除,淋巴结取样或切除。近年来不少作者提出对早期子宫内膜癌年轻患者是否应考虑保留生育功能,即保留子宫和卵巢。为了对肿瘤治疗更安全,同时使患者达到生育目的,大多学者认为保留生育功能应符合以下条件者:①年龄40岁及以下,无不孕的其他病变。②患者有强烈的生育要求。③组织类型为子宫内膜样腺癌;手术病理分期ⅠA期G1。④术前检查或术中探查未发现可疑腹膜后淋巴结。⑤雌、孕激素受体均阳性。⑥患者有充分的知情同意,较好的随访条件。由于保留生育功能应用孕激素治疗是有风险的,应强调严格选择患者,注意征得患者及家属的理解,有条件者最好治疗前行宫腔镜检查,确定病灶的范围,经影像学检查除外淋巴转移,并于治疗前后仔细评估。

在保留生育功能治疗时,已有多种治疗方案,最为成熟的是应用大剂量孕激素治疗:每天口服甲羟孕酮250~500mg或甲地孕酮140~480mg治疗。每3个月为一疗程,影像学(彩超或MRI)监测子宫内膜癌病灶的变化、内膜厚度,有无淋巴结转移,用宫腔镜或诊断性刮宫获取子宫内膜组织进行组织学评估疗效。如病理证实内膜逆转,应尽早给予促排卵药物,并在患者完成生育功能后进行子宫切除。如疗效不显著或有进展,应终止保守治疗。其他治疗方法还有用促性腺激素释放激素激动剂(GnRH-a)、左炔诺酮宫内缓释系统(LNS-IUS)、芳香化酶抑制剂等,单独使用,或与孕激素联合应用。合并2型糖尿病或胰岛素抵抗患者,可同时服用二甲双胍。

韩国Hahn等报道,对35例21~43岁(中位年龄39岁)Ⅰ期子宫内膜腺癌患者予以大剂量孕激素(甲羟孕酮250mg/d,或甲地孕酮160mg/d)保守治疗,刮宫病理学证实完全缓解(无癌或内膜增生)22例(62.9%),部分缓解1例(2.9%),有持续性疾病12例(34.3%)。中位缓解时间为9个月(范围2~12个月)。在完全缓解中9/22例(40.9%)复发,中位复发时间为12个月(8~48个月);10/12例(83.3%)妊娠,8/10成功分娩。北京大学人民医院对32名患者(13名不典型增生,19名早期子宫内膜高分化腺癌)应用甲羟孕酮250mg/d,或甲地孕酮160mg/d,对9例糖化血红蛋白(HbA1c)高者同时口服二甲双胍0.25g,3次/d,平均随访32.5个月,结果有效率(完全缓解)为84.4%,9/21例出现临床妊娠,5/8名是经过辅助生殖技术新生儿。并发现高HbA1c者加用二甲双胍后可获得好的抗肿瘤效果。对于多囊卵巢综合征则得到相反结果。在保守治疗后采用辅助生殖技术更易妊娠。

早期子宫内膜高分化腺癌的年轻患者经过宫腔镜电切或大剂量孕激素治疗可以实现保留生育功能。一篇大样本荟萃分析显示经过大剂量孕激素治疗后,子宫内膜癌治疗满意率为76.2%,复发率为40.6%,生育率为28%;不典型增生组治疗满意率为85.6%,复发率为26%,生育率为26.3%。说明对早期子宫内膜癌采用保留生育功能治疗是可行的。但子宫内膜癌治疗后生育率远低于宫颈癌,提示经过大剂量孕激素的治疗后,卵巢功能及子宫内膜容受性均受到一定影响,影响了妊娠。

近年来还有学者提出对子宫内膜癌ⅠA期患者单独应用宫腔镜切除局部病灶或宫腔镜切除局部病灶联合应用大剂量孕激素治疗后成功生育。尽管多数为个案报道,但宫腔镜下保守性手术加孕激素治疗已作为一种新的治疗方法得到关注。Mazzon治疗6例ⅠA期的子宫内膜癌年轻患者,行宫腔镜下病灶切除和甲地孕酮 160mg 口服治疗后,4 例(66%)治疗后生育。我国也在进行此方面的探索,尚需积累更多的临床资料。

美国国立综合癌症网络(NCCN)2015 提出子宫内膜癌保守治疗完成生育功能后,还需要切除子宫。

(二) 子宫内膜癌保留卵巢的问题

约 12% 出现卵巢转移,原则应切除卵巢(双侧附件)。由于手术中仅凭快速冷冻很难确定有无病灶侵肌及有无淋巴结转移,大多数医师对早期年轻的子宫内膜癌患者是否保留生育卵巢取慎重态度。近年来一些研究提出对子宫内膜癌年轻患者符合以下条件者可考虑保留卵巢:①年龄<40 岁;②手术病理分期 Ⅰ A 期 G1,组织类型为腺癌;③腹腔细胞学检查阴性;④术前检查或术中探查未发现可疑腹膜后淋巴结;⑤雌、孕激素受体均阳性;⑥有较好的随访条件。对围绝经期的子宫内膜癌患者不能保留附件。韩国肿瘤学会(Korean Society of Gynecologic Oncology,KGOG)14 家 三级医院对 175 例早期子宫内膜癌进行保留卵巢的手术,平均年龄 38.5 ± 8.3 岁,平均随访 55 个月,无复发生存率为 94.3%,总生存率为 93.3%。7/175 例(4.0%)复发,其高危因素,4/7 例术前无子宫内膜组织学诊断,5/7 例侵肌,4/7 例宫颈间质侵犯,4/7 例术后未做辅助治疗。随访中未发现卵巢发生恶性肿瘤;死亡 10 例中 5 例死于肿瘤复发。结论是早期子宫内膜癌保留卵巢,不会引起子宫内膜癌的复发。2021 年欧洲妇科肿瘤学会(Europe's Leading Gynaecological Oncology Congress,ESGO)提出子宫内膜癌保留卵巢的标准:年龄<45 岁、低级别子宫内膜样癌、肌层浸润深度<50% 且无卵巢及其他子宫外病灶的绝经前子宫内膜样腺癌患者,可以考虑保留卵巢。2021 年美国国立综合癌症网络(NCCN)指南推荐绝经前患者卵巢外观正常,无乳腺 - 卵巢癌综合征或 Lynch 综合征家族史的子宫内膜样癌患者,可以保留卵巢。2021 年我国专家提出早期子宫内膜癌保留卵巢的适应证:①组织学 G1 级子宫内膜样癌,无其他高危因素(包括肌层浸润 ≥1/2、LVSI 阳性、淋巴结受累),肿瘤病灶 ≤2cm;②年龄 ≤45 岁,有保留卵巢的迫切需求;③无遗传性高风险癌肿瘤家族史(排除遗传性乳腺癌 - 卵巢癌综合征及 Lynch 综合征家族史);④术中探查卵巢外观无异常,排除卵巢转移;⑤腹腔冲洗液细胞学阴性。

二、宫颈癌保留功能的治疗

(一) 宫颈癌保留生育功能的手术治疗

宫颈癌患者中 10% 为 40 岁以下的年轻患者。早期宫颈癌淋巴结及宫旁脉管转移率低。各期的淋巴转移率,Ⅰ A1 期不到 1%,Ⅰ A2 为 5%~8% 淋巴结转移(Benedetti,2000 年);Ⅰ B1 期为 16%~20%,且 95% 患者生存率在 5 年以上。基于此基础,早期宫颈癌(FIGO Ⅰ A1、A2 以及 Ⅰ B 期)年轻患者保留子宫,保留生育功能的治疗成为可能。近 20 多年来,对宫颈癌做了大量保留生育功能治疗方法的探讨,包括对 Ⅰ A1 期患者行宫颈锥切术,对早期宫颈癌行宫颈广泛切除,均显示了良好的疗效,其妊娠率可达到 40%~80%,但新生儿早产率达 30%~50%。

1. **宫颈微小浸润癌(Ⅰ A1)** 其处理取决于浸润的深度。无论是鳞癌或腺癌患者,如果切缘没有病变,没有血管或淋巴侵犯,宫颈管搔刮术(endocervical curettage,ECC)病理为阴性,分期为 Ⅰ A1 时,宫颈锥切术被认为是一种安全的治疗措施。这些患者淋巴结转移的概率<1%,疾病复发的危险性较低。有资料报道锥切后每 4 个月进行宫颈刮片及宫颈管诊刮术进行随访。在手术后 6~20 个月的随访过程中未发现疾病的复发。美国国立综合癌症网络(NCCN)2011 年提出,当 Ⅰ A1 期锥切后发现淋巴脉管间隙浸润(LVSI),则行宫颈广泛切除和盆腔淋巴结切除。

2. **宫颈微小浸润癌 Ⅰ A2** 此期淋巴受浸的概率可达 5%,建议应用广泛子宫切除术 + 淋巴结清扫术。如果要保留生育功能,没有淋巴结和血管的侵犯,ECC 阴性,锥切能够达到宫颈切缘无病灶侵犯,也可行宫颈锥切术。

3. **宫颈广泛切除术(radical trachelectomy,RT)** 1984 年由法国 Dargent 教授开展此类手术以来,至今为止全球已有数百名宫颈癌患者得益于该术式,并在手术后成功生育。在最初 10 年观察的病例中,不少文献报道提出,尽管在宫颈广泛切除前切除盆腔及腹主动脉旁淋巴结证实为阴性,但仍有复发。主要原因为宫旁淋巴脉管间隙浸润(LVSI),且宫颈局部病灶 ≥4cm,但当肿瘤直径 ≤2cm 时,复发率只有 1.2%。因此提出宫颈广泛切除者的手术指征为:①患者有保留生育功能的要求;②临床上没有生育功能受损的证据;③ FIGO 分期为 Ⅰ A2~ Ⅰ B1 期;④病灶直

径 ≤ 2cm；⑤阴道镜检查时宫颈病变的范围局限；⑥在腹腔镜盆腔淋巴结活检后没有淋巴结受侵的证据。其中ⅠB1 ≤ 2cm 较为安全。但随着临床实践，多篇文献报道对有强烈生育愿望的年轻妇女，尽管 FIGO 分期为ⅠB3 ≥ 4cm，甚至局部病灶为 6cm，经腹部行大范围的宫颈广泛切除术，仍可以使这些患者受益，实现生育的愿望。NCCN 2011 明确规定宫颈广泛切除术的适应证为：脉管有癌栓的ⅠA1 期、ⅠA2 期和肿瘤 ≤ 2cm 的ⅠB1 期。近 20 余年来做了大量保留生育功能治疗方法的探讨并已成为了宫颈癌一种术式，包括对ⅠA1 期患者行宫颈锥切，对早期宫颈癌行宫颈广泛切除，均显示了良好的疗效。

近年来，宫颈腺癌的发病有增加趋势，在所有宫颈癌中，其发生率由 20 世纪 60 年代的 5% 增加到 20 世纪 90 年代的 25%。目前对宫颈腺癌的手术治疗尤其是年轻患者的治疗问题备受关注。虽然年轻患者中腺癌发病率相对于鳞癌有所增加，但有文献报道，腺癌与复发的高危因素并不相关。关于宫颈腺癌是否可以行宫颈广泛切除，多篇文献报道认为与鳞癌没有差别。因此，在 NCCN 2010 中补充了"NCCN 宫颈癌指南包括了对宫颈鳞状细胞癌、宫颈腺鳞癌和宫颈腺癌的处理"。尽管如此，我国由于积累病例不多，在进行该类手术中仍强调应注意手术指征，慎重选择患者。

宫颈广泛切除术中并发症的发生率为 1.4%~19%，主要有腹腔镜下淋巴切除术时血管损伤引起的大出血等，及与宫颈切除本身有关的膀胱、输尿管损伤和出血等。因此，无论采用何种术式，均需要术者有扎实的盆腔解剖基础和娴熟的手术技巧，包括掌握复杂的腹腔镜技术。宫颈广泛性切除术后并发症与广泛性子宫切除术相似，主要是膀胱张力减退、膀胱功能障碍。

关于宫颈广泛性切除术后肿瘤的复发，复发者主要为术前肿瘤直径 >2cm 及血管、淋巴受侵犯者。因此，选择恰当的病例，是避免术后复发的关键。对于术后病理检查有复发高危因素的患者应如何处理，是目前临床需要面对和必须解决的问题，采用化疗可能是较为合理和明智的选择。近年已有学者提出结合新辅助化疗可以对病灶直径 ≥ 2cm 者在盆腹腔淋巴切除后进行宫颈广泛切除。

关于宫颈广泛性切除术后的妊娠结局，是临床研究关注的另一问题。文献报道在行宫颈广泛切除后，妊娠率可达到 40%~80%，但由于"宫颈口"的原因，新生儿早产率占 30%~50%。北京多中心研究显示，56 例成功接受保留生育功能手术治疗，成功率为 96.6%，复发率为 1.9%；经保留生育功能的治疗后，9 例宫颈癌患者共 11 次妊娠，其中足月分娩 6 次（54.5%），早产 2 次（18.2%），并获得健康新生儿均存活。总之如提高治疗后的妊娠率，并在妊娠后预防早产，尚需在临床研究中进一步探讨。

（二）妊娠合并宫颈癌

妊娠期宫颈癌（cervical cancer associated with pregnancy）是指孕期、产时和产后 6 个月内发现的宫颈癌，是妊娠期最常见的妇科恶性肿瘤。随着规范产前检查的不断开展，宫颈细胞学检查的逐渐推广，越来越多的宫颈癌和宫颈病变在妊娠期被发现。在美国，有 2%~7% 的孕妇孕期宫颈涂片结果异常，妊娠期宫颈癌的发病率为 0.015‰~0.12‰。妊娠合并宫颈癌是指妊娠期和产后 6 个月内诊断的宫颈癌，虽然宫颈癌是妊娠期最常见的恶性肿瘤，但是仍属罕见，发病率为 1/10 000~1/1 200。由于妊娠期女性生理功能及免疫系统均处于一种特殊的状态，妊娠中期合并宫颈癌使得临床医师在两种治疗方法中面临艰难的选择，即终止妊娠后治疗宫颈癌，还是保留胎儿给予治疗至分娩。传统观念认为，一旦确诊应尽快终止妊娠后行宫颈癌治疗。但近年来发现，妊娠并没有加快宫颈癌的进展。对于妊娠 16 周后确诊的宫颈癌，为等待胎儿肺成熟而延迟治疗并未显示出对母体预后有不利影响。

我国妊娠合并宫颈癌发病情况不容忽视。13 家医院 52 例妊娠期宫颈癌的回顾性数据显示，妊娠期宫颈癌在同期妊娠人群中发病率为 0.016%，在宫颈癌中的发病率为 0.24%，患者平均年龄仅 33 岁。71.2% 发生于妊娠中晚期，63.5% 的女性 5 年内未进行过宫颈癌筛查，提出备孕期或妊娠早期宫颈癌筛查的重要性。

妊娠期宫颈癌治疗方案取决于妊娠时间、对肿瘤病情评估，包括组织类型、肿瘤大小和肿瘤分期，病理组织类型，病理学细胞分级。多采用超声、MRI（主要评估淋巴结有无转移）、肿瘤标志物鳞状细胞癌抗原（squamous cell carcinoma antigen，SCCA）等监测方法。目前对各妊娠期的宫颈癌虽没有标准治疗方案，参考国际妇科肿瘤学会（International Gynecological Oncology Society，IGCS）和欧洲妇科肿瘤学会（European Society of Gynecologic Oncology，ESGO）关于妊娠合并宫颈癌管理，鉴于我国妊娠期宫颈癌发病及诊治状况不容乐观,中国优生科学协会阴道镜和宫颈病理学分会(Chinese Society for Colposcopy and Cervical Pathology of China Healthy Birth Science Association,CSCCP)专家于2018年1月提出了《妊娠合并宫颈癌管理的专家共识》,采取多学科管理模式,包括妇科肿瘤、产科、病理学、影像学医师共同管理,提出结合患者具体情况,综合宫颈癌的恶性程度、妊娠周数及胎儿发育情况,采取个体化的管理方案。在决定治疗方案前,应让患者及家属有充分的知情权,结合病情,选择是否保留胎儿;对于不保留胎儿的妊娠合并宫颈癌者,与非妊娠期的处理相同;保留胎儿者,ⅠA1期可以保守治疗,孕期定期复查细胞学或进行阴道镜检查;早期妊娠选择终止妊娠后治疗宫颈癌(宫颈广泛切除术或宫颈癌根治术);中期妊娠者,根据患者的情况和意愿,保留胎儿者可以选择以铂类为主的新辅助化疗,至妊娠35周后行剖宫产术终止妊娠,并按照常规治疗宫颈癌;晚期妊娠者,多选择促胎儿肺成熟行剖宫产术之后,按照宫颈癌常规手术。

欧洲一项大样本研究对妊娠期间母亲接受化疗及少数接受放疗129例婴儿进行了平均22个月的随访,并与目前未接受任何治疗的28例对照,结果发现婴儿在认知度上、心脏畸形上与对照组没有统计学意义。证明在妊娠期,母亲接受化疗对胎儿是安全的。2014年国际妇科肿瘤会议制定的指南推荐在下列情况下进行妊娠期宫颈癌的新辅助化疗(neoadjuvant chemotherapy,NACT):① 孕中期、淋巴结阴性的ⅠB1期、肿瘤大小<2cm的希望继续妊娠的患者,可行NACT;② ⅠB1期(2~4cm)患者,NACT用于淋巴结切除阴性患者,主要是通过淋巴结切除评估患者;③ ⅠB2~2B期的患者,NACT到胎儿成熟并分娩后。该指南推荐以铂类为基础的化疗方案,其中增加紫杉醇可能会增加有效率。

北京大学人民医院牵头的中国首个关于妊娠期宫颈癌大样本多中心回顾性研究,课题组通过对中国12个省17家医院105例妊娠合并宫颈癌女性进行61个月随访结果显示,中国妊娠期宫颈癌发病不容乐观,其中72.4% 5年内未进行过筛查。同时,研究显示,38例保留胎儿与67例不保留胎儿的女性相比,母体的生存率并无差异。保留胎儿出生后平均随访18个月,均未发现异常,证明妊娠中晚期进行NACT是安全有效的。

(三)宫颈癌保留卵巢的问题

近年来,宫颈癌发病有年轻化的趋势,部分年轻患者手术后需要辅助放疗,将影响卵巢功能,使患者过早出现更年期症状,直接影响生活质量,甚至影响宫颈癌的治疗和预后,而宫颈癌患者的激素补充治疗尚有争议。提高年轻患者生活质量,寻找保护卵巢功能的方法已逐渐受到临床医师的关注。因此,对于手术后可能要辅助放疗同时又需保留卵巢功能的年轻患者,可将卵巢移至盆腔放射野之外,以避免术后放疗损害卵巢功能。

卵巢移位的适应证没有明确规定,Huang K等提出其手术患者应年龄 ≤40岁;FIGO分期为Ⅰb1期;无子宫体侵犯;无宫旁侵犯;无脉管淋巴间隙浸润(LVSI)在行宫颈癌广泛性切除术时行卵巢移位术。

接受卵巢移位术的宫颈癌患者完成放疗后,有33.3%~100% 可以保留卵巢功能。北京大学人民医院观察了卵巢移位术后的移位卵巢的功能,手术后无辅助治疗者8例,术后7例无更年期症状,性生活满意,血中FSH、E_2水平在正常范围内。一例术后6个月出现更年期症状(43岁)。术后行辅助放疗和/或化疗者6例,5例于术后6~8个月出现更年期症状,血中FSH、E_2水平符合更年期改变。一例仅术前行阴道后装放疗(1 800cGy),术后8个月未出现更年期症状。宫颈癌患者术中行卵巢移位术,可保留卵巢功能,但术后辅助放疗仍会直接影响卵巢功能(王建六等,2003)

Morice报道104例卵巢移位术患者,术后未接受放疗者100% 卵巢功能得以保存,而术后仅行阴道后装者90%的卵巢功能得以保存,如术后接受阴道后装和盆腔外照射者60%的卵巢功能得以保存。因此笔者认为盆腔外照射是导致卵巢功能下降的最主要原因。Chambers发现若照射剂量达250~300cGy,功能即受影响。而且如移位卵巢患者若未行放疗,则发生卵巢囊肿的概率明显高于行放疗者(25% vs. 7%)。

宫颈癌卵巢移位后存在的问题主要有卵巢肿瘤、卵巢早衰和卵巢转移。卵巢转移:虽然宫颈的淋巴引流主要是到髂淋巴结和宫旁淋巴结,宫颈癌很少转移到卵巢。但是卵巢移位的宫颈癌患者术后仍会出现卵巢转移。关于宫颈癌卵巢移位术后卵巢转移报道不多,大多为个案报道,发生卵巢转移的有腺鳞癌、腺癌,也有鳞癌。北京大学人民医院67例卵巢移位的患者中,3例发生卵巢转移,转移率达 4.5%，其中 1 例为宫颈鳞癌，2 例为宫颈小细胞癌，3 例患者均有淋巴脉管间隙浸润（LVSI）或淋巴结有转移，提示 LVSI 可能是卵巢移位后卵巢转移的重要影响因素。保留卵巢时应慎重。

（魏丽惠　高庆蕾　李明珠）

第三节　恶性肿瘤保留生育功能的进展

由于一些肿瘤和非肿瘤疾病可能会影响患者当前或将来的生育能力，患者常常希望在开始治疗以前，能采取有效措施，使未来保留生育的能力。生殖医学的快速发展为保存癌症患者的生育能力提供了更多的选择，使未生育或有生育要求的癌症患者能有自己的后代成为可能。当前，随着肿瘤生殖学的发展，除了对患者在保留生育功能的治疗后结束，由生殖内分泌医师指导或行人工辅助生殖技术外，会采取更为积极的保护生育功能的方法。在 2012 年 ASCO 的更新指南中认为精子和胚胎冷冻保存以及卵母细胞低温保存被认为是标准的做法，并且广泛应用。

在辅助生殖技术中，保护卵巢功能的方法主要有胚胎冷冻、卵子冷冻、卵巢组织冷冻及与之相关的卵母细胞体外培养和卵泡体外培养技术。

一、卵巢组织冻存

卵巢组织冻存（ovarian tissue cryopreservation, OTCP）技术不需要经过促排卵而冻存大量未成熟卵，节省费用和减少超排卵可能引起的卵巢过度刺激综合征。对癌症患者也不用担心延误治疗。因此，对于青年癌症患者和希望保存年轻时卵巢的女性，将卵巢组织冷冻保存，待拟生育或病情缓解后再进行卵巢自体移植，在一定程度上可恢复卵巢内分泌功能和生育能力。当前 OTCP 作为较有前景的保留生育功能的方法，应用此方法已有 30 名婴儿出生。OTCP 可以保留卵巢内分泌功能、生育能力，并可成功诱导青春期激素分泌；可以保存大量的原始卵泡，与成熟卵泡不同，前者对化疗的毒副作用较轻。不依赖于卵巢刺激和性成熟，是儿童患者唯一可选的保留生育能力的方法。除此以外，OTCP 可应用于存在不孕高风险人群及即将接受化疗的年轻肿瘤患者，以及严重的卵巢损害人群。

卵巢组织冻存分为三种方式：①整个卵巢组织冻存（可恢复正常解剖结构，技术上较难达到）；②卵巢皮质组织冻存（只取富含始基卵泡和初级卵泡的皮质，更易于保存）；③分离原始卵泡冻存（卵子体外成熟技术不成熟，成功率低）。目前成功妊娠的案例主要为皮质冻存。卵巢皮质取多少取决于卵巢体积、将来发生卵巢功能衰竭的概率以及与抗肿瘤治疗方案。对于取出时间的限制，多数学者建议尽可能缩短采集时间，来自丹麦的研究报道了在卵巢组织运输 4~5 小时后，再次成功移植。

二、细胞分裂中期卵母细胞冷冻

卵子冷冻技术一直是生殖医学领域研究的热点之一。在细胞分裂中期 II 细胞冷冻保存（玻璃化冷冻）是首选方法。在低温保存卵巢组织的正位移植后，恢复卵巢功能和自发性怀孕的累积证据支持它作为一个开放临床应用的未来的考虑。卵子冻存的成功率仍较低。一些随机对照研究表明，解冻一个卵子的受孕率为 4.5%~12%，解冻卵子的受孕率与新鲜卵子相似，但是需要有卵子冻存方面极有经验的医师操作。至今全世界范围内已有 475 名婴儿通过成熟卵子冻存这种方式出生。非成熟卵子冻存及卵子体外成熟因目前缺乏足够经验，开展较少。

在辅助生殖技术中，与慢冻相比，玻璃化可以增加临床受孕率。

三、胚胎冻存

胚胎冻存是目前最为成熟、成功率最高的保留生育功能方法。在国外，几乎所有 IVF 中心中均可实施，冻融胚胎存活率为 35%~90%，局限性为需使用供精或丈夫的精子，其胚胎移植受孕率为 36%~61%。

目前，在保护卵巢功能的辅助生殖技术中，胚胎冷冻为首选，其次为卵母细胞冷冻，再者为卵巢组织冷冻及多种技术的联合应用。冷冻的方法有慢速冷冻和玻璃化冷冻两种，而玻璃化冷冻技术将成为日后冻存趋势。卵巢组织冷冻并移植可同时恢复患者的内分泌和排卵功能，将成为理想有效的保存卵巢功能的方法。而卵母细胞冷冻、卵巢组织冷冻和体外成熟培养的联合应用，提供了更灵活、可行的方案，是将来的发展趋势。

四、化疗中应用 GnRH-a 保护卵巢

在化疗前应用促性腺激素释放激素（GnRH）对卵巢进行保护。GnRH 对卵巢保护的可能机制：作用于卵泡发育的更早阶段从而阻止卵泡进入"化疗敏感阶段"，使进入分裂期的原始卵泡数量减少；抑制卵巢细胞上的促性腺激素释放激素受体（GnRHR），通过阻断卵泡的成熟来保护卵泡不被破坏；降低了卵巢组织对化疗药物的敏感性导致卵巢血流欠佳，使化疗药物在此的灌流减少；通过影响细胞凋亡起到对卵巢的保护作用；目前为止其确切作用机制尚未阐明，但较为明确的是 GnRH 可能通过下丘脑 - 垂体 - 卵巢轴的影响使得卵巢细胞分裂活跃性降低，从而起到保护卵巢细胞的作用。但在一些肿瘤中 GnRH 并未表现出对卵巢的保护作用，因此对 GnRH-a 在化疗前应用以保护卵巢尚有争议。化疗中应用 GnRH-a 多在化疗前两周给药，一般随化疗疗程给药 3~4 次，停药后 3~4 个月恢复月经，且不影响怀孕。

近年来，随着手术技巧和微创技术的开展，新的化疗药物不断涌现，放疗设备的提高，恶性肿瘤患者的生存率也随之提高，对恶性肿瘤的认识已从作为"不治之症"转为是一种"慢性病"的理念。医师在治疗恶性肿瘤的同时，更加注重保留患者生殖能力，尤其关注年轻女性恶性肿瘤生殖功能的保护，提高生活质量，已成为现行肿瘤生殖学的理念，而针对不同个体的最适保留生育功能治疗方案、最大限度地保留卵巢功能，减少肿瘤复发及对未来妊娠的影响，尚有待于进一步研究。

（魏丽惠）

参考文献

1. 乔杰, 李敏. 卵巢功能保护与辅助生殖技术. 中国妇产科临床杂志, 2012, 11 (5): 321-322.
2. 马丁, 沈铿, 崔恒. 常见妇科行肿瘤诊治指南. 5 版. 北京: 人民卫生出版社. 2016: 137-157.
3. 魏丽惠, 赵昀, 谢幸, 等. 妊娠期合并宫颈癌管理的专家共识. 中国妇产科临床杂志, 2018, 19 (2): 190-192.
4. Donnez J, Dolmans MM. Fertility preservation in women. Nat Rev Endocrinol, 2013, 9 (12): 735-749.
5. Lorenzo AW, Mangu PB, Beck LN, et al. Fertility preservation for patients with cancer: American Society of Clinical Oncology Clinical practice guideline update. J Clin Oncol, 2013, 31 (19): 2500-2510.
6. Jemal A, Bray F, Center MM, et al. Global Cancer Statistics. CA Cancer J Clin, 2011, 61: 69-90.
7. Zhou R, Yang Y, Lu Q, et al. Prognostic factors of oncological and reproductive outcomes in fertility-sparing treatment of complex atypical hyperplasia and low-grade endometrial cancer using oral progestin in Chinese patients. Gynecol Oncol, 2015, 139 (2015): 424-428.
8. Gallos ID, Yap J, Rajkhowa M, et al. Regression, relapse, and live birth rates with fertility-sparing therapy for endometrial cancer and atypical complex endometrial hyperplasia: a systematic review and meta analysis. Am J Obstet Gynecol, 2012, 207 (4): 266. e1-12.
9. Mangler M, Speiser D, Nguyen BD, et al. Neonatal outcome in infants of patients with radical vaginal trachelectomy. J Perinat Med, 2012, 40 (5): 503-509.
10. Amant F, Vandenbroucke T, Verheecke M, et al. Pediatric Outcome after Maternal Cancer Diagnosed during Pregnancy. N Engl J Med, 2015, 73: 1824-1834.
11. Ilancheran A. Neoadjuvant chemotherapy in cervical cancer in pregnancy. Best Pract Res Clin Obstet Gynaecol, 2016, 33: 102-107.
12. Amant F, Halaska MJ, Fumagalli M, et al. Gynecologic cancers in pregnancy: guidelines of a second international consensus meeting. Int J Gynecol Cancer, 2014, 24: 394-403.
13. Zhao C, Wang JL, Wang SJ, et al. Analysis of the risk factors for the recurrence of cervical cancer following ovarian transposition in China. EUR J Gynecol Oncol, 2013, 34 (2): 124-127.
14. Donnez J, Dolmans MM, Pellicer A, et al. Restoration of ovarian activity and pregnancy after transplantation of cryopreserved ovarian tissue: a review of 60 cases of reimplantation. Fertil Steril, 2013, 99 (6): 1503-1513.
15. Del M L, Boni L, Michelotti A, et al. Effect of the gonadotropin-releasing hormone analogue triptorelin on the occurrence of chemotherapy-induced early menopause in premenopausal women with breast cancer: a randomized trial. JAMA, 2011, 306 (3): 269-276.
16. Munster PN, Moore AP, Ismail-Khan R, et al. Randomized trial using gonadotropin-releasing hormone agonist triptorelin for the preservation of ovarian function during (neo) adjuvant chemotherapy for breast cancer. J Clin Oncol, 2012, 30 (5): 533-538.
17. 李明珠, 赵昀, 郭瑞霞, 等. 妊娠期间宫颈癌 52 例临床分析 [J]. 中国妇产科临床杂志, 2018, 19 (01): 3-5.
18. Li M, Zhao Y, Qie M. Management of Cervical Cancer in Pregnant Women: A Multi-Center Retrospective Study in China. Front Med (Lausanne), 2020 Dec 7; 7: 538815.

第四十七章 化疗副作用及防治

一、妇科恶性肿瘤化疗副作用分类及分度

由于化疗药物的非靶向性,在抑制和杀伤肿瘤细胞的同时,也对机体内生长较快的正常细胞具有抑制和杀伤作用,即产生不良反应。目前其不同定义,包括副作用、毒性反应、后效应和特殊反应,如变态反应。

化疗是双刃剑,既可杀灭肿瘤细胞,同时也会破坏正常细胞,引起机体功能损伤。化疗可引起血液系统、消化系统、泌尿系统、循环系统、神经系统、呼吸系统、皮肤等全身各系统的毒性。毒副作用产

生与患者年龄、化疗药物剂量、种类和作用时间等有关,不但影响化疗顺利进行,也影响患者生活质量,严重时甚至可危及患者生命。因此,了解化疗药物的毒副作用、分类及防治具有重要意义。化疗中应密切观察患者的各项症状、体征及指标,采取必要的措施,使患者在化疗中最大获益,毒性作用降至最低。化疗副作用的分类及标准如下:

1. **按照发生程度** 参照世界卫生组织(WHO)的毒副作用判定标准,分为 0、Ⅰ、Ⅱ、Ⅲ、Ⅳ度(表 47-1)。美国国家癌症研究所通用毒性标准(NCI-CTC),此通用标准对不良事件术语的标准进行定义及分级(V4.0),共分 5 级:1 级,轻度:无症状或轻度症状;仅临床表现或诊断发现;无需治疗。2 级,中度:最小的、局部的或非侵入性治疗指征;年龄相关工具性日常活动受限。3 级,重度毒性 / 重要临床意义,但不会立即危及生命:住院治疗或住院时间延长;致残;自理性日常活动受限。4 级,威胁生命或不能活动的毒性,需要紧急处理。5 级,死亡(具有因果关系)。该标准已经被国际上应用,尤其临床药物试验中多采用 NCI-CTC。

表 47-1 化疗副作用毒性分度(WHO)

项目	0度	Ⅰ度	Ⅱ度	Ⅲ度	Ⅳ度
血液学					
血红蛋白 / $\times 10^9$g/L	≥110	95~109	80~94	65~79	<65
白细胞 / $\times 10^9$/L	≥4.0	3~3.9	2.0~2.9	1.0~1.9	<1.0
红细胞 / $\times 10^9$/L	≥2.0	1.5~1.9	1.0~1.4	0.5~0.9	<0.5
血小板 / $\times 10^9$/L	≥100	75~99	50~74	25~49	<25
出血	无	瘀点	轻度失血	明显失血	严重失血

项目	0度	I度	II度	III度	IV度
消化系统					
胆红素	≤1.25N	1.26~2.5N	2.6~5N	5.1~10N	>10N
谷草转氨酶/谷丙转氨酶	≤1.25N	1.26~2.5N	2.6~5N	5.1~10N	>10N
碱性磷酸酶	≤1.25N	1.26~2.5N	2.6~5N	5.1~10N	>10N
口腔	无	红斑、疼痛	红斑、溃疡,可进食	溃疡,只进流食	不能进食
恶心、呕吐	无	恶心	暂时性呕吐	呕吐	难控制的呕吐
腹泻	无	暂时性<2天	能耐受>2天	不能耐受,需治疗	血性便
肾、膀胱					
尿素氮	≤1.25N	1.26~2.5N	2.6~5N	5.1~10N	>10N
肌酐	≤1.25N	1.26~2.5N	2.6~5N	5.1~10N	>10N
蛋白尿	无	+,<3g/L	++~+++,3~10g/L	++++,>10g/L	肾病综合征
血尿	无	镜下血尿	严重血尿	严重血尿,血块	泌尿道梗阻
肺	无	症状轻微	活动后呼吸困难	休息时呼吸困难	需完全卧床
药物热	无	<38℃	38~40℃	>40℃	发热伴低血压
过敏	无	水肿	支气管痉挛,无需治疗	支气管痉挛,需治疗	过敏反应
皮肤	无	红斑	干性脱皮,水疱瘙痒	湿性皮炎,溃疡	剥脱皮炎,坏死,需手术
脱发	无	轻微脱发	中度脱发,斑秃	完全脱发,可再生	完全脱发,不能再生
感染	无	轻度感染	中度感染	重度感	重度感染伴低血压
心脏					
节律	正常	窦性心动过速,休息时心率110次/min	单灶PVC,房性心律失常	多灶性PVC	窦性心律不齐
心功能	正常	无症状,但有异常心脏体征	有症状,心功能不足,但无需治疗	有症状,心功能不足,治疗有效	有症状,心功能不足,治疗无效
心包炎	无	有心包积液,无症状	有症状,但不需抽水	心脏压塞,需抽水	心脏压塞,需手术治疗
神经系统					
神志	清醒	暂时嗜睡	嗜睡,时间不到清醒的50%	嗜睡时间多于清醒50%	昏迷
周围神经	正常	感觉异常和/或腱反射减退	严重感觉异常和/或轻度无力	异常和/或显著运动障碍	
便秘	无	轻度	中度	重度,腹胀	腹胀,呕吐
疼痛	无	轻	中	重	难治

注:N,正常值上限;PVC,房性期前收缩。便秘不包括麻醉药物引起的;疼痛指药物所致疼痛,不包括疾病引起的疼痛。根据患者对止痛药的耐受情况,也可帮助判断疼痛程度。

2. **按发生时间性质分类** 分为急性毒性反应、亚急性毒性反应、慢性毒性反应。

二、妇科恶性肿瘤化疗常见毒副作用和防治

（一）化疗对血液系统的毒性

化疗对血液系统的毒性最常见，主要包括白细胞减少症、化疗相关性贫血和化疗相关性血小板减少症。确诊后主要采用不同细胞因子，如粒细胞集落刺激因子（granulocyte colony-stimulating factor，G-CSF）、粒细胞-巨噬细胞集落刺激因子（granulocyte-macrophage colony-stimulating factor，GM-CSF）、促红细胞生成素（erythropoietin，EPO）或血小板生成素（thrombopoietin，TPO）进行防治。具体如下：

（1）白细胞减少症：发生时间多在化疗后 7~10 天，发生率高达 90%。但因药物不同，最低时间也有差异。一般患者自觉疲乏、无力和发热等临床症状，少数患者可能发生严重的败血症。白细胞减少症伴发热诊断主要根据临床表现，如体温高于 38.3℃（或持续 2 小时以上），出现心跳加快、血压下降等表现。需注意与肿瘤热和药物热等进行鉴别诊断，同时应全面对患者进行查体和高危评分。

治疗上一般应用 G-CSF 和 GM-CSF 皮下注射治疗，Ⅱ~Ⅲ度患者剂量为 2~3μg/（kg·d），连续或隔日给药，至白细胞上升 10×10⁹/L 后停止；Ⅳ度的白细胞减少患者，剂量为 3~5μg/（kg·d），连续用药，至血象上升 10×10⁹/L 后停止。对于前次化疗发生Ⅳ度骨髓抑制及伴发热或出血患者、年龄大等高危人群，可在再次化疗后预防性使用 G-CSF 等。对发热者主要是对症治疗。对持续发热 72 小时者，应同时进行血、尿及口咽部分泌物培养，胸部 X 线检查等。在经验性抗生素使用 3~4 天后仍发热，应考虑有真菌性败血症的可能，同时加用抗真菌药物治疗。少数患者也可能发生单纯疱疹和带状疱疹病毒感染，可加用抗病毒治疗。

（2）化疗相关性贫血：化疗相关性贫血的发生与骨髓抑制、骨髓转移、化疗药物、营养不良及肿瘤性贫血等原因有关。严重贫血可影响放疗、化疗效果及患者的生活质量。根据临床表现和辅助检查如血红蛋白、血清铁蛋白、血清铁和叶酸等指标，结合血液学涂片等初步诊断，同时进行鉴别诊断。

治疗上轻度贫血可口服各种补血药物及铁剂；中度贫血也可使用促红细胞生成素，但注意促红细胞生成素的副作用，如高血压、脑卒中和静脉血栓。

对重度和急性贫血者，应输新鲜成分血。

（3）化疗相关性血小板减少症：含吉西他滨或铂类的化疗方案更容易发生Ⅲ和Ⅳ度化疗相关性血小板减少症，可导致化疗延迟、化疗药物剂量减量、因临床出血进行输注血小板，甚至导致化疗终止，严重时发生器官内出血和脑出血等，威胁生命。

根据临床表现自发性出血，如牙龈出血、全身淤血斑和取血穿刺点瘀斑等，血常规检查可初步诊断。但需要与原发肿瘤的骨髓转移、免疫性血小板减少症、近期是否存在感染等进行鉴别诊断。

治疗目的是降低临床风险，保障化疗按时足量进行，提高患者生活质量。对轻度患者可口服补血药物，如氨肽素等药物治疗。中度患者可使用促血小板生成素或 IL-11 皮下注射。重度患者应输新鲜血，有条件者可输浓缩或单体血小板和凝血因子等。

（二）化疗相关性肝脏毒性反应

主要包括急性肝损伤、亚临床肝损伤和慢性肝损伤。引起肝功能异常的药物包括放线菌素 D、吉西他滨和氨甲蝶呤等。根据用药病史、症状和体征结合辅助检查进行诊断，但目前多属排除性诊断，需进行系列鉴别诊断。首要治疗是及时停用导致肝损伤的可疑药物。具体如下：

药物性肝损伤（drug-induced liver injury，DILI）：急性药物性肝损伤发生率约 90% 以上，多发生于给药后 5~90 天。急性肝损害临床表现多为转氨酶升高>3 倍正常值，或血清胆红素升高>2 倍正常值，伴疲劳、恶心、呕吐，右上腹痛或压痛，发热和皮疹等。慢性药物性肝损伤不足 10%，多发生于停药 3 个月后。化疗相关性肝毒性反应类型包括：①急性肝损伤包括肝细胞损伤、胆汁淤积性或混合性和脂肪变性；②慢性肝损伤包括慢性活动性肝炎、脂肪变、肝硬化、非硬化性门静脉高压等。引起肝功能异常药物包括放线菌素 D、吉西他滨、足叶乙苷和氨甲蝶呤等；其他烷化剂、放线菌素 D 和环磷酰胺等引起静脉闭塞性疾病，而氨甲蝶呤可引起慢性肝纤维化。

根据病史、症状和体征结合辅助检查进行诊断。血清各种酶学检查、病毒抗原、抗体标志物检查及肝脏影像学检查。注意寻找潜在的肝基础疾病，并进行鉴别诊断，排除病毒性肝病、酒精性肝病和自身免疫性肝病等基础疾病。因为药物性肝损伤的诊断迄今仍缺乏简便、客观、特异的诊断指标，目前属排除性诊断。首先，要确认是否存在肝损伤，其次，排除其他肝病，再通过因果关系评估来确定肝损伤与可疑药物的相关程度。

药物性肝损伤的首要治疗是及时停用导致肝损伤的可疑药物,对固有型药物性肝损伤可停药或减少剂量。对成人药物性急性肝衰竭和亚急性肝衰竭早期,建议尽早选用N-乙酰半胱氨酸(NAC)。糖皮质激素应用于药物性肝损伤的治疗应十分谨慎,需严格掌握适应证。异甘草酸镁可用于治疗丙氨酸转移酶(ALT)明显升高的急性肝细胞型或混合型药物性肝损伤,不推荐预防性用药来减少药物性肝损伤的发生。

单纯药物性肝损害患者的临床治疗:ALT轻度升高,应慎用或减少化疗药的种类及剂量,同时进行保肝降酶。对轻微肝功能异常合并病毒性肝炎、脂肪肝或轻度肝硬化等,在必须化疗时,应同时使用保肝、抗病毒药以及对合并症的治疗;对严重肝损害,尤其是发生药物性黄疸者应停止使用化疗药物,采用腹膜透析和血液透析等各种方法。对超敏反应引起的,应使用糖皮质激素。

(三)化疗相关性肾功能毒性

常引起化疗相关性肾功能毒性的药物包括顺铂、氨甲蝶呤、环磷酰胺和异环磷酰胺等,其中顺铂呈剂量依赖性毒性,常发生在用药24小时和3~7天。大剂量用药后主要损害在近端肾小管,表现为肾衰竭、肾小管酸中毒和低镁血症。大量氨甲蝶呤经肾脏排出时,在肾小管内沉积,使肾小管阻塞,引起急性肾功能损伤,损伤后又致氨甲蝶呤排出延缓,导致药物在体内蓄积,引起更严重的毒性反应。氨甲蝶呤多引起非少尿型肾衰竭等,与高浓度药物在血中持续时间呈正相关。环磷酰胺主要是低钠血症和出血性膀胱炎症、肾小管酸中毒,葡萄糖尿和出血性膀胱炎。紫杉醇≥98%与血浆蛋白广泛结合,主要在肝代谢,经肾清除占总清除率的1%~8%,对肾功能影响小。卡铂静脉用药后,多数卡铂与血清蛋白结合,仅游离铂有细胞毒性作用。因此,在大剂量使用时可导致肾小管坏死。

根据用药病史、临床表现和辅助肾功能检查,如血肌酐、尿素氮、蛋白尿、尿常规和肌酐清除率等可诊断。根据肌酐清除率高低,将急性肾功能不全分为轻度(CrCL 40~60ml/min)、中度(CrCL 20~39ml/min)、重度(CrCL<20ml/min)和终末期肾病(end-stage renal disease,ESDR)即需透析或肾移植。

临床针对不同化疗药物,采用防治措施。顺铂为基础化疗时,化疗前1天晚开始水化,至次日化疗2~3天,每天输注液2 000~3 500ml,并使用利尿剂,保证24小时尿量>2 500ml,尿量不足者增加补液量。使用大剂量氨甲蝶呤化疗者,化疗前进行水化,同时碱化尿液,即输注或口服碳酸氢钠,保持尿pH>6.5,测尿pH 2~3次/d,同时为防止肾毒性,进行解救措施,给予四氢叶酸解救,其中四氢叶酸用量为氨甲蝶呤剂量的10%~15%。为预防异环磷酰胺毒性,一般在化疗开始和用药后4、8、12小时静脉给药应用美司钠,剂量为异环磷酰胺用量10%~30%(表47-2)。

表47-2　肾功能损害时抗癌药物剂量调整[#]

肌酐清除率/(ml·min⁻¹)	血清肌酐/(μmol·L⁻¹)	尿素氮/(mmol·L⁻¹)	顺铂用药剂量	氨甲蝶呤用药剂量	其他药物[*]
>70	<132.6	<7.2	100%	100%	100%
70~50	132.6~176.8	7.2	50%	50%	75%
<50	>176.8	>14.3	0	20%	50%

注:[*]其他药物包括博来霉素、环磷酰胺、足叶乙苷、卡铂、丝裂霉素和达卡巴嗪等;[#]蛋白尿≥3g/h也应调整剂量。

肿瘤合并肾功能不全患者,根据治疗目的是否治愈肿瘤,考虑作用较强的化疗药物,同时注意选择肾毒性小的药物,并根据肌酐清除率和尿素氮等,对化疗药物剂量酌情进行调整(表47-2)。对于肾衰竭进行透析患者,药物剂量应个体化。

(四)化疗药物相关性的心脏毒性反应

一般具有以下的一项或多项表现,但不包含化疗/靶向药物使用早期发生的亚临床的心血管损伤。主要包括心肌病、充血性心力衰竭(congestive heart failure,CHF)相关的症状;慢性心脏衰竭相关的体征。类型:①急性或亚急性心脏毒性:指在化疗期间或化疗后立即发生的心肌受损和左室功能障碍,若停用蒽环类药物多能缓解。主要表现为非特异性ST-T段改变,QRS波低电压,Q-T间期延长等;一过性心律失常以窦性心动过速最常见,也有各种室上性、交界性、室性心律失常;各型房室和束支传导阻滞。②慢性心脏毒性:常指化疗结束1年以内出现心脏损伤。临床较为常见,其发生率与总剂量密切相关。主要表现为充血性心力衰竭和/或心肌病，多为不可逆改变，临床发作多隐匿，实验室检查可见心脏增大、ST-T段改变、左心室射血分数（left ventricular ejection fraction，LVEF）降低等，可迅速进展为双室心力衰竭，病死率高达30%~60%。③迟发性心脏毒性：指完成化疗一年后发生，主要表现为隐匿性心室功能障碍、充血性心力衰竭及心律失常，可隐匿数年。在某些情况下如急性病毒感染、体重增加、妊娠或手术时加重。与药物累积剂量及用药次数呈正相关。导致心脏的化疗相关性毒性反应的药物主要是蒽环类，如阿霉素、表阿霉素等和非蒽环类药物，如丝裂霉素、氟尿嘧啶、紫杉醇和异环磷酰胺等。非蒽环类心脏毒性具有多态性和不易预测性，与蒽环类药物类似，也可出现缺血性和出血性心肌炎。氟尿嘧啶静脉滴注患者有17%可发生心肌缺血和心肌梗死，症状严重者可出现明显心室功能紊乱，引起严重血流动力学紊乱，伴心绞痛及心源性休克。

蒽环类药物心脏毒性反应呈药物剂量依赖性和药物协同性。如阿霉素用药剂量为450~500mg/m²，心肌病发生率3.5%；550~600mg/m²，发生率达20%；>600~700mg/m²，发生率高达30%。当阿霉素与达卡巴嗪、异环磷酰胺合用时心脏毒性增加。阿霉素与紫杉醇合用，毒性发生也增加。

紫杉醇与多西紫杉醇可导致心律失常，包括心动过缓、心搏骤停、室性异位心律及心肌缺血。发生一过性心动过缓的29%，房室传导阻滞或室性心律失常的5%。在合并基础心脏病和联合应用蒽环类药物等高危因素时，易产生心脏副作用。氟尿嘧啶化疗也易发生心脏毒性反应，次于蒽环类药物，发生率为1%~68%，死亡率为2.2%~13.3%，多发生于开始治疗后2~5天，有胸痛表现，心电图表现为缺血等。分子靶向药物如贝伐珠单抗可引起22%~36%的高血压、慢性心力衰竭及脑卒中、心肌梗死、冠心病和心脏性猝死等。

根据临床症状、辅助检查可初步诊断心脏的化疗相关性毒性反应。心肌活检被认为是监测心脏毒性金标准，但临床上尚不能普遍开展；心电图对化疗初期且既往心电图异常患者意义更大；超声心动图是无创检查技术可评价心功能，临床多用；心脏核素显像也可用于诊断早期的心脏毒性诊断，其中运动后核素显像较静态核素显像更敏感；MRI具有特异性高、无创、结果精确等优点，是一种理想监测急性心脏损伤手段。生化检测标志物：血浆脑钠肽可反映心房或心室过度负载的肽，心肌肌钙蛋白在出现明显的左心室射血分数变化前，其中cTnT/TnI可监测阿霉素等蒽环类药物导致的早期心脏毒性，其他LDH、CK血清浓度升高与化疗药物的用量相关。

化疗期间心功能异常处理原则：心肌受损Ⅰ度和Ⅱ度可不处理。心肌受损Ⅲ度，即出现心律不齐、室性期前收缩等，除停止化疗外，应给予保护心肌治疗。如门冬酸甲镁、辅酶Q10、二磷酸果糖等。一旦确认出现化疗相关左心室功能损害，即被归类为心力衰竭B期，美国心脏病学院/美国心脏协会指南推荐给予标准抗心力衰竭治疗，如血管紧张素转化酶抑制剂或血管紧张素受体拮抗剂或β受体拮抗剂等系列治疗。

对阿霉素类心脏毒性，可更换化疗药物、改变剂量及给药方式。采用不同药物剂型如脂质体剂型，分次给药优于单次给药，以及限制蒽环类药物累积剂量。右丙亚胺（Dexrazoxane，DZR）是唯一可以有效预防蒽环类药物导致心脏毒性的药物，应在第1次使用蒽环类药物前就联合应用。

（五）化疗对消化道系统的影响

1. **恶心、呕吐** 是化疗药物最常见的副作用，与化疗药物种类和剂量、既往化疗史和患者心理等因素有关。根据化疗药物致吐作用强弱，将其分为高度、中度、低度、轻微四类致呕吐药物，其中常见的严重致呕吐药物包括顺铂、卡铂、环磷酰胺、异环磷酰胺、阿霉素、表阿霉素及放线菌素D等；低度致呕吐药物包括紫杉醇、丝裂霉素、拓普替肯和足叶乙苷等。轻微致吐药物包括博来霉素、长春新碱、氨甲蝶呤及氟尿嘧啶等。

根据呕吐发生的时间分为：①急性呕吐，多发生于化疗前数分钟到数小时到24小时内，与5-羟色胺等有关；②迟发呕吐反应多发生于化疗后24小时至5天，机制比较复杂；③预期性呕吐多发生用药24小时后出现的呕吐，系大脑皮层条件反射，在前一次化疗中出现化疗相关性恶心、呕吐的患者，在下一次化疗开始前就出现，主要以恶心为主，发生率为18%~57%，年轻人发生率高于老年人；④突破性呕吐，又称暴发性呕吐，是指在给予预防止吐后仍出现且需要解救治疗的呕吐；⑤难治性呕吐，是指在给予预防性和解救性治疗均失败的呕吐。

根据恶心、呕吐的临床表现易诊断。临床根据化疗诱发不同的胃肠道反应采取不同的治疗原则。

①急性高度致吐药物：用 5- 羟色胺受体激动剂、地塞米松、阿瑞匹坦三联方案，在 24 小时内或在 2~5 天内联合给药，必要时给予抗精神类或镇静剂，适当补液或静脉营养。②中度致吐药物：单独应用激素或 5- 羟色胺受体激动剂或多巴胺受体激动剂 2~5 天，一些患者可考虑地塞米松、阿瑞匹坦在 2~5 天内联合用药。③低度致吐药物：仅应用激素即可。④微小致吐药物：化疗前可不常规应用任何止吐药。迟发胃肠道反应的处理原则是低度致吐及微小致吐者不需用药处理。预期可能发生的胃肠道反应，可能被味觉、气味、思绪、对止吐药物不敏感的焦虑所诱发，有之前化疗的经历等引起。临床治疗主要是帮助患者减轻对化疗反应的恐惧和焦虑，可采用神经精神治疗，如系统脱敏治疗，配合应用苯二氮䓬类（地西泮）。

2. 口腔黏膜溃疡及胃肠道黏膜反应 口腔黏膜溃疡部位与化疗药物种类有关。如氨甲蝶呤和更生霉素（放线菌素 D、Act-D）发生口腔黏膜溃疡常见，多发生舌边、舌根及溃疡，严重咽部、食管、肛门。发生时间与药物有关。氟尿嘧啶多在停药后 3~7 天反应高峰，引起的溃疡多发生在面颊黏膜和口唇，往往伴肠黏膜损伤，严重伪膜性肠炎和腹泻的可能。脂质体阿霉素发生较晚。伊力替康用药可发生急性胆碱能综合征及 24 小时后引起迟发性腹泻，呈剂量限制性毒性反应，其中 20% 发生严重腹泻，其他轻微反应如厌食、腹痛及黏膜炎。紫杉醇也可引起腹痛与腹泻症状。

临床治疗：一般处理包括保持口腔清洁，用生理盐水漱口，也可用 4% 苏打水漱口，溃疡处用药物冰硼散、锡类散等涂抹，氢氧化镁和黏膜表面保护剂，表面麻醉。其他促进黏膜愈合，如维生素 E、藻酸钠和激光等。临床可根据化疗药物个体化处理。如氟尿嘧啶药物引起溃疡：保持口腔清洁，用 4% 苏打水漱口，局部对症处理。氨甲蝶呤化疗致口腔溃疡，用四氢叶酸局部涂抹或漱口。顽固口腔溃疡，也可用 G-CSF 因子局部涂抹。有时也可采用中药进行治疗。

化疗相关性腹泻的治疗原则：止泻、微生态制剂肠道内调节、消炎和对症治疗。止泻药物包括蒙脱石和洛哌丁胺等。滋养细胞肿瘤，氟尿嘧啶联合放线菌素 D 的双枪治疗出现腹泻，应注意伪膜性肠炎的发生，发生时间多在化疗后 3~7 天，24 小时大便在 3 次以上，大便呈蛋花样或海藻样，大便涂片革兰氏阳性球菌出现并增多，提示菌群失调，可

给予双歧杆菌三联活菌散等药物口服，同时给予补液，以免引起水电解质紊乱，并恢复肠道菌群。伊力替康化疗引起急性胆碱能综合征，24 小时内多使用阿托品 0.25~1mg，肌内注射或静脉滴注，出现第一次软便后，开始服用盐酸洛哌丁胺，首次 4mg，以后每 2 小时 1 次，每日用量 16mg/d 直达腹泻结束。但连续应用不超过 48 小时。

（六）化疗对卵巢的毒性

发病特点：化疗药物对卵巢功能影响与患者年龄、用药方式、药物种类及用药时间等有关。常用化疗药物包括烷化剂类、铂类、植物碱类、抗代谢类和抗生素类。化疗后月经紊乱的发生率为 40%~73%，患者常见表现为停经，其次为月经减少。>36 岁患者化疗相关性闭经的比例高于 <36 岁者，可达 90%~100%；化疗相关性卵巢功能早衰的比率由 <5% 上升到 >40%，其中环磷酰胺对卵巢影响较大，烷化剂致卵巢早衰的发生率增加 4.52 倍，顺铂类和植物碱类化疗早衰分别增加 1.77 倍和 1.22 倍。抗代谢类和抗生素类对性腺的毒性较小，与化疗药物剂量相关，多为可逆性。

根据临床表现和辅助检查可初步确诊。其中主要表现为化疗相关性闭经，基础体温表现为不排卵，月经量常减少或停经。辅助检查示激素水平血清 LH、FSH 升高，雌激素水平降低，孕激素和催乳素无明显变化。

目前防治化疗导致卵巢功能影响的措施尚缺乏循证证据。主要措施为：① GnRH-a：多在化疗前 10~14 天使用，以后与化疗同步，至化疗结束。②卵巢组织的冻存，如低温冷冻卵巢组织、胚胎冷冻技术和卵子冷冻和体外成熟技术（in vitro maturation technology, IVM）等，以保留生理和生育功能等，其他潜在药物他莫昔芬和褪黑素等有待研究。

（七）肺化疗相关性毒性

包括药物直接损害，如肺炎 / 肺纤维化、急性过敏反应、非心源性肺水肿，其他包括感染和呼吸道出血等。2%~46% 患者使用博来霉素发生肺间质病变，发生高危因素与药物累积剂量、患者年龄、吸烟史、肾功能、放疗、吸氧和给药方式等有关，在老年人中易发生肺纤维化。个别在化疗 1~2 次后发生。其他药物如环磷酰胺和白消安也可引起肺间质病变。

博来霉素最主要的毒性是引起肺纤维化。最初临床表现如干咳、活动后呼吸困难，有时候发热，随着病情进展，出现静息时呼吸困难、呼吸急促甚

至发绀。查体早期为双肺底细捻发音,进展期出现干啰音;X线提示双肺间质呈弥散性网状密度改变,以肺底为著。晚期广泛浸润性病变,伴实质改变。肺功能检查可见动脉低氧血症,限制性通气功能障碍,二氧化碳弥散能力低。用药期间肺活量及二氧化碳弥散能力低是敏感检测指标。

目前对肺纤维化毒性无特效的治疗方法。主要是预防,降低博来霉素的累积剂量,总量$<250mg/m^2$。用药期间定期行X线及肺功能检查;预防使用药物,使用细胞保护剂右雷佐生、氨磷汀两种药物临床应用显示有效。其他治疗如中药等。一旦发现立即停用该化疗药物。积极采用支持治疗,包括卧床休息,使用支气管扩张剂和祛痰剂,继发感染和重症者,使用广谱抗生素和糖皮质激素。糖皮质激素有利于肺损害的恢复,在缓解肺炎症状方面发挥作用。

(八)化疗相关神经系统的毒性

化疗药物引起的神经系统毒性分为外周神经毒性和中枢神经毒性。①其中引起急性脑病的药物包括顺铂、异环磷酰胺、氟尿嘧啶、氨甲蝶呤、丝裂霉素和长春新碱类等;②引起血管病变和卒中综合征的药物,如阿霉素、氨甲蝶呤和顺铂等;引起视力丧失的药物,如顺铂和他莫昔芬等。③引起脊髓病的药物,如氨甲蝶呤;引起脑神经病变药物,如顺铂和长春新碱;④引起周围神经病变药物,如顺铂、卡铂、氟尿嘧啶、吉西他滨、异环磷酰胺和紫杉醇、放线菌素D、他莫昔芬、门冬酰胺酶和靶向药物等。不同药物引起的毒性有所差异:①顺铂引起的神经病变表现为外周神经感觉障碍、自主神经功能障碍、耳毒性、视网膜毒性和癫痫等;②紫杉醇类药物主要引起感觉和运动神经病变,如手足麻木等,易与手足综合征混淆;③异环磷酰胺引起脑白质病等;④氨甲蝶呤鞘内注射引起无菌性脑膜炎、横贯性脊髓病、急性和亚急性脑病和脑白质病。

根据临床表现、使用化疗药物种类、查体检查如交感皮肤反射神经、肌电图上运动神经传导速度感觉神经传导速度等可初步诊断,但需与糖尿病、尿毒症周围性神经病、营养障碍性及遗传性运动感觉神经病等进行鉴别。

目前对外周神经毒性缺乏有效治疗。针对不同药物,积极预防和对症处理。紫杉醇类化疗期间口服复合维生素B、钙镁合剂静脉滴注、氨磷汀及中药的内服与外用等可能减轻或延缓其发生。奥沙利铂采用间歇用药方法,延长输注时间,使用钙镁合剂和谷氨酰胺等。顺铂的周围神经毒性药物预防:可采用氨磷汀、糖皮质激素、维生素E和乙酰-L肉碱等;也可使用神经生长因子、神经营养因子和N-乙酰半胱氨酸等。其他中药的内服或外用,理疗或针灸治疗等也可使用,但疗效有待验证。

度洛西汀能减轻神经病变所引起的疼痛,但对奥沙利铂、紫杉和烷类药物的副作用不确切;三环类抗抑郁药如加巴喷丁和阿米替林酌情使用,文拉法新及乙酰左旋肉碱疗效待定。

(九)化疗药物对皮肤的影响

可能为药物的直接影响,或过敏或对血管影响等引起。最常见的全身性损害为化疗相关性脱发、皮疹、瘙痒、皮炎和色素沉着等;局部主要表现为化学性静脉炎、化疗药物外渗引起局部组织损害及手足综合征等。

1. 外周化学性静脉炎 与化疗药物对外周血管刺激有关,表现为静脉变色、疼痛、红斑及闭塞等。化疗药物引起外周静脉炎根据美国静脉输液护理学会输液治疗实践标准,分为:①Ⅰ度,局部疼痛、红肿或水肿、静脉无条索状改变、未触及硬结;②Ⅱ度,局部疼痛、红肿或水肿、静脉条索状改变、未触及硬结;③Ⅲ度,局部疼痛、红肿或水肿、静脉条索状改变,可触及硬结。根据临床表现如皮疹、瘙痒、刺痒、注射部位发红、色素沉着及沿注射血管起红线及疼痛等,结合病史可初步确诊。化疗中应重视外周静脉血管的保护,注意大血管的选择,尽量选择大血管,最好采取外周静脉留置插管或锁骨下静脉插管,或留置静脉输液泵。对以下状况的处理:

(1)化疗药物外渗:化疗药物在输注过程中,由于各种原因渗漏到皮下组织,使注射部位出现疼痛、肿胀和红斑等症状,是化疗中较常见的并发症,发生率为0.1%~0.65%。

根据化疗药物外渗引起局部组织损害程度,将化疗药物分为三类:第一类为发疱性化疗药物,一旦渗入血管外,短时间内可发生红、肿、热、痛,致皮肤及组织坏死,也可导致永久性溃烂。常用化疗药物包括蒽环类、长春碱类和放线菌素D;第二类为刺激性化疗药物,可引起轻度组织炎症和疼痛,不能导致皮下及组织坏死。常用化疗药物包括环磷酰胺、异环磷酰胺、足叶乙苷、草酸铂和紫杉醇等。第三类为非刺激性药物,对皮肤及组织无明显的刺激,常用化疗药物包括氟尿嘧啶、顺铂、氨甲蝶呤、博来霉素和平阳霉素等。

化疗药物外渗后要积极处理。立即停止注射，制动并保留注射针头；尽量回抽残留药液；注入糖皮质激素（抗过敏）并拔掉针头；在渗漏部位多点注射止痛药和解毒剂；根据化疗药物的特性选择支持治疗，并根据不同药物选择冷敷、热敷或湿敷。冷敷可有效地缓解强刺激性药物对血管的损伤，方法为渗漏处皮肤24~48小时。热敷能促进血管扩张，加速化疗药物的吸收。当外渗局部肿胀严重时，可用33%~50%硫酸镁湿敷，湿敷面积应超过外渗部位外围2~3cm，湿敷时间保持24小时以上。疼痛严重者局部用2%利多卡因封闭，可反复多次直至疼痛缓解。药物外渗后应密切观察局部的变化，实施物理治疗、中药治疗、功能锻炼，出现溃疡及时清创，必要时手术。

（2）手足综合征：是指肿瘤患者在接受化疗或分子靶向治疗期间可出现的、以手掌-足底感觉迟钝或肢端红斑症状和麻木、感觉迟钝、感觉异常、麻刺感、无痛感或疼痛感，皮肤肿胀或红斑、脱屑、皲裂、硬结样水疱或严重的疼痛等特征，主要发生于受压区域。手足综合征主要病理表现是皮肤水肿、皮肤血管周围淋巴细胞浸润、角质细胞凋亡和基底角质细胞空泡变。引起手足综合征常用的药物有脂质体阿霉素、氟尿嘧啶、卡培他滨和帕唑帕尼等。

手足综合征分级：1级定义为出现下列任一现象：手和/或足的麻木、感觉迟钝/感觉异常、麻刺感、红斑和/或不影响正常活动的不适。2级定义为手和/或足的疼痛性红斑，脱皮和肿胀和/或影响患者日常生活的不适，小水疱或溃疡直径<2cm。3级定义为手和/或足湿性脱屑、溃疡、水疱或严重的疼痛和/或使患者不能工作或进行日常活动的严重不适。4级定义为弥漫性或局部大疱，引起感染并发症，或卧床和住院。

手足综合征应早期进行识别，主要处理措施包括冰敷、维生素B$_6$ 50~150mg/d，全身应用糖皮质激素，如每天给予地塞米松8mg，共5天。对1级患者，可继续化疗，除非患者以前发生过3/4级毒性。2~4级患者，推迟2周给药或直至恢复到0~1级，并减少25%剂量，恢复原来给药间隔。若2周后不恢复，则停药。主要预防措施为凉爽的环境、宽松的衣服，避免外伤、剧烈运动和暴露高温环境，局部使用含苯海拉明的乳膏，或环氧化酶抑制剂可能有缓解作用。

化疗药物对皮肤影响的预防措施为加强预防措施，提高护理技术水平，加强责任心，同时对患者进行化疗前教育，加强化疗输液期间护理，注意观察，及时发现药物外渗，并立即按照药物外渗流程处理，减少后遗症发生。

（3）化疗药物过敏性反应：化疗药物过敏性反应多为I型免疫变态反应，多由紫杉醇和卡铂等引起。临床表现为药疹和血管性水肿，其他临床表现还包括胸闷、气短、发绀、支气管痉挛和喉头水肿等，严重者可导致死亡。根据不同药物和过敏反应程度进行个体化处理。

化疗过敏反应与药物本身、机体和疾病等相关。卡铂过敏的发生率为1%~44%，顺铂为5%~20%；奥沙利铂为10%~18.9%；吉西他滨约25%患者出现皮疹，10%患者出现瘙痒；脂质体阿霉素0.93%~2.7%；紫杉醇发生率为39%，其中严重的过敏反应为2%。

紫杉醇由于其特殊溶媒原因，易引起过敏反应。多发生在化疗开始15~30分钟内，即使小剂量也可引起严重过敏反应。博来霉素可引起高热、休克甚至死亡。足叶乙苷快速推注可引起喉头水肿、虚脱等过敏反应。卡铂超敏反应发生晚，多发生在化疗前几个疗程后，表现为皮疹、瘙痒、哮鸣和呼吸困难。临床主要表现为药物输注过程（5~35分钟）或延迟反应（数小时或数天）面部潮红或瘙痒到抽搐、呼吸困难及过敏性休克、心绞痛、高或低血压等。足叶乙苷可引起I型过敏和III型间质性肺炎。

根据不同药物和过敏反应程度进行个体化处理。如紫杉醇化疗前，多采用预防性用药，进行系统脱敏。方法为化疗前12小时和6小时，给予地塞米松10~20mg口服，化疗前30分钟给予地塞米松10mg，西咪替丁50mg和苯海拉明50mg。轻度反应：皮疹、瘙痒、疼痛（胸、腹、盆腔或背部）。处理：停止输液，症状多数很快缓解，使用H$_1$受体拮抗剂稳定后重新使用，给予H$_1$阻断剂、糖皮质激素、H$_2$阻断剂。如果再次出现轻度反应，不应再尝试，可用脱敏疗法。严重反应：气短、血压改变、消化道反应（恶心、呕吐）、疼痛（胸、腹、盆腔、背部）、焦躁感。处理：停止输液，吸氧、支气管扩张剂喷雾、H$_1$阻断剂、H$_2$阻断剂、糖皮质激素，必要时使用去甲肾上腺素。

卡铂可引起超敏反应，预防应进行皮试，主要治疗措施为脱敏给药、预防用药（组胺剂、激素及H$_2$拮抗剂：地塞米松、西咪替丁、苯海拉明，改用其他铂类药物,但应注意铂类药物的交叉过敏,一定慎用。博来霉素化疗前给予吲哚美辛 25mg 口服,或 1/3 塞肛。足叶乙苷应避免静脉推注,临床一旦发生其过敏性休克,应进行紧急处理,立即停药、输液,给予抗组胺药、血管加压药、激素、支气管扩张药等。对过敏性患者是否再次化疗,应个体化。对发生严重支气管痉挛、低血压、喉头水肿者停止化疗,其他慎用,需在严密观察下再化疗。

综上所述,鉴于所有细胞毒类抗肿瘤药物具有双重性,尤其示具有某些严重毒副作用的。因此,医师必须了解这些药物的药代动力学特点,药物之间的相互作用,器官特异性毒性,谨慎和合理应用。化疗期间严格观察,同时根据循证医学、规范化和个体化的原则,积极预防,减少发生,使患者获益。

(李小平)

参考文献

1. 谢幸, 马丁, 孔北华. 中国妇科恶性肿瘤临床实践指南. 6版. 北京: 人民卫生出版社, 2020.
2. 孔北华, 谢幸, 马丁. 妇科恶性肿瘤聚乙二醇化脂质体多柔比星临床应用专家共识 2020. 中国医学前沿杂志 (电子版), 2020, 12 (7): 24-28.
3. 孔北华, 李小平. 妇科恶性肿瘤紫衫类药物临床应用专家共识. 现代妇产科进展, 2019, 28 (10): 724-730.
4. chiffer CA, Anderson KC, Bennett CL, et al. Platelet transfusion for patients with cancer: Clinical practice guidelines of the American society of clinical Oncology. J Clin Oncol, 2001, 19: 1519-1538.
5. Trotti A, Colevas AD, Setser A, et al. CTCAE v3. 0: Development of a comprehensive grading system for the adverse effects of cancer treatment. Semin Radiat Oncol, 2003, 13: 176-181.

第四十八章 妇科手术

第一节 围手术期检查与处理

手术是妇科治疗中不可缺少的重要手段之一。妇科的腹部手术及阴式手术历史悠久,内镜手术开展已有半个世纪以上,2002 年,机器人微创手术在国外已用于妇科手术,近年来已在国内开展。各种妇科疾病的诊治方法已有明确的指南可循。

手术治疗的基本原则是术前必须准确诊断,除非临床诊断不明,又需通过手术才能确诊者,则为剖腹探查或腹腔镜检查。作为医者,必须严格掌握手术适应证,太宽太紧均对患者不利。若有手术适应证,则应选择适宜的手术范围和术式,既不应盲目扩大,也不应无依据更改手术范围。术前应评估手术和麻醉风险,做好围手术期检查和处理,预防手术并发症的出现,能提高手术效果和安全性。反之,单纯手术观点,即使手术操作很成功,也可能酿成不良结局。

一、术前对患者全身状况评估

手术危险性与患者全身状况、手术难度、手术人员素质、麻醉及仪器的客观条件有关。全身状况评估包括以下内容:

(一)年龄(≥65 岁)

步入老年期,其中 65~75 岁为年轻老人,76~85 岁为老年人,>85 岁为极老患者。此期脑、心、肺、肾等器官都有功能减退,应属高危病例,但年龄增高并不一定与器官功能减退程度相符。目前,老年人群明显增加,术前应评估其每天生活活动能力,行走速度,有无全身各系统潜在疾病症状,以做出手术风险的判断。

(二)肥胖

中老年妇女肥胖常见。肥胖对术后发生不良影响是指体重超过理想体重的20%,伴有活动后气喘者是手术危险因素。肥胖本身即可明显影响胸廓运动,使通气/灌流比率异常,容易发生低氧血症。此种病例合并高血压、冠心病和糖尿病的发生率也增高。

(三)心肺功能初评

患者活动能力正常是判断心肺功能无危险因素最简便的有效标准。人体活动时,耗氧为3.5ml O_2/(kg·min),即为代谢当量(metabolic equivalents,MET),1个MET指休息时代谢率,睡眠时为0.9MET,看电视时为1.0MET,漫步行走2.3MET,走路每小时4 000米为2.9MET,自主上2楼则≥4MET,此时表明患者可以承受全麻下大多数腹部手术。

当血氧饱和度为90%时,提示动脉血氧分压(arterial partial pressure of oxygen,PaO2)已低至60mmHg,即可诊断为低氧血症。除非必须急诊手术,凡择期手术皆应暂停,找出低氧血症原因并纠正后方可考虑手术,但慢性低氧血症 PaO_2 长期处于60~55mmHg者,只要无气急等症状,仍可考虑在供氧麻醉下手术。

二、对内科合并症诊断和处理

(一)心血管疾病

影响心脏储备能力,成为手术高危的因素,显著增加手术的死亡率和患病率。常见的三种心血管疾病:①冠心病:围手术期可发生心肌梗死;②心瓣膜疾病:主要是瓣膜狭窄病变,不能耐受围手术期量稍增多或速度稍快的输液;③高血压:可引起心肌梗死和脑卒中。

1. 病史和一般检查 主要询问有无缺血性心脏病,是否留置冠脉支架及服用抗血小板药、抗凝药。此外,了解服用抗高血压药、β受体阻滞剂、利尿药情况。然后进行心脏理学检查,常规胸部X线检查。

2. 心功能检查 心电图和心脏超声检查。心脏多普勒超声描记能提供心排血量、每博输出量和左室射血分数值,还可测定心室壁厚度、瓣膜狭窄和反流。

血钠利尿肽测定:B型钠利尿肽(B-type natriuretic peptide,BNP)在心房心室稍有扩张时即释放入血使浓度升高,从而及早发现右心室心力衰竭,此时左室射血分数可能仍为正常范围。BNP<100pg/ml时表示无心力衰竭;BNP100~300pg/ml提示存在心力衰竭(>300pg/ml为轻度心力衰竭,>600pg/ml为中度心力衰竭,>900pg/ml为重度心力衰竭)。

3. 心脏病活动期评估 专科会诊确定若有下列情况应停止择期手术:①不稳定型冠脉综合征指前2个月内新发心绞痛,或2周内发生心肌梗死,或急性心肌梗死。②失代偿性心力衰竭,指美国纽约心脏病协会(New York Heart Association,NYHA)六级或新近发生心力衰竭。③显著的心律失常指心房颤动、频繁室性期前收缩等。若休息时心率>100次/min或心动过缓,即应行12导联心电图检查。④有症状的瓣膜疾病,如主动脉瓣狭窄、二尖瓣狭窄心力衰竭,活动后呼吸急促。

4. 修正的心脏危险指数(revised cardiac risk index,RCRI) 由于人口老龄化,老年心血管疾病患者需行腹部手术者也较常见,但术后心、脑、血管并发症发生率高,一般医院视为手术禁区。为此,美国心脏病学会和心脏协会(American College of Cardiology,ACC/American Heart Association,AHA)2007年公布心脏病病例行腹腔手术围手术期检查和处理指南。2014年修订版指南中根据6项危险指数做出评分。若无上述危险因素,不需要进行术前心脏应激试验,即使有上述危险因素存在,如果应激试验不能改变手术决定,也不必施行。总分≥2分者围手术期必须给予药物治疗(表48-1)。

表48-1 修正的心脏病危险指数(ACC/AHA,2014)

危险指数	评分
1. 腹腔、胸腔手术	1
2. 缺血性心脏病史(有心肌梗死病史:应激试验阳性;典型心绞痛;ECG出现Q波。目前经常用硝酸酯类药物。曾施行冠脉分流或留置支架)	1
3. 代偿性充血性心力衰竭史(指出现第3心音,两肺啰音,有肺水肿,胸片有心力衰竭证据史)	1
4. 脑血管病史(有短暂缺血性发作或脑卒中史)	1
5. 糖尿病(需用胰岛素或不用者)	1
6. 肾功能不全(肾小球滤过率≤30ml/min或血肌酐≥176μmol/L)	1

药物预防心脏并发症:当RCRI≥2分时,术前即应用 β_1-受体阻滞剂(β_1-blocker),可显著减少

术后心肌梗死的发生率和心搏骤停。这是因为麻醉和手术均可引起交感神经兴奋，使肾上腺分泌激素应对，但对有缺血性心脏病史者，心脏刺激的后果是发生严重并发症。β_1-受体阻滞剂能在一定程度上减轻肾上腺能激素对心脏的作用，避免发生重大心脏不良事件。RCRI 评分高者疗效更为明显，评分<2 分者用药无效。术前 1~2 周开始用药，推荐用阿替洛尔（atenolol），每日 50~100mg，剂量自小到大递增，以心率<75 次/min 为准，但不宜<55 次/min，收缩期血压不能<100mmHg。若患者年龄≥65 岁，体重明显低于正常或机体衰弱，初始剂量应减少至 1/4~1/2。如果术前 1 周同时加服阿托伐他汀，每天 40mg，则脑血管并发症有下降。除术前用药外，手术从麻醉开始则用艾司洛尔（esmolol）微泵注射，因半寿期短仅 9 分钟，容易调节剂量。术中、术后一周内常见的心率失常为频发室性期前收缩或心房颤动，建议术后最少再用阿替洛尔（atenolol）1 个月。

β_1-受体阻滞剂禁忌证：①过敏；②急性心力衰竭失代偿；③急性支气管痉挛；④三度房室传导阻滞，未用起搏器者；⑤收缩期血压<100mmHg，心率<50 次/min，并指无低血容量等可纠正情况时；⑥贫血（Hb<70g/L）未纠正的缺血性心脏病病例。

（二）肺部疾病

肺部常见的伴随疾病是慢性阻塞性肺疾病、支气管痉挛性疾病、吸烟引起的慢性支气管炎。术后肺部并发症的高危因素为：年龄>70 岁、吸烟、既往存在肺部疾病、咳痰量多、肥胖、腹部切口手术区距膈肌近、血气分析动脉血二氧化碳分压（partial pressure of carbon dioxide in arterial blood，$PaCO_2$）>45mmHg 或 PaO_2<70mmHg，呼吸计量测定用于有任何一项上述高危因素病例。上述通气功能障碍疾病多属阻塞性通气障碍，仅肥胖属限制性通气功能障碍，此时第 1 秒用力呼气容积（forced expiratory volume in one second，FEV_1）/用力肺活量（forced vital capacity，FVC）可在正常范围。围手术期茶碱类药物近来已少用，代之为 β_2-受体激动剂气雾吸入，不但术前、术后吸入应用，而且在全麻插管呼吸循环中可以给药。重症慢性阻塞性肺疾病最好在术前积极治疗 2 周，包括应用抗生素、激素、β_2-受体激动剂、体位引流下咳痰和呼吸锻炼。

血气分析测定 PaO_2 下降和 $PaCO_2$ 高于正常除通气障碍外，还可由肺血流灌注不足引起通气/灌流比例失调而致，临床上常见的是术中大量失血或巨大手术创伤引起休克和肺动脉高压（肺小动脉痉挛）的后果。治疗应针对病因。

肺功能急性障碍主要见于术后，除了阻塞性通气障碍（包括上呼吸道阻塞引起吸气困难和下呼吸道阻塞引起呼气困难）外，肺泡气体弥散障碍如心源性肺水肿和非心源性肺水肿即成人呼吸窘迫综合征（adult respiratory distress syndrome，ARDS）死亡率高，需及时发现和立即处理。

ARDS 的基本病理变化是因肺泡间质水肿和肺泡表面张力缺乏而致肺泡塌陷，使肺动脉血流经过不同程度的无功能肺泡，结果是右心血分流至左心，造成严重缺氧，PaO_2 明显下降，以致呼吸急促，然后 $PaCO_2$ 也下降，此因 CO_2 的弥散能力高于 O_2 的弥散能力 21 倍。ARDS 的分类以缺氧程度为准，即动脉血氧分压（PaO_2）/吸入氧分数（FiO_2），正常时其比值≥300mmHg，轻度缺氧<300mmHg，中度缺氧<200mmHg，重度缺氧<100mmHg。ARDS 的处理是用呼吸机机械通气，采用呼气末正压通气（positive end expiratory pressure，PEEP）模式，轻度缺氧时用<5cmH$_2$O 压力，中度缺氧时≥5cmH$_2$O 压力，重度缺氧时 PEEP 压力≥10cmH$_2$O。

（三）肝功能异常

急性肝炎患者因手术和麻醉可加重肝功能损害而列为禁忌。术前表现轻度肝功能异常者，可短期护肝后手术。慢性活动性肝炎病例应先用抗病毒药物治疗，最好待 HBV DNA 降至<10^5 拷贝/ml 再手术。对已出现腹水、肝硬化等肝脏重度受损者，应积极治疗，待病情好转后手术。术中减少出血，术后防止感染，禁用对肝有毒的药物。

（四）肾功能减退

长期高血压和 65 岁以上患者由于肾小球数目减少可能有肾功能减退存在。血清肌酐和尿素氮两项测定不一定能反映潜在肾功能不全，应检查肾小球滤过率，临床常用血清胱抑素 C 测定。

胱抑素 C 是人体有核细胞产物，分子量小，一次通过肾小球即能完全排出，故能反映肾小球滤过率（glomerular filtration rate，GFR）。胱抑素 C 经肾小球滤过后进入肾小管即被完全分解，因此尿中值含 0.4mg/L 为上限。当肾小管功能受损时，尿胱抑素 C 量即几十倍上升，故可实时迅速反映肾小管功能。血胱抑素 C 检查能正确获得肾小球滤过率值。老年妇女肌肉量减少，血肌酐可能尚在正常范围，但肾小球滤过率已下降明显。

肾功能减退患者术后易并发水、电解质及酸

碱失衡,或导致肾衰竭。急性肾衰竭由出血性或感染性休克引起者,若能及时手术去除病因,对纠正肾衰竭有利。慢性肾衰竭多见于老年妇女及合并高血压、动脉硬化、糖尿病,尤其是术中出现血压下降、休克者易使病情加剧。术前纠正肾功能,避免用肾毒性药物,出现肾衰竭后及时血液透析。

(五)内分泌疾病

1. 糖尿病 临床分为 1 型和 2 型。1 型糖尿病:发生于青少年,易并发酮症酸中毒。2 型糖尿病:占所有糖尿病患者 90% 以上,多发生于 40 岁以上的成年人,手术易并发感染和高渗性酮症糖尿病昏迷。手术麻醉应选择硬膜外神经阻滞加全麻插管吸入麻醉。术中要求保证供氧和气道通畅。连续硬膜外神经阻滞能明显阻断或减轻创伤,减轻疼痛的周围刺激所引起的丘脑应激反应,即可减轻交感神经兴奋引起的血糖升高和分解代谢增加。术中、术后密切监测血糖水平,用微泵静脉给予正规胰岛素,使血糖控制在 6~10mmol/L,但临床实施很困难,监测稍有不慎即引起低血糖,对患者危害高于血糖增高。目前采用的方法为手术日、术后 1~2 天,皮下注射甘精胰岛素,每天 1 次,剂量为体重(kg)× 0.75/2U,此药可缓慢作用 24 小时,为基础用量。若血糖升高>10mmol/L,立即皮下注射门冬胰岛素,每次 5~10U,全日用量等同基础用量,即可维持血糖目标水平,明显减少监测血糖次数,减少低血糖发生。

围手术期糖尿病发生高渗性昏迷的病例,大多由于临床医师漏诊糖尿病和处理不当引起,在正常人与糖尿病患者之间尚有相当多人群糖耐量异常,仅表现为糖耐量递减而空腹血糖正常,且无糖尿病症状。此种病例进入手术应激就可引起高糖血症,术前因未做糖耐量试验而未被发现,术中和术后应激期中用高渗糖液,使已有增高的血糖水平进一步上升,产生利尿现象,误认为液体补给已足够,减少输液量造成失水,且属高渗失水。因此术中不允许用单纯葡萄糖液,尤其是 10% 溶液,应该用复方氯化钠液或复方氯化钠乳酸盐溶液。术后 24 小时后可用 5% 葡萄糖加等量复方氯化钠液,并监测血糖水平,使血糖低于 11.0mmol/L 为安全。

2. 甲状腺功能异常 甲亢患者应在术前用抗甲状腺激素药物使机体处于甲状腺功能正常状态。甲状腺功能减退者多发生于曾用抗甲状腺激素药物或仍在服用病例,应再次检查甲状腺素水平,因此病往往有甲状腺功能减退而不自知。曾用放射性核素碘治疗或为甲状腺大部切除术后患者,常终生服用甲状腺素补充治疗,此类患者在妇科手术前和术后均需补充治疗。

3. 肾上腺皮质功能减退 外源性类固醇药物应用是最常见的肾上腺皮质功能减退的原因。任何病例在过去 6 个月内用药时间超过 3 周,每天泼尼松量达 20mg 时,都可能在手术应激期中发生临床上肾上腺皮质功能减退,表现为低血压而无血容量不足,称为应激类固醇(stress steroids),经典处理方案是术前静脉加用氢化可的松 50mg,术后每 8 小时给药 25mg,直至病情稳定或术后 24 小时。

第二节　术前准备与处理

一、术前讨论与咨询

作为手术医师面对患者,态度要既严肃又亲切,获得患者信任,解除其心理恐惧和思想负担。让患者详细了解病情,解释手术治疗目的,手术所致的器官功能变化,可能发生的不良反应,以及近期和远期并发症,提供充分的医疗信息,使患者能作出决定,积极配合手术。此种术前谈话不但有助于沟通医患关系,而且一旦手术未能达到期望结果时,也能得到患者的理解,更何况是为患者争取获得愿望的一个机会,故而十分重要,需做书面记录。

二、围手术期长期用药的处理

大多数药物的长期用药者在围手术期可安全使用,如治疗胃溃疡的 H_2 受体阻滞剂、氢离子泵抑制剂,以及治疗哮喘病的吸入药物,包括类固醇、β 受体激动剂和抗胆碱类药。

(一)抗高血压药物

常用的包括:①钙离子通道抑制剂;②血管紧张素转换酶抑制剂(angiotensin converting enzyme inhibitor,ACEI);③血管紧张素受体阻滞剂(angiotensin receptor blocker,ARB);④噻嗪类利尿药。ACEI 和 ARB 两者作用相同,用其中一种。长期服用抗高血压药者,择期手术在围手术期不必停药,急诊手术全麻患者应暂时停药,待术后恢复口服药时再用。

（二）冠心病用药

为控制冠心病患者妇科手术后引起心律失常或心绞痛，原则上是高危因素≥2分者于术前1~2周开始应用长效 β_1- 受体拮抗剂联合他汀类药直至术后。

根据2014年美国经皮冠脉介入术（percutaneous coronary intervention，PCI）指南，指出术前用他汀类药物可降低围手术期心肌梗死，因此，心脑血管疾病患者进行高危险性手术者，应在围手术期用阿托伐他汀（atorvastatin），如果患者已在服用他汀类药物，则围手术期继续服用。

抗血小板药如阿司匹林，在冠心病、短暂脑缺血发作、高血压时已用者，若阿司匹林是由于心血管原因预防用药，则应在围手术期继续用药，因为停用此种抗血小板药物可能增加血栓病如心脏冠脉血栓、脑卒中或支架栓塞，则后果更严重。缺血性心脏病患者术前是否放置冠脉内支架，主要根据适应证，即使放置裸支架至少也需3个月后才能手术，而妇科肿瘤手术属于限期手术，不允许长期等待。已经放置支架者，择期手术前应停用抗血小板药氯吡格雷（clopidogrel）5天，以减少显著出血的危险，但仍可保留应用阿司匹林，以防止停药后脑卒中或支架栓塞。

（三）糖尿病用药

糖尿病患者在手术日应停用口服药，改用胰岛素静脉注射控制血糖。术后2~3天继续注射胰岛素，控制血糖不超过10mmol/L，如果血糖控制良好，可避免术后感染率增加。非糖尿病病例即使妇科小手术，术后也可出现短暂高血糖；若进行较大手术时，尤其是手术时间长、出血多、体液转移量大者，容易引起术后高糖血症，控制血糖也有必要，应注射胰岛素，使血糖不超过8mmol/L。控制血糖时要避免发生低血糖，因其危害性大于血糖升高。如果按过去观点加强胰岛素用量，要求血糖控制至正常水平，往往发生低糖血症，此时由于麻醉和术后镇痛用药，低血糖症状常不明显而被忽视，以致术后出现认知障碍和精神异常。

（四）避孕药

术前是否停用口服避孕药意见不同，停药可减少静脉栓塞危险，但意外妊娠也有可能，故应做个体化考虑。

三、术前准备

（一）皮肤准备

腹部和会阴部皮肤擦洗和清洁，包括清除脐部污垢，可用肥皂水或非离子洗涤剂，体毛和阴毛剃除时间应在术前1小时内，而不是手术前日，避免表皮损伤后感染；有人提出剪除较剃除毛发更能减少局部感染率。所用刀具应为一次性应用，杜绝交叉感染。术前用5%聚维酮碘（povidone-iodine，碘伏）涂擦腹部，待干燥后才能铺巾手术。若对碘过敏，则改用氯己定（chlorhexidine）。

（二）阴道准备

计划要做子宫全切术或经阴道手术者，手术前日常规用聚维酮碘擦洗阴道1次，浓度与皮肤消毒所用相同，手术日晨再擦洗1次。

（三）肠道准备

现多改用顺行性灌肠，术前1天完成，即在术前日晨开始禁食，上午7时起将生理盐水1 000ml加20%甘露醇200ml混合后，2小时内服完，一般上午9时后出现腹泻，至下午2点排出液全为水液已无粪便。腹泻停止后至下午2点静脉滴注平衡液及葡萄糖液进行水化，均速滴注直至次日进手术室，以维持细胞外液和尿量。肠道去污抗生素口服和静脉用药效果相同，一般采用甲硝唑或氨基糖苷类。

（四）其他

备血及药物过敏试验。手术前晚口服镇静剂可以助眠；手术日晨观察患者一般情况，测体温及生命体征，有无月经来潮，局部有无感染病灶，决定可以手术后放置Foley导尿管（阴道手术除外）。术前30分钟给予麻醉辅助剂，常用地西泮10mg，肌内注射，以减轻患者紧张心理，加强麻醉效果，并用阿托品0.5mg或东莨菪碱0.3mg，皮下注射，以减少气道分泌物，保持呼吸道通畅。

第三节　子宫切除术

子宫切除术（hysterectomy）自1843年Heath施行第一例后，至今已是妇产科领域中最常施行的手术，也是最基本的手术之一。它主要包括子宫全切术和子宫次全切除术，又有经腹和经阴道的不同途径，更有腹腔镜及机器人手术。其手术成败直接关系到患者的健康和生活质量，故是本章讨论的重点。

一、子宫切除术的发生率

在美国每年有50万以上的妇女行子宫切除术，估计至65岁时1/3妇女的子宫已被切除，但世界各地的子宫切除率显著不同，据 Farquhar 和 Steiner（1997）报道全美总的子宫切除率为 5.6/1 000 妇女；Jacobson（2003）报道美尼沙达>20 岁妇女的子宫切除率<4.3/1 000 妇女。在澳大利亚西部子宫切除率为 4.8/1 000 妇女，意大利为 3.2/1 000 妇女，挪威最低为 1.2/1 000 妇女。

近年来，由于新药的应用和新技术的开展明显降低了子宫切除率。全身性激素治疗有效地控制围绝经期异常子宫出血，子宫内孕酮系统证明有相似效果。子宫内热球、微波及电器械行子宫内膜切除（endometrial ablation）能替代子宫切除术来治疗出血。子宫平滑肌瘤目前常用宫腔镜切除黏膜下肌瘤，或经导管行子宫动脉栓塞，目的是既减少了大手术，又保留了子宫。据 Hakkarainen 2021 回顾性分析芬兰子宫切除率自 1998—2001 年的 432.6/10 万妇女，至 2014—2017 年降为 224.5/10 万妇女，年均下降 2.5%。

二、子宫切除术的适应证

子宫切除术是妇科最常见的手术之一，手术的适应证见表 48-2。

表 48-2　子宫切除术的适应证

急症情况	1. 妊娠不良结局（如子宫破裂出血或感染，胎盘早剥并发子宫卒中，产后出血或弥散性血管内凝血导致的子宫出血经保守治疗无效等） 2. 重症感染（如输卵管卵巢脓肿破裂） 3. 手术并发症（如子宫穿孔）
良性疾病	1. 复发性围绝经期异常子宫出血（对激素调节、诊断性刮宫或子宫内膜切除术无效，年龄接近更年期） 2. 子宫脱垂（年龄大、有症状） 3. 子宫平滑肌瘤　①有症状（出血、压迫症状）；②无症状（体积 ≥ 12 孕周） 4. 子宫内膜异位症（诊断明确、无生育要求、保守治疗无效） 5. 子宫腺肌病（子宫不规则过多出血、保守治疗无效） 6. 附件肿块（如卵巢肿瘤） 7. 慢性感染（如盆腔炎反复发作）
恶性肿瘤或癌前期病变	1. 生殖器官的浸润性病变 2. 宫颈癌前病变（CIN Ⅲ级，需根据患者年龄、病变大小） 3. 子宫内膜不典型增生 4. 邻近或远处器官癌肿（胃肠道、泌尿生殖道或乳腺癌）

续表

癌肿的预防	1. 宫颈高级别上皮内病变锥切后复发 2. 子宫内膜增生不伴非典型性，但持续存在

子宫切除术适用范围广，每个国家掌握指征又不完全一致，因此，子宫切除率在世界各国有很大差别，这种差异涉及适应证掌握是否适度及治疗质量是否保证，正如 Richard W.Te Linde 教授在 Johns Hopkins 大学和 Te Linde 妇科手术学原著中所述：子宫切除术对女性而言，已证实既祈福又可能降祸，无疑手术要有适宜的适应证，使患者能恢复健康，甚至拯救她们的生命。

三、子宫切除手术路径的选择

主要包括腹式、阴式和腹腔镜子宫切除术，近些年国内外已兴起机器人技术。虽然世界各地仍以腹式子宫切除术为常见的术式，但大多数需行子宫切除术者都能经阴式或腹腔镜完成，很多 RCT 已证实阴式和腹腔镜手术并发症最少，恢复更快，住院期更短和费用最低。John 等（1995）回顾性研究 2 553 例子宫切除术，其中 65% 经腹式，但 3 年后仅 36% 患者仍用腹式；经阴式子宫切除率无改变，约为 20%；而腹腔镜辅助阴式子宫全切术（laparoscopically assisted vaginal hysterectomy，LAVH）自 12% 增加至 45%。

一项大宗病例分析提示，在腹式、阴式和腹腔镜切除子宫的三种路径中，腹式子宫切除术中及术后并发症增高，医院观察时间延长；阴式子宫切除手术时间最短，且术中失血相对最少；LAVH 术后并发症较低，但费用最高。各种手术路径均有优势与不足。

总之，选择子宫切除路径的原则，从微创角度考虑首先应是阴式，然后是腹腔镜，最后是腹式子宫切除。如简单的子宫切除，尽量从阴道切除，不需用腹腔镜协助，更不必开腹手术。

三种路径的子宫切除术有其各自的应用范围，主要根据病变的性质和大小来抉择。近年来，随着科学技术的发展，任一路径子宫切除的适应证和相对禁忌证在不断进化和发生变化。目前认为，腹式子宫切除的适应证仍是恶性肿瘤、巨大子宫肌瘤、广泛粘连浸润的子宫内膜异位症，因开腹手术暴露子宫附件结构、输尿管、腹膜后及上腹部病变良好。阴式子宫切除已从传统的子宫脱垂扩大到非脱垂子宫切除；子宫体积增大 ≤ 孕 12 周,甚至增大如孕 14~16 周作为其适应证。LAVH 则适用于子宫肌瘤较大、卵巢肿块、中度或重度子宫内膜异位症、盆腔炎或盆腔手术史等至少有一个阴式手术禁忌证者。

四、良性病变行子宫全切术或子宫次全切除术

1946 年,Miller 报道全子宫和子宫次全切除术的比例为 31% 和 69%。随着医学的发展,从 20 世纪 50 年代开始,子宫次全切除术似乎已被弃用,而子宫全切术成为最主要的术式。在美国,腹式子宫切除术中次全切除仅占 0.9%~1.0%,甚至低于 0.5%。国内情况类同,北京协和医院统计在 539 例腹式子宫切除中,次全切除率为 4.1%。

评估这两种手术时,主要应衡量切除宫颈的合理性及保留宫颈的益处。

1. 子宫全切术理由 ①避免术后发生宫颈残端癌。子宫次全切除术后需长期随访及筛查,且一旦发生残端癌,手术难度较大及放疗并发症较多。②避免宫颈病变的发生。保留的宫颈日后可能发生宫颈肌瘤、慢性宫颈炎所引起的异常白带或出血。③切除宫颈不会影响性快感,因女性的性敏感区在阴道前壁而不是宫颈。④子宫全切术已为一般妇科医师掌握。

2. 子宫次全切除术优点 ①子宫次全切除术指在宫颈内口水平切除宫体,手术范围不涉及盆底支持组织,保留的主韧带、宫骶韧带及宫颈筋膜仍可发挥固定盆腔脏器的功能,术后不会发生盆底松弛、下腹坠胀、排便无力等症状;②由于阴道和宫颈完整的保存,性生活应与术前无异;③盆腔神经丛未受损害,术后对排便功能及性快感不受影响;④宫颈黏液对保持宫颈的酸碱度,防止阴道内细菌感染有良好作用;⑤手术位置不在盆腔深部,对盆底粘连严重的疾病,手术不易损伤输尿管、膀胱或直肠。

因此认为仅在切除宫颈的危险性超过保留宫颈的危险性时才行子宫次全切除术。由于此种情况少见,故通常多行子宫全切术。子宫次全切除术适用于子宫或附件的良性疾病伴有以下特殊情况者:①严重的内科合并症,病情要求尽快结束手术时;②严重的盆腔粘连,致使盆腔解剖不能清楚显示时;③老龄妇女尤其年龄超过 70 岁者;④年轻妇女尤其是青春期患者;⑤产科急症在剖宫产时同行子宫切除术。

目前,对良性疾病常规行子宫全切术受到质疑,因为很多传统手术已改变为微创技术,腹腔镜切除大肌瘤利用组织粉碎器(morcellator)使手术快捷,术后恢复迅速;行子宫次全切除术进一步降低输尿管和膀胱损伤;再加上宫颈疾病筛查的普及和对宫颈上皮内瘤变的及时处理使发生宫颈癌的危险性下降,因此,医患双方均更愿意对于良性病变在切除子宫时保留宫颈。Smith(2014)报道加利福尼亚 65 万例子宫切除术(1991—2004 年)中,次全切应用率从很少忽略不计上升至 21%。最近,前瞻性随机试验均未发现子宫次全切除术比子宫全切术具有远期结果的优越性,在性满意度、肠道或膀胱功能及阴道脱垂方面两组相比无区别。

五、子宫切除时正常卵巢去留的决策

妇科良性疾病切除子宫时是否行预防性卵巢切除术,这是一个有争议的问题。传统观点是 50 岁前未绝经妇女的正常卵巢原则上应予保留;50 岁后妇女切除子宫时,一般考虑同时切除卵巢,但应根据个体情况决定。对 40~50 岁的处理意见尚无共识。

考虑卵巢的去留必须权衡其利弊:

(一)切除卵巢对预防卵巢癌发生的意义

早年 Randall 报道切除子宫保留一侧或两侧卵巢 915 例,随访 20 年后卵巢癌发生率分别为 0.35% 和 0.16%,并不高于未切除子宫及卵巢人群。国内汇集 9 所院校 1 249 例子宫切除术保留卵巢的随访资料仅发现 1 例卵巢癌。Neef 等指出,5 000 例子宫切除术同时切除卵巢,仅 1 例防止了卵巢癌的发生,其代价是成千上万患者早期去势。

在美国 40~65 岁妇女子宫切除术时做预防性卵巢切除占 50%~66%;据 Averette 和 Nguyen 估计,在美国,对年龄 > 40 岁患者在子宫切除时行双侧卵巢预防性切除,可避免 24 000 例新发卵巢癌。近年来,Chan 等(2014)报道北加利福尼亚(1988—2006 年)56 692 例子宫切除术,其中 54% 同时行两侧输卵管卵巢切除术(bilateral salpingo-oophorectomy, BSO),7% 同时行单侧输卵管卵巢切除(unilateral salpingo-oophorectomy, USO),39% 为单行子宫切除术。随访期间发现 40 例卵巢癌和 8 例腹膜癌,诊断时中位数年龄卵巢癌为 50 岁,腹膜癌为 64 岁。结果按 10 万人口中发生卵巢癌和腹膜癌数计算,在单行子宫切除组为 26.7,同时行 USO 组为

22.8,同时行 BSO 组为 3.9,结论是子宫切除加两侧输卵管卵巢切除使卵巢癌和腹膜癌的发生率下降。由此认为,高危病例行预防性卵巢切除有一定价值。

(二)切除卵巢对预防乳腺癌发生的意义

显然,在盆腔手术患者中,已知有 *BRCA1* 或 *BRCA2* 基因突变或其直系家族有乳腺癌史,尤其是发病年龄<40 岁的高危因素,行预防性切除卵巢是有益的。Kauf 等前瞻性研究 177 例 *BRCA1* 或 *BRCA2* 突变妇女,随访 6 年,其中 69 例行预防性卵巢切除术,结果有 4% 发生乳腺癌,而未行预防性切除的 108 例则有 13% 发生乳腺癌。

(三)保留卵巢的病变风险

估计 2%~7% 的保留卵巢患者日后将发生病变需再次手术,主要是发生残余卵巢综合征(residual ovary syndrome),平均在术后 2.7~5.1 年出现症状,表现为慢性盆腔痛和性交痛,可触及痛性肿块。Carsiano 等(2013)进一步研究奥姆斯特德地区美尼沙达妇女(Minnesota women, Olmsted Conunty)1965—2002 年因良性病行保留卵巢的子宫切除术 4 931 例,与另外 4 931 例年龄相匹配未行子宫切除术做对照比较,随访中位数时间分别为 19.6 年和 19.4 年。结果子宫切除保留卵巢组术后 10、20、30 年需要再次手术切除卵巢率分别为 3.5%、6.2% 和 9.2%;对照组未行子宫切除者分别为 1.9%、4.8% 和 7.3%,前组显著高于后组(P=0.03)。此外,保留两侧卵巢较保留单侧卵巢者需再手术切除卵巢的危险显著为高(P<0.01)。

(四)切除卵巢后的内分泌影响

从激素观点来看,绝经后卵巢活性并未完全静止,卵巢间质仍可产生雄烯二酮,它与肾上腺皮质产生的雄烯二酮可经周围组织芳香化转化为雌酮。由于手术切除卵巢对内分泌的影响为突然发生,即使患者已绝经 1~5 年,手术后 5~7 天其雌激素水平可较术前降低 25%~50%,随即出现血管神经症状,较自然绝经引起的围绝经期症状严重。虽然雌激素补充治疗有效,但长期用药的顺应性仍是值得探讨的问题。

总之,在妇科良性病变切除子宫时行选择性卵巢切除(elective oophorectomy)的优点是解除与之相关卵巢癌和乳腺癌危险的焦虑,减少由于附件包块可能需要重复手术的风险,但潜在的负面影响是使患者认知功能和性功能下降,增加骨质疏松和心脏病风险,故常常支持保留卵巢。为此,医师应对

是否选择性卵巢切除的利弊和可能后果告知患者,做个体化决定。

六、手术路径的选择

(一)腹式子宫全切术

指单纯切除宫体和宫颈,是妇科最常施行的手术。由于腹式手术暴露良好,故有利于切除巨大盆腔肿块、盆腔恶性肿瘤、子宫附件或盆腔严重感染或广泛粘连性病变。腹式子宫全切术有以下两种术式:

1. **筋膜内子宫切除术(intrafascial hysterectomy)** 在钳夹、切断、缝扎主韧带前,先将宫颈前后筋膜相当于宫颈内口水平做横形切开,并分离达宫颈阴道端水平,Kocher 钳置于盆筋膜内(前后套管内)钳住主韧带,因此操作时不会损伤输尿管,以保证手术的安全。此外,将保留的环绕宫颈的筋膜两侧分别缝于主韧带残端,以预防垂老妇女的阴道下垂。此种术式适用于各种盆腔良性疾病或肿瘤。

2. **筋膜外子宫切除术(extrafascial hysterectomy)** 在离断两侧主韧带前,不必切开宫颈筋膜,只要推开膀胱及直肠,直接在宫颈两旁操作,故要注意防止损伤输尿管、膀胱及直肠。此术式适用于盆腔恶性肿瘤切除子宫时。

实施腹式子宫切除术需要注意以下关键点:

(1)手术者和整个团队成员术前讨论、充分交流极为重要。术前充分准备,术中正确判断,手术时全力投入,仔细操作。术后由有经验团队监护及处理,必将获得最好效果。

(2)Telinde 手术学中描述的标准子宫切除技术系汇集大宗经验,故很可贵,为取得手术成功作为借鉴十分有帮助。术者还应熟练应用经典手术之外的不同技巧,将能更好应对特殊病例有关解剖学和病理学的变异。

(3)注意区别筋膜内和筋膜外子宫切除术的适应证、手术操作及优缺点。则更能提高手术质量。

(4)大量前瞻性随机研究显示,腹式子宫全切术结果与子宫次全切除术相比,术后在性功能、泌尿道或肠道功能及盆腔支持结构方面是相同的。

(二)阴式子宫切除术

如果选择病例恰当,则阴式子宫切除术(vaginal hysterectomy)优于腹式。由于阴式手术对胃肠道干扰少,故术后疼痛轻、康复早、术后病率低、并发症少,使住院期缩短、费用降低。此外,阴

式手术无可见瘢痕，还提供机会纠正盆底松弛，深受患者欢迎。Gitsch（1991）报道，在30年来近万例子宫切除术中，60.9%选择了经阴道切除途径，其中8%为初产妇，说明欧洲国家盛行阴式子宫切除。我国很多医院也已开展非脱垂子宫经阴道切除途径。

阴式子宫切除术最常见的适应证是子宫脱垂伴阴道壁膨出或阴道顶部脱垂伴肠曲疝出的围绝经期妇女。其他适应证是子宫肌瘤、异常子宫出血经激素治疗和诊断性刮宫无效、宫颈上皮内重度瘤样病变或子宫内膜不典型增生者。理想的手术对象应选择妇科良性疾病，子宫体积<12孕周且活动良好，预计盆腔无粘连，无下腹部手术史，若伴有一定程度的盆腔松弛，则更有利于手术进行。

施行阴式子宫切除术需要注意以下关键点：

1. 从阴道路径进入腹腔是阴式子宫切除术首要的关键性步骤，必须熟悉局部解剖，才能正确地选择切口部位，分离时达到层次分明目的，顺利时数分钟内完成，既不出血，也不易损伤邻近器官。

2. 为减少膀胱和直肠损伤，必须在直视下切开腹膜、进入腹腔。

3. 为减少输尿管损伤危险，在分离膀胱宫颈和膀胱子宫间隙后的手术步骤中，始终用拉钩将膀胱拉向前侧方，可使输尿管损伤达到最小。此外，在离断主韧带前应在宫颈上方前外侧区先行分离。

4. 子宫血管上方唯一的血管束包括圆韧带、子宫卵巢韧带和输卵管，可一并钳夹、离断和结扎。

5. 阴式子宫切除术时若需经阴道去除卵巢，90%的患者技术上可行。

6. 阴式子宫切除术后对原先存在的盆腔支持组织缺损必须仔细检查和再修复，阴道残端必须悬吊至宫骶韧带。

7. 随机对照试验（randomized controlled trial，RCT）研究证明，阴式子宫切除术比腹式或腹腔镜手术并发症低、疼痛轻、恢复快，也节省费用。机器人手术与阴式全宫切除术尚无资料比较。

（三）腹腔镜子宫切除术

无疑，腹腔镜技术开启了子宫切除术又一里程碑。最早，德国Semm（1984）尝试使用腹腔镜行鞘膜内子宫切除。设计一种标定刻度的子宫切割器（calibrated uterine resection tool，CURT）在宫颈筋膜内切除颈管内膜包括鳞柱上皮交界处的移行区，宫体在宫颈上方切除，称为经典筋膜内宫颈上子宫切除术（classic intrafascial supracervical hysterectomy，

CISH）。由于手术要求一些特殊器械，操作也较复杂，现已很少应用。1989年，Reich率先施行腹腔镜子宫切除，此后迅速普及，术式不断更新，直至2000年，美国妇科腹腔镜协会（American Association Gynecological Laparoscopists，AAGL）公布了腹腔镜子宫切除的分类系统（表48-3）。

表48-3　美国妇科腔镜协会对腹腔镜子宫切除术的分类系统

型别	内容
0	腹腔镜为阴式子宫切除术做准备，包括诊断、腹腔内疾病的治疗和/或粘连松解
I	腹腔镜电凝闭塞血管和离断卵巢根部，单侧或双侧，但不包括子宫动脉
II	I型+电凝闭塞血管，离断子宫动脉，单侧或双侧
III	II型+离断部分但不是全部主韧带和宫骶韧带，单侧或双侧
IV	III型+完全离断主韧带和宫骶韧带，单侧或双侧，进入阴道或不进入阴道

注：I～IV型进一步分亚型：①离断血管或卵巢根部；②分离膀胱，包括阴道前穹窿切开术；③阴道后穹窿切开术；④阴道前、后穹窿切开术。IV型也包括阴道前、后穹窿切开，从阴道切除子宫。

引自：Howard W.Jones，John A.Rock.Te Linde's Operative Gynecology.11th ed.Philadelphia：Wolters Kluwer，2015：737。

常用的腹腔镜子宫切除术（laparoscopic hysterectomy，LH）有两种：

1. **腹腔镜辅助下经阴道子宫切除术**（laparoscopic assisted vaginal hysterectomy，LAVH）　在腹腔镜直视下分离粘连，离断子宫卵巢韧带或骨盆漏斗韧带，离断子宫血管，直至离断主韧带和宫骶韧带，余下部分由阴道手术完成。LAVH兼有腹式和阴式子宫切除术的优点，可以切除大的肌瘤或粘连的子宫内膜异位症，而且腹腔镜和阴道手术的各自范围可根据病情和术者经验灵活选择AAGL分类中型别，因此使用广泛。

2. **腹腔镜下子宫全切术**（total laparoscopic hysterectomy，TLH）　即整个子宫切除的操作过程都在腹腔镜下完成，其操作技术较LAVH困难，在切断宫骶韧带和主韧带时注意防止损伤输尿管、膀胱和直肠。目前已为常用术式，开始实践者宜从LAVH起步，熟练后进入腹腔镜下子宫全切术。

总之，LH虽有上述优点，但也有局限性，因通过器械操作毕竟不及人手直接操作灵敏，且术中可

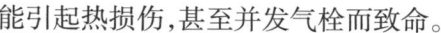

能引起热损伤,甚至并发气栓而致命。

腹腔镜下子宫全切术要注意以下关键点:

(1)根据患者解剖学和病理学变化选择手术路径和子宫切除术式。腹腔镜子宫切除术不能勉强施行,也不要轻言放弃,困难时争取更好的技术相助。

(2)充分了解所用器械的优缺点,尤其是电手术器械的特点和性能,采用最小的对组织的电热作用。双极电凝安全,但要分步离断止血,并要避免电热损伤;激光已少应用;超声刀可止血直径<5mm 的血管,最常用于清扫淋巴,便捷安全。

(3)进入腹腔后,清楚确定输尿管、膀胱等标志。

(4)子宫血管应先游离,并骨架化后再电凝,减少对输尿管的损伤。

(5)手术时尽量减少出血,否则影响手术视野。

(四)机器人子宫切除术(robotic hysterectomy)

目前,仅有达·芬奇(da Vinci)机器手术系统被美国 FDA 批准使用。

1. 机器人手术的优缺点 2002 年,Diaz-Arrastia 首次报道 da Vinci 手术系统子宫切除术。机器手术系统的优点与腹腔镜相比是切口更小(除脐部切口直径为 8.5~12mm 外,其余 3 孔皆为 5mm),出血更少,住院时间更短,更快恢复到正常活动。对手术者而言,其优点是三维(3D)视野放大影像、加强深度使手术视野改善;窥镜固定避免第一助手疲劳而发生视野移动;手术者操作时腕关节运动范围大而角度不变,与腹腔镜不同的是机器操作有一支撑点,避免术者手的颤动,此外,B 超和 CT 影像可在手术视野投射。Da-Vinci 的缺点是价格昂贵,手术室需要更大面积。对患者不利点是手术时间较长,长时间头低足高位使面部水肿。对术者而言最大缺点是不能直接触摸,一般钝性分离组织是常凭触觉,只能依赖锐利分离(表 48-4)。

表 48-4 机器人子宫切除术与腹腔镜、腹式手术的比较

	例数	平均出血量 /ml	平均手术时间	住院天数 / 天	并发症 /%
机器人子宫切除					
Diaz-Arrastia(2002)	11	50~1 500	4.5~10 小时		
Payne(2010)	256	98 ± 106	(151 ± 57)分钟	1.1 ± 0.7	3.5
Landeen(2011)	569	109 ± 143	(117 ± 59)分钟	1.3 ± 0.6	8.4
腹腔镜子宫切除					
Giep(2010)	265	167 ± 146	(124 ± 48)分钟	1.2 ± 0.7	1.9
Landeen(2010)	227	182 ± 185	(118 ± 45)分钟	1.8 ± 1.5	8.8
腹式子宫切除					
Matthew(2010)	113	430 ± 417		3.5 ± 3.2	23.4
Landeen(2011)	274	269 ± 385	(83 ± 33)分钟	2.7 ± 1.4	14.0

引自:Howard W.Jones Ⅲ,John A.Rock.Te Linde's Operative Gynecology.11th ed.Philadelphia:Wolters Kluwer,2015:295。

2. 手术步骤

(1)术前检查和麻醉前检查在机器人手术中同样重要,包括了解患者体格大小,伴随内科病情况,能否耐受在深度垂头仰卧体位(Trendelenburg position)下保持通气良好。

(2)取深度垂头仰卧位,两侧夹住固定之。

(3)麻醉诱导后,留置临时 Foley 尿管。

(4)摄像器孔定位于子宫底上方 2.5cm 处十分重要,保证有充分视野。手术操作孔和第一助手孔在充注 CO_2 气体后进行,使操作臂之间不互相干扰。

(5)展开两侧后腹膜,满意视及输尿管。若计划切除输卵管卵巢,则电凝、离断卵巢血管;若保留附件,则电凝、离断子宫卵巢韧带。

(6)子宫拉向一侧,切开阔韧带前后腹膜,在近宫颈处将子宫血管骨架化。

(7)切开子宫膀胱腹膜反折,分离膀胱子宫间隙,通过子宫操作机械手展现阴道前穹窿,视觉上可显示阴道切开环的印记。

(8)在阴道切开环水平电凝闭塞子宫血管,膀

胱轻轻推向远端。

(9)电凝、离断主韧带和宫骶韧带。

(10)在阴道切开环顶部切开前阴道,扩大切口环形围绕阴道穹窿,使子宫体和宫颈与阴道分离能从阴道切口提出。

(11)将一块湿的开腹用的海绵塞入阴道,防止CO_2逸出并可止血。

(12)阴道残端用可吸收线做连续或间断缝合,缝线需距阴道切缘1cm以防伤口裂开。

(13)关闭腹部切口,去除阴道填塞,观察有无撕裂伤和出血。

(14)听从医嘱在复苏室拔除Foley尿管,患者口服止痛剂,开始正常饮食,大多数在当天出院。

(15)术后禁止性生活7周。

3. 最佳手术实施

(1)为掌握机械系统手术,应先经培训、考核,并参加足够数目手术,才能获得所需技巧。

(2)术者若对开腹术或腹腔镜手术所用不同电能器械不熟知,则施行机器人手术将更具挑战性,发生手术损伤也有较大的潜在危险。已有手术基础和经验者,则学习周期缩短,并发症危险减少。

(3)选择合适病例,手术台上取最佳体位和正确放置子宫操作器,将减轻手术困难。

(4)手术时注意正常组织层次,做锐性分离而不是钝性分离,可获得较佳视野,减少出血和损伤。

(5)为防止术后阴道残端伤口裂开,术中可扩大从前阴道上分离膀胱范围,避免过度电热对阴道切缘的损害,缝线距切缘1cm以减少阴道穹窿闭合时张力,强调术后禁止性生活最少6周。

(6)机器人子宫切除术目的是提早出院,迅速恢复正常活动。为保持高效目标,要组织好竞争性强的手术团队。

自da Vinci系统应用后,腹式子宫切除术例数减少,而阴式和腹腔镜子宫切除术数目没有改变。阴式子宫切除术由于手术时间短,术后恢复快,并发症发生率低及价格低廉,故仍有其地位。

第四节 广泛性子宫切除术和盆腔淋巴结清扫术

广泛性子宫切除术(radical hysterectomy)又称根治性子宫切除术。主要是用于治疗宫颈浸润癌的一种手术,由Wertheim(1905)首先报道行广泛性子宫切除术及选择性盆腔淋巴结清扫术治疗宫颈癌,此后不少学者在此基础上进行改良。我国自20世纪50年代开展此项手术,目前已经普及应用。

一、手术范围及分类

宫颈癌的根治性手术发展迅速,在手术路径和手术技巧方面有不少改革,但广泛性子宫切除和盆腔淋巴结清扫仍是一致目标。通常认为广泛性子宫切除术应包括全子宫及附件切除,主韧带至少切除3cm以上或近盆壁处切除,宫骶韧带切除3cm以上或分离靠近直肠处切除,阴道切除3~4cm,并连同阴道旁组织一起切除(图48-1)。盆腔淋巴结清扫范围包括髂总、髂外、腹股沟深、髂内及闭孔区淋巴结。同时应对腹主动脉旁淋巴结取样活检。

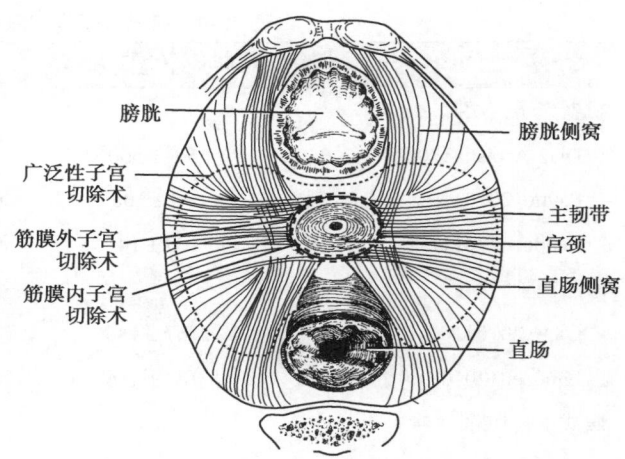

图48-1 子宫切除术(筋膜内、筋膜外)和广泛性子宫切除术范围

膀胱

膀胱侧窝

广泛性子宫切除术

主韧带

筋膜外子宫切除术

宫颈

直肠侧窝

筋膜内子宫切除术

直肠

Piver等早在1974年提出的根治性子宫切除术和盆腔淋巴结清扫术分类法已为大多数学者接受,并沿用至今(表48-5)。Piver II 型子宫切除术目的是对早期宫颈癌切除较多的宫旁组织而保留输尿管和膀胱血供,减少输尿管去血管化风险。Piver III型根治性子宫切除术则是广泛切除宫旁和阴道旁组织,保留输尿管远端一些血供,2007年被誉为20世纪治疗浸润性宫颈癌 I B 和 II A 期的标准手术。至2010年,Piver撰文认为早期宫颈癌行III型机器人根治性子宫切除术安全可行。

表 48-5 子宫切除术的五级分类法

分类 (分型)	手术范围
Ⅰ类	单纯筋膜外子宫全切术,适用于ⅠA1期
Ⅱ类	改良根治性子宫切除术,有些学者推荐用于ⅠA2期 切除较多的阴道穹窿;在输尿管内侧结扎子宫动脉,不从膀胱子宫韧带分离输尿管;主韧带切除1/3~1/2
Ⅲ类	经典Meigs手术 包括切除全部宫旁和阴道旁组织及盆腔淋巴结清扫
Ⅳ类	根治性子宫切除更为广泛 输尿管从主韧带和膀胱子宫韧带完全分离、膀胱上动脉结扎、切断,切除3/4阴道、全子宫及宫旁组织,同时行完全的淋巴结切除
Ⅴ类	根治性手术范围极广 除切除阴道、子宫、旁组织、附件和盆腔淋巴结外,输尿管末端或部分膀胱、直肠一起切除

引自:Handa VL.Te Linde's Operative Gynecology.12th ed. Philadelphia:Lippincott Williams & Wilkins,2019:458.

近年来,国际妇产科联盟(International Federation of Gynecology and Obstetrics,FIGO)于2018年提出了宫颈癌手术分期(见第四十一章);美国国立综合癌症网络(National Comprehensive Cancer Network,NCCN)2020年公布了《2021 NCCN宫颈癌临床实践指南(第1版)》。两文内容详细实用,有助于宫颈癌的精准治疗和手术范围的确定。

综合上述资料,将宫颈癌的各类手术原则归纳如下:

1. **锥切或子宫切除术** 根据两种情况抉择:①保留生育功能:ⅠA1期无淋巴脉管侵犯(lymphovascular space invasion,LVSI)可行整块锥切,阴性切缘至少有3mm距离。ⅠA1期伴LVSI或ⅠA2期首选根治性宫颈切除+盆腔淋巴结清扫,次选锥切+盆腔淋巴结清扫。②不保留生育功能:经锥切确诊的ⅠA1期无LVSI行筋膜外子宫切除。ⅠA1期伴LVSI或ⅠA2期行改良根治性子宫切除+盆腔淋巴结清扫。

2. **根治性子宫切除+盆腔淋巴结清扫术** 是ⅠB1/B2和ⅡA1期的首选手术治疗范围(证据等级1)。

3. **根治性宫颈切除+盆腔淋巴结清扫术** 适用于ⅠA2~ⅠB1保留生育功能者。

4. **腹主动脉旁淋巴结清扫术** 主动脉旁淋巴结受累与原发肿瘤>2cm、髂总淋巴结转移密切相关,建议对≥ⅠB1期同时行腹主动脉旁淋巴结清扫,范围通常限于肠系膜下动脉水平。

5. **新辅助化疗后根治性子宫切除术** 有些国家用于部分ⅡB期患者。

6. **盆腔器官廓清术** 用于放疗后盆腔中心性复发或病灶持续存在者,术前需排除远处转移。

二、手术路径和手术中的关键点

根治性子宫切除术治疗宫颈癌可采用经典的腹式、阴式(Schauta)及全腹腔镜和机器人手术路径完成,因难度大Schauta手术现已少用。虽然每一路径各有优缺点,基本技术也相似,但微创手术的远期结果较开腹手术为差,5年生存率低而死亡率高。

(一)腹式根治性子宫切除和术中需要注意关键点

宫颈癌根治术最早是1895年由美国Johns Hopkins医院的一位住院医师Clark实施的,在1898—1911年Wertheim率先报道500例宫颈癌行扩大根治性开腹子宫切除和部分盆腔淋巴结切除术。此后历经Meigs、Piver、Querlen-Morrow等改良,手术十分成熟。为保证手术成功,提出手术关键点如下:

1. **体位** 腹式手术取仰卧位,腰骶部垫高30°,双下肢下垂15°,可使骨盆变浅,有利于盆腔深部操作。

2. **切口** 下腹中线切口,下达耻骨联合,上自左侧绕脐延长至脐上3cm左右。

3. **探查盆腹腔** 盆腹腔内脏器(如肝、肾、肠管)、后腹膜淋巴结、壁层和脏层腹膜、大网膜及两侧横膈均应仔细探查有无转移灶。尤其不能遗漏以下两部分:

(1)腹主动脉旁淋巴结:摸诊检查自腹主动脉分叉至腹腔淋巴丛。若在腹主动脉和下腔静脉下段触及临床怀疑转移的淋巴结应进行常规取样(routine sampling),做组织学检查。因15%的腹主动脉旁淋巴结转移是隐匿性,可发生于外观正常、质地柔软的淋巴结中。若确定腹主动脉旁淋巴结转移,原则上应放弃手术,改用广泛范围的放射治疗,或术后辅以放疗。

（2）阔韧带底部：手术开始时必须探查清楚阔韧带底部和盆腔侧壁有无转移，若发现宫颈旁组织呈结节状增厚或硬块，原则上应放弃手术，改用全盆腔放射治疗。阔韧带底部转移病例中，30% 以上已有盆腔淋巴结转移。膀胱侧窝和直肠侧窝是重要的解剖标志，通过此两侧窝之间的摸诊，即能清楚查到阔韧带底部情况。

4. 盆腔淋巴结清扫应有一定顺序，它与淋巴管的流向相反，由周边向病灶中心进行清扫，即从髂总淋巴结开始，沿髂外、腹股沟深、闭孔至髂内淋巴结为止。

5. 保留器官功能的特殊处理　剩余的阴道缩短造成年轻患者术后性生活困难，可将膀胱腹膜切缘用 3-0 合成可吸收线间断缝合于阴道前壁，直肠腹膜切缘则缝于阴道后壁，以延长阴道。距阴道与腹膜吻合面以上 2~3cm 处，用 3-0 合成可吸收线间断缝合膀胱及直肠浆膜层封闭阴道。年轻的宫颈鳞状细胞癌患者可保留一侧卵巢。

（二）腹腔镜根治性子宫切除术和盆腔淋巴结清扫术

1992 年，Nezhat 首先报道，而后 Spirtos 先驱性报道 78 例早期宫颈癌连续病例，体重指数（BMI）<35kg/m² 的患者，结果 94% 手术在全腹腔镜下完成，平均手术时间 205 分钟，平均失血量 225ml，其中仅 1 例（1.3%）需输血，无 1 例并发输尿管阴道瘘。手术切除淋巴数平均 34 个，11.5% 淋巴结阳性，3.8% 手术切缘阳性，至少随访 3 年，5.1% 术后复发。目前已有关于开腹经典手术和腹腔镜下根治性子宫切除加盆腔淋巴结清扫术两种路径比较的随机试验报告，腔镜比开腹近期获益多而远期结果差，但此种试验目前正在继续进行中。

关于腹腔镜根治性子宫切除术，Spirtos 和 Chen 已有详细描述。腹腔镜行宫颈癌根治手术时要利用其诊断方面的优势，首先行盆腔淋巴结清扫术，一旦发现盆腔淋巴结阳性，原则上应放弃继续手术，如果强行手术，预后不如直接放射治疗。手术时在圆韧带外 1/3 处电凝切断，打开盆腔腹膜初步暴露输尿管，高位离断骨盆漏斗韧带切除附件；对年轻的宫颈癌，尤其是鳞癌患者，则离断子宫卵巢韧带以保留附件。一般用双极电凝钳夹闭合血管，但电流不要过大；也可用 Ligasure，要注意输尿管走向，基本上实现了无血化手术。然后分离膀胱侧窝和直肠侧窝，通过寻找闭锁的髂内动脉来定位子宫血管，行电凝、切断，或将子宫动脉与周围组织分离，在近髂血管处将其电凝、切断。而后抓住血管内侧蒂部，向前牵拉，以便在输尿管上方将膀胱子宫韧带这层"顶"去除。于是分离膀胱阴道间隙，直达阴道上 1/3 处，分离时可用双极电凝和锐性分离交替进行。输尿管则从阔韧带后叶开始游离，直达膀胱入口处。接着分离直肠阴道间隙，达宫颈下 4~5cm。此时即可切断宫骶韧带和主韧带。然后电凝切开阴道前后壁；在宫颈下 3cm 左右环形切除阴道，一般标本经阴道取出，在腹腔镜下缝合残端，操作时注意防止扩散。

（三）机器人根治性子宫切除和盆腔淋巴结清扫术

2005 年美国 FDA 批准 da Vinci 手术系统用于妇科手术。2006 年 Sert 和 Abler 报道首例宫颈鳞癌 I B1 期行机器人辅助根治性子宫切除术取得成功。鉴于腹腔镜宫颈癌根治手术的一些缺点，包括助手手持摄像系统使视野不稳定，二维视觉缺乏深度，器械活动范围有限，以致手术时间相对延长。da Vinci 手术系统产品的优化设计改善了手术视野，提高了人体功能适用度，其技术上优势明显超过腹腔镜。进入 21 世纪后，机器人手术用于妇科肿瘤正迅速发展，许多报道表明，机器人施行妇科肿瘤手术时手术分期充分，中转开腹手术率较低，失血量减少，输血率降低，住院天数缩短。在肥胖病例中，开腹手术和腹腔镜手术有一定困难，而机器人手术可降低术后并发症。老年妇女适用于机器人手术，因其对深度垂头仰卧位和气腹要求较低。

Piver Ⅲ 型（类）根治性子宫切除术是治疗浸润性宫颈癌 I B 和 Ⅱ A 期的标准手术，已为世界各国公认。机器人根治性子宫切除术在能源和技术方面与腹腔镜手术相似，都在气腹下进行，操作时需 4~6 个鞘卡（trocar）切口小孔，摄像机孔近脐。打开后腹膜，电凝、离断圆韧带，分离膀胱旁和直肠旁间隙，清楚确定输尿管走向，附件处理按个体情况。游离脐韧带后确认子宫动脉，电凝闭合子宫动静脉离断。切开子宫膀胱腹膜反折及子宫直肠凹陷，分离膀胱子宫间隙和直肠宫颈间隙，暴露直肠子宫韧带。通过将子宫动脉残端向内侧牵引，使输尿管从子宫旁组织中"去顶"暴露出来，进一步向下分离膀胱和直肠，离断宫骶韧带和直肠子宫韧带。将输尿管牵向外侧，以便安全切除合适宽度的主韧带。在切除阴道长度的理想水平做前阴道壁切开，阴道探条有助于伸直阴道易于操作。剩余的子宫旁组织和阴道旁组织可用单极电刀装置。标本经阴道取出，阴道穹窿在内镜下缝合。盆腔淋巴结清扫如前所述。盆腔引流以耻骨上引流最好。

（四）宫颈癌根治性子宫切除和淋巴结清扫术不同路径结局的比较

经典的腹式根治性子宫切除和盆腔淋巴结清扫是早期浸润性宫颈癌的主要治疗方式，临床应用已达高峰期，5 年治愈率在 Ⅰ B1 期高于 90%。腹腔镜下宫颈癌手术已被认可，并已逐渐普及。机器人根治性子宫切除术，与经腹或腹腔镜手术相比，最早由 Magrina 等（2008）报道美国 Mayo 医院 93 例宫颈癌，分为 3 组，其年龄、体重指数、肿瘤部位、子宫大小、分型、分期及根治性子宫切除术的分类型别相匹配，结果机器人手术时间、失血量、平均住院日均减少，而清除淋巴结数、术中及术后并发症无区别。Shah（2017）对早期宫颈癌行机器人（109 例）和开腹（202 例）根治性子宫切除术进行比较。两组年龄和体重指数相当。结果机器人组的住院时间显著缩短 42.7 小时 vs. 112.6 小时（$P<0.001$），估计失血量明显减少 105.9ml vs. 482.6ml（$P<0.001$），开腹组的并发症多达 23.4%，而机器人组为 9.2%（$P<0.002$）。两组复发率差异无显著性差异。

对于三种路径结局的比较，很多资料证明微创比开腹宫颈癌根治术的术中和术后短期效果更优，而对远期后果探讨不足。直至 2018 年 Ramirez 等通过前瞻性随机对照研究，对早期宫颈癌行微创根治 319 例（腹腔镜 84.4%，机器人 15.6%）与开腹根治术 312 例进行Ⅲ期临床试验对比。结果微创组的 4.5 年无病生存率（86.0%）比开腹组（96.5%）降低了 10.5%，而 3 年死亡率（4.4%）却为开腹组（0.6%）的 7 倍。此项挑战性结论激发了诸家聚焦于进一步研究微创宫颈癌根治术的有效性。2020 年，Nitecki 等对此通过文献系统回顾，确定了 49 项研究，其中 15 项被纳入荟萃分析，在接受根治性子宫切除术的 9 499 名早期宫颈癌患者中，微创手术 4 684 例（49%），其中机器人手术 2 675 例，占微创手术的 57%，共有 530 例复发和 451 例死亡。汇集微创组复发或死亡的风险比（HR）高于开腹组 71%（HR 1.71，95% CI 1.35~2.15，$P<0.001$）。同期虽有文献观点分歧，但无论如何，目前对宫颈癌手术路径选择需要个体化考虑，并对腹腔镜术中的细节问题（如举宫杯、阴道残端切开缝合等）予以重视，防止扩散。

综上所述，《Te Linde 妇科手术学》中 Abu-Rustam（2019）中指出，历经 20 年来微创手术的进展，很多回顾性临床病例分析已证明微创路径的宫颈癌根治术安全可行，短期效果明显获益。但近来经前瞻性随机试验，发现微创根治性子宫切除术与开腹术相比，无瘤生存率和整体生存率均较低，因此，应进一步研究以确定微创根治性子宫切除术的有效性。

（五）最佳手术实施

1. 宫颈癌的初始治疗应由最有经验的妇科肿瘤医师掌控和执行，需有训练有素的助手和护理团队，包括麻醉师、手术室及 ICU 人员。

2. 诊断后应正确分期，评估病变范围，对制订治疗计划十分重要。MRI 和 PET 扫描可提供重要信息。

3. 根据 NCCN 公布的 2021 NCCN 宫颈癌临床实践指南（第 1 版）归纳的手术原则，用以决定各期患者的手术范围。

4. Ⅰ期宫颈癌手术时，哨兵淋巴结检查技术已在各国普遍施行，列为标准检查方法。

5. 既往盆腔淋巴结有转移时，5 年治愈率约降至 60%。近年来无数前瞻性、随机试验证明，对此种高危病例在根治性手术后同时化疗和放疗，可获得 80% 的 4 年无瘤生存率。

6. 宫颈癌根治性子宫切除可采用腹式、阴式、全腹腔镜手术或机器人手术，腹腔镜 5 年生存率较开腹手术为低，而复发率和死亡率较高。

（顾美皎）

第五节　达·芬奇机器人手术系统在妇科手术中的应用

技术更新与社会变迁鼓动医疗奔向未来，微创甚至无创已经成为医学发展和追求的必然。手术学的发展史告诉我们：1846 年，麻省总医院施行乙醚麻醉，标志着现代手术学的开始；1987 年，Moure 报道腹腔镜胆囊切除术，标志着微创外科手术学的开始；1999 年，"达·芬奇" 机器人手术系统的面世，意味着外科手术的精度已超越了人手的极限，标志着外科手术信息化处理时代的开始，开启了微创外科新纪元。目前，广泛应用于临床的仍然是 Intuitive Surgical 公司开发出的达·芬奇机器人手术系统。

一、机器人辅助手术系统的发展简史与系统组成

1994年，美国FDA首次批准Computer Motion公司生产的第一代持镜机器人伊索（Automated Endoscopic System Optimal Positioning）应用于手术，该系统可通过手术医师的声音或脚踏控制机械臂来操作腹腔镜镜头完成摄像，以及视角变换的功能，提供比人为控制更精确、更一致的镜头运动，但是，由于功能单一，该系统未得到广泛应用。2000年，美国FDA认证了Computer Motion公司在AESOP基础上开发出来的机器人Zeus手术系统，该系统实现了远程遥控、精细的手术操作和稳定的机械抓持等功能，但是其操作手的布局方式占用空间较大，工作空间较小，灵活性相对较低，成为制约其继续发展的关键因素。第三代达·芬奇手术机器人系统来源于美国研发的用于进行远距离手术治疗的系统，由美国Intuitive Surgical公司获得专利，研制出的机器人辅助微创外科手术系统并于1999年获得美国FDA批准。2000年7月，达·芬奇机器人手术系统成为唯一通过美国FDA核准运用于腔镜手术的机械手术系统。2003年，Intuitive Surgical公司合并Computer Motion公司。以下将以达·芬奇机器人手术系统为例介绍机器人辅助手术系统的组成。

达·芬奇机器人手术系统由三个部分组成：

1. **医师控制系统** 位于手术室无菌区以外，主刀医师坐在控制台中，通过三维成像直接获取患者体内的手术目标位置及周围组织的三维立体视野，同时使用双手和脚来控制手术器械及三维高清内镜，使其按照主刀医师的指令做出相应的动作。

2. **床头机械臂系统** 达·芬奇机器人手术系统具有四条机械手臂，可根据手术要求选取其中三条或四条进行手术。其中一条不可或缺的机械手臂是持镜臂，负责握持三维内镜系统，后者可向控制台传输将手术视野扩大10~20倍的三维立体图像。余下3条机械手臂均为持械臂，负责握持特制的外科手术器械，如抓钳、剪刀、针持等，且位置可以自由更换。机械手臂以切口部位作为支撑，不用依靠患者的体腔壁来做支撑，这样就把对切口周围组织的损伤降到到最低程度。为了确保患者安全，站立在患者旁边的助手医师比主刀医师对于床旁机械臂系统的运动具有更高的优先控制权。

3. **立体成像系统** 除了拥有灵活的"手臂"，达·芬奇机器人手术系统与肉眼或普通腹腔镜相比"看"得更远。达·芬奇机器人手术系统的视觉系统主要由三维内镜、摄像机和观察系统组成，它们分别位于持镜臂、成像系统和控制台中。三维内镜得到的图像通过成像系统的两台摄像机，传输到主控制台上的观察器中，血管和组织及其前后左右关系清晰可见，同时放大的视野可以让医师对手术野进行仔细地分离、切割、缝合，犹如雕刻，手术的精细程度不言而喻。

二、机器人辅助手术系统在妇产科的应用

20年前临床医师就开始尝试机器人辅助的妇科手术，近10年才在欧美国家获得较广泛的应用；我国自2006年引进达·芬奇机器人手术系统，到目前已逐渐为临床医师所认识，为患者所接受。

1. **妇科恶性肿瘤** 机器人辅助手术系统已在广泛性子宫切除术、盆腹腔淋巴清扫术等需要精确分离或缝合技术的恶性肿瘤手术中展现出明显优势。

2. **妇科良性病变** 鉴于机器人辅助手术系统高昂的手术费，目前机器人辅助手术系统在妇科良性疾病中的应用并不广泛，其与传统腹腔镜手术相比，优势主要体现在当盆腔粘连严重时能进行精细的松解。

三、机器人辅助手术系统的利弊

与传统腹腔镜手术相比，达·芬奇机器人手术系统有着明显的优势：①操作者坐着完成手术，不易疲乏；②避免了因长期手术导致的疲倦和手腕颤抖；③通过软件滤除了人手震颤，减少粗糙操作造成的损伤；④三维成像系统可以协助主刀医师更准确地进行组织定位；⑤医师控制台操作方式尊重医师开放手术操作方式，减少培训和学习；⑥内镜可以拆卸并连接到任何一个机械臂上，手术视野更加广阔；⑦更小、更细的机械手加上灵活的机械手腕能完成人手所不能到达的生理曲度，完成腹腔镜所不能完成的动作；⑧可通过网络，实现远程手术。

虽然机器人辅助手术系统以其操作的精确性和稳定性的明显优势极大地推动了现代医疗技术的发展，但其并不能完全取代传统的手术方式和完全替代人在医疗行为中的作用，在技术方面主要有以下几点不足：①除常规的手术风险外，手术机器

人出现术中死机等机械故障的概率大于腔镜手术系统,这会使手术时间延长,术中意外增加;②触觉反馈系统的缺失,即没有手术医师操作的"手感",增加了手术的不确定性和风险性,从而限制了手术机器人的进一步发展;③手术前的准备及手术中更换器械等操作耗时较长;④手术机器人的购置费用高、手术成本高、维修费用高、使用者的培养复杂,推广普及难度大;⑤远程机器人辅助手术系统的主要缺陷是医师手的移动和机器人手臂做出的反应之间有时间延迟,无法达到传统手术的"实时同步性"。

四、应用机器人辅助手术系统展望

机器人辅助手术系统是一种高级机器人平台,其在微创外科理念的基础上,融入信息化和自动化理念,利用机械学的精准与力学的精妙,使外科手术的精度超越了人手的极限,对整个外科手术观念来说是一次革命性的飞跃。机器人手术突破了手术空间极限,突破了人手极限,突破了人力局限,虽然存在触觉反馈系统缺失、临床应用操作比较复杂且费用较高等缺陷,但其远期和近期疗效方面的优势仍使它越来越多地获得医患双方的认可。相信随着医学、生物工程技术的发展,该系统会越来越完善,成为造福人类健康的利器。

虽然未来手术机器人是否能真正取代医师精巧的双手尚未可知,但智能化和机械化无疑是所有科学专业发展的重要方向,是人类科学努力的方向。国产机器人辅助手术系统的开发和研制迫在眉睫,不仅能大大降低手术费用,还能广泛培养临床一线医师学习、使用机器人辅助手术系统成为现实。

(李科珍　马　丁)

第六节　手术并发症

子宫切除术,尤其是根治性子宫切除术和盆腔、腹主动脉旁淋巴结清扫术是妇科领域的大手术,术中广泛解剖,涉及邻近大血管、输尿管和重要器官,即使术者谨慎操作,并发症也难以完全杜绝,故应严密预防,认真处理,避免发生严重后果。

一、出血

大量出血是子宫切除术的严重并发症,整个围手术期均应加以防范。预防手术出血始于术前,先天性或获得性凝血病应及早诊断,内科合并症术前积极处理。手术者应具备精湛的手术技巧、处理突发情况的能力,Halsted 教授提出的"小心翼翼分离,轻巧钳夹组织,精确地止血",是外科实践者的座右铭。术后应严密监护,缝线滑脱出血一般发生在术后 24 小时内,而术后 5~7 天以后的出血,多为感染性血栓或坏死组织脱落引起。

(一) 控制盆腔手术出血的基本外科原则

1. 阴式子宫切除操作时,阴道前后壁黏膜下注入生理盐水,水垫使间隙膨大,容易进入正确层次。针状电凝器能精确电凝止血。阔韧带上部的子宫卵巢韧带和输卵管需钳夹,贯穿缝合。

2. 腹式子宫切除术时,重要血管行双重结扎保证安全。子宫动脉结扎线一定要剪断,不能做牵引。处理骨盆漏斗韧带血管束时,首先带线结扎根部以阻断血流,然后在结扎远端贯穿缝合。

3. 腹腔镜子宫切除时,由 Bovie 和 Cushing 首先应用电凝止血。目前电凝器能产生的频率可达 50 万 ~200 万 Hz 的交流电,以电凝小血管及切割脂肪、肌肉。针形电极可精细切割组织,损伤最小,并用于电凝表浅组织小血管止血,注意不能在视野模糊的积血中操作,若有活动性出血,用尖头血管钳通过电极止血。双极电凝在分离组织时可安全有效止血,使组织损伤最小化,但每次电凝的组织不宜过多,以免电凝不全。双极电凝在切断主韧带或宫骶韧带时,需将子宫旁组织充分游离,以保证输尿管安全。

超声刀切割组织是利用双极电流同时加压于组织,以减少血管脉压和降低血流,即钳夹组织时分别输入电极和回流电极,使电流保持高密度状态;当组织已足够变为干枯时,有回输信号表示完成。超声刀只有一面发出超声,如果用超声刀处理主韧带、宫骶韧带,建议在这一步骤中进行双侧凝固。实际上超声刀用以清扫淋巴结最为便捷。

(二) 术中控制盆腔出血的方法

尽管技术娴熟,仍应仔细解剖,特别是在分离盆腔后腹膜及盆底时,可能发生严重出血。一旦发生要尽量保持视野清晰,不能盲目钳夹。通常动脉出血容易辨认,根据血管喷血方向判断出血来源,钳夹结扎或上钛夹。盆腔出血时止血困难见于盆腔静脉撕裂,出血程度自小量渗血至危及生命的大出血,因盆腔静脉纡曲、脆性大、视野隐蔽和分布范围广,不易钳夹缝合止血,电凝对大静脉止血无效,且使创口扩大,此时压迫止血至少5分钟是最有效的简便手段,出血减少后再进一步处理,必要时可做髂内动脉结扎,以控制盆腔出血。

(三)处理潜在出血危险的解剖部位

行广泛的盆腔分离时,必须仔细处理有潜在出血危险的几个解剖部位。

1. 髂血管 盆腔分离时最危险区域之一是髂总动脉和髂总静脉分叉处,此处称为盆腔腋窝。在分离髂总动脉远端、腰大肌及深部腰骶部神经干区域时,易损伤髂内静脉及其分支;在去除血管表面附着组织时,相对疏松壁薄的静脉也会不经意地被分破。髂外静脉、髂内静脉及其吻合支,以及它们的主要分支破裂,将会凶险出血;这些静脉向中央爬行吻合成网,进入骶骨孔前方两侧骶静脉,分离时可能引起致命性出血。

2. 闭孔窝 分离闭孔窝时易损伤髂内动静脉无数细小分支,尤其在闭孔窝底要注意闭孔动静脉紧靠闭孔神经下方走行,避免其损伤出血。

3. 膀胱和直肠周围间隙 浅部按层次分离不易出血,深部分离时则可瞬间出血过多。旋髂深静脉跨过腹股沟韧带进入髂外静脉,在其周围要细心分离,避免损伤。

4. 主动脉区 腹主动脉旁淋巴结清扫时,易损伤血管严重出血。一旦腹主动脉撕裂必须修补,如果破口大无法修补,则应置换动脉;即使腔静脉破裂结扎没有严重后果,也应在破口缝盖补片用聚四氟乙烯(Gore Tex),因为静脉压力低,修复容易成功,可维持静脉功能。

(四)术后出血的监护和处理

腹部或阴式手术后,隐性腹腔内出血是术后最严重的并发症之一,此因腹腔容量大,隐性出血不足以造成腹肌紧张,且易被腹部伤口疼痛或麻醉镇痛药掩盖而延误判断。因此,除定时观察生命体征外,术后6小时和24小时无论有无贫血征象,都应监测血细胞比容。导尿管、引流管、切口或阴道出血皆能提示出血,腹部和盆腔B超十分有助于诊断,可及时发现做出相应处理。

术后阴道穹窿出血多来自侧穹窿的阴道动脉或其分支,此处漏缝或缝线滑脱所致。一旦发现腹腔内或阴道多量出血,在输血补液的同时,病情稳定者可用介入放射学方法栓塞出血动脉,否则及早施行再次手术,不能拖延时间。

(五)补充血容量及凝血物质

液体补充首先应用晶体液,用量应根据基础需要和储备情况、术中丧失及有无体液转移,目的是保证有效血容量。水与电解质失衡紧密相关,而电解质失衡又关系体液的渗透压(osmolarity),指1kg液体中的摩尔所具渗透压。因此,液体治疗时应熟知各种晶体的组成成分(表48-6)。

表 48-6 输液成分的比较

液体	阳离子 / (mmol·L^{-1})				阴离子 / (mmol·L^{-1})		渗透压 / mOsm
	Na	K	Ca	Mg	Cl	HCO$_3$	
细胞外液	142	4	5	3	103	27	280~310
乳酸林格液	130	4		3	109	28[*]	273
0.9%氯化钠液	154				154		308
3.0%氯化钠液	513				513		1 026

注:[*] 乳酸盐转化为碳酸氢盐。

胶体在下列情况下考虑使用:①大量晶体输注时需要维持正常血流动力学;②评估循环状况有困难;③肺动脉楔压升高时;④胶体压<12mmHg时。胶体溶液包括白蛋白、羟乙基淀粉、右旋糖酐。

输血及输注凝血物质:输血量可根据失血量补给,但失血性休克患者未及时扩容仅补给失血量的血液是对复苏不利的,还需要增加3倍失血量的钠盐溶液。在足量扩容条件下,输血应根据血细胞比容(hematocrit,Hct)测定值,Hct<0.25时需输血至Hct达0.3即足够。此时Hct虽低于正常值的0.35~0.45,动脉血氧下降,但微循环毛细血管开放密度增加,故组织中获氧量反而增加,组织中氧分压达峰值,除非有心排血量下降和低血流灌注发生。

1. 术前应与患者讨论输血可能发生的危险性。输血后发热率约1%,发生乙肝概率为18万次输血中有1次,感染人类免疫缺陷病毒则190万次输血中约有1次。

2. 术中出血超过患者血容量的15%,约500~1 000ml时,考虑紧急输入血液制品如浓缩红细胞、血小板或冷沉淀物。

3. 每输注1U浓缩红细胞(200~250ml),含纤维蛋白原10~75mg,可提升血红蛋白1mg/d1及血细胞比容3%。输注血小板300~500ml含纤维蛋白原

2~4mg/ml,增加血小板30~60k/mm³（k=10 000/ml）。输注冷沉淀可增加纤维蛋白原，凝血因子Ⅷ、Ⅶ，血管假性血友病因子（von Willebrand factor），可用于弥散性血管内凝血。

4. 输血10U后应测定血细胞比容、凝血因子、血游离钙、电解质和葡萄糖，必要时每2小时测定1次。粗略计算每输入浓缩红细胞6~8U，应补充新鲜冷冻血浆2U。当血小板下降<100 000/ml并有活动性出血时，应输注血小板。若纤维蛋白原下降<100mg/dl，即应给予冷沉淀。

2010年WHO提出了对患者进行血液管理（patient blood management，PBM）的概念，PBM的定义为以患者为中心，以循证医学为证据，系统的优化和管理患者，制备高质量的输注血制品，进而实现有效的患者管理。即优化术前红细胞量；减少诊断、治疗或围手术期失血量；增加个体对贫血的耐受性和急性输血指征。我国也提出了《妇科围手术期患者血液管理的专家共识》，就妇科围手术期实施PBM提出了具体意见和建议，对妇产科临床工作中加强患者的血液管理有一定的意义。

二、感染

首先应明确术后发热并不一定是感染，在尚未确定发热为感染所致时即用抗生素治疗，其害处往往大于益处。术后发热病率（febrile morbidity）最常用的定义是手术24小时后有两次体温≥38℃，相隔至少6小时。手术部位感染发生在术后24小时内极少，除非手术区原先已有感染存在，或术中明显受到污染。术后早期发热的原因包括肺不张，对麻醉药或抗生素产生过敏性反应，组织损伤引起致热原反应或血肿形成。但是发热表明有可能感染，因此经检查和评估后按情况用抗生素或相应药物。

（一）阴道细菌菌群

术后盆腔感染最常见的细菌来源于阴道致病菌，阴道分泌物平均细菌计数为10^8~10^9/ml，阴道细菌菌种受患者年龄、性活动、月经周期、应用抗生素或免疫抑制剂，以及各种侵入性手术的影响。妇科手术后盆腔感染灶的细菌一般和阴道致病菌相同，因此术前用针对性抗生素预防和杀菌洗液擦洗阴道就可大大减少阴道细菌数量。

（二）术后感染的危险因素

1. **手术本身因素** 无论是阴式或腹式子宫切除术后，阴道分泌物菌群均有改变，乳酸杆菌减

少，而革兰氏阴性菌、脆弱类杆菌和肠球菌数量增多。手术时间长也是术后感染的重要因素，由于手术难度大、剥离创面广、止血不完善、损伤肠管或泌尿道所致。手术时大块结扎遗留过多无血供组织或未关闭无效腔，引起局部血肿也易导致术后感染。妇科大手术，尤其根治性手术，失血过多超过1 000ml，使机体抵抗力减低易并发感染。

2. **术前准备因素** 术前住院时间超过1周，容易导致医院内感染，使阴道细菌改变成为毒力更强、耐药性高的细菌。术前皮肤准备不正规，在感染区或其附近区手术易致感染。

3. **全身性因素** 绝经期年龄、肥胖、社会经济状况低下、营养不良或贫血、全身性慢性疾病如糖尿病，以及免疫损害等均是促发感染的危险因素。

4. **细菌性阴道病** 使妇科手术后感染率增加，但资料表明术前治疗细菌性阴道病未能减少术后感染发生率。

5. **预防性抗生素应用不当** 已经证实大多数妇科大手术预防性应用抗生素确能减少术后感染并发症，但必须遵守几项重要准则：①手术过程有明显的细菌污染危险；②预防性抗生素应选用针对预估的病原菌有效，且副作用低者；③预防性抗生素并非常规用于治疗者一般是经验性用药；④手术时组织中抗生素浓度必须达到最佳水平。

（三）术后感染的分类和诊治

分类目的是因为治疗方法各不相同。

1. **阴道残端蜂窝织炎** 子宫切除术后患者近期状况良好，症状、体征常在手术后期出现，阴道分泌物增多、浑浊或脓性、盆腔及腰骶部疼痛和发热；检查见残端充血、水肿、浸润和压痛，而子宫旁组织和附件区无压痛；白细胞计数轻至中度升高，单种或多种抗生素治疗有效。残端血肿感染后形成的脓肿，则大多表现为发热、寒战、盆腔疼痛。检查可触及残端波动性肿块，有压痛。盆腔超声有助于诊断，治疗是抗生素及局部引流。

2. **卵巢脓肿** 较少见，多因手术时卵泡破裂发生污染所引起。发生于子宫切除术后1周，表现为发热和盆腔痛，超声检查可定位。主要为厌氧菌感染，广谱抗生素和甲硝唑（metronidazole）及时治疗可能有效，否则只能手术引流。若脓肿固定于子宫直肠凹陷，可在B超指引下穿刺引流。一旦脓肿破裂，即行急诊手术。

3. **盆腔蜂窝织炎** 目前子宫根治术后盆腔蜂窝织炎的发生率明显减少，低于5%。致病菌为多

种性,20% 由革兰氏阳性球菌引起,20% 是革兰氏阴性杆菌,而 60% 是厌氧菌。发热和腹痛症状更为剧烈,术后 24 小时发生感染通常为革兰氏阳性球菌,有时为革兰氏阴性杆菌;术后 48 小时发生的感染,最常见的是厌氧菌所致。一旦并发盆腔感染,应在阴道内口取样做细菌培养及抗生素敏感试验,并静脉输注大剂量对细菌特异敏感的抗生素。极少数病例(约<0.5%)因已形成盆腔脓肿需引流排出脓液。

4. 脓毒性盆腔血栓性静脉炎 妇科术后脓毒性盆腔血栓性静脉炎(septic pelvic thrombophlebitis,SPT)并发率为 0.1%~0.5%。术后发热感染对抗生素治疗无反应,而又无感染的血肿或盆腔脓肿存在,即应怀疑本病。SPT 发生于术后 2~4 天,临床表现为高热、心率快、一侧下腹痛,伴胃肠道不适。盆腔检查 50%~67% 的患者可被触及腹腔内条索状物,系由于急性血栓形成所致。CT 或 MRI 有助于确定诊断。治疗应选用针对脆弱类杆菌的抗生素,联合低分子量肝素钠抗凝 7~10 天,此为传统方案。目前认为,由于脆弱类杆菌可产生肝素酶,故应先用抗生素,再用肝素。启用肝素后 24~48 小时体温可能下降,继续用药至临床症状好转,退热后 48 小时。除非合并肺栓塞,一般不需长期应用肝素抗凝。

5. 腹壁切口感染 容易发生于营养不良,蛋白质、热量摄入不足,缺乏维生素 A 或 C 者,老年或肥胖患者,有糖尿病、动脉粥样硬化等合并症,有长期使用肾上腺皮质激素或免疫抑制剂史,或患者有感染灶存在。术前 24 小时备皮比术前即刻剃毛易发生切口感染。手术室或病房内空气培养出溶血性链球菌、金黄色葡萄球菌或患者术前在皮肤、鼻咽部培养有金黄色葡萄球菌,切口感染危险性比培养阴性者高 5 倍。术前用 0.5% 洗必泰(氯己定,chlorhexidine)溶液淋浴,手术切口感染明显减少。切口感染常发生于术后 3~7 天,若切口红、肿、压痛、流脓,则加强抗生素,敞开切口引流。腹壁切口裂开一般在术后 4~8 天发生,先有少量浆液血性渗液自切口溢出,随之可有小肠脱出,应去手术室探查及处理。

6. 尿路感染 任一术后发热病例应检查尿常规和尿培养,以排除泌尿道感染。即使闭式导尿,尿路感染率可达 23%。临床表现为膀胱区不适、尿急、下坠、尿液楔压、有腐败味。尿常规白细胞 >5 个 /HP,中段尿或导尿细菌定量培养>10^5/ml,即可诊断。常见的细菌为大肠埃希氏菌、克雷伯产气荚膜杆菌。治疗以药敏试验选择药物,可用磺胺类、喹诺酮类、氨基苷类或头孢类。

7. 肺炎 被列为术后感染的第 3 位,主要由于呼吸道感染和分泌物阻塞引起。临床表现为发热、呼吸加快、咳嗽、胸痛,肺部叩诊呈浊音,听诊有湿性啰音。X 线透视或拍片可明确诊断。治疗上应鼓励患者将痰液咳出,配合祛痰药、雾化吸入或吸引器吸痰,并积极给予有效的抗生素。

8. 菌血症 任何一种盆腔感染都可引起菌血症(bacteremia),但更常见于盆腔脓肿、腹膜炎和脓毒性盆腔血栓性静脉炎。抗生素选用针对血培养分离出来的细菌,革兰氏阴性菌菌血症应持续治疗 7~14 天,开始时静脉给药,病情好转、退热 24~48 小时后可改为口服;金黄色葡萄球菌菌血症应用抗生素需持续静脉给药 2~6 周,因为常会造成迁徙性感染包括发生心内膜炎的严重后果。金黄色葡萄球菌菌血症或真菌血症因有严重的继发性并发症的高危险性,应请专科会诊。治疗包括确定诊断并去除其病因。

三、休克

休克是指全身组织器官处于血液灌注不足状态,实际上就是由此引起细胞缺氧所致的后果。休克开始时,机体主动维持心、脑血供,但肾脏血流灌注已明显下降,尿量明显减少,等到血压降低至平均动脉压(mean arterial pressure,MAP)≤65mmHg 时已为失代偿性休克。

(一)休克的病因分类

1. 低血容量性休克 首先出现血容量不足,因妇科大手术创伤、失血和失水引起。

2. 心源性休克 原因为心肌梗死、心瓣膜病变和心肌病。心肌病因缺血、病毒感染或心肌扩张性疾病引起。

3. 脓毒症休克 指脓毒症(sepsis)引发多器官功能不全,虽经液体早期达标治疗和去甲肾上腺素静脉滴注,MAP 仍 ≤65mmHg。

此外,还有一种隐匿性休克(cryptic shock),常发生于妇科大手术后。由于手术时间长、解剖范围广、手术创伤大,虽然术中并未出现休克,但术后血清乳酸值可 ≥4mmol/L,故认为是隐匿性休克。此时血压仍在正常范围,但血管内液持续渗出至组织间隙,即已发生体液转移,故必须及时补充平衡液,保证有效血容量和维持尿量最少 0.5ml/(kg·h),经

6~8小时后血乳酸值往往可下降40%~50%，表示隐匿性休克已缓解。近年来主张用血乳酸值和乳酸廓清试验来替代中心静脉血氧饱和度测定，用以判断组织缺氧程度。由于血乳酸浓度直接反映细胞是否缺氧，缺氧葡萄糖不能完全进入需氧循环，以致经无氧代谢为乳酸和丙酮酸。

无论何种类型休克，如果发生在老年有缺血性心脏病或其他心脏疾病的患者中，都可能对心功能有致命影响，表现为肌钙蛋白急剧上升>14ng/L，提示已有心肌梗死。

任何类型休克均对肾功能有不良影响，表现为尿量减少<0.5ml/(kg·h)，主要由于肾小球滤过率下降引起；肾小管功能下降使尿钠浓度上升至20mEq/L；集合管功能受损则表现为尿比重的降低。

（二）休克的治疗

1. 出血性休克 是低血容量性休克的典型代表。此时虽然自身通过外周血管收缩、增加阻力以提升血压，增加心率来升高收缩期血压，但若休克已进入失代偿状态，仍不能维持心排血量，使脑血供不足，出现神志障碍。出血性休克早期必须用3倍失血量的平衡液，以每小时1 500ml速度输入，这就是液体治疗中的早期达标治疗。至出血性休克后期，由于机体会出现血管扩张，使外周阻力下降，回心血流量减少；此时虽以3倍出血量的平衡液输入，却有半数液体自毛细血管渗出，这种现象称为毛细血管渗漏综合征，必须加用去甲肾上腺素。

休克过程中，估计出血量达到1 500ml，约占血容量的30%时，患者会出现心率增快（120次/min），血压下降，脉压也下降，毛细血管充盈差，呼吸加快（30次/min），尿量减少至5~15ml/h，中枢神经表现为焦虑、意识错乱，即应输血。

2. 心源性休克 妇科手术后发生心源性休克，主要由于原有内科合并症未从病史中详细获得，包括：①缺血性心脏病史；②心力衰竭住院病史；③脑卒中病史或短暂性脑缺血发作史；④糖尿病史；⑤肾功能不良史。上述5项中若有2项，提示术后可能并发心肌梗死、心源性休克，死亡危险性较大，尤其是需行妇科大手术者，术前应请麻醉科和心内科医师会诊处理。

缺血性心脏病患者在腹部大手术后发生大面积心肌梗死是心源性休克一个重要原因，这种心肌梗死可以是无痛甚至无症状的，最初表现仅为心动

加速，发生心肌梗死2小时内专科医师会考虑行经皮心脏冠脉再通术。

3. 脓毒症休克 死亡率高达40%，在专科ICU治疗下，死亡率已降至27%。此种休克的特点是大量血管内液自毛细血管区渗出，形成低血容量状态，且同时伴有血管扩张致外围阻力明显下降。因此，液体复苏愈早达标，则输液总量可相对减少。输液速度开始2~3小时内以1 500ml/h平衡液用输液泵输入，2小时后若MAP仍≤65mmHg，应加用去甲肾上腺素每小时微泵输注150~1 500μg。由于多巴胺有效治疗必须大剂量，易并发心律失常，现已少用。此外，可用氢化可的松50mg，每天4次静脉输注。同时输注广谱抗生素。脓毒症休克复苏必须在ICU进行，由复苏团队同时工作，在6小时内监测各项指标及治疗，并做出决策是否需要施行手术引流，去除感染灶。

总之，典型脓毒症休克特征是血容量不足和血管扩张出现多器官功能不全，有些病例也有心功能改变，治疗关键点是要恢复细胞灌注，制订特殊方案进行复苏。复苏目标如下：①中心静脉压（central venous pressure，CVP）：8~12mmHg；②MAP≥65mmHg；③尿量≥0.5ml/(kg·h)；④组织氧合正常标准：a. 中心静脉（上腔静脉）或混合静脉血氧饱和度分别为70%或65%；b. 血清乳酸值正常化（<1.5mmol/L）。

四、输尿管损伤

输尿管损伤是妇科手术中最严重的并发症，发生率为1%~2%。发生率与手术性质、解剖上复杂性和术者技巧有关，多年来虽经不懈努力尝试通过改进手术方法以降低输尿管损伤率，但收效甚微，本节中作为重点内容讨论。

（一）输尿管解剖学

输尿管横断面分为内腔、黏膜（移行上皮）、肌层（由纵行、环形和螺旋状肌纤维组成）和结缔组织层（内有血管网）。正常成人输尿管长度，自肾盂至膀胱三角区为25~30cm。骨盆嵴将输尿管分为腹腔段和盆腔段，各长12~15cm。

1. 腹腔段输尿管 沿腰肌腹侧、卵巢血管的背侧至骨盆边缘水平。右侧输尿管在下腔静脉稍外侧下降，约在髂总动脉分叉处跨过髂总动脉至盆腔。施行主动脉旁淋巴结取样时，应先确定输尿管位置再取淋巴结。左侧输尿管则自腹主动脉外侧下行，并位于肠系膜下动脉、卵巢血管和结肠之背

侧,至骨盆边缘因隐伏于乙状结肠的背侧而不能看到。

2. 盆腔段输尿管 在盆腔的外后方下行,经骶骨侧方,立即进入髂内动脉的腹侧,然后在髂内动脉和其前分支内侧行走,继而在子宫动脉下方经过,称为"桥下流水"。输尿管距宫颈约 1.5cm 处进入并通过宫颈旁组织,为主韧带/前膀胱柱形成的隧道,即 Wertheim 隧道。通过隧道后,输尿管向前内方向行走,在阴道穹窿上方进入膀胱三角区。

(二) 术中辨认输尿管行径技巧

1. 根据解剖学辨认输尿管 正常盆腔时,透过腹膜肉眼可见输尿管自骨盆边缘下行至子宫旁组织为止,进入隧道后就不能看到或摸到。虽然看到输尿管的蠕动可以确认,但由于任何损伤可致输尿管短暂麻痹而可能失误。输尿管的独特之处是在手指上滑过时有弹性感觉,此点对肥胖妇女开腹手术暴露不佳时可能有帮助,但对腹腔镜或机器人手术无用。如果盆腔组织受到感染、粘连、新生物的影响,先天性结构异常或手术后解剖改变,输尿管位置常有显著变异,因此,手术仔细分离直接暴露输尿管是唯一可靠的确认方法。

2. 通过手术暴露输尿管行径 由于输尿管行径中血供来源不同,盆腔上方的输尿管血供来自内侧血管,而盆腔远端输尿管血供来自外侧血管。因此,盆腔上方分离输尿管时应从其外侧面进行,相反,盆腔远端分离输尿管则从其内侧面进行。

输尿管结缔组织层含有丰富的血管网,而输尿管对管壁的去血管化相当不耐受,一旦血供受损,当时难于诊断,其不良后果如输尿管瘘直至术后才显现。

(三) 妇科手术损伤输尿管

妇科手术时,常见的输尿管损伤部位有 5 处:①骨盆漏斗韧带的背侧靠近骨盆边缘,发生在高位结扎卵巢动静脉时;②输尿管横过子宫动脉下方,即两者相交处,发生于宫颈内口水平结扎子宫动静脉时;③根治性子宫切除术打开 Wertheim 隧道时;④骨盆侧壁宫骶韧带上方,发生于处理宫骶韧带或分离粘连性附件肿块、盆腔肿瘤时;⑤输尿管入膀胱的肌层部分,发生于钳夹主韧带和阴道旁组织而下推膀胱不够时。一旦发生输尿管损伤后果严重,故应注意预防(图 48-2)。

1. 腹式子宫切除术 在处理子宫动脉时,最易损伤输尿管,此因输尿管位于子宫动脉下方及宫骶韧带外侧,然后向内侧和腹侧走行,终止于膀胱。

预防措施是从宫颈按层次仔细分离膀胱;钳夹子宫动脉时紧沿宫颈,同时上提子宫,则输尿管损伤危险可达最小。子宫切除结束时,要关注蒂部出血,尤其是来自阴道两侧角,出血用 3-0 线表浅缝合,避免缝入输尿管。

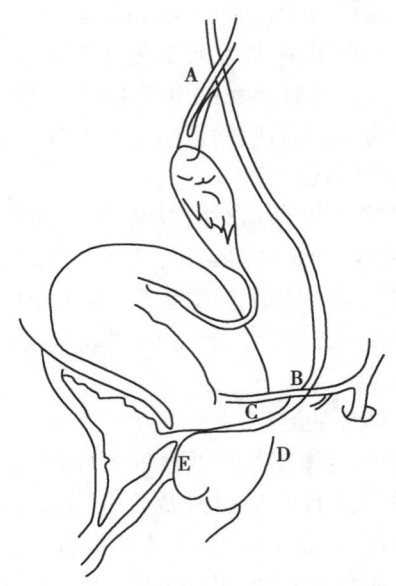

图 48-2 常见的输尿管损伤部位
A. 输尿管骨盆段;B. 输尿管子宫动脉交叉处;C. Wertheim 隧道;D. 宫骶韧带侧上方;E. 输尿管入膀胱处。

在宫颈肌瘤或阔韧带肌瘤行子宫切除术时要特别小心,因输尿管常移位至肌瘤的前方、侧方或背侧,应先做肌瘤剥除,再在肌瘤包膜内靠近子宫壁钳夹止血,既无输尿管损伤危险,又易于控制出血。

2. 阴式子宫切除术 输尿管损伤较少见,此因施行阴式子宫切除术患者的病变一般不影响输尿管解剖。此外,阴式子宫切除术钳夹蒂部时,牵拉宫颈使子宫远离输尿管,是减少输尿管损伤危险的关键。

3. 腹腔镜子宫切除术 输尿管损伤多因热损伤引起,预防关键是要熟悉输尿管位置,它常透过腹膜可见,否则可切开后腹膜确定其位置。在输尿管周围电灼时要特别小心,因为热损伤征象隐蔽,直至术后 2~5 天才显露。

4. 根治性盆腔手术 所有手术中,生殖道癌肿手术最容易并发输尿管损伤。由于妇科癌肿的病理性质、手术要求和目的,术中误伤输尿管甚至故意切断有时发生,此外,术中需要分离一处曾接受放疗的区域或已施行多次手术的区域这些复杂因素使输尿管处于危险状态。既往,根治性子宫切除术时输尿管损伤率约为1%；最近，美国国立医院根据出院记录报告，每1 000例根治性子宫切除发生输尿管损伤的为7.7例，提示此发生率下降不显著。

5. **附件切除手术** 尤其在附件肿块使解剖学改变时，输尿管容易受损。这种损伤可经后腹膜操作避免。手术者应迅速、安全进入后腹膜，继续深入盆腔和直肠旁间隙，即可见输尿管位于阔韧带的内侧，遂可利用腹膜后的无粘连和无病变空间来施行手术。如果附件肿块与输尿管表面粘连，一般能将输尿管从腹膜安全分离。在骨盆缘下方，分离应从输尿管内侧开始，以减少输尿管去血管化危险。很少的情况下，确认不可能从病变处游离输尿管，此时术者必须决定是否留下残余组织或切除一段输尿管再缝合。

(四)输尿管损伤的诊治

1. **术中诊治输尿管损伤** 无论是开腹、阴式、腹腔镜或机器人辅助手术，手术者应养成良好习惯，要在术中确定输尿管的完整性，此因输尿管损伤最好当时处理，术中修复效果最佳，否则术后发生输尿管狭窄、输尿管阴道瘘，可能需要再次手术，甚至肾功能丧失。

术中如果怀疑输尿管损伤，仅凭观察输尿管蠕动不能完全排除，而应即行膀胱镜检查，并静脉注射靛胭脂蓝确定。

输尿管轻度损伤可通过膀胱镜或切开膀胱，置入双J管(硅化输尿管导管)引流，并保留3~6个月。此种保守治疗输尿管复合伤或瘘的成功率可达55%。

输尿管部分损伤可在断面用5-0合成可吸收线间断缝合，完全断裂者则酌情做输尿管端端缝合术或输尿管膀胱移植术，内置双J管支撑，以预防输尿管狭窄。电热损伤则要切除局部输尿管直至健康出血组织，吻合处应无张力。

2. **术后诊治输尿管损伤** 大多在术后立即发现，但电热伤在术后数天至数周才显现症状，可发生腹腔内或腹膜后漏尿或输尿管狭窄，若有尿液积贮，则形成尿性囊肿(urinoma)，表现为发热、白细胞升高、腹膜炎，或阴道漏尿、血尿。

术后血清肌酐上升应进一步检查，但血肌酐正常却不能排除输尿管损伤。阴道漏液也应测肌酐含量，若其浓度高于血清肌酐值则为尿液(尿液中肌酐含量>884μmol/L)。有阴道漏尿者要鉴别是输尿管还是膀胱损伤，或两处同时受损。膀胱置管后阴道填塞纱布，然后膀胱内注入亚甲蓝，若所填纱布染色，提示膀胱损伤；若所填纱布未染色，则再静脉注射靛胭脂蓝，此时纱布染色，即提示为输尿管损伤。

患者若急性期出现一侧腰肋部疼痛，B超显示肾盂和输尿管扩张，而放置输尿管导管已不可能进行时，应立即肾盂置管引流尿液，预防肾损害。需做输尿管修补重建术者，最好在术后3~5天，是再次手术窗口期，超过此时限再手术应在6~8周后，期待炎症消退有利于愈合。手术治疗前应行逆行性输尿管肾盂造影，以确定输尿管损伤部位及其严重度，并判断是否适宜安放输尿管导管，因若瘘孔细小尚可能保守治疗愈合。妇科应与泌尿外科医师共同商讨手术事宜，以取得最好疗效。

五、膀胱损伤

膀胱损伤是泌尿道损伤中的最常见部位，发生率为1%。腹式子宫切除术时损伤膀胱常见于：①开腹时切开腹膜下段时损伤；②宫颈和上段阴道分离膀胱时因层次不清而损伤；③钳夹子宫动静脉时下推膀胱不够而损伤膀胱侧壁；④切除子宫、剪开阴道穹隆时因下推膀胱不够而损伤；⑤过去有盆腔手术史或此次手术有盆腔广泛粘连更易造成膀胱损伤。为防止损伤膀胱，应正确留置导尿管避免扭结。开腹时高位进入腹腔；按解剖层次仔细分离膀胱；当膀胱底部与子宫下段粘连紧密时，可在中线行锐性分离，粗暴的钝性分离增加膀胱撕裂危险。钳夹子宫血管及关闭阴道穹隆时，应确定膀胱已自前阴道壁分离。阴式子宫切除术在分离膀胱与子宫下段时最易损伤。膀胱损伤时可见尿液流出甚至看到导尿管气囊，自导尿管注射亚甲蓝有助于确定细小裂口。

膀胱顶部较膀胱底部损伤容易愈合，术中发现膀胱损伤立即用3-0合成可吸收线做全层缝合，再用4号丝线间断缝合浆肌层，术后留置导尿管或耻骨上膀胱造瘘，引流10~12天。手术后并发膀胱阴道瘘少见，但术前放疗会增加瘘形成机会，也可由于分离膀胱底部时过度损伤或继发感染引起。对此预防措施是行耻骨上膀胱引流，时间延长至2~4周，减少持久导尿感染机会，使膀胱和末端输尿管处于休息状态，直至侧支循环建立，受损组织修复。根据尿道感染标准中间尿10万菌落/ml、导尿标本为1万菌落/ml来指导抗生素应用，即可控制膀胱感染。

六、深静脉血栓和肺栓塞

妇科手术并发急性静脉血栓栓塞中最常见的是深静脉血栓（deep vein thrombosis，DVT）和肺栓塞（pulmonary embolism，PE），而肺栓塞的发生常来自下肢的深静脉血栓。日本 Kobayash 等报道妇科围手术期肺栓塞发生率占其总手术数的 0.08%（178/221 505）；一旦发生肺栓塞，死亡率达 13.5%（24/178），多数在发作 30 分钟内死亡。美国每年发生深静脉血栓为 200 万例，其中 60 万例发生肺栓塞，肺栓塞中有 25% 死亡，占医院内死亡率的 10%。显然，我国 DVT 和 PE 发生率较国外低，肺栓塞年发病率为 0.1%，很多医院对之重视不够，一旦在无预防措施下发生肺栓塞，则死亡率高达 40%。

（一）静脉血栓的形成及其危险因素

施行盆腔根治性手术的患者，术后并发下肢深静脉血栓的危险高于其他妇科手术 16 倍。其病因为：①血凝改变：肿瘤本身上调组织因子、纤维蛋白、凝血酶，促进凝血活力。②静脉壁创伤：手术时盆腔血管骨骼化，血管内皮受损，激活凝血因子Ⅶa，使血小板凝集；此后激活多种凝血因子，形成凝血酶，在纤维蛋白原和Ⅷ因子作用下，形成不溶解的血凝块。③静脉回流淤滞：术后卧床，下肢血流缓慢，是发生血栓病的关键。

术后血管并发症的危险因素：①年龄>60 岁；②肥胖，超过理想体重 20%；③手术时间>3 小时；④术后卧床>48~72 小时；⑤其他：原有下肢静脉曲张、癌、重症糖尿病、心功能不全、慢性阻塞性肺疾病或存在凝血功能缺陷者。

（二）静脉血栓栓塞的诊断

妇科癌症后 5%~45% 并发下肢 DVT，20% 发生在腘静脉或股静脉；其中，40% 可能发生 PE。尤其是无症状的 DVT 与 PE 发生有高度相关性。因此，早期诊断和预防十分重要。

1. 临床症状　DVT 大多数没有症状。腘静脉等处的血栓性静脉炎，在静脉沿线及邻近组织可出现压痛。血栓累及股静脉时，可引起下肢肿胀、疼痛、皮肤青紫色，严重者形成"股白肿"，全身出现高热，呈弛张型，伴寒战。

肺栓塞的典型症状为呼吸困难、胸闷、胸痛、咳嗽、泡沫状血痰。较大血栓进入肺动脉则引起肺循环紊乱，严重影响心排血量，或迷走反射性心率失常，还可引起瞬时意识丧失。患者表现为青紫、呼吸加速、发热和心跳加快。

2. 辅助诊断　诊断 DVT 的金标准是深静脉造影和 MRI 成像。彩色多普勒超声检查更简便、快速，用超声探头压迫下肢静脉，若不能压平血管腔为阳性，提示静脉内血栓形成，但腹股沟以上髂区静脉受肠气影响，有时不易确定。胸部 X 线检查不能确诊 PE，多排 CT 肺血管造影的敏感性和特异性均高，但对小的栓子仍不能显示。

3. D-二聚体（D-dimer）测定　患者如果没有近期手术或创伤史，D-二聚体的正常值<500μg/L。若测定值为阴性，可以排除 DVT；如果上升，应评定有无 DVT 存在。因术后病例必然形成血管内小的血栓，故术后测定 D-二聚体无价值。此外，年龄>50 岁的人群，D-二聚体的正常值上限也随年龄增加而升高。为便于记忆，年龄 ×10 即为 D-二聚体在该年龄组的正常值上限，如 65 岁 ×10=650μg/L。因此，不应对所有 D-二聚体>500μg/L 患者进行过多不必要的检查。

（三）静脉血栓栓塞的预防

1. 深静脉血栓　围手术期根据 Wells 评分采取措施，预防静脉血栓栓塞非常有效（表 48-7）。

表 48-7　Wells 评分预测深静脉血栓（DVT）

临床特点	评分
活动性癌（正在治疗或发病在 6 个月内或姑息治疗）	1
瘫痪或下肢石膏固定	1
最近卧床>3 天或 12 周内大手术行全麻或区域麻醉	1
下肢深静脉系统分布区有局限性压痛	1
全下肢肿胀	1
小腿肿比无症状侧增大 3cm（胫骨粗隆下 10cm 处测量周径）	1
症状侧下肢指压性水肿	1
非静脉曲张的表浅静脉侧支形成	1
其他疾病引起的类似 DVT 临床特点	−2

注：低危 ≤0 分；中危 1~2 分；高危 ≥3 分；两下肢均有时，以症状重者为准。

术后预防深静脉血栓安全、有效而又简便的措施是双下肢安放间隙性气压装置，应用下肢外部间隙性气压（external intermittent pneumatic compression），即通过两下肢长袜样机械装置自踝部至大腿上部，分段设置气压为 18、14、12、10、8mmHg，先同时加压，然后减压，有序运作，重复进行,自术前开始至术后 5 天,可使恶性肿瘤患者 DVT 发生率自 27.9% 降至 11.5%。目前,根据第六届美国胸科医师学院(American College of Chest Physicians)共识会议,讨论一项前瞻性临床试验,7 000 例妇科手术采用血栓预防措施后,降低了肺栓塞死亡率的 75%。2012 年 ACCP 指南建议对此类高危人群常规预防性应用低分子量肝素(low molecular weight heparin,LMWH)联合下肢间隙性气压,而不使用下腔静脉滤网。

LMWH 预防静脉血栓栓塞,已基本取代其他抗凝药,因其抗凝效果与肝素和华法林相等,但并发症减少。LMWH 引起血小板减少的概率较肝素少,但若患者有肝素导致的血小板减少史,则仍不宜应用 LMWH。一般于术后 24~36 小时开始皮下注射 LMWH,并可去除气压装置,具体用药方法如下:

依诺肝素钠(enoxparin,Lovenox):用于中危 20mg 皮下注射,每日 1 次;高危 40mg 皮下注射,每日 1 次。

达肝素钠(dalteparin,Fragmin):中危 2 500U 皮下注射,每日 1 次;高危 5 000U 皮下注射,每日 1 次。

磺达肝癸钠(fondaparinux,Arixtra):一律 2.5mg 皮下注射,每日 1 次。

2. **肺栓塞**　死于肺栓塞的病例 50% 以上为静止型,深静脉血栓可无临床症状表现。因此,Wells 评分预测肺栓塞对临床有参考价值(表 48-8)。评分提示肺栓塞者应检测 D-二聚体。D-二聚体的阴性预测值很高,阴性结果提示静脉血栓栓塞可能性小,但老年患者有合并症则不能排除。中、高度怀疑肺栓塞时应做通气 - 灌注(V/Q)扫描、多排 CT 肺动脉造影。

表 48-8　Wells 评分预测肺栓塞

临床特点	评分
肺栓塞或深静脉血栓史	+1.5
心率>100 次 /min	+1.5
最近手术或肢体固定	+1.5
临床深静脉血栓体征	+3
其他诊断可能为肺栓塞	+3
咯血	+1
癌	+1

注:低危 0~1 分;中危 2~6 分;高危 ≥7 分。

预测肺栓塞的形成,评分高者在围手术期联合应用下肢间隙性气压装置和低分子量肝素抗凝治疗,对 LMWH 有禁忌者可用抗 X a 抑制剂(anti-X a inhibitor),称利伐沙班(rivaroxaban)每天口服 20mg。

(四)静脉血栓形成的治疗

已发生深静脉血栓形成或肺梗死时,最常用的药物仍是 LMWH,病情稳定后需用华法林至少 3~6 个月。LMWH 一般用 5~7 天;开始治疗 24~48 小时内加用口服抗凝药如华法林,使凝血酶原国际标准化比值(international,normalized ratio,INR)达 2.0~3.0。LMWH 持续用至 INR 达 2.0~3.0 数天后转换口服抗凝药,需持续 3~6 个月甚至更长。

华法林(warfarin)价格价廉,应用普遍,其抗凝作用是通过抑制维生素 K 环氧化物还原酶,使凝血酶原和Ⅷ因子羧化作用减少。由于肝脏制造并贮存维生素 K,故华法林一般需口服 3 天后才能达到抗凝作用。成人初始剂量为每天口服 5~6mg,用药 3 天后测 INR,要求达到 2.0~3.0。老年、衰弱、饮食减少病例,则初始剂量减半每天为 2.5~3mg。对肝硬化或肝功能不全患者,用药前应先测 INR,若已达 1.5,则用药 48 小时后需再测 INR,且剂量应从 1.5~2.5mg 开始。由于食物中,尤其绿叶蔬菜、胡萝卜、花菜等富含维生素 K_1,可使华法林作用减弱,因此用药后 5~6 天需再次测定 INR,此后每 2~3 周测定 1 次,以策安全并保证疗效。长期服用华法林患者,又需施行其他手术时,最少应停药 3 天,测 INR 为 1.5 时即可手术;急诊手术前,可缓慢静脉注射维生素 K_1 5~10mg(用生理盐水稀释),6 小时后 INR 多为 ≤1.5,此时手术已无大出血危险。

利伐沙班是通过抑制因子 X a 来抑制凝血酶的产生和血栓形成,已被批准用于防治静脉血栓栓塞。药物半衰期是 9~12 小时,每天口服 20mg。优点是不需监测 INR,副作用小,但价格较贵。肺栓塞尤其是大面积肺栓塞病情危急者,不建议使用。

(顾美皎)

参考文献

1. 张伟. 达芬奇机器人手术系统——原理、系统组成及应用. 中国医疗器械信息,2015,03:24-25.
2. 张乔治. 达芬奇手术机器人系统及其应用. 医疗装备,2016,29 (9):197-198.
3. 唐鲁等. 达·芬奇机器人手术系统及其研究进展. 护理研究,2015,29 (6):1932-1934.

4. 黄志华, 屠蕊沁. 达芬奇机器人辅助妇科手术的临床分析. 现代妇产科进展, 2014, 23 (11): 895-897.

5. 顾美皎. 妇科手术损伤输尿管的防治要点探讨. 中国实用妇科与产科杂志, 2019, 35 (1): 12-14.

6. 周晖, 刘昀昀, 罗铭, 等.《2021 NCCN 宫颈癌临床实践指南 (第 1 版)》解读. 中国实用妇科与产科杂志, 2020, 36 (11): 1098-1104.

7. Howard W. Jones III, John A. Rock. Te Linde's Operative Gynecology. 11th ed. Philadelphia: Wolters Kluwer, 2015.

8. Handa VL, Le LV. Te Linde's Operative Gynecology. 12th ed. Philadelphia, Lippincott: Williams & Wilkins, 2019.

9. Chappell D, Jacob M, Hofmann-Kiefer K, et al. A rational approach to perioperative fluid management. Anesthesiology, 2008, 109: 723-740.

10. Corcoran T, Joy Rodes JE, Clarke S, et al. Perioperative fluid management strategies in major surgery. A stratified meta-analysis. Anesth Analg, 2012, 114: 640-651.

11. Rodseth RN, Biccard BM, Chu R, et al. Postoperative B-type natriuretic peptide for prediction of major cardiac events in patients undergoing noncardiac surgery. Review and meta-analysis. Anesthesiology, 2013, 119: 270-283.

12. Mushtaq M, Cohn SL. Review: Perioperative beta-blockers in noncardiac surgery: The evidence continues to evolve. Cleveland Clin J Med, 2014, 81 (8): 501-511.

13. Thomas G, Shishehbor M, Brill D, et al. Review: New hypertension guidelines: One size fits most？ Cleveland Clin J Med, 2014, 81 (3): 178-188.

14. Shlipak MG, Matsushita K, Ärnlöv J, et al. Cystatin C versus creatinine in determining risk based on kidney function. N Engl J Med, 2013, 369: 932-943.

15. Darouiche RO, Wall MJ Jr, Itani KM, et al. Chlorhexi-cline-Alcohol versus Povidone-Iodine for surgical-site antisepsis. N Engl J Med, 2010, 362: 18-26.

16. Erekson EA, Martin DK, Ratner ES. Oophorectomy: the debate between ovarian conservation and elective oophorectomy. Menopause, 2013, 20 (1): 110-114.

17. Casiano ER, Trabuco EC, Bharucha AE, et al. Risk of oophorectomy after hysterectomy. Obstet Gynecol, 2013, 121 (5): 1069-1074.

18. Chan JK, Urban R, Capra AM, et al. Ovarian cancer rates after hysterectomy with and without salpingo-oophorectomy. Obstet Gynecol, 2014, 123 (1): 65-72.

19. Shah CA, Beck T, Liao JB, et al. Surgical and oncologic outcomes after robotic radical hysterectomy as compared to open radical hysterectomy in the treatment of early cervical cancer. J Gynecol Oncol, 2017, 8 (6): e82.

20. Ramirez PT, Frumovitz M, Pareja R, et al. Minimally invasive versus abdominal radical hysterectomy for cervical cancer. N Engl J Med, 2018, 379 (20): 1895-1904.

21. Nitecki R, Ramirez PT, Frumovitz M, et al. Survival after minimally invasive vs open radical hysterectomy for early-stage cervical cancer: a systematic review and meta-analysis. JAMA Oncol, 2020, 6 (7): 1019-1027.

22. Piver MS, Rutledge F, Smith JP. Five classes of extended hysterectomy for women with cervical cancer. Obstet Gynecol, 1974, 44 (2): 265-272.

23. Magrina JF, Zanagnolo VL. Robotic surgery for cervical cancer. Yonsei Med J, 2008, 49 (6): 879-885.

24. Piver MS, Ghomi A. The twenty-first century role of Piver-Rutledge type III radical hysterectomy and FIGO stage I A, I B1, and I B2 cervical cancer in the era of robotic surgery: a personal perspective. J Gynecol Oncol, 2010, 21 (4): 219-224.

25. Povolotskaya N, Woolas R, Brinkmann D. Implementation of robotic surgical program in gynecological oncology and comparison with prior laparoscopic series. Int J Surg Oncol, 2015, 2015: 814315.

26. Yim GW, Kim SW, Nam EJ, et al. Surgical outcome of robotic radical hysterectomy using three robotic arms versus conventional multiport laparoscopy in patients with cervical cancer. Yonsei Med J, 2014, 55 (5): 1222-1230.

27. Singer M, Deutschman CS, Seymour CW, et al. The third international consensus definitions for sepsis and septic Shock.(Sepsis 3) JAMA, 2016, 315 (8): 801-810.

28. Mouncey PR, Osborn TM, Power GS, et al. Trial of early, goal-directed resuscitation for septic shock. N Engl J Med, 2015, 372: 1301-1311.

29. Douketis JD, Borger PB, Dunn AS, et al. The perioperative management of antithrombotic therapy: American college of Chest Physicians. Evidence-based clinical practice guidelines. 8th ed. Chest, 2008, 133 (6 suppl): S299-399.

30. National Comprehensive Cancer Network (NCCN). National Comprehensive Cancer Network (NCCN) Guidelines: Cervical Cancer. Version 1. National Comprehensive Cancer Network (NCCN), 2021.

31. Hakkarainen J, Nevala A, Tomas E, et al. Decreasing trend and changing indications of hysterectomy in Finland. AOGS, 2021, 100 (9): 1722-1729.

第四十九章　妇科内镜

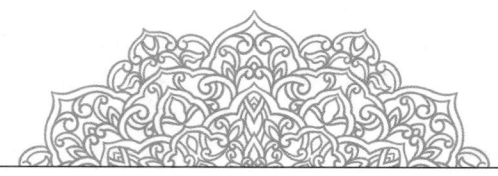

第一节　阴道镜检查

阴道镜(colposcope)是由德国 Hans Hinselmann 于 1925 年发明,经过多年的实践改进而成,在认识宫颈癌前病变和宫颈癌的形态学特点方面起重要作用。最初使用放大镜,而后是有简单支架的单目阴道镜,进而由单目镜变成双目镜,放大倍数可调节。1993 年,美国威龙公司首先推出第一台电子阴道镜,即应用计算机对阴道镜的图文信息加以管理和储存等,并可用于临床教学、远程诊疗等方面。从此,阴道镜进入了计算机管理的时代。

随着医学生物技术的不断发展,计算机系统的日益更新,图像识别技术的不断改进,更多的新技术应用于阴道镜检查技术中,如 AI 辅助阴道镜检查系统,医师对于阴道镜图像识别能力得到提高。但无论如何,阴道镜最重要之处依然是辅助识别可疑病变并指导取活检,组织病理学诊断是临床处理的依据。同时,HPV 感染所导致的病变不只是局限于宫颈,阴道镜对于识别外阴、肛周、阴道壁 HPV 感染相关疾病也具有重要意义。

一、阴道镜的构造

阴道镜按其成像系统分为光学阴道镜、电子阴道镜和光学电子阴道镜三种。其构造分别描述如下:

（一）光学阴道镜

光学阴道镜的基本结构有镜体、支架、光源 3 个部分。

1. **镜体**　一般有 ×7.5、×15、×20 或 ×30 等可调节的放大倍数。多数阴道镜都配有红、绿两色滤光片,使用绿色滤光片时可以将红色滤过,更适合对比观察血管形态及收缩能力。

双目阴道镜目镜距离可以在 50~80mm 之间调节,为了适应观察者双目不同的屈光度,左右目镜均可单独调整屈光度。

镜头的俯仰由一个手柄来完成,通过控制手柄使镜头俯仰达到满意的观察角度。镜头侧旁安装有微调焦距旋钮,可以使图像更加清晰。

在镜头的后方或侧旁,安装有照相或捕获镜下照片的设备,可不中断检查连续拍照。

2. **支架**　不同的阴道镜其支架不同。理想的支架应是结构简单、操纵灵活、平衡稳定、移动方便。一些阴道镜底座安装有 4 个方向轮,推动方便。

3. **光源**　光源的输入电压一般为 220V,输出电压为 8~12V,照明所用灯泡为 50~100W 的卤素灯。新型阴道镜采用 LED 冷光源,光源位置在远离镜头的支架下方,通过光导纤维把光线输送到放大镜,因此被观察部位不发热。

（二）电子阴道镜

电子阴道镜主要包括电子阴道镜镜头主体、支架和附件等。

1. **电子阴道镜镜头主体** 由高分辨率电子数字摄像仪、光源系统、影像技术等组成，具体包括：① 1/3 高分辨率彩色数字式 CCD；②物镜光学镜头为长焦距自动聚焦，4~40 倍数字无级放大；③亮度可调的环光型光源系统；④影像系统通过绿色滤光片进行影像过滤变换处理，以达到清晰显现毛细血管形态的目的；⑤手动聚焦控制钮；⑥画面冻结控制开关；⑦数字接口影像输出。

2. **支架** 同光学阴道镜的支架。

3. **附件** 主要包括监视器、打印机和计算机图文信息管理系统和可移动台车等。

电子阴道镜优势是携带方便，操作简便。不足之处是对宫颈的观察不如光学阴道镜更精细且具有立体感。

(三) 光学电子阴道镜

即指将光学与电子阴道镜结合在一起，这样既保持了光学阴道镜的优点，又具备了电子阴道镜的长处。对于专门从事阴道镜者，在光电一体阴道镜下可以更清楚观察病变，精准取材，同时可以采集图像，便于资料保存及回顾分析。

二、阴道镜检查

(一) 阴道镜检查的适应证与禁忌证

1. **适应证** 推荐进行有一定医学指征的阴道镜检查，包括筛查异常（为最主要依据）、体征可疑和病史可疑。中国优生科学协会阴道镜和宫颈病理学分会（CSCCP）明确提出阴道镜检查指征如下：

(1) 筛查异常：高危人乳头瘤病毒（high risk human papilloma virus, HR-HPV）阳性且无明确诊断意义的不典型鳞状细胞（atypical squamous cells of undetermined signification, ASC-US）；连续 2 次（至少间隔 6 个月）细胞学结果 ASC-US；不能除外高级别鳞状上皮内病变的不典型鳞状细胞（ASC-H）；低级别鳞状上皮内病变（low-grade squamous intraepithelial lesion, LSIL）、高级别鳞状上皮内病变（high-grade squamous intraepithelial lesion, HSIL）；非典型腺细胞（atypical glandular cells, AGC）；原位腺癌（adenocarcinoma in situ, AIS）；癌；无临床可疑病史或体征的细胞学阴性，且 HR-HPV 阳性持续 1 年者；细胞学阴性且 HPV16 或 18 型阳性者。

(2) 体征可疑：肉眼可见的宫颈溃疡、包块（肿物）或赘生物；肉眼可疑或其他检查可疑癌。

(3) 病史可疑：不明原因的下生殖道出血；宫内己烯雌酚暴露史；患者性伴侣生殖器官确诊湿疣或上皮内病（瘤）变或癌；宫颈或阴道上皮内病变治疗后随访；外阴或阴道壁存在 HPV 相关疾病。

2. **阴道镜检查的相对禁忌证**

(1) 外阴、阴道、宫颈、盆腔急性感染者，应在炎症治愈后方可行阴道镜检查。

(2) 下生殖道有伤口，并有大量出血者。

(二) 阴道镜检查前的准备

1. **常规询问病史** 宫颈癌筛查史，吸烟史、月经史、孕产史；有无阴道镜检查史及宫颈治疗史；有无子宫切除史；有无 HPV 疫苗接种史。

2. **检查前的准备**

(1) 明确阴道镜检查指征：核实细胞学检查及 HPV 检测结果。

(2) 进行妇科检查，排除阴道急性炎症。

(3) 除外全身感染性疾病：进行血常规、凝血、艾滋、梅毒、乙肝、丙肝等常规传染病项目检测。

(4) 检查时机：除经期外，任何时间均可进行阴道镜检查。

(5) 检查前至少 24 小时内避免性交、妇科检查、阴道内用药等。

(6) 与患者进行充分沟通，获得知情同意。孕妇进行阴道镜检查时建议签署书面知情同意书。

(三) 阴道镜检查内容

1. **阴道镜检查流程** 程序及注意事项（图 49-1）。

2. **检查要点**

(1) 应全面检查外阴和阴道。

(2) 需在以下条件下观察宫颈：①用生理盐水擦拭宫颈分泌物后观察宫颈形态。② 3%~5% 醋酸溶液棉球浸湿宫颈表面 1 分钟后，动态观察宫颈醋白反应，低倍镜下看全貌，高倍镜下看细节。采用多个放大倍数观察醋白上皮颜色、边界、血管构型和病变轮廓（见文末彩图 49-2）。需要更清晰地看到血管构型时，可采用滤过红色的绿色滤镜观察。③复方碘溶液（Lugol 碘溶液）在阴道镜检查中并非必须要使用的。若醋酸下已经明确高级别病变，可不再使用碘染。对于镜下无法鉴别病变级别的病灶、阴道壁的病变，碘染可以提供更多的信息以帮助识别病变。④检查中应注意观察阴道壁是否存在病变，尤其是穹窿部及上 1/3 阴道壁。

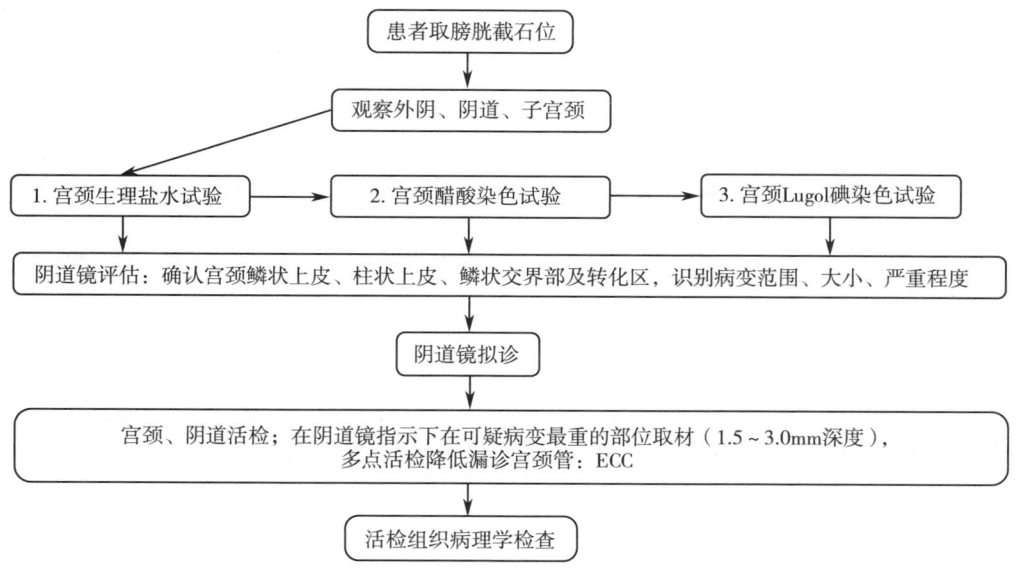

图 49-1　阴道镜检查流程图

3. **报告记录要点**　使用文字照片形式进行图文报告，以记录检查结果。

（1）记录宫颈及新鳞 - 柱交接部（squamo-columnar junction，SCJ）的可见性（完全 / 不完全可见 / 完全可见）、转化区类型。

（2）记录阴道镜检查结果：存在醋酸白改变（是 / 否）、存在病变（是 / 否），如果存在病变应记录病变的范围、大小、位置、是否向颈管内延伸。文字或用图像展示病变的颜色、轮廓、边界和血管情况，以及阴道镜下的初步印象（评估拟诊）。

（3）取 2~4 张阴道镜下能反映宫颈或病变范围、特点的典型图像（良性正常 / 低级 / 高级 / 癌症）。

（4）活检

1）应在可疑病变部位，或难以鉴别是醋白病灶或化生上皮区域活检，通常情况下 2~4 个点活检即可，记录取材位置。一般情况下，程度重的病变更紧邻新 SCJ。

2）当宫颈细胞学检查提示高级别鳞状上皮内病变或更严重疾病，而阴道镜检查未见异常者，此时应注意寻找阴道壁是否存在病变。同时，应行 ECC 检查宫颈管是否存在病变。若可疑腺细胞异常，还应关注子宫内膜是否有可疑异常。

4. 检查后需告知患者注意事项及如何取到病理结果复诊。

（四）阴道镜检查的优点和局限性

1. **优点**

（1）患者痛苦小，经济、方便，可反复进行。

（2）阴道镜下定位活检，可提高活检诊断率。

（3）和阴道细胞学或 HPV 联合使用，可使宫颈癌的早期诊断率高达 98%~99.4%。

（4）阴道镜检查有助于识别筛查质量较差而漏诊的癌前病变。

（5）追踪、随访治疗后的宫颈、下生殖道肿瘤患者，可及时发现复发。

2. **局限性**　主观性强，受人为因素影响较大，不能看到宫颈管内病变，阴道镜图像鉴别高级别病变和早期浸润癌较困难。对于绝经后女性，图像特点不典型，有时容易漏诊病变，此时应结合临床特征及其他辅助检查进行综合分析判断，行多点活检及宫颈搔刮术，必要时行锥形切除协助诊断。

三、阴道镜图像分类及阴道镜术语

（一）阴道镜图像分类

随着阴道镜的不断改进完善和广泛应用，阴道镜检查术语也进行了多次修定，统一了命名规则。国际宫颈病理与阴道镜联盟（International Federation for Cervical Pathology and Colposcopy，IFCPC）于 1975 年和 1978 年间制定并多次修订的阴道镜检图像成为当前分类的基础（表 49-1）。

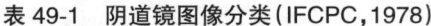

表 49-1　阴道镜图像分类（IFCPC，1978）

（一）正常阴道镜图像

1. 原始鳞状上皮

2. 柱状上皮

3. 转化区

（二）异常阴道镜图像

1. 异常转化区

（1）镶嵌

（2）醋白上皮

（3）角化

（4）非典型血管

2. 阴道镜下高度可疑浸润癌

（三）阴道镜图像不明确（鳞柱交界不可见）

（四）其他阴道镜所见

1. 炎性改变

2. 萎缩改变

3. 糜烂

4. 湿疣

5. 乳头状瘤

（二）阴道镜术语

1990 年 IFCPC 强调命名的重要性并提出国际阴道镜术语，推荐用于现代临床诊断治疗及宫颈癌研究。2002 年 IFCPC 再次更新与修订国际阴道镜术语与分类，提出三类转化区的概念：① 1 型转化区全部在宫颈阴道部（ectocervical）表面，即整个鳞柱交接和转化区均可见（为阴道镜检查满意）；② 2 型转化区部分在宫颈管内（endocervical），鳞柱交接位于宫颈管内，通过器械暴露，整个鳞柱交接和转化区均可见（为阴道镜检查满意）；③ 3 型转化区部分在宫颈管内，鳞柱交接部位不能全部可见，故而位于宫颈管内的转化区不能全部可见（即阴道镜检查不满意）。2002 年 IFCPC 提出的改进和统一世界范围内的命名标准有利于从病因、发病机制方面阐明与病变实际过程的相关性，并为临床与科研提供诊疗参考依据。在强调描述时需描述病变情况，轻微异常改变：①浅薄醋白；②细小镶嵌；③细小点状血管。明显异常改变：①致密醋白；②粗大镶嵌；③粗大点状血管；④非典型血管；⑤糜烂。

2011 年 IFCPC 再次修订宫颈阴道镜诊断命名，在 2002 年提出的宫颈三种类型转化区（表 49-2）的基础上，与此相对应，提出了宫颈切除三种类型的概念（表 49-3）。

（三）IFCPC/CSCCP/ASCCP 阴道镜术语比较

2011 年国际宫颈病理与阴道镜联盟（IFCPC）修订阴道镜术语。中国优生科学协会阴道镜和宫颈病理学分会（CSCCP）于 2017 年初，基于 IFCPC 术语并结合我国阴道镜临床实践现状，发布了 CSCCP 阴道镜检查专家共识。2017 年 9 月，美国阴道镜和宫颈病理学会（The American Society for Colposcopy and Cervical Pathology，ASCCP）同样基于 IFCPC 术语并结合美国实际情况，发布了阴道镜标准的系列文章。以上术语、共识、标准的目的都在于指导阴道镜实践操作（表 49-4）。

表 49-2　2011 IFCPC 术语

2011 年国际宫颈病理与阴道镜联盟宫颈阴道镜术语	
总体评估	充分 / 不充分注明原因（宫颈炎症，出血，瘢痕等）
	鳞柱交接可见性：完全可见，部分可见，不可见
	转化区类型：1 型、2 型、3 型
正常阴道镜所见	原始鳞状上皮
	成熟
	萎缩
	柱状上皮
	外移
	化生鳞状上皮
	纳氏囊肿
	隐窝（腺）开口
	妊娠期蜕膜

2011 年国际宫颈病理与阴道镜联盟宫颈阴道镜术语		
异常 阴道镜 所见	基本情况	病变的部位：转化区以内或以外，时钟标识病变部位 病变大小：病变累及四个象限的数目，占据宫颈的百分比
	1 级（次要病变）	薄的醋白上皮　　　　　　　　　细小镶嵌 边界不规则，地图样　　　　　　细小点状血管
	2 级（主要病变）	厚醋白上皮　　　　　　　　　　粗镶嵌 快速出现的醋白　　　　　　　　粗点状血管 袖口状隐窝（腺）开口　　　　　边界锐利 　　　　　　　　　　　　　　　醋白内部边界线 　　　　　　　　　　　　　　　崤样隆起
	非特异	白斑（角化，过度角化），糜烂 Lugol 碘染色（Schiller 试验）：染色 / 不染色
可疑浸润癌		非典型血管 其他征象：脆性血管，表面不规则，外生型病变，坏死，溃疡（坏死性），肿瘤 / 新生肿物
其他		先天性转化区　　　　　　　　　　　　　　　狭窄 湿疣　　　　　　　　　　　　　　　　　　　先天异常 息肉（宫颈口外 / 宫颈管内）　　　　　　　治疗后改变 炎症　　　　　　　　　　　　　　　　　　　子宫内膜异位症

表 49-3　IFCPC 阴道镜术语——附录

IFCPC 阴道镜术语——附录（2011）	
切除性治疗的类型	切除类型：1 型、2 型、3 型
切除标本的大小	长度 - 从最远端 / 外界至最近端 / 内界 厚度 - 从间质边缘至切除样本的表面 周径（可选择的）- 切除标本的周长

表 49-4　IFCPC/CSCCP/ASCCP 阴道镜术语比较

	IFCPC 阴道镜检查术语 （2011）	CSCCP 阴道镜检查专家 共识（2017）	ASCCP 阴道镜检查标准 （2017）
组织成立时间	1972 年	2015 年	1964 年
发布时间与版本	2011 年 7 月第 3 版	2017 年 5 月第 1 版	2017 年 10 月第 1 版
总体评价内容	阴道镜检查充分性： 1. 是否受其他因素影响 2. 转化区类型：1、2、3 型 3. 鳞柱交接可见性：全部可见；部分可见；全部不可见	同 IFCPC	1. 宫颈的可见性：全部可见 / 不能全部可见 2. 转化区类型：无 3. 鳞柱交接可见性：全部可见 / 不能全部可见
阴道镜印象	1. 正常阴道镜所见 2. 异常阴道镜所见，包括：1 级病变（次要病变）；2 级病变（主要病变）；非特异性改变 3. 可疑浸润癌 4. 其他所见	1. 宫颈未见上皮内病变或恶性变 2. 宫颈鳞状上皮低级别病变 3. 宫颈鳞状上皮高级别病变 4. 可疑宫颈癌 5. 可疑宫颈腺性病变 6. 其他	1. 正常或良性病变 2. 低级别病变 3. 高级别病变 4. 癌

	IFCPC 阴道镜检查术语 (2011)	CSCCP 阴道镜检查专家共识(2017)	ASCCP 阴道镜检查标准 (2017)
阴道镜检查指征	无	有	有
阴道镜操作流程	无	简单提及	详细介绍
阴道镜活检相关内容	无	1. 注明患者取活检或者不取活检的理由 2. 可疑高级别或更严重疾病者,多点活检,并注意观察阴道壁,必要时活检 3. 转化区为 3 型或细胞学 AGC 时,酌情颈管搔刮 4. 细胞学高风险(ASC-H、HSIL、AGC-FN、AIS 等)但未发现癌变,充分检查并多点活检 +ECC;必要时诊断性切除	1. 一般情况:取 2~4 块活检 2. 低风险:不取活检 3. 高风险:多点活检;或诊断性切除
阴道镜检查的质量控制标准	无	1. 阴道镜检查报告应具备本共识所要求的基本要素 2. 对组织学确诊的高级别鳞状上皮内病变及以上病理的阳性率不应低于 65% 3. >90% 的病检标本(直接活检或切除行活检),符合病理检查需要 4. >95% 的阴道镜检查具有指征	共 11 项指标,主要包括以下内容: 1. 一般情况(鳞柱交接的可见性;是否存在醋白病变;阴道镜印象;宫颈的可见性:病变范围;病变部位等) 2. 在可疑异常区域多点活检 3. 通知到患者以及患者就诊的相关时间要求(细胞学可疑浸润癌;细胞学潜在高度病变的患者)
切除性术语	1、2、3 型切除	无	无

四、阴道镜检查诊断标准和图像表现

阴道镜检查时应视野清楚,特别注意观察血管形态、毛细血管间距、上皮表面轮廓、颜色及透明度。

(一)阴道镜检查诊断标准

1. 血管形态

(1)正常上皮和转化区中的血管形态:①在正常宫颈柱状上皮中,终末血管稍显卷曲形成袢状;②在正常原始鳞状上皮中血管呈致密精细而规则的网状或蜘蛛样,上皮基质形成乳突时,可见乳突中有近似发夹状血管。

(2)炎症时血管形态:嵴部血管扩张形成鹿角状或双点状转化区的血管,在形态上和数目上变化

很大,还可见到树枝状血管。

(3)上皮内癌和浸润癌的血管形态:常见的三种特殊血管形态:①粗大点状血管:为终末血管扩大、延长、轻度扭曲和不规则的表现。②镶嵌:为不规则的终末血管平行走向,表面围绕着病变上皮,勾画出形状及大小不一的镶嵌状无血管区,典型的镶嵌是致密的厚醋白上皮上见到被血管包绕分割的马赛克状表现。③非典型血管:指终末血管在大小、形状、走向及排列上均极不规则者,其血管间隙较正常鳞状上皮的终末血管宽,它包括发夹状、网状及树枝状异形血管。

2. 血管间距离 多指相邻两个血管之间隙,可通过阴道镜照相准确测量。一般原始鳞状上皮血管间距为 50~250μm,平均为 100μm。临床上对

于病变区血管距离的估计主要应与周围正常上皮进行比较,在宫颈癌前病变和浸润癌中,血管间距离将随病程进展而增加。毛细血管间距的增加是多种多样的。在不正常转化区中,也有血管间距无明显增加者,这种改变可表现于局部和整个病变区。

3. 上皮表面结构

(1)上皮构型的变化:常反映上皮生长的情况和组织活跃的倾向,一般上皮表面轮廓的异常和血管图像常是一致的。上皮表面构型分为光滑、不平整、颗粒状、乳突状或结节状。原始鳞状上皮与高级别病变之间的界限常很明显。但正常鳞状上皮与炎性病变或轻度非典型增生间则常呈弥散性而没有明显的界限。

(2)上皮表面颜色和透明度:阴道镜下,上皮的颜色和透明度与其基质中的血管、上皮的高度、细胞致密的情况,细胞的分化和角化程度有关。上皮颜色可表现为白色、淡黄色、黄红色或深红色不等,将病变区的色泽与周围正常黏膜对比更有意义。如高级别病变通常较原始鳞状上皮更暗。宫颈浸润癌则常有熟肉状或胶冻状外观。

(二)阴道镜图像表现

1. 宫颈图像

(1)正常宫颈黏膜:分鳞状上皮区及柱状上皮区。鳞状上皮区呈淡红色,光滑,厚而均匀,无特殊结构。绝经期雌激素水平偏低,鳞状上皮变得较薄,不均匀,暴露出微细血管。正常情况下,鳞柱交界位于宫颈外口处。柱状上皮呈暗红色,小颗粒状。3% 醋酸试验鳞状上皮略微变白;柱状上皮则肿胀变白,呈葡萄串样。碘溶液试验,鳞状上皮染为棕褐色;柱状上皮则不着色。但绝经后,鳞状上皮不着色或着色很浅。

(2)转化区:指鳞状上皮与柱状上皮交接的区域,可见到厚度不等的新生鳞状上皮,呈淡红色或红色,有散在的宫颈腺开口,呈环形嵴状增厚,涂以3% 复方碘液不着色。有的腺开口被新生的鳞状上皮所覆盖,形成小斑点或隆起的圆形灰白色斑,表面可见正常血管分支。转化区中还可见到未被鳞状上皮所替代的柱状上皮异位岛,血管呈树状分布。病理学检查为鳞状上皮化生。

(3)宫颈良性病变

1)真性糜烂:指鳞状上皮脱落缺损,呈橙黄色,对光反射弱,涂以 3% 醋酸无变化,涂复方碘液不着色。表面血管丰富,呈树状或网状分布。

2)假性糜烂(腺上皮异位或外翻):指宫颈外口出现柱状上皮区,为柱状上皮异位增生所致。常呈淡红色,有对光反射,可见树枝状毛细血管分支,易损伤出血。涂以 3%~5% 醋酸则呈大小不等的葡萄状,涂以复方碘液不着色。

3)滴虫性炎症:宫颈上皮表面光滑,可见血管袢的顶端呈双点状或鹿角状,有时双点状血管排列呈镶嵌样或围绕着腺体开口血管变化遍布于宫颈及阴道壁,没有明显的边界,涂醋酸后,上皮色泽亦无变化。

4)老年性阴道炎:上皮显苍白,上皮下的毛细血管网变得清晰,毛细血管间的距离很窄,上皮易受创伤引起皮下出血。

(4)异常转化区

1)醋白上皮:涂醋酸后发白,边界清楚,无血管。透明度越差,上皮非典型增生越重,病理学检查为化生上皮、HPV 感染、不典型增生或原位癌。

2)点状血管:涂醋酸后发白,边界清楚,表面光滑,可见红点;高倍镜下观察是血管末端扩张或扭曲所致。涂以复方碘液不着色,病理检查为异常增生(图 49-3)。

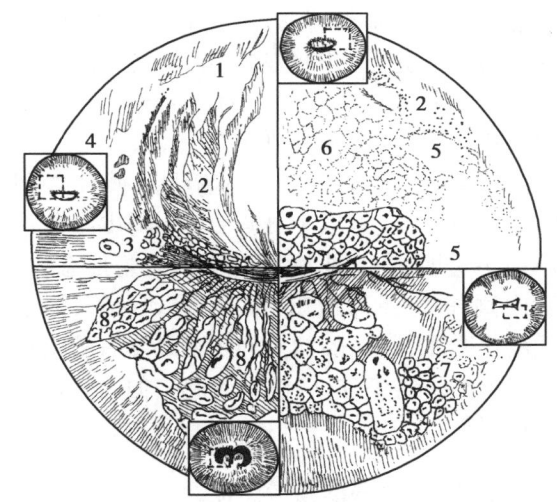

图 49-3 异常阴道镜图像模式图

1. 宫颈白斑;2. 白斑基底;3. 转化区(腺体囊肿、腺体开口);
4. 正常宫颈黏膜;5. 增厚、高低不平的醋白;6. 镶嵌;7. 乳头状基底;8. 猪油状突起及异形血管。

3)镶嵌(mosaic):由不规则的与表面平行的血管构成,血管之间有病变的上皮,形成大小、形态不规则的镶嵌,加醋酸后基底变白,边界清楚,病理学检查可为炎症、HPV 感染或轻度不典型增生。

4）白斑或角化异常：白色斑片，表面粗糙，稍隆起，不涂醋酸亦可见，病理学检查为角化亢进或角化不全。

5）异形血管：血管分布紊乱而不规则，形态各异，如螺旋状、逗点状、发夹形、树叶形、杨梅形等，走向紊乱，病理学检查多为不同程度的癌变。

2. **人乳头瘤病毒感染**　最近 30 年内，一致认为特定的高危型人乳头瘤病毒（human papilloma virus，HPV）与浸润性宫颈癌有关，高危型 HPV 与未成熟的化生上皮长期、持续的相互作用导致宫颈上皮内瘤变发展。HPV 是通过退化、脱落的生殖道上皮细胞传播的，HPV 颗粒能够自由结合微小伤口处或未成熟的基底层角化细胞上的受体，一旦启动 HPV 病毒的复制，宫颈、肛周或口咽部的鳞柱状上皮交接处的上皮和毛细血管随之产生快速增生，上皮增生导致棘层增厚、挖空细胞、不典型核和多核，血管增生。

HPV 感染宫颈后可导致镶嵌式和点状改变，病变的形态可表现为从扁平状到乳头状等多种阴道镜改变图像，再到浸润癌。

3. **早期宫颈癌**　镜下检查表面隆起或凹陷于正常组织，涂以醋酸呈玻璃样水肿或呈熟肉状，涂碘不着色。局部血管异常增生，管径扩大，失去正常血管分支及走行，出现螺旋状、发夹状的异形血管。如单支血管栓塞，一端扩张呈球形另一端变细形似蝌蚪状，约 90% 属恶性表现。

4. **外阴及阴道病变**　阴道镜也可用于外阴及阴道病变，但应注意以下几点：①外阴皮肤角化上皮厚而不透明，在大阴唇上看不到血管形态，在小阴唇内侧、前庭及尿道口区均可看到血管，但不如宫颈变化明显；②育龄妇女的阴道黏膜有疏松而丰富的皮下结缔组织，有些病变看起来似乎较宫颈病变显得严重。

五、阴道壁的阴道镜检查

在过去的几十年时间里，阴道镜几乎专门用于宫颈的评估。构成这种现象的原因主要是阴道癌很罕见。因此，很少有阴道镜医师接受有关阴道镜下检查阴道壁疾病的培训或具有相关的临床经验。经过短短 30 年时间，对阴道壁的阴道镜评估已成为下生殖道疾病不可或缺的诊断手段。

（一）阴道壁的阴道镜检查适应证

1. 可触及或原因不明的肉眼可见的阴道病变。

2. 患有宫颈、外阴、肛周及肛门 HPV 感染的女性。

3. 通过宫颈阴道镜或宫颈管取样检查不能解释的宫颈细胞学结果异常。

4. 子宫切除术后宫颈或阴道残端细胞学检查结果异常。

5. 宫颈肿瘤治疗后宫颈或阴道残端细胞学结果异常。

6. 异常的、不明原因及顽固性阴道分泌物增多或阴道出血。

7. 不明原因的阴部疼痛和 / 或性交痛。

8. 胎儿期曾有己烯雌酚暴露史女性的监测。

9. 与细胞学、组织学及阴道镜印象无关的宫颈锥形切除手术前。

（二）阴道壁的阴道镜检查内容

对阴道壁进行评估比对宫颈评估困难。因为阴道的表面积更大，部分区域隐藏于窥器叶片之下，或隐藏在阴道壁皱襞之中，并且其顶端的阴道穹窿与子宫直肠窝相邻部位位置较深观察有难度。此外，绝大部分阴道壁上皮与检查者的视线平行，因而更需要阴道镜医师具有灵活性和足够的耐心。部分阴道壁活检可能需要局部麻醉，特别是在阴道下 1/3 及近处女膜部位进行检查时。

阴道壁阴道镜评估，同样需要使用 3%~5% 醋酸液和卢戈碘溶液。在置入阴道窥器之前，应观察外阴：①大小阴唇；②尿道口；③处女膜环、周围黏膜；④前庭腺开口。检查完前庭后，向阴道内置入合适的阴道拉钩或扩阴器，检查宫颈、阴道穹窿及阴道壁，再涂醋酸，部分阴道壁病变出现醋酸白色改变的时间晚于宫颈病变。首先评估阴道穹窿部位，如果患者已接受子宫切除手术，阴道残端两侧角部折叠的阴道壁很难暴露，可选用皮钩、圆钳等器具协助进行暴露观察，在醋酸后可疑病变区域涂卢戈碘溶液，并在碘不着色部位取活组织送检。

（三）阴道壁活检

阴道镜指示下的点状活检更为准确。阴道黏膜的活检标本深度 1.5~3.0mm 即可以避免造成膀胱、直肠等相邻器官损伤。如果病变范围大，需要多点活检，对于每一个活检标本都应细心地贴上标签送检，并分别标明取活检部位距宫颈的距离、位于阴道顶端还是阴道口，以及按照时钟标记位置，以便根据病理结果对不同部位的病变给予针对性的治疗。

（四）良性阴道上皮病变的阴道镜检查

阴道承载了复杂的生态系统,常常受到性交、润滑剂、乳膏、药膜和卫生用品等带来的创伤。阴道镜下良性阴道异常改变的发生从 7%~58% 不等。阴道镜下的异常所见包括黏膜擦伤、红斑、血管增加、瘀斑、出血点、白斑和醋白改变等(表49-5)。

表 49-5　可能掩盖肿瘤或误诊为肿瘤的阴道镜所见

炎症
念珠菌
毛滴虫
细菌性细胞溶解性阴道病
细胞溶解性阴道炎
糜烂性扁平苔藓
萎缩性阴道炎
阴道乳头瘤病
先天性转化区
阴道腺病
创伤性阴道病变
子宫内膜异位症
肉芽组织
放射性损伤

（五）阴道上皮内病变的阴道镜检查

阴道内的多种感染可导致阴道上皮黏膜的损伤,通常建议治疗后进行阴道镜检查。阴道镜下低级别 VaIN 的特征与宫颈原始鳞状上皮低级别上皮病变相似。其阴道镜征象包括点状分布、醋酸白上皮、白斑、阴道壁轮廓的改变,以及碘染色阴性的反应上皮。阴道镜下的高级别 VaIN 的特征与宫颈高级别上皮内瘤变基本相同。

（六）阴道壁的阴道镜检查需要注意的情况

1. **阴道炎症**　阴道上皮呈广泛的大小均匀的点状或草丛样毛细血管增生,可呈弥散或片状分布。

2. **阴道腺病**　阴道壁为粉红色天鹅绒样结构,镜下可见大小不一的腺体开口,柱状上皮小岛呈葡萄样,腺管开口内可挤出黏液。由于该病是阴道壁鳞状和腺性病变的高危因素,对此类患者应注意观察和随访。

阴道镜最主要用于评估宫颈癌筛查结果异常的女性。阴道镜检查的目的是通过阴道镜的放大观察下,观察并识别可疑病变特征及范围,并指导在可疑病变区域活检,结合病理诊断和其他辅助检查结果,为宫颈病变制定合理的诊疗方案。

（濮德敏　刘嵘　朱涛　赵昀）

第二节　宫　腔　镜

自 1869 年 Pantaleoni 首次应用改良的 Desormeaux 膀胱镜行首例宫腔检查及内膜息肉摘除手术以来,宫腔镜(hysteroscopy,HSC)在器械和技术上已逐步发展完善。现已具备全景宫腔镜、接触性宫腔镜、显微宫腔镜、电切割宫腔镜多种类型。宫腔镜检查已成为现代诊断宫腔病变的重要方法,宫腔镜下活检病理学检查是诊断宫腔内病变的金标准。宫腔镜手术微创,损伤少、痛苦小、恢复快,能有效地替代开腹、腹腔镜手术,直接经阴道进入子宫切除宫内良性病变,保留子宫和生育能力。宫腔镜作为独立的妇科技术,日益受到医师和患者的欢迎,目前已广泛应用于临床,前景广阔。

一、适应证和禁忌证

（一）宫腔镜的适应证

1. **异常子宫出血**　如月经过多、过频、经期延长,不规则子宫出血、绝经后子宫出血等。虽然应用 B 超可见子宫内膜异常、宫腔内病灶,但宫腔镜下对病变的观察更直接,更易于发现细小病灶,并能定位取材活检,同时可行宫腔镜下整复性手术。

2. **宫颈癌和子宫内膜癌的诊断和分期**　宫腔镜可以在直视下观察宫颈管和子宫内膜的病变,准确定位活检,为宫颈癌和内膜癌的诊断、分期提供确凿证据。对于宫腔镜检查是否会引起癌细胞播散,是学者们最关心和有争议的问题,有报道认为液体膨宫和灌流的宫腔镜手术会引起子宫内膜癌细胞播散。有病例调查,结论是宫腔镜检查与 5 年生存率无关。由于资料有限,宫腔镜是否引起癌细胞的种植和转移,目前尚无定论,仍需进一步随访。

3. **宫腔粘连**　既往有宫内手术史,有月经改变、不孕或习惯性流产等症状,应考虑有无宫腔粘连。宫腔镜可准确地评估粘连部位、范围或组织学类型,并可在镜下完全、准确地进行分离。

4. **宫腔内异物**　宫腔镜对小而质软、B 超及放射线显示不清的异物,可明确诊断并定位取出。

5. **取出困难的宫内节育器**(intrauterine contraceptive device,IUD)　可于宫腔镜下判明 IUD 的情况,利于器械的到位和钳取。

6. **子宫畸形**　如纵隔子宫,可能会造成不孕或反复流产。宫腔镜下子宫纵隔切开矫形术后，妊娠成功率将明显上升。

7. 幼女、未婚妇女宫颈及阴道检查 幼女或未婚妇女出现阴道分泌物异常或不规则流血，使用宫腔镜可替代扩阴器行阴道检查，并可经此取出异物或直视活检。

8. 不孕症或反复流产 宫腔镜检查可以发现引起不孕症的宫腔内病因，如子宫畸形、宫腔粘连、息肉和黏膜下肌瘤等，同时可行宫腔镜下输卵管检查如镜下输卵管插管注液或疏通术。

9. 异常早期妊娠 如宫角妊娠、剖宫产瘢痕妊娠等，可在腹腔镜监视下用宫腔镜行宫角部或瘢痕部位妊娠组织清除术。对未破裂型输卵管妊娠有保守治疗指征者，可经宫腔镜输卵管插管注药治疗。

10. 剖宫产瘢痕憩室 剖宫产瘢痕憩室是剖宫产瘢痕处薄弱、内陷而形成，可导致经血潴留、经期延长。宫腔镜下可行憩室切除，必要时可联合腹腔镜修整缝合。

(二) 禁忌证

1. 宫腔镜检查禁忌证 无明确的绝对禁忌证，以下为相对禁忌证：

(1)体温 ≥37.5℃，应暂缓手术。

(2)多量子宫出血。

(3)急性或亚急性生殖道炎症。

(4)近期有子宫穿孔或子宫修补史。

(5)欲继续子宫内妊娠。

(6)浸润性宫颈癌。

(7)生殖道结核未适当抗结核治疗者。

(8)子宫内膜癌已明确诊断者。

(9)宫腔过度狭小或宫颈管过窄难以扩张者。

(10)严重的心、肺、肝、肾等脏器疾病，难以耐受膨宫操作者。

(11)血液病无后续治疗措施者。

2. 宫腔镜手术禁忌证

(1)绝对禁忌证：①急性盆腔感染；②心、肝、肾衰竭急性期及其他不能胜任手术者。

(2)相对禁忌证：①宫颈瘢痕，不能充分扩张者；②宫颈裂伤或松弛，灌流液大量外漏者。

二、器械和设备

(一)宫腔镜主要部件

1. 镜体 为一组具有特殊性能的光学内镜体，分硬管和软管、直型和弯型，视向角有 0°、12°、22°、30°、70° 角。

2. 宫腔镜管鞘器件

(1)检查镜管鞘器件：包括外套管、芯棒。规格为外径 5mm，工作长度 290mm，配用内镜外径 4mm。

(2)手术镜管鞘器件：有外套管、内套管。具有钳道、通水、锁紧装置。微钳、微剪等手术器械可经内套管的钳道阀进出。尺寸是外径 6.8mm×7.8mm，工作长度 180mm。

(3)电切割镜管鞘器件：由外套管、中套管、内套管组成，可与高频电刀连接，施行宫腔内电凝、电切手术。内套管上的装置可随意转换电切环、电切针、电凝滚球和气化电极器械连接装置。三层套管直径分别为 9mm、6.3mm、4.5mm。

3. 手术器械 有双关节剪和直角剪刀、异物钳、活检钳、取环钳等，以适应各种手术操作时需要。

4. 宫腔镜的电切、止血设备 高频电刀用于内镜下的电切、止血，一般电切最大输出功率为 300W，电凝为 100W。

(二) 膨宫装置

1. 使用液体作膨宫介质的自动加压灌注泵 所用膨宫介质有 5% 葡萄糖、蒸馏水、生理盐水、32% 右旋糖酐 -70 等，其中 5% 葡萄糖因与血液混溶度适中、为等渗液、不含电解质，不影响电外科或激光手术，且价廉易得，故临床应用较普通。常用膨宫压力为 11~16kPa(80~120mmHg)，上限为 27kPa(200mmHg)。

2. 二氧化碳宫腔镜气控仪 使用二氧化碳气体作膨宫介质，压力指数(25±5)kPa。

(三) 内镜照明系统

1. 冷光源 有全自动氙灯或金属卤化灯冷光源。

2. 纤维导光束 亦即光缆，其两端分别与冷光源接口和内镜光纤接口相连。

(四) 内镜的视频系统

包括光学转换器、摄像机、彩色监视器及图像记录系统(如录像机、打印机)，可将宫腔镜下图像转换为显示屏上清晰的彩色图像以利医师观看和操作，并可进行贮存。

三、术前准备及麻醉

(一) 术前准备

准备进行宫腔镜术前需要对患者进行全面检

查,具体要求如下:

1. 常规采集病史和查体。

2. 实验室检查　查血常规,若存在炎症或贫血应予以纠正;查血糖以选择是否用含糖膨宫液;阴道分泌物查滴虫、念珠菌、淋菌等致病原,若阳性应先予以治疗;对异常子宫出血者应选择性检查出凝血机制、甲状腺功能等以排除凝血机制障碍和全身性疾病因素;盆腔 B 超检查;了解内生殖器状况及 IUD 位置;对不孕症者行子宫输卵管碘油造影可作为评价宫腔及输卵管情况是否有手术指征的初步筛查。

3. 进行宫腔镜操作的适宜时机　一般选择患者月经早期,如月经干净后 3~5 天,此时子宫内膜较薄,分泌物少,不易出血,宫腔内病变易于显露。出血量多时应先行止血或减少血量,并预防性抗感染治疗。对宫内病变拟行电切割术或内膜切除术,可先予患者应用抑制内膜生长的药物如孕三烯酮、GnRH-a 等,术前排空膀胱(需腹部 B 超监导时除外),电外科术前应灌肠,防止粪便充盈的肠段易发生电灼伤。

(二)镇痛和麻醉

行常规宫腔镜检查和操作,术前 30 分钟患者直肠内纳入双氯芬酸钠栓一枚即可达到足够的镇痛效果。对宫颈管不易扩张者,可用长棉签浸渍 2% 利多卡因溶液,插入宫颈内口水平并保留 1 分钟,做宫颈表面麻醉。或以 1% 利多卡因在双侧子宫骶骨韧带处各注射 2ml,颈管 3、6、9 点处各注射 1ml 做宫颈旁神经阻滞麻醉。亦可于检查前 5 分钟以 0.25% 布比卡因 8ml 做子宫黏膜喷淋麻醉。对宫腹腔镜联合手术、宫腔电外科手术时可行硬膜外麻醉、骶管麻醉、吸入性全身麻醉或静脉麻醉等。

四、基本技术

(一)全景式宫腔镜检查技术

术前检查器械设备正常。受术者排空膀胱,取截石位,常规消毒外阴、阴道,铺无菌巾。内诊了解子宫及附件情况,窥开阴道,再次消毒阴道、宫颈,钳夹宫颈前唇,消毒宫颈管,以探条探查子宫位置及深度。扩张宫颈至 Hegar 扩张器 5~8 号。连接宫腔检查镜与膨宫装置、照明及视频系统,排尽连接管与镜管中的气泡后,将宫腔镜顺宫腔方向插入宫颈内口稍下方,边注液边直视下朝宫腔内推进,按顺序检视子宫后壁、前壁、侧壁及宫底、输卵管开

口各部分,最后在缓慢退出时仔细检视宫颈内口和宫颈管。膨宫压力为 8~16kPa(60~120mmHg),若检视宫角部及输卵管子宫开口处时压力可至 16~24kPa(120~180mmHg)。

检视时应注意观察宫颈管的长度、形状、皱褶,子宫内口是否规则,子宫内膜的色泽、厚度、形状、血管纹理,宫腔内有无异常如粘连、赘生物、畸形、IUD 异位等,对粘连范围和赘生物形状、大小、数目、部位、表面覆盖的内膜、血管分布状况、有无出血、坏死、分泌物等,以及两侧输卵管开口处形态均应仔细观察。

(二)宫腔镜手术基本操作

先以检查镜明确有无手术指征并拟定基本手术方式后改用宫腔手术镜,此时尚需进一步扩张宫颈至 Hegar 扩张器 9~9.5 号。贴置负极板。基本手术操作为:

1. 切割　以电切环切割组织,有顺行、逆行、垂直、横形切除法。一般多采用顺行切除,即在宫腔内由远而近平行切割,若需切除的组织较多,下界飘动等因素致顺行切除困难时,可采用逆行切除,即将电切环自近向远倒推。对较大的肌瘤,垂直切除更易于操作。横形切除适用于切除宫底部组织和子宫纵隔。如宫腔重度粘连者,可采用针状电极切割,分离粘连。

2. 电凝止血　可用电切环轻触出血点或其邻近部位电凝,达到止血目的。滚球电凝使局部产生焦痂,术后可能脱落引起继发出血。

3. 宫腔镜组织切除系统(MyoSure hysteroscopic tissue removal system)　即安放在双极电切镜操作孔道内的旋切器,组织切割和组织吸引同步进行。其优点为术野清晰,手术器械无需频繁进出宫腔,降低了空气栓塞、子宫穿孔等风险。其缺点是此器械无法电凝止血。

4. 等离子双极蘑菇头汽化电极　由于电功率大(300W),此电极既可迅速汽化组织,还具有较好的止血作用,可用于子宫肌瘤、子宫内膜息肉及子宫内膜切除术。其缺点是无法保留组织行病理检查,故仅适用于术前明确的良性病变。

五、宫腔镜检查

(一)正常宫腔特征

宫腔镜下可见颈管呈圆形或椭圆形管状,黏膜淡红,泛白或红色,纵横皱褶较多,呈棕榈状。宫颈内口圆形或椭圆形,边缘平滑整齐,内膜略苍白。

宫腔内膜于修复期平坦、淡黄红色、血管纹极少、腺管开口清晰，排卵期前后尤为明显。分泌期内膜可因腺体增生、间质水肿而呈现半透明黄红色、息肉样突起，血管纹清晰，至经前期内膜重趋变薄，表面细褶增多，脆而易出血。在膨宫充分时展开的宫角处可见输卵管开口，多为圆或椭圆形，有周期性的闭合和开放，开放时可插入 1mm 外径的导管。

(二) 宫腔镜下异常所见

1. 宫腔粘连 宫腔镜检查宫颈管粘连者可在宫颈内口处见不规则薄膜或结缔组织样增生。宫腔中央型粘连见子宫前后壁间存在粘连带。宫腔周围型粘连则见粘连位于子宫底或侧壁，特别多见于子宫角部封闭输卵管开口。两者共存称宫腔混合型粘连。若粘连范围<1/4 宫腔为轻度粘连；1/4~1/2 宫腔为中度粘连；>1/2 宫腔为重度粘连。中央型粘连若粘连带与周围组织相似，质脆软，易分离，断端呈白色、柔软、无出血，此为内膜性粘连；若表面见腺体开口，分离稍需用力，断面呈红色、粗糙，有血性渗出物，此为肌性粘连；若为灰白、有光泽、无内膜，断面苍白无出血，此为结缔组织性即纤维性粘连。观测时应注意从远至近观察宫腔，防止忽略宫腔整体变化。

2. 子宫畸形 宫腔镜下，鞍形子宫表现为宫底部向宫腔弧形突起，使双侧宫角显得更深。若自宫底突起一纵隔，将宫腔分隔为两腔，为纵隔子宫。纵隔表面黏膜较苍白，其下极至宫颈内口或以上为不完全子宫纵隔；下极至宫颈外口为完全性子宫纵隔。子宫纵隔两侧宫腔顶端各可见一输卵管开口。若宫腔狭窄，偏于一侧，顶端仅见单个宫角及单个输卵管开口，为单角子宫或残角子宫。双角子宫及双子宫在宫腔镜下与纵隔子宫相似，故子宫畸形的诊断一般需同时配合子宫输卵管造影术（hysterosalpingography，HSG）、盆腔双重造影或腹腔镜联合检查，结合子宫内部、外部形态来进一步识别。

3. 子宫内膜息肉及子宫黏膜下肌瘤 宫腔镜下两者均表现为自宫壁突向宫腔的赘生物，单发或多发。息肉直径多为 0.5~2cm，有蒂，卵圆形、柔软、光滑，色泽似周围的内膜，表面管网纤细（图 49-4）。黏膜下肌瘤则多呈球形或半球形，体积大小不定，可光滑或不规则形，坚实，覆内膜较苍白，表面血管分布清晰粗大。子宫内膜皱褶或息肉样突起易与内膜息肉混淆，但前两者随着膨宫压力增加会逐渐展平或变形，息肉则不会有任何改变。

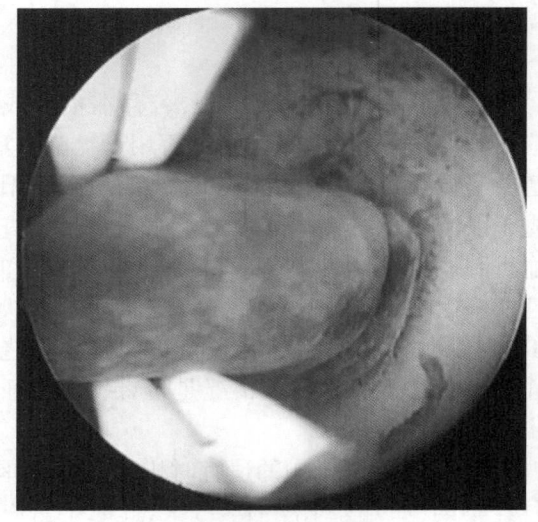

图 49-4　子宫内膜息肉

4. 宫内残留物 如妊娠物残留、胎儿骨片、残留 IUD、手术线结等异物，据其病史及宫腔镜下残留物的外观特征易于诊断。

5. 子宫内膜增生 指无异形细胞的子宫内膜腺体过度增生，腺体增生有时为局限性，有时为弥散性。宫腔镜下表现为内膜增厚、皱襞增多，甚至呈单个或多发性息肉样外观或苔状突起（图 49-5），对可疑病灶行定位活检能确诊。

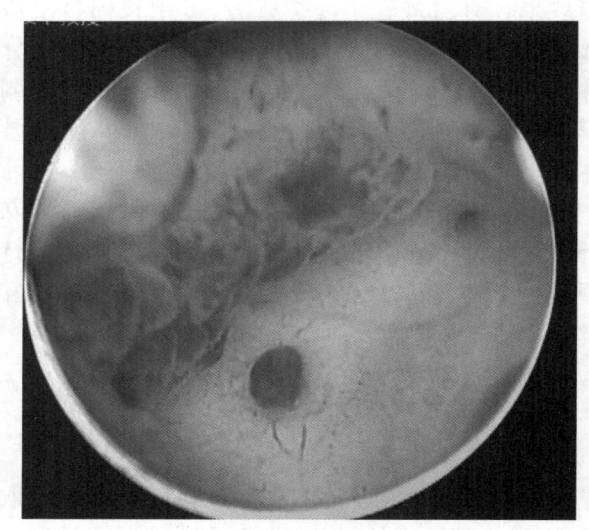

图 49-5　子宫内膜增生

6. 子宫内膜异常增生 指包含异形细胞的子宫内膜腺体过度增生。在宫腔镜下可见息肉状或苔状的突起，表面不透明，黄白色或灰白色，有异形血管。单纯宫腔镜检查常常难以与子宫内膜癌鉴别诊断。

7. 子宫内膜癌 有乳头状隆起，结节状隆起及息肉状隆起三种,三种病变可以单独出现,也可以混合形态出现。当病变发展时癌灶可由局限型蔓延成弥散型,且可发生广泛的坏死、炎症及溃疡,可借以推测肌层浸润的深度。

(1)弥散型:宫腔镜下可见内膜杂乱,灰黄、红黄色,凸凹不平,血管纡曲怒张,组织脆而易出血,表面附着脓液及坏死物。

(2)局限型:表现为宫腔内局部突起的赘生物,息肉样簇集,分叶或树枝状,色黄白或暗红,表面不规则,质脆,可有溃疡、脓液或出血,富有曲张异形的血管。

疑诊为子宫内膜癌行宫腔镜检查时不宜扩宫颈,以 5mm 直径的宫腔检查镜进宫腔,二氧化碳作膨宫介质,压力应低,约 7~13kPa(70~100mmHg),时间不多于 10 分钟,注意操作时避免宫颈或病灶出血以防止癌细胞扩散。术前应做诊断性刮宫、阴道脱落细胞学、宫腔细胞学、B 超等检查,尤其是分段诊刮应作为初筛检查。对诊刮结果不明确有必要经宫腔镜直视下取材活检,确诊率可达 70%;对已明确诊断的子宫内膜癌患者不宜再行宫腔镜检查。

(三)幼女阴道内镜检查

既往幼女异常阴道流血、排液等是妇科医师较难诊治的疾病。随着小型号宫腔镜的应用,许多幼女阴道异物(图 49-6)、阴道新生物、阴道炎、子宫内膜息肉等均能通过无创阴道内镜检查来明确诊断,并得以正确治疗,同时也可作为幼女性早熟的一种鉴别诊断方法,较早除外非内分泌导致的异常阴道出血。

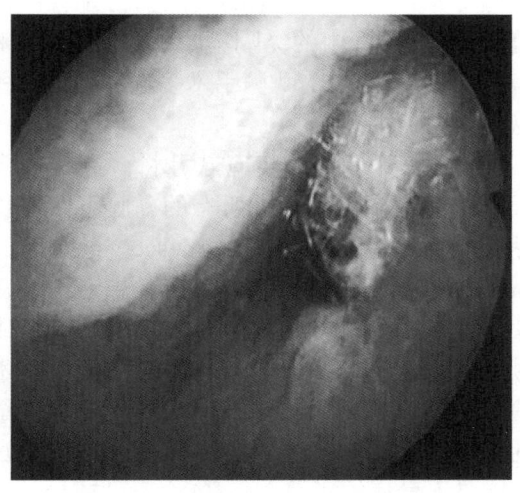

图 49-6　宫腔镜检查幼女阴道异物图

(四)宫腔镜下子宫肌壁活检术

子宫螺旋状穿刺器械的出现,使子宫肌壁活检成为可能在腹部超声引导下使用该器械,通过宫腔镜直视下进行子宫肌壁的穿刺活检,一方面能鉴别子宫腺肌病和子宫肌瘤;另一方面可了解子宫腺肌病的病变深度,对囊性子宫腺肌病可明确诊断,在临床治疗中有一定的指导意义。

(五)窄带成像宫腔镜技术

窄带成像技术(narrow-band imaging,NBI)是一项新兴的实时成像内镜技术,它通过滤光器将传统的红、绿、蓝宽带光谱过滤成窄带,增加了浅表黏膜血管结构的对比度,能更好地显现浅表黏膜的细微结构(图 49-7)。2009 年,Surico 首先将 NBI 技术应用于宫腔镜,对绝经后异常子宫出血的患者进行病因诊断,有助于提高识别子宫内膜癌和子宫内膜增生的准确率,可作为发现早期子宫内膜病变的有效方法。传统白光宫腔镜对宫内疾病的诊断主要是基于病变形态学的改变,因此对于子宫黏膜下肌瘤、子宫内膜息肉等肉眼观察明显的疾病诊断价值较高,但在识别子宫内膜增生、鉴别子宫内膜癌及癌前病变方面诊断阳性率较低。NBI 技术使微血管结构清晰可见,易辨别出即便是十分微小的、伴有微血管分布紊乱的可疑病灶,有助于提高子宫内膜疾病诊断率。窄带成像宫腔镜在诊断子宫内膜疾病方面优于传统白光宫腔镜,尤其对子宫内膜增生、子宫内膜癌及慢性子宫内膜炎的诊断,有助于早期发现子宫内膜病变、降低漏诊率,是对传统宫腔镜的进一步完善,具有较高的临床应用价值。但其设备价格昂贵,目前国内外临床应用较少。

六、宫腔镜手术

中华医学会妇产科分会内镜学组 2012 年制定了我国妇科宫腔镜手术分级分类(表 49-6)。

(一)宫腔粘连切除术

宫腔粘连切除术(transcervical resection of adhesions,TCRA)　单纯宫颈内口粘连者,只需扩张宫口至 Hegar 扩张器 7.5~8 号即可达到治疗目的。对宫腔粘连者,在镜检清楚并定位后应用锐缘活检钳的开合,对粘连组织进行撕脱、分离,予微型剪刀以切断。若宫腔恢复正常大小形态、双侧输卵管开口展示清晰,则表明已分离完全。术后为预防粘连再形成及促进内膜修复,需放置宫内节育器至少 2~3 个月,亦可采用雌、孕激素人工周期 2~3 次,以

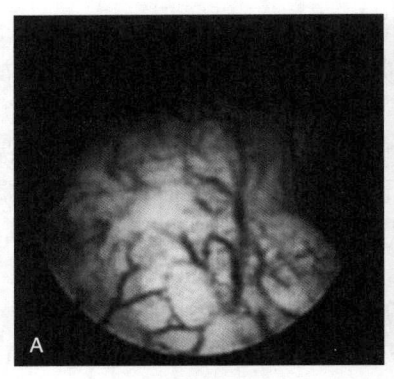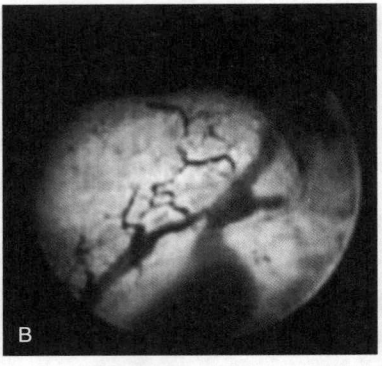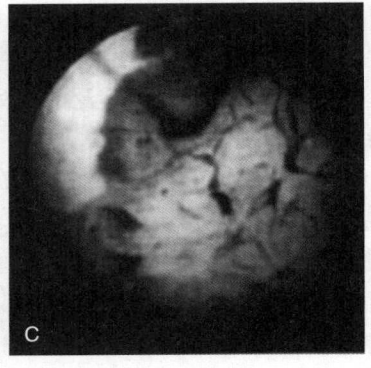

图 49-7 窄带成像宫腔镜检查子宫内膜增生图
A. 单纯性增生；B. 复杂性增生；C. 非典型增生。

利于内膜生长。

表 49-6 妇科宫腔镜手术分级（2012）

分级	手术名称
一级	宫腔镜检查术
	宫腔镜定位活检
二级	0 型黏膜下肌瘤、直径<3cm 的 I 型黏膜下肌瘤切除术
	子宫内膜息肉切除术
	宫颈管赘生物切除术
	宫内游离异物取出术
三级	宫腔中度粘连切除及修复
	I 型黏膜下肌瘤（直径 ≤3cm，但 <5cm）切除术
	残留异物切除或取出术
	宫内异物切除或取出
	选择性输卵管间质部插管术
四级	重度宫腔粘连分离术
	II 型黏膜下肌瘤及壁间内突肌瘤切除术
	多发性黏膜下肌瘤切除术
	先天性生殖道畸形矫治术
	特殊部位（宫颈、宫角、剖宫产瘢痕部位）妊娠物切除术
	宫内节育器断裂、嵌顿、迷失或复杂宫内异物取出或切除
	子宫内膜切除术
	剖宫产切口憩室修复术

（二）子宫畸形矫治术

宫腔镜下子宫纵隔切除术通常一次性完成，困难者亦可分次完成。可用微型剪刀剪切或采用电切割，深度以达到双侧输卵管口处水平为准（图 49-8）。术中出血过多时可以小水囊压迫或电凝止血。为促使纵隔基底处子宫内膜增生，术后可口服大剂量雌激素，如炔雌醇 0.1mg/d，连服 40 天，后 10 天加用甲羟孕酮 10mg/d，共 3 个周期，此后取出 IUD。术后是否放置 IUD 存在争议，多数有经验的术者不放 IUD。术后应用预防性及治疗性抗生素至关重要。宜采用宫腹腔镜联合手术，腹腔镜可配合确诊，并可监护防止过度剪割所致的子宫穿孔。子宫纵隔剪割深度应适中，过深可致宫壁损伤甚至穿孔，过浅则术后仍有纵隔残留。

对于完全性纵隔子宫患者切除宫腔纵隔应慎重，因为对侧宫腔完全看不见，手术风险大，是否一并切除宫颈管内纵隔尚有争议。Le Ray 等报道，先将宫颈管纵隔切除，再切除宫腔纵隔，认为这种手术较保留宫颈管纵隔而切除宫腔中隔具有手术时间短、手术操作简单、宫腔残留纵隔少等优点。亦有一些专家认为纵隔切除的范围为宫颈管内口以上范围，而宫颈管内的纵隔不予切除，以免将来发生宫颈功能不全，目前我国手术多选择保留宫颈管内纵隔。

（三）黏膜下肌瘤宫腔镜电切术

宫腔镜的应用使几乎所有的黏膜下肌瘤均可行黏膜下肌瘤宫腔镜电切术（transcervical resection of myoma，TCRM），大大降低了此类患者的子宫切除率。主要适用于：①黏膜下子宫肌瘤单个或多个，瘤体直径<5cm，子宫小于妊娠 9 周（根据术者经验可酌情掌握）；②年轻未婚或强烈要求保留子宫的患者；③已婚未育又渴望生育者，估计子宫肌瘤可能是不育症的病因之一；④全身性或局部性疾病不宜进行经腹切除子宫者。

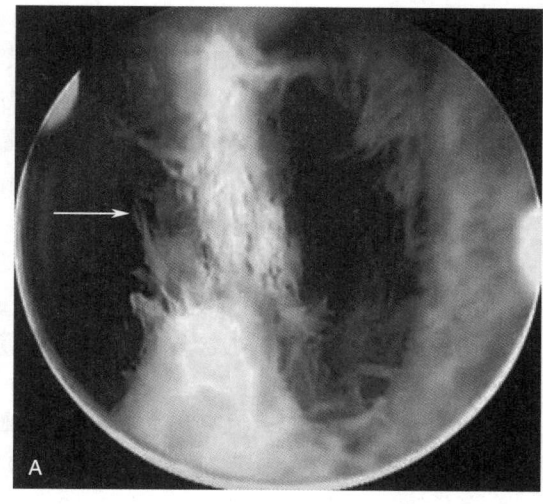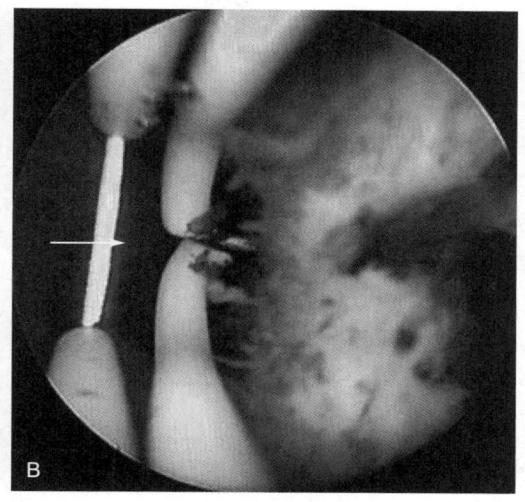

图 49-8 宫腔镜子宫纵隔切除术
A. 子宫纵隔；B. 切开纵隔。

欧洲宫腔镜学会按肌瘤与子宫肌层的关系将子宫黏膜下肌瘤分为三种类型：0 型为有蒂黏膜下肌瘤，未向肌层扩展；I 型为无蒂，向肌层扩展<50%；II 型为无蒂，向肌层扩展≥50%。王晓雷等对 146 例经宫腔镜联合超声检查发现的子宫黏膜下肌瘤者行宫腔镜肌瘤电切，手术均顺利完成，所有 0 型、I 型黏膜下肌瘤均一次切净，II 型中有 11 例未能全部切除，切除范围≥70%。手术满意率达 96.6%，无一例发生子宫穿孔。14 例有生育要求者，10 例妊娠(71.4%)，其中 8 例已足月分娩。

术时对无蒂肌瘤可行"肌瘤碎块法"，即用电切割环自瘤体最突出处开始逐条自内向外顺序牵拉切割，将突出的肌瘤刨平；也可用 Collins 电极在覆盖肌瘤的子宫内膜上做椭圆形切口，切口位置在肌瘤基底向宫壁翻转处，直至露出肌瘤，切断肌瘤周围的肌纤维，使肌瘤几乎全部突出于宫腔，有利于完全切除肌瘤。Litta 等报告 44 例使用第 2 种方法完成了 41 例(93.2%)，其中 38 例(92.7%)肌瘤 2~4cm，3 例(7.3%)>4cm。平均手术时间为 27 分钟(10~45 分钟)，该法尤其适用于大部分位于肌壁间的黏膜下肌瘤切除。对有蒂肌瘤可行蒂部电灼断离，再行钳出。小的黏膜下肌瘤宜一次切除。对较大的肌瘤或多发肌瘤可多次切割，两次手术的间隔时间应达 2 个月，并予以孕三烯酮或 GnRH-a 用药 6~8 周以缩小肌瘤，使内膜变薄显露肌瘤。再次手术时可能因肌瘤的肌壁间残留部分失活、向宫腔突出而易于成功。术后应予以抗感染、雌孕激素周期治疗促进内膜修复增生。术后月经恢复正常率

可达 80% 以上，妊娠率>50%，且无瘢痕子宫的分娩禁忌。

（四）宫腔镜下子宫内膜切除术

宫腔镜下子宫内膜切除术(endometrial abla-tion，EA) 指宫腔镜直视下切除子宫内膜的功能层、基底层及下方 1~2mm 的浅肌层，使子宫内膜不能再生的一种外科手术方式，主要适应于无生育要求、不愿切除子宫、药物治疗无效或不愿接受激素类药物治疗的围绝经期异常子宫出血(dysfunctional uterine bleeding，DUB)患者。宫腔镜实施的 EA 手术包括：经宫颈子宫内膜切除术(transcervical resection of endometrium，TCRE)、滚球电极电凝子宫内膜去除术(rollerball endometrial ablation，RBA)、激光子宫内膜去除术(endometrial laser ablation，ELA)及热水循环子宫内膜去除术(hydro thermal ablation，HTA)等。术前应先行常规宫腔镜检查及诊刮以排除子宫内膜恶性病变，可酌情给予药物抑制子宫内膜功能 1~2 个月，如达那唑 400mg 每天 1~2 次，连用 4~6 周，或甲羟孕酮 20~30mg/d，连用 4 周。

1. 经宫颈子宫内膜切除术(transcervical resection of endometrium，TCRE) TCRE 的基本原理是利用高频电热效应破坏子宫内膜阻止子宫内膜再生，从而使月经减少或闭经。手术时，患者取膀胱截石位，硬膜外或静脉麻醉下手术，宫颈扩张至 Hegar10~11 号，用放置单极环状电极的宫腔电切镜切除子宫内膜及其下方 2~3mm 肌肉组织。功率为 80~100W。常用的膨宫液为 5% 葡萄糖液。

近年来,诺舒阻抗控制子宫内膜去除术(NovaSure endometrial ablation)为二代子宫内膜去除术中安全、快速、高效的手术方法,由射频控制器和一次性双极消融器组成。以阻抗控制为原理,自动监测内膜切除深度,术时诺舒的网状电极展开,贴附子宫内膜表面,双极射频通过诺舒网状电极传输,快速汽化子宫内膜(图49-9),一般治疗时间仅90秒钟,平均手术时间为4分钟,无需液体膨宫,术中无出血,术后24小时即可恢复正常生活。对于有严重内科合并症(如再生障碍性贫血、血小板减少症等血液病,尿毒症、心脏病等)无法接受子宫切除术的异常子宫出血患者,是一种较好的治疗方法,操作简单,有效率高达98%。

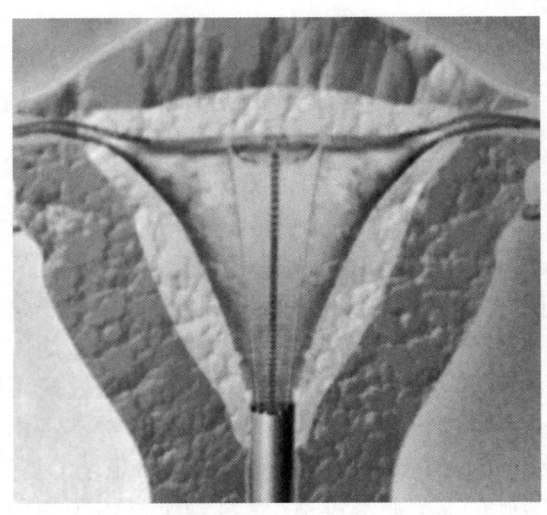

图49-9 取出网状电极,子宫内膜已经完全汽化消融

2. **滚球或滚筒子宫内膜去除术**(roller-ball endometrial ablation,REA/RBA) 通过球形或滚筒形作用电极与子宫内膜表面接触,破坏子宫内膜。RBA与子宫内膜切除术(transcervical resection of endometrium,TCRE)是最常用的子宫内膜去除方法。

3. **激光子宫内膜去除术**(ELA) 宫腔镜下以激光为能源去除子宫内膜。手术方式分为接触式及准照式两种,激光发射功率为55~80W,子宫内膜在激光作用下由粉红向苍白、棕色、黑色组件变化。此法的缺点是不能提供做病理检查的子宫内膜标本。

4. **热水循环子宫内膜去除术**(HTA) HTA的原理是把加热到90℃的0.9%氯化钠溶液经宫腔镜灌入宫腔内以破坏子宫内膜,使子宫内膜热损伤深度达4~5mm,不伤及子宫肌层。

(五)宫腔镜下嵌顿避孕环取出术

先行宫腔镜检查IUD的类型、状况、所在部位及宫腔形态,再插入手术宫腔镜,以异物钳夹住IUD随镜退出。IUD被套于黏膜下肌瘤瘤体或嵌顿于宫腔者可牵至宫口剪断IUD抽丝取出。对断留的IUD节段行宫腔镜下钳取亦易成功。

对绝经时间长、宫颈已严重萎缩、无法暴露钳夹者,在操作时应警惕损伤及出血的发生,宜在B超或腹腔镜监护下试取或经腹腔镜甚至开腹取出;育龄妇女应先排除妊娠。

(六)宫腔镜下异位妊娠及宫角妊娠切除术

剖宫产切口妊娠、宫颈妊娠及宫角妊娠在超声或腹腔镜监护下可行宫腔镜病灶切除术。需严格控制适应证,应选择妊娠包块<4cm、无明显胎盘植入、血运不太丰富、血hCG值相对较低、经过药物杀胚或子宫动脉栓塞治疗后的患者。

(七)宫腔镜剖宫产切口憩室修整术

我国是一个剖宫产率较高的国家,近年来剖宫产切口憩室的发生率逐年上升。憩室易积聚经血,导致经期延长、月经淋漓不尽、不孕及痛经等。若再次妊娠,有切口瘢痕妊娠、子宫破裂等可能。宫腔镜检查可以在直视下观察剖宫产切口憩室的位置、形态、大小、深浅、积血量及憩室内局部的微小变化(如憩室内膜、息肉、肉芽组织及血管分布情况等),在诊断上具有更高的特异性(图49-10)。对于憩室处子宫肌壁厚度>2mm的患者,可以通过宫腔镜手术治疗,切除憩室下缘组织及憩室内息肉、电凝憩室内膜及扩张的血管。使憩室变平坦,经血无法积蓄,同时破坏具有分泌功能的内膜及异常血管,达到改善症状的目的。相对于开腹、腹腔镜及阴式憩室修补术,宫腔镜剖宫产切口憩室修整术简单、微创、安全、高效,是值得临床推广应用的一种手术方法。

(八)宫腔镜输卵管插管术在不孕症中的应用

对于因输卵管因素造成的不孕患者中,可先行子宫输卵管造影术(hysterosalpingography,HSG)检查初筛。对于输卵管间质部阻塞的患者,可行宫腔镜输卵管间质部插管疏通术或输卵管腔插管疏通术,前者采用内含细软金属导引丝的特制导管,直视下插入输卵管的深度不超过1.0~1.5cm。后者依次通入管径5.5F血管整形导管、3F导管及软金属导引丝,在腹腔镜监视和指导下可自峡部逐渐推达壶腹部及伞部,若顺利插入14cm以上而无阻力说明已通过输卵管。插管疏通后可抽出导引丝经

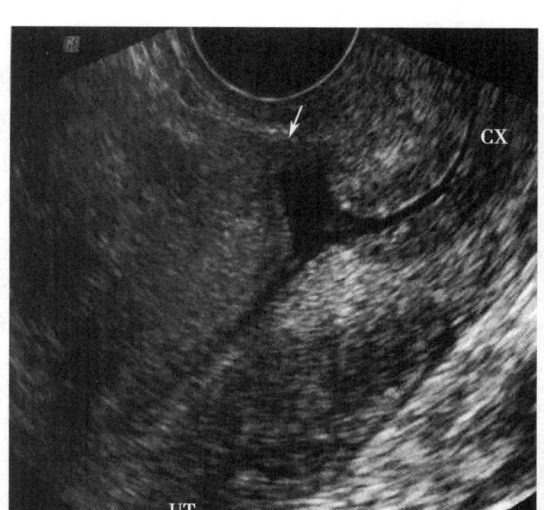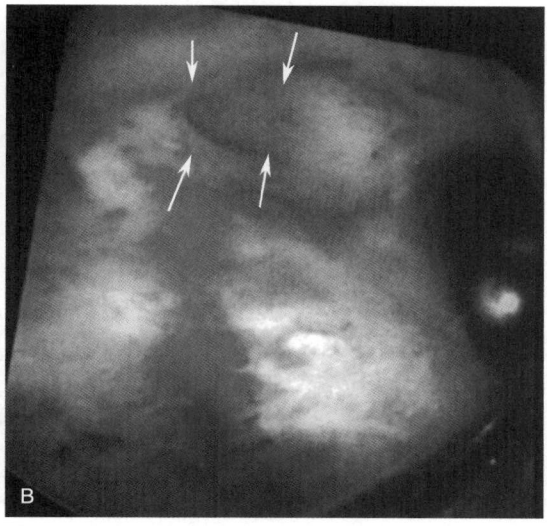

图 49-10 剖宫产子宫切口憩室

A. 超声图像；B. 宫腔镜图像。

导管推注亚甲蓝液 10~15ml,若已通畅则感觉推注无阻力、宫腔镜下直视输卵管口无亚甲蓝反流,若联合腹腔镜监导见伞端溢出亚甲蓝则更加明确。

宫腔镜输卵管插管术中可发生宫角或输卵管壁损伤、穿孔的危险,若发现应停止操作,一般经保守治疗可愈。为保证手术的准确、安全,操作应以腹腔镜或 B 超、X 线荧光屏作监导,能及时对手术成功与否进行评估。此外,宫腔镜输卵管插管作输卵管配子移植输卵管内配子移植术(gamete intrafallopian transfer,GIFT)和宫腔镜直视下输卵管内人工授精为人工助孕的新方法,成功妊娠的报道已屡见不鲜。

(九)宫腔镜下输卵管绝育和节育术

1. 破坏性方法 如经宫腔镜应用电凝或电灼、黏堵剂、冷冻、激光等,以破坏输卵管间质部,从而达到闭塞输卵管的目的。

2. 机械性堵塞法 如用输卵管栓条、节育器等,在直视下向输卵管内注入黏堵剂闭锁输卵管或向输卵管内放送机械性绝育器或栓,以绝育或节育。

Essure 节育器是在宫腔镜直视下实施的新型避孕装置,2002 年获得美国 FDA 批准并应用于临床。Essure 节育方法是在宫腔镜直视下将一微型金属弹簧装置放置在双侧输卵管间质部,通过对近端输卵管腔的机械阻塞和使管腔周围组织良性增生、闭塞管腔,达到绝育目的。一项前瞻性、跨国多中心联合的临床研究对 507 例无手术禁忌证的患者在门诊实施了宫腔镜直视下放置 Essure 的手术

操作,464 例(占 92%)成功地接受了 Essure 节育器在双侧输卵管腔内的放置,而放置失败的主要原因是输卵管阻塞、狭窄或 Essure 节育器插入困难。超过半数的患者感觉放器过程无或仅有轻度疼痛;88% 的患者能够完全耐受手术操作。术后平均留院观察时间为 80 分钟,92% 的患者于手术当日或次日恢复正常工作。术后 3 个月经影像学检查证实 92% 的节育器在输卵管腔内并阻塞管腔,99% 的患者对术后情况满意或很满意,随访 9 620 个月经周期无妊娠发生。Chern 总结了在亚洲人群中放置 Essure 节育器的可行性与临床疗效,得出了与上述相似的结论。宫腔镜介导下的 Essure 节育技术痛苦小、恢复快,是患者易接受的有效永久避孕措施,有望成为替代腹腔镜手术的输卵管绝育方法。

(十)宫腔镜与腹腔镜等联合诊治妇科疾病

1. 宫腔镜和腹腔镜联合手术 是指在一次麻醉下同时实施宫腔及腹腔内两种以上疾病的诊断和治疗。与单一内镜治疗相比,联合手术实现了两种微创手术的优势互补,使患者只需经历一次麻醉,一期手术,融诊断与治疗为一体,提高了宫腔和盆腔疾病诊断的正确性和手术的有效性。

(1)监护宫腔镜手术:子宫腔的重建和整复性手术难度较大,如严重宫腔粘连分离,子宫中隔矫治,>3cm 的无蒂、壁间内突和贯通型肌瘤的切除手术等,腹腔镜监护可直接观察子宫浆膜面的变化,防止和发现子宫穿孔,同时还可及时修补受损的脏器。腹腔镜透光试验可提示子宫中隔切除和宫腔粘连分离是否到位,切净。

(2)完全双角子宫矫型：在宫腔镜透光试验的引导下，用腹腔镜切除两角之间的肌肉隔板，然后对位缝合，融合成一个宫腔。

(3)多发子宫肌瘤：宫腔镜切除黏膜下和/或壁间内突肌瘤，腹腔镜切除浆膜下、壁间外突和/或贯通肌瘤，腹腔镜缝合肌瘤基底和肌壁，包埋浆膜层。

(4)确定输卵管通畅度：目前认为，腹腔镜直视下疏通输卵管和治疗其他盆腔内的病变是最有效的治疗方法。在腹腔镜监视下宫腔镜输卵管插管亚甲蓝通液，可直接观察亚甲蓝液自通畅的输卵管伞端溢出，如输卵管有阻塞，则可看到受阻部位，选择治疗方案，同时还有助于了解输卵管的形状，诊治盆腔粘连、子宫内膜异位症等有碍妊娠的病变。有报道宫腔镜和腹腔镜联合输卵管插管治疗，手术复通率达 70%~92%，术后随访时间 12 个月以上，宫内妊娠率为 47%，异位妊娠率为 8%。

2. **宫腔镜与其他微创技术的联合**　对 ≥5cm 的 Ⅱ 型或壁间内突肌瘤通过子宫动脉栓塞(uterine artery embolization，UAE)阻断子宫血供，或高能聚焦超声热疗，缩小子宫肌瘤体积，可减少黏膜下肌瘤宫腔镜电切术的难度，提高一次切净的概率。子宫动脉栓塞后宫腔镜成功切除 10~15 周宫颈妊娠亦有报道。

七、手术后处理

(一)围手术期处理

1. 术后 6 小时内密切观察体温、血压、脉搏、心率变化。

2. 进行所施麻醉后常规护理。

3. 禁食 6 小时。

4. 注意阴道出血情况，若出血较多可选用缩宫素、氨甲苯酸等对症治疗。

5. 抗生素静脉滴注预防感染。

6. 术后一过性发热可不予处理或给予吲哚美辛 2mg 塞肛。

7. 术后出现短时间痉挛收缩样腹痛可不予处理，排除手术并发症后方可予止痛剂。

8. 术后禁房事、盆浴 2 周，根据检查结果拟定进一步治疗方案。

9. 注意水、电解质、酸碱平衡。

(二)手术并发症及处理

1. **损伤**　包括子宫穿孔、子宫肌层内假道形成、宫颈撕裂伤、肠管热损伤和生殖道的电灼伤。

多由于暴露困难、局部粘连严重或扩张宫颈时或导入电切镜时操作粗暴引起。子宫穿孔是宫腔镜手术最常见的并发症，发生率约为 1%，如未及时发现，大量灌流液进入腹腔，伤及邻近器官，可以引起腹膜炎、瘘管、大出血和空气栓塞等致命并发症。肌层内假道形成，属于部分穿孔。术前应用药物或机械的宫颈扩张器，以松弛宫颈，减少扩宫的阻力；术时，查清子宫位置，规范操作，必要时在 B 超或腹腔镜指示下操作，减少失误，提高安全性。

2. **出血**　宫腔镜手术术中及术后出血为最常见并发症的第二位，发生率为 0.25%~0.61%。子宫肌瘤尤其是肌壁间肌瘤出血危险性最大，可达 2%~4%。子宫内膜电切、子宫中隔切除、宫颈及子宫下段电极切割伤及子宫肌层时血管也会发生出血。术中如有明显的出血点，可用电切环、滚球电极电凝止血，手术结束前宫腔内放置 Foley 导尿管，球囊内注水 10~30ml，一般能充分止血。远期出血主要见于子宫内膜切除术后 1 个月内，切除创面坏死组织或焦痂脱落出血。

3. **膨宫并发症**　CO_2 气栓、气腹或过度水化综合征(肺水肿、低钠血症)、过敏等。

(1)低钠血症性脑病(hyponatremia encephalopathy)：是由于行单极宫腔镜电切时，体内吸收大量非电解质灌流液体所引起的一系列症状和体征。首先表现为心率缓慢和血压增高，继而出现血压降低、恶心、呕吐、头痛、视物模糊、精神紊乱，如诊断和治疗不及时可导致死亡。为预防低钠血症性脑病，术时严密观察血压、脉搏、血氧饱和度和心电图；膨宫液的出入量，丢失量>1 000~1 500ml/h，终止手术；宫内压力应与平均动脉压一致，最好控制在 80~120mmHg；实际手术时间不应超过 60 分钟；提高手术技能和经验，均是十分重要的。

(2)静脉空气栓塞(venous air embolism，VAE)：气体经子宫创面断裂的静脉血管进入血液循环，增大的宫腔内压力是空气栓塞的促发因素。早期突发症状常由麻醉师发现，如呼气末 CO_2 压力突然下降、心动过缓、血氧饱和度下降，当更多气体进入时，血流阻力增加，导致低氧、发绀、低血压、呼吸急促，迅速发展为心肺衰竭、心搏骤停而死亡。静脉空气栓塞的防治措施为操作前排空入水管内的气体、控制宫内压力、减少血管创面暴露(切割肌层不要过深)和加强术中监护等。

4. **心脑综合征**　扩张宫颈和膨胀宫腔可导致迷走神经张力增高，表现同人工流产吸宫时发生的症状:如多汗、面色苍白、恶心、呕吐、心动过速,严重者出现昏厥和抽搐。术前适当给予镇静止痛药物,术时宫颈局部麻醉或在手术室麻醉下手术。

5. 宫腔镜术后问题

(1)术后妊娠问题:宫腔镜术后如有残存内膜,就有妊娠的可能。Lo 报道 EA 后的妊娠率为 0.7%。对术后有周期性出血者应注意采取适当的避孕措施。夏恩兰回顾分析 TCRE 术后 32 例的妊娠情况,妊娠发生率为 2.39%(32/1 341),4 例为宫外孕,占 12.5%(4/32)。

(2)术后复发问题:有关 TCRE 术后内膜再生、再出血的因素,Perez Medina 等报道绝经前月经过多,药物治疗无效行 TCRE 的 286 例,术后随访 47 个月,75% 受益于此术。影响 TCRE 预后的因素有随访时间、患者年龄、子宫腺肌病的存在、子宫内膜的切割深度不够和漏切等。复发者除外子宫内膜癌后,可行第 2 或第 3 次手术,最终 90% 的病例可避免子宫切除。

(3)术后子宫内膜癌:宫腔镜手术治疗围绝经期异常子宫出血的成功率为 90%,但并不能保证完全切除子宫腔内膜,文献报道术后仍有发生子宫内膜癌的可能,多发生于子宫内膜癌高危因素的患者,为散发的个案报道,其发生率尚不明确。有高危因素者,以子宫全切为宜。应加强术前筛选和术后随访,尤其是对围绝经期妇女和术后出血的患者,手术后应常规行子宫内膜切除标本的病理检查,一般不推荐术后雌激素补充治疗。

(4)宫腔粘连:黏膜下肌瘤、子宫纵隔、子宫切口憩室等宫腔镜手术后可发生宫腔粘连,为避免粘连的发生,可以把手术分次实施,术后给予上环和性激素治疗。

6. 其他少见并发症 盆腔感染、子宫腺肌病、异位妊娠、子宫内膜癌细胞播散等。应注意掌握手术适应证,规范操作,必要时配合 B 超、腹腔镜监导。

八、宫腔镜的临床合理应用

宫腔镜手术符合微创理念,以其创伤小、疗效好、康复快、住院时间短等优势在竞争激烈的医疗市场中有良好的表现。宫腔镜手术的巨大优势是经过宫颈管这一人体天然通道进入子宫腔操作,光学和纤维导光设备及手术设备的改进,使其获得了优良的视野和高清晰度的图像,并可直视下定位活检,宫腔镜手术就已经替代刮宫术成为宫腔内病理学精确诊断的标准操作。宫腔镜手术治疗子宫中隔、黏膜下肌瘤和宫腔出血等疾病均取得了满意的效果。20 世纪 90 年代,宫腔镜手术既是妇产科医师应掌握的一项基本医疗技能,也成为妇产科医师诊断和治疗宫腔内疾病的一把利器。

但是新的手术方法不可避免地带来新的并发症,这样就要求临床医师一定要加强责任心,提高技术水平,避免过错和失误。此外,根据患者的实际情况,包括医疗代价、健康效益、社会伦理和法律问题,以及患者意愿,制订个性化的诊疗计划是最重要的。如何综合应用 B 超、性激素检查和诊刮术等无创或价廉的检查手段和方法,将宫腔镜技术更好、更准、最合理地应用于患者,有赖于临床医师和患者的共同决策。

(濮德敏 李天)

第三节 腹 腔 镜

腹腔镜(laparoscope)的出现是医学上的一大进步。20 世纪初期,医师们开始用各种反射镜和光学仪器检查早期腹腔镜诊断技术;20 世纪 20 年代,腹腔镜开始作为一种有价值的诊断工具用于临床;20 世纪 70 年代逐渐普及并同时做一些风险小的简单操作,如粘连分离、卵巢活检、输卵管绝育等。随着腹腔镜手术器械、穿刺技术、气腹机、光源、内镜照相机、视频监视器的研发应用,早期内镜技术进一步发展成熟为高级内镜技术,诊断性腹腔镜已演变为手术腹腔镜。近十余年,先进设备进一步更新,又出现了单孔腹腔镜、无气腹腹腔镜等新的设备。腹腔镜技术也不断更新,腹腔内止血技术不断改进,提高了腹腔镜操作的方便性和安全性,在应用腹腔镜观察诊断的同时,尝试将各种经典剖腹妇科手术改为腹腔镜下手术,取得了极大的成功。妇科腹腔镜手术已成为新兴的腔镜外科手术学的重要分支。腹腔镜手术需要一套得心应手的专用器械和设备,对专业人员的要求更高,需要经过扎实的技术培训,以及熟练的手术技巧和责任心,实践中尚有许多问题待解决和进一步完善,随着机器人的应用,机器人辅助内镜手术可能会取代人工内镜手术成为外科微创手术的最佳选择。

一、腹腔镜适应证和禁忌证

(一)腹腔镜适应证

1. 腹腔镜的适应证

(1)腹腔镜检查(laparoscopy)适应证:由于腹腔镜检查对患者机体影响较少,又能直视盆腔及中、上腹部脏器,提高早期诊断率,故一般主张酌情放宽腹腔镜检查的适应证。若疑有盆腔内异常者,均有理由列入腹腔镜检查的范围。

1)了解腹腔、盆腔包块的性质、部位,必要时取活检。

2)寻找不孕原因及可能的矫治方法,判断生殖预后。

3)子宫内膜异位症的诊断、分期及治疗效果的随访。

4)闭经及月经失调:了解生殖器有否畸形,卵巢形态,有否发育不良、萎缩或多囊卵巢,卵巢组织活检。

5)明确急、慢性盆腔痛的原因。

6)代替二次探查手术:对恶性肿瘤手术和化疗后效果进行评价。

(2)腹腔镜手术的适应证

1)异位妊娠早期诊断的同时,行输卵管切开手术或输卵管切除术。

2)子宫内膜异位症病灶的电凝、切除术。

3)不孕症在诊断病因的同时行盆腔粘连松解及输卵管整形术等。

4)子宫肌瘤、子宫腺肌瘤:肌瘤/腺肌瘤剔除术或子宫全切术等。

5)附件肿块:卵巢肿瘤剥除术、附件切除术、输卵管系膜囊肿切除术等。

6)计划生育手术:绝育术、节育环外游取出术、子宫穿孔创面止血缝合术等。

7)辅助生殖手术:成熟卵子吸取、配子输卵管内移植术、多囊卵巢打孔术等。

8)盆腔感染性疾病:脓肿切开引流术,输卵管卵巢囊肿/脓肿切除术等。

9)生殖器恶性肿瘤:广泛性子宫切除术,盆腔淋巴结清扫术,腹主动脉旁淋巴结清扫术,大网膜切除术,阑尾切除术等。

(二)腹腔镜手术的禁忌证

1. 绝对禁忌证

(1)严重的心肺功能不全。

(2)患有出血性疾病。

(3)腹腔内广泛粘连。

(4)弥散性腹膜炎

(5)大的腹疝及膈疝。

2. 相对禁忌证

(1)既往手术史或盆腔炎史。

(2)过度肥胖或消瘦者。

(3)盆腹腔肿块超过脐平。

(4)宫内妊娠。

(5)腹腔大量出血。

(6)器官异位或异常增大。

二、器械和设备

(一)腹腔镜设备

1. **腹腔镜光源** 为冷光和电子闪光,用集成光缆通过内镜进行无阻断传播,用于腔内的照明和内镜的手术摄影。

2. **腹腔镜的视频系统** 包括光学转换器、摄像机、彩色监视器及图像记录系统(如录像机、打印机),可将宫腔镜下图像转换为显示屏上清晰的彩色图像以利于医师观看和操作,并可进行贮存。

3. **CO_2 充气设备** 也称气腹机。可向腹腔内注入 CO_2,使腹腔内形成空间,便于操作。

4. **腹腔窥镜** 腹腔镜手术需要用直径 10mm、视角 30° 的内镜,以提供手术时较好的视野全景、清晰的图像,有利于操作和便于摄制高质量的影像。一般应用外径 6.5mm 的内镜进行诊断。

(二)腹腔镜器械

1. **穿刺装置** 分别用 11mm、7mm、5mm 圆锥形尖端的套管针鞘,用于穿刺腹腔。抽出穿刺针后,经留置在穿刺部位的套管鞘,置入内镜或器械。

2. **气腹装置** 包括二氧化碳贮气钢瓶、气腹机及 Verres 气腹针。气腹时一般不用空气或氧气,使用二氧化碳刺激小,比较安全。

3. **子宫操纵器** 子宫操纵器,也称为举宫器。操作时从阴道经宫颈外口进入子宫腔,并固定于宫颈口,用于变动子宫体位的器械。

4. **子宫旋切器** 子宫旋切器包括电机组件、旋切器组件、旋切刀和手柄。用于腹腔镜手术中旋切取出子宫肌瘤、巨大子宫等。

5. **用于腹腔内止血的器械** ①热效应内凝器;②单极或双极高频电凝器;③超声刀;④氩气刀;⑤快速血管闭合系统(LigaSure);⑥用于结扎和缝合止血的持针器,缝扎套圈等器械;⑦可吸收性止血夹或钛夹。

6. 其他 如剪、钳、冲洗腹腔的充水吸引装置,如行 Semm 式子宫切除术尚需一套特殊的校正子宫切除器装置。

三、腹腔镜检查与手术

(一) 术前准备

同一般妇科腹部手术。但应对患者做好腹腔镜手术前心理指导,介绍腹腔镜手术的优越性,取得于同次麻醉下从诊断性腹腔镜转为腹腔镜手术或立即行剖腹手术的患者知情同意。

(二) 麻醉

针对手术类型和可能的结果,选择适当的麻醉方式。

1. 全身麻醉 以气管内插管吸入性麻醉为佳,此法能最大限度将腹壁松弛,控制呼吸良好,随时允许将腹腔镜手术转为剖腹术。但若二氧化碳气腹时间较长,需应用辅助呼吸,并保证患者足够的潮气量,以免引起酸中毒。

2. 区域阻滞麻醉 对于不宜全麻的患者,诊断性腹腔镜或较简单的腹腔镜手术,可采用骶管、硬膜外或脊髓麻醉,但应警惕血管扩张和低血压的危险,注意防止因患者处于头低臀高位,麻醉平面过高的情况发生。

3. 局麻 仅适用于单纯腹腔镜检查和简单的腹腔镜手术。

(三) 腹腔镜的手术体位

将患者置于合适体位有助于腹腔镜手术的操作和成功。手术操作时膀胱截石位为最佳体位。臀部需移出手术床缘外,以便子宫操纵器能自如地推举子宫、配合操作。

1. 水平体位 在手术准备阶段取水平体位。

2. 头低臀高 15° 体位 腹腔注气近结束时取头低臀高 15° 体位。随着充气量增加,该体位可使肠管自动退到上腹部,便于盆腔手术操作。

3. 头高足低 45° 体位 手术结束前转变呈 45° 头高足低倾斜位,使上腹部积液流入盆腔,恢复水平体位后易于将液体吸出。

(四) 腹腔镜手术的基本操作

1. 常规消毒铺巾后放置子宫操纵器。上尿管持续导尿排空膀胱,使盆腔视野清晰,避免损伤。

2. 气腹及放置腹腔镜

(1) 气腹:沿脐孔下缘切开皮肤约 15mm,提起下腹壁,将 Verres 针经腹壁切口刺入腹腔,有落空感,将针末段左右摆动,无阻力。如不能确定

Verres 针是否进入腹腔,可在针孔内注入 2~3ml 生理盐水,若无阻力,回抽无液体,证明已刺入腹腔,即可开始充气。充气时腹腔压力在 1.3~2.6kPa (10~20mmHg) 之间,如超过 20mmHg,Verres 针可能未在腹腔内,需重新穿刺。充气量一般 2~3L,充气速度为每分钟 0.5~1L,患者腹部逐渐隆起,全腹叩诊呈鼓音,肝浊音界消失,腹腔内静态气压应为 12~15mmHg,气腹完成,拔取气腹针。

(2) 放置腹腔镜:拔出 Verres 针,取 11mm 套管针鞘于脐部切口处,对准盆腔入口中央以 60°~70° 的角度稍用力将套管针鞘左右旋转刺入腹腔,有落空感。退出针芯,留套管于原位,插入内镜,接上光源和充气管,即可进行诊断性腹腔镜检查。如需腹腔镜手术,可于耻骨联合上 3cm,下腹避开血管的地方作为第二、第三、第四穿刺点,插入必要的器械操作。

3. 腹腔镜手术常用技术

(1) 内套圈结扎止血法:用各种不同强度的肠线做成内套圈,经 5mm 套管鞘将已引入放置器的内套圈导入腹腔,套扎组织。当肠线吸水膨胀后,线结将自然缩紧牢固。

1) 三套圈结扎技术:用三道内套圈结扎,组织残端长,结扎牢固,不易滑脱出血。

2) 开放的 Roeder 套圈 (Open Roeder Loop) 结扎技术:用持针器将肠线引入腹腔,环绕欲结扎的组织,再用持针器将线端牵出腹腔外,腔外打滑结后推入腔内结扎组织。在如此套扎的两套圈之间剪断组织以免出血。

(2) 内缝合技术

1) 内缝合腔外打结法:用 3mm 持针器将内缝线引入腹腔,与 5mm 持针器配合缝合组织后将针和肠线牵出腔外打滑结,距滑结 1cm 剪去多余的针和线,推滑结于腔内结扎组织。

2) 内缝合腔内打结法:内缝组织后即于腔内用持针器采用显微外科打结技术结扎。如所缝组织张力不大,用持针器行普通外科打结技术结扎亦可。

腹腔镜手术缝合组织,只要对合准确不必要求像剖腹术那样细致。因为它注重无血操作,无剖腹术肠管暴露滞留腹腔外之弊,创面纤维素渗出或沉着减少,故术后不易形成粘连和肠麻痹。

(3) 腹腔镜止血技术:腹腔镜止血技术的改进大大提高了腹腔镜操作的方便性和安全性。

1) 应用双极电凝或 LigaSure 等封闭血管而

止血:LigaSure 也称电脑反馈控制双极电刀系统（feedback-controlled bipolar）。Ligasure 是对双极电刀系统改进的成果。虽然通过 LigaSure 刀片之间的电压大大低于传统双极电刀的电压，但 LigaSure 刀片与组织接触的面积明显大于传统的双极电刀，因此，可以容许更大的电流通过。主机可以通过反馈控制系统感受到刀片之间靶组织的电阻抗，当组织凝固到最佳程度时，系统自动断电。LigaSure 切割闭合系统是应用实时反馈和智能主机技术，输出高频电能，结合电刀片之间的压力，使要切割的血管胶原蛋白和纤维蛋白熔解变性，血管壁熔合形成一透明带，产生永久性管腔闭合。LigaSure 的优点是：①可闭合直径 7mm 以内的血管；②闭合组织中的血管时无需过多分离；③形成的闭合带可以抵御超过 3 倍正常人体收缩压的压力；④闭合速度较快，无烟雾，不影响手术视野；⑤闭合时无异味、不产生碳化，故闭合后无缝线、钛夹等异物残留；⑥闭合时局部温度不高，热扩散少，热传导距离仅 1.5~2mm，对周围组织无损伤。LigaSure 比传统双极电刀的效能更高，特别适用于腹腔镜和开腹肿瘤外科手术，大大提高了手术的安全性。

2）应用可吸收性止血夹或钛夹：新缝合材料（polydioxanon,PDS）制成的止血夹，夹住小血管止血，约 210 天止血夹被分解吸收，腹腔无永久性异物遗留。亦可用钛夹处理血管。

（五）腹腔镜检查

1. 子宫

（1）子宫肌瘤：浆膜下肌瘤，镜下可一目了然。肌壁间肌瘤可见子宫高低不平，外形不规则。黏膜下肌瘤或子宫腺肌病则可见子宫增大而均匀。宫颈肌瘤状似"不倒翁"，上小下大，子宫体如其头，被增大的宫颈肌瘤顶于正上方。阔韧带肌瘤表现为子宫被推向一侧，另一侧阔韧带为实质性肿块占据。

（2）子宫畸形：单角子宫、双角子宫、残角子宫等均可经腹腔镜清楚诊断。

（3）子宫内膜异位症：子宫后壁、骶韧带、直肠陷凹、盆腔腹膜等处，可见紫褐色、黄棕色小点或结节，亦有呈白色水肿斑点者。

（4）子宫内膜癌：镜下见子宫增大，如侵及浆肌层，表面可见灰白色结节状斑块。宫颈癌内生型者，可见宫颈增粗，主韧带等处有癌肿浸润。

（5）子宫穿孔：宫内节育环外移嵌顿，可经腹腔镜检查诊断。

2. 输卵管

（1）输卵管性不孕：腹腔镜可观察输卵管是否畸形，有否有炎症性充血水肿或积水，有否有内膜异位灶或粘连扭曲。还可以在直视下行亚甲蓝通畅试验，了解输卵管是否通畅及阻塞部位。

（2）输卵管妊娠：输卵管妊娠未破，镜下见输卵管局部充血膨大或呈紫蓝色。输卵管妊娠流产，见伞部黏附血块或胚胎组织，输卵管伞端有血液流出者为不完全流产；如输卵管外观正常，伞端无血液流出，盆腔内有胚胎组织和血液为完全流产。输卵管妊娠破裂表现为管壁膨大部位有破口，盆腹腔有较多血液。

（3）急性、慢性输卵管炎：镜下输卵管红肿、流脓或形成输卵管卵巢脓肿均为急性炎症。输卵管积水为慢性炎症。干酪样或粟粒状病灶为输卵管结核。

（4）输卵管癌：较少见，输卵管局部增粗或呈块状，常伴有阴道排液。

3. 卵巢

（1）卵巢肿瘤：卵巢良性肿瘤多为单侧，活动性大，表面光滑、囊性。卵巢恶性肿瘤多为双侧，固定，表面结节状不平，实性或半实性，常伴有腹水，细胞学检查可查到癌细胞。卵巢肿瘤的性质判断尚需结合有关肿瘤标志物，最终以病理诊断为准。

（2）卵巢瘤样病变：卵巢滤泡囊肿和黄体囊肿最常见，一般为单侧，直径<5cm，壁薄。卵泡膜黄素囊肿，多为双侧，卵巢增大呈多囊分叶状，色浅黄。

（3）卵巢巧克力囊肿为非卵巢起源的附件肿块，镜下可见其典型的病灶和盆腔粘连。

（4）卵巢形态及功能检查：原发闭经患者常可见小卵巢（<2cm×2cm×2cm），条索状卵巢。继发闭经者常见多囊卵巢，即双侧卵巢增大，表面光滑，色灰白发亮，包膜下隐约可见许多呈珍珠样大小不等的囊状卵泡，无排卵斑，亦有白膜明显增厚硬化者。卵巢功能早衰者可见萎缩卵巢，体积小，表面皱缩，凹凸不平，色白，质硬，无光泽。当然，卵巢的内分泌功能及是否为混合性腺或睾丸，尚需结合病理检查和性激素测定。

（5）盆腔淤血症：镜下见宫旁、输卵管系膜，卵巢悬韧带等处静脉纡曲、怒张，子宫稍大、充血，结合病史可确诊。

（六）腹腔镜手术

中华医学会妇产科分会妇科内镜学组为了规

范妇科腹腔镜手术,制定了腹腔镜分级手术的范围,将腹腔镜手术分为四级(表 49-7)。

中华医学会妇产科分会妇科内镜学组于 2012 年在妇科腹腔镜诊治规范中制定了腹腔镜手术分级分类。

表 49-7 妇科腹腔镜手术分级

分级	手术名称
一级	腹腔镜检查术
	输卵管绝育术
	盆腹腔组织活检术
	输卵管妊娠注药术
	轻度分腔粘连松解术
	早期腹膜型内异症病灶烧灼术
二级	输卵管妊娠开窗术
	输卵管切除术输卵管造口术
	输卵管系膜及卵巢冠囊肿剥除术
	单纯卵巢囊肿剥除术
	卵巢部分或楔形切除术
	卵巢打孔术
	卵巢(或)附件切除术(严重粘连者除外)
	腹腔游离异物取出术
	子宫圆韧带悬吊术
三级	子宫全切除术及附件切除术或腹腔镜辅助下阴式子宫切除术
	子宫次全切术
	子宫肌瘤剔除术
	卵巢子宫内膜异位囊肿剥除术或附件切除术
	子宫腺肌病病灶切除术
	剖宫产术后瘢痕妊娠病灶切除术
	盆腔包裹性积液的手术治疗
	中、重度盆腔积液的手术治疗
	盆腔脓肿切开引流术
	子宫修补术
	残角子宫切除术
	子宫骶神经切断术
	高位宫骶韧带悬吊术合并严重粘连的附件切除术

续表

分级	手术名称
四级	子宫体积≥12 周的子宫全切术
	深部浸润型内异症病灶切除术
	合并重度内异症的子宫全切除术
	广泛性子宫切除术盆腔淋巴结切除术
	腹主动脉旁淋巴结切除术
	大网膜切除术
	广泛性宫颈切除术
	骶前神经切断术
	输卵管吻合术
	子宫和/或骶骨固定术
	膀胱镜下膀胱颈悬吊术
	双角子宫成形术
	中孕期腹腔镜手术

1. 腹腔镜输卵管手术

(1)输卵管妊娠局部穿刺注射术:局部穿刺注射术用于输卵管妊娠未破裂者,病灶<5cm,无活动性出血。经腹腔镜操作孔插入腹腔镜穿刺针或用长 15cm 的 18 号穿刺针于输卵管肿块内穿刺,回抽有羊水或血液,留做 hCG 测定,而后注入 2ml 注射用水稀释的氨甲蝶呤(MTX)20mg。检查穿刺点无渗血,手术结束。术后 48 小时严密观察血压等生命体征,注意腹部情况。每隔 2~3 天测定 hCG。本法成功率约 89%,术后输卵管通畅率达 85.7% 以上,有正常宫内妊娠的报道。

(2)输卵管妊娠挤出术:常用于输卵管壶腹部妊娠流产型。腹腔镜下用血管钳和大匙状钳交替夹持挤压壶腹部妊娠肿块,将妊娠物从伞部挤出,自穿刺套管取出,再用冲洗、吸引器清理腹腔,观察伞部无活动出血,取出腹腔镜。

(3)输卵管切开取胚术:腹腔镜下用无损伤抓钳固定输卵管,于输卵管妊娠肿块最突出的游离缘,边电凝边切开,做 2~3cm 切口与输卵管长轴平行,此时,胚囊往往自行膨出。用匙状钳清除妊娠物,自穿刺套管取出。局部冲洗,但不必刮管腔,企图将管内坏死组织彻底清除干净,反而易致弥散性出血。一般出血可用内凝或双极电凝止血,切口能自愈。遇有输卵管峡部妊娠切开取胚,出血常不易控制,可暂时阻断其上端供血,内凝止血并观察 5~10 分钟,大多可见效。冲洗、吸引清理盆腔积血,必要时,放置腹腔引流,便于观察术后腹腔有否继续出血。

(4)输卵管伞部粘连分离术或输卵管造口术:分离伞部与周围粘连,先找到因瘢痕粘连、狭小的伞端开口,插入无损伤抓钳,然后,边张开钳爪边退出,钝性扩张分离,使伞部张开。若伞部粘连,无法找到开口,则在伞的末端凹陷处造口,钝锐结合做长 12cm 切口使伞部成形。亚甲蓝通液试验,伞口有蓝色液体顺利溢出,手术结束。

(5)输卵管切除术:输卵管因病无法保留,可以在腹腔镜下行输卵管切除术,使用三套圈技术套扎或双极电凝输卵管系膜和输卵管峡部,然后将输卵管切除。

(6)输卵管绝育术:在月经干净 3~7 天、产后 6~8 周可行腹腔镜输卵管绝育术。双极电凝或热凝输卵管峡部,使之变白、焦黄,然后横行切断,两断端继续凝结变焦黑为止。术后 2~3 个月输卵管腔方完全闭塞,故宜暂时避孕。此外,可用腹腔镜放置器放置硅胶环或用内套圈套扎输卵管峡部。亦可用腹腔镜钛夹放置器钳夹输卵管峡部阻断管腔,并从两夹中间剪断输卵管。

(7)输卵管吻合术:腹腔镜下检查输卵管长度应超过 4cm,近端足够长。行亚甲蓝通液试验,近端充盈、蓝染。用 0.1% 垂体加压素生理盐水 5ml 浸润输卵管结扎断端两侧的输卵管系膜,用抓钳夹持断端,剪去结扎瘢痕,双极电凝止血。经宫腔镜行输卵管插管,腹腔镜下见导管从输卵管近侧断端穿出后,引导其插入远侧断端,至输卵管伞端穿出,有利于校直输卵管,便于缝合。用 5-0 Polydioxanone 缝线,在输卵管 12、3、9 点处内缝合 3 针,将输卵管吻合,再将其系膜内缝对合。随着技术和材料的不断更新,腹腔镜下输卵管吻合术已日渐成熟,尤其是 3mm 器械的问世使该手术接近开腹直视的效果,术后妊娠率可达 70%~80%,从而使该项技术部分替代了以往常规的试管婴儿技术,且具有受孕周期短、成功率高的特点,避免多胎的出现和药物的副作用,对年轻患者尤其适用。

2. 腹腔镜卵巢手术

(1)卵巢切除术:腹腔镜下应用双极电凝或三套圈技术结扎卵巢韧带和输卵管系膜,将卵巢切除。

(2)卵巢囊肿剥除术:适用于卵巢良性肿瘤或巧克力囊肿剥除。腹腔镜下于卵巢囊肿与正常卵巢组织交界处,剪开卵巢包膜,用血管钳夹持卵巢组织,合拢剪刀,钝性将囊肿与卵巢分离并剥除,经阴道后穹窿,用腹腔镜无损伤抓钳将囊肿置于后穹窿切口处,再经阴道抽吸囊液,取出囊壁。清洗盆腔,缝合后穹窿切口。将卵巢创面出血处电凝止血,可以间断内缝 1~2 针整形,手术结束。腹腔镜指示下比较容易将后穹窿切开。经阴道取出囊肿对盆腔污染少,术后伤口愈合好。此外,如剥离剔除囊肿时破裂,即用冲吸装置将囊液吸净,用两把腹腔镜血管钳分别钳住囊壁和包膜,钝性反向撕拉,将囊壁剥离,经腹壁穿刺鞘卡套芯或于腹壁切口置入特制标本袋处理切除标本。

3. 腹腔镜子宫手术

(1)腹腔镜子宫肌瘤剥除术:浆膜下肌瘤或向浆膜下生长的肌壁间肌瘤直径 5~6cm 时,可经腹腔镜切除。

1)浆膜下肌瘤剥除术:腹腔镜下用有齿钳抓住肌瘤,电凝或热凝其蒂部。从蒂部扭脱肌瘤,创面渗血可电凝止血。

2)近浆膜的肌壁间肌瘤剥除术:腹腔镜下电凝肌瘤浆膜面的包膜,用带双极电凝的腹腔镜钩剪剪开包膜,用爪状钳牵引、扭转肌瘤,使其从包膜中分离,并用肌瘤剜出器协助剜出肌瘤,创面继续电凝止血。如子宫表面伤口较大,可采用内缝对合包膜壁。

3)已剥除肌瘤取出方式:将肌瘤切碎,经 11mm 套管针鞘取出。现发现对术前未诊断的子宫肉瘤有宫腔内种植转移的风险,强调在进行腹腔镜下切除子宫肌瘤手术前,尽可能地排除子宫肉瘤的可能,对于高危患者,不建议进行腹腔镜下剥除肌瘤并粉碎取出。

(2)腹腔镜子宫切除术:自 1989 年 Reich 首次报告腹腔镜子宫切除术以来,腹腔镜子宫切除已成为成熟的子宫切除术式。目前,腹腔镜下子宫切除术式主要有腹腔镜子宫次全切除术(laparoscopic subtotal hysterectomy,LSH)、腹腔镜全子宫切除术(laparoscopic total hysterectomy,LTH)、腹腔镜辅助下阴式子宫切除术(laparoscopicassisted vaginal hysterectomy,LAVH)、腹腔镜筋膜内子宫切除术(laparoscopic intrafascial supracervical hysterectomy,LISH)。

1)腹腔镜下 Semm 式经典筋膜内宫颈上子宫切除术(classic intrafascial Semm hysterectomy,CISH):是 LISH 的一种,该术式的特点是以缝扎或热凝为主要止血手段;在宫颈筋膜套内切除子宫,宫颈移行上皮区亦被切除,但主韧带、骶骨韧带和阴道不予切断,此处丰富的神经丛、子宫动脉及输尿管区均不致受损,手术范围小而安全,术后不仅性功能及膀胱直肠功能不受影响,还可预防宫颈癌。

传统的 CISH 手术步骤如下:

A. 附件切除术:腹腔镜下钳夹切断圆韧带,用内套圈结扎残端。内缝卵巢悬韧带,腔外打滑结扎,继续套扎残端 2 次,以防滑脱出血。此时附件已被切除(图 49-11)。

B. 下推膀胱:剪开阔韧带后叶至骶骨韧带处。剪开膀胱子宫腹膜反折,下推膀胱,使之与子宫分离。将阔韧带内疏松结缔组织稍分离,显露子宫动脉上行支。

C. 宫颈筋膜内旋切子宫:经阴道把直径 5mm 的子宫宫颈扩张棒伸入宫颈和宫腔并穿出子宫底部,再以该棒为中心轴,插入 Semm 子宫旋切器,边推进边旋转,于宫颈筋膜套内切除宫颈和中心部分子宫体。退出校正棒和旋切器,用三套圈法结扎残留宫颈鞘膜及子宫动脉上行支,于结扎线上方剪除子宫,热凝残端。

D. 取出切除组织:扩大耻骨联合上穿刺孔至 2cm,插入碎块器,取出已切除的子宫和附件。清理盆腔,放置引流管。

E. 处理阴道残存宫颈筋膜:热凝或电凝残存宫颈鞘创面止血。或填塞碘仿凡士林纱条压迫止血。

传统的 CISH 手术并发症相对较多,如圈套线滑脱,离断、套扎不紧导致宫颈残端、宫颈管残腔出血;举宫矫正棒使用不当导致邻近器官如膀胱、直肠、输尿管等损伤及盆腔感染等多种并发症。随

着缝合止血技术的进步,目前应用双极电、超声刀、腔内缝合结扎术,已能很好地避免上述并发症的发生。

2)腹腔镜辅助下阴式子宫切除术(laparoscopic assisted vaginal hysterectomy,LAVH):为 Reich 于 1986 年首次报道。这种术式是腹腔镜手术和阴道手术以不同方式组合协同完成的。腹腔镜下可以保留附件,亦可离断骨盆漏斗韧带、圆韧带,离断子宫动脉;或一直做到离断主韧带和骶骨韧带,余下部分由阴道手术完成。其止血方法主要为电凝,以双极电凝较安全。处理血管以钛夹和电凝结合。LAVH 于腹腔镜下分离粘连,切除附件,弥补了经典阴式子宫切除术无法直接观察盆腔脏器的缺憾,可扩大阴式子宫切除术指征,即使有盆腔附件病变或未经生育,阴道手术野暴露困难者,均可经腹腔镜和阴道手术协同完成。而且,因腹腔镜的辅助,子宫大小不再是此术式考虑的问题,大子宫在腹腔镜下行部分旋切并取出,剩余小部分自阴道可顺利取出。腹腔镜的介入大大保障了手术的安全性。LAVH 手术操作难度明显比 LTH 术式低,手术时间也明显缩短,手术结局清楚、安全,创伤小,术后恢复快。

3)腹腔镜全子宫切除术(laparoscopic total hysterectomy,LTH):LTH 是腹腔镜子宫全切除术中较难的一种,手术操作的困难主要是分离膀胱宫颈阴道间隙与直肠窝间隙,充分暴露足够的阴道以完整切除宫颈;切除宫颈与缝合阴道时要保障阴道不漏气。掌握 LTH 是腹腔镜高难度手术的第一步,它可进一步提高镜下操作技术,为开展腹腔镜广泛全子宫切除术奠定基础。

4)腹腔镜子宫次全切除术(laparoscopic subtotal

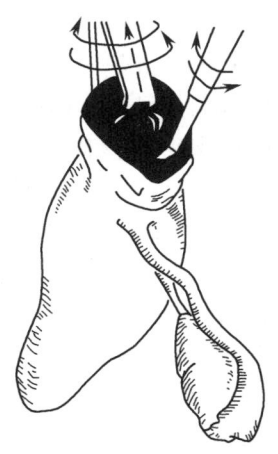
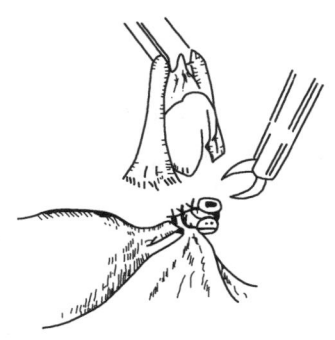

图 49-11　腹腔镜子宫浆膜下肌瘤剔除术和附件切除术

hysterectomy,LSH)：与 CISH 腹腔镜手术操作相同，用腹腔镜将宫体切除后套扎或缝合宫颈残端子宫切除过程均由腹腔镜手术完成。它保持了阴道、韧带的完整性，保护了盆底的承托力，保留了宫颈或部分正常的宫颈，保护了宫颈周围重要的感觉神经及正常的性功能，提高了患者术后的生活质量。

4. 子宫内膜异位症的腹腔镜手术　子宫内膜异位症是常见妇科病之一，发病率近年明显升高。其虽为良性病变，但具有类似恶性肿瘤易复发、粘连、种植和转移的能力，治疗上较棘手。腹腔镜是诊断子宫内膜异位症的金标准，具有微创、便捷、可反复施行等优势，为子宫内膜异位症的诊治提供了新的机遇，故特别予以介绍。

（1）子宫内膜异位症合并不孕的腹腔镜治疗：不孕伴有子宫内膜异位症者腹腔常发生致密粘连，导致永久性不孕。应用腹腔镜手术、药物内分泌治疗、再次腹腔镜手术相结合的"三阶段治疗"，其疗效明显较剖腹术好。Semm 报道用该法治疗 572 例子宫内膜异位症或输卵管因素不孕者，妊娠率达 48%。子宫内膜异位症"三阶段治疗法"，具体步骤如下：

1）诊断和 / 或手术性腹腔镜 + 输卵管通液术：①粘连分离术；②卵巢粘连分离术；③输卵管粘连分离术；④输卵管伞部成形术；⑤卵巢囊肿切除或剜出术；⑥子宫内膜异位病灶的电凝术或切除术；⑦整个盆腔的粘连分离，恢复正常解剖形态。

2）孕激素制剂或抗促性腺激素的内分泌治疗，以 3~6 个月为一疗程。

3）再次手术腹腔镜 + 输卵管通液内镜检查，手术步骤如下：①粘连分离术；②卵巢粘连分离术；③输卵管粘连分离术；④输卵管造口术；⑤输卵管端端吻合术。

（2）轻、中度子宫内膜异位症：无生育要求者，亦可以采用三阶段治疗法中的腹腔镜粘连分离术、巧克力囊肿切除或剜出术，子宫内膜异位灶的电凝术进行治疗。术后再辅以内分泌治疗 3~6 个月。

（3）双途径治疗法：当宫颈旁、直肠后有子宫内膜异位症合并结节时，为避免损伤直肠，可在腹腔镜监护下切开阴道后穹窿取出该部位内膜异位结节。

（4）盆腔重度子宫内膜异位症根治术：重症患者，年龄>45 岁，要求根治手术治疗者，可以行腹腔镜子宫切除术 + 双侧附件切除术。

5. 腹腔镜妇科恶性肿瘤手术　1989 年，自 Querleu 率先开展了腹腔镜下盆腔淋巴结清扫以来，腹腔镜在妇科恶性肿瘤的诊治中逐步得到广泛应用，对宫颈癌、子宫内膜癌的广泛性子宫切除及盆腔淋巴结清除能达到开腹手术的效果，而且清除的淋巴结多，出血少。腹腔镜对卵巢恶性肿瘤的手术治疗有很多报道，但尚存在诸多争议，二氧化碳气腹常被认为与肿瘤播散和穿刺孔转移有关。

早期卵巢癌目前尚缺乏前瞻性研究。Tozzi 等对腹腔镜下诊断的 24 例 Ⅰ 期卵巢癌患者行肿瘤细胞减灭术，包括腹腔镜辅助下阴式子宫切除术（LAVH）、双侧附件切除、盆腔淋巴清扫术、腹主动脉淋巴结切除、阑尾切除和部分网膜切除。术中无并发症，术后穿刺部位无转移。平均随访 46 个月，无瘤生存率为 91.6%，总体生存率为 100%。卵巢癌腹腔镜手术关键是保护好腹壁和避免肿瘤破裂。早期卵巢癌腹壁转移率约为 1%，随临床分期的增加，腹壁转移率也增加，对术前估计不足或术中癌肿破裂的病例，只要及时扩大手术范围，充分冲洗腹腔，术后实施足程化疗，一般不影响预后。腹腔镜下早期卵巢癌的肿瘤细胞减灭术同开腹术相比并不降低患者的术后生存率。

Maneo 等对 62 例需保留生育功能的交界性肿瘤患者治疗后随访，其中 30 例腹腔镜治疗，32 例开腹手术。单变量分析结果显示肿块的直径是腹腔镜手术成败的关键，直径>5cm 的肿瘤有残留的风险。需由有经验的医师在腹腔镜下探查，而且要求具备行术中快速冷冻切片检查的条件。当冷冻结果显示为交界性肿瘤时，应切除患侧卵巢、网膜，行腹膜活检，盆腔淋巴结清扫。对于要保留生育功能的双侧交界性肿瘤患者行双侧囊肿切除或保留病灶小的一侧卵巢。

6. 其他

（1）腹腔镜手术在妊娠期的应用：由于妊娠期生理的特殊性，20 世纪 90 年代初，妊娠期被列为是腹腔镜手术的禁忌证。1991 年，Weber 等报道了第一例妊娠期腹腔镜手术，随后越来越多的报道在妊娠期腹腔镜的可行性、有效性及安全性方面进行了临床观察和动物实验。理论上认为腹腔镜手术使用的二氧化碳气体、气腹及电外科有害气体等将胎儿置于不可知的危险之中，因此，有人仍对妊娠期腹腔镜手术持谨慎态度。

（2）生殖道畸形：腹腔镜与宫腔镜联合是诊断子宫畸形与其他生殖道先天畸形的"金标准"。近年来，腹腔镜也开始用于纠正与治疗生殖道畸形。

性腺分化和发育异常者需及时手术切除,以防日后恶变,腹腔镜下图像清晰,寻找性腺更加准确,分离切除更加完整,体现了其微创的优势。采用乙状结肠代阴道成形术是一种较好的治疗先天性无阴道的方法,腹腔镜或腹腔镜辅助小切口利用切割缝合器,切取部分乙状结肠,分离扩大膀胱直肠间隙,置入乙状结肠代替阴道,创伤小,康复快,预后好。

（3）Burch术:Burch术是国际泌尿妇科协会（International Urogynecological Association,IUGA）推荐的治疗张力性尿失禁的一线术式,腹腔镜Burch术是在膀胱上腹膜切口,分离进入耻骨后间隙,暴露膀胱颈与近端尿道,用丝线将阴道旁筋膜悬吊到同侧耻骨弓后库柏韧带上。整个手术过程较开腹手术清晰,出血少,止血快,创面小,术后康复快,效果好,尿失禁复发率低。

（七）腹腔镜手术中转剖腹术

腹腔镜手术为患者提供了微创性治疗,避免了腹部大切口,腹腔内干扰少,术后痛苦小;为妇科、外科医师提供了新的技术路线和操作技巧,其成功的关键在于能仔细地、有效地控制手术中每个步骤,力争做到无血操作。如果做到这一点有困难时,改行剖腹手术是必需的。

1. 腹腔镜手术出现严重并发症,如大出血,肠管、输尿管损伤,需立即急诊剖腹探查术。

2. 腹腔镜手术过程中发现病变比预期的严重,腹腔镜下止血困难或病灶无法切除,应及时改为剖腹手术。

3. 腹腔镜手术时,器械、设备故障,改剖腹术更安全。

（八）腹腔镜手术的并发症

十多年前阻碍腹腔镜技术发展最明显的原因是其严重的并发症,包括一些致命事故的报道。随着该技术和设备的更新和改进,以及现代高科技的介入,并发症已较过去大大减少。时至今日,据统计腹腔镜并发症的发生率为1.24%,死亡为0.03%~0.14%,仍应引起重视。

1. **气肿和气栓** 最常见的并发症,包括腹膜外气肿、皮下气肿、大网膜气肿、肠道气腹等,是Verres针误入腹膜外腔隙充气引起,可见气腹不对称,腹部局限性隆起,腹部叩诊鼓音不明显,肝浊音界不消失。多数发生在术者初学阶段,多无需特殊处理。此外,当腹腔充气压力过高时,气体通过横膈裂隙进入纵隔,形成纵隔气肿,可致心搏骤停。充气速度过快,气体进入血管造成气栓,可致猝死。

防止方法为腹壁穿刺时,肯定Verres针在腹腔内方可充气,并且应按规定控制充气压力和速度。

2. **大出血** 腹壁穿刺时损伤腹主动脉或下腔静脉,造成大出血,常来不及抢救,危及患者生命。腹壁出血,多因穿刺损伤腹壁血管所致。术时血管结扎不牢或血管夹滑脱,亦可表现为不同程度的出血。防止方法为穿刺时应提起腹壁,避开腹壁血管成60°角刺入,用力应适当。遇特别肥胖或瘦小患者可行开放式腹腔镜,避免闭合式盲刺。术中仔细操作,牢固缝扎、钳夹,以免出血。

3. **脏器损伤** 主要表现为肠道与泌尿道损伤,多在解剖复杂、粘连严重分离时被损伤或电热损伤。如Verres针穿入粘连的肠管,患者出现呃逆、排气。电凝或热凝止血或分离粘连时肠管、输尿管等损伤,术后出现急性腹膜炎或尿瘘。肠道损伤若未累及全层无需处理,若累及全层或撕裂伤术中应及时修补;若术中未及时发现,电凝损伤术后肠壁坏死脱落引起肠穿孔,表现为术后3~7天发生急性腹膜炎,保守治疗无效时应开腹探查。膀胱输尿管损伤小者,术后留置导尿管7~14天,多可自行愈合,损伤大者术中及时修补或吻合。防止方法为严格掌握腹腔镜手术指征,疑有肠管广泛粘连者应列为禁忌。术时分离粘连,解剖关系应清楚,空腔脏器表面勿用电凝,慎用热凝。

4. **高碳酸血症** 充气过多或检查时间过长,二氧化碳经腹膜吸收后进入血液,可出现高碳酸血症,表现为心律失常和酸中毒。防止方法为术时应严格按充气量和充气速度操作,必要时给予纠正酸中毒药物。

5. **感染** 多见于手术复杂、手术时间长的患者,可因术中血肿和术后吸收不佳导致盆腔脓肿;可因原有腹腔内感染灶被手术激惹扩散,亦可能无菌操作不严所致。防治方法为严格无菌操作,应用抗生素治疗。

6. **气腹导致的术后不适** 有腹部憋胀、肩痛等,由二氧化碳气腹刺激膈肌神经放射肩部、减少胃肠道蠕动等引起,多数出院前自行消失。

7. **下肢静脉炎、静脉栓塞** 系术中气腹压力减少了下肢静脉的回流与循环,术后未及时下床活动引起。

8. **其他** 套圈线滑脱、离断;宫颈旋切不全、宫颈囊肿、宫颈残端出血、残端癌、残端平滑肌瘤等,多见于筋膜内子宫次全切除术或子宫次全切除术。

四、腹腔镜技术的进展与展望

为满足临床微创需要,腹腔镜器械和新型腹腔镜在不断的问世,不同的腹腔镜器械和路径均有各自的优缺点,在此供临床医师与患者选择。

(一)传统腹腔镜技术即气腹腹腔镜手术

气腹腹腔镜手术具体步骤:采取脐部 10mm 穿刺孔,辅助 5、10、15、20mm 等辅助穿刺孔进行手术操作。先在脐部穿刺气腹,置镜,手术视野宽广,但术中因穿刺孔较大,需借助气腹压力,有穿刺损伤和气腹不适等缺点。

(二)显微腹腔镜

显微腹腔镜外径为 2~5mm,辅助器械为 3mm 与 5mm 的抓钳、剪刀、电极等,用显微光束代替透镜光束。它与传统腹腔镜相比优点是:①无需先气腹,腹腔镜直接插入充气针内穿刺置镜,确定在腹腔内再形成气腹,减少了手术步骤和气腹穿刺并发症;②局部麻醉下便可手术,手术时间长时可辅助静脉内麻醉,在门诊也可施术。患者创伤更小,术后康复更快。其缺点是:①镜头小,光纤束相对也少,画面比传统腹腔镜小 40%,清晰度也稍差些;②显微腹腔镜焦距短,手术操作中须更接近病灶,使得视野缩小,容易导致操作不便与漏诊。

(三)无气腹皮下悬吊腹腔镜术

无气腹皮下悬吊腹腔镜术:用长针在耻骨联合上 4cm 左右沿腹白线经皮下向脐下 2cm 处穿出,用有钢针抓手的吊链挂在悬吊棒横杆上,形成腹腔镜手术空间。其余手术操作与传统腹腔镜手术相同。无气腹腹腔镜手术避免了气腹引起的皮下气肿、高碳酸血症、气体栓塞、肠麻痹等并发症;避免了腹腔气体压迫引起的心肺功能障碍,适用于老年人及心肺血管疾病的患者。因无气腹的影响,无气腹腹腔镜手术操作如钳夹、分离、整理缝线、缝合、打结等更为方便与顺利。在无气腹情况下,避免了对妊娠患者胎儿的影响。手术设备相对简单,手术费用也较低。但无气腹腹腔镜下腹腔周边暴露稍欠佳,可采用多点悬吊法。

(四)经阴道注水腹腔镜术

将显微腹腔镜经阴道后穹窿置入盆腔,用生理盐水为膨胀介质,检查盆腔并进行手术操作。在门诊局部麻醉下可施术,可直观盆腔内宫体后方、输卵管、卵巢及其周围的病变情况,多用于不孕患者的检查与简单治疗。术后无需住院,门诊短时间观察,口服抗生素预防感染。与传统腹腔镜相比手术视野小,不适合复杂手术的治疗。

(五)单孔非气腹腹腔镜术

将新型冷光源配在摄像头头部或悬吊式拉钩上,降低成本。把腹部套管改为悬吊式冷光源拉钩,便于暴露视野和腹腔内无影照明,形成无气腹空间,应用深部电动打结器便于缝合与打结。此种腹腔镜现处于试验研究阶段,尚未用于临床。

(六)三维成像(3D 成像)腹腔镜技术

三维成像技术在 20 世纪 90 年代即已应用于腹腔镜手术系统,以解决传统腹腔镜二维图像在空间定位和辨认解剖结构方面的不足。应用 3D 腹腔镜系统进行手术操作能获得更明显的视野纵深感和更强的空间定位性,从而在一些重要血管的分离裸化和淋巴结清扫等过程中,达到更精准的效果。但应注意的是,在实际操作中,由于 3D 腹腔镜镜头所具备的放大高清立体效果,使得扶镜手轻微的手部震颤或小幅度的镜头快速调整都会使视频图像晃动更为显著,可能给术者带来视觉不适或疲劳。

随着腹腔镜技术的不断改进与临床手术技巧的不断提高,腹腔镜已成为妇科疾病诊断与治疗不可或缺的手段,悬吊式无气腹腹腔镜已在临床上推广运用,它避免了与气腹有关的并发症,扩大了手术适宜人群;显微腹腔镜和经阴道注水腹腔镜术虽然适用范围相对较小,但其并发症风险明显降低。科学技术的进步将使腹腔镜的仪器设备飞速发展和完善,腹腔镜将会发挥越来越重要的作用,是妇产科医师必须掌握的技术和工作手段。

(濮德敏 李天)

参考文献

1. EJ Mayeaux, J Thomas, Cox EJ, et al 现代阴道镜学. 3 版. 魏丽惠, 赵昀, 译. 北京: 北京大学医学出版社, 2016: 13-169.

2. 赵昀, 魏丽惠. 我国阴道镜技术培训何去何从. 中国妇产科临床杂志, 2019, 20: 1-2.

3. 魏丽惠,沈丹华,赵方辉, 等. 中国宫颈癌筛查及异常管理相关问题专家共识 (二). 中国妇产科临床杂志, 2017, 18 (3): 286-288.

4. 关铮. 微创妇科. 北京: 人民军医出版社, 2004, 142-150.

5. 中华医学会外科学分会腹腔镜与内镜外科学组. 3D 腹腔镜手术技术专家共识 (2015). 中国实用外科杂志, 2015, 35 (9): 967-969.

6. 林金芳. 妇科内镜图谱. 北京: 人民卫生出版社, 2003: 181-197.

7. 濮德敏, 马丁, 李娜萍. 妇科临床病理及超声图谱. 北京: 人民军医出版社, 2015: 10-15.

8. Tirso Perez-Medina, Enrique Cayuela Font. 宫腔镜诊断和操作技术. 夏恩兰, 译. 天津: 科技翻译出版有限公司, 2014: 154-160.

9. 郝焰, 卢丹. 与膨宫液相关的宫腔并发症. 中国妇幼保健, 2015, 30 (11): 1790-1793.

10. 梅特勒, 冯力民. 妇科腹腔镜及宫腔镜手术指南. 北京: 人民军医出版社, 2009: 47-53.

11. 郎景和. 中华妇产科杂志指南荟萃. 北京: 人民卫生出版社, 2015.

12. Tatti S, Bornstein J, Prendiville W. Colposcopy: a global perspective: introduction of the new IFCPC colposcopy terminology. Obstet Gynecol Clin North Am, 2013, 40 (2): 235-250.

13. Wentzensen N, Massad LS, Mayeaux EJ, et al. Evidence-based consensus recommendations for colposcopy practice for cervical cancer prevention in the United States. J Low Genit Tract Dis, 2017, 21 (4): 216-222.

14. Wright TC Jr. The new ASCCP colposcopy standards. J Low Genit Tract Dis, 2017, 21 (4): 215.

15. Khan MJ, Werner CL, Darragh TM, et al. ASCCP colposcopy standards: role of colposcopy, benefits, potential harms, and terminology for colposcopic practice. J Low Genit Tract Dis, 2017, 21 (4): 223-229.

16. Wentzensen N, Schiffman M, Silver MI, et al. ASCCP colposcopy standards: risk-based colposcopy practice. J Low Genit Tract Dis, 2017, 21 (4): 230-234.

17. Waxman AG, Conageski C, Silver MI, et al. ASCCP colposcopy standards: How do we perform colposcopy? Implications for establishing standards. J Low Genit Tract Dis, 2017, 21 (4): 235-241.

18. Mayeaux EJ Jr, Novetsky AP, Chelmow D, et al. ASCCP colposcopy standards: colposcopy quality improvement recommendations for the United States. J Low Genit Tract Dis, 2017, 21 (4): 242-248.

19. Surico D, Vigone A, Bonvini D, et al. Narrow-band imaging in diagnosis of endometrial cancer and hyperplasia: a new option? J Minim Invasive Gynecol, 2010, 17 (5): 620-625.

20. Wang Y, Yang J, Xu W. Hysteroscopy combined with laparoscopy or ultrasonography for complete septate uterus: a report of 22 cases. Chinese J Mini Inva Surg, 2014, 14 (4): 307-308.

21. Le Ray C, Donnadieu AC, Gervaise A, et al. Management of ten patients with complete septate uterus: hystersocopic section of and obstetrical outcome. J Gynecol Obstet Biol Reprod (Paris), 2006, 35: 797-803.

22. Zayed M, Fouda UM, Zayed SM, et al. Hysteroscopic myomectomy of large submucous myomas in a one-step procedure using multiple slicing sessions technique. J Mini Inv Gynecol, 2015, 22 (7): 1196-1202.

23. Chern B, Siow A. Initial Asian experience in hysteroscopic sterilisation using the Essure permanent birth control device. BJOG, 2005, 112 (9): 1322-1327.

24. Rungruang B, Olawaiye AB. Comprehensive surgical staging for endometrial cancer. Rev Obstet Gynecol, 2012, 5: 28-34.

25. Leblanc E, Sonoda Y, Narducci F, et al. Laparoscopic staging of early ovarian carcinoma. Curr Opin Obstet Gynecol, 2006, 18 (4): 407-412.

26. Leblanc E, Querleu D, Narducci F, et al. Laparoscopic restaging of early stage invasive adnexal tumors: a 10-year experience. Gynecol Oncol, 2004, 94 (3): 624-629.

27. Leiter U, Stadler R, Mauch C, et al. Complete lymph node dissection versus no dissection in patients with sentinel lymph node biopsy positive melanoma (DeCOG-SLT): a multicentre, randomised, phase 3 trial. Lancet Oncol, 2016, 17: 757-767.

28. Vilos G, Abu-Rafea B, Kozak R. Safe resectoscopic evacuation of a 10-week viable cervical pregnancy after trans-femoral bilateral uterine artery embolization. Fertil Steril, 2005, 84 (2): 509.

29. Karim Elmasry. Basic, advanced and robotic laparoscopic surgery. J Obstet Gynaecol, 2011, 31 (7): 677-678.

30. Sert BM, Abeler V. Robot assisted laparoscopic surgery in gynecologic oncology department at the Norwegian radium hospital: surgical initial experience and analysis of the first 100 cases. J Mini Inv Gynecol, 2012, 19 (6): S81.

生育调节篇

第五十章 生育调节

第一节 常用女性避孕药

女性避孕药是一种高效、安全及可逆的避孕方法,多年来,国内外对避孕药物的安全性进行了广泛的研究,实践证明育龄妇女使用避孕药不但有避孕的作用,还有防治痛经,减少乳腺良性疾病、子宫内膜癌和卵巢癌发生等益处。

避孕药的主要成分是人工合成的雌激素及孕激素的单一或复合制剂,通过干扰正常生殖生理的多个环节阻止妊娠的发生,复合制剂中雌激素主要为炔雌醇,其剂量由最初的 0.1mg 下降至 0.02mg,

在降低炔雌醇剂量的同时,开发了新型的雌激素,由通过胃肠道吸收可转化为 $17\beta\text{-}E_2$ 的戊酸雌二醇来替代炔雌醇,其对肝功能的影响比炔雌醇小,生物活性比炔雌醇好。1980 年,随着去氧孕烯、孕二烯酮、屈螺酮、地诺孕素等新型人工合成孕激素的出现,诞生了多种含有新一代孕激素的口服避孕药。不断改进给药方案,研发出无激素间期更短的复方口服避孕药,如 24/4 方案。同时还发展了多相型(双相、三相片和四相)口服避孕药,避孕药的缓释系统也已应用于临床。

避孕药按照用药时间和方式的不同,分为短效口服避孕药、探亲避孕药、长效口服避孕药、长效避孕针及缓释避孕药几大类。

一、短效口服避孕药

目前所用的短效口服避孕药(short-acting oral contraception)是雌、孕激素组成的复合制剂。雌激素除了人工合成的雌激素炔雌醇外,还有天然雌激素戊酸雌二醇。孕激素成分各不相同,具有不同的特点,构成了不同的配方及制剂,市售的避孕药种类繁多。

(一) 避孕机制

1. **对下丘脑的作用** 对下丘脑多种激素均有抑制作用,可能由于雌激素与儿茶酚胺受体相结合,改变了中枢神经系统儿茶酚胺的浓度,抑制多巴胺和去甲肾上腺素合成和降解,使神经递质受到抑制,从而抑制了下丘脑促性腺素释放激素(gonadotropin releasing hormone,GnRH)的分泌。

2. **对垂体的作用** 避孕药中的雌激素有重度抑制垂体对 GnRH 反应的作用,并可抑制垂体促性腺激素的合成与释放,故服用避孕药的妇女月经周期测不出卵泡激素(FSH)及黄体生成素(LH)的波峰。

3. 对卵巢的作用 由于抑制了下丘脑 GnRH 及垂体 FSH 及 LH 的分泌,因而卵巢的卵泡发育也受到了抑制,使卵泡不能发育成熟而排卵;服药者雌激素及孕激素的分泌也随之下降。

4. 对输卵管的作用 服用避孕药后抑制了雌、孕激素的分泌,干扰了精、卵进入输卵管的速度及受精卵在输卵管的正常运行,从而不利于受精卵的着床。

5. 对子宫内膜的作用 改变子宫内膜组织形态,干扰受精卵的着床,药物中的孕激素对雌激素起到拮抗作用,影响子宫内膜发育,内膜腺体会发生退变,分泌衰竭、呈静止无功能状态,使受精卵无法着床。

总之,避孕药物能改变正常生殖生理功能的多个环节,其中最主要的作用是抑制下丘脑 - 垂体 - 卵巢轴的反馈机制,使正常月经周期中期的 LH 及 FSH 波峰消失,从而抑制排卵。此外,亦作用于其他效应组织,干扰正常的生殖生理过程,影响精子与卵子的运行及受精卵的着床、种植,以达到阻止妊娠的发生。

(二)避孕药种类

国内常用女用避孕药见表 50-1。

表 50-1　国内常用的女用避孕药

	药名	雌激素 /(mg·片$^{-1}$)	孕激素 /(mg·片$^{-1}$)
短效口服避孕药	复方炔诺酮(避孕药Ⅰ号)	炔雌醇 0.035	炔诺酮 0.625
	复方甲地孕酮(避孕药Ⅱ号)	炔雌醇 0.035	甲地孕酮 1.0
	复方避孕片(避孕药 0 号)	炔雌醇 0.035	炔诺酮 0.3,甲地孕酮 0.5
	复方炔诺酮(片剂及滴丸)	炔雌醇 0.03	左炔诺酮 0.15
	复方去氧孕烯片(妈富隆)	炔雌醇 0.03	去氧孕烯 0.15
	去氧孕烯炔雌醇片(美欣乐)	炔雌醇 0.02	去氧孕烯 0.15
	炔雌醇环丙孕酮(达英 -35)	炔雌醇 0.035	环丙孕酮 2.0
	屈螺酮炔雌醇片(优思明)	炔雌醇 0.03	炔螺酮 3.0
	复方孕二烯酮片(敏定偶)	炔雌醇 0.03	孕二烯酮 0.075
	屈螺酮炔雌醇片(优思悦)	炔雌醇 0.02	炔螺酮 3.0
	去氧孕烯双相片(Gracial)		
	第一相(1~7 片)	炔雌醇 0.04	去氧孕烯 0.025
	第二相(8~21 片)	炔雌醇 0.03	去氧孕烯 0.125
	左炔诺孕酮三相片(特居乐)		
	第一相(1~6 片)	炔雌醇 0.03	左炔诺孕酮 0.05
	第二相(7~11 片)	炔雌醇 0.04	左炔诺孕酮 0.075
	第三相(12~21 片)	炔雌醇 0.03	左炔诺酮 0.125
探亲避孕药	甲地孕酮探亲避孕片 1 号	(—)	甲地孕酮 2.0
	炔诺孕酮探亲避孕片	(—)	炔诺孕酮 3.0
	炔诺酮探亲片	(—)	炔诺酮 5.0
	53 号避孕药	(—)	双炔失碳酯 7.5
长效避孕针	复方己酸孕酮避孕针,每月一针	戊酸雌二醇 5.0	己酸孕酮 150.0
	甲孕酮醋酸酯避孕针,每 3 个月一针		醋酸甲孕酮 150.0
	庚酸炔诺酮避孕针,每月一针		庚酸炔诺酮 200.0
	复方甲地孕酮醋酸酯避孕针,每月一针	戊烷丙酸雌二醇 5.0	甲地孕酮 25.0
	复方庚酸炔诺酮避孕针,每月一针	戊酸雌二醇 5.0	庚酸炔诺酮 50m

药名		雌激素/(mg·片⁻¹)	孕激素/(mg·片⁻¹)
缓释避孕药	左炔诺孕酮Ⅰ型(埋植剂)	(一)	左炔诺孕酮 36mg/根
	左炔诺孕酮Ⅱ型(埋植剂)	(一)	左炔诺孕酮 70mg/根
	依托孕烯埋植剂	(一)	依托孕烯 68mg/根
	阴道避孕环(甲硅环)	(一)	甲地孕酮 200 或 250
	曼月乐	(一)	左炔诺孕酮 52

1. **复方炔诺酮片(避孕药Ⅰ号)** 每片含炔雌醇 0.035mg、炔诺酮 0.625mg,本药片为糖衣片,有效成分在糖衣上。

2. **复方甲地孕酮片(避孕药Ⅱ号)** 每片含炔雌醇 0.035mg、甲地孕酮 1.0mg,本药片为糖衣片,有效成分在糖衣上。

3. **复方避孕片(避孕药0号)** 每片含炔雌醇 0.035mg、炔诺酮 0.3mg 及甲地孕酮 0.5mg。

4. **复方 18-炔诺孕酮片** 每片含炔雌醇 0.03mg、18-炔诺孕酮 0.3mg。18-炔诺孕酮为消旋体,消旋体有左旋和右旋,现发现有效成分为左旋,故现改为左旋 18-炔诺孕酮,每片含炔雌醇 0.03mg 及左旋 18 炔诺孕酮 0.15mg。

5. **复方炔诺酮滴丸(国产)** 药物在制作过程中为降低粉尘改为液面操作,药物成分及制剂与复方炔诺孕酮片相同。

6. **妈富隆** 每片含炔雌醇 0.03mg、去氧孕烯(地索高诺酮)0.15mg。

7. **美欣乐** 每片含炔雌醇 0.02mg、去氧孕烯(地索高诺酮)0.15mg。

8. **达英-35** 每片含炔雌醇 0.035mg、环丙孕酮 2.0mg。

9. **优思明(Yasmim)** 每片含炔雌醇 0.03mg、炔螺酮 3mg。屈螺酮与盐皮质激素受体有高度的亲和力,因而具有抗盐皮质激素的作用,能防止体重增加。

10. **敏定偶** 每片含炔雌醇 0.03mg、孕二烯酮 0.075mg。包装中含有 7 片安慰剂。

11. **优思悦** 每片含炔雌醇 0.02mg、炔螺酮 3mg。包装中 24 片含药物成分的活性片,4 片为非活性片。

12. **去氧孕烯双相片** 第一相 7 片,每片含炔雌醇 0.04mg、去氧孕烯 0.025mg;第二相 14 片,每片含炔雌醇 0.03mg、去氧孕烯 0.125mg。

13. **特居乐** 第一相 1~6 片,每片含炔雌醇 0.03mg,左炔诺酮 0.05mg;第二相 7~11 片,每片含炔雌醇 0.04mg,左炔诺酮 0.075mg;第三相 12~21 片,每片含炔雌醇 0.03mg,左炔诺酮 0.125mg。

14. **Natazia(美国已上市)** 第一相 1~2 片(暗黄色),每片含戊酸雌二醇 3mg;第二相 3~7 片(中红色),每片含戊酸雌二醇 2mg 和地诺孕素 2mg;第三相 8~24 片(亮黄色),每片含戊酸雌二醇 2mg 和地诺孕素 3mg;第四相 25~26 片(暗红色),每片含戊酸雌二醇 1mg;空白片 27~28 片(白色)。

(三)服用方法

上述 1~5 种避孕药从月经第 5 天起每晚一片,连服 22 天,不能间断,停药数天后月经来潮。

上述第 6~9 种避孕药从月经第 1 天起每晚 1 片,连服 21 天。停药数天后月经来潮。

上述第 10 种避孕药从月经第 1 天起,每晚 1 片,连服 21 天。再服 7 片安慰剂,服用安慰剂时月经来潮。

上述第 11 种避孕药从月经第 1 天起,每晚 1 片,连服 24 天。再服 4 片非活性片。

去氧孕烯双相片从月经第一天开始按第一相、第二相依次服完,停药数天后月经来潮。

特居乐从月经第一天开始按第一相、第二相、第三相依次服完,停药数天后月经来潮。

Natazia 从月经第一天开始按第一相、第二相、第三相、第四相、空白片依次服完。

以上避孕药服用一个周期仅避孕一个月,如正规服药,短效避孕药的有效率可达 99.9%(按国际妇女年计算)。

(四)适应证及禁忌证

1. **适应证** 凡要求避孕的健康育龄妇女,无使用甾体避孕药的禁忌证者均可使用。包括新婚夫妇。

2. **禁忌证**

(1)绝对禁忌证

1)血栓性静脉炎或血栓性疾病,深部静脉炎或静脉血栓栓塞史者。

2）脑血管或心血管疾病。

3）高血压：收缩压血压>160mmHg 或舒张压>100mmHg。

4）长期制动的大手术。

5）已知或可疑乳腺癌者。

6）已知或可疑雌激素依赖肿瘤。

7）肝脏良、恶性肿瘤。

8）糖尿病伴肾或视网膜病变，以及其他心血管疾病。

9）肝硬化、肝功能损伤、病毒性肝炎活动期。

10）妊娠或可疑。

11）产后 6 周以内，哺乳期。

12）原因不明的异常阴道出血。

13）吸烟每天 ≥15 支，特别是年龄 ≥35 岁者。

14）抗磷脂抗体阳性或不明原因的系统性红斑狼疮。

15）持续的无先兆偏头痛，年龄 ≥35 岁者。或有先兆的偏头痛。

16）精神病，生活不能自理者。

(2) 相对禁忌证

1）血压 140~159mmHg/90~99mmHg，或有妊娠期血压升高史，目前血压正常者，用药期间定期测血压。

2）糖尿病无并发血管性疾病：服药可使糖耐量有轻度减退，应在严密监测下使用。

3）高脂血症：在监测下使用或选用对血脂影响小的配方。

4）胆道疾病：需在严密观察下使用。

5）有胆汁淤积史及妊娠期胆汁淤积史，服药后可增加胆汁淤积的危险，宜慎用。

6）宫颈上皮内病变：避孕药促使宫颈内病变进展为浸润癌的可能性很小，但服药期间应定期随诊。

7）年龄 ≥40 岁：由于心血管疾病危险随年龄而增加，服药可增加其危险性。

8）吸烟本身可增加心血管疾病的危险性，年龄<35 岁的吸烟者，服用避孕药宜加强监测。

9）持续的无先兆偏头痛，且年龄<35 岁者。或初发的先兆的偏头痛，且年龄 ≥35 岁者。

10）服用利福平、巴比妥类抗癫痫药和抗逆转录病毒药物者，此类药属转氨酶诱导剂，可降低避孕药效果。

(3) 停药指征

1）服用避孕药的妇女计划妊娠时。

2）服药期间出现严重的副作用。

3）服药期间发生以上禁用避孕药的疾病，或需应用血管收缩剂的疾病。

4）既往轻症疾病加重，如原高血压加重，或癫痫发作频繁。

(五) 副作用

1. 类早孕反应　服药初期少数人出现轻度类早孕反应，如恶心、头晕、乏力、嗜睡等，症状轻微不必处理，随服药时间延长，症状可减轻或消失；部分服药者恶心较重可给予维生素 B_6 或山莨菪碱；少数恶心、呕吐较重并治疗无效者，应停药。近年来短效口服避孕药降低了雌激素用量，类早孕反应有所减轻。

2. 阴道不规则出血　亦称突破性出血，多发生在漏服药之后，少数人虽未漏服药也可发生。如阴道出血发生在月经周期的前半期，可能由于雌激素不足造成子宫内膜剥脱出血，可在服用避孕药同时加服炔雌醇 0.005~0.010mg，直到服完避孕药为止；如出血发生在周期的后半期，常因孕激素不足，可在每晚加服避孕药一片，直到本周期服完为止。多相型口服避孕药的剂量比单相性制剂要小，突破性出血的发生率较低。

3. 对月经的影响　如按规定服药，一般服药后月经周期变为规则，经量减少，痛经减轻或消失。这是由于避孕药抑制了排卵，雌激素分泌量减少，此为正常药物反应。但个别患者服药后经量显著减少甚至出现停经，常为雌激素不足，内膜萎缩所致，停药后，大多能自然恢复月经。多相型复方口服避孕药对月经周期控制较好，降低了点滴出血和闭经的发生率。

4. 白带增加　是较常见的副作用，约占服药周期的 20%。这是由于雌激素刺激宫颈管腺体分泌旺盛，产生较多稀薄透明如蛋清样白带，这不同于炎症，在光、电镜下见白带内白细胞不多。可不予处理。

5. 其他　可有乳房胀痛、皮肤瘙痒、色素沉着、体重增加、抑郁、痤疮等。如症状轻无需治疗，较重者应停药，对症治疗。新一代复方口服避孕药的孕激素制剂有抗雄激素作用，能减少雄激素相关的副作用，并可治疗高雄激素血症。

(六) 安全性

使用复方口服避孕药是否会有损于身体健康，根据国内外近 50 多年来的研究，短效口服避孕药已成为至今对其安全性研究最深入的药物之一。

1. **与肿瘤的关系** 复方口服避孕药中的孕激素对子宫内膜有保护作用，可显著降低子宫内膜癌的发病风险。随着持续使用时间的延长，对预防子宫内膜癌的保护作用也逐渐增加，即使停用多年后预防子宫内膜癌的保护作用仍持续存在。研究资料显示，长期服用复方口服避孕药也可降低卵巢癌的发病率。首次服用的年龄越早，服用时间越长，卵巢癌的发生风险越低。这种风险降低在停用复方避孕药后可持续近30年。复方口服避孕药使用情况与乳腺癌的风险关系，不同研究结论不一致，大多数研究的结论认为，复方口服避孕药不增加或仅轻微增加乳腺癌的发生风险。使用复方口服避孕药会增加宫颈癌的发生风险，人乳头瘤病毒（human papilloma virus，HPV）感染是宫颈癌的主要风险因素，复方口服避孕药仅增加感染HPV的妇女发生宫颈癌的风险，对未感染HPV的妇女并无影响。与其说复方口服避孕药增加了宫颈癌的发生风险，不如说复方口服避孕药增加了使用者HPV暴露的机会，从而增加了宫颈癌的发生风险。使用复方口服避孕药的妇女与从未使用过的妇女相比，结直肠癌的发病风险降低15%左右。

2. **与血栓疾病的关系** 雌激素可使凝血因子增高，目前国内使用的甾体避孕药含雌激素0.03~0.035mg（低于0.05mg），属于低剂量甾体激素避孕药，并不增加血栓性疾病的发生率。含0.02mg雌激素的口服避孕药具有更安全、不良反应少、耐受性好及高效的优点，降低了静脉血栓栓塞的发病危险。但使用低剂量复方口服避孕药静脉血栓栓塞的风险并没有降至0。使用复方口服避孕药的初期（第1年）静脉血栓栓塞发生风险最高，使用时间越长，风险越低。若使用间断4周以上，则再次使用的初期风险也会增加。因此，识别危险因素（如年龄、个人史、家族史、肥胖等）是降低使用复方口服避孕药妇女静脉血栓栓塞发生风险的关键。

3. **对心血管系统的影响** 由于甾体激素避孕药对脂代谢的影响，长期应用对心血管系统有一定影响，增加卒中、心肌梗死的发病率。目前认为，含孕二烯酮、去氧孕烯孕激素的复方口服避孕药发生静脉血栓栓塞的风险略高于含左炔诺孕酮孕激素的复方口服避孕药，含屈螺酮的复方口服避孕药发生静脉血栓的风险介于上述两者复方口服避孕药之间。而含左炔诺孕酮孕激素的复方口服避孕药

发生脑卒中和急性心肌梗死的风险高于含孕二烯酮、去氧孕烯孕和屈螺酮的复方口服避孕药。

由于心血管疾病发生是多因素共同作用的结果，有高危因素存在时，如吸烟、肥胖、高血压、脂代谢异常、有血栓疾病史等，增加了复方口服避孕药使用者发生心血管疾病的风险。因此，复方口服避孕药用于健康妇女，心血管疾病发生的绝对风险极低。

4. **对机体代谢的影响** 长期应用甾体激素避孕药对糖代谢的影响与避孕药中雌、孕激素成分及剂量有关。部分使用者胰岛素功能受到一定影响，可出现糖耐量异常，但无糖尿病征象，停药后恢复正常。对脂代谢的影响，目前认为雌激素使低密度脂蛋白（low-density lipoprotein，LDL）降低，高密度脂蛋白（high-density lipoprotein，HDL）升高，也可使甘油三酯升高。而抗雌激素的孕激素可对抗甘油三酯升高，使高密度脂蛋白降低。高密度脂蛋白增高可防止动脉硬化，对心脏、血管有保护作用，低密度脂蛋白增高可使动脉硬化，对心血管不利。甾体激素避孕药对蛋白质代谢的影响小，停药后可恢复正常。由于新一代避孕药的孕激素活性强，雄激素活性减至最低，故对脂代谢和糖代谢的影响小。

5. **对生育和子代的影响** 研究表明，复方口服避孕药对生育的影响是可逆的，停药后即可恢复，且对生育力有保护作用。复方口服避孕药还能调节月经，使妇女免于因月经失调所致的疾病，减少盆腔感染的发生，从而对输卵管的功能起保护作用。复方口服避孕药本身无致畸作用，不增加胎儿先天性畸形的风险，对染色体无影响。而且，停药后即可妊娠，无需等待3~6个月。

（七）使用注意事项

1. 避孕药应按规定服用，如未按时服药可造成避孕失败，并可引起突破性出血。

2. 长期服药者应每年体检一次，测量血压、乳房、腹部及盆腔检查，发现异常应及时停药。

3. 使用过程中如出现漏服现象，需立即补救以免出现避孕失败。漏服1片且未超过12小时，除需按常规服药1片外，应立即再补服1片，以后继续每天按时服用，无需采用其他避孕措施。如漏服超过12小时或漏服2片及以上时，原则为立即补服1片，若剩余药片为7片及以上时，可继续常规服药，同时，需要用避孕套等屏障避孕法最少7天，或采用紧急避孕方法，防止意外妊娠；若剩余药片不足7片，可在常规服用完本周期药片后立

即服用下个周期的药片。如在月经来潮第 2~5 天后开始服药,服药最初 7 天内最好加用其他避孕措施。

二、探亲(速效)短效口服避孕药

探亲口服避孕药也称速效口服避孕药,适用于两地分居的夫妇探亲时女方服用。主要是抗着床,影响宫颈黏液及子宫内膜的正常变化,有时也能抑制排卵。其优点是在使用时间上不受月经周期的限制,即在月经周期的任意一天开始服用均能发挥较好的避孕效果。而且发挥作用较快。如按正规服药,其避孕效果可达到 96%~98%。由于目前激素避孕药种类不断增加,探亲口服避孕药剂量又大,故已经很少使用。

三、长效口服避孕药

长效口服避孕药(long acting oral contraception)即每月只需服药 1 片即可达到每月的避孕作用,这是长效口服避孕药突出的优点。该类药是由人工合成孕激素和长效雌激素(炔雌醚)的复合制剂。服药后炔雌醚很快被吸收进入血液循环,贮存于体内脂肪中,缓慢释放,通过干扰下丘脑 - 垂体 - 卵巢轴抑制排卵,发挥其长效避孕作用。药物中孕激素可防止内膜增生,促进其转化为分泌期,然后使内膜剥脱,发生撤退性出血,避孕有效率为 98%。

长效口服避孕药由于剂量大,副作用较多,对机体的影响大,我国已停止生产长效口服避孕药。

四、长效避孕针

长效避孕针(long acting contraception injection)是女用甾体类避孕药,肌内注射给药,不经胃肠道吸收,也不经过肝、肠循环,故消化道反应轻微。长效避孕针注射一次可避孕 1~3 个月,避孕率可达 98%。

(一) 避孕机制

无论是单纯孕激素还是复方雌、孕激素的长效避孕针均可有效地抑制周期性 FSH 及 LH 分泌高峰,使卵巢不能排卵,从而达到避孕的目的。子宫内膜呈退行性改变,输卵管内膜层呈抑制状态,宫颈黏液减少、浑浊、黏稠、拉丝度缩短。

(二) 种类、药物配伍及用法

1. 单纯孕激素类

(1)甲羟孕酮醋酸酯(安宫黄体酮)长效避孕针:每针含醋酸甲羟孕酮 150mg,为微晶水混悬剂。

用法:在月经周期第 5 天深部肌内注射 1 支,可避孕 3 个月,以后每隔 3 个月注射 1 支。

(2)庚酸炔诺酮避孕针:每支含庚酸炔诺酮 200mg,为油性制剂。

用法:月经周期第 5 天肌内注射 1 支,以后每隔 1 个月或 3 个月肌内注射 1 支,即注射 1 支,可避孕 1 个月或 3 个月。

2. 复方雌 - 孕激素类

(1)复方己酸孕酮避孕针:每支含己酸孕酮 250mg 及戊酸雌二醇 5mg。为油溶剂。

用法:首次用药为月经周期第 5 天肌内注射 2 支,以后于月经周期第 10~12 天注射 1 支。

(2)复方甲地孕酮醋酸酯避孕针:每支含甲地孕酮 25mg 及环戊丙酸雌二醇 5mg,为微晶水混悬剂。商品名为美尔伊注射液。

用法:第一个周期于第 5 天和第 12 天各肌内注射 1 针,第二周期起每次在月经周期第 10~12 天肌内注射 1 支。

(3)复方庚酸炔诺酮避孕针:每支含庚酸炔诺酮 50mg、戊酸雌二醇 5mg。为油溶剂。

用法:首次用药为月经周期第 5 天肌内注射 2 支,以后于月经周期第 10~12 天注射 1 支。

(三) 适应证与禁忌证

与短效口服避孕药相同。

(四) 副作用

因长效避孕针不经胃肠道吸收,故胃肠道反应极轻或无。但它可引起月经紊乱、不规则出血和闭经,分别占 14%~20% 和 10%~25%。此为其主要的医源性停药的原因。

单纯孕激素针对乳汁分泌不受影响,故适用于哺乳期妇女。复方雌孕激素制剂因激素剂量大,副作用大,现很少使用。

(五) 注意事项

1. 药物为混悬液,有沉淀,用前应将药瓶反复颠倒数次混匀方可注射,但也不能用力震荡,以免产生泡沫影响吸收,发生药量不足,造成避孕失败。

2. 本药为微晶水混悬剂或油性制剂,应给予深部肌内注射,以利吸收,并防止感染。

3. 如因故不能按期注射避孕针时,可提前数天用药,切勿延误注射,以免避孕失败。

五、避孕药缓释释放系统

药物缓慢释放系统简称为缓释系统,系由高分子化合物构成,避孕药可放入管状释放系统中,也可均匀混入高分子化合物中。将避孕药释放系统放入体内,药物即可按时定量释放出来,达到长效的避孕作用。临床使用的缓释系统有不同的类型,如皮下埋植剂、阴道环、孕酮宫内节育器等。

(一)皮下埋植剂

我国最初引进的皮下埋植剂是左炔诺孕酮的Norplant。目前在中国上市的皮下埋植剂为国产的左炔诺孕酮(levonorgestrel,LNG)硅胶棒和3-酮去氧孕烯(依托孕烯,etonogestrel)植入剂。

1. **类型**

(1)LNG埋植剂Ⅰ型:缓释系统由硅橡胶制成小管状,长34mm,6支为一组,每支内含36mg左旋18-甲基炔诺酮干燥结晶,6支共含216mg。避孕药物的释放率因放置时间长短而不同,开始几周内每天释放0.068mg,一年后为0.04mg。避孕有效期5~7年。其埋植剂根数较多,增加了取出难度,目前已较少使用。

(2)LNG埋植剂Ⅱ型:此为第二代皮下埋植剂,每组共2支,每支含75mg左旋18-甲基炔诺酮,一组共含150mg;释放率与Ⅰ型相似。避孕有效期为3~5年。

(3)依托孕烯埋植剂(etopregnene implant):为单根植入剂,内含依托孕烯68mg,释放率在植入后5~6周内约为60~70μg/d,第一年末下降至约35~45μg/d,第2年末下降至约30~40μg/d,第3年末下降至约25~30μg/d。避孕有效期3年。其放置简单、便利,副作用更小。

以上三型避孕效果达99%,但因其月经紊乱的副作用较重,一年续放率为80%。

2. **埋植方法** 在月经期内均可放置。埋植部位多选择在上臂内侧肘弯上6~8cm或4横指处,切开长约2~3mm的横切口,用10~11号套管针注入皮下,呈扇形排列,用创可贴覆盖即可。

3. **避孕机制** 皮下埋植剂的避孕机制,主要是影响卵泡的发育,造成黄体功能不足,以及对子宫内膜、宫颈黏液及输卵管的作用达到避孕效果。

4. **适应证** 适用于40岁以下育龄妇女希望长期避孕又不适宜或不能放置宫内节育器者,或多次宫内节育器失败者,也适用于不能按时服用避孕药或对雌激素有禁忌证和副作用严重者。

5. **禁忌证** 同短效避孕药。

6. **副作用** 月经紊乱是孕激素制剂所特有的副作用,由于个体差异、放置埋植剂时间长短不同,月经改变也不尽相同,埋植术后第一年月经紊乱发

生率最高,可达60%左右,随着埋植时间的延长,发生率逐年下降。少数妇女头痛、体重增加,个别也有体重下降者。偶尔可有埋植部位伤口感染,应及时对症处理,保守治疗无效时应取出埋植剂。

7. **安全性** 同短效避孕药。

8. **埋植剂取出指征**

(1)埋植剂放置使用期已满。

(2)避孕失败,应终止妊娠,并取出埋植剂。

(3)计划妊娠或不需要避孕时。

(4)严重的副作用,不能耐受。

(5)希望更换其他避孕方法。

在患有全身急、慢性疾病时,除因埋植剂问题需紧急取出,否则均应在病情治愈或稳定后取出。局部有非埋植剂引起的感染,应在感染治愈后行取出手术。

取出日期无特殊要求。取出手术在原切口附近做1mm大小的切口,用蚊式止血钳先将埋植管表面的纤维素剥开,夹取管的末端依次取出,注意勿将埋植管夹断,尤其是Ⅱ型埋植剂更易折断。

(二)阴道环

利用阴道黏膜对甾体激素具有良好的吸收性能及硅橡胶缓慢释放系统,设计了不同大小和载有不同激素的环状节育器放入阴道内,以达到长效避孕作用,称为阴道环。阴道环的构型多种,所用的避孕药物种类、剂量及使用方法也有多种。

1. **目前常用的阴道环**

(1)甲硅环:以医用硅橡胶为缓释系统,为一环形管,管内含有200mg或250mg甲地孕酮与聚乙烯丙的基质混合,压缩成一芯棒。每天释放甲地孕酮0.1mg或0.15mg。

用法:于月经第5天或月经干净次日将阴道环由医师或本人放置在阴道深部前、后穹隆处,套着宫颈,持续放置一年,不需取出,也可在经期取出,洗净阴道环,月经干净后再放回原处。在使用有效期内发现阴道环脱出,应洗净后立即放入阴道。一年有效率为94%。但因阴道出血及环脱落率较高,故一年停用率高达50%。

(2)左炔诺孕酮阴道避孕环:是一种药芯型的硅橡胶环,环外径45mm,环截面积4.5mm。硅橡胶环的药芯中含左炔诺孕酮100mg,通过管壁每天缓慢释放左炔诺孕酮约0.025mg。每环可用1年。

2. 避孕作用机制与皮下埋植剂相同。

3. 适应证与禁忌证 除与短效避孕药相同外,阴道的炎症、畸形、狭窄、前后壁膨出,宫颈炎、子宫

脱垂,便秘及泌尿系统感染者均不宜用本法避孕。

副作用:主要为环脱落,可占3%~6%,尽管环脱落后可自行洗净放回阴道,但脱落频率较高,也给使用者带来不便;其次为不规则出血或突破性出血,约占2%~4%。一般能自然停止。必要时加炔雌醇0.012 5mg,每天1次,连服至本周期末。

(三)含孕激素宫内节育系统

激素和宫内节育器均为可逆性避孕方法,两者配合使用可大大提高避孕的效率。20世纪90年代初期,一种新型的释放左炔诺孕酮的宫内节育系统开始应用于临床。目前国内使用的是左炔诺孕酮宫内节育系统(levonorgestrel intrauterine system,LNG-IUS),商品名称曼月乐。

该系统以聚乙烯作为T形支架,人工合成孕激素左炔诺孕酮贮存在纵管内,纵管外包有含聚二甲基硅氧烷的控释膜控制药物的释放,内含52mg的左炔诺孕酮,每天释放0.02mg。有效期5年。避孕有效率达99%以上。

1. **用法** 月经来潮7天之内,最好在月经第3~7天内放置。

2. **避孕机制** 通过孕激素局部作用,改变宫颈黏液性质,抑制子宫内膜发育,达到避孕目的。

3. **适应证与禁忌证** 同短效口服避孕药。

4. **其他益处** 用于子宫肌瘤、月经过多、子宫内膜异位症、痛经的治疗和绝经期激素补充治疗。

5. **副作用** 多在放置后的3个月以内发生,随着放置时间的延长,副作用逐渐减轻。主要为月经异常、下腹痛、痤疮及其他皮肤问题、腰痛、乳房胀痛、头痛、情绪改变和恶心等。月经改变(点滴出血、闭经)是终止使用的主要原因。

【经验分享】

由于避孕药物的种类较多,故女性在选择避孕药时,应根据自身情况,包括月经周期、月经量、有无痛经、分娩方式、是否哺乳等进行选择。

1. 月经周期不规则、月经量偏多、伴有轻度痛经或皮肤痤疮者,推荐短效口服避孕药。

2. 经量明显增多,伴有痛经或月经周期紊乱,排除器质性病变后,如宫腔明显增大者推荐皮下埋植剂(Implanon Ⅰ,依托孕烯埋植剂);子宫腔无明显增大者,推荐左炔诺孕酮宫内节育系统(LNG-IUS)。

3. 产后,尤其是剖宫产术后,且伴有哺乳者,推荐使用单纯孕激素避孕药,如皮下埋植剂(Implanon Ⅰ,依托孕烯埋植剂)、长效避孕针、孕激素阴道环和左炔诺孕酮宫内节育系统(LNG-IUS)。

第二节　常用节育方法

除避孕药物外尚有多种避孕方法,如宫内节育器、男用避孕套、外用避孕药、自然避孕法及紧急避孕法。在控制生育的方法中,避孕失败后的补救措施终止妊娠及男、女绝育术,对控制人口的数量也起到极为重要的保证作用。

一、宫内节育器

宫内节育器(intrauterine device,IUD)是一种放置在子宫腔内的避孕器具,它具有长效、安全、可靠、简便及经济等优点,取出后能够很快恢复生育能力。

(一)避孕机制

1. **惰性IUD** 避孕的主要作用机制是:

(1)吞噬细胞的作用:放器后宫内可见大量吞噬细胞,可吞噬精子和着床的胚泡,吞噬细胞可产生蛋白酶,能过早地溶解受精卵的透明带。

(2)炎症细胞的作用:放器后可见宫内有大量炎症细胞,分泌的炎性因子对胚胎有毒性作用,干扰受精卵的发育。

(3)前列腺素的作用:IUD可刺激内膜形成慢性炎症或引起轻度损伤,导致内膜产生前列腺素,既可促使子宫收缩和输卵管蠕动增强,又可增强雌激素的作用,抑制子宫内膜的蜕膜反应,干扰囊胚着床。

(4)免疫机制:放器者血中免疫球蛋白升高,随放器时间延长而更趋升高,因而能对抗机体对囊胚着床的免疫耐受性,导致囊胚不能着床。

2. **含铜IUD的避孕机制** 除与惰性IUD有相同的作用机制外,还有铜离子对内膜的局部作用。铜离子可增加子宫内膜的炎症反应和前列腺素的产生,对精子有毒性作用,还可抑制碳酸酐酶,它是一种含锌的酶,从而干扰了内膜的分泌活动及孕卵的着床、囊胚的发育。

3. 含药物 IUD 的避孕机制　含孕激素的 IUD，主要利用孕激素对子宫的局部作用，使宫颈黏液稠厚，子宫内膜腺体萎缩，间质蜕膜化，炎症细胞浸润，不利于精子的穿透和受精卵的着床，从而增强避孕效果。含吲哚美辛的 IUD，可减少置器后的月经过多、腹痛等副作用。吲哚美辛药物不增强避孕效果。

（二）种类

分为惰性与活性 IUD 两种，目前我国普遍使用的是含铜和 / 或含药的活性 IUD。

1. 惰性 IUD　其中有不锈钢圆形 IUD，金属塑料混合圆形 IUD，宫形、麻花形、蛇形、硅橡胶盾形等 10 多种形态不同的 IUD，以上各种 IUD 制作的材料均为金属、塑料、硅橡胶或两种混合，不含任何活性物质。由于惰性 IUD 的避孕效果并不理想，故我国在 1993 年已停止生产及使用。

2. 活性 IUD　亦称第二代 IUD。此器除有金属、塑料或硅橡胶制成的支架外，支架表面或其中含有活性物质，如铜、孕激素、吲哚美辛等，并持续释放至宫腔，以增强避孕效果，减少副作用，增加 IUD 的续放率。

（1）含铜 IUD：目前我国应用广泛的 IUD 包括 Tcu-200、Tcu-220、Tcu-380、V 铜 200、宫形含铜 IUD、含铜无支架 IUD 等，T 或 V 表示 IUD 的形状，200、22、或 380 表示铜的表面积为 $200mm^2$、$220mm^2$ 或 $380mm^2$。

（2）含孕激素的 IUD：目前临床使用的为含左炔诺孕酮 IUD（Mirena，曼月乐）。

（3）含吲哚美辛 IUD：常用的有宫铜 IUD、活性 r-IUD、吉尼致美 IUD。

（三）适应证或禁忌证

1. 适应证　自愿选用 IUD 避孕而无禁忌证者。

2. 禁忌证

（1）生殖器官炎症：如急性盆腔炎、阴道炎、顽固性的慢性盆腔炎及重度宫颈糜烂。

（2）生殖器肿瘤：如子宫肌瘤、卵巢肿瘤等。

（3）近期内有不规则阴道出血，频发月经或月经过多，严重的痛经者。

（4）子宫畸形：如双子宫、双角子宫、子宫纵隔等；重度子宫脱垂，宫颈过松，子宫腔<5.5cm 或>9cm 者。

（5）有较严重的全身疾病：如心力衰竭、重度贫血或其他疾病的急性阶段。

（6）铜过敏者。

（7）有宫外孕或两年内有葡萄胎史者也应暂缓放置 IUD。

（四）放置 IUD 手术

1. 放置的条件

（1）无放置 IUD 的禁忌证。

（2）术前 3 天内无性交，紧急避孕例外。

（3）术前体温在 37.5℃以下。

2. 放置的时机

（1）月经干净 3~7 天内放置：此时子宫内膜处于增生期，内膜较薄，放器后引起内膜损伤出血减少。此时为放器最适宜的时机，也是临床上普遍应用的时机。

（2）正常分娩后 42 天哺乳期闭经排除早孕者：此时放器可减少由哺乳期妊娠造成的人工流产。但必须是产后恶露已干净，子宫复旧良好，会阴伤口与宫腔内无感染者。剖宫产 6 个月后放置。

（3）早孕手术流产吸宫术后即可放置：但必须是宫腔内容物完全清除，宫缩良好，阴道出血少于 100ml 者。药物流产者恢复 2 次正常月经后放置。

中期妊娠引产清宫术后也可及时放置，必须是宫腔内无组织残留，无潜在感染或感染；产后宫缩良好，阴道出血少于 200ml 者。经水囊或阴道用药引产者禁忌。

3. 放置方法

（1）手术者排空膀胱，取膀胱截石位，消毒会阴及阴道，核实子宫大小及方向。

（2）消毒宫颈，以宫颈钳夹住宫颈前唇，用探针探及宫腔大小及位置，宫颈口松弛者无需扩张，紧张者扩张至 5~6 号。依不同形状 IUD，应用不同植入器，沿宫腔方向将 IUD 送入宫底，然后再退出 0.5cm，如有尾丝，应在宫颈口外留 1cm，剪去多余部分。

4. 手术注意事项

（1）放置 IUD 前，应让受术者知晓节育器的类型，以便能及时发现脱落的节育器。

（2）手术时应注意无菌操作，避免感染，哺乳期子宫壁软，剖宫产后子宫壁有瘢痕，操作要轻柔，以免子宫穿孔。

（3）节育器必须放至宫底部，并将位置摆正。必须根据宫腔大小选择节育器型号，通常宫腔 7~8cm，应选用中号，<7cm 选择小号，>8cm 选择大号。

5. 手术后注意事项　放器后一周内不要做

体力劳动;两周内禁止性交;3个月内经期或排便时应注意有无节育器脱出;术后定期复查,最好术后3个月、6个月、每年复查一次,若出现异常随时就医。

(五)副作用及并发症

1. 副作用及其处理

(1)子宫出血:此为IUD最常见的副作用。临床表现为点滴不规则阴道出血、经量过多、经期延长或周期缩短,尤以放器3个月内最为明显。出血原因可能是节育器机械性压迫,使子宫内膜损伤,或节育器可使纤维蛋白溶酶活性增加;若出血量多,应对症治疗,若治疗无效,应取出节育器,2~3个月后再放一新节育器。

(2)腰酸、腹痛:IUD置入宫腔短时间内可因异物刺激而产生子宫收缩,导致腰酸腹痛,也可因宫缩使节育器位置下移或由于节育器过大刺激子宫收缩造成腹痛,轻者不需治疗,重者可给予解痉止痛药物,无效者应将节育器取出。

(3)白带增多:是由于节育器刺激子宫内膜的组织反应所致,并非感染,不必治疗。如受术者不能忍受应取出。

2. 并发症及其处理

(1)节育器嵌顿:因节育器过大、光洁度不佳或接头处断裂,导致部分或全部节育器嵌顿入子宫壁内,若嵌入表浅内膜,用刮匙刮除内膜即可取出;若嵌入浅肌层,节育器为圆形,可剪断环缘,牵拉一端取出;若为T形IUD可从阴道自宫颈口钳夹住节育器拉出,有条件者在宫腔镜下取出更为理想;若嵌入深肌层甚至达浆膜层,应先将节育器定位后开腹或在腹腔镜下取出。

(2)子宫穿孔致节育器异位:因术者技术问题或责任心不强,术中子宫位置辨认不清;子宫过小、子宫极度前或后屈曲、产后哺乳期子宫较软、剖宫产后等均易发生子宫穿孔。如穿孔发现及时,尚未放器,当即停止;如节育器已穿孔至宫腔外进入腹腔时,有急腹痛时应立即开腹将器取出,否则可择期取出。

(3)感染:多因手术操作无菌不严格所致,应积极对症治疗,治疗无效将器取出。

(4)异位妊娠:近年来发现放置节育器妇女中异位妊娠发生率较高,但国内外流行病学研究表明,IUD并不直接增加异位妊娠的危险。由于IUD防止宫内妊娠比预防输卵管妊娠更有效,故在带器妊娠妇女中,异位妊娠与宫内妊娠之比约为1:30,

或为3%~4%,高于一般人群的1:125或为1%。因此,对IUD使用者可疑妊娠时应高度警惕带器异位妊娠的发生。

(六)IUD的脱落及带器妊娠

1. **IUD脱落** 是影响避孕效果的主要因素之一,其原因为子宫对IUD的排异作用而发生收缩所致,多发生于经血量较多者,并与放器者年龄、孕产次,子宫形态、大小与位置及放器时机有密切关系。Tcu IUD如在月经后3~7天放置,脱落率仅为3%~8%。

2. **带器妊娠** 亦是影响避孕效果的主要因素。其原因约50%是因IUD位置下移,也可因IUD与子宫内膜接触面积不够有关,两者均可因受精卵着床部位的子宫内膜发育正常,使受精卵能够着床并发育成长。带器妊娠一经诊断,应立即终止妊娠并将节育器取出,以免发生流产、宫内感染或胎儿发育异常。Tcu IUD如在月经后放置,带器妊娠率仅为2%。

(七)IUD取出

1. **适应证** 使用期已满的应取出;副作用或并发症治疗无效;要求生育;带器宫内或宫外妊娠;绝经6个月以上或不需再使用者。

2. **取出时间** 常规月经干净后3~7天取出;如阴道出血治疗无效,可随时取出,同时行诊断性刮宫,刮出组织送病理检查;炎症控制后取出更换;绝经时间长取器困难,可在术前1周口服雌激素软化宫颈。取出方法:消毒方法同放置手术,如IUD有尾丝,牵拉尾丝即可取出,如圆形或无尾丝IUD,则需用探针探及IUD,用取环钩取出。

二、其他节育方法

(一)男用避孕套

男方带避孕套(阴茎套)性交,精液排入套内,精子与卵子不能相遇达到避孕的目的。此法简单、安全、有效,并可预防性传播疾病。但要注意选好合适的型号,用前检查避孕套有无漏气并将囊内空气挤出,阴茎勃起后将套带上,性交后阴茎尚未软缩前将避孕套与阴茎同时撤出阴道,切忌将精液流入阴道内。阴茎套使用得当避孕效果可达93%~95%。

(二)杀精药物

杀精药物也称为外用避孕药。目前应用的阴道杀精剂由两种成分组成,包括惰性基质如泡沫剂、霜或胶冻,用以支持杀精剂;以及化学表面活性杀精剂如烷苯聚醇醚或壬苯醇醚。将杀精剂放入阴道,即可杀死精子,或使精子失去活力不能进入宫腔,以达到避孕作用。如使用得当避孕效果可达95%以上。除避孕功能外,还可使阴道内病毒或细菌失活,减少感染的危险,有些剂型还起到润滑阴道的作用。阴道杀精剂的剂型有药膜、片剂、栓剂或膏剂。使用时要注意阴道内放入杀精剂5~10分钟后,待药物充分溶解后方能性交,否则影响避孕效果。药膏注入阴道即可性交,否则影响避孕效果。如药膜、片剂或栓剂放入阴道30分钟后尚未性交,则性交时应再放一枚。

(三)自然避孕法

自然避孕法即安全期避孕法。此法不需采用药具,仅在排卵期避免性生活即可达到避孕的目的,关键是要识别排卵期,方法有三种:

1. 基础体温法 基础体温由低到高即为排卵期。为安全起见体温升高前、后5天禁欲。

2. 宫颈黏液法 排卵日前一天宫颈黏液量最多、清澈、透明、拉丝度最好,排卵后黏液变为黏稠,量减少。从黏液清澈、透明日前、后各5天禁欲。

3. 排卵试纸 试纸可显示尿液中LH值水平,月经后LH值逐日上升,排卵前2~3天LH值较高,当试纸放入尿液中即可出现浅红横杠,排卵前1天左右LH值达高峰≥40U/L,尿液中试纸即可显示深于标准杠的红杠,从试纸上出现浅红杠起至深红杠出现后3~4天均应禁止性生活。

自然避孕法合乎生理,但十分不可靠,尤其是月经周期不规律,分娩后哺乳、更年期及新婚期妇女不宜推广。

(四)紧急避孕

紧急避孕(emergency contraception)是因性交时未采用避孕措施或避孕失败,使妇女处于非意愿妊娠的危险时所采取的避孕方法。其目的是预防当月妊娠的发生。

1. 适应证 性交时未采取避孕措施。或避孕套破裂、滑脱及其他使用不当;避孕药漏服、误服;阴道避孕药及阴道隔膜使用不当;体外排精失控;安全期预测失误等造成避孕失败。

2. 避孕方法

(1)米非司酮:在未采用避孕措施性交或避孕失败后120小时内服用米非司酮25mg或10mg,服药时间不受经期限制。其避孕机制为抑制排卵及干扰子宫内膜发育,阻止受精卵着床。避孕效果可达85%以上,妊娠率为2%。

(2)左炔诺孕酮片:每片含0.75mg左炔诺酮,在未采用避孕措施性交或避孕失败后72小时内服用1片,12小时重复1片。目前,我国生产的毓婷、惠婷、安婷均为左炔诺孕酮片。正确使用时妊娠率仅为4%。

必须强调的是,紧急避孕是一种临时性的补救方法,只对服药前最近的一次未采用避孕措施性交或避孕失败产生避孕作用。服药后30%的人群下次月经会受影响,且用药次数越多,影响越大,因此不能用紧急避孕替代常规避孕方法。

(五)绝育术

绝育术(sterilization)分为女性绝育术和男性绝育术。

1. 女性绝育术 是以手术方法切断、结扎、电凝、环夹输卵管,以达到女性断绝生育能力的目的。

1)时间:剖宫产时;产后(阴道分娩后48小时内);早孕手术流产或中期妊娠引产后48小时内;非孕期月经干净3~7天。

2)方法:①经腹输卵管绝育术:使用最为广泛。手术步骤:切开腹壁各层提取输卵管,有指板法、卵圆钳取管法、输卵管钩取管法等;结扎输卵管方法有抽芯近端包埋法、双折结扎切除法、输卵管夹绝育术等;然后缝合腹壁各层。②经腹腔镜输卵管绝育术:腹腔镜下电凝输卵管,或用套环法及钳夹法夹闭输卵管。

3)副作用、并发症及其防治:①输卵管撕裂引起出血,多为手术不当所致,应立即缝合;②感染;③内脏损伤,术中操作不当可损伤膀胱、小肠及血管,应及时认真修补;④术后远期偶可发生盆腔静脉淤血综合征、精神状态的改变、绝育后输卵管再通导致宫内妊娠或宫外妊娠,均应积极治疗。

2. 男性绝育术 是指用手术或非手术方法切断、结扎或植入异物于输精管内阻断输精管,也可用电极、化学药物等方法闭塞输精管,或在管外加压闭合输精管,临床常用的仍是输精管结扎术,它是安全、有效、简便、经济的男性节育措施。

第三节 避孕失败后的补救方法

避孕失败后的补救方法包括早期妊娠、药物流产及中期妊娠引产术(详见第二十三章)。

早期妊娠终止技术:因计划生育、疾病等原因需终止妊娠,为此而采取的技术。该技术主要有两种:一种为手术方式,另一种为药物方式。

(一)负压吸引术

用于妊娠 10 周以内,因生理及病理原因妊娠终止,手术时出血少,安全。自 20 世纪 60 年代以来,此法广泛开展。

1. 负压吸引术的禁忌证

(1)生殖道炎症:如患滴虫性阴道炎、外阴阴道假丝酵母菌病、细菌性阴道病均需经治疗痊愈后方可手术,否则易发生人为导致的上行性感染。极少见的情况下,妇科检查附件区有压痛或宫旁组织增厚,疑有盆腔炎症,应先予以抗生素治疗后手术,以防止原有感染的扩散。如外阴部有炎症时亦应寻找病原进行治疗后方可进行手术。

(2)合并内科疾病:凡疾病在急性期者,需待症状控制后方可手术,如急性肾盂肾炎等。对合并慢性内科疾病而在发作期也应待发作控制后进行手术,如心脏病发生心力衰竭时禁止手术。

2. 操作方法

(1)患者取膀胱截石位。

(2)消毒外阴、铺巾。

(3)双合诊检查:查子宫大小、位置、活动度,有无前屈或后屈及双侧附件情况。

(4)暴露宫颈:置入扩阴器,暴露宫颈,再次消毒宫颈,用宫颈钳夹住宫颈前唇正中,轻轻下拉。如用宫颈旁阻滞麻醉者可在宫颈两旁顺时针方向 3 点及 9 点处用长针注入麻醉剂如普鲁卡因。

(5)探测宫腔:用探针经宫颈开口处置入,并沿宫腔曲度探入宫腔,测量子宫腔深度。

(6)扩张宫颈:用 Hegar 扩张器按序号从小到大逐号扩张宫颈管,扩大程度比所用吸管大半号至 1 号。负压吸引时,一般 6~8 号即可。

(7)置入吸管及吸引:用连接管将吸管与术前准备好的负压装置连接,试查负压。将吸管轻轻置入宫腔,直达宫底,后退约 1cm,开启(一般用脚)吸引器,负压为 400~500mmHg,将吸管轻轻由上向下活动,吸到胎囊所在部位时吸管常有振动感,有组织物流向吸管,同时有子宫收缩感和宫壁粗糙感时折叠并捏住连接管阻断负压,撤出吸管,再将负压降低至 200~300mmHg 吸引 1~2 圈,取出吸管。用小刮匙轻轻清理宫腔及两个宫角,如无组织物刮出则表示已刮干净。吸宫及刮宫时不可用力过重,次数不可过多,以免子宫穿孔或损伤内膜基底层。

(8)吸净后探针再探宫腔深度,一般缩短 1~2cm。

(9)检查吸出物:对吸出物认真检查,肉眼可见绒毛及胚胎组织,即可证实为妊娠无疑。如吸出物较少,未见绒毛组织,应将吸出物全部送病理检查,以免宫外孕漏诊。

3. 并发症

(1)子宫穿孔及脏器损伤:子宫穿孔是人工流产中严重的并发症,如伴发脏器损伤(一般为肠管)则更为严重,因妊娠期子宫较软,特别是哺乳期的妊娠子宫,用探针稍有不慎即可穿孔。穿孔的主要原因是术前未查清楚子宫的位置、大小,以致宫颈扩张器或探针方向错误。另外,用力过猛,宫颈扩张速度过快也是发生穿孔的主要原因。在手术操作过程中,如探针或吸管突然阻力消失而有落空感,常提示子宫穿孔。此时应看清或估计伸入的深度,若已明显超过原有宫腔深度量则穿孔无疑。

一旦发生穿孔,无需重新证实。若为探针穿孔即停止手术,观察如无异常,休息一周后再行手术,或改用其他方法终止妊娠。若为扩张器或吸管穿孔,或其他大型器械穿孔,除应立即停止手术外,密切观察血压、脉搏,有无其他内出血、腹膜刺激症状,如已肯定内出血较多或脏器损伤应立即剖腹探查,从子宫破裂处取出妊娠物,修补破裂处,同时探查有无其他脏器损伤。如在手术中发现吸管或卵圆钳吸住或夹住肠曲,经破口而被拉入子宫,甚至暴露于宫颈口,此时患者极度疼痛、呼叫,是手术器械牵拉脏器的表现。剖腹探查时应仔细观察,逐段对肠曲进行检查修补,破损严重必要时做肠段切除。

(2)宫颈撕裂:宫颈扩张过快可发生宫颈撕裂,如扩张器探入方向有误,呈斜形插入亦可造成损伤。宫颈裂伤有时可达子宫峡部但未穿破浆膜层,以致探针或吸引器可误入阔韧带内而无法进入宫腔,若再钳夹可损伤盆腔内血管,此时术者应中止手术,请有经验的医师复查或在 B 超下观察器械所在部位,宫颈撕裂部位可以缝合并改用其他方法终止妊娠。

(3)出血:手术时应轻、柔、快,出血稍多时可予以催产素 10U 肌内注射,并用小号卵圆钳快速夹出妊娠物。对有凝血机制障碍者,可静脉注射抗血纤溶芳酸 200~400mg,肌内注射或静脉注射酚磺乙胺 500mg。

(4)不全流产:因负压吸引术为非直视手术,仅凭术者经验与感觉进行,故有可能发生妊娠物的部分残留,所以也是最常见的并发症。术后复诊时应做 B 超检查,了解宫腔内有无残留物,并根据残留物大小,选择药物治疗或手术刮宫。如手术刮宫,刮出物应送病理检查以证实。

(5)流产后感染:如术者不遵守无菌操作规则,或宫腔内有组织残留,可以导致感染,一般为子宫内膜炎、肌层、附件炎症,偶尔发生盆腔腹膜炎导致败血症,故术者必须注意无菌操作,有感染可能者用抗生素预防,发生感染者给予抗生素治疗。

(6)宫腔积血:少数患者子宫收缩差或宫体极度后屈,宫颈收缩,宫腔内残血未能排出,而发生宫腔积血,因此容易导致感染。患者术后无阴道流血,妇科检查子宫增大、柔软,可用 B 超证实后扩张宫颈使积血流出。

(7)漏吸:如术者不仔细或为双子宫,而又未仔细检查吸出物,可发生漏吸。漏吸者只能重新手术或改用其他方法终止妊娠。

(二)药物终止早期妊娠

药物终止早期妊娠又称药物流产,指通过抗孕激素阻断了孕激素水平,使孕酮活力下降,子宫蜕膜变性坏死、宫颈软化,导致流产,再使用合成的前列腺素类似物使子宫发生强烈收缩,促使妊娠组织排出体外。目前以口服米非司酮 150mg 配伍米索前列醇 600μg 终止妊娠,已广泛应用于临床。采用药物流产终止 49 天以内的妊娠,成功率可高达 90% 以上。

【经验分享】

选择安全、可靠的避孕方法,减少意外妊娠发生,是降低人工流产率的关键。因此,可根据自身情况,包括分娩方式、产后时间、月经情况等进行选择。

1. 产后,尤其是剖宫产术后,推荐放置宫内节育器,不建议使用阴茎套或自然避孕法。

2. 性交时未采取避孕措施或避孕套破裂、滑脱;避孕药漏服,推荐使用紧急避孕,但不能将紧急避孕方法替代常规避孕方法。

3. 随着我国三胎政策的放开,育龄妇女需做好家庭的生育计划,为了保护女性生殖健康,推荐使用高效、长效、可逆的避孕方法,以减少意外妊娠的发生。

(刘春兰 沈浣)

第四节 流产后避孕服务

人工流产作为避孕失败的补救措施在我国合法、安全并广泛应用,但无论是负压吸宫术还是药物流产,都会对妇女生殖器官自身防护屏障的破坏和对子宫内膜的损伤,产生潜在的对生殖系统和功能的伤害。现有的证据还表明,这些危害随人工流产次数的增加而加重,因此应特别重视重复流产的预防。流产后避孕服务(post abortion contraception,PAC)是指医护人员利用妇女接受人工流产服务的时机,通过宣传教育、咨询指导,帮助妇女在流产后即时落实高效避孕的一系列服务。流产后避孕服务是国际上倡导的人工流产后关爱(post abortion care,PAC)的重要组成部分,流产后关爱是广义的 PAC,流产后避孕则为狭义的 PAC,国际上所指的流产后计划生育服务(post abortion family planning service,PAFPS)包括了流产后避孕服务,但有更高的服务要求。

一、流产后避孕服务的现状

(一)流产后避孕服务的国际倡导

全球每年大约有 4 500 万人工流产,其中 1/2 为不安全流产,因人工流产造成的孕产妇死亡率占全球孕产妇死亡的 13%。1994 年开罗国际人口与发展大会明确指出:"从任何角度来看,都不应该把人工流产当作计划生育的方法……必须将预防非意愿妊娠放在首要位置,尽一切努力减少人工流产。应及时为妇女提供流产后的咨询、教育和计划生育服务,避免重复流产"。世界卫生组织(World Health Organization,WHO)于 1997 年制定了《流产后计划生育项目管理者实用指南》,提出了由:①服务提供时机;②避孕方法的选择;③宣教和咨询;④技术力量;⑤人际关系;⑥服务的连续性这 6 个要素组成优质的流产后计划生育服务的基本框架,为流产后计划生育服务的实施提出了具体的指导和评价标准。2002 年,国际流产后服务联盟(Post-Abortion Care Consortium)提出更广义的 PAC 服务,其 5 个核心内容包括:①流产并发症的医疗服务;②流产后计划生育服务;③流产后咨询服务;④流产后社区服务;⑤流产后生殖健康综合服务。PAC 服务在数十个国家的普遍开展,使当地的重复流产率明显下降。

（二）我国 PAC 项目的实施

在中国，人工流产是合法的，并在规范管理下提供，因此，流产并发症不是严峻的问题。但我国连续多年人工流产的数目居高不下，中国卫生统计年鉴公布自 2000 年以来每年人工流产手术量为 600 万~900 万。且人工流产妇女呈现低龄化、未婚未育、多次人工流产史、首次妊娠及手术高危妇女比例高的特点，因此我国将流产后计划生育服务作为 PAC 的重点。2009 年，中华医学会计划生育学分会发出了"科学避孕，远离人流"的倡议书，呼吁各级医院和计划生育服务机构，积极开展规范的流产后计划生育服务，医务工作者，特别是专职的计划生育服务提供者，要积极、主动地承担起传播科学避孕知识的职责，并为广大育龄人群提供安全可靠的避孕药具和充分的咨询指导。2011 年 4 月，中华医学会计划生育学分会正式发布《人工流产后计划生育服务指南》，对 PAC 服务做出了全面的指导和要求。指南指出，已开展 PAC 的医疗机构必须使接受人工流产的妇女在离开流产地点前达到以下四个具体要求：①具有预防非意愿妊娠的意识；②知情选择一种适合于自己的避孕方法；③获取所选用的或过渡时期适合于自己使用的避孕药具，以保证能够立即落实避孕措施；④有理解并能坚持正确使用所选用避孕方法的信心和决心，以实现提高流产后女性有效避孕率，降低流产后 1 年内重复流产率的总体目标。2011 年，中国妇女发展基金会、中华医学会计划生育学分会、国家人口计生委（现国家卫生健康委）科学技术研究所、人民网四家单位联合发起了"关爱至伊，流产后关爱（Post-Abortion Care，PAC）项目"。项目启动后，得到全国各级各类医疗机构和广大计划生育服务提供者的热烈响应和积极参与，成果显著。在 PAC 项目实施之前及同时，我国还完成了多项国际合作研究课题，如欧盟第七框架"将人工流产后计划生育服务与中国现有的医院内人工流产医疗服务相结合项目"，研究成果为 PAC 服务的开展、效果评估及政策转换提供了学术支持。

（三）PAC 服务的推广

2018 年，国家卫生健康委妇幼健康服务司发布的《人工流产后避孕服务规范（2018 版）》不仅是对多年来流产后关爱项目和研究课题的总结，也进一步强调了在人工流产服务中将生育、节育、不育相关服务的整合，是对流产后避孕服务经验的升华。该规范的颁布明确了各级各类所有提供人工流产服务的医疗卫生机构，以及服务提供者的职责和工作要求。贯彻实施这个服务指南的过程，也是广大服务提供者更新服务理念、补充专业知识和提高技能、技巧的难得机会。

二、流产后避孕服务的内容

PAC 服务强调信息与医疗服务的有机结合，重视服务对象的个性化避孕选择。为流产后即时落实高效的避孕措施，并指导服务对象坚持使用，PAC 服务包括以下四方面：

1. **集体宣教**　集体宣教是在候诊或手术前将流产妇女及其配偶召集在一起，通过讲座或播放视频的方式向服务对象宣传科普知识，是一种非常有效的提供健康教育途径。集体宣教的主要内容包括介绍人工流产的方法和过程，使服务对象了解人工流产的风险，讲解流产后应尽快采用避孕措施的原因及相关的避孕方法。除此之外，在候诊区域还备有展板、宣传资料等，使服务对象在候诊、等候手术和术后恢复期间，可以有相对充裕的时间进行阅读。健康教育对增加服务对象避孕节育的知识，提高生殖健康的素养，将科学避孕作为一种健康行为非常有帮助。

2. **一对一咨询**　咨询是信息服务最重要的途径，对避孕节育的咨询服务主要是对服务对象所提出的问题给予解答，提供有针对性的技术信息并帮助她们对避孕节育方法的选择做出明智决定。在 PAC 服务中，咨询应该贯穿于初次门诊、服务对象决定进行人工流产和人工流产过程中，以及流产后离开医院前、后的各次随访的整个过程。目前，在多数医疗机构中，PAC 咨询一般是与医疗门诊同时进行的，这种方式的优势是可以更好地发挥医师的专业指导作用。不利的情况是，医师用于每一位服务对象的接诊时间不可能太长，也会限制性伴侣的参与。在人力设施条件允许的情况下，很多医院探索设立了专门的 PAC 门诊，由相对固定的医护人员进行咨询，专设门诊的优势是人员相对稳定，咨询时间较充裕，环境和设施更趋规范，多能允许性伴侣的参与。

3. **流产后即时落实高效避孕措施**　调查发现，人工流产妇女中未避孕和避孕方法失败所致的非意愿妊娠各占 1/2，因此帮助流产妇女在流产后即时落实高效避孕措施就显得非常重要。WHO 定义的高效避孕措施是指每 100 名妇女使用 1 年妊娠率低于 1,即比尔指数<1/每百妇女年的避孕方法,包括宫内避孕(IUC)、皮下埋植和避孕针这类长效可逆避孕方法(long acting reversible contraception,LARC)和男女性绝育手术,这些方法又统称为长效和永久避孕方法(long acting and permanent contraceptive methods,LAPM)。LAPM 的另一个重要特点是均需要由服务提供者经过医疗操作给予落实,人工流产后在服务对象离开医院前这段时间内,是落实 LAPM 的重要时机,因此应抓住这个时机。复方短效口服避孕药(COC)在坚持和正确使用的前提下,才能达到高效避孕的作用,也是流产后服务对象乐于选择的避孕方法。

4. 持续的随访服务 持续的随访服务包括人工流产常规服务中要求的流产后 1 个月内随访和其后 3、6 及 12 个月的随访。1 个月内的随访除对评价此次人工流产的结局非常重要外,还应该关注妇女避孕的情况,包括对流产后所选用避孕方法的使用情况,对于仍在使用依赖于使用者依从性的避孕方法(如 COC、避孕套、外用避孕等)的妇女,应根据她们的生育计划,指导选择并落实高效避孕方法或 LAPM。

三、人工流产后可选择的避孕方法

对于人工流产的妇女,应帮助她们在充分知情的情况下自主选择高效的避孕方法,并在人工流产术后即时落实。

1. 复方短效口服避孕药和避孕针 COC 是目前国内流产后使用比例较高的避孕方法,其突出的优势是不受流产方式和有无流产并发症的限制,还可在手术流产后或药物流产当日即可服用。对于近期有生育计划的妇女可以将 COC 作为首选,医护人员应告知服务对象坚持和正确使用 COC,使用方法不当可造成避孕失败。我国有免费发放的复方避孕针剂(combined injectable contraceptive,CIC)。CIC 除具备与 COC 相似的优势外,还没有肝脏对药物的首过效应,使用更安全,且只需每月注射一次,是值得积极推广的避孕方法。

2. 单纯孕激素避孕法方法 皮下埋植、左炔诺孕酮宫内节育系统(LNG-IUS)及 3 个月注射一次的避孕针(醋酸甲羟孕酮,medroxyprogesterone acetate,DMPA)均为单纯孕激素避孕方法,都属于 LARC。LNG-IUS 在流产后的使用与含铜宫内节育器相同。皮下埋植和 DMPA 在流产后的使用也不受流产方式和有无流产并发症的限制,均可在流产后服务对象离开医疗机构前落实。近期内无生育计划的服务对象可将皮下埋植作为首选。

3. 宫内避孕 IUC 是我国育龄妇女使用最多的 LARC 避孕方法,包括含铜宫内节育器(IUD)、含铜含药 IUD 和 LNG-IUS。如无可疑或确诊的手术并发症,并排除其他禁忌证后,早孕人工流产(负压吸宫术、钳刮术)手术和中期妊娠引产后均可即时放置 IUC,药物流产在使用米索前列醇当日清宫后也可同时放置 IUC,不受 IUC 类别的限制。人工流产术后即时放置 IUC 的优势是在一次手术中同时解决人工流产和避孕的问题。已诊断为感染性流产或流产前存在潜在感染风险的,均应延迟放置 IUC。

4. 绝育术 绝育术为 LAPM,对于已经完成生育计划的夫妇,可在常规检查无禁忌证后,知情自愿实施女性或男性绝育手术。对于尚未完成生育计划的夫妇,如女方再次妊娠存在可能危及生命的高危风险因素,也应告知风险的严重程度,建议实施女性或男性绝育手术。

避孕套为临时的避孕方法,可在恢复性生活时立即使用,但是必须坚持和正确使用,否则失败率较高,因此不宜将其作为流产后首选的避孕方法。男用或女用避孕套均具有预防非意愿妊娠或预防性传播感染(sexually transmitted infections,STIs)的双重防护作用。对于男女一方或双方均有 STIs 风险的服务对象,应在落实高效避孕措施的同时加用避孕套。

外用避孕药(栓剂、凝胶、膜剂)、易受孕期知晓法(俗称安全期)及体外排精多是人工流产妇女在流产前使用的避孕方法,因这类避孕方法的失败率较高,应明确建议服务对象不再常规使用这类方法。

WHO《安全流产:卫生系统的技术和政策指导》对流产后避孕方法的选用建议进行了汇总(表50-2),表中的阿拉伯数字为 WHO 在其制定的《避孕方法选用的医学标准》中所建议的适用级别,1级:使用此种避孕方法没有任何限制,可放心使用。2级:使用此种避孕方法的益处超过理论上或已被证实的风险,可以使用。3级:使用此种避孕方法理论上或已被证实的风险超过益处,不推荐使用。4级:使用此种方法存在不可接受的健康风险,不能使用。

表 50-2　各种避孕方法在流产后使用的适用级别

避孕方法	早孕人工流产		中期引产	感染性流产
	手术流产	药物流产		
宫内节育器	1		2	4
皮下埋植避孕	1	1	1	1
女性绝育术	1	1	1	4
男性绝育术	1	1	1	1
避孕针	1	1	1	1
复方口服避孕药	1	1	1	1
避孕套	1	1	1	1
外用避孕药	1	1	1	1

四、不同人群避孕方法的选择

根据临床的需要,中国医师协会妇产科分会组织专家编写了《人工流产后避孕方法临床应用》的专家共识,针对具有特殊情况的不同人群对其流产后即时采用的避孕方法提出建议,这些特殊人群包括三种情况:一是临床医师能够根据计划生育操作规范识别并给予重视的人工流手术高危人群;二是临床上正在更多给予关注的再次妊娠或生育会面临更大风险的人群,如有多次剖宫产史、异位妊娠史、畸形或瘢痕子宫的妇女;三是存在重复流产高风险因素的人群,如有多次人工流产史的妇女和青少年,特别是 ≤19 岁的青少年女性。另外,还有现国内关注不足的残疾、智障女性。这些特殊人群既要在医疗上做好并发症的防控措施,也是咨询服务的重点对象。

表 50-3 是在《人工流产后避孕方法临床应用》专家共识主要建议的基础上,根据服务对象的生育计划,对流产后即时首选避孕方法建议的汇总表,可供医护人员在临床工作中作为参考。考虑到 DMPA 具有注射间隔时间长、隐私性好的特点,更适于青少年使用及 DMPA 使用后闭经的发生率较高,闭经有助于避免智障女性经期护理的不便,故在这两类人群增加了对 DMPA 使用的推荐建议。综上所述,COC 和 CIC 对近期有生育计划的服务对象有很好的适用性,如能正确和坚持使用,不仅可以达到高效避孕作用,还可以提供缓解痛经、减少月经血量及较好的周期控制等健康益处。皮下埋植对近期(一般指两年)内没有生育计划的妇女

有更好的适用性,IUC 的适用性则受妇女子宫条件的限制,且不同种类 IUC 的避孕效果会有所差别,如有宫外孕史的妇女应首选对宫外孕有预防作用的 LNG-IUS,因此流产后 IUC 的选择需要医护人员的指导。

表 50-3　对不同人群在人工流产后即时首选避孕方法的建议

人群	近期有生育计划	近期无生育计划	已完成生育
有两次及以上人工流产史的人工流产后妇女	COC、CIC	IUC、皮下埋植	男、女性绝育术
有多次剖宫产史的流产后妇女	COC、CIC	IUC、皮下埋植	男、女性绝育术
人工流产术中发生并发症的流产后妇女	COC、CIC	皮下埋植	男、女性绝育术
使用 LARC 失败所致非意愿妊娠的流产后妇女	COC、CIC	高铜表面积 IUD 或 IUS,皮下埋植	—
≤19 岁的流产后青少年女性	COC、CIC	IUC、皮下埋植、DMPA	—
智障的流产后妇女	CIC	IUC、皮下埋植、DMPA	女性绝育术
有异位妊娠史的流产后妇女或异位妊娠手术后的妇女	COC、CIC	IUS	男、女性绝育术
畸形子宫的流产后妇女	COC、CIC	皮下埋植	男、女性绝育术
瘢痕子宫的流产后妇女	COC、CIC	皮下埋植	男、女性绝育术
药物流产后	COC、CIC	皮下埋植	—
中孕引产术后	COC、CIC	IUC、皮下埋植	—

(吴尚纯　程利南)

参考文献

1. 李瑛. 复方口服避孕药安全性研究进展. 实用妇产科杂志, 2014, 30 (7): 481-483.
2. 复方口服避孕药临床应用中国专家共识专家组. 复方口服避孕药临床应用中国专家共识. 中华妇产科杂志, 2015, 50 (2): 81-91.
3. 张倩, 姚小东, 宁美英, 女性避孕药物制剂的研究进展. 中国计划生育学杂志, 2015, 23 (7): 501-504.

4. 皮下埋植避孕方法临床应用专家共识编写组, 皮下埋植避孕方法临床应用专家共识. 中华妇产科杂志, 2013, 48 (6): 476-480.

5. 吴尚纯. 宫内节育器的安全性研究. 实用妇产科杂志, 2014, 30 (7): 483-485.

6. 国家人口计生委科技司.《世界卫生组织计划生育服务提供者手册》. 北京: 中国人口出版社, 2009.

7. 中华医学会计划生育学分会.《人工流产后计划生育服务指南》. 中华妇产科杂志, 2011, 64 (4): 319-320.

8. 中华医学会计划生育学分会. 临床诊疗指南与技术操作规范——计划生育分册. 北京: 人民卫生出版社, 2017.

9. 张维宏, 车焱. 中国人工流产后计划生育服务的干预研究. 欧盟第七框架 INPAC 项目的设计与实施. 北京: 中国人口出版社, 2017.

10. Christin-Maitre S, Serfaty D, Chabbert-Buffet N, et al. Comparison of a 24-day and a 21-day pill regimen for the novel combined oral contraceptive, nomegestrol acetate and 17β-estradiol (NOMAC/E2): a double-blind, randomized study. Human Reproduction, 2011, 26 (6): 1338-1347.

11. Vessey M, Yeates D. Oral contraceptive use and cancer: final report from the Oxford-Family Planning Association contraceptive study. Contraception, 2013, 88 (6): 678-683.

12. Havrilesky LJ, Gierisch JM, Moorman PG, et al. Oral contraceptive use for the primary prevention of ovarian cancer. Evid Rep Technol Assess, 2013,(212): 1-514.

13. Gierisch JM, Coeytaux RR, Urrutia RP, et al. Oral contraceptive use and risk of breast, cervical, colorectal, and endometrial cancers: a systematic review. Cancer Epidemiology Biomarkers & Prevention, 2013, 22 (11): 1931-1943.

14. Dinger J, Assmann A, Möhner S, et al. Risk of venous thromboembolism and the use of dienogest-and drospirenone-containing oral contraceptives: results from a German case-control study. J Fam plann reprod health care, 2010, 36 (3): 123-129.

15. Dinger J, Bardenheuer K, Heinemann K. Cardiovascular and general safety of a 24-day regimen of drospirenone-containing combined oral contraceptives: final results from the International Active Surveillance Study of Women Taking Oral Contraceptives. Contraception, 2014, 89 (4): 253-263.

16. Waller DK, Gallaway MS, Taylor LG, et al. Use of oral contraceptives in pregnancy and major structural birth defects in offspring. Epidemiology, 2010, 21 (21): 232-239.

附　录

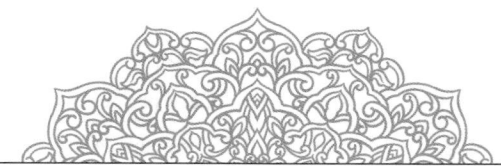

附录 1　常用药物对妊娠危害性的等级

　　本表是根据药物对胎儿的危险性而进行危害等级（即 A、B、C、D、X 级）的分类表。这一分类表便于用药者给妊娠期妇女用药时迅速查阅。危害等级的标准是美国 FDA 颁布的。大部分药物的危害性级别均由制药厂按上述标准拟定。某些药物标有两个不同的危害性级别，是因为其危害性可因用药持续时间不同所致。分级标准如下：

　　A 级：在有对照组的研究中，在妊娠 3 个月的妇女未见到对胎儿危害的迹象（并且也没有对其后 6 个月的危害性的证据），可能对胎儿的影响甚微。

　　B 级：在动物繁殖性研究中（并未进行孕妇的对照研究），未见到对胎儿的影响。在动物繁殖性研究中表现有不良反应，这些不良反应并未在妊娠 3 个月的孕妇得到证实（也没有对其后 6 个月的危害性的证据）。

　　C 级：在动物的研究中证明它有对胎儿的不良反应（致畸或杀死胚胎），但并未在对照组的妇女进行研究，或没有在妇女和动物并行地进行研究。本类药物只有在权衡了对妊娠期妇女的好处大于对胎儿的危害之后，方可应用。

　　D 级：有对胎儿危害性的明确证据，尽管有危害性，但孕妇用药后有绝对好处（如妊娠期妇女受到死亡的威胁或患有严重的疾病，因此需用它，如应用其他药物虽然安全但无效）。

　　X 级：在动物或人的研究中表明它可使胎儿异常。或根据经验认为在人，或在人及在动物，是有危害性的。孕妇应用这类药物显然是无益的。本类药物禁用于妊娠或即将妊娠的患者。

一、抗感染药

药名	常用名或曾用名	英文名	美国 FDA 分类
1. 青霉素类			
阿莫西林	阿莫仙,强必林	Amoxicillin	B
替卡西林	羟噻吩青霉素	Ticarcillin	B
氨苄西林	安比西林,安必欣	Ampicillin	B
美洛西林钠	美洛林	Mezlocillin	B
萘夫西林		Nafcillin	B
青霉素	青霉素 G	Penicillin	B
普鲁卡因青霉素		Penicillin G procaine	B

药名	常用名或曾用名	英文名	美国FDA分类
2. 头孢霉素类			
头孢拉定	先锋Ⅵ,泛捷复	Cefradine	B
头孢羟氨苄	欧意,力欣奇	Cefadroxil	B
头孢氨苄	先锋Ⅳ,福林	Cefalexin	B
头孢丙烯	施复捷	Cefprozil	B
头孢呋辛	新复欣,西力欣	Cefuroxime	B
头孢美唑	先锋美他醇	Cefmetazole	B
头孢孟多	猛力多	Cefamandole	B
头孢尼西	爱博西,优可新	Cefonicid	B
头孢替坦		Cefotetan	B
头孢西丁	先锋美芬	Cefoxitin	B
头孢泊肟	博拿	Cefpodoxime	B
头孢布烯	头孢布坦,先力腾	Ceftibuten	B
头孢克肟	达力芬,世伏素	Cefixime	B
头孢曲松	菌必治,罗士芬	Ceftriazone	B
头孢哌酮	先锋必	Cefoperazone	B
头孢噻肟	治菌必妥	Cefotaxime	B
头孢他啶	复达欣,Fortum	Ceftazidime	B
头孢托仑	美爱克	Cefditoren	B
头孢唑肟	益保世灵	Ceftizoxime	B
头孢吡肟	马斯平	Cefepime	B
3. 喹诺酮类药物			
加替沙星	澳莱克,天坤	Gatifloxacin	C
左氧氟沙星	可乐必妥	Levofloxacin	C
莫西沙星	莫昔沙星	Moxifloxacin	C
氧氟沙星	氟嗪酸	Ofloxacin	C
依诺沙星	氟啶酸	Enoxacin	C
环丙沙星	悉复欢	Ciprofloxacin	C
洛美沙星	洛美星,依诺	Lomefloxacin	C
4. 氨基糖苷类药物			
新霉素		Neomycin	C
大观霉素	奇霉素,淋必治	Spectinomycin	B
卡那霉素		Kanamycin	D
链霉素		Streptomycin	D
阿米卡星	丁胺卡那霉素	Amikacin	C/D
妥布霉素		Tobramycin	C/D
庆大霉素		Gentamycin	D
奈替米星		Netilmicin	D

药名	常用名或曾用名	英文名	美国 FDA 分类
5. 其他抗生素及抗感染药物			
多黏菌素 B	阿罗多黏	Polymyxin	B
他佐巴坦		Tazobactam	B
甲硝唑	灭滴灵	Metronidazole	B
替硝唑		Tinidazole	C
奥硝唑		Ornidazole	
杆菌肽		Bacitracin	C
亚胺培南 - 西司他丁钠	泰能	Imipenen-cilastatin sodium	C
万古霉素	稳可信	Vancomycin	C
新万古霉素	万迅	Norvancomycin	
阿奇霉素		Azithromycin	B
氯霉素		Chloramphenicol	C
磷霉素	复美欣	Fosfomycin	B
林可霉素	洁霉素	Lincomycin	B
克林霉素	氯林可霉素	Clindamycin	B
红霉素	新红康	Erythromycin	B
地红霉素		Dirithromycin	C
新生霉素		Novobiocin	C
螺旋霉素		Spiramycin	C
呋喃唑酮	痢特灵	Furazolidone	C
呋喃妥因	呋喃呾啶	Nitrofurantoin	B
甲氧苄啶	TMP	Trimethoprim	C
磺胺嘧啶	磺胺哒嗪	Sulfadiazine	C/D
磺胺甲噁唑	新诺明	Sulfamethoxazole	C/D
氯喹		Chloroquine	C
奎宁		Quinine	D
四环素		Tetracycline	D
土霉素	氧四环素	Oxytetracycline	D
多西环素	盐酸强力霉素	Doxycycline	D
6. 抗真菌药			
特比萘芬	兰美舒，丁克	Terbinafine	B
特康唑		Terconazole	C
伏立康唑	活力康唑	Voriconazole	D
两性霉素 B	二性霉素	Amphotericin	B
克霉唑		Clotrimazole	B
氟康唑	大扶康，三维康	Fluconazole	C
伊曲康唑	斯皮仁诺	Itraconazole	C
咪康唑		Miconazole	C
制霉菌素		Nystatin	B

药名	常用名或曾用名	英文名	美国 FDA 分类
7. 抗结核药			
乙硫异烟胺	TH-1314	Ethionamide	C
利福喷丁	明佳欣	Rifapentine	C
吡嗪酰胺		Pyrazinamide	C
利福平		Rifampicin	C
异烟肼	雷米封	Isoniazid	C
8. 抗病毒药			
阿昔洛韦	克毒星	Aciclovir	B
更昔洛韦	丽科韦,丙氧鸟苷	Ganciclovir	C
齐多夫定	叠氮胸苷,AZT	Zidovudine	C
金刚烷胺		Amantadine	C
阿巴卡韦		Abacavir	C
去羟肌苷		Didanosine	B
司他夫定	司坦夫定	Stavudine	C
利他那韦	爱治威	Ritonavir	B
奈伟拉平	VIRAMLLNE	Nevirapine	C
泛昔洛韦		Famciclovir	B
伐昔洛韦	万乃洛韦	Valacyclovir	B
扎那米韦		Zanamivir	C
拉夫米定	贺普丁	Lamivudine	C
9. 抗寄生虫药			
氯喹		Chloroquine	C
奎宁		Quinine	C
青蒿素		Artemisinin	
氯硝柳胺	灭绦灵	Niclosamide	B
阿苯达唑	肠虫清	Albendazole	C
哌嗪	驱蛔灵	Piperazine	B
喷他脒	戊烷脒	Pentamidine	C

二、作用于中枢神经系统药物

1. 中枢兴奋剂			
尼可刹米	可拉明	Nikethamide	
洛贝林		Lobeline	
咖啡因	咖啡碱	Caffeine	B
多沙普纶	Dopram	Doxapram	B
二甲氟林	回苏林	Dimefline	
甲氯芬酯	氯酯醒	Meclofenoxate	B*
莫达非尼		Modafinil	C
细胞色素 C		Cytochrome C	

2. 中枢镇痛剂			
吗啡		Morphine	B/D
阿片		Opium	B/D
美沙酮		Methadone	B/D
曲马多		Tramadol	C
哌替啶	度冷丁	Pethidine	B/D
可待因	甲基吗啡	Codeine	B/D
芬太尼		Fentanyl	B/D
瑞芬太尼	瑞捷	Remifentanil	C**
舒芬太尼	苏芬太尼	Sufentanil	C/D
阿芬太尼	四唑芬太尼	Alfentanil	C/D
可乐定	可乐宁	Clonidine	C
丁丙诺啡	布诺啡	Buprenorphine	C
纳布啡		Nalbuphine	B/D
纳曲酮		Naltrexone	C
麦角胺		Ergotamine	X
利托曲普坦	利托曲坦	Rizatriptan	C

注：* 妊娠晚期或临近分娩时应用甲氯芬那时,危险等级为 D；** 如果足月时长期或大剂量使用分险等级为 D。

3. 解热镇痛及非甾体抗炎药			
阿司匹林	乙酰水杨酸	Aspirin	C/D
双水杨酯		Salsalate	C/D
对乙酰氨基酚		Paracetamol	B
二氟尼柳	双氟尼酸	Diflunisal	C/D
非诺洛芬	本氧布洛芬	Fenoprofen	B/D
酮洛芬	优洛芬	Ketoprofen	B/D
酮洛酸	Ketorol	Ketorolac	C/D
氟比洛芬	Froben	Flurbiprofen	B/D
甲氯芬那		Meclofenamate	B/D
甲芬那酸	氟灭酸	Mefenamic Acid	C/D
萘丁美酮		Nabumetone	C/D
奥沙普秦	奥沙新	Oxaprozin	C/D
吡罗昔康	炎痛喜康	Piroxicam	C/D
舒林酸	奇诺力	Sulindac	B/D
阿西美辛		Acemetacin	
吲哚美辛	消炎痛	Indometacin	B/D
萘普生	消炎灵	Naproxen	B/D
布洛芬	芬必得	Ibuprofen	B/D
洛索洛芬	罗索普洛芬	Loxoprofen	
美洛昔康	莫必可	Meloxicam	C/D

安乃近		Metamizole sodium	哺乳期 L3
保泰松	布他酮	Phenybutazone	C/D
萘丁美酮		Nabumetone	C/D
4. 镇静及催眠药			
咪达唑仑	速眠安	Midazolam	D
丙泊酚		Propofol	B
夸西泮	四氟硫安定	Quazepam	X
三唑仑	海乐神	Triazolam	X
唑吡坦	思诺思	Zolpidem	B
苯丙胺	非那明	Amphetamine	C
多沙普仑	Dopram	Doxapram	B
哌甲酯	利他林	Methylphenidate	C
氟奋乃静	氟非那嗪	Fluphenazine	C
氟哌啶醇	氟哌醇	Haloperidol	C
奥氮平	再普乐	Olanzapine	C
丙氯拉嗪	康帕嗪	Prochlorperazine	C
利培酮	维思通	Risperidone	C
异戊巴比妥	阿米妥	Amobarbital	C
戊巴比妥		Pentobarbital	C
苯巴比妥		Phenobarbital	C
水合氯醛		Chloral hydrate	C
地西泮	安定	Diazepam	B
替马西泮	羟基安定	Temazepam	X
5. 抗抑郁药			
丙米嗪	米帕明,丙帕明	Imipramine	C
阿米替林	阿密替林,依拉维	Amitriptyline	C
多塞平	多虑平	Doxepin	C
氟西平	百忧解,优克	Fluoxetine	C
氟伏沙明	瑞必乐	Fluroxamine	C
帕罗西丁	赛乐特,安力思	Paroxetine	D
苯巴胺	安非他明	Amfetamine	C
氯米帕明	氨丙米嗪	Clomipramine	C
马普替林	麦普替林	Maprotiline	B
曲唑酮	氯哌三唑酮	Trazodone	C
曲米帕明	三甲丙米嗪	Trimipramine	C
文拉法辛	凡拉克辛	Venlafaxine	C
去甲替林	去钾阿米替林	Nortriptyline	C
舍曲林	左乐复,珊特拉林	Sertraline	C

6. 抗癫痫药

苯妥英钠	大仑丁	Phenytoin	D
卡马西平	痛痉宁	Carbamazepine	D
奥卡西平	卡西平	Oxcarbazepine	C
托吡酯	妥泰	Topiramate	C
扑米酮	扑痫酮	Primidone	D
拉莫三嗪	利必通	Lamotrigine	C

7. 抗精神病药

氯丙嗪	冬眠灵	Chlorpromazine	C
奋乃静	得乐方	Perphenazine	C
氟奋乃静	保利神	Fluphenazine	C
氟哌啶醇	哌力多	Haloperidol	C
氟哌利多	氟哌定	Droperidol	C
氯哌噻吨	氯噻吨	Clopenthixol	C
舒必利	止吐灵	Sulpiride	C
氯氮平	氯扎平	Clozapine	B
奥氮平	再普乐	Olanzapine	B

8. 抗脑血管病

尼莫地平	尼莫同	Nimodipine	C
桂利嗪	脑益嗪	Cinnarizine	C
罂粟碱	帕帕非林	Papaverine	C
川芎嗪	天舒通,川青	Ligustrazine	
葛根素	普乐林	Puerarin	

9. 抗偏头痛药

双氢麦角胺		Dihydroergotamine	X
麦角胺	贾乃金	Ergotamine	X
那拉曲坦		Naratriptan	C
利扎曲普坦		Rizatriptan	C
舒马普坦	磺马曲坦	Sumatriptan	C

10. 抗震颤性麻痹药

卡比多巴	α-甲基多巴肼	Carbidopa	C
左旋多巴	左多巴	Levodopa	C
培高利特	硫丙麦角林	Pergolide	B
司来吉兰	咪多巴	Selegiline	C
溴隐亭	溴麦亭	Bromocriptine	B
苯海索	安坦	Trihexyphenidyl	C

11. 抗痛风药

秋水仙碱	秋水仙素,阿马固	Colchicine	D
丙磺舒	羧苯磺胺	Probenecid	C
磺吡酮	苯磺保泰松	Sulfinpyrazone	*
苯溴马隆	苯溴香豆素,痛风立仙	Benzbromarone	
别嘌醇	别嘌呤醇,塞洛克,痛风宁	Allopurinol	C

注:*ADEC(Australian Drug Evaluation Committee)分级为 B_2。

三、作用于神经系统药物

1. 拟胆碱药			
安贝氯铵	美斯的明	Ambenonium	C
新斯的明		Neostigmine	C
毛果芸香碱	匹鲁卡品	Pilocarpine	C
毒扁豆碱		Physostigmine	C
卡巴胆碱	卡巴可	Carbachol	C
2. 抗胆碱药			
阿托品		Atropine	C
东莨菪碱		Scopolamine	C
山莨菪碱	654-2	Anisodamine	
颠茄		Belladonna	C
3. 拟肾上腺素药			
异他林	乙基异丙肾上腺素	Isoetharine	C
伪麻黄碱		Pseudoephedrine	C
沙丁胺醇	舒喘灵	Salbutamol	C
可卡因	古柯碱	Cocaine	C
利托君	羟苄羟麻黄碱	Ritodrine	C
升压,抗休克			
肾上腺素		Adrenaline	C
去甲肾上腺素		Noradrenaline	D
麻黄碱	麻黄素	Ephedrine	C
间羟胺	阿拉明	Metaraminol	D
美芬丁胺	恢压敏	Mephentermine	C
多巴胺	儿茶酚乙胺	Dopamine	C
去氧肾上腺素	新福林	Phenylephrine	D
异丙肾上腺素	喘息定	Isoprenaline	C
4. 抗肾上腺素药			
阿替洛尔	氨酰心安	Atenolol	D
倍他洛尔	倍他心安	Betaxolol	C/D
比索洛尔	CONCOR	Bisoprolol	C/D
拉贝洛尔	柳氨苄心定	Labetalol	C/D
索他洛尔	甲磺胺心定	Sotalol	B/D
噻吗洛尔	噻吗心安	Timolol	C/D
氧烯洛尔	心得平	Oxprenol	C
酚妥拉明	利其丁	Phentolamine	C
妥拉唑林	苄唑啉	Tolazoline	C

四、作用于心血管系统药物

1. 钙通道阻滞剂			
维拉帕米	异搏定	Verapamil	C
非洛地平	费乐地平	Felodipine	C
伊拉地平	易拉地平	Isradipine	C
尼卡地平	硝苯苄胺啶	Nicardipine	C
硝苯地平	硝苯吡啶,心痛定	Nifedipine	C
尼莫地平	硝苯甲氧乙基异丙啶	Nimodipine	C
尼索地平	硝苯异丙啶	Nisoldipine	C
2. 强心苷			
米力农	米利酮	Milrinone	C
洋地黄		Digitalis	B
地高辛	狄戈辛	Digoxin	B
洋地黄毒苷		Digitoxin	B
毛花苷丙	西地兰	Lanatoside	B
3. 抗心律失常药			
腺苷		Adenosine	C
胺碘酮	乙胺碘呋酮	Amiodarone	D
恩卡尼	恩卡胺	Encainide	B
氟卡尼	氟卡律	Flecainide	C
美西律	慢心律	Mexiletine	C
莫雷西嗪	吗拉西嗪	Moricizine	B
普罗帕酮	心律平	Propafenone	C
利多卡因		Lidocaine	B
苯妥英钠		Phenytoin sodium	D
4. 降血压药			
胍乙啶	ISMELIN	Guanethidine	C
贝那普利	洛丁新	Benazepril	C/D
福辛普利	蒙洛	Fosinopril	C/D
赖诺普利	捷赐福	Lisinopril	C/D
培哚普利	雅施达	Perindopril	C/D
卡托普利	开博通	Captopril	D
肼屈嗪	肼苯哒嗪	Hydralazine	B
双肼屈嗪		Dihydralazine	
甲基多巴	甲多巴	Methyldopa	C
可乐定	可乐宁	Clonidine	C
利血平	血安平	Reserpine	C
硝普钠		Sodium nitroprusside	D

5. 血管扩张剂

硝酸甘油		Nitroglycerin	C
戊四硝酯	长效硝酸甘油	Pentanitrol	C
曲美他嗪	心康宁	Trimetazidine	
硝酸异山梨酯	消心痛	Isosorbide dinitrate	C
双嘧达莫	潘生丁	Dipyridamole	B
丹参		DANSHEN（Miltiorrhiza）	
川芎嗪		Ligustrazine	
葛根素		Puerarin	

6. 周围血管舒张药

二氢麦角碱		Dihydroergotoxine	X
烟酸		Nicotinic acid	A
罂粟碱	帕帕非林	Papaverine	C
妥拉唑林	苄唑啉	Tolazoline	C
酚妥拉明		Phentolamine	C

五、作用于胃肠道药物

药物类别	药物学名	别名	英文名称	美国 FDA 分类
止泻药	地芬诺酯	止泻宁	Diphenoxylate	C
	洛哌丁胺	易蒙停	Loperamide	B
	复方樟脑酊		Paregoric	B/D
止吐剂	阿洛司琼	罗肠兴	Alosetron	B
	赛克利嗪	苯甲嗪	Cyclizine	B
	茶苯海明	晕海宁	Dimenhydrinate	B
	甲氧氯普胺	灭吐灵 / 胃复安	Metoclopramide	B
	美克洛嗪	敏克静	Meclizine	B
	昂丹司琼	枢复宁	Ondansetron	B
	多潘立酮	吗丁啉	Domperidone	C
抑制胃酸分泌剂	西咪替丁	甲氰咪胍	Cimetidine	B
	法莫替丁	高舒达	Famotidine	B
	兰索拉唑	达克普隆	Lansoprazole	B
	奥美拉唑	洛赛克	Omeprazole	C
	泮托拉唑	潘妥洛克	Pantoprazole	B
	雷贝拉唑	波力特	Rabeprazole	B
	雷尼替丁	胃安太定	Ranitidine	B

药物类别	药物学名	别名	英文名称	美国 FDA 分类
泻药	多库酯钠	辛丁酯磺酸钠	Docusate sodium	C
	液状石蜡	石蜡油	Liquid paralffin	C
	硫酸镁	泻盐	Magnesium sulfate	B
	甘油		Glycerol	C
	酚酞	果导	Phenolphthalein	C

六、作用于呼吸系统药物

药物类别	药物学名	别名	英文名称	美国 FDA 分类
祛痰药	溴己新	必漱平	Bromhexine	*
	氨溴索	沐舒坦 / 平坦	Ambroxol	
	乙酰半胱氨酸	痰易净	Acetylcysteine	B
	羟甲司坦	强利痰灵	Carbocysteine	
镇咳药	甲基吗啡	可待因	Codeine	C/D
	福尔克定	马琳吗啡	Pholcodine	
	右美沙芬	美沙芬	Dextromethorphan	C
	布他米酯	咳息定	Butamirate	
平喘药	麻黄碱	麻黄素	Ephedrine	C
	异丙肾上腺素	喘息定 / 止喘灵	Isoprenaline	C
	沙丁胺醇	舒喘灵 / 嗽必妥	Salbutamol	C
	特布他林	叔丁喘宁	Terbutaline	B
	氨茶碱		Aminophylline	C
	甲氧那明	喘咳宁	Methoxyphenamine	
	茶碱	迪帕米	Theophylline	C
	酮替芬	噻喘酮	Ketotifen	C
	倍氯米松	必可酮	Beclomethasone	C
	布地奈德	普米克	Budesonide	C
	曲安奈德		Triamcinolone acetonide	C

注：*ADEC 等级为 A。

七、作用于血液系统药物

药物类别	药物学名	别名	英文名称	美国 FDA 分类
促凝血药	维生素 K_1		Phytomenadione	C
	氨基己酸	6- 氨基己酸	Aminocaproic acid	C
	血凝酶		Haemocoagulase	C
	酚磺乙胺	止血敏	Etamsylate	
	重组人血小板生成素	特比澳	Recombinant human thrombopoietin	

药物类别	药物学名	别名	英文名称	美国 FDA 分类
抗凝血药	枸橼酸钠		Sodium citrate	枸橼酸钾为 C
	肝素		Heparin	C
	低分子量肝素		Low molecular heparin	C
	华法林	苄丙酮香豆素	Warfarin	X
	链激酶	溶栓酶	Streptokinase	C
	尿激酶		Urokinase	B
	双香豆素		Dicoumarolum	D
抗贫血药	硫酸亚铁	硫酸低铁	Ferrous sulfate	未正式标注
	叶酸	维生素 B_9	Folic Acid	A/C
	多糖铁复合物	力蜚能	Polysaccharide-iron complex	
	促红素	促红细胞生成素；利血宝	Erythropoietin	C
	琥珀酸亚铁	速力菲	Ferrous succinate	哺乳 L1（未正式标注）
促白细胞增生药	沙格司亭	生白能,重组人粒细胞巨噬细胞集落刺激因子,GM-CSF	Sargramostim	C
	非格司亭	惠尔血,重组人粒细胞集落刺激因子,G-CSF	Filgrastim	C
	维生素 B_4	腺嘌呤	Vitamin B_4	
抗血小板药物	阿司匹林	乙酰水杨酸	Aspirin	C/D
	双嘧达莫	潘生丁	Dipyridamole	B
	噻氯匹定	力抗栓	Ticlopidine	B
	吲哚布芬	易抗凝	Indobufen	

注：葡糖糖酸钠铁复合物 B。

八、作用于泌尿系统药物

药物学名	别名	英文名称	美国 FDA 分类
呋塞米	速尿	Furosemide	C/D
布美他尼	丁尿胺	Bumetanide	C
氢氯噻嗪	双氢克尿噻	Hydrochlorothiazide	B/D
苄氟噻嗪		Bendrofluazide	C/D
氯噻酮		Chlortalidone	B/D
吲达帕胺	寿比山	Indapamide	B/D
螺内酯	安体舒通	Spironolactone	C/D
氨苯蝶啶	三氨蝶啶	Triamterene	C/D
甘露醇	MANITA	Mannitol	C
山梨醇	d-Sorbitol	Sorbitol	C
升压素	血管升压素	Vasopressin	B

九、作用于生殖系统药物

药物学名	别名	英文名称	美国 FDA 分类
垂体后叶激素		Pituitrin	
缩宫素	催产素 Pitocin	Oxytocin	X
麦角新碱	Ergonovine	Ergometrine	X
米非司酮	息隐,RU486	Mifepristone	X
地诺前列酮	普贝生	Dinoprostone	C
卡前列素	15- 甲基 PGF$_{2x}$	Carboprost	C
卡前列素氨丁三醇	欣母沛	Carboprost tromethamine	C
卡前列甲酯	卡孕栓	Carboprost methylate	Carboprost 等级为 C
米索前列醇	CYTOTEC	Misoprostol	X
依沙吖啶	利凡诺,雷佛奴尔	Ethacridine	
芫花萜	芫花酯甲	Yuanhuacine	
天花粉		Trichosanthin	
利托君	安宝,羟苄羟麻黄碱	Ritodrine	B
特布他林	喘康速	Terbutaline	B
硫酸镁	泻盐	Magnesium sulphate	B
阿托西班	依保	Atosiban	
溴隐亭	溴梦亭	Bromocriptine	B

十、抗肿瘤药物

药物学名	别名	英文名称	美国 FDA 分类
环磷酰胺	癌得星	Cyclophosphamide	D
异环磷酰胺	和乐生	Ifosfamide	D
氮芥	HN$_2$	Mechlorethamine hydrochloride	D
氨基蝶呤		Aminopterin	X
门冬酰胺酶		Asparaginase	C
博来霉素	争光霉素	Bleomycin	D
柔红霉素	正定霉素	Daunorubicin	D
顺铂	DDP	Cisplatin	D
卡铂	碳铂	Carboplatin	D
阿糖胞苷		Cytarabine	D
放线菌素 D	更生霉素,ACTD	Dactinomycin D	C
阿霉素	多柔比星,ADM	Doxorubicin	D
氟尿嘧啶	5- 氟尿嘧啶,5-FU	Fluorouracil	D
羟基脲	硫酸羟尿	Hydroxycarbamide	D
α 干扰素	干扰能	Interferon α	C

药物学名	别名	英文名称	美国 FDA 分类
氨甲蝶呤	氨甲蝶呤,MTX	Methotrexate	D
长春碱	长春花碱,VLB	Vinblastine	D
长春新碱	VCR	Vincristine	D
美法仑	米尔法兰,癌可安	Melphalan	D
六甲蜜胺	HMM	Altretamine	D
丝裂霉素	自力霉素,MMC	Mitomycin	D
平阳霉素	PYM	Bleomycin A5	D
紫杉醇	泰素、特素	Paclitaxel	D
拓扑替康	托泊替康	Topotecan	D
多西他赛	紫杉特尔,泰索帝	Docetaxel	D
他莫昔芬	三苯氧胺	Tamoxifen	D
雷洛昔芬	易维特	Raloxifene	X
戈舍瑞林		Goserelin	X
亮丙瑞林	抑那通	Leuprorelin	X

十一、激素类药物

药物类别	药物学名	别名	英文名称	美国 FDA 分类
肾上腺皮质激素	氢化可的松	皮质醇	Hydrocortisone	C/D
	可的松		Cortisone	D
	倍他米松		Betamethasone	C
	地塞米松	氟美松	Dexamethasone	C
	泼尼松	强的松	Prednisone	B
	泼尼松龙	强的松龙	Prednisolone	B
	曲安奈德	去炎舒松	Triamcinolone acetonide	C
	促皮质素		Corticotrophin	C
	甲泼尼龙	甲强龙、甲基强的松龙	Methylprednisolone	B
	氟氢可的松	氟氢可的松醋酸酯	Fludrocortisone	C
	曲安西龙	去炎松	Triamcinolone	C
	布地奈德	普米克	Budesonide	C
	氟替卡松	克廷肤	Fluticasone	C
	氟轻松	肤轻松	Fluocinolone acetonide	C

药物类别	药物学名	别名	英文名称	美国 FDA 分类
性激素类药物	甲睾酮	甲基睾丸素	Methyltestosterone	X
	氟甲睾酮		Fluoxymesterone	X
	睾酮	睾丸素	Testosterone	X
	丙酸睾丸酮		Testosterone propionate	X
	苯丙酸诺龙	多乐宝灵	Nandrolone phenyl propionate	X
	达那唑		Danazol	X
	美雄酮	大力补	Metandienone	X
	雌酮		Estrone	X
	炔雌醇	乙炔雌二醇	Ethinylestradiol	X
	乙烯雌酚	乙底酚	Diethylstilbestrol	X
	雌三醇	欧维婷	Estriol	X
	苯甲酸雌三醇		Estradiol benzoate	
	戊雌二醇	补佳乐、克龄蒙	Estradiol valerate	X
	尼尔雌醇	维尼安	Nilestriol	
	结合雌激素	倍美力	Conjugated estrogens	X
	氯烯雌醚	泰舒	Chlorotrianisene	X
	琥珀雌三醇		Estriol succinate	X
	黄体酮		Progesterone	B
	甲羟孕酮	安宫黄体酮	Medroxy progesterone	X
	炔诺酮		Norethisterone	D
	炔孕酮	妊娠素	Ethisterone	D
	地屈孕酮		Dydrogesterone	
	诺美孕酮		Nomegestrol	
	替勃龙	利维爱	Tibolone	
	雷洛昔芬		Raloxifene	X
	绒促性素		Chorionic gonadotrophin	X
	戈那瑞林		Gonadorelin	B
	戈舍瑞林		Goserelin	X
	那法瑞林		Nafarelin	X
	普罗瑞林		Protirelin	X
	亮丙瑞林		Leuprorelin	C
	氯米芬		Clomifene	X
避孕药	炔诺酮		Norethisterone	X
	甲地孕酮		Megestrol	X
	左炔诺孕酮		Levonorgestrel	X
	孕三烯酮		Gestrinone	
	复方炔诺孕酮二号片			X
	羟孕酮	长效黄体酮	Hydroxyprogesterone	D
	米索前列醇		Misoprostol	X
	卡前列甲酯		Carboprost methylate	卡前列素为 C

药物类别	药物学名	别名	英文名称	美国 FDA 分类
甲状腺激素类药物	碘化甲状腺素		Iodothyrine	A
	左甲状腺素	优甲乐 Thyroxine, T_4	Levothyroxine	A
	复方甲状腺素		Liotrix	A
	普罗瑞林		Protirelin	C
	甲状腺球蛋白		Thyroglobulin	A
	促甲状腺素		Thyrotropin	C
抗甲状腺类药物	卡比马唑	甲亢平	Carbimazole	D
	甲巯咪唑	他巴唑	Methylimidazole	D
	丙硫氧嘧啶	丙基硫氧嘧啶	Propylthiouracil	D
	Na ^{131}I		Sodium iodide^{131}I	X
脑垂体	促皮质素	促肾上腺皮质激素 ACTH	Corticotrophin	C
	生长抑素	益达生	Somatostatin	B
	升压素	Ritressin	Vasopressin	B
	基因重组人生长激素		Recombinant somatotropin	X
降糖药物	阿卡波糖	拜糖平	Acarbose	B
	醋磺己脲	DIMELOR	Acetohexamide	C
	格列美脲	亚莫利	Glimepiride	C
	格列吡嗪	美吡达、瑞易宁	Glipizide	C
	格列本脲	优降糖	Glyburide	C
	胰岛素		Insulin	B
	二甲双胍	降糖片、美迪康	Metformin	B
	米格列醇		Miglitol	B
	吡格列酮	瑞彤	Pioglitazone	C
	罗格列酮	文迪雅	rosiglitazone	C
	甲苯磺丁脲	D-860	Tolbutamide	C

十二、麻醉药

药物类别	药物学名	通用名称	英文名称	美国 FDA 分类
全身麻醉药	恩氟烷	安氟醚	Enflurane	B
	异氟醚	异氟烷	Isoflurane	B
	氟烷	FLUOTHANE	Halothane	B
	氧化亚氮	笑气	Nitrous oxide	C
静脉麻醉药	硫喷妥钠	戊硫巴比妥钠	Pentothal sodium	C
	氯胺酮		ketamine	B
	丙泊酚	异丙酚,丙扑佛	Propofol	B
局部麻醉药	普鲁卡因	奴佛卡因	Procaine	C
	丁卡因	地卡因	Dicaine	C
	利多卡因	塞罗卡因	Lidocaine	B
	布比卡因	丁吡卡因	Bupivacaine	C

十三、免疫功能和抗变态反应的药物

药物类别	药物学名	通用名称	英文名称	美国 FDA 分类
免疫抑制药	环孢素	环孢霉素	Cyspin	C
	他克莫司	塔克罗姆,藤霉素	Tacrolimus	C
	泼尼松	强的松	Prednisone	C/D
	硫唑嘌呤	依木兰	Azathioprine	D
	氨甲蝶呤	氨甲蝶呤	Methotrexatum	X
	环磷酰胺		Cyclophosphamide	D
免疫增强药	重组人 β- 干扰素	利比	Recombinant human interferon β（IFN-β）	C
	重组人 γ- 干扰素	克隆伽马	Recombinant human interferon γ（IFN-γ）	C
	盐酸左旋咪唑	左咪唑	Levamisole hydrochloride	C
	人免疫球蛋白	丙种球蛋白	Human immunoglobulin	C
抗变态反应药	氨苯那敏	扑尔敏	Chlorphenamine	B
	苯海拉明	可他敏	Diphenhydramine	B
	异丙嗪	非那根	Promethazine	C
	阿司咪唑	息斯敏	Astemizole	C
	依巴斯汀	苏迪	Ebastine	

十四、维生素

药物学名	通用名称	英文名称	美国 FDA 分类
叶酸		Folic acid	A/C
烟酸		Niacin	C
烟酰胺		Nicotinamide	A/C
核黄素		Riboflavin	A/C
硫胺（维生素 B_1）		Thiamine	A/C
维 A 酸		Tretinoin	D
维生素 A		Vitamin A	A/X
维生素 B_{12}		Vitamin B_{12}	A/C
维生素 C		Vitamin C	A/C
维生素 D		Vitamin D	A/D
维生素 E		Vitamin E	A/C
复合维生素		Multivitamin	A
生物素		Biotin	

十五、诊断剂

药物学名	通用名称	英文名称	美国 FDA 分类
泛影葡胺	UROGRAFIN	Diatrizoate	D
乙碘油	碘油	Ethiodized oil	C/D
伊文思蓝		Evan's blue	C
荧光素钠		Fluorescein sodium	B
靛胭脂	Indicarmine	Indigo carmine	B
亚甲蓝	美兰	Methylene blue	C/D
甲泛葡胺	室椎影	Metrizamide	D
甲泛影酸		Metrizamide	D
硫酸钡		Barium sulfate	Fetal risk is minimal
碘克沙醇		Iodixanol	B
碘他拉酸钠	碘肽钠	Sodium iotalamate	*
碘化油		Iodinated oil	**
钆喷酸葡胺	马根维显	Gadopentetate	C
钆贝葡胺		Gadobenate dimeglumine multihauce	C

注:*Iothalamate 等级为 B;**IODINATED GLYCEROL 等级为 X。

附录 2　哺乳妇女慎用的药物

哺乳期间选用药物时宜注意药物对哺乳儿的影响,权衡其利弊。下列药物(包括其复方制药)尤应慎用。

药名后的英文字母表示给药方式:I,吸入给药;M,黏膜用药;N,鼻腔用药;O,口服;Op,眼科用药;S,全身用药;T,局部用药;V,阴道用药。

Acebutolol	醋丁洛尔(S)
Acetohexamide	醋磺己脲(S)
Acetohexamide acid	醋羟胺酸(S)
Acetophenazine	醋奋乃静(S)
Albuterol	沙丁胺醇(S,O,T)
Alclometasone	阿氯米松(T)
Alprazolam	阿普唑仑(S)
Altretamine	六甲蜜胺(S)
Amcinonide	安西奈德(T)
Aminophylline	氨茶碱(S)
Amiodarone	胺碘酮(S)
Amobarbital	异戊巴比妥(S)
Amoxicillin	阿莫西林(S)
Ampicillin	氨苄西林(S)

Anisindione	茴茚二酮(S)
Aprobarbital	阿普比妥(S)
Asparaginase	门冬酰胺酶(S)
Aspirin	阿司匹林(S)
Astemizole	阿司咪唑(S)
Atenolol	阿替洛尔(S)
Atropine	阿托品(S)
Auranofin	金诺芬(S)
Aurothioglucose	金硫葡糖(S)
Azatadine	阿扎他定(S)
Azathioprine	硫唑嘌呤(S)
Azlocillin	阿洛西林(S)
Bacampicillin	巴氨西林(S)
Beclomethasone	倍氯米松(I、N、T)
Belladonna	颠茄(S)
Bendroflumethiazide	苄氟噻嗪(S)
Benzthiazide	苯噻嗪(S)
Benzatropine	苯扎托品(S)
Betamethasone	倍他米松(T、S)
Betaxolol	倍他洛尔(S)
Biperiden	比哌立登(S)
Bismuth subsalicylate	碱式水杨酸铋(O)
Bleomycin	博来霉素(S)
Bromazepam	溴西泮(S)
Bromocriptine	溴隐亭(S)
Bromodiphenhydramine	苯海拉明(S)
Brompheniramine	溴苯那敏(S)
Buclizine	布可利嗪(S)
Buprenorphine	丁丙诺啡(S)
Bupropion	安非他酮(S)
Busulfan	白消安(S)
Caffeine	咖啡因(S)
Calcitonin	降钙素(S)
Carbamazepine	卡马西平(S)
Carbenicillin	羧苄西林(S)
Carbidopa and levodopa	卡比多巴及左旋多巴(S)

Carbinoxamine	卡比沙明（S）
Carboplatin	卡铂（S）
Carisoprodol	卡立普多（S）
Carmustine	卡莫司汀（S）
Carteolol	卡替洛尔（S）
Cetirizine	西替利嗪（S）
Chloral hydrate	水合氯醛（S）
Chlorambucil	苯丁酸氮芥（S）
Chloramphenicol	氯霉素（S）
Chlordiazepoxide	氯氮䓬（S）
Chloroquine	氯喹（S）
Chlorothiazide	氯噻嗪（S）
Chlorotrianisene	氯烯雌醚（S）
Chlorphenamine	氯苯那敏（S）
Chlorpromazine	氯丙嗪（S）
Chlorpropamide	氯磺丙脲（S）
Chlorprothixene	氯普噻吨（S）
Chlorthalidone	氯酞酮（S）
Cholestyramine	考来烯胺（O）
Cimetidine	西咪替丁（S）
Cinoxacin	西诺沙星（S）
Ciprofloxacin	环丙沙星（S）
Cisplatin	顺铂（S）
Clemastine	氯马斯汀（S）
Clidinium	克立溴铵（S）
Clobetasol	氯倍他索（T）
Clobetasone	氯倍他松（T）
Clofazimine	氯法齐明（S）
Clofibrate	氯贝特（S）
Clonazepam	氯硝西泮（S）
Cloxacillin	氯唑西林（S）
Clozapine	氯氮平（S）
Cocaine	可卡因（M）
Codeine	可待因（S）
Colchicine	秋水仙碱（S）
Cortisone	可的松（S）

Cyclizine	赛可利嗪（S）
Cyclophosphamide	环磷酰胺（S）
Cyclosporine	环孢素（S）
Cyclothiazide	环噻嗪（S）
Cyproheptadine	赛庚啶（S）
Cytarabine	阿糖胞苷（S）
Dacarbazine	达卡巴嗪（S）
D-actinomycin	放线菌素 D（S）
Danazol	达那唑（S）
Danthron	丹蒽酮（S）
Dapsone	氨苯砜（S）
Daunorubicin	柔红霉素（S）
Demecarium（Ophthalmic）	地美溴铵（S）
Demeclocycline	去甲环素（S）
Deserpidine	地舍平（S）
Desonide	地奈德（T）
Desoximetasone	去羟米松（T）
Dexamethasone	地塞米松（I、N、T、S）
Dexbrompheniramine	右溴苯那敏（S）
Dextromethorphan	右美沙芬（S）
Diazepam	地西泮（S）
Dicloxacillin	双氯西林（S）
Dicumarol	双香豆素（S）
Dicyclomine	双环维林（S）
Dienestrol（Vaginal）	己二烯雌酚（V）
Diethylstilbestrol（Systemic）	己烯雌酚（S）
Diflorasone	二氟拉松（T）
Diflucortolone	二氟可龙（T）
Dihydroergotamine	双氢麦角胺（S）
Dimenhydrinate	茶苯海明（S）
Diphenhydramine	苯海拉明（S）
Diphenylpyraline	二苯拉林（S）
Doxepin	多塞平（S）
Doxorubicin	多柔比星（S）
Doxycycline	多西环素（S）
Doxylamine	多西拉敏（S）
Dronabinol	屈大麻酚（S）
Echothiopate	依可碘酯（Op）

Econazole	益康唑(T)
Ephedrine	麻黄碱(O、S)
Epinephrine	肾上腺素(I、O、S)
Ergonovine	麦角新碱(S)
Ergotamine	麦角胺(S)
Estazolam	艾司唑仑(S)
Estradiol	雌二醇(S、V)
Estrone	雌酮(S、V)
Ethinyl estradiol	炔雌醇(S)
Ethopropazine	普罗吩胺(S)
Ethotoin	乙苯妥英(S)
Etoposide	依托泊苷(S)
Etretinate	阿维 A 酯(S)
Famotidine	法莫替丁(S)
Floxuridine	氟尿苷(S)
Fludarabine	氟达拉滨(S)
Fludrocortisone	氟氢可的松(S)
Flumethasone	氟美他松(T)
Flunisolide	氟尼缩松(I、N)
Fluocinolone	氟轻松(T)
Fluocinonide	氟轻松醋酸酯(T)
Fluorouracil	氟尿嘧啶(S、T)
Fluoxymesterone	氟甲睾酮(S)
Flupenthixol	氟哌噻吨(S)
Fluphenazine	氟奋乃静(S)
Flurandrenolide	氟氢缩松(T)
Flurazepam	氟西泮(S)
Furazolidone	呋喃唑酮(O)
Ganciclovir	更昔洛韦(S)
Gemfibrozil	吉非贝齐(S)
Glipizide	格列吡嗪(S)
Glutethimide	格鲁米特(S)
Glyburide	格列本脲(S)
Guanethidine	胍乙啶(S)
Halazepam	哈拉西泮(S)
Halcinonide	哈西奈德(T)

Haloperidol	氟哌啶醇(S)
Heparin	肝素(S)
Homatropine	后马托品(S)
Hydrochlorothiazide	氢氯噻嗪
Hydrocodone	氢可酮(S)
Hydrocortisone	氢化可的松(S、T)
Hydroflumethiazide	氢氟噻嗪(S)
Hydroxychloroquine	羟喹(S)
Hydroxyprogesterone	羟孕酮(S)
Hydroxyurea	羟基脲(S)
Hydroxyzine	羟嗪(S)
Hyoscyamine	莨菪碱(S)
Idarubicin	伊达比星(S)
Ifosfamide	异环磷酰胺(S)
Indomethacin	吲哚美辛(S)
Interferon	干扰素(S)
Iodine	碘(S)
Isoflurophate	异氟磷(Op)
Isoniazid	异烟肼(S)
Isopropamide	异丙胺(S)
Isotretinoin	导维 A 酸(S)
Ketazolam	凯他唑仑(S)
Ketoconazole	酮康唑(S)
Labetalol	拉贝洛尔(S)
Levodopa	左旋多巴(S)
Lindane	林旦(T)
Lithium	锂(S)
Lomustine	罗莫司汀(S)
Loratadine	氯雷他定(S)
Lorazepam	劳拉西泮(S)
Lovastatin	洛伐他汀(S)
Mafenide	磺胺米隆(T)
Mechlorethamine	氮芥(S)
Meclizine	美克洛嗪(S)
Meclofenamate	甲氯芬那酸(S)
Medroxyprogesterone	甲羟孕酮(S)

Mefloquine	甲氟喹(S)
Megestrol	甲地孕酮(S)
Melphalan	美法仑(S)
Meprobamate	甲丙氨酯(S)
Mercaptopurine	巯嘌呤(S)
Mesoridazine	美索达嗪(S)
Methacycline	美他环素(S)
Methadone	美沙酮(S)
Methantheline	甲胺太林(S)
Methdilazine	甲地嗪(S)
Methicillin	甲氧西林(S)
Methimazole	甲巯咪唑(S)
Methotrexate	氨甲蝶呤(S)
Methotrimeprazine	左美丙嗪(S)
Methyclothiazide	甲氯噻嗪(S)
Methylergonovine	甲麦角新碱(S)
Methylprednisolone	甲泼尼松(T)
Methyltestosterone	甲睾酮(S)
Methysergide	美西麦角(S)
Metoclopramide	甲氧氯普胺(S)
Metolazone	美托拉宗(S)
Metoprolol	美托洛尔(S)
Metronidazole	甲硝唑(S)
Metyrapone	美替拉酮(S)
Mexiletine	美西律(S)
Mezlocillin	美洛西林(S)
Minocycline	美诺环素(S)
Minoxidil	米诺地尔(T)
Misoprostol	美索前列醇(S)
Mitomycin	丝裂霉素(S)
Mitoxantrone	米托蒽醌(S)
Nabilone	大麻隆(S)
Nadolol	纳多洛尔(S)
Nafcillin	萘夫西林(S)
Naftifine	萘替芬(T)
Nalidixic acid	萘啶酸(S)

Nicotine	烟碱（S）
Nitrazepam	硝西泮（S）
Nitrofurantoin	呋喃妥因（S）
Nizatidine	尼扎替丁（S）
Norethindrone	炔诺酮（S）
Norethynodrel and mestranol	异炔诺酮（S）
Norfloxacin	诺氟沙星（Op）
Norgestrel	炔诺孕酮（S）
Ofloxacin	氧氟沙星（S）
Omeprazole	奥美拉唑（S）
Oxacillin	苯唑西林（S）
Oxazepam	奥沙西泮（S）
Oxprenolol	氧西洛尔（S）
Oxtriphylline	奥昔替林（S）
Oxybutynin	奥昔布丁（S）
Oxyphencyclimine	羟苄利明（S）
Oxytetracycline	土霉素（S）
Paramethasone	帕拉米松（S）
Pentamidine	喷他脒（S）
Pentobarbital	戊巴比妥（S）
Pentoxifylline	己酮可可碱（S）
Pergolide	培高利特（S）
Pericyazine	哌氰嗪（S）
Permethrin	扑灭司林（T）
Perphenazine	奋乃静（S）
Phenindamine	苯茚胺（S）
Phenobarbital	苯巴比妥（S）
Phenylbutazone	保泰松（S）
Phenylephrine	苯福林（S）
Phenylpropanolamine	苯丙醇胺（S）
Phenytoin	苯妥英（S）
Pimozide	匹莫特（S）
Pindolol	吲哚洛尔（S）
Piperacillin	哌拉西林（S）
Pipotiazine	哌泊塞嗪（S）
Pirenzepine	哌仑西平（S）

Piroxicam	吡罗昔康(S)
Polythiazide	泊利噻嗪(S)
Potassium iodide	碘化钾(S)
Pravastatin	普伐他汀(S)
Prazepam	普拉西泮(S)
Praziquantel	吡喹酮(S)
Prednisolone	泼尼松(S)
Primidone	扑米酮(S)
Probenecid	丙磺舒(S)
Probucol	普罗布考(S)
Procarbazine	丙卡巴肼(S)
Prochlorperazine	丙氯拉嗪(S)
Procyclidine	丙环定(S)
Progesterone	孕酮(S)
Promazine	丙嗪(S)
Promethazine	异丙嗪(S)
Propantheline	丙胺太林(S)
Propranolol	普萘洛尔(S)
Propylthiouracil	丙硫氧嘧啶(S)
Pseudoephedrine	伪麻黄碱(S)
Pyrilamine	美吡拉敏(S)
Quazepam	夸西泮(S)
Quinestrol	奎雌醇(S)
Quinethazone	喹乙宗(S)
Ranitidine	雷尼替丁(S)
Rauvolfia verticillata	萝芙木(S)
Reserpine	利血平(S)
Ribavirin	利巴韦林(S)
Rifampin	利福平(S)
Salsalate	双水杨酸(S)
Scopolamine	东莨菪碱(S)
Secobarbital	司可巴比妥(S)
Silver sulfadiazine	磺胺嘧啶银(T)
Simvastatin	辛伐他汀(S)
Sodium iodide	碘化钠(S)
Sodium salicylate	水杨酸钠(S)
Sotalol	索他洛尔(S)
Streptozocin	链佐星(S)
Sulfacitine	磺胺西汀(S)
Sulfadiazine	磺胺嘧啶(S)
Sulfadoxine	磺胺多辛(S)
Sulfamethizole	磺胺甲二唑(S)

Sulfamethoxazole	磺胺甲噁唑（S）
Sulfanilamide	磺胺（V）
Sulfapyridine	磺胺吡啶（S）
Sulfasalazine	柳氮磺吡啶（S）
Sulfisoxazole	磺胺异噁唑（S）
Tamoxifen	他莫昔芬（S）
Temazepam	替马西泮（S）
Terbutaline	特布他林（I）
Terfenadine	特非那定（S）
Teriparatide	特立帕肽（S）
Testosterone	睾酮（S）
Tetracycline	四环素（S）
Theophylline	茶碱（S）
Thiabendazole	噻苯达唑（S）
Thiethylperazine	硫乙拉嗪（S）
Thioguanine	硫鸟嘌呤（S）
Thiopropazate	奋乃静醋酯（S）
Thioproperazine	硫丙拉嗪（S）
Thioridazine	硫利达嗪（S）
Thiotepa	塞替派（S）
Thiothixene	替沃噻吨（S）
Ticarcillin（systemic）	替卡西林（S）
Timolol	噻吗洛尔（Op）
Tiopronin	硫普罗宁（S）
Tolazamide	妥拉磺胺（S）
Tolbutamide	甲苯磺丁脲（S）
Triazolam	三唑仑（S）
Trichlormethiazide	三氯噻嗪（S）
Tridihexethyl	曲地铵（S）
Trifluoperazine	三氟拉嗪（S）
Triflupromazine	三氟丙嗪（S）
Trihexyphenidyl	苯海索（S）
Trimeprazine	阿利马嗪（S）
Trimethoprim	甲氧苄啶（S）
Tripelennamine	曲吡那敏（S）
Triprolidine	曲普利啶（S）
Uracil mustard	乌拉莫司汀（S）
Vinblastine	长春碱（S）
Vincristine	长春新碱（S）
Zidovudine	齐多夫定（S）

附录3 妇产科常用的内分泌药物

药品名称	剂型规格	用法	剂量	作用与用途、不良反应及注意点
雌激素 己烯雌酚, 乙酚 diethylstilbestrol	片剂 0.5mg,1mg 注射剂,肌内注射 1mg,2mg	人工周期	0.5~1mg/d,20~25 天为 1 周期,最后 10~14 天加孕激素,无排卵功血多量出血时的止血:1~2mg 每 8 小时 1 次,血止后,每 3 天按 1/3 量递减,直到维持量 1~2mg/d,一般 20~22 天停药 最后 10 天加孕激素	[作用与用途] • 促进外阴丰满,色素加深 • 阴道和尿道上皮增生,阴道上皮糖原增加。宫颈腺体分泌增加。子宫体增大,肌细胞肥大,对子宫收缩剂敏感,子宫内膜腺体和间质增生,厚度增加。生殖道血供增加。乳房、乳晕增大,着色。增加孕激素和黄体生成素(LH)受体,对下丘脑和垂体具有反馈作用 对皮肤增加透明质酸和水分,减少皮脂分泌,抑制胶原分解 • 促进腋毛和阴毛生长 • 促进长骨骨骺愈合,减少骨质丢失 • 增加肝脏中性激素、肾上腺皮质激素和甲状腺结合球蛋白的合成。在绝经后妇女胆汁中胆固醇饱和度增加,易形成结石。使凝血因子Ⅶ、Ⅷ、Ⅸ、Ⅹ和凝血酶原水平增加。增加血小板黏附与聚集性,抑制抗凝血酶活性。增加高密度脂蛋白,减少低密度脂蛋白,胆固醇稍下降,甘油三酯略上升,轻度水钠滞留作用 • 合成的雌激素都具有不同程度的上述天然雌激素作用 • 药物结构不同,对不同组织的作用也不同 [不良反应]消化道反应,恶心明显或头痛,乳胀。可引起乳晕和外阴色素沉着。偶见面部色素斑。妊娠期禁用,因女胎至青春期会发生阴道腺病,甚至阴道腺癌,男胎至青春期会发生附睾囊肿和生殖力受损 [注意点]晚餐后服或睡前服可减轻消化道反应
氯烯雌醚,泰舒 chlorotrianisene	滴丸 4mg	同上	人工周期或止血法时一般 8mg 相当于己烯雌酚 1mg	[作用与用途]同前,雌激素作用较弱,口服吸收后能贮藏于脂肪组织内,缓慢释放,经肝脏代谢成有雌激素作用的物质 [不良反应]轻,偶有轻度胃部不适,恶心 [注意点]长期应用后,在停药后应观察其长效作用。孕期禁用

药品名称	剂型规格	用法	剂量	作用与用途、不良反应及注意点
炔雌醇 ethinyl estradiol	片剂 0.005mg, 0.012 5mg	同上	作人工周期时,其效能相当于己烯雌酚的 15~20 倍作避孕药时,常用 30~35μg/d	[作用与用途]同前,为一强效雌激素制剂,因乙炔基不易被代谢而作用时间明显延长。与其他雌激素相比,明显增加性激素结合球蛋白、甲状腺素结合球蛋白、皮质类固醇结合球蛋白的合成;使肾素和血管紧张素活性增加,明显增加凝血因子Ⅶ和Ⅹ的作用。对促性腺素的抑制也最强 [不良反应]消化道反应轻微 [注意点]肝、肾功能异常和高凝倾向者禁用或慎用。孕期禁用
苯甲酸雌二醇 estradiol benzoate	注射剂,肌内 1mg,2mg	同上	同己烯雌酚	[作用与用途]因苯甲酸使侧链延长,而作用时间延长,可维持 2~3 天。常因己烯雌酚反应大,而改用本制剂 [不良反应]可有乳胀 [注意点]孕期禁用
环戊醚乙炔雌三醇,维尼安	片剂 1mg,2mg,5mg	每 2 周 2mg, 或每 4 周 5mg		[作用与用途]经肝脏代谢为乙炔雌三醇和雌三醇,作用时间长。选择性作用于下生殖道,对子宫内膜作用小。对缓解更年期潮热、出汗、失眠等情绪改变效果好。有降低 TC、TG、LDL,升高 HDL 作用;降低血 ALP,羟脯胺酸/肌酐,尿钙/肌酐作用 [不良反应]偶有乳胀 [注意点]长期应用对子宫内膜有促生长作用,应加孕激素
戊酸雌二醇 estradiol valerate	片剂 1mg	治疗月经失调时同己烯雌酚,用于激素补充治疗时,体内有一定雌激素水平时应用序贯法,体内雌激素水平低下时应作联合疗法	一般 2mg 相当于己烯雌酚 1mg 对子宫内膜的效能	[作用与用途]为天然 17β-雌二醇的酯,在体内经酶脱去戊酸后,即以 17β-雌二醇的形式发挥作用 [不良反应]消化道反应轻,偶见乳胀 [注意点]肝、肾疾病,乳腺癌及卵巢癌患者禁用
微粒雌二醇(诺坤复) microestradiol	片剂 1mg	同上	同上	同上
结合雌激素 conjugated estrogens(妊马雌酮)	片剂 0.625mg 0.3mg	主要用于激素补充治疗,也可用于月经失调,序贯法用于有一定雌激素水平者,联合法用于雌激素水平低下者	序贯法:第 1~28 天 0.625mg/d,第 15~28 天甲羟孕酮 10mg/d。联合法:第 1~28 天 0.625mg/d,和甲羟孕酮 2mg/d	[作用与用途]主要是雌酮和孕烯雌酮的硫酸酯钠盐。其雌激素效应可缓解绝经期综合征,改善生殖道的萎缩症状;增加高密度脂蛋白,降低低密度脂蛋白,并减少骨质丢失 [不良反应]单纯使用,会促使内膜增生过长,对乳房的增生作用尚未定论 [注意点]应严格遵守使用激素补充治疗的指征,定期随访。尤其注意子宫内膜和乳房的情况

药品名称	剂型规格	用法	剂量	作用与用途、不良反应及注意点
结合雌激素 conjugated estrogens（妊马雌酮）	霜剂 0.625mg/d	阴道或外阴局部应用	每月 0.5~1g 冷霜	［作用与用途］用于雌激素低下所致的萎缩性阴道炎、萎缩性尿道炎、萎缩性前庭炎 ［不良反应］长期应用或用量过度会导致下生殖道分泌物增加 ［注意点］长期应用会导致子宫内膜增生
孕激素				［作用与用途］ • 抑制雌激素对子宫内膜的作用，减少雌激素受体 • 减少子宫内膜腺体上皮的有丝分裂活动 • 增加子宫内膜腺体的分泌作用 • 使子宫肌肉收缩活性稳定 • 减少宫颈黏液分泌 • 使宫颈黏液变稠，拉力差 • 使宫颈黏液结晶消失 • 促使乳腺腺泡生长 • 对下丘脑、垂体具负反馈作用 • 黄体期孕酮水平促使基础体温上升 ≥0.4℃ • 降低毛囊对雄激素的反应性 • 减少骨质吸收 • 抑制醛固酮活性
黄体酮 progesterone	针剂 10mg，20mg	肌内	防治流产：于妊娠后 10~20mg/d，可用到末次月经后 8~10 周 撤退性出血：在雌激素作用的基础上，10mg/d，3~5 天，停药后数天会有"月经"来潮	［作用与用途］为天然的孕激素，作用同上 ［不良反应］长期应用对垂体、丘脑具较强的负反馈作用，子宫肌细胞肥大 ［注意点］除用于防治流产，不宜长期应用
复方黄体酮 progesterone compound	注射剂，每支含黄体酮 20mg 和苯甲酸雌二醇 2mg	肌内	用于测试或加强内膜的反应能力。一般 1 支 /d，3~5 天内膜正常者，停药后会有"月经"来潮	［作用与用途］促使子宫内膜增生作用和分泌作用 ［不良反应］与雌、孕激素同 ［注意点］不宜用于防治流产
醋酸甲羟孕酮，安宫黄体酮 medroxyprogesterone	片剂 2mg 注射剂 150mg	口服	人工周期：与雌激素配合作序贯法，在周期的末 5~10 天，10mg/d 与雌激素协同作联合法，2~4mg/d，全周期 撤退性出血：10mg/d，5~10 天，停药后数天，"月经"来潮 无排卵性功能子宫出血病时止血（多量出血）：6~10mg，	［作用与用途］人工合成的孕激素，作用类似黄体酮 ［不良反应］偶有恶心、呕吐、乳胀、水肿 ［注意点］肝肾病史者慎用，肝肾功能异常者慎用

药品名称	剂型规格	用法	剂量	作用与用途、不良反应及注意点
			每 8 小时一次,血止后 3 天减量,每次减 1/3 量,递减到维持量,4~6mg/d 若大量出血,可 10mg,每 8 小时一次,3 次后改为 8~10mg,每 8 小时一次,减量法同上 子宫内膜异位症:20~30mg/d,连续用 3~6 个月 子宫内膜增生过长:简单型,10mg/d,在刮宫术或"月经"的第 15 天开始。复杂型,10~30mg/d,20~22 天为一周期。上述方法连用 3 周期,停药 3 周后,诊刮术检查 真性性早熟:8~10mg/d	
炔诺酮,妇康片 norethindrone, norethisterone	片剂 0.625mg	口服	无排卵性功能性子宫出血病时止血(多量出血):5~10mg,每 8 小时一次,血止后减量同甲羟孕酮 若大量出血 5~10mg,每 4~6 小时一次,血止后减量法同甲羟孕酮	[作用与用途] 人工合成孕激素,具有雌激素作用。对子宫内膜的萎缩作用较甲羟孕酮强,止血效果较好 [不良反应] 对肝脏有影响,会引起肝损害,肝功能异常 [注意点] 严重肝肾病史者禁用,肝肾病史者慎用,肝肾功能异常者禁用
左炔诺孕酮,毓婷 levonorgestrel	片剂 0.75mg	口服	于房事后 72 小时内口服 1 片,隔 12 小时后再服 1 片	[作用与用途] 短效口服避孕药 [不良反应] 可有恶心、呕吐、头痛、乳胀、痤疮、闭经等 [注意点] 紧急避孕用,不宜做常规方法
甲地孕酮,妇宁片 megestrol acetate	片剂 1mg 160mg	口服	妇科病见甲羟孕酮。晚期乳腺癌 160mg/d,分次服。晚期内膜癌 40~320mg/d,分次服	[作用与用途] 人工合成孕激素,作用与甲羟孕酮相仿 [不良反应] 见甲羟孕酮 [注意点] 见甲羟孕酮
环丙孕酮,色普龙 cyproterone acetate	片剂 50mg	口服	女性多毛症,痤疮:常用环丙孕酮 2mg 和炔孕酮 35μg 联合应用,每天一次,22 天为一周期,需连用 3~6 周期 真性性早熟:50~150mg/(m²·d)	[作用与用途] 为 17-羟孕酮类衍生物,具有很强的抗雄激素作用,也有一定的孕激素作用。常用于降低体内睾酮水平 [不良反应] 抑制精子生成,精子异常,男性不育。偶有头痛,恶心反应,抑郁 [注意点] 作为孕激素应用时,应考虑其抗雄激素作用。男性应用需有指征

药品名称	剂型规格	用法	剂量	作用与用途、不良反应及注意点
己酸孕酮 hydroxyprogester one caproate	注射剂 125mg/ 支, 250mg/ 支	肌内	抑制子宫收缩:150mg,每10~14 天一次	[作用与用途] 为 17- 羟孕酮类衍生物为较长效的合成孕激素,可持续作用 9~17 天,作用与黄体酮相似 [不良反应] 见甲羟孕酮 [注意点] 见甲羟孕酮
地屈孕酮片,达芙通 dydrogesterone tables	片剂 10mg	口服	痛经:从月经第 5~25 天,每天 2 次,每次 10mg;子宫内膜异位症:月经第 5~25 天,每天 2~3 次,每次 10mg;功能性出血:每天 2 次,每次 10mg,连续 5~7 天;预防出血的剂量:月经周期第 11~25 天,每天 2 次,每次 10mg;闭经:月经第 1~25 天每天服用雌二醇,从月经第 11~25 天,联合用地屈孕酮,每天 2 次,每次 1 片。经前期综合征:月经周期第 11~25 天,每天 2 次,每次 10mg;月经不规则:月经周期第 11~25 天,每天 2 次,每次 10mg;先兆流产:起始剂量为地屈孕酮 40mg,随后每 8 小时服地屈孕酮 10mg 至症状消失;习惯性流产:每天 2 次,每次 1 片至孕 20 周;内源性孕酮不足导致的不孕症:月经周期第 14~25 天,每天口服地屈孕酮 10mg,至少应连续 6 个连续的周期	[作用与用途] 治疗内源性孕酮不足引起的疾病,如痛经、子宫内膜异位症、继发闭经、月经周期不规则、围绝经期异常子宫出血、经前期综合征、孕激素缺乏所致先兆性流产或习惯性流产、黄体不足所致不孕症 [不良反应] 偏头痛 / 头痛,恶心,月经紊乱,乳房敏感 / 疼痛 [注意点] 用药前应排除器质性疾病;治疗一段时间后发生突破性出血和点滴出血,或终止治疗后仍持续出血,应进行原因调查,必要时进行子宫内膜活检排除子宫内膜病变;有急性肝病或有肝病史且肝功能未恢复正常的患者应慎用地屈孕酮,一旦出现严重肝损害、严重的头痛、偏头痛、血压显著升高、静脉血栓栓塞时应停用;治疗习惯性流产或先兆性流产时,应确定胎儿是否存活,并在治疗过程中检查妊娠是否继续及胎儿是否存活
黄体酮软胶囊,安琪坦 progesterone soft capsules	片剂 100mg,200mg	口服或阴道给药	对于黄体酮缺乏症,每天剂量为 200~300mg。1 次或 2 次服用,即早晨 100mg,晚上睡觉前 100~200mg。 在辅助妊娠治疗时,每天剂量提高至 600mg,分 3 次给药,无论是口服还是阴道给药,每一次剂量均不超过200mg	[作用与用途] 用于治疗由黄体酮缺乏引起的功能障碍,本品也有助于妊娠 [不良反应] 服药后 1~3 小时可能会出现转瞬即逝的嗜睡和头晕目眩的感觉;改变月经周期,月经中止或月经间出血 [注意点] 该药物不适用于治疗所有的自发性流产,尤其是对于遗传因素造成的病症(50% 以上)无效;妊娠 3 个月之后采用阴道给药方式,同时观察患者有无外阴瘙痒、黄疸或肝功能异常;如有上述不良反应发生,则立即停药;本品无避孕作用;口服给药,最好远离进餐时间,宜晚上睡觉前服用;服用该药会分散司机和机械师的注意力,尤其是口服给药途径

药品名称	剂型规格	用法	剂量	作用与用途、不良反应及注意点
黄体酮胶囊,益玛欣 progesterone capsules	片剂 50mg	口服	常规剂量 200~300mg(4~6粒),1 次或 2 次服用,每次剂量不超过 200mg	[作用与用途] 先兆流产和习惯性流产、经前期紧张综合征、无排卵型功血和无排卵型闭经、与雌激素联合使用治疗更年期综合征 [不良反应] 突破性出血,阴道点滴性出血,体重增加或减少,宫颈分泌物性状改变,乳房肿胀,恶心,头晕,头痛,倦怠感,发热,失眠,过敏伴或不伴瘙痒的皮疹,黑斑病,黄褐斑,阻塞性黄疸,肝功能异常 [注意点] 肾病、心脏病水肿、高血压患者慎用;一旦出现血栓性疾病的临床表现,应立即停药;出现突发性部分视力丧失或突发性失明,复视或偏头痛,应立即停药
促排卵药				
枸橼酸氯米芬片,法地兰 clomiphene citrate tables	片剂 50mg	口服	常规每天治疗剂量 50mg,治疗 5 天。如第一疗程未出现排卵,应在第二次疗程,每天剂量 100mg,服用 5 天。如仍未出现排卵,第三疗程考虑每天 150mg,服用 5 天	[作用与用途] 适用于诱导以下情况妇女的排卵: 1. 下丘脑垂体功能障碍(包括多囊卵巢综合征) 2. 诱导体外受精而行超促排卵妇女 [不良反应] 卵巢增大和腹部/骨盆不适、血管舒缩性症状、恶心、呕吐、乳房不适和视觉症状;神经质、失眠、头痛、头晕、排尿次数增加、月经量大、抑郁、疲劳、皮肤反应、体重增加和短暂性脱发 [注意点] 卵巢过度刺激、多胎妊娠,运动员慎用
注射用尿促性素,乐宝得 menotropins for injection	注射剂 75U, 150U	肌内	溶于 1~2ml 氯化钠溶液,肌内注射。起始(或周期第 5 天起)一次 75U,一天一次,7 天后视患者雌激素水平和卵泡发育情况调节剂量。若卵巢无反应,则自第 2 周起每隔 7 天增加 75U,但每次剂量最多不超过 225U,直至卵泡成熟后改成 hCG 1 万 U,一次肌内注射诱导排卵。对注射 3 周后卵巢无反应者,则停止用药	[作用与用途] 用于促性腺激素分泌不足所致的原发闭经或继发闭经,无排卵性稀发月经及所致的不孕症。 [不良反应] 主要为卵巢过度刺激综合征;若刺激后卵巢突然增大,多个卵泡的发育,可有卵巢扭转或破裂、腹腔内出血的危险;使用本品常可增加发生动脉栓塞的危险性;尚有多胎妊娠和早产等 [注意点] 应在有经验的妇科内分泌医师指导下用药,用药期间应注意监测;运动员慎用;如出现重度卵巢过度刺激综合征,应立即停药;哮喘、心脏病、癫痫、肾功能不全、垂体肿瘤或肥大、甲状腺或肾上腺皮质功能减退患者慎用;使用本品与人绒毛膜促性腺激素合并治疗后的妊娠有产生死胎、先天性畸形报道,但是未证明与本品有直接关系;废弃药品包装不应随意丢弃

药品名称	剂型规格	用法	剂量	作用与用途、不良反应及注意点
注射用尿促卵泡素,丽申宝 urofollitropin for injection	注射剂 75U	肌内	用于不排卵且对氯米芬治疗无效者:起始剂量 75~150U 用于辅助生殖技术超促排卵者:起始剂量 150~225U	[作用与用途] 无排卵且对氯米芬治疗无反应的妇女;进行超排卵或辅助生殖技术的患者 [不良反应] 注射部位局部反应、发热、关节疼痛、骨盆疼痛、乳房疼痛、胃腔胀满的胃肠症状,卵巢增大,卵巢过度刺激、罕见血栓栓塞;多胎、异位妊娠等 [注意点] 确定用药适应证;坚持应用所推荐的治疗剂量,并严密监测;如果出现卵巢过度刺激症状,应中止本品使用,不再使用 hCG 并避免同房,同时通过适当的医疗措施来控制症状;乳糖过敏患者慎用;废弃药品包装不应随意丢弃
注射用重组人促卵泡激素,果纳芬 recombinant human follitropin for injection	注射剂 5.5μg (75U),33μg (450U)	皮下	常用剂量从每天 5.5~11μg (75~150U) 开始,如有必要每 7 天或 14 天增加 2.75μg(37.5U)或 5.5μg(75U),以达到充分而非过度的反应。每天的最大剂量通常不超过 16.5μg(225U)	[作用与用途] 无排卵且对氯米芬治疗无反应的妇女;用于进行超排卵或辅助生殖技术的患者,用本品可刺激多卵泡发育;严重缺乏促黄体生成素(LH)和促卵泡刺激素(FSH)的患者,推荐 LH 与 FSH 联合使用以刺激卵泡的发育 [不良反应] 卵巢过度刺激综合征、多胎妊娠、妊娠失败、异位妊娠、生殖系统肿瘤、先天畸形、血栓栓塞等 [注意点] 专业人员参与治疗,患者本人自我注射需要经过足够的训练才可进行;治疗同时定期超声监测卵巢的反应与血清雌激素水平
注射用重组人促黄体激素 α,乐芮 recombinant human lutropin alfa for injection	注射剂,75U	皮下	推荐起始剂量为每天 75U 联合应用 75~150U 的促卵泡刺激素 FSH	[作用与用途] 用于严重缺乏黄体生成素(LH)(血清 LH<1.2U/L)患者 [不良反应] 注射部位轻度与中度的过敏反应;罕见血栓栓塞;可能发生异位妊娠,尤其是既往有输卵管疾病病史的妇女 [注意点] 运动员慎用;不孕夫妇治疗前全面检查,排除禁忌;卵巢过度刺激综合征;卵巢扭转;多胎妊娠;妊娠丢失;血栓栓塞事件;生殖系统肿瘤

药品名称	剂型规格	用法	剂量	作用与用途、不良反应及注意点
注射用绒毛膜促性腺激素 chorionic gonadotrophin for injection	注射剂,1 000U, 2 000U	肌内	促排卵:一次肌内注射 5 000~10 000U;黄体功能不足:月经第 15~17 天即排卵之日起隔日注射一次 1 500U,连用 5 次;功能性子宫出血:1 000~3 000U 肌内注射;习惯性流产、先兆流产:1 000~5 000U 肌内注射;男性促性腺激素功能不足所致的性腺功能低下:肌内注射 1 000~4 000U,每周 2~3 次,持续数周至数月;青春期隐睾症:肌内注射 1 000~5 000U,每周 2~3 次,出现良好效应后即停用,总注射次数不超过 10 次	[作用与用途]青春期前隐睾症的诊断和治疗;垂体功能低下的男性不育;垂体促性腺激素不足所致的女性无排卵型不孕症;体外受精;黄体功能不足;功能性子宫出血、妊娠早期先兆流产、习惯性流产 [不良反应]卵巢过度刺激综合征;多胎率或新生儿发育不成熟、早产;治疗隐睾症时偶可发生男性性早熟;较少的不良反应:乳房肿大、头痛、易激动、精神抑郁、易疲劳、注射局部疼痛、过敏性皮疹
雄激素,十一酸睾酮胶囊 testosterone undecanoate	40mg	口服	40mg,口服,2 次 /d	• 胚胎期促使中肾管分化为男性内生殖器和外生殖器,向男性分化 • 与促性腺素共同使睾丸发育,精子生成 • 超过女性生理量时,抑制卵泡发育 • 使性毛和胡须生长,呈男性型 • 使皮脂分泌增加 • 使声调低沉 • 使骨钙沉积,骨骼增厚,骨骺融合 • 使肌肉发达,男性体态 • 促进蛋白质合成,减少分解代谢,呈正氮平衡 • 使肝脏性激素结合球蛋白的合成减少 • 使肾远曲小管吸收钠、氯,磷排泄减少,引起水肿
甲睾酮,甲基睾丸素 methyltestosterone	片剂 5mg	口服 舌下	5mg,2 次 /d	[作用与用途]在女性可用于促进蛋白代谢和性毛生长 [不良反应]若剂量每月 ≥250mg,可致男性化,肝脏损害。一般剂量时可出现恶心、痤疮、水肿 [注意点]掌握指征,孕期禁用,肝病时禁用
丙酸睾酮 testosterone propionate	注射剂 25mg	肌内	月经过多:每次 25~50mg,1~2 次 /w 子宫肌瘤:25mg,5~7 天 1 次	[作用与用途]在女性可用于促进蛋白代谢和性毛生长。常用于月经过多,子宫肌瘤 [不良反应]同甲睾酮 [注意点]同甲睾酮

药品名称	剂型规格	用法	剂量	作用与用途、不良反应及注意点
苯丙酸诺龙 nandrolone phenylpropionate, durabolin	注射剂 25mg	肌内	按需要，5~7 天 1 次	［作用与用途］除雄激素作用外，有较强的蛋白合成作用 ［不良反应］同甲睾酮 ［注意点］同甲睾酮
司坦唑醇，吡唑甲基睾丸素，吡唑甲氢龙，康力龙 stanozolol, androstanazol	片剂 2mg	口服	2~4mg/ 次，3 次 /d	［作用与用途］为高效能的蛋白同化激素，较甲睾酮强 30 倍，而雌激素作用仅为其 1/4，具有降低胆固醇和甘油三酯的作用 ［不良反应］有轻度男性化作用，偶可引起血钙升高，长期应用可致肝损害，并诱发肝癌 ［注意点］肝肾功能异常者，孕妇禁用
达那唑，炔睾醇，安宫唑 danazol	片剂 100mg	口服	子宫内膜异位症：600~800mg/d，分 3 次服用 3~6 个月 纤维性乳腺炎：100~400mg/d，分 2 次服，用 3~6 个月	［作用与用途］具有弱雄激素作用，且有蛋白同化和抗孕激素作用，能抑制促性腺素的合成和释放，使雌激素水平下降，抑制卵泡发育 ［不良反应］长期应用可出现雄激素样作用，尚有皮疹、头痛、肌肉痛和肝损害，近年已少用 ［注意点］肝病时禁用，肝病史慎用，用药期监测肝功能

附录 4　妇产科常用抗生素

中文名	英文名	剂量			备注
		口服	肌内注射	静脉注射或推注	
青霉素 G	Penicillin G		80 万 ~200 万 U 分 3~4 次	200 万 ~1 000 万 U 分 2~4 次	本药不宜静脉推注
普鲁卡因青霉素 G	Procaine Penicillin G		40 万 ~160 万 U 分 1~2 次		
苄星青霉素 G	Benzathine Penicillin G		60 万 ~120 万 U 每月 1~2 次		
苯唑西林	Oxacillin	2~6g，分 4~6 次	4~6g，分 4 次	4~12g，分 2~4 次	
氨苄西林	Ampicillin	2~4g，分 4 次	4~6g，分 4 次	4~12g，分 2~4 次	
哌拉西林	Piperacillin		4~8g，分 4 次	8~16g，分 4 次	
头孢噻吩	Cefalothin		2~6g，分 4 次	4~8g，分 4 次	与氨基糖苷类合用应注意肾功能
头孢唑林	Cefazolin		2~4g，分 2~4 次	4g，分 2~4 次	同上

中文名	英文名	剂量			备注
		口服	肌内注射	静脉注射或推注	
头孢拉定	Cefradine	1~2g,分 3~4 次	3~4g,分 2~4 次	4~6g,分 2~4 次	
头孢噻肟	Cefotaxime		2~6g,分 3~4 次	2~8g,分 2~4 次	
头孢甲肟	Cefmenoxime		1~4g,分 2~4 次	4~6g,分 2~3 次	
头孢曲松	Ceftriaxone		0.5~2g,分 1~2 次	1~4g,分 2 次	肌内注射一般加用 1% 利多卡因 0.5ml
头孢他啶	Ceftazidime		1.5~3g,分 3 次	2~6g,分 2~3 次	肌内注射一般加用 1% 利多卡因 0.5ml
头孢哌酮	Cefoperazone		2~4g,分 2 次	3~9g,分 3 次	同上;抗铜绿假单胞菌
头孢西丁	Cefoxitin		3g,分 3~4 次	3~8g,分 3~4 次	宜静脉给药
头孢美唑	Cefmetazole		1~4g,分 2 次	3~8g,分 2 次	肌内注射一般加用 1% 利多卡因 0.5ml
亚胺培南	Imipenem		1~2g,分 3~4 次	2~3g,分 3~4 次	一般用快速静滴,肌内注射少用
氨苄西林钠 - 舒巴坦钠	Ampicillin Sodium and Sulbactam Sodium		每次 0.75g(氨苄西林 0.5g+ 舒巴坦钠 0.25g) 每天 2~4 次	每次 1.5g, 每天 2~4 次	
亚胺培南 - 西司他丁钠	Imipenem/Cilastatin Sodium		每次 0.25~1.0g 每天 2~4 次	每次 0.25~1.0g 每天 2~4 次	
哌拉西林钠 - 他唑巴坦钠	Piperacillin Sodiumand Tazobactam sodium			静滴每次 0.45g 每天 3 次	
美罗培南(美平)	Meropenem			静滴(生理盐水溶解)每次 0.5~1.0g, 每天 2~3 次 重症 2.0g,每天 2~3 次	
比阿培南(安信)	Biapenem			静滴每次 0.3g,每天 2 次	每天不超过 0.3g
氨曲南	Aztreonam		2~4g,分 2~3 次	3~8g,分 2~3 次	
链霉素	Streptomycin	2~4g,分 4 次	0.75~1.5g 分 1~2 次		口服现已少用
卡那霉素	Kanamycin	2~4g,分 4 次	1~1.5g,分 2~3 次	1~1.5g,分 2 次	
庆大霉素	Gentamicin	240~640mg 分 4 次	3~5mg/kg 分 3 次		
妥布霉素	Tobramycin		3~5mg/kg 分 3 次	3~5mg/kg 分 3 次	
新霉素	Neomycin	1~4g,分 4 次			

中文名	英文名	剂量			备注
		口服	肌内注射	静脉注射或推注	
多西环素 （强力霉素）	Doxycycline	100~200mg 分 1~2 次			同上
米诺环素 （二甲胺四环素）	Minocycline	同多西环素			同上
红霉素	Erythromycin	0.75~1.5g 分 3~4 次		20~30mg/kg 分 2 次	
麦迪霉素	Midecamycin	0.8~1.2g 分 3~4 次			
螺旋霉素	Spiramycin	2~3g 分 2~4 次			
克拉霉素	Clarithromycin	0.5~1g，分 2 次			
阿奇霉素	Azithromycin	首剂 500mg 顿服，第 2~5 天 250mg 顿服			
林可霉素	Lincomycin	1.5~2g， 分 3~4 次	1.2~1.8g， 分 2~3 次	1.2~2.4g 分 2~3 次	
克林霉素	Clindamycin	0.6~1.8g 分 3~4 次	0.6~1.8g 分 2~3 次	0.6~1.8g 分 2~3 次	
多黏菌素 B	Polymyxin B		50 万~100 万 U 分 2~3 次	50 万~100 万 U 分 1~2 次	1mg 相当于 1U
万古霉素	Vancomycin	2g，分 4 次		1~2g 分 2 次	
诺氟沙星	Norfloxacin	600~800mg 分 2~3 次			严重感染每天量 800~1 200mg
氧氟沙星	Ofloxacin	400~600mg 分 2 次			
左氧氟沙星（可乐必妥）	Levofloxacin	每天 100mg，每天 2 次 最多 200mg，每天 3 次		静滴 200~600mg 1 天分 1~2 次	
氟罗沙星	Fleroxacin	每天 0.4g 1~2 周		静滴 200~400mg 加入 5% 葡萄糖液 250ml，每天 1 次	避光，缓滴 100ml/45~60 分钟
洛美沙星	Lomefloxacin	400mg 每天 1 次		静滴 200mg 分 2 次	
环丙沙星	Ciprofloxacin	0.5~1.5g 分 2~3 次		200~400mg 分 2 次	
加替沙星	Gatifloxacin	400mg 每天 1 次			

中文名	英文名	剂量			备注
		口服	肌内注射	静脉注射或推注	
莫西沙星	Moxifloxacin	200~400mg 每天 1 次			
磺胺甲噁唑	Sulfamethoxazole	首次 2g 以后 2g,分 2 次			
磺胺嘧啶	Sulfadiazine	首次 2g 以后 2g,分 2 次		首剂 50mg/kg 以后 100mg/kg,分 3~4 次	静脉缓慢注射或滴注
复方磺胺甲噁唑	复方 SMZ-TMP (combination of trimethoprim and sulfamethoxazole)	4 片,分 2 次		4 支,分 2 次	每片含: SMZ 400mg, TMP 80mg 每支针剂含: SMZ 400mg, TMP 80mg
复方磺胺嘧啶	复方 SD-TMP (combination of sulphadiazine and trimethoprim)	4 片 分 2 次			每片: 含 SD 400mg, TMP 50mg
甲氧苄啶	Trimethoprim	200~400mg 分 2 次			每天量不超过 400mg
呋喃妥因	Nitrofurantoin	200~400mg 分 4 次			
甲硝唑	Metronidazole	0.6~2.4g,分 3 次		首剂 15mg/kg 以后, 15~22.5mg/kg	
替硝唑	Tinidazole	首次 2g 以后 1~2g,分 2 次		800~1 600g 分 2 次	
奥硝唑	Ornidazole	首次 1 500mg, 以后 500mg, 每天 2 次			
利福平	Rifampicin	450~900mg 分 1~2 次			每天不超过 1 200mg, 空腹服用
利福定	Rifandin	150~200mg 1 次顿服			空腹服用
利福喷汀	Rifapentine	600mg/ 次 每周 2 次			空腹服用
异烟肼	Isoniazid	4~6mg/kg 顿服或分 2~3 次		5~10mg/kg 每天 1 次	结脑、粟粒性结核采用静脉给药, 儿童日量不超过 300mg

中文名	英文名	剂量			备注
		口服	肌内注射	静脉注射或推注	
乙胺丁醇	Ethambutol	15~20mg/kg 顿服			
对氨基水杨酸	Paraaminosalicylic acid	150~200mg/kg 分 3~4 次			
吡嗪酰胺	Pyrazinamide	20~35mg/kg 分 3~4 次			
乙硫异烟胺	Ethionamide	0.5~0.75g 分 2~3 次			
氨苯砜	Dapsone	100mg 顿服			与异烟肼、氯法齐明联合用药
氯法齐明	Clofazimine	300mg 每月 1 次			

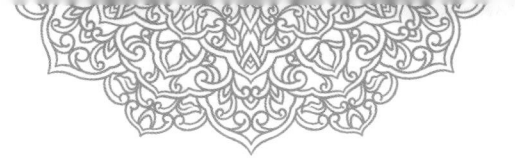

中英文名词对照索引

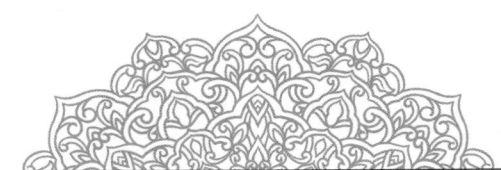

环形电切除术（loop electrosurgical excision procedure，LEEP） 721

环氧合酶（cyclooxygenase-2，COX-2） 448

换血（exchange transfusion） 340

黄素化未破裂卵泡综合征（luteinized unruptured follicle syndrome，LUFS） 538

黄体生成素（luteinizing hormone，LH） 440

黄体晚期精神症状（late luteal phase dysphoric disorder，LLPDD） 470

会阴（perineum） 678

会阴体（perinea body） 678

活跃期（active phase） 35

获得性免疫缺陷综合征（acquired immunodeficiency syndrome，AIDS） 244，609

J

机器人辅助腹腔镜手术（robotic assisted laparoscopic surgery） 3

机器人子宫切除术（robotic hysterectomy） 837

肌壁间肌瘤（intramural myoma） 742

基线摆动（baseline oscillation） 49

基线胎心率（fetal heart rate，FHR） 318

畸胎瘤（teratomas） 773

稽留流产（missed abortion） 383

激光子宫内膜去除术（endometrial laser ablation，ELA） 867

激素补充治疗（hormone replacement therapy，HRT） 513，533

吉海反应（Jarish-Herxinheimer reaction） 616

急迫性尿失禁（urgent urinary incontinence，UUI） 686

急性宫颈炎（acute cervicitis） 592

急性绒毛膜羊膜炎（acute chorioamnionitis，ACAM） 155，328

急性乳腺炎（acute mastitis） 306

急性下腹痛（acute abdominal pain） 628

脊柱裂（spina bifida） 355

继发性癌（secondary carcinoma） 774

家族性复发性葡萄胎（familial recurrent moles，FRM） 796

甲地孕酮（megestrol acetate） 754

甲基多巴（methyldopa） 103

甲羟孕酮（medroxyprogesterone，MPA） 649，754

甲胎蛋白（alpha-fetoprotein，AFP） 26

甲状腺毒症（thyrotoxicosis） 211

甲状腺功能减退症（hypothyroidism） 210

甲状腺素结合球蛋白（thyroxine-binding globulin，TBG） 210

假临产（false labor） 34

尖锐湿疣（condyloma acuminatum） 606，608

间歇性细胞减灭术（interval cytoreductive surgery） 776

间质性膀胱炎（cystitis interstitial，IC） 636

肩先露（shoulder presentation） 269

见红（show） 35

浆膜下肌瘤（subserous myoma） 742

浆液恶露（lochia serosa） 40

浆液性癌（serous carcinoma） 750

浆液性上皮内癌（serous endometrial intraepithelial carcinoma，SEIC） 750

浆液性腺癌（serous adenocarcinoma） 772

降钙素原（procalcitonin，PCT） 238

解脲支原体（Ureaplasma urealyticum，UU） 622

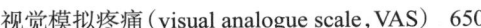

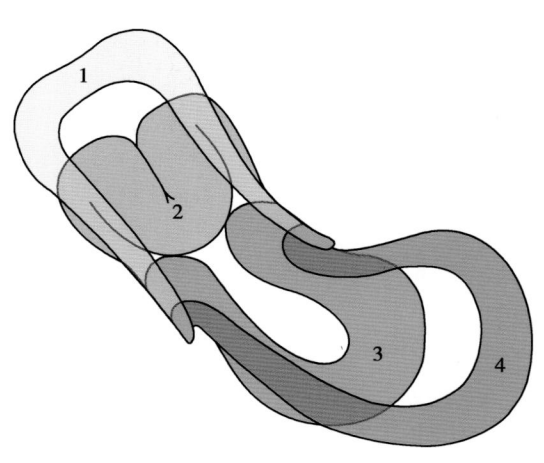

图 15-1　子宫内翻进展程度描述

1. 宫底开始;2. 继续内翻;3. 达阴道口水平;4. 完全内翻。

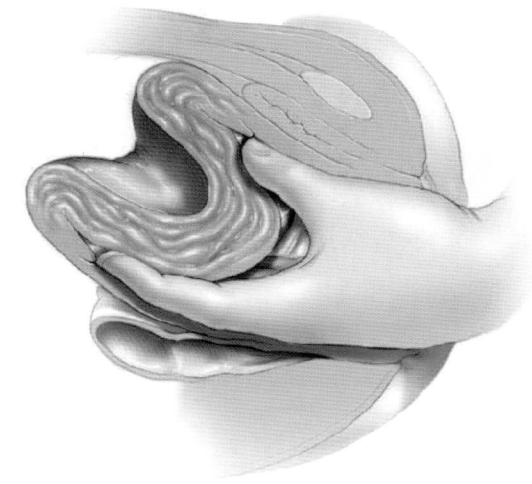

图 15-2　手法复位时正确解剖学姿势

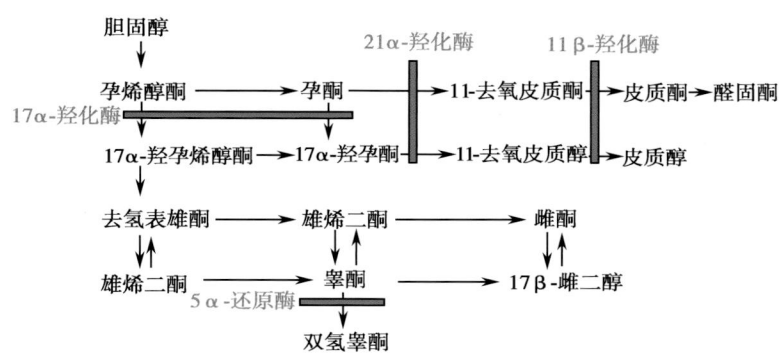

图 25-1　类固醇激素的生物合成途径

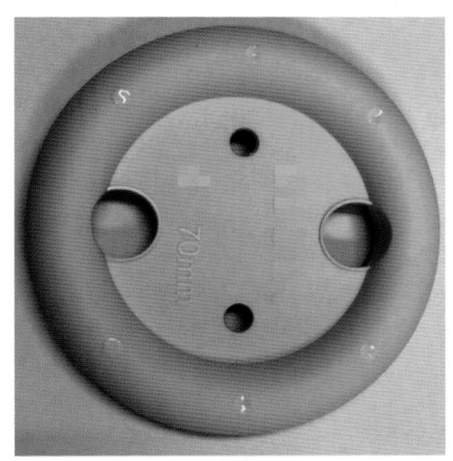

图 38-3　支持型子宫托

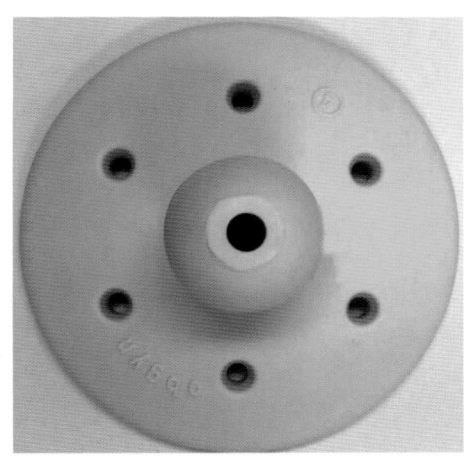

图 38-4　填充型子宫托

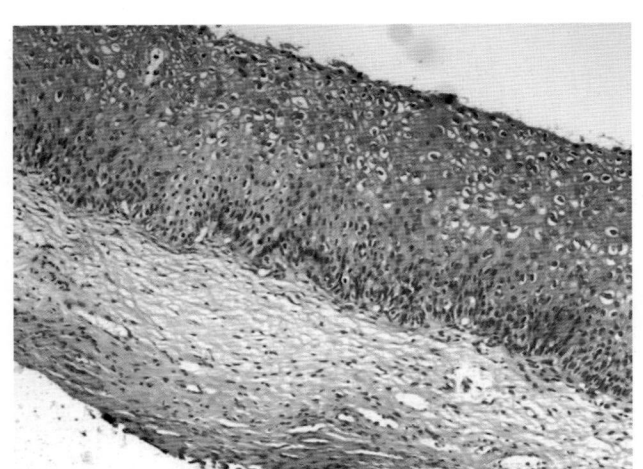

图 41-1　宫颈低级别鳞状上皮内病变（LSIL,CIN1）
宫颈鳞状上皮的上 2/3 层为分化成熟的上皮成分,其中可见挖空
细胞,基底及副基底样细胞轻度异型增生,偶见核分裂象。

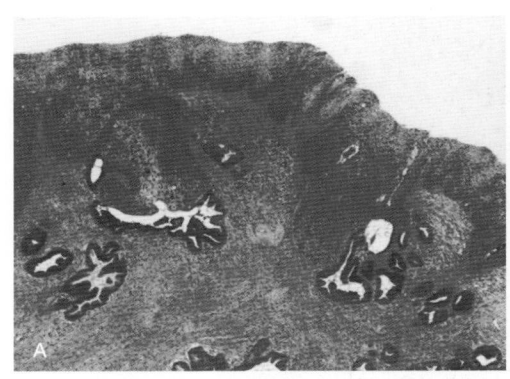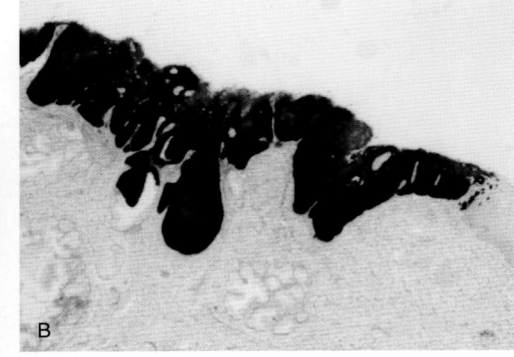

图 41-2　宫颈高级别鳞状上皮内病变（HSIL/CIN3）
A. 宫颈上皮全层缺乏分化成熟的细胞,全部由异型细胞所替代,病变细胞延伸到宫颈隐窝腺体开
口及部分腺体（HSIL 累及腺体）;B. p16 免疫组化染色显示病变上皮及部分腺体呈现连续成片的深
棕色。

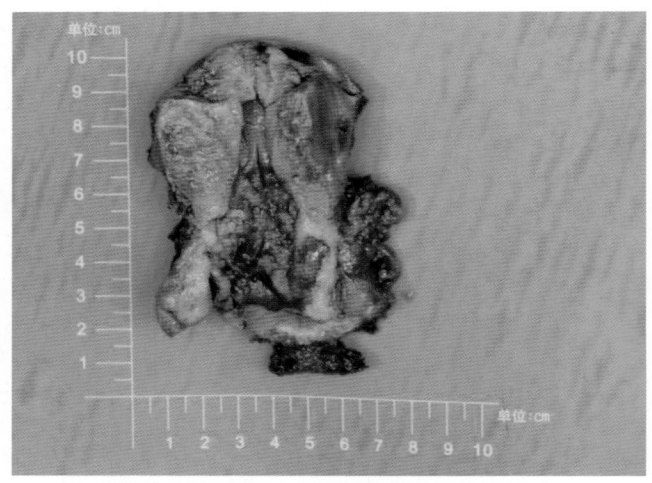

图 41-3　宫颈鳞状细胞癌
大体所见,宫颈结构破坏,可见肿块突入颈管,表面有出血坏死。

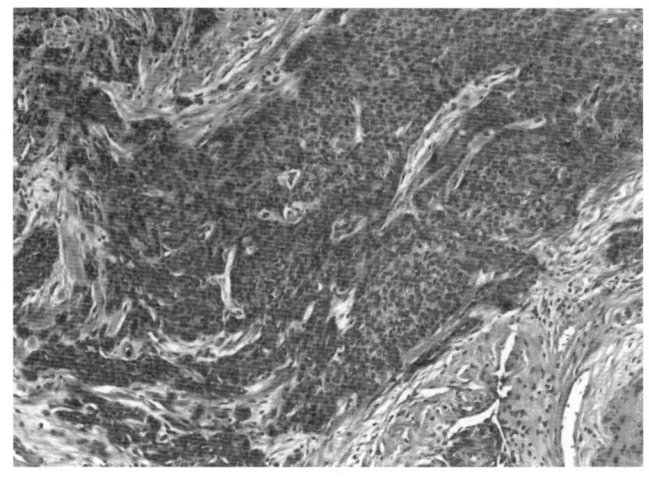

图 41-4　非角化性浸润性鳞状细胞癌，HPV 感染相关性
显微镜下，肿瘤细胞呈巢片状浸润生长，胞质不丰富，核异型
较明显，肿瘤中无角化成分。

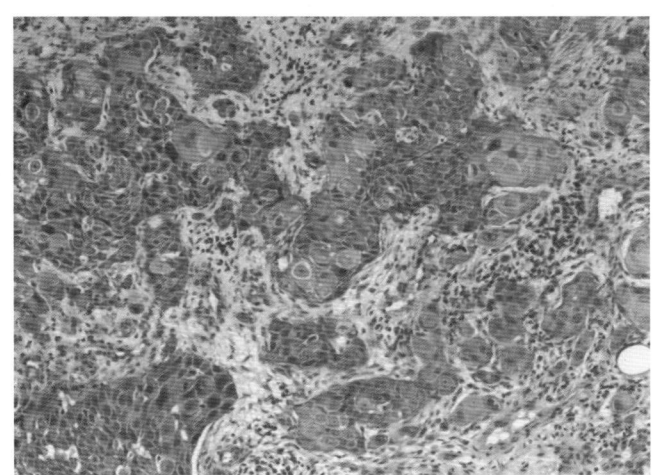

图 41-5　角化性鳞状细胞癌，非 HPV 依赖性
显微镜下，巢片状分布的肿瘤成分，细胞胞质较丰富，略嗜酸
性，可见角珠形成。

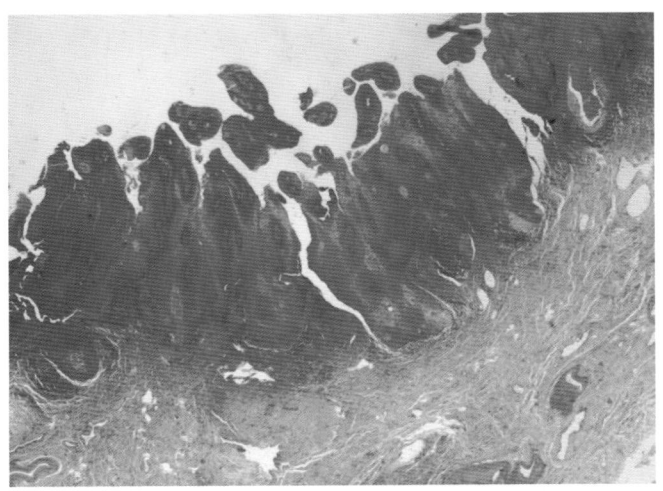

图 41-6　乳头状鳞状细胞癌，HPV 相关性
显微镜下，肿瘤由粗细不等的乳头组成，乳头中心为纤维血管
轴心，表面被覆的鳞状上皮类似于 HSIL（CIN3）。

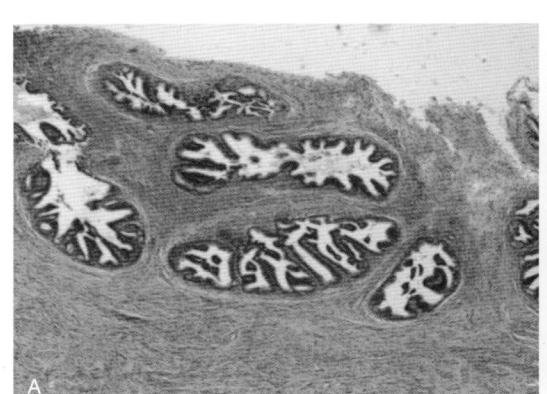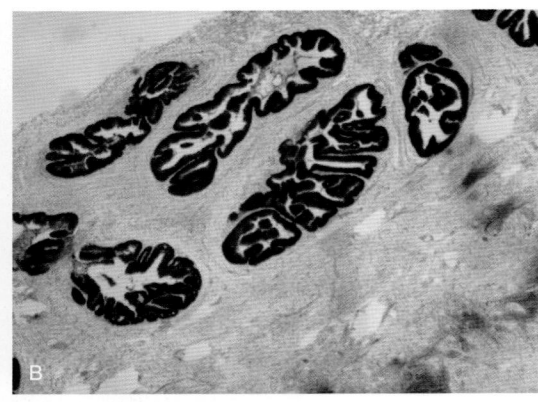

图 41-7　宫颈原位腺癌, HPV 感染相关性
A. 宫颈部分黏膜腺体被具有恶性细胞学表现的上皮所替代;
B. 免疫组化染色显示: 宫颈黏膜腺体中的异形细胞呈现 p16 弥漫强阳性。

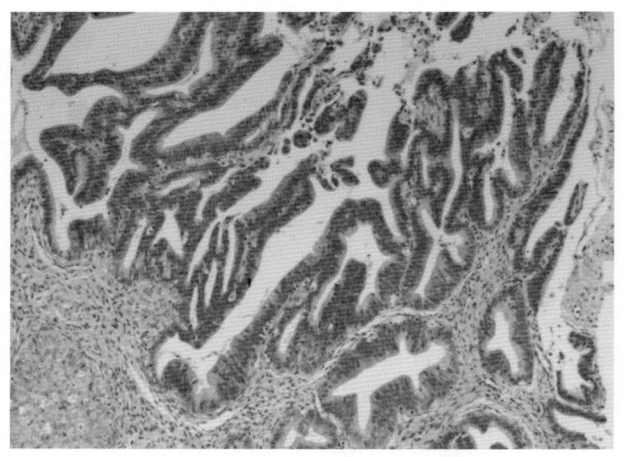

图 41-8　宫颈腺癌 HPV 感染相关性
宫颈管壁间质中可见排列紊乱的腺体浸润, 腺体结构不规则,
相互融合、共壁, 部分腺腔内可见乳头状结构, 细胞异型明显。

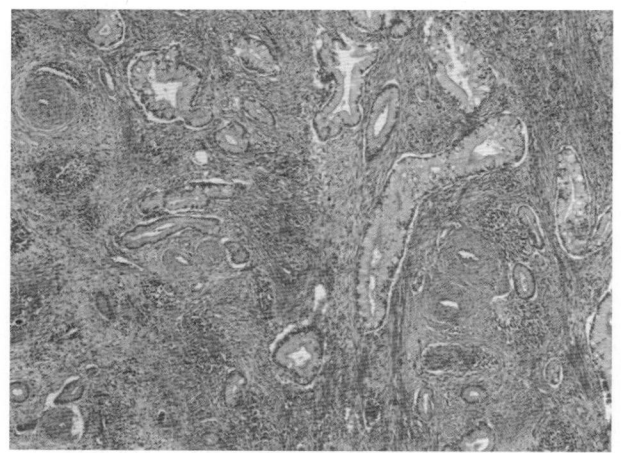

图 41-9　宫颈胃型黏液腺癌非 HPV 依赖性
(分化好时也称为微偏性腺癌)
显微镜下显示: 宫颈管中, 出现一些分支状的腺体成分, 这
些腺体类似于正常宫颈腺体, 细胞分化好, 胞质富于黏液,
但其排列紊乱, 浸润深部颈管壁 (>8mm)。

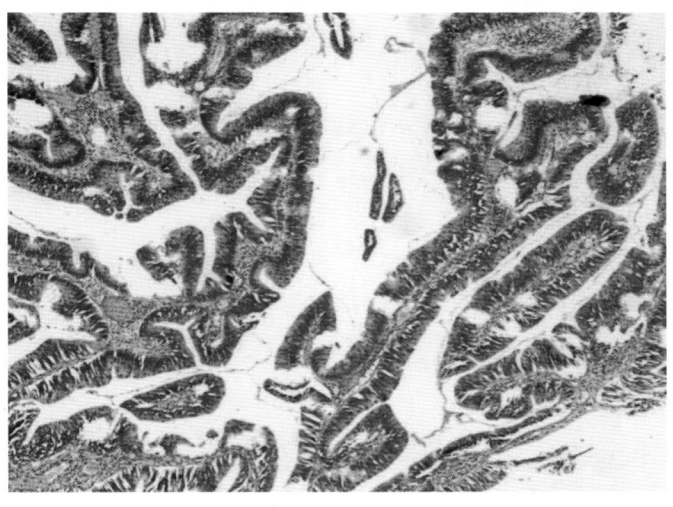

图 41-10 宫颈腺癌,绒毛管状亚型,HPV 感染相关性
宫颈黏膜表面可见分支状的乳头状肿物,乳头较为纤细。细胞分化较好,有轻度的异型,核长形深染。

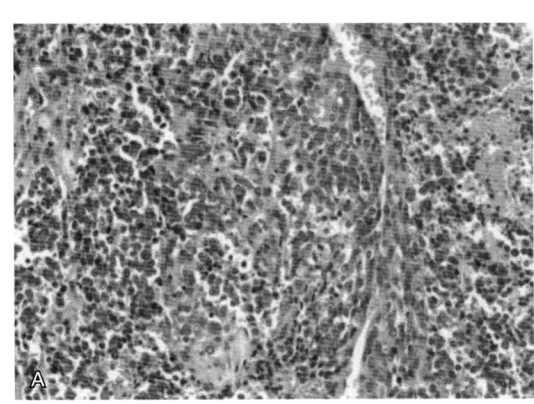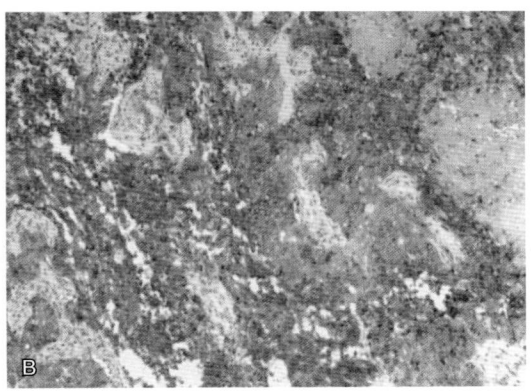

图 41-11 宫颈小细胞神经内分泌癌
A. HE 染色显示肿瘤细胞短梭形,细胞排列密集,核质比例高;
B. 免疫组化染色,肿瘤细胞呈现突触素阳性。

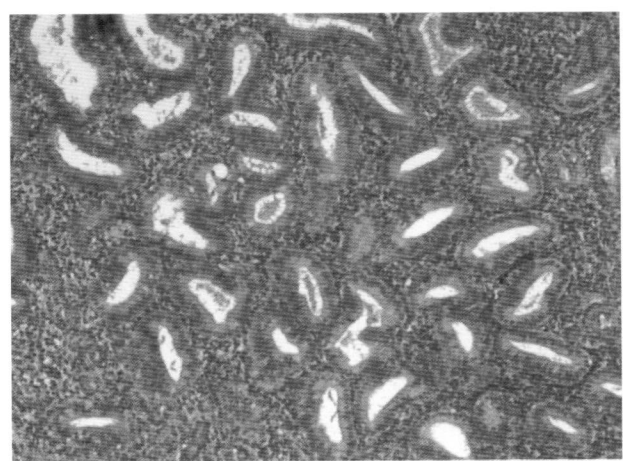

图 43-1 子宫内膜增生
子宫内膜腺体增生,增生的腺体大小不等,排列密集,腺体/
间质比例增加(>1:1)。

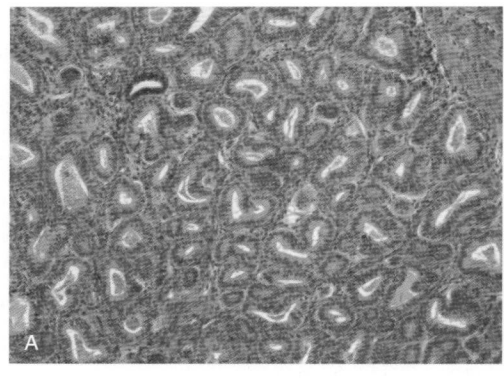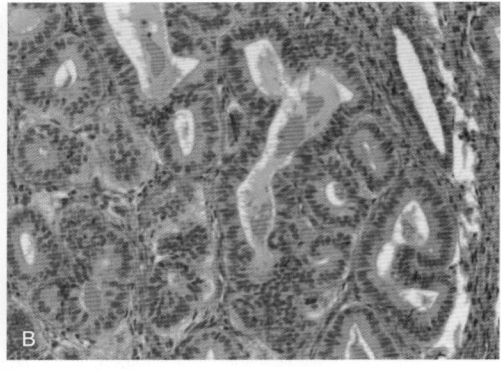

图 43-2 子宫内膜 AH/EIN

A. 腺体拥挤,部分腺体背靠背;

B. 中倍镜放大后,可见细胞核增大,排列复层,与残留非病变腺体上皮细胞(右上方)相比较有明显差异。

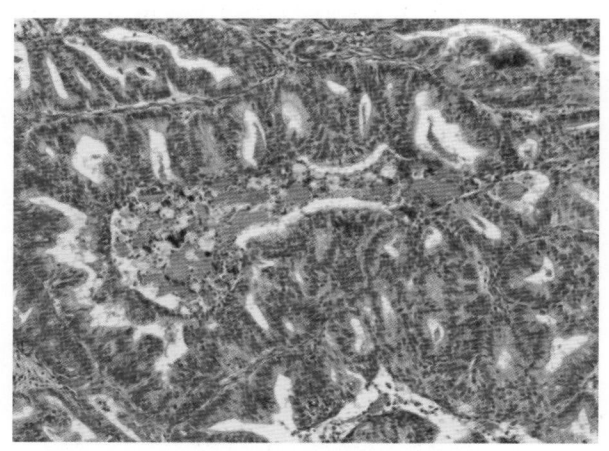

图 43-3 子宫内膜样腺癌

增生腺体结构复杂,相互吻合,形成筛孔及迷路结构,
腺腔中心可见坏死碎片。

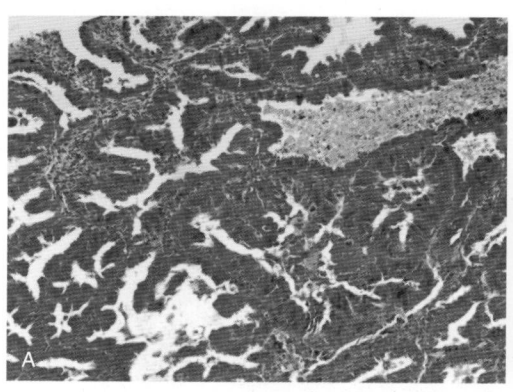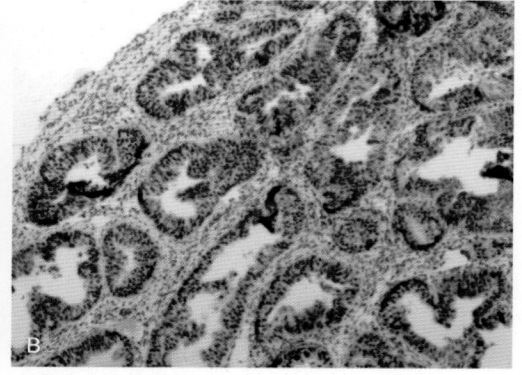

图 43-4 子宫内膜浆液性癌

A. 肿瘤形成腺管结构,部分腺管内可见乳头状结构,细胞核异型明显,可见明显的嗜酸性核仁,核分
裂象易见;B. 免疫组化染色显示肿瘤腺体 p53 弥漫阳性。

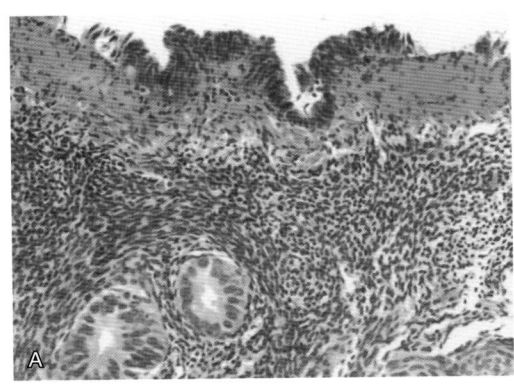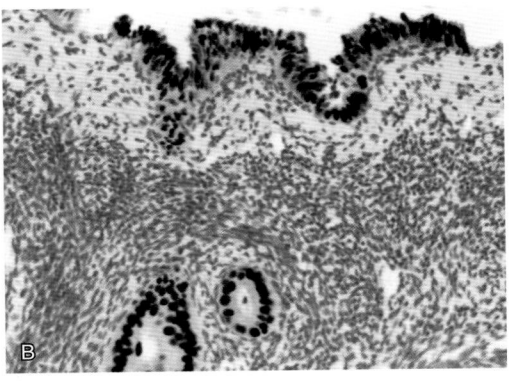

图 43-5 子宫内膜浆液性上皮内癌（SEIC）
A. 子宫内膜表面或其下的 2 个腺体可见核大深染的异型细胞,核仁清楚;
B:免疫组化染色显示这些细胞 p53 强阳性。

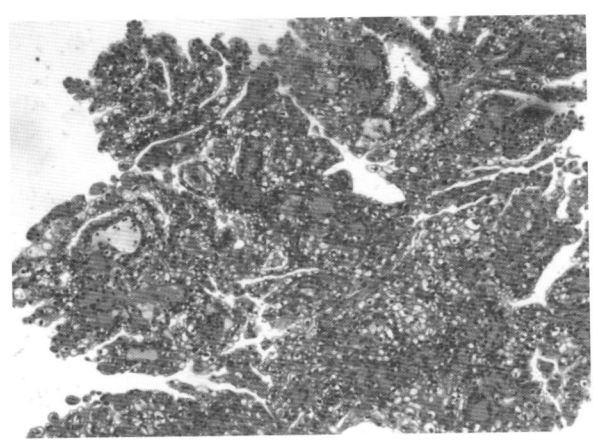

图 43-6 子宫透明细胞癌
肿瘤由透明细胞或鞋钉细胞组成,排列呈实性、腺管及乳
头状结构。

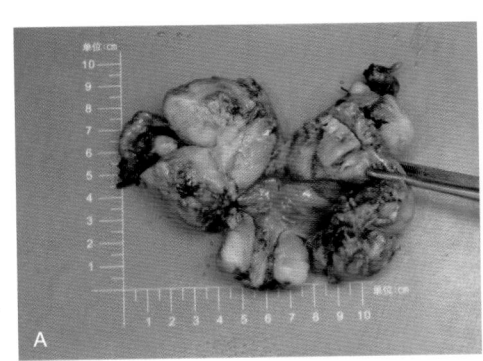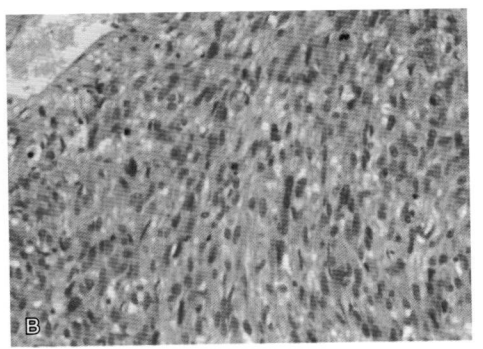

图 43-7 子宫平滑肌肉瘤
A. 子宫肌壁巨大肿瘤,肿瘤与周围肌壁界限不清,切面质地细腻,局灶可见出血坏死;
B. 显微镜下,肿瘤由梭形细胞组成,细胞核深染,核仁明显,核分裂象多见。

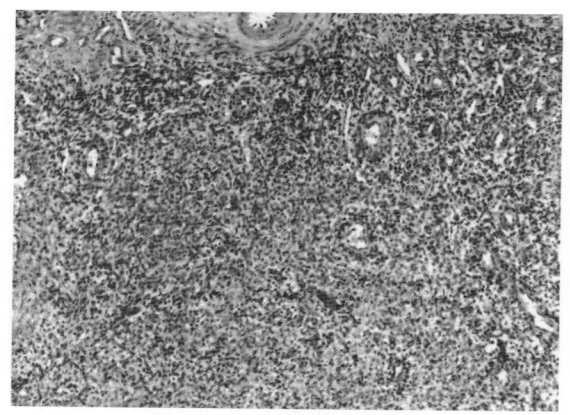

图 43-8 低级别子宫内膜间质肉瘤

肿瘤由一致的、类似于增生期子宫内膜间质细胞的肿瘤细胞组成,肿瘤与周围组织边界不清,可见舌状浸润的肿瘤成分。

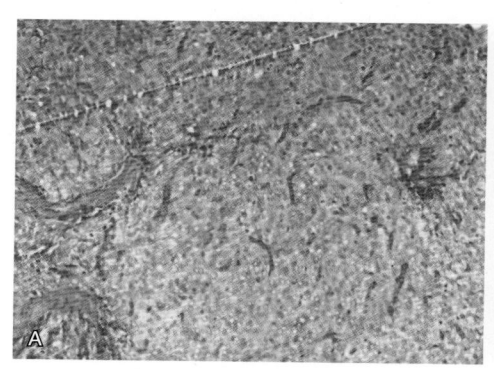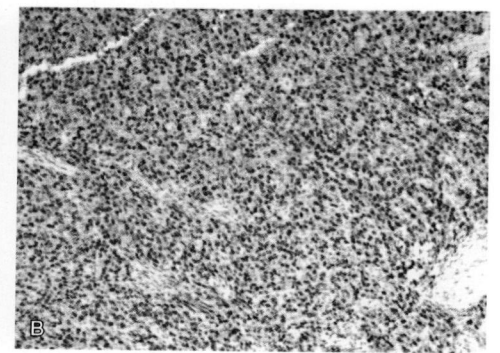

图 43-9 高级别子宫内膜间质肉瘤

A. 肿瘤由圆形细胞组成,细胞异型明显,可见核分裂象;
B. 免疫组化染色显示肿瘤细胞 Cyclin D1 弥漫阳性。

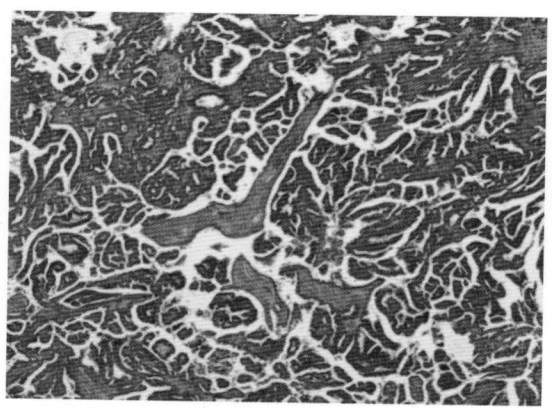

图 44-1 卵巢低级别浆液性癌(微乳头型)

肿瘤由丰富的微乳头组成,肿瘤细胞大小较一致,细胞核轻至中度异型,局灶间质可见肿瘤浸润。

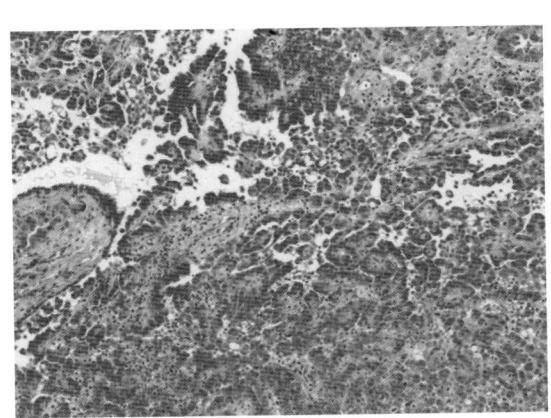

图 44-2　卵巢高级别浆液性癌
肿瘤有乳头及腺管结构,腺腔不规则,形成裂隙样结
构,细胞核高度异型,核仁明显,核分裂象易见。

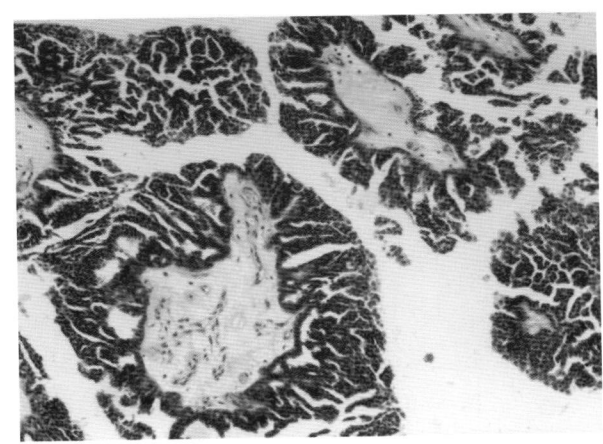

图 44-3　卵巢浆液性交界性肿瘤微乳头亚型 / 非浸润性低级别浆液性癌
肿瘤具有丰富的、细长的微乳头结构,细胞核轻至中度异型,缺乏间质浸润。

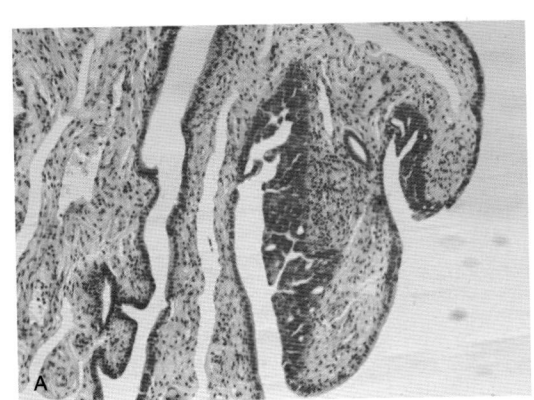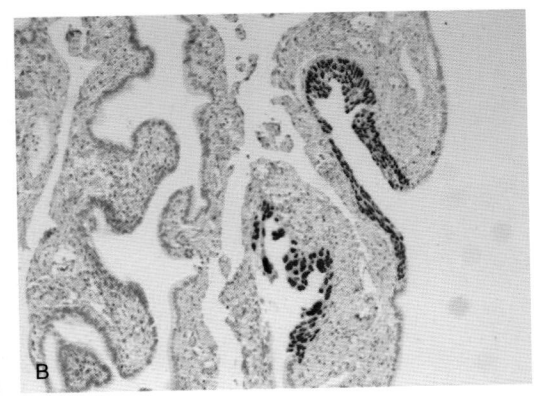

图 44-4　输卵管上皮内癌
A. 输卵管伞端黏膜,局灶区域黏膜上皮细胞排列成复层,细胞核明显多形性,核仁明显,核浆比增加;
B. 免疫组化染色,这些异型上皮细胞 p53 阳性。

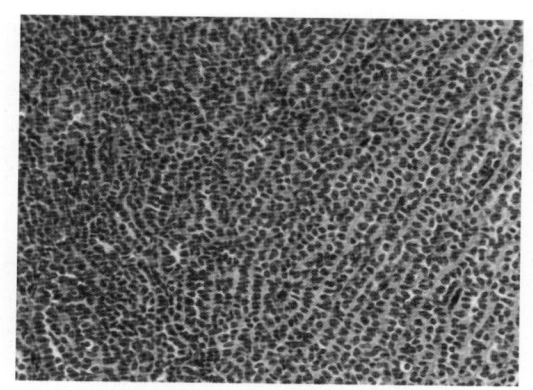

图 44-5　卵巢成人型粒层细胞瘤
肿瘤细胞排列呈缎带样,细胞核呈咖啡豆样,
可见核沟。

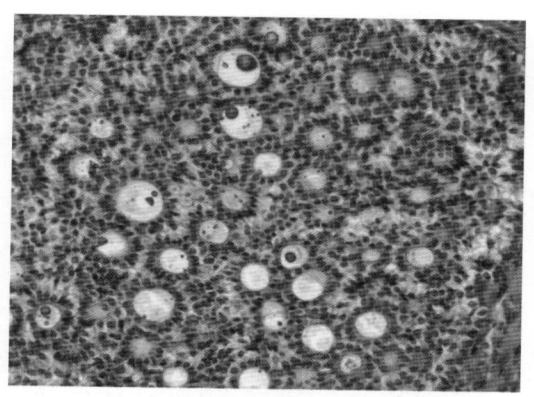

图 44-6　卵巢环状小管性索肿瘤
肿瘤由结构复杂的管状结构组成,形成大管套小
管,核向两极分布,小管腔内可见嗜酸性物质。

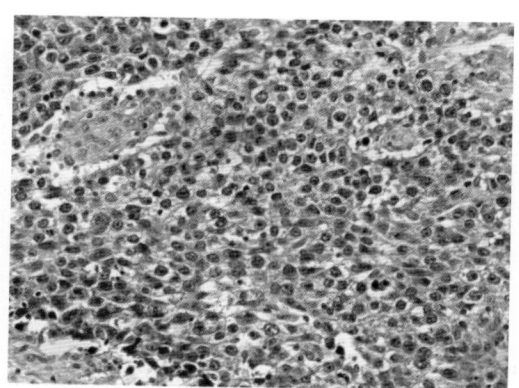

图 44-7　卵巢无性细胞瘤
肿瘤细胞成巢片分布,瘤细胞圆形或多边形,均
匀一致,胞质丰富且透明,核大、圆,核仁可见。

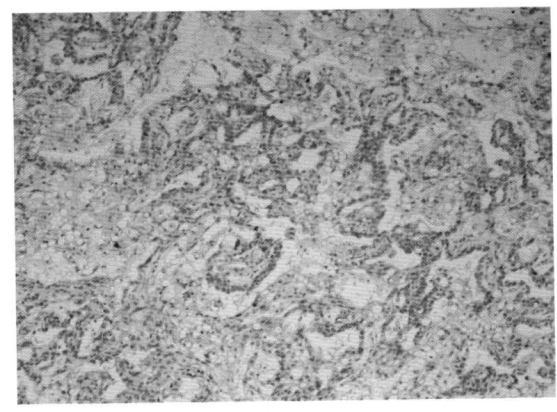

图 44-8　卵巢卵黄囊瘤
肿瘤形成类似肾小球样的 SD 小体，间质疏松。

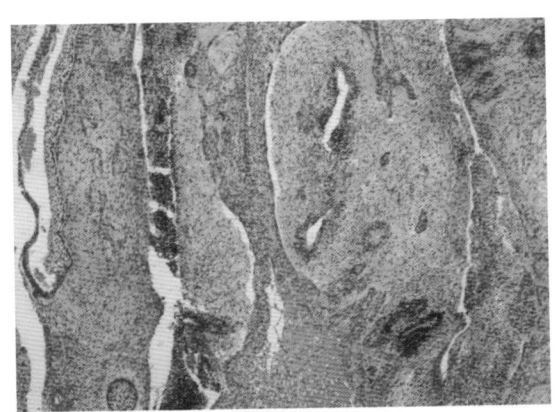

图 44-9　卵巢未成熟性畸胎瘤
可见上皮、脑组织等，其中可见原始神经小管成分。

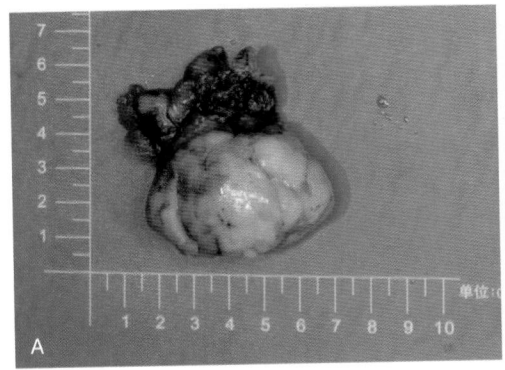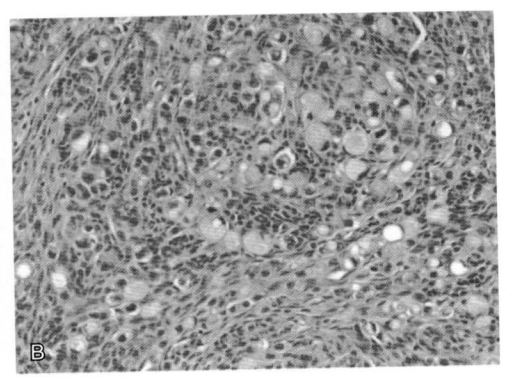

图 44-10　卵巢 Krukenberg 肿瘤
A. 大体显示卵巢肿瘤实性，表面仍可见卵巢分叶状外形；
B. 显微镜下，纤维组织背景下，可见散在及小巢分布的富含黏液印戒样肿瘤细胞。

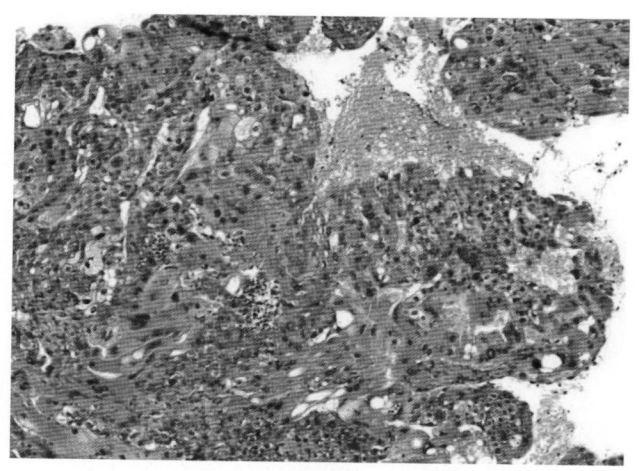

图 45-1　绒毛膜癌

肿瘤中无绒毛结构,由具有异型的单核细胞滋养细胞、合体细
胞滋养细胞以及中间型滋养细胞混合组成,其间可见出血。

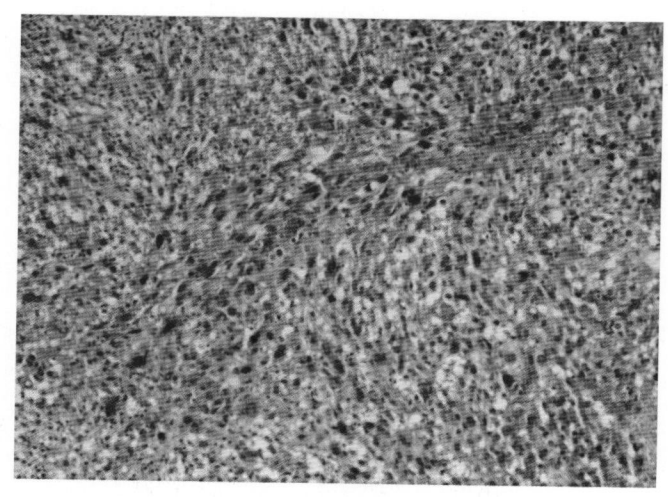

图 45-2　胎盘部位滋养细胞肿瘤

细胞相对单一,梭形、卵圆形及多角形,多为单核,胞质丰富。

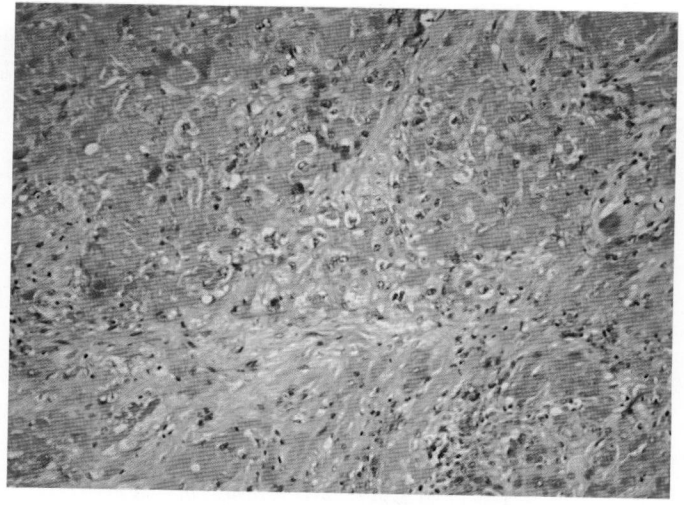

图 45-3　上皮样滋养细胞肿瘤

肿瘤由相对一致的单核绒毛膜型滋养细胞组成,呈巢团状排列,
肿瘤细胞间可见嗜酸性玻璃样物质。

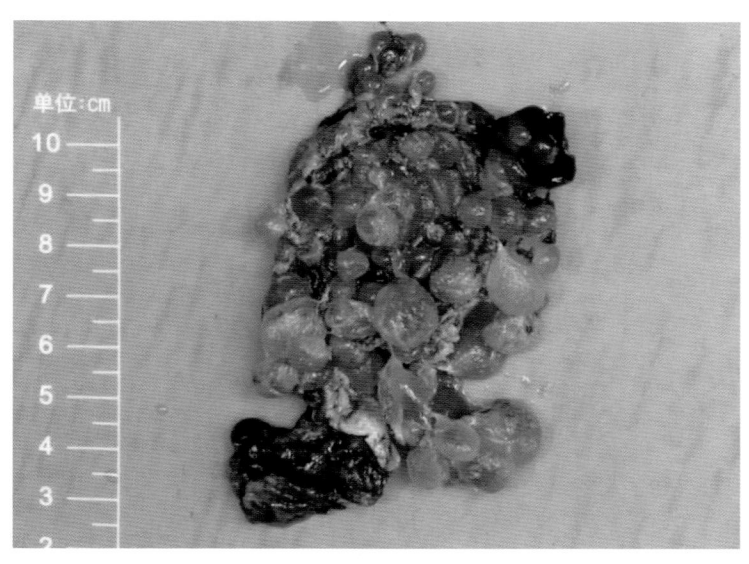

图 45-4　完全性水疱状胎块
显示绒毛弥漫水肿,体积明显增大,状如葡萄。

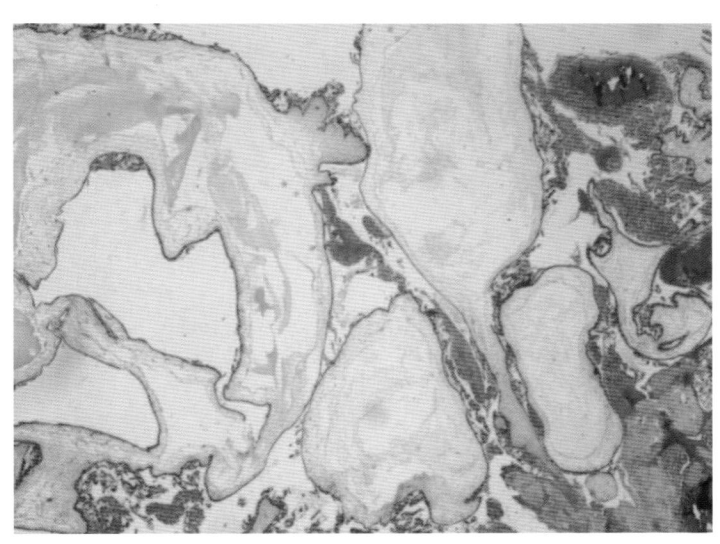

图 45-5　完全性水疱状胎块
绒毛水肿,中央水池形成,间质血管消失。绒毛周围及绒毛间滋养细
胞增生活跃。

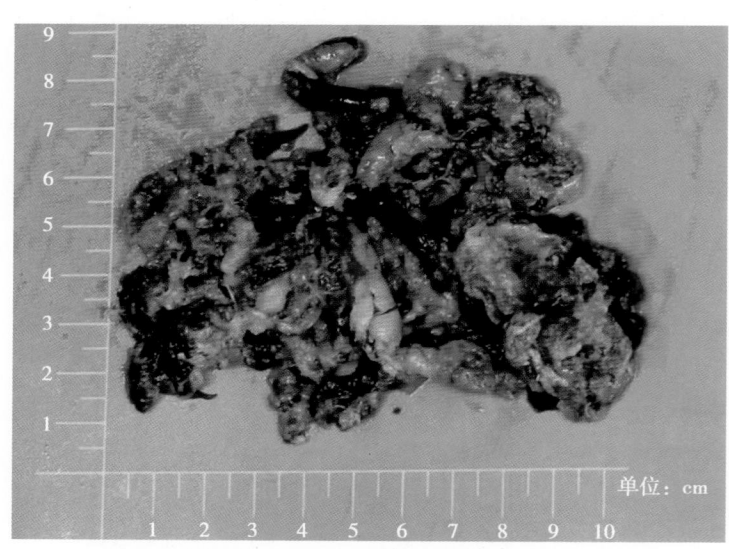

图 45-6　部分性水疱状胎块
胎盘组织中散布大小不等水疱。

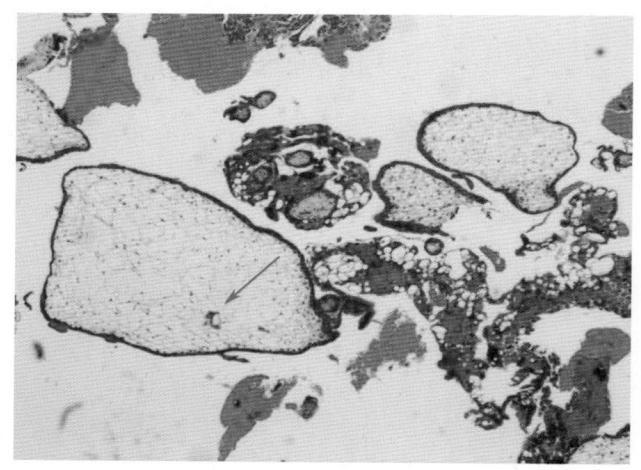

图 45-7　部分性水疱状胎块
可见水肿变大的绒毛与形态正常的小绒毛,水肿绒毛中可见
滋养细胞的"假包涵体"(箭头)。

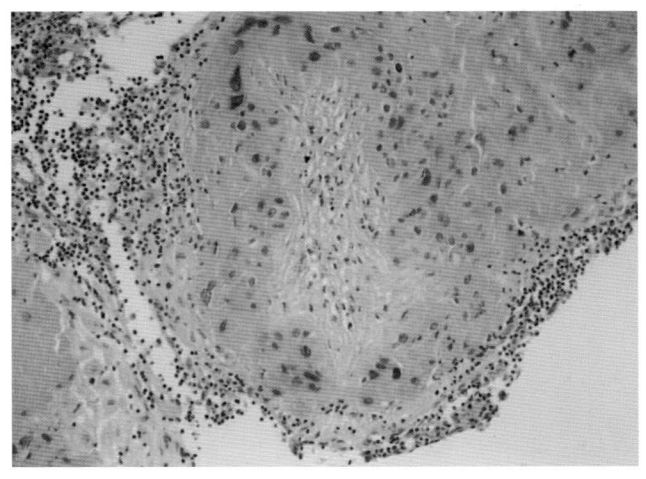

图 45-8 胎盘部位结节

为卵圆形结节性病变,界限清楚,其间可见单个或成簇状及小
巢状分布的细胞,细胞质为粉染玻璃样基质。

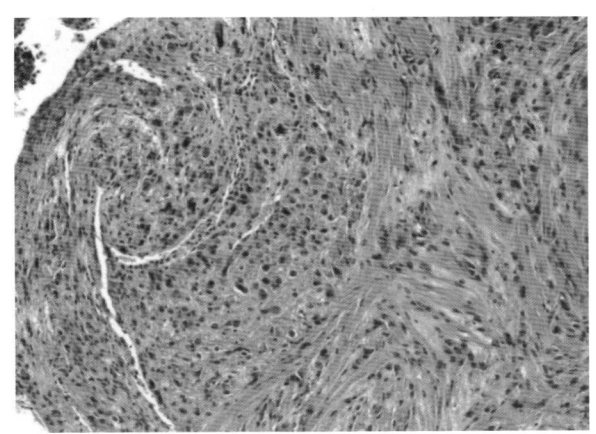

图 45-9 胎盘部位过度反应

子宫浅肌层中种植部位中间型滋养细胞数量增加,细胞
呈单个、小巢状排列。

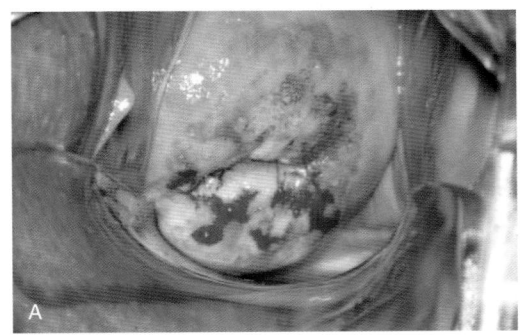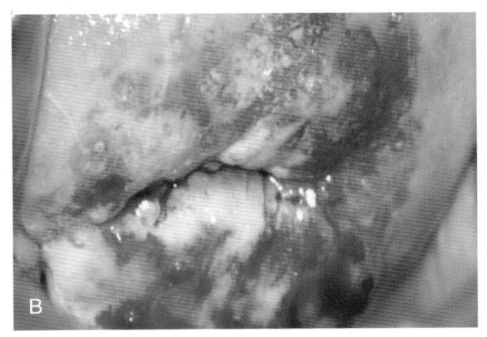

图 49-2 宫颈阴道镜检查图

A. 涂醋酸溶液后低倍镜图像;B. 涂醋酸溶液后高倍镜图像

同一患者宫颈细胞学筛查结果 ASCUS,HPV+;宫颈组织学结果:(2°、8°、10°)CIN Ⅲ 累及腺体,
(5°、12°)慢性宫颈炎伴 CIN 3,ECC 组织学检查无异常。